骨科运动医学
原理与实践

DeLee, Drez & Miller's
ORTHOPAEDIC SPORTS MEDICINE
Principles and Practice

（第5版） 上卷

原　　著　Mark D. Miller, Stephen R. Thompson

主　　译　敖英芳

上卷主译　陈山林　王健全

副 主 译　程　锦　黄红拾　杨渝平　何震明

主译助理　陈拿云

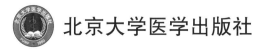

北京大学医学出版社

GUKE YUNDONG YIXUE —— YUANLI YU SHIJIAN (DI 5 BAN)

图书在版编目（CIP）数据

骨科运动医学：原理与实践：第5版：上下卷 /（美）马克·D. 米勒 (Mark D. Miller),（美）史蒂芬·R. 汤普森(Stephen R. Thompson) 原著；敖英芳主译.—北京：北京大学医学出版社，2022.1

书名原文：DeLee, Drez & Miller's Orthopaedic Sports Medicine: Principles and Practice，Fifth Edition

ISBN 978-7-5659-2514-6

Ⅰ.①骨… Ⅱ.①马… ②史… ③敖… Ⅲ.①骨疾病—研究②运动医学—研究 Ⅳ.①R680.9②R87

中国版本图书馆CIP 数据核字(2021) 第 195412 号

北京市版权局著作权合同登记号：图字：01-2021-5044

Elsevier (Singapore) Pte Ltd.
3 Killiney Road, #08-01 Winsland House I, Singapore 239519
Tel: (65) 6349-0200; Fax: (65) 6733-1817

骨科运动医学——原理与实践（第 5 版）上卷

主　　译：敖英芳
上卷主译：陈山林　王健全
出版发行：北京大学医学出版社
地　　址：（100191）北京市海淀区学院路 38 号　北京大学医学部院内
电　　话：发行部 010-82802230；图书邮购 010-82802495
网　　址：http：//www.pumpress.com.cn
E － mail：booksale@bjmu.edu.cn
印　　刷：北京金康利印刷有限公司
经　　销：新华书店
责任编辑：冯智勇　　　责任校对：靳新强　　　责任印制：李　啸
开　　本：889 mm × 1194 mm　1/16　印张：114.25　字数：3680 千字
版　　次：2022 年 1 月第 1 版　2022 年 1 月第 1 次印刷
书　　号：ISBN 978-7-5659-2514-6
定　　价：1150.00 元（上、下卷）
版权所有，违者必究
（凡属质量问题请与本社发行部联系退换）

第一篇　基本原理　　　　　　　　　　胡晓青

第二篇　运动医疗　　　　　　　　　　朱敬先

第三篇　运动康复和损伤预防　　　　　李　玳

第四篇　肩关节　　　　　　　　　　　邵振兴

第五篇　肘关节、腕关节和手　　　　　王志新

第六篇　骨盆、髋关节和大腿　　　　　黄洪杰

第七篇　膝关节　　　　　　　　　　　王永健

第八篇　小腿、踝关节和足　　　　　　皮彦斌

第九篇　脊柱与头部　　　　　　　　　刘宝戈

第十篇　小儿运动医学　　　　　　　　陈拿云

献给所有从事运动医学的人们，也献给所有运动项目、所有竞技水平的运动员们。没有你们，运动医学不复存在。

也献给 Jesse DeLee 和 David Drez 医生。感谢你们的信任，让你们编纂的图书能够继续焕发新生。

MARK D. MILLER

给 Linden Ellis：你现在还小，读不懂这本书。可能长大了，也不会翻开这本书。但这本书依然献给你。

给 Shannon：永远感谢你所做的一切，感谢你让我能做我想做的。

STEPHEN R. THOMPSON

译校者名单（按姓名汉语拼音排序）

艾丽娅	北京大学第三医院	刘一昀	北京大学第三医院
曹宸喜	北京大学第三医院	刘振龙	北京大学第三医院
常翠青	北京大学第三医院	刘子铭	北京大学第三医院
陈虹	重庆医科大学附属第一医院	罗浩	北京大学第三医院
陈临新	北京大学第三医院	罗智超	北京大学第三医院
陈拿云	北京大学第三医院	马勇	北京大学第三医院
陈依民	北京积水潭医院	麦合木提·麦麦提敏	北京大学第三医院
程锦	北京大学第三医院		
程序	北京大学第三医院	孟庆阳	北京大学第三医院
代岭辉	北京大学第三医院	苗欣	北京大学第三医院
代文立	北京大学医学部	彭慧钰	北京大学口腔医院
邓恩	北京大学第三医院	皮彦斌	北京大学第三医院
丁国成	北京大学第三医院	秦江辉	南京大学附属鼓楼医院
窦若冲	首都医科大学附属北京朝阳医院	覃一朗	北京大学医学部
杜明泽	北京大学医学部	任爽	北京大学第三医院
段宇鹏	北京大学第三医院	邵嘉艺	北京大学第三医院
高冠英	北京大学第三医院	邵振兴	北京大学第三医院
龚熹	北京大学第三医院	石媛媛	北京大学第三医院
郭成成	北京大学医学部	时会娟	北京大学第三医院
何观平	北京大学第三医院	史尉利	北京大学第三医院
何震明	北京大学第三医院	宋庆法	北京大学第三医院
侯宗辰	北京大学医学部	孙昊	北京大学第三医院
黄红拾	北京大学第三医院	孙疆	北京大学第三医院
黄洪杰	北京大学第三医院	王安鸿	北京大学第三医院
李玳	北京大学第三医院	王海军	北京大学第三医院
李明昊	北京大学第三医院	王佳宁	北京大学第三医院
李琪	北京大学第三医院	王健	北京大学第三医院
刘畅	北京积水潭医院	王俊雁	北京大学第三医院
刘平	北京大学第三医院	王若冰	北京大学人民医院
刘强	北京大学第三医院	王永健	北京大学第三医院
刘圣均	北京协和医院	王志新	北京积水潭医院
刘阳	北京大学第三医院	吴炳轩	首都医科大学附属北京天坛医院

吴昌远	天津市天津医院	杨　朋	北京大学第三医院
吴　菲	北京大学第三医院	杨致远	北京大学人民医院
吴睿麒	北京大学第三医院	玉应香	北京大学第三医院
吴　桐	北京大学第三医院	张　弛	北京世纪坛医院
吴一凡	北京大学医学部	张家豪	北京大学第三医院
向泓雨	北京大学第一医院	张淑涵	北京大学第三医院
肖　健	北京大学第三医院	张　思	北京大学第三医院
谢　兴	北京大学第三医院	张　辛	北京大学第三医院
谢　玥	北京大学第一医院	赵逢源	北京大学第三医院
熊士凯	北京大学第三医院	赵宇晴	北京大学第三医院
徐璇子	北京大学第六医院	周启云	青海省人民医院
杨春雪	北京大学医学部	朱敬先	北京大学第三医院
杨　帆	北京大学第三医院	宗亚楠	北京大学第三医院

Amiethab A. Aiyer, MD
Assistant Professor, Chief Foot and Ankle Service
Department of Orthopaedics
University of Miami, Miller School of Medicine
Miami, Florida
小腿、踝关节和足

Asheesh Bedi, MD
Chief, Sports Medicine and Shoulder Surgery
Professor of Orthopaedics
Head Orthopaedic Team Physician
University of Michigan
Ann Arbor, Michigan
基本原理

Stephen F. Brockmeier, MD
Associate Professor
Department of Orthopaedic Surgery
Fellowship Director, University of Virginia Sports Medicine
Fellowship
University of Virginia School of Medicine
Charlottesville, Virginia
肩关节

Rajwinder Deu, MD
Assistant Professor
Department of Orthopaedics
Johns Hopkins University
Baltimore, Maryland
运动医疗

F. Winston Gwathmey, Jr., MD
Associate Professor of Orthopaedic Surgery
University of Virginia School of Medicine
Charlottesville, Virginia
骨盆、髋关节和大腿

Joe M. Hart, PhD, ATC
Associate Professor
Department of Kinesiology
University of Virginia
Charlottesville, Virginia
运动康复和损伤预防

Anish R. Kadakia, MD
Associate Professor of Orthopaedic Surgery
Northwestern Memorial Hospital
Northwestern University Feinberg School of Medicine
Chicago, Illinois
小腿、踝关节和足

Sanjeev Kakar, MD, FAOA
Professor of Orthopaedic Surgery
Mayo Clinic
Rochester, Minnesota
肘关节、腕关节和手

Morteza Khodaee, MD, MPH, FACSM, FAAFP
Associate Professor
University of Colorado School of Medicine
Department of Family Medicine and Orthopaedics
Denver, Colorado
运动医疗

Bryson Lesniak, MD
Associate Professor
University of Pittsburgh Medical Center
Rooney Sports Complex
Pittsburgh, Pennsylvania
基本原理

Eric C. McCarty, MD
Chief, Sports Medicine and Shoulder Surgery
Associate Professor
Department of Orthopaedics
University of Colorado School of Medicine
Director Sports Medicine, Head Team Physician
University of Colorado Department of Athletics
Associate Professor, Adjunct
Department of Integrative Physiology
University of Colorado
Boulder, Colorado
膝关节

Matthew D. Milewski, MD
Assistant Professor
Division of Sports Medicine
Department of Orthopaedic Surgery
Boston Children's Hospital
Boston, Massachusetts
小儿运动医学

Francis H. Shen, MD
Warren G. Stamp Endowed Professor
Division Head, Spine Division
Co-Director, Spine Center
Department of Orthopaedic Surgery
University of Virginia
Charlottesville, Virginia
脊柱与头部

Kathleen C. Abalos, MD
Department of Medicine
Beth Israel Deaconess Medical Center
Boston, Massachusetts

Jeffrey S. Abrams, MD
Clinical Professor
School of Graduate Medicine
Seton Hall University
South Orange, New Jersey
Clinical Associate Professor
Penn Medicine Princeton Medical Center
Princeton, New Jersey

Julie E. Adams, MD
Professor of Orthopedic Surgery
Mayo Clinic Health System
Austin, Minnesota and Rochester, Minnesota

Bayan Aghdasi, MD
Orthopaedic Surgery
University of Virginia
Charlottesville, Virginia

Amiethab A. Aiyer, MD
Assistant Professor, Chief Foot and Ankle
    Service
Department of Orthopaedics
University of Miami, Miller School of
    Medicine
Miami, Florida

Nourbakhsh Ali, MD
Spine Surgeon
Wellstar Atlanta Medical Center
Atlanta, Georgia

David W. Altchek, MD
Co-Chief Emeritus
Sports Medicine and Shoulder Service
Hospital for Special Surgery
New York, New York

Raj M. Amin, MD
Resident Physician
Department of Orthopaedic Surgery
The Johns Hopkins Hospital
Baltimore, Maryland

Kimberly K. Amrami, MD
Professor of Radiology
Chair, Division of Musculoskeletal Radiology
Mayo Clinic
Rochester, Minnesota

Christian N. Anderson, MD
Orthopaedic Surgeon
Tennessee Orthopaedic Alliance/The
    Lipscomb Clinic
Nashville, Tennessee

Lindsay M. Andras, MD
Assistant Professor of Orthopaedic Surgery
Children's Orthopedic Center
Children's Hospital Los Angeles
Los Angeles, California

James R. Andrews, MD
Medical Director
The Andrews Institute
Gulf Breeze, Florida
Medical Director
The American Sports Medicine Institute
Birmingham, Alabama

Michael Antonis, DO, RDMS, FACEP,
CAQSM
Emergency Medicine & Sports Medicine
Georgetown University
Washington, District of Columbia

Chad A. Asplund, MD, MPH
Director, Athletic Medicine
Associate Professor, Health and Kinesiology
Georgia Southern University
Statesboro, Georgia

Rachid Assina, MD, RPH
Assistant Professor
Department of Neurological Surgery
Rutgers–New Jersey Medical School
Newark, New Jersey

Ashley V. Austin, MD
Resident
Family Medicine and Physical Medicine and
    Rehabilitation
University of Virginia
Charlottesville, Virginia

Luke S. Austin, MD
Associate Professor of Orthopaedics
Rothman Institute
Egg Harbor Township, New Jersey

John T. Awowale, MD
Orthopedic Surgery
University of Wisconsin Hospitals and
    Clinics
University of Wisconsin
Madison, Wisconsin

Derek P. Axibal, MD
Department of Orthopedics
University of Colorado School of Medicine
Aurora, Colorado

Bernard R. Bach Jr., MD
The Claude Lambert-Helen Thompson
    Professor of Orthopedic Surgery
Rush University Medical Center
Chicago, Illinois

Aaron L. Baggish, MD
Director, Cardiovascular Performance
    Program
Massachusetts General Hospital
Boston, Massachusetts

Wajeeh Bakhsh, MD
Surgical Resident, Department of
    Orthopaedics
University of Rochester Medical Center
Rochester, New York

Christopher P. Bankhead, MD
Resident, Orthopaedic Surgery
University of New Mexico
Albuquerque, New Mexico

Michael G. Baraga, MD
Assistant Professor of Orthopaedics
UHealth Sports Medicine Institute
University of Miami, Miller School of
    Medicine
Miami, Florida

Jonathan Barlow, MD, MS
Mayo Clinic
Rochester, Minnesota

Robert W. Battle, MD
Team Cardiologist
Associate Professor of Medicine and
    Pediatrics
Department of Cardiology
University of Virginia Medical Center
Charlottesville, Virginia

Matthew Bessette, MD
Sports Medicine Fellow
The Cleveland Clinic Foundation
Cleveland, Ohio

Thomas M. Best, MD, PhD
Professor of Orthopaedics
Research Director of Sports Performance
    and Wellness Institute
University of Miami Sports Medicine Institute
Miami, Florida

Bruce Beynnon, PhD
McClure Professor of Musculoskeletal
	Research
Director of Research
Department of Orthopaedics and
	Rehabilitation
University of Vermont College of Medicine
McClure Musculoskeletal Research Center
Burlington, Vermont

Kieran Bhattacharya, BS
Research Assistant
Department of Orthopaedic Surgery
University of Virginia
Charlottesville, Virginia

Debdut Biswas, MD
Hinsdale Orthopaedics
Chicago, Illinois

Matthew H. Blake, MD
Assistant Director, Sports Medicine
Orthopaedic Sports Medicine
Avera McKennan Hospital and University
	Health Center
Sioux Falls, South Dakota

Liljiana Bogunovic
Assistant Professor
Department of Orthopaedic Surgery
Washington University School of Medicine
St. Louis, Missouri

Margaret Boushell, PhD
Department of Biomedical Engineering
Biomaterials and Interface Tissue
	Engineering Laboratory
Columbia University Medical Center
New York Presbyterian Hospital
New York, New York

James P. Bradley, MD
Clinical Professor
Orthopaedic Surgery
University of Pittsburgh Medical Center
Pittsburgh, Pennsylvania

William Brady, MD, FAAEM, FACEP
Professor of Medicine and Emergency
	Medicine
University of Virginia
Charlottesville, Virginia

Jonathan T. Bravman, MD
Assistant Professor
Director of Sports Medicine Research
CU Sports Medicine
Division of Sports Medicine and Shoulder
	Surgery
University of Colorado
Denver, Colorado

Stephen F. Brockmeier, MD
Associate Professor
Department of Orthopaedic Surgery
Fellowship Director, University of Virginia
	Sports Medicine Fellowship
University of Virginia School of Medicine
Charlottesville, Virginia

Jeffrey Brunelli, MD
Assistant Professor of Orthopaedic Surgery
	and Rehabilitation
Chief, Sports Medicine and Shoulder
	Surgery
University of Florida-Jacksonville College of
	Medicine
Jacksonville, Florida

Jackie Buell, PhD, RD, CSSD, LD, ATC
Assistant Professor, Clinical Health Sciences
	and Medical Dietetics
The Ohio State University
Columbus, Ohio

Alissa J. Burge, MD
Assistant Professor of Radiology
Weill Cornell Medicine
New York, New York

**Jessica L. Buschmann, MS, RD, CSSD,
LD**
Clinical Dietician—Board Certified
	Specialist in Sports Dietetics Sports
	Medicine
Nationwide Children's Hospital
Columbus, Ohio

Brian Busconi, MD
Associate Professor of Orthopaedic Surgery
Sports Medicine
University of Massachusetts
Worcester, Massachusetts

Charles A. Bush-Joseph, MD
Professor of Orthopaedic Surgery
Division of Sports Medicine
Rush University Medical Center
Chicago, Illinois

Kadir Buyukdogan, MD
Department of Orthopaedic Surgery
University of Virginia
Charlottesville, Virginia

E. Lyle Cain Jr., MD
Founding Partner
Andrews Sports Medicine and Orthopaedic
	Center
Fellowship Director
American Sports Medicine Institute
Birmingham, Alabama

Jon-Michael E. Caldwell, MD
Resident, Department of Orthopedic
	Surgery
Columbia University Medical Center
New York Presbyterian Hospital
New York, New York

Mary E. Caldwell, DO
Assistant Professor of Physical Medicine and
	Rehabilitation and Sports Medicine
Medical College of Virginia
Virginia Commonwealth University
Richmond, Virginia

Ryan P. Calfee, MD, MSc
Associate Professor of Orthopedics
Washington University School of Medicine
St. Louis, Missouri

Christopher L. Camp, MD
Assistant Professor of Orthopedics
Mayo Clinic
Rochester, Minnesota

John T. Campbell, MD
Attending Orthopaedic Surgeon
Institute for Foot and Ankle Reconstruction
Mercy Medical Center
Baltimore, Maryland

Kevin Caperton, MD
Department of Orthopedics and Sports
	Medicine
Georgetown Orthopedics
Georgetown, Texas

Robert M. Carlisle, MD
Resident, Orthopaedic Surgery
Greenville Health System
Greenville, South Carolina

Rebecca A. Cerrato, MD
Attending Orthopaedic Surgeon
Institute for Foot and Ankle Reconstruction
Baltimore, Maryland

Courtney Chaaban, PT, DPT, SCS
Doctoral Student
Sports Medicine Research Laboratory
Department of Exercise and Sport Science
University of North Carolina at Chapel Hill
Chapel Hill, North Carolina

Jorge Chahla, MD
Regenerative Sports Medicine Fellow
Center for Regenerative Sports Medicine
Steadman Philippon Research Institute
Vail, Colorado

Peter N. Chalmers, MD
Assistant Professor
University of Utah Department of
　Orthopaedic Surgery
Salt Lake City, Utah

Angela K. Chang, MD
Center for Outcomes-Based Orthopaedic
　Research
Steadman Philippon Research Institute
Vail, Colorado

Sonia Chaudhry, MD
Assistant Professor of Orthopaedic Surgery
University of Connecticut School of
　Medicine
Pediatric Orthopaedic, Hand, and
　Microvascular Surgery
Connecticut Children's Medical Center
Hartford, Connecticut

Austin W. Chen, MD
Hip Preservation and Sports Medicine
BoulderCentre for Orthopedics
Boulder, Colorado
Academic Faculty
American Hip Institute
Chicago, Illinois

Edward C. Cheung, MD
Resident Physician
Orthopaedic Surgery
University of California, Los Angeles
　Medical Center
Los Angeles, California

A. Bobby Chhabra, MD
Lillian T. Pratt Distinguished Professor and
　Chair
Orthopaedic Surgery
University of Virginia Health System
Charlottesville, Virginia

Woojin Cho, MD, PhD
Assistant Professor, Orthopaedic Surgery
Albert Einstein College of Medicine
Chief of Spine Surgery
Orthopaedic Surgery
Research Director
Multidisciplinary Spine Center
Montefiore Medical Center
New York, New York

Joseph N. Chorley, MD
Associate Professor of Pediatrics
Baylor College of Medicine
Houston, Texas

John Jared Christophel, MD, MPH
Assistant Professor of Otolaryngology—
　Head and Neck Surgery
University of Virginia
Charlottesville, Virginia

Philip Chuang, PhD
Department of Biomedical Engineering
Biomaterials and Interface Tissue
　Engineering Laboratory
Columbia University Medical Center
New York Presbyterian Hospital
New York, New York

Nicholas J. Clark, MD
Orthopedic Surgeon
Mayo Clinic
Rochester, Minnesota

John C. Clohisy, MD
Professor of Orthopaedic Surgery
Washington University School of Medicine
St. Louis, Missouri

Christopher Coleman, MD
Department of Radiology
University of Colorado
Aurora, Colorado

Francisco Contreras, MD
Department of Radiology
Jackson Memorial Hospital
University of Miami Hospital
Miami, Florida

Joseph D. Cooper, MD
Resident, Orthopaedic Surgery
University of Southern California
Los Angeles, California

Chris A. Cornett, MD, MPT
Associate Professor of Orthopaedic Surgery
University of Nebraska Medical Center
Department of Orthopaedic Surgery and
　Rehabilitation
Medical Director Physical/Occupational
　Therapy
Co-Medical Director, Spine Program
Nebraska Medicine
Omaha, Nebraska

Paul S. Corotto, MD
Chief Fellow
Department of Cardiology
University of Virginia Medical Center
Charlottesville, Virginia

Ryan P. Coughlin, MD, FRCSC
Department of Orthopaedic Surgery
Duke University
Durham, North Carolina

Jared A. Crasto, MD
Resident, Department of Orthopaedic
　Surgery
University of Pittsburgh Medical Center
Pittsburgh, Pennsylvania

Shannon David, PhD, ATC
Assistant Professor
Coordinator of Clinical Education
North Dakota State University
Fargo, North Dakota

Thomas M. DeBerardino, MD
Orthopaedic Surgeon
The Orthopaedic Institute
Medical Director
Burkhart Research Institute for
　Orthopaedics
The San Antonio Orthopaedic Group
Co-Director, Combined Baylor College of
　Medicine and The San Antonio
　Orthopaedic Group, Texas Sports
　Medicine Fellowship
Professor of Orthopaedic Surgery
Baylor College of Medicine
San Antonio, Texas

Richard E. Debski, PhD
Professor
Departments of Bioengineering and
　Orthopaedic Surgery
University of Pittsburgh
Pittsburgh, Pennsylvania

Marc M. DeHart, MD
Associate Professor of Orthopaedic Surgery
Chief of Adult Reconstruction
UT Health San Antonio
San Antonio, Texas

Arthur Jason De Luigi, DO, MHSA
Professor of Rehabilitation Medicine and
　Sports Medicine
Georgetown University School of Medicine
Washington, District of Columbia

Elizabeth R. Dennis, MD, MS
Resident, Department of Orthopedic
　Surgery
Columbia University Medical Center
New York Presbyterian Hospital
New York, New York

John J. Densmore, MD, PhD
Associate Professor of Clinical Medicine
Division of Hematology/Oncology
University of Virginia
Charlottesville, Virginia

Joshua S. Dines, MD
Sports Medicine and Shoulder Service
Hospital for Special Surgery
New York, New York

Benjamin G. Domb, MD
Founder
American Hip Institute
Chicago, Illinois

Jason Dragoo, MD
Associate Professor of Orthopaedic Surgery
Stanford University
Stanford, California

Jeffrey R. Dugas, MD
Surgeon
Andrews Sports Medicine and Orthopaedic
    Center
American Sports Medicine Institute
Birmingham, Alabama

Guillaume D. Dumont, MD
Assistant Professor of Orthopaedic Surgery
University of South Carolina School of
    Medicine
Columbia, South Carolina

Eric W. Edmonds, MD
Associate Professor of Clinical Orthopedic
    Surgery
University of California, San Diego
Director of Orthopedic Research and Sports
    Medicine
Division of Orthopedic Surgery
Rady Children's Hospital San Diego
San Diego, California

Karen P. Egan, PhD
Associate Sport Psychologist
Department of Athletics
University of Virginia
Charlottesville, Virginia

Bassem T. Elhassan, MD
Orthopedic Surgeon
Mayo Clinic
Rochester, Minnesota

Claire D. Eliasberg, MD
Resident, Orthopaedic Surgery
Hospital for Special Surgery
New York, New York

Fatih Ertem, MSc
Department of Biomechanics
Dokuz Eylul University Health Science
    Institute
Inciralti, Izmir, Turkey
Visiting Graduate Researcher
Department of Orthopaedics and
    Rehabilitation
McClure Musculoskeletal Research Center
Burlington, Vermont

Norman Espinosa Jr., MD
Head of Foot and Ankle Surgery
Institute for Foot and Ankle Reconstruction
FussInsitut Zurich
Zurich, Switzerland

Anthony Essilfie, MD
Resident Physician
Orthopaedic Surgery
University of Southern California
Los Angeles, California

Jack Farr, MD
Professor of Orthopedics
Indiana University School of Medicine
OrthoIndy Knee Preservation and Cartilage
    Restoration Center
Indianapolis, Indiana

Derek M. Fine, MD
Associate Professor of Medicine
Fellowship Director
Division of Nephrology
The Johns Hopkins University School of
    Medicine
Baltimore, Maryland

Jake A. Fox, BS
Research Assistant
Center for Outcomes-Based Orthopaedic
    Research
Steadman Philippon Research Institute
Vail, Colorado

Salvatore Frangiamore, MD, MS
Summa Health Orthopaedic and Sports
    Medicine
Akron, Ohio

Rachel M. Frank, MD
Department of Orthopaedic Surgery
Rush University
Chicago, Illinois

Heather Freeman, PT, DHS
Physical Therapist
Assistant Research Coordinator
University of Indianapolis, Krannert School
    of Physical Therapy
Indianapolis, Indiana

Jason Freeman, PhD
Sport Psychologist
Department of Athletics
University of Virginia
Charlottesville, Virginia

Nikhita Gadi, MD, MScBR
Internal Medicine Resident, PGY-1
Hackensack University Medical Center
Hackensack, New Jersey

Seth C. Gamradt, MD
Associate Clinical Professor
Director of Orthopaedic Athletic Medicine
Orthopaedic Surgery
University of Southern California
Los Angeles, California

J. Craig Garrison, PhD, PT, ATC, SCS
Director, Sports Medicine Research
Texas Health Sports Medicine
Texas Health
Fort Worth, Texas

R. Glenn Gaston, MD
Hand and Upper Extremity Surgeon
OrthoCarolina
Chief of Hand Surgery
Division of Orthopedics
Carolinas Medical Center
Charlotte, North Carolina

William B. Geissler, MD
Alan E. Freeland Chair of Hand Surgery
Professor and Chief
Division of Hand and Upper Extremity
    Surgery
Chief, Arthroscopic Surgery and Sports
    Medicine
Department of Orthopaedic Surgery and
    Rehabilitation
University of Mississippi Health Care
Jackson, Mississippi

Brandee Gentile, MS, ATC
Athletic Trainer
Department of Neurosurgery
Rutgers–New Jersey Medical School
Newark, New Jersey

J. Robert Giffin, MD, FRCSC, MBA
Professor of Orthopedic Surgery
Western University
London, Ontario, Canada

Todd M. Gilbert, MD
Department of Orthopaedic Surgery and
    Rehabilitation
University of Nebraska Medical Center
Omaha, Nebraska

G. Keith Gill, MD
Department of Orthopaedics
University of New Mexico Health Sciences
    Center
Albuquerque, New Mexico

Thomas J. Gill, MD
Professor of Orthopedic Surgery
Tufts Medical School
Chairman, Department of Orthopedic
    Surgery
St. Elizabeth's Medical Center/Steward
    Healthcare Network
Boston, Massachusetts

Jacob D. Gire, MD
Department of Orthopaedic Surgery
Stanford University
Palo Alto, California

Pau Golanó, MD
Professor of Human Anatomy
Laboratory of Arthroscopic and Surgical
    Anatomy
Human Anatomy and Embryology Unit
Department of Pathology and Experimental
    Therapeutics
University of Barcelona–Spain
Department of Orthopaedic Surgery
University of Pittsburgh School of Medicine
Pittsburgh, Pennsylvania

Jorge E. Gómez, MD, MS
Associate Professor of Adolescent Medicine
    and Sports Medicine
Baylor College of Medicine
Houston, Texas

Juan Gomez-Hoyos, MD
Baylor University Medical Center at Dallas
Hip Preservation Center
Dallas, Texas

Howard P. Goodkin, MD, PhD
The Shure Professor of Pediatric Neurology
Director
Division of Pediatric Neurology
Departments of Neurology and Pediatrics
University of Virginia
Charlottesville, Virginia

Gregory Grabowski, MD, FAOA
Associate Professor
University of South Carolina School of
    Medicine
Department of Orthopedic Surgery
Co-Medical Director
Palmetto Health USC Spine Center
Residency Program Director
Palmetto Health USC Orthopedic Center
Columbia, South Carolina

Tinker Gray, MA
The Shelbourne Knee Center at Community
    East Hospital
Indianapolis, Indiana

James R. Gregory, MD
Assistant Professor of Pediatric Orthopedic
    Surgery
Department of Orthopedic Surgery
University of Oklahoma College of
    Medicine
Oklahoma City, Oklahoma

Phillip Gribble, PhD
Professor of Rehabilitation Sciences
University of Kentucky
Lexington, Kentucky

Letha Y. Griffin, MD, PhD
Team Physician
Georgia State University
Atlanta, Georgia
Staff
Peachtree Orthopedics
Atlanta, Georgia

Warren C. Hammert, MD
Professor of Orthopaedic Surgery and
    Plastic Surgery
Chief, Hand Surgery
Department of Orthopaedics and
    Rehabilitation
University of Rochester Medical Center
Rochester, New York

Kyle E. Hammond, MD
Assistant Professor, Department of
    Orthopaedic Surgery
Emory Sports Medicine Center
Atlanta, Georgia

Joseph Hannon, PhD, PT, DPT, SCS,
CSCS
Research Physical Therapist
Texas Health Sports Medicine
Texas Health
Fort Worth, Texas

Colin B. Harris, MD
Assistant Professor
Department of Orthopaedics
Rutgers–New Jersey Medical School
Newark, New Jersey

Joshua D. Harris, MD
Orthopedic Surgeon
Associate Professor, Institute for Academic
    Medicine
Houston Methodist Orthopedics and Sports
    Medicine
Houston, Texas
Assistant Professor of Clinical Orthopedic
    Surgery
Weill Cornell Medical College
New York, New York

Andrew Haskell, MD
Chair, Department of Orthopedics
Geographic Medical Director for Surgical
    Services
Palo Alto Medical Foundation
Palo Alto, California
Associate Clinical Professor
Department of Orthopaedic Surgery
University of California, San Francisco
San Francisco, California

Hamid Hassanzadeh, MD
Assistant Professor
Department of Orthopaedic Surgery
University of Virginia
Charlottesville, Virginia

Michael R. Hausman, MD
Professor of Orthopaedic Surgery
Mount Sinai Medical Center
New York, New York

Stefan Hemmings, MBBS
Post-Doctorate Fellow
Division of Nephrology
The Johns Hopkins University School of
    Medicine
Baltimore, Maryland

R. Frank Henn III, MD
Associate Professor of Orthopaedics
University of Maryland School of Medicine
Baltimore, Maryland

Daniel Herman, MD, PhD
Assistant Professor
Department of Orthopedics and Rehabilitation
Divisions of Physical Medicine and
    Rehabilitation, Sports Medicine, and
    Research
University of Florida
Gainesville, Florida

Jay Hertel, PhD, ATC, FNATA
Joe H. Gieck Professor of Sports Medicine
Departments of Kinesiology and
    Orthopaedic Surgery
University of Virginia
Charlottesville, Virginia

Daniel E. Hess, MD
Department of Orthopaedic Surgery
University of Virginia
Charlottesville, Virginia

Carolyn M. Hettrich, MD
University of Iowa
Iowa City, Iowa

Benton E. Heyworth, MD
Assistant Professor of Orthopedic Surgery
Harvard Medical School
Attending Orthopedic Surgeon
Department of Orthopedic Surgery
Division of Sports Medicine
Boston Children's Hospital
Boston, Massachusetts

Ben Hickey, BM, MRCS, MSc, FRCS (Tr & Orth), MD
Consultant Orthopaedic Foot and Ankle
　Surgeon
Wrexham Maelor Hospital
Wrexham, Wales, United Kingdom

Michael Higgins, PhD, ATC, PT, CSCS
Professor, Kinesiology
University of Virginia
Charlottesville, Virginia

Betina B. Hinckel, MD, PhD
Department of Orthopaedic Surgery
Brigham and Women's Hospital
Harvard Medical School
Boston, Massachusetts

Gwendolyn Hoben, MD, PhD
Instructor
Plastic and Reconstructive Surgery
Medical College of Wisconsin
Milwaukee, Wisconsin

Christopher Hogrefe, MD, FACEP
Assistant Professor
Departments of Emergency Medicine,
　Medicine—Sports Medicine, and
　Orthopaedic Surgery—Sports Medicine
Northwestern Medicine
Northwestern University Feinberg School of
　Medicine
Chicago, Illinois

Jason A. Horowitz, BA
Research Fellow
Department of Orthopaedic Surgery
University of Virginia
Charlottesville, Virginia

Benjamin M. Howe, MD
Associate Professor of Radiology
Mayo Clinic
Rochester, Minnesota

Korin Hudson, MD, FACEP, CAQSM
Associate Professor of Emergency Medicine
Team Physician, Department of Athletics
Georgetown University
Washington, District of Columbia

Catherine Hui, MD, FRCSC
Associate Clinical Professor
Division of Orthopaedic Surgery
University of Alberta
Edmonton, Alberta, Canada

R. Tyler Huish, DO
First Choice Physician Partners
La Quinta, California

John V. Ingari, MD
Division Chair, Hand Surgery
Department of Orthopaedic Surgery
The Johns Hopkins Hospital
Baltimore, Maryland

Mary Lloyd Ireland, MD
Professor
Department of Orthopaedics
University of Kentucky
Lexington, Kentucky

Todd A. Irwin, MD
Director of Research
OrthoCarolina Foot and Ankle Institute
Associate Professor
Carolinas Medical Center
Charlotte, North Carolina

Nona M. Jiang, MD
Department of Medicine
University of Virginia
Charlottesville, Virginia

Darren L. Johnson, MD
Director of Sports Medicine
University of Kentucky
Lexington, Kentucky

Jared S. Johnson, MD
St. Luke's Clinic–Sports Medicine: Boise
Boise, Idaho

Grant L. Jones, MD
Associate Professor of Orthopaedic Surgery
The Ohio State University
Columbus, Ohio

Jean Jose, DO, MS
Associate Chief of Musculoskeletal
　Radiology
Associate Professor of Clinical Radiology
Division of Diagnostic Radiology
University of Miami Hospital
Miami, Florida

Scott G. Kaar, MD
Associate Professor of Orthopaedic Surgery
Saint Louis University
St. Louis, Missouri

Anish R. Kadakia, MD
Associate Professor of Orthopaedic Surgery
Northwestern Memorial Hospital
Northwestern University Feinberg School of
　Medicine
Chicago, Illinois

Samantha L. Kallenbach, BS
Steadman Philippon Research Institute
The Steadman Clinic
Vail, Colorado

Robin N. Kamal, MD
Assistant Professor of Orthopaedic Surgery
Chase Hand and Upper Limb Center
Stanford University
Palo Alto, California

Thomas Kaminski, PhD, ATC, FNATA
Professor of Kinesiology and Applied
　Physiology
University of Delaware
Newark, Delaware

Abdurrahman Kandil, MD
Stanford University
Stanford, California

Jonathan R. Kaplan, MD
Attending Orthopaedic Surgeon
Orthopaedic Specialty Institute
Orange, California

Christopher A. Keen, MD
Citrus Orthopedic and Joint Institute
Lecanto, Florida

Mick P. Kelly, MD
Resident, Department of Orthopaedic
　Surgery
Rush University Medical Center
Chicago, Illinois

A. Jay Khanna, MD, MBA
Professor and Vice Chair of Orthopaedic
　Surgery
Department of Orthopaedic Surgery
The Johns Hopkins University School of
　Medicine
Baltimore, Maryland

Anthony Nicholas Khoury
Baylor University Medical Center at Dallas
Hip Preservation Center
University of Texas at Arlington
Bioengineering Department
Dallas, Texas

Christopher Kim, MD
Instructor of Orthopaedic Surgery
Saint Louis University
St. Louis, Missouri

Lucas R. King, MD, BS
Sports Orthopedic Surgeon
Department of Orthopedic Surgery
Parkview Medical Center
Pueblo, Colorado

Susan E. Kirk, MD
Associate Professor of Internal Medicine
　and Obstetrics and Gynecology
Division of Endocrinology and Metabolism,
　Maternal–Fetal Medicine
Associate Dean, Graduate Medical
　Education
University of Virginia Health System
Charlottesville, Virginia

Georg Klammer, MD
Consultant
Institute for Foot and Ankle Reconstruction
FussInsitut Zurich
Zurich, Switzerland

Derrick M. Knapik, MD
Orthopaedic Surgery
University Hospitals
Cleveland Medical Center
Cleveland, Ohio

Lee M. Kneer, MD, CAQSM
Assistant Professor, Department of
　Orthopaedic Surgery
Assistant Professor, Department of Physical
　Medicine and Rehabilitation
Emory Sports Medicine Center
Atlanta, Georgia

Mininder S. Kocher, MD, MPH
Professor of Orthopaedic Surgery
Harvard Medical School
Associate Director
Division of Sports Medicine
Department of Orthopaedic Surgery
Boston Children's Hospital
Boston, Massachusetts

Gabrielle P. Konin, MD
Assistant Professor of Radiology
Weill Cornell Medicine
New York, New York

Matthew J. Kraeutler, MD
Department of Orthopaedic Surgery
Seton Hall-Hackensack Meridian School of
　Medicine
South Orange, New Jersey

Alexander B. Kreines, DO
Resident, Orthopaedic Surgery
Rowan University
Stratford, New Jersey

Vignesh Prasad Krishnamoorthy, MD
Section of Young Adult Hip Surgery
Division of Sports Medicine
Department of Orthopedic Surgery
Rush Medical College
Rush University Medical Center
Chicago, Illinois

Marshall A. Kuremsky, MD
Orthopaedic Surgeon
Hand and Upper Extremity Surgeon
Sports Medicine and Arthroscopic Surgeon
EmergeOrtho
Raleigh, North Carolina

Shawn M. Kutnik, MD
Orthopedic Surgeon
Archway Orthopedics and Hand Surgery
St. Louis, Missouri

Michael S. Laidlaw, MD
Department of Orthopaedic Surgery
University of Virginia
Charlottesville, Virginia

Joseph D. Lamplot
Chief Resident
Department of Orthopaedic Surgery
Washington University School of Medicine
St. Louis, Missouri

Drew Lansdown, MD
Section of Young Adult Hip Surgery
Division of Sports Medicine
Department of Orthopedic Surgery
Rush Medical College
Rush University Medical Center
Chicago, Illinois

Matthew D. LaPrade, BS
Steadman Philippon Research Institute
The Steadman Clinic
Vail, Colorado

Robert F. LaPrade, MD, PhD
Chief Medical Research Officer
Steadman Philippon Research Institute
The Steadman Clinic
Vail, Colorado

Christopher M. Larson, MD
Minnesota Orthopedic Sports Medicine
　Institute
Twin Cities Orthopedics
Edina, Minnesota

Evan P. Larson, MD
University of Nebraska Medical Center
Department of Orthopaedic Surgery and
　Rehabilitation
Omaha, Nebraska

Samuel J. Laurencin, MD, PhD
Department of Orthopaedic Surgery
University of Connecticut School of
　Medicine
Farmington, Connecticut

Peter Lawrence, MD
Wiley Barker Professor of Surgery
Chief, Division of Vascular and
　Endovascular Surgery
University of California, Los Angeles
Los Angeles, California

Adrian D.K. Le, MD
Department of Orthopedic Surgery
Stanford University
Stanford, California

Nicholas LeCursi, CO
Certified Orthotist
Vice President, Services
Chief Technology Officer
Becker Orthopedic
Troy, Michigan

Sonya B. Levine, BA
Department of Orthopedic Surgery
Columbia University Medical Center
New York Presbyterian Hospital
New York, New York

William N. Levine, MD, FAOA
Frank E. Stinchfield Professor and
　Chairman of Orthopedic Surgery
Columbia University Medical Center
New York Presbyterian Hospital
New York, New York

Xudong Joshua Li, MD, PhD
Associate Professor of Orthopaedic Surgery
　and Biomedical Engineering
University of Virginia
Charlottesville, Virginia

Gregory T. Lichtman, DO
Department of Orthopedic Surgery
Rowan University School of Osteopathic
　Medicine
Stratford, New Jersey

Christopher A. Looze, MD
Orthopaedic Surgeon
MedStar Franklin Square
Baltimore, Maryland

Gary M. Lourie, MD
Hand Surgeon
The Hand and Upper Extremity Center of
　Georgia
Atlanta, Georgia

Helen H. Lu, PhD
Professor of Biomedical Engineering
Vice Chair, Department of Biomedical
　Engineering
Columbia University Medical Center
New York Presbyterian Hospital
New York, New York

Timothy J. Luchetti, MD
Resident, Orthopedic Surgery
Rush University Medical Center
Chicago, Illinois

Jessica A. Lundgren, MD
Lecturer
Department of Internal Medicine
Division of Endocrinology and Metabolism
University of Virginia Health System
Charlottesville, Virginia

Travis G. Maak, MD
Associate Professor of Orthopaedic Surgery
University of Utah
Salt Lake City, Utah

John M. MacKnight, MD
Professor of Internal Medicine and
　Orthopaedic Surgery
Team Physician and Medical Director
UVA Sports Medicine
University of Virginia Health System
Charlottesville, Virginia

Nancy Major, MD
Department of Radiology
University of Colorado School of Medicine
Aurora, Colorado

Francesc Malagelada, MD
Foot and Ankle Unit
Department of Trauma and Orthopaedic
　Surgery
Royal London Hospital
Barts Health National Health Service Trust
London, England, United Kingdom

Michael A. Marchetti, MD
Assistant Attending, Dermatology Service
Department of Medicine
Memorial Sloan Kettering Cancer Center
New York, New York

Patrick G. Marinello, MD
Hand and Upper Extremity Surgeon
Capital Region Orthopaedic Group
Bone and Joint Center
Albany, New York

Hal David Martin, DO
Medical Director
Baylor University Medical Center at Dallas
Hip Preservation Center
Dallas, Texas

Scott D. Martin, MD
Director, MGH Joint Preservation Service
Director, Harvard/MGH Sports Medicine
　Fellowship Program
Associate Professor of Orthopaedic Surgery
Harvard Medical School
Department of Orthopaedic Surgery
Massachusetts General Hospital
Boston, Massachusetts

Rebecca Martinie, MD
Assistant Professor of Pediatrics
Baylor College of Medicine
Houston, Texas

**Lyndon Mason, MB BCh, MRCS (Eng),
FRCS (Tr & Orth)**
Trauma and Orthopaedic Consultant
Aintree University Hospital
Liverpool, England, United Kingdom

Augustus D. Mazzocca, MD
Department of Orthopaedic Surgery
University of Connecticut School of
　Medicine
Farmington, Connecticut

David R. McAllister, MD
Chief, Sports Medicine Service
Professor and Vice Chair
Department of Orthopaedic Surgery
David Geffen School of Medicine
University of California, Los Angeles
Los Angeles, California

Meagan McCarthy, MD
Fellowship Trained Orthopaedic Sports
　Medicine Surgeon
Reno Orthopaedic Clinic
Reno, Nevada

Eric C. McCarty, MD
Chief, Sports Medicine and Shoulder
　Surgery
Associate Professor
Department of Orthopaedics
University of Colorado School of Medicine
Director Sports Medicine, Head Team
　Physician
University of Colorado Department of
　Athletics
Associate Professor, Adjunct
Department of Integrative Physiology
University of Colorado
Boulder, Colorado

Sean McMillan, DO
Chief of Orthopedics
Director of Orthopedic Sports Medicine
　and Arthroscopy
Lourdes Medical Associates
Lourdes Medical Center at Burlington
Burlington, New Jersey

Heather Menzer, MD
Fellow, Orthopaedic Surgery
University of Virginia
Charlottesville, Virginia

Sean J. Meredith, MD
Resident Physician
Department of Orthopaedics
University of Maryland School of Medicine
Baltimore, Maryland

Dayne T. Mickelson, MD
Department of Orthopaedic Surgery
Duke University
Durham, North Carolina

Michael R. Mijares, MD
Department of Orthopaedics
Jackson Memorial Hospital
Jackson Health System
Miami, Florida

Matthew D. Milewski, MD
Assistant Professor
Division of Sports Medicine
Department of Orthopaedic Surgery
Boston Children's Hospital
Boston, Massachusetts

Mark D. Miller, MD
S. Ward Casscells Professor of Orthopaedic
　Surgery
Head, Division of Sports Medicine
University of Virginia
Charlottesville, Virginia
Adjunctive Clinical Professor and Team
　Physician
James Madison University
Harrisonburg, Virginia

Dilaawar J. Mistry, MD
Team Physician
Primary Care Sports Medicine
Western Orthopedics and Sports Medicine
Grand Junction, Colorado

Erik Mitchell, DO
Valley Health Orthopaedics Front Royal
Front Royal, Virginia

Andrew Molloy, MBChB, MRCS
Consultant Orthopaedic Surgeon
Trauma and Orthopaedics
University Hospital Aintree
Honorary Clinical Senior Lecturer
Department of Musculoskeletal Biology
University of Liverpool
Consultant Orthopaedic Surgeon
Spire Liverpool
Liverpool, England, United Kingdom

Timothy S. Mologne, MD
Sports Medicine Center
Appleton, Wisconsin

Scott R. Montgomery, MD
Franciscan Orthopedic Associates at St. Joseph
Tacoma, Washington

Amy M. Moore, MD, FACS
Associate Professor of Surgery
Plastic and Reconstructive Surgery
Washington University School of Medicine
St. Louis, Missouri

Claude T. Moorman III, MD
Professor of Orthopaedic Surgery
Duke Center for Integrated Medicine
Durham, North Carolina

Gina M. Mosich, MD
Resident Physician
Orthopaedic Surgery
University of California, Los Angeles
Los Angeles, California

Michael R. Moynagh, MBBCh
Assistant Professor of Radiology
Mayo Clinic
Rochester, Minnesota

Andrew C. Mundy, MD
Department of Orthopaedic Surgery
The Ohio State University
Columbus, Ohio

Colin P. Murphy, BA
Research Assistant
Center for Outcomes-Based Orthopaedic
    Research
Steadman Philippon Research Institute
Vail, Colorado

Volker Musahl, MD
Assistant Professor
Department of Orthopaedic Surgery
University of Pittsburgh Medical Center
Pittsburgh, Pennsylvania

Jeffrey J. Nepple, MD
Assistant Professor of Orthopaedic Surgery
Director
Young Athlete Center
Washington University School of Medicine
St. Louis, Missouri

Shane J. Nho, MD, MS
Assistant Professor
Head, Section of Young Adult Hip Surgery
Division of Sports Medicine
Department of Orthopedic Surgery
Rush Medical College
Rush University Medical Center
Chicago, Illinois

Carl W. Nissen, MD
Professor
Department of Orthopaedics
University of Connecticut
Elite Sports Medicine
Connecticut Children's Medical Center
Farmington, Connecticut

Blake R. Obrock, DO
Sports Medicine Fellow
Department of Orthopaedics
University of New Mexico
Albuquerque, New Mexico

James Onate, PhD, ATC, FNATA
Associate Professor
School of Health and Rehabilitation
    Sciences
The Ohio State University
Columbus, Ohio

Scott I. Otallah, MD
Carilion Children's Pediatric Neurology
Roanoke, Virginia

Brett D. Owens, MD
Professor of Orthopedics
Brown Alpert Medical School
Providence, Rhode Island

Gabrielle M. Paci, MD
Physician
Orthopaedic Surgery
Stanford University
Palo Alto, California

Richard D. Parker, MD
Department of Orthopaedic Surgery
The Cleveland Clinic Foundation
Cleveland, Ohio

Jonathan P. Parsons, MD
Professor of Internal Medicine
Department of Pulmonary, Critical Care,
    and Sleep Medicine
Wexner Medical Center
The Ohio State University
Columbus, Ohio

Neel K. Patel, MD
Department of Orthopaedic Surgery
University of Pittsburgh Medical Center
Pittsburgh, Pennsylvania

Thierry Pauyo, MD
Fellow
Department of Orthopaedic Surgery
University of Pittsburgh Medical Center
Pittsburgh, Pennsylvania

Evan Peck, MD
Section of Sports Health
Department of Orthopaedic Surgery
Cleveland Clinic Florida
Weston, Florida
Affiliate Assistant Professor of Clinical
    Biomedical Science
Charles E. Schmidt College of Medicine
Florida Atlantic University
Boca Raton, Florida

Liam Peebles, BA
Research Assistant
Center for Outcomes-Based Orthopaedic
    Research
Steadman Philippon Research Institute
Vail, Colorado

Andrew T. Pennock, MD
Associate Clinical Professor
Orthopedic Surgery
University of California, San Diego
San Diego, California

Anthony Perera, MBChB, MRCS,
MFSEM, PGDip Med Law, FRCS (Tr &
Orth)
Consultant, Orthopaedic Foot and Ankle
    Surgeon
University Hospital of Wales
Cardiff, Wales, United Kingdom

Jose Perez, BS
Research Fellow
Department of Orthopedics
Sports Medicine
Miami, Florida

William A. Petri Jr., MD, PhD
Chief, Division of Infectious Disease and
    International Health
Wade Hampton Frost Professor of
    Epidemiology
University of Virginia
Charlottesville, Virginia

Frank A. Petrigliano, MD
Assistant Professor of Orthopaedic Surgery
David Geffen School of Medicine
University of California, Los Angeles
Los Angeles, California

Adam M. Pickett, MD
Faculty, West Point Sports Medicine
    Fellowship
Department of Orthopaedic Surgery
United States Military Academy
West Point, New York

Matthew A. Posner, MD
Director, West Point Sports Medicine
    Fellowship
Department of Orthopaedic Surgery
United States Military Academy
West Point, New York

Tricia R. Prokop, PT, EdD, MS, CSCS
Assistant Professor of Physical Therapy
Department of Rehabilitation Sciences
University of Hartford
West Hartford, Connecticut

Matthew T. Provencher, MD, CAPT, MC, USNR
Professor of Surgery and Orthopaedics
Uniformed Services University of the Health
    Services
Complex Shoulder, Knee, and Sports
    Surgeon
The Steadman Clinic
Vail, Colorado

Rabia Qureshi, MD
Research Fellow
Department of Orthopedic Surgery
University of Virginia
Charlottesville, Virginia

Fred Reifsteck, MD
Head Team Physician
University Health Center
University of Georgia
Athens, Georgia

David R. Richardson, MD
Associate Professor of Orthopaedic Surgery
University of Tennessee–Campbell Clinic
Memphis, Tennessee

Dustin Richter, MD
Assistant Professor, Sports Medicine
Sports Medicine Fellowship Assistant
    Director
Director of Orthopaedics Sports Medicine
    Research
University of New Mexico
Albuquerque, New Mexico

Andrew J. Riff, MD
Assistant Professor of Clinical Orthopaedic
    Surgery
Indiana University Health Orthopedics and
    Sports Medicine
Indianapolis, Indiana

Christopher J. Roach, MD
Chairman, Orthopaedic Surgery
San Antonio Military Medical Center
San Antonio, Texas

Eliott P. Robinson, MD
Orthopedic Surgeon
OrthoGeorgia Orthopaedic Specialists
Macon, Georgia

Scott A. Rodeo, MD
Professor of Orthopaedic Surgery
Weill Cornell Medical College
Co-Chief Emeritus, Sports Medicine and
    Shoulder Service
Attending Orthopaedic Surgeon
Hospital for Special Surgery
New York, New York

Anthony A. Romeo, MD
Department of Orthopaedic Surgery
Rush University
Chicago, Illinois

Kyle Rosen, MD
Dartmouth College
Hanover, New Hampshire

William H. Rossy, MD
Clinical Associate Professor
Penn Medicine Princeton Medical Center
Princeton, New Jersey

Paul Rothenberg, MD
Resident Physician
Department of Orthopaedics
University of Miami
Miami, Florida

Todd A. Rubin, MD
Orthopaedic Surgeon
Hughston Clinic Orthopaedics
Nashville, Tennessee

Robert D. Russell, MD
Orthopaedic Surgeon
OrthoTexas
Frisco, Texas

David A. Rush, MD
Department of Orthopaedic Surgery and
    Rehabilitation
University of Mississippi Medical Center
Jackson, Mississippi

Joseph J. Ruzbarsky, MD
Resident, Orthopedic Surgery
Department of Orthopaedics
Hospital for Special Surgery
New York, New York

Marc Safran, MD
Professor of Orthopedic Surgery
Associate Director
Department of Sports Medicine
Stanford University
Redwood City, California

Susan Saliba, PhD, ATC, MPT
Professor, Kinesiology
University of Virginia
Charlottesville, Virginia

Adil Samad, MD
Florida Orthopaedic Institute
Tampa, Florida

Anthony Sanchez, BS
Medical Doctor Candidate
Oregon Health and Science University
Portland, Oregon

Laura W. Scordino, MD
Orthopaedic Surgeon
OrthoNY
Albany, New York

Virgil P. Secasanu, MD
Clinical Instructor, Housestaff
Department of Pulmonary, Critical Care,
    and Sleep Medicine
Wexner Medical Center
The Ohio State University
Columbus, Ohio

Terrance Sgroi, PT
Sports Medicine and Shoulder Service
Hospital for Special Surgery
New York, New York

Jason T. Shearn, MD
Associate Professor
Department of Biomedical Engineering
University of Cincinnati
Cincinnati, Ohio

K. Donald Shelbourne, MD
The Shelbourne Knee Center at Community
    East Hospital
Indianapolis, Indiana

Seth L. Sherman, MD
Department of Orthopaedic Surgery
University of Missouri, Columbia
Columbia, Missouri

Ashley Matthews Shilling, MD
Associate Professor of Anesthesiology
University of Virginia Medical Center
Charlottesville, Virginia

Adam L. Shimer, MD
Assistant Professor of Orthopaedic Surgery
University of Virginia
Charlottesville, Virginia

Anuj Singla, MD
Instructor, Orthopaedics
University of Virginia
Charlottesville, Virginia

David L. Skaggs, MD, MMM
Professor of Orthopaedic Surgery
Keck School of Medicine of USC
University of Southern California
Chief, Orthopaedic Surgery
Children's Hospital Los Angeles
Los Angeles, California

Mia Smucny, MD
University of Washington
Seattle, Washington

Niall A. Smyth, MD
Resident, Orthopaedic Surgery
University of Miami, Miller School of
	Medicine
Miami, Florida

Frederick S. Song, MD
Clinical Associate Professor
Penn Medicine Princeton Medical Center
Princeton, New Jersey

Kurt Spindler, MD
Cleveland Clinic Foundation
Cleveland, Ohio

Chad Starkey, PhD, AT, FNATA
Professor
Division of Athletic Training
Ohio University
Athens, Ohio

Siobhan M. Statuta, MD
Associate Professor of Family Medicine and
	Physical Medicine and Rehabilitation
University of Virginia
Charlottesville, Virginia

Samuel R. H. Steiner, MD
Orthopedic Surgery
Orthopaedic Associates of Wisconsin
Pewaukee, Wisconsin

John W. Stelzer, MD, MS
Research Fellow
Department of Orthopaedic Surgery
Harvard Medical School
Massachusetts General Hospital
Boston, Massachusetts

Christopher L. Stockburger, MD
Department of Orthopedic Surgery
Washington University School of Medicine
St. Louis, Missouri

J. Andy Sullivan, MD
Clinical Professor of Pediatric Orthopedic
	Surgery
Department of Orthopedic Surgery
University of Oklahoma College of
	Medicine
Oklahoma City, Oklahoma

Eric Swanton, MBChB, FRACS (Orth)
Orthopaedic Consultant
Department of Orthopaedics
North Shore Hospital, Waitemata District
	Health Board
Auckland, New Zealand

Matthew A. Tao, MD
Assistant Professor
Orthopaedic Surgery
University of Nebraska Medical Center
Omaha, Nebraska

Sandip P. Tarpada, BS
Department of Orthopaedic Surgery
Montefiore Medical Center
Albert Einstein College of Medicine
New York, New York

Kenneth F. Taylor, MD
Department of Orthopaedics and
	Rehabilitation
The Pennsylvania State University
Milton S. Hershey Medical Center
Hershey, Pennsylvania

Michael Terry, MD
Professor
Department of Orthopaedic Surgery
Northwestern Medicine
Northwestern University Feinberg School of
	Medicine
Chicago, Illinois

Charles A. Thigpen, PhD, PT, ATC
Senior Director of Practice Innovation and
	Analytics
ATI Physical Therapy
Director, Program in Observational Clinical
	Research in Orthopedics
Center for Effectiveness in Orthopedic
	Research
Arnold School of Public Health
University of South Carolina
Greenville, South Carolina

Stavros Thomopoulos, PhD
Director, Carroll Laboratories for
	Orthopedic Surgery
Vice Chair, Basic Research in Orthopedic
	Surgery
Robert E. Carroll and Jane Chace Carroll
	Professor of Biomechanics (in
	Orthopedic Surgery and Biomedical
	Engineering)
Columbia University Medical Center
New York Presbyterian Hospital
New York, New York

Jason Thompson, MD
Orthopedic Surgery Resident, UT Health
	San Antonio
Adult Reconstructive Surgery Fellow
University of Western Ontario
London Health Sciences Centre
London, Ontario, Canada

**Stephen R. Thompson, MD, MEd,
FRCSC**
Associate Professor of Sports Medicine
Eastern Maine Medical Center
University of Maine
Bangor, Maine

Fotios P. Tjoumakaris, MD
Associate Professor
Department of Orthopedic Surgery
Sidney Kimmel College of Medicine
Thomas Jefferson University
Philadelphia, Pennsylvania

Drew Toftoy, MD
Sports Medicine Fellow
University of Colorado
Aurora, Colorado

John M. Tokish, MD, USAF MC
Orthopedic Surgery Residency Program
	Director
Tripler Army Medical Center
Honolulu, Hawaii

Gehron Treme, MD
Associate Professor, Orthopaedics
University of New Mexico
Albuquerque, New Mexico

Rachel Triche, MD
Attending Orthopaedic Surgeon
Santa Monica Orthopaedic and Sports
	Medicine Group
Santa Monica, California

David P. Trofa, MD
Resident, Department of Orthopaedic
	Surgery
Columbia University Medical Center
New York, New York

Gift Ukwuani, MD
Section of Young Adult Hip Surgery
Division of Sports Medicine
Department of Orthopedic Surgery
Rush Medical College
Rush University Medical Center
Chicago, Illinois

M. Farooq Usmani, MSc
Department of Orthopaedic Surgery
The Johns Hopkins University School of
	Medicine
Baltimore, Maryland

Ravi S. Vaswani, MD
Resident, Department of Orthopaedic
    Surgery
University of Pittsburgh Medical Center
Pittsburgh, Pennsylvania

Aaron J. Vaughan, MD
Family Physician
Sports Medicine Director
Mountain Area Health Education Center
Asheville, North Carolina

Jordi Vega, MD
Orthopaedic Surgeon
Etzelclinic
Pfäffikon, Schwyz, Switzerland

Evan E. Vellios, MD
Resident Physician
Department of Orthopedic Surgery
David Geffen School of Medicine
University of California, Los Angeles
Los Angeles, California

Armando F. Vidal, MD
Associate Professor
Department of Orthopedics
University of Colorado School of Medicine
Aurora, Colorado

Michael J. Vives, MD
Professor and Chief of Spine Surgery
Department of Orthopedics
Rutgers–New Jersey Medical School
Newark, New Jersey

James E. Voos, MD
Associate Professor of Orthopaedic Surgery
Division Chief, Sports Medicine
Medical Director, Sports Medicine Institute
University Hospitals
Cleveland Medical Center
Cleveland, Ohio

Dean Wang, MD
Fellow in Sports Medicine and Shoulder
    Surgery
Hospital for Special Surgery
New York, New York

Robert Westermann, MD
University of Iowa
Iowa City, Iowa

Barbara B. Wilson, MD
Associate Professor of Dermatology
University of Virginia
Charlottesville, Virginia

Benjamin R. Wilson, MD
Resident Physician
Orthopaedic Surgery and Sports Medicine
University of Kentucky
Lexington, Kentucky

Brian F. Wilson, MD
Director of Orthopaedic Surgery Stormont
    Vail Health
Washburn University Orthopaedic Sports
    Medicine
Topeka, Kansas

Jennifer Moriatis Wolf, MD
Professor
Department of Orthopaedic Surgery and
    Rehabilitation
University of Chicago Hospitals
Chicago, Illinois

Rick W. Wright, MD
Jerome J. Gilden Distinguished Professor
Executive Vice Chairman
Department of Orthopaedic Surgery
Washington University School of Medicine
St. Louis, Missouri

Frank B. Wydra, MD
Department of Orthopedics
University of Colorado School of Medicine
Aurora, Colorado

James Wylie, MD, MHS
Director of Orthopedic Research
Intermountain Healthcare
The Orthopedic Specialty Hospital
Murray, Utah

Robert W. Wysocki, MD
Rush University Medical Center
Chicago, Illinois

Haoming Xu, MD
Dermatology Service
Department of Medicine
Memorial Sloan Kettering Cancer Center
New York, New York

Kent T. Yamaguchi, MD
Resident Physician
Orthopaedic Surgery
University of California, Los Angeles
Los Angeles, California

Jeffrey Yao, MD
Associate Professor of Orthopedic Surgery
Stanford University Medical Center
Palo Alto, California

Yi-Meng Yen, MD, PhD
Assistant Professor, Harvard Medical School
Boston Children's Hospital
Department of Orthopaedic Surgery
Division of Sports Medicine
Boston, Massachusetts

Jane C. Yeoh, MD, FRCSC
Vancouver, British Columbia, Canada

M. Christopher Yonz, MD
Summit Orthopaedics
Southeast Georgia Health System
St. Marys, Georgia

Tracy Zaslow, MD, FAAP, CAQSM
Assistant Professor
University of Southern California, Los
    Angeles
Children's Orthopaedic Center (COC) at
    Children's Hospital–Los
Angeles
Medical Director
COC Sports Medicine and Concussion
    Program
Team Physician, LA Galaxy
Los Angeles, California

Andrew M. Zbojniewicz, MD
Department of Radiology
Michigan State University
College of Human Medicine
Advanced Radiology Services
Grand Rapids, Michigan
Division of Pediatric Radiology
Cincinnati Children's Hospital Medical
    Center
Cincinnati, Ohio

Connor G. Ziegler, MD
New England Orthopedic Surgeons
Springfield, Massachusetts

Mary L. Zupanc, MD
Professor and Division Chief
Neurology and Pediatrics
University of California, Irvine
Children's Hospital of Orange County
Orange, California

运动医学是一门医学与体育运动相结合的综合性应用学科，研究与体育运动有关的医学问题，对体育运动参与者进行医疗监督和指导，预防并治疗运动伤病，保障运动者的健康并提高运动能力和成绩。目前，随着科技进步而快速发展的运动医学已成为医学、体育及其相关现代学科相结合的交叉学科而服务于社会。

这部《骨科运动医学——原理与实践》第 1 版于 1994 年出版，由美国德克萨斯大学医学部的 Jesse C. DeLee 教授和路易斯安那州立大学运动医学中心 David Drez Jr. 教授主编。本书已出版发行 5 版，第 5 版由弗吉尼亚大学运动医学科主任 Mark D. Miller 教授和缅因大学医学中心运动医学教授 Stephen R. Thompson 担任主编。本书自出版发行以来，一直被誉为骨科运动医学领域的"金标准"。感谢 Jesse C. DeLee 和 David Drez Jr. 教授为我们带来了值得传承的学术经典，感谢 Mark D. Miller 和 Stephen R. Thompson 教授对学术发展与传承的贡献。

第 5 版在前几版的基础上，汇集了运动医学领域最新的研究成果，将当前最有效、患者获益最高的基础科学研究和临床实践应用介绍给读者。书中推荐的首选技术也契合我们的主流理念，具有非常强的时效性。在本书中，我们看到大量的国内运动医学专家学者的科研成果被引用作为相关论点的论据，佐证了我国运动医学事业发展与国际接轨并被国际认可，在某些领域达到国际领先水平。书中内容除临床外科医生感兴趣的关节镜手术技术外，还包括了运动内科、康复治疗、医务监督、运动相关头部和脊柱损伤的内容，对运动防护师、康复师、运动队队医都非常有益，具有重要的参考价值。本书的翻译出版也是我国运动医学事业发展与国际交流不断深入的成果。

为了认真、细致、全面、准确地翻译好这本近 400 万字、分为上下两卷的巨著，北京大学运动医学研究所多名专家学者参加翻译，主译助理陈拿云博士更是全心投入，发挥了非常好的组织、联系、协调作用。同时特邀北京积水潭医院陈山林教授手外科团队、北京天坛医院脊柱外科刘宝戈教授团队加盟，历时近 2 年时间，鼎力合作共同完成，终将这部高水平著作呈现给大家，希望这部骨科运动医学专著可以让临床工作者走在运动医学发展的前沿，惠及广大读者。

本书出版时正值 2022 年北京冬奥会进入倒计时 100 天内，各方面筹办工作进入最后冲刺阶段。作为本书的主译和正在全力以赴备战冬奥会医疗保障的北京大学第三医院崇礼院区这一北京冬奥会张家口赛区第一医疗保障医院的院长，愿以此书作为科技冬奥的成果助力赋能北京冬奥会。

为了本书的顺利出版，全体译校者付出了巨大努力与辛劳，编辑出版过程中得到了北京大学医学出版社的大力支持，他们为本书的出版做出了积极努力和卓有成效的工作。在此，我谨代表全体分卷主译和副主译对全体译校者、北京大学医学出版社和为本书顺利出版作出贡献的所有同志们表示衷心的感谢。

由于主译者的能力水平等原因，书中会有不足和需要改进之处，恳请广大读者和同仁提出意见建议，甚至批评指正，以利我们今后完善。

敖英芳
北京大学运动医学研究所名誉所长
北京大学第三医院崇礼院区院长

书名中应该体现什么？在策划、编写第 5 版《骨科运动医学——原理与实践》这本书时，我们曾想过把"骨科"从书名中去掉。运动医学专科迅猛发展，囊括了内科学、儿科学、康复医学、运动训练学和骨科以及其他学科，为了与学科发展保持步调一致，书中除了骨科内容，也应该拓展关注点，以更广阔的视野看待运动医学。无论运动医学如何和您自己的临床实践相关，这本新版的经典教科书都是该领域中最全面的。

随着运动医学的进步，纳入更多的内容是很重要的。在第 5 版书中，一个重点是解决翻修手术的问题。我们加入了重要的新章节，包括肩关节不稳定翻修、肩袖翻修和前交叉韧带翻修。另外，我们对篇章的内容进行了调整。对"肘关节、腕关节和手"这一篇我们进行了完善，加入了更多、更全面的有关运动损伤的内容。"骨盆、髋关节和大腿"这一篇也进行了更新，反映了时下最热门的话题，加入了髋关节后方疼痛和转子周围疾病的新章节。非手术相关的篇也进行了大规模的修订和扩充，加入了运动营养、运动损伤的心理调整和运动员泌尿生殖系统损伤等新章节。

难以想象的是，第 5 版的作者超过 300 人，他们中的大多数都是各自领域的专家。我们对每一位都表示由衷的感谢，感谢他们愿意参与本书的编写，把知识分享给他人。同样，我们也不能忘记感谢我们出色的各分篇主编：Bedi, Lesniak, Khodaee, Deu, Hart, Brockmeier, Kakar, Gwathmey, McCarty, Kadakia, Aiyer, Shen 和 Milewski 博士。他们在该书的出版过程中付出了巨大的努力，我们非常感谢他们。

Jesse DeLee 和 David Drez 博士在 1994 年首次出版了该书，能够继承他们的衣钵我们倍感荣耀。我们希望这本书可以让临床工作者走在运动医学发展的前沿，惠及广大的运动员和患者。

Mark D. Miller
Stephen R. Thompson

目　录

第九篇 脊柱与头部

第十篇 小儿运动医学

第一篇

基本原理

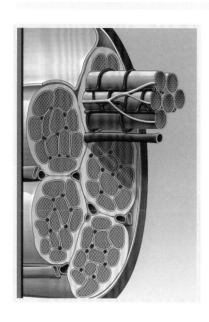

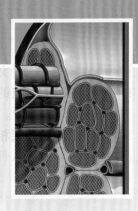

第 1 章

肌肉骨骼组织的生理与病生理学

肌腱与韧带

结构

　　肌腱与韧带均为致密且规则排列的结缔组织。肌腱表面包裹着白色、有光泽的滑液样膜，称为腱外膜。腱外膜内表面延续为腱内膜，腱内膜是一薄层结缔组织，与胶原纤维相连，内含淋巴管、血管和神经。在一些肌腱中，腱外膜被一层疏松结缔组织包裹，称为腱旁组织，它是具有弹性的鞘，可以让肌腱在其中滑动。在一些肌腱中，腱旁组织则是由真正的滑膜鞘或滑膜囊替代，为内衬滑膜细胞的双层结构，称为腱滑膜。腱滑膜中的腱系膜内含通往肌腱的重要血管[1]。无滑膜细胞被覆的腱旁组织常被称为腱鞘。腱外膜和腱旁组织共同组成腱周膜（图 1.1）。肌腱有若干血液供应来源，包括肌束膜、骨膜附着处和周围组织。周围组织供应的血液通过腱旁组织、腱系膜或腱纽到达肌腱。含血管的肌腱由腱旁组织包围，血管沿肌腱边缘走行，在肌腱内汇合。相对无血管的肌腱则位于腱鞘内，腱鞘内的腱系膜起到血管化导管的作用，称为腱纽。肌肉 - 肌腱连接、肌腱 - 骨骼连接和腱系膜组成了腱鞘内肌腱的三种血供来源。其他营养来源[2]包括滑液扩散途径，例如在手屈肌腱中，这一途径提供了重要的营养供应。肌腱的神经支配包括位于肌肉 - 肌腱连接附近的机械刺激感受器，向中枢神经系统传导本体感受反馈。

　　韧带的大体观为坚韧的白色纤维束、纤维层或关节囊增厚形成的条索，牢固地附着在骨骼上。韧带由近端骨止点、韧带体部（或关节囊）和远端骨止点组成。大部分止点厚度不超过 1 mm，仅占韧带体积和长度的一小部分。胶原纤维束构成了韧带体部的主要部分[3-5]。一些韧带包含不止一组胶原纤维束。例如，前交叉韧带（anterior cruciate ligament, ACL）由多条纤维束组成；在膝关节运动范围中，不同的纤维束变得紧张[6]。韧带内胶原纤维束的排列通常与韧带所受张力的方向一致。这与肌腱内的胶原纤维束排列不同，肌腱内的胶原纤维束通常与其长轴平行。此外，肌腱内的胶原纤维较细，且贯穿肌腱全长。光学显微镜观察证实，胶原纤维束呈波浪形或皱褶状排列。基质的皱褶状排列允许韧带在不发生损伤的条件下略微伸长[6]。在一些区域内，韧带细胞纵向排列在胶原纤维束之间，但在另一些区域内，细胞与基质胶原纤维排列之间没有明显的方向关系。分散的血管穿过韧带，构成纵向的小直径血管通道，与胶原束平行。一些血管旁边走行着神经纤维，与肌腱类似，在一些韧带中，已经发现具有机械感受器结构的神经末梢[4, 7, 8]。

　　肌腱和韧带的止点在大小、强度、韧带胶原纤维束相对于骨骼的角度，以及直接穿入骨的韧带胶原纤维比例等方面存在差异[4, 5, 9]。根据胶原纤维和骨骼之间的角度和直接穿入骨质的胶原纤维比例，研究者将肌腱和韧带止点分为两类：直接止点和间接止点。直

肌腱

腱周膜

腱旁组织
腱外膜

腱内膜
成纤维细胞
一级腱束

原纤维
微纤维
胶原纤维
原胶原

图 1.1　肌腱的结构组成

接止点通常出现于骨突或骨骺处，常位于滑膜关节内或其周围。直接止点的边界清晰，胶原纤维在该处似直接穿入骨皮质[9, 10]。虽然直接止点表面的薄层胶原纤维与骨膜的纤维层相延续，大多数肌腱或韧带止点的深层纤维直接穿入骨皮质，穿入时纤维多与骨表面成直角。深层胶原纤维依次通过硬度逐渐增加的四个区域，分别为：韧带体部、纤维软骨、矿化纤维软骨和骨[9, 10]。这一由四个区域组成的界面称为纤维软骨附着点[11]。通过肌腱到纤维软骨再到骨骼的渐变过渡，有效实现了力的耗散。在止点结构的一侧可以看到大面积的纤维软骨，人们认为这一结构是对肌腱或韧带在该侧受到的压力的适应[12]。与此相反，间接或倾斜止点，例如内侧副韧带的胫骨止点和外侧副韧带的股骨止点，通常出现在干骺端或骨干，且不具有中间的纤维软骨区域。间接止点覆盖的骨骼面积通常大于直接止点，不具有明确的边界，原因是因为胶原纤维沿着骨骼表面倾斜通过，而非直接穿入骨皮质。

细胞外基质

肌腱和韧带由少量细胞和丰富的细胞外基质组成，细胞外基质主要包含胶原蛋白、蛋白聚糖和水。肌腱细胞（肌腱特异性成纤维细胞）是肌腱中的优势细胞，而韧带中则是成纤维细胞占优势。肌腱细胞和成纤维细胞形成并维持着细胞外基质。在韧带内，同一组织的不同区域内以及不同发育阶段成纤维细胞的形状、活性、密度各不相同[4, 5, 9, 13]。肌腱细胞和成纤维细胞均为纺锤形，成纤维细胞更圆一些，分布在胶原纤维之间[14]。肌腱和韧带还包含小血管的内皮细胞和神经细胞[4, 5, 9, 13]。已有研究证明肌腱和韧带含有少量固有干细胞，在生长和修复中维持组织稳态[15-17]。

Ⅰ型胶原是分子支架的主要成分，占韧带胶原含量的90%以上。Ⅲ型胶原约占胶原的10%，另外还存在少量其他胶原。韧带中Ⅲ型胶原含量高于肌腱[18]。各型胶原均具有三螺旋结构域，以不同的方式与球形和非螺旋结构成分结合。胶原的三螺旋构象主要由甘氨酸残基之间和羟脯氨酸羟基之间的氢键保持稳定。羟脯氨酸和脯氨酸与另外两条链形成氢键，使螺旋构象更为牢固。胶原的物理特性及其耐酶分解、耐化学分解的性质依赖于分子内和分子间的共价交联。

弹性蛋白可以让结缔组织发生较大的几何变化，同时在过程中消耗很少能量。四肢的肌腱中含少量弹性蛋白，而大部分韧带弹性蛋白含量很少（通常少于5%），但也有少数韧带含大量弹性蛋白（可多达75%），例如项韧带和黄韧带。在大多数肌腱中，弹性蛋白主要位于肌腱表面[19]，占肌腱干重的不到1%，是肌腱在光学显微镜下呈皱褶状排列的原因。弹性蛋白构成蛋白原纤维或蛋白层，但弹性蛋白原纤维缺少胶原纤维的交叉结合，氨基酸组成也不同，含有胶原中不存在的两种氨基酸（锁链素和异锁链素）。此外，和胶原蛋白不同，在不受力时，弹性蛋白氨基酸链呈无规则卷曲状。这种氨基酸链构象使得弹性蛋白可以耐受一定程度的变形而不断裂或撕裂，在载荷移除后，可以恢复到原来的尺寸和形状。

肌腱和韧带总干重中约有1%为基质，包括蛋白聚糖、葡糖氨基葡聚糖、结构糖蛋白、血浆蛋白和各种小分子。因为功能上需要更快速的变化，大部分韧带的葡糖氨基葡聚糖含量高于肌腱[18]。蛋白聚糖和葡糖氨基葡聚糖在细胞外基质的组织中起着重要作用，控制组织内的水含量[4, 20-23]。肌腱和韧带包含两类已知的蛋白聚糖。较大的蛋白聚糖包括带负电荷的软骨素和硫酸角质素长链。较小的蛋白聚糖包括硫酸皮肤素。由于较大的关节软骨型蛋白聚糖具有带负电荷的长链，在溶液中趋向于伸展成最大结构域，直至受到胶原纤维网络的限制。因此，这些分子可以维持组织中的水分，施加膨胀压力，赋予组织相应的力学特性，并填充了胶原纤维之间的区域。较小的蛋白聚糖富含亮氨酸，通常直接位于胶原纤维表面，影响细胞外基质的形成、组织和稳定性，包括胶原纤维的形成和直径。这些分子也可以通过直接结合控制生长因子的活性[21, 24]。

尽管仅占致密纤维组织干重的一小部分，非胶原蛋白有助于组织和维系胶原基质的大分子骨架，协助细胞与蛋白骨架黏附，并可能影响细胞功能。纤连蛋白是韧带细胞外基质中已被发现的一种非胶原蛋白，可能与数种基质成分和血管存在关联。毫无疑问，基质中还存在着其他非胶原蛋白，但其成分和功能尚未得到识别。很多非胶原蛋白也含有数个单糖和寡聚糖[4, 5]。

损伤

肌腱和韧带的急性拉伤和撕裂会造成基质破坏、血管损伤、细胞损伤或死亡。细胞、基质和血管的损伤，以及继发出血会引起一系列应答，导致炎症、修复和重塑组成的连续过程[25, 26]。这些环节构成了细胞、基质和血管的连续变化，以炎症介质的释放为开端，到重塑完成时结束[25]。和生物组织的任何损伤类似，急性炎症在损伤后持续 48～72 小时，然后随着修复的进展逐渐消退。炎症过程中发生的一些事件，例如细胞因子或生长因子的释放，可能有助于刺激组织修复[25]。这些介质促进血管扩张，提高血管通透性，导致受损区域血管中的液体渗出，引起组织水肿。血管破裂出血形成血肿，暂时填充受损区域。纤维蛋白在血肿内累积，血小板与纤维状胶原结合，从而实现止血，形成由纤维蛋白、血小板、红细胞、其他细胞和基质碎片组成的血凝块。血凝块构成了可使血管细胞和成纤维细胞长入的骨架。血小板在参与血凝块形成的过程中，释放血管活性物质，以及各种细胞因子和生长因子 [例如转化生长因子 β(TGF-β) 和血小板源性生长因子]。多形核白细胞也存在于损伤的组织和血凝块中。此后不久，单核细胞进入，数量不断增加，成为占优势的细胞类型。炎症细胞释放的酶帮助消化坏死组织，单核细胞吞噬坏死组织的小颗粒和细胞碎片。受伤部位的内皮细胞开始增殖，形成新的毛细血管，向组织受损区域生长。内皮细胞、单核细胞和其他炎症细胞释放的趋化因子和细胞因子帮助刺激成纤维细胞的迁移和增殖，开始修复过程[25]。

肌腱过度使用性损伤是一种临床中常见的导致疼痛的肌肉骨骼损伤，但在通用分类和相应病理改变方面，文献中还存在争议。跟腱疾病分类[27] 为过度使用性损伤的病理表现提供了指导，具体如下：①腱鞘炎或腱周膜炎症；②伴腱鞘炎的肌腱变性；③不伴腱鞘炎的肌腱变性；④部分断裂；⑤完全断裂。其他分类方法增加了第 6 类，称为肌腱炎，其首发损伤部位为肌腱，伴随反应性腱鞘炎[28]。这种分类方法并不通用，原因在于某些肌腱缺少腱旁组织，而由滑膜鞘代替；而且，尚不清楚某些特定组织病理改变是否互不相干的。例如，人体组织活检研究尚未发现肌腱体部急性炎症的组织学证据[29]。由于这些病变的组织学特征尚无法确定，多名作者建议使用"肌腱病"代替"肌腱炎"[30, 31]。

研究已经发现在慢性肌腱变性中，病理损伤通常为退行性过程，而非炎症过程，并且退变出现在血流减少的区域。数名研究者在大多数慢性肌腱变性病例中观察到了显著的退变区域，而不伴急性或慢性炎症细胞增加[32-34]。这些变化并不位于肌腱断裂的位置，并且与断裂处的表现明显不同。一项关于慢性肌腱炎综合征患者的研究发现了类似的肌腱退变[27, 35]。Nirschl[35] 将慢性肌腱炎的病理描述为"血管成纤维细胞增生"。显微镜下可观察到成纤维细胞和血管出现

非典型性肉芽状组织的特征性改变[35, 36]。急性炎症的细胞特征实际上并不存在。这些观察结果表明除了过度使用的机械性因素以外，其他因素在这些肌腱病变的发病机制中起了重要作用。

一些研究发现了年龄和慢性肌腱病发病率之间存在关系[37, 38]。体外研究揭示衰老的肌腱组织的增殖和代谢反应降低[39]。某些区域缺少血流（例如冈上肌和跟腱）等其他诱发因素可使肌腱容易发生断裂，或发生慢性肌腱病[40]。对具有慢性肌腱病症状的年轻患者进行的组织活检发现胶原退变区域附近的腱细胞形态已经发生变化[28]。

修复

肌腱和韧带具有内源性和外源性愈合能力，这两种机制的作用程度可能取决于损伤的位置、范围、损伤机制和伤后使用的康复方案。一些研究[2, 41-46] 表明炎症反应并不是愈合过程中必需的，相应的这些组织具有内源性修复能力。近期的研究在肌腱和韧带中分离出了内源性干细胞，尽管它们在体内的角色、位置以及愈合中的功能仍存在争议[17, 47]。Lindsay 和 Thomson[43] 首先证明可从鞘周组织中分离出实验性肌腱缝合区，当鞘周组织完整时，肌腱愈合可以以相同速率进行。而后，这些研究者发现，在分离的兔肌腱片段中，存在合成酶和分解酶，这表明在分离的肌腱片段中存在活跃的代谢过程[44]。

和体内其他部分一样，肌腱愈合以三个阶段进行：①炎症阶段；②修复性胶原产生阶段；③重塑阶段。

炎症阶段

肌腱和韧带愈合从血肿形成和炎症反应开始，这包括纤维蛋白和炎症细胞的聚集。断端之间形成血凝块，并出现类成纤维细胞和迁移性毛细血管芽长入。在损伤发生后 2～3 天内，损伤处的成纤维细胞开始快速增殖，合成新的基质。这些基质代替了血凝块和坏死组织，形成软而疏松的纤维基质，含有大量水、葡糖氨基葡聚糖和Ⅲ型胶原。炎症细胞和成纤维细胞填充了初期的修复组织。在 3～4 天内，周围组织来源的血管芽长入修复组织并贯通，使血流能够进入损伤组织，并汇通小的组织缺损。血管肉芽组织充满组织缺损，并稍许延伸至周围组织中，但其抗拉强度很小。明显的炎症阶段将一直持续到损伤发生后第 8～10 天。

修复阶段

在接下来的几周内，随着修复的进展，增殖的成纤维细胞继续产生富含Ⅲ型胶原的纤维组织。在大约 4 周后，胶原合成达到最高水平；在 3 个月后，胶原合成速度仍为正常组织的 3 ～ 4 倍。随着时间推移，水、葡糖氨基葡聚糖和Ⅲ型胶原含量降低，炎症细胞消失，Ⅰ型胶原含量增加。新合成的胶原纤维直径增大，开始形成致密的胶原束，同时成纤维细胞的密度降低。随着原纤维开始沿应力方向排列，基质的组织更加有序[48-51]，血管数量减少，损伤部位可能出现少量弹性蛋白。随着胶原含量增加，修复组织的抗拉强度增加。

重塑阶段

许多肌腱和韧带损伤的修复过程产生大量的、高度细胞化的组织，但力学性能不足，基质结构混乱。组织重塑通过清除、重新组织和替代组织中的细胞和基质，对组织进行塑形、强化[25]。大多数肌腱和韧带损伤中，重塑发生在损伤后数周内，表现为成纤维细胞和巨噬细胞减少，成纤维细胞合成活性降低，成纤维细胞和胶原纤维外观上变得较为有序。随着修复组织中发生这些变化，胶原纤维直径增加，胶原含量以及Ⅰ型胶原 / Ⅲ型胶原比例升高，水分和蛋白多糖含量降低。在损伤发生后数月内，基质继续排列对齐，推测可能是对修复组织负荷作出的反应。损伤 4 ～ 6 个月后，明显的重塑表现消失。但是，修复组织的清除、替代和重新组织在某种程度上将持续数年[50, 52, 53]。胶原通过交联获得稳定，原纤维进一步组成纤维，愈合的肌腱和韧带的机械强度也随之增加。

影响愈合的因素

影响肌腱和韧带愈合的重要因素包括肌腱和韧带的类型、组织缺损的大小以及修复组织所受的载荷量。例如，关节囊和关节外韧带的损伤会刺激产生修复组织，填补大部分缺损，但是关节内韧带（例如前交叉韧带）通常无法产生修复反应。能够达到或维持撕裂组织对合、稳定损伤部位的治疗方式可以减少损伤愈合所需的修复组织量，从而帮助愈合。这些治疗方式也可能减少瘢痕形成，有助于获得接近正常的组织长度。因此，在修复的初始阶段，避免肌腱或韧带断端出现较大的分离，并选择能够维持损伤部位稳定的治疗手段通常都是可取的。

在术后早期立即施加过度的载荷可能导致修复组织破坏、缺口形成、缺血、肌腱基质不良变化以及断裂，进而对肌腱和韧带愈合产生破坏性作用[4, 25, 54-56]。但是，对肌腱和肌腱修复组织施加适当的载荷可以促进愈合，提高肌腱 - 骨骼愈合的力学特性和生物学特性[57]。促进积极的临床反应所需的理想张力大小取决于组织类型和愈合环境，目前尚未得到充分了解。但清楚的是，胶原瘢痕组织重塑形成成熟的肌腱组织依赖于张力的存在[58, 59]。Kleinert 等引入了手屈肌腱修复术后立即进行被动活动的概念[60]，他们证明在规定范围内主动伸直时，屈肌腱会相应松弛，使得修复的肌腱被动伸展。在实验和临床中，人们发现这种限制性被动运动能够有效减少粘连的牵扯，加快肌腱修复速度，改善滑动功能，提高肌腱强度。

促进肌腱和韧带愈合的方法

大量研究表明生长因子能够通过刺激细胞增殖、趋化作用、基质合成和细胞分化（总结见表 1.1）促进肌腱和韧带组织愈合。除多功能细胞因子（例如 TGF-β 和血小板源性生长因子）外，研究工作主要集中于重现胚胎肌腱发育期间表达的细胞和分子信号，例如 Scleraxis 和 TGF-β3[61]。但是，这些生长因子的给药仍存在挑战，尤其是选择理想的载体和适当的剂量方案。

富血小板血浆（platelet-rich plasma PRP）是一种自体血浓缩物，可用于局部输送高浓度的细胞因子混合物，因此作为肌腱和韧带损伤的治疗手段得到了广泛应用。近期的研究报告了使用富血小板血浆促进肩袖修复术后[62-64]和髌腱病[65]愈合的具有前景的结果。但是，富血小板血浆促进肌腱和韧带愈合的结果各异，部分原因可能是人们尚不了解不同组织和病理条件下理想的富血小板血浆配方，同时不同厂家的富血小板血浆的制备方法差异极大[66, 67]。而对于给定的分离技术，生产出的富血小板血浆组分存在高度的个体间和个体内差异，这使得情况更加复杂[68]。

基于细胞的疗法似乎有望用于肌腱和韧带组织工程和促进愈合。使用脂肪和骨髓来源的间充质干细胞（mesenchymal stem cell, MSC）促进肌腱和韧带愈合的疗法最受关注，因为这种细胞具有多种潜能，同时能够发挥旁分泌作用调节和控制炎症、刺激内源性细胞修复和增殖、抑制凋亡、改善血流[14, 69]。但是，与富血小板血浆促进疗法类似，需要进一步研究确定最佳的细胞来源和理想的治疗方案，从而促进这些

表 1.1   软组织修复中的生长因子

生物学因子	功能	文献
TGF-β	单核细胞和成纤维细胞进入 促进胶原沉积	Lee J et al: *Iowa Orthop J* 1998
		Spindler KP et al: *J Orthop Res* 2002
		Spindler KP et al: *J Orthop Res* 2003
		Kashiwagi K et al: *Scand J Plast Reconstr Surg Hand Surg* 2004
		Kim HJ et al: *Connect Tissue Res* 2007
		Kim HM et al: *Connect Tissue Res* 2011
		Manning CN et al: *J Orthop Res* 2011
		Kovacevic D et al: *Am J Sports Med* 2011
GDF 5/6/7	单核细胞和成纤维细胞进入 促进胶原沉积	Wolfman NM et al: *J Clin Invest* 1997
		Aspenberg P et al: *Acta Orthop Scand* 1999
		Rickert M et al: *Growth Factors* 2001
		Forslund C et al: *J Orthop Res* 2003
		Virchenko O et al: *Scand J Med Sci Sports* 2005
		Fealy S et al: *Am J Sports Med* 2006
		Dines JS et al: *J Shoulder Elbow Surg* 2007
		Saiga K et al: *Biochem Biophys Res Commun* 2010
		Date H et al: *J Orthop Res* 2010
IGF-1	成纤维细胞增殖 促进胶原沉积	Abrahamsson SO et al: *J Orthop Res* 1991
		Abrahamsson SO et al: *J Orthop Res* 1996
		Kurtz CA et al: *Am J Sports Med* 1999
		Dahlgren LA et al: *J Orthop Res* 2002
		Dahlgren LA et al: *J Orthop Res* 2005
		Provenzano PP et al: *BMC Physiol* 2007
PDGF-β	单核细胞和成纤维细胞进入 促进血管生成 促进胶原沉积	Lee J et al: *Iowa Orthop J* 1998
		Hildebrand KA et al: *Am J Sports Med* 1998
		Nakamura N et al: *Gene Ther* 1998
		Kobayashi M et al: *J Shoulder Elbow Surg* 2006
		Uggen C et al: *Arthroscopy* 2010
		Hee CK et al: *Am J Sports Med* 2011
bFGF	成纤维细胞增殖 促进胶原沉积	Lee J et al: *Iowa Orthop J* 1998
		Cool SM et al: *Knee Surg Sports Traumatol Arthrosc* 2004
		Saiga K et al: *Biochem Biophys Res Commun* 2010
		Date H et al: *J Orthop Res* 2010
HGF	促进血管生成 促进胶原沉积	Ueshima K et al: *J Orthop Sci* 2011
PRP	促进血管生成 促进胶原沉积	Murray MM et al: *J Orthop Res* 2006
		Murray MM et al: *J Orthop Res* 2007
		Joshi SM et al: *Am J Sports Med* 2009
VEGF	促进血管生成 促进胶原沉积	Boyer MI et al: *J Orthop Res* 2001
		Petersen W et al: *Arch Orthop Trauma Surg* 2003
BMP-12	促进骨化 促进血管生成 促进胶原沉积	Aspenberg P et al: *Scand J Med Sci Sports* 2000
		Lou J et al: *J Orthop Res* 2001
		Seeherman HJ et al: *J Bone Joint Surg Am* 2008

bFGF，碱性成纤维细胞生长因子；BMP-12，骨形态发生蛋白 12；GDF，生长 / 分化因子；HGF，人生长因子；IGF-1，胰岛素样生长因子 1；PDGF-β，血小板源性生长因子 β；PRP，富血小板血浆；TGF-β，转化生长因子 β；VEGF，血管内皮生长因子

细胞或周围细胞定向分化为成熟腱细胞和成纤维细胞。近期研究已经识别了原生肌腱和韧带血管周围区域固有的组织特异性干细胞，它们在组织损伤后从血管上脱离，迁移进入组织间隙，促进细胞外基质沉积[70, 71]，但其用于促进肌腱和韧带愈合的确切作用仍有待阐明。

人们也对促进肌腱修复和韧带重建的支架材料进行了研究。猪小肠黏膜下层已经被用作胶原支架促进跟腱和肩袖肌腱修复。但是，也有研究报告了阴性的临床结果，例如小肠黏膜下层导致的炎症 / 免疫反应，研究者认为这与植入物中残留的猪 DNA 有关[72, 73]。各

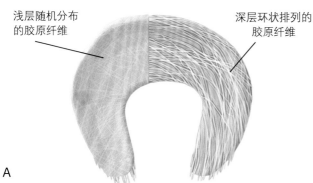

浅层随机分布的胶原纤维

深层环状排列的胶原纤维

A

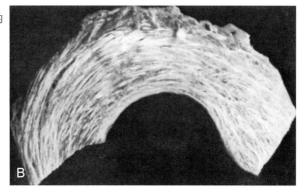

B

图 1.2 （A）半月板胶原纤维结构的示意图。浅层较薄，胶原纤维在表面随机分布；而在深部，胶原纤维主要以环状方式排列。（B）牛内侧半月板的放大照片，表层已去除，显示深层环状排列的粗大胶原束。（[A] Modified from Bullough PG, Munuera L, Murphy J, et al. The strength of the menisci of the knee as it relates to their fine structure. *J Bone Joint Surg Br*. 1970; 52: 564-570. [B] From Proctor CS, Schmidt MB, Whipple RR, et al. Material properties of the normal medial bovine meniscus. *J Orthop Res*. 1989; 7: 771-782.）

类同种异体移植物和异种移植物已经上市，例如同种异体胶原基质移植物和猪真皮异种移植物等，它们的生物组成和力学结构都与猪小肠黏膜下层不同[74, 75]。纳米材料也是十分有前景的肌腱和韧带组织工程材料，这些材料的微观结构类似于天然细胞外基质。多相支架已被用于构成骨 - 韧带复合体[76]。除了各种支架材料和细胞类型外，对新生组织的机械刺激对于组织结构和组成的优化至关重要[77]。通过在支架上种植骨髓间质细胞，施加周期性牵拉促进细胞排列并改善胶原的产生和定向，人们可在体外对特定支架进行改良。这种组织工程支架植入体内后有助于加速愈合过程，最终获得更好的新生韧带或肌腱。

半月板

结构

人半月板呈半月形[78]，由稀疏分布的细胞及其周围丰富的细胞外基质组成[79-81]。半月板的功能是优化力学传导，增强膝盖的稳定性。内侧半月板是前交叉韧带损伤膝关节行 Lachman 试验的主要次级稳定结构[82]，而外侧半月板则是前交叉韧带损伤膝关节行轴移试验的主要次级稳定结构[83]。半月板内部的胶原纤维不均一，且具有各向异性，但排列高度有序。半月板表层由平行于表面的细Ⅱ型胶原纤维随机交织而成。在表层下方，粗大的、环状排列的胶原纤维束（主要为Ⅰ型胶原）组成了半月板主体（图 1.2）[84, 85]。这些环状排列的胶原束使半月板在沿纤维排列方向上具有良好的抗拉刚度和强度[85]。胶原束止于胫骨平台的前、后半月板止点，提供了牢固的附着点。图 1.2A 显示了这些粗大的纤维束和较薄的表层。图 1.2B 为

牛内侧半月板的照片，表层已去除，显示深层的粗大胶原束。

半月板的径向切面（图 1.3）显示了呈放射状排列的胶原纤维束，或称为"放射状连接纤维"，在环状胶原纤维束之间穿行，从半月板外缘延伸到内部区域[85, 86]。这些连接纤维有助于增强组织的径向刚度和强度，从而防止胶原骨架的纵向断裂。从横截面来看，半月板后部的放射状连接纤维比前部多[87]。

和关节软骨不同，外侧半月板周缘 25%～30%、内侧半月板周缘 30% 具有血液供应[78, 88-90]，并且在半月板的外周区域，特别是前后角区域，还有神经支配[91, 92]。膝动脉来源的分支沿着半月板的外缘形成毛

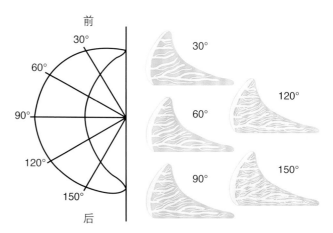

图 1.3 半月板的放射状胶原纤维束。由分支状胶原纤维束组成的放射状连接纤维从半月板外缘穿过整个半月板延伸至每个径向切面的内缘。半月板后部的连接纤维更为丰富，越靠近半月板前部区域，截面中的连接纤维越少（Modified form Kelly MA, Fithian DC, Chern KY, et al. Structure and function of meniscus: basic and clinical implications. In: Mow VC, Ratcliffe A, Woo SL, eds. *Biomechanics of Diarthrodial Joints*. Vol 1. New York: Springer-Verlag; 1990.）

细血管丛，膝下内侧动脉供应内侧半月板外缘，膝下外侧动脉供应外侧半月板外缘[88,89]。这些半月板周围血管发出辐射状小分支进入半月板主体[90]。半月板中间区域没有直接的动脉供应，主要通过滑液扩散获得营养物。

细胞外基质

半月板的力学功能依赖于高度有序的细胞外基质以及维持基质的细胞。细胞外基质由液体和胶原（Ⅰ型、Ⅱ型、Ⅲ型、Ⅴ型、Ⅵ型）、蛋白聚糖、弹性蛋白、非胶原蛋白形成的大分子骨架组成。

根据形态学特征，半月板细胞主要分为两类[80,93]。一类靠近表面，细胞呈扁椭圆形或纺锤形，成纤维细胞的特征更明显；一类在深层，细胞为球形或多边形，更接近软骨细胞。表层和深层半月板细胞似乎具有不同的代谢功能，对负荷的反应也不同[94]。和大部分其他间充质细胞类似，这些细胞也缺少细胞间接触。由于大部分细胞与血管之间存在一定距离，营养物和代谢产物的运输依赖基质中的扩散。半月板细胞的细胞膜通过黏附蛋白（例如纤连蛋白、血小板反应蛋白和Ⅵ型胶原）与基质大分子相连[80]。细胞周围区域的基质保护细胞免受组织生理性载荷导致的损伤。基质大分子骨架变形可以使液体在基质中流动[94,95]，并影响半月板细胞的功能。由于半月板组织比透明软骨具有更多的纤维，一些研究者提出将半月板细胞称为纤维软骨细胞[80,96]。

水占半月板总重量的 65%～75%[94,95,97]。一部分水被限制在胶原纤维围成的内部空间中[98,99]。由于蛋白聚糖具有很强的亲水性，同时其负电荷基团的反荷离子产生了 Donnan 渗透压，所以组织中大部分水被容纳在蛋白聚糖形成的溶解域中[94,100,101]。由于组织的孔径极小（<60 nm），所以为了克服摩擦阻力迫使液体流过组织，需要非常大的液压力。水和基质大分子骨架之间的相互作用对组织的黏弹性具有显著的影响。

半月板某些区域的蛋白多糖含量多达干重的 3%[80,81,95,102]。和其他致密纤维组织的蛋白聚糖类似，半月板蛋白聚糖也可分为两大类。大分子聚合型蛋白聚糖伸展填充了基质的大量空间，帮助组织水合，维持组织的力学特性。小分子非聚合蛋白聚糖通常和胶原纤维关系密切[80,103,104]。半月板中的大分子聚合型蛋白聚糖的结构与关节软骨来源的大分子聚合型蛋白聚糖相同[81,104]。大分子聚合型蛋白聚糖在半月板中的含量提示其对于半月板特性的贡献可能少于其对关节

软骨特性的贡献[94,95]。与含量较少的其他胶原类似，小分子非聚合半月板蛋白聚糖可能有助于基质的组织和稳定，但目前其确切功能尚不清楚。

半月板大分子骨架中也含有非胶原蛋白，在某些区域，这些蛋白可占组织干重的 10%[80]。人们已经识别了半月板中两类特殊的非胶原蛋白，分别是连接蛋白和纤连蛋白[80]。形成稳定的蛋白聚糖聚合体时需要连接蛋白，稳定的蛋白聚糖聚合体才能够形成牢固的网络[105,106]。纤连蛋白则充当细胞在细胞外基质中的黏附蛋白[107]。其他非胶原蛋白，例如血小板反应蛋白[108]，可能在组织中起到黏附蛋白的作用，有助于保持基质的结构和力学强度；但是，人们对其组成及其在半月板中确切的详细功能还知之甚少。

最后，弹性蛋白占半月板干重的不到 1%[80]，其对半月板组织的力学性能的贡献尚未被充分了解，原因是弹性蛋白纤维分布稀疏，在基质组成、决定组织力学性质中未必起到重要作用。

损伤

创伤性半月板撕裂在进行体育运动的年轻人中最为常见。任何方向上张力、压力或剪切力一旦超过半月板基质的强度均会导致组织损坏。正常半月板的急性外伤通常为纵向或横向撕裂，但这些撕裂的形态各异，包括斜行撕裂、放射状水平撕裂、桶柄状撕裂和复杂撕裂。当正常半月板组织因为负荷过大出现撕裂时，损伤的形状依赖于力的方向和拉伸速度[94]。和正常半月板组织的急性外伤撕裂不同，退行性半月板撕裂是衰老相关的组织变化导致的。退行性半月板撕裂在超过 40 岁的人中最常见。这些患者大多无法回忆特定的损伤史，或诉膝盖只受到一个较小的冲击。退行性撕裂常常具有复杂的形状，也可能表现为水平裂缝或瓣状撕裂，类似剪切力导致的破坏。在同一半月板中，常发生多种退行性撕裂。退行性半月板撕裂的这些特征表明它的发生与胶原 - 蛋白聚糖基质的年龄相关变化关系更大，而非特定的急性外伤。

半月板组织对撕裂的反应取决于撕裂位于半月板有血供区还是无血供区[89]。半月板周缘有血供区对损伤的反应和其他有血管的致密纤维组织的反应相同。组织损伤诱发一系列的细胞和血管事件，包括炎症、修复和重塑[109]，导致组织结构愈合，功能恢复。半月板有血供区的撕裂通常可以愈合，但无血管区域的撕裂通常不会自主愈合，最终导致组织缺损[78,89]。因此，人们一直在研究无血管区半月板修复的方法[110]。

半月板修复

影响愈合的因素

半月板有血供区的修复。过外周有血供区的半月板部分切除术或半月板全切除术会启动修复组织的产生，从半月板剩余的外周组织延伸至关节内部[111-116]。尽管修复细胞通常无法再生出正常的半月板组织，很多研究者还是将这一现象称为半月板再生[114, 116]。部分修复的半月板和正常的半月板非常类似，但再生半月板组织的功能和力学性质尚未得到全面研究。外科医生报告了许多半月板再生的临床病例。研究者也对动物半月板再生中产生的组织进行了观察。半月板再生在同一膝关节中可重复出现[115]，在全膝关节置换术后偶尔也会发生[114]。兔膝关节内侧的半月板再生发生率高于外侧半月板，半月板切除术后关节软骨退变的进展与半月板再生程度呈负相关[111-113]。滑膜切除术可能阻碍半月板再生，这意味着滑膜细胞有助于半月板再生组织的形成。目前尚不清楚促进这种修复的机制和条件、修复本身的功能意义以及与半月板修复可预测性和频率相关的因素。

半月板无血供区的修复。半月板无血供区组织对撕裂的反应在很多方面与关节软骨对损伤的反应类似。实验研究表明半月板无血供区的穿透伤不会导致明显的修复或免疫反应。与关节软骨损伤区域内的软骨细胞类似，损伤区域内的半月板细胞可能增殖并合成新的基质，但似乎不能迁移到缺损部位或产生足够的新基质填补缺损部位。由于半月板无血供区细胞不能启动有效的修复反应，研究者需要探究新的方法刺激修复。一些有前景的方法包括建立通往损伤部位的血管连接通道，通过纤维蛋白血凝块移植、人工基质或生长因子刺激细胞迁移到无血管区[117]。人们还发现摩擦滑膜可以刺激滑膜边缘增殖进入半月板，诱导血管进入无血管区。虽然这些研究的早期结果看起来很有希望，但修复组织的质量、生物力学性质以及修复的长期结果尚未得到评估。

促进半月板愈合的方法

考虑到半月板，尤其是无血供区半月板的内源性愈合能力差，人们对利用细胞因子、外源性细胞和支架促进半月板愈合的方法很感兴趣。人们已经在兔模型中对成纤维细胞生长因子 -2 和结缔组织生长因子进行了评估[118, 119]，在绵羊半月板撕裂模型中评估了血管内皮生长因子的作用[120, 121]。尽管这些细胞因子对半月板纤维软骨细胞基础生物学方面具有积极影响，但寻找理想的载体和剂量，以及如何将临床前数据转化为临床试验是现在的挑战。虽然一些研究表明富血小板血浆作为细胞因子来源可能对半月板修复有所帮助[122, 123]，其他研究却发现临床结局或再手术率没有差异[124]。此外，在一个半月板损伤动物模型中，富血小板血浆治疗并未导致半月板软骨增生，反而导致纤维组织增生[125]。因此，需要进一步研究以阐明半月板愈合中生长因子和富血小板血浆的功能。

人们还进行了细胞相关疗法促进生物学愈合的机制研究。这些研究使用不同的载体材料对各类自体[126]和同种异体细胞[127]进行了评估，还在动物模型中对分化的细胞（例如软骨细胞）和未分化细胞（例如间充质干细胞）进行了试验[128, 129]。几项人体试验对间充质干细胞在半月板修复中的作用进行了探索[130-133]。尽管研究者认为间充质干细胞在修复半月板撕裂中可能有效，但研究依然存在不足，必须进行更严格的安慰剂对照研究[134]。

支架。使用支架材料替代一部分受损半月板或整个半月板也是一个值得研究的选项，理论上能够保证受损部位保持力学稳定并允许细胞黏附和增殖[135, 136]。一种胶原支架（胶原半月板植入物 Menaflex, ReGen Biologics, Glen Rock, NJ）和可吸收多孔聚氨酯支架（ Actifit, Orteq Sport Medicine, London, United Kingdom）已经在高达 80% 的病例中取得了令人满意的临床结果，随访期分别长达 10 年和 2 年[137, 138]。这两种材料均设计用来替代部分半月板。尽管尚不清楚此类支架的使用是否能够影响半月板切除术后的长期结果，但其短期结果令人满意，这可能代表了半月板复杂损伤治疗的新方向。通过将未分化细胞加入支架中，可能会使这些材料得到进一步优化。

关节软骨

滑膜关节可以进行快速的可控运动，这对于关节活动、参与体育运动必不可少。这些复杂可动关节结构的正常功能依赖于结构完整性和关节软骨的大分子组分。运动相关创伤性软骨损伤、软骨大分子组成或结构发生变化都可以改变软骨的生物力学性质，影响关节功能，并导致进行性疼痛和残疾。

透明关节软骨特有的组成和结构使其具有独特的生物力学性质，从而使滑膜关节能够正常地行使其功能。在关节中，软骨可以分散关节的载荷，从而降低了作用于软骨下骨上的应力峰值。组织的抗张强度保证了受力时的结构完整性。损伤、疾病或年龄增大所导致的软骨力学性质改变尚未得到明确的描述，但已有资料表明年龄增长和结构完整性的丧失会影响力学性质。骨骼发育未成熟关节（生长板未闭合）的软骨比骨骼发育成熟关节（生长板闭合）的软骨更坚硬[139]。衰老的软骨和纤维化软骨的抗拉刚度和强度降低[109]。参与体育运动会使关节软骨经受重复的高强度、高能的压缩冲击，可能导致组织损伤。超过正常范围的受力可导致软骨 - 软骨下骨连接处出现高剪切应力，引起基质断裂和关节软骨细胞死亡，可能会诱发早期骨关节炎[140, 141]。由于软骨没有神经，单纯软骨损伤的患者可能没有症状。

关节软骨的结构和组成

与致密纤维组织、半月板类似，关节软骨由细胞、细胞外水分和基质大分子骨架组成[142]。但和大部分致密纤维组织不同，软骨没有神经、血管和淋巴管系统。在距关节面不同深度的位置，关节软骨基质的组成、结构、力学性质以及细胞形态和功能也存在不同（图 1.4）[143, 144]。基质组成、结构和功能也会随其到细胞的距离不同而不同[109]。从关节面到软骨下骨，可以根据关节软骨细胞和基质的形态变化将关节软骨划分为四个带或四层。

关节软骨的分层

表层。表层（切线带）最薄，可分为两层。关节面上覆盖着一层不含细胞的纤细原纤维（图 1.4）。在相差显微镜下，这一层呈现为明亮的细线，即"发光层"。表层的第二层中，扁椭圆形的软骨细胞按照长轴与关节面平行的方向排列（图 1.4）。相对于关节软骨的其他带而言，该层软骨细胞合成的基质胶原含量较高，蛋白聚糖含量较低。表层的水分含量最高，平均为 80%[143]。此外，一种称为润滑素（或 PRG4）的特殊蛋白质也仅在表层表达。润滑素在关节润滑、保持关节无摩擦方面起着重要作用[145-147]。

过渡层。过渡层（中间带）的体积是表层的数倍（图 1.4）。和表层相比，过渡层的细胞为球形，其合成的基质中，胶原纤维直径较大，蛋白聚糖的含量较高。在过渡层中，蛋白聚糖的含量高于表层，但水分和胶原含量较低[148]。

深层。深层的软骨细胞与中间带类似，但倾向于柱状排列，与关节面垂直（图 1.4）。深层的胶原纤维直径最大，蛋白聚糖含量最高，水分含量最低。深层的胶原纤维穿过潮线（在光学显微镜切片上观察到的

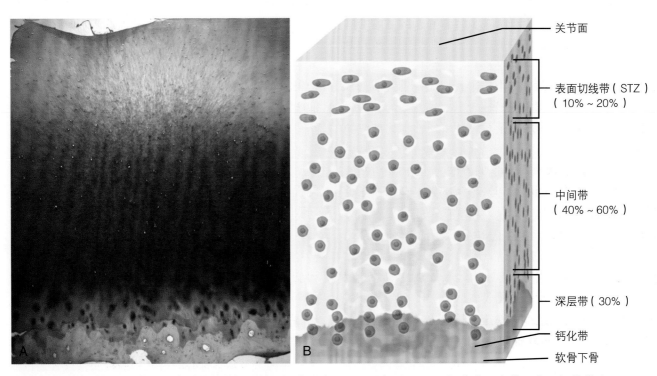

图 1.4　正常关节软骨结构。 正常关节软骨切面的组织学照片 (A) 和示意图 (B)。组织分为四个带：表面切线带（superficial tangential zone, STZ）、中间带、深层带和钙化带。注意各带之间细胞排列的差异。表面带的细胞为椭圆形，长轴与关节面平行。其他各带的细胞更近似于球形。在深层带中，细胞倾向于柱状排列，与关节面垂直（From Nordin M, Frankel VH. *Basic Biomechanics of the Musculoskeletal System*. 2nd ed. Philadelphia: Lea & Febiger; 1989.）

一条嗜碱性细线，是钙化软骨和未钙化软骨的边界标志）[141] 进入钙化带 [149]。

钙化软骨层。钙化软骨层位于深层未钙化软骨和软骨下骨之间。钙化层将深层的胶原纤维锚定到软骨下骨中，在软骨与骨的固定中起到了不可或缺的作用。在钙化软骨层中，细胞数量稀少，软骨细胞肥大。钙化软骨中还存在 X 型胶原。

软骨细胞

软骨细胞是软骨中的优势细胞，但仅占软骨总体积的 5% 或更少。和其他间充质细胞类似，软骨细胞四周由细胞外基质包围，很少形成细胞 - 细胞接触。在正常软骨中，细胞彼此分离。由于软骨组织缺少血管，细胞主要通过基质扩散获取营养，并主要进行无氧代谢。

骨骼发育完成后，软骨细胞几乎不再分裂，但在其生命周期中始终合成、维持细胞外基质，这保证了软骨的重要力学性质。蛋白聚糖的合成和周转相对较快，胶原的合成和周转非常缓慢 [150, 151]。软骨细胞相对有限的复制潜能导致损伤后软骨再生或内源性愈合能力有限。

细胞外基质

水分可占软骨湿重的 80%。水与基质大分子（特别是大分子聚合型蛋白聚糖）之间的相互作用对关节软骨的力学特性具有重要作用 [109, 143, 152, 153]。组织液中含有气体、小分子蛋白、代谢产物和高浓度阳离子，与带负电荷的蛋白聚糖相平衡 [152, 154]。蛋白聚糖和组织液之间的相互作用对关节软骨的抗压刚度和弹性具有显著影响 [139, 152]。

胶原约占软骨干重的 60%，蛋白聚糖占 25%~35%，非胶原蛋白和糖蛋白占 15%~20%。除了靠近表面的区域富含胶原外，软骨中的胶原分布相对比较一致。胶原纤维网络和交联赋予了软骨的形态和抗张强度 [139, 155]。蛋白聚糖和非胶原蛋白与胶原网络相结合或通过物理方式嵌入其中，水分填充在这一分子框架中。蛋白聚糖赋予了软骨的抗压刚度和弹性。一些非胶原蛋白可以组织并稳定基质大分子框架，另一些非胶原蛋白可以将软骨细胞结合到基质大分子上。

细胞 - 基质相互作用

软骨的维护依赖于软骨细胞和其合成的基质之间发生的持续而复杂的相互作用。基质大分子（特别是蛋白聚糖）会发生正常降解，因此需要软骨细胞持续合成新分子 [143, 144]。如果细胞不能替换丢失的蛋白聚糖，软骨组织将会受损。力学负荷也可以影响软骨稳态 [156, 157]。

关节使用方式的永久变化可以改变基质的形变模式，软骨细胞则会对此作出反应。基质形变过程中发生的力学和物理化学事件都对软骨细胞反应造成重要影响。带电细胞外基质中嵌入的软骨细胞存在两种状态：未变形状态和变形状态。压缩导致的形变改变了细胞周围的电荷密度，导致组织出现流动电势。带电胶原 - 蛋白聚糖细胞外基质中，距关节面的深度不同，蛋白聚糖含量也不同，这些物理化学效应也随之变化 [143, 144]，从而对软骨细胞合成蛋白聚糖调节产生重要作用 [152, 158-161]。此外，生化因子（例如生长因子 [162]、细胞因子和酶）也能作用于软骨细胞。总而言之，对这些重要问题进行研究，是未来的重大挑战。

关节软骨修复的相关因素

有血管结缔组织对损伤的典型反应是炎症、修复和瘢痕重塑，来自周围脉管系统的细胞和调控因子能够促进这一过程。但是，由于透明软骨没有血管，无法发生这一重要的组织反应，所以软骨的内源性修复能力非常低 [163-165]。在健康软骨中，细胞外基质通过新合成的产物替代降解的大分子实现平衡的代谢稳态。软骨损伤会导致稳态失衡，趋向降解代谢，导致软骨缺损进一步进展，并可能发展为骨关节炎。与这一生理失衡和修复反应相关的因素包括关节负荷、缺损深度、缺损大小和患者年龄。

关节负荷

急性或重复性直接钝挫伤或异常受力可以导致不同程度的软骨损伤，从仅显微镜下可见的基质损伤到肉眼可见的导致基质断裂、软骨细胞死亡的裂纹。力线对位不齐或伴发韧带损伤可以导致软骨遭受过大的集中应力。蛋白聚糖的丢失通常先于组织损伤的其他改变 [166, 167]，可能的原因是蛋白聚糖和胶原纤维分子的降解增加或合成减少，从而导致组织受到冲击负荷后容易出现损伤 [166-168]。软骨表面胶原的破坏会导致水合增加、软骨开裂、软骨下骨增厚。一项关于人关节软骨对钝挫伤反应的研究表明超过 25 N/mm²[25 兆帕 (MPa)] 的冲击负荷会导致软骨细胞死亡，软骨开裂 [149]。

缺损的深度

关节软骨缺损通常按照深度分为软骨缺损或骨软骨缺损。软骨缺损可进一步分为部分软骨缺损和全层软骨缺损（即深达软骨下骨）。修复反应是否启动依赖于损伤是否延伸至软骨下的含血管骨髓。部分软骨损伤的局部修复反应完全依靠损伤部位的软骨细胞，软骨细胞增殖，加快基质大分子的合成[109, 169]。但是，新合成的基质和增殖的软骨细胞无法填补组织缺损，并且在损伤后不久，加快的增殖和合成活动就会停止。由于软骨细胞无法修复这些基质损伤，软骨裂隙将维持不变或继续加重。深至软骨下骨髓的损伤会诱导骨祖细胞迁移到缺损区域，合成新的纤维软骨组织。但是，这种修复组织的生物力学性能和结构特性劣于透明软骨，因此随着时间推移和负荷的作用，易出现断裂[170, 171]。

缺损大小

较小的缺损不太可能影响软骨下骨的应力分布，也不太可能进一步增大；而较大的缺损更有可能进一步发展，原因在于其边缘应力增大，修复反应不充分。一项马的动物研究表明直径小于 3 mm 的缺损在 9 个月后完全修复，而更大的缺损（直径最大 21 mm）则不能愈合[172]。

年龄

随着年龄增长，关节软骨的结构、基质组成和力学性质均会发生显著的变化[104, 139, 173, 174]。和体内的大部分细胞类似，软骨细胞的分裂和合成活动随年龄增长而降低[175]。这些变化正是老年人软骨病变和骨关节炎发生率较高的原因。结果就是修复反应和维持细胞外基质稳态的能力随年龄降低。在兔中进行的动物研究表明，和年长动物相比，年幼动物具有较好的软骨缺损修复反应[176, 177]。

临床意义和未来发展

有症状的小范围软骨缺损可通过微骨折等骨髓刺激技术治疗。但是，在微骨折后出现的纤维软骨修复组织与天然透明软骨具有组织学差异，生物力学性质也相对较差[178]。较大的病变，有大量治疗方案可供选择，包括骨软骨自体移植或同种异体移植、自体软骨细胞移植（ACI）或基质诱导的自体软骨细胞移植（MACI）。骨软骨移植能够治疗深入软骨下骨的缺

损，而自体软骨细胞移植和基质诱导的自体软骨细胞移植则需要软骨缺损基骨质得到良好的保存。颗粒状青少年软骨异体移植物可能具有较高的增殖和复原潜能，已经在膝盖软骨缺损治疗中取得了可喜的早期结果[179, 180]。未来的发展包括改进支架[178, 181]、使用治疗因子（例如蛋白或基因）强化[182]，以及使用间充质干细胞[182, 183]。而且，小分子和内源性修复的活化（内在祖细胞/间充质干细胞的归巢）也是潜在的治疗手段[184, 185]。

骨骼

骨骼分类

正常骨骼为板层状，可分为皮质骨和松质骨。未发育成熟的骨骼和病理性骨骼为编织骨，与板层骨不同，其排列更加散乱，骨细胞含量更多，骨转换更快，完整性较差。板层骨的方向与应力方向一致，编织骨则与应力不一致。

皮质骨（密质骨）（图 1.5）在骨骼中的比例高达 80%，由紧密排列的骨单位或哈弗斯系统组成，通过哈弗斯（或福克曼）管相连。这些管道中走行着小动

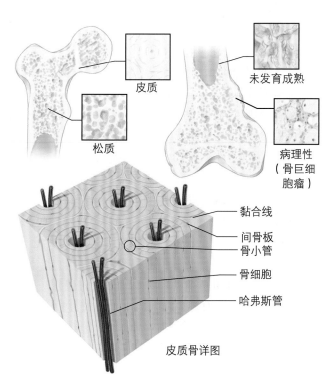

未发育成熟

皮质

松质

病理性（骨巨细胞瘤）

黏合线

间骨板

骨小管

骨细胞

哈弗斯管

皮质骨详图

图 1.5　骨的分类。皮质骨由紧密排列的骨单位组成。松质骨由网络状骨小梁组成。在未成熟的骨中，未矿化的类骨质衬着未成熟的骨小梁。在病理性骨中，能看到非典型骨细胞和结构混乱（From Brinker MR, Miller MD. *Fundamentals of Orthopaedics*. Philadelphia: WB Saunders; 1999.）

脉、小静脉、毛细血管、神经，也可能包含淋巴管。间骨板填充于骨单位之间。胶原纤维常与骨板相连接，但不穿过黏合线。黏合线确定了骨单位的外缘，标志着骨吸收停止、新骨形成开始的区域。骨的营养来自于骨内循环，这需要中央管与骨小管形成的网络系统。骨细胞的辐射状突出也称为丝状伪足，伸入骨小管，是骨细胞间作用的方式。

皮质骨的特征是骨转换率低，杨氏模量（E）相对较高，能抵抗高强度扭曲和弯折。松质骨（海绵骨或小梁骨）（图 1.5）密度比皮质骨低，可以沿应力线进行更多重塑（沃尔夫定律）。松质骨具有较高的骨转换率，杨氏模量较小，弹性大于皮质骨。

细胞生物学

成骨细胞来源于未分化的间充质细胞，负责骨形成。分化程度较高、代谢活跃的细胞排列在骨表面，"静息区"中较不活跃的细胞或固定化的细胞负责维持骨的离子环境。骨衬细胞层的破坏可以激活这些细胞。

骨细胞（见图 1.5）占成熟骨骼细胞总数的 90%，功能是维持骨骼稳定。这些细胞由嵌入新合成基质中的成骨细胞形成，帮助维持基质。骨细胞在基质合成方面不如成骨细胞活跃。

破骨细胞负责骨重吸收[186]。破骨细胞为形状不规则的多核巨细胞，来源于造血组织[187]。骨重吸收发生在 Howship 陷窝中，其速率要快于骨形成；但是骨形成和骨重吸收是相关联（"偶联"）的。

破骨细胞具有降钙素、骨保护素和其他分子的特异性受体，因此这些分子能够直接调节骨重吸收过程。在非生理条件下，白细胞介素 1（IL-1）是破骨性骨重吸收的强效刺激因子，在发生松动的全关节植入物周围已经发现存在该因子。白细胞介素 10 抑制破骨细胞形成[188]。

骨基质

骨基质由有机成分和无机成分组成。有机成分占骨干重的 40%。有机成分包括胶原（主要为 I 型胶原）、蛋白聚糖、非胶原基质蛋白（糖蛋白、磷脂质和磷蛋白）、生长因子和细胞因子。胶原负责维持骨的抗张强度。

蛋白聚糖提供了骨的部分抗压强度。基质蛋白还包括骨钙素[189]、骨粘连蛋白、骨桥蛋白等。骨基质中存在少量生长因子和细胞因子，包括 TGF-β、胰岛素样生长因子、白细胞介素（例如 IL-1 和 IL-6），以

及骨形态发生蛋白。这些蛋白质帮助骨细胞分化、激活、生长和骨转换。骨基质的无机或矿物成分占骨干重的 60%。羟磷灰石 $[Ca_{10}(PO4)_6(OH)_2]$ 负责保持骨的抗压强度。无机基质大部分由羟磷灰石组成，是基质矿化的重要物质。

骨重塑

根据沃尔夫定律，骨重塑受机械应力的影响。去除外界应力可能导致显著的骨质流失，但是这种情况可以通过重新活动得到不同程度的逆转。除对应力作出反应的重塑外，压电电荷也会刺激骨重塑。压缩侧带负电，刺激成骨细胞和骨形成，拉伸侧带正电，刺激破骨细胞和骨重吸收。

皮质骨和松质骨会在成骨细胞和破骨细胞的活动中不断重塑。骨重塑发生在称为基本多细胞单位的细胞小组中。骨重塑受全身激素和局部细胞因子的调节。骨重塑在一生中均会发生。Hueter-Volkmann 定律（即压力抑制生长，张力刺激生长）认为力学因素会影响纵向生长、骨重塑和骨折修复。破骨细胞中重吸收，而后进行成骨细胞骨形成，完成松质骨重塑。

骨循环

作为一个器官系统，骨骼接受的血液占心输出量的 5%～10%。长骨有三个血液来源：滋养动脉系统、干骺端 - 骺系统和骨膜系统。缺乏血供的骨骼包括舟骨、距骨、股骨头和齿突。

滋养动脉通过滋养孔进入骨干皮质，然后进入骨髓管。在骨髓管中，滋养动脉分支形成升支小动脉和降支小动脉，随后，动脉分支为微动脉，微动脉穿过骨内皮质，通过横穿哈佛斯系统的血管供应成熟骨干皮质的内部 2/3。干骺端 - 骺系统来自于关节周围的血管丛。骨膜系统主要由毛细血管组成，供应成熟骨干皮质的外 1/3。滋养动脉系统是一个高压系统，而骨膜系统是一个低压系统。

在骨损伤部位，初始反应为骨折处滋养动脉破损，通往断裂处的血流减少[190]。但是，在数小时和数日内，骨血流增加（属于局部加速现象的一部分），在约 2 周后达到峰值。在 3～5 个月内，血流恢复到基线水平。骨骼的动脉系统的（从静息状态）血管收缩能力极强，而血管舒张能力小得多。骨内血管具有各种血管活性受体，在未来通过药物治疗与循环异常相关的骨骼疾病时（例如骨坏死和骨折不愈合），可能发挥作用[191]。

骨周围组织

骨膜是覆盖在骨表面的结缔组织膜。因为骨膜参与皮质骨的沉积，负责骨直径变大，在儿童中骨膜更加发达。骨膜内层又称为新生层，结构疏松，血管更多，含有能够成为成骨细胞的细胞。在生长过程中，这些细胞负责增大骨的直径[192]，在骨折愈合时，负责形成骨外膜骨痂；骨膜外部纤维层细胞较少，与关节囊接触。

骨髓是骨骼内部的胶状软组织，由基质细胞和祖细胞组成。红髓在扁骨中更为常见，含有造血干细胞和间充质干细胞，随着年龄增大会逐渐转变为黄髓。黄髓在长骨中最为常见，所含细胞主要为脂肪细胞，水分含量低于红髓。

成骨作用的方式

软骨内成骨和矿化作用

在软骨内成骨过程中，未分化细胞分泌软骨基质，分化为软骨细胞。基质矿化，并被血管芽侵入，血管芽又带来了骨祖细胞。随后，破骨细胞重新吸收钙化软骨，成骨细胞形成骨骼，最终形成骨骼代替软骨。软骨内成骨的实例包括胚胎期的长骨形成、纵向生长（自然生长）、骨折骨痂的形成以及使用脱矿物骨基质进行的骨形成。

膜内成骨

膜内成骨不存在软骨形成。未分化的间充质细胞聚集成层（或膜），然后分化为成骨细胞，有机基质积累，再矿化形成骨骼。膜内成骨的实例包括扁骨形成（例如骨盆、锁骨和颅盖骨）、牵拉成骨的骨形成和胚基骨形成（发生在截肢的低龄儿童中）。

原位骨化

在原位骨化过程中，成骨细胞沿现有骨表面排列，生成新骨。原位骨化的例子包括骨膜骨增大（宽度）和骨重塑的成骨阶段。

骨折愈合中的生物学

概述

骨折愈合涉及一系列细胞事件：炎症、纤维组织形成、软骨形成、软骨内成骨[193]。影响骨折愈合细胞作用的因素包括：骨折部位附近的未分化细胞、释放到骨折环境中的骨诱导生长因子和力学环境。

骨折修复

骨损伤后的反应可视为一系列连续的组织学过程，从炎症开始，然后进行修复（先形成软骨痂，随后形成硬骨痂），最后以重塑结束。骨折修复的独特之处在于不形成瘢痕，就完成愈合。骨折愈合会受到多种生物学和力学因素的影响[194-196]。

在炎症阶段，骨折部位和周围软组织出血形成血肿，带来了能够分泌生长因子的造血细胞。随后，成纤维细胞、间充质细胞和骨祖细胞在骨折部位积聚，骨折末端形成纤维血管组织。周围成骨前体细胞来源的成骨细胞、成纤维细胞来源的成骨细胞或来自两者的成骨细胞增殖。

在修复阶段，原始骨痂反应在 2 周内出现。如果骨端不连续，将会出现桥式（软）骨痂。纤维软骨产生，使骨端保持稳定。随后通过软骨内骨化过程，软骨痂（纤维软骨）被编织骨（硬骨痂）替代。另一类骨痂（髓质骨痂）为桥式骨痂提供了补充，但其形成较慢，在修复过程后期出现。骨痂形成的数量和类型取决于治疗方法（表 1.2）[197]。一期皮质愈合与正常重塑类似，伴随刚性固定和解剖学（或近解剖学）的骨端连续性降低。对于刚性固定的骨折（例如使用压板），发生直接骨单位愈合或一期骨愈合，骨痂形成不可见。与此相反，"软骨内愈合"伴随骨膜桥式骨痂形成，在非刚性固定的条件下发生。

重塑阶段从修复阶段中期开始，在骨折临床愈合后将持续很长时间（可长达数年）。在骨骼所受的应

表 1.2 基于固定方法分类的骨折愈合分类		
固定类型	主要愈合类型	说明
石膏固定（封闭治疗）	骨膜桥式骨痂	软骨内骨化
加压接骨板	一期皮质愈合（重塑）	骨折断端重塑
髓内钉	早期：骨膜桥式骨痂	软骨内骨化
	晚期：髓质骨痂	
	取决于刚性程度：	
	刚性较弱：骨膜桥式骨痂	
	刚性较强：一期皮质愈合	
不充分固定	肥大型不愈合	不成功的软骨内骨化；以Ⅱ型胶原为主

From Brinker MR.Basic sciences.In: Miller MD, Brinker MR, eds. *Review of Orthopaedics*. 3rd ed. Philadelphia: WB Saunders; 2000.

表 1.3　影响骨骼和骨愈合的因素

因素	例子	作用	临床评价
生长因子	BMP	骨诱导，诱导间充质细胞转化为成骨细胞	临床上用于难愈合的损伤中刺激骨愈合，例如开放性胫骨骨折[42]和骨折不愈合
	TGF-β	诱导成骨细胞合成胶原	
	IGF-Ⅰ、IGF-Ⅱ和 IGFBP 1~6	调节骨形成的成骨细胞增殖和分化	
	血小板源性生长因子	吸引炎症细胞到骨折部位	
超声	低强度脉冲超声	加速骨折愈合，提高骨痂的机械强度，包括扭矩和刚度	在牵拉成骨中缩短固结时间，刺激骨折不愈合的愈合
电流	直流电	刺激炎症类似反应	
	交流电	影响胶原合成和钙化	
	脉冲电磁场	启动纤维软骨的钙化	不诱导纤维组织的钙化

BMP，骨形态发生蛋白；IGF，胰岛素样生长因子；IGFBP，胰岛素样生长因子结合蛋白；TGF-β，转化生长因子 β。

力影响下，重塑使骨具有正常结构和形状（沃尔夫定律）。在整个过程中，修复阶段形成的编织骨被板层骨替代。当骨髓空间重建出现时，骨折愈合完成。

各种影响骨骼和骨愈合的因素总结见表 1.3。

选读文献

文献：O'Keefe R, Jacobs JJ, Chu CR, et al, eds. *Orthopaedic Basic Science*. 4th ed. American Academy of Orthopaedics; 2013.

证据等级：Ⅴ

总结：优秀的教材，涵盖肌肉骨骼组织的所有基础知识。

文献：Andarawis-Puri N, Flatow EL, Soslowsky LJ. Tendon basic science: Development, repair, regeneration, and healing. *J Orthop Res*. 2015; 33(6): 780-784.

证据等级：Ⅴ

总结：关注肌腱病和肌腱愈合相关的挑战和重要问题的综述。

文献：Proffen BL, Perrone GS, Roberts G, et al. Bridge-enhanced ACL repair: A review of the science and the pathway through FDA investigational device approval. *Ann Biomed Eng*. 2015; 43(3): 805-818.

证据等级：Ⅴ

总结：以下内容的综述：以生物学方式促进前交叉韧带修复的方法以及该研究组从实验室到临床的新技术开发过程。

文献：Eleftherios MA, Gomoll AH, Malizos KN, et al. Repair and tissue engineering techniques for articular cartilage. *Nat Rev Rheumatol*. 2015; 11(1): 21-34.

证据等级：Ⅴ

总结：下列内容的全面综述：软骨修复的生物学理论、支持当前重建外科手术技术的科学原理和未来组织工程的探索。

文献：Erggelet C, Mandelbaum B. *Principles of Cartilage Repair*. Heidelberg: Springer-Verlag; 2008.

证据等级：Ⅴ

总结：现有软骨修复技术的临床综述，带有详细说明和图片。

文献：Einhorn TA, Gerstenfeld LC. Fracture healing: mechanisms and interventions. *Nat Rev Rheumatol*. 2015; 11(1):45-54.

证据等级：Ⅴ

总结：下列内容的全面综述：骨折愈合的生物学理论，包括组织、细胞和分子水平。

（Dean Wang, Claire D. Eliasberg, Scott A. Rodeo 著
程　锦 译　胡晓青 校）

参考文献

扫描书末二维码获取。

第 2 章

生物力学基础

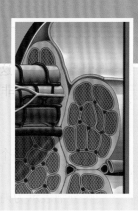

生物力学是一个跨学科领域，它利用力学原理，通过设计、开发以及对设备、系统和治疗方法进行分析，从而提升人体的功能。生物力学知识可以帮助我们理解肌肉骨骼系统的受力及其机械反应，从而帮助我们理解正常关节功能，预测变化并提出干预措施。更确切地说，基础生物力学研究的是人体通过募集肌肉进行运动和维持平衡所需的力和力矩，以及内力对软组织负荷的影响。本章从四个方面探讨生物力学：静力学、动力学、材料力学和应用。此外，本章节中还针对各个概念进行了举例，以说明它们如何可以直接应用在运动医学中。

基本概念

计量单位

了解生物力学测量的基本单位对于描述量纲和空间分析是很重要的。三个基本量纲分别为长度、时间和质量，可以使用这些基本量纲定义次级量纲（表2.1）。公制单位通常用于描述生物力学领域中的物理量，本章中也使用公制单位。表2.1中没有包括描述角度的物理量，角度的单位通常用弧度或度来定义。

标量和矢量

力学中遇到的大多数物理量不是标量就是矢量。标量只描述一个元素的数值大小，例如时间、长度、速率、质量、温度、体积、功、力量和能量。而矢量既有大小也有方向。矢量包括位移、力、力矩、速度和加速度等。物体速度的大小与其速率相同，但速度矢量也包含运动方向的信息。从图形上看，矢量表示为箭头，箭头方向表示其作用线的方向。例如，重力是一种矢量，用起自物体质心竖直向下的箭头来表示。通常在直角坐标系中表示矢量。

表 2.1	维度和国际单位
维度	国际单位
一维	
长度	米（m）
时间	秒 (s)
质量	千克（kg）
二维	
面积	m^2
体积	m^3
速度	m/s
加速度	m/s^2
力	牛顿（N）= $kg \cdot m/s^2$
压力 / 应力	帕斯卡（Pa）= N/m^2
动量 / 扭矩	$N \cdot m$
功 / 能量	焦耳（J）= $N \cdot m$
功率	J/s

坐标系

坐标系是一个结构或系统的参照。在描述身体的位置和方向，以及所有矢量的方向时，坐标系是非常有用的空间工具。在一个系统中应用力学原理时，所有的矢量都必须使用同一坐标系来表示。坐标系可分为几种类型，但在运动医学研究中最常用的是直角坐标系。这个系统可以是二维的，也可以是三维的。坐标系中所有的轴相互垂直（即正交性），既有正方向也有负方向。矢量在每个维度中都包含一个分量，大小为每个轴上相应的数值。在二维坐标系中，水平轴和垂直轴通常分别标记为"x 轴"和"y 轴"。在三维系统中，再加上"z 轴"。这条轴垂直于 x 轴和 y 轴，其正方向由右手定则确定。这条规则指出，如果你将右手的示指与 x 轴正方向对齐，中指与 y 轴正方向对齐，拇指所指的方向即为 z 轴的正方向。类似地，右手定则可以用来确定关于指定轴的角和矩的正方向和负方向。当你右手的拇指与旋转轴对齐时，手指弯曲的方向即为正方向。这些规则对于在指定的坐标系中建立正确的空间量是非常重要的。

解剖坐标系

解剖坐标系是一个空间直角坐标系，每个坐标轴都代表一组解剖方向，如上下、内外、前后。绕这些轴的旋转分别表示为内旋-外旋、屈伸和外展-内收。研究人员和临床医生都尽可能使用解剖坐标系，原因是它在诊断和治疗方面最具临床相关性。

自由度

自由度是完全描述一个物体在给定坐标系中的位置和方向所需的独立运动的总数。肌肉骨骼系统有数个自由度，从而可以完成非常多的运动。这些运动可以通过三维空间中的一系列平移和旋转完成，通常使用解剖坐标系进行描述。例如，盂肱关节共有六个自由度：三个平移（上-下，内-外，前-后）和三个旋转（内旋-外旋，外展-内收，屈曲-伸直）。然而，根据分析需要，可以假定盂肱关节为球窝关节，通过限制平移将自由度的数量减少到三个旋转。同样，当肘关节被认为是一个单纯铰链关节时，只存在一个自由度。

当使用数字描述物体的运动和位置时，自由度是需要考量的要素。关节运动可能受到关节面的形状或稳定韧带的限制，因而自由度减少，同时简化了描述。但是，膝关节和踝关节等可以允许少量的平移运动，而且是临床检查的重要参考。前交叉韧带（ACL）损伤后，膝关节的前向平移增加，从而改变了前向自由度。在对人体关节进行建模和描述时，简化自由度是一种有效地策略。例如，当一个人从地板上拾起一个物体并回到直立姿势时，每个椎骨都在三维空间中发生了运动以达到所需的姿态，整个模型中存在大量的自由度。通过建模评估下背部损伤时，如果仅考虑L5-S1关节，并假设运动仅发生在矢状面，自由度将会显著降低，只需要进行二维分析。同样，在评估踢腿运动中的胫股关节时，可以假定胫骨只在矢状面内进行平面运动（图2.1A）。这些简化的假设通常会高估进行运动所需的平移、旋转、力和力矩。

牛顿定律

物理学的三个基本定律，即牛顿运动定律，阐述了施加在物体上的力以及力与人体运动之间的关系（表2.2）。

表2.2 牛顿运动定律在静力和动力分析中的应用

定律	定义	公式
第一定律（惯性）	任何物体都保持匀速直线运动或静止状态，直到外力迫使它改变这种状态为止	$\sum F=0$ $\sum M=0$
第二定律（加速度定律）	物体的加速度与作用力成正比，加速度的方向与作用力的方向相同	$F_{NET}=m \cdot a$ $M_{NET}=I \cdot \alpha$
第三定律（作用力与反作用力定律）	任何力量都有一个大小相等、方向相反的力	

牛顿第一定律（惯性定律）

牛顿第一定律指出：静止的物体倾向于保持静止，而运动的物体倾向于保持相同的速率和方向（速度）运动，除非受到不平衡的外力作用。这个定律通常也被称为惯性定律。因此，只有作用于刚体的合力不为零时，刚体的速度才会改变。例如，在汽车中放置头枕是为了通过停止头部运动来防止追尾碰撞中的甩鞭伤，这说明了通过施加不平衡力减小直线速度和加速度。此外，如果合力和合力矩均为零，则物体既没有转动加速度也没有直线加速度。

牛顿第二定律（加速度定律）

牛顿第二定律适用于所有受力不平衡的物体的运动。物体所受合力不等于零，在受力方向上会产生加速度。加速度的大小与施加在物体上的合力或力矩的大小成正比。因此，从本质上讲，第一定律是第二定律的特例：

$$\sum F=m \cdot a \;;\; \sum M=I \cdot \alpha$$

其中"F"是合力，"m"是受力作用物体的质量，"a"是由于受力不平衡产生的物体加速度，"M"是合力矩，"I"是转动惯量（物体抵抗旋转的能力），α是角加速度。

当肢体完成一个动作时，直线加速度可以存在于整个活动度（range of motion, ROM）中（图2.1F）。体育运动中，运动员经常通过改变身体某一部分的姿态来控制整个身体的转动惯量或质心，从而达到稳定或进行特定的动作。体操运动员和跳水运动员通过团身将头和四肢靠近身体中心，可以在空中完成多个空翻动作，这就是通过改变转动惯量改变角加速度这一原理的体现（图2.1G）。

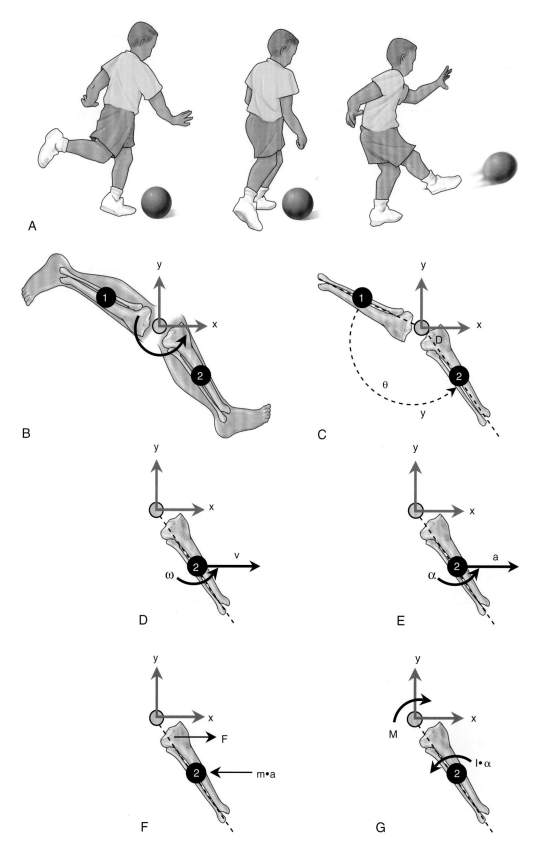

图 2.1　(A) 踢球时腿的位置的变化顺序。(B) 踢腿运动的加速阶段，腿在位置 1 和位置 2 的矢状面运动。(C) 胫骨运动过程中的位移（ D ）和旋转（ θ ）。(D) 线速度 (v) 和角速度 (ω) 矢量。(E) 加速阶段线加速度 (a) 和角加速度 (α) 矢量。(F) 直线惯性力和转动惯性力，施加的外力（ F ）被惯性力（ m•a ）抵抗。(G) 施加的力矩 (M) 被角惯性 (I•α) 抵抗

牛顿第三定律（作用力 – 反作用力定律）

牛顿第三定律指出，每个作用力都有一个大小相等、方向相反的反作用力。这条定律解释了这样一种观点：如果一个人向前推一堵墙，墙必然会向后推这个人。作用力和反作用力的大小相等，但方向相反。这一概念在进行受力平衡分析或使用工具测量目标物体受力时是非常重要的。反作用力通过施加相反的力来限制运动。这一定律的日常应用是简单的步行和跑步。在步态周期中，每当一个人把一只脚放在地面上，脚会向地面施加一个力。同时，地面对脚施加一个方向相反、大小相等的力，称为地面反作用力。地面反作用力是由地面施加的由物体重量产生的力。同样，在关节内，肌肉和结缔组织也产生了关节反作用力（图 2.2）。被动和主动稳定装置将肱骨头保持在盂肱关节的关节盂内[1]。在关节盂可能发生的 Bankart 损伤中，需要通过改变关节盂的形状和肌肉的运动方向进行手术修复。如果这些关节结构的变化改变了力的正常大小和（或）方向，就会导致关节不稳定，并有可能导致长期的退行性改变。

当一个物体受到大小相等、方向相反的作用力时，这个系统处于受力平衡状态。这意味着所施加的力的合力为零，同时物体任意一点的合力矩也是零。尽管合力与合力矩均为零，但物体仍然可以进行匀速运动。假设物体处于静力平衡状态，通过已知的受力情况则可以确定系统中的未知力。为了确定未知力，可以将每个力矢量分解为各自的分量，例如平面坐标系中的垂直分量（Fy）和水平分量（Fx）（图 2.3 和

2.4D）。从而得到三维空间中的受力平衡和力矩平衡方程式：

$$\sum Fx=0 \;;\; \sum Mx=0$$
$$\sum Fy=0 \;;\; \sum My=0$$
$$\sum Fz=0 \;;\; \sum Mz=0$$

处于静力平衡的物体没有位移和旋转。

静力学

利用上述静力平衡方程，可以对静止或匀速运动的物体进行静力分析，评价力对刚体的外部影响。应用于人体，静力分析可以进一步确定关节和肌肉中力的大小和方向。力为身体提供了灵活性和稳定性，但也产生了变形和损伤身体的可能性。健康的组织通常能够承受形状的改变，但是病损的组织结构可能无法承受进行同一日常生活活动受到的负荷。为了进行静态分析，我们必须通过使用向量和受力分析图来表示作用在物体上的力和力矩的复杂相互作用。

力矢量

在机械系统中最常见的矢量是力。力作用在物体上产生推或拉的作用。根据物体的初始状态，力可以

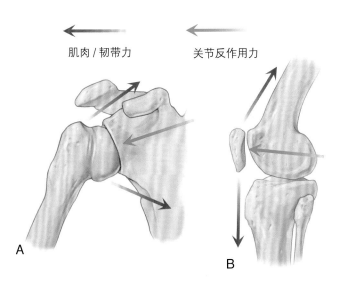

图 2.2　盂肱关节（A）和髋股关节（B）中的关节反作用力

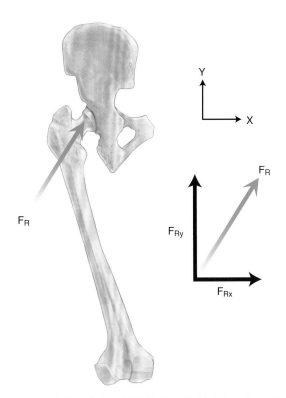

图 2.3　股骨头与髋臼之间的关节反作用力（F_R），F_R 可以分解为 x 和 y 方向上的两个分力（F_{Rx} 和 F_{Ry}）

使静止的物体移动或改变运动中的物体的状态。力可以分为内力与外力。内力包括维系一个刚体整体结构的力，例如四肢中产生的肌肉张力。而外力是外界施加在刚体上的力。外力的一个例子是一个人用手举着一个重物。力可以进一步分为两类：接触力（张力、摩擦、外力和内力）和非接触力（重力和磁力）。非接触力可以在距离物体一段距离而不接触物体的条件下作用在物体或身体上。此外，力可以分解为作用面法线（垂直）和切线（平行）方向上的分量。

力矩 / 扭矩矢量

矢量不仅可以表示在外力作用下的平移运动，还可以表示物体的旋转、扭曲和弯曲。力矩（或扭矩）是由绕一点作用的力的大小和该点到作用线的最短距离决定的。这个距离被称为力臂。力臂增大时，力需要减小才能维持相同的绕轴旋转运动状态。这意味着，如果力保持不变，但力臂增加，力矩的大小也会增加。虽然过任一点都能计算一个力的力矩，但在生物力学分析中，通常计算绕关节转动轴的力矩。例如，进行肱二头肌弯举训练时，肱二头肌肌肉中产生张力，肌腱牵拉前臂时距肘部转动轴有一定距离（图2.4）。肱二头肌的张力产生了一个绕肘关节的正力矩，若肱二头肌肌力等于重物施加的外力时，可以维持肘关节的位置；若大于施加的外力，则使肘关节屈曲。

受力分析图

为了更好地分析生物力学系统，例如分析施加在身体特定部位的力，受力分析图是简化复杂分析的有效工具。受力分析图通过正确识别作用在平衡状态的物体上的所有力和力矩，可以直观显示受力情况并便于计算。进行受力分析时，先画出需要分析的物体，然后将物体与其所处环境分离，只保留作用在物体上的力。再用肱二头肌弯举训练的例子来分析肘关节受力，该系统分析的对象只有前臂（将桡骨和尺骨作为一个整体），因为该部分是力作用的地方，并以肘关节为旋转轴（图2.4B）。分析时通过定义坐标系来标注对象的位置和方向是很重要的。

然后找到所有的作用力加以分析。使用箭头代表两物体作用点或相连点的力矢量（图2.4C）。回忆前文提到内力是维系刚体整体结构的力，人体中内力的两个例子是肌肉收缩和关节处的骨性接触。内力的分析将在本章有关应力的章节中介绍。外力可以是物体的重量、摩擦力，也可以是施加在身体某一部分质心

的重力。进行简化后，屈曲肘关节时需要抵抗前臂自身的重量和哑铃的重量。前臂重力的作用点位于该段的重心，通常由人体测量数据确定。肱二头肌施加在前臂上的力的作用点是肱二头肌的肌腱附着点。剩余的力是肱骨远端和前臂近端接触产生的力，其作用点大致位于骨骼的关节表面。这些力可以沿着先前确定的x轴和y轴进一步分解为各自的分量（图2.4D）。

除了力之外，前臂还受各力矩的作用。因为力的作用点是已知的，所以前臂受到的每一个力与旋转轴（即肘关节）的距离也是已知的（图2.4E）。下一步是将这些距离作为力臂长度，计算每个力产生的力矩。力矩的方向与所施加的力及其与旋转轴的关系有关。肘关节处的力不会产生力矩，因为它的力臂为零（图2.4F）。一旦确定所有作用于人体或人体某一部分的力和力矩，就可以将它们相加计算合力和合力矩。当物体处于静态平衡状态时，根据牛顿第三运动定律，力和力矩之和为零。

韧带与关节接触力

静力分析的这些原理不仅可以应用于全身分析，也可以应用于关节和组织水平。典型关节的受力可以分为压力和剪切力。例如，当一个人站立时，膝关节完全伸直，胫骨平台和股骨髁在关节面的垂直方向受到压力。然而，在前抽屉试验中或在体育比赛中急停时，膝关节受到的剪切力会增加。剪切力沿胫骨平台切线方向作用于关节。这些力不仅存在于骨性结构之间，还可以通过软组织结构传递。进行前抽屉试验或急停时，前交叉韧带为了抵抗胫骨前移并保持关节稳定会承受很大的负荷。前交叉韧带（ACL）受到的负荷来自于韧带内部为了维持受力平衡产生的张力。然而ACL受伤后，反向剪切力无法通过韧带转移，因此不能维持关节的平衡而导致前向不稳定。

动力学

基于牛顿第二运动定律方程，可以对运动中的物体进行分析，分为运动学分析和动力学分析两部分。对于动力系统，力和力矩的和不为零，这不符合平衡原理，因而必须采取不同的分析方法。运动学分析仅描述物体运动的几何和时间特性，而不考虑引起或影响运动的因素。相反，动力学分析以运动学为基础，也包含对力和力矩的效应的分析。动作分析和运动力学通常涉及动力学系统。

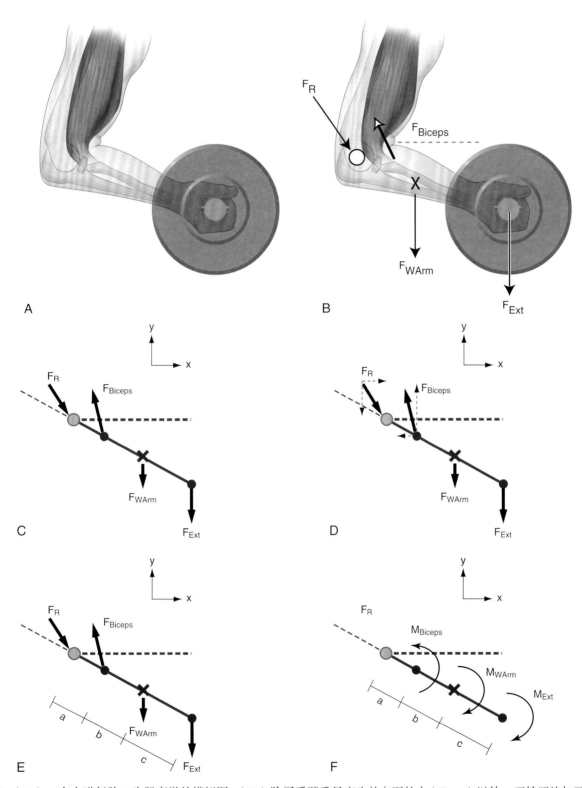

图 2.4 （A）一个人进行肱二头肌弯举的模拟图。（B）除了手臂重量产生的向下的力（F_{WAM}）以外，哑铃还施加了一个外力（F_{EXT}）。肱二头肌对前臂施加了一个力（F_{Biceps}），并在肘关节产生一个关节反作用力（F_R）使关节保持稳定。（C）前臂的受力分析图，每个力都用一个箭头表示，箭头的方向指向作用力的方向。（D）将这些力进一步分解成各自的分力。（E）每个力矢量的力臂是根据到肘关节旋转轴的距离确定的。（F）肱二头肌产生一个逆时针力矩（M_{Biceps}）来抵抗手臂（M_{WArm}）和哑铃（M_{Ext}）重量产生的顺时针力矩

运动学

简单地说，运动学的研究对象是运动，而非力和力矩。运动包括平移和转动。平移是简单的线性运动，刚体的所有部分在同一方向上以同一速度同时运动。转动是指刚体沿着一条圆形路径并绕一条旋转轴所做的曲线运动。在被动屈膝过程中，胫股关节同时发生平移和转动。随着膝关节在活动范围内运动，胫骨在矢状面上发生旋转；同时，胫骨关节面和股骨关节面之间的接触点向后方平移。膝关节屈曲是主要的旋转运动，但在膝关节屈曲过程中还会发生胫骨内旋。这些都体现了单个关节中可以同时发生复杂的运动。

直线运动和转动

用于描述直线运动的空间要素包括位置、路程和位移。位置是一个矢量，它定义了物体在给定参考系中的空间相对位置，通常以关节中心或接触点为原点。如果物体的初始位置发生了变化，表示物体移动了一段的路程和位移。路程是一个标量，描述的是物体运动所经过的整个路径的长度。位移是一个矢量（d），其定义为物体初始位置和结束位置之间的最短距离（直线），与所走的路径无关（见图 2.1C）。此外，描述直线运动某一时刻的物理量包括速率、速度和加速度。速度是一个矢量（v），描述的是物体位置相对于时间的变化率；而速度是一个标量，等于速度矢量的大小（见图 2.1D）。此外，加速度也是一个矢量（a），表示速度相对于时间的变化率，但通常用来表示速度的增加或减少（见图 2.1E）。

物体绕着转动轴进行旋转时，其角位置发生变化，此时物体的运动方式为转动。物体运动通过的角度等于角路程的长度。转动运动学可以描述身体部位的旋转运动，例如踢腿时小腿的运动（图 2.1a）；也可以描述整个身体的运动，如体操运动员在单杠上完成大回环动作。描述这些运动的与时间相关的物理量包括角位置、位移、距离、速度和加速度。这些物理量与直线运动类似，但它们适用于转动（见图 2.1C ~ E）。在跑步、游泳和足球运动中，小腿的角速度（ω）和角加速度（α）在膝关节的活动范围中变化很大。身体的大多数运动是直线运动和转动的结合。例如，在正常的步态周期中，下肢既有平移也有转动。类似地，在体育运动中，投球运动是复合运动的代表：球在一假象的弧线上绕盂肱关节转动，同时被推向前。

相对运动

当考察作用在物体上的力和力矩时，重要的是明确每个物体与参考系以及每个物体间的相对关系，包括相对位置和方向。反映这一理念的例证是，对于两个不同的观察者来说，一个运动的物体可能有不同的运动状态，这取决于观察者与物体的相对位置。建立参考系或坐标系求解未知力时，相对关系准确才能对系统进行准确的描述。如果无法选择正确的参考系，测量就会不准确。参考系可以描述一个物体相对于另一个物体的位置，由此可以进行相对测量。这种测量是通过比较物体的位置和方位相对于参考系的变化来实现的。例如。当描述踢球时髋关节或胫骨相对于股骨的运动时，可以以骨盆为参考系定义股骨的相对位置和方向（见图 2.1b）。

关节运动

关节运动可以看作凸面在凹面上运动，所以关节面上的运动可描述为三种运动的集合（图 2.5）。骨的凸面转动，并同时发生线性运动使两个关节面的接触点均发生变化，这种运动称为**滚动**。球在光滑平面上滚动时的运动方式也属于这类运动。一个关节面相对于另一个关节面产生位移，两者的接触点持续改变且

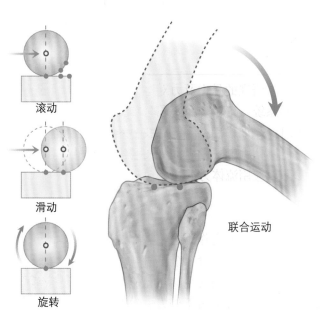

图 2.5　关节面间的三种基本运动。在滚动过程中，接触点在两个关节面上均发生变化。在滑动过程中，移动表面上的接触点保持不变。在旋转运动过程中，固定表面上仅有一个接触点。一些关节，如胫股关节，可以同时存在这三种运动

不发生转动，这种运动称为**滑动**。一个盒子被推过一个光滑平面时发生的运动即为滑动。当固定关节面上仅有一个接触点，旋转表面的接触点持续变化且不存在任何线性运动时，发生的运动称为**旋转**。旋转的例子是在结冰路面上的汽车，轮胎转动时既不会向前也不会向后运动。某些关节可以发生两种或所有三种运动。关节的运动是由关节面的形状决定的。例如，胫股关节屈曲时，膝关节股骨髁在胫骨平台上向后滚动，这其中包括所有三种运动（滚动、滑动和旋转），分别为股骨相对于胫骨的屈曲、后向平移和外旋。理解关节的平动与转动是重要且有益的，同时理解与观察到的平动和转动相关的力和力矩也是有益的，因此我们提出了动力学分析的必要性。

动力学

动力学是力学的一个分支，它利用牛顿第二运动定律来描述力和力矩对物体的作用。更具体地说，通过动力学分析，可以确定由关节处的质量、肌肉张力、软组织负荷和外界施加的负荷产生的力和力矩。动力学分析还可以确定不会引起损伤的关节载荷的范围。相反，也可以判断哪些情况会出现超过限度的力或力矩，导致肌肉骨骼损伤。如果在足球等运动中，膝关节由于碰撞受到过大的外翻力矩，内侧副韧带为了维持稳定、抵抗外界负荷发生超载和断裂。在肌肉张力极高的情况下，肌腱也可能承受来自系统内部的过高的负荷。

力学分类

力学研究的是力及力对运动的影响。根据所研究的不同系统，可以应用不同分支的力学。研究固体的行为时，例如作用在人的四肢上的力及其运动时，可以应用刚体力学。研究物体在空气或水中运动的效应时，可以应用流体力学。

刚体力学

刚体力学假定作用在物体上的力所引起的形变均可以忽略不计。假设一个物体是不可变形的，那么物体中任意两点之间的距离在任何给定的平移或转动下都保持不变，任何由于外力引起的物体形状的变化都可以忽略不计，这大大简化了运动学分析。人体中的组织都不是真正的刚体，因为人体组织受力都会发生一定程度的形变。正因为此，需要注意刚体的假设是否成立。如果一个物体所经历的形变远小于该物体的

平移或转动，那么可以应用刚体力学。例如，在分析步态时，下肢的平移和转动比下肢所经历的任何形变都要大得多，因此可以将下肢视为一个刚体。同样，在进行器械训练时，例如在举重过程中（见图 2.4），杠铃和上肢可以视为刚体以便进行运动学和动力学分析，原因是平移和旋转远大于器材和上肢的形变。除此之外，如果一种材料的硬度远大于另一种材料，那么更硬的材料可以被认为是没有形变的刚体。例如，对关节复合体（如股骨 - 内侧副韧带 - 胫骨复合体）进行力学测试时，骨可以被认为是刚体，因为它们比韧带组织硬得多。

流体力学

流体力学将固体的静力学和动力学概念应用于流体，研究流体在受力和运动时的物理特性。流体一词既指气体又指液体，其定义为在力的作用下发生自由流动且不能承受剪应力的物质。描述流体物理特性的最重要的参数是它的黏度（μ），它衡量了流体在外力作用下抵抗流动的能力。某些液体，例如血液，具有较高的黏度；而其他液体，如空气，具有非常低的黏度，其阻力可以忽略。血液的黏度取决于细胞含量：当血细胞比容水平高于正常值时，血液黏度上升，心脏将血液泵向全身时受到的阻力更大，心脏需要更用力地工作导致血压升高。呼吸过程中，空气黏度与气流阻力有关，决定了通过气管和支气管的气流模式。虽然空气的黏度不会改变，但是疾病引起的气道直径的改变会增加气流阻力，引起呼吸系统症状。

此外，固体物体在流体中运动时会引起"拖曳现象"或流体阻力，物体的运动速度降低。阻力的大小取决于在运动方向上物体接触流体的表面积和物体的速度：速度越大，阻力越大；表面积越大，流体阻力越大。游泳时，水可以阻碍身体的运动；短跑时，空气可以阻碍高速行进的运动员。为了减少阻力的影响，运动员在跑步或冲刺时通过调整身体位置，以减少身体垂直于运动方向的截面积。

流体可分为牛顿流体或非牛顿流体。牛顿流体，如水或空气，作用在流体上的力与流体形变速率之间为线性关系。非牛顿流体不存在这一线性关系。血液就是一种非牛顿流体，这是由于血液的组成为颗粒（细胞）悬浮在血浆中决定的。明确牛顿流体与非牛顿流体的区别，对于准确预测人体中流体（尤其是血液）的行为至关重要。虽然血液属于非牛顿流体，但在某些直径的血管中，可以将血液作为牛顿流体。准确预

测血流模式对于了解异常血流如何导致动脉粥样硬化或组织低灌注而言非常重要。

黏弹性

黏弹性是指组织在某种程度上同时具有弹性和强度等类固体特性；还具有类液体特性，例如与温度、时间、速率和载荷相关的流动。肌肉骨骼系统中的大多数组织都表现出一定程度的黏弹性。绘制非破坏性拉力负荷的负荷 - 伸长曲线后，可以发现在加载曲线和卸载曲线之间存在一个"滞后"区域，它清楚地显示了黏滞效应的时间依赖性（图 2.6）。对组织进行反复加载和卸载的预处理可以减少滞后效应，并最大限度地延长组织。这就是为什么运动员通过完成重复的伸展活动来调整身体组织的原因。

黏弹性材料会发生蠕变和应力松弛现象。蠕变是指材料在承受恒定载荷时，其伸长随时间延长逐渐增加的现象（图 2.7A）。简单地说，蠕变是材料在恒定应力作用下发生移动或变形的趋势。相反，应力松弛描述的是材料伸长恒定时，载荷随时间逐渐减小（图 2.7B）。由于材料具有类液体的黏弹性特性，在应变保持不变时，应力逐渐减小，这就是应力松弛现象。外力作用一段时间后，组织的蠕变和应力松弛将分别达到伸长和载荷相平衡的状态。

应力松弛和蠕变在临床上的一个实际应用是韧带或肌腱重建时进行移植物预张。随着时间的推移，期望移植物的初始张力在固定后仍能保持不变是不切实际的。由于蠕变效应，移植物的长度将不可避免地延长。此外，加载速率也很重要，因为加载速率越快，刚度（stiffness）越大。膝关节的关节软骨也具有黏弹

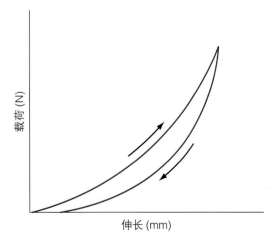

图 2.6 生物软组织对拉伸载荷的响应的载荷 - 伸长曲线。加载曲线和卸载曲线之间的区域代表了组织在这个加载方案中所吸收的能量，即滞后现象

性。例如在跑步活动中，随着压力的加载速率增快，组织刚度变得更大[2]。组织刚度的增加可以在关节受较大外力时提高对下方骨的保护。总的来说，肌腱和韧带的应变率不是很大；然而，骨骼的刚度会随着加载速率的增加发生很大的变化。此外，骨的抗压强度大于抗拉强度，这在体育活动中可以保护受到突然撞击的身体部位。

生物力学方法

传统的静力和动力系统评估方法假设系统中的每个对象都是刚体。生物力学以更接近现实的方式研究肌肉骨骼系统中的生物材料，认为载荷在组织水平进行作用并且组织是可以发生形变的。这些生物材料包括软组织（关节软骨、肌腱、韧带、关节囊组织）和硬组织（骨）。被疾病或创伤削弱的组织结构可能无法有效抵抗施加的载荷。

结构性能

由多种材料或组织组成的结构的性能由其力学特性来表示，包括该结构对拉力、剪切力和压力的反应。例如，股骨 -ACL- 胫骨复合体的结构性能可以通过它承受拉伸载荷时的载荷 - 伸长关节进行检验。检验时，向骨 - 韧带 - 骨复合体施加一拉力（F），逐渐拉伸组织，直至复合体断裂。对结构施加载荷时，对相应的长度变化进行测量（图 2.8）。通过测量可以得到由四个主要区域组成的生物软组织典型的非线性载荷 - 伸长曲线（图 2.9A）。刚开始施加拉力时，载荷与伸长之间的关系是非线性的，称为 toe 段。临床查体中出现正常的纤维募集时施加的应力就处于这一水平。然而，随着载荷的增加，两者间的关系变得接近线性。这一阶段可以代表日常生活和体育活动中所经历的负荷。这条曲线的线性阶段的斜率就称为刚度。当软组织开始承受超过结构所能承受的载荷时，塑性变形出现。最终，整个结构接近失效并完全断裂。发生失效的点称为极限荷载。结构的另一特性是组织因载荷的作用而吸收的能量，由载荷 - 伸长曲线的曲线下面积决定。

力学性能

在不考虑样本的几何形态，特别是截面积和初始长度的前提下，通过标准化的载荷和形变衡量标准对单一组织或材料的力学响应进行检验，这一点也是十分重要的。力学性能可以通过应力 - 应变关系来评价

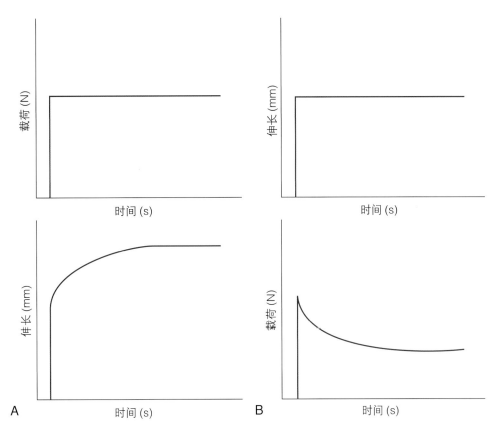

图 2.7　生物组织所表现的黏弹性现象包括蠕变（A），即对恒定载荷的反应；和应力松弛（B），即对恒定形变的响应

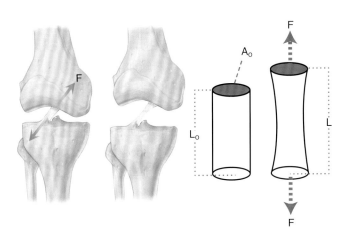

图 2.8　沿前交叉韧带纵轴施加的拉伸载荷引起长度从其初始长度（L_0）到拉长状态（L）的变化。A_0，横截面积；F，施加力

组织在正常、损伤、愈合条件下的不同性质。**应力**的定义为单位面积上所受力的大小，是最基础的工程学指标。**应变**可以被认为是形变程度的无量纲数值，定义为单位长度中长度的变化。长度较大的试件可以承受更大的总形变，而截面积较大的试样可以承受更大的载荷。力学性能可以通过应力和应变数据图进行推导，包括模量、极限强度、极限应变以及应变能密度。应力 - 应变关系是通过对离体组织进行拉伸、压缩或

剪切负荷试验得到的。

生物组织的应力 - 应变曲线分为四个区域（图 2.9B）。典型的应力 - 应变曲线第一段为非线性 toe 段（第 5 区）。该段为卷曲的胶原纤维发生伸长，纤维被拉紧，张力尚未明显增加。在第 6 区中，应变与应力成线性关系，通过计算该区域内曲线的斜率可以确定组织的切线模量。该区域的曲线下面积可称为应变能密度。处于该区域的应力移除后，组织能够恢复到原来的长度或形状。大多数日常活动中的组织变化就属于这一区域。另外，当施加的应力移除时，使组织形变的能同时被释放。当组织发生异常的极端应变时，组织所受的相应应力仅少量增加（第 7 区）。正是从这一点开始，组织开始出现微观失效。该区域的曲线下面积代表塑性变形能。一旦组织发生这种程度的变形，应力释放后，组织不会完全恢复其原始状态。如果组织继续变形，最终会完全失效（第 8 区）。利用组织的力学性能可以用来评估其损伤和愈合状态。评估韧带修复时发现，内侧副韧带在断裂后的愈合过程中，其模量和最大应力明显降低，虽然随着时间推移其力学性能会出现改善，但不会完全恢复[3]。

为了确定膝关节交叉韧带的力学特性，首先测量离体组织样本的原始截面积，然后沿着样本的长轴

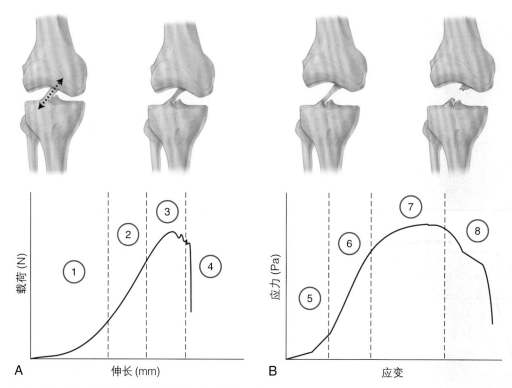

图 2.9 （A）骨 - 韧带 - 骨复合体在响应拉伸载荷时的载荷 - 伸长曲线，表征其结构特性。区域 1、2、3 和 4 分别对应于趾部区域、线性区域、复合体的部分破坏和复合体的完全破裂。在日常生活活动中承受张力的结构的载荷将保持在区域 1 和 2 中。（B）表征韧带材料机械性能的应力 - 应变曲线。区域 5、6、7 和 8 分别对应于趾部区域、线性区域、材料的部分破坏和材料的完全断裂

施加拉伸荷载（见图 2.8）。沿垂直于组织结构的方向施加载荷使得组织仅在直线方向发生形变，这时载荷和形变分别称为轴向应力和轴向应变。如图 2.8，沿 ACL 的长轴施加载荷时，ACL 中部的截面积随着总长度（L）从初始长度（L_0）增加而逐渐减小。将荷载数据（一种结构特性）转换为应力数据（一种力学特性）时，必须考虑这种变化，因为在测试过程中，结构的尺寸处于持续变化的状态。在计算结构的力学性能时，这些变化往往忽略不计，而代入初始条件。压力载荷常用于测试骨或关节软骨，而拉伸和剪切试验一般用于结缔组织结构（如肌腱、韧带和关节囊）。

　　剪切应力和剪切应变平行于组织表面发生作用（图 2.10），图中物体初始为棱长为 1 的单位立方体，可观察到物体受力变形成棱长不变的菱形。剪切应变可以表示为施加的剪切力（F）引起的物体中任意一点的角度变化（γ）。膝关节软骨剪切实验表明，平行于关节软骨面的载荷可能导致软骨退变和骨关节炎的发生[4]。

影响生物力学性能的因素

　　结构性能和力学性能都会受到生物学因素和试验相关因素的影响。标本来源的年龄和活动水平属于生物学因素，组织的储存和抓持属于试验相关因素。随着儿童或青少年的骨骼逐渐成熟，肌腱和韧带组织的模量缓慢增加；然而最大刚度随着组织大小增加而迅速增加[5]。另外，在生长发育过程中，肌腱和韧带失效的方式主要是在骨性附着处断裂而不是在体部断裂[6]。但在骨骼成熟后到 50 岁的时间段里，模量和最大应变分别下降 2 倍和 3 倍，主要的失效方式转变为体部断裂。50 岁以后，主要的失效方式是骨性撕脱[7]。供体的活动水平对其结构和力学性能有显著的生物学作用。从无行动能力或长时间不活动的捐献者身上获取的样本的组织刚度和强度显著低于对照样品[8, 9]。这些因素会影响组织的结构和力学性能，在进行试验时必须加以考虑。

　　虽然试验相关因素也会影响最终的结构和力学性能，但这些因素是可控的。

组织储存

　　不适当的组织储存方法会显著降低组织的性能。为确保被测组织更能体现其在体内的特点，组织应在 −15℃ 以下储存并缩短时间，减少冻融次数。这些条

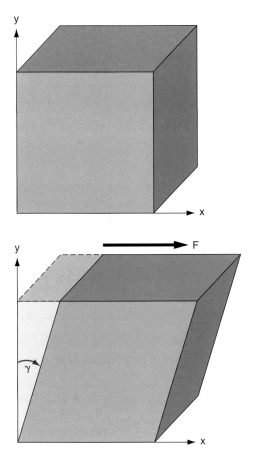

图 2.10 将剪切力（F）施加到立方体的顶部导致沿载荷方向从 y 轴到角度 γ 的变形

件有助于减缓蛋白酶从细胞中释放，从而维持细胞外基质的完整。试验时的温度也会影响结构和力学性能。与体温相比，韧带在室温下的刚度更大。

试验速率

组织被拉伸的速率也会改变组织的性质。韧带和肌腱的速率敏感性较低，在应变速率扩大 100 倍，刚度增加 10% ～ 15%[10]。相比而言，骨的速率敏感性较高，应变速率扩大 100 倍，刚度增加 25% 以上[11]。

刚度与柔度试验

研究人员使用刚度试验与柔度试验方法对单关节结构的功能进行检验。刚度试验是使关节发生一定量的错位（平移、旋转或复合），并记录所需的力和力矩。紧接着，切除所研究的组织结构，再次使关节发生相同的错位。两次试验中力和力矩的变化来自于被切除的结构。而柔度试验是向关节施加已知的力和力矩，并记录由此产生的错位。然后切除所研究的组织结构，再次施加相同的力和力矩。被切除的部分导致

了两次试验中位移的变化。这两种测试为在日常活动中关节结构受到怎样的力和力矩（刚度试验）以及哪些结构可以限制关节过度活动（柔度试验）等问题提供了宝贵的信息。柔度试验方法的缺点是它的实验结果是实验顺序相关的，即每个结构测得的效果受之前被切除的结构的影响。对于刚度试验，如果个体结构与邻近组织相连，那么该结构在关节活动中的作用可能被高估。反映该现象的一个例子是膝关节伸直时，前交叉韧带和后交叉韧带发生相互包裹。如果 ACL 被移除，后交叉韧带失去了 ACL 的限制，后交叉韧带提供的力和力矩也会改变。实验中力和力矩的变化大于 ACL 真实产生的力和力矩。

实际应用

本章中介绍的内容为理解和量化人体如何运转完成日常活动提供了方法。这些内容可应用于骨科运动医学，从而提高运动表现、预防损伤并促进外科重建技术的发展。

提高运动能力

耐力是体育活动中的重要部分。随着运动时间的延长，体内储存的能量消耗殆尽，导致疲劳。为了延缓疲劳，应尽量减少在活动中消耗的能量。例如，正确的骑行姿态可以减少自行车运动员必须克服的空气阻力。另一个例子是利用肌肉和肌腱的弹性势能减少能力损耗。当跑步运动员的脚落地时，地面的冲击力使腿部的肌肉和肌腱发生弹性伸长，储存能量，并在脚趾离地时释放出来。活动前进行适当的调整可以使这些组织储存冲击能量的比例更大，从而在保证运动能力的前提下，减少运动员腿部主动消耗的能量。生物力学分析还可以帮助运动员最大限度地发挥力量，例如用力击打棒球或投掷足球。教练和训练师都很清楚，身体各部位间的相对位置对于各部位间最大力矩的产生是极其重要的，而这些力矩最终转化为功率或做功速率。

预防损伤

通过了解正常关节周围结构受到的力、力矩、位移，以及它们的结构性能和力学性能，人们可以有效地预防损伤。此外，组织失效的分析可以让临床医生和研究人员开发新的设备和训练方案，从而最大限度地降低损伤风险。足球前锋的膝关节侧副韧带损伤的发生率高，这推动了膝关节保护支具的开发。女性

运动员 ACL 断裂的风险更大，这催生了以提高动态稳定能力、减少 ACL 断裂为目的的训练方案。此外，正常的生物力学数据在制订康复方案时也是有用的。能够保留活动范围和肌肉力量的康复方案有利于患者的长期康复。但是，过度的康复治疗会导致组织无法修复。了解生物力学性能的知识可以帮助设计康复方案，既能保持运动和肌肉张力，同时也能保护脆弱的修复过程。

外科重建

外科重建的目的是利用移植物或其他植入物代替无功能的组织以恢复功能。然而，为了恢复足够的功能，重要的是要了解原始组织和其替代材料的力学和生物力学性能。所有用来代替自然组织（如肌腱或韧带）的材料，必须能够在相同的 ROM 中发挥原始结缔组织的功能，同时还要保持足够的强度和刚度。例如，前交叉韧带的载荷环境十分复杂，在正常步态中承受剪切应力和纵向应力，抵抗胫骨相对于股骨的前移。前交叉韧带重建的移植物必须与原始组织的刚度相匹配，在步态中的力和力矩环境下能够充分抵抗胫骨前移。但是，它也必须具有足够的顺应性，才能允许膝关节进行正常范围的活动。移植物黏弹性的时间依赖性也必须考虑在内，因为手术重建后发生的任何蠕变都会导致关节位移的增加。同样，对于肩锁关节脱位重建，移植物的结构性能必须与肩锁韧带和喙锁韧带的刚度相匹配，既可提供稳定性，而不限制正常的 ROM，也不会引起在正常的肩关节负荷条件下发生移植物失效。

功能性组织工程

从 20 世纪 80 年代末开始，研究人员开发了新型的组织工程疗法，但是外科医生仍然担心组织工程构建产物（tissue-engineered construct, TEC）的脆弱，以及它们在患者中的术后疗效[12]。2000 年，"功能性组织工程"（functional tissue engineering, FTE）被提出，因此工程师、生物学家和外科医生可以制定设计标准来评价有可能实际应用的 TEC。FTE 有一套核心原则[13, 14]，包括：收集各种日常生活活动（activities of daily living, ADLs）下自然组织的体内载荷和形变，收集自然组织的安全参数和相关的生物力学性能，并将修复材料的特性与自然组织的相似情形进行比较。FTE 已在多种承重组织的修复中进行了应用，包括关节软骨[15] 和肌腱[16, 17]。研究人员已经测定了山羊的 ACL 和髌腱[18]，以及兔的深屈肌腱、髌腱和跟腱[13, 14, 19-21] 在日常生活活动中的体内受力情况。这些研究表明，肌腱在体内的受力可达失效力的 40%[22]，但韧带（前交叉韧带）受力通常不会超过失效力的 7%～10%[18]。这些研究建立了各种 ADL 中组织所处的"功能性"负荷和变形区。据此，组织工程师可以为特定的组织应用情境制定一套最低限度的设计标准，包括：①了解组织在体内的最大应力，并加入一个安全因素应对组织意外出现高于正常范围的受力；②了解组织在失效试验过程中的切线刚度或受力形变曲线的斜率。应用这两点设计标准（增加安全因素以超过体内最大受力和匹配切线刚度），并通过改变细胞和胶原的密度以及术前对构建物进行机械预处理，人们提高了细胞 - 胶原 TEC 的性能[23-26]。该策略可以快速评估修复材料是否满足一项或两项标准或需要重新设计。使用含有同种动物细胞的 TEC 进行体外平行研究，也可以建立体外刚度与体内修复刚度的正相关性[23]。这些相关性反过来可以找到最优条件从而最大限度地提高体外刚度[27]。然后定期对这些新条件进行评估，以确定修复结果的变化。

人们正在对 FTE 进行更多的研究以应对新的挑战。研究人员需要扩大他们的设计标准，将生物和机械指标纳入进来，重点是对修复效果有很大影响的因素（如基因表达、蛋白质合成和胶原排列）。此外，还需要进行更多的研究以更真实地模拟日常生活活动对组织（例如交叉韧带）施加的复杂载荷情况[28]。最后，在控制成本的同时，必须加快开发这些基于细胞的疗法的进程，以便在不远的将来 FTE 可用于治疗患者。

结论

本章通过与运动医学相关的例子，讲解了静力学、动力学和材料力学的基本概念。有了这些基础，读者应该能够使用通用的计量单位来描述各种物理量。本章还提出了一些概念，说明如何通过使用受力分析图，用静态和动态系统的方法来计算未知力和未知力矩。还介绍了肌肉骨骼系统内的生物材料。虽然生物力学有很大的深度和广度，这些概念可以让读者建立起运动医学和生物力学之间的联系。

选读文献

文献：Abramowitch SD, Yagi M, Tsuda E, et al. The healing medial collateral ligament following a combined anterior cruciate and medial collateral ligament injury—a biomechanical study in a goat model. *J Orthop Res.* 2003; 21: 1124-1130.

证据等级： I

总结： 同期行 ACL 重建和 MCL 修复，会导致 ACL 移植物逐渐失去张力，MCL 负荷过大，最终其生物力学性能与单纯 MCL 损伤后的修复组织相比更差。

文献： Butler DL, Juncosa-Melvin N, Boivin GP, et al. Functional tissue engineering for tendon repair: a multidisciplinary strategy using mesenchymal stem cells, bioscaffolds, and mechanical stimulation. *J Orthop Res.* 2008; 26: 1-9.

证据等级： 综述

总结： 通过功能组织工程原理，组织工程修复技术产生的肌腱组织与正常肌腱的失效曲线吻合，且最大受力是体内的 150%。在这些研究中，构建物的体外刚度预测了最终的修复组织刚度；然而，要继续推进这一领域的研究，需要更多的体外生物学指标来预测体内的结果。

文献： Debski RE, Yamakawa S, Musahl V, et al. Use of robotic manipulators to study diarthrodial joint function. *J Biomech Eng.* 2017; 139(2).

证据等级： 综述

总结： 为了更好地了解关节损伤机制并改进手术方法，需要对关节的结构和功能有更深入的了解。为了实现这一目的，人们开发了机器人测试系统用来测量关节运动状态和韧带以及替代移植物受到外界负荷时的原位应力。

文献： Guilak F, Butler DL, Mooney D, et al. *Functional Tissue Engineering*. New York: Springer-Verlag; 2003: 480.

证据等级： 书

总结： 本书讨论了功能组织工程的原理及其在不同组织系统中的应用。

文献： Nordin M, Frankel V, eds. *Basic Biomechanics of the Musculoskeletal System*. 2nd ed. Philadelphia: Lea & Febiger; 1989.

证据等级： 书

总结： 本书对生物力学进行了深入的讨论。

（ Richard E. Debski, Neil K. Patel, Jason T. Shearn 著

任 爽译 胡晓青校 ）

参考文献

扫描书末二维码获取。

第 3 章

运动医学相关移植组织的基础科学

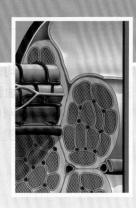

在运动医学领域，移植组织广泛应用于软组织重建以及韧带和肌腱的加强。对外科医生而言，理解隧道内肌腱和（或）骨骼固定和融合的生理学很重要，因为这有助于指导术后康复，在患者恢复运动时进行相关教育。组织移植（包括自体移植和同种异体移植）有很多的选择，移植物也可以进行多种处理。在经历前交叉韧带（ACL）重建的患者中，对这类移植物的愈合进行了最详细的研究，临床上发现在这些患者中，同种异体移植的移植失败率明显较高[1, 2]。

自体移植

研究人员在动物模型中进行了多项研究，使用髌腱（patellar tendon, PT）和半腱肌（semitendinosus, ST）来研究移植物融合和自体移植物的活性，对这些移植物进行了单独研究以及对比研究。

骨 - 肌腱 - 骨自体移植

人们已经进行了多项髌腱自体移植研究。Amiel 等在兔模型中进行了髌腱自体移植，证明髌腱自体移植物经历了"韧带化"过程，这一过程由移植物外来源的细胞完成[3]。研究人员之所以得出这个结论，是因为他们发现手术后 2 周，自体移植物中心为非细胞结构，外缘一圈为细胞，3 周时转变为中心细胞增殖，到 4 周时发展为均匀细胞结构。显微镜观察发现，髌腱自体移植物逐渐从具有髌腱的特性转变为具有天然前交叉韧带所见的特性。手术后 30 周，观察到Ⅲ型胶原蛋白和葡糖氨基葡聚糖含量从髌腱的典型水平增加到天然前交叉韧带中的水平，胶原可还原交联分析表明移植组织从正常髌腱模式（二羟基赖正己氨酸含量低、组氨酸 - 羟基开链赖氨素含量高）转变为正常前交叉韧带中与此相反的模式[3]。

研究者还在山羊模型中研究了术后 3 和 6 周时髌腱自体移植的愈合。从第 3 周到第 6 周，总前后（AP）位移显著增加，6 周时移植物的原位张力降低高达 22.2%。3 周时，失效模式为移植物从胫骨隧道拉出，6 周时，转变为各种韧带本体失效。组织学评估显示股骨隧道内骨块渐进的完全融合，但移植物肌腱部分在胫骨隧道仅部分融合。在本研究中，研究人员未对更长的时间点进行研究[4]。

最后，在兔模型中，研究人员使用中部 1/3 髌腱自体移植发现，据肉眼观察，自体移植物和对照前交叉韧带并不类似。在生物力学上，52 周时，膝前后松弛超过对照组膝松弛的 2 倍，髌腱自体移植物的强度在 30 周达到稳定，但最大失效载荷和刚度无法达到对照组天然前交叉韧带的水平。在组织结构上，自体移植物逐渐从过多细胞结构和随机胶原纤维束组织，转变为接近正常的细胞结构和更接近平行的胶原纤维束排列[5]。

加强的自体移植

在促进骨 - 髌腱 - 骨（B-PT-B）自体移植愈合的尝试中，Yasuda 等[6] 在 20 只犬的双侧膝关节中进行了前交叉韧带重建。左膝使用加 TGF-β 或上皮生长因子的纤维蛋白胶或仅单独使用纤维蛋白胶。右膝作为对照，未进行加强。这些研究人员发现，应用生长因子导致术后 12 周强度增加，股骨 - 移植物 - 胫骨复合体的最大失效载荷增大，而单独使用纤维蛋白胶与对照组膝关节之间没有差异。定性组织学分析显示在使用生长因子处理的移植物中，细胞具有纺锤形细胞核，而在其他移植物的细胞中，细胞核为圆形。研究人员得到结论：这些生长因子改善了结构性质[6]。

为了研究胶原血小板复合物和血小板浓度对骨 - 髌腱 - 骨自体移植物的影响，Spindler 等[7] 在山羊模型中将胶原 - 血小板复合物置于自体髌腱附近，并将其与仅接受胶原支架 + 自体髌腱移植的膝以及对侧天然膝比较。手术后 6 周，在膝关节屈曲 30° 时，胶原血小板复合物组的平均前后松弛增加比移植物外包裹胶原组低 40%。发现血清血小板浓度和前后松弛、最大失效载荷、移植物刚度之间存在显著关联。研究者得出结论，在骨 - 髌腱 - 骨自体移中使用胶原 - 血小板复合物改善了愈合，较高的血清血小板计数与矢状平面松弛呈负相关，并对 6 周时的前交叉韧带重建移植物强度和刚度具有很高的预测价值[7]。

半腱肌或软组织自体移植

人们在半腱肌自体移植方面也已经进行了多项研究，结果与髌腱研究的发现大体类似。在兔模型中，半腱肌移植物的骨固定在 26 周时完成，但 52 周时，移植物的强度和刚度与天然前交叉韧带和半腱肌肌腱相比，仍存在较大差异。52 周时，移植物失效的原因不是从隧道中拉出，而是体部内断裂[8]。Grana 等进行了一项研究，发现早至手术后 3 周，移植物失效就出现在本体中部，而非拉出。这些研究者发现固定是通过移植物和结缔组织交织缠绕实现的，胶原纤维和隧道内长入的骨形成锚定（具有间接肌腱止点中看到的穿通纤维外观）[9]。Papachristou 等[10] 使用半腱肌肌腱和游离的半腱肌自体移植物研究了 3～12 周之间出现的组织学变化，这些肌腱采集时未从胫骨止点分离。他们发现，采集时未从胫骨止点分离的半腱肌肌腱仍具有活力，不发生移植物坏死，而游离的肌腱组手术后 3 周存在移植物坏死，术后 6 周和 12 周时存在渐进的血管再生[10]。

在绵羊模型中也进行了多项半腱肌自体移植的研究[11, 12]。一项研究发现术后 2 周时，肌腱移植物主要为非细胞结构，12 周时，中心区域仍为坏死状。24 周和 52 周时，坏死区域消失。在所有时间点，重建膝关节的前后位移始终显著大于对照受试动物，在 52 周后，导致失效的荷载仍小于对照组[12]。研究人员在绵羊中使用半腱肌自体移植进行了另一项研究，未发现任何移植物坏死的证据。他们观察到在最初 12 周内，移植体中随机排列的胶原纤维逐渐转变为从外缘到中央区域的纵向排列，在 24 周时，每个移植物的近一半中呈现类似于正常前交叉韧带中所见的、统一的正弦波形结构，在 52 周时进一步成熟[11]。

在比格犬中研究了半腱肌和骨 - 髌腱 - 骨自体移植的愈合差异。左膝进行软组织移植，右膝进行骨 - 髌腱 - 骨移植。术后 12 周，软组织移植物通过类似于穿通纤维的胶原纤维锚定到隧道上。在骨 - 髌腱 - 骨移植中，术后 3 周骨栓通过新形成的带线锚钉定，但

骨栓骨小梁中的骨细胞坏死持续长达 12 周。在软组织移植的导致失效载荷检测中，3 周时移植物在移植物 - 骨界面失效，6 周时失效发生在本体中部。在骨 - 髌腱 - 骨移植中，3 周时移植物失效发生在移植物 - 骨壁界面，6 周时发生在在骨栓近端。3 周时，导致软组织移植失效的最终载荷显著小于导致骨 - 髌腱 - 骨移植失效的最终载荷，但是术后 6 周，两者之间未观察到显著差异[13]。

Marumo 等评估了人体中移植物的"韧带化"过程，这是第一项前交叉韧带重建后在活体受试者中评价自体移植物生化性质的研究[14]。术后 4～6 个月和 11、13 个月从 50 名经历"临床有效"的腘绳肌腱或骨 - 髌腱 - 骨重建的患者中采集了移植组织的活体组织。将其与来自尸检的天然前交叉韧带、髌腱、半腱肌和股薄肌来源的组织样品比较。研究人员发现在手术后，总胶原含量和不可还原 / 可还原交联率显著上升，1 年后，与天然前交叉韧带很类似[14]。

同种异体移植

人们也在动物模型中对同种异体移植肌腱进行了多项研究。在这些研究中，一个重要考量是同种异体移植物的处理，各研究的处理方法各不相同。在山羊模型中比较了冻干骨 - 髌腱 - 骨同种异体移植物和对侧的对照。在前 12 周内，同种异体移植物出现血管再生，在 26 周内，移植物逐渐移形，与正常结缔组织类似。移植物的刚度和最大失效载荷分别为对照值的 29% 和 43%。研究者得出结论：冻干髌腱同种异体移植的结果在生物力学和生物学上与已发表的髌腱自体移植结果类似[15]。

Goertzen 等[16] 在犬模型中比较了深冻伽马射线辐照处理（2.5 mrad）、氩气保护骨 - 髌腱 - 骨同种异体移植物和未经伽马射线辐照处理的骨 - 髌腱 - 骨同种异体移植物。12 个月时，经辐照处理的同种异体移植物导致失效的载荷为对侧正常前交叉韧带的 63.8%。未经辐照处理的同种异体移植物导致失效的载荷则为对照动物失效载荷的 69.1%。组织学分析表明，和正常前交叉韧带相比，同种异体移植物近乎移形为定向良好的胶原纤维。改良微血管造影技术表明在未辐照同种异体移植组中存在和正常前交叉韧带类似的血管分布，辐射组则存在轻微血管过度形成[16]。

Zimmerman 等[17] 在绵羊模型中比较了未经过处理的冻存同种异体移植物和经过氯仿 - 甲醇溶剂提取技术处理的冻存移植物以及另一组使用渗透增强提取技

术处理的冻存肌腱。手术后 2 个月，观察到两组经过化学处理的同种异体移植物和未经处理的移植物相比，细胞恢复得到改善。手术后 6 个月进行的力学测试表明所有移植膝关节的前抽屉试验统计学结果类似；但是，和未处理的移植物相比，两组经过化学处理的移植物刚度显著下降，两个治疗组存在更弱的趋向[17]。

Fromm 等[18] 在兔模型中研究了冷冻保存前交叉韧带同种异体移植物的血管再生和神经再支配。他们发现移植物引发的免疫反应极低，在术后第 24 周存在可观的血管再生。术后 24 周时，神经再支配完成[18]。

Arnoczky 等[19] 在犬模型中比较了新鲜和深冻的髌腱同种异体移植。深冻髌腱同种异体移植物看起来经历了重塑，与自体髌腱移植时观察到类似，伴随缺血性坏死，随后为血管再生和细胞增殖。在重建后 1 年，深冻髌腱同种异体移植物的总体外观、组织学外观与正常前交叉韧带的类似。新鲜髌腱同种异体移植物诱发了明显的炎症和排斥反应，特征为血管周成套现象和淋巴细胞侵入。研究者得到结论，深冻髌腱移植物比新鲜同种异体移植物存活的可能性更高，原因在于没有明显的排斥反应以及重塑过程的类似性[19]。

Harris 等[20] 在山羊模型中研究了胫骨骨道增宽与同种异体移植前交叉韧带重建。他们发现，在愈合的前 6 周内，胫骨隧道尺寸显著增大。骨隧道尺寸增加持续至 36 周，不存在进一步重塑。组织学分析显示所有病例在 18 周内存在骨栓的重塑和融合，隧道内有纤维连接。所有同种异体移植物具有渐进的韧带化过程，且肌腱 - 隧道壁之间存在生物学固定和致密的结缔组织。这些研究者认为，胫骨骨道增宽在组织学水平上似乎不影响同种异体移植物的最终融合[20]。

在山羊模型中，比较了冻干骨 - 前交叉韧带 - 骨同种异体移植物和未接受过手术的对照动物。在重建 1 年后，重建膝关节的总前后松弛显著大于对照动物。刚度则显著低于对照动物。同种异体移植组最大失效载荷也明显较低。同种异体移植物的组织学评估和微血管造影与天然前交叉韧带的类似[21]。

Jackson 等[22] 使用脱氧核糖核酸（DNA）探针分析确定山羊模型中新鲜骨 - 髌腱 - 骨同种异体移植物供体细胞在移植后的命运。他们发现在 4 周内，移植的韧带中供体 DNA 完全被受体 DNA 替代[22]。

同种异体移植物的加强

由于同种异体移植中发现结构特性下降，人们已经研究了间充质干细胞（mesenchymal stem cell, MSC）作为潜在药物来增强骨隧道，促进肌腱愈合。在一项研究中，Soon 等[23] 在兔模型中使用同种异体移植物跟腱进行了双侧前交叉韧带重建，移植物一侧涂布含自体间充质干细胞的纤维蛋白胶载体。研究者发现间充质干细胞治疗组导致失效的载荷显著增大。8 周时的组织学分析表明对照组存在成熟的瘢痕组织，类似于穿通纤维，而在间充质干细胞治疗组中，从骨骼到同种异体移植物之间存在成熟的纤维软骨混合区，类似于正常的前交叉韧带止点[23]。Li 等[24] 也在兔模型中研究了使用自体间充质干细胞或血小板源性生长因子 -β（PDGF-β）转染的间充质干细胞来改良辐照处理的同种异体移植物跟腱。又进行了双侧前交叉韧带重建，左膝的同种异体移植物接种了间充质干细胞或PDGF-β 转染的间充质干细胞。右膝作为对照。发现使用间充质干细胞（自体或经 PDGF-β 转染）接种同种异体移植物加速了细胞浸润，促进了胶原沉积[24]。

Fleming 等[25] 在猪模型中研究了胶原 - 血小板复合物对骨 - 髌腱 - 骨同种异体移植物的影响。将胶原 - 血小板复合物组与仅接受同种异体移植物的动物比较。在愈合 15 周后，胶原 - 血小板复合物组重建膝关节的前后松弛值和导致失效的荷载均优于仅接受同种异体移植组。此外，在胶原 - 血小板复合物组中，未发现坏死区域，但未加强移植物中存在坏死区域[25]。

在绵羊模型中，比较了使用合成聚丙烯加强的骨 - 髌腱 - 骨同种异体移植物和新鲜的骨 - 髌腱 - 骨同种异体移植物以及冻存的骨 - 髌腱 - 骨同种异体移植物[26]。在本研究中，冻存对移植物性状没有任何影响。肉眼和组织学检查未发现在任何时期加强组和非加强组之间存在任何显著差异。52 周时，加强组的前后位移显著低于非加强组。4 周时，加强组的极限抗拉强度显著高于对照组，但在 52 周时，两组的强度均仅为正常前交叉韧带强度的 50%[26]。

自体移植物和同种异体移植物的愈合比较

已经进行了三项研究，检查同种异体移植物和自体移植物之间的差异。这些研究均发现同种异体移植物生物融合较慢，在 6 个月和 12 个月时间点时导致失效的荷载较低。Jackson 等[27] 在山羊中使用尺寸近似的髌腱自体移植物和新鲜冻存的同种异体移植物重建前交叉韧带。在术后 6 周和 6 个月评估这些自体移植物和同种异体移植物。研究者发现尽管在时间零点两者的结构和材料性质类似，在最初 6 个月中，愈合存在差异。同种异体移植物结构特性降低较多，生物融合速率较慢，炎症细胞存在时间较长。6个月时，自体移植物的稳定性提高，失效强度增加[27]。Dustmann 等[28] 和 Scheffler 等[29] 在绵羊模型比较了软组织自体移植物和完全相同的、未经消毒处理的新鲜冻存同种异体移植物，得到了类似的结果[28,29]。在 6~12 周时，同种异体移植物的血管再生、再细胞化、胶原波形结构的恢复均显著晚于自体移植物，但52 周时差异较不明显。52 周时，同种异体移植物的力学、结构特性和前后松弛均较差，但在较早时间点，未发现这些指标存在差异[28,29]。

Nikolaou 等[30] 在犬模型比较了自体移植物和冷冻保存的同种异体移植物，发现了矛盾的结果。他们发现没有证据表明冷冻保存对愈合有任何影响，36 周时，就导致失效的载荷而言，自体移植物和同种异体移植物之间没有差异。术后 24 周时，两组的血管再生趋向正常，没有发现结构降解或免疫反应的证据。这些研究者得出结论："冷冻保存的同种异体移植物前交叉韧带能够为前交叉韧带重建提供理想的材料"[30]。

未来展望

最近，人们再次关注了促进天然前交叉韧带修复的可能性。Murray 等进行了一项生物学促进急性一期修复，使用全血浸泡的胶原支架和缝线支架稳定前交叉韧带断端之间缝隙中的临时血凝块[31]。临床前的猪模型研究已经证明前交叉韧带修复痊愈后，具有与前交叉韧带重建类似的力学特性，但创伤后骨关节炎发生率较低[32,33]。该研究将继续进行，以探索软骨保护的内在机制，目前还尚未完全了解胶原-血小板复合物和关节内组织之间的相互作用。生物强化修复技术的安全性已经在一项小规模人体可行性研究中得到证明，而且更大规模的临床试验也已经得到美国食品药品监督管理局的批准[34]。

■ 总结

在前交叉韧带重建中，自体移植物和同种异体移植物的关节内生物学和生物力学行为均得到了广泛的研究。已发现两者具有一些共同特点。第一，在数月中，这些移植物都会发生"韧带化"。第二，在移植物中定居的所有新细胞均来自受体。第三，在骨-髌腱-骨和软组织移植物中，早期时间点（<4 周）最薄弱的环节是隧道内的固定点，在 6 周后，则是在关节内或"本体中部"的移植物失效。第四，隧道内的骨

愈合比"类似穿通纤维"的软组织愈合快得多。第五，证据表明生长因子、胶原-血小板复合物和干细胞能促进生物融合，改善移植物的结构特性。第六，比较自体移植物和同种异体移植物的大部分研究发现同种异体移植物的生物融合较慢，结构性能降低。最后，在动物模型中，冻干骨-髌腱-骨、2.5 mrad 和冻存均成功用于前交叉韧带重建；但是，临床结果尚未证实这些观察。

选读文献

文献：Amiel D, Kleiner JB, Roux RD, et al. The phenomenon of "ligamentization": anterior cruciate ligament reconstruction with autogenous patellar tendon. *J Orthopaed Res*. 1986; 4(2): 162-172.

证据等级：基础科学

总结：髌腱自体移植的兔模型证明髌腱自体移植物经历了"韧带化"过程，并且这一过程由移植物外来源的细胞负责。

文献：Arnoczky SP, Warren RF, Ashlock MA. Replacement of the anterior cruciate ligament using a patellar tendon allograft. An experimental study. *J Bone Joint Surg Am*. 1986; 68(3): 376-385.

证据等级：基础科学

总结：在犬模型中比较了新鲜和深冻的髌腱同种异体移植物，结果表明，深冻髌腱同种异体移植物看起来经历了重塑，与自体髌腱移植时观察到的类似，伴随缺血性坏死，随后为血管再生和细胞增殖。新鲜髌腱同种异体移植物诱发了明显的炎症和排斥反应，特征为血管周成套现象和淋巴细胞侵入。

文献：Ballock RT, Woo SLY, Lyon RM, et al. Use of patellar tendon autograft for anterior cruciate ligament reconstruction in the rabbit—a long-term histologic and biomechanical study. *J Orthopaed Res*. 1989; 7(4): 474-485.

证据等级：基础科学

总结：这是一项在兔模型中进行的髌腱自体移植研究。作者发现自体移植 52 周后膝前后松弛超过对照膝松弛的 2 倍，髌腱自体移植物的强度在 30 周达到稳定，但导致失效的最终载荷和强度无法达到对照天然前交叉韧带的水平。

文献：Grana WA, Egle DM, Mahnken R, et al. An analysis of autograft fixation after anterior cruciate ligament reconstruction in a rabbit model. *Am J Sports Med*. 1994; 22(3): 344-351.

证据等级：基础科学

总结：这项兔模型自体移植研究表明早至手术后 3 周，移植物失效就出现在本体中部，而非由拉出导致，并且骨隧道内的固定以移植物和结缔组织交织缠绕实现，通过胶原纤维和隧道内的骨形成（具有间接肌腱止点中看到的穿通纤维的外观）完成与骨的锚定。

文献：Harris NL, Indelicato PA, Bloomberg MS, et al. Radiographic and histologic analysis of the tibial tunnel after allograft anterior cruciate ligament reconstruction in goats. *Am J Sports Med*. 2002; 30(3): 368-373.

证据等级：基础科学

总结：这项在山羊模型中的研究探讨了胫骨隧道扩大和同种异体移植前交叉韧带重建。作者发现，在愈合的前 6 周内，胫骨隧道尺寸显著增大。隧道尺寸增加持续至 36 周，不存在进一步重塑。

文献：Jackson DW, Grood ES, Goldstein JD, et al. A comparison of patellar tendon autograft and allograft used for anterior cruciate ligament reconstruction in the goat model. *Am J Sports Med*. 1993; 21(2): 176-185.

证据等级：基础科学

总结：这项在山羊模型中的研究比较了髌腱自体移植和新鲜 - 冻存同种异体移植。在时间零点两者的结构和材料性质类似；但是，同种异体移植物结构特性降低较多，生物融合速率较慢，炎症细胞存在时间较长。6 个月时，自体移植物的稳定性提高，失效强度增加。

文献：Kaeding CC, Aros B, Pedroza A, et al. Allograft versus autograft anterior cruciate ligament reconstruction: predictors of failure from a MOON prospective longitudinal cohort. *Sports Health*. 2011; 3(1): 73-81.

证据等级：I

总结：这项研究在 1000 名患者中进行，对 94% 的患者做了随访，结果表明在 18 岁患者中，接受同种异体移植的患者的失败率为 20%，接受自体移植的患者失败率为 6%。在 40 岁患者中，接受同种异体移植的患者的失败率为 3%，接受自体移植的患者失败率为 1%。对中学阶段的患者而言，使用同种异体移植导致危害所需人数为 7 人。

文献：Marumo K, Saito M, Yamagishi T, et al. The "ligamentization" process in human anterior cruciate ligament reconstruction with autogenous patellar and hamstring tendons: a biochemical study. *Am J Sports Med*. 2005; 33(8): 1166-1173.

证据等级：II

总结：本文研究了活体人体标本中的前交叉韧带自体移植物的韧带化过程。发现在 50 名进行骨 - 髌腱 - 骨或腘绳肌腱自体移植的受试者中，术后 1 年收集的手术活组织检查确认胶原含量和不可还原 / 可还原交联率更类似于天然前交叉韧带，而非髌腱或半腱肌 / 股薄肌肌腱。

文献：Spindler KP, Murray MM, Carey JL, et al. The use of platelets to affect functional healing of an anterior cruciate ligament (ACL) autograft in a caprine ACL reconstruction model. *J Orthopaed Res*. 2009; 27(5): 631-638.

证据等级：基础科学

总结：作者在山羊模型中应用骨 - 髌腱 - 骨自体移植物研究发现，自体髌腱外裹胶原 - 血细胞复合物导致前后松弛的平均升高比仅使用胶原包裹的自体髌腱组低 40%。

文献：Tomita F, Yasuda K, Mikami S, et al. Comparisons of intraosseous graft healing between the doubled flexor tendon graft and the bone-patellar tendon-bone graft in anterior cruciate ligament reconstruction. *Arthroscopy*. 2001; 17(5): 461-476.

证据等级：基础科学

总结：在比格犬中研究了半腱肌和骨 - 髌腱 - 骨自体移植的愈合差异。术后 12 周，软组织移植物通过类似于穿通纤维的胶原纤维锚定到隧道上。在骨 - 髌腱 - 骨移植中，术后 3 周骨栓与新形成的骺锚定，但骨栓骨小梁中的骨细胞坏死持续长达 12 周。在软组织移植的导致失效载荷检测中，3 周时移植物在移植物 - 骨界面失效，6 周时失效发生在本体中部。在骨 - 髌腱 - 骨移植中，3 周时移植物失效发生在移植物 - 骨壁界面，6 周时发生在在骨栓近端。

文献：Zimmerman MC, Contiliano JH, Parsons JR, et al. The biomechanics and histopathology of chemically processed patellar tendon allografts for anterior cruciate ligament replacement. *Am J Sports Med*. 1994; 22(3): 378-386.

证据等级：基础科学

总结：这项研究比较了未经过处理的冻存同种异体移植物和经过氯仿 - 甲醇溶剂提取技术处理的冻存移植物以及另一组使用渗透增强提取技术处理的冻存肌腱。手术后 6 个月进行的力学测试表明所有移植膝关节的前抽屉试验统计学结果类似；但是，和未处理的移植物相比，两组经过化学处理的移植物刚度显著下降，两个治疗组存在更弱的趋向。

（ Mia Smucny, Carolyn M. Hettrich, Robert Westermann, Kurt Spindler 著　程　锦译　胡晓青校）

参考文献

扫描书末二维码获取。

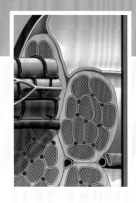

第4章

运动医学相关植入物的基础科学

运动员的运动损伤常和软组织损伤有关，尤其是肌腱、韧带、半月板和软骨。参与运动的人群中常见的肌腱和韧带损伤包括肩袖撕裂、跟腱病、前交叉韧带（ACL）撕裂和肱骨外上髁炎（"网球肘"）。这些损伤可以归类为过度使用造成的重复性微小创伤或外力引起的宏观创伤[1]。因为每个关节都是由相互协作的不同类型的组织构成的复杂系统，一种组织的创伤或者退变常导致另一组织的损伤。常见的膝关节运动相关损伤，如ACL撕裂，通常与半月板和（或）相邻关节软骨的继发性改变有关，继而导致远期骨关节炎的风险增加。因此，熟悉肌腱、韧带、半月板、软骨及关节其他软组织知识是运动损伤临床管理中不可或缺的一环。

目前骨科用于治疗运动损伤的移植物包括自体移植物、同种异体移植物和组织工程移植物。自体移植物从患者自身获得，依然是重建的"金标准"。然而，它也有缺陷，例如获取移植物导致手术时间延长以及供区损伤并发症的风险。同种异体移植物不需要就地取材，也没有供区损伤的风险。虽然它们已被成功用于肌肉骨骼组织的重建，但它们并不适用于所有的情况，有一定的局限性[2-7]。异体移植物的主要缺点是它们来源有限而且与周围的受者组织缺乏功能上的整合。除此之外，还有传播疾病或发生免疫反应的潜在风险，尽管这种风险较低[8]。

为了克服生物移植物的局限性，人们发明了可以替代自体和异体移植物的合成植入物应用于骨科。因为这些植入物是用合成材料、天然来源材料或是二者混合的材料制造的，传播疾病的风险不存在（应用合成材料）或显著降低（应用天然来源材料）。高分子聚合物［例如聚乙烯、聚乳酸（PLA）和聚己内酯］常用于制造修复结缔组织的植入物，很多美国食品药品监督管理局（FDA）批准的医疗器械就是用这些材料制作的[9-11]。天然来源的聚合物材料包括胶原蛋白、壳聚糖和海藻酸盐[12-15]。这些材料都通过体外培养或动物体内试验检验了生物相容性，从而减少临床应用中产生不良反应的风险[16-18]。通过调整材料的生物相容性、生物活性、力学性能以及与宿主组织的整合能力，可以改善其功能的多样性和复杂性[19-23]。

除了人工合成的植入物，组织工程领域的最新进展促进了基于细胞和基于支架的骨科组织再生方法的研究。和其他永久性植入物不同，支架系统作为一个暂时性结构，可以支持着细胞形成组织。早期的合成支架依赖宿主细胞在修复位点浸润支架。在更先进的支架中，生物分子和（或）细胞可以被预先（在移植之前）植入支架。这些支架最终都会被降解并被新组织完全取代，这是细胞合成和支架降解达到精细平衡的结果。因此当设计这些移植物的时候，移植物的材料和形态应能够诱发位点特异性组织形成的细胞反应。植入物的力学性能也应与自身组织相匹配，才能在细胞合成新组织时承受负荷。材料的降解速度也应该设计在合适的水平。目前，美国FDA批准了很多植入物用于肌腱强化和软骨修复，另外还有很多其他设备正在进行临床试验和进一步研究。

本章着眼于治疗肌腱、韧带、半月板和软骨损伤的合成植入物，重点介绍美国FDA批准的或是已经进入临床试验阶段的合成植入物。组织工程植入物尚不能应用于临床，本章中也进行了讨论。每一节以一个目标组织的简短概述开始，随之讨论目前的合成和组织工程移植物。每节最后是简短总结。

肌腱修复植入物

肩袖由4条肌腱组成，通过腱-骨止点将相应肌肉与肱骨近端相连[24]。肩袖的作用是稳定盂肱关节，但易于退变和损伤，肩袖撕裂是引起肩部疼痛最常见的病理形式。仅美国每年就会完成超过250 000例肩袖修复术[25]。肩袖修复术数量增长的另一个原因是依然可以进行体力活动的老龄化人口增加。手术修复的目标是腱 - 骨的一期修复和愈合。有时可以用市售的补片对肌腱进行加强，将补片应用于浅层肌腱表面加强修复效果。然而由于移植物退变、血管化不良、肌肉萎缩和移植物 - 骨骼整合不良等各种因素[26-30]，慢性肩袖损伤一期修复后的失效率达 20% ~ 94%[31]。

为了促进愈合，人们发明了基于生物或者合成聚合物的肌腱植入物和加强材料，用来重建巨大肩袖撕裂[32, 33]。目前常用的大多数生物肌腱移植物都来源于脱细胞的同种异体或者异种细胞外基质（extracellular matrix, ECM）[34-37]。合成移植物通常由生物兼容性和生物可降解的聚合物制成，在体内可以分解为无毒代谢产物。现在已经有一些可以商用的肌腱移植物，也有一些正在进行临床试验。

商用的合成移植物大多从 ECM 生物材料发展而来，例如小肠黏膜下层（small intestinal submucosa, SIS）、真皮等。这些补片提供了化学和三维的结构框架、天然的化学组分，其中残存的重塑相关生物分子可以调控受者细胞修复和重塑肩袖肌腱[38]。然而，它们的临床应用，尤其是小肠黏膜下层相关移植物，由于一些疗效不佳或是负面的临床试验结果而备受质疑[39-40]。报道的不良结果来源于免疫问题，或来源于移植物和受体组织的力学性质不匹配，这在局部环境苛刻的肩关节中尤其明显。人们用狗的动物模型系统比较了各种市售的 ECM 补片（Restore，来源于猪小肠黏膜下层；CuffPatc，来源于猪小肠黏膜下层；GraftJacket，来源于人类真皮；TissueMend，来源于牛真皮）[41]。这 4 种补片的机械强度都劣于天然肌腱，且会出现过早的移植物吸收。

天然移植物不尽如人意的效果催生了寻找合成材料用于肌腱修复的研究。然而合成移植物也可能由于局部毒性或移植物降解产物的酸性引起局部不良反应。在小牛和大鼠模型中对合成补片的检验显示，两种合成补片（X-Repair，由多聚左旋乳酸制成；Biomerix RCR Patch，由聚碳酸酯型聚氨酯制成）都具有生物相容性，可以诱发受体细胞应答，且炎症反应较小，这些结果支持了它们在肌腱修复中的应用[42, 43]。混合型肩袖补片也可以用于临床，目的在于结合多聚左旋乳酸和聚氨酯两者的优点。然而，这种支架性能的试验数据不足。目前，一种将牛 I 型胶原加入聚 -4- 羟基丁酸的补片（Tornier BioFiber-CM）正在进行全层肩袖撕裂修复的临床试验[44]。

尽管肩袖补片经常在手术中使用，但系统评估每种支架性能的随访研究很少。目前有限的随访研究证明市售的补片性能各异。Restore 是一种小肠黏膜下层支架，也是第一个上市的肌腱修复移植物。然而，Restore 的临床结局也不尽相同。早先的研究报道，相比手术前，使用 Restore 补片修复的肩关节在力量、活动、功能各方面均有所改善，且 24 个月内的感染风险没有增加[45]。Sclamberg 等[40] 对接受 Restore 补片加强的巨大肩袖撕裂修复的 11 个患者（5 女 6 男，年龄 52 ~ 78 岁）进行了为期 6 个月的随访研究。他们发现 11 名患者中，有 10 人修复失效。Iannotti 等报道的结果更让人担忧[39]：一项 15 名患者（4 女 11 男，平均年龄 58 岁）的研究中，使用 Restore 补片治疗的患者愈合率更低，且手术后 PENN 评分相比未使用补片的对照组更低。在后续研究中，Walton 等[46] 比较了使用或不使用 Restore 植入物修复肩袖的患者的愈合情况（5 女 10 男，平均年龄 60.2 岁）。手术 2 年后，接受 Restore 植入物的患者再撕裂率更高，且测得的力学性能显著减弱。这些患者的撞击症状更严重，运动水平也更低。在另一个研究中，Malcarney 等[47] 检查了接受 Restore 植入物加强的肩袖修复的 25 个患者的术后反应，发现他们中的 4 人手术后不久（平均 13 天）即出现了急性炎症反应。炎症反应不特异，且全部 4 名患者需要移除植入物。基于这些结果，小肠黏膜下层支架，如 Restore 不推荐用于肩袖修复。

下一代细胞外基质（ECM）植入物着重改善基质的力学性能，使其更接近于肌腱。TissueMend 是通过一系列化学过程将牛胎儿真皮去细胞化制成的。Magnussen 等[48] 使用 TissueMend 修复尸体的跟腱，并进行循环拉伸试验检测肌腱的力学性能。结果显示，植入物加强组的裂缝显著减少，且最终失败负荷从对照组的 392N 显著提高到加强组的 821N。尽管目前的文献没有应用 TissueMend 植入物修复肩袖的任何报道，不过 Seldes 和 Abramchhayev[49] 在尸体身上证明了使用该植入物修复巨大肩袖撕裂的可能性。

另一种可以进行肩袖修复的植入物是 Zimmer 胶原修复补片，来源于猪真皮。除了去细胞化处理外，还进行了己二异氰酸酯交联处理增加了补片强度和稳定性。Zimmer 胶原修复补片的临床效果也不尽相同。Proper 等[50] 在 10 名患者（5 女 5 男，年龄 46 ~ 80 岁）中应用 Zimmer 补片修复，发现植入物未引起严重的术后并发症，也没有不良反应。研究人员还发现手术后 1 年，患者的疼痛评分和期间功能评分也有所改善；活动范围和肌肉力量也同样较术前增加。中期随访（3～5 年）时，Badhe 等[51]发现尽管有 2 例植入物在初次手术后分离了，但是疼痛仍然减轻且外展力量和活动范围显著改善。然而，当 Soler 等[265]使用 Zimmer 补片对 4 名患者的巨大肩袖撕裂进行修复后（3 女 1 男，年龄 71～82 岁），所有 4 个植入物均在手术后 3～6 个月内失效，导致了复发性撕裂。

相比于 SIS 支架和 Zimmer 胶原修复补片，对 GraftJacket 进行的检验结果的一致性更高。在一项前瞻性随机对照研究中，与没有用植入物修复的患者相比，使用 GraftJacket 进行巨大肩袖撕裂修复术后 24 个月，患者的疼痛评分有所改善，肌腱完整的比例更高[52]。其他研究结果证明，与没有炎症反应的术前状态相比，应用 GraftJacjet 加强可以降低再撕裂率，改善疼痛评分，提高肩关节功能[53-55]。目前，只有一项研究报道了 Biomerix RCR 合成补片的性能。在这项研究中，术后 6 个月和术后 12 个月时，患者的疼痛评分改善，肩关节活动范围满意，再撕裂率较低（10%），且没有副作用[56]。

Barber 等[57]评估了张力下几种常见商用植入物（Restore、Permacol、TissueMend、GraftJacket）的力学性能。这些研究人员发现，人皮肤来源的产品的强度最高，其次是猪皮肤、牛皮肤，小肠黏膜下层植入物的强度是最弱的。植入物之间的力学性能差异可能是植入患者体内后效果不同的原因。虽然目前完成的随访研究数量有限，但我们能明显看出尽管商用补片类型多样，然而早期临床试验中成功的很少。手术结局还与患者的非补片因素有关，例如患者年龄、撕裂的范围和程度、使用的外科技术等。术者评估相关文献时需要了解这些因素，在选择加强的移植物的时候也要谨慎。

前文提到 ECM 来源的植入物在肩袖修复中面临着挑战，因此对于能够更好地满足功能性肌腱再生和软组织骨整合的新技术的需求随之而来。为了实现综合性肩袖修复，支架材料应该和天然肌腱的力学性能相匹配，这也是目前现有的生物植入物的主要局限所在。理想的植入物还需要模拟天然肌腱的超结构构成。此外，植入物还应该能被生物降解，才能逐渐被新组织所取代同时保持生理性机械强度。最终，移植物必须通过促进自然腱 - 骨界面的再生，与受者的肌腱及周围骨组织进行整合。一些研究组探究了使用合成移植物和组织工程学方法制造肌腱植入物[1, 58-60]。

人们经常使用各种类型的支架，有的由合成聚合物纳米纤维组成，例如聚左旋乳酸（PLLA）、聚乳酸羟基乙酸共聚物（PLGA）、聚碳酸酯型聚氨酯；有的由生物材料组成，例如胶原和蚕丝。除了具有生物降解性，PLLA 和 PLGA 已经应用于 FDA 批准的医疗器材中了。Baker 等[64]在一项犬动物试验中，对每一实验动物进行了双侧肩袖修复，其中一侧使用一种新型 PLLA（人）筋膜补片，而另一侧不使用此种补片，从而评估该补片是否能够增强肩袖强度以及修复后的愈合率。在术后即刻（time 0）和术后 12 周时，研究组比较了两侧修复肌腱的回缩、横截面积、生物力学性能和生物兼容性。他们发现，在术后即刻（time 0），补片侧可以承受比对侧更高的负荷（相差 296N ± 130N）。然而，在术后 12 周，加强侧比非加强侧承受的负荷减小（相差 192N ± 213N），而两组在僵硬度上没有差别[64]。McCarron 等[65]观察了使用支架加强对人尸体肩关节进行肩袖修复后的循环负荷间隙形成和失效性能。在 9 对尸体肩关节中，加强组和未加强对照组分别承受 1000 个循环从 5N 到 180N 的载荷。他们发现，在第 1、10、100 和 1000 个循环，加强组肩关节修复间隙相比未加强组显著减小。值得注意的是，加强组所有修复的肩袖都成功进行了 1000 轮试验，然而未加强组中，有 3 个肩关节在试验完成前失效了。加强组的间隙均维持在 5 mm 以下，而未加强组的间隙平均为 7.3 mm。这些研究是检验筋膜加强的肩袖修复有效性的试验一部分，后续将进行动物实验，最终进行人体试验。

纳米纤维支架具有表面积体积比值大、密度低、多孔性、孔径各异、力学性能接近自然组织等特点，可以模拟富含胶原的肌腱基质的纳米结构。Moffat 等[21]首先报道了使用具有生理性结构和力学性能的 PLGA 纳米纤维支架进行肩袖修复。人们观察到，人类肩袖成纤维细胞在整齐排列和不整齐排列的纤维基质中的形态和生长受到基质纤维排列的调控，表现出不同的细胞形态和整合素表达谱。α_2 整合素是一种介导细胞与胶原基质附着的关键介质，人们观察到培养在整齐排列的纤维基质中的成纤维细胞的 α_2 整合素上调，且产生富含 I 型和 III 型胶原的基质。最近，Xie 等[66]研发了一种可以从整齐排列转换到随机排列的连续型 PLGA 纳米纤维支架，并通过体外实验研究了形态转换区域对大鼠肌腱成纤维细胞的影响。培养 1 周之后，细胞在整齐排列和随机排列的纳米纤维上都发生了增殖。随机排列的纳米纤维上的细胞形态较圆，而整齐排列的纤维上培养的细胞形态为长纺锤形，且细胞沿着纤维的长轴排列。

附加的表面修饰也可能加强多聚纳米纤维的生物反应性。例如，Rho 等[67]通过电纺丝技术将平均直径为 460 nm 的 I 型胶原制成线性纳米纤维支架，并在支架上包被一层黏附蛋白，然后评估人类上皮细胞在支架中的反应。他们发现 I 型胶原和层粘连蛋白涂层都可以增强细胞增殖。Park 等[68]对聚乙醇酸（PGA）、PLGA 和 PLLA 纳米纤维进行血浆处理，并在支架表面包裹了亲水性丙烯酸酯层。他们发现，种植在这些修饰支架上的 NIH-3T3 成纤维细胞的扩散、增殖速度快于未修饰的对照组支架。纳米纤维还被用于改良现有的支架设计，从而使支架具有仿生表面，诱导目标细胞反应。例如，Sahoo 等[61]直接在 PLGA 微纤维编织支架上电纺 PLGA 纳米纤维，从而在保持支架机械强度的前提下，增加细胞种植的效率。他们评估了猪骨髓基质细胞在这些支架上的附着、增殖和分化后发现：相比通过纤维蛋白凝胶种植的支架，纳米纤维涂层支架可以促进种植细胞的增殖和胶原产生，并上调肌腱相关的标志物的基因表达，例如核心蛋白聚糖（decorin）、二聚糖（biglycan）和 I 型胶原等。

除了用来合成组织工程植入物，多聚纤维还可以用来修饰同种异体非肌腱组织，使之更适用于肩袖加强。Aurora 等[69]将 PLLA 和 PLLA/PGA 编织线（直径 400 μm）缝合到人筋膜补片提高其缝线减张的能力。结果显示所有改良的补片可以承受 2500 轮 5～150N 的循环负荷，而 PLLA/PGA 补片可以承受 5000 轮负荷。此外，人们观察到改良补片的缝线减张性能和最大结构载荷均大于人类肩袖肌腱，即使在体内留置 3 个月之后依然强于人类肩袖肌腱。虽然改良补片中可以观察到更多的异物巨细胞，但是在聚合物被完全降解之后，这种反应会逐渐减轻。这些颇有前景的结果表明多聚纤维增强的肌腱补片可以作为功能性更强的肩袖加强植入物的替代品。

为了解决腱 - 骨止点再生的挑战，一些研究组评估了通过形成解剖止点的方法将肌腱移植物与骨或生物材料进行整合的可行性。Fujioka 等[70]在跟腱撕脱的大鼠模型中评估了将骨与肌腱重新附着的效果。手术 4 周后，骨与肌腱的再附着增加了 X 型胶原的沉积，并使组织保持了纤维软骨组织钙化 / 非钙化区的明确界限。此外，Inoue 等[71]利用骨髓浸泡的骨移植物促进了冈上肌腱和金属植入物的整合。这些早期尝试证明了直接肌腱止点是可以重建的。为了达到这个目标，理想的腱 - 骨交界组织工程移植物必须具有结构和力学性能的渐变性，模拟不同组织交界的情形[72]。因此，优良的支架应能模拟交界区纳米结构，同时具有更优的纳米纤维排列和区域依赖性的矿物质环境。以为肌腱组织工程设计的功能性 PLGA 纳米纤维支架为基础，Moffat 等[73,74]以肌腱组织工程中设计的功能性 PLGA 纳米纤维支架为基础设计了一个双相支架：上层由 PLGA 纳米纤维组成，下层是羟基磷灰石纳米粒子和 PLGA 复合纳米纤维。这种双相设计的目标在于再生腱 - 骨止点的矿化和非矿化纤维软骨区，促进 PLGA-HA 纳米纤维的骨整合[73]。评价肌腱成纤维细胞、成骨细胞、软骨细胞在这些纳米复合支架上的反应的体外实验结果非常理想。皮下体内试验以及小鼠肩袖修复模型中，双向支架促进了纤维软骨非钙化区到钙化区的连续性再生，证明了基于纳米纤维的可生物降解植入物可以被用于修复区的腱骨整合[73,74]。最后，一项绵羊模型实验证明了双相支架可以修复全层急性肩袖撕裂。通过另一种电纺丝的方法还可以制备带有矿物质梯度的 PLGA 纳米纤维支架[75-77]。矿物成分梯度决定了力学性能和细胞反应的梯度变化，模拟了天然腱 - 骨止点的特点。这些支架在肩袖修复的小动物模型中展现出了一些前景[78]。总的来说，这些结果证明了仿生的双相支架对于整合性腱 - 骨止点修复具有应用前景。

总而言之，市售的 ECM 来源的肌腱移植物和加强材料在临床试验中都显示出了参差不齐的结果。真皮制成的肌腱移植物的效果比其他类型的 ECM 更好，体现在术后评分升高和重复撕裂率下降。人们正在研发替代性治疗手段，例如合成移植物和组织工程移植物，在肌腱再生和腱 - 骨整合方面取得了喜人结果。然而，在组织工程肌腱移植物能够大规模临床应用之前仍有一些挑战需要克服。例如，一个挑战是如何将小动物模型中的组织工程移植物扩大用于人体。目前大多数组织工程移植物均经过体外实验进行检验，而且批量很小。需要为它们开发高通量制造和运输手段才能增加商业适用性。另一个挑战是，组织工程移植物的生产过程需要使用各种有毒溶剂以及化学反应去溶解聚合物，一旦它们移植到人体中，这些有毒物质可能会对生物大分子和细胞产生副作用。

韧带重建植入物

前交叉韧带是连接股骨和胫骨最主要的韧带，也是重要的膝关节稳定装置。ACL 通过直接止点与骨骼相连，细胞类型和基质组成存在空间差异，形成了韧带、纤维软骨和骨骼三个截然不同的组织区域[79-81]。ACL撕裂是影响年轻人群和体力活动人群最常见的膝关节损伤，仅在美国，每年ACL重建手术量超过10万例[82,83]。由于韧带固有的愈合潜能不佳，所以需要主要依赖于生物移植物的ACL重建术。由于自体移植物的相对缺乏和供区并发症，以及其他与同种异体移植物相关的固有风险，人们对用于前交叉韧带重建的合成和组织工程替代物表现出了极大兴趣。1980年代后期，FDA批准了合成材料作为ACL重建的替代移植物。然而，因为人类体内严重的并发症和失效，所有的合成移植物在1990年代后期都撤出了市场。现在，只有生物移植物，例如腘绳肌腱和骨-髌腱-骨移植物，仍然在临床上用于ACL重建。

聚四氟乙烯（PTFE）制成的Gore-Tex植入物曾是一种为ACL重建测试的市售移植物。这种移植物两端的骨性附着处为固体PTFE结，中间由PTFE纤维相连[84]。1987年，Ahlfeld等[85]利用Gore-Tex移植物治疗了30个膝关节不稳定的患者。术后随访中（平均24个月），Gore-Tex治疗组的患者满意度高于使用另一材料（ProPlast韧带）进行重建的组（满意度分别为83%和52%）。Glousman等[86]在82名患者（23女和59男，年龄16～51岁）中使用了这种移植物，在术后18个月的随访中发现，一部分患者出现了并发症（15例）和二次手术（14例）。另一方面，主观评分中的各分项均有改善，包括疼痛、肿胀、打软腿、交锁和爬楼梯等。尽管作者表示结果是有益的，但他们仍然推荐需要更长的随访才能定论。另一个研究中，Indelicato等[87]报道了接受了Gore-Tex移植的39名患者中（12女和27男，年龄17～42岁），87%的患者术后2年的效果令人满意。然而，在大量类似研究中，人们注意到了一些并发症，例如移植物断裂和无菌性渗出等。除了移植物本身的失效，应用Gore-Tex还带来了其他的膝关节并发症，包括骨道增宽。Muren等[88]检查了使用Gore-Tex进行ACL重建术后13～15年的17名患者，发现6名患者由于移植物断裂和疼痛进行了翻修手术[89]。此外，15名患者出现了胫骨骨道增宽。在另一个研究中，123名患者接受了Gore-Tex重建手术，其中26名患者发生了移植物完全断裂。此外，半数患者出现移植物松动，62%的患者出现了骨关节改变，而且在大多数病例中发现了两侧骨道的溶骨现象。最终，Gore-Tex植入物不再被推荐用于ACL重建，最终在1993年撤出了市场。

类似地，其他的合成ACL材料，例如韧带高级加强系统（LARS; Surgical Implants and Devices, Arc-sur-Tille, France）以及Leeds-Keio韧带植入物等，它们的短期效果令人满意，但报道了很多长期并发症，包括再断裂、骨道增宽、严重的滑膜炎和炎症反应等。因此，这些移植物同样被撤出了市场。目前，FDA没有再批准任何合成材料用于ACL重建。

为了克服这些失败的合成植入物的局限性和同种异体移植物在应用中的固有缺陷，人们开始了对组织工程移植物的研究。这种植入物材料具有生物活性，可以使组织再生并使之具有与自然ACL相似的特性[90]。和肌腱修复的要求类似，ACL植入物应具有可生物降解性，与天然ACL的机械特性相匹配并模拟天然ACL的超结构。最后，植入物需要和股骨骨道、胫骨骨道相整合，以促进天然腱-骨界面的再生。为此，大多数研究探索了合成聚合物，例如PLLA、PLGA和聚氨酯；还有生物材料，例如胶原和蚕丝的应用[91-95]。

Dunn等[96]是第一批评价仿生ACL替代物体内效果的研究者。研究使用的是基于I型胶原的假体，其两端为聚甲基丙烯酸甲酯（PMMA）骨固定栓。尽管家兔模型研究报道了新生韧带组织形成，但大部分支架仍然在20周之后断裂。这些结果说明尽管它是仿生材料，但是这一系统不足以维持膝关节的长期稳定性。人们针对基于蚕丝的ACL替代物进行了一系列体外及体内研究[94,95,97-99]。具体来说，一种基于蚕丝纤维的新型支架被设计出来后，人们对其进行研究评估化学和机械刺激对种植的间充质干细胞（MSCs）分化的影响。研究表明，可溶性化学因子，例如碱性成纤维细胞生长因子（bFGF），还有张力和扭力负荷，都可以分别驱使MSCs在蚕丝支架上的基质加工和成纤维细胞性分化过程[94]。此外，当化学和机械刺激共同作用，且作用时间受控，可以增强MSC的反应[97-98]。人们使用山羊模型对该植入物进行了体内研究，组织学和力学上均获得了理想的结果，例如植入12个月后，膝关节刚度和极限抗拉强度显著增加。这种假体目前正在进行临床试验[99]。

Liu等[100]也利用基于蚕丝的支架进行了一系列研究，对一种结合了微孔蚕丝海绵的编织ACL重建移植物进行了优化。设计这个双相系统是为了模拟天然组织的细胞外基质，为替代韧带提供足够的机械强度。这个支架在家兔模型进行了体内移植，随后又在家猪模型进行了移植，在24周之后，支架上可以观察到大量韧带样组织[101, 102]。此外，一些体外研究致力于进一步优化支架，包括应用蚕丝缆增加抗张强度，编入释放 bFGF 的 PLGA 和 RADA16 肽纳米纤维提高细胞的生物合成以及加入蚕丝纳米纤维排布调控细胞排列和基质合成[62, 103-105]。

从最初的单相系统发展而来，Cooper 等[91, 92, 106]在体内和体外设计并优化了一种用于韧带组织工程的 α-羟基酯微纤维编织支架。其结构和多孔性在体外进行标准化，利用编织技术重现天然韧带的力学性能。同时为了骨形成，在支架两端使用更加致密的纤维排列。支架的化学组成也根据体外的降解情况和细胞反应进行了优化，最终选择了 PLLA，原因是它在8周的培养期内能够维持结构完整性[92]。然后通过家兔模型对优化的支架进行了 ACL 重建的体内实验[91]。研究显示，在植入支架上种植细胞可以显著改善功能结局，但是两组的支架在植入12周后均发生了断裂。一项随访研究中，Freeman 等[107, 108]评估了编织和缠绕两种方法对于 PLLA 微纤维系统力学性能的影响，证明了缠绕联合编织可以增加移植物的极限抗张强度和 toe 区长度。Barber 等[109]报道了他们开发的一种应用于 ACL 重建的纳米纤维编织支架。通过改变编织纤维束的数量并进行力学性能测试可以对支架结构进行优化，随着编织数的改变，toe 区和弹性模量仅有极小的变化。在体外在支架上种植间充质细胞（MSCs），可以观察到细胞存活和增殖。

另一种正在研发的支架系统以韧带-骨界面再生为目标，这对于生物移植物或合成移植物的生物固定至关重要。Spalazzi 等[110, 111]设计了一种用于重建 ACL-骨交界的三相支架，并通过体外实验和体内实验进行了评估。该支架由3个独立但连续部分组成，每一部分都针对骨-韧带交界区中特定的组织区域设计：A 相的设计使用 PLGA 网，B 相由 PLGA 微球组成，C 相由热压结 PLGA 和 45S5 生物活性复合玻璃组成[112]。它们分别用于韧带、交界区和骨骼形成。将这种分层支架植入无胸腺大鼠的皮下进行评估，可见 A、B、C 区大量的组织形成。体内实验中，交界区内可以观察到细胞迁移和基质产生增加，并且相特异性控制的基质异质性得以保持。一旦在支架相应的部分建立起韧带成纤维细胞、软骨细胞、成骨细胞的三重培养，在 A 相和 C 相上可以分别看到韧带样和骨样基质的产生，而 B 相上可见纤维软骨样组织。植入2个月后，交界区内可见软骨样细胞周围包裹 I 型胶原、II 型胶原和糖胺聚糖组成的基质，提示交界区组织形成。

除了 ACL 重建以外，人们还对一期 ACL 修复的新方法进行了研究，以期解决 ACL 重建不能延缓 ACL 损伤患者骨关节炎提前出现的难题[113-115]。通过一系列体外和体内实验，人们设计并优化了一种将胶原植入物和全血相结合的专利支架[116]。该系统最初通过 ACL 中央缺损模型进行了评估，在这个模型中，胶原植入物被富血小板血浆加强后填补在缺损区，而非替代 ACL。Murray 等[116, 117]通过犬动物模型，使用含 PRP 和不含 PRP 的胶原支架修复 ACL 中央缺损，并评估修复后6周 ACL 的组织和力学性能。结果显示，相比对照组，PRP 加强的胶原凝胶表现出更高的缺陷填补率和强度。此外，PRP 加强的胶原可使再生组织与内侧副韧带的性质相似，而内侧副韧带的愈合能力大于 ACL。这种胶原-血小板复合物（CPC）还被用作标准自体移植物重建方法的补充治疗。在一项研究中，Joshi 等[118]在猪体内用骨-髌腱-骨自体移植物进行了单侧 ACL 重建，同时在手术区域使用或不使用 CPC。在手术4周、6周和3个月后评估结果。尽管在术后第6周，两组都看到了屈服载荷和刚度的暂时性下降，但在术后3个月时，应用 CPC 进行修复的治疗组的屈服载荷和线性刚度提高。在另一项研究中，Fleming 等[118]利用同样的动物模型评估了加用 CPC 在术后15周内的效果。结果佐证了先前的发现，从长远来看，加用 CPC 的试验组的屈服载荷和最大破坏载荷大于标准 ACL 重建的对照组。此外，组织学研究发现移植物的结构性能也被 CPC 所改善。另外，该复合材料还可以作为植入物，加强缝合修复的 ACL。人们在家猪模型中，进行了两项研究评估了胶原或 PRP 在 ACL 重建中单独的作用，结果发现，二者都不能改善功能特性[119-120]。Mastrangelo 等[121]将胶原和 PRP 相结合，利用 PRP 浓度不同（分别为基线、3倍和5倍浓度）的 CPC 桥接 ACL 残端和股骨隧道，并在术后13周内评估修复的 ACL 的力学性能。人们发现，无论 PRP 浓度高低，CPC 都增加了修复 ACL 的力学性能。更多的体外研究发现，血小板和血浆蛋白可以促进 ACL 细胞愈合，红细胞可以协助成纤维细胞产生胶原，白细胞可以释放合成生长因子[122-127]。依据这些结果，人们认为 PRP 在增强胶原支架从而提高 ACL 修复效果上不优于全血。因此，正在进行的大动物模型和人体试验都使用的是全血。在一个大动物模型中，6个月和12个月的结果显示使用全血增强的胶原支架修复 ACL 与 ACL 重建的力学性能相似[130, 131]。重要的是，他们还发现使用全血增强的胶原支架修复 ACL 后的猪膝，手术 1 年后骨关节炎显著减少[130]。基于这些有前景的动物模型研究，FDA 批准了首个 I 期人体试验，共计招募 20 个患者[132]。10 名患者使用了胶原支架、全血进行 ACL 一期缝合修复，10 名患者用异体腘绳肌进行重建。两组都没有出现显著的关节炎症或关节感染，疼痛和渗出等方面也没有区别。术后 3 个月的 MRI 显示所有患者 ACL 和移植物均完整。腘绳肌力量在 ACL 修复组显著增加[132]。

Murray 等[133] 正在进行一项 FDA 批准的 100 名患者规模的随机对照临床试验，使用专利胶原支架增强 ACL 近端股骨撕脱修复，早期结果非常理想。

总之，因为韧带（例如 ACL）固有的愈合潜能不足，韧带的重建需要使用植入物，最常用的是自体和同种异体移植物。在 1980 年代，合成 ACL，例如 Gore-Tex、LARS 韧带和 Leeds-Keio 被广泛用于 ACL 的重建手术。尽管短期效果令人满意，但长期结局却较差，最终导致了大多数合成移植物撤出了市场。为了替代生物性移植物从而解决韧带移植物的市场供应不足问题，组织工程作为一种 ACL 再生的潜在方法进入了人们视野。人们在体外和体内对各种各样的聚合物材料进行了测试。人们还通过引入生长因子以及对支架主动施加负荷等方式改善移植物的效果。人们还设计了分层植入物，体外和体内实验结果充满前景。尽管它们令人憧憬，但大多数组织工程植入物还在体外实验或者小动物体内实验评价阶段，它们真正的临床作用仍有待临床试验证明。最近一项实用天然支架结合全血的临床试验可能使 ACL 的一期愈合成为可能，而且有可能将 ACL 重建转变为 ACL 修复，这或许有助于推迟 ACL 损伤后骨关节炎的发生。

半月板损伤的移植物

半月板是膝关节中一纤维软骨组织，其功能是在正常活动中分散压力和剪切应力，还可以在受力和不受力的过程中将滑液分布到整个膝关节中[134, 135]。半月板的含水量高（占总质量的 78%），主要由 I 型和 II 型胶原以及少数其他类型胶原、蛋白聚糖组成，且 80% 是无血管供应的[136]。半月板损伤既可以是外伤性的，也可以是退行性的。目前的治疗选择包括非手术治疗（例如物理治疗、非甾体抗炎药和激素注射）以及手术治疗，包括半月板修复和半月板部分切除[137]。半月板修复是通过缝合修复半月板撕裂，通常只在半月板与

滑膜交界的有血供区域进行[137]。由于能够通过修复手段治疗的半月板损伤具有特殊性，半月板部分切除术更加常见。仅在美国，2006 年就进行了 690 000 例半月板部分切除术[6]。半月板切除术旨在切除损伤的半月板组织，同时尽可能多地保留正常组织。因为被切除的组织涉及无血管区，所以有限的血供导致了修复率较低，造成了半月板缺损，导致功能缺失。

于是，为了恢复膝关节功能，人们大力开展半月板异体移植物和组织工程移植物的研究。尽管同种异体移植物已经被证明可以在短期内减少疼痛并改善患者膝关节功能，但是异体移植物存在固有缺陷，包括来源有限，可能传播疾病（例如人类免疫缺陷病毒和肝炎病毒），有感染或者导致免疫反应的风险等。这些移植物还被 MRI 证明会发生收缩且机械强度降低，可能导致撕裂和异体移植物功能障碍[138]。Brophy 和 Matava[6] 以及 van Tienen 等[139] 详细综述了近年来人们研发的可能作为同种异体移植物替代品的组织工程半月板植入物。组织工程植入物可以为缺损部位提供支架结构，允许周围天然组织中的细胞向支架中长入。这些细胞随后可以再生成新的组织，而支架结构可以承受机械负荷，并随着有功能的再生组织填充缺损而逐渐降解，最终被完全替代。

本节主要论述替代半月板的三种合成植入物：胶原半月板植入物（collagen meniscus implant, CMI）、水凝胶和聚合物支架。这些植入物都经历了大量的生物兼容性、细胞反应、生物降解能力、力学性能的体外和体内测试。

CMI 是一种纯化的 I 型胶原植入物，来源于牛的跟腱。向胶原中加入糖胺聚糖，然后在模具中进行结构塑形、冻干并在甲醛中交联[140]。该植入物用于内侧和外侧半月板的手术修复，需要半月板周缘以及完整的前后角提供附着点[140, 141]。许多研究将 CMI 支架植入半月板撕裂的患者中评估支架治疗的可行性。一些对 CMI 的软骨保护能力的研究表明，植入后关节间隙和软骨表面可以得到保护[141-145]。手术后 5~10 年的 MRI 可见半月板新生组织形成，并与宿主组织整合良好。然而，MRI 上新生组织的信号与周围的天然组织不同，这意味着再生组织的结构与组成和天然组织并非完全相同[144, 146, 147]。大多数情形下，新生半月板组织相比宿主组织体积减小，但是参考患者评分，这种差异不具有重要的临床意义[144, 146, 147]。此外，缺损填充在 1 年内大约可达 70%[141, 146]。植入物吸收情况的研究结果各不相同，有的研究没有观察到吸

收，有的研究观察到到移植物在 5 年内完全降解。不过在所有情况下，都没有炎症或副作用的报道。为了比较 CMI 与单纯行半月板部分切除术的对照组的有效性，Rodkey 等[146]随访了 311 名接受 CMI 植入或半月板部分切除术的患者（年龄 18～60 岁）。结果表明：术后 5 年，使用 CMI 治疗的患者的 Tegner 活动水平评分提高，而两组患者的 Lysholm 疼痛评分没有差异。此外，CMI 治疗的患者进行翻修手术的数量减少了 50%[146]。Zaffagnini 等[143]对 36 名男性患者（年龄 26～60 岁）进行了一项 10 年的研究。不论是否植入 CMI，每组仍有 2 名患者在术后 10 年内进行了翻修手术。本研究同样观察到术后 5 年，CMI 植入组患者的 Tegner 活动水平评分高于对照组，且类似的活动水平维持到术后 10 年。此外，植入了 CMI 的患者术后 10 年的 VAS 疼痛评分显著改善[143]，Lysholm 疼痛评分与对照组近似（如 Steadman 和 Rodkey[141]两人先前的研究所示）。Grassi 等[148]最近发表的一篇系统性综述纳入了 11 项研究（396 名患者），比较了 CMI 的临床结果和并发症，结果发现：术后 6 个月到术后 10 年，Lysholm 评分和 VAS 评分均有改善。Tegner 活动水平在术后 12 个月达到峰值，在后续随访中下降，但依然高于术前水平。这篇综述总结到：CMI 的临床效果积极可靠，尤其可以改善膝关节功能和疼痛，且并发症和再手术率很低[148]。2015 年，CMI 获得了美国 FDA 的批准。

另一类半月板植入物是由聚合物材料制成的。Actifit 是人们开发的一种脂肪族聚氨酯植入物，用来修复内侧和外侧半月板撕裂。该移植物由两种具有不同力学性能的可降解聚合物组成：80% 为力学上相对柔软的聚 ε- 己内酯聚合物，20% 为力学上相对坚硬的聚氨酯片段[149]。人们通过体外和体内测试对该混合聚合物的力学性能、降解能力、生物兼容性进行了优化[150-153]。这种支架表现出了相对缓慢的降解速度（需要 5 年才完全降解）。在绵羊尸体模型中它被证明可以改善接触面积和压力。在犬模型体内实验中，植入后 6 个月时可以观察到组织长入支架和关节囊[156]。Verdonk 等[157, 158]进行的临床试验共纳入 52 名半月板部分损伤患者，比较了接受 Actifit 植入术和接受标准半月板部分切除术的患者。使用 Actifit 的治疗组中，85.7% 的患者在术后 3 个月时观察到了组织长入，且术后 12 个月的活检表明细胞出现了半月板样分化潜能。所有接受 Actifit 植入物的患者的国际膝关节文献委员会评分（IKDC 评分）、膝关节损伤和骨关节炎结局评分（KOOS 评分）以及 Lysholm 膝关节评分均有显著改善，提示术后 2 年内支架可以恢复一定水平的膝关节功能。最近发表的 Actifit 植入术后 4 年的临床及 MRI 结局的中期随访报告发现疼痛评分和膝关节功能评分均比基线有显著改善[159]。MRI 检查未发现关节软骨明显改变。Actifit 尚未被美国 FDA 批准，但在欧洲已经获批应用。

最近发表了一种新型可吸收聚合物纤维加强的半月板重建支架的研究结果[160]。利用绵羊模型，人们研究了支架 1 年内的完整性、抗张抗压力学、细胞表型、基质结构和成分以及对关节软骨表面的保护能力。研究观察到了以 I 型胶原和 II 型胶原为主的纤维软骨修复，部分区域的基质结构和生化成分与天然组织相似，推断这种可吸收纤维加强的半月板支架可以支持功能性新半月板组织的形成。

另一种有应用潜力的半月板植入物是 NUsurface，它是一种周围用 Kelvar 纤维加强的聚碳酸酯聚氨酯植入物，模拟了半月板的功能特性[161]。这些纤维根据天然半月板的胶原纤维网络排列。绵羊模型中的预研究显示，这种植入物耐磨损，还可以阻滞软骨的微小退变[162]，但骨关节炎评分总分并不受影响。

很多其他有前景的技术也正在进行研究，尽管大多数还没有达到临床试验阶段。例如，可生物降解的聚己内酯纳米纤维已经被用于模拟天然半月板胶原纤维排列，具有潜在的极佳生物兼容性，并获得了具有前景的结果[163]。泡沫聚己内酯支架的体内实验发现形成的半月板样组织的初始机械特性接近天然半月板[151, 156, 164]。修复半月板的水凝胶支架（例如聚乙烯醇）也进行了体内实验评估，可以促进半月板样组织的再生，还具有软骨保护作用[153, 165-167]。尽管这些组织工程植入物具有应用前景，但根据目前的前临床研究和临床试验结果，最终的临床应用还需要时间。最新的半月板治疗方法是将 MSC 融入到技术中[168-171]。

软骨和骨软骨修复植入物

关节软骨覆盖关节表面，几乎可以实现无摩擦运动，还可以承重。软骨由液体成分和固体成分组成，是一种高度特化的组织，结构 - 功能关系非常复杂[172]。软骨大部分没有血管和神经支配，因此其自我修复的能力很有限[173]。软骨缺损的临床治疗方法包括关节灌洗、软骨下钻孔、微骨折和骨软骨移植（自体或同种异体移植物）。然而因为多余的纤维软骨形成和移植物 - 骨整合不足，很多治疗方法的长期效果不佳[174-176]。此外，尽管骨软骨同种异体移植物有着积极效果，但传播疾病的风险、移植物的可获得性以及保存和存储等问题仍然存在[177]。人们开发研究了代替治疗技术，包括自体软骨细胞移植（autologous chondrocyte implantation, ACI）、微粒化幼稚透明软骨（DeNovo, Zimmer）和干细胞软骨形成。ACI有许多可以使用的支架，还有两期和一期手术技术，下文会进一步讨论。

Brittberg等[178]发表了证明ACI应用前景的第一篇临床报道，研究使用两期手术技术，首先在关节镜下从健康软骨供区（通常是膝关节髁间隆起）获取自体软骨细胞，在体外扩增后，再进行第二次开放手术引入缺损区。同时还需要从患者身上获取自体骨膜瓣，用来将细胞固定在缺陷区内。这一方法是美国FDA批准的第一个用于软骨修复的细胞制品，成为了现有软骨修复技术和全关节置换之间的折中治疗手段，克服了传播疾病风险以及移植物来源、保存、储存等问题。尽管ACI带来了令人满意的临床结局[179]，但此方法本身存在一些局限性。显而易见，两次外科手术会增加患者花费并延长康复时间[180]。此外，研究还报道了软骨肥大的病例[181]。最后，尚不清楚这些细胞能否从长时间的单层培养中完全恢复，能否均匀地分布在修复组织中以及实际上有多少细胞能保留在缺损部位[182]。

为了克服ACI过程的缺陷，第二代和第三代技术应运而生，它们使用3D基质替代骨膜，支持并固定软骨细胞，保证缺损区域细胞的均匀分布。基质可由多种材料组成，包括天然材料和合成材料，在初期临床试验中表现出很大的应用前景。天然基质以其可以通过设计达到高度模拟天然软骨基质的能力吸引了人们的注意。基质辅助的软骨移植（matrix-assisted chondrocyte implantation, MACI）是第二代ACI技术，这项技术将自体扩增软骨细胞种植在一种猪来源的Ⅰ/Ⅲ型胶原双层基质结构中。支架的应用有效免去了获取骨膜的需求。Bartlett等[183]进行了一项MACI和ACI-C（用Ⅰ/Ⅲ胶原瓣代替骨膜）的随机对照研究，研究共纳入91名膝关节软骨缺损患者，结果发现两种治疗方式的临床效果相似。最近，Basad等[184]进行了一项比较MACI与微骨折技术的研究，纳入了60名孤立软骨缺损灶的患者。结果发现，使用三种不同的评分系统评价临床效果（Tegner评分、国际软骨修复协会-患者评分、国际软骨修复协会-医生评分），术后MACI效果显著优于微骨折。Zheng等[185]对56名接受MACI治疗的患者队列进行了组织学分析，发现这项技术利于软骨细胞表型的维持，aggrecan、Ⅱ型胶原和S-100的表达情况均支持该结论。术后6个月后，人们发现75%的透明软骨再生。Behrens等[186]和Ebert等[187]分别对11名患者和41名患者进行了为期5年的随访研究，发现患者满意度高，失败率低。2016年，MACI获得了美国FDA的批准。

软骨再生系统（Cartilage Regeneration System, CaReS）也使用胶原基质进行基于细胞的软骨重建；然而，CaRaS使用大鼠来源的Ⅰ型胶原基质，并种植未经单层培养扩增的初代细胞。这种技术的假设是没有经过单层扩增的细胞可以更有效地重建软骨组织。Flohe等[188]比较了CaReS系统与MACI治疗对20名患者软骨缺陷修复的效果，发现手术1年后，两种治疗都可以改善临床结局，且组间没有检测到显著性差异。在一项多中心临床试验中，Schneider等[189]在2003—2008年期间随访了116名接受CaReS植入的患者，医生评估的整体治疗满意度中，88%的患者为好或非常好；患者评估的整体治疗满意度中，这一数据为80%。这些结果具有极好的应用前景，但是仍需要更长期的随访才能确定CaReS系统相对于其他方法是否有独特的优越性。

NeoCart系统也摒弃了自体软骨细胞的单层扩增。这项技术中，软骨细胞被培养在由牛Ⅰ型胶原制作的支架上，然后在定制的生物反应器中通过调节压力和低氧分压模拟膝关节环境。Crawford等[190]在一个小型试验中证明了该系统的临床安全性，共8名患者接受了NeoCart治疗。在这项研究中，治疗后的疼痛评分显著降低，且这些患者无一出现软骨肥大或关节纤维化。最近，一项随机对照临床试验纳入了30名患者，比较了Neocart植入物与微骨折。研究发现，用Neocart治疗的患者在术后第6个月和第12个月时治疗有效的患者比例更高，这种趋势一直延续到术后2年[191]。

ChondroMimetic是一种更加复杂的植入物，它由三种天然材料组成，其设计高度模拟天然软骨环境。该植入物是一个由胶原、糖胺聚糖和磷酸钙组成的双层多孔栓。这种支架可以预先用无菌液体和自体血液进行水化。尽管ChondroMimetic是一种无细胞的成品支架，但它可以与ChondroCelect结合使用，后者是由同一家公司（TiGenix）开发的细胞技术产品。2010年10月，ChondroMimetic在欧洲上市。2017年7月，一项开放式大型临床试验才展开患者登记。

除了胶原植入物，人们还开发了基于透明质酸的基质。Hyalograft C 是一种结合了自体软骨细胞的透明质酸支架（hyaluronic acid scaffold, HYAFF）。HyaloGraft C 既可以应用于关节镜手术，也可以用于开放手术。有研究报道了术后 7 年的临床结局令人满意[192]。一项对 70 名年轻患者进行了 3 年和 4 年随访的前瞻性研究和一项对 36 名患者进行了 2 年和 3 年随访的研究都报道了临床结局的改善[193, 194]。一项对 62 名患者进行的 7 年随访研究发现，相比女性患者，进行体力活动的年轻男性患者用 HyaloC 治疗的临床效果最好[195]。Nehrer 等报道，尽管 Hyalograft C 为具有主要治疗指征的患者（例如，膝关节健康稳定且只患孤立软骨缺损的年轻患者）带来了满意的修复效果，但是不宜作为保膝手术或在骨关节炎患者中使用。Kon 等[196] 在 41 名专业或半专业足球运动员中比较了 Hyalograft C 和微骨折，发现尽管微骨折可以允许运动员更早地回到赛场，但使用 Hyalograft C 进行修复可以带来更加持久的临床效果。此外，Kon 等[197] 还将 Hyalograft C 与 MACI 比较，在一项 61 名患者（均大于 40 岁）的临床试验中，Hyalograft C 治疗的患者的 IKDC 主观评分改善更加迅速，而术后 2 年随访时两组评分类似。

BioCart Ⅱ 是一个更新的产品，它将重组透明质酸与同源人纤维蛋白相结合，形成一个大孔海绵状结构，然后种植重组成纤维细胞生长因子 2 变异体预处理的自体软骨细胞。Nehrer 等[198] 在 8 名患者身上进行的初步研究发现 BioCart Ⅱ 系统可以良好地填补软骨缺损。随后，Eshed 等[199] 在一项评估了 31 名 Biocart Ⅱ 移植术后患者的研究中报道：从术后 6～49 个月不等的时间内，缺损的愈合随着时间显著改善。

BST-CarGel 是另一种基于天然聚合物的支架，它是一种可注射的壳聚糖支架，与骨髓刺激技术联用，形成体积恒定的血凝块驱动软骨的再生。BST-CarGel 只需要一次手术操作注射到缺损区内并直接在原位交联。Shive 等[200] 随访了使用 BST-CarGel 治疗的 33 名患者，报道的初步证据提示 BST-CarGgel 具有治疗多种病因导致的局部软骨缺损的潜能。另外，基于海藻酸盐和琼脂糖的支架，例如 Cartipatch 系统和一种小珠系统也进行了研究，然而这些方法的临床报道鲜有发表[201, 202]。

除了天然来源的产品以外，一些基于合成聚合物的支架也已进入了欧洲市场。BioSeed-C 是一种基于聚乙醇酸 /PLA 和聚二噁烷的材料，并与悬浮于纤维蛋白中的培养扩增的自体软骨细胞相结合。Kreuz

等[203] 随访了 9 名患有骨关节炎并接受了 BioSeed-C 治疗的患者，在植入 1 年后报道了良好的临床结局。而且，BioSeed-C 在术后 4 年内保持稳定，提示它可能在修复膝关节局部退变性软骨缺损的治疗中充满前景[203]。Kreuz 等[204] 在一项更大型的对 52 名全层软骨缺损患者的研究中发现 BioSeed-C 治疗 4 年后有良好的临床结局，但在机械强度上仍一直存在不足。作者认为这种不足可以通过专门对肌肉力量进行康复训练加以解决[204]。

软骨自体移植物植入系统（Cartilage Autograft Implantation System, CAIS）是另一种基于聚合物的治疗手段，它是一种由 35% 的聚己内酯和 65% 的聚乙醇酸组成并通过聚二噁烷网加强的可吸收共聚物泡沫（Advaced Technologies and Regenerative Medicine）。该方法为一期手术，术中获取自体软骨，研碎并均一地分布在用纤维蛋白封装的支架中。聚合物泡沫的设计是为了固定组织碎片的位置，而聚二噁烷（polydioxanone, PDO）网使泡沫在植入操作时具有足够的机械强度。Cole 等[205] 在一项对 29 名患者术后 1 周、2 周直到术后 2 年的定期随访研究中比较了 CAIS 治疗和微骨折。研究发现 CAIS 使 KOOS 某些分项得分显著改善，进而得出结论，CAIS 是一种治疗局部软骨缺损的安全、可行且有效的方法，可以改善长期临床结局[205]。

除了软骨移植物，人们还发明了可以解决软骨和骨软骨缺损的植入物。Cartiva 是一种多聚乙烯醇晶胶，由可以替代骨软骨移植物（无论自体移植物还是异体移植物）的圆柱形凝胶组成，从 2002 年开始就被用于患者。Falez 和 Sciarretta[206] 进行了初步临床研究，并得出使用该治疗方法需要严格限制适应证的结论，适应证包括：有症状的 3 级和 4 级软骨或骨软骨缺损、最大范围为 15 mm 的局灶性单间室缺损、患者年龄在 40～70 岁之间、无角度畸形或关节不稳定。尽管有移植物失效或者脱落的报道[207]，但是合成软骨的再表面化技术具有无供区破坏、一次手术和术后快速承重的优点[206]。

TruFit CB 栓也是一种骨软骨合成植入物，由被 PGA 纤维和硫酸钙盐加强的多孔 PLGA 支架制成。Dhollander 等[208] 研究了 TruFit CB 用于骨软骨修复的效果，观察到了有限的结果。在一项最近的研究中，Joshi 等[209] 报道，在 10 名中位年龄为 33 岁的患者中，尽管 TruFit CB 系统初期缓解了症状，但术后 2 年内并未观察到软骨下骨的再生，可能导致移植失败和再手术的远期结局。

在 Filardo 等[210] 对支架修复关节软骨损伤的系统性回顾中，总结了 9 种二期手术方法和 7 种一期手术方法。文章指出，尽管有大量的细胞 / 支架可供选择，但是仍然缺乏探索疗效和长期结果的设计精良的研究。总的来说，市面上有大量可用于软骨和骨软骨修复的天然材料和合成材料支架。植入物具有超越 ACI 技术的优势，因为它们不需要自体骨膜组织，解决了细胞均匀分布和缺损区细胞保留的难题，它们还可以提供一个利于软骨细胞表型维持的 3D 基质。大多数植入物被设计用于软骨组织再生，而骨软骨植入物为骨和软骨的再生提供了支持。正如前文所提到的，软骨修复的下一个前沿很可能是用 MSCs 加强前面提到的支架。Kon 等[211] 对应用与不应用细胞的支架治疗进行了系统性综述，发现绝大多数应用细胞的研究都优于仅仅使用支架的研究（89 篇文章中的 71 篇）。然而，鉴于支架产品和细胞类型的多样性，严谨地比较结局是很困难的。展望未来，新的方法将致力于将合适的细胞募集到无细胞的支架，研发更理想的支架微结构，以及将移植物和受体组织进行整合[170]。

缝合线

本章中讨论的很多合成植入物都需要通过缝合固定在植入位点上。和前面讨论的植入物类似，也必须要考虑到缝线的生物兼容性和力学性能。除了承受生理负荷外，缝线的力学性能还需要承受打结产生的压力[212]。本节将讨论不可吸收缝线与可吸收缝线，以及单股和编织缝线。不可吸收缝线是用惰性材料制成的，不能降解而永久地留在修复位点，抑或人工拆除。而可吸收缝线在体内会随着时间降解，它们通常由聚合物制成，可以通过水解或者酶解的方式进行降解。不同种类的缝线对特定组织的修复过程有各自的优势，可进一步被分为单股缝线和编织缝线。单股缝线由一根纤维组成，而多股缝线由多根纤维组成，外面常包裹一层鞘。编织缝线由多股纤维构成，其优势在于表面有沟槽，可以防止线结松开，易于操作，且有较弱的记忆性（缝线回弹到初始位置的趋势较弱）。缝线可以由一种聚合物或多种聚合物混合组成，取决于机械和降解需求。

不可吸收缝线是用惰性材料制作的，例如尼龙（Dermalon、Monosof、Surgilon、Nurolon、Ethilon）、聚丁酯（Novafil、Vascufil）、聚酯（Surgidac、Ti-cron、Cottony Ⅱ）、聚乙烯（MaxBraid、Mersilene、Ethibond）

和聚丙烯等（Surgipro、Deklene、Prolene）。这些材料诱发的炎症反应较轻[213]。这些不可吸收缝线用于深部组织的修复，这些部位需要长期的稳固；或者用于皮肤的闭合，缝线可以在伤口愈合后人为取出[214]。尽管使用不可吸收缝线可能导致异物反应，但可吸收缝线可能会在降解过程中造成局部降解产物堆积，进一步诱发机体反应。

可吸收缝线是使用可生物降解的聚合物制成的。很多缝线使用的材料在降解过程中诱发的炎症反应较轻，然而市面上的一些缝线材料可能引起中度的异物反应。常见的用于缝线的生物降解性聚合物包括 PGA（例如 Dexon S）、PLLA、PDO（例如 Monodek、Ethicon）、多聚 -L, D- 乳酸以及它们的共聚物[212]。这些材料的降解速度不同，材料中乳酸含量越高则降解越慢[212]。至于炎症反应，研究证明聚葡糖酸酯（例如 Maxon）和 PDO 缝线，相比其他材料例如 PGA（例如 Exon）和 polyglactin（例如 Vicryl），引发异物反应更小[214-219]。猫肠和蚕丝纤维可以诱发中度到强烈的炎症反应，通常用于皮肤缝合[212]。其他市售可吸收缝线为了满足不同的打结性能和抗张强度而进行了不同的修饰，例如 PGA 加聚己内酯：PGA 涂层（如 Bondek Plus）、poli-glecaprone 25（如 Monocryl）、聚己酸酯（如 Dexon Ⅱ）、PDO 加 Polyglactin 910 涂层（如 Vicryl）和 polyglytone（如 Caprosyn）。

单股缝线由于接触机体的表面积小，所以异物反应最小[220, 221]。表面积的减小也使得缝线的水解速度变得更慢，所以相比其他缝线，这些缝线可以更长时间地维持机械性能[218-219]。它们还更加易于清除，但是有高记忆力的问题，这使得外科手术中的操作更加复杂，因为材料较硬，缝线容易回弹到初始形状。编织缝线有便于打结的独特优势[222-225]。编织结构还能帮助缝线维持线结的稳定，可以最大程度减少术后线结松脱的风险。编制缝线还具有较弱的记忆性，让它们比单股缝线更好操作。人们还对这些缝线做了进一步的修饰以改善它们的打结性能。例如，Ethibond 是一种聚酯编织缝线，包裹聚丁酯涂层，从而使得表面更光滑，可以辅助关节镜下打结[226, 227]。Tevdek 和 Polydek 有 PTFE 涂层，可以增强其强度。研制出的 FiberWire 缝线可以解决关节镜下缝线打结时断裂的问题，它由超高分子量聚乙烯（UHMWPE）制成，周围围绕着聚酯编织层[213, 214, 225, 228, 229]。最近研发出了完全由 UHMWPE 组成的编织缝线（如 ForceFiber、MagnumWire、Ultrabraid 和 Hi-Fi）。Orthocord 是 另一种 UHMWPE 缝线，具有一个 PDO 核心，外被 polyglactin 910 涂层，使得表面的阻力更小，改善打结性能。人们还开发出了更厚的材料，例如 FiberTape（Athrex）。研究比较了 FiberTape 和 2 号线在双排肩袖修复中的作用，发现粗厚的 FiberTape 在足印区的接触压高出 3 倍，极限载荷高出 1.5 倍[230]。尽管 FiberTape 有着出众的生物力学特性，但术后 6 个月两组间的再撕裂率却没有统计学差异（Tape 组 16%，缝线组 17%）[230]。

尽管编织缝线具有利于操作的优势，但其沟槽结构可能引起并发症。由于缝线的纤维结构，污染在编织缝线中更容易发生，尤其是在免疫活性细胞无法浸润的沟槽区域[223, 224]。因此，人们已经研发出很多带有抗微生物涂层的缝线，例如 Ethicon 在 Vicryl、PDO 和 Monocryl 缝线上使用的三氯新涂层[222, 231-234]。三氯新涂层可以在体外抑制金黄色葡萄球菌生长，也可以在豚鼠模型体内抑制超过 48 h。

最新的实验室工作进一步拓宽了缝线的功能，实现了生长因子给药和机械性能改善。许多研究已经证明了缝线在修复位点释放生长因子促进愈合的潜能。例如，动物模型研究发现缝线表面释放的生长因子 PDGF-BB 可以促进肌腱愈合[235, 236]。最近，人们研发了多孔缝线，允许生长因子释放水平大幅增高且不削弱缝线的机械性能[237]。为了改善缝线与其接触组织之间的负荷传递，人们还研制了一种黏性涂层缝线[238]。以屈肌腱修复为例，这种方法可使修复强度提高 12 倍。

带线锚钉

不同的缝线常和各种带线锚钉配合使用，这取决于损伤组织修复的需求。带线锚钉在骨科手术中使用非常广泛，尤其是肩关节手术，例如肩袖[239, 240]及盂唇[154, 241]修复，以及肘关节手术[242, 243]。带线锚钉一般由手术时置入骨骼的锚钉和其上的缝线组成，缝线由制造商预先装到锚钉上或者在手术时通过锚钉上的线孔穿好。大多数用在带线锚钉上的缝线是 UHMWPE，其抵抗断裂的能力较强，但可能因为缝线滑脱而失效[244, 245]。本节将着重讨论带线锚钉的设计和作用。

常见的带线锚钉形似一颗螺钉，其尾部的线孔穿过缝线材料。诸如螺钉长度、直径，螺钉的螺纹数，螺钉线孔的位置等设计参数的细节取决于将软组织重新固定于骨表面时锚钉置入的骨组织的性质。肩袖修复术中，肱骨头大结节就是带线锚钉置入的目标区域。锚钉的抗拔出强度依赖于皮质骨和皮质下骨的固定，大结节的骨皮质通常较薄，因此术中进行骨表面处理时过度的刨削会削弱锚钉的抗拔出强度[231, 246]。例如，对于肩袖损伤，肱骨大结节处的骨密度由于所受负荷减小而降低[110, 212, 247]。由于骨密度会影响带线锚钉的固定和抗拔出强度，因此在选择带线锚钉时应考虑这一因素。

根据带线锚钉固定于骨的方式可将其分为旋入型带线锚钉和嵌入型带线锚钉。正如各类的名称所示意，旋入型带线锚钉带有螺纹，可以帮助锚钉深入骨质并在植入后将带线锚钉固定在位。旋入型带线锚钉有大径和小径；大径是整个带线锚钉的宽度，小径是带线锚钉内芯的宽度。而嵌入型带线锚钉是没有螺纹的。置入时，先在皮质上钻一直径稍小于锚钉的孔，再通过外力冲击让锚钉在骨质中前进。置入骨骼后，锚钉会膨胀，以防止被拉脱。与同等大小的嵌入型带线锚钉相比，旋入型带线锚钉虽然置换的骨量较少，但螺纹增加了锚钉与骨之间的接触面积，从而提高了抓持力[247-250]。

根据将软组织重新与骨附着后缝线的收紧方式，可以将带线锚钉分为两类：普通带线锚钉和无结带线锚钉。无结带线锚钉具有特殊的孔眼 - 缝线系统，不需要缝合。无结带线锚钉的设计在双排肩袖修复的外排中发挥了重要作用[251-254]。

带线锚钉还可以根据材质进行分类。早期用于肩关节手术的带线锚钉是用金属制作的（主要是钛和不锈钢）。在带线锚钉投入使用之前，金属材料已经广泛用于骨科植入物（如全髋关节置换假体），可以提供牢靠的固定。金属带线锚钉在标准术后影像图像上可见，从而可以评估带线锚钉的移位和可能的治疗失败。这些带线锚钉还具有生物惰性，与宿主骨组织的整合极小。例如，人们发现不锈钢锚钉会被一层纤维组织包裹，而钛锚钉可以引发轻微炎症反应。然而，金属带线锚钉的缺陷显而易见。第一个缺点与术后影像有关。MRI 是评估盂肱关节疾病的首选影像模式，但是金属带线锚钉可以导致图像失真。第二个缺点是，如果需要进行翻修手术，之前放置的带线锚钉可能会使新锚钉置入变得困难，因为之前置入的带线锚钉可能不易移除。此外，金属带线锚钉的并发症，如带线锚钉松动和疲劳导致的软骨损伤也有报道。因此，寻找缝合锚钉替代材料的需求仍然存在。

为了满足带线锚钉不影响成像或后续外科手术操

作的要求，同时不削弱带线锚钉的性能标准，人们开发了生物可吸收带线锚钉。这种带线锚钉比金属带线锚钉具有更好的生物相容性，还提供了与金属带线锚钉相同的软组织与骨的初始固定强度。但是可生物降解的带线锚钉应具有合适的吸收速度（即降解不能太快，否则新形成的组织重获机械完整性之前就会失去机械强度；也不能太慢，否则带线锚钉造成应力屏蔽，妨碍修复位点愈合）。另外，生物可吸收带线锚钉应使用生物相容性高，且毒性、抗原性、热原性或致癌性尽可能低的材料制作。鉴于这些要求，聚合物已成为带线锚钉的首选材料。早期的生物可吸收带线锚钉是用 PGA 制成的，因为它已经在其他 FDA 批准的生物医学器械中应用。然而，文献报道其较快的降解谱（3～4 个月）可能与固定早期失效、骨溶解、游离体形成和盂肱关节滑膜炎有关。因此，降解谱明显减慢的 PLA 材料被应用在了下一代带线锚钉中。目前，大多数生物可吸收带线锚钉都是用 PLA、PLA 和 PGA 的共聚物（PLGA）或者两者的混合物制成的。尽管生物可吸收带线锚钉的设计初衷是为了更优于金属带线锚钉，但它仍可能导致术后并发症，如骨溶解、软骨损伤和显著增加的患者不适。为了在不引起溶骨或滑膜炎的前提下，完好过渡锚定处初始固定强度到最终骨形成的过程，人们开发了生物复合材料带线锚钉。这种带线锚钉由一种生物可吸收聚合物和一种骨诱导性生物陶瓷（例如 β- 磷酸三钙）组成。随着带线锚钉逐渐降解，生物陶瓷也会降解，进而释放钙和磷酸盐底物，形成一个促进骨形成的环境。与单纯由生物可吸收性聚合物制成的带线锚钉相比，生物复合材料制成的带线锚钉可以加速新骨形成。因此，使用这些带线锚钉很少有炎症反应和并发症的报道。

聚醚醚酮（polyetheretherketone, PEEK）是一种新型带线锚钉材料[246]。它是一种不可生物降解的生物惰性聚合物，可透过放射线，具有抗化学物、热、辐射诱导的降解的能力。由于这些特性，PEEK 材料制成的带线锚钉可以提供较高的初始修复强度、较少的骨组织长入、较轻的炎症反应和良好的术后成像。此外，由于它是塑料，所以 PEEK 足够柔软，可以钻透，这使得翻修手术成为可能。因此，虽然 PEEK 带线锚钉的应用晚于金属带线锚钉和可生物降解带线锚钉，但是 PEEK 带线锚钉迅速在市场上流行起来。

由于功能要求，评价带线锚钉性能最重要的参数是拔出强度。Barber 等[79, 110, 246, 255-257]在猪股骨上常规评价并比较了市面上的带线锚钉的拔出强度。此前，

他们使用单次拉毁试验去测量拉脱强度[246, 255, 258, 259]；而在更近的研究中使用了循环负荷试验，以更加实际地模拟术后情境[260, 261]。此外，关节盂带线锚钉专门在致密的皮质骨中测试，而肩袖修复的带线锚钉则放置在松质骨中。从 2003 年到 2011 年已进行的研究中，66 种商品带线锚钉接受了测试，进而确定，金属带线锚钉的主要失效模式为缝线断裂，生物可吸收带线锚钉的主要失效模式为孔眼断裂，PEEK 带线锚钉除孔眼断裂外，还存在带线锚钉拔出[57, 246, 255, 258, 259]。在 Barber 等 2013 年的研究中，使用强力 UHMWPE 缝线后，缝线断裂不再是失效原因[256]。24 种肩袖带线锚钉和 13 种关节盂带线锚钉接受了测试。每个带线锚钉被试验 20 次，10 次在皮质骨中，10 次在松质骨中，每个带线锚钉都安装 UHMWPE 缝线。这些样品进行了 200 轮从 10N 到 100N 的负荷，200 轮负荷之后，再进行毁坏性测试。肩袖或关节盂带线锚钉置于皮质骨或置于松质骨测得的数据不同。肩袖带线锚钉比关节盂带线锚钉可以承受更大的载荷。肩袖带线锚钉失效的主要原因是孔眼断裂，而肩胛盂带线锚钉失效的主要原因是带线锚钉拔出。值得注意的是，所测试的全缝线锚钉与硬质带线锚钉的性能相当[256]。Goschka 等[254]的一项研究中，将双排肩袖修复中的全缝线锚钉与硬质带线锚钉进行了比较，发现循环载荷下两者的生物力学性能具有可比性。

Postl 等[262]的一项近期研究表明使用纤维增强的生物可吸收骨诱导磷酸钙（如 PMMA）加强的带线锚钉，可以增加 66.8% 的失效负荷。这对于明显软骨下囊肿形成或骨溶解患者可能是有用的工具。

为了在肩袖修复中减少骨破坏，人们发明了全缝线锚钉。Nagra 等[263]的最新研究应用循环负荷模型比较了 4 种市售的全缝线锚钉与传统带线锚钉。传统带线锚钉的抗拉强度显著高于全缝线锚钉。全缝线锚钉的主要失败原因是拔出，而传统带线锚钉因为缝线断裂而失败[263]。但值得注意的是，股四头肌腱的无结缝合带修复与经骨道或带线锚钉修复相比具有生物力学优势[264]。

多年来，带线锚钉已经发展成为骨科手术的重要工具，特别是在关节镜下的肩袖修复和盂唇修复。随着其设计的不断完善和多样化，其实用性在肘关节、髌骨等手术部位得到了体现。随着缝合强度的不断提高，无结带线锚钉和全缝线锚钉的发展，将实现手术技术的优化和患者预后的改善。

■ 总结

本章综述了目前运动损伤相关软组织修复（尤其是肌腱、韧带、半月板和软骨）的合成和组织工程移植物选择。这些植入物的研发和推行已经达到商业化和临床应用的不同阶段。肌腱修复中，ECM 来源的肌腱移植物和加强材料在临床研究中表现出各异的结局。替代治疗选择，例如合成和组织工程移植物被发展起来，肌腱再生和肌腱 - 骨整合的结果前景广阔。然而，在广泛开展临床应用之前，还有一些挑战需要克服。对于 ACL 损伤，自体移植物仍然是治疗的金标准，而合成和组织工程移植物的长远效果还有待证明，且仍在体外和体内实验的阶段。但是利用胶原支架加强的 ACL 修复的新技术在早期临床试验中表现出令人期待的结果。CMI 最近被美国 FDA 批准用于半月板植入，还有很多其他研发中的、有前景的技术，例如可生物降解的聚己内酯纳米纤维、泡沫聚己内酯支架，水凝胶支架用于半月板修复，尽管大多数都没有进入临床试验阶段。半月板治疗的前沿是引入 MSCs。最后，对于软骨和骨软骨修复，各种各样的市售合成和组织工程移植物已经在欧洲应用。2016年，美国 FDA 批准 MACI 作为第一个自体扩增软骨细胞加强的支架用于软骨修复。总之，鉴于对肌肉骨骼组织形成和修复的知识基础越来越深入，并且许多前临床研究结果喜人而临床研究目前在进行中，人们预期，合成和组织工程移植物会被广泛用于临床，以治疗使人衰弱的骨科伤病，并最终改善大量患者的生活质量。

选读文献

文献：Barber FA, Herbert MA, Coons DA. Tendon augmentation grafts: biomechanical failure loads and failure patterns. *Arthroscopy*. 2006; 22: 534-538.

证据等级：Ⅱ

总结：本研究的目的在于探究导致不同可商业购买的肌腱增强异体自体移植物失败的负荷强度和失败方式。测试了 GraftJacket, CuffPatch, Restore, Permacol 和 TissueMend，不同植入物类型的失败方式显著不同。理解每种移植物的独特性质和缝合位置需求是这项工作的核心，而非比较那种移植物比另一些更优越。

文献：Lu HH, Thomopoulos S. Functional attachment of soft tissues to bone: development, healing, and tissue engineering. *Annu Rev Biomed Eng*. 2013; 15: 201-226.

证据等级：Ⅳ，对 Ⅰ～Ⅳ级研究的系统综述

总结：这篇综述描述了软组织与骨之间的发育过程和结构功能关系。讨论了界面愈合反应，着重于机械负荷的影响以及细胞 - 细胞相互作用的作用。还探索了目前在界面组织工程方面的进展，强调了软组织到骨界面再生的关键策略，包含了一个对于面临挑战和未来方向的总结。

文献：Perrone GS, Proffen BL, Kiapour AM, et al. Bench-to-bedside: bridge-enhanced anterior cruciate ligament repair. *J Orthop Res*. 2017; doi: 10.1002/jor.23632.

证据等级：Ⅲ

总结：这篇综述详细介绍如何在临床前研究中使用组织工程策略来改善前交叉韧带 (ACL) 的愈合，然后在 FDA 批准的临床研究中应用于患者。它概述了 ACL 损伤的临床重要性，一期修复的历史，ACL 愈合失败背后的病理，临床前研究，FDA 对高风险医疗设备的批准过程，以及首次人体研究的初步结果。

文献：Grassi A, Zaffagnini S, Marcheggiani Muccioli GM, et al. Clinical outcomes and complications of a collagen meniscus implant: a systematic review. *Int Orthop*. 2014; 38: 1945-1953.

证据等级：Ⅳ，对 Ⅰ～Ⅳ级研究的系统综述

总结：这篇系统综述总结并评估了胶原半月板移植物（CMI）的临床结局及其并发症和失败率。共包含了 11个研究。参与 CMI 手术的总人数为 396 人，疼痛的 Lysholm 评分和 VAS 评分都显示了 6 个月到 10 年期间有显著改善。Tegner 活动水平在术后 12 个月达峰，在 CMI 植入的 5～10 年进行性减少。但是都保持在手术前水平之上。在所有的随访评估中，只有个别膝关节被国际膝关节文献协会分级（International Knee Documentation Committee grading）评估为"近乎不正常"或"不正常"。作者得出结论，CMI 在膝关节功能和疼痛方面结局良好，并发症和再手术率低。

文献：LaPrade RF, Dragoo JL, Koh JL, et al. AAOS Research Symposium updates and consensus. *J Am Acad Orthop Surg*. 2016; 24: e62-e78.

证据等级：Ⅳ，对 Ⅰ～Ⅳ级研究的系统综述

总结：美国骨科医师学会（AAOS）在 2015 年 11 月举办了一个研讨会，回顾了目前的关节软骨、肌肉、肌腱、骨损伤的生物学治疗现状，确认了这些新兴治疗的知识缺口。本综述概述了研讨会的发现，总结了如何更好地推进骨科损伤的生物治疗研究的共识。

文献：Filardo G, Kon E, Roffi A, et al. Scaffold-based repair for cartilage healing: a systematic review and technical note. *Arthroscopy*. 2013; 29: 174-186.

证据等级：Ⅳ，对Ⅰ～Ⅳ级研究的系统综述

总结：这篇系统综述探讨了膝关节软骨和骨软骨损伤的应用支架治疗，通过展示手术方案和这种基于支架的修复方法用于关节表面愈合的结果。作者选择了51篇文章，其中40篇着眼于两期手术而11篇聚焦一期手术方案。

文献：Barber FA, Herbert MA. Cyclic loading biomechanical analysis of the pullout strengths of rotator cuff and glenoid anchors: 2013 update. *Arthroscopy*. 2013; 29: 832-844.

证据等级：Ⅱ

总结：本研究的目的是评估循环负荷下带线锚钉的生物机械和设计特点。测试了超过20种带线锚钉。包括全缝合带线锚钉（all-suture）和无结锚钉。在干骺端和松质骨中，肩袖带线锚钉比关节盂锚钉的破坏负荷要大。肩袖带线锚钉失效的主要原因是孔眼断裂，而肩胛盂带线锚钉失效的主要原因是带线锚钉拔出。在不同的肩袖和肩胛盂带线锚钉中，没有观察到刚度的差异。

文献：Lu HH, Subramony SD, Boushell MK, et al. Tissue engineering strategies for the regeneration of orthopedic interfaces. *Ann Biomed Eng*. 2010; 38(6): 2142-2154.

证据等级：Ⅱ

总结：组织工程骨和软骨移植物面临的一个主要挑战是移植位点的生物学固定。这篇文章回顾了现有的对于韧带-骨界面、肌腱-骨界面和软骨-骨界面再生的组织工程学策略。

（Elizabeth R. Dennis, Jon-Michael E. Caldwell, Sonya B. Levine, Philip Chuang, Margaret Boushell, Stavros Thomopoulos, Helen H. Lu, William N. Levine 著 杨春雪 译 胡晓青 校）

参考文献

扫描书末二维码获取。

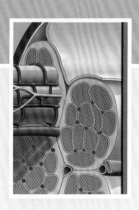

第5章

骨科生物学：富血小板血浆和干细胞疗法的临床应用

人体拥有强大的愈合能力。然而，尽管它具有与生俱来的恢复能力，但在很多情况下，身体的愈合能力是有限的。肌肉骨骼组织，例如肌腱、韧带和软骨就为临床医师提出了挑战，因为这些组织的血液供应有限、细胞更新缓慢，因此愈合往往缓慢。此外，仅仅依靠保守治疗或手术干预，难以可靠地恢复损伤组织的正常结构和功能。生物治疗的潜在益处就显示了出来：生物治疗中添加的生长因子和修复细胞不仅可以促进正常的身体愈合过程，而且可以恢复正常的形态和功能。

近些年来在运动医学领域，生物治疗和再生医学的应用成指数增长。尽管这些涌现出来的疗法可能是基于可靠的临床前证据，但是这些治疗仍然处在进入治疗规范前的建立临床证据阶段。本章回顾了运动医学中两种正在发展的生物疗法——富血小板血浆（platelet-rich plasma，PRP）和干细胞疗法的基本原理和最佳临床证据。

富血小板血浆和运动医学

在运动医学中，使用人类血液浓缩品治疗各种肌腱、韧带和软骨疾病以及加强外科修复的方法越来越多。PRP 具有容易获得和自身来源的特点，易于临床应用，没有同种异体产品相关的风险。因此，一些临床研究中使用 PRP 治疗韧带、肌腱、骨和软骨疾病（图 5.1）。尽管人们已经发表了大量关于 PRP 的文献，然而关于是否应该使用 PRP 治疗肌肉骨骼疾病至今还没有明确的共识。我们能明确的是制备出的 PRP 并非完全一致[1-4]，我们对 PRP 的各组成部分的理解，以及它的最佳组成、使用时机和输注方式，都在不断地改进。

富血小板血浆的定义和性质

PRP 是使用患者自体血液离心后产生的具有少量血浆的自体血小板浓聚物。浓缩的血小板含有大量的生长和分化因子，输注到损伤部位后可以促进机体天然的愈合过程。人体正常血小板浓度为 $(150 \sim 350) \times 10^9/L$。人们发现 $1000 \times 10^9/L$ 的浓缩血小板可以改善骨和软组织的愈合性质。因此，人们建议将 "5 ml 血浆中含有该浓度血小板" 作为 PRP 的操作性定义[5,6]。一个更新的 PRP 定义是 "任何血小板浓度超过基线的血浆成分"。PRP 中的生长和分化因子是正常非浓缩全血的 $3 \sim 5$ 倍。PRP 制剂可以进一步分成富白细胞的 PRP（leukocyte-rich PRP，LR-PRP）和乏白细胞的 PRP（leukocyte-poor PRP，LR-PRP），前者定义为中性粒细胞浓度高于基线，后者定义为白细胞（中性粒细胞）浓度低于基线。

制备和组成

目前市面上有超过 16 种 PRP 系统可以购买，因此不同系统的 PRP 收集和制备流程上存在着不小差异（表 5.1）。每个商用系统有不同的血小板捕获效率，因此为了达到 PRP 的最终必需血小板浓度，所需要的全血量也不相同。每个商用系统的分离方法（一次离心或两次离心）、离心转速、收集管系统和操作方法也有不同。一般来说，全血通常被采集并与抗凝因子混合，例如枸橼酸葡萄糖、枸橼酸钠或者乙二胺四乙酸。之后需要离心从贫血小板血浆（platelet-poor plasma，PPP）中分离出红细胞和白膜层，后者包含了浓缩的血小板和一定量白细胞。利用各种处理技术分离出浓缩血小板层后，丢弃 RBC 和 PPP 层（图 5.2）。随后，血小板可以直接注射入患者体内，或者通过加入氯化钙或凝血酶激活，引起血小板脱颗粒并释放生长和分化因子。血小板中储存的生长因子在最初活化的 10 分钟内可以释放约 70%，1 小时内可以释放接近 100% 的生长因子[5,6]。在血小板的剩余寿命中（$8 \sim 10$ 天），它还会继续产生少量生长因子。

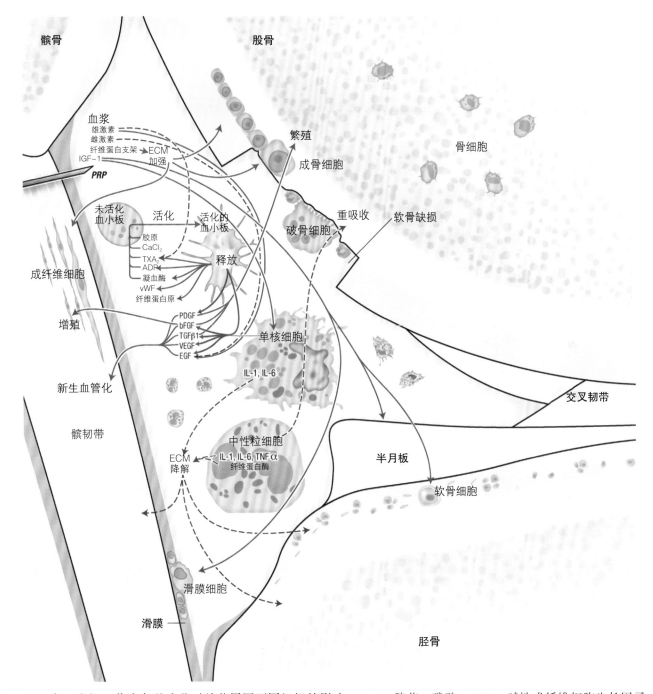

图 5.1 富血小板血浆中各种成分对关节周围不同组织的影响。ADP，腺苷二磷酸；bFGF，碱性成纤维细胞生长因子；CaCl₂，氯化钙；ECM，细胞外基质；EGF，表皮生长因子；IGF，胰岛素生长因子；IL，白介素；PDGF，血小板源性生长因子；TGF-β1，转化生长因子 β1；TNF，肿瘤坏死因子；TXA₂，血栓烷素 A₂；VEGF，血管内皮生长因子；vWF，von Willebrand 因子（From Boswell SG, Cole BJ, Sundman EA, et al. Platelet-rich plasma: a milieu of bioactive factors. *Arthroscopy*. 2012; 28: 429-439.）

血小板 α 颗粒中含有生长因子和介质（表 5.2）[2,5]。然而，PRP 的具体组成因人而异，甚至在同一个体重复纯化过程中也会出现差异[4]。已知一些因素会影响到 PRP 的具体组成，包括患者相关因素和不同商用系统各异的制备方法[1,4,7]。PRP 制剂的细胞成分差异使得 PRP 临床疗效相关文章的解读面临困难。

我们目前的理解似乎认为白细胞成分升高的 PRP（即 LR-PRP）与急性炎症反应有关。在一个动物模型中，Dragoo 等[1] 在兔体内发现：与 LP-PRP 相比，使用 LR-PRP 可出现较强的炎症反应，处理后 5 天，兔肌腱的细胞化和血管化增加。LR-PRP 中升高的白细胞（中性粒细胞）浓度还与分解代谢细胞因子升

表 5.1   可购买的商用富血小板血浆系统及其特点

系统	公司	需要的血液体积 (ml)	产生的浓缩体积 (ml)	处理时间 (min)	是否产生 PPP	可否获得凝胶活化因子	[血小板]增加（相对于基线的倍数）	血小板捕获效率(% 产出率)
富血小板血浆（PRP）								
Angel	Arthrex	52[137]	1 ~ 20[a]	17[137]	+		10[a]	56% ~ 75%[137]
GenesisCS	EmCyte	54[137]	6[137]	10[137]	+		4 ~ 7[137]	(61 ± 12)%[137]
GPS Ⅲ	Biomet	54[137]	6[137]	15[137]	+	+	3 ~ 10[137]	(70 ± 30)%[137]
Magellan	Isto Biologics /Arteriocyte	52[137]	3.5-7[137]	17[137]	+		3 ~ 15[137]	(86 ± 41)%[137]
SmartRep 2	Harvest	54[137]	7[137]	14[137]	+		5 ~ 9[137]	(94 ± 12)%[137]
乏血小板血浆（PRP）								
Autologous Conditioned Plasma (ACP)	Arthrex	11[138]	4[138]	5[138]		+	1.3[138]	(48 ± 7)%[138]
Cascade	MTF	18[3]	7.5[3]	6[3]		+	1.6[3]	(68 ± 4)%[3]
Clear PRP	Harvest	54[a]	6.5[a]	18[a]	+		3-6[a]	(62 ± 5)%[a]
Pure PRP	EmCyte	50[a]	6.5[a]	8.5[a]	+		4-7[a]	(76 ± 4)%[a]

[a] 数据来自生产商宣传文字或者内部研究

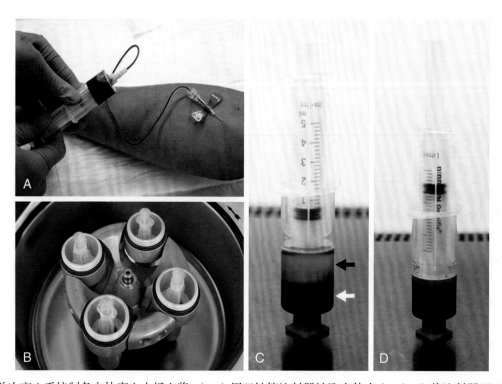

图 5.2   利用单次离心系统制备自体富血小板血浆。（A）用双针筒注射器抽取自体全血。（B）将注射器置于台式离心机相应的槽中，调平后离心。（C）将含有凝血因子、白细胞和血小板的血清成分（白膜层）（黑色箭头）从红细胞成分（白色箭头）中分离出来。（D）通过拔出封闭系统中第二个注射器的活塞，可以无菌地将血清成分从红细胞成分中分离出来以备后续使用（From Steinert AF, Middleton KK, Araujo PH, et al. Platelet-rich plasma in orthopaedic surgery and sports medicine: pearls, pitfalls, and new trends in research. *Oper Tech Orthop*. 2012; 22: 91-103.）

表5.2 富血小板血浆因子及其生理作用

因子	靶细胞和组织	功能
PD-EGF	上皮细胞、内皮细胞 成纤维细胞、角质细胞	细胞生长和募集 细胞分化、皮肤闭合 细胞因子分泌
PDGF AB	成纤维细胞、平滑肌细胞、软骨细胞 成骨细胞、间充质干细胞	强烈促细胞生长、募集 血管生长、机化 生长因子分泌；与BMP一起作用形成基质 （胶原和骨）
TGF-β1	内皮细胞、角质细胞 成纤维细胞、淋巴细胞、单核细胞 成骨细胞	血管和胶原合成 生长抑制、凋亡（细胞死亡） 分化、活化
IGF-Ⅰ, Ⅱ	骨、血管、皮肤、其他组织 成纤维细胞	细胞生长、分化、募集 胶原合成伴随PDGF
bFGF	内皮细胞、平滑肌细胞、皮肤 成纤维细胞、角质细胞	细胞生长 细胞迁移、血管生长
VEGF, ECGF	血管细胞	细胞生长、迁移、新血管生长 抗凋亡

bFGF，碱性成纤维细胞生长因子；BMP，骨形态发生蛋白；ECGF 内皮细胞生长因子；IGF，胰岛素样生长因子；PD-EGF，血小板来源的表皮生长因子；PDGF，血小板来源的生长因子；TGF，转化生长因子；VEGF，血管内皮生长因子

高有关，例如白介素-1β（IL-1β）、肿瘤坏死因子α（TNF-α）和金属蛋白酶[7, 8]，它们可能拮抗血小板内的合成代谢细胞因子。这些不同的 PRP 制剂的临床效果和细胞效应，包括白细胞含量，目前仍需要进一步阐明，但已经可以针对特定的适应证进行定制化 PRP 治疗。

用于肌腱和韧带相关疾病和修复中的富血小板血浆

肌腱和韧带损伤

PRP 在肌腱和韧带损伤的治疗中得到了广泛的研究。肌腱和韧带的愈合经过一系列动态过程，包括炎症反应阶段、细胞增殖阶段和后续的组织重构阶段。PRP 中发现的很多细胞因子都参与了这一恢复过程中的信号通路[2, 5]。PRP 也促进了新生血管形成，这不仅可以增加细胞再生受损组织所需的血液供应和营养物质，还可以带来新的细胞并清除受损组织中的碎片。慢性肌腱病组织中的生物环境不利于愈合，因此这两种作用都显得非常重要。

PRP 在肌腱和韧带损伤中的应用的相关临床研究主要集中在肘关节、膝关节和踝关节区等部位。肱骨外上髁炎相关的研究表明，对物理治疗没有反应的患者来说，LR-PRP 可能有效，是一种合理的选择。在

一项前瞻性队列研究中，Mishra 等[9] 评估了 230 名接受至少 3 个月保守治疗后无缓解的的肱骨外上髁炎患者。患者使用 LR-PRP 治疗，并随访 24 周。在第 24 周，接受 LR-PRP 治疗的患者中有 71.5% 报告疼痛评分缓解，对照组缓解率为 56.1%（P=0.019）。在第 24 周，接受 PRP 治疗的患者中，肘部有明显残留疼痛的患者比例为 29.1%，而对照组为 54.0%（P=0.009）。与积极治疗的对照组相比，接受 LR-PRP 治疗的患者在 24 周时出现了具有临床意义的显著改善。

就治疗效果的持续性而言，PRP 可使肱骨外上髁炎的症状得到比激素治疗更长时间的缓解。Peerbooms 等[10] 评估了 100 名病史至少 6 个月且保守治疗无效的慢性顽固性肱骨外上髁炎患者，比较了 PRP 和激素的效果。该研究中"治疗成功"的定义为，1 年内未进行重复治疗且视觉模拟评分（visual analog scale，VAS 评分）或臂、肩、手功能障碍评分（Disabilities of Arm, Shoulder, and Hand score, DASH 评分）至少减少 25%。尽管两组患者的 VAS 评分相比基线均有所改善，但 PRP 组中 73% 的患者（37/51）可以认为 1 年内治疗成功，激素组仅有 49%（24/49）（P＜0.001）。另外，PRP 组中 73% 的患者（37/51）1 年后观察到了 DASH 评分的改善，激素组的比例为 51%（25/49）（P=0.005）。接受 PRP 治疗的患者在注射 1 年后持续

报告症状缓解。相反,激素的短期效果在治疗 12 周后开始减弱。在另一份报告中,接受 PRP 治疗的患者在 PRP 注射后 2 年仍能观察到症状缓解[11]。

除了利用 PRP 治疗肱骨外上髁炎,随机对照试验的结果支持应用 LR-PRP 治疗慢性顽固性髌腱病。Dragoo 等[12]评估了 23 名通过体检和 MRI 发现患有髌腱病但经保守治疗失败的患者。患者随机接受超声引导下单纯干针治疗或 LR-PRP 注射。随访患者超过 26 个月。在第 12 周,使用维多利亚学院运动评估 - 髌骨评分(Victorian Institute of Sport Assessment-Patella score, VISA-P 评分)评估发现 PRP 组有改善,且显著多于干针治疗组(P=0.02)。然而随访超过 26 周之后,组间差异变得不显著(P=0.66),提示 PRP 治疗髌腱病变的优点可能是较早地改善症状。Vetrano 等[13]也报道了 PRP 注射治疗慢性顽固性髌腱病的疗效。46 例经超声确诊的慢性单侧髌腱病患者被随机分为两组,分别接受 2 周内 2 次 PRP 注射或 3 个疗程的体外冲击波聚焦治疗(extracorporeal shock wave therapy, ECSWT)。尽管 2 个月随访时组间没有显著差异,但在 6 个月和 12 个月随访时,PRP 组 VISA-P 及 VAS 评分的改善较 ECSWT 组具有统计学意义;在 12 个月随访时,PRP 组的 Blazine 评分也有显著改善(P 均小于 0.05)。

相比肱骨外上髁炎和髌腱病,使用 PRP 治疗跟腱病变的高证据级别数据没有那么理想。在一项前瞻性随机临床试验中,de Vos 等[14, 15]发现在离心训练治疗跟腱中部变性的基础上辅助注射 PRP 相比注射生理盐水没有明显益处。根据作者的报道,在跟腱结构、新生血管程度和临床结局方面,相比生理盐水组,PRP 组没有显著差异。在对同一批患者的随访中,de Jonge 等[16]也没有发现注射 PRP 治疗慢性跟腱病变 1 年后,在疼痛缓解、活动水平和跟腱超声图像上有明显益处。

肩袖修复

大多数关于 PRP 产品用于肌腱修复辅助治疗的研究都将重点放在了肩袖修复上。一些研究运用纤维蛋白基质作为 PRP 的载体[17, 18],而另一些直接将 PRP 注射到修复位点[19-21]。在一项随机对照研究中,Catricini 等[17]报道了使用 Constant 评分和 MRI 对 88 名肩袖修复患者进行 16 个月随访,评估临床结局和检修完整性。对于小撕裂(<1 cm)和中等撕裂(1~3 cm)的修复,PRP 并没有显著的益处。作者

发现,PRP 组和对照组的 Constant 评分、肌腱厚度以及再撕裂率没有显著差异。在另一项随机对照试验中,Weber 等[18]也报道了使用 PRP 对于术后并发症、临床结局或结构完整性方面没有显著改善。该研究将 60 名患者随机分组,发现肌腱结构的情况与年龄和撕裂范围相关,而 PRP 治疗组和对照组之间没有差异。

Randelli 等[19]在一项针对 53 名单一肌腱肩袖撕裂患者的随机对照试验中评估了使用 PRP 的效果。PRP 治疗组的患者报告了短期疼痛减轻且术后早期简易肩关节功能评分增加,术后 3 个月 PRP 组的所有临床评分均优于对照组(P<0.05)。在亚组分析中,他们发现:小范围撕裂进行修复的患者(1 度和 2 度撕裂,且回缩较少)的再撕裂率较低(9/16 比 12/19 或 40% 比 52%),且在为期 24 个月的随访中外旋力量增加(P<0.05)。Jo 等[20]在一项对 74 名接受关节镜下中等肩袖撕裂或大撕裂修复患者的随机对照试验中评估了 PRP 增强的效果。术后 3 个月,PRP 组与对照组的 Constant 评分、VAS 疼痛评分、力量或功能评分等方面均无差异。然而,PRP 组的再撕裂率(3.0%)显著低于对照组(20.0%)(P=0.032),且 PRP 组冈上肌横截面积减少的程度较小(P=0.014),说明肌腱结构的结局得到改善。最后,Pandey 等[21]在一项对 102 名接受中到大退行性撕裂修复患者的随机研究中,使用了一种稍加浓缩的 LP-PRP 制剂。PRP 组在术后 1、3、6 个月时的 VAS 评分显著降低(P=0.0005),但之后的随访中则没有表现出差异。在术后 12 和 24 个月时,PRP 组的 Constant 评分更优(P<0.01);在术后 6 和 12 个月时,PRP 组的 UCLA 评分显著升高(P=0.002)。在术后 24 个月时,PRP 组的再撕裂率显著低于对照组(P=0.01),亚组分析显示这种显著性只存在于大撕裂患者中(P=0.03)。

跟腱修复

在急性跟腱断裂修复中使用 PRP 的相关数据有限,而且现有文献中的发现并不统一。Schepull 等[22]在一项随机研究(n=30)中评估了跟腱修复中使用 PRP 的效果。虽然 PRP 组和对照组在跟腱弹性和提踵指数方面没有差异,但作者注意到 PRP 组跟腱总断裂评分(Achilles Tendon Total Rupture score)明显低于对照组,这提示 PRP 对于修复后个体的主观感觉有不利影响。然而,Zou 等[23]在一项前瞻性随机对照研究中招募了 36 名急性跟腱断裂患者,比较了术中注射 LR-

PRP 与不注射 PRP。患者随访 24 个月。PRP 组的患者术后 3 个月时等速肌力更强，6 个月时 SF-36 评分更高，12 个月时 Leppilahti 评分更高（P 均小于 0.05）。在 6、12、24 个月的所有时间点，PRP 组患者的踝关节活动范围明显更好。

前交叉韧带手术

前交叉韧带手术的成功不仅取决于技术因素（例如骨道定位和移植物固定），还取决于 ACL 移植物的生物学愈合。考虑到 PRP 可以改善组织血液循环和韧带的愈合能力，PRP 已被用于促进 ACL 移植物的成熟和重建后移植物 - 骨道的愈合。研究文献中，人们倾向于使用 MRI 对 ACL 移植物的成熟度进行评估，认为 T_2 加权和质子密度加权图像上移植物呈均匀低信号代表 ACL 移植物健康成熟。至于 PRP 对于 ACL 移植物成熟的影响，一些研究证明 PRP 可以改善移植物的成熟[24-27]，而另外一些研究则未发现显著性差异[28, 29]。有作者最近对 11 项对照试验进行了系统回顾，其中也包括一些未发现统计学意义的研究。他们得出结论，PRP 可能会使 ACL 移植物成熟程度提高 50%。作者指出，MRI 上评估 ACL 移植物成熟的一些指标显示有改善，结果缺乏统计学意义的原因可能是样本量不足[30]。

ACL 移植物获得生物学愈合的另一个环节是移植物与骨道的愈合。现有关于应用 PRP 增强移植物 - 骨界面愈合的文献最多得出不确定的结论。Vogrin 等[29]在一项双盲对照研究中，评估了自体腘绳肌腱 ACL 重建中使用 PRP 凝胶的治疗效果。研究使用 MRI 评估术后 ACL 移植物与骨交界的血管化情况。研究发现了 PRP 治疗 3 个月后可以改善腱 - 骨交界血管形成的证据，但手术后 6 个月，先前观察到的益处消失。类似地，其他研究报道的可以支持使用 PRP 增强腱 - 骨愈合的证据有限，甚至没有证据支持 PRP 的使用[24, 31]。值得注意的是，几乎所有研究都使用了 LR-PRP 制剂，而 LR-PRP 制剂会增加局部组织炎症反应，这可能会延迟或影响愈合。

最后需要考虑的一点是，试验中观察到的 PRP 对于 ACL 移植物成熟或移植物 - 骨道愈合的益处能否最终改善患者的临床结局。目前最有力的证据似乎表明，使用 PRP 对患者的功能结局没有明显益处[24, 28, 32]。Ventura 等[32]发现，PRP 治疗组与对照组，在 6 个月时，尽管观察到移植物外观上存在明显差异，但患者膝关节损伤和骨关节炎结局（Knee Injury and Osteoarthritis Outcome score,KOOS）评分（83 vs. 84）、KT-100（0.8 mm vs. 1.2 mm）或者 Tegner 评分（术前术后差异 0.9 vs. 0.8）没有差异。Orrego 等[24]的研究也没有发现术后 6 个月的 Lysholm 评分或国际膝关节文献协会（IKDC）评分有任何显著收益，即便也观察到了 PRP 对移植物成熟有积极作用。总之，现有文献证据表明，PRP 可以加快 ACL 移植物达到 MRI T_2 加权图像呈低信号的速率，但是对于移植物与骨道愈合方面的效果微乎其微，甚至没有作用，ACL 手术患者使用 PRP 后预后明显获益的证据也不足。

软骨修复中的富血小板血浆

在寻求软骨疾病的生物学治疗方法时，重要的是认识到局部软骨损伤和关节炎在关节生物学、稳态、金属蛋白酶（MMP）水平、炎症细胞因子水平各方面都存在差异[33]。因此，对于软骨损伤或骨关节炎而言，PRP 的应用与临床结局也是大不相同的。利用 PRP 进行软骨修复的想法来自体外基础研究的发现：血小板 α 颗粒释放的生长因子可以通过上调基因表达、蛋白聚糖生成和 Ⅱ 型胶原的沉积，增加软骨细胞的合成能力[34-36]。

尽管评估 PRP 治疗局灶性软骨损伤的临床报道或者试验少之又少，Dhollander 等[37]报道了 5 例使用自体基质诱导的自体软骨细胞植入（MACI）结合 PRP 凝胶治疗的先导病例系列。作者报道称，尽管患者的 VAS 疼痛评分减少，但是 MRI 上显示的病变在术后 12 个月和 24 个月后并未被填充，且 5 名患者中有 3 人出现了病灶内骨赘。

大多数使用 PRP 治疗软骨损伤的临床报道都纳入了膝关节骨关节炎的患者。Riboh 等[38]最近进行的 meta 分析比较了 LP-PRP 和 LR-PRP 治疗膝关节骨关节炎的效果，发现 LP-PRP 相比注射透明质酸（HA）[39, 40]或者安慰剂[41, 42]可以显著改善 WOMAC 评分。Patel 等[41]进行了一项前瞻性随机试验，在 78 名早期骨关节炎患者中，比较了单次或双次注射 LP-PRP 加生理盐水的效果。他们得出结论，单次注射 PRP 与双次注射一样有效。另一方面，Filardo 等[43]在一项随机对照研究中招募 192 名患者，发现 LR-PRP 和 HA 之间没有差异，进一步为"LP-PRP 可能是治疗骨关节炎症状的有效选择，而非 LR-PRP"的观点提供了证据[38]。这一观点的生物学基础可能在于 LR-PRP 和 LP-PRP 中炎症介质和抗炎介质的相对水平。使用 LR-PRP 时，TNF-α、IL-6、IFN-γ 和 IL-1β

等炎症介质显著增加[7, 44, 45]，而注射 LP-PRP 增加了 IL-4 和 IL-10，二者都是抗炎介质。尤其是 IL-10，它在髋骨关节炎的治疗中大有裨益[46]，还可以抑制 TNF-α、IL-6 和 IL-1β 等炎症因子的释放，并通过中和 NF-κB 的活性阻断炎症通路[7, 44, 46]。除了对软骨细胞的负面影响外，LR-PRP 还会对滑膜细胞产生影响，因此可能无法帮助治疗骨关节炎症状。Braun 等[47] 发现，使用 LR-PRP 或红细胞处理滑膜细胞可导致显著的促炎介质产生和细胞死亡。

半月板修复中的富血小板血浆

利用生长因子增强半月板修复的观点并不是最近才有的。1988 年，Arnoczky 等[48] 就建议使用外源性纤维蛋白凝块刺激半月板无血管部分的修复反应。1990 年，Henning 等[49] 报道不使用纤维蛋白凝块进行孤立半月板撕裂修复的失效率为 41%，使用纤维蛋白凝块的失效率是 8%。Bhargava 等[50] 证明了血小板源性生长因子可以增加半月板损伤的体外组织块中的细胞数量和组织形成。一些其他的体外和体内研究证明了 PRP 中发现的细胞因子具有促进半月板细胞增殖和半月板修复愈合的潜力[51-55]。Ishida 等[53] 进行了一项体内外联合研究，使用直径 1.5mm 的无血管区域全层缺损的兔半月板，证明了 PRP 可以改善半月板修复。

利用 PRP 增强半月板修复是合理的，因为 PRP 可以将生长因子释放到愈合组织中，但依然缺乏人体临床数据。Pujol 等[56] 在一项病例对照研究中评估了 34 位症状等级为 2 级或 3 级的半月板水平撕裂的年轻患者（年龄 13～49 岁，中位年龄 28 岁）。对照组为单纯开放半月板修复，PRP 组为开放半月板修复术缝合皮肤之前注射 PRP。术后 1 年，PRP 治疗组的 KOOS 评分中的疼痛、症状、日常活动、运动和生活质量得分均高于对照组，疼痛和运动分项的得分差异具有统计学意义（$P<0.05$）。PRP 组的 17 名患者中有 5 名患者的 MRI 上显示修复后的半月板内异常信号完全消失，而单纯开放半月板修复术组则没有（$P<0.01$）。

富血小板血浆治疗肌肉损伤

近年来，PRP 在肌肉损伤治疗中的应用引起了人们极大的兴趣。与肌腱愈合相似，肌肉愈合的步骤包括初始炎症反应，然后是细胞增殖、分化和组织重塑。Hamid 等[57] 对 28 例腘绳肌 2 度损伤患者进行了单盲随机研究，比较了注射 LR-PRP 联合康复治疗以及单独进行康复治疗的效果。LR-PRP 治疗组相比对照组显著缩短了重返运动（RTP）时间（平均天数，26.7 vs 42.5，$P=0.02$），但是并没有达到肌肉结构上的显著改善。在一项双盲随机对照试验中，Reurink 等[58] 对 80 例患者进行了评估，将 PRP 注射与安慰剂生理盐水注射进行比较，所有患者都接受了标准的康复治疗。随访 6 个月，RTP 时间和再损伤率无明显差异。

虽然临床研究还没有发现 PRP 治疗肌肉损伤的有效性，实验室研究的进展可能会让人们更好地理解这种治疗手段。体外研究发现，PRP 能导致成肌细胞增殖而非成肌细胞分化[59]，而后者是产生肌肉组织的必要步骤。另外，血小板中含有的生长因子，尤其是肌肉生长抑制素（myostatin, MSTN）和转化生长因子 β1（TGF-β1），实际上对于肌肉再生是不利的[60, 61]。Miroshnychenko 等[62] 在体外发现，采用 PPP 或进行第二步离心去除血小板的 PRP 治疗可诱导成肌细胞向肌细胞分化。这表明，也许 PPP 是治疗肌肉损伤最有效的方法，尽管在动物体内的研究以及随后的人类临床试验将是未来进一步探索这种治疗方法的必要手段。

运动医学中的干细胞疗法

肌肉骨骼组织愈合的一个主要缺陷是某些组织相对缺乏血供，例如软骨和肌腱，这阻碍了修复细胞和介质到达损伤部位。促炎细胞因子和有丝分裂因子有时无法募集到足够数量的前体细胞来满足组织的再生需要。在某种程度上，这也是 PRP 治疗的不足之处，因为向干细胞缺乏的组织中注射自体细胞因子和生长因子可能无法达到完全有益的效果，这可能是导致 PRP 治疗与细胞治疗在不同临床适应证中的疗效不确切的一个因素。细胞疗法的出现被认为是一个弥补了肌肉骨骼组织愈合缺陷的进步，吸引了人们的注意[63]。

基于细胞的治疗方法可以使用已经分化为具有特定组织类型和功能的细胞（例如软骨修复中的自体软骨移植）或者使用未分化的多能干细胞、间充质干细胞（MSC）[64]，它们保留了根据环境因素调整其结构和功能的能力。间充质干细胞最初在骨髓中发现，后续也从其他间充质组织中分离出来，包括脂肪组织、皮肤、滑膜液、骨膜、脐带血、胎盘和羊水[65-67]。MSC 现在被认为起源于周细胞[68, 69]，可以分化成骨、软骨、肌腱、肌肉、脂肪组织[70, 71]。尽管 MSC 可以在体外再生为各种间叶组织，而且可能在体内直接迁入修复组织，但 MSC 在体内最大的治疗作用是通过旁分泌机制产生的营养和免疫调节作用（图 5.3）[67, 72-74]。MSC 分泌生长因子和趋化因子促进细胞增殖（如 TGF-α、TGF-β、肝细胞生长因子 [HGF]、血管内皮生长因子 [EGF]、纤维母细胞生长因子 [FGF]-2 和胰岛素样生长因子 [IGF]-1）[75, 76] 以及血管形成（血管内皮生长因子 [VEGF]、IGF-1、EGF 和血管生成素 -1）[77]，同时具有抗凋亡潜能 [78-80]。间充质干细胞还可能通过分泌前列腺素 2，HGF，基质细胞来源因子 1（SDF-1），NO，吲哚胺 2,3- 双加氧酶（IDO），IL-4、IL-6、IL-10、IL-1 受体拮抗剂，可溶性 TNF-α 受体 [81, 82] 以及抑制 T 细胞、天然杀伤细胞、B 细胞和其他免疫细胞等炎症细胞发挥抗炎作用，从而在再生过程中发挥重要作用 [83]。此外，人们认为，MSC 还具有抗微生物特性，通过上调 IDO 和分泌 LL-37（抗菌肽家族成员）[84] 以应对微生物 [85, 86]。

干细胞疗法的定义和制剂

2006 年，国际细胞治疗学会（International Society for Cellular Therapy）制定了一套定义 MSC 的最低标准。根据该标准，MSC 应符合：①必须具有塑料黏附性；②必须表达细胞表面抗原 CD105、CD73 和 CD90；③必须不能表达细胞表面抗原 CD45、CD34、CD14、CD11b、CD79α、CD19 或 HLA-DR；以及④必须能在体外诱导出三系细胞（成骨细胞、脂肪细胞和成软骨细胞）[87]。然而，这些标准是基于体外培养细胞的特征，可能无法反映体内的

固有表型 [88, 89]。因此，MSC 的标准和严格定义也在不断发展。MSC 细胞群分析是测量其克隆形成能力，或者克隆形成单位（colony-forming unit, CFU），即可以在体外产生子代细胞克隆的单细胞数量。自体间充质干细胞制备或分离的最佳方法尚未确定 [89]，目前的做法通常包括从 MSC 含量较高的来源区域采集含有 MSC 的组织，然后将组织浓缩进一步分离 MSC，然后将其输注到治疗区域。应用于运动医学适应证的 MSC 干细胞疗法通常使用骨髓穿刺［或称骨髓穿刺浓缩物（bone marrow aspirate concentrate, BMAC）］分离的 MSC，或使用来自脂肪组织的干细胞［或称为脂肪源性干细胞（adipose-derived stem cells, ADSCs）][63]。

制备 BMAC 时，通常从骨髓采集点经皮抽取骨髓，与肝素等抗凝剂混合后通过离心进行浓缩。可以用来采集骨髓的位置包括髂嵴、胫骨近端、肱骨近端和跟骨。分析已确定髂嵴是 MSC 产量最高的骨髓采集点 [92]，其中髂嵴后部因其安全性更佳，比髂嵴前部更常用（图 5.4）[93]。各种改进都在追求穿刺技术的优化和 MSC 产量的提高。Muschler 等 [94] 研究了抽取体积对于 MSC 最终浓度的影响。他们发现 MSC 浓度在抽取 2 ml 时最高，而抽取大于 4 ml 时会导致外周血稀释。Hernigou 等 [91] 进一步使用不同大小的注射器进行骨髓穿刺技术改进，并确定，对于给定的骨髓采集量，使用 10 ml 的注射器抽取的间充质干细胞浓度比使用 50 ml 注射器提高了 300%。进一步的研究表明，更大量的采集最好从多个穿刺点进行，并在不同

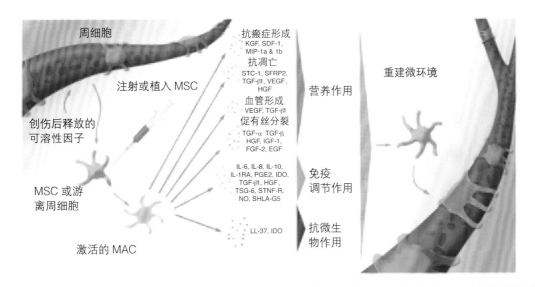

图 5.3 周细胞被可溶性生长因子和趋化因子激活，成为活化的间充质干细胞（MSC）。它可以通过分泌营养因子（有丝分裂、血管生成、抗凋亡或减少瘢痕）、免疫调节因子或抗菌因子对微环境进行应答（From Murphy MB, Moncivais K, Caplan AI. Mesenchymal stem cells: environmentally responsive therapeutics for regenerative medicine. *Exp Mol Med*. 2013; 45[11]: e54. ）

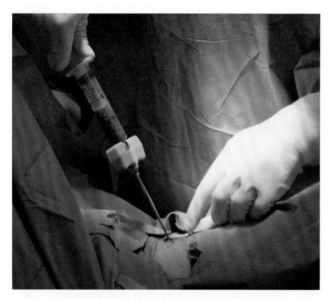

图 5.4　在浓缩之前先从髂嵴提取骨髓穿刺物（From Murawski CD, Duke GL, Deyer TW, Kennedy JG.Bone marrow aspirate concentrate [BMAC] as a biological adjunct to osteochondrallesionsof the talus. *Tech Foot Ankle Surg*. 2011; 10[1]: 18-27）

位置进行抽吸或者通过穿刺针的改进到达骨皮质下方更深的地方，而不是在同一个地方采集[95]。快速抽吸可以提高 MSC 产量但会增加患者的不适[96]。尽管已经改进了采集技术，但 MSCs 仍然只占从 BMAC 中获得的细胞的一小部分。采集到的骨髓穿刺液有核细胞浓度为（6~18）×10^6/ml，其中只有 0.001%~0.01% 是 MSC，而其余的则是各种髓系造血干细胞、红系造血干细胞或外周血细胞，例如血小板[70, 97]。

制备 ADSC 时，首先通过抽脂技术或手术切除（开放或关节镜）获得脂肪组织[98, 99]。脂肪抽吸技术一般使用膨胀液（通常是局部麻醉药和生理盐水的混合液）经皮浸润腹部或臀部的皮下脂肪[100]。在肿胀液进入皮下组织使局部充分麻醉后，通过人工或机械吸引将脂肪组织抽出[99]。Dragoo 等[101]描述了关节镜下采集髌骨下脂肪垫脂肪组织的技术，这项技术利用刨刀动力系统切除脂肪垫，可能将脂肪组织收集在无菌容器中。脂肪组织的单个核成分，或称为基质血管成分（stromal vascular fraction, SVF），含有间充质干细胞（MSC）以及内皮前体细胞（endothelial precursor cells, EPC）、单核细胞、其他血管细胞和免疫细胞[102]。通过抽脂或关节镜采集到脂肪组织后，通常使用带有直径递减的 Luer-Lok 接头的注射器或其他专利系统对脂肪组织进行机械分离，然后经过离心从大部分脂肪

细胞中分离出基质血管成分（图 5.5）[103]。虽然每毫升脂肪组织中的有核细胞较少［每毫升吸脂液中有核细胞（0.6~2.0）×10^6 个］[104]，但间充质干细胞在这些细胞中所占比例较大（1%~4%）[105]。因此，单位体积脂肪组织中获得的 MSC 是相同体积骨髓中的 100~1000 倍[105, 106]。然而，由于血小板和外周血细胞的存在为 BMAC 补充了 PRP，ADSC 本身可能缺少一些必需的生长因子。因此，ADSC 治疗的理想方法可能需要添加 PRP 以增强其再生潜力[107]。

细胞疗法应用的挑战

在临床应用中，把干细胞疗法作为床边即时治疗的挑战之一是如何有效地分离和输注 MSC。Hernigou 等[108]认为，骨髓穿刺干细胞移植的成功与否和穿刺液中祖细胞的数量有关。现在市面上已经有几种 MSC 离心浓缩系统。但是，在不同的肌肉骨骼组织中，达到愈合所需的理想细胞数量的问题仍然存在。细胞疗法的优化面对的另一个重要障碍是联邦法规限制自体干细胞（包括 MSC）的使用，特别是在美国。目前，美国 FDA 还没有批准诸如细胞培养或酶消化的任何扩增或操控 MSC 的方法，这限制了人们在植入前优化细胞浓度和性质的能力。FDA 主要根据第 351 款和第 361 款对细胞疗法进行管理，而这两款的监管力度则不同。根据第 351 款，注册

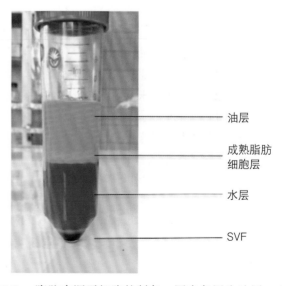

油层
成熟脂肪细胞层
水层
SVF

图 5.5　脂肪来源干细胞的制备，图中各层为油层、成熟脂肪细胞层、水层和单个核基质血管成分层（SVF）（From Malec K, Goralska J, Hubalewska- Mazgaj M, et al. Effects of nanoporous anodic titanium oxide on human adipose derived stem cells. *Int J Nanomedicine*. 2016; 11: 5349-5360.）

的产品需要向 FDA 提交一份正在研究的新药豁免和生物制品许可证申请；而第 361 款监管的产品则绕过了大部分要求。为了符合第 361 条的规定，只能对细胞制品进行最低限度的操作，不得与其他药物或设备联合使用，且仅用于自体使用[110]。由于这些原因，使用同种异体脐带血或羊膜来源的 MSC 治疗尚存在争议，因为目前没有此类产品在 FDA 第 351 款下注册[111]。

肌腱和韧带修复与愈合中的细胞疗法

肌腱和韧带都是相对乏细胞、乏血供的结缔组织[112]。这种细胞组成和血液供应的相对缺乏导致肌腱和韧带受到急性或过度使用损伤后的愈合潜力较差[67]。这些组织通常通过反应性瘢痕形成而不是真正的再生来愈合，从而导致功能改变[113]。针对这一问题，人们探索了应用细胞疗法进行生物学加强。MSC 疗法被认为能够通过将巨噬细胞从促炎性 M1 表型重新编程为抗炎性 M2 表型的免疫调节作用，改善肌腱和韧带的愈合[114, 115]。Saether 等[116] 使用大鼠评估了 MSC 疗法对 MCL 愈合的增强作用，发现使用低剂量（1×10^6 细胞）MSC 治疗可以使炎症因子（IL-1α、IL-12 和 IFN-γ）水平更低，I 型前胶原、增殖细胞以及内皮化水平显著增加。力学测试也发现韧带强度和刚度得到改善，从而表明功能愈合得到改善。Nixon 等[117] 在胶原酶诱导的马肌腱损伤模型中评估了脂肪来源 MSC 的修复特性。相比使用生理盐水治疗，使用干细胞注射的肌腱在 MSC 治疗 6 周后，炎症反应减少，且胶原纤维的结构和排列显著改善。

尽管临床研究有限，使用细胞疗法治疗韧带和肌腱疾病的早期数据显示其颇具前途。Pascual-Garrido 等[118] 对 8 例使用 BMAC 来源的自体间充质干细胞治疗慢性髌腱病的患者进行了评估。作者在文章中表明这个小样本量患者群的肌腱结构和症状都有所改善。尽管大多数获益都体现在前 12 个月，但作者也报道了 MSCs 注射具有长达 5 年的持续疗效。在一项随机对照研究中，de Girolamo 等[119] 对 56 例保守治疗无效的顽固性跟腱病患者注射了 ADSCs 或 PRP，并进行了比较。两组的 VAS 疼痛评分、VISA-A 评分和 AOFAS 评分都显著改善（$P<0.05$），ADSC 组改善较快，但治疗 6 个月后两组结果相当。Lee 等[120] 研究了同种异体来源的 ADSCs 在治疗肱骨外上髁病中的应用，随访了 12 名患者，随访时间为 52 周。在整个随访期间，所有患者的 VAS 疼痛评分和肘关节功能评分均有改善，

超声检查发现肌腱缺损面积明显减少。

关于使用 MSC 进行肌腱修复的临床数据也很有限，研究以肩袖修复为主，不过也显示出一些令人鼓舞的初步结果。Ellera Gomes 等[121] 评估了 14 例进行肩袖修复联合单次注射 BMAC 的完全性肩袖撕裂患者（$1 \sim 3$ 根肌腱撕裂）。术后 12 个月的 MRI 检查显示所有患者的肌腱完整性良好，临床结局喜人，但是本研究没有设置对照组。在一项病例对照研究中，Hernigou 等[122] 对 90 例肩袖修复术后患者进行了 10 年随访，其中 45 例术中注射了 BMAC，另外 45 例仅接受了单排手术。在 6 个月随访时，接受 BMAC 治疗的患者 100% 治愈，而对照组仅有 67%。在 10 年随访时，接受 BMAC 治疗的患者 87% 肌腱完整，而对照组仅为 44%。在接受 BMAC 治疗的患者中，肌腱再撕裂率与输注 MSC 的浓度呈负相关，肌腱完整性受损的患者接受的 MSC 数量少于未发生受损的患者。虽然肩关节手术时就地采集 MSC 更方便，但是有症状的肩袖撕裂患者肱骨大结节处采集到的 MSC 数量相比无肩袖损伤的患者更少（减少 30% ~ 70%）[123]。

软骨修复中的细胞疗法

骨关节炎在人群中的患病率很高，尽管目前尚无治疗或手术手段能够阻止骨关节炎的退行性关节破坏，但细胞疗法有望通过再生机制减缓或逆转关节软骨损伤。成软骨分化的 MSC 可以来源于滑膜、骨髓、脂肪和肌肉[124]。用于骨关节炎治疗的干细胞主要通过关节腔注射到达患处，可同时进行伴随的手术操作。

对于局灶性关节软骨损伤，典型的手术方式是使用支架植入 MSC。Nejadnik 等[125] 报道了一项研究结果，比较了 36 名接受 ACI 治疗的患者和 36 名接受培养扩增骨髓来源 MSC 治疗的患者。作者报告称，两种治疗在功能评估上没有显著差异。作者还对 7 名患者进行了关节镜二次探查，并取了活检（MSC 组 4 名，ACI 组 3 名），都发现了透明样软骨[125]。Gobbi 等[126] 对 37 例髌骨软骨损伤患者进行了对比研究。19 例使用 MACI 治疗，18 例使用未扩增 BMAC 植入，两组都使用透明质酸支架。术后 3 年随访，两组都表现出显著改善且组间无显著性差异（$P=0.001$）。MACI 治疗组缺损完全填充率为 76% 而 BMAC 组为 82%[126]。在一项随机对照试验中，Koh 等[127] 对 80 例股骨软骨缺损大于 $3 \, cm^2$ 的患者进行了微骨折手术联合 ADSC 注射或单纯微骨折手术，并进行了疗效评估。研究对

患者进行 24 个月的临床及 MRI 随访。ADSC 治疗组在 KOOS 疼痛评分上相比对照组显著改善（*P*=0.034）。MRI 显示，ADSC 治疗的患者中 65% 有完整的软骨覆盖，而对照组仅有 45%；且 ADSC 治疗组软骨信号明显更好，80% 的 ADSC 组患者有正常或接近正常的软骨信号强度，而对照组仅为 72.5%[127]。

关节内注射 MSC 治疗骨关节炎的临床试验结果也很有前景。Wong 等[128]在一项随机对照试验中评估了关节腔注射培养扩增 BMAC。56 例单间室膝关节骨性关节炎和膝内翻畸形患者均接受了微骨折和内侧开放楔型胫骨高位截骨术（HTO），然后在术后 3 周随机注射含有培养 BMAC 的透明质酸或单纯透明质酸。尽管两个治疗组的临床结局均得到改善，但接受 BMAC 治疗的患者术后 1 年的 Tegner 评分（*P*=0.021）、Lysholm 评分（*P*=0.016）、IKDC 评分（*P*=0.001）明显更好。BMAC 组的 MRI 评估结果也显著改善（*P*<0.001）[128]。Koh 等[129]在一项对接受 HTO 治疗的膝内翻患者进行的随机试验中探究了 ADSC + PRP 与单纯 PRP 的效果。ADSC 注射组的 VAS 疼痛评分（*P*<0.001）、KOOS 疼痛分项得分（*P*<0.001）和 KOOS 症状分项得分（*P*=0.006）均有显著改善。此外，接受 ADSC 治疗的患者在二次关节镜探查时观察到的软骨愈合明显更好（*P*=0.023）[129]。Kim 等[130]评估了 41 名 Kellgren-Lawrence（K-L）分级为 1～4 级的膝关节骨性关节炎患者（共计 75 个膝关节）。他们接受了单次 BMAC 注射及脂肪组织支架植入术，并随访了 1 年。在第 12 个月，与基线相比，患者的临床疼痛和功能评分（通过 VAS、KOOS、SF-36、IKDC 和 Lysholm 测量）都有显著改善，并进一步证明 K-L 分级越高的患者结果越差（*P*= 0.002）。在一项随机对照研究中，Vega 等[131]比较了 30 例 K-L 分级为 2～3 级的患者接受关节内注射培养扩增同种异体 BMAC 或关节内注射透明质酸的疗效。患者随访 12 个月，MSCs 治疗的患者临床疼痛评分显著改善，且 MRI 显示软骨的数量和质量都有所改善。Michalek 等[132]在一项多中心病例对照研究中评估了 ADSC 联合 PRP 在 1114 名膝关节或髋关节骨关节炎患者中的作用。患者平均随访 17.2 个月（2.1～54.3 个月），并测量了改良 KOOS/HOOS 评分。在 12 个月时，91% 使用 ADSC 联合 PRP 治疗的患者报告症状改善了至少 50%，只有不到 1% 的患者报告症状无改变，其中 4 名患者进行了关节置换。亚组分析中，是否使用胶原酶处理 ADSC 结果无显著差异。

半月板修复中的细胞疗法

Freedman 等[133]通过在 PCL 股骨端附近进行微骨折，使骨髓元素释放到关节内，从而解释了骨髓来源细胞刺激半月板修复的潜力。历史上，与 ACL 重建同时进行的半月板修复显示了更好的愈合率，这可能是由于骨隧道钻孔造成骨髓元素进入关节内造成的[49]。一些动物模型已经证明了 MSCs 在半月板愈合中的有效性[134]。尽管从临床前研究中获得了大量的数据，但利用人类干细胞增强半月板修复的现有证据要少得多。Vangsness 等[136]进行了评估部分半月板切除术后关节腔内 MSC 注射的第一个随机对照试验，在本试验中，55 名患者接受了内侧半月板部分切除术，然后随机接受低剂量同种异体间充质干细胞、高剂量同种异体间充质干细胞或透明质酸（对照组）注射。在 1 年随访时，低剂量间充质干细胞组 24% 的患者 MRI 半月板体积显著增加（定义 15% 为阈值），高剂量间充质干细胞组 6% 的患者 MRI 半月板体积显著增加（*P*=0.022），而对照组没有患者达到这一阈值。此外，与对照组相比，接受 MSC 治疗的潜在骨关节炎患者的症状有显著改善（以 VAS 疼痛评分衡量）（*P*<0.001）。

▍总结

PRP 和干细胞治疗等生物强化手段具有很大的潜力，因为它可以帮助组织恢复形态和功能。早期临床资料表明，使用 PRP 和自体干细胞治疗肌肉骨骼疾病是安全的。但其有效性仍需要有力证据。某些生物制剂似乎对某些适应证更有效，但应用每种疗法的细微差别仍需探究。由于 PRP 或特定细胞群缺乏统一标准，对现有文献的解读也变得复杂。干细胞和生物制品使用的监管问题仍然是这些产品开发的一个障碍。尽管有这些限制，这项技术已经显示出前景，并有可能成为骨科和肌肉骨骼医学临床治疗工具的重要组成部分。

选读文献

文献: Mshra AK, Skrepnik NV, Edwards SG, et al. Efficacy of platelet-rich plasma for chronic tennis elbow: a double-blind, prospective, multicenter, randomized controlled trial of 230 patients. *Am J Sports Med*. 2014; 42(2): 463-471.

证据等级：Ⅱ，随机对照研究

总结：对比局部注射丁哌卡因，评估了对于保守治疗至少3个月无效的肱骨外上髁炎注射富白细胞PRP（LR-PRP）的疗效。LR-PRP在24周随访时相比积极治疗的对照组显著改善了症状。

文献： Jo CH, Shin JS, Shin WH, et al. Platelet-rich plasma for arthroscopic repair of medium to large rotator cuff tears: a randomized controlled trial. *Am J Sports Med*. 2015; 43(9): 2102-2110.

证据等级： Ⅰ，随机对照研究

总结： 74位患者进行了中到大肩袖撕裂的关节镜修复，随机分组进行PRP加强的修复或者传统修复。在3个月随访时，临床症状和功能评分没有明显差异。然而在术后1年，用PRP治疗的患者再撕裂率显著降低。

文献： Dragoo JL, Wasterlain AS, Braun HJ, et al. Platelet-rich plasma as a treatment for patellar tendinopathy: a double-blind, randomized controlled trial. *Am J Sports Med*. 2014; 42(3): 610-618.

证据等级： Ⅰ，随机对照研究

总结： 这篇随机对照研究比较了干针治疗联合LR-PRP治疗髌腱病变与单纯干针治疗的疗效。所有患者均进行标准离心训练。注射LR-PRP明显加速了髌腱病变的恢复。PRP的获益随时间逐渐消失。

文献： Michalek J, Moster R, Lukac L, et al. Autologous adipose tissue-derived stromal vascular fraction cells application in patients with osteoarthritis. *Cell Transplant*. 2015.

证据等级： Ⅲ，多中心病例对照研究

总结： 多中心病例对照研究纳入1114例膝关节或髋关节骨性关节炎患者，采用脂肪来源的干细胞（ADSC）和PRP联合注射，随访中位时间为17.2个月。在12个月随访时，91%的患者症状至少缓解50%，63%的患者症状至少缓解75%；0.9%的患者无反应。

文献： Patel S, Dhillon MS, Aggarwal S, et al. Treatment with platelet-rich plasma is more effective than placebo for knee osteoarthritis: a prospective, double-blind, randomized trial. *Am J Sports Med*. 2013; 41: 356-364

证据等级： Ⅰ，随机对照研究

总结： 将78例（156膝）双侧骨关节炎患者随机分为三组：A组接受单次PRP注射，B组间隔3周进行两次PRP注射，C组接受生理盐水的单次注射。单剂浓度为正常浓度10倍的乏白细胞的PRP（LP-PRP），其缓解早期膝关节骨关节炎患者症状的效果与两次连续注射相同。然而，结果在6个月后恶化。

（ Adrian D.K. Le, Jason Dragoo 著
杨春雪 译 胡晓青 校 ）

参考文献

扫描书末二维码获取。

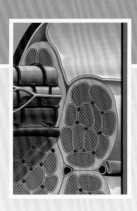

第 6 章

运动生理学

运动生理学是对体力活动的生理机制以及身体对运动的反应和适应的探索和研究。运动员进行的大多数训练项目，无论是力量训练还是耐力训练，目的都是为了通过生理学的改变提高身体状态和比赛成绩。本章讨论了运动生理学的主要概念，为运动医学医师治疗或训练运动员提供了背景知识。

骨骼肌生理学

人体有三种肌肉：平滑肌、心肌和骨骼肌。这三种类型的肌肉都可以发生训练适应；本节的重点是骨骼肌。骨骼肌通过协同工作产生跨越关节的力以支撑身体并产生关节运动。肌肉功能还包括减小外力以吸收冲击并保护关节。

骨骼肌是由不同类型的纤维组成的，这些纤维具有不同的特性，如收缩率、产力和抗疲劳性等（表6.1）。组成骨骼肌的不同类型纤维目前根据肌球蛋白重链异构体进行分类，包括一种慢纤维（Ⅰ型）和三种快纤维（ⅡA、ⅡB和ⅡX）。在过去的几年里，人们在识别控制不同类型肌纤维表达的信号通路方面取得了重大进展。最近发现的肌球蛋白基因编码的微小RNA可以调节肌肉的基因表达和性能[1]，这使得新的个体化遗传分型成为可能[2]。

肌肉纤维目前被分为Ⅰ型、ⅡA型、ⅡB型和ⅡX型。一般来说，Ⅰ型肌纤维的收缩速度较慢，因其具有抗疲劳的能力，所以在较长时间的耐久型活动中起主要作用。ⅡA型和ⅡB/X型肌纤维具有更快的收缩速度，负责高强度的收缩，在爆发力动作中占主导地位。

神经肌肉系统真正的功能单位是运动单位。运动单位是由α运动神经元（起源于脊髓）以及它支配的所有肌肉纤维组成的。单一运动神经元以全或无的方式支配同一种收缩类型的肌肉纤维。一块肌肉包含一种以上或所有类型的运动单位，肌肉中每种纤维类型

的百分比决定了肌肉的功能和疲劳性。运动单位也可分为慢速或快速两种，快速运动单位可分为抗疲劳型、中度疲劳型和疲劳型单位。不过，运动单位可以通过训练改变大小，也可以从一种类型变为另一种类型[3]。这种收缩和代谢性能的可塑性使骨骼肌系统能够适应不同的功能需求。

骨骼肌的结构

包裹在结缔组织（肌外膜）中的肌束构成骨骼肌。每个肌束被一层结缔组织（肌束膜）包围，其中包含多条肌肉纤维。肌肉纤维本身是一个单独的骨骼肌细胞，呈圆柱形，多核，由成束的肌原纤维组成，被肌内膜所包围（图6.1）。这些肌原纤维包含细肌丝和粗肌丝，这些蛋白质沿着肌原纤维的长轴形成重复的亮带和暗带，使肌肉有横纹样的外观（图6.2）。这些重复的部分称为肌节，首尾相连组成肌原纤维。

肌节是骨骼肌的功能性收缩单位。肌动蛋白和肌球蛋白是收缩蛋白，收缩是通过两种蛋白之间的动态相互作用实现的。球形的肌动蛋白分子螺旋排列，形成肌节中较细的蛋白结构框架。每个肌动蛋白分子都含有一个结合位点，由原肌球蛋白（一种线状蛋白）和肌钙蛋白（一种稳定蛋白）保护。肌球蛋白分子聚集在一起，每一个都有一个球形的末端，形成横桥，这些横桥交错地排列在纤维两侧。这些肌球蛋白分子具有与肌动蛋白高亲和力的结合位点。肌节中心粗肌丝的定向排列为肌节的缩短和肌肉收缩提供了结构基础。

骨骼肌收缩的生理学

骨骼肌收缩是一个由神经化学级联反应驱动的机械过程。关于肌肉收缩有几种理论。其中被广泛接受的理论是赫胥黎（Huxley）和汉森（Hanson）提出的"肌丝滑动理论"[4]，该理论指出肌节和肌肉的主动缩短是由于肌动蛋白和肌球蛋白相互"滑动"所致，而

表 6.1　人体骨骼肌纤维的分类

	I	ⅡA	ⅡX	ⅡB
收缩时间	慢	中快	快	很快
运动神经元的大小	小	中	大	非常大
耐疲劳性	高	中高	中等	低
活动	有氧	长时间会无氧	短期会无氧	短期会无氧
线粒体密度	高	高	中	低

Modified from McArdle WD, Katch FI, Katch VL. *Exercise Physiology: Nutrition, Energy, and Human Performance*. 7th ed. Philadelphia: Lippincott Williams & Wilkins; 2009.

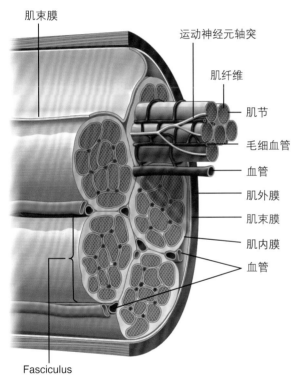

Fasciculus

图 6.1　骨骼肌及相关结缔组织、血管和运动神经元的基本构成和结构（Modified from Palastanga NP, Field D, Soames R. *Anatomy and Human Movement—Structure and Function*. Edinburgh: Butterworth Heinemann; 2006.）

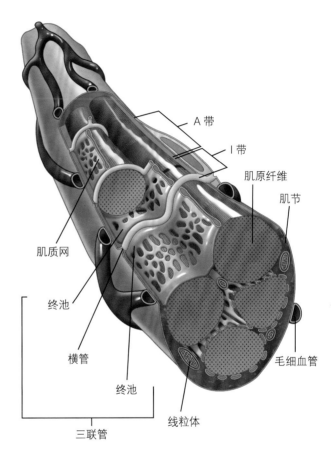

图 6.2　单个肌纤维内重复的肌小节组成和结构的示意图。每个肌小节都含有粗肌丝（肌球蛋白）和细肌丝（肌动蛋白），负责肌小节收缩。骨骼肌特征性的明暗交替带是由于粗肌丝（A 带）和细肌丝（I 带）的重复排列所致。横小管系统与肌质网和肌膜相连。一旦来自运动神经元的动作电位被启动，它沿着肌膜传播，并通过横管系统传递到肌纤维内部的肌原纤维（Modified from Seeley RR, Stephens TD, Tate P. *Anatomy and Physiology*. 3rd ed. St. Louis: Mosby; 1995.）

自身长度保持不变。运动神经元产生动作电位，神经 - 肌肉接头处的轴突释放乙酰胆碱，细胞膜对钠离子和钾离子的通透性增加，产生终板电位。终板电位通过横小管系统沿着肌肉细胞膜传递，经过所有的肌原纤维。从肌浆网中释放的钙离子迅速地与细肌丝上的肌钙蛋白分子结合，导致原肌球蛋白与肌动蛋白上暴露出的结合位点结合，进一步使肌球蛋白横桥与肌动蛋白结合，将肌动蛋白丝拉向肌节的中央（图 6.3），实现了肌丝的相互滑动，引起肌肉缩短和收缩。整块肌肉中肌球蛋白的集体缩短对于力量的产生是至关重要

的，这就是所谓的动力冲程。

钙和腺苷三磷酸（ATP）是肌肉细胞收缩所必需的辅因子（酶的非蛋白质成分）。如前所述，ATP 提供能量，但钙起什么作用呢？两种蛋白质都需要钙，它们是肌钙蛋白和原肌球蛋白。这两种蛋白可以通过阻

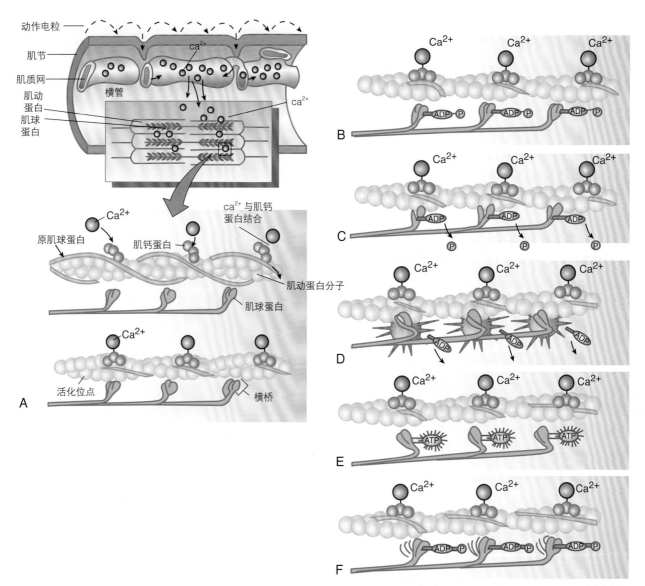

图 6.3　骨骼肌收缩的顺序：肌膜去极化导致钙从肌质网释放。（A）钙与肌钙蛋白结合，并改变原肌球蛋白分子暴露肌动蛋白上与肌球蛋白结合的位点。肌球蛋白通过横桥结合肌动蛋白，产生强力收缩。需要腺苷三磷酸（ATP）才能打破这种联系，为下一个周期做准备。只要有足够的钙存在，就可以继续抑制肌钙蛋白 - 原肌球蛋白系统对肌动蛋白结合位点的阻断，周期（B～F）就能进行下去（Modified from Seeley RR, Stephens TD, Tate P. *Anatomy and Physiology*. 3rd ed. St. Louis: Mosby; 1995.）

断肌球蛋白与肌动蛋白丝的结合来调节肌肉收缩。动力冲程需要 ATP 水解，高能磷酸键打开并释放能量，使肌球蛋白和肌动蛋白之间的连接释放，从而让肌球蛋白为下一次动力冲程做准备或使其放松。如果没有新的 ATP，两者的连接就不能分离，导致死后僵硬。动力冲程周期将一直持续到钙浓度不足以导致肌动蛋白和肌球蛋白结合。

　　自从赫胥黎和汉森于 1954 年发表肌丝滑动理论以来 [4]，人们提出了几种新的肌肉收缩机制。肌肉收缩机制仍然存在诸多问题，包括拉伸可以加强肌肉收缩力，肌肉收缩状态下力量降低，以及收缩时的产力

效率问题。缠绕肌丝模型 [5] 和黏性弹簧模型 [6] 承认了肌联蛋白的重要作用，可以帮助回答这些问题。肌联蛋白被钙内流激活，并通过横桥缠绕在细肌丝上，使细肌丝缩短并发生旋转。肌联蛋白在骨骼肌的力量调节中也起到了积极作用，特别是当肌肉被主动拉伸到较长的肌节长度时 [7]。这些新模型解释了拉伸时的力量增强和缩短时的力量降低，但还需要更多的研究来进一步验证这些理论。

肌肉的力量产生

　　肌肉力量可以通过运动单位募集的多少而相应地

增加或降低。对于任一动作任务，可以通过募集数个运动单位来完成，而可以完成动作的运动单位组合有很多。人们提出了一个简单的规则，即"尺寸原则"[8]，决定了不同动作的肌肉收缩募集哪些运动单位。运动单位可以通过其不同的收缩性、能量特性和疲劳性进行区分，重要的是，为完成给定运动募集运动单位时应保证募集的运动单位具有合适的特点[9]。结构中肌联蛋白的存在也在肌肉产力中起到了作用[10]。

肌肉收缩的类型

骨骼肌收缩产生力量，控制关节运动和身体姿态；身体能够通过不同类型的肌肉收缩满足不同的活动和需求。等长收缩是指肌肉产生力量，但肌肉长度没有明显改变。向心收缩是指肌肉产生力量并且肌肉长度缩短。离心收缩是指肌肉产生力量的同时肌肉长度被拉长。等张收缩是指肌肉产生张力对抗恒定的应力使关节以不同的速度发生运动。等速收缩的运动速率恒定，这是通过改变肌肉发力的程度来实现的。等速训练在体育训练中很少使用，但在康复治疗中使用。在举重或体育训练中，最常见的两种肌肉收缩类型是等长的向心收缩——肌肉主动缩短以举起恒定的载荷（重量），以及离心收缩——肌肉延长抵抗恒定载荷（负向运动）。

虽然大多数人认识的肌肉收缩都是向心收缩，但在体育训练和康复治疗中离心收缩可能更有用。在运动过程中，离心收缩既能通过散热也能通过减震的作用分散能量，从而通过制动作用降低动能[11]。伸长的肌肉-肌腱内吸收的能量可以储存为势能并释放，使肌肉-肌腱复合体起到类似弹簧的作用[12]。肌肉中的肌联蛋白在肌肉的这种类似弹簧的特性中可能起到重要作用[13]。最后，离心收缩的能量消耗非常低[14]，而产生的力却非常大。因此，肌肉会对离心负荷产生反应，肌肉力量增强，这使得离心负荷非常适合力量训练并作为一种康复手段。

骨骼肌的能量代谢

体育锻炼导致 ATP 需求量增加。为了维持肌肉收缩，ATP 必须以一定速率合成从而补充消耗的 ATP。三种能量系统（磷酸肌酸、糖酵解和线粒体呼吸）可以合成肌肉中的 ATP（图 6.4）。这三种供能系统在使用的底物、产生的产物、最大 ATP 再生率和 ATP 再生能力上都存在不同。

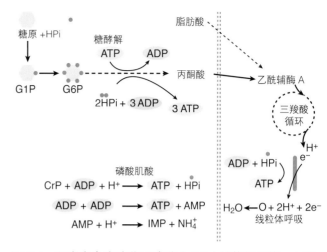

图 6.4　肌肉中合成腺苷三磷酸（ATP）的能量系统。ADP，腺苷二磷酸；AMP，腺苷一磷酸；ATP，腺苷三磷酸；CrP，磷酸肌酸；G1P，葡萄糖 -1- 磷酸；G6P，葡萄糖 -6- 磷酸；HPi，磷酸氢根离子

磷酸肌酸供能系统

磷酸肌酸供能系统对于需要单一肌肉短时间收缩的运动或需要肌肉以接近最大的强度进行有限次数剧烈收缩的运动而言非常重要。在磷酸肌酸供能系统中，肌酸激酶反应和腺苷酸激酶反应都产生 ATP，但是，肌酸激酶反应的 ATP 再生能力更高，因为有大量的磷酸肌酸（CrP）储存在静息状态。磷酸肌酸供能系统的另一个重要特征是腺苷酸激酶反应，该反应产生腺苷一磷酸（AMP），进而激活两种在糖酵解中有重要作用的酶。AMP 激活磷酸化酶，促进糖原分解并加速葡糖 -6- 磷酸（G6P）的合成，迅速为糖酵解提供燃料。AMP 还激活磷酸果糖激酶，使糖酵解过程中 G6P 的流量增加，从而提高 ATP 的再生速率。

据推测，在运动最初的 10～15 秒，CrP 是 ATP 再生的唯一来源[15]。CrP 接近完全恢复可能需要 5～15 分钟，具体取决于 CrP 消耗的程度、代谢性酸中毒的严重程度以及肌肉纤维本身的特性[16]。关于高强度运动后 CrP 重新合成过程中氧气的重要性的证据存在矛盾。一些研究者认为 CrP 的再合成依赖于氧化代谢[17]，而另一些研究发现，在缺血状态下进行高强度运动后，糖酵解通量在短时间内保持增加的状态[18]。然而，近期研究支持糖酵解产生 ATP 的过程在高强度运动后恢复的最初快速阶段有助于 CrP 再合成的理论[19]。

糖酵解供能系统

当运动持续几秒钟后，ATP 再生的能量主要来自血糖和肌糖原储存。运动的延长增加了 AMP 的产生。

产生的 AMP 再加上肌肉内钙和无机磷水平的增加，引起磷酸化酶反应的增加和活化肌肉对葡萄糖的摄取增加。糖原分解产生 G6P 的速率增加和葡萄糖摄取的增加迅速为糖酵解过程中将 G6P 降解为丙酮酸的几种途径提供了燃料。

传统上认为 CrP 是糖酵解启动前使用的唯一燃料，只有在 CrP 水平开始下降时才发生糖原分解。然而，研究表明在最大强度运动的 30 秒钟内，糖酵解再合成 ATP 几乎与运动同时开始[20, 21]。在运动达到或超过最大摄氧量 2 ~ 3 分钟（或运动员可以耐受的时间）后，糖酵解再生 ATP 的能力达到最大[22]。

乳酸。进行高强度训练时，葡萄糖或糖原发生不完全氧化，过量的丙酮酸通过乳酸脱氢酶反应转化为乳酸。多年来，这些残留的乳酸被认为是一种废物，是导致肌肉疲劳或运动能力下降的主要原因[23]。然而自 1970 年代起，这一观点就受到了挑战，Brooks 近期的工作对此也提出了质疑[24]。现在研究已经发现事实上乳酸在剧烈运动时是有益的。乳酸的产生是清除丙酮酸并维持糖酵解途径所必需的，它是一个氧化 - 还原过程，将氧化型烟酰胺腺嘌呤二核苷酸（NAD+）还原为还原型烟酰胺腺嘌呤二核苷酸磷酸（NADPH），使糖酵解可以继续产生 ATP。如果没有乳酸，这一过程将会减慢，ATP 的量和肌肉可用的能量将会因此下降。稳态式训练时形成的乳酸大部分通过氧化反应去除，只有少量转化为葡萄糖。乳酸也可以通过乳酸穿梭机制从高糖原溶解区"穿梭"到高呼吸区[25]。虽然最初认为只有在进行无氧运动时才会产生乳酸，但后来发现乳酸在有氧代谢过程中也是一种有价值的燃料[26]。

线粒体呼吸（氧化供能系统）

丙酮酸以及 NAD+ 被还原为 NADH 反应中的电子和质子转移到线粒体中作为线粒体呼吸的底物，这一过程将糖酵解与线粒体呼吸连接了起来。ATP 的再合成需要燃料在线粒体充足的氧气环境中燃烧。燃料可以从肌肉内部（游离脂肪酸和糖原）、肌肉外部（脂肪）以及血糖（摄入碳水化合物或从肝中释放）中获得。

葡萄糖这一碳水化合物是身体在运动时的主要燃料。人类从食物中获取大部分葡萄糖。在静息状态下，葡萄糖以糖原的形式储存在肝和骨骼肌中。静息时和肌肉收缩时利用的脂肪酸主要是棕榈酸（一种 16 碳脂肪酸）。由于线粒体内膜对大于 15 个碳的脂肪酸是不可渗透的，脂肪酸需通过肉碱穿梭进入线粒体。最后，肌肉有充足的氨基酸供应（游离氨基酸），当碳水化合物供应过低时，可以分解利用氨基酸。然而，碳水化合物供应不足时也会发生蛋白质分解代谢和氨基酸氧化。剧烈运动也会增加氨基酸的氧化。碳水化合物的氧化是产生 ATP 最有效的燃料。

供能系统可以对体育锻炼的不同需求做出不同的反应。非线粒体（无氧）系统能够立即作出反应，并通过极大的肌肉力量支持高功率输出。磷酸肌酸系统用于在短时间内产生最大的力量的爆发性运动。糖酵解途径用于需要肌肉产生持续且强烈的力量（而非最大力量）的活动。然而，无氧供能系统的能力有限，因此除非有氧供能系统能够满足需求，否则功率输出就会减少。有氧供能系统能够快速响应，然而，它并不能满足高强度运动初始的高能量要求，反而更适合长时间的运动。氧化供能系统最适合长时间、低强度的活动。

肌肉对训练的反应

骨骼肌的可塑性极好，可以根据功能需求的变化做出反应。骨骼肌收缩活动的长期增加，如耐力训练，可以导致骨骼肌发生各种生理和生化适应，包括线粒体生物发生、血管新生、肌肉纤维类型转化等。高强度的间歇阻力训练可以增强线粒体的适应性[27]。这些适应性变化是提高体能和增益健康的基础[28]。

骨骼肌细胞通过体积增大（肥大）和分裂增加（增生）获得力量。超负荷原则指出，当一块肌肉暴露在高于平常的压力或负荷中时，肌肉将产生适应以使其能够耐受更大的负荷[29]。对 17 项研究的 meta 分析得出结论，机械超负荷导致肌肉质量增加、肌肉纤维面积增加（肥大）、肌纤维数量增多（增生）。纤维面积的增加大约是纤维数量增加的 2 倍[31]。

骨骼肌肥大伴随着收缩蛋白的合成，因此肌肉能够产生更多的力量。进行高阻力训练时，ⅡA 型纤维的增长最明显，而ⅡB 型和Ⅰ型纤维的增长最少[32]。肌肉肥大在快肌中比在慢肌中更常见。力量训练导致的肌肉肥大和肌肉质量增加通常发生在训练几个星期后。当施加特定类型的机械性超负荷（特别是拉伸）时，骨骼肌增生似乎最明显。

一个运动单位内的肌肉纤维属于同一种纤维类型；而骨骼肌可能包含几种类型的纤维以满足对肌肉的不同需求。不同类型的纤维组成是由基因决定的，但它可以随着训练刺激而改变。虽然纤维本身的类型不能改变，但不同类型纤维所占的体积可以随着训练而改变。高阻力训练导致ⅡA 型纤维增多，ⅡB 型纤维减少，而人体骨骼肌中 I 型纤维成分保持不变 [33]。在实验室研究中，不同类型肌肉纤维的结构和遗传特征可以通过纤维特异性刺激所调节 [34]，目前还不清楚这种调节作用是否可以转化应用于人体骨骼肌。

举重训练中最开始观察到的力量增长主要是由于神经肌肉的适应 [32]。随着训练强度的增加，肌肉开始疲劳，神经系统就会通过频率更高的刺激募集更大的运动单位以提供克服阻力所需的力量。训练早期力量增长和肌肉张力增加的原因是神经募集过程变得更加有效 [35, 36]。

然而，近年的研究表明，传统的力量训练方法可以通过血流限制低负荷阻力训练（low-load resistance training with blood flow restriction, LL-BFR）进行改进。LL-BFR 训练产生的肥大反应与高负荷抗阻训练相当。[37] 假说认为血流限制在肌肉中产生了缺血缺氧环境，导致高水平的代谢应激。这种代谢应激与训练的机械张力相结合，理论上可以激活与肌肉生长相关的因子。这些因子可能包括全身激素的产生 [38]，活性氧的产生 [39]，合成 / 分解代谢信号 [40]，以及快速收缩肌募集增加 [41]。然而，目前这些因素仍然只停留在理论层面，需要更多的研究更好地阐明确切的机制 [42]。

肌肉疲劳

肌肉过度使用后肌肉的运动功能显著下降，在休息一段时间后基本恢复，这种可逆的现象被称为肌肉疲劳。疲劳时肌肉的许多性质发生变化，包括动作电位、细胞外和细胞内离子水平，以及许多细胞内代谢产物。疲劳可能是外周骨骼肌水平原因造成的结果，也可能是中枢原因造成的结果。

高强度运动使骨骼肌的能量消耗急剧增加。能量需求的速度可能超过有氧呼吸的能力，迫使肌肉依赖无氧通路产生的能源。由于高强度运动会导致疲劳，因此可以推论出无氧运动和疲劳之间可能存在着某种关系。无氧运动导致无机酸的积（主要是乳酸），分解成乳酸根和氢离子 [43]。如前文所述，乳酸是肌肉的燃料，因此可能不是肌肉疲劳的因素。但氢离子的增加可能是肌肉疲劳的重要原因。支持这一理论的研究表明，肌肉 pH 的下降与肌肉力量或做功减少之间存在较高的时间相关性 [44]。此外，研究表明，酸化可降低肌肉等长力和缩短速度 [45]。

外周疲劳可能是收缩时钙水平降低的结果，也可能与收缩蛋白本身有关。在运动过程中，肌肉依靠 ATP 泵将钙运回肌质网；随着运动的继续和 ATP 水平

的下降，钙返回肌质网的能力下降，导致外周疲劳。外周疲劳的另一种机制发生在横桥水平。人们发现肌肉力量下降的最初阶段是由每个横桥产生的力下降所导致的。而随着疲劳加重，确实出现了横桥总数的下降 [46]。最后，当肌肉疲劳时，可用的运动单位也变少；因此，运动单位激活的减少也是疲劳的原因 [47]。

运动表现也取决于大脑的努力程度及其对中枢运动驱动到外周的抑制作用。人们认为，外周和中枢因素是紧密相连的。外周疲劳的加重影响着中枢疲劳的发展速度，通过工作肌肉到中枢神经系统运动控制区的神经反馈通路进行调节 [48, 49]。

通过电刺激可以鉴别中枢性或外周性原因导致的肌肉疲劳。肌肉可以在非疲劳状态下接受刺激，然后在疲劳状态下再次受到刺激。如果疲劳前后的收缩特征不同，则可能是外周原因。如果肌肉收缩在疲劳前减少，那么原因可能更偏中枢 [50, 51]。中枢性疲劳的其他原因还包括心理因素，这更难确定。未来研究的一个主要方向应该是确定在各种活动中，特别是在疾病过程中人类疲劳的机制。

神经肌肉对训练的适应

神经肌肉的表现不仅取决于参与的肌肉的质量和数量，还取决于神经系统正确激活肌肉的能力。这些训练导致的神经适应性变化被称为神经适应。神经因素对于抗阻训练早期力量的增长尤为重要。而经过长时间的抗阻训练后，受到训练的肌肉会出现肌肉肥大 [52]。为了使运动员的运动表现得到增强，必须进行神经肌肉适应训练 [36]。

抗阻训练诱导的适应本质上发生在脊髓水平以上，包括运动皮质兴奋性增加 [53] 和结构改变 [54]。这种适应可以影响在完成功能任务时肌肉募集的方式。神经 - 肌肉接头处传导功能的改变可以增加神经肌肉的传导性。这些适应可以提高肌肉的激活，很可能是肌肉训练的结果 [54]。肌肉激活水平提高，单个运动单位放电增加可以募集更多的运动单位，最终增加肌肉力量 [55]。

除了这些神经因素外，肌肉能够施加的力量还受到纤维数量、纤维大小和纤维类型的影响。高阻力运动导致力量增长、肌肉形态改变和神经肌肉功能改变 [56, 57]。最后，神经适应也发生在拮抗肌的协同激活 [58] 和肌肉激活协同模式的改变中 [59]，它们也可能有助于力量产生的最大化。

与抗阻训练相反，耐力训练导致的神经反应以

提高效率为主，例如减少维持力量所需的运动单位数量，增加协同肌肉的激活[60]。耐力训练可以增加毛细血管密度，减少肌肉横截面积，从而促进氧气输送到组织。此外，耐力训练导致细胞线粒体含量和氧化酶活性增加，有氧呼吸能力提高。这些变化需要 8～12 周的训练才能实现。长期耐力训练的净结果是增加肌肉的代谢能力，增加肌肉力量输出和肌肉肥大。

延迟性肌肉酸痛

训练刺激会对肌肉造成微损伤，而肌肉的恢复和再生能力也是训练过程的一部分。肌肉酸痛会发生在训练后的这段时间里，在高强度训练后 24～48 小时内肌肉酸痛达到高峰，通常在训练后 96 小时缓解。这种现象被称为延迟性肌肉酸痛（delayed-onset muscle soreness, DOMS）。无论体能水平如何，所有人都会经历 DOMS，DOMS 是一种对运动强度增加或体力活动不熟悉而发生的正常生理反应。由此产生的疼痛和不适感会影响体能训练和运动表现。因此，DOMS 的病因和预防是运动员和教练员感兴趣的问题。

更大程度的肌肉损伤发生在高强度运动或不熟悉的运动中，以离心负荷运动为主。其他可能的参与因素包括：肌肉僵硬、收缩速度、疲劳和收缩角度[61]。一些证据表明，快肌纤维更容易受到离心运动诱发的损伤[62]。肌肉损伤的初始步骤是肌小节的机械性断裂[63]，诱发继发性炎症反应分泌前列腺素 E2 和白三烯[64]，从而引起疼痛和血管通透性增加造成的肿胀。肌肉损伤的初期表现为肌肉内部散在的损伤，肌小节的损伤不会延伸到整个肌原纤维，也不会横断整个肌肉纤维。因此，DOMS 的肌肉损伤模式不同于急性肌肉拉伤的肌肉损伤模式，后者表现为肌肉 - 肌腱连接处的孤立性断裂，且横断多个肌肉纤维[65]。

那么可以减轻或预防 DOMS 的症状和功能影响吗？如果认为 DOMS 是由前列腺素介导的炎症问题，非甾体抗炎药（NSAIDs）或者冰敷的应用将有助于减少或预防 DOMS，这似乎是合理的。然而，研究显示 NSAIDs 的效果不一[66, 67]，因为 NSAIDs 存在风险，所以是否推荐使用非甾体抗炎药治疗 DOMS 还需要更多的数据。冰敷有止痛的效果，但可持续的益处很小[68]。在健康成年人中，肌肉拉伸似乎不会明显减轻 DOMS 的症状[69]。但是，泡沫轴滚压可以减轻症状[70]。目前还不知道理想的用法（时间、使用泡沫轴过程中施加的压力等）[71]。抗氧化剂没有效果，事实上还可能会延迟肌肉的恢复[61]。不过研究确实发

现，按摩[72-74]以及按摩加上使用压缩衣[75]有利于减轻 DOMS 的症状。最后，运动前的全身振动可能是减少 DOMS 的有效方法[76]。

年轻运动员的力量训练

青少年运动员的力量训练一直备受争议。争议的一部分来自于对骨骼未发育成熟运动员中训练的获益和风险的错误认识。人们从前认为青春期前的运动员不会从力量训练中受益，因为他们的性激素水平尚低[77]。也有人担心，青少年进行力量训练可能会损失灵活性和关节活动度[78]。人们还认为力量训练会使年轻运动员的生长板暴露在过高的损伤风险之下[77]。然而，最近的研究表明：精心设计的抗阻训练计划可以超出预期地提高儿童和青少年的力量，并且不影响正常发育[79]。许多领先的体育组织现在认识到儿童和青少年时期肌肉力量的重要性[80-83]，它有助于提高运动成绩和损伤预防[84]。

经过 8～12 周的训练，年轻运动员的力量可以提高 75%[83]。推荐轻重量、多次数（10～15 次）的训练方式来增加力量[85, 86]。这些训练引起的变化在年轻人中主要是由于神经适应，而不是成年人中的肌肉肥大[85]。年轻人进行力量训练也能带来许多其他的健康益处。力量训练可以改善骨骼健康[87]、身体成分，减少心血管风险因素[88]，降低运动损伤的风险[89]。因此，年轻运动员力量训练的益处似乎大于风险，合理设计并密切监督的训练计划对年轻运动员是安全且有效的。

衰老对骨骼肌的影响

衰老与肌肉量的流量有关，这就是所谓的肌肉减少症。这种下降开始于 50 岁左右，在 60 岁以后变得更加明显[90]。衰老对骨骼肌的功率、力量和耐力有负面影响。最近，人们发现肌肉功率是一种比肌肉力量更好的预测功能表现的指标[91]。功率的下降导致短时间无氧运动能力的下降，并与老年人跌倒风险增加、日常活动障碍直接相关[91]。肌肉功率下降的原因包括肌肉量流失，运动神经元的放电减慢[92]，最大缩短速度减慢[93]。力量的下降与肌肉量流失直接相关。年龄相关肌肉力量下降中，90% 以上的原因是肌肉减少症[94]。其他与肌力下降有关的因素包括由于肌原纤维老化而引起的肌肉组织张力下降[95]，或是有功能的横桥数量减少[96]。尽管衰老有负面影响，但力量训练可以提高肌肉功率和力量，扭转老年人的肌肉减少，并改善功能。尽管存在肌肉量流失，加入高强度间歇训

练（high-intensity interval training, HIIT）可以使线粒体含量增加到几乎与年轻运动员相同的水平[97]。高速阻力训练[98, 99]和加强下肢力量[100]已被证明是实现这一目标的最佳途径。

核心力量与神经肌肉训练

核心稳定性是最大限度地发挥运动功能和防止运动损伤的重要因素。核心稳定性可以定义为"控制骨盆以上躯干的姿势和运动以达到最佳的肌肉运动、传递和控制的能力"[101]。核心由躯干和骨盆的肌肉以及神经、骨和韧带组成。它的稳定性不仅依赖于肌肉的力量，还依赖于适当的感觉输入，为神经系统提供身体和环境之间相互作用的信息和持续不断的反馈，从而可以在运动中进行调节[102]。这些本体感受能力对减少损伤有积极的影响[103]，以增强本体感受能力为目标的训练计划可以预防损伤[104, 105]。一些证据表明，年轻人参加球类运动时，平衡训练或全面的训练计划可以有效预防下肢损伤[111]，如踝关节扭伤[106, 107]和前交叉韧带撕裂[108–110]。最后，在发生损伤之后，针对不足的康复训练可以预防未来的损伤[112]。然而到目前为止，最有效的训练方案以及训练的最佳频率和训练时长尚未确定，还需要更多的研究[113]。

内分泌对运动的适应

运动引起的许多变化都是由激素介导的。垂体分泌的生长激素（GH）、内啡肽和抗利尿激素可以提升运动表现，帮助恢复肌肉。虽然其他激素也起到了作用，但肾上腺分泌的激素如儿茶酚胺、糖皮质激素和盐皮质激素控制着大多数训练引起的变化。胰腺和性腺分泌的激素也起着关键作用（表6.2）。

垂体

生长激素（GH）是一种肽类激素，可以刺激肌肉生长、细胞繁殖和细胞再生。生长激素还能刺激蛋白质合成，促进脂质代谢，这两种作用都能保持运动过程中的血糖水平，从而维持运动表现并促进肌肉再生。阻力训练可以增加GH水平[114]。确切的机制尚不清楚，但传入刺激、乳酸或一氧化氮可能起作用[115]。向心和离心负荷阻力训练都可以导致生长激素水平增加[116, 117]。高于乳酸阈的耐力训练可使静息状态下GH的脉冲式释放增强，24小时GH分泌量增加；然而，研究表明，力量训练可能会导致更高水平的血清生长激素。GH的另一个强效刺激物是睡眠，凸显了睡眠对运动员在训练中恢复的重要性。

表 6.2 激素对运动的反应

激素	改变	功能
垂体		
生长激素	与运动强度成比例增加	刺激新陈代谢
β-Endorphins	随运动增加到 $VO_{2\,max}$ 的 60% 以上	镇痛，"天然高"
抗利尿激素	随运动增加	保持水合作用
泌乳素	随运动增加	不明确
肾上腺		
糖皮质激素	促肾上腺皮质激素在 $VO_{2\,max}$ 的 50% 以上时增加	可促进新陈代谢
醛固酮	与运动强度成比例增加	保持水合作用
肾上腺素和去甲肾上腺素	与运动强度成比例增加 [a]	介导心血管反应
胰腺		
胰岛素	随运动时间（和血糖水平）成比例减少 [a]	避免低血糖
胰高血糖素	与运动时间的增加成正比	提高血糖水平，预防低血糖
性腺		
睾酮	水平与运动强度成正比 [a]	不明确
雌激素和黄体酮	随运动增加 [a]	不明确

[a] 基础水平随着长时间耐力运动而降低

给运动员注射超生理剂量的生长激素作为运动成绩增强剂，可以增加瘦体重，提高运动成绩[120]。然而，肢端肥大症的模型显示，生长激素长期过量最终并不能改善运动表现，而且可能是危险的。最近的一项系统性综述未能发现任何表明外源性 GH 能提高运动成绩的证据[121]。然而，尽管缺乏科学证据，大多数体育机构都禁止使用生长激素。

β- 内啡肽是运动时垂体分泌的内源性阿片肽。足够强度和时间的运动可以增加循环中 β- 内啡肽的水平。β- 内啡肽作用于阿片类受体，具有镇痛作用[122]，并可能与进行高强度耐力训练的人所经历的"跑步兴奋"有关[123]。

肌肉活动和训练会引起出汗，丢失水和钠，导致液体丢失和血液中电解质的浓缩。低血容量刺激垂体后叶释放抗利尿激素，通过增加肾集合管的通透性来增加水的重吸收，从而减少水的排出，最大限度地降低脱水的风险。运动也会增加垂体分泌的催乳素[124]，剧烈的无氧运动后，催乳素分泌达到最大[125]。催乳素在运动反应中的确切作用尚不清楚，但已证明它能刺激免疫系统的吞噬活性[124]，可能在运动所致肌肉损伤的早期修复中起作用或是 DOMS 的前体物质。

肾上腺激素

糖皮质激素（主要是皮质醇）在垂体分泌的促肾上腺皮质激素的作用下从肾上腺皮质释放出来。皮质醇的功能是刺激肝脏糖异生、脂肪分解以及肝和 II 型肌纤维为主的蛋白质降解。

阻力训练和耐力训练都可以使促肾上腺皮质激素和皮质醇的水平升高。引发皮质醇反应所需的最低运动强度（即阈值）是最大摄氧量（$VO_{2\,max}$）的 60%。在最大摄氧量 60% 以上，运动强度与血浆皮质醇浓度呈线性增加[126]。运动强度低于该水平，皮质醇水平可能不会增加，甚至可能会下降[127]。调节皮质醇释放的其他因素包括液体丢失、膳食和一天中的不同时间。液体丢失（可达体重的 4.8%）可以增强运动诱导的皮质醇反应[128]。晚上运动时皮质醇对运动的反应显著高于早晨[129]。

最后，交感肾上腺系统的增强激活可能发生在比赛中，可能是提高成绩的关键"驱动力"之一[130]。

醛固酮在肾中的功能是防止钠和水的流失。醛固酮的分泌受肾的调节，运动时体液丢失所致的肾血流量减少，以及血液向外周分流以降低体温都可以促进其分泌。醛固酮水平随着脱水、热应激和运动强度的增加而增加[131]。人们还认为存在着脱水和运动强度的累加效应，这些反应与血浆渗透压密切相关[131]。醛固酮对运动的反应可以非常明显，马拉松运动员在完成一场比赛后，醛固酮水平可持续升高一整天[132, 133]。这种醛固酮水平的持续升高对那些在时间延长的比赛中受伤且马上需要手术治疗的运动员来说是很重要的。

运动可增加肾上腺髓质分泌的儿茶酚胺（肾上腺素和去甲肾上腺素）。这些激素具有广泛的作用，包括增加心率，刺激呼吸以满足有氧需求，收缩全身血管，扩张骨骼肌和心肌血管以增加活动组织的灌注等。儿茶酚胺还能刺激肾素 - 血管紧张素 - 醛固酮系统分泌醛固酮，从而防止脱水；在胰腺中，儿茶酚胺可以减少胰岛素分泌，增加胰高血糖素分泌，从而促进脂肪分解，维持肌肉工作所需的血糖水平。与其他肾上腺激素一样，儿茶酚胺分泌的增加与运动强度直接相关。然而，与上文讨论的其他激素不同，儿茶酚胺的基础水平会随着长时间的训练而改变[134]。研究结果表明，当进行相当于"竭尽全力"的高强度运动时，耐力训练者对剧烈运动的肾上腺素反应比未受训练者的反应要高。这种现象被称为"运动型肾上腺髓质"。这种肾上腺素分泌能力的增加既是对体育锻炼的反应，也可以是对其他刺激（如低血糖和缺氧）的反应[135]。长期耐力训练可提高血浆儿茶酚胺浓度，对超最大负荷运动作出反应[134]。

性腺激素

睾酮是一种在睾丸中产生的雄性激素，它既有雄激素样作用，又有合成代谢作用。睾酮作为肌肉蛋白质合成和肥大的调节因子具有重要作用，对运动的重要性是显而易见的。睾丸产生激素的调节是通过垂体前叶、下丘脑和睾丸组成的负反馈途径进行的，称为下丘脑 - 垂体 - 睾丸（hypothalamic-pituitary-testicular, HPT）轴。高强度，接近最大阻力训练会增加全身的睾酮水平[136]。在长期从事举重运动的人中，这种阻力训练引起的睾丸激素水平增加似乎会变得迟钝[137]。短期、中等强度、小运动量的耐力训练也能显著提高未受过训练的男性的睾酮浓度[138]。有趣的是，长时间的耐力训练可能会导致睾酮水平下降。这种降低的机制目前尚不清楚，但可能与经年累月的耐力训练所导致的 HPT 轴功能障碍有关。

雌激素和孕激素是卵巢产生的女性类固醇类似物。它们也通过垂体、下丘脑和卵巢的负反馈系统来调节。抗阻运动可以增加雌激素和黄体酮的水平[138]，它们可以增加女性的肌肉力量。有证据表明，雌二醇通过雌激素受体发挥作用，但它并非通过影响肌肉大小从而实现肌肉力量的增加，而是通过改善骨骼肌的内在性质（即肌肉纤维可以产生更大的力）增强力量[139]。雌激素也与骨骼健康有关。除了激素对骨骼的直接影响外，当肌肉收缩更强烈和／或更多时，雌激素对骨的作用更强，产生额外的成骨刺激。虽然阻力训练与雌激素一同对女性有益，但长时间的耐力训练和卡路里限制可能会造成能量不足，导致雌激素水平降低，从而降低对骨骼的保护作用。月经紊乱的妇女体内雌二醇和孕酮水平较低，她们对运动的合成代谢激素反应会减弱，这提示月经失调可能影响女性运动后力量和骨骼健康的变化[140]。

胰腺激素

胰腺分泌胰岛素和胰高血糖素，它们与肌肉、肝脏和脂肪细胞发生相互作用。胰岛素使肌肉和肝脏从血液中摄取葡萄糖，并将其储存为糖原，通过抑制胰高血糖素的分泌，抑制使用脂肪作为燃料。同时，胰高血糖素通过向肝脏发出信号，将储存的糖原分解成可利用的葡萄糖，从而提高血糖水平。因此，胰岛素和胰高血糖素组成了调节血糖水平的反馈系统的一部分，因此是运动的重要激素。

在一次运动中，工作肌对葡萄糖的需求迅速增加。因此，运动不会导致低血糖。葡萄糖消耗的增加必须伴随着几乎同步和等量的葡萄糖生成的增加[141]。胰高血糖素能迅速满足这一需求。同时，运动时血浆胰岛素水平下降，以维持较高的血糖水平。胰高血糖素是将肝脏的糖原分解反应与工作肌的葡萄糖需求偶合起来的关键。

单次运动可以通过不依赖胰岛素的机制增加骨骼肌对葡萄糖的摄取，这种机制绕过了经典胰岛素信号通路的不足。然而，这种"胰岛素增敏"作用是短暂的，大约48小时后消失。与之相反，一些研究表明，长时间的运动训练会导致骨骼肌中胰岛素作用的持续增强[142]。然而，其他研究表明，肥胖者的胰岛素敏感性没有衰减期，佐证了肥胖人群中运动能够比饮食更有效地改变身体成分[143,144]。研究还发现，胰岛素在实际的肌肉蛋白质合成中只起很小的作用，但可能抑制肌肉蛋白质的分解，这种抑制作用与少量摄入蛋白质和碳水化合物相结合，可以短暂地增加肌肉蛋白质的积累[145]。因为胰岛素能将葡萄糖导入肌肉组织，可以作为合成代谢因子发挥作用，所以有可能被滥用

以最大限度地通过训练增肌或增加糖原储存来进行长时间的耐力运动[146]。

运动能力

最大运动能力是心血管系统向运动中的骨骼肌输送氧气的最大能力，以及运动中的肌肉从血液中提取氧气的最大能力。最大摄氧量，$VO_{2\,max}$，通常用来评估总体运动能力（图6.5）。Fick方程提出氧摄取量（VO_2）等于心输出量（CO）乘以动脉血氧含量与混合静脉血氧含量的差：$VO_2=CO \times (CaO_2-CvO_2)$，其中CO等于每搏输出量（SV）乘以心率（HR）；因此，$VO_2=(SV \times HR) \times (CaO_2-CvO_2)$。最大强度运动时，$VO_{2\,max}$计算公式如下：$(SV_{max} \times HR_{max}) \times (CaO_{2\,max}-CvO_{2\,max})$，这反映了一个人吸入、运输和利用氧气的能力。

最大摄氧量（$VO_{2\,max}$）已成为心肺功能的首选实验室测量方法，是功能锻炼测试中最重要的测量方法。健康人在接近极量运动时出现VO_2平台期。VO_2平台期传统上被用来作为达到$VO_{2\,max}$的最佳证据[146]。它代表着大肌肉群可以达到的最大的氧化代谢水平。然而，在临床测量中，在症状开始影响运动之前可能不会达到明显的平台期。因此，VO_2峰值（peak VO_2）常被用来作为VO_2最大值（$VO_{2\,max}$）的估计值[96]。

健康人中，摄氧量对运动的反应是线性的，直到达到最大摄氧量为止。而运动训练可以增加一个人的最大摄氧量。运动导致静息心率降低，但对最大心率

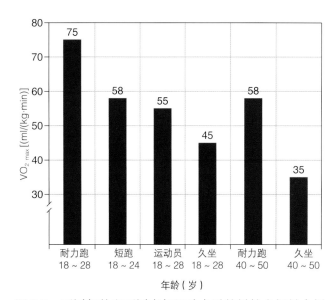

图6.5　不同年龄和不同有氧运动水平的男性之间最大摄氧量（$VO_{2\,max}$）的对比（Data from Pollock ML, Wilmore JH, Fox SM. *Health and Fitness Through Physical Activity*. New York: John Wiley and Sons; 1978.）

无明显影响。运动初期 SV 随着运动的进行而增加，但随后反应减弱。训练增加了静息状态下的 SV，也增加了进行不同强度活动时的 SV。最后，动脉和静脉含氧量的差随着训练而扩大。虽然训练可以增加最大摄氧量，但年龄相关的摄氧量下降仍会发生。衰老与身体活动能力的逐渐下降有关，主要原因是最大摄氧量的降低。由于 CO 下降导致的肌肉氧气输送减少是最大摄氧量下降的主要原因，这种作用一直持续到中年后期。线粒体功能障碍是影响老年人最大摄氧量的主要因素，与年轻的肌肉相比，骨骼肌最大摄氧量下降约 50%[147]。

通气无氧阈，以前称为无氧阈，是用来估计运动能力的另一项指标。在运动的有氧阶段（最高可达 $VO_{2\,max}$ 的 60%），通气量随 VO_2 呈线性增长，反映了肌肉中有氧产生的二氧化碳的量。在这个阶段，血乳酸水平没有明显的变化，因为肌肉的乳酸产生位于最低。随着运动强度的保持和运动时间的延长，供氧量已跟无法满足运动中的肌肉增加的代谢需求。此时，乳酸和血乳酸浓度升高。血乳酸达到峰值时的 VO_2 称为乳酸阈或通气无氧阈。该阈值也表示从此时起，分钟通气量的增加相对于 VO_2 不成比例，这通常发生在 $VO_{2\,max}$ 的 60%～70% 处。

心肺对训练的反应

心血管系统在运动中有几个重要的功能。它将氧气输送到工作肌肉，将血液送回肺部，将营养物质和燃料输送到活动的肌肉，运输激素，并将热量从身体内部传递到皮肤。运动增加了身体对心血管系统的需求。肌肉的需氧量急剧增加，代谢过程加快，产生更多的废物，消耗更多的营养，体温升高[148]。为了有效地发挥作用，心血管系统必须调节这些变化，以满足身体增加的需求。

运动中 CO 等于 HR 乘以 SV，SV 为每次心室收缩的排血量。有氧能力是由身体在运动时调节 CO 的能力所决定的——在剧烈运动时，心输出量大约增加 5 倍。CO 的增加主要是由于运动引起的 HR 增加，其次是由于 SV 的增加。静息心率通常在每分钟 60～100 次之间，并随运动强度呈线性增加，在年轻的成年人中最大心率为每分钟 200 次（图 6.6）[149]。个人最大心率随着年龄的增长而降低，可以用 220 减去年龄（单位：年）来粗略估计。

耐力训练可使左、右心室的 CO 和容量负荷增加，导致"耐力训练型心脏"，产生左心室扩张，伴

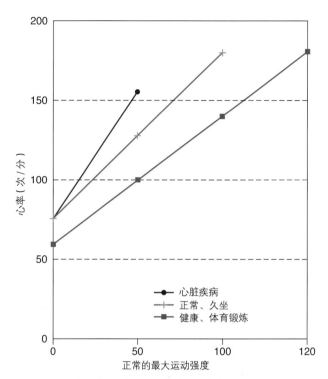

图 6.6　不同健康状态的人群中心率与运动强度成正比（Data from Hasson S. *Clinical Exercise Physiology*. St. Louis: Mosby; 1994.）

轻度到中度的左心室壁厚度增加。这种由训练引起的 CO 增加使受过训练的运动员与未受过训练的人相比具有更低的静息心率。另外，在锻炼过程中，下肢活跃的肌肉需要的血流量增加；因此，外周血管阻力降低以适应这一需要。为了产生较大的 CO，运动员必须增加他们的 SV 来抵消 HR 降低和血管阻力下降的作用。耐力型运动员左心室舒张末期容积较非耐力型运动员有较大幅度的增加，这使他们能够产生必要的更大的 SV。运动初始 SV 增加，但与 HR 不同，它的平台期在最大强度之前出现，大约位于 $VO_{2\,max}$ 的 40%～60%[150]。受过训练的运动员也证明了心脏有维持 CO 的适应能力。与训练相关的血管容积的扩大与心率对压力感受器刺激的反应性降低有关[151]。在运动达到最大输氧量的过程中，骨骼肌血流量较静息状态增加多达 20 倍[152]。内脏血管收缩同样有助于将血液重新分布到骨骼肌中（表 6.3）。

呼吸系统对训练的反应

在静息状态下和运动需求增加时，肺对氧合血液以维持恒定的动脉血氧浓度至关重要。满足剧烈运动的通气需求需要气道流速超过静息水平的 10 倍，潮气量接近静息水平的 5 倍。

理解这种呼吸反应的基础是了解在肺泡与肺毛细

表6.3　心脑血管对运动的反应	
功能	反应
心输出量	大幅度增加
心率	大幅度增加（主要负责增加心输出量）
行程容积	适度增加
收缩压	适度升高
脉压	适度升高
平均血压	小幅升高
总外周阻力	大幅下降（大量骨骼肌肉血管舒张主导内脏血管收缩）
动静脉氧差	因耗氧量增加而增大

血管血气体交换过程中扩散作用的重要性。为了实现气体交换，必须通过气道的通气和肺毛细血管的灌注来维持浓度差。扩散速率直接与氧气的浓度梯度和肺扩散的表面积有关，是肺弥散的重要因素；因此，需要确保氧气和二氧化碳梯度足够大，以实现最大的扩散作用。

长久以来，人们认为健康的呼吸系统的能力已经超过了运动对通气和气体交换的要求[153]。然而，对于耐力运动员来说，肺系统可能落后于心血管和有氧肌肉的适应[154]。在高强度运动期间，这种潜在的通气 - 灌注不平衡可能会损害动脉的氧饱和度和供氧能力；它被称为运动性动脉低氧血症。这些呼吸系统在运动中的局限性的确切原因是未知的，但可能是由于在不显著改变肺和气道的结构或功能能力的情况下，通过训练增强肌肉和心脏输送及利用氧气的能力而导致的[155]。

结论

运动生理学是对体力活动的生理机制以及身体对运动的反应和适应的探索和研究，为最大限度地提高运动成绩的训练提供了科学依据。更好地理解肌肉结构、功能和适应的潜在机制将有助于医生对运动员的评估和治疗。

选读文献

文献：Brooks GA. Cell-cell and intracellular lactate shuttles. *J Physiol*. 2009; 587(23): 5591-5600.
证据等级：Ⅱ
总结：乳酸是肌肉代谢中的一种产物，是肌肉产生能量

的一种可用底物，糖酵解途径和氧化途径是协同作用而不是相互竞争。

文献：American College of Sports Medicine. *ACSM's Guidelines for Exercise Testing and Prescription*. 7th ed. Philadelphia: Lippincott, Williams & Wilkins; 2006: 237-251.
证据等级：Ⅲ
总结：所有年龄和运动阶段的运动员的全面运动测试和处方指南。

文献：Herzog W, Duvall M, Leonard TR. Molecular mechanisms of muscle force regulation: a role for titin? *Exerc Sport Sci Rev*. 2012; 40(1): 50-57.
证据等级：Ⅱ
总结：作者支持了他们的理论，认为：除了横桥理论中讨论的肌动蛋白和肌球蛋白等蛋白质，一种新的蛋白质可能在力量的产生中起作用。他们发现肌联蛋白（titin）在肌力调节中起主要作用，特别在长条状肌肉的离心收缩和肌小节长度调节中起作用。

文献：Reid KF, Callahan DM, Carabello RJ, et al. Muscle power failure in mobility limited older adults: preserved single fiber function despite lower whole muscle size, quality and neuromuscular activation. *Eur J Appl Physiol*. 2012; 112(6): 2289-2301
证据等级：Ⅱ
总结：这项研究与以前认为的肌肉纤维随着年龄的增长而退化的理论相矛盾。作者发现，在老年人中，肌肉纤维的收缩特性被保存下来，以试图维持整体的肌肉功能。

文献：Yan Z, Okutsu M, Akhtar YN, et al. Regulation of exercise-induced fiber type transformation, mitochondrial biogenesis, and angiogenesis in skeletal muscle. *J Appl Physiol*. 2011; 110: 264-274.
证据等级：Ⅲ
总结：本文综述了骨骼肌生理生化适应的变化，这些变化构成了提高运动能力和其他健康益处的基础。

（Thomas M. Best, Chad A. Asplund 著
任　爽 译　胡晓青 校）

参考文献

扫描书末二维码获取。

第7章

影像学概述

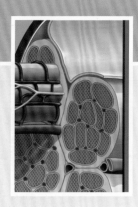

在骨科疾病和运动相关损伤的诊断和治疗中，影像学检查是重要的环节。运动损伤在所有年龄组中都十分常见。这些患者对于他们的损伤和影像学检查的方式也越来越了解。同时，医生也变得善于将临床技能和影像学检查征象相结合，更好地为患者提供服务。运动医学和肌肉骨骼系统影像学的进一步亚专科化为患者和初级卫生保健工作者提供了更高水平的医疗服务。这些因素都使得影像学检查的应用更加普遍。

医生必须认识到在解决临床问题时，常常需要多种影像学检查手段才能最终获得正确的诊断。唯一正确的或者完全错误的影像学检查方案一般不存在。在决定解决临床问题的最佳影像学检查方案时，我们需要根据患者的自身情况结合多方面因素考虑。这些因素包括年轻患者想避免计算机体层成像（CT）或闪烁摄影发出的离子射线、患者所在地的医院有没有磁共振成像（MRI）、MRI和闪烁摄影的价格高昂、当地是否有肌肉骨骼系统超声检查的专家等。当需要在众多影像学检查方案中选择最合适的一种时，这些因素必须考虑在内，因为它们可能会影响到诊断的准确性。

这一章节综述了基础的影像学检查技术，包括X线成像（包括荧光成像和关节造影）、超声成像、CT、核医学和MRI。不同检查手段的技术原理也进行了概述，尤其是可能影响图像质量的因素。每种检查方法的利弊也进行了总结。关节造影、荧光成像和骨科手术操作的关键也进行了讨论。我们也提供了常见诊断方法的放射剂量的参考。

影像学检查技术

传统 X 线成像

1895年，威廉·康拉德·伦琴发现了X射线，这一发现是医学影像学的基础。1901年，伦琴因发现X射线获得诺贝尔物理学奖。

技术要点

X射线是一种由波长极短的电磁波组成的离子射线，它的光子对身体不同组织有不同的穿透能力。X射线放电管中的线圈产生电子束，撞击钨靶后产生X射线光子流照射患者。到达患者身体后，X射线可以在患者体内散射、被吸收或穿过患者。穿过患者的X射线撞击放置在患者身后的X射线感应材料上（图7.1）。过去20年中，传统的底片成像大部分被数字X线成像所代替。数字X线成像是利用放置在患者身后的数字探测系统，将穿过检查区域的X射线转化为图像。数字X线成像最大的优点是使得全数字化的图像归档和通信系统（PACS）成为可能，从而实现图像的数字化存储和联网即时读取。

目前正在应用的有两种数字探测系统：计算机X线成像（computed radiography, CR）和直接X线成像（direct radiography, DR），这两种方法各有其优缺点[1]。现代医疗影像学场所需要这两种系统提供数字化影像图像。CR系统可以整合进老式底片摄像设备，相比于安装昂贵的DR面板系统可以节省大量成本。CR技术利用存储荧光体成像板替代老式系统中的底片，但需要额外的激光扫描读取过程。DR系统利用探测单元中的读取系统直接将X射线转化成图像，省去了额外的图像处理过程，可以立即生成图像。CR中额外的读取步骤与老式系统中处理底片的方式类似，没有效率，与DR相比患者检查量更低。除此以外，CR系统使用的磁带可能导致技师发生工作相关的慢性重复性损伤。DR系统不使用磁带，所以工作相关的慢性损伤较少见。目前的DR技术无法在大多数移动摄像设备中使用，也无法完成特定方向的摄像，例如肩关节腋位像和髌骨切线位像。虽然DR技术的应用依然在开发，但在这些情况中必须使用CR。两种系统都可以实现较大的活动范围，减少患者暴露的放射量。

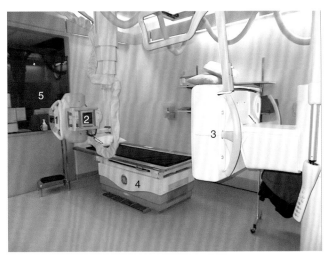

图 7.1 数字 X 线摄像室中的设备。1，X 射线管；2，准直器；3，挂壁式平板探测器；4，检查床；5，玻璃屏后面的控制间

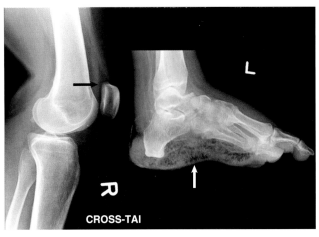

图 7.2 X 线成像密度。左图是一张膝关节侧位片，箭头所指是脂肪 - 液体平面，表明关节内积脂血症，提示关节内骨折，骨髓内的脂肪从骨折处漏入关节间隙中。骨髓脂肪浮在关节内积血的上方，与周围肌肉相比更透光。右图是一张糖尿病患者的踝关节侧位片，可见箭头所指的足底软组织中大量的透光区域，提示产气菌感染。骨骼和钙化结构在 X 线片上的密度最高，为白色。肌肉组织是浅灰色，脂肪组织是深灰色，气体为黑色

X 线图像的质量和几个因素有关。患者合适的体位和保持静止是基本要求。数字化成像出现前，底片适当的曝光是十分重要的；但现在的医生可以在电脑工作站上手动调节图像的亮度和对比度，因此曝光值的允许范围变大依然可以保留图片的诊断价值。曝光度是通过改变入射 X 线光子的数量和能量进行调节的。入射光子的数量是由产生电子束的电流强度（缩写为 mA-s，毫安 - 秒）决定的。在撞击钨靶前，电子通过电场被加速，所以 X 射线光子的能量与电压电位（缩写为 kVp，千伏电位）的大小有关。X 射线一旦产生，单个光子的能量无法改变。但是，过滤器可以吸收特定能量的光子，从而改变 X 射线束的能量组成。这些过滤器可以滤掉低能量的 X 射线，这些射线在患者体内通常随机散射，无法到达底片显像，反而增加患者接受的放射量。通常来讲，厚且致密的结构需要能量更高、数量更多的 X 射线光子才能产生可以用来诊断的图像。相反，透过较薄较疏松的解剖部位需要的能量低，数量少。

X 射线光子对不同成分的组织有不同的穿透力，从而造成了骨骼、水或软组织、脂肪和气体特有的密度（图 7.2）。

荧光成像

荧光成像是一种特殊的 X 射线技术，可以快速生成图像，从而实现对解剖结构的实时显像。这项技术可以为放射科医生和骨科医生所用。进行荧光成像时，X 射线穿过患者身体后撞击荧光屏转化为可见光子。荧光屏与一影像增强器和视频摄像头偶联，获得的图像最终显示在显示屏上（图 7.3）。影像增强器现在被平板探测技术所替代，空间分辨率和吸收能力均有提高，从而减少患者受到的放射量。荧光成像可以显示单张静态图像，也可以以每秒 30 ~ 35 张图片的帧率生成视频 [2]。由于产生图片使用的射线较少，荧光成像的空间分辨率比 X 线成像差。

放射科医生通常利用荧光成像进行肌肉骨骼检查和操作时的引导，例如关节造影、关节穿刺和药

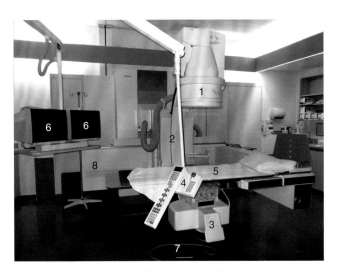

图 7.3 荧光成像室中的设备。1，影像增强器；2，C 臂（控制 X 射线束的角度）；3，X 射线管；4，遥控面板；5，患者检查床；6，显示屏；7，脚踏；8，C 臂的壁挂

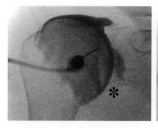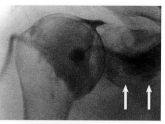

图 7.4 粘连性关节炎的扩张关节造影。左图是粘连性关节炎行关节造影的局部摄影，可见腋隐窝和肩胛下隐窝充盈不全（星号），内侧关节囊早期破裂，这些征象与诊断契合。继续注射造影剂后（右图），可见造影剂继续渗漏到关节囊外的内侧软组织中（箭头）

物注射（图 7.4）。即便是在诸如肩关节的大关节内进行操作，无图像引导的关节注射和脊柱介入性操作的失败率可达 30%[3]。骨科医生在各类手术中都常规使用术中荧光成像，例如骨折复位固定或关节置换。视频荧光成像在对关节进行动态稳定性检查时也可以起到作用。

　　术中荧光成像还可以帮助骨科医生在全膝关节置换术（total knee arthroplasty, TKA）中确定冠状面上的对位整齐，平均使用时间仅 3 秒。与传统技术相比，使用这项新技术可以降低患者出现假体对位不齐的风险，还可以减少患者接触的放射量[4]。

　　利用术中荧光成像减少放射量的不同方法近期受到了广泛研究。双 C 臂荧光成像是一种用两个 C 臂代替传统的单个 C 臂的技术。这项技术可以评估螺钉的三维位置，尤其在髓内钉治疗股骨转子间骨折时的使用越来越频繁。这一技术可以显著减少手术时间和术中的辐射暴露[5]。除此之外，为了减少医生的辐射暴露，人们还研制了不同规格的 C 臂，研究发现小型 C 臂可以增加放射量测定器的吸收[6]。

关节造影

　　关节造影是在荧光成像或超声引导下，使用细针（20 G 或 22 G）穿刺入关节腔内。这些操作创伤小，时间相对较短，患者通常容易耐受。进行关节造影时，通常需要注射药物（例如类固醇、局部麻醉剂和滑液补充剂）和关节内造影剂，以便进行磁共振和 CT 关节造影。磁共振关节造影所用的造影剂是稀释的（1/200）钆 - 生理盐水溶液和含碘造影剂的混合物（图 7.5）。使用含碘造影剂稀释钆溶液可以实现关节造影过程中连续的监测，而且一旦患者因幽闭恐惧症无法完成磁共振造影，可以马上更换 CT 关节造影。CT 关节造影使用含碘造影剂进行单对比关节造影

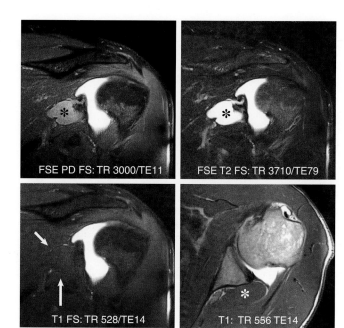

FSE PD FS: TR 3000/TE11　　FSE T2 FS: TR 3710/TE79

T1 FS: TR 528/TE14　　T1: TR 556 TE14

图 7.5 磁共振关节造影。将稀释的钆溶液（1/200）注射到盂肱关节腔内，然后行磁共振成像。关节液中少量的钆剂足以在 T1 脂肪饱和序列（T1FS，左下图）和普通 T1 加权序列（右下图）上产生 T1 高信号。关节液在质子密度序列（FSEPDFS）和 T2 加权序列（分别为左上图和右上图）上都是亮的。图中关节盂内侧可见一巨大的盂唇旁囊肿（箭头及星号所示）。在 T1 脂肪饱和序列和普通 T1 加权序列上，囊液与周围肌肉是等密度的，容易被漏诊。行磁共振关节造影时需要 T2 加权图像发现关节外病变

（图 7.6）。注射含碘造影剂后，还可以向关节内注射空气实现双对比 CT 关节造影，不过单对比检查更常用[7]。可以向造影剂中加入少量的肾上腺素，以收缩滑膜血管，延长造影剂的吸收时间[8]。从造影剂进入关节腔起，滑膜就开始快速吸收造影剂，因此，关节造影必须安排好 CT 或 MR 的预约时间，在造影剂注射后 30～45 分钟内必须进行扫描。根据协调荧光成像和磁共振预约的经验，磁共振和 CT 关节造影检查更难安排时间。患者等待的时间比非增强类检查长，在人均 MR 资源较少的医院，平均等待时间可达 6 个月之久。利用磁共振或 CT 关节造影进行成像的关节一般包括肩关节、髋关节、腕关节、踝关节和膝关节。在申请 CT 或磁共振关节造影时，应尽量避免使用诸如 MRA、CTA 的缩写，因为容易和磁共振或 CT 血管造影相混淆。而后者是完全不同的检查方式，需要静脉注射造影剂显示血管结构。

　　诊断性关节造影可以帮助查找患者关节周围非特异性症状的来源。该检查是通过注射造影剂确定针头在关节腔内的位置后，注射短效和长效局部麻醉

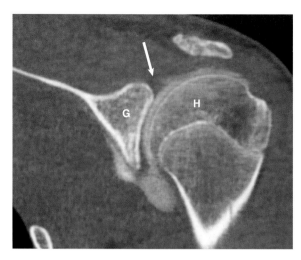

图7.6 一名16岁患者的CT肩关节造影，临床怀疑上盂唇前后撕裂（SLAP损伤）。这项检查原本计划行MR关节造影。将0.1 ml钆剂稀释到20 ml的碘帕醇中，然后向关节腔内注射了大约12.0 ml造影剂。但患者由于幽闭恐惧症无法完成磁共振检查，所以立即预约了CT关节造影，在造影剂被吸收前进行了扫描。关节液中少量的钆剂不会影响CT图像的质量。上盂唇（箭头）是完整的，未发现SLAP损伤或其他损伤的证据。G，关节盂；H，肱骨头

剂。注射完成后马上记录患者的疼痛症状对局麻药的反应，然后观察数小时，让患者记录疼痛随时间的变化。

关节造影也有一些风险，最严重的是脓毒血症。文献报道脓毒血症的发生率小于1/2000[9]。关节内造影剂过敏相较于静脉注射造影剂过敏极其罕见，但由于人体吸收关节内造影剂的速度较慢，这一情况也可能发生。曾经发生过造影剂严重过敏反应的患者行关节造影时发生过敏反应的可能性最大。对于这些患者，应该考虑更换检查方式。服用抗凝药物的患者行关节造影前应停药，以减少出血风险。虽然辐射量较小，但妊娠也是荧光成像的相对禁忌证。这些风险虽小，但在检查前也要仔细考量和权衡关节造影提供的额外诊断信息和其带来的风险。

由于磁共振对造影剂的分辨度更高，且电离辐射更小，磁共振图像的诊断质量更高，因此磁共振关节造影比CT关节造影更常用。CT关节造影的图像质量通常比磁共振关节造影差，尤其是髋关节和肩关节的图像，原因可能是关节周围的软组织较厚。这些厚实的组织会散射CT机发出的X射线，导致噪声升高，图像质量下降。不过，对于因幽闭恐惧症或体内有不能行磁共振检查的材料时，CT关节造影是一种替代手段。

当诊断全层骨软骨损伤，尤其是踝关节骨软骨损

伤时，CT关节造影的作用比磁共振更加突出。CT关节造影发现的全层骨软骨损伤中，只有一半可以通过磁共振诊断。由于这些患者患骨关节炎的风险增加，所以早期发现此类疾病变得尤为重要。除此以外，不仅术前诊断骨软骨损伤很重要，术后进一步评估也有重要意义。这些患者通常需要金属固定物，CT关节造影抑制伪影的效果更好。CT关节造影在诊断软骨下囊肿，及沟通关节腔和囊腔的裂隙样缺损等方面也优于磁共振关节造影。这些知识可以帮助医生决定采取前向入路还是后向入路[10]。

CT关节造影对肩关节透明软骨损伤的诊断效用也优于磁共振关节造影[11]。虽然CT关节造影评价肩关节软骨的效果更好，但磁共振关节造影诊断盂唇撕裂和骨性Bankart损伤更优。不过应注意磁共振关节造影诊断盂肱韧带损伤和肩袖损伤的敏感度不如传统关节镜检查。肩关节的位置也影响了磁共振关节造影的效用，有研究指出肩关节外展外旋位行间接磁共振关节造影诊断冈上肌腱部分或全层撕裂时，较肩关节中立位的敏感度更高[13]。

磁共振关节造影对部分或退变性髋关节圆韧带撕裂具有较好的诊断价值，准确率较传统磁共振成像高。传统MRI诊断慢性肩袖撕裂的局限性在于损伤后继发的纤维样改变可类似完整的肌腱形态，造成误诊[14]。

优点

X线摄影为所有骨与关节病变的初步诊断提供了图像证据。在诊断急性创伤时，这些检查的特异性高，因此对于骨与关节创伤的诊断至关重要。X线平片是骨骼病变术前重要的检查，放射量远小于CT检查[15]。平片价格低廉，使用广泛[16]，最近的研究发现平片既可以减少患者接触的放射量，又能不损失图像的细节[17,18]。

缺点

X线摄影具有投影的特点，因此可能无法对脱位和骨折进行有效诊断，尤其是骨折移位很小、不完全或解剖位置特殊时。在一个角度上观察到的骨折或脱位，可能在另一角度上就不明显。寻找潜在的病症时至少要照射两张相互垂直的平片（图7.7）[19]。当临床高度怀疑骨折，但X线片显示正常时，可以选择随访X线片，或进一步行CT、磁共振成像或闪烁摄影。溶骨性病变（通常与骨髓炎和肿瘤性病变有关）早期

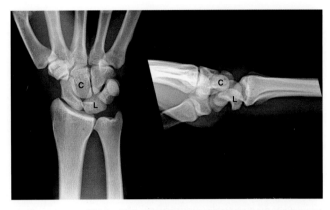

图 7.7　这一腕骨间脱位病例体现了拍摄两张相互垂直的平片的必要性。腕前后位像（左图）只能发现腕关节近端和腕骨间轻微的对位不齐和呈三角形的月骨（L）。侧位像（右图）确认了腕骨间关节对位不齐，头状骨（C）脱位于月骨（L）背侧

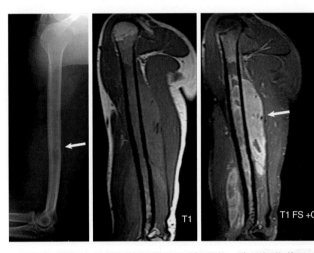

图 7.8　骨淋巴瘤患者的假阴性 X 线平片。肱骨侧位像（左图）示肱骨干中段局灶骨质溶解（箭头）。矢状位自旋回波 T_1 加权像（T_1；中图）上可见骨髓腔完全被中等信号强度的肿瘤组织所填充。自旋回波 T_1 加权脂肪饱和序列上（T1FS+C；右图），使用钆剂作为造影剂后，骨髓腔及肱骨前后方软组织内可见肿瘤组织的异常强化（箭头）

的 X 线摄影也常见假阴性。当骨质破坏达到骨骼直径的 30%～50% 以上时，才能显示潜在的病理改变（图 7.8）[20]。软组织的异常改变在 X 线摄影中显示不清，其原因是肌肉、肌腱、韧带、体液和大多数的软组织的密度相似，而钙化或骨化灶则不然。MRI 和超声成像更适合显示软组织病变。

超声成像

　　在过去 20 年间，利用超声波进行肌肉骨骼系统的检查变得越来越常见，而且提供了常规影像检查无法替代的重要补充。临床上常常将超声成像作为肌腱、肌肉、韧带和软组织损伤的一线检查方法。

技术要点

　　超声图像是频率超过人耳听觉范围的声波在人体中传播产生的。成像系统的关键组成部分是转换器，或称探头，它通过线缆连接在电脑和显示屏上。这一成像技术的原理是压电效应，利用特殊的压电晶体转换器可以将电信号转化为声波，也可将声波转化为电信号[21]。压电晶体安装在超声探头上，当电流通过时，晶体可以产生震动并发出声波。声波与人体组织相互作用后，当遇到不同声阻抗的软组织界面时，部分声波反射回转换器，被放大并重新转换成电信号，经过电脑处理后产生数字影像。

　　当超声探头放置在需要观察的部位的皮肤上时，声波直接发射到探头正下方的组织中，与各组织结构相遇从而产生图像。检查者操作探头可以从各个角度观察特定的部位。例如，在检查某肌腱时，令探头的长轴与肌腱的长轴相平行，可以显示肌腱的长轴切面。将探头旋转 90°，使之与肌腱长轴垂直，可以获得肌腱的短轴切面的影像。小范围左右摇摆超声探头还可以扫描检查部位从内侧到外侧或从头侧到尾侧的形态。如果检查区域比探头的面积更大，可以将探头平移，继续扫描剩余的区域。探头摆放的角度变化，可以获得无数张结构切面图。但根据被检查部位的朝向，标准的切面包括长轴／矢状面和短轴／横截面。在扫描过程中，可以获得一系列连续的图片，近似视频，称为实时成像。通常情况下，检查者会选取一张最具代表性的图像并保存在检查记录中。但视频或系列图片也可以保存为循环播放的视频文件，一些情况下可以让其他医务人员有机会回顾检查的相关资料。超声诊断依据的是检查者记录到的实时影像，因此超声成像是所有影像学检查中受床旁检查者影响最大的检查方式。如果床旁检查者无法区分正常和病理征象或没有扫描到异常的区域，那么检查就无法发现潜在的病变。还有一点需要了解的是，保存下来生成报告的单一图片仅能反映整体检查中具有代表性的一小部分，好比浏览几张图片和观看整部电影的区别。

　　肌肉骨骼系统超声检查可能用到的探头有很多种，包括不同接触面积和形状（直线型和曲线型）的探头（图 7.9）。直线型探头是肌肉骨骼系统超声最常用的一种探头。探头发出的声波为平行声波，能够很好地显示肌腱、韧带和肌肉等线性组织的内部结构。进行超声检查时，需要在检查区域的皮肤上使用水基耦合剂，增加超声探头和皮肤之间的接触，促进声波的传递。

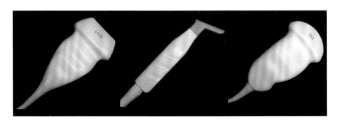

图 7.9 肌肉骨骼系统超声检查的探头。左图是 17-5 兆赫直线型探头,用来进行常规肌肉骨骼检查。中图是 15-7 兆赫曲棍型探头,用来检查浅表较小的肌肉骨骼系统异常,检查深度小于 6 cm。右图是 5-2 兆赫曲线型探头,可以用来检查深部的肌肉骨骼结构,检查深度可达皮肤以下 30 cm

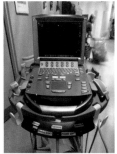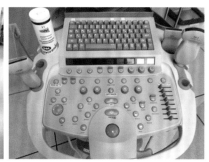

图 7.10 多功能便携式超声检查仪。左图中的超声检查仪大小类似笔记本电脑。便携式检查仪的功能比大型检查仪少。右图是另一种较大的便携式检查仪的控制面板。医生和技师需要学习自己医院使用的超声机的各项功能以优化图像质量

肌肉骨骼系统超声检查使用的声波频率通常在 10 ~ 15 MHz。转换器的频率和图像分辨率正相关,频率越高,软组织结构显示得越精细。但是声波频率越高,穿透组织的厚度越浅,所以高频率探头有其缺陷,频率最高的探头仅能扫描皮肤以下数厘米的浅表结构[21]。

　　超声检查机常配有多种可供检查者控制的功能以提高图像质量(图 7.10)。深度控制功能可以控制成像范围,根据探头的频率最深可达皮肤下数公分。根据检查部位的面积调整聚焦带,以提高分辨率,同时达到最佳帧率。总增益控制传回声波的信号放大,增加或降低图像的亮度。"多普勒"模式是利用血流流动产生的多普勒效应来评价组织中的血流情况。大多数机器上可以选择彩色多普勒或功率型彩色多普勒模式,提供组织血流的信息。彩色多普勒信号反映的是流动的血细胞的平均频移,可以提供血流的速度和方向信息(图 7.11)。血流的方向用红色或蓝色标识,红色表示血流向着探头流动,蓝色表示血流远离探头流动。功率型多普勒对流体十分敏感,它显示的是多普勒频移的总功率,而非流动的方向或速度。哪种多普勒模式最适宜进行肌肉骨骼组织血流情况的超声评估依然存在争议,而且受操作者本身的影响较大。最近,许多医院的影像科开始使用静脉超声造影剂作为无法行增强 CT 或 MR 的患者的替代检查。但这种造影剂在肌肉骨骼系统超声中的应用经验目前依然不足。

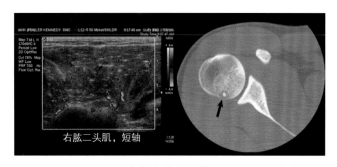

图 7.11 组织充血的彩色多普勒图像。一名 16 岁青春期男性因肩部疼痛入院,初始的肩部超声检查仅发现三角肌明显充血(左图)。后续的 CT 扫描发现骨样骨瘤(箭头)

肌肉骨骼超声:正常结构和病理改变的超声表现

　　声波与软组织界面的相互作用决定了结构的超声图像表现。声阻抗大的地方,声波全部被反射回探头,形成高回声区或高回声灶。因为大部分的声波被反射回探头,只有少量的声波向反射层深方的软组织继续传播,就形成了局灶低回声的伪影,称为声影(图 7.12)。这一现象可以出现在软组织 - 骨界面或软组织 -

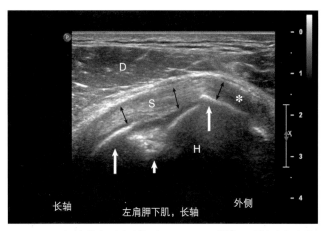

图 7.12 肩关节超声图像示 Hill-Sachs 骨折。该图为肩胛下肌(subscap)肌腱(S;黑色箭头)长轴切面。肩胛下肌腱(S)正常,表现为纤维样结构。肌腱附着处的外侧可见一局部低回声灶,这是由于肌腱附着处纤维弯曲,肌腱远端的长轴转到与探头方向不再垂直的位置,而形成的各向异性伪影。肌腱深部的肱骨头皮质骨(白色箭头)在超声图像上显示为高回声线状影,由于骨质对声波的遮挡,皮质骨后方伴明显声影。在压缩骨折处可见骨质不规则(短白色箭头)。三角肌(D)显示正常,表现为低回声组织,内见高回声线状肌间隔。H,肱骨头

钙化界面。当某一区域没有软组织界面，例如匀质的液腔，这时没有声波被发射回探头。因此，液体在图像上呈现黑色或无回声，而在结构后方会出现声波的聚焦，形成伪影，称为后方回声增强。超声诊断匀质积液需要满足三个标准，包括内部回声消失（即无回声）、后壁界限清楚和后方回声增强（图 7.13）。软组织界面结构类似，声阻抗相似时，图像上的回声性相似，称为等回声（图 7.14）。

超声成像提供的高分辨率可以准确地评估肌腱、浅表韧带和肌肉组织的内部精细结构。正常的肌腱长轴影像表现为高回声线状纤维结构（图 7.15）。肌腱变性或小撕裂的典型超声表现是正常纤维样结构不同程度的消失，被低回声区域所替代，同时肌腱的厚度可能增加（肥大）、也可能减小（萎缩）。明确的肌腱撕裂表现为局部肌腱纤维连续性中断（见图 7.15 和图 7.16）。当扫描肌腱时，必须将超声探头与检查结构的长轴保持垂直，以避免出现各向异性伪影。各向异性是指当声波传入方向相对于被检查结构的角度偏离 90° 垂直轴时出现的回声降低的伪影，可能造成肌腱变性或肌腱撕裂的误诊（图 7.17）。当被检查的组织结构走行屈曲时，例如肩袖肌腱的附着处，各向异性造成的影响最大（见图 7.12）。各向异性伪影还可以干扰韧带和肌肉的回声。超声成像对于诊断肩袖撕裂的作用很大，其准确性与平扫 MRI 相当（见图 7.17）[22]。正常的韧带在超声图像上表现为菲薄的高回声结构，韧带撕裂后表现为韧带增厚、回声

降低或连续性中断。正常的肌肉组织在超声图像上为低回声，内部可见回声增高的线状影，这是包裹在肌束周围的由纤维和脂肪组成的肌束膜（见图 7.12）。皮下脂肪为低回声，其内可见细小的分隔。关节软骨近似于无回声。纤维软骨结构，如肩关节盂、半月板和髋臼盂唇等为高回声。神经组织的超声图像根据周围组织的不同，表现为回声参差的束状结构（图 7.18）。因为 MRI 的线圈覆盖的范围有限，所以使用超声对较大的外周神经进行评估比 MRI 更便捷、有效[23]。

超声也常被用作诊断软组织肿物的一线检查方法。超声成像可以确定临床怀疑的病灶是否存在，有时甚至可以做出明确诊断。超声可以将实质病灶和存在匀质积液的肿物，例如神经节、滑囊和滑膜囊肿等相鉴别，从而避免进一步行 MRI 检查的需要（见图 7.13）。但是，鉴别实质肿物渗出或出血形成的复杂囊性积液时，超声有时并不有效（图 7.19~7.21）。若彩色多普勒图像发现肿物内部存在血流，则可诊断实质肿物。不过，在多普勒图像上，乏血供的实质病灶偶尔不显示血流信号，这是因为血流流速较慢时产生的信号低于超声探头的最小可探测阈值（见图 7.14）。使用超声对软组织钙化（例如钙化性肌腱炎、骨化和某些肿瘤）进行探测的效度优于 X 线平片、CT 和 MR（图 7.22）。

超声成像可以用来引导入侵性操作，包括软组织肿物活检，诊断性或治疗性关节内 / 关节周围积液穿刺、穿刺灌洗（反复抽吸）钙质沉淀治疗钙化性肌腱炎，诊断性或治疗性注射局麻药和类固醇激素。总之，超声引导下操作比荧光摄影下操作对技术的要求更高，因为接受过相关训练，拥有相应技能的放射科医生较少。超声成像可以代替荧光摄影进行关节成像，通常用于造影剂过敏的患者或需要减少辐射量的年轻患者。放射科医生的个人偏好、患者年龄和检查的预约等待时间（如需要）常常决定了使用超声还是荧光摄影进行引导。我们建议向进行相关操作的放射科医生咨询相关问题。超声还可以对异物进行定位[24]。平片通常可以发现金属和玻璃，但木头由于密度较低与软组织相似，所以不容易被发现。超声可以探测这三种材质，明确异物是否存在，并提供引导帮助切除异物。

超声弹性成像

超声弹性成像是新兴的技术，可以评价肌腱、韧带和肌肉等组织的力学特性。利用超声成像对组织的

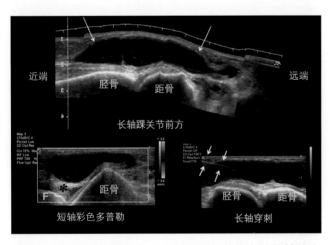

图 7.13 趾长伸肌腱鞘炎。上图是踝关节前方的长轴放大图像，可见长条形积液（箭头）。积液为无回声，内可见散在低回声。左下图是短轴彩色多普勒图像，可见积液后壁界限清楚。彩色多普勒图像上未见明确内部血流。右下图为行超声引导下腱鞘积液穿刺抽吸术和鞘内注射类固醇的超声图像。操作使用的是 18 号针头（箭头）。F，腓骨

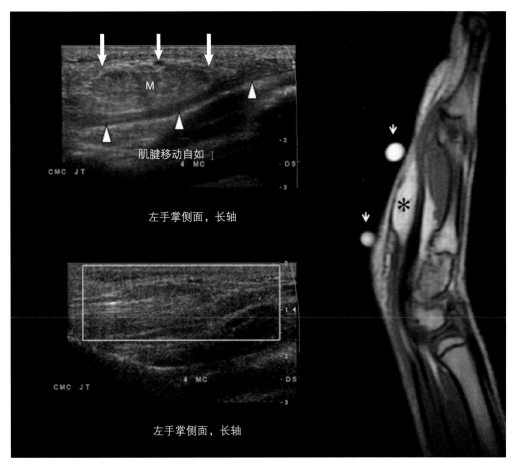

图 7.14　彩色多普勒图像上可见一无血流的等回声肿物。患者 13 岁，在手掌侧触摸到一肿物。超声长轴（LA）图像（左上图）可见一隐匿的等回声软组织肿物（M，箭头），位置与患者主诉一致，肿物压迫临近的屈肌腱变形（三角）。彩色多普勒图像（左下图）可见肿物内部无血流，确定为乏血供病灶。矢状位 T_1 加权自旋回波磁共振成像（MRI）（右图）可见病灶（星号）为高信号，确诊为脂肪瘤。进行 MRI 扫描前在肿物的可能位置放置了标记物（小箭头）

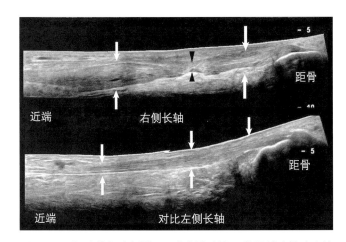

图 7.15　肌腱的超声图像。下图所示是正常跟腱（箭头）的长轴超声扩展图像，可见跟腱为有序的纤维结构。上图所示是跟腱完全撕裂的长轴超声图像（箭头），可见骨性附着点近端数厘米处的分水岭区跟腱纤维局部不连续（黑色三角）。跟腱撕裂近端肿胀，内部出血水肿，故在超声图像上呈低回声。跟腱远端增厚，稍低回声，与既往存在的跟腱变性相关

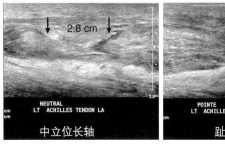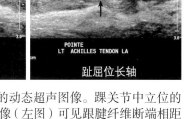

图 7.16　跟腱完全撕裂的动态超声图像。踝关节中立位的跟腱长轴（LA）超声图像（左图）可见跟腱纤维断端相距 2.8 cm（箭头）。踝关节趾屈位时（右图），跟腱断端可以相接触（箭头）。可见一边界不清的低回声区，为折射伪影（星号）

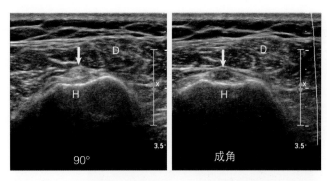

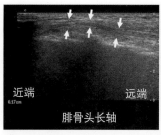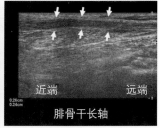

图 7.18　腓总神经的超声图像。左图为紧邻腓骨头远端的腓总神经的长轴图像，正常的神经在超声图像上表现为较细的纤维状低回声结构（箭头）。在小腿近端（右图），神经增粗，但依然保持纤维状结构（箭头）

图 7.17　各向异性。左图是肱二头肌长头腱（箭头）的短轴图像，可见当探头与肌腱长轴呈 90° 角时，肌腱表现为正常的回声。当探头偏离垂直轴时（右图），肌腱（箭头）因各向异性伪影呈现低回声。D，三角肌；H，肱骨头

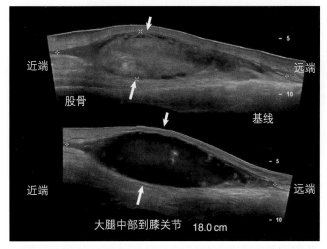

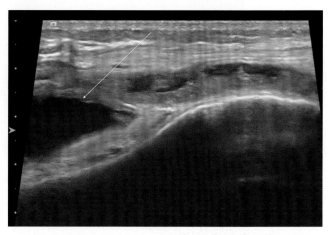

图 7.21　髌上囊水平的超声图像示混杂回声的厚壁渗出，最可能提示髌上囊滑膜炎

图 7.19　大腿血肿的超声图像可见复杂囊性积液与实性病灶混杂。上图为大腿前方的超声长轴放大图像，可见一较大等回声肿物，提示急性血肿（箭头），很容易误诊为软组织实性肿物。2 周后，在相同位置的长轴图像（下图）可见血肿的正常变化过程，表现为内有散在低回声的复杂积液（箭头）

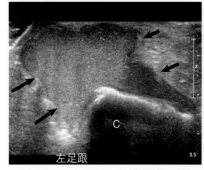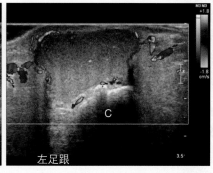

图 7.20　一糖尿病患者的足跟软组织脓肿类似一实性肿物。左图是超声长轴（LA）图像，可见形状不规则的等回声团块（箭头），位于跟骨（C）上方，实时摄影见内部回声可移动（未显示）。病灶的彩色多普勒长轴图像（右图）示病灶周围充血

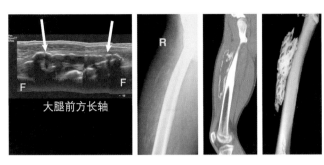

图 7.22 软组织钙化的超声图像。该病人患有钙化性肌炎。左图为大腿前方的超声长轴图像，可见广泛的钙化（箭头；F，股骨）。股骨侧位片（左中图）明确可见大腿前方软组织内外周局灶钙化。CT 平扫矢状位重建（右中图）和三维重建（右图）确诊钙化性肌炎

力学特性进行评价的技术有很多，但是，最常见的方法是徒手下压（压缩）弹性成像。进行压缩弹性成像时，通过手持超声探头人为地施加压力，致使弹性不同的软组织出现不同的位移。根据彩色编码的分布图生成组织的弹性图，显示组织间弹性的差异（图7.23）[25]。

在运动医学中，超声弹性成像主要用于评价跟腱，可以将肌腱弹性量化。其原理是施加在软组织上的应力可以导致组织超声图像的改变。利用这一原理可以检查组织退变和创伤，并且可以监测物理治疗对正常或病变肌肉肌腱组织的效果。

跟腱超声弹性成像可以通过检测肌腱抗拉强度的改变，尤其是肌腱软化区域的变化对跟腱腱病进行有效的评估。弹性成像未来的应用主要是发现髌腱腱病

和肩袖腱病[26, 27]。

超声弹性成像在肌肉骨骼损伤和慢性肌肉筋膜疼痛的康复中也扮演了重要角色，可以测量组织的力学特性，包括肌肉硬度。弹性成像还可以辅助疼痛综合征的处理，如锻炼前的拉伸[28, 29]。

动态超声

动态超声成像对韧带、肌腱和肌肉结构中只能通过动态检查才能发现的异常表现有很好的诊断价值。肩袖肌腱的动态评估可以用来评价肩关节撞击综合征的严重程度，尤其是中度至重度撞击。中度撞击的动态超声可见明显的肩峰下滑囊或三角肌下滑囊，可见肩峰外侧积液。重度撞击的动态超声可见肱骨头移位，冈上肌腱显示更清楚，这是因为冈上肌腱无法在肩峰形成的声影下顺畅地滑动。除此以外，不易被传统超声发现的尺神经病变也可以通过动态超声更好地进行显影，捕捉神经进入肘管时的影像（图 7.24）。

另外，肱二头肌长头腱脱位或半脱位在肩关节处于中立位时可能暂时位于结节间沟内。此时只能通过动态检查手段才能发现脱位或半脱位的存在，令肩关节外旋就可以显示异常。肱二头肌长头腱可能向肩胛下肌前方脱位，也可能向肩胛下肌深方脱位。

腓骨长短肌腱滑脱也可以通过动态超声成像进行评估。通过体格检查进行诊断较困难，MRI 也可能捕捉不到肌腱短暂脱位时的影像。进行足踝部肌腱的动

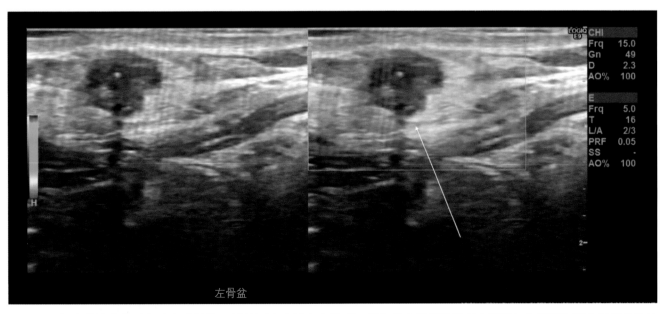

图 7.23 超声弹性成像示左腹股沟肿物，活检证实为子宫内膜瘤。彩色分布图显示子宫内膜瘤与左腹股沟肌肉组织的抗拉强度不同

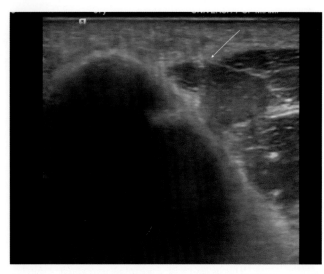

图 7.24　肘管切面的动态超声，显示尺神经为低回声，伴增大，符合尺神经炎的表现

态超声检查时，令踝关节背屈、外翻，可见腓骨肌腱相对于腓骨出现移位或脱位。

动态超声成像还能清晰地显示一些轻微的肌肉撕裂。这些撕裂可能表现为有回声的渗出、混杂回声的团块或局部肌肉纤维中断。这些影像学表现还经常伴有筋膜周围积液。动态超声成像还可以有效区分肌肉撕裂形成的假性包块，当肌肉进行等长收缩时，撕裂的部分肌肉表现为局部的隆起[30]。

在腕关节中，动态超声可以对腕内在韧带和腕外在韧带进行相对快速、经济的检查。动态超声还可以有效地评估肩袖损伤，尤其是全层肩袖撕裂。肩关节超声诊断部分或全层肩袖撕裂的准确性可达91%~100%[31]。

优点

与其他影像学检查相比，超声成像的优点很多。X 线成像和 CT 使用电离辐射，可能对患者造成相关的较小风险，但超声没有任何已知的有害作用。由于超声设备相对廉价，因此该技术可以广泛使用。市面上销售的便携式超声检查仪让及时的医护现场检查成为可能。与 MRI 相比，超声图像的空间分辨率较高。CT 和 MRI 只能对肌肉骨骼系统进行固定检查，而超声可以进行动态评估[30]。几乎所有超声检查仪都具备多普勒功能，只需要按一个按钮，就可以获取组织的血管信息。但 CT 和 MR 的一些血管成像序列则需要静脉注射对比剂，对患者有较小的发生过敏反应的风险，并且增加了检查的花费。

超声还为 cam 型髋关节撞击综合征（FAI）的诊断提供了额外的参考，可以作为首次评估的影像学检查或附加检查[32]。新的研究发现超声检查还可以使创伤患者获益，可以辅助急性喙锁韧带损伤的处理[33]，以及评估骨折愈合情况等[34]。

缺点

虽然在欧洲、加拿大等地的医疗机构中肌肉骨骼系统超声的使用非常普遍，但在美国的一些医疗机构中开展的速度较慢。超声的不足包括学习曲线较长，且与其他影像学检查相比，超声结果极度依赖操作者。为了保证结果稳定可靠，进行肌肉骨骼超声检查的技师和医师应接受正规的训练[35]。超声探头有限的接触面（或足迹）将检查中关注的组织范围限定在了仅仅几厘米的区域，这使得临床医生难以形成病变的全貌，尤其是对较大的软组织结构进行检查的时候。放大模式和双图像/分屏模式可以在利用标准探头的前提下，从静态图像中捕捉更大范围的组织图像从而减轻这一不便，而且这些功能在大部分超声检查时都可以实现。当技师或医师认为这些大范围视图可以帮助显示异常情况，提供病变更多信息时，就会利用这些功能进行检查（图 7.25）。由于骨骼可以反射声波，超声只能对骨性结构的表面情况进行检查。超声图像的质量还受到患者身体组成的影响，体型较大的患者由于吸收声波较多，因此图像质量较差。超声的另一个不足是难以评估深部的解剖区域。为了克服声波的吸收，需要频率更低的探头以获得更深的穿透性，代价是空间分辨率下降。与 CT 或 MRI 不同，肌肉骨骼系统超声通常针对某一解剖区域或某一特定结构进行检查，而不进行整体筛查。

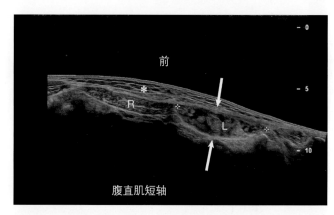

图 7.25　超声放大图像。图为前腹壁的短轴放大视图，可见左侧腹直肌（L）增粗，内部混杂回声减低（箭头），提示完全撕裂。右侧腹直肌（R）相对正常。星号为皮下组织

计算机体层成像（CT）

CT 于 1974 年开始在临床上应用，对医学影像学产成了革命性的影响。由于 Godfrey Hounsfiled 对这一技术的贡献，他获得了 1979 年的诺贝尔奖。由于初代扫描仪由单探测器扫描系统构成，扫描时间长，格式转换图像的分辨率低，诊断效能差，因此对肌肉骨骼系统的检查能力极其有限。随着 1989 年螺旋扫描仪和 1992 年多探测器扫描仪的设计成功，CT 终于成为了肌肉骨骼系统检查中不可或缺的工具。商用多探测器 CT 从最初的 4 通道系统迅速发展为最新的160 通道 CT。

技术要点

与 X 线成像类似，CT 是利用 X 线与人体组织的相互作用进行人体层面成像的技术。CT 与 X 线成像的不同之处是它的 X 线发射源和相对的探测器依次排列在扫描架上，并围绕患者旋转。患者仰卧于机器中间的移动检查床上。X 线管在围绕患者旋转时连续发出窄 X 线束，穿过人体后被探测器接收。X 线绕患者旋转的同时，探测器测量 X 线吸收（衰减）的差别，将 X 线信号通过傅里叶变换进行逆计算，生成原始数据集。

早期 CT 图像是通过"脚踏控制照射"的方法获得的，患者平躺在检查床上，检查床每移动一小段距离，就摄取一个层面的图像。如此反复，直到整个检查区域都被覆盖为止。这种方法需要的扫描时间长，而且可能出现运动伪影，造成图像质量下降。

随着技术进步，人们发明了螺旋 CT[36]。使用螺旋 CT 进行检查时，患者平躺在检查床上，X 线管和探测器围绕检查部位旋转，同时检查床在机器中间平移。这一技术大大缩短了检查时间。CT 技术进一步发展，多层面扫描技术利用多排探测器组成可以在单次旋转中完成多个层面的图像采集。最新一代的 CT 扫描仪拥有多达 160 排探测器，X 线管每旋转 360°，机器可以获得最多 160 个层面的图像。多层 CT 扫描仪获取图像的速度极快，层厚极薄，对解剖结构的显示更加精细，从而使得各个平面重建图像的分辨率更加清晰。20 世纪 80 年代中期，人们研制了电子束 CT 扫描仪，这是一种利用不同技术使得成像速度更快的方法。电子束 CT 的 X 线管是固定的，电脑控制电子束扫过人体进行成像。这一技术主要用于心脏等活动结构的成像。

CT 图像上的每一个像素都有一个 CT 值，单位为 HU（Hounsfield unit），反映的是 X 线的吸收程度。X 线的吸收程度可以反映组织的特性，可以使用"感兴趣区域"光标对相应区域进行测量。水的密度定义为 0 HU，空气为 -1000 HU。软组织的密度一般为 10 ~ 90 HU。髓质骨的密度为 30 ~ 230 HU，皮质骨的密度一般为 230 ~ 1000 HU。脂肪组织的密度较小，CT 值约为 -80 HU[37]。与 X 线成像类似，CT 图像上，密度高的组织亮/白，密度低的组织暗/黑。根据与 CT 值对应的灰阶图，每个像素都显示为不同的灰度，最终形成的 CT 图像就反映了组织的组成。阅片时，可以调节灰阶图对应的 CT 值范围，称为窗宽；还可以选择灰阶图中央对应的 CT 值，称为窗位。为了更好地观察骨性结构，可以使用骨窗，窗宽为 1000 ~ 2000 HU，窗位约为 250 HU。为了获得更好的软组织对比度，或称软组织窗，需要较窄的窗宽（400 ~ 600 HU），窗位约为 50 HU（图 7.26）。在 PACS 电脑工作站中，可以使用鼠标对窗宽和窗位进行调节。阅片时，应阅读骨窗和软组织窗图像，从而获得全面的信息。有时软组织窗可以发现血肿或偶发的但需处理的脏器肿瘤。

需要对创伤患者的血管结构进行评估时，可以静脉注射含碘造影剂，根据注射后进行扫描的时间反映不同血管期（动脉期或静脉期）的情况。静脉注射含碘造影剂的禁忌证包括肾衰竭、含碘造影剂过敏史等。

所有的多探测器 CT 扫描仪进行肌肉骨骼系统检查时，首先生成横断面投射原始数据集，然后常规转化为厚度为 0.625 mm 的横断面薄层体积数据集。在

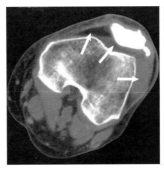
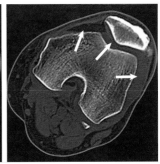

图 7.26 窗口调节对组织 CT 图像的作用。左图是一胫骨平台骨折患者的膝关节横断面软组织窗图像，最适于评估软组织情况。图中可见中等量的髌骨上积液，伴血细胞比容效应。游离的骨髓脂肪浮在最上方，血清（体液）位于中间，稍重的血细胞位于更低的位置（箭头）。右图是同一断面图像的骨窗，用于评估骨骼的细节

进行图像重建前，电脑使用特殊算法对原始数据集进行处理，优化被检查结构的图像。肌肉骨骼图像中，这些特殊算法可以优化骨骼、软组织和金属的图像（图 7.27）。

　　横断面薄层体积数据集可以通过多种方法进行后处理。后处理通常由独立的计算机自动进行，也可以由技师或影像科医生手动进行[38, 39]。后处理会生成上千张图像，如此庞大的数据的产生和其后续上传至 PACS 都会增加完成检查的时间。在肌肉骨骼系统检查中，常规进行矢状面和冠状面的薄层多平面重建。如果放射科医生认为额外平面的重建可以帮助诊断，或申请检查的医生特别要求，可以加做其他平面的重建图像。曲面多平面重建可用于形状弯曲的解剖区域，例如锁骨、腕骨和跖骨。三维后处理选项包括三维表面渲染和三维立体渲染图像（图 7.28）；三维表面渲染可以根据表面解剖结构生成灰阶图，而三维立体渲染则利用全部的数据，包括深部解剖的影像数据，生成立体彩色图像。肌肉骨骼系统成像时常规进行三维渲染，可以提供病变的整体情况。分割是另一种图像后处理技术，可以将图像中的特定结构剪裁出来，选择性地显示需要检查的结构。分割技术在关节内骨折的检查中最有用处，可以单独显示受损的骨骼以消除其他结构的重叠（图 7.29）。

CT 关节造影是在关节腔内注射造影剂后进行扫描的成像技术。这一技术对临近软组织的分辨力较低，因此需要补充进行关节平扫 MR 或 MR 关节造影。不过，对于禁行 MRI 检查的患者，该检查有时可以进行（图 7.30）[40]。

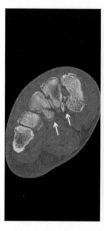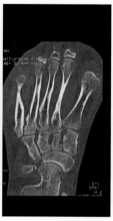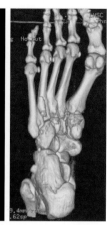

图 7.28　第 2～4 跖骨骨折的 CT 重建图像。X 线成像提示单纯第 4 跖骨骨折（未显示）。中足 CT 横断面（左图）、曲面冠状面重建（中图）和三维立体重建（右图）确诊第 2、第 3 跖骨底粉碎性骨折伴轻微移位（箭头）

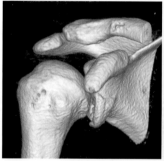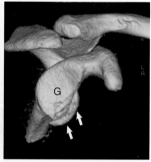

图 7.29　CT 立体重建与分割。左图为肩关节整体图像。通过分割技术（右图），移除肱骨头，旋转图像可以显示关节盂表面，更清晰地显示 Bankart 骨折（箭头）

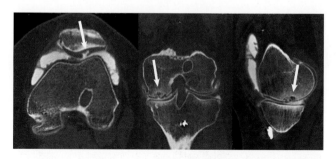

图 7.30　膝关节 CT 关节造影图像。向膝关节内注射含碘造影剂后，进行 CT 扫描。左图为横断面图像，髌股关节软骨在图像中显示清晰，在造影剂的衬托下，可见髌骨外侧软骨面一较大的软骨碎片（箭头）。矢状面（右图）及冠状面（中图）重建图像可见股骨内侧髁后方的承重区全层软骨缺损，伴软骨下骨硬化及囊性改变（箭头）

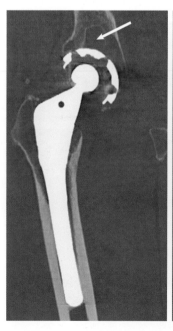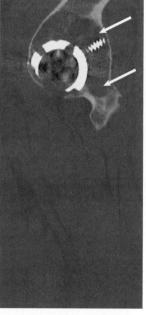

图 7.27　使用金属算法生成的髋关节置换后 CT 图像。左图及右图分别为无骨水泥右侧全髋关节置换术后的冠状面和矢状面重建图像。图中可见髋臼假体周围大面积不规则骨质溶解区，可能与磨损微粒病有关

CT 引导下活检通常用于局限于骨的病灶。如果骨组织病灶周围伴软组织肿物，一般将超声引导下活检作为常规检查手段，因为超声的效率更高，且不会影响到 CT 检查的整体安排。在某些医疗机构中，CT 荧光造影也可以作为活检的引导方法，但应用并不广泛，因为其对患者和影像科医生的放射量较高[41,42]。

优点

CT 图像拥有优越的空间分辨率，通常比 MR 图像更清晰。多排 CT 扫描仪的成像速度极快，可以在几秒钟内进行全身扫描，从而尽可能减少运动伪影并消除儿科患者需要镇静的需求。通过各种后处理技术，可以利用横断面图像集生成出多个平面的高分辨率重建图像。

评估骨性损伤时，CT 可以作为传统 X 线平片的补充检查。它可以提供更多的细节，诊断的敏感度更高，可以帮助临床医生做出最适当的决策。CT 在 X 线阴性的隐匿性骨折、粉碎性骨折以及关节内骨折的诊断中扮演着至关重要的角色，尤其是解剖结构复杂的部位（图 7.31 和图 7.32）[43]。虽然 MRI 是骨肿瘤的首选检查，但 CT 可以满足特定的检查需求，例如

评估皮质骨的完整性以及对骨髓矿化程度进行定量评估[44]。当超声引导无法实施时，CT 经常用来引导经皮骨病灶活检（图 7.33）。在术后患者中，CT 可以用来评估关节置换效果或其他植入物相关的并发症，也可以评估骨移植物和骨折愈合情况（见图 7.27）[45, 46]。

缺点

CT 的缺点主要和患者受到的辐射剂量有关，当检查部位的软组织较厚时（尤其是脊柱、骨盆和胸部），患者受到的辐射剂量最大，造成生殖腺和乳腺等辐射敏感器官的辐射暴露。进行肢体远端扫描时，该风险小于近端肢体，因为这些对辐射敏感的器官不在 X 线散射的范围内。因此，对于行 CT 检查的年轻患者，尤其当辐射敏感组织在扫描区域内时，如果可行应考虑改变成像方式。

CT 对软组织的分辨能力逊于 MRI，仅能对肌肉、肌腱、某些韧带等较大的软组织结构进行有限的评估（图 7.34）。

核医学

核医学检查需要向患者体内注射放射性物质。20 世纪 50 年代起，这一检查方式就开始在临床中应用。随着技术进步，核医学检查可以使用的造影剂的种类和数量越来越多，杂交成像技术的发展可以同时进行 CT 或 MR 检查，将图像结合起来以获取更多的解剖和形态信息。核医学与其他影像学检查的不同之处在于它所提供的信息主要基于细胞功能和生理，反映了疾病的进程，但空间分辨率和解剖解剖信息不足。

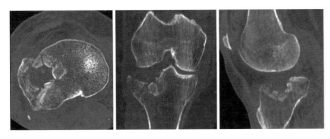

图 7.31 胫骨平台骨折。横断面（左图）、冠状面（中图）和矢状面（右图）重建图像可见胫骨平台外侧粉碎性骨折，关节面明显压缩

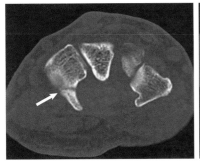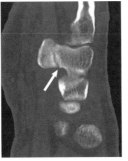

图 7.32 CT 示 X 线平片阴性的钩骨钩隐匿性骨折。腕部横断面（左图）及矢状面（右图）重建图像显示钩骨钩基底部骨折，无移位（箭头）。骨折在腕部 X 线平片上不明显

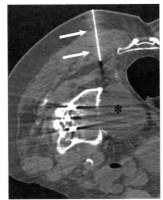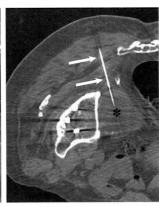

图 7.33 CT 引导下活检。右髋关节的横断面图像示一较大溶骨性病灶（星号）穿透髋臼的内侧面侵入右半骨盆。左图可见一活检针（箭头）指向病灶。右图可见活检针进入病灶。活检抽吸出血性关节液，与右髋关节置换术后磨损微粒病有关

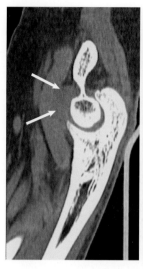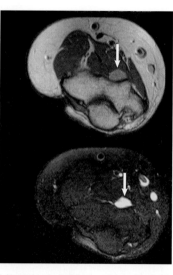

图 7.34　CT 评估软组织结构的能力有限。一名 24 岁女性患者，肘关节疼痛 2 年。肘关节 CT 扫描矢状面重建图像（左图）示肘关节大致正常。回顾图像时，发现肱骨远端前方一小肿物（箭头），与肌肉密度相等。右上图为快速回波质子密度图像，可见一稍高信号的小肿物（箭头）。右下图为快速回波 T_2 加权抑脂图像，可以清晰地显示一局部高信号的软组织肿物（箭头）。病理检查确诊病变为滑膜肉瘤

技术要点

与 X 线成像和 CT 检查不同，核医学检查不依赖患者体外的射线源产生的 X 射线光子，而是将放射性核素注射进患者体内。这些放射性核素在患者体内浓聚并释放 γ 射线，外部摄像机可以捕捉这些 γ 射线。放射性核素可以标记特定的化学物质（或称配体），形成放射性药物靶向作用于人体特定的生物学过程。放射性药物通常经静脉注射，根据不同的扫描方式也可以口服或皮下注射，甚至可以吸入。当炎症、损伤和肿瘤性病变造成局部血流增多时，核医学产生的图像可以通过放射性示踪剂的浓聚反映检查部位的情况。

平面成像、单光子发射计算机断层成像和单光子发射计算机断层成像 / 计算机体层成像

闪烁摄影的图像可以是平面图像或者断层图像（图 7.35 ）。平面成像生成的图像与 X 线成像类似，所有的数据叠映在图片中。断层成像技术，或称单光子发射计算机断层成像（ SPECT ），与 CT 成像相似，通过 γ 照相机 360° 旋转生成横断面、矢状面和冠状面的多平面重建图像，从而提高解剖定位精度和诊断敏感性[47]。SPECT 图像获取的时间比平面图像长，因此对患者的活动更敏感。

过去 10 年中核医学领域最大的发展就是将 SPECT 与 CT 相结合，合称 SPECT/CT，这一技术可以进一步增加空间分辨率和诊断特异性。SPECT/CT 设备整合了不同分辨率的 CT 扫描仪，通常为 4 ~ 16 个探测单元。根据检查需要对潜在病变进行简单的解剖定位还是通过高分辨率图像进行精细的形态评估，可以对 CT 进行编程调整放射剂量，进行低剂量扫描或常规扫描（图 7.36 ）。

骨扫描

骨骼闪烁摄影，又称骨扫描，是一种评估肌肉骨骼系统的宝贵工具。这些检查需要静脉注射锝 -99 标记的含钙、磷或羟基的亲骨性化合物。最常用于锝标记的配体是磷酸盐类似物中的二磷酸化合物，例如亚甲基二磷酸盐或羟基亚甲基二膦酸盐。锝标记的二磷酸盐的生物半衰期为 24 小时。在骨转换过程中，这些放射性药物以羟基磷灰石晶体的形式进入骨骼的无机基质中[48]。

骨组织的动态变化非常活跃，因此放射性示踪剂进入骨骼的速度很快，通常注射后 15 ~ 30 分钟药物就开始进入骨骼。但是，进行成像前，软组织中未进入骨组织的放射性示踪剂必须通过泌尿系统完全清除，从而避免重叠产生伪影。在肾功能不全的患者中，软组织清除时间延长，图像背景中的软组织摄取增高，可能影响检查的诊断效果。为了促进背景软组织中的核素清除，常要求患者在注射药物后大量饮水，注射 2 ~ 4 个小时后再进行成像。

标记白细胞扫描

MRI 和标记白细胞扫描诊断骨髓炎的敏感度和特异度极高，文献报告分别为 75% ~ 100% 和 80% ~ 90%[49]。锝 -99m 六甲基丙二胺肟或铟 -111- 羟喹啉标记的自体白细胞扫描可以诊断骨髓炎和软组织感染[50]。白细胞扫描通常和三相骨扫描同时进行以鉴别蜂窝织炎和骨髓炎，帮助图像判读。必要时，硫胶体骨髓扫描也可以作为检查的一部分。这类检查的总放射剂量相对较高，主要来自于初始骨扫描、白细胞扫描和硫胶体扫描产生的额外剂量，后续扫描的放射剂量则相对较小。

白细胞摄取增高并不局限于感染，在其他与炎症

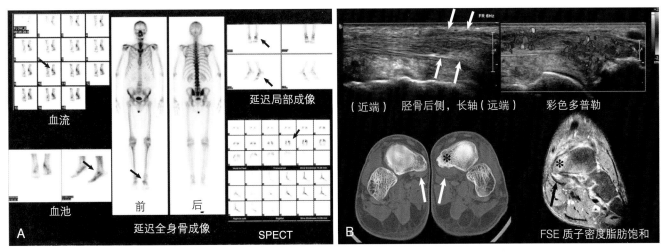

图7.35　（A）一名胫骨后肌腱病所致足舟骨应力性反应患者的骨扫描图像可见非特异性放射性增高。该患者因临床怀疑左侧足舟骨应力性骨折而接受骨扫描检查。X线成像（未展示）报告正常。血流成像、血池成像、全身加局部成像和SPECT均示左侧足舟骨局部摄取增高（箭头）。（B）进一步进行了计算机体层成像（CT）、超声和磁共振成像（MRI）检查。骨扫描后，为了评估可能的应力性骨折进行了CT扫描（左下图），发现胫骨后肌末端病导致舟骨结节（星号）骨皮质轻微不规则。周围软组织可见左侧胫骨后肌肌腱不对称增厚（箭头）。超声灰度图像（左上图）可见胫骨后肌远端肌腱（箭头）增厚，回声降低（箭头）。彩色多普勒图像（右上图）示明显充血。超声所见证实了胫骨后肌远端肌腱变性。在骨扫描、CT和超声检查后进行了MRI检查（右下图），这一项检查显示出了所有的发现，包括舟骨结节水肿（星号）和胫骨后肌远端肌腱增厚伴信号改变（箭头）。如果将MR作为该患者的初始检查，那么它是明确诊断最高效、性价比最高的方法。FSE，快速回波

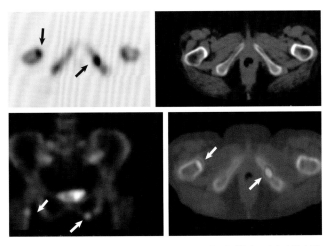

图7.36　左坐骨耻骨支与右股骨颈骨折的单光子发射计算机断层成像/计算机体层成像（SPECT/CT）图像（4探测器CT扫描仪）。一名70岁女性患者双侧髋关节非创伤性剧烈疼痛，X线片阴性（未展示）。全身骨扫描图像（左下图）处理后的前后位平面局部图像（反转图像）示右股骨颈内侧及左坐骨耻骨支下方局部摄取增高（箭头）。SPECT横断面图像（左上图）在同一区域可见放射性示踪剂摄取增高灶（箭头）。4探测器CT扫描仪的低剂量CT图像（右上图）在该区域未发现明显异常。低剂量4探测器CT的图像质量劣于标准剂量16～64探测器CT图像。SPECT/CT融合图像（右下图）确定了放射性示踪剂摄取增高灶在CT图像上的准确位置（箭头）

反应相关的疾病中也会出现[51]。标记白细胞扫描分为两个阶段。检查的第一阶段需要1～2小时，包括从患者身上抽血，使用放射性核素对白细胞进行标记以及将细胞注射回患者体内。标记的白细胞迁移到炎症部位和中轴骨与中心附肢骨中具有造血功能的正常骨髓中。锝标记的白细胞在回输1～2小时后进行显像，而铟标记的白细胞显像常需要延迟24小时。局部成像和SPECT重建通常作为检查的一部分进行。

白细胞扫描依赖于放射性标记的有功能白细胞迁移至感染所致炎症反应的区域。在合适的临床情境中，局部放射性增高超过正常骨髓放射性提示感染（图7.37）。白细胞扫描评估慢性感染的敏感度较低。

镓扫描

镓-67是一种与组织中的游离铁有类似行为的核素，可以与炎症性疾病和肿瘤性疾病中快速分裂的细胞相结合。镓-67可以用来评估多种病变，例如结节病、肿瘤、感染和其他非化脓性炎症疾病。镓在评估肿瘤性疾病和感染性疾病中的作用逐渐被MRI和正电子发射断层成像（PET）所替代，但是当诊断不确

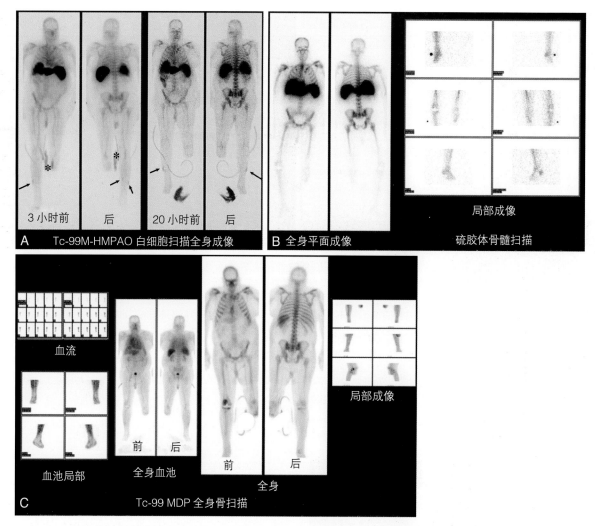

图 7.37 （A）一名患有脆性糖尿病的 69 岁患者因右下肢皮肤溃疡行标记白细胞扫描检查骨髓炎。该患者既往左侧膝关节以下截肢术史，右侧膝关节置换术后失败史。锝 -99m 六甲基丙二胺肟（Tc-99m-HMPAO）标记全身白细胞扫描的 3 小时扫描图像（左图）和 20 小时扫描图像（右图）可见两处浅表区域轻度摄取灶，与皮肤溃疡相符（箭头）。骨髓未见明显局部示踪剂摄取增高，不提示骨髓炎。肝与脾可见明显的生理性示踪剂摄取。3 小时扫描中，左膝内侧可见一处明显的少量摄取，与尿液污染有关（星号）。（B）锝硫胶体骨髓扫描检查骨髓炎。图 A 中的患者紧接着进行了硫胶体检查。在全身成像（左图）和局部成像（右图）中，骨髓的摄取分布与白细胞扫描检查一致。骨髓扫描未见局灶白细胞摄取增高可以基本排除骨髓炎的诊断。白细胞扫描可见软组织摄取增高，提示蜂窝织炎，而非骨髓炎。硫胶体扫描可以作为标记白细胞扫描的一部分，提供正常骨髓分布的空间差异信息。（C）骨扫描检查骨髓炎。图 A 和图 B 中的同一位患者又进行了锝 -99 亚甲基二膦酸盐（Tc-99m-MDP）骨骼闪烁摄影，作为白细胞扫描的一部分检查左腿潜在的骨髓炎。血流相、血池相和延迟全身成像均未发现右下肢摄取增高，排除了骨髓炎的诊断。右膝关节放射性增高与髋股关节关节炎及近期关节假体移除术有关

定、无法及时进行相应检查或存在检查禁忌时，它可以作为二线检查手段（图 7.38）[52]。与标记白细胞扫描类似，进行镓扫描时也需要进行全身骨扫描、局部成像和 SPECT 断层重建，从而鉴别骨髓炎和蜂窝织炎，增加图像判读的准确性[53]。镓 -67 的半衰期相对较长，为 78 小时，因此辐射吸收剂量较高，是锝标记骨扫描的额外辐射来源。镓 -67 成像需要在注射后 24 小时进行，而且需要更长时间的延迟期成像优化靶点和非靶点软组织的放射性差异。因为这些原因，在对大多数炎症性疾病进行成像时，更偏向使用标记白细胞扫描，因为它更准确，生成结果更快，使用更方便。不过，诊断脊柱感染时，镓 -67 比标记白细胞更敏感，因此是首选的检查手段（图 7.39）[53]。

正电子发射断层成像 / 计算机体层成像

PET 是一种用于临床的新型闪烁摄影技术。该技术使用可以释放正电子的葡萄糖类似物，18F- 氟代脱氧葡萄糖（18F-FDG）。细胞可以通过葡萄糖代谢途

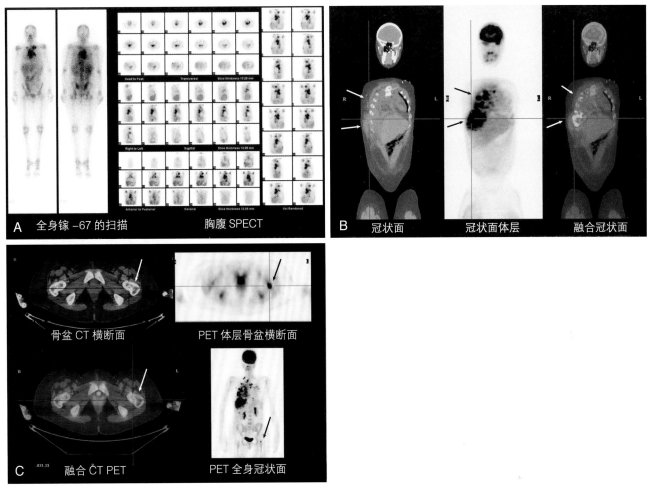

图 7.38 （A）一名霍奇金淋巴瘤复发的 17 岁患者进行镓扫描监测肿瘤情况。全身成像（左图）和胸腹部单光子发射计算机断层扫描（SPECT）横断面（中上图）、矢状面（中央图）和冠状面（中下图）图像如图所示（其余 SPECT 图像未予展示）。检查还进行了容积呈现最大密度旋转投影成像（右图）。锁骨上、肺门、中纵隔和右支气管区可见局灶性镓摄取增高，证实了淋巴瘤广泛复发。（B）同一患者接受正电子发射断层扫描（PET）监测肿瘤情况。16 层多探测器计算机体层成像（CT）的多层面冠状位重建图像（左图）可见右胸壁前外侧及右肺多发软组织密度占位（箭头）。全身 PET 断层扫描的同一冠状面图像（中图）可见右胸壁肿物和肺部病灶为亲 18F- 氟代脱氧葡萄糖（18F-FDG）性（箭头），与复发性淋巴瘤相符。PET/CT 融合图像（右图）示 FDG 摄取灶与 CT 图像上的软组织密度占位精确重合，协助精确的解剖定位和定性。（C）一处股骨病灶的 PET/CT。另于 PET 轴位（右上图）及冠状位（右下图）断层图像上见左股骨颈一亲 FDG 病灶（箭头）。在相同区域的骨盆 CT 横断面图像上（左上图）可见一硬化灶（箭头）。融合图像（左下图）证实两种检查中发现的异常属于同一处淋巴瘤复发灶（箭头）

径成比例地摄取 FDG，在许多病理过程中明显增加，包括肿瘤和感染。FDG 的半衰期仅为 110 分钟，因此使用起来比铊和镓的技术要求更严格。

由于 FDG 摄取是非特异性的，存在于正常生理过程和病理改变，所以将这一技术与 CT 相结合从而提高检查的准确性。PET 和 CT 扫描仪分别工作，但是通常组合成一套设备，让人误以为只有一个机器（图 7.40）。CT 和 PET 图像的范围从患者的头顶至膝关节。CT 和 PET 的数据集同时进行多平面和最大密度投影重建，生成数千张图片。这些图片通过电脑软件融合在一起，产生解剖和生理信息（见图 7.38）[54]。

优点

骨扫描诊断骨性病变的敏感度高。放射性示踪剂摄取与修复性改变所致的骨转换增加有关，多种疾病都能导致这一变化，包括外伤、感染、肿瘤和关节炎等。骨闪烁摄影的阴性预测值较高，可以排除大多数骨性病变。除此之外，一次骨扫描检查可以囊括全身

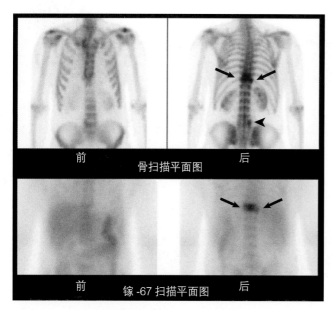

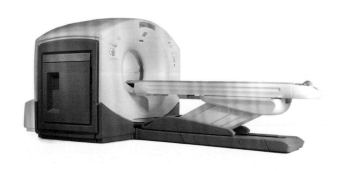

图 7.39　镓扫描检查椎间盘炎。骨扫描平面前位、后位图像（上图）示 T10-T11 椎间盘局部摄取增加（箭头）。右侧 L4-L5 椎体后部可见轻微摄取增高灶（小箭头），可能与 L4/L5 关节突关节病变有关。镓 -67 扫描平面前位、后位图像（下图）示 T10-T11 椎间盘摄取显著增高（箭头），与 T10-T11 椎间盘炎相符（Courtesy Mark Bryanton.）

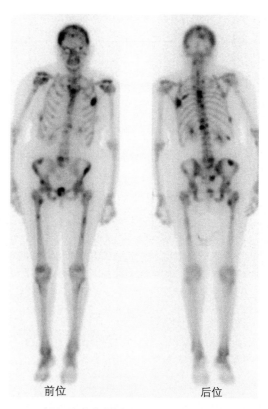

前位　　　　　　　　后位

图 7.41　一名患乳腺癌转移的女性患者的全身骨扫描。全身骨闪烁摄影前位和后位图像示中轴骨和附肢骨近端多发放射性示踪剂异常浓聚，与广泛骨转移瘤表现相符

图 7.40　通用电气公司 Discovery 正电子发射断层扫描 / 计算机体层成像（PET/CT）690 系统。CT 和 PET 扫描仪一起组合成一套设备（Courtesy General Electric, Milwaukee, WI; used with permission.）

骨骼，可以对多骨性疾病进行快速检查，例如转移瘤、朗格汉斯细胞增多症、Paget 病和骨髓炎（图 7.41）[55]。

标记白细胞扫描诊断肌肉骨骼系统感染的准确度高 [56]。全身 PET/CT 扫描对许多肿瘤性疾病的敏感度高，在肿瘤的诊断、分期和随访中有较高的价值。

缺点

相应的，骨闪烁摄影的特异性相对较低。良性和恶性肿瘤、骨折和炎症性疾病均表现为局灶放射性药物摄取增高，在没有其他影像检查手段辅助的情况下很难进行鉴别，甚至使用 SPECT/CT 鉴别的难度也很高。过去 10 年中，通过闪烁摄影对可疑的局部骨骼病变进行诊断的方法逐渐被 CT 和 MR 成像所取代。尤其是 MRI，它的诊断敏感度可以与骨闪烁摄影媲美，同时可以提供更高的诊断特异性和解剖细节。

虽然骨扫描的敏感度较高，但也偶尔出现假阴性结果。骨质疏松伴急性骨折的老年患者的骨扫描表现可能不典型，原因是老年患者的骨转换降低，骨折部位的摄取减少，时间延迟，有时在受伤后 72 小时才出现明显摄取（图 7.42A 和 B）[57]。骨转移患者中，2% 可能出现骨扫描假阴性，在多发性骨髓瘤、肾细胞癌、甲状腺癌、神经母细胞瘤和网状细胞肉瘤患者中，这一比例更高 [20]。除此以外，骨骼未发育完全患者骺板附近的病变可能被骨骺生理性摄取所遮挡。

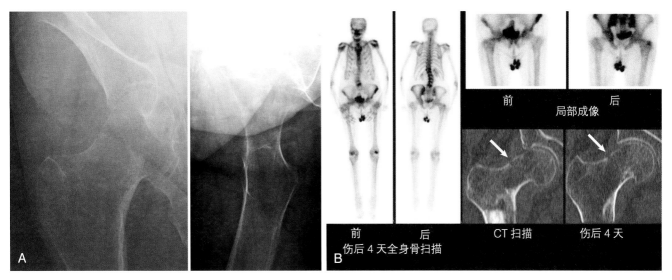

图 7.42　（A）一名 85 岁患者右侧股骨 X 线阴性隐匿性骨折，骨扫描呈现假阴性。右侧髋关节斜前后位和侧位片未见明显骨折。（B）受伤 4 天后行全身闪烁成像（左图）和骨盆局部成像（右上图）示右股骨转子间区域轻度摄取灶，未见明确骨折。与骨扫描同一天进行的 CT 扫描（右下图）发现右侧股骨头下型骨折（箭头）

进行核医学检查时，核素常通过泌尿系统排出体外，放射性药物会在未排空的膀胱中浓聚。因此临床上无论检查哪个部位都会造成性腺受到辐射。

磁共振成像

MRI 自 1977 年投入临床使用后，为肌肉骨骼系统影像学带来了革命性改变。Lauterbur 和 Mansfield 因其对 MRI 发展的贡献获得了 2003 年诺贝尔奖。该技术是检查运动相关损伤的重要手段，在其他肌肉骨骼疾病的诊断中也扮演了重要角色。过去 30 年间，肌骨系统 MR 的硬件和软件依然在向前发展，其中包括近年引入的临床高场强磁铁，显著提高了图像质量，减少了扫描时间。

技术要点

成像协议。MR 检查需要对多个图像序列的合成数据进行解读。每一个图像序列由一个脉冲序列组成［例如自旋回波、梯度回波和反转恢复（IR）序列等］，尤其是 T_1 加权、质子密度加权和 T_2 加权（详见后述）的矢状位、冠状位、横断面或斜位，从而形成大量连续图像。脂肪饱和、3D 成像和钆剂可以在某些序列上进行使用（详见脉冲序列一节）。不同序列的图像集合就是 MR 的成像协议。例如，为了评估膝关节结构紊乱，成像协议可由以下序列组成：冠状位自旋回波 T_1、冠状位和矢状位自旋回波质子密度脂肪饱和、斜矢状位快速自旋回波 T_2 和轴位快速自旋回波质子密

度（图 7.43）。CT 等其他断层成像在不同医疗机构中也能获得基本一致的标准图像。而 MR 与它们不同，它的成像协议由众多成像平面和脉冲序列组成，与医疗机构中的 MR 硬件和软件的关系密切，而且在很大程度上有赖于影像科医生的个人偏好。但是，在一所

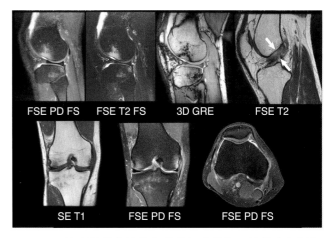

图 7.43　检查膝关节结构紊乱的标准协议。协议中包括矢状位快速自旋回波质子密度脂肪饱和扫描（FSE PD FS）和 T_2 加权脂肪饱和序列（FSE T2 FS）、矢状位 3D 梯度回波（3D GRE）、沿前交叉韧带平面的斜矢状位快速自旋回波 T_2 加权（FSE T2）、冠状位自旋回波 T_1（SE T1）、冠状位和轴位快速自旋回波质子密度脂肪饱和序列（FSE PD FS）。每一个图像平面和序列都有评估价值。不同的医疗机构中，这些特定的协议通常有差异。图中可见前交叉韧带完全断裂（箭头）、内侧及外侧间室骨挫伤、内侧副韧带 2 度撕裂，以及外侧盘状半月板

医疗机构中，针对某一临床情景一般使用同一种常规协议。

另外，不同的生产厂家也根据基础 MR 脉冲序列开发出了大量差异不大的专有序列，这导致了商家专属术语和缩写的暴增。商家专属的脉冲序列和相关的缩写，以及各个医疗机构、甚至医生间不同的协议，给医生理解 MRI 造成了极大的困惑。一个可以帮助临床医师理解看到的图像的方法是学习所在医院的标准协议中的常见脉冲序列。

图像生成。MR 成像的物理学原理极其复杂，不在本章讨论范畴。为了尽可能帮助临床医师理解 MR 相关的常见术语，本节将介绍 MRI 最重要的背景知识[58-60]。

人体中的水十分丰富，约占人体组织的 98%。MRI 就需要"操控"人体内水中的氢质子。MRI 的基础是具有奇数个质子和中子的原子核的电磁活动。奇数个粒子导致了不平衡，使得原子核绕自己的轴旋转。氢质子自旋可以沿转动轴产生很小的磁矢量，类似于一个小磁体。在强外磁场的作用下，氢质子开始按一定频率摆动，称为进动。氢质子摆动的频率与外磁场强度直接相关，这一频率称为共振频率。进动出现时，氢质子的旋转轴随机分布于磁场中。一旦进入强外磁场，氢质子沿外磁场磁力线方向有序排列，产生纵向的净磁矢量。

向检查区域发射与共振频率相同的射线，称为射频激励脉冲，可以激励一部分氢质子到更高的能级，同时改变质子净磁矢量的方向，使其偏离外磁场方向。质子受到激励后，磁矢量改变的角度，称为偏转角。射频脉冲的时长和大小可以控制翻转角的大小。如果翻转角为 90°，则纵向的净磁矢量与外磁场方向成 90° 角，变为横向。氢质子净磁矢量方向改变的同时，射频激励脉冲还可以使氢质子同时进动，产生横向磁化。

脉冲停止发射后，被激励的氢质子重新回到原始的低能级状态，称为弛豫。在弛豫过程中，横向磁场在接受线圈中产生感应电流，产生信号，生成图像。为了能在弛豫过程中接收到最大的信号，需要通过一个 180° 的重聚焦射频脉冲暂时改变氢质子的相位从而同步横向的磁化矢量，这一脉冲称为梯度重聚焦脉冲。

组织对比：T_1、T_2 和质子密度。质子的弛豫过程可以分成两个同时进行的部分。纵向弛豫过程称为 T_1 弛豫（或自旋晶格弛豫），其定义是 63% 的氢质子回到初始静息状态所需要的时间，表现为净磁矢量近乎与外磁场方向重新变为一致。横向弛豫过程称为 T_2 弛豫（或自旋 - 自旋弛豫），表现为质子同步自旋逐渐衰减，或去相位，质子回到初始随机分布的状态。T_2 弛豫时间定义为 63% 的氢质子回到初始自旋随机分布状态所需要的时间。

为了获得一张 MR 图像，需要多次重复氢质子激励和弛豫过程。两个相邻射频脉冲之间的间隔时间，称为重复时间，缩写为 TR（repetition time）。发射射频激励脉冲和探测到质子回到低能级状态时发出射线之间的时间称为回波时间，缩写为 TE（echo time）。

水中氢质子的分子环境与其所处的正常或病理组织的组成息息相关，可以影响弛豫过程中产生的 MR 信号，并最终反映在图像中。通过调节 TR 和 TE，可以产生侧重 T_1 弛豫或 T_2 弛豫的对比图像，也可以产生侧重氢质子数量的图像，称为质子密度图像或平衡图像（既不是 T_1 加权也不是 T_2 加权）[62]。

主要以 T_1 弛豫时间的组织对比构成的图像称为 T_1 加权图像，TR 和 TE 都短。可以通过水呈低至中等信号（黑到深灰色）、脂肪呈高信号（白色）、肌肉呈中等信号（灰色）等特点识别 T_1 加权图像。皮质骨、肌腱和纤维组织等自由质子含量较少的组织在 T_1、T_2 和质子密度加权序列上显示为低信号强度（黑色）。虽然 T_1 加权脉冲序列可以产生丰富的解剖细节，但是其检查病变的敏感度较低。由于与肌肉的信号强度相似（即等信号），病灶在 T_1 加权图像上通常显示不清（图 7.44）。T_1 加权脂肪饱和序列（详见后文脂肪饱和）中，脂肪、肌肉和骨的信号相对较低，可以用来最大程度增强钆剂的对比效用，从而显示被造影剂增强的病灶。

主要以 T_2 弛豫时间的组织对比构成的图像称为 T_2 加权图像，TR 和 TE 都长。自旋回波 T_2 加权图像中，脂肪组织为中等信号（浅灰色）。由于背景中的脂肪和病灶在 T_2 加权图像上的信号较强，区分病灶较困难。所以，T_2 序列通常加做脂肪饱和，可以降低脂肪的信号强度，增加病灶的辨识度（图 7.45）。

主要以氢质子总数的组织对比构成的图像称为质子密度加权图像，TR 长，TE 短。在质子密度加权图像中，脂肪组织的信号强（白色），肌肉和水为中等强度（灰色）。与 T_1 和 T_2 加权图像相比，质子密度图像的对比度和信噪比的平衡较好，常用于关节结构紊乱的检查。但是，由于病灶和脂肪组织在图像中都很亮，质子密度序列诊断骨髓和软组织病变的敏感度较

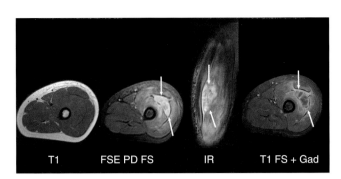

图 7.44　一等信号病灶的 T_1 加权自旋回波序列图像。一名 7 岁的患者患肌肉内脓肿。在横断面 T_1 加权自旋回波序列图像上（最左图），股四头肌脓肿和临近肌肉组织中的炎症性改变几乎无法分辨。在快速回波质子密度脂肪饱和序列的同一平面轴位图像（左中图）和翻转恢复（IR）序列矢状位图像（右中图）上，病灶十分明显，并伴有股四头肌广泛水肿。中央区 T_2 加权信号较高，与脓肿中心液化相符（箭头）。在脂肪饱和和钆剂增强自旋回波 T_1 加权序列图像中（T1 FS+Gad；右图），可见脓肿边缘强化（箭头）。脓肿周围的股四头肌可见轻度强化

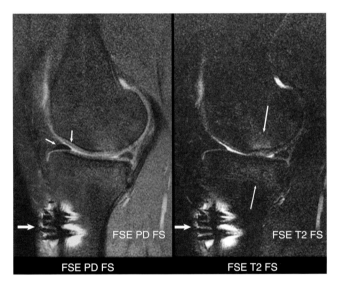

图 7.45　快速回波质子密度脂肪饱和图像（FSE PD FS）与快速自旋回波 T_2 加权脂肪饱和图像（FSE T2 FS）的比较。质子密度脂肪饱和图像（左图）的显示范围更广，半月板和关节软骨的图像细节更清楚（小箭头），但信噪比较差（颗粒感），不过仍比 T_2 加权图像好。T_2 加权图像（右图）的对比度范围更窄，内侧胫骨平台与股骨髁骨髓水肿显示更明显。胫骨的门型钉内植物影响了脂肪饱和的效果，门型钉周围可见伪影（大箭头）

T_1 和 T_2 加权序列更低。质子密度图像经常配合脂肪饱和来消除脂肪组织的信号，增加高信号病变的辨识度（见图 7.45）。表 7.1 总结了肌肉骨骼结构在 T_1、T_2 和质子密度加权图像上的信号表现。

脉冲序列。在改变氢质子状态时可以调节技术参数获得不同的 MR 图像。一个可以将氢质子改变到特定状态的参数组合称为脉冲序列。改变参数可能影响图像对比度、空间分辨率、信噪比或图像获取速度等诸多方面。肌肉骨骼系统 MRI 中常用的三种基本脉冲序列为：自旋回波、梯度回波和反转恢复（IR）序列[59]。

自旋回波。常规自旋回波序列是最基础的脉冲序列，几乎所有肌肉骨骼系统成像协议中都有此序列。首先，对氢质子施加一射频激励脉冲，使纵向净磁矢量旋转 90° 变为横向。90° 脉冲后再发射一 180° 重聚焦射频脉冲，使弛豫质子的横向磁矢量发出一回波（或信号），被线圈探测。自旋回波序列可以产生 T_1、T_2 和质子密度加权图像。T_1 加权自旋回波序列的 TR 短，约 500 ms，TE 也短，小于 30 ms。

T_2 加权自旋回波序列的特点是长 TR，约 2000 ms；长 TE，约 90 ms。由于 TR 较长，T_2 加权自旋回波序列比 T_1 加权需要更长的时间获取图像。T_2 加权序列较长的回波时间使其接收到的总体信号较 T_1 加权序列减少，表现为图像颗粒多，图像质量下降，即信噪比差。大多数病理过程中细胞外水增多，其特点为 T_2 弛豫时间延长，因此在 T_2 加权图像上，液体通常表现为高信号（白色）。所以 T_2 加权图像能够理想地显示病灶。

质子密度加权自旋回波序列的 TE 短，小于 30 ms，TR 长，约为 2000 ms。MRI 的技术还在不断发展，人们开发出了更快的自旋回波脉冲序列可以减少图像获取的时间，减少运动伪影的产生。最常见的快速序列称为快速自旋回波，利用多个射频再重聚脉冲（称为回波列）。快速自旋回波序列已经代替了大多数传统自旋回波序列（图 7.46）。

表 7.1　肌肉骨骼结构在 T_1 加权、质子密度加权和 T_2 加权图像上的表现						
	TR(ms)	TE(ms)	水信号	脂肪信号	肌肉信号	皮质骨/纤维组织信号	评估内容
T_1	短	短	低到中	高	中	低	解剖
T_2	长	长	高	中	中	低	病变
质子密度	长	短	中	高	中	低	解剖+病变

TE，回波时间；TR，重复时间

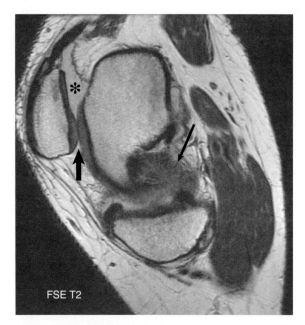

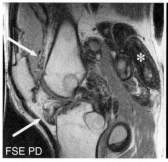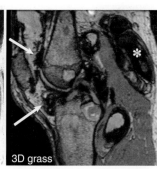

图 7.47   图中所示为梯度回波序列中的磁敏感伪影。该患者患有膝关节色素沉着绒毛结节性滑膜炎。图片中分别为膝关节的快速自旋回波质子密度矢状位图像（FSE PD；左图）和 3D 梯度回波稳态获取的矢状位图像（3D grass；右图）。在质子密度图像中，滑膜可见广泛分布的显著低信号区，在腘窝的 Baker 囊肿内部最明显（星号）。在 3D grass 序列中，可见滑膜信号进一步降低，同时伴有磁敏感伪影。伪影在含铁血黄素沉积较少的区域更为明显，如髌上囊和股骨胫骨关节的前方（箭头）

图 7.46   快速自旋回波 T_2 序列（FSE T2），未做脂肪饱和。没有进行脂肪饱和时，皮下脂肪和骨髓脂肪呈亮白色信号，使得图像与 T_1 加权序列相似。在 T_2 加权图像中，髌上囊（星号）中的关节液呈典型的白色，这一点与 T_1 加权图像不同，液体在 T_1 加权图像上为低至中等信号。髌股关节软骨（粗箭头）也呈中等信号，信号强于自旋回波 T_1 加权图像中呈低至中等信号的关节软骨。可见明确的后交叉韧带撕裂（细箭头），表现为韧带增厚、信号增高

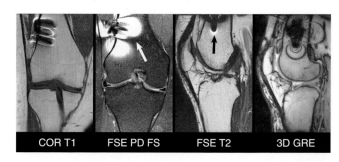

图 7.48   金属内植入物导致的磁敏感伪影。既往前交叉韧带重建术在股骨远端植入两枚金属门型钉。在自旋回波 T_1 加权冠状位图像中（COR T1；左图），股骨门型钉的低信号发生轻微衰减。在快速自旋回波质子密度脂肪饱和图像中（FSE PD FS；左中图），磁场发生了扭曲，导致金属结构图像出现不均一（箭头）。快速自旋回波 T_2 加权图像（FSE T2；右中图）可见与自旋回波 T_1 加权图像相似的表现，伪影呈轻微晕状（箭头）。3D 梯度回波图像（3D GRE；右图）中的伪影更明显

梯度回波。肌肉骨骼成像协议中可以选用梯度回波序列。这些序列与自旋回波序列的不同点在于射频激励脉冲诱发的翻转角永远小于 90°。另一个较大的不同是梯度回波序列利用磁场梯度对自旋质子进行重相位化并发出回波，而自旋回波序列使用 180° 重聚焦射频脉冲。梯度回波序列的 TR 和 TE 通常较自旋回波更短，使得图像获取的时间更短。使用磁场梯度代替 180° 重聚焦射频脉冲可能导致磁场敏感，或晕状伪影[63]。这种伪影与两种磁敏感度不同的物质界面局部磁场不均一有关（例如水/脂肪、钙/软组织和金属/软组织界面），在图像中出现局部区域明显低信号影。伪影的数量与金属、钙质的数量有关，在金属界面最显著。这种伪影可以帮助寻找关节内游离体、含铁血黄素或骨病灶中微小的矿化颗粒（图 7.47）。但是，磁敏感伪影也会破坏有金属内植物患者的图像质量，造成内植物周围结构模糊（图 7.48）。由于松质骨中的钙质可以引起磁敏感伪影，遮盖或模糊病变的高信号，所以梯度回波序列诊断骨髓创伤、感染或肿瘤性病变的敏感度相对较低。所以梯度回波序列必须和自旋回波质子密度或 T_2 脂肪饱和序列一

起进行（图 7.49）。

反转恢复。IR 序列常用于肌肉骨骼系统成像。该序列对多数病变中增加的自由水十分敏感，可以作为自旋回波序列的补充。IR 序列首先发射一射频激励脉冲，使净磁矢量从初始与外磁场同向状态旋转 180°。质子翻转 180° 后间隔一段时间（这段时间称为反转时间），再对其施加一 90° 射频脉冲，将质子的方向变为横向。通过设定不同的序列反转时间，可以将特定组织中质子的信号消除，称为抑制或清零。这一技术常用于抑制脂肪组织的信号。这一类 IR 序列称为短 tau 反转恢复序列（STIR 序列）。抑制脂肪组织信号

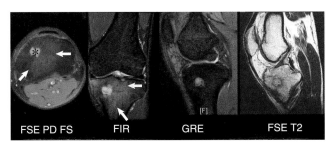

FSE PD FS　　FIR　　GRE　　FSE T2

图7.49　梯度回波序列的磁敏感伪影遮盖了骨髓水肿。图中分别为快速自旋回波质子密度加权脂肪饱和序列横断面图像（FSE PD FS；左图）、快速反转恢复冠状位图像（FIR；左中图）、T$_2$加权梯度回波矢状位图像（GRE；右中图）和快速自旋回波T$_2$加权斜矢状位图像（FSE T$_2$；右图）。只能在FSE PD FS和FIR图像中看到骨髓炎导致的骨髓水肿（箭头），中央包裹一骨内脓肿（星号）。在GRE图像中，松质骨造成的磁敏感伪影模糊了水肿。在FSE T$_2$图像中（未做脂肪饱和），骨髓脂肪和水肿的信号强度相同，影响了水肿的观察

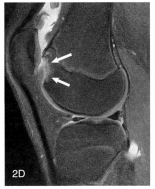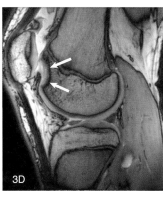

2D　　　　　　3D

图7.50　三维（3D）图像与二维（2D）图像的比较。与2D序列相比，3D序列的层厚更薄，信噪比更低。3D梯度回波COSMIC（用于图像对比操作的相干振荡状态获取）序列（右图）的层厚为2.0 mm，信噪比明显优于4.0 mm层厚的2D快速自旋回波脂肪饱和序列（左图）。该15岁患者的股骨滑车大范围剥脱性骨软骨炎（箭头）十分明显

后，病变组织中的水在黑背景中的辨识度更高（见图7.44和7.49）。在IR序列中消除脂肪信号的技术比自旋回波序列中频率选择脂肪饱和技术更可靠（见脂肪饱和一节），在进行肘关节或上肢检查等磁场不均一问题较严重的磁铁通道外周成像时尤其重要。大多数IR序列目前都通过快速回波技术进行了改良，使用多次180°再聚焦脉冲加快获取时间，称为快速自旋回波反转恢复序列。

虽然IR序列区分正常组织和病变组织的对比度较高，但是由于总体信号减弱和运动伪影等原因，IR序列图像质量通常比自旋回波序列差。IR图像上明确的病变常需要加做T$_1$或质子密度自旋回波序列以明确解剖位置和性质。

2D和3D获取。所有脉冲序列都可以进行T$_1$、T$_2$或质子密度加权。图像常规以2D的方式或顺序断层激励模式进行获取。一些脉冲序列有三维（3D）模式选项，表示为"容积"激励，检查时整个区域同时被激励，再被编码成为单张的断层图像[64]。3D序列的层厚更薄，信噪比较2D获取模式更优，但是图像获取时间长，运动伪影更多，扫描时间延长。通过3D序列获取的薄层图像可以生成体素具有各向同性的数据集，从而能够在任意平面上进行格式化，同时保持空间分辨率。这一技术常在多探测器CT成像中使用。3D图像的高分辨率在评估关节软骨时最有优势。过去多年，只能通过梯度回波脉冲序列才能获取3D序列图像，但最近开发出了用于快速自旋回波序列的3D选项（图7.50）。

脂肪抑制。脂肪抑制与脉冲序列同时应用，消除脂肪的亮信号以突出所关注的病理改变，这是一项很常用的技术。有两种方法可以实现脂肪抑制：STIR脉冲序列（如前所述）和频率选择脂肪饱和法。

频率选择脂肪饱和法通常被加在自旋回波序列上，预先用与液体中和脂肪中的质子共振频率成90°的射频脉冲激励，继而用相移磁力梯度来消除这些信号。脂肪饱和通常用于T$_2$快速自旋回波序列，因为在这一序列中脂肪通常呈亮信号，而T$_2$成像的病理变化中，增加的水所表现的液体高信号则较难呈现。应用频率选择脂肪饱和法所得到的图像与STIR图像类似，但通常得到的信噪比更好，解剖结构的分辨率也更高。频率选择脂肪饱和法也可在T$_1$加权的自旋回波序列中应用，应用前需静脉注射或关节腔内注射对比剂（钆，见图7.44）。脂肪饱和钆加强的T$_1$加权图像中，钆信号通常是唯一的亮信号，因此钆加强的信号不会被抑制（见图7.44）。

频率选择脂肪饱和法的原理使它无法像STIR图像一样提供统一的脂肪抑制。地域性的固有磁场差异可以轻微影响脂肪内质子的共振频率，使得应用这一方法得到的脂肪抑制并不那么精确。磁场不均性在磁体边缘更加明显，在上肢成像时影响最大，包括肩关节及肘关节（图7.51）。在选择这些解剖结构的脂肪抑制成像技术时，相比应用脂肪饱和的T$_2$加权自旋回波成像，STIR序列通常是更好的选择。尽管前者可以增强软组织及骨髓水肿的可见性，但效果相较STIR成像并不明显。上述方法都可以将脂肪信号

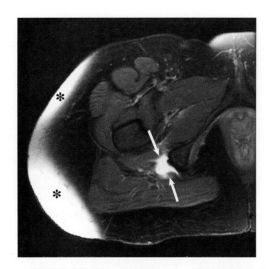

图 7.51   脂肪抑制不均。如图所示为一脂肪抑制后的轴向快速自旋回波质子密度序列图像，由于磁体边缘的磁场不均性，在身体边缘形成了高信号的伪影（*）。此时反向回收序列可以获得更好的、一致性更高的脂肪抑制图像。箭头所指处为腘绳肌腱起点撕脱

尽可能消除，所得图像的质量较低，但可以作为诊断之用。

磁共振伪影。许多伪影是与磁共振成像相关的。常见的伪影包括运动伪影、磁化率伪影、不均质脂肪饱和伪影及魔角效应。魔角效应指在短 TE 序列中，肌腱等组织与外部主磁场成 55° 夹角时会表现为异常高信号，继而被误解为存在病理变化。短 TE 序列包括但不限于 T_1 自旋回波序列、质子加强相序列及所有梯度回波序列。因为冈上肌腱的走行原因，这一伪像常见于肩关节 MR 检查。魔角效应可通过其他成像方式与肌腱炎等真正的病理变化加以区分，因为魔角效应中的异常高信号在 T_2 加权自旋回波序列等长 TE 序列中会消失[65]。

磁共振对比剂。静脉应用对比剂常常用于磁共振检查中，但在骨骼肌肉系统仅是选择性地应用。最常用的是钆（Gadolinium）的螯合物。钆具有顺磁性，并且可以减少 T_1 序列的弛豫时间，据此增强信号强度。对比剂会非选择性地从血管内扩散到细胞间隙[66]。给药后通常能够获得脂肪饱和 T_1 加权图像，可以提供极佳的解剖细节及对比区分度（见图 7.43）。

静脉应用的对比剂通常仅用于评估一些大的创伤以及滑膜囊疾病。有时初始平扫中一些预期之外的发现需要进一步检查，也需要用到造影剂再做一次增强成像。在 T_1 加权像中，囊性疾病及坏死性病灶对钆对比剂不敏感，仍是低信号强度（呈黑色）；实体病

灶内部增强表现为高信号强度（呈白色）（图 7.52）。

磁共振关节造影需要用到对比剂，提供高分辨率及高对比度的关节图像，帮助描绘如小的软骨撕裂这样的损伤。其中尤以肩关节及髋关节应用最多。直接磁共振关节造影需要在成像前将稀释的钆对比剂通过经皮路径注入关节腔内（图 7.53）；间接磁共振关节造影则选用静脉对比剂，对比剂不加选择地扩散至所有关节，选择性地运动将要检查的关节可以增强该关节内的成像信号强度。后者在欧洲的中心常用，但是对关节腔的扩张有限。前者可以很好地控制关节腔内的扩张及充盈程度，使对比剂可以很好地进入撕脱的软骨及损伤间，但是存在感染性关节炎的风险。

磁场强度。磁场强度会影响接收到信号的强度，直接影响图像的整体质量。但是低强度磁场中，可以通过延长成像时间来提高成像质量。低强度磁场指低于 0.5 T（特斯拉）[500 G（高斯），或地磁场的 500 倍]的磁场，中强度磁场为 0.5~3.0 T，高强度磁场高于 3.0 T。现在临床应用的最高磁场强度为 3.0 T，但是在研究机构中最高的磁场强度可达 7.0 T。绝大多数临

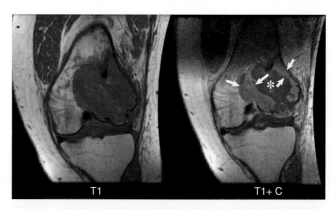

图 7.52   静脉应用钆对比剂增强后的骨巨细胞瘤。左图为冠状面平扫自旋回波 T_1 加权像，右图为冠状面增强自旋回波 T_1 加权像，箭头所指处可见不规则厚壁增强，星号处可见中等大小中央无强化区

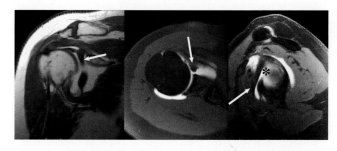

图 7.53   磁共振肩关节影像。左图为冠状面自旋回波 T_1 加权像，中图为横切面，右图为矢状面自旋回波 T_1 加权脂肪抑制像。可见前上盂唇缺失（*）伴中盂肱韧带增厚（→），与 Buford 复合体表现一致

床应用的磁场强度为 1.5 T。

　　线圈。隐藏在主磁体内围绕在患者周围的线圈称为体线圈，用于传导所有检查中的射频信号，并且接收信号用于较大部位的成像[67]。对于一些较小身体部位的成像，需要用到额外的线圈直接放置在目标部位周边，以此来增强信号强度。线圈的放置与解剖位置直接相关。针对不同用途，线圈的种类和模型很多，如肩、四肢、踝、腕、脊柱、躯干、乳房以及头部等（图7.54）。相控阵线圈是十余年前发明的新技术，利用多重接收单元，获得更好的信噪比以及成像质量。利用局部线圈更好的信噪比，可以获得更高的空间分辨率以及更高的成像质量，但这一优势大大地受到了覆盖范围受限的限制，其覆盖范围与线圈长度直接相关。当需要对神经、肌肉、肌腱等结构在很长的范围内进行影像学检查时，这一限制将带来很大的问题。因此在这种情况下，通常会选用长线圈覆盖全部需要检查的范围，而舍弃一些成像的细节；或是在一个节段成像结束之后重新摆放线圈的位置再次成像。但是由于需要耗费双倍的时间，通常不会这么做。

　　成像质量。与其他断面成像方式相比，MRI 的成像质量变化比较大，在有的时候并不能令人满意。因为成像时间相对较长，患者的移动以及成像过程中的模糊都可能引发问题。当检查部位位于主磁体内壁外缘附近时，由于磁场不均质的影响，脉冲信号也将变得不均匀，降低成像质量。例如肩关节和肘关节检查时，就较容易出现上述情况。当患者的体格较大时，更容易受此影响（见图7.51）。其他可控的因素，例如图像矩阵、视野、激发数量等，都会影响成像质量，而且直接影响信噪比、对比信噪比以及空间分辨力。通常，调整各项参数以获得最好的图像最大的代价就是成像时间的延长。MR 的方案设计中，将成像质量

及成像时间做了较好的平衡，以在额定时间内获取最好的诊断用图像。

弥散加权成像

　　弥散加权成像（diffusion weighted imaging, DWI）在确认肿瘤性质及评价治疗反应上发挥了巨大的作用[68]。DWI 可以分析水分子的布朗运动，借此获取组织内部显微结构的信息。由于 DWI 是 T_2 加权序列，而 T_2 加权时肿瘤组织可能显示为高信号伪影，因此在确认 DWI 图像信息时同时应参考表观弥散系数（apparent diffusion coefficient, ADC）成像。ADC 成像时，由于水分子的弥散被限制在细胞膜内，因此高细胞密度的显微结构内呈暗信号。

　　DWI 对于骨骼肌肉系统肿瘤的评价是极为重要的，主要原因在于，液体敏感的序列在成像时，有时很难在肿瘤旁水肿及高肿瘤密度中做出区分。此外，对于不能使用静脉对比剂的人群，如肾功能不全患者、妊娠期患者以及对对比剂过敏的患者，DWI 也能起到很好的效果。值得一提的是，部分栓塞性血管异常也可以在 DWI 序列中识别出来（图 7.55）。

　　DWI 与对比剂增强成像相比，还能够更好地从残存肿瘤组织中识别出肉芽组织以及瘢痕组织，此二者增强模式类似。DWI 中的单激发快速自旋回波还可以在骨髓疾病中进行很好的鉴别，如骨质疏松症或肿瘤导致的椎体压缩性骨折[69]。此外，对于肾受累或对对比剂过敏的类风湿性关节炎（RA）患者，DWI 可以协助评估患者的滑膜炎情况[70]。

超短回波时间序列

　　超短回波时间（TE）序列使得用 MRI 来评估骨骼肌肉系统疾病又多了一项工具。对于某些特定的骨

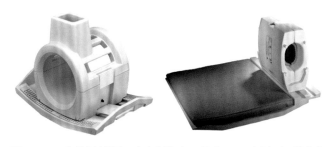

图 7.54　磁共振线圈。如图所示，现在已经有针对不同肢体部位的特制线圈，如足、踝关节、膝关节（左图）和腕关节（右图）等。特制线圈可以将成像范围限制在线圈覆盖范围之内，提高局部的成像质量（Courtesy General Electric, Milwaukee, WI.）

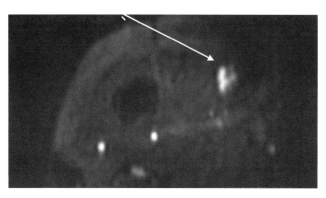

图 7.55　大腿 DWI 序列，箭头处可见股内肌内局限性病变，为一处局部硬化的血管异常

骼肌肉组织，如深层的关节软骨、椎间盘的软骨终板、半月板和皮质骨等，在 MR 图像中不能轻易获得清晰的图像，超短 TE 序列可以做出较好的形态学评估。一般来说，成像的基本原则是，对象的性质越坚硬，图像中显示的短 T_2 性质越多。值得一提的是，评估关节软骨的钙化情况时，超短 TE 序列可以获得很好的图像。软骨的退行性变程度越高，图像中显示的钙化层也就越多，这在传统的 MRI 成像中是做不到的。

软骨终板分辨率的改善使我们发现其由较厚的表层及较薄的深层双层结构构成，对于非钙化的软骨层呈现中等信号强度，而对于钙化的软骨层则呈现高信号强度。超短 TE 序列可以"解构"半月板中的糖原骨架，也可以很好地呈现损伤半月板的钙化特点。正常的皮质骨在 T_2 序列中回波时间很短，因此通常显示为无信号。在超短 TE 序列图像中，可以显示出胶原甲基化质子、胶原结合水分子，以及和孔隙水分子及脂肪相对应的宽峰[71]。

对其他重要结构（如骨软骨交界处）的评估也可以通过 UTE 成像进行。具体来说，在 40～50 岁的患者中，人们发现内侧胫骨骨软骨交界处的改变与骨关节炎相关[72]。对健康跑者的跟腱进行 UTE 检查也发现了一些亚临床改变，尤其在跟腱中段，这可能与重复运动导致的肌腱微结构适应性变化有关。

软骨及半月板损伤，尤其是有 ACL 撕裂及重建病史的患者人群中，有时只有退行性变已经不可逆时才能在传统膝关节 MRI 中发现这些损伤。研究发现，超短 TE 序列在识别内侧半月板深层组织基质、股骨内上髁关节以及胫骨内侧平台的改变时有着很高的敏感度。此外，利用特定的分级标准，超短 TE 序列在发现上述结构早期退行性变时，甚至可以比关节镜手术的敏感度更高。因此在未来，超短 TE 序列在识别有着快速退变风险的软骨及评估能够延缓不可逆骨关节病的新治疗方案时，有着巨大的应用潜力[74]。

软骨延迟增强磁共振成像

软骨延迟磁共振成像（delayed gadolinium enhanced MRI of cartilage, dGEMRIC）对于评估局部软骨病变效果很好。这是一项利用监测关节内钆对比剂含量检测早期软骨损伤的新技术，尤其是传统 MRI 很难检测到的早期病变。钆所带的负电荷与黏多糖的分布负相关，因此可以间接描绘出黏多糖的分布状况。钆对比剂进入关节腔内后约 90 分钟充分扩散，此时便可以获得图像。dGEMRIC 也可以在某些手术

前评估关节软骨的状态，如自体移植、胫骨高位截骨、基质辅助自体软骨细胞植入术等[75]。

图像数据分析后用彩色编码，与传统 MRI 需要撕裂足够大才能够发现不一样，这项新技术在下述场景有着很好的应用。发现早期的膝关节内软骨病变、股骨髋臼撞击综合征，尽可能避免膝关节重建手术及髋臼周围截骨术。还可以发现早期的 ACL 及 PCL 撕裂，以及在平片上有明显表现前的早期骨关节病。

dGEMRIC 还可以让患者避免一些保存关节操作的并发症。如有症状的一致性髋臼发育不良患者，需要行经髋臼周围骨盆截骨术。传统的术前影像学评估中，需要患者的髋关节最大程度外展内旋，拍摄标准的 AP 位及平卧 AP 位的 X 线平片。现在利用 dGEMRIC 可以发现难以耐受髋臼周围截骨术患者的早期骨关节病[76]。

dGEMRIC 在局部关节软骨损伤修复术前检测软骨内黏多糖含量也有着很好的应用。局部软骨病变通常通过微骨折或自体软骨细胞植入术治疗，通过 dGEMRIC 我们发现，患者年龄和局部软骨病变大小会影响关节内延迟增强的改善。膝关节手术 12 个月后，此二者与延迟增强的改善直接相关。局部软骨病变大于 3 cm，延迟增强改善较差。而关于年龄，由于年龄直接影响细胞及组织的衰老程度，现在一般认为患者年龄越年轻预后越好。

动态对比增强

动态对比增强（dynamic contrast enhancement, DCE）是近期的另一项新技术，主要用于评估骨骼肌肉系统肿瘤。在应用对比剂 3 分钟后，获得超快速 T_1 加权图像，并用后期软件描绘出信号强度-时间曲线，来算出对比剂的摄取情况。动态影像也可以通过比较化疗前后的增强曲线，来评估肿瘤初始化疗反应[77]。

高加速三维 DCE 腕关节成像可以用来评价 RA 患者的治疗反应，尤其是应用甲氨蝶呤治疗或甲氨蝶呤与抗 TNF 联合治疗的患者。其中特别要注意的是腕关节内的滑膜囊灌注异常及骨髓水肿[25]。

此外，对于双束重建 ACL 术后的患者，DCE 图像可以发现供体新生血管形成较差引起的膝关节疼痛，这可能会作为重建失败的一项早期表现。研究发现，新生血管形成与膝关节疼痛的关系，要优于 ACL 供体重建失败的主要表现乃至次要表现，如供体信号强度、供体方向及连续性，以及囊性变、胫骨前错运动和关节纤维化。由于术后供体的预期进展以

及移植后的肌腱并没有患者的原有肌腱一样的强度，因而现在认为 ACL 供体重建失败的这些表现或许并不可靠[78]。

在儿童患者中，DCE 可以用于评估股骨近端的灌注特点。精确评估股骨近端的增强特点对于判定骨发育是否正常至关重要。干骺端骨松质摄取对比剂的特点是快速摄取随后下降，而骨膜摄取特点为随时间递增并达到一个平台期。由于干骺端骨松质内血流分布十分密集，其内十分容易发生骨髓炎及肿瘤转移。因此了解正常状态下的增强特点是识别病理性改变的基础，也是关键[79]。

在多采集可变磁共振成像组合（MAVRIC）出现之前，术后的 X 线片是评价股骨颈骨折患者股骨头是否发生缺血性骨坏死的"金标准"。此前由于植入物会造成金属伪影引起图像失真，MRI 的应用十分有限，但是 MAVRIC 图像的优势在于，可以去除金属伪影，使得图像可以呈现植入物周围更多骨骼及软组织的细节。利用 MAVRIC 加权成像，3 个月后可发现 14% 的患者出现软骨下塌陷，12 个月后这一比例升至 35%，这在先前运用传统的 X 线片检查时是无法发现的[80]。

优势

与其他影像学检查相比，MRI 具有最高的软组织辨别能力，因此对于评估肌肉、肌腱、韧带、软骨及骨髓病变精确且敏感。其利用一个强磁场及射频脉冲形成图像。与 CT 及传统的 X 线片不同，MRI 没有电离辐射的风险，因此目前尚未发现对患者有任何生物学的伤害风险。根据临床需求，将获得的信息经过处理，可以直接得到任意平面的图像。相比 CT 中用到的传统的碘对比剂，MRI 应用的钆对比剂发生过敏反应的风险相对罕见。目前尚无钆对比剂与碘对比剂交叉过敏的案例发生。

劣势

与 CT、超声和平片相比，MRI 和核素显像一样，花费相对较高。由于购置仪器的建设费用以及日常维护费用都很高昂，MRI 无法像上述的影像学检查一样普及。

由于 MRI 的仪器需要患者进入一个狭长的管道，仅有容一人宽的开口，5%～10% 的患者在检查过程中反馈发生过幽闭恐惧症[81]。为此，新近的设计对此有所改进，缩短了管道的长度，并且将开口扩宽。对于轻度的幽闭恐惧症患者，可以在检查前给予短效镇静剂，帮助患者完成检查。开放式磁共振仪和肢体专用磁共振仪在近十年也有了越来越多的应用，对于上述患者是一个很好的备选（图 7.56）。

MRI 的研究涉及多种成像方式，其中包括不同的脉冲序列、不同的成像平面。不同方法的采集时间也各不相同，通常需要几分钟的时间。这些时间累加起来，总的检查时间要显著长于 CT、X 线及超声。指征和检查部位不同，检查时间也各不相同，但平均时间约为 30 分钟。动作伪影对于儿童和疼痛的患者会造成影响，因此在告知相关风险之后，可以应用麻醉剂帮助儿童患者及有幽闭恐惧症的患者完成检查。

MRI 的禁忌证

与超声、CT 和 X 线片不同，MRI 有一系列的禁忌证[82]。检查机构在检查前应与患者确认其没有禁忌证。开具检查处方的医生也应该事先了解常见的禁忌证，以免患者被取消预约，白跑一趟。

在绝大多数临床应用的 MRI 仪器中，强大的外磁场会影响人体内植入的电、磁或机械驱动的设备。其中最常见的有心脏起搏器和除颤器、神经刺激器以及人工耳蜗。一些铁磁性的植入物有移位和发热的风险，导致烫伤。眼内的金属植入物 / 异物可能在检查过程中发生移位，损伤眼球引起失明。因此电焊工以及其他有框内金属异物风险的患者在行 MRI 前，应该常规行眼眶 X 线片除外金属异物。一些脑动脉瘤夹具有铁磁性，这样的患者禁止行 MRI，因其存在移位风险，可能导致血管损伤引发卒中甚至死亡。骨科

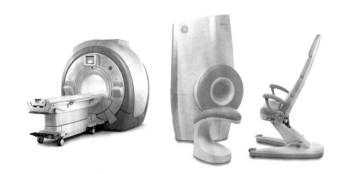

图 7.56　MRI 仪器。左图为通用电气（GE）Discovery 450，主磁体为 1.5T，采用新设计，长度更短，孔径更大（直径 70 cm），可以给体积较大的患者完成检查，并且提高了舒适度。右图为 GE Optima 430S，肢体专用，主磁体为 1.5T，对于患有幽闭恐惧症的患者，可以用这一仪器完成腕关节、膝关节、手或是踝关节的影像学检查（Courtesy General Electric, Milwaukee, WI; used with permission.）

的植入物，包括关节成形术中用到的植入物，通常不具有铁磁性因此没有移位风险。为了评估患者能否行MRI，在检查前需提供给检查机构植入物确切的名称及生产厂商（信息来源应为手术记录或病例资料）[83]。在为患者预约MRI检查前，任何体内的留置装置是否是MRI的禁忌都应和检查机构进行确认。

尽管MRI在孕期的安全性尚未得到确证，但目前已有的研究还没有发现有害的影响。对于妊娠期患者，只有当其他非电离辐射的影像学检查不可用，且临床情况相对紧急无法待到产后再行影像学检查时，才进行MRI。由于早孕期自然流产的发生率相对较高（约30%），因此理想情况下仍应避免在早孕期进行MRI检查[84]。

对于肾功能不全的患者，特别是肾小球滤过率小于30 ml/(min·1.73m^2)的患者，应禁用钆对比剂，因其可能引起肾源性系统性纤维化这一罕见但是致命的并发症[85]。最后要说的一点是，由于存在机械负荷过大以及意外损伤的风险，肥胖也是MRI的禁忌证，不同的仪器有着不同的体重限制。相对老一些的设备的限制约为350磅（1磅=453.59克），新设备的限制稍高，约为500磅。

医学影像学中的辐射暴露问题

过去20年间越来越多的影像学检查使患者暴露在高等级的电离辐射中，这其中尤以胸部及腹部CT为著。有学者预测，这些增加的电离辐射会引发数以千计的辐射相关恶性肿瘤以及死亡，并最终在未来会成为全美所有恶性肿瘤中1%~2%的主要原因。临床医生应该意识到影像学检查过程中的辐射剂量以及其可能带来的风险，在选择影像学检查手段前，权衡利弊并评估有无备选的其他检查手段是十分重要的。尤其是对于年轻患者，更应该尽可能选择非电离辐射的影像学检查，如MR或超声。

电离辐射暴露的生物学影响被分为随机的和确定的两类。确定性影响通常是与辐射阈值直接相关的，如白内障、皮肤灼烧以及可预测的细胞损伤等。确定性影响通常与检查过程无关，因为单次的影像学检查几乎不可能达到引发损伤的辐射剂量。

而随机性影响包括辐射引起的恶性肿瘤以及基因突变，这些通常都是与辐射剂量无关的。尽管这些常发生在较大辐射剂量暴露之后，但任何辐射剂量都可能使细胞发生突变，引起恶性肿瘤或基因缺陷。每次检查过程中的辐射剂量不完全相同，与很多因素有关，

如患者的体质、设备内部因素、检查本身所需要的设备参数。评估单次影像学检查的辐射剂量及其对患者造成的影响是放射科医生的专业领域，在此不再赘述。

有一些方法可以量化辐射暴露，但其中涉及的诸多术语或让临床医生更加困惑。最简单的计算方法就是以伦琴为单位，计算空气中辐射诱导的电离剂量。但这种方法不能确切反映射线照射过的组织吸收的能量。放射吸收剂量则是以格雷（grays，国际单位）或拉德（rads，传统单位）为单位（1格雷=100拉德），计算组织从电离辐射中所吸收的能量。但是，放射吸收剂量不能反映暴露在辐射中的组织的位置及其放射敏感性。有效剂量以希弗（sieverts，国际单位）或雷姆（rems，传统单位）为单位（1希弗=100雷姆）[2]，将身体不同组织对辐射的吸收程度差异计算在内，得到器官剂量的加权平均值，其中乳房、骨髓及性腺对辐射的敏感度最高，因此发生突变的风险也最高。

人类每天都会接受到自然界产生的背景辐射，因此可以将其作为医学影像学中辐射剂量的一个重要参考。背景辐射约为3毫希弗每年，不同影像学检查的平均辐射剂量见表7.2。

表7.2 各项影像学检查的平均辐射剂量

检查	有效剂量（mSv）
胸片（正侧位）	0.1
手	0.005
腰椎（正侧位）	1.5
骨盆（正位）	0.7
髋关节（正位）	0.8
骨盆CT	10.0
脊柱CT	6
胸部CT（肩）	7
骨扫描（锝99MDP）	4.2
PET CT (18-FDG)	14
背景辐射每年	3.0
髋关节荧光透视	0.7[62]
骨髓荧光透视	2.46[62]
荧光透视时平均皮肤剂量	20~50 mGy/min

1 mSv=0.1 rem
CT，计算机断层扫描；FDG，18氟代脱氧右旋葡萄糖；MDP，亚甲基二磷酸盐；PET，正电子发射断层扫描。
Modified from RadiologyInfo.org．Patient safety: radiation dose in x-ray and CT exams (website). http://www.radiologyinfo.org/en/safety/?pg = sfty_xray.

更多有关如何估计影像学检查中辐射剂量、致死性恶性肿瘤的终生风险等内容的细节，请参阅后续的参考资料[89]。

要点

对于临床问题，有时可能需要一系列的影像学检查才能得到最终的确切诊断。在许多情况下并没有唯一正确的选择。在决定最恰当的影像学检查时，能否得到定性诊断、是否需要避免年轻患者接受电离辐射、检查的可行性及花费、当地是否有骨骼肌肉系统的超声专家等等因素，都需要考虑在内。X线片通常是骨骼肌肉系统疾病的一线检查手段，但是敏感性及特异性都较差。

超声高度依赖检查者的水平，超声专家能够很好地评估表层肌、韧带和肌腱损伤。在诊断和描绘含水量高的软组织病变时，如腱鞘囊肿和黏液囊，超声是一线的检查手段。利用小型的便携超声设备，在医疗点对患者进行评估也是可行的。

CT是X线片很好的补充，尤其在评估隐匿的以及复杂的骨外伤时有着重要作用，但其软组织辨别能力十分有限。

骨闪烁显像对于多骨型疾病的诊断至关重要。SPECT/CT成像质量不一，常用于在复杂解剖结构内定位病变位置，而非定性。

白细胞扫描对于脊柱外的骨髓炎具有很高的敏感性和特异性，脊柱内的骨髓炎通常选用金属镓。由于花费和辐射剂量的原因，二者通常与骨扫描放在一起来说。检查后需至少24小时才能拿到结果。

PET/CT扫描现在只有少数医疗中心可以进行，其在恶性肿瘤的诊断、分期及检测治疗反应方面有着越来越多的应用。

MRI对于软组织及骨疾病有着很好的敏感性和特异性，但花费较高，而且很多时候需要提前预约。临床医生需要特别关注MRI的禁忌证。

过去十年间CT应用的增加使人们开始意识到CT及骨闪烁显像中辐射剂量相关的风险。

骨骼肌肉系统影像学检查最好由专业的骨科放射科医生来完成并解读。

致谢

作者及主编向本章前作者Alison Spouge的贡献致谢。

选读文献

文献： Helms CA, Major NM, Andersen MW, et al. *Musculoskeletal MRI*. 2nd ed. Philadelphia: Saunders; 2008.
证据等级： Ⅶ
总结： 此书讲解了MRI相关的许多技术问题，以及常见骨骼肌肉系统的MRI表现。

文献： Manaster BJ, May DA, Disler DG. *Musculoskeletal Imaging: The Requisites*. 3rd ed. Philadelphia: Mosby; 2007.
证据等级： Ⅶ
总结： 此书对于常见骨骼肌肉系统疾病的综合影像学表现提供了详尽的参考资料。

文献： Mettler FA, Guiberteau MJ. In: *Essentials of Nuclear Medicine Imaging*. 6th ed. Philadelphia: Saunders; 2012.
证据等级： Ⅶ
总结： 此书是关于常见骨骼肌肉系统疾病核医学影像的重要参考资料，其中还涵盖了闪烁显像的内容。

文献： Jacobson JA. *Fundamentals of Musculoskeletal Ultrasound*. Philadelphia: Saunders; 2007.
证据等级： Ⅶ
总结： 此书简明扼要地讲解了超声的技术知识、常见软组织及关节疾病的超声医学解读。

文献： Dalrymple NC, Prasad SR, Freckleton MW, et al. Informatic in Radiology (*info*Rad). Introduction to the language of three-dimensional imaging with multidetector CT. *Radiographics*. 2005; 25: 1409-1428.
证据等级： Ⅴ
总结： 此文是关于CT的图像采集及后期3D重建技术详细的综述。

（Francisco Contreras, Jose Perez, Jean Jose 著
陈拿云 译 窦若冲 校）

参考文献

扫描书末二维码获取。

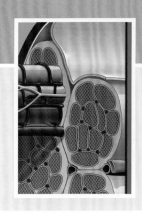

第8章

关节镜基本原理

世界上第一个关节镜是东京的高木宪次（Kenji Takagi）博士在 1920 年发明的，目镜的直径为 7.3 mm。1918 年，膝关节结核还是一种顽疾，高木宪次博士在研究膝关节结核的早期诊断时想到了借助工具（如膀胱镜）观察膝关节内部情况。因此他被誉为关节镜的发明者和开创者。而渡边正义（Masaki Watanabe）博士作为他的继任者，不断改进关节镜的设计，对关节镜的推广发挥了巨大的作用。他还发明了三角测量的概念。在高木宪次博士之前，丹麦外科医生 Nordentoft 博士曾于 1912 年在柏林的会议上发表了稿件，首次提出了想要应用内镜观察膝关节内部情况的设想，因此他也被誉为膝关节镜应用第一人，同时他也是第一个提出"关节镜"这一概念的人[1]。

关节镜极大地推动了关节内疾病的治疗。现如今，关节镜已经成为了许多骨科疾病的标准治疗方式，每年在美国有约一百万例关节镜手术[2]，在所有骨科手术中位列第一。在专家手中，关节镜诊断率高，创伤小。关节镜手术有着降低致病率、降低术后感染发生率、手术切口小、提高诊断准确度、降低并发症发生率、减少住院时间、降低花费等优点[3]。在进行关节镜手术前应权衡手术的收益和局限性。

关节镜的应用

技术的进步使得关节镜几乎可以应用于身体的每一个关节，如肘关节、腕关节、踝关节、足以及脊柱。诚然，在一些情况下选择关节镜优于开放性手术，但是并不是所有的关节镜手术都有优越性。关节镜最常应用于诊断并治疗关节内疾病，其中以膝关节和肩关节最常用，操作包括冲洗、清理、滑膜切除、异物或游离体取出、清理或修复关节骨软骨损伤以及韧带重建等。对于股骨髋臼撞击综合征患者，可以行髋关节镜修复或重建关节盂、软骨、骨质畸形以及关节囊[4]。关节镜的绝对禁忌证有术区皮肤感染或有定植风险的

远处皮肤感染。相对禁忌证包括关节强直和关节囊破裂，关节囊破裂时液体会持续外渗，难以将关节充盈。

仪器设备

关节镜手术应该在住院或门诊手术室的标准手术间内进行。手术设备多设计为流线型，占用空间很小。现在有些手术室专门设计用来进行关节镜手术，备有可移动的显示器、与天花板相连的操作塔、标准手术灯（图 8.1）。手术室应该足够大，为仪器设备留出空间，并配有专业的有经验的工作人员协助手术进行。

关节镜的线缆及设备通常进行高压蒸汽灭菌。高压蒸汽锅有自锁功能，可使其内部温度达到 270 华氏度（°F），内部压力达到 15 个大气压，这是制造一个绝对无菌环境的推荐参数。关节镜的灭菌过程如下：首先将所有的仪器设备进行常规清洗，并将其用蓝色无菌包包裹起来并贴上灭菌指示标签。每一个无菌盘内还放有一个化学指示卡，此外每锅内还放有一个 Bowie-Dick 测试包，这些步骤共同确保所有的设备都达到了完全的无菌状态。若高压蒸汽灭菌过程没有问题，所有的指示卡都应变为黑色。除了化学指示卡外，高压蒸汽锅内还同时放有一个生物指示卡，灭菌完成后将其放入蒸汽孵箱中 1 小时取出，与空白对照比对，确保所有生物都已经被消灭。若对照卡呈阳性、指示卡呈阴性，则说明达到了完全灭菌。手术室工作人员对所有指示卡的结果进行记录并留存。对于小一点的相机和塑料等对温度敏感的设备，可以用环氧乙烷蒸汽灭菌、过氧乙酸低温灭菌、活性戊二醛冷消毒等替代方法进行灭菌处理[5]。

关节镜

技术的进步优化了关节镜的设计和功能。现在的关节镜有着更好的光学系统、更好的视野、更小的镜头，并且应用光纤及数字技术来改善镜下的可视状

态，新的成像系统可以提供超高清 4K 画质的影像。大多数关节镜系统可以录制视频、拍照，新技术还将成像系统与平板电脑结合起来，在平板电脑上就可以录制视频、拍照，继而进行后期的编辑和展示，对于教学过程大有裨益。

关节镜需要在套管内进行观察和操作，因此在手术开始时需要用一个钝性穿刺套管进行穿刺。现在新的套管还可以向关节腔内灌注液体。关节镜内安装有相机，与显示器相连，将关节内的影像直接呈递出来。光源通常通过光纤投射，连接到关节镜上照亮视野，同时控制发热。

依镜头直径、视野、倾角等参数的区别，关节镜的光学特征多种多样。镜头直径范围在 1.7 ~ 7 mm，决定了关节镜的大小以及视野大小。视野指关节镜镜头的可视角度大小，镜头直径越大，视野越大。倾角指的是镜体长轴与镜头垂线方向之间的夹角，范围通常在 0° ~ 70°。角度镜的优势在于其操控性更好，旋转镜体时能够获得更广的视野，但对于 70° ~ 90° 之间的关节镜，在镜头正前方会存在中央盲区（图 8.2）。镜下物体的放大倍数由镜头与其间的距离决定，这使得在镜下判断距离和大小都十分困难，因此借助已知大小的物体（如探针），与之比较，对做出正确的判断有很好的帮助。

临床上，最常用的关节镜为 4 mm 的 25° ~ 30° 镜。小关节一般选用 1.9 mm 或 2.5 mm 的关节镜。70° ~ 90° 的大角度镜则用于观察难以看到的区域，如膝关节后方。

光源和刨削及钻孔的电源通常放在一个关节镜塔台上。这种塔台可以在手术室里轻易移动，放在患者旁边，不会阻挡工作人员。光源需要提供 300 ~ 350 瓦的照明亮度，光源的选择有钨、卤素、LED 以及氙气灯。光纤由一束玻璃纤维组成，将光从光源传递至镜头。尽管光纤现在的耐久度更高，但是光照强度及质量依然会因光纤长度延长和完整性损伤而减弱。

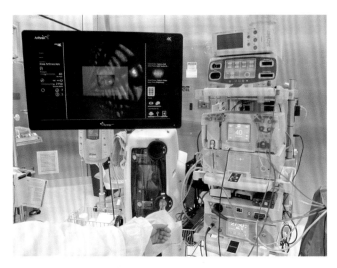

图 8.1　关节镜操作台，其上配有相机、显示器、光源、电源及液体泵

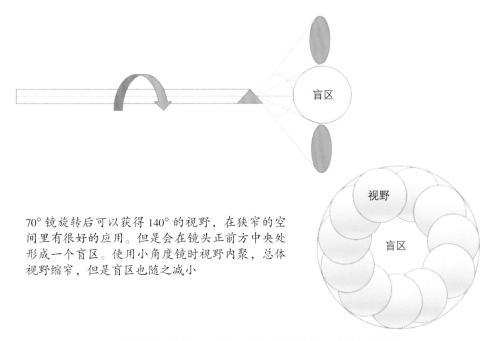

70° 镜旋转后可以获得 140° 的视野，在狭窄的空间里有很好的应用。但是会在镜头正前方中央处形成一个盲区。使用小角度镜时视野内聚，总体视野缩窄，但是盲区也随之减小

图 8.2　关节镜不同角度决定了其相应的视野，以及相应的盲区

相机体积减小、相机分辨率增高、视频信号数字化、高清技术的运用，技术的革新显著地优化了关节镜的成像质量。

水泵

灌注液在关节镜中发挥着多种重要的作用，包括扩张关节囊、清除碎屑、改善视野等。灌注液形成的静水压是扩张关节囊的动力，静水压可以通过重力、机械泵或是手术技术员人工控制液体流量来维持。以关节平面为基准，灌注液每升高 1 英尺，压力升高约 22 mmHg。水泵可以更精确地控制液体流速以及关节内的静水压，有效减少了渗透到组织间隙的液体。

关节镜手术的液体管理即维持进出关节囊的液体的平衡，在保证关节囊充分扩张的同时避免过多的液体渗透到组织间隙，对于控制出血、改善视野、清除碎屑也十分重要。若液体管理不完善，可能在关节囊内形成液体涡流、影响视野，并因此延长手术时间。这一情况通常发生在使用刨刀时没有调整液体的出入量，或是人工控制液体流量不当时。控制关节囊内压至关重要，尤其是在膝关节后方进行刨削操作时。若刨刀工作时吸出了过量的液体，由于压力的变化将可能意外损伤后关节囊。因此为了预防该问题的发生，应该增加流入量，减少吸引器及关节镜杆的流出量（或将其关闭以防反流），或人工降低刨刀的液体流出量，抑或确保刨刀开口始终面朝正确的组织工作。自动机械灌注泵的出现较好地解决了上述问题，液体流量恒定，关节囊扩张度更大，视野更好，手术时间缩短[6]。新型灌注系统甚至可以根据术中需要做出改变，如清除血迹和碎屑时短暂增加压力及流量，在手术完成后将多余的液体放出。

灌注的液体种类由术者选择，通常选用乳酸钠林格注射液或生理盐水。在灌注液中加入肾上腺素（1mg/L）可以减少出血、改善视野、缩短手术时间[7, 8]。最近研究发现，去甲肾上腺素和肾上腺素在肩关节镜术中减少出血、维持术野清晰的作用一致，而使用去甲肾上腺素出现低血压、心动过缓的发生率显著降低[9]。

肩关节镜术中灌注液的温度和渗透压选择是最近学界讨论的话题。已发表的 3 篇随机对照试验评价了使用加温后的灌注液与室温下的灌注液的效果。其中 2 篇文章发现室温组的患者更容易出现低体温症，另一篇文章未发现明显差异[10, 11]。Kim 等研究发现，室温组患者的核心体温与患者年龄及液体灌注量相关，而加温组可以减少围术期低体温症的发生，在老年患者中尤为明显[12]。关节镜另一个需要考虑的重要参数是灌注液渗透压。在进行人体试验前有研究者设计了一项体内动物试验，比较了高渗溶液（600 mOsm/L）与生理盐水（300 mOsm/L）作为灌注液的安全性。术后比较狗两侧肩关节发现，等渗组肩围平均变化（13.3%）高于高渗组（10.4%）。两组均未发现对软骨细胞活性的不利影响[13]。在将来，越来越多的临床研究将填补这一空白，为减少时间较长的关节镜手术中的液体外渗提供方法。

器械及电动刨刀

关节镜手术会用到一系列器械。其中很多是通用器械，但也有很多器械是为特定的关节或某项操作定制的。这些器械包括各类关节镜探针、抓钳、篮钳、剪刀、刀、过线器、射频器械等。术者不同、手术的关节不同、具体操作不同，术中具体使用的器械也不尽相同。

关节镜探针

探针在关节镜诊断及治疗中都是最重要、最常用的器械。大多数探针的操作端呈直角，尖端长 4 mm，术者可以借此估计关节内的大小、深度及距离。其主要作用是探及并确认病变部位，如软化软骨、游离体、软骨瓣、半月板撕裂、张力不足的前交叉韧带等。同时探针对三角测量、拟定手术入路、定位并追踪关节内结构或游离体等也起着重要作用。在探及关节内结构时应小心谨慎，因为探针尖端可能对组织造成不必要的损伤，通常建议用探针拐角处进行相应操作。

篮钳

篮钳通常用于切除关节内组织，如半月板切除术。篮钳中央有一开口，切除部分组织后可以让碎片直接掉进关节腔内，稍后一同取出，这样可以省去从关节内取出器械清理的步骤（图 8.3）。这种钳子大小通常在 3 ~ 5 mm，有直钳、左弯、右弯、上弯和下弯等多种类型，用处也各不相同。左弯钳及右弯钳让术者的操作范围可以到达半月板前部；上弯钳及下弯钳可以很好地帮助术者修剪股骨髁附近的半月板后部。这些器械有时可以协助完成特殊部位的手术，如狭窄空间内的手术。有的篮钳有锯齿，闭合时可以抓牢组织防止向前滑脱。篮钳的标准用法是切除小块的组织，因为抓取的组织太大会阻挡机械关节，造成器械损坏。

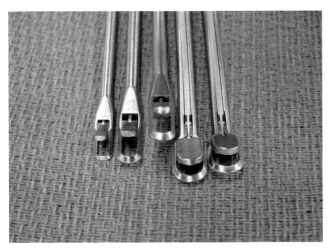

图8.3　半月板切除术用的篮钳

抓钳

抓钳可以牢固地抓持、牵拉或取出关节内的物体。其尖端内部呈锯齿咬合状态，或是在钳嘴尖端有1～2个锋利的钩。抓钳的结构也有多种，有的只有一边钳嘴可活动或两边钳嘴都能活动。两边钳嘴都可以活动的抓钳更适于抓取关节内的较大的物体。

剪刀

关节镜用的剪刀形状、大小各异，有直剪、弧形剪等，可以满足不同的需求。弧形剪可以避免操作过程中组织被刀刃推开，因此使用更为便捷。还有弯剪和膝状剪等，前者的柄和刀刃都是弯的，后者的刀刃和柄成角度，多用于一般器械难以达到的区域。

刀

关节镜一次性刀的形状、大小各异，为保护关节内组织，在进出关节腔时都应使用套管。刀刃有直刀、弯刀、截头刀、钩刀等多种，用处各不相同。一个重要的特点是，关节镜用刀的刀刃通常具有磁性，这样即便意外断在关节内也比较容易找到。

电动刨刀

电动刨刀由一对圆柱形套筒套叠而成，每个柱体上都有一个窗口，二者相对应。工作时，内层套筒旋转，将需要切割的组织吸进开口内并切断，随后这些组织从内层套筒内被吸出到吸引袋中。常用的刨刀直径在3～5.5 mm，不过对于小关节以及较紧的关节而言，也有2 mm的小刨刀可供选择。刨刀的直径越大，

工作窗也就开得越大，可以快速地将组织切除。除了大小不同，刨刀的形状、角度、刀刃等也有多种选择，每一种都有着其独特的用处。刨刀的开关可以手控，也可以借助踏板用脚来操控，刀刃旋转的方向也可以自己选择，在术中可以顺时针、逆时针以及交替工作，从而更有效地将组织切除，同时还可以将刀刃清理干净。在工作时，应始终保持刨刀在视野中，以免意外损伤旁边的正常组织。

套管和交换棒

在关节镜手术过程中，为帮助器械进入关节腔内有着不同尺寸的套管和交换棒。它们都是根据不同的关节量身定做的。套管可以支撑关节入路，以防周边的软组织干扰器械完成打结等正常工作；还可以避免在器械进入关节腔内时对周边组织造成损伤。交换棒可以辅助关节镜及套管进入关节腔内，尤其是较深的关节，其作用更是至关重要。

电凝及射频器械

电凝和射频器械可以用来切割、烧灼软组织，而且在止血上发挥重要的作用。根据关节不同、手术目的不同，厂商发明了一系列器械来帮助完成手术，其中有些器械的顶端是可动的。电凝的原理是利用探针顶端产生的热直接作用于组织表面，与之相应的有着各种各样的灌注液配合使用[14]。

射频器械的原理则是在顶端产生高频电磁电流，利用组织自身的电阻在电流作用下产生的热量来完成操作[14]。单极和双极都可以用于关节镜手术。使用单极时，电流从探针顶端流至患者身上贴的接地电极片，经过电阻最小的路径，并在探针顶端最近的组织处产生热量。双极则是在探针顶端的两个电极之间产生电流，对电极之间的组织产生热量。二者最显著的区别就是使用单极时需要为患者贴上接地电极片，而双极产生的能量仅作用在关节腔内的两个电极之间。

射频器械在组织上产生的效果根据传导的热量不同而不同。热量较低时可以使胶原（绝大多数软组织的主要成分）变性，皱缩至原有长度的一半[15]。高热量可以破坏胶原，通常用于组织消融或清理[14]。在关节腔内使用这些器械可能导致灌注液过热，继而损伤软骨甚至导致软骨溶解。人们进行了尸体研究测定了射频器械对关节内液体温度和软骨的影响。操作时间延长、探针距软组织距离过近、灌注液流量降低都会导致高温（＞50 ℃），继而对关节软骨细胞造成损

伤[16, 17]。灌注液流量是保持低温最重要的因素，流量降低会显著升高温度，而持续或者间断使用射频器械对温度的影响较小[18]。在操作过程中，进入软组织的深度以及作用范围应与能量及温度相称[14]。一项证据等级Ⅰ级的临床试验比较了传统射频器械与新型等离子射频器械，发现二者在产热和手术时间上没有显著差异[19]。

关节镜手术基本原则

手术技巧

> 关节镜是一项需要三维思维和视觉的艺术。
> ——Dr. Ronald Krinick, MD, New York, 2010

成功操作关节镜需要掌握多种技术，最重要的四个基本技能包括：解剖知识、操作技巧、空间感知以及三角定位。关节镜手术特殊的两个技能是确定入路以及在30°镜下对探针头准确地三角定位[20]。三角定位指大脑将关节镜的二维图像转化为实际的三维空间，并指导双手从一个与进镜入路有一定角度的入路把器械准确地放到镜头前。这是初学者最难掌握的部分，需要大量的经验积累。尸体操作、电脑关节镜模拟器以及自制模拟器对于基础技能的掌握是很好的练习方式[21]。

术前准备

外科医生应该在患者进入手术室前对其进行访视，此时患者尚未使用镇静/麻醉药物，意识清晰，医患双方应再次确认手术方案以及需要进行手术的部位。根据美国骨科医师协会的建议，术前应让患者来确认手术部位并用不褪色的记号笔标记清晰[22]。在消毒铺巾前这样做并不会增加感染风险[23]。在医疗事故纠纷中，膝关节关节镜手术最常出现"手术侧别错误"[24]。

在麻醉前还应该再次确认，医疗团队中的所有人应一同确认患者身份、手术名称、手术部位是否正确，所有需要用到的手术器械是否完备。若团队中任何一人对手术有任何问题也应在此时提出并且进行讨论。

患者体位和术前准备

患者的体位十分重要，尤其是在进行肩关节镜时，患者需要侧卧位或沙滩椅位（图8.4）。除了患侧肢体需要摆放好，健侧同样需要注意确保安全。健侧

和患侧所有的骨性突起都应保护好，以免压迫神经引起术后神经麻痹。若患者取侧卧位，应在腋窝皱襞以远三横指处垫一个腋枕，以避免发生臂丛麻痹。膝关节手术时常用到止血带。Zhang和Li发表的一项证据等级Ⅰ级的荟萃分析显示，对于膝关节镜而言，使用或不使用止血带对镜下观察情况和手术时间都没有显著影响。但是对于前交叉韧带（ACL）手术而言，多项研究提示使用止血带有利于镜下观察[25]。如果术中应用止血带，应确保其宽度覆盖较大面积的皮肤，并且限制使用时间不超过90分钟[26]。如果患者有血栓性静脉炎、严重外周血管病或外周血管支架置入（可在X线片上显像）等相关病史，则不应使用止血带辅助手术。

手术消毒铺巾需确保术野无菌且封闭，消毒剂最好选择氯己定和异丙醇，因为相比使用异丙醇、氯己定或聚维酮碘等单一消毒剂，这一组合的消毒杀菌效果最好[27]。应用氯己定后皮肤的抗微生物效果可以持续长达24小时[28]。过氧化苯甲酰可有效减少痤疮丙酸杆菌的数量，降低术后感染的风险[29]。铺巾的方法依据关节的不同而各不相同，具体操作时多由术者来选择。一次性铺巾可以根据手术关节进行定制，并且设有一个液体收集袋以防液体流到地板上。此外，还有一种可收集水的防滑垫，由于术中需要大量液体灌注，这样的垫子可以和收集系统连接（图8.5）。

麻醉

穿刺部位局部麻醉以及关节内局部麻醉仅适用于诊断性关节镜[30]，应用止血带的手术以及任何涉及

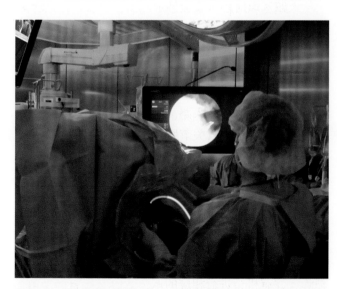

图8.4　小心摆放患者体位，既能够保证患者安全，又可以获得清晰的镜下视野

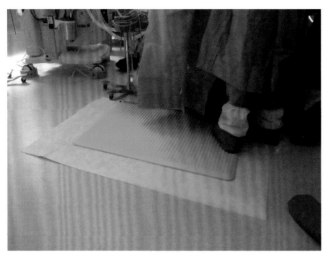

图 8.5　有吸水功能的防护垫，可以防止过多的灌注液流到地板上

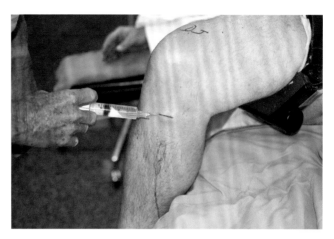

图 8.6　术前对切口进行局部麻醉

骨性部位的操作都不可耐受局部麻醉。最近的研究发现，关节内注射布比卡因会导致软骨溶解，因而术后注射的人越来越少[31]。可以采用区域麻醉或椎管内麻醉，但存在血肿及股神经炎的风险。股神经阻滞以及收肌管阻滞（隐神经）是常用的区域麻醉部位。全麻是最常用的麻醉方式，可以同区域麻醉共同使用进行术后镇痛。在选择麻醉方式时，应综合患者自身情况、手术种类、麻醉医生以及骨科医生的倾向性后，做出最恰当的选择（图 8.6）。

在诱导麻醉后，需对每一位患者的患侧关节进行体格检查，同时与健侧对比。

关节镜入路

入路选取对手术安全及成功至关重要。若想成功选择入路，需要熟悉体表解剖，根据不同的关节选用相应的入路，并根据不同的操作目的选择不同的放置方式。对于诊断性关节镜而言，至少需要 2 个入路，分别置入关节镜及操作器械（如探针）。有些手术可能还会用到额外的辅助入路。通常先用一个钝性的穿刺套管将关节镜鞘置入关节腔内，在做辅助入路时也需要用到穿刺套管。

诊断性关节镜

在进行任何治疗性操作前，都应先行全面的关节镜探查，看清整个关节内的全貌，识别出正常及异常的结构。这样可以对术前诊断和手术方案进行最后的确认，并有机会进行相应的调整，同时还可以缩短手术时间，并降低手术错误或遗漏的概率。

关节镜手术并发症

尽管关节镜手术并发症少见且轻微，但仍需外科医生和患者注意。最应避免的严重并发症就是对错误的一侧肢体进行手术。完备的术前计划以及与患者的沟通是至关重要的。在手术准备间与患者再次确认并在正确的一侧进行标注可以避免这一错误[22]。将影像学检查结果带到手术室，也可以帮助医疗团队确认应该进行手术的部位及计划的手术方式。小心摆放体位、熟练手术技巧、熟悉解剖结构，这些都可以降低意外损伤关节内外其他结构的风险。术前应再次确认患者信息、手术部位、手术名称是否正确，以及所需器械是否完备，发现并解决任何问题。

关节镜手术的并发症与手术部位直接相关。一项使用 ABOS 数据的关于膝关节镜手术的大型横断面研究显示，在 2003—2009 年间，膝关节镜手术并发症的概率为 4.7%（4305/92565）。其中最常见的并发症为感染，发病率为 0.84%。最常发生并发症的手术为 PCL 及 ACL 重建手术，发生并发症的概率分别为 20.1% 和 9.0%。而半月板切除术、半月板修复术以及软骨成形术发生并发症的概率依次为 2.8%、7.6% 及 3.6%[32]。

一项关于择期肩关节镜手术的综述显示，在 9410 例关节镜手术中 93 例发生了并发症（0.99%）。其中 51 例为严重并发症（0.54%），42 例为轻微并发症（0.44%）。最常见的依次是二次手术（29 例，0.31%）、手术切口感染（15 例，0.16%）、肺栓塞（6 例，0.06%）、深静脉血栓或血栓性静脉炎（8 例，0.09%）、周围神经损伤（1 例，0.01%）以及深部感染（1 例，0.01%）。发生并发症的危险因素包括但不限于 COPD 病史、手术时间大于 1.5 小时、美国麻醉协会（ASA）麻醉评分 3~4 级[33]。

Harris 等对涉及 6000 余名患者的 92 项研究进行了系统回顾，将文中涉及的 2012 年前所有髋关节镜的病例进行整理，其中并发症的发生率为 8.3%（512/6134）。严重并发症及轻微并发症的概率分别为 0.58% 和 7.5%。轻微并发症多由于术者经验不足导致，其中最常见的是在做入路时发生的医源性盂唇损伤（4.8%），以及牵引时间过长或牵引过度引起的一过性神经麻痹（阴部神经和股外侧皮神经最常见），发生概率约为 1.4%。16 个月内再次手术进行全髋关节置换术的概率为 6.3%[34]。

术中并发症

总体而言，关节镜手术最常见的并发症是损伤关节内结构，但这一风险会因经验积累、操作细心而降低[35]。关节镜术中最常损伤的部位是关节的软骨表面，镜体本身以及术中使用的器械都可能对其造成损伤。入路位置不恰当会导致置入及取出器械以及术中操作有可能损伤关节内结构。此时应该重新确定入路以免造成不必要的损伤。在一些困难区域进行操作时也会增加损伤的风险，使用不同角度的镜子、杠杆翘拨或牵拉肢体以扩大操作空间都可以一定程度上降低并发症的风险。更重要的是，一旦扩大操作空间，应维持该状态直至关节镜及手术器械全部安全地从关节腔内取出，以确保不会损伤关节腔内结构。

术中也有可能损伤关节外结构，有时会导致严重的后果。由于解剖结构的原因，无论是做入路时还是在手术操作过程中，神经血管束最容易发生损伤。与关节内结构损伤一样，熟悉解剖结构、充分暴露术野、熟知容易发生损伤的关节外结构的解剖位置以及使用拉钩都可以降低该并发症的风险。"nick and spread 法（切开剥离法）"可以降低做入路时损伤的风险。具体方法为，用刀切开皮肤，利用止血钳将筋膜层及肌肉钝性分离以置入关节镜以及手术器械。在放入器械前用钝性穿刺套管再次确定入路的位置，这样也可以降低神经血管束损伤的风险。适度扩张关节囊，在靠近关节外结构处谨慎使用电动刨刀也可以减少直接损伤的发生。

间接关节外结构损伤通常有如下几个原因：止血带压迫、液体渗透到周围组织、患者体位摆放不当。在有些手术中需要牵拉患者肢体，也可能导致损伤。因此，正确而小心的体位摆放、保护骨性隆起、正确使用止血带（90 分钟后需要松开）以及小心牵拉患者肢体，可降低损伤的风险。由于灌注液外渗在极少见的情况下可能引发骨筋膜室综合征，为尽可能减少液体外渗，可选用重力加压或是低压泵。由于止血带引起的术后局部麻痹通常几天后便可自行恢复。

术中还有可能发生器械断裂，尤其当器械老化或使用不当时。刀片等小型器械最容易断裂，其次便是像篮钳这样有可移动部件的器械。一旦器械断裂，务必将断片从关节内清除。此时应关闭灌注液流出道，在维持关节囊扩张的同时以免形成涡流，并且避免断片继续移动。若断片移动到关节的其他位置难以发现，应利用 X 线片进行定位；对于难以抓取的断片，可以使用吸引器或磁铁帮助固定或移除断片。

术后并发症

最常见的术后并发症为关节积血[36, 37]，但通常预后良好。尽管我们知道某些手术发生关节积血的风险较高，但任何持续或进展的关节积血都需要进一步检查来寻找原因。

血栓性静脉炎是很让人头疼的术后并发症，同时也很危险。但好消息是，上肢术后血栓性静脉炎的发生率极低，在下肢的发生率也较低[36]。大型的回顾性研究显示，膝关节镜术后静脉血栓栓塞的发病率低于 1%[38]。尽管术后发生深静脉血栓的危险因素仍存在争议，但现在仍建议尽量缩短使用止血带的时间以及手术时间，术后建议患者尽早活动，同时对于高危患者以及不能活动的患者应考虑使用预防性抗凝药。

外科感染不常见但可能引起灾难性的后果，这在关节镜中也是一样，只不过发病率显著低于开放手术。这一现象背后的原因既有患者自身的因素，也和关节镜手术的特点分不开。关节镜手术的患者群体通常年轻并且一般健康状况良好，手术采用小切口、手术时间短、且术中绝大多数时间都对关节腔内充分灌洗。关节镜手术的术后感染通常发生在老年患者，手术相对复杂、手术时间长、使用止血带时间长的情况，或者也可能是术中违背了无菌原则或是器械污染所致[39-41]。绝大多数感染仅需抗生素保守治疗即可改善，很少需要清创。

是否需要术前预防性应用抗生素仍有争议，过去 10 年里的一些研究也在尝试回答这一问题。抗生素滥用会增加耐药风险，增加艰难梭菌感染风险。为了更合理地应用抗生素，全美国都在推行抗生素管理计划（ASPs）。纽约大学医院关节疾病的 ASP 认为，对于没有植入物的低危患者，关节镜手术前后无需使用预防性抗生素[42]。多项研究显示，术前预防性应用抗生素与术后是否发生外科感染无关。但是对于糖尿病患者、免疫功能不全及有皮肤问题的患者，建议预防性应用抗生素。

滑膜疝及滑膜瘘都十分罕见。前者指软组织或滑膜突出至术中留下的入路中，一般保守处理即可，但持续性疝或是引起症状的滑膜疝可以通过手术切除并将入路缝合。滑膜瘘更为罕见，一般认为是缝线反应或脓肿引起的切口关闭不完全导致。滑膜瘘需制动7~10天，一般不引起感染（但应使用抗生素），通常不需要二次手术来切除并缝合瘘管。

选读文献

文献：Chierichini A, Frassanito L, Vergari A, et al. The effect of norepinephrine versus epinephrine in irrigation fluid on the incidence of hypotensive/bradycardic events during arthroscopic rotator cuff repair with interscalene block in the sitting position. *Arthroscopy*. 2015; 31(5): 800-806.

证据等级：I

总结：一项纳入120名患者比较去甲肾上腺素（0.66 mg/L）与肾上腺素（0.33 mg/L）在肩关节镜手术灌注液使用中，低血压/心动过缓（HBEs）发病率及控制术中出血的有效性的双盲前瞻性随机对照研究。与肾上腺素相比，在灌注液中加入去甲肾上腺素可以降低HBEs的发病率，并且能够有效控制术中出血保持术野清洁。

文献：Hsiao M, Kusnezov N, Sieg RN, et al. Use of an irrigation pump system in arthroscopic procedures. *Orthopedics*. 2016; 39(3): e474-e478.

证据等级：IV

总结：一篇关于关节镜手术中液体灌注系统及液体泵技术进步的综述。自动机械灌注泵的出现使得术中液体流量连续一致，关节囊扩张角度更大，视野更好，预试验同时显示其可以使手术时间缩短。

文献：Jackson RW. A history of arthroscopy. *Arthroscopy*, 2010; 26(1): 91-103.

证据等级：IV

总结：高木教授被誉为关节镜的发明者和开发者。其他关节镜的前辈如 Dr. Bircher, Dr. Kreuscher, Dr. Burman, Dr. Watanabe 也对关节镜的发展做出了不可忽视的贡献。此文可以让读者对治疗目的的关节镜的发展历史有一个充分的了解。

文献：Kim YS, Lee JY, Yang SC, et al. Comparative study of the influence of room-temperature and warmed fluid irrigation on body temperature in arthroscopic shoulder surgery. *Arthroscopy*. 2009; 25(1): 24-29.

证据等级：I

总结：一项纳入50例行肩关节镜手术患者的前瞻性随机试验，比较不同温度的灌洗药对人体核心温度的影响。室温组发生低体温症的概率更高，加温过的灌洗液可以减少围术期低体温症的发生，尤其是在老年患者群体中。

文献：van Montfoort DO, van Kampen PM, Huijsmans PE. Epinephrine diluted saline—Irrigation fluid in arthroscopic shoulder surgery: a significant improvement of clarity of visual field and shortening of total operation time. A randomized controlled trial. *Arthroscopy*. 2016; 32(3): 436-444.

证据等级：I

总结：一项前瞻性双盲随机对照研究，评价在肩关节镜术中应用肾上腺素盐水溶液作为灌洗液对保持术野清洁及手术时间的影响。肾上腺组中，清晰度明显改善，手术时间也明显降低。研究中没有发现使用肾上腺素对心率及血压的影响。

文献：Wyatt RWB, Maletis GB, Lyon LL, et al. Efficacy of prophylacticantibiotics in simple knee arthroscopy. *Arthroscopy*. 2017; 33(1): 157-162.

证据等级：IV

总结：一项纳入了2007—2012年间行简单膝关节镜手术的患者的回顾性研究，以确定预防性使用抗生素与术后感染间是否有关。在40 810例关节镜手术中，80%使用了预防性抗生素，20%没有。深层感染占抗生素组的0.08%，占未使用抗生素组的0.14%。表层感染在两组的发病率分别是0.41%和0.40%。预防性抗生素和术后感染的发病率之间无关。

文献：Zhang Y, Li L, Wang J, et al. Do patients benefit from tourniquet in arthroscopic surgeries of the knee? *Knee Surg Sports Traumatol Arthrosc*. 2013; 21: 1125-1130.

证据等级：I

总结：一项关于是否需要在膝关节镜手术中常规使用止血带的荟萃分析。两组间视野及手术时间无明显差异，但是多项研究显示在ACL手术中使用止血带可以改善视野。

（Michael R. Mijares, Michael G. Baraga 著
窦若冲 译 陈拿云 校）

参考文献

扫描书末二维码获取。

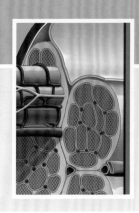

第9章

专项运动的运动损伤概述

与一般的运动人群相比，各种纷杂的专项运动项目可以导致各种各样不同的运动损伤。因此熟悉不同的运动员特有的运动损伤和需求，并依据此为之提供准确而有效的诊治，对于运动医学医生是非常重要的。人们对高中生和大学生运动损伤进行了大量研究[1]。总体来说，比赛中的损伤风险比训练更高。尽管其中多数的运动损伤属于"无时间损失"的轻度损伤，但其余损伤则难以治疗，甚至对运动生涯造成毁灭性打击。在高中和大学阶段，半数以上的损伤都是下肢损伤[1]。其中最常见的是踝关节扭伤。前交叉韧带（ACL）损伤并不十分常见，但人们对它的关心与日俱增，这是因为它会导致长时间缺席运动。上肢损伤则占高中和大学生运动损伤的约1/4，其中肩关节损伤最为常见。头颈部损伤发生率低，约占所有运动损伤的10%。脑震荡占所有损伤的4%~6%，常出现在男子摔跤、冰球、美式橄榄球以及女子足球、篮球、曲棍球运动中[1]。在美国每年有近12 000例脊柱损伤，其中10%和运动相关。1982年到2013年之间，运动所导致的极重度脊柱损伤共2101例，这其中80%发生在高中生运动员身上[1]。

除了上述的运动损伤之外，心搏骤停和心源性猝死等医学因素也在威胁着运动员，报道的年发病率为0.5~2.5/10万名运动员[2]。在大学运动员中，每年心搏骤停的发病率约为1/43 770，而在非洲裔I级篮球运动员之中，这个数字约为1/3000[2]。尽管美国还尚未普及，但在欧洲和其他一些国家及地区，心电图正越来越多地被用于运动员运动前体检，因为大约2/3常见的心源性猝死的病因可以被心电图所发现。

由于在运动员人群中，各种运动损伤和疾病的发病率高居不下，所以对于队医来说，了解这些知识并给予运动员最好的治疗和帮助乃是重中之重。这一章将着重介绍不同运动中常见的运动损伤，并对其产生背后的机制作阐述和分析。

棒球

棒球也被戏称为"美国人的消遣"，因为棒球在美国受众巨大，是美国的第二大集体类运动，每年约有1900万人参与棒球运动[3,4]。棒球是一种投掷击球类项目，比赛时分两队，每队9人，场地有四个垒位，通过击中球后跑垒得分。整场比赛分9节（局），两队互为攻（击球）守（投球）。运动员则根据他在球场上的位置来命名和分类。投手负责向对手的队伍投球，捕手则负责接住投手投来的球，垒手分1、2、3垒，各司其位，游击手的位置位于2、3垒之间，外野手在外场，距离投手最远。击球员来自对方球队，当击球成功后则成为击跑员，按顺序跑垒。

绝大多数棒球损伤是非对抗性的（45%），甚至非接触性的（42%）[5]。接触性损伤由棒球高速冲撞、球棍、垒包、外墙和地面撞击所致。而跑步、投掷这些动作常带来急性损伤或者是过度使用性损伤。

相比其他球员来说，投手更容易发生运动损伤，尤其是惯用手一侧的上肢[6]。投球的标准动作分为6个阶段，准备投球，跨步，手臂上举，手臂加速，手臂减速，跟随动作[7]。手臂加速是其中受力最大的阶段[8]。研究表明，在手臂上举末期以及手臂加速阶段，外侧肱桡关节所承受的力可达500 N，角速度可高达每秒7000°，外旋扭矩可达67 Nm[9]。

肩关节损伤

投手特有的肩关节损伤常发生在盂唇和肩袖的下表面[9]。这些损伤是因为盂肱关节的前后关节囊发生的组织改变导致肩关节动力学发生变化而引起的[9]。肩袖受力最大的阶段发生在跟随阶段，此时肩袖肌肉的功能是使手臂减速[4]。由于上盂唇是肱二头肌长头腱的附着点，反复的投掷性动作使得肱二头肌腱频繁收缩，导致上盂唇前后部（SLAP）撕裂[4]。

肘关节损伤

投掷动作会对肘关节施加明显的外翻应力以及快速伸直。这使得肘关节内侧结构承受拉力，后侧结构承受剪切力，而外侧结构承受着压力。这一过程，被称为外翻伸直过度综合征，而这也是绝大多数投掷类运动肘关节损伤的病理生理基础[10]。肱骨内上髁炎是这一综合征的一部分，尺侧副韧带（UCL）也会因为过度使用而扭伤或撕裂[10]。

下肢损伤

外野手最常见的损伤部位是下肢，大腿的肌肉和肌腱拉伤最常见，这其中又以腘绳肌腱拉伤最为常见[11]。其余则多为膝关节韧带损伤和足踝扭伤[11]。这些损伤多发生在快速冲刺、滑行时，或者是尽力接球的时候。

年轻运动员损伤

美国每年约有500万儿童和青少年参与棒球运动[3]。青少年投手尤其容易受到投掷所带来的过度使用性损伤[9]。研究已经表明，在未成年投手中，投球所致损伤的手术率稳步升高[12]。一项研究表明，对于未成年投手来说，每年投球超过100局，其发生损伤的风险明显增高[12]。肘关节是最常受累的部位，疾病谱包括骨突炎、肱骨内上髁撕脱以及肱骨小头或桡骨头的剥脱性骨软骨炎[10]。在肩关节则可能发生肱骨近端骨骺分离[10]。这些情况被统称为"小联盟肘"以及"小联盟肩"。专家共识建议如下：避免在上肢疲倦或疼痛时继续投球，每场比赛投球数少于80次（每年投球少于2500次），每年参加竞技比赛投球的时间不长于8个月，以及在投球训练时对队员进行提醒和限制[13]。在2008年，棒球小联盟（Little League Baseball）指南中去除了对投手的投掷局数限制，改为了对投球次数的限制，研究认为这样修改后的预测性更强[14]。每场比赛可容许投球的最大数量如下：7～8岁50次，9～10岁75次，11～12岁85次，13～16岁95次，17～18岁105次[14]。除了对投球数量的限制以外，还要求强制休息。例如，一个15～16岁的投手在一天的比赛中投了76个甚至更多的球，那么在下一场比赛之前他必须要休息4整天。指南还建议，每个青少年投手一年应该休息4个月，但这一项并不需要强制执行[14]。

滑行损伤

在大联盟和大学生联盟中，滑行损伤发生概率比较低，约占所有损伤中的10%[5, 6, 15]。在一项分析了美国职业棒球大联盟（Major League Baseball, MLB）五个赛季比赛的研究中，滑行损伤发生的概率约为每1000次滑行3例[15]。如果不需要做手术，那么平均时间损失为12.3天；但其中有8.2%的损伤需要手术治疗，此时时间损失则为66.5天[15]。有趣的是，运动员滑到二垒上受伤的概率是其他各垒的4倍[15]。脚在前滑行上垒最常损伤踝关节，而头在前滑行上垒最常损伤手、手指或大拇指[15]。在大学生联盟里，由于滑行导致的运动损伤发生率约为9/1000，其中，脚前上垒损伤的发生率是头前上垒的2倍[16]。有趣的是，在娱乐性质的棒垒比赛中，70%以上的运动损伤是滑行损伤[17]。如今人们可以使用低冲击力垒包和可移动垒包，这大大降低了滑行可能带来的运动损伤[15]。

篮球

篮球运动分两队，每队5人。比赛目的是向离地10英尺（1英尺=0.3048米）的篮筐内投篮得分。持球方进攻，无球方防守。同足球和曲棍球类似，持球方会不停交替，为了将球推进，球员必须运球或者在球员之间传球。场上的5名球员通常被定义为如下角色：控球后卫、得分后卫、前锋和中锋。

篮球是一项垂直方向的运动，在每场比赛里需要35～46次跳跃和着陆，而且还需要不断地在不同方向内加速减速，几乎每2～3秒就要改变一次行进方向[18, 19]。这项运动的特点使其毫无疑问地成为了最容易受伤的运动之一，几乎每年有近50万人次因为篮球运动而就诊[20-25]。受伤率为每10万次运动7～10例[26]。常见的损伤包括踝关节扭伤、手指扭伤及骨折、膝关节外伤及过度使用性损伤、面部裂伤、牙齿损伤和脑震荡[26]。

踝关节扭伤

无论在男篮还是女篮运动员中，踝关节扭伤都是最常见的运动损伤，大概占所有篮球运动损伤的25%[27, 28]。神经肌肉训练和外保护装置是最有效的降低踝关节扭伤发生率的办法[29]。一项研究估计，为了有效预防1例踝扭伤，至少需要7名篮球运动员进行神经肌肉训练（其中包括9个星期的平衡训练）[30]。

护踝可以有效降低承重和非承重时的踝关节的内翻活动度（ROM），同时可以增强肌肉的活性和兴奋性，并且降低踝关节的速度[31]。

膝关节损伤

ACL 损伤在篮球运动中很常见，女性更容易发生 ACL 损伤，整个职业生涯中的发生率约为 16%，是男性的 2～4 倍[32]。神经肌肉训练在篮球运动员中，并没有预防 ACL 损伤的作用[33-35]。但在足球、手球和排球等运动中，有很好的预防效果[34, 36]。

肌腱炎

篮球运动员需要进行反复的跳跃运动，髌腱和跟腱需要承受反复的离心负荷，容易出现过度使用性肌腱病。髌腱炎（"跳跃膝"）是篮球运动中最常见的过度使用性损伤[37]。在未成年运动员中，这一疾病的发病率可高达 10%[37]。其风险因素包括用力跳跃，落地时膝关节深度弯曲以及落地离心负荷阶段的外翻应力。

手指和手

手部损伤在篮球运动中非常常见[23, 38]，最常见的手部损伤是近端指间关节（PIP）和掌指关节扭伤及掌板损伤，占全部手部损伤的 90% 以上[39]。当手指与篮球直接碰撞，受到轴向应力的时候，会发生近端指关节脱位。当篮球与手指尖发生沿轴向的力的作用时，运动员还可能发生指伸肌撕脱而形成"锤状指"；当运动员的手指被对方球员球衣勾住，或者扣篮时手指与篮筐接触的时候，很容易发生指深屈肌（FDP）撕脱而形成"球衣指"。钮孔状畸形是由于伸肌腱中央腱断裂所致，早期发现这一状况非常重要。摔倒时或阻挡对方球员时拇指受到过伸应力可以导致"守门员指"。

面部及口腔损伤

与女子运动员相比，男子运动员更容易发生面部损伤[23, 28]。口腔损伤包括骨折、撕脱和口腔裂伤。眼部创伤通常是遭到对手手指或肘部撞击导致的，包括角膜划伤、视网膜脱落、前房出血、裂伤、挫伤以及骨折。还可能发生鼻骨骨折，原因可能来自对手的肘击或者头对头的冲撞。

脑震荡

脑震荡在篮球运动中很常见，尤其在篮下争抢篮板球的时候。和参加其他运动一样，如果运动员有既往脑震荡病史，那么在赛季前的体格检查中需要评估其脑震荡的风险。所有的脑震荡都应该在场上立即处理，并且必须得到医师的许可才可以重返比赛[40]。最新的专家共识推出后，可以帮助医护人员对于可疑脑震荡的患者进行更好的诊断和管理[40]。

猝死

篮球是一项高强度体育运动，对静息心功能要求中等，对运动心功能要求较高。据统计，约有 35% 的运动中猝死发生在篮球运动中。以往人们认为，这些猝死大多是隐匿性肥厚性梗阻性心肌病导致的，然而近期的文献中发现尸检并不能佐证这一假设[41]。结缔组织病，例如马方综合征，也可以引起心脏异常。由于马方综合征在高个人群中常见，而篮球运动员正是这样的一个群体。所以，对于参加篮球运动的运动员，在赛前进行详尽的心脏相关检查和筛查是很有必要的。十二导联心电图和超声心动图对于特定人群可以提供很有效的帮助，甚至可以检出常见心源性猝死的病因中的 2/3[2, 39]。

拳击

拳击来源于古希腊，是一项古老的奥林匹克运动。由个人参赛，双方运动员佩戴拳击手套，在封闭的拳击台进行比赛。业余拳击是奥林匹克运动会项目之一，而职业拳击则由 4 个国际组织来运营。每场比赛由 3～12 回合组成，每回合 3 分钟，裁判负责保证双方运动员的安全，以及确保双方按照规则比赛。在拳击比赛中，如果一方被击倒超过 10 秒钟，则对方获胜。其他获胜方式包括，裁判判定一方被取消参赛资格，或裁判判定一方无法在后续比赛中保护自己，或比赛结束之后由裁判组中的三名裁判裁定得出最后结论。

职业拳击与业余拳击

绝大多数关于拳击的流行病学研究，都是基于业余拳击，其主要的运动损伤涉及头面部[42]。业余拳击和职业拳击规则相似，运动员只能击打对方的面部和躯体，但是，这两种拳击运动的不同之处，使得两种运动有着不同的运动损伤。二者最主要的区别之一，就是护具的区别。在业余拳击中，运动员可以佩戴头套，保护头部和面部免受撕裂伤和眶周骨折的风险[43]。除此之外，业余拳击运动员在拳套下面缠绕的绷带和胶带数量也有限制，这减少了每一拳挥出时的重量和冲量[44]。相反，在职业拳击中，缠手和拳套重量没有限制，这增加每一拳所带来的重量和冲力。无论职业或业余，正式比赛中的损伤往往更多，这是因为运动员想要每一拳都使出最大力气。

面部损伤

在一项针对业余拳击专业运动员的回顾性队列研究中，损伤的发病率为每100场比赛中24例[42]。其中头面部划伤或裂伤占据了62%。在另一项针对职业拳击运动员的研究中发现，损伤总发生率为每100场比赛中17例，其中头面部划伤或裂伤占51%[45]。其他的损伤包括手部损伤、鼻部损伤和眼部损伤等。鼻部损伤常导致鼻出血，进而影响运动员在比赛中呼吸。拳击手发生鼻出血时需要评估是否发生颌面部骨折、鼻中隔偏曲以及可能的鼻中隔血肿[42,45]。反复的面部外伤可以导致眼部和周围结构的损伤。眼睑软组织损伤可以导致血肿形成并逐渐扩大，阻挡运动员的视线。除此以外，当眼球受到直接的冲击时可以引起很多更为严重的情况，比如视网膜脱落及眶底骨折。当怀疑发生眶底骨折时，需详尽评估运动员是否有眼球运动障碍、上睑下垂以及复视等问题。

上肢损伤

手及腕部的损伤是拳击运动中最常见的骨骼肌肉系统损伤。手部损伤占拳击运动所有损伤的7%[42]。一项关于职业拳击运动的队列研究发现，在比赛中手及腕部损伤的发生率为每1000小时347例，相反在训练中，发生率不足每1000小时1例[46]。最常见的手部损伤是腕掌关节不稳以及拳击指（第5掌骨颈骨折）。其他的骨折包括掌骨干骨折和第1掌骨基底部骨折（Bennet骨折）。手及腕部的软组织损伤主要包括舟月关节和指间关节脱位。绝大多数的损伤需要手术干预来固定。软组织损伤如韧带拉伤较骨折要更常见。

神经损伤

脑震荡占拳击运动损伤的10%~17%，是最常见的神经损伤[42]。当一名运动员被击倒的时候会有短暂或长时间的意识丧失，在这期间运动员无法站立或保护自己。在绝大多数的案例中，意识状态改变持续时间很短，但是仍有一些病例会遭受更严重的脑部外伤，甚至导致死亡。硬膜下血肿就属于这一情况，因此需要急诊及时处理[42]。拳击运动员的头部在一场比

赛中需要承受超过100次拳击，在整个职业生涯中的这种对头部反复性的击打会引发外伤性脑病。其他的研究发现，在职业拳击运动员中，中晚期慢性外伤性脑病患者的比例为17%，而大脑或小脑萎缩，或是脑室扩张患者的比例高达50%~60%。

赛车

赛车是一项全世界流行的运动，形式多样。在美国最流行的是NASCAR比赛，比赛用车是大马力的改装车，赛车以高速围绕一个椭圆形的赛道进行比赛。在欧洲和其他地区的赛车主要是F1方程式赛车，赛车手驾驶特制的赛车，绕着赛道竞速比赛。其他赛车形式包括拉力赛、技巧比赛（如漂移赛）、摩托车比赛等，每一种不同的比赛模式都有一套特定的技术体系。总体来说，赛车是一项高危运动，赛车发生碰撞的时候，对于驾驶员可能是致命的。尽管碰撞的情况时有发生，现在的安全措施已经大大降低了受伤的可能性[48]。但除此以外，驾驶员也面临着其他的运动损伤[49-51]。颈部扭伤和淤伤是最常见的损伤，其原因有二，一是赛车运动中的急刹车所引起的甩鞭效应，二是佩戴的头盔增加了颈部所需要承受的重量。驾驶员除了颈部的损伤之外，还可能会发生腕部扭伤、踝关节扭伤、胫骨骨折、腰椎骨折以及全身的擦伤等等[49-51]。

花样滑冰

花样滑冰的技术含量非常高，需要运动员穿着冰鞋在冰面上完成一系列跳跃、旋转、步法、舞蹈甚至杂技动作[52]。这项运动共分为4个大项：单人滑、双人滑、冰上舞蹈和同步滑冰。据美国花样滑冰联合会数据显示，全美共有680个滑冰俱乐部，其下共有196 000名会员[53]。花样滑冰的评分尽可能做到客观性和技术性，评判包括速度、转换、表现度/完成度、舞蹈设计、滑行范围、跳跃高度等[52]。由于技术动作需要，花样滑冰运动员很容易遭受运动损伤，其中主要是过度使用性损伤[52,53]。

足部损伤

花样滑冰的冰鞋由坚硬的皮靴和金属冰刀组成。由于冰鞋的足跟部位较高，使得脚始终处于轻度跖屈的姿势，同时蹞趾在冰鞋里的位置处于冰刀前部，便于起跳和落地[53]。由于鞋舌摩擦导致的胫骨前肌、趾伸肌和蹞长伸肌的激惹，称为"Lace bite"[53]。这一

状况可通过调整鞋舌至正确的位置而缓解，也可以通过更换不同绑带的滑冰鞋来解决。"Pump bump"是指足跟外侧突出，也称为 Haglund 畸形[53]。这是由于冰鞋鞋跟过度宽大使得运动员的足跟在冰鞋内上下移动引起的。这一情况可以通过改换合适的靴子来缓解。人群中有 4%～21% 的人有足副舟骨，当冰鞋过紧的时候，过度的摩擦会引起疼痛[53]。这些症状可以通过抬高鞋子的足弓部或者在相应部位扩大空间进行缓解。跖骨应力性骨折由反复跳跃引起，常发生于和发力直接相关的第一及第二跖骨[54]。治疗方案包括休息、筛查营养缺陷，或是像棒球投手限制投球次数预防应力性损伤一样，限制花滑运动员的跳跃次数[53]。

踝关节损伤

踝关节损伤是花样滑冰最常见的运动损伤[55]，其中扭伤最为多见，且常常出现在"旱地"练习时[53]。靴子内部的摩擦可能引发踝滑囊炎，多见于内侧[53]。在鞋内增加衬垫或是扩大鞋子内的空间可以缓解症状。重复的跳跃以及靴子的挤压会导致跟腱炎[53]，对此的治疗措施包括调整靴子内的空间、休息、冰敷、拉伸以及小腿后侧肌群的离心力量训练。

膝关节、髋关节及骨盆损伤

反复的跳跃会引发髌股关节疼痛综合征和髌腱炎。在学习新的跳跃动作和舞蹈动作时频繁摔倒会导致下肢挫伤。而半月板损伤、韧带损伤和下肢骨折（除足踝外）则较为少见[53]。

多数花滑运动员做动作时都向着同一个方向旋转，因此他们会出现力量和柔韧不对称[53]。要完成 3 周跳和 4 周跳需要很大的扭矩才能在跳跃的同时达到所需的转速，但这会引起髂嵴骨突炎[54]。由于髂嵴是最晚闭合的部位（男性约 16 岁，女性约 14 岁），髂嵴骨突炎会引起青少年运动员长期的疼痛[56]。

背及上肢损伤

身体弓形伸展是花滑中的常见动作，会引起一系列的背部损伤，如脊椎病、椎体滑脱、腰肌劳损以及关节突疼痛[57]。

上肢损伤罕见，常发生于双人滑运动员及冰上舞蹈运动员，他们在训练和热身中发生碰撞的风险比单人滑运动员更高。可能出现的损伤包括裂伤、骨折甚至头部损伤等。由于有托举、抛掷等动作，肩及手腕也可能会出现损伤。同步滑冰由于冰面上运动员的数量多，并且都按照统一的模式和队列表演，一旦有一名运动员摔倒则可能引发多米诺效应，大大增加了裂伤、断指、骨折及头部损伤的风险[58]。

美式橄榄球

美式橄榄球由两支 11 人（美国）或 12 人（加拿大）的队伍组成。比赛目的是通过持球进入对方阵区得分，或将球踢过两根门柱之间得分。持球方进攻，无球方防守。进攻方有四次机会（加拿大为三次）向前方累计推进 10 码，每次机会称为一"档"（down，即被对方拦截放倒一次的机会）进攻。当进攻方成功在四档进攻内推进了 10 码以上，便可获得新的四档进攻机会。防守方的目的很简单，阻截并放倒进攻方持球队员以结束其进攻机会。与篮球和足球不同的一点是，美式橄榄球队的进攻组和防守组是分开的，每个位置都有着其自身的特点，以及所带来的一系列特定的运动损伤。

这项运动是所有美国集体运动项目中受伤概率最高的[59]。美式橄榄球作为北美最流行的接触性运动，单在美国就有超过 200 万运动员[60]。除了接触性损伤，运动员也容易受到非接触性损伤以及应力性损伤。下文将讨论到，相比其他运动，美式橄榄球运动员更容易受到接触性损伤。橄榄球运动员主要的运动损伤集中在下肢，其次是上肢。最常见的损伤类型为扭伤（40%）、挫伤（25%）、骨折（10%）、脱位（15%）以及脑震荡（5%）[61]。

头颈部损伤

头颈部损伤中最重要的是脑震荡。每年约有 300 万年轻运动员、110 万高中运动员和 10 万大学生运动员发生脑震荡，但是大学运动员中存在约为 27∶1 的瞒报比例，尤其是进攻前锋[62]。新的共识指南为医师和其他医护人员提供了指导[40]。指南中对什么时候替换下受伤队员十分严格，因为证据显示，未被及时替换下场的青少年及青年运动员康复周期延长的风险是被及时替换下场的队员的 10 倍之高[63]。尽管我们做了许多努力，但对于让受伤的运动员接受到更好的、更有针对性的治疗仍是困难重重，包括瞒报、过早回归比赛、仅能接受常规治疗而非个体化治疗等问题。

颈椎损伤并不多见，但会对运动员带来毁灭性的打击。近年擒抱和阻挡技术的规则做了修改，颈椎损伤的发病率逐渐下降，尤其是严重损伤的发病率。颈椎损伤包括一系列韧带和软组织损伤、骨折，以及神经损伤[61]。损伤机制通常是由于屈颈或伸颈时受到轴向的作用力引起的[61]。"刺痛"是指臂丛或颈神经根的麻痹。大学运动员中有高达 50% ~ 60% 的运动员曾在运动生涯中发生过这种情况，其背后的机制有很多可能，如颈部过伸、侧屈、轴向受力，或者直接损伤臂丛[60]。

上肢损伤

橄榄球运动员的上肢损伤多见，占所有损伤的 30%，其中肩伤最为常见[65]。四分卫最容易受肩伤，包括投球带来的过度使用性损伤和投球时被擒抱导致的创伤性损伤[66]。肩关节损伤包括肩锁关节 / 胸锁关节脱位、急性肩袖损伤、反复性扭伤、肩关节半脱位 / 完全脱位，以及骨折[66]。腕关节扭伤也很常见，进攻组还是防守组球员在擒抱、阻挡、拉扯其他球员时，上肢远端承受较大力量可导致扭伤[67]。前臂和手腕骨折也比较常见，通常见于被擒抱倒地时以及与其他运动员发生碰撞时[67]。

下肢损伤

下肢损伤最为常见。先来谈谈大腿，肌肉拉伤和挫伤十分多见，挫伤多是与头盔、膝盖或肩的直接碰撞导致，引起肌肉内出血、肿胀、疼痛、僵硬，限制远端关节活动度[59]。肌肉拉伤多见于股四头肌和腘绳肌，这两者都是跨越两个关节的肌肉，离心收缩时所承受的压力更大[59]。

膝关节韧带损伤是最常见的严重损伤，也是最常见的导致赛季报销的运动损伤[68, 69]。运动员前交叉韧带（ACL）损伤的发病率为 11 ~ 18 例每 100 000 次职业暴露，随着比赛级别的提高，发病率也随之升高[70-72]。膝关节过度外翻是常见的损伤原因。接触性损伤如外力撞击，非接触性如变向前突然减速，都可能导致这一情况发生[73]。尽管其他体育项目中非接触性 ACL 损伤更多见，但美式橄榄球中，接触性 ACL 损伤更多见，占其全部 ACL 损伤的 55% ~ 60%[73]。内侧副韧带（MCL）损伤在所有级别的美式橄榄球比赛中都是最常见的膝关节损伤，在高中运动员中发病率为 24.2 例每 100 000 次职业暴露[74]。一项研究发现，申请加入美国国家橄榄球联盟（NFL）的大学生运动员中有 23% 的进攻前锋曾有过 MCL 损伤病史[75]。损伤机制（尤其是前锋）是受到对方的折腿撞击（chop block），或被其他球员压在受伤球员腿外侧所致[74]。髌骨半脱位及完全脱位在高中运动员中的发病率约为

4.1 例每 100 000 次职业暴露[76]。其机制多是由于胫骨外翻时屈膝。同 ACL 损伤一样，在其他体育项目中髌骨脱位多系非接触性损伤，但在美式橄榄球运动员中，接触性损伤的比例高达 63%[76]。

据统计，足踝损伤发病率为 9% ~ 39%，申请加入 NFL 的大学生运动员中有 72% 有过相关病史，13% 有过手术史[77]。因为奔跑、擒抱和阻挡等过程中远端肢体受的力和扭矩都很大，进攻组以及"技术位"球员更容易受到足踝损伤[75]。外踝扭伤是最常见的足踝部损伤[77]。草皮趾（turf-toe）是脚趾过度背伸损伤，通常是运动场地的地面较硬而鞋底偏软导致的跖趾关节关节囊韧带扭伤[77]。Jones 骨折是第五跖骨跖趾关节处骨折，多发生于干骺端，此处血运较差。近年运动员穿的球鞋的鞋钉多窄小且可拆卸，球员奔跑、切入时，鞋子不能为外侧的第五跖骨提供足够的支撑和强度，该病发病率逐年增加或与此相关[78]。此外，内翻足伴内收内翻跖也可以导致外侧应力过大[78]。在高水平运动员中，Jones 骨折的延迟愈合率为 25% ~ 66%，不愈合率为 7% ~ 28%，再骨折率为 33%，因此绝大多数需手术治疗[79]。Lisfranc 损伤为跗跖关节骨性或韧带损伤，通常由于足跖屈固定时受到轴向应力所致[77]。非接触性扭伤在 NFL 运动员中更常见一些，导致单纯韧带损伤[77]。比较双足应力位 X 线和普通 X 线片可以帮助医生更精准、更快地得出诊断[77]。

高尔夫

高尔夫运动为个人运动，旨在用最少的击球次数用球杆将一个小球击打至数百码之外的球洞里。通常由 9 洞或 18 洞构成一轮比赛，每洞的距离和地貌各不相同，根据这些给每一洞设立标准杆数，绝大多数的标准杆为 3 ~ 5 杆之间。高尔夫运动需要精巧的计数和高度集中的注意力。这项全世界流行的项目拥有各水平层次的参与者，上至顶尖职业选手的锦标赛，下至朋友之间的业余活动比赛。此外，由于高尔夫属于轻度的有氧运动，因此几乎所有年龄段的人都可以参与。

高尔夫运动中的损伤比较常见，业余爱好者中 40% 都发生过高尔夫相关损伤[81-83]。尽管高尔夫不是一项激烈的对抗性运动，但挥杆动作是一个复杂动作，需要全身许多肌群按顺序快速收缩、合作，才能把球杆快速挥出[84]。高尔夫相关运动损伤的病因主要包括发力错误、热身不充分[83]、季节因素，以及偶

发损伤。另外，在一轮比赛中，挥杆动作需要做 50 余次，这样的重复动作也会引发高尔夫球手一系列的损伤。

最常见的损伤部位包括下背部（18.3%）、肘 / 前臂（17.2%）、足踝部（12.9%）、肩 / 上臂（11.8%）。其余较罕见但严重的损伤还有高尔夫球车撞伤及环境相关疾病[82,85]。

下背部损伤

无论是专业高尔夫运动员还是业余爱好者，腰背部疼痛在都十分常见。造成疼痛的原因主要是挥杆本身的生物力学导致的，尤其是现代的球杆技术更新使得挥杆时杆头能够获得更高的撞击速度。现代的挥杆动作需要胸廓旋转约 120°，这使得在挥杆的跟随阶段脊柱处于过伸位且大幅度侧屈，腰椎受到前后方向的应力[84,85]。此外，髋关节微小创伤还会导致关节挛缩和旋转运动受限。因此，为了在挥杆过程中更好地旋转躯干，许多运动员的腰椎旋转超过最大生理旋转极限。这样的代偿行为会导致反复的微小创伤，累积后导致运动员发生椎旁肌劳损、椎间盘突出，以及关节突关节骨关节病。因此，许多运动员最早出现腰背痛都是在挥杆的跟随阶段，X 线片也提示在高尔夫运动员人群中，腰椎退行性变较一般人群更严重[81,82,84]。其他导致下背部疼痛的因素包括佩戴沉重的球包、经常弯腰等等[83,86]。许多运动员受腰背痛的影响，需要利用腹部肌群等其他肌群来完成挥杆的旋转动作，久而久之这些肌群也会发生过度使用性损伤[84]。

肘 / 前臂损伤

高尔夫球运动员的肘及前臂损伤发病率也很高，仅次于下背部损伤[80,82]。"高尔夫球肘"特指肱骨内上髁炎，通常是由于挥杆动作不标准，使得挥杆时球杆用力撞击地面引起[85,87]。而肱骨外上髁炎多见于重复使用性损伤，由前臂反复用力伸直旋转引起，发病率较"高尔夫球肘"高 5 倍之多[85,87]。其他可能的肘关节损伤包括尺神经炎和肱骨内上髁撕脱骨折[87]。

肩部损伤

肩部损伤的发病率也很高，尤其是主导肩（如右利手球手的左肩）[80,88]。在挥杆的起杆阶段需要肩袖参与将球杆举过头顶，此时运动员可能出现肩峰下撞击的症状。在起杆阶段还有可能出现肩锁关节的疼痛，尤其是内收的幅度最大时，此时肩锁关节所承受的力量也最大[88]。在下杆阶段，许多球手为了获得更大的爆发力会尽可能多地旋转肩关节，这样对关节囊和关节盂造成的微小创伤会引起盂肱关节不稳。后侧不稳较前侧不稳更常见，因此许多球手在体格检查时加载和移位试验为阳性。SLAP 损伤和肱二头肌病变也时有发生，但较其他过顶运动发生率较低[80,84,85,88]。

腕 / 手损伤

腕及手部损伤可能是外伤引起，也可能是过度使用的结果。下杆阶段杆头撞击地面可能导致尺侧腕伸肌肌腱不稳定，常见症状为患者主诉腕部尺侧有断裂感。球杆撞击后还可能发生手掌钩骨骨折，尤其多见于主导手。患者在握杆时会感到钩骨部位疼痛及尺神经支配区域感觉异常[80,81,85,89]。慢性过度使用性损伤包括三角纤维软骨复合体（TFCC）损伤、三角骨 - 钩骨撞击、豌豆三角关节炎及尺骨茎突撞击。这些疾病表现类似，均为尺侧腕部疼痛及握杆时疼痛，因此需要影像学检查进一步明确诊断[89]。

体操

体操作为一项奥运会运动，在美国每年有超过 5 百万人参与[90]。其中女性占 75%，且男女运动员参加项目不同[91]，女性参加四项：跳马、高低杠、艺术体操及平衡木；男性参加六项：跳马、双杠、单杠、吊环、艺术体操及鞍马。与本章所探讨的其他体育项目一样，体操运动员在比赛中受伤的概率要远高于训练[91]。一项针对大学运动员的观察性研究显示，女子体操运动员在比赛中受伤的概率较训练时要高出 2 倍以上，同时这一研究还发现，主要的损伤都是跳马或艺术体操时造成的下肢损伤[90]。跳马等项目由于需要在一系列空中动作之后急速落地，因此很容易引起下肢损伤；而艺术体操导致下肢损伤的风险随着一套动作中落地次数的增加而增加。双杠 / 高低杠以及吊环发生上肢及肩部损伤的风险很高，而为了增加技术难度，运动员常常需要不断地松杠 - 抓杠、回环和倒立，这也大大增加了受伤的风险。众所周知，体操运动员多是骨骼发育未成熟的儿童，因此生长板损伤的风险很高，尤以腕关节损伤最多见。对手及腕部反复施加轴向应力会导致桡骨远端骨骺损伤。数据显示，体操运动员腕部损伤发病率为每百人次每赛季 1.9 ~ 2.7 次[92]。

下肢损伤

体操运动员最常见的损伤是落地时发生的下肢损伤，占所有体操运动损伤的 69%[91]。落地复杂的技术动作以及急速落地时产生的冲力使得下肢损伤的风险极高。其中踝关节扭伤最常见，其次是膝伤，包括前交叉韧带和侧副韧带损伤[90]。而反复的跳跃和落地动作也增加了足部过度使用损伤的风险，例如跟骨骨突炎、籽骨炎、足底筋膜炎以及应力性骨折。此外，由于体操运动需要赤脚，使得足部发生神经卡压综合征的风险也很高[90]。除了急性韧带损伤外，膝关节的过度使用还可导致膝关节慢性损伤如髌股关节综合征、髌腱炎和 Osgood-Schlatter 病等。

上肢损伤

上肢肌肉骨骼损伤在男子和女子体操运动员中都很常见。对于男子运动员，上肢损伤是最常见的运动损伤，常累及盂肱关节[93]。而女子运动员中，上肢损伤发病率仅次于下肢损伤排在第二位，最常累及腕及肘关节[93]。盂肱关节损伤包括关节脱位和关节不稳定导致的盂唇撕裂。体操运动员通常非常柔软，易受肩关节不稳定的影响。其他肩关节损伤包括过度使用引起的肩袖慢性肌腱炎和肩袖撞击症[90, 93]。腕及肘关节损伤包括长骨骨折、侧副韧带损伤，以及骨突和韧带的过度使用性损伤。

背部及骨盆损伤

绝大多数体操运动中都涉及反复的跳跃和落地，这提高了腰椎损伤的风险。有数据显示，腰背痛（包括腰肌劳损、椎间盘突出症、脊椎病、应力性骨折）的患病率为 25%~85%。医师需警惕应力性骨折，问诊时关注患者的饮食习惯及月经节律，谨防漏诊。

冰球

冰球是一项在四周由挡板和玻璃板包围起来的冰面上进行的运动。场地为圆角长方形，场地大小因地点不同而略有差异。北美比赛场地较小，为 200 英尺 × 85 英尺（61 米 × 26 米）[94]。国际比赛场地大小为 200 英尺 × 98 英尺（61 米 × 30 米）[95]。每队上场 6 人，分为 3 名前锋，2 名后卫，1 名门将。全场比赛分为 3 局，每局 20 分钟，队员力争用球杆将橡胶制成的球射入对方球门得分。每队通常共有 20 名替补队员，比赛过程中可以随时替换前锋或后卫队员，门将则打满全场。

冰球运动受到世界范围内青少年及成年人的欢迎，因而被批准成为冬季奥林匹克运动会比赛项目。男子与女子比赛规则略有差别，女子冰球比赛中不可以用身体阻截对方球员[96]。而在男子冰球比赛中，可以使用身体阻截的年龄限制也因地区不同而不同。近期一项青年冰球运动相关研究指出，在允许身体阻截的比赛中，运动员受伤的概率提高了 3 倍[97]。比赛中，运动员全身佩戴护具，穿着配有金属冰刀的冰鞋在冰面滑行。除面罩有区别外，男子和女子运动员的护具差别不大。女子运动员及 18 岁以下的男子运动员需佩戴全面罩，18 岁以上的男子运动员在特定的职业联赛中，可以选择佩戴部分面罩或不佩戴面罩[98]。冰球可能造成的损伤主要基于以下几点：冰球是一项接触性运动；运动员的移动速度可高达 45 km/h，击出的球速可达 190 km/h；运动员持有金属制成的球杆，冰鞋上的金属冰刀十分锋利。

头部损伤

尽管头部有护具保护，但冰球运动速度快、对抗强，运动员容易在没有防备时受到撞击，因此脑震荡仍时有发生。在所有损伤中，脑震荡是最常见的损伤，头颈部损伤占所有损伤的 20%~30%[99]。而在不强制佩戴全面罩或允许肢体冲突的比赛中，面部划伤、挫伤、颌面部损伤也会出现[100]。脑震荡在不同场景下的发病率为 0.2~6.5 例每 1000 比赛小时，0.72~1.81 例每 1000 次运动暴露，和 0.1 例每 1000 训练小时[101]。如此高的发病率使得预防脑震荡是一项亟待解决的问题，促成了许多冰球管理机构的改革。例如合理、正确地使用护具[102, 103]，改变冰上规则[104, 105]，以及一些预防教育项目[103, 105]。值得一提的是预防教育项目，由于禁止了从球员背后进行阻截，脊柱损伤的发病率显著下降[106]。另外，场地周边改为有弹性的围板之后，脑震荡的风险也显著下降[98]。

上肢损伤

上肢损伤占冰球运动所有损伤的 8%~20%，以盂肱关节脱位和肩锁关节脱位为主[107]。冰球运动员有时会利用球杆来阻止或干扰对方前进，因此增加了上肢损伤的风险。即便手腕部有护具保护，当被高速运动的球杆或冰球打到时，也可能发生骨折。当被对手阻截后撞到四周的挡板或玻璃板上，则会造成肋骨挫伤甚至肋骨骨折。

下肢损伤

下肢损伤占冰球运动损伤的 20%~30%[107]。其中有一系列冰球特有的髋关节损伤[108]：关节外损伤如髋关节内收肌群及屈肌肌群劳损、髂嵴撞伤、核心肌群损伤；关节内损伤如髋臼盂唇撕裂、股骨髋臼撞击[108]。此外，由于冰球运动中的碰撞很多，股骨近端骨折、骨干骨折及大肌肉群挫伤都可能出现。膝关节损伤主要累及半月板及 MCL。被高速运动的球击中后，可能出现高位踝关节扭伤及足踝部骨折。冰刀划伤会造成血管严重创伤或软组织创伤，如跟腱断裂。此外，有文献记录球员被球击中颈部后发生气管损伤。

手球

手球运动在一块类似足球场的室内场地上进行。场地两边各有一个球门。两队进行比赛，每队共 7 名队员，包括 6 名球员和 1 名门将[109]。比赛目的是将球投进对方球门得分。球员在场上可以像篮球一样带球和传球，持球时最多只允许走 3 步。

手球是受伤风险最高的奥运会项目之一[110, 111]。比赛节奏快、移动变换快、跳跃后硬着陆、球员间对抗频繁、膝关节及肩关节反复受力等等都是其背后的原因[112]。受伤的总发生率约为每 1000 运动员 104~108 例损伤，或场均 1.5 例损伤[113]。在 2015 年的世锦赛中，27% 的运动员经历了至少 1 次伤病[113]。绝大多数伤病发生在比赛中，其中下肢损伤最多（58%），其次是上肢（17%）、头面部（13%）及躯干（12%）[113]。大部分损伤是挫伤（39%），尤其是面部、大腿、膝盖及下背部，其他伤病包括韧带扭伤（24%）和肌肉拉伤（13%），多见于大腿及腹股沟[113]。球员间的接触性损伤占 61%，非接触性伤害占 16%，过度使用损伤占 12%[113]。

肩部损伤

手球运动肩伤的概率很高。肩部疼痛最常见于成年运动员中，赛季初的患病率为 19%~36%，赛季中的周患病率为 28%[114]。相较而言，青少年优秀运动员的患病率较低（约为 14%，或 1.4 例每 1000 运动 - 小时），这其中 80% 发生在优势侧（投掷侧）[115]。大量增加比赛负荷超过 60% 是肩关节损伤的一项显著危险因素，相比减少负荷或轻到中等量增加负荷的人群，其风险比高达 1.91[115]。此外，肩关节外旋力量减弱及肩胛骨运动障碍也会加重肩伤[115]。

面部 / 口腔损伤

当球员在高速行动中相撞或发生肢体接触时，面部被手或肘击打可能发生创伤[116]。有时近距离被球击中也会导致一些损伤[117]。口腔损伤是最常见的面部损伤，占 22%，包括牙槽出血、牙齿折断、牙齿撕脱和牙脱位等，其中发生并发症的概率高达 76%，如牙齿颜色改变、牙髓坏死、感染等，最终可能会引起牙齿脱落[118]。牙套可以显著预防牙齿损伤及下颌骨骨折，但即便美国口腔协会称手球运动中需要佩戴牙套，执行者仍是寥寥[119]。其他常见的面部损伤有划伤（19%）、鼻损伤（18%）以及眼及眶周损伤（16%）[118]。

长曲棍球

长曲棍球运动在一块类似曲棍球的室外场地进行，场地两端各有一个球门，球门后的场地区域也可以使用。比赛在两队之间进行，每队 10 名队员上场，其中包含 1 名门将、3 名防守球员、3 名中场球员和 3 名进攻球员，进攻球员和防守球员在场上的活动范围固定，中场球员可以在场地的两边自由移动[120]。球员使用球杆将球射入球门中得分，球员可以通过从空中或地面传接球向前推进，或者用球杆控球跑步移动。比赛规定时间结束后得分多的队伍获胜。

在美国，男子和女子长曲棍球是发展最快的接触性运动[121]。美国大学体育总会（National Collegiate Athletic Association, NCAA）的报告显示，在过去十年里，长曲棍球的参与人数从 2003—2004 赛季 211 支校队共计 7103 名运动员，增长到了 2014—2015 赛季的 350 所学校共计 13 165 名运动员[122]。运动损伤的发生率为 5.29 例每 1000 次运动暴露，其中超过半数的损伤会导致时间损失[121]。下肢损伤最常见（58%），尤其是膝关节损伤[121]。上肢损伤也很常见（21%），未造成时间损失的损伤中最常见的是手臂及肘关节损伤[121]。躯干（11%）及头颈部损伤（9%）则较为少见[121]。最常见的损伤类型是扭伤（25%）、拉伤（25%）及挫伤（17%）[121]。对抗相关损伤占 50%，非接触损伤占 36%，过度使用性损伤占 11%[121]。最常见的三种损伤为：踝关节扭伤、膝关节结构紊乱性损伤以及脑震荡[40, 121, 123]。

踝关节损伤

踝关节损伤通常由非接触性的切入、闪避及扭转动作引起[124]。大多数情况下伤势不重，且不会造成大量时间损失或并发症。人们正在开发预防策略，目前的建议包括但不限于：参赛前评估既往踝关节不稳定相关病史；伤后彻底的康复训练和恢复；康复后使用胶带或支具辅助避免再次受伤[124]。

膝关节损伤

长曲棍球运动员常发生膝关节结构紊乱，尤其是ACL损伤[124]。这些损伤通常是非接触性动作，如切入、转身对膝关节造成的间接损伤[124]。鉴于这些损伤通常较严重而且会损失时间，人们正在探讨预防措施和相关的课程，如平衡训练、增强式训练、强化训练以及神经生物电反馈训练[124, 125]。

脑震荡

大学生运动中，长曲棍球的脑震荡风险在女子比赛中位列第三，在男子比赛中位列第四[126, 127]。女子运动员通常是由于球棒意外击中头部，而男子运动员则是由于球员之间的对抗引起[124]。脑震荡需要综合管理，包括赛季前规划、教育、初始评估。随后需进行脑震荡伤后评估及合理安置。据此可以下达更加准确合理的重返运动（RTP）决策，以达到最好的远期神经系统预后。基线评估是上述流程中最为重要的一环[128]。一项研究中，研究人员将片状的非头戴式加速计贴在运动员的乳突上，收集头部遭受冲击的相关数据，结果发现绝大多数长曲棍球运动中对于头部的冲击不会引起脑震荡[126]。但是作者强调，"亚脑震荡状态"对于大脑结构和功能的近期和远期负面影响，以及其后可能带来的神经退行性变风险增加，使得日后在体育比赛中，"亚脑震荡"的量化评价变得更为重要[126]。

赛艇

赛艇是一项古老的竞技运动，也是最早的奥运会项目之一。现如今有很多职业和业余选手进行赛艇运动，而且赛艇在大学中也很受欢迎。作为一项有氧与无氧结合的运动，赛艇运动员需要有很好的心肺功能储备。竞技赛艇运动可分为两个大类，单桨及双桨，单桨是指运动员使用一个船桨，在船两侧交替排列驱动赛艇；双桨是指运动员使用两个船桨驱动赛艇。训练过程通常在划船机上进行，这是一种静态的模拟赛艇的机器[129]。

理解划桨周期是理解赛艇运动中发生损伤的基础。第一阶段拉桨，运动员呈抓握姿势，手臂伸直，躯干及膝关节屈曲。船桨下降入水后，双脚用力、伸膝、伸展躯干使船桨推进，这一阶段结束于手臂屈曲，推动船前进。随后是回桨阶段，桨叶出水后旋转与水面平行。此时动作顺序与拉桨阶段相反，手臂伸展，躯干及膝关节屈曲。赛艇运动中的损伤通常是过度使用性损伤，由划船机训练过度造成[130]。

腰椎损伤

超过53%的运动员曾有过下背痛的病史，是最常见的肌肉骨骼损伤[131, 132]。划桨需要腰椎过屈并会产生扭力，腰椎承受的压缩负荷约为运动员体重的4.6倍。划桨的重复动作以及高强度训练会导致疲劳，影响肌肉收缩力和本体感觉，改变运动模式，这些都会增加腰椎肌肉韧带劳损的风险[130]。此外，对腰椎周期性地施加压力负荷会引起椎间盘突出、关节突关节囊损伤，甚至椎体终板压缩骨折。研究也显示，由于旋转力的存在，赛艇运动员相比于一般人群发生腰椎峡部裂的风险也更高[129, 131]。

胸部损伤

肋骨应力性损伤在赛艇运动员中较常见，发病率约9%，而且是运动员时间损失的主要原因[129, 132]。第5肋到第9肋最常受累，人们认为损伤机制是反复的肌肉强力收缩造成骨骼微损伤，而肋骨应对应力发生重塑和自愈能力与之不平衡。其背后确切的发病机制尚不明确，但有假说认为在把力量传导至船桨时，前锯肌和腹外斜肌之间的反作用力及胸廓挤压是引起损伤的原因[130]。肋软骨炎及肋间肌劳损也时有发生，通常由于划桨周期最后阶段船桨撞击胸廓引起[130]。

上肢损伤

肩关节损伤通常由盂肱关节力学异常引起。肱骨头可向前偏移，使得肩后关节囊及背阔肌紧张，导致肩袖肌群力量薄弱。这一系列改变会引起撞击及关节不稳定。单桨选手的肩关节疼痛通常是主导手单侧受累[130]。腕及前臂损伤通常也是由力学异常引起，例如平桨时腕关节活动过度、抓握过紧、拉桨时使用肘关节发力而非肩关节发力等等。常见损伤有劳力性骨筋膜室综合征、De Quervain腱鞘炎、交叉综合征以及肱骨外上髁炎。"赛艇指"是赛艇运动员特有的运动损伤，错误地使用拇指完成平桨动作引起拇短伸肌及拇长展肌肥大，压迫其下方的桡侧腕伸肌腱所致[129, 130]。

膝关节损伤

赛艇运动员中膝关节疼痛十分常见[132]。但赛艇本身不是负重运动且不涉及转体，因此急性韧带及半月板损伤几乎不会发生。绝大多数膝盖痛是由髌股关节综合征引起的。在划桨动作中，膝关节进行全范围的屈伸。起始阶段膝关节完全屈曲，此时髌股关节承受较大的压力；当膝关节伸展时，由于拉桨时膝关节外翻，可能会导致髌骨运动轨迹异常。这二者共同作用可引起慢性髌股关节痛[130]。由于髂胫束（IT band）反复摩擦股骨外侧髁，有些运动员会主诉膝关节外侧疼痛，称为髂胫束综合征[129,130]。

英式橄榄球

英式橄榄球是橄榄球的一种，两队每队 13 ~ 15 人，通过持球达阵或将球踢向前场得分。球员可以向侧方和后方传球。球员被分为前锋、后卫，前锋负责夺取球权，后卫负责持球达阵。非持球方争得球权或持球方得分前，传球次数有限。当持球球员被阻截不能前进时双方争球。一旦持球球员被擒抱停球，其他队员快速形成人墙保护球，而对方则尝试突破人墙夺取球权。与美式橄榄球不同，球员在场上只穿戴肩部护垫、胸部护垫及头盔[133]。

由于比赛中身体碰撞很多，而保护装置相对较少，英式橄榄球运动员时常发生肌肉骨骼损伤。绝大多数损伤是下肢的急性损伤。前锋发生伤病的概率较后卫更高。下肢损伤中膝关节最常受累，MCL 扭伤/撕裂尤为常见。ACL 撕裂较为严重，导致运动员大量的运动时间损失。后卫中腘绳肌损伤常见，因其需要在比赛中频繁地冲刺和急停[134]。

运动员之间的碰撞会引起肩关节损伤，尤其在争夺球权时。肩锁关节损伤最常见，但有些运动员可能会遭遇更严重的损伤，如创伤性肩关节脱位[135-137]。

争球时运动员脊柱损伤风险也很高。头部屈曲受到轴向力会引起颈椎损伤。钩球锋是争球时金字塔尖的位置，因此其发生颈椎损伤的风险明显高于其他球员。为此，钩球队员通常用手臂抱紧他旁边的其他球员，减少身体摆动以防颈椎损伤。腰椎损伤也可能出现，但更多是由训练时的过度使用引起的，急性创伤性损伤少见[133,134]。

由于英式橄榄球运动有时较为暴力，偶尔会有头部损伤，如闭合性脑损伤。头盔可提供一定的保护，使运动员免于一些严重损伤，但对于轻度头部损伤并没有展现出保护作用[138]。

跑步

跑步是一项很常见的运动，对心血管健康大有裨益。根据运动强度不同，跑步可以是休闲运动，也可以是竞技体育。跑步涵盖的范围很广，有耐力跑（如马拉松）、短跑、跨栏等等，每一项都需要不同的运动技巧，也涉及不同的运动损伤[139]。毋庸置疑，下肢损伤是跑者中最常见的，而且通常是过度使用性损伤。急性损伤也可以发生，但较其他运动项目少见[140]。跑步的运动损伤复杂，不同性别间的差异也很大。风险因素包括经验欠缺、跑步距离大于每星期 32 km[141]。

膝关节损伤占跑步所致损伤的 50% 以上，是最常见的损伤部位。髌股关节痛最为常见，其次为髂胫束综合征和半月板损伤。女性更容易受髌股关节疼痛的影响，而男性中半月板损伤多见[140,141]。

过度使用性损伤也可以在膝关节水平以下出现，包括跟腱病、胫骨内侧挤压综合征、劳力性骨筋膜室综合征以及足底筋膜炎。偏瘦身材（BMI<21 kg/m²）合并营养不良会导致跖骨应力性骨折。摩擦较多的部位还有可能出现水泡等问题[139,140]。

环境相关的损伤或更为严重，例如马拉松运动员可能出现热休克及脱水，在极寒地区跑步可导致冻疮及低体温症[139]。

双板滑雪与单板滑雪

双板滑雪

双板滑雪是一项风靡全球的休闲运动，有超过2 亿爱好者。滑雪时滑雪者将细长的滑雪板固定在脚上，从山坡滑下时通过变换重心来转弯。滑雪杖可以帮助滑雪者保持平衡，也可以在起始阶段帮助前进。高山滑雪最常见的比赛形式为，选手按照规定线路绕过旗门杆从高山上滑下，耗时最短者获胜。其他比赛形式还有越野滑雪、跳台滑雪等。滑雪技术和场地维护的进步使得滑雪者可以滑得更快，而且也大大提高了运动的知名度，但也提高了伤病的风险[142]。

膝关节损伤

由于滑行速度快、雪板固定器无法脱离等原因，膝关节容易受到旋转力的作用，因此，膝关节损伤在双板滑雪中十分常见。单纯 MCL 扭伤最为常见，ACL 撕裂最为严重。与美式橄榄球类似，高山滑雪的

ACL 撕裂发生率最高。在 ACL 撕裂的同时，滑雪者还有可能同时合并其他膝关节损伤，如 MCL 撕裂及半月板撕裂。女子运动员 ACL 撕裂的概率明显高于男子运动员，这一点也和其他运动一致[143]。预防措施包括：改进滑雪用具、对运动员进行常见 ACL 撕裂机制的教育以及如何正确做动作的教育。其他可能发生的急性损伤还有单纯半月板撕裂，但 PCL 损伤及胫骨平台骨折在双板滑雪运动员中很少见[142, 143]。

肩关节及拇指损伤

双板滑雪运动员最常见的上肢损伤是"滑雪者拇指（skier's thumb）"，即拇指掌指关节尺侧副韧带（UCL）扭伤[142]。肩关节损伤也较为常见，通常是由于摔倒时上肢受到轴向的力造成的，也可能由于对肩关节的直接创伤引起，或是被雪杖的腕带缠住迫使肩关节外旋外展造成。常见的肩关节损伤有：肩袖肌群劳损、盂肱关节脱位、肩锁关节分离、锁骨骨折等[144]。

其他双板滑雪损伤

随着拥有可脱离固定器的高帮滑雪鞋的出现，"滑雪鞋顶"骨折，即胫腓骨骨折，较前减少。其他较为少见的运动损伤还有扭伤、骨折、裂伤等等，时有报道[142, 144]。

单板滑雪

与双板滑雪相比，单板滑雪的爱好者更年轻，受众较少但依然可观。单板滑雪的比赛形式与双板滑雪相似，但单板滑雪的比赛还有在 U 型场地中的技巧比赛，选手在空中做出各种技术动作，由专业评委根据完成度及动作来打分。完成这些动作时需要从地面高高跃起，使选手发生高能损伤的风险很高[144]。

上肢损伤

单板滑雪中的上肢损伤比双板滑雪更常见。一是因为单板滑雪更容易摔倒，二是因为没有滑雪杖，滑单板的人在摔倒时只能伸出手撑地[145]。此外，单板滑雪的雪板是与鞋子完全固定在一起的，如果不用手来打开固定器便无法松开，因此下肢的活动度明显减少。腕关节损伤包括桡骨远端骨折、腕骨骨折、扭伤以及挫伤。肩关节损伤包括盂肱关节脱位、锁骨骨折、肩锁关节分离、肩袖肌群撕裂以及肱骨近端骨折[142, 144, 145]。

下肢损伤

尽管下肢损伤不如上肢损伤常见，但由于雪具及场地的改善，滑雪者可以滑得更快，高能损伤的风险明显升高，因此下肢损伤的发生率也在逐渐增加。损伤常发生在前脚[145]。踝关节损伤最为常见，其中踝关节骨折是最常见的下肢骨折类型。单板滑雪特有的下肢损伤是"滑雪者踝（snowboarder's ankle）"，指距骨外侧突骨折。这一损伤并不多见，但由于它常常在 X 线平片被漏诊，被误诊为踝关节扭伤，因此应引起注意。膝关节损伤较双板滑雪明显减少，通常发生在只有一只脚固定在雪板上的时候[142, 145]。

共同损伤

有经验的单板和双板爱好者会尝试从更陡的且没有修整的山坡滑下，这大大提高了头部及脊柱损伤的风险，尽管和其他运动相比这些损伤的风险并不高，但后果十分严重。最近广受关注的案例表明了高速滑雪的危险性。滑雪者在速降过程中可能与很多种障碍物相撞，例如树木、岩石、高压线支架、缆车等。尽管几乎所有人都会在滑雪时佩戴头盔，但是摔倒时如果后背或颈部着地，依然可能导致脊柱损伤[142]。

足球

足球是世界上最流行的运动之一，在欧洲就有超过 2000 万注册足球运动员[146]。男子女子都可以参与到足球运动中，这二者都是奥运会项目。足球在室内及室外都可以进行，室外场地大小为 64～75 米宽，100～110 米长，在成年比赛中，比赛用球直径约为 22 cm。两队每队 11 人在场，其中 1 人是守门员。每场比赛 90 分钟，上下半场各 45 分钟，两队力争在比赛时间内通过将球送入对方球门内得到更多的分来赢得比赛，但不允许用上肢触球。足球是一项对抗性运动，但直接对身体的拦截和冲击是被禁止的。球员可以跳起争顶或瞄准球来铲球。在一场职业足球比赛中，每一名球员的跑动距离约为 10 km。尽管通常我们认为足球是一项有氧运动，但频繁的急停和奔跑以及冲刺使得运动的平均强度更接近无氧阈值，其心率可达最大心率的 80%～90%[147]。

职业足球运动员和业余足球运动员运动损伤的发生率是全世界研究的课题。一项涉及 5 个欧洲国家 11 个职业俱乐部的队列研究显示，运动员受伤的平均发病率为 9.4/1000 小时，其中 30.5/1000 比赛小时、5.8/1000 训练小时[146]，比赛中的发病率较训练时升高了 8 倍[146, 148]。发病率与性别无关，与年龄正相关[148, 149]。另一个影响发病率的因素是足球场地面材质，先前的研究认为人工草皮会增加受伤的风险，但最近的研究比较了新式的人工草皮和天然的室外草地，认为发病率没有明显区别。绝大多数伤病是创伤引起，41% 是由于身体对抗引起，59% 是非接触性机制引起的[150]。比赛中，1/4 的伤病都是直接和犯规相关的[146]。

下肢损伤

足球运动中绝大部分运动损伤都发生在下肢。Walden 等在一项有关欧洲职业足球队的队列研究中发现，85% 的运动损伤发生在下肢，其中最常见的是大腿肌肉拉伤[146]。腘绳肌拉伤最常见，其次是股四头肌拉伤和内收肌拉伤。在韧带扭伤中，踝关节扭伤约占 50%，膝关节韧带扭伤占 40% 左右，膝关节中最常受累的韧带是 MCL[146]。其他损伤包括 ACL 撕裂、半月板撕裂以及髌股关节综合征。ACL 撕裂占所有运动损伤的 14%[151]，发病率存在性别差异。最近的研究显示，女子运动员因非接触性损伤导致 ACL 撕裂的风险是男子运动员的 6 倍[151]。足球运动主要由脚参与，因此足踝部受伤的可能性和其后的机制纷繁多样，例如，当中心脚固定后施加轴向力的同时外旋时，或争顶后落地时，都有可能发生高位或低位的踝扭伤。此外，骨折及应力性骨折也可能发生，过度使用引起的跟腱炎也很常见。

上肢损伤

上肢损伤在青少年中更常见。损伤包括手臂骨折、腕关节骨折、手部骨折、锁骨骨折等。青年特有的伤病是骨突疾病，如 Osgood-Schlatter 病、Sever 病、Sinding-Larsen-Johansson 病以及髂前上棘、髂前下棘和髂嵴骨突炎。急性骨突撕脱骨折或可发生（髂前下嵴、胫骨粗隆、股骨小转子），通常还会合并生长板骨折。

脑震荡

脑震荡占足球运动损伤的 9%，通常由球员头球争顶时撞击造成，或头部与地面、足球、球门发生碰撞导致。其余的头颈部损伤和其他运动类似，通常由意外碰撞引起。由于没有面部护具，颌面部损伤如骨折、划伤、挫伤及擦伤时有发生。2016 年美国足球联合会颁布了脑震荡指南，旨在降低青少年运动员患病的风险。指南中指出，10 岁以下的儿童不允许头球，11～13 岁的青少年训练中头球的次数也有所限制[152]。

青少年损伤

青少年足球有其特定的运动损伤，如生长板骨折合并骨突撕脱骨折。此外，过度使用会引起跳跃膝、Osgood-Schlatter 病、髌股关节软骨炎、或腰椎滑脱引起的下背痛。与其他体育运动一样，伤病预防的教育项目对于降低发病率很有效，项目主要针对神经肌肉训练及功能性核心肌力量强化训练[151]。国际足球联合会（Federation Internationale de Football Association, FIFA）11+ 就是这样一个针对女子运动员的项目，有效地降低了 ACL 损伤的发病率[153]。

游泳

游泳是一项受众很广的运动，运动强度从休闲娱乐到强身健体再到职业比赛都能覆盖。尽管看起来水的浮力能提供保护，使游泳的人免于冲击性损伤，但过度使用性损伤、反复的拉伤以及微小损伤还是会困扰运动员乃至爱好者们[154]。职业运动员的运动强度约为每星期 10km，而世界顶尖运动员可达每星期 100 km[155]。一项 NCAA 的调查显示，优秀运动员受伤的概率约为 4/1000 训练小时[156]。与其他运动项目最大的差别在于，游泳更多的是依靠上肢力量来推进[155]，因此最常见的损伤部位也是上肢，尤其是作为驱动核心的肩关节。

肩关节损伤

肩关节损伤是游泳运动员最常见的伤病，患病率为 40%～91%[157]。优秀运动员每天训练强度约为 9 英里，如此高强度的训练需要肩关节旋转超过 2500 次[155]。"游泳肩"最开始用来描述在训练中及之后发生的肩关节前方疼痛，疼痛的原因目前认为是肩袖肌腱在喙肩弓下发生碰撞引起的[158]。但现在人们发现，游泳运动员发生肩关节疼痛的因素有很多，因此"游泳肩"现在也就成了一个垃圾箱一样的指代词，任何肩关节疼痛都被冠以之名。背后可能的机制包括：划水动作生物力学不良、肩关节肌肉过度使用以及疲劳、肩颈部肌肉劳损、盂肱关节松弛引发的肩关节不稳定等[157]。

膝关节损伤

游泳运动中膝关节损伤也很常见，仅次于肩关损伤。和"游泳肩"一样，"游泳膝"也是一个模棱两可的词，指代所有游泳运动员的膝关节疼痛，其患病率为34%～86%[157]。还有一个词叫做"蛙泳膝"，因为蛙泳运动员中膝关节损伤的患病率明显高于其他人，高出约5倍[159]。蛙泳动作在髋关节内收之后会对膝关节施加一个较大的外翻负荷，蹬腿时施加在MCL上外翻的负荷更大。运动员一般会主诉膝关节内侧疼痛，疼痛位置可累及MCL全长，也可位于韧带止点，也可在鹅足及滑囊上方。与蛙泳相比，自由泳腿部动作为打水，膝关节冠状面上承受的负荷小，因此患上"游泳膝"的风险是蛙泳运动员的十分之一[159]。但频繁打水需要股四头肌重复进行强有力的收缩，增加髌骨股骨间压力，因此会诱发膝前疼痛。尽管如此，自由泳运动员膝关节疼痛的发病率仍然很低。

背部损伤

无论哪一种泳姿，运动员为了保持流线型的体态，下背部都需要保持过伸姿态。在蛙泳和蝶泳运动员中，动作本身需要运动员波浪式的体态，因而影响更大，大大增加了其峡部裂及腰椎滑脱的风险[160]。据统计，蛙泳运动员下背痛的患病率为22%～47%，蝶泳运动员为33%～50%[161]。

网球

网球运动是世界上最流行的挥拍运动，双方球员用球拍来回击打网球过网并控制网球落在场地范围之内，若一方击球出界或落网则对方得分。运动强度下至休闲娱乐，上可达职业比赛，可以单人比赛（单打）也可双人组队比赛（双打）。

根据网球运动的生物力学原理，挥拍动作需要动员全身各个部位的肌肉，通过力学传导使拍头达到一个很高的速度。发球是比赛中很重要的一个环节。发球时力量从双脚产生，通过全身传导至球拍形成一条动力链。其中肩关节和肘关节承受的力量负荷最大，因此这两个部位也是最常发生运动损伤的位置[162]。

除上肢外，下肢运动损伤也较为常见，多为急性损伤，上肢则多为过度使用性损伤[163]。

下肢损伤

由于多拍回合中运动员需要频繁变向，因此踝关节损伤最常见。不同的比赛场地或可造成不同种类的踝关节拉伤，但是尚无文章进行比较。最常见的急性损伤是足内翻造成的踝关节韧带扭伤[162,163]。运动

员还有可能发生腓骨肌腱半脱位，多是由于反复的踝关节内翻引起的腓骨肌腱鞘薄弱引起。其他的踝关节损伤有前方撞击综合征、距下关节不稳定和骨软骨病变。在发球及挥拍时需要髋关节强有力的旋转来提供足够的动力，因此髋关节损伤时有发生，其中肌肉和韧带拉伤最常见，盂唇撕裂及髋关节后方撞击相对少见。下肢损伤中也有一些是反复的用力加速引起的，例如跟腱撕裂、腓肠肌撕裂和腘绳肌撕裂等。常见的膝关节损伤有髌腱炎、髌股关节综合征。其他的下肢损伤包括足底筋膜炎、应力性骨折、网球趾（第二及第三脚趾反复与鞋子撞击引起）[162,163]。

上肢损伤

上肢损伤在网球这项挥拍运动中十分常见。"网球肘"，也就是肱骨外上髁炎，是由于球拍传导至手臂的扭矩引起伸肌总腱止点微小创伤引起的。击球时拍面的网线传导至前臂的震动也会引起微小创伤。随着科技的进步，球拍越来越轻，挥拍及击球速度越来越快，但也使得前臂受到的扭矩和震动越来越大[162]。其他常见的肘关节损伤包括屈肌-旋前肌肌腱炎、肱骨内上髁炎、尺神经炎、肘关节后方撞击等。肩关节损伤也较为常见，如盂肱关节内旋障碍（glenohumeral internal rotation deficit, GIRD）、肩袖撕裂、SLAP损伤等[163]。腕关节损伤包括尺侧腕伸肌肌腱炎、关节半脱位等。运动员常受腕关节尺侧疼痛的困扰[164]。

下背部损伤

网球运动员常受腰背部疼痛的困扰。在发球和挥拍击球时，腰椎需承受很大的轴向负荷及扭矩，高强度的训练和比赛使得腰椎的韧带和肌肉出现疲劳，导致扭伤或撕裂。而旋转力及过伸会引起腰椎间盘退变及椎间盘退行性疾病[162]。

排球

常见的排球比赛形式有室内排球和沙滩排球。前者由2支球队分别在球网两侧进行比赛，每队场上各6名球员。一名球员在场地一端发球过网至对方场地内开始比赛。球员用手及手臂击球、垫球不让球落地并通过传接球制造得分机会。接球方可以将球直接垫到对方场地，也可以将球高高垫起为队友制造大力扣杀的机会。除此以外，还可以在球要落地前将球救起，或者拦网使球落在对方场地内。任意一方如果让球落在本方场地内、击球出界或击球超过三次则判本回合

负，对方得分[165]。

沙滩排球与室内排球有一些规则上的区别，但基本规则、击球数、得分结构一致。比赛场地在室外的沙滩，每队 2 名球员。沙滩排球和室内排球都可以达到很高的竞技水准，而且都是奥运会比赛项目[165]。

排球运动需要运动员跳得很高，而且需要上肢呈弓形以获得更大的击球速度。因此上肢和下肢损伤在排球运动员中都很常见[165, 166]。尽管伤病较其他对抗性运动少见，但由于业余球员的增加，近年来排球运动员受伤的发病率也在升高[167]。对于沙滩排球和室内排球来说，受伤的特征也有所区别，前者多为过度使用性损伤，后者多为急性损伤[165]。

踝关节损伤

排球运动员最常见的急性损伤是踝关节扭伤，研究统计占所有损伤的约 40%。扭伤通常发生在运动员起跳后落地时踩到其他人的脚上，造成内翻伤。由于室内排球场上球员更多、场地更硬，因此发病率更高[166-169]。改变比赛规则、改进落地技术、神经肌肉训练、使用护具和胶带等预防措施可以降低踝扭伤的发病率及复发风险[168, 169]。

反复的起跳和落地动作也会导致急性或慢性跟腱炎，是老运动员中常见的过度使用性损伤。症状多表现为跟腱压痛及骨擦感[165-167]。

膝关节损伤

最常见的膝关节损伤是髌腱病，通常是起跳时的爆发力引起的。有研究指出，急性髌腱炎的发病率约为 40%。过度使用性髌腱病变又称"跳跃膝"，是由于起跳落地时膝关节的深度屈曲引起的[166, 170, 171]。相比室内排球，沙滩排球运动员发生髌腱疾病的概率要低，这可能是比赛场地不同的结果[165]。

ACL 撕裂在排球运动员中相对少见，但通常后果严重。其机制与其他运动中发生的 ACL 撕裂相似。落地动作变形或者落地时发生旋转都会对膝关节施加外翻及偏心负荷，导致 ACL 损伤。运动员受伤后将无法继续比赛，而且直到 ACL 重建完成之前都将离开赛场，很多球员在受伤之后无法回归先前的比赛状态[165, 168]。

手指 / 腕关节损伤

对于排球运动员，尤其是参与拦网的球员来说，高速运动的球会带来一系列急性和慢性的手指及腕关节损伤。轴向负荷及过伸负荷会导致手指骨折及指间关节脱位。移位性骨折及难复性脱位需要骨科医生诊治。软组织损伤如掌板损伤、球衣指［远端指间关节（DIP）过伸导致指深屈肌（FDP）损伤］、近端指间关节韧带损伤也会发生。拦网或落地撑地时，若拇指在外展状态下受力，可能发生拇指桡侧副韧带及尺侧副韧带损伤。球员倒地救球时，伸出的手与地面发生碰撞可能会引起钩骨骨折[165, 167, 172]。

在接发球时，由于球会反复击打腕关节手掌侧，微小创伤会引起 De Quervain 腱鞘炎，即腕关节背侧第一间室的炎症[165]。

肩关节损伤

盂肱关节的肱骨头体积大，而关节盂相对较小，这使得盂肱关节有着很大的活动度，但同时其稳定性也较差。在日常生活中，韧带、肩袖肌群、关节囊共同维持肩关节的稳定性。在发球和扣杀时，肩关节达到其最大活动度，每一次动作带来的微小创伤都会造成上述结构的损伤，引起肩关节疼痛。击球时手臂动作可分为三个阶段：准备、加速、减速。准备动作时手臂最大程度地外旋后伸，此时肱骨头前移[167, 171, 173]。肩袖肌群通常可以防止肱骨头半脱位或脱位，但反复的训练及比赛会导致肩袖肌群过度使用性损伤，如肩袖肌群 / 肌腱拉伤或撕裂。肱骨头前移还可能引起关节盂唇撕裂、下盂肱韧带撕裂、肩关节内部撞击等。肩关节脱位也可能出现，通常在运动员救球时手臂前伸与地面碰撞时出现[165, 172]。

肩胛上神经麻痹也较为常见，许多运动员会主诉肩胛区疼痛及无力。其背后的发病机制尚不明确。在关节盂唇撕裂后神经节可能卡压在肩胛冈关节盂切迹，也可能是由于活动度过大导致神经牵拉，反复挥臂引起麻痹症状[165, 167, 170]。

反复的摆臂动作还会引发 GIRD，为了防止肱骨头向前方半脱位，肩关节后关节囊张力增大，因而限制了盂肱关节内旋[165]。

背部疼痛

由于在击球摆臂时脊柱反复地屈曲和旋转，下背痛在运动员中很常见。力量最先传导到腰椎峡部，引发应力反应，运动员通常主诉关节突关节处疼痛。双侧峡部缺损尽管少见，但是会导致腰椎滑脱以及继发的神经损害，需要手术纠正。反复的脊柱屈曲也会引发间盘退行性变，但也较为少见[165, 166, 172]。

脑震荡

排球运动员较少发生脑震荡，但儿童运动员时有发生，通常是头部与网杆或地面碰撞引起的。有关的预防措施尚无研究[165]。

摔跤

摔跤是世界上最古老的运动之一，这项徒手格斗的目的是将对手摔倒，使其背部着地。比赛中一方将另一方控制住或使其背部着地可以得分。国际上常见的比赛形式有两种，自由式摔跤和古典式摔跤，二者主要区别在于后者禁止攻击对手的腿部，鼓励使用更多的上身技术，如抱头、过肩摔和背摔。在美国，青少年、高中及大学级别的比赛形式多为民族式摔跤，其计分特点为，相比传统摔倒动作，过肩摔动作并没有额外的得分奖励，只有控制住对手才能获得额外得分。这使得运动员无需像自由式或古典式摔跤一样，为了获得得分奖励而做出各种各样的危险动作，因而其总体的受伤概率也相对较低[174]。即便这样，高中生运动员的损伤发生率依旧可达 2.33 ~ 2.50 例 /1000 运动员暴露[175]。在大学比赛中发生率增加到 7.25 例 /1000 运动员暴露[174]。在 2008 年北京奥运会中，9.3% 的参赛选手发生了损伤[176]。因为场上的两名运动员都以双脚站立，取中立姿势，因而主要的损伤（39% ~ 42%）都发生在这一姿势中[174]。

肌肉骨骼损伤

上肢损伤中最常见的是肩关节损伤，其次是肘关节及腕关节。在高中生运动员中，肩关节损伤是最常见的单关节损伤（占 18% ~ 24%），以半脱位及脱位最常见，多由肩关节主动或被动的过度前屈、外展以及外旋造成[174]。这些动作还有可能引发肩袖肌群拉伤和盂唇撕裂，使得运动员更容易发生复发损伤。有研究发现，全身韧带松弛的摔跤运动员总体的运动损伤风险较一般人群低一半，可能意味着相对"僵硬"的肩关节更容易发生运动损伤[177]。

肘关节损伤的常见机制是运动员防守时从站立姿势被摔倒至垫子上，为了防止被摔倒手臂外伸，此时十分容易发生肘关节脱位，后脱位多见（80%），支持韧带常断裂[174]。

腕关节及手的扭伤常发生在运动员进攻或闪避时被对手抓住手腕或被地面别住手腕。手指脱位尤为常见[174]，其中又以近端指间关节最多。若是在冠状面

上脱位，容易损伤单侧或双侧的副韧带；若是矢状面脱位，则容易损伤掌板[178]。

膝关节是最容易发生运动损伤的下肢关节，其次是踝关节。侧副韧带扭伤常见，尤其是 MCL。这些损伤最常见于运动员从中立位被摔倒时采取防守动作，或是防守方与进攻方角力时对膝关节施加外翻负荷。半月板损伤也很常见，原因在于运动员在角力时膝关节常呈屈曲状态且不稳定。在运动员将对手摔倒时，自己的膝关节通常也会撞击在垫子上面，反复的创伤会引起髌前滑囊炎，其中小部分人甚至会引起感染性滑囊炎，导致运动时间损失。踝关节韧带扭伤也比较常见。

严重颈椎损伤不常见，多为颈椎的扭伤或拉伤，偶尔会出现骨折或其他损伤，多见于防守和对抗中[174]。严重颈椎损伤很少见，但是在高中生运动员中发生率较其他群体高[179]。受伤场景几乎全都是运动员从中立姿势中被拉倒时损伤。

头部损伤通常发生在头部与对手的头、膝关节、肘关节或垫子碰撞后。脑震荡最为常见，医务人员应快速准确识别并且治疗，避免参加后续的训练或比赛。

软组织损伤

身体与对手的头部、肘关节、膝关节或手指 / 指甲碰撞后很容易发生裂伤，眉弓最多见。尽管有很多方法可以快速止血以继续比赛，但是最好的处理方法始终是尽快缝合伤口[174]。

耳廓血肿又称菜花耳（cauliflower ear）在摔跤运动员中十分常见。其成因是耳朵受到钝性损伤后，血液积在软骨膜下形成血肿，影响软骨的血供[180]。若血肿未能及时去除，很有可能发生软骨坏死。而后，新生的异常软骨生成、发生纤维化，导致典型的菜花状结构异常。

鼻衄是摔跤中最主要的出血原因。冬季干燥的空气使鼻黏膜更脆弱更容易出血。常见的出血位置是克氏静脉丛（Kiesselbach's plexus）[174]。如上所述，比赛中需要尽快止血以继续比赛，否则有可能会被取消比赛资格。比赛中可以使用棉卷压迫止血，赛后使用血管收缩喷雾可以帮助静脉血管丛更好地收缩。

皮肤感染

摔跤运动员就医最常见的原因是皮肤感染，也是导致训练及比赛时间损失最常见的原因[181]。反复的

损伤会破坏皮肤的自然屏障，将身体暴露在病原体之下。疱疹好发于头颈部、面部，运动员的皮肤接触是其主要的传播途径。在引起停训或停赛的皮肤疾病中，45% 是疱疹性瘰疬，25% 为细菌感染，22% 为真菌感染[174]。因此摔跤运动员自查自检十分重要，及早发现可以最大程度地降低时间损失和感染时间，也可以避免传染给其他运动员[174]。

减重相关健康问题

运动员通常会减重，降至下一个体重级别可以为自己获得更多的优势。在赛季中运动员不会减重，通常维持在一个稳定的重量，但是在比赛前一周之内会减去 5~10 磅，赛后再恢复至原有的基础体重[182]。根据赛季情况不同，运动员可能会在一个赛季内进行 10~30 次这样的循环。常用的手段是大量出汗，并且限制液体和能量的摄入。出汗的方法包括穿着额外的衣服或不透水的运动服在高温环境下训练，服用利尿剂或泻药，催吐等。在 1997 年秋天，3 名大学生运动员死于在 5 个星期内快速减重[183]。为了避免更多类似事件发生，摔跤协会做了如下尝试：大学生摔跤运动员不可将体脂率降至 5% 以下，高中生运动员不可降至 7% 以下，赛季初会对运动员进行检验，测量体脂率，若数据在最低容许值以上，那么运动员在赛季中最多可以每周降 1.5% 的基础体重以达到其目标体重。此外，称重通常在赛前一小时之内进行，而不是前一天晚上。

选读文献

文献：McCrory P, Meeuwisse W, Dvorak J, et al. Consensus statement on concussion in sport-the 5th international conference on concussion in sport held in Berlin, October 2016. *Br J Sports Med*. 2017.

证据等级：V

总结：此文是运动相关脑震荡诊断及管理最新的专家共识，文中提出了 11R 来概括全文内容：Recognize 识别、Remove 转移、Re-evaluate 重新评估、Rest 休息、Rehabilitation 康复训练、Refer 转诊、Recover 痊愈、Returnto sport 回到赛场、Reconsider 重新审议、Residual effects and sequelae 后遗症、Reduction 减少。

文献：Kinsella SD, Thomas SJ, Huffman GR, et al. The thrower's shoulder. *Orthop Clin North Am*. 2014; 45(3): 387-401.

证据等级：I

总结：这篇文章是有关投手肩简明扼要的综述，在了解了投掷动作之后，对于投掷运动员中常见的肩关节疼痛的很多方面都可以更好地理解，如不同的肌群参与，哪些力学错误会导致肩关节损伤，等等。

文献：Dines JS, Bedi A, Williams PN, et al. Tennis injuries: epidemiology,pathophysiology, and treatment. *J Am Acad Orthop Surg*. 2015; 23(3): 181-189.

证据等级：I

总结：这篇文章是关于网球运动员常见运动损伤的综述。作者选择从网球运动员发球和击球的生物力学及力学链讲起，并以此为基础阐释运动损伤中的机制。文中还讨论了技术进步以及球拍等运动装备的革新对运动损伤模式的影响。机体各个部位损伤的流行病学内容及其背后的机制都有所涉及。

（Jared A. Crasto, Ravi S. Vaswani, Thierry Pauyo, Volker Musahl 著　窦若冲 译　陈拿云 校）

参考文献

扫描书末二维码获取。

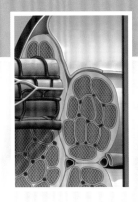

第 10 章

运动医学中常见的骨折

由于运动项目多种多样，情况多变，运动员几乎可以发生任何类型的骨折。运动员在参加比赛时会面临多种骨折的危险。具体的骨折在其他章节中有详细的介绍。本章重点介绍某些特定的骨折及其处理，特别是四肢和脊柱的应力性骨折。本章还讨论了一些在体育运动中比较常见的急性骨折，如锁骨和肋骨骨折。无论是休闲活动还是有组织的运动，重返训练和比赛，都是运动员受伤后要面临的特殊问题。本章还对重返运动指导进行了探讨，同时为运动医学临床医生提供了进一步的指导。

应力性骨折

应力性骨折常见于运动员和军人，特别是受训人员。在接受军事训练的人中，有多达 20% 的人患有该疾病[1]。在运动医学门诊就诊的患者中，也有多达 20% 的人因为该病就医[2]。既往应力性骨损伤史是新发损伤最强的预测因素[3, 4]。运动员在训练和比赛中经常进行重复的、高强度的负重运动，因此很容易发生应力性骨折。过度使用导致受累骨出现无法通过骨稳态自我修复的微损伤。这些微损伤不断积累并最终导致疲劳性骨折，在影像学可观察到明显的骨折线[5]。应力性损伤也是一个连续累积的过程，最初为无症状的应力性反应，只能在磁共振成像（MRI）上见到水肿表现，逐渐进展至有症状，影像学检查可见骨折线，最后发展为慢性骨不连。遗憾的是，体格检查（包括使用音叉查体）和超声对诊断应力性骨折收效甚微[6]。骨扫描和 MRI 常用于应力性骨折的影像学诊断，其中 MRI 效果更好。相较而言，MRI 的辐射量更小、测试时间更短、假阳性率更低、与重返运动的相关性更好[7, 8]。最近提出的分类系统（表 10.1），其观察者内和观察者间的可靠性都很高，而且容易记忆[9]。

某些特定部位的骨骼更容易受到应力损伤。由于皮质骨骨重塑较慢，因此更容易发生应力性骨折。另外，松质骨具有较高的转换率，并且容易受到骨质变差后稳态改变的影响（如骨质疏松）。典型的松质应力性骨损伤发生在低骨密度（BMD）的运动员中。此外，骨折在骨内部的位置可以预测其愈合的潜力。位于受压侧的骨损伤接受非手术治疗可能有很好的效果。发生在牵拉侧的骨折往往不稳定，可能需要手术才能愈合[5]。位于特殊部位的骨，如第五跖骨和舟骨，由于缺乏血供也容易受到应力性损伤。这些"分水岭区域"可能无法通过适当且强力的愈合对机械应力进行反应[10]。

女运动员三联征

女性是耐力运动员应力性骨折最重要的预测因素。尤其是女子长跑运动员的风险最高，因为长跑本身就是应力性骨折的独立危险因素。然而，相关的营养和月经不规律可能是造成损伤的主要因素。闭经的女运动员可能因促性腺激素水平降低使得体内雌激素水平降低，从而扰乱对重复性压力的正常骨转换反应[5]。女运动员三联征包括能量利用率低、月经失调和骨密度降低。早期干预对预防进食障碍、闭经和骨质疏松的发生非常重要。心血管以及内分泌、消化、肾脏和神经精神健康也会受到影响[11]。有证据表明，有三联征症状的运动员的运动表现可能会变差[12]。根据饮食限制、低体重指数（BMI）、月经初潮推迟、其他月经异常、Dexa 扫描 Z 值降低以及是否存在应力性骨损伤等标准，运动员可分为低、中、高风险组[11]。属于中度和高度风险组的女运动员出现应力性骨损伤的风险增加 2 ~ 4 倍[13]。

生物力学因素

生物力学因素也可能与应力性骨折风险相关。有趣的是，地面反作用力在受伤运动员和未受伤运动员之间似乎没有不同[14]。增加下半身的肌肉量可能有助

分级	疼痛	影像学检查结果（CT、MRI、骨扫描、平片）	描述
I	否	影像学检查无应力性骨折证据，无骨折线	无症状应力性反应
II	是	影像学上有应力性骨折的证据，无骨折线	有症状应力性反应
III	是	骨折线存在，无移位	无移位性骨折
IV	是	骨折移位（≥2 mm）	移位性骨折
V	是	骨不连	骨不连

表 10.1　应力性骨折分类系统

From Kaeding CC, Miller T. The comprehensive description of stress fractures: a new classification system. *J Bone Joint Surg Am*. 2013; 95: 1214-1220.

于在跑步过程中吸收地面的反作用力。小腿围度小、下肢肌肉量少的运动员受伤的风险更高。下肢的力线也很重要，股四头肌角（Q 角）大于 15° 与应力性骨折的风险升高有关。此外，腿长差异与跑步者受伤的风险有关[5]。在训练适应期，运动员或新兵发生应力性骨折的风险增加。在这段时间之后，应激损伤的风险可能会降低[1]。

疲劳与训练错误

运动员疲劳与下肢负荷模式改变有一定联系。这可能使疲劳的运动员骨折的风险升高。训练方案的改变，如跑步里程的突然增加，也是受伤的危险因素[15]。在疲劳状态下跑步可能导致下肢受到的机械力增加[16-18]。

营养

营养和日常饮食可以影响应力性损伤的发展。较高的乳制品和钙摄入可以减少应力性骨折发生[3, 19, 20]。另外，较高的钙摄入量（1500～2000 mg/d）可能具有保护作用[5, 20-23]。维生素 D 摄入量和血清维生素 D 水平在患有应力性骨折的运动员中更低，并与青少年和成年人患应力性骨折的风险呈负相关。

遗传因素

最近的一些数据支持应力性损伤具有遗传倾向。RANK 通路与长跑运动员有关[28]。有应力性骨损伤的新兵与无损伤的新兵之间雄激素受体基因 *CAG* 等位基因分布不同[29]。*CALCR* 和 *VDR* 基因也可能与应力性骨折风险有关[30]。其他基因序列也与损伤有关[31, 32]。但到目前为止，还没有确定明确的因果关系。

下面的章节集中讨论了运动员最常见的应力性骨折，损伤的危险因素，推荐的诊断检查、治疗策略，以及某些损伤的预防。

股骨颈应力性骨折

股骨颈应力性骨折对运动员的职业生涯和髋关节的长期健康可以是毁灭性的。医生应注意不要漏诊儿童中罕见的股骨颈应力性骨折[33]。骨折引起腹股沟前方隐痛，负重时疼痛加重。骨折可为双侧，即使患者只有单侧腹股沟疼痛[34]。应力性骨折可发生移位和股骨头缺血性坏死（AVN）。该骨折多发生在长跑运动员和新兵中，特别是那些体能水平较低的刚开始训练的人[35]。跑步时股骨受到的内力沿股骨颈方向集中[36]，而且股骨颈应力性骨折的发生可能存在遗传因素[31]。另外，股骨髋臼撞击（特别是髋臼过度覆盖或髋臼后倾）与股骨颈应力性骨折相关[37-39]。

患有腹股沟疼痛的运动员应进行标准的髋部 X 线检查。如果 X 线片上没有显示骨折，那么 MRI 可以对股骨颈进行更详细的评估（图 10.1）。大多数骨折是首先在 MRI 上诊断的，简化的 MRI 序列也可以有效诊断[40]。骨扫描三相均呈现阳性也提示应力性骨折。单光子发射计算机断层扫描（SPECT）可以提高诊断的准确性[41]。然而，缺乏解剖细节限制了它在治疗中的作用。骨折可分为无移位骨折和移位骨折，完全骨折和不完全骨折，牵拉侧骨折和受压侧骨折。这些特征会影响推荐的治疗方式。

移位的骨折需要紧急治疗，因为它们通常出现在

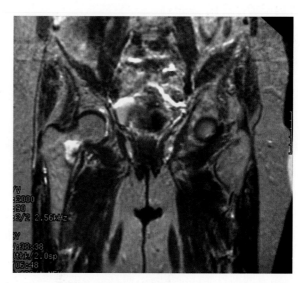

**图 10.1　**股骨颈内侧应力性骨折的 T_2 加权磁共振图像（ From Canale ST, Beaty JH. *Campbell's Operative Orthopaedics. Philadelphia*: Mosby; 2008. ）

20 多岁和 30 多岁的年轻患者中。需要进行切开复位内固定，目的是恢复功能，减少发生 AVN 和继发性骨关节炎的机会。无移位骨折的治疗取决于骨折的位置和股骨颈受累的程度。不完全性骨折，仅累及受压侧（内侧）的股骨颈骨折可以通过长时间无负重进行非手术治疗（图 10.2）。MRI 上显示受压侧的损伤越重，患者重返跑步运动的时间越长。MRI 仅见水肿而未见骨折线的轻度损伤需要 7.5 周，可见骨折线的损伤需要 17.5 周[7]。

累及股骨颈牵拉侧（外侧）的骨折通常需要手术治疗（图 10.3）。采用空心螺钉经皮内固定可以防止内

翻移位。值得注意的是，股骨颈干角与股骨颈应力性骨折的治疗结果之间没有相关性[42]。术后，这些患者还需要长时间无负重。非手术治疗和手术治疗的患者都需要一段较长的时间进行康复，再重返跑步和其他高冲击力运动。在康复阶段逐渐增加负重是非常重要的，这样可以确保股骨颈完全愈合以承受所受的应力。

胫骨应力性骨折

胫骨应力性骨折是耐力运动员最常见的应力性损伤。运动员跑步时胫骨承受的负荷明显高于步行时。目前还不清楚力学因素是否能单独解释胫骨应力性骨折。总体而言，骨骼健康以及其他因素可能起着重要作用。跑动速度与胫骨应力骨折危险性相关。虽然这种骨折不像其他一些下肢应力性损伤那样具有破坏性，但是会使运动员较长时间内不能参与跑步及冲击性活动等运动。

跑步运动员，包括军事训练人员，若主诉进行冲击性活动时胫骨局灶性疼痛，应对其进行胫骨应力性骨折的评估。查体可发现局部压痛，用受伤的腿跳跃和将重心放在患侧等动作可能会引起疼痛。这一点与胫骨内侧应力综合征（medial tibial stress syndrome，MTSS）不同，MTSS 患者的压痛区域更大。保守治疗后，若 X 线片上出现"可怕的黑线"则提示预后不良的可能。在大多数情况下，这是一种慢性骨折不愈合的表现。但 X 线片通常结果为阴性。MRI 的敏感性更高，在 X 线片上看不到的应力损伤 MRI 往往可以检测到。骨扫描不常用，原因如前所述。

胫骨应力性骨折最常发生在胫骨近端受压侧的后内侧，也可发生在牵拉侧，即胫骨中段的前皮质。那

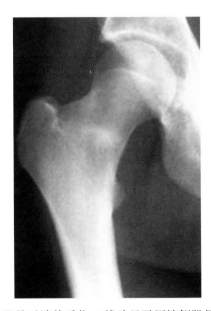

图 10.2 股骨近端前后位 X 线片显示压缩侧股骨颈疲劳性骨折。股骨颈下部有骨膜新骨形成，股骨颈下半部有愈合的骨内膜增殖骨痂形成（From Shin AY, Gillingham BL. Fatigue fractures of the femoral neck in athletes. *J Am Acad Orthop Surg*. 1997; 5: 293-302.）

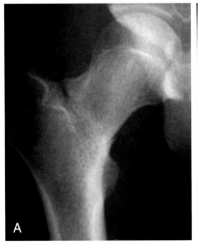
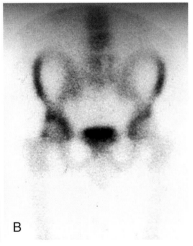

图 10.3 （A）前后位 X 线片，显示股骨颈骨折的牵拉侧骨皮质断裂和增殖。（B）右侧股骨颈上（牵拉）侧摄取的磁共振成像

些发生在胫骨受压侧的骨折可以通过一段时间的非负重和制动来治疗（图 10.4）。发生在胫骨牵拉侧的骨折和那些在 X 线片上可见的骨折通常需要手术干预才能愈合（图 10.5）。这些骨折通常采用髓内钉进行治疗。髓内装置通过创造与胫骨共享载荷的环境来促进骨折愈合。此外，扩髓被认为可以刺激骨髓，并在胫骨管内提供一个内部骨移植来源，以此帮助愈合。这些骨折也可采用胫骨前皮质钢板，同时可选择局部植骨治疗。其优点包括将植入物放置在骨折的牵拉侧，不侵犯膝关节直接进行清创和植骨。这类患者可能会

经历较少的前膝痛，而在一些使用髓内钉治疗的研究中，这一比例高达 80%。缺点包括：由于胫骨前方软组织覆盖率低，因此钢板会突出于皮肤表面；以及可能使骨折部位周围的胫骨皮质失去活力。

第五跖骨近端应力性骨折

第五跖骨近端也是应力性骨折的常见部位，任何跑步运动员或行军运动人员都容易发生。异常的前足负荷可能导致这些损伤，尤其是穿着极简薄底跑鞋时，由于这类鞋会增加前足负荷，因此更容易发生损

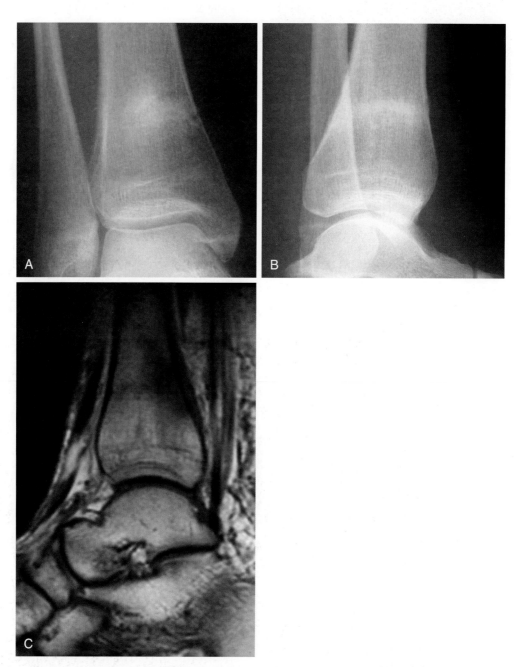

图 10.4 （A 和 B）胫骨应力性骨折自内侧到外侧并未完全断裂，但皮质破坏有助于诊断。（C）磁共振成像很好地展示病变部位，灵敏度更高（Courtesy James W. Brodsky, MD.）

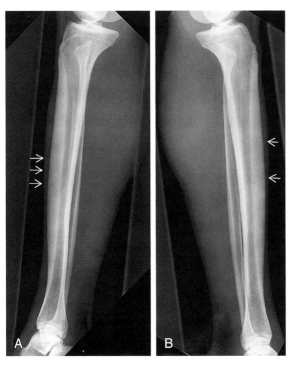

图10.5（A 和 B）双侧胫骨的 X 光片显示胫骨中段前皮质的多处楔形骨折，即 "可怕的黑线"，显示高风险的牵拉侧应力骨折（箭头）(From Berger FH, de Jonge MC, Maas M. Stress fractures in the lower extremity: the importance of increasing awareness amongst radiologists. *Eur J Radiol*. 2007; 62: 16-26.)

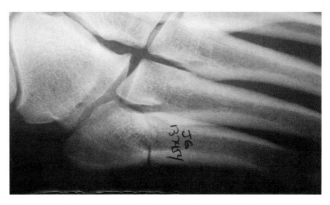

图10.6　第五跖骨骨干 - 干骺端交界处的急性 Jones 骨折（Courtesy James W. Brodsky, MD. ）

伤[51]。后足有高弓内翻足的运动员在足外侧会施加额外的压力，容易受伤。而且跖骨近端是一个 "分水岭区域"，这可能导致了对重复性损伤的再生反应不良。另外，脚趾抓握能力减弱与第五跖骨应力性骨折发生率增加有关[52]。

　　运动员主诉足外侧疼痛时应该考虑该损伤。虽然扭伤后也可能出现类似的症状，但应力性损伤的疼痛往往是慢性隐匿性的。第五跖骨近端的应力性骨折应与 Jones 骨折相鉴别。后者累及第四、第五跖骨关节，同时可以出现较小的、近端撕脱骨折。X 线下应力损伤多发生在近端跖骨干和干骺端的交界处稍远处，借此可以很好地鉴别。这些损伤可视为跖骨对重复应力的自身修复反应，表现为外侧骨皮质增厚。也可能出现可见的骨折线，通常涉及外侧骨皮质而且不是完全断裂。MRI 和骨扫描可以用来诊断 X 线片看不到的损伤。虽然超声的灵敏度没有 MRI 高，但可以作为一种更经济的替代手段[53]。

　　当骨折在 X 线片上可见时，大多数患者需要手术固定治疗（图10.6）。此时区分真正的 Jones 骨折和跖骨干骨折可能并不重要[54]。非手术治疗骨不连率

高，重返运动和体力劳动需要的时间长[55]。手术修复通常采用髓内钉，需保证有足够的螺纹穿过骨折（图10.7）。髓内皮质增厚可能增加钻孔的难度。很重要的一点是，钻孔时钻头或螺钉都不应穿透远端的骨皮质，避免人为制造应力集中点而引起新的骨折。关于螺钉直径有争论，因为使用较大的螺钉后不容易发生疲劳骨折。根据计算机断层扫描（CT）研究，对大多数患者来说直径 5 ~ 50 mm 的螺钉是合适的。一些外科医生倾向于使用实心螺钉替代空心螺钉以减少疲劳性断裂。对骨折进行首次内固定时，通常不需暴露骨折部位后清创并植骨，但也应具体问题具体分析，处理翻修病例时更有可能进行这些操作。与骨折间隙大于 1 mm 的跖骨骨折患者相比，间隙小于 1 mm 以及 X 线片显示为不完全骨折的患者愈合速度更快[58]。患有后足高弓内翻足畸形的患者可能需要进行跟骨外翻截骨术，改变力学环境，去除足外侧的负荷[59]。这对反复受伤的运动员特别重要。

　　术后除了患者特有的健康特征外，还应对下述因素进行评估。包括跑步风格、训练量、跑鞋质量和磨损情况，以及脚的形状。此外，维生素 D 水平较低（<30 ng/ml）的运动员更容易发生第五跖骨应力性骨折，因此口服补充治疗[26, 60]。调整任一因素都能够有效地避免复发。矫形鞋垫可以确保运动员足部应力合理分布。手术固定后的损伤复发更有可能发生在那些完全愈合前就过早重返运动的运动员中[61, 62]。BMI 较高、第四至第五跖骨间角较宽、第五跖骨头弯曲的人也是如此。

其他跖骨应力性骨折

　　第一至第四跖骨的应力性骨折也很常见，特别是在跑步运动员和舞蹈运动员中[64]。第二跖骨受到

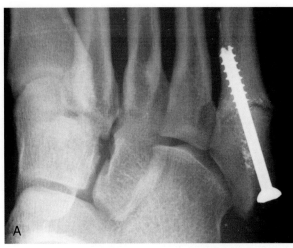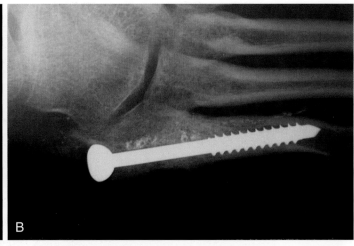

图 10.7   一位 18 岁的大学生足球运动员，在先前的手术后出现了 Jones 骨折的反复疼痛和不愈合。（A）注意骨折部位的肥厚的边缘和硬化。（B）在二次手术进行髓内固定和植骨后 10 周愈合（Courtesy James W. Brodsky, MD.）

的弯曲应力最大，因此是最常累及的跖骨，第三跖骨次之 [65]。

骨折可发生在跖骨的任何部位，最大应力发生在距骨基底部 3~4 cm 的远端 [65]。远端骨折愈合更快。通常经过一段时间的固定和限制负重，治疗效果往往令人满意。一旦疼痛好转，应逐渐增加活动以帮助患侧适应增加的负荷。解决任何涉及患者全身内环境稳定、足部生物力学和负荷模式的问题同样重要。阿基里斯 / 阿喀琉斯伸展、交叉训练、限制里程、定期换鞋，以及矫形鞋垫都是可选的治疗策略。

第四跖骨骨折在非手术治疗的情况下可能会延迟愈合或不完全愈合，这在跖内收的患者中尤为常见 [66]。手术复位和内固定可以帮助这些患者更快地重返赛场 [67]。

舟骨应力性骨折

舟骨应力性骨折虽然不常见，但诊断和治疗都很困难，容易延误诊断 [68]。与多数应力性骨折不同，舟骨应力性骨折多发生在男性运动员，常见于短跑和跳跃运动，如篮球 [4, 65]。舟骨的中央 1/3 是高剪应力的区域。舟骨是内侧纵弓的重点，也是连接中足和后足的纽带，是足纵弓和横弓的重要结构支撑 [69]。负重时，力从第一跖骨经过舟骨传至内侧楔骨，最终到达距骨。通过第二跖骨和中间楔骨传导的力不是这样，从而产生了剪切力。另外，舟骨的中央 1/3 是相对无血管区。这一特点限制了它抵抗力量变化的能力，也限制了它的自愈能力 [10, 70]。最近的数据表明，只有 12% 的舟骨中央存在无血管区。大多数情况下，足舟骨从足背动

脉和胫后动脉分支得到良好的灌注 [71]。

舟骨应力性骨折患者通常表现为隐匿性足背痛，因此延误诊断时有发生。查体时可及舟骨压痛，跖屈时施加轴向负荷（如踮起脚尖或单腿跳跃）可使疼痛加剧 [68]。由于跖面很少受累，因此当 X 线片结果阳性时通常已经延误 [65]。因此 MRI 更常用。

一旦确诊为骨折，长时间制动是治疗的重要部分。骨折早期包扎固定制动至少 6 周往往愈合良好。这期间不负重也很重要，过早负重会导致骨折不愈合 [72, 73]。骨折会导致大约 4 个月的运动受限。疼痛情况与治疗性超声可用于跟踪舟骨的愈合情况，同时与 MRI 检查结果比对 [74]。

在 X 线片上有明显骨折线的运动员以及希望更早重返赛场的运动员可选择手术固定。手术治疗后患者恢复运动的平均时间为 16 周，而保守治疗为 22 周 [48]。在大多数情况下，从外侧到内侧垂直于骨折线放置两个半螺纹螺钉即足够压迫和愈合（图 10.8）。术后需限制负重 1~2 个月，影像学检查证实骨折愈合后，可考虑重新参加体育活动。若不治疗，舟骨应力性骨折愈合效果往往不理想。持续性疼痛和残障的发生率很高，这些患者更容易发生骨不连 [75]。手术治疗后继发性骨关节炎的发病率较高，需要再次手术 [76]。

腰椎峡部应力性骨折

腰椎应力性骨折常见于进行重复性腰椎伸展活动的运动员。在 18 岁以下的患者中，与运动有关的背痛有 40% 是由应力性损伤引起的 [77, 78]。成年人中新发的腰椎峡部裂也时有发生 [79]。腰椎伸展的反复轴向

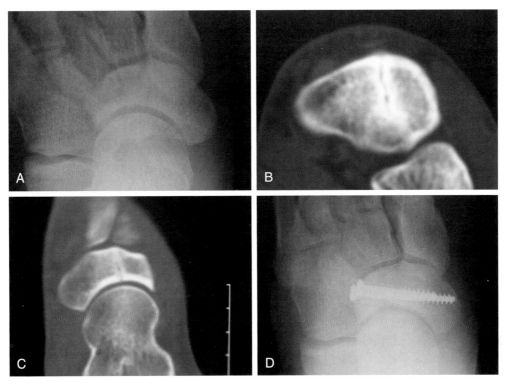

图 10.8　舟骨应力性骨折。（A）在 X 线片上可以看到舟骨细微的线性透明。（B）和（C）CT 证实了诊断。（D）患者接受了内固定和植骨治疗（Courtesy James W. Brodsky, MD.）

负荷会导致腰椎峡部的应力性损伤甚至峡部裂。这些损伤多为双侧，常见于 L5，L4 次之。尽管大多数峡部裂患者无症状，但是运动员出现慢性腰痛时应牢记应力性损伤的潜在可能[80]。

出现峡部裂的患者可能会由于腘绳肌痉挛而出现腿僵直步态和步幅缩短，并伴随前屈活动受限。而严重腰椎滑脱的患者，查体时通常可触及明显的椎体前移。由于病变附近的炎性刺激，可能引起腰神经根病。初步检查可以使用平片，斜位片对诊断更敏感。屈伸位 X 线片可以用于记录和分级。CT 主要用于评价骨性结构，MRI 用于评价神经根和相关的椎间盘疾病（图 10.9）。MRI 在诊断腰椎峡部裂方面也有着与 CT 相似的高敏感性[81, 82]。SPECT 骨显像是最敏感的诊断方法[80]。

仅有峡部缺损的患者和轻度腰椎滑脱的患者通常采用活动调整和伸展支撑来治疗。在恢复的后期阶段和加速重返运动的过程中，进行康复训练以增强腰椎和骨盆的灵活性和强度十分重要。此外，在维生素 D 水平低的患者中，可以看到峡部的应力损伤，因此应考虑测量维生素 D 水平[25]。大多数患者经过非手术治疗症状有所改善，但骨愈合率低，只有约 25%[83]。此外，只要患者仍然参加高水平的体育运动，症状就容易复发[84]。广泛保守治疗无效、神经功能缺损、不稳定和高度滑脱的患者，如果相关的椎间盘没有退变，可以考虑进行手术修复受累腰椎峡部。若患者存在退变性椎间盘疾病，则需要进行腰椎融合。然而，对于那些非手术治疗失败的成年运动员来说，可以参考的数据有限。手术修复腰椎峡部可能会改善疼痛和功能，并最终使运动员重返赛场[85]。关于峡部修复后重返赛场的研究发现，从手术算起通常需要 1 年的时间重返赛场（尤其是对于接触式运动），大约 80% 的患者手术后可以重返赛场[86]。

肋骨骨折

运动员的肋骨骨折可能很麻烦。它们可能是创伤性的，也可能继发于应力性损伤。相较而言，创伤性损伤更容易诊断，而应力性骨折由于表现各异，可能时常被忽略。对于临床医生来说，熟悉应力性骨折的风险和原因，并对出现非创伤性疼痛的运动员提高重视是很重要的。

创伤性损伤由于常伴有胸腔部位的直接受伤史，通常很容易诊断。疼痛局限于患处，直接加压以及深呼吸可以加剧疼痛。查体可见畸形，伴有血肿或淤伤覆盖。医生通常能够通过触诊定位骨折部位。深呼吸

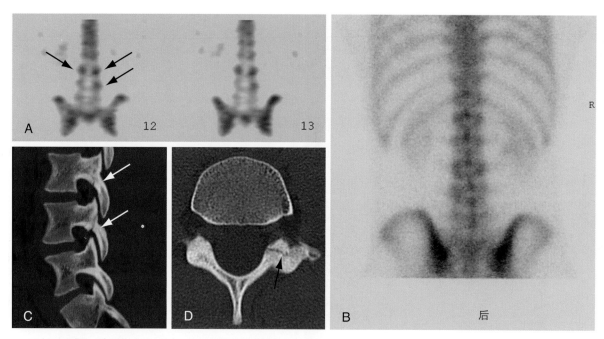

图 10.9　腰椎峡部应力性骨折。（A）4 小时延迟骨 SPECT 腰椎图像显示双侧 L3 后段和右侧 L4 后段的摄取增加，提示腰椎峡部应力性骨折（黑色箭头）。（B）在腰椎的标准骨扫描图像上几乎看不出异常。矢状位重建 CT 图像显示右侧 L3 和 L4 关节间部与异常摄取区域相对应的线性透明（白色箭头）。（D）轴位 CT 图像显示左侧 L3 峡部缺损（黑色箭头）

和任何需要胸部肌肉收缩的动作都会引起疼痛。强烈的胸廓收缩和扭转运动可能引起前方的肋软骨联合处分离。例如，这种损伤在摔跤手中很常见。在严重的分离情况下，可以看到并感觉到肋软骨联合处的移位。

肋骨应力性骨折较少见，表现多样，在鉴别诊断中常被忽略。通常隐匿起病，运动员通常只有在刺激性活动时才会感到疼痛。在早期阶段，由于骨折位置的不同，主诉可能是肩痛或腹痛。若运动员没有休息或进行运动调整仍继续该活动，疼痛会加重。肋骨应力性骨折主要由重复的肌肉牵拉引起，常见于需要投掷和摆动上肢的运动，如划船、体操、篮球和棒球[87-94]。最常见的部位包括第 1 肋前外侧、第 4~9 肋后外侧和上肋后内侧[92]。第 1 肋骨折常见于需要重复举手过头顶的运动，如棒球、篮球和网球[88-90]。运动员可能有肩部后部、锁骨中部或上背部疼痛的模糊病史[89]。下肋应力性骨折见于需要反复扭转身体的运动中，如划船或高尔夫球[92, 93]。

对肋骨骨折运动员的评估应包括对胸部、心脏、肺和腹部的检查。特别是在创伤性骨折时，应排除其他相关器官（肺、肝、脾或肾）的损伤。在非创伤性骨折时，因为临床表现差异很大，应考虑其他潜在的非肌肉骨骼原因引起的疼痛。

初始的影像学检查通常选择胸部和肋骨的 X 线片。

创伤性骨折在 X 线下可以看到骨折线，但肋骨的影像学检查较为困难，需要对每根肋骨仔细检查。骨科医生应与放射科医生一起审核检查结果，确保没有骨折部位漏诊。另外，多达 2/3 的应力性骨折在初始 X 线下是阴性的，只有在愈合开始后才会转阳[95]。

骨扫描下应力性骨折区域的摄取增加，其敏感性可达 100%，因此相比 X 线可以更早地诊断[96]。但 MRI 具有最高的综合敏感性和特异性，并可以同时对软组织异常进行评估，因此仍是诊断应力性骨折的首选方法[95, 96]。

创伤性和非创伤性肋骨骨折都可以选择非手术治疗。如休息、冰敷、镇痛和停止刺激活动，需要有足够的休息时间促进骨折愈合。随着骨折愈合及症状改善，可以逐渐增加活动量。对于剧烈疼痛，可考虑"肋骨捆扎"或肋间神经阻滞。康复治疗应对力学因素和训练方案进行评估，以防止将来的骨折。肋骨骨折不愈合较罕见[87, 91]。

锁骨骨折

锁骨骨折在运动员中十分常见，占所有运动相关骨折的 10%，其中 30% 发生在运动期间[97, 98]，中段骨折最为常见（图 10.10）。中段骨折有近 50% 伴有移位，19% 为粉碎性骨折[99, 100]。这些损伤通常发生在肩膀直接受到打击时，如与其他球员相撞或者是摔倒

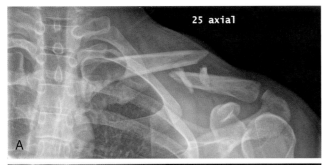

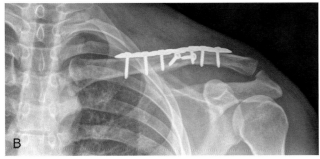

图 10.10　左锁骨中段粉碎性骨折。（A）术前，（B）术后

时肩膀受力。锁骨骨折可以看到畸形，临床医生应该仔细检查有无开放的伤口或皮肤隆起。此外，应进行彻底的神经血管检查，并排除其他伴发损伤。

锁骨骨折的治疗一直是个值得讨论的话题。无移位的锁骨骨折无需手术。锁骨中段骨折经常移位，最佳治疗方法也一直存在有争议[99, 100]。传统上锁骨骨折均采用非手术治疗[101, 102]。然而，最近的研究结果显示，保守治疗可能会产生不良的结果，如不可接受的骨折不愈合、回归运动时间延长，以及肩关节残留功能不足[103-106]。特别是在运动员中，由于期望早期重返赛场和最佳功能恢复，非手术治疗的结果对他们通常不甚满意。因此，对移位的锁骨中段骨折进行手术固定已成为一种趋势。特别是有研究表明，术后骨折不愈合和畸形愈合的发生率较低，并且有助于更早地恢复运动和改善功能[107-109]。

儿童移位锁骨骨折的外科治疗仍有争议。随着儿童越来越多地参加体育活动，出于与成年运动员相同的原因，最佳治疗方案也一直是讨论的话题。由于锁骨的巨大重塑能力，儿童锁骨骨折传统上采用非手术治疗。但也有研究显示钢板固定可以改善患者的预后，尤其是对于青少年患者[110]。在年轻患者中，手术固定变得更有争议。手术固定的益处应该始终与手术的风险相权衡，包括感染和神经血管损伤。

锁骨应力性骨折很少见，但可能发生在参加划船、跳水、棒球、举重和体操等项目的运动员中[88, 91, 111]。通常认为是由于锁骨上反复弯曲、剪切和旋转力的肌

肉不平衡引起的[91]。由于大多数应力性骨折不存在移位，通常非手术治疗即可。

大多数患者在锁骨骨折后可以恢复运动，其中至少有 80% 的患者恢复到受伤前的水平[109, 112]。重返赛场是由多种因素决定，首先要有骨折愈合的临床和影像学证据。患者在全力时应能够无痛地演示关节活动度（ROM）。在接触真实的运动环境之前应制订好 RTP 的训练方案，并逐渐增加训练强度。此外，应结合运动专项训练和功能锻炼，以确保患者没有疼痛，并帮助其在长时间缺席比赛后重新获得信心。RTP 的时机仍有争议[109, 113]，一般来说，在非手术治疗的情况下，从受伤到恢复运动可能需要 6～12 周的时间[103, 114, 115]。手术治疗可以使患者更早地恢复运动，有些报道称术后 6 周内即可恢复[112, 113]。但这只是少数，术后平均重返赛场时间为 68～83 天[112, 113]。最终 RTP 的决定将取决于治疗的类型、痊愈的证据，当然也取决于运动的水平和类型（接触和非接触）。重返赛场将在下一节进一步详细讨论。

重返赛场

让一名运动员重返体育运动的决定是复杂且困难的，它是对于受伤的运动员的临床决策的重要组成部分。在当今竞争激烈的环境下，医生们对于运动员何时能恢复比赛承受着巨大的压力。这是一个不可回避的问题，可能来自运动员，或者其父母、经纪人、教练甚至媒体等。尽管 RTP 是临床治疗的一个标志，但重返赛场的决定仍然有争议。决策过程复杂性的特点也许是文献中缺乏更高层次的证据的原因。最终目标是确保最初的伤病得到治愈并且再次受伤的风险降到最低的基础上，加快运动员的康复速度并使其回归赛场。

为了帮助决策过程，Creighton 等提出了一个三步模型，概述了在让运动员重返赛场之前需要考虑的因素[116]。这个模型包含了与运动员受伤相关的医疗状况以外的重要因素，包括对健康状况的评估，对参赛风险的评估，以及可能影响决策的修正因素（图 10.11）。

第一步是评估运动员的健康状况。这包括运动员重返赛场前临床医生通常考虑的客观和主观的医疗因素。大部分的评估是在临床环境中进行的，医生必须判断最初的损伤是否已经愈合以及是否足以承受运动的力量。患者的疼痛和不稳定等症状应已经缓解。客观评估包括关节活动度、松弛度、肌力、肿胀和炎症

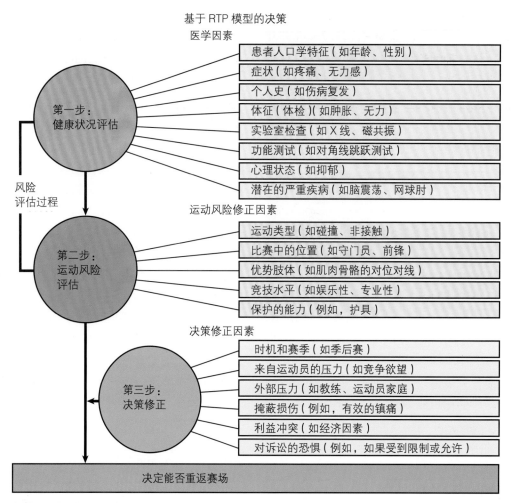

图 10.11　决策依赖的重返赛场（RTP）模型（From Creighton DW, Shrier I, Shultz R, et al. Return-to-play in sport: a decision-based model. *Clin J Sport Med*. 2010; 20[5]: 379-385. ）

的检查。通常将这些与对侧肢体进行比较，许多机构已经建立了可测量的标准来评价恢复程度[117-119]。决策过程通常包括更具动态性和功能性的评估（例如对角线跳跃测试），以及平衡和本体感觉的测试。在许多情况下，这些评估是作为运动员功能康复的一部分进行的，并且医生可以拿到报告。在当今竞争激烈的体育环境下，在年轻运动员参与的体育专业化程度不断提高的情况下，作为重返体育进程的一部分，采用专门针对体育的功能康复是常见的做法。例如，与高尔夫球手或足球运动员相比，芭蕾舞演员对膝关节的要求不同。因此，功能评估也必须针对具体的体育项目。

在过去决定让运动员重返赛场只涉及该模型的第一步。实际上文献中的许多 RTP 指南也局限于此[120]。据 Creighton 等的说法，第二步是评估参与风险并考虑运动风险修正因素[116]。这些因素包括运动类型、在比赛中的位置和竞技水平。例如，与足球等全接触

性运动相比，游泳对膝关节的要求不同。一个肩膀受伤的长距离田径运动员可能比患同样伤病的网球运动员更早复出。比赛中的位置不同 RTP 也有所不同，例如足球守门员与前锋的要求就不尽相同。竞争水平也应该是一个考虑因素。仅进行休闲运动的运动员和专业运动员的需求也不一样。在决定一名运动员能否重返他们的运动项目时，这些因素都应该考虑到。

最后一步需考虑决策的修正因素，不应掉以轻心。这些因素可能足以让运动员决定放弃手术带伤继续比赛，甚至是冒着再次受伤的风险早早重返赛场。如果只考虑运动风险，这些额外因素可能让运动员转而决定重返运动。比方说，若运动员在他们高中最后一年的赛季中受伤，他们可能会选择推迟手术、带伤继续比赛，这样他们就可以打完最后一个赛季，尽可能地获得一个好的成绩。如果在赛季的关键时刻让运动员退出比赛可能会让他们错过获得大学奖学金的机

会，这对于提前返回赛场也是一样的。和运动员一样，医生也可能遇到来自教练、媒体和运动员家庭的外部压力，要求他执行某种的治疗方案。对诉讼的恐惧可能会左右医生的决定。如果医生不允许一个运动员参加比赛，他可能会因为失去了获得奖金、奖学金或球队位置的机会责怪医生。另一方面，如果运动员回到赛场后再次受伤，医生可能会因为过早地准许他重回赛场而受到责备。考虑到上述情况，该模型的第三步需要运动员和医生之间关于期望进行清晰和公开的交流。讨论可能涉及家庭、经纪人、教练和体育组织，医生在向不同对象披露个人、医疗或其他敏感信息时必须谨慎。这些"修正因素"很容易被主治医师所忽略，但对当今运动员的最佳治疗至关重要。

尽管文献中对RTP的讨论越来越多，但暂无为这些困难的决策提供标准化的解决方案的指南。Creighton等提供了一个这样的模型[116]；然而这一模型不能适用于所有情境，后续仍需改进[121]。严重伤害（如脑震荡）后，或者有多处损伤和危险的时候，模型的应用会受到限制。作者认为，这些困难的产生

是因为最初的模式是一种社会学的建构，而RTP的决定还涉及生物学方面的考虑。因此，引入了风险和风险承受力的战略评估（StARRT）框架（图10.12）[121]。总之，最初的模型经过修改，以便在评估RTP时更好地考虑生物学因素。"医学因素"改为"组织健康"，"运动危险修正因素"改为施加于组织的应力。这些其实分别包括了步骤1和步骤2的内容，而且体现了风险评估流程。最后，将"决策修正因素"改为"风险承受能力修正因素"。于是，是否RTP取决于风险承受力是否超过预估风险。换句话说，如果预估风险大于风险承受能力，运动员就不应该RTP。

在决定让一名运动员重返赛场的过程中，涉及到许多因素。即使是有经验的队医，做决策也将是复杂且困难的。由于要考虑的因素很多，医生在决策过程中存在很大的个体差异[122]。RTP的最终决定应该由医生、运动员及治疗师、家庭、教练和体育组织等各方共同参与。多方参与后过多的沟通可能使决策过程复杂化；但另一方面，它也可以帮助医生考虑多种因素后，做出最恰当的决策。

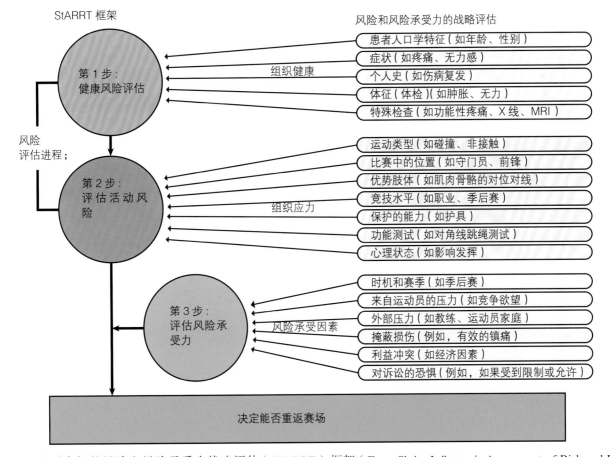

图10.12　重返赛场的风险和风险承受力战略评估（STARRT）框架（From Shrier I. Strategic Assessment of Risk and Risk Tolerance [StARRT] framework for return-to-play decision-making. *Br J Sports Med*. 2015; 49: 1311-1315.）

选读文献

文献：Burgi AA, Gorham ED, Garland CF, et al. High serum 25-hydroxyvitamin D is associated with a low incidence of stress fractures. *J Bone Miner Res*. 2011; 26(10): 2371-2377.

证据等级：Ⅱ

总结：在这项研究中，血清 25(OH)D 和应力性骨折风险之间存在一个单调的逆剂量反应梯度，表明血清 25(OH)D 浓度低于 20 ng/ml 的女性胫骨和腓骨应力性骨折的风险是血清 25(OH)D 浓度为 40 ng/ml 或更高的女性的 2 倍。预防应力性骨折的目标是血清 25(OH)D 浓度为 40 ng/ml 及以上，可以通过补充 4000 IU/d 的维生素 D3 实现。

文献：Tenforde AS, Carlson JL, Chang A, et al. Association of the female athlete triad risk assessment stratification to the development of bone stress injuries in collegiate athletes. *Am J Sports Med*. 2017; 45(2): 302-310.

证据等级：Ⅲ

总结：根据已发布的指南，使用"女性运动员三联征累积风险评估得分"将本研究中 29% 的女大学生运动员分为中度或高度风险类别。中度和高度风险运动员将来更有可能遭受应力性骨损伤（BSI），分别是低度风险运动员的 2 倍和 4 倍。大多数 BSI 发生在越野跑运动员中。

文献：Kaeding CC, Miller T. The comprehensive description of stress fractures: a new classification system. *J Bone Joint Surg Am*. 2013; 95(13): 1214-1220.

证据等级：Ⅲ

总结：本文提出了一种基于影像学和症状的五层应力骨折分类系统。该系统具有临床相关性，易于应用，可推广使用，并且具有出色的观察者间和观察者内的可靠性。

文献：Miller TL, Harris JD, Kaeding CC. Stress fractures of the ribs and upper extremities: causation, evaluation, and management. *Sports Med*. 2013; 43: 665-674.

证据等级：Ⅲ

总结：本文综述了近年来国内外四肢应力性骨折方面研究的文献，包括其危险因素、临床表现和治疗。

文献：McKee RC, Whelan DB, Schemitsch EH, et al. Operative versus nonoperative care of displaced midshaft clavicular fractures: a meta-analysis of randomized clinical trials. *J Bone Joint Surg Am*. 2012; 94: 675-684.

证据等级：Ⅰ

总结：本文对有移位的锁骨中段骨折经手术和非手术治疗后的临床试验进行了荟萃分析。结果显示，手术治疗有较低的骨不连和症状性畸形愈合，以及较早的功能恢复。

文献：Shrier I. Strategic assessment of risk and risk tolerance (StARRT) framework for return-to-play decision making. *Br J Sports Med*. 2015; 49: 1311-1315.

证据等级：Ⅳ

总结：本文提出了一个修正的流程来指导 RTP 决策。它解决了由 Creighton 等人在 2010 年提出的原始三步模型中指出的局限性。

（ Christopher Kim, Scott G. Kaar 著
李　琪 译　窦若冲 校）

参考文献

扫描书末二维码获取。

第二篇

运动医疗

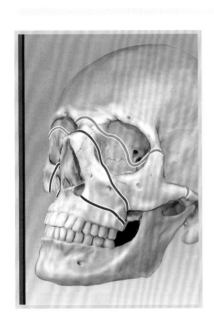

第 11 章

团队医疗保障

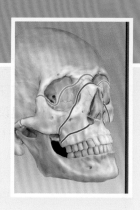

运动员保持最佳健康状况是使其运动成绩达到顶峰的根本。运动医学团队的每个成员都有责任为每一名运动员提供一致的、全面的、有证据支持的、细心的医疗服务。团队医疗保障经历了迅速发展，已经成为各级别体育比赛的关键组成部分。制订预防和治疗相关的医疗决策的最终责任在于专业医务团队，包括医疗主管、随队医生、运动防护师和同行医护人员[1]。医疗主管和其他随队医生的最低资格要求包括[1]：

（1）具有医学博士（MD）或骨外科学博士（DO）学位，成绩良好，且行医执照不受限制。

（2）具备体育急救医疗的基本知识。

（3）接受过心肺复苏（CPR）和使用自动体外除颤器（AED）的培训。

（4）具有肌肉骨骼损伤、健康情况和心理问题等影响运动员的问题的相关工作知识。

医疗团队的职责很多，主要包括：①有效地协调运动前评估，②现场突发事件处理，③指导运动医学特有的伦理和法医学问题。本章将详细讨论这些题目。

运动前体格评估

预防保健的理念是现代医学支柱之一。在有组织的体育运动中，运动前体格评估（preparticipation physical evaluation, PPE）在历史上一直是预防体育运动中不必要的伤病和死亡的基石。2010 年 5 月，针对 PPE 的最新建议进行了更新和发布（PPE-4）[2]。六个医学协会基于专家共识和对医学文献的全面回顾编写了 PPE-4，因此 PPE-4 是 PPE 的"金标准"[2]。然而，在历史上，美国的 PPE 标准是由各个州和地方立法机关确定的，因此医疗指南、法律指南以及社区资源多种多样。结果，PPE 在全国范围内的实施情况各异，教育机构和体育协会的遵守情况也不同。由于缺乏统一的 PPE 实施标准，现有研究的结果数据变得难以解读[3]。一篇综述报道，尚没有中等及以上质量的证据可以支持 PPE 能够降低发病率或死亡率[4]。尽管 PPE 的形式和使用方式并不相同，但至少 PPE 可以帮助建立"医疗之家"，记录免疫接种信息，识别和管理先天和后天疾病，还可以进行运动中的疾病情况和生活方式危险因素有关的积极咨询[5]。

目标

许多体育管理机构规定实施 PPE 的目的不仅是为了保障参与运动者的健康和利益，也是为了尽量减少因参加体育运动导致疾病或原有疾病恶化而产生的法律责任[5]。PPE-4 编者委员会的主要目标是促进运动员的健康和安全。

PPE 的主要目标包括[2]：

（1）筛查潜在的可能危及生命或致残的疾病。

（2）筛查可能导致受伤或患病风险增加的疾病。

次要目标为处理一般保健和疾病预防[2]，包括：

（1）确定一般健康状况。

（2）作为医疗卫生系统的接入点。

（3）提供就健康有关的议题展开讨论的机会。

PPE 可能是运动员每年唯一的一次就医。因此，利用这一宝贵的时间对药物使用、安全带和头盔的使用以及安全性行为等议题展开讨论是非常重要的。对青少年来说，不约束其冒险行为比参加体育运动更有可能造成伤害[6]。

时间、场地和组织

理想情况下，PPE 应该至少在有组织的训练开始前 6 周进行。一小部分运动员可能会被有条件地拒绝参加运动，并等待进一步的检查或专家咨询结果，或者他们有正在进行的医疗问题需要解决。一般来说，建议对年轻运动员评估的频率更高，因为即使先前的评估结果是正常的，但心脏异常仍可能会在动态变化的生长期出现。在中学生中，应每 2 ~ 3 年进行一次全面检查，同时每年穿插进行以问题为重点的评估。对于大学生年龄组，建议在第一个赛季之前进行一次综合评估，此后每年进行更简短但更有侧重点的评估。PPE-4 的一项新建议认为儿童（大于 6 岁）及青少年应将 PPE 作为其年度健康维护检查的一部分。PPE-4 的作者认为，鉴于最近肥胖和缺乏运动的趋势，应该鼓励所有的孩子积极运动。计划进行自由运动的儿童同样容易受伤和生病，因此也应为他们提供 PPE[2]。

进行 PPE 最常见的两种方式分别是：①初级保健医生门诊就诊和②运动队组织的检查。表 11.1 列出了两种情景的比较。PPE-4 建议在初级保健医生办公室进行检查。在运动队检查期间，拥有无限制执业医师资格的 MD 或 DO 应承担决定运动员能否参加运动的最终责任[2]。运动员应在到达前完成标准化的病史问卷，提倡家长对未成年人进行指导。PPE-4 一贯强调病史是最重要的诊断工具。人们发现，75% 及以上的疾病状况和骨科疾病可以只通过病史诊断[7-9]。PPE-4 病史和体格检查表是免费的，可在网上查阅。

病史及体格检查
头、耳、眼、鼻、喉

应该询问眼部疾病和损伤的详细病史，以及是否需要矫正或戴防护眼镜。视敏度应通过标准的 Snellen 视力表评估。视敏度低下是 PPE 最常见的发现之一，应及时咨询专家[11]。视敏度较差的运动员，若视力更差的一侧经光学矫正后视力低于 20/40，应列为"功能性单眼"。与失去一只眼睛的人一样，他们在参加眼部损伤风险较大的运动时应该戴防护眼镜。此外，还应限制他们参加具有蓄意伤害特征的运动，例如完全

接触的武术、拳击和摔跤。应进行瞳孔检查以记录瞳孔不均的基线水平，在头部损伤时提供参考。牙源性病变，如口腔溃疡、牙龈萎缩和釉质减少，可能是进食障碍的征兆[2]。

心血管系统

心源性猝死（sudden cardiac death, SCD）是体育运动中最可怕的并发症。在美国，高中生运动员中 SCD 的年发病率约为 1/80 000，大学生运动员约为 1/50 000[12]。专栏 11.1 概述了美国年轻运动员猝死的最常见原因。为了降低运动期间 SCD 的风险，PPE-4 采纳了 2007 年美国心脏协会（American Heart Association, AHA）关于参与运动前心血管疾病筛查共识中的建议[13]。根据多项研究，病史采集和体格检查对诊断与 SCD 有关的心脏疾病的敏感性为 20%[14, 15]。PPE-4 编委会承认没有基于结果的研究证明 PPE 可以有效预防或发现运动员有 SCD 的风险[2]。PPE-4 用于评估心脏病史（个人和家庭）的问题列在图 11.1 中。PPE-4 扩充了这些问题，以帮助识别离子通道病，如长 QT 间期综合征和 Wolff-Parkinson-White 综合征等。

目前 AHA 指南建议检查者使用标准的 11 项筛查指南和 PPE-4 筛查作为全面的病史采集和体格检查的一部分用于检测美国高中和大学运动员的心血管异常[16]。AHA 推荐的体格检查包括心脏听诊寻找心脏杂音[18]，桡动脉和股动脉脉搏触诊评估主动脉弓情况，马方综合征（Marfan syndrome, MFS）体征检查[19]，以及坐位肱动脉血压测定[13]。应分别在运动员坐位、Valsalva 呼吸和下蹲位进行心脏听诊。肥厚型心肌病（HCM）的相关杂音会因 Valsalva 呼吸而加重，因下蹲而减弱。而主动脉瓣狭窄相关杂音的变化方式则相反。早期收缩期柔和杂音在运动员中很常见，提示血流流速高而不是解剖结构异常[2]。血压测量应该

表 11.1　运动前体格评估和临床场景的比较

基于办公室	基于协调小组
优点	优点
更好地保持已建立的医疗关系	节省时间
	成本低
隐私	运动员无需初级护理人员即可获得
可查阅医疗记录	立即获得专家和运动防护师提供的
留出时间咨询	服务
缺点	缺点
时间密集	缺乏隐私
专家转诊的潜在需求	咨询时间少
费用增加	能否成功取决于运动员或家长准确完成问卷的能力

专栏 11.1　青少年运动员猝死的常见原因

- 肥厚型心肌病
- 心脏震荡
- 冠状动脉异常
- 不确定原因的左心室肥大
- 心肌炎
- 主动脉瘤破裂
- 致心律失常性右心室心肌病
- 中暑

Modified from Maron BJ. Sudden death in young athletes. *N Engl J Med*. 2003; 349(11): 1064-1075.

关于你的心脏健康问题	是	否
5. 你曾经在运动中或运动后晕倒或几乎晕倒吗？		
6. 你曾经在运动时感到胸部不适、疼痛、紧绷或有压迫吗？		
7. 你在运动时有无不规则心跳？		
8. 医生有没有告诉过你有心脏问题？如果有，检查一下：□ 高血压　□ 高胆固醇　□ 川崎病　□ 心脏杂音　□ 心脏感染　其他：_____		
9. 医生有没有为你的心脏做过检查？（例如，ECG/EKG、超声心动图）		
10. 运动时，你会感到头晕眼花或呼吸比预期的更急促吗？		
11. 你有过不明原因的癫痫发作吗？		
12. 在锻炼过程中，你是否比你的朋友更容易感到疲劳或呼吸急促？		
关于你家人的心脏健康问题	是	否
13. 是否有任何家庭成员或亲属在 50 岁之前死于心脏疾病或发生意外或原因不明的猝死（包括溺水、原因不明的车祸或婴儿猝死综合征）？		
14. 您家族中是否有人患有肥厚型心肌病、马方综合征、致心律失常性右室心肌病、长 QT 间期综合征、短 QT 间期综合征、Brugada 综合征或儿茶酚胺能多形性室性心动过速？		
15. 你家里有没有人有心脏问题、安装起搏器或植入除颤器？		
16. 你家里有没有人出现过不明原因的晕厥、癫痫发作或溺水？		

图 11.1　心脏病史筛查（From Bernhardt DT, Roberts WO, eds. *Preparticipation Physical Evaluation*, 4th ed. Elk Grove Village, IL: American Academy of Pediatrics; 2010.）

使用大小合适的袖带。所有患有高血压的运动员都需要进一步的检查和监测。患有 I 级高血压的运动员（即儿童为 95 到 99 百分位数加 5 mmHg，成年人为 140/90 mmHg 到 160/100 mmHg）如没有心脏病、靶器官损害或左心室肥大者不应限制运动，但除外举重等需要大量进行 Valsalva 呼吸的运动。患有 II 级高血压的运动员（即儿童大于 99 百分位数加 5 mmHg，成人大于 160/100 mmHg）在对血压进行彻底检查和控制之前，应限制运动[20]。

应特别注意排除马方综合征和相关的结缔组织疾病，如 Ehlers-Danlos 综合征和 Loeys-Dietz 综合征，这些疾病都存在结缔组织蛋白的遗传缺陷，从而增加了主动脉和其他小动脉断裂的风险。MFS 的临床表现还累及眼、肌肉骨骼、呼吸、神经和皮肤等系统。

对于 MFS 的诊断，修订后的 Ghent 标准于 2010 年发表，因此在 PPE-4 中没有提及[21]。修订后的 Ghent 标准更加重视 MFS 的三个主要特征[17]：主动脉根部增大[18]、异位晶状体[19]、和 FBN1 突变，以鉴别心血管、眼部和骨骼系统的症状。在没有家族史的情况下，主动脉根部改变和晶状体异位足以支持马方综合征的诊断。然而，这两个疾病特征不容易在 PPE 中评估。因此，临床医生应提高警惕，注意任何可能的 MFS 体征，特别是身高超过 183 cm（6 英尺）的男性运动员和身高超过 178 cm（5 英尺 10 英寸）的女性运动员。有 MFS 家族史或存在两种或两种以上 MFS 体征的运动员，应转诊到心内科会诊并对主动脉形态进行综合评价[22]。鉴于修订后的标准更加强调晶状体异位，转诊到眼科进行裂隙灯检查也是有必要的[21]。

进行 PPE 时是否进行非侵入性心脏筛查存在很大争议，尽管本章对该问题没有进行全面介绍，但本书其他章节将详细讨论与此相关的争议。目前 AHA 指南认为年龄在 12~25 岁之间且根据病史和体格检查怀疑心血管疾病的年轻人群才需要进行心电图（ECG）筛查，而且前提是在医师的密切监督和质量控制下进行[16]。指南建议，应提前考虑到 12 导联心电图存在敏感性和特异性较差的局限性。否则，当前的指南不支持使用 ECG 对运动员和非运动员进行先天性疾病及其他心血管疾病的运动前筛查[16,23]。该指南与国际奥委会[24]和欧洲心脏病学会（European Society of Cardiology, ESC）[25]的建议相悖，后者认为 PPE 应进行心电图筛查。意大利的数据表明将 ECG 纳入 PPE 心血管筛查后心源性猝死率下降 90%，因此支持进行常规 ECG 筛查[14]。各个协会建议的分歧主要来源于在意大利进行的研究[26-28]表明 ECG 检查肥厚型心肌病的效能比病史和查体的诊断效能高 77%[28]。

心源性猝死发生率存在明显的性别和种族差异，这可能会影响是否将 ECG 作为 PPE 的一部分。研究表明，年龄较大的青春期男性进行 PPE 时心电图检查发现异常的可能性更高，而女性心电图检查发现异常的可能性降低[29]。男运动员发生心源性猝死的风险是女运动员的 5~6 倍[30]。此外，黑人运动员的心源性猝死发生率比所有其他族裔群体高 3~5 倍[30]。

Seattle 标准是一种对 PPE 中筛查心电图进行解读的系统方法[31]。这些标准最初是为了平衡心电图使用中的敏感性和特异性而建立的，同时为医生解读运动员心电图提供了实用且简洁的清单。Seattle 标准的目的是帮助医生区分运动员的生理性心电图改变和病理性心电图异常。然而，并没有发现使用 Seattle 标准可以减少运动员心源性猝死的发病率或发生率[31-33]。研究表明，2014 年发布的心电图解读标准修订版减少了假阳性和假阴性的发生[33]。数据表明，在降低 ECG 假阳性率方面，修订版标准优于 ESC 建议和 Seattle 标准。黑人运动员的假阳性率从 40.4%（ESC）和 18.4%（Seattle 标准）降低到 11.5%，白人运动员的比例从 16.2%（ESC）和 7.1%（Seattle 标准）降低到 5.3%[33, 34]。这些研究表明，心电图的现有标准和规范指南对于避免假阳性是有效的，还可以减少昂贵和不必要的额外检查。最近，美国医学会运动医学分会（American Medical Society for Sports Medicine, AMSSM）成立了一个特别工作组，以解决年轻竞技运动员运动前心血管疾病筛查的需求。尽管 AMSSM 支持 ECG 可以有助于早期发现与心源性猝死相关心脏病的观点，但是由于缺乏基于结果的明确研究，因此无法将 ECG 作为通用的心血管筛查策略[15]。如果医生选择将常规心电图检查纳入 PPE 中，那么熟练掌握准确的心电图读图以及获取心内科资源至关重要，从而在不增加不必要成本的情况下最大化其实用性。但是，由于运动员心源性猝死的患病率较低，因此将心电图作为运动员运动前心血管疾病筛查的通用检查手段依然受到限制。

人们围绕 PPE 常规心脏筛查方案争论的一个新问题是超声心动图的使用。人们已经发现：与超声心动图检测 HCM 的致病危险因素相比，ECG 作为筛查方式的假阳性率更高[17]。这一结果很大程度上是由于人体调节导致的生理性 ECG 改变与 HCM 中结构和电生理变化具有相似性。便携式超声的日益普及促进了运动前超声心动图早期筛查心脏异常（ESCAPE）方法的发展，该方法对诊断 HCM 和主动脉根部扩张具有较高的准确性和可靠性[35]。这一方法发现，非心脏病专科医生进行有限的超声心动图测量得到的结果与接受过超声心动图训练的心脏病专科医生测得的值没有统计学差异[34, 35]。但是，与 ECG 解读一样，随队医生（一般不是心内科医生）必须具有准确且有效地阅读超声心动图的能力，才能让这种筛查手段达到文献中报道的效果。

降低 SCD 的发生率是一个崇高的目标，但临床医生应该意识到以下问题：PPE 心电图产生的高假阳性率，以及高昂的费用，医疗资源需求的增加，运动员可能被错误地取消运动资格，因不必要的生活习惯

改变导致的"寿命年"损失[36]。因此，尽管存在争议，但目前尚没有足够的数据可以支持在无症状个体中常规使用 ECG 或超声心动图筛查心血管疾病。在适当的情形下，且医务人员培训充分，资源丰富时，将 ECG 或超声心动图纳入 PPE 可以认为是合理的决定。

呼吸系统

PPE 时必须询问运动员是否有哮喘或运动诱发的支气管狭窄（影响 50% ~ 90% 的运动员）个人史或家族史，是否有类似哮喘的症状及其严重程度，支气管扩张剂的使用情况，哮喘的控制程度，吸烟或暴露于二手烟的情况[37]。PPE 时应进行全面的肺部听诊。肺功能激发试验可以帮助做出正确诊断，对于运动诱发的支气管痉挛患者，必须检查未确诊的哮喘[32]。因为运动员的症状可能与环境有关，这些检查可能需要在可以激发症状的环境条件下进行[37]。正在从哮喘中恢复的运动员或是有气喘症状的运动员，在病情稳定之前，必须限制他们的体育活动[32]。存在哮喘样症状的运动员使用常见支气管扩张剂无效时，应考虑声带功能障碍。患有哮喘或运动诱发支气管狭窄的运动员如果病情稳定，通常可以参加运动，除非他们刚刚从哮喘加重中康复。对于可能患有严重的哮喘或肺部疾病的运动员，应将配备抢救式吸入器作为运动员参与运动的必要条件[32]。

消化系统 / 泌尿生殖系统

应仔细检查腹部有无肿块、压痛、僵硬度、有无肝脾大。AMSSM 和其他运动医学专业组织建议进行详细的泌尿生殖系统检查，评估有无肿块、睾丸下降、有无压痛以及男性运动员有无疝气[2]。肝或脾大是参加体育运动的禁忌证。患有孤立肾或睾丸的运动员可获准参加接触性运动，但是，每个运动员都应该进行关于损伤后果的个人咨询。在训练和比赛期间，必须佩戴适当的防护装备。急性腹泻的运动员除非症状轻微，且体内水分充足，否则不能参加运动[2]。

肌肉骨骼系统

病史对发现肌肉骨骼系统异常具有很高的敏感性（92%），因此，医师应询问当前的伤病情况和既往需要就医、石膏固定、支具固定、手术或停赛停训的外伤史[5, 38]。考虑到病史具有高度敏感性，进行肌肉骨骼筛查检查就足够了，但当考虑存在病变时应辅以更深入的关节特异性检查[2]。专栏 11.2 回顾了一般

专栏 11.2　一般肌肉骨骼筛查

一般的肌肉骨骼筛查包括以下内容：（1）视诊，运动员站立，面向检查者（躯干、上肢对称）；（2）颈部前屈、后伸、旋转、侧屈（活动度、颈椎）；（3）抗阻耸肩（力量，斜方肌）；（4）抗肩外展（力量，三角肌）；（5）肩关节内外旋转（活动度，盂肱关节）；（6）肘关节的伸展和弯曲（肘关节的活动度）；（7）前臂或腕关节的旋前和旋后（肘关节和腕关节的活动度）；（8）紧握拳头，然后张开手指（活动度，手和手指）；（9）视诊，运动员背向检查者（躯干、上肢对称）；（10）背伸，膝伸直（脊椎滑脱）；（11）背部屈曲，膝关节伸直，面向和远离检查者（活动度，胸椎和腰骶椎，脊柱弯曲，柔韧性）；（12）检查下肢，股四头肌收缩（对齐，对称）；（13）"鸭步"行走4步（髋、膝、踝运动）；力量；平衡）；（14）先用脚尖站立，然后用脚跟站立（小腿对称性）；力量；平衡）。

From Bernhardt DT, Roberts WO, eds. *Preparticipation Physical Evaluation*. ed 4. Elk Grove Village, IL: American Academy of Pediatrics; 2010.

肌肉骨骼系统 11 步筛查法。文献表明，全身关节松弛、力量比失衡、足过度旋前或旋后、身体成熟度、多向平衡和体重均可以预测青少年运动员受伤的风险 [39, 40]。PPE-4 推荐使用鸭步和单腿跳作为肌肉骨骼功能测试的一部分 [2]。这些体格检查省时，不需要额外的设备，并且可以帮助临床医生在 PPE 过程中有效地评估多个体征。

是否允许运动员参加运动应根据损伤或疾病程度和类型、受伤运动员安全完成比赛的能力以及某项运动的必要性来确定。一般来说，如果运动员没有压痛，关节活动度（ROM）正常，力量正常，并且在功能测试中表现良好，则可以参加运动。使用防护垫、胶带或支具也可使运动员安全地进行体育运动 [2]。

神经系统

医生应询问患者既往有无脑震荡或头部损伤，癫痫发作，频繁头痛或劳力性头痛，反复出现的烧灼感或刺痛（一过性臂丛病），一过性四肢瘫或颈脊髓神经麻痹 [2]。有阳性病史的应进行全面的神经系统检查，包括检查认知、脑神经、运动感觉功能、肌肉张力、反射，以及协调性测试和步态评估。有多次脑震荡病史或有长期脑震荡症状的运动员应进行风险咨询，并鼓励他们与家人讨论反复脑震荡带来的潜在危害（虽然这些危害尚未研究清楚）[5]。体育运动脑震荡评估工具（Sport Concussion Assessment Tool, SCAT）[41]、Buffalo 脑震荡跑步机试验 [42] 等运动测试，前庭 / 眼运动筛查评估 [43] 等前庭眼系统测试，平衡误差评分系统 [32] 等前庭脊髓测试和神经心理学测试 [44] 可增加检测脑震残留症状的敏感性。症状持续的运动员应被取消运动资格，在顺利完成渐进式重返运动方案且脑震荡症状和体征不再复发后，才能重新获准参与运动 [41]。同样，在遭受一次打击后，运动员必须在症状消失且神经查体正常的前提下获准运动，但如果症状持续或伤病复发需要进一步的诊断性检查 [45]。有过一过性四肢瘫的运动员应进行 MRI 检查以评估椎管狭窄 [46]。对于不典型的运动相关性头痛，必要时可进行颅内影像学检查以评估引起继发性头痛的隐匿性病因。[47] 尽管抽搐发作史并不是运动的禁忌，但可能需要对运动进行调整，尤其是进行水上运动的人 [2]。

血液病和传染病

在日常体育活动中，人类免疫缺陷病毒、乙型肝炎和丙型肝炎病毒感染的传播风险较小，患有这些疾病也不是运动的禁忌证 [48, 49]。但是，美国国家血友病基金会的指南建议，患有血友病等出血性疾病的运动员应限制接触性运动或对抗性运动。此外，由于发生脾破裂的风险显著升高，诊断为传染性单核细胞增多症的运动员在 3 周内不能参加运动 [50]。如果运动员没有症状且不伴并发症，建议在诊断 3 周后进行轻微的非接触性运动。如果症状出现日期明确，应从症状开始起推迟至少 28 天再参加接触性运动；如果症状发作日期不明，则应从临床诊断之日起推迟 28 天 [2]。发热性疾病也是参加运动的禁忌证，因为发热会增加热射病的易感性，同时它可能伴发心肌炎等疾病，此时参加运动不安全。

美国大学生体育协会（National Collegiate Athletic Association, NCAA）橄榄球运动员中 2% 的死亡与镰状细胞性状（sickle cell trait, SCT）有关。应询问运动员是否有 SCT 或镰状细胞病（sickle cell disease, SCD）的个人史或家族史。由于该病具有多种表型，因此应根据个人情况出具医学许可或改变运动内容。为预防劳力性镰状细胞性晕厥，患有 SCT 的运动员应避免在极端高温和高海拔环境中进行剧烈活动，尤其是在还没有完全适应的情况下 [52]。据报道，足球运动员中，发生劳力性红细胞镰变并导致的死亡较常见 [53]。认识到这些风险后，NCAA 在 2010 年规定，所有一级和二级运动员都要进行 SCT 检查，并在进行 PPE 时登记疾病情况 [32]；然而，运动员可能会拒绝检查 [51]。从 2014 年起，NCAA 的这一规定扩展到了三级运动员 [54]。

如果筛查确定了 SCT，患病运动员将接受咨询，了解 SCT 对他们的健康、运动和家庭的影响[55]。关于对运动员进行 SCT 普查的问题仍然存在争议。一些支持者估计，对 NCAA 一级联赛学生运动员进行普查将在 10 年内挽救 7 条生命[54]。根据现有的证据，我们建议对所有活跃的运动员进行单次血红蛋白电泳试验以筛查 SCT。

内分泌系统

1 型和 2 型糖尿病患者可以不受限制地参加运动，但应鼓励他们频繁监测血糖，保持均衡饮食，适当调整药物治疗和适当补充水分[2]。此外，还应加强足部皮肤损伤有关活动的教育，例如徒步、攀岩和冲浪等，因为这些活动对足部皮肤造成伤害的机会相对较高。肥胖症患者不应被限制参加运动，但应接受饮食和活动等生活方式改变的咨询以及预防热射病[2]。从事体重敏感运动（例如摔跤和拳击）以及审美运动（如跳水和花样滑冰）的运动员，尤其是女性运动员，存在患进食障碍的风险[32]。女运动员三联征包括进食障碍、闭经和骨密度降低。有应力性骨折史的女运动员，如果骨折愈合时间过长，临床上应怀疑女运动员三联征，该病虽然可以治疗，但有潜在的致死风险。这些患者在重返运动前应接受多学科治疗方案，并进行风险分层。建议运动医学专业人员将女运动员三联征风险评估纳入标准 PPE，并扩大病史采集范围，包括完整的月经史，使用激素治疗的原因，以及有关饮食失调和饮食不规律的问题[56]。

皮肤病

应询问运动员有无皮肤病史，特别注意高度传染性的感染性疾病，如疱疹或耐甲氧西林金黄色葡萄球菌感染[2]。应检查运动员是否患有常见的皮肤感染，例如皮肤疱疹、皮癣、脓疱疮、传染性软疣和社区获得性耐甲氧西林金黄色葡萄球菌感染[2]。预防疾病传播至关重要，为了实现这一目的，可以要求遮盖感染部位，按需使用预防性药物，避免共用个人物品，彻底清洗运动器材，最后可以根据运动项目的特点、涉及微生物的类型和身体管理指南要求运动员一段时间内不得参加运动[2]。

免疫接种

缺乏免疫接种本身并不影响参与体育运动，但许多州要求在学校注册时进行免疫接种，因此 PPE 提供了一个讨论疫苗接种的好机会[2]。参加国际比赛的运动员应了解疾病控制和预防中心提供的当地免疫接种指南[2]。

药物和过敏

医务人员必须熟知世界反兴奋剂机构与类似药物执行机构制定的条例。一些药物是严格禁止使用的，而其他药物，如沙丁胺醇，用于治疗用途时可豁免[5]。非处方药和补剂可能含有禁用物质，因此应彻底检查。PPE 为解决违禁药物和酒精使用的有害影响提供了一个很好的机会，特别是青少年人群中的此类问题。药物、食物和环境过敏应详细记录。具体内容应包括过敏原名称、反应类型以及运动员是否需要肾上腺素自动注射器[2]。对有过敏史的人的建议包括以下 4 项：

（1）对所有可能使用肾上腺素自动注射器的医务人员和存在过敏的运动员进行使用方法的培训。

（2）所有药箱应备有肾上腺素自动注射器和非处方药苯海拉明。

（3）过敏体质的运动员应在背包中携带肾上腺素自动注射器，在家中或宿舍房间内多备一个，并准备好非处方药苯海拉明，以便随时服用。

（4）在 PPE 期间，应为过敏运动员制订详细的应急预案（emergency action plan, EAP）。

热射病

有劳力性热病（exertional heat illness, EHI）病史的运动员再次罹患热病的风险更高[57]。应对这些运动员进行预防措施方面的教育，如充分补充水分和在 10～14 天内逐渐适应环境。如有可能，应避免在天气温暖的运动期间使用兴奋性和抗组胺药物[5]。使用兴奋性药物的运动员（例如用于治疗注意力缺陷/多动障碍的药物）和随队医护人员应被告知在高温环境中使用这些药物可能产生有害影响。

国家田径运动员协会（National Athletic Trainers' Association, NATA）为运动员制定了指导方针，以降低与 EHI 相关的风险[58]。该指南建议个人在 7～14 天内逐渐适应炎热环境，以预防 EHI 的危险。患有病毒感染、发热或皮疹的运动员应暂停运动，直至病情恢复。指南还建议确保运动员随时可以补充水分。运动员应食用含钠的食物或饮品，以补充汗液和尿液中流失的钠。在运动前和运动后进行液体消耗量和补充量检测，有助于在运动期间将体重减轻的程度降到

2%。还应鼓励运动员在凉爽的环境中每晚保证至少7个小时睡眠，保持均衡饮食，并在运动前、运动中和运动后适当补充水分。最重要的是，休息时间应在3个小时以上，以便在下一次训练或比赛之前能够充分消化和吸收食物、营养物质和电解质。所有患者均应时刻准备冷水或冰毛巾，因为全身快速冷却对于治疗EHI至关重要。

有特殊需求的运动员

PPE-4中有一章专门讨论了有特殊需求的运动员，并有一个单独的表格以帮助医师解决此类患者的特殊问题。病史采集和体格检查与普通运动员相似，但可能需要关注此类人群中较常见的疾病，例如癫痫、听力下降、视力下降、先天性心脏病和肾疾病等[2]。患有唐氏综合征的运动员应该始终进行寰枢椎不稳（AAI）病史的评估，对于有脊髓损伤的运动员应询问他们有关体温调节异常、自主神经反射、压疮以及导尿的相关情况[2]。体格检查应着重于视觉、心血管、肌肉骨骼、神经和皮肤系统。患有唐氏综合征的运动员中多达一半患有先天性心脏病，因此参加体育运动前需要心脏科会诊并进一步检查[59]。

患有唐氏综合征的运动员的神经检查应评估有症状AAI的情况，AAI可能出现上运动神经元体征，如痉挛、腱反射亢进、阵挛和活动笨拙。有症状的AAI患者应进行颈椎屈伸侧位X线平片检查以评估稳定性[2]。轮椅运动员应进行神经卡压、压疮以及肩、手、腕过度使用损伤的评估。

结论

PPE在不断地发展，已经更新了在办公室环境中为所有儿童进行PPE的建议。尽管提出了这些广泛的建议，但缺少证据表明PPE降低了发病率和死亡率[4]。PPE-4更强调病史的作用，认为它比体格检查在出具参加运动的医学许可时进行的信息收集方面更敏感。尽管如此，通过系统的方法和最新的指南进行全面的PPE检查可能有助于发现那些在安全参加运动前需要进一步评估的运动员，同时有助于运动医学团队和运动员为运动中出现的损伤或并发症做好准备。

现场急救

上一节概述了在预防可能危及生命的事件方面存在的局限性。尽管运动中的急症很少，但即便采取了预防措施，运动中的医疗紧急情况仍会不可避免地发生。这一节概述了处理运动相关紧急情况的核心组成部分，包括制定有效的EAP、昏厥运动员的一般处理方法，并列举了一些运动场上遇到的医疗紧急情况的例子。

应急预案

在举办体育赛事之前，每个机构都有责任制定EAP[60]，并且每年由医疗团队、学校管理人员、当地急救医疗服务（emergency medical services, EMS）和急救人员合作制定和评估。EAP的关键组成部分包括：①有效的沟通，②培训人员，③购置设备，④紧急转运，⑤练习和评估，⑥事后指南[61]。

与当地EMS的有效沟通是患者生存至关重要的一环。每场比赛前都要对电话或双向无线电等通讯系统进行测试。每个机构应确定一名EAP协调员，其他所有可能的"第一反应者"应接受EAP指南、心肺复苏以及自动体外除颤器（automated external defibrillator, AED）使用的培训。复苏设备应位于中心位置，并做好标记以便于取用。接受过基本生命支持（basic life support, BLS）培训的人员应能迅速获取用于抢救的呼吸面罩和现场AED。接受过高级心脏生命支持（advanced cardiac life support, ACL）培训的医务人员可以考虑使用高级气道、氧输送系统和心脏药物[61]。应制定快速引导EMS人员进入赛场的计划，在高风险的赛事中，应保障赛场救护车到位。如果医务人员必须离开赛场去照料受伤的运动员，应制订可以继续赛事医疗保障的计划[60]。每年应进行一次EAP演练，以确保团队协作到位，并应对EAP进行定期评估以确保其持久性。最后，应制定医疗信息发布的规程，并应提供事件登记表以备记录和评估[61]。

运动员晕厥的一般处理方法

损伤机制往往对运动员的初期管理至关重要，因此医生的一项重要职责是成为现场紧急情况的敏锐观察者。例如一位65岁的田径老将在比赛中紧紧抓住自己的胸口然后倒地，他的临床处置方法与一个15岁的橄榄球角卫在"长矛擒抱"对手后倒地是不同的。第一个非创伤性病例中，怀疑心脏来源的病因，因此可以使用BLS和ACLS评估（表11.2）。相反，处理创伤患者的方法应遵循高级创伤生命支持（ATLS）指南（见表11.2）[62]。在ATLS中，快速初步评估生命体征，同时稳定任何危及生命的状况。病情稳定后，应开始全面的病史和二次检查。体育赛事的医疗保障

表 11.2　运动员晕厥的初步处理

非创伤性	创伤性
非创伤性 BLS 评估 [49]	**ATLS 初级量表** [41]
1. 检查反应能力	A 气道维持和颈椎控制
2. 启动应急响应系统；拿到并启动 AED	B 呼吸和通气
3. 检查呼吸和颈动脉脉搏 5～10 秒。如果没有脉搏，先进行胸部按压心肺复苏，然后进行抢救呼吸。如果有脉搏，开始抢救呼吸	C 循环与出血控制
	D 残疾 / 药物：评估神经状态
4. 有指征时用 AED 进行除颤	E 暴露：完全脱去患者衣服，但防止体温过低
ACLS 初步评估 [49]	**ATLS 二级量表** [41]
A 气道：保持气道通畅，必要时使用先进的气道管理方式	病史
B 呼吸：监测通气和氧合情况，必要时提供补充氧气	A 过敏史
C 循环：监测 CPR 质量；监测心律失常；提供除颤、复律并在需要时给予心脏药物；建立静脉或骨髓通道；需要时补充液体；监测葡萄糖、温度和灌注情况	M 用药史
	P 既往疾病 / 妊娠
	L 最后一餐情况
D 残疾：检查神经功能；检查反应性、意识水平和瞳孔放大情况	E 与伤害有关的事件 / 环境
E 暴露：脱掉衣服，观察有无外伤、出血或医疗警报手链	体检：
	从头到脚的全面体检

ACLS，高级心脏生命支持；AED，自动体外除颤器；ATLS，高级创伤生命支持；BLS，基本生命支持；CPR，心肺复苏

人员有时可能无法确定损伤机制或损伤范围，特别是当患者持续昏迷或医生未目睹事件发生情况的时候。在这种情况下，应当假定颈椎受到损害，医生应遵循适当的预防措施（本章稍后概述）。

颅脑损伤

在美式橄榄球运动员中，头部受伤占死亡人数的 69%[63]。运动相关颅脑损伤后死亡的主要原因是颅内出血[64]，可以表现为硬膜外、硬膜下、脑实质内或蛛网膜下腔血肿。硬膜外血肿，通常是由于颞骨骨折引起的脑膜中动脉撕裂所致，是进展最迅速的颅内出血，可能在 30～60 分钟内导致死亡[64]。相比之下，硬膜下血肿的发展速度要慢得多，持续数天至数月之久，但却是运动中致命性颅脑损伤的最常见原因[63]。幸运的是，大多数颅脑损伤较轻，脑震荡更为常见。脑震荡的定义是由直接或间接的生物力学作用引起的创伤性脑损伤[41]。场边医生应接受培训学习如何识别脑震荡的症状，脑震荡的症状多种多样，包括头痛、恶心、头晕、畏光以及注意力和记忆力受损等[65]。

对疑似头部受伤的晕厥运动员的处置应从 ATLS 调查开始。对于昏迷的运动员应该假定其存在颈椎损伤，并进行适当的固定。对于有意识的运动员，初步评估应包括对循环、气道和呼吸的快速评估，然后进行脊柱压痛和四肢的神经功能评估[65]。对于意识丧失超过 1 分钟的运动员，如伴有局灶性神经功能异常或意识状态恶化，应紧急转院进行影像学检查，以评估颅内出血。状态稳定的运动员应退出比赛，并在场边或更衣室进行彻底的神经系统检查。SCAT[41] 提供了可以在场上快速进行的脑震荡评估方案，也提供了可以在更衣室、训练室或医务室进行更深入评估的方案。参加体育活动时可疑头部受伤后应该进行一系列相关检查，因为硬膜外血肿在神经系统症状迅速恶化前经常出现意识清醒的"中间期"[64]。脑震荡的运动员当天不能返回赛场，并应遵循渐进的恢复运动方案，只有在症状消失且体检合格后才能重返赛场[41]。当前的指南不再允许让少数成年优秀运动员受伤当天就返回赛场。我们建议随队医生、运动训练员和其他参与运动员医疗的人员一同建立一个有关脑震荡管理的书面条款。该条款应包含详细的处理流程，从而仔细评估临床进展、认知功能（建议使用计算机测试），设计循序渐进的重返运动方案，以及根据需要制订的专家咨询计划。

颈椎损伤

在美国，每年大约发生 12 000 起新的脊髓损伤，其中 8% 是由参加体育运动造成的[66]。这种损伤通常是由于颈椎的创伤性轴向负荷所致，这种负荷使脊柱

发生短暂的几何变化，从而导致神经结构的损伤。

本节提供的建议主要基于 NATA 关于脊柱损伤运动员院前管理的立场声明。本书出版时，NATA 正在进行该立场声明的更新。本文中的建议也反映了相应的执行摘要中提及的变化；但是，这些更新还没有得到 NATA 和合作的专业组织的正式认可。本文作者鼓励各位读者查看 NATA 网站获取相关的更新（https://www.nata.org/news-publications/pressroom/statements/consensus）。

疑似颈椎损伤的处理需要团队协作，每个赛季开始前应对颈部稳定技术、受伤运动员的转运方法、气道及器械管理和固定技术等进行认真演练。在赛季到来之前，应与当地应急反应人员制订并协调应急预案，现场运动医学团队应在比赛前进行一次"比赛中断"演练，以检查应急预案。需要考虑的因素应包括事件发生时可使用的人员和设备，固定和转运计划，以及一家能够为颈椎损伤运动员提供及时有效的护理的医院[68]。

在晕厥的运动员中，出现以下的症状和体征应怀疑严重创伤性颈椎损伤：①无意识或意识水平改变；②双侧神经症状或主诉；③明显的脊柱中线疼痛，伴或不伴压痛；④明显的脊柱畸形[69]。应立即开始 ATLS 排查，特别注意颈椎的防护措施。如果发现运动员俯卧而无法进行初步检查，则须使用滚木手法将患者翻至仰卧位。头颈部应手动保持在中立位并避免施加牵引[69]。应确保气道通畅，必要时启动人工呼吸，此时可能需要摘下防护面罩或口腔防护器。与其他工具相比，无线螺丝刀是摘除面罩的首选工具，因为它引起的活动最小。但是，也应该准备适当的手动工具以便随时切割头盔环，并且医务人员应在赛季开始之前对这些工具的使用进行训练。头盔螺丝也应该在赛季中由装备主管和（或）运动防护师进行常规检查和维护。准备转运前，应由 3 名受过训练并有运动装备拆卸经验的救援人员摘除头盔和护垫。或者在 3 名受过此类训练的救援人员都在场时，尽早完成操作，以便能够不受阻碍地接触运动员并给予救助[68,69]。可以使用颈托对手法固定进行加固，但不能取代手法固定。将患者转移到脊柱板上助于全身稳定。仰卧位运动员应通过"抬起-滑动"技术进行转移，而俯卧位运动员应采用滚木方法进行转移。头部和颈部的稳定应贯穿在整个转运过程中，直到排除了不稳定损伤。欲了解更深入的细节，我们建议仔细阅读关于运动员颈椎损伤紧急处理的 NATA 立场声明[68]。

心搏骤停

小于 35 岁的运动员 SCD 最常见的原因是先天性心脏病，大于 35 岁的运动员 SCD 最常见的原因是冠状动脉硬化性心脏病[70]。隐匿性心脏病的最初表现特征可能就是 SCD，因此，PPE 的目的是筛查潜在心脏病表现出的症状和体征。在运动员非创伤性晕厥的情况下，强烈建议应考虑潜在的心脏病可能，在运动员重返赛场之前必须进行全面的评估和心脏病咨询。心搏骤停后，首要目标是支持并恢复有效的氧合、通气和循环，并恢复神经功能[71]。确保复苏成功的关键是：①立即识别心搏骤停并启动应急系统；②早期开始心肺复苏和高质量的胸外按压；③快速除颤；④有效利用先进的生命支持措施；⑤心搏骤停后综合护理[71]。

初步评估应遵循 BLS 评估和 ACLS 初步评估方法（见表 11.2）。对于心跳或呼吸停止的昏迷运动员，BLS 评估完成后，应进行 ACLS 评估。对于有意识的运动员，应首先进行 ACLS 初步评估。2015 年 AHA BLS 指南建议进行 CPR 时应立即开始胸外按压，同时及时进行人工呼吸。有效的心肺复苏术应保证每分钟 100～120 次胸外按压，按压深度达到 5 cm，每次按压后使胸部完全回缩，尽量缩短胸外按压间隔，避免过度换气，轮流按压避免疲劳，在 AED 判读心律时改变到理想体位[71]。我们建议所有与运动员医疗保障有关的医疗人员都应至少持有 BLS 资质，并强烈建议队医获得 ACLS 资质。

张力性气胸

气胸（pneumothorax，PTX）是指气体进入胸膜腔。气胸可能是胸部外伤后胸膜受损撕裂的结果，也可能是医疗操作引起的医源性损伤[72]。张力性气胸是一种罕见的气胸，可因胸壁缺损或移位骨折而发生，也可能是普通气胸进展而来。张力性气胸发生的机制是肺或胸壁的破损形成了"单向阀"，每次呼吸都会导致气胸逐渐加重[62]。其典型症状有呼吸困难和同侧胸膜性胸痛。体格检查可发现心动过速、呼吸急促、低血压、叩诊呈鼓音、单侧呼吸音消失、气管明显移向健侧、颈静脉扩张等[72]。这种紧急情况的场边诊断取决于临床评估中发现的症状和体征。临床医生不应该等待影像学检查结果再明确诊断。最初的处理需要经患侧锁骨中线第 2 肋间，向胸腔插入大口径导管（11～16 号）立即减压。后续治疗包括紧急转运至医院、胸腔闭式引流和吸氧。患者重返运动的方案应该是个体化的，运动员可以在创伤性气胸发生 3~4 周后恢复运动[72]。我们建议对自发性 PTX 的运动员进行隐匿性结缔组织病（如 MFS）的全面检查。

过敏反应

过敏反应是一种严重的、可能迅速危及生命的急性全身性反应。其发生机制、临床表现、严重程度多种多样，与肥大细胞和嗜碱性粒细胞突然释放的介质有关[73]。全世界的总体发病率为 1%~2%，食品和药物被认为是最常见的原因[74]。运动诱发的过敏反应是一种已经被人们详细描述的现象，运动可以引发极度疲劳、发热、潮红、瘙痒、荨麻疹（偶尔发展为血管性水肿）、喘息、上呼吸道阻塞和晕厥[72]。确切的病理生理机制尚不清楚，如情况允许可以检测可能的诱发因素如非甾体类抗炎药、花粉或特定食品[75]。昆虫叮咬引起的过敏反应也应引起重视，症状与前面描述的相似，但可能发生较大面积的局部皮肤反应[73]。

应对可能出现过敏反应的运动员的循环、气道、呼吸和意识水平进行评估。启动急救措施后，应在大腿前外侧快速肌内注射肾上腺素，剂量应与年龄相适应。如症状持续不缓解，可以每 5 分钟重复注射一次肾上腺素。值得注意的是，单靠注射肾上腺素并不能彻底治疗所有的过敏反应，还需要进一步的紧急救护。运动员应保持仰卧位和下肢抬高体位。应密切监测生命体征，如允许可给予吸氧和静脉输液。有呼吸困难的患者可能需要高级气道支持。其他辅助药物包括雾化吸入支气管扩张剂、抗组胺药和糖皮质激素。病情稳定后运动员应接受检查，以确定过敏反应的可能诱因。之后的预防措施应包括适当的预防药物和避免接触诱因。此外，应备有肾上腺素自动注射器，并根据个人情况制订应急预案（详见 PPE 一节）[73]。

四肢严重损伤

膝关节脱位

膝关节脱位的定义是胫股关节的完整性被完全破坏，通常膝关节 4 条主要韧带中至少有 2 条韧带断裂[76]。1/3 的膝关节脱位与体育活动有关[77]。最严重的并发症是由于血管损伤而导致的截肢。膝关节脱位根据胫骨相对于股骨的脱位方向进行分类，过伸性前脱位是最常见的类型[78]。如果脱位自行复位，则临床症状通常不明显，然而继发的关节血肿和严重的多方向不稳定提示有脱位的可能。如果膝关节持续脱位，应立即进行闭合复位。应检查并记录腓总神经和腘动脉的功能和完整性。腘动脉严重受损后远端动脉搏动仍可存在，因此有必要行血管造影以明确诊断[79]。同时，运动员应被紧急送往骨科和血管外科会诊。

创伤性断肢

创伤性断肢后的主要临床目标是控制出血和挽救手指/肢体。即使是小的手指离断也可导致大量出血。应对创面施加压力并抬高患肢。只有在大出血持续的情况下才能使用止血带。残肢应使用无菌生理盐水冲洗，并用无菌纱布包裹。断肢应使用湿润的无菌纱布包裹，密封在塑料袋中，并放入冰浴，然后与运动员一起被紧急送往医院[80]。

急性骨筋膜室综合征

急性骨筋膜室综合征（acute compartment syndrome, ACS）是由封闭的肌间隔内的组织稳态改变引起的。当组织压大于血管灌注压，毛细血管血流减少，导致局部组织缺氧、坏死[81]。ACS 可发生在任何肢体，但下肢更为常见。运动中发生 ACS 的原因包括骨折和挤压伤。症状通常在最初损伤后的几个小时内出现，包括进行性疼痛、轻瘫和感觉异常[81]。被动和主动关节活动会加重疼痛，严重情况下出现脉搏消失、苍白和瘫痪[82]。临床怀疑 ACS 的患者应迅速送往医院进行急诊筋膜切开术。

环境因素

热射病

劳力性热射病包括热痉挛、热衰竭和中暑。劳力性中暑（exertional heat stroke, EHS）是最严重的一种热病，定义为晕厥时核心温度大于 40.5℃（105℉），并伴有中枢神经系统改变[83]。当人体器官温度升高超过临界水平，细胞膜发生损伤，细胞能量系统被破坏，就会发生 EHS。EHS 的早期症状包括反应迟钝、跌倒、头痛、恶心、头晕、淡漠、意识模糊和意识障碍[83]。危险因素包括肥胖、中暑既往病史、脱水、应用某些药物、身体状况差、高温高湿环境以及缺乏适应环境的能力[83]。早期发现和治疗是降低发病率和死亡率的根本。对于有 EHS 表现的运动员，应评估其循环、气道、呼吸以及直肠温度。治疗目标是在晕厥后 30 分钟内将核心体温降至 38.9℃（102.5℉）以下。EHS 确诊后应立即采取降温措施，全身冰水浸泡是比较理想的方式。降温措施应该在紧急运输之前进行[83, 84]。水的温度应在1.7℃（35℉）至15℃（59℉）之间，并不断搅拌以最大程度地降温。一旦核心体温达到38.9℃（102℉），应立即将患者从冷水中移出以防止体温过低。建立静脉通路进行容量复苏可能有助于预防心血管衰竭和终末器官损伤。应每3～5分钟测量一次直肠温度，直到体温低于39℃[85]。所有发生EHS的人都应被送往医疗机构接受进一步医治和监测。

雷击

全世界每年约有24 000人死于雷击[85]。参加户外娱乐活动的人遭受雷击的风险最大[62]。闪电可通过直接击中、与被闪电击中的物体接触或"侧面飞溅"（电流从被击中的物体跳跃到受害者身上）而造成伤害[85]。雷击导致死亡最常见的原因是心跳呼吸骤停[86]。其他后遗症包括烧伤、骨折，由于剧烈的肌肉收缩导致的脱位，以及神经系统症状如意识丧失、癫痫、头痛、感觉异常、意识模糊、记忆力减退和一过性瘫痪[85, 86]。

如果持续的雷暴威胁到人员的安全，进行初步处理时应先转移受伤人员。需要注意的是，受到雷击后，伤者身体不会残留电荷，因此不应延误治疗[87]。在确定雷击现场安全后，应遵循初级和次级ATLS准则进行处理。雷击伤后的施治原则认为"显然已经死亡"的患者应该首先进行复苏。这一原则基于雷击所致心跳呼吸骤停的独特病理生理学原理，需要立即进行肺通气支持预防继发性缺氧性心律失常[86]。

结论

现场紧急情况处理中至关重要的是前期准备和预案。队医应该协调制订应急预案，并让所有参与运动员护理的工作人员每年进行一次演练。此外，医生的工具包应定期补充，以帮助确保有效和及时的治疗。医生们应该保持警觉，认真监测场上情况，这样可以在受伤第一时间观察到情况，可以实现最佳护理。最后，通过严格遵守BLS、ACLS和ATLS准则，可以帮助对受伤和发病运动员进行全面评估。

运动医学中的道德和法律问题

古希腊被认为是现代医学和职业体育的诞生地[65]。由于那时西方医学刚刚起步，医生在体育运动中的作用既没有得到很好的定义，也没有得到很好的尊重。希腊运动员向教练征求所有有关训练方法的意见，包括饮食和理疗[88]。运动员和医生的目标有时截然相反，这造成了医学刚刚进入体育领域时的尴尬局面。医生优先考虑的是运动员的健康，但运动员往往把胜利视为最终目标[88]。有人认为，正是这些相悖的观念造就了当今运动医学中大多数的道德和法律相关问题。此外，传统的患者-医生二元关系演变为一种新的患者-运动队-医生的三元关系，后者被认为是潜在的医疗法律冲突的根源[89]。本节旨在为道德和法律相关问题提供一般性指南，不应被视为具有约束力的法律咨询意见。关于具体的医疗法律问题，我们建议咨询法律顾问。

保密性

信任是所有完整的医患关系中所固有的。现代医学中，取得患者信任的主要方法是保密。下面的案例说明了有关信任的潜在问题。

案例1

一位21岁的明星跑卫在赛季中期的一场比赛中切到边线，他听到右膝"砰"的一声，并随即出现疼痛和肿胀。作为队医，你对他进行了检查，发现他的右膝前抽屉试验和Lachman试验呈阳性。检查结束后，教练、总教练以及一位媒体人士询问该名球员未来是否可以重返运动。在这次事件期间，你并没有询问球员是否同意发布医疗信息。

问题：你可以和谁说，你可以告诉他们什么？

许多临床医生条件反射地引用《健康保险携带和责任法案》（Health Information Portability and Accountability Act, HIPAA）中提到的保密指南。很明显，HIPAA的主要目标不是强制保密，而是改善健康保险覆盖的可携带性和连续性[90]。HIPAA中有一节详细阐述了患者保密原则，在2003年颁布后对患者信息保护产生了深远影响。执行HIPAA准则的关键决定因素取决于信息是否受到"保护"。这些法规仅适用于医生为临床服务收费或向健康保险计划提交电子索赔申请等临床情境中[90]。无论临床情景如何，宣布一名运动员"可以复出"或"不可复出"不属于HIPAA的范畴。

高中体育

在高中阶段，除了极少数例外，场边医疗保障是自愿的，不涉及任何形式的收费。因此，在这期间获得的信息将不在HIPAA的管辖范围之内。理论上，可以与教练和球队管理人员分享信息，而不必担心卫生与公共服务部根据 HIPAA 进行起诉。虽然没有合法先例，但一些人认为，HIPAA 的指导方针也应适用于高中 [90]。无论如何，如果进行收费的医疗服务，例如办公室内的随访，那么 HIPAA 准则是适用的。

大学体育

　　HIPAA 的指南通常适用于大学体育。一个特殊的例外是当临床情景涉及《联邦教育记录保护法案》（Federal Education Records Protection Act, FERPA）所管辖的健康信息时。受到联邦教育基金支持的私立或公立学院和大学，在临床会面过程中获得的信息由本法管辖。受 FERPA 指南约束的信息不受 HIPAA 的约束，并且可以在未经患者正式同意的情况下，将健康信息提供给管理者和教练 [90]。由队医或经认证的体育教练保存的校内体育训练记录通常被认为受 FERPA 管辖。考虑到 FERPA 和 HIPAA 法规的复杂性，建议与学校的法律顾问一起审查隐私政策 [2]。

职业体育

　　在职业运动领域，运动员与运动队签订雇佣合同，健康信息可以被认为是职工记录的一部分。因此，由队医收集的健康信息可以和运动员健康与既得利益挂钩的雇主，如教练和管理人员共享。正如前文提到的，是否可以向教练透露信息的问题随着临床情景的不同而不同。为了避免在处理敏感医疗信息时引起争议，大多数专业队都会让他们的运动员签署一份运动前的弃权声明，允许可以根据实际需要分享详细的个人健康信息。因此，不必在赛季中反复向运动员取得发布信息的许可。在没有弃权声明的情况下，如果一名运动员开始向队医透露可能会限制其参加比赛的信息，我们建议医生提前告知运动员，如果运动员选择继续透露更多的信息，运动员可能需要与队伍的管理部门共享相关信息。在此关头，运动员可以同意发布医疗信息，也可以要求拒绝透露信息并要求转诊到另一名医生 [91]。

知情同意

　　在做出非紧急医疗决定时，知情同意是确保患者自主权的主要手段之一 [92]。大多数医生在术前计划中熟悉知情同意的概念，但任何影响运动员健康和未来的医疗决定都应涉及知情同意的三个关键组成部分：

表 11.3　知情同意书的关键组成部分

内容	描述
披露	必须提供关于拟进行的治疗的相关信息，包括潜在风险、益处和替代方案
能力	运动员必须具备理解信息及其关联性的能力
自愿	运动员必须在非强制性的环境中自愿表达自己的意愿

披露、能力和自愿（表 11.3）[93]。为了说明知情同意的重要性，我们提供以下案例。

案例 2

　　一位 20 岁的女性中长跑运动员报告说，她的右内踝反复疼痛和肿胀，与先前诊断的胫骨后肌腱病变相一致。由于计划在 1 周后参加全国锦标赛的地区资格赛，她要求在胫后腱鞘内注射类固醇，并说她的初级护理医生先前的注射使她在去年成功获得了全国资格赛的成绩。

　　问题：你应该继续注射还是选择更保守的措施？

　　在这个例子中，来自教练和运动员的压力可能会影响队医的临床判断。更复杂的情况是，她在过去有过一次注射，效果很好，因此，教练和运动员期待给予相似的处理是合理的。关于知情同意的基本组成部分（见表 11.3），在这种情况下，重新建立这三个标准是非常必要的，因为运动员不太可能明白潜在的风险、益处和替代方案。假定在她最后一次注射前实际上已获得知情同意也是不正确的。

　　需要权衡注射剂的短期抗炎和镇痛作用，以及急性撕裂风险和长期削弱的胫后肌腱功能障碍进展的风险。通过对患者进行风险、益处和替代方案的教育，医生在医疗决策中可以起到保护作用。这种情况不涉及危及生命的伤害，因此，如果获得知情同意，注射可以认为是合理的。相反，在对潜在的灾难性损伤如颈椎不稳做出回归比赛的决定时，仁慈和无害的原则比患者的自主权更重要。此外，当运动员加入运动队时，常自愿牺牲一定程度的自主权并同意遵守队医的决定 [93]。

　　另一个潜在的陷阱是，假设签署的同意书自动满足法医标准需要证实知情同意。已有法律先例表明，签署的同意书不一定保证法律豁免。医学术语可能过于复杂，患者可能不完全了解手术的潜在风险。如果对患者是否完全理解医疗决定的后果存在疑问，建议使用。患者应该用自己的话写一封信，详细说明他或她对风险、益处和替代方案的理解[95]。

药物使用

现代体育运动的一个趋势是使用兴奋剂。在反对使用兴奋剂的时候，大多数医生认为，兴奋剂存在潜在的伤害，还会破坏公平的竞争精神和良好的体育精神。医生向运动员提供违禁药物的做法是完全不能接受的。然而，这种做法有许多广为人知的例子[96]。虽然医生对销售提高成绩的药物的谴责是明确的，但其他潜在的情况可能并不清楚。

案例 3

你是一名 18 岁男子短跑运动员的初级保健医生，他正在参加国家青年田径队的比赛并向你提交了一份痤疮报告。经过进一步询问，得知他最近开始服用促进合成代谢类固醇。

问题：这些信息应该保密吗？你应该继续治疗这个患者吗？如果你是国家队的队医，你的决定会改变吗？

医生可能认为有必要通知患者的教练和管理这项运动的反兴奋剂机构。但是，在这种情况下运动员在其初级保健医生门诊已经强调过使用类固醇的问题，后者没有法律义务披露此信息。有些人建议，运动员使用兴奋剂不应与酗酒和吸烟有任何区别，因为对于酒精和烟草滥用情况医生会就潜在不良影响提供相关咨询。同样，医生就兴奋剂的潜在有害影响向运动员提出建议也是有益的，不夸大风险，同时让运动员保持信任。此外，应考虑和解决可能助长吸毒的心理社会触发因素。另一方面，在这种情况下，如果医生照顾的是国家队的运动员而不是初级保健提供者，向管理员透露信息的义务是合乎逻辑的。然而，在大多数情况下，在国家一级运动员会签署一份协议，承担因使用提高成绩的药物而被取消参赛资格的后果。

与教练意见不合

医生和教练潜在的目标不一致，可能体现在赛场的医疗保障中。偶尔，教练可能不同意医疗评估，如下例所示。

案例 4

在比赛的第二节，一个 16 岁的橄榄球角卫铲倒了一名对方球员。你看到他托着右臂慢慢地跑回人群中，并说他的手臂有放射状的疼痛。初步检查显示颈部无压痛，肩关节外展和肘关节屈曲 4/5。你告诉他不要重返比赛，并告诉他你计划在 10 分钟内给他复查。教练不能理解为什么你要限制比赛，因为教练"过去常带着刺痛参赛"。

问题：你应该告诉教练什么？这种情况能避免吗？

短暂性臂丛神经病变（也称为刺痛）的 RTP 指南与以往不同，以前运动员往往短时间内回到赛场。然而，目前的指南明确指出，在存在残余神经功能缺损的情况下，重返赛场是禁忌的。加强运动员和教练现行指导方针的了解对队医有很大的帮助。详细解释过早重返赛场可能带来的短期和长期后遗症对大多数教练来说是行得通的。事先以书面形式描述作为队医的职责，可能是避免在场外与教练发生权力斗争的一个解决办法。但是在队医与教练意见相左的情况下，这种方法往往行不通，尤其当一场比赛只有一个现场医生的时候。在这种情况下，医生应该早到，向双方教练以及教练团队介绍自己，并在比赛中界定自己的角色。为了对任何一方做出公正的医疗决定，建议队医避免过度情绪化的介入球队，并在整个比赛中保持客观性[93]。

结论

队医在与教练和运动员交流时会遇到独特的生物伦理问题。这些问题大多源于非传统的医患关系，以及"健康第一"和"不惜一切代价取得胜利"的两分法目标。队医应该依据当前医学指南和医学伦理基本原则。

此外，建议医生严格遵守"充分披露"的规则，并告知所有运动员潜在的风险和利益冲突，这将有助于自主和知情的决策。

致谢

作者和编辑感谢以前负责撰写本章的两位作者 C. Joel Hess 和 Dilaawar J. Mistry 的贡献。

选读文献

文献：Bernhardt DT, Roberts WO, eds. *Preparticipation Physical Evaluation*. 4th ed. Elk Grove Village, IL: American Academy of Pediatrics; 2010.
证据等级：V，专家意见
总结：由 6 位作者组成的编委会编写的《运动前体格评估》第 4 版，可以指导队医进行详细的赛季前筛查。

文献：McCrory P, Meeuwisse W, Dvorak J, et al. Consensus statement on concussion in sport-the 5th international conference on concussion in sport held in Berlin, October 2016. *Br J Sports Med*. 2017; [Epub ahead of print].
证据等级：V，专家意见
总结：最新的脑震荡管理指南，包括对重返运动决策的深入讨论。

文献：Swartz EE, Boden BP, Courson RW, et al. National athletic trainers' association position statement: acute management of the cervical spine-injured athlete. *J Athl Train*. 2009; 44(3): 306-331.
证据等级：V，专家意见
总结：颈椎损伤运动员的现场管理的共识性声明。

（ Daniel Herman, Nikhita Gadi, Evan Peck　著
朱敬先　译　陈拿云　校 ）

参考文献

扫描书末二维码获取。

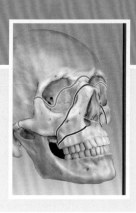

第12章

优秀运动员心血管疾病的综合治疗与评估

历史背景

在我们的文化中，优秀的运动员自古以来就享有很高的地位。早在公元前 776 年，奥运会就确立了这一地位，公元前 500 年的希腊奥运冠军斐迪庇第斯（Pheidippedes）更是将其发扬光大。10 年后，波斯人来到马拉松平原，扬言要征服雅典，斐迪庇第斯被任命从雅典出发到斯巴达寻求援军。虽然他最令人难忘的是从马拉松跑到雅典宣布希腊胜利的 26 英里长跑，对于这位杰出的希腊运动员来说，这次跑步只是他非凡的三项全能运动的一部分。他运动生涯的第一段辉煌征程是在 2 天时间中穿越 145 英里的山川和平原，还要游泳涉水，最终到达斯巴达，中间没有睡觉。第二段旅程是乘船从斯巴达到马拉松，在那里他参加了对波斯人的胜利之战。从那里他完成了那段跑回雅典的著名路程，他宣布胜利，然后在他的同胞面前突然死去[1]。斐迪庇第斯卓越的运动成就将马拉松运动深深地刻入了现代体育，并把猝死这一悲剧事件深深地刻进了我们的文化意识之中。牛津诗人兼学者 A·E·豪斯曼（A. E. Housman）在《致英年早逝的运动员》（To an Anthony Dying Young）一诗中描述了运动员猝死的场景：

> 你为你的镇子赢得了比赛。
> 我们扛着你穿过市场。

获胜的运动员站在市民的肩膀上的形象，是一个我们喜闻乐见的形象[2-4]。随着运动员的意外死亡，豪斯曼用同样的比喻，使运动员的棺材压在同样的市民肩上，氛围从欢庆到悲伤：

> 现在我们扛着你回家，
> 穿过死气沉沉的小镇，
> 把你放在门槛上。

对猝死发病率的估计使我们确信这是一个罕见的事件。然而，猝死的影响远远超越了猝死者本人。电视、广播、互联网等现代社交媒体使其影响范围进一步扩大，人们可以即时了解到任何涉及以前健康人和看起来无敌的运动员发生的负面新闻。因此，一个悲剧性的猝死会立即影响到家人、朋友、运动员同伴、学生、教练和管理人员，而这种影响可以迅速波及到世界上任何地方的体育迷。2003 年 Marc Vivien Foe（喀麦隆国家运动员，患有肥厚型心肌病）在足球场上的猝死以及 2012 年 Fabrice Muamba（英超联赛英格兰博尔顿队的球员）的猝死显示了现代媒体的放大效果。有关这两次事件的令人不安的视频在互联网上随处可见，全世界有数百万粉丝观看了这些视频。

1990 年 Hank Gathers 的猝死对美国运动心脏病学产生了里程碑式的影响。Gathers 在洛约拉玛丽蒙特大学打过一级联赛，这支球队有望冲击全国冠军。上个赛季，他成为了美国大学体育协会（NCAA）历史上第二位得分和篮板都领先的球员。他晕倒在球场上，持续性和阵发性的室性心律失常很可能是由潜在的心肌炎引起的[5]。这支来自一所很小的大学的球队取得了非凡的成功，这给了 Gathers 巨大的继续比赛的压力。他最终在本赛季晚些时候重返赛场，并在一场比赛中不幸去世。这个病例说明了优秀运动员心血管疾病诊断的复杂性。Gathers 承认没有遵医嘱服用普萘洛尔。在这种情况下，人们仍极不情愿取消他的比赛。他的家人、朋友、队友和整个洛约拉玛丽蒙特社区所受的情感伤害是无法估量的。同时还有一个巨大经济影响，人们对大学和医生产生了负面的评论和认定[6]。现在这一事件已经过去超过 25 年了，我们有理由推测洛约拉玛丽蒙特仍处在这一事件的阴霾之下。比赛中的死亡被称作"最不受欢迎的观众"（Jim Murray，洛杉矶时报）[1]。比赛中猝死的还有许多著名运动员，例如：1967 年环法自行车赛中死于蒙特文

156

图的英国自行车运动员汤姆·辛普森（可能死于安非他命），4年前死于马方综合征导致的主动脉夹层的奥运会排球运动员弗洛·海曼，篮球运动员皮特·马拉维奇（冠状动脉异常）、雷吉·刘易斯和杰森·科利尔、谢尔盖·格林科夫（滑冰）、伊日·菲舍尔（曲棍球）、托马斯·赫里翁（足球）和弗兰·克里平（游泳）。除了在国内和国际上著名的优秀运动员，猝死也影响着世界各地各个年龄段和能力水平的运动员。运动员的猝死在社会中被广泛关注，激发了人们对运动员猝死的发病原因、包括筛查在内的预防措施以及为已知患有心血管疾病的运动员制定临床管理指南的研究和实践的兴趣。在实践中，猝死的预防只是优秀运动员心血管综合保健的一部分。在这一章中，我们将讨论目前的实践状况，关于筛查的争议，以及心血管疾病的检查和处理，特别着重讨论了优秀运动员的训练后可能产生的正常的生理性心血管重塑。

优秀运动员医疗之家

首先，最重要的是优秀运动员要有一个由多学科团队组成的医疗之家，最好是由基层运动医学医生领导。教练员也是这个医疗之家的重要组成部分，他们了解运动员整体健康情况的最新进展。教练员应敏锐地意识到心血管健康的重要性，并熟悉一系列有用的技术和设备，包括血压袖带、听诊器、自动体外除颤器（AEDs）和心电图机。此外，智能手机大大增加了教练对运动员进行实时评估的能力。一些一级运动员的教练现在使用一种应用程序，为有症状的运动员提供即时的心律分析。当教练可以陪同运动员参加亚专业比赛时，这是非常有帮助的。因为他们可以可靠地收集练习和比赛场上的重要的信息，并传递回实时的进展，包括一些可以反映运动员处于危险中的重要体征、症状，以及体格检查结果。

人们越来越认识到，一个优秀运动员的医疗之家最好包括一位专门的心血管专科医生。该心血管专科医生的权利范围和参与程度取决于运动员个人的具体需求。这些心血管医生通常被称为运动心脏病学家，可以负责对疑似或既往诊断过心血管疾病的运动员进行运动前筛查，并对其进行评估和管理。鉴于心血管医生在优秀运动员管理中的作用不断发展，欧洲心脏病学会（ESC）和美国心脏病学会（ACC）都有关于相关专业技能和核心知识的专门资料，用以指导运动心脏病学家的实践 [7]。

运动前筛查

采集病史和体格检查由基层运动医学医生进行，现在使用被美国心脏协会共识小组采用的包括第4版的《运动前体格评估》（Preparticipation Physical Evaluation, PPE-4）[9] 在内的运动前心血管疾病检测流程，该流程已可以对可能增加猝死风险的家族性心血管疾病进行较为可靠的评估 [6]。然而，目前对运动员的初始评估存在着很大的局限性。各州之间在执行PPE-4的操作者身份和PPE-4的内容方面存在很大差异。此外，PPE-4依赖于运动员自我报告，这本身就容易出错 [10]。此外，PPE-4已被证明对检测心血管疾病的敏感性较差。事实上，在一项对参与了运动前筛查的运动员猝死的回顾性研究中发现只有3%的猝死运动员被认为有潜在的心血管异常，没有人被限制参与比赛 [11]。根据PPE-4的评估方法，只有体格检查出现异常、有过早猝死家族史，或出现需引起关注的新症状时才需要运动员接受更高级的心血管护理或评估。许多最危险的可能威胁到运动员的心血管疾病通常是无症状的，并且没有需要进一步转诊的异常体格检查结果，其中包括肥厚型心肌病（HCM）、致心律失常性右室心肌病（ARVC）、先天性QT间期延长、Brugada综合征、预激综合征（WPW）和冠状动脉畸形等。没有猝死家族史在排除常染色体显性遗传病（HCM、ARVC、长QT、马方综合征）方面仍有一定的错误概率，因为高达25%～33%的此类疾病发生于自发突变，没有家族史 [12,13]。因此，目前美国对优秀运动员的评估机制不太可能检测出最危险的心血管疾病。此外，左心室肥大是对严格的等长训练的正常生理适应（通常称为"运动员心脏"）。而它与HCM非常相似，这是年轻运动员最常见和最危险的心血管疾病 [14]。此外，左、右心室腔大小和收缩功能的生理性改变很难与扩张型心肌病以及ARVC相鉴别。也许在医学上没有哪种情况像现在这样难以区分正常和病态。因此，进一步筛选或评价优秀运动员需要一个复杂的程序化的方法，以避免出现可能改变生活的假阳性结果，这是对大量低患病率的运动员进行评估时的固有弱点。由于这些固有的难题，包括美国心脏病学会和美国心脏协会（ACC/AHA）的专家一致认为，不建议常规对运动员进行PPE-4以外的评估。虽然这一建议很好，也很合理，但是关于PPE-4在预防运动员发病和死亡方面的功效目前尚缺乏证据 [10]。此外，这与包括ESC和国际奥林匹克委员会（IOC）在内的其他专家指导方针不一致，他们建议增加心电图筛查，以提高运动前筛查的敏感性。在美国，目前大家对于在除了 PPE-4 之外诊断筛选工具的选择各不相同。举个例子，超过 1/3 的美国大学体育协会（NCAA）的一级运动员还要接受心电图或心脏超声检查[15]。

目前的专家建议在运动心脏病学领域产生了意想不到的后果。缺乏受过良好训练，具有完备知识体系，并熟悉优秀运动员训练导致的生理性适应性改变和病理性疾病的细微差别的心血管疾病专家。大多数心血管医生很少与优秀运动员接触。因此，通常不需要由经验不足的医生对运动员进行进一步的测试和评估，因为这可能会造成过度检查，增加运动员对生命安全以及暂时或永久被取消参赛资格的担忧。如将心血管医生纳入运动员的医疗之家，必须得非常小心地选取知识渊博且能够理解运动员的复杂世界的人。

高强度体育训练造成的心血管系统适应性改变和重构

这一生理变化通常被称为"运动员心脏"，最早是在 1899 年由一位敏锐的瑞典内科医生观察到的，他利用精确的听诊和叩诊技术发现了北欧优秀滑雪运动员的心脏增大。同年，这一发现在针对哈佛大学赛艇运动员的研究中得到了进一步证实[16]。最早心脏增大的情况是在北欧滑雪运动员和优秀赛艇运动员中发现的，这并不奇怪，因为这些训练是耐力训练（等张、动态、有氧）以及力量训练（等长、静态、无氧）的完美结合，这些训练可以使左心室（LV）出现显著的心腔扩张和心肌肥大。几年后，波士顿的 Paul Dudley White 的发现又给运动心脏病学增添了色彩，他通过观察参加波士顿马拉松赛[17]的耐力跑运动员的脉搏，发现了与这种水平的耐力训练相关的心动过缓[18]。随着先进技术的发展，人们可以对各种程度及不同类型的运动训练造成的心血管系统电生理和结构的适应性改变进行更为复杂的评估[19,20]。

因此，对运动员的心血管评估，包括心电图或任何形式的心血管成像，都必须首先充分了解训练导致的心脏结构和功能的特异性变化。纯粹的耐力训练包括长时间持续的心输出量增加，而平均动脉压不明显升高的运动。这种类型的容量负荷可以导致所有四个心腔同时扩张以及某种程度的大血管扩张。力量训练使心脏的平均动脉压短暂而剧烈地升高，进而导致心肌肥厚。马拉松是纯耐力训练的例子，举重是纯力量训练的例子。然而，大多数体育项目都会包括不同程

度的两种类型的训练，也会随着运动员个人的方法而变化。因此，任何运动员的心脏都可能在广泛的生理适应过程中发生明显的变化。

高强度训练导致的心室结构适应性改变

左心室

训练对左心室的影响可以在心电图上检测到，心室电压的升高已经被发现了几十年[21]。包含一定等长/力量训练的耐力训练（如骑自行车、划船、越野滑雪、皮划艇）更有可能在静息心电图上出现这些表现[22]。经胸超声心动图（transthoracic echocardiography, TTE）已广泛用于记录高强度训练相关的左室扩张和左室壁厚度增加/左心室肥厚（LVH）[14, 23-25]。各种运动状态下的左室腔大小均大于久坐状态下的对照组，范围为男性 43~70 mm（平均 55 mm），女性 38~66 mm（平均 48 mm）[25]。优秀运动员的左室壁厚度一般小于 13 mm[23]，但在进行大量的静态和动态训练的大年龄优秀运动员（赛艇运动员）中，室壁厚度的增加（1.3~1.5 mm）更为常见[26]，进入肥厚型心肌病诊断的"灰色地带"。TTE 测定的优秀运动员的左室收缩功能通常是正常的[27-29]。然而，重要的是要认识到，运动员左心室收缩功能可能处于正常下限或轻度下降（类似轻度扩张型心肌病），正如参加环法自行车赛的一些世界上最健康的运动员所表现的那样[30]。在磁共振成像（MRI）[31, 32]的研究中也观察到心腔尺寸、室壁厚度以及相应的左心室质量均发生了运动适应性改变，并且近期正被深入地研究[33]。优秀运动员左室舒张功能一般正常，耐力训练可改善左室舒张功能，使舒张早期充盈更加充分[26, 34]。我们对力量训练对舒张功能的影响了解较少，但有证据表明舒张功能可能受损，这可能是心室肥大导致的一种长期不良后果，值得进一步研究[20]。

右心室

与 LV 相比，持续的心输出量增加对右心室（RV）也有类似的影响，特别是在心腔扩张方面。对耐力训练运动员进行的 M 型和二维 TTE 检查表明，RV 和 LV 都存在对称性扩张[35, 36]。由于 RV 独特的几何形状，超声心动图很难评估 RV 的大小和功能。心脏 MRI 大大提高了我们评估 RV 的能力。最近对优秀耐力运动员的 MRI 研究证实了 RV 和 LV 的对称扩张，显示了 LV 和 RV 质量、舒张末容积以及每搏输出量的增加[31, 32, 37]。耐力运动员右室收缩功能的异常并不常

见，一般见于 RV 扩张明显的运动员 [38]。力量训练对 RV 的影响尚不清楚，但可能是未来利用 TTE 和心脏 MRI 研究的方向。

心房

正如预期的那样，随着针对左心房的研究越来越多，耐力运动员的右心房和左心房的体积增大也被观察到 [35, 39-41]。大量数据支持持续耐力容量负荷对包括心房在内的所有四个心腔的生理影响。在最大的意大利系列研究中，20% 的运动员左房直径的 TTE 测量值大于 40 mm，然而在这组受试者中室上性心律失常并不常见 [42]。

大动脉和大静脉

大动脉和大静脉受耐力训练的生理影响。力量训练对主动脉的影响尤为引人注意，有记载举重运动员的收缩压和舒张压都异常升高（480/350 mmHg）[43]。研究表明，在不同类型的运动和训练方案中主动脉根部的扩张多少有些不一致。与对照组相比，力量训练的运动员已经被证明存在主动脉瓣环、Valsalva 窦、主动脉窦连接和主动脉根部近端扩张，且扩张程度随训练时间的延长而加重 [43, 44]。在身高较高的运动员中主动脉根部的直径更大，通常测量值在 3.0 ~ 4.0 cm，很少超过 4.0 cm。对照组无一例发生主动脉瓣反流，而 9% 的力量训练运动员有轻度反流（n=5）或中度反流（n=4）[44]。另一项将力量训练和耐力训练的运动员进行比较的大样本研究支持了这些发现 [45]。在意大利进行的一项各类运动的大样本研究中，最大的测量结果出现在耐力训练尤其是在自行车和游泳的运动

员身上 [46]。这种明显的不同可能是由于与这些运动相关的等长和等张运动的持续结合。总之，重要的是要注意虽然不同的运动训练可能会导致主动脉根部的扩张，但这种扩张还没有达到典型的病理性扩张的程度。在这方面，一项 meta 分析对比了运动员与非运动员对照组的主动脉根部直径，发现优秀运动员有一个轻度的临床上不明显的主动脉根部扩张 [47]。作者明确指出，显著的主动脉根部持续扩张可能代表一种病理过程，而不是对运动的适应。

在耐力运动员和身材较高的运动员中，训练的效果表现在许多大血管上，包括直径较大的颈动脉。在自行车运动员、长跑运动员和排球运动员中表现为肺动脉分支、上腔静脉、下腔静脉和腹主动脉扩张 [48]。在耐力训练的运动员中，我们观察到他们的下腔静脉通常比正常人粗，那些已发表的基于腔静脉直径和吸气塌陷的 RA 压力估算方法不适用于优秀运动员。

运动员心电图与电生理对大强度训练的适应

训练引起的心脏结构和自主神经调节的改变在运动员的心电图上有多方面的反映。在大多数情况下，与正常对照相比 [18, 49-51]，静息心电图会有一系列显而易见的变化。常见的与训练相关的运动员心电图表现包括窦性心动过缓、一度房室传导阻滞、不完全性右束支传导阻滞（RBBB）、早复极和 LVH 的电压表现（图 12.1）。电生理异常和心脏的结构改变一样，在包含大量力量训练的耐力运动员中更常见（如骑自行车、划船、划独木舟和越野滑雪）[22]。

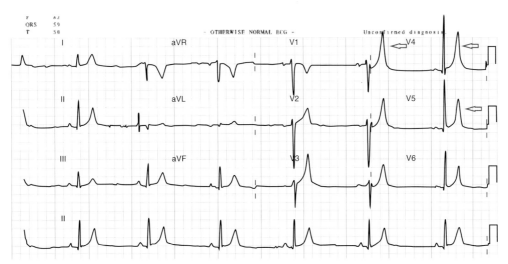

图 12.1　一名 17 岁白人校际长跑运动员新生的心电图，他已经接受了数年的高强度耐力训练。心电图示明显的窦性心动过缓，静息心率 36 次 / 分。注意心电图还显示广泛的、高耸的 T 波高电压（红色箭头）

性别、遗传和种族

性别、遗传和种族对大强度运动训练导致的心脏结构和电生理适应有显著的影响。心电图异常在男性和非洲或加勒比裔运动员中更为常见 [22, 52]。非洲优秀运动员常可见显著的左心室肥厚所致的高电压，伴有明显的 T 波异常和复极异常（图 12.2），不应被误认为是肥厚性心肌病。1962 年，《非洲的班图人和尼罗人》(Bantu and Nilotic people of Africa) 一书中描述了这一情况，在一位奥林匹克拳击手的例子中，在长时间不训练后再次进行心电图检查，发现 LVH 和 T 波异常完全消失 [53]。性别和种族对影像学改变（TTE）也有类似的影响。一项对 600 名优秀女运动员进行 TTE 筛查的研究显示，左心室腔扩张的发生率较低，没有一名女运动员的左室壁厚大于 12 mm[54]。而与白人女运动员相比，54 名黑人女运动员表现出轻度但更明显的肥大倾向，左室壁厚度与白人女运动员相比增

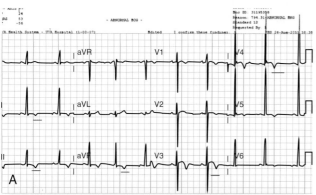

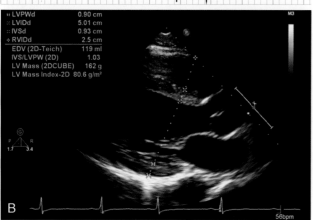

图 12.2 （A）一名尼日利亚裔校际 800 米运动员的静息心电图。可见广泛的 ORS 波高电压，V4 和 V5 导联明显，这在耐力型运动员中很常见。该名运动员的下方导联存在 T 波倒置（红色标记），胸导联存在 ST 段抬高伴 T 波双向（蓝色标记）。这些发现在白人运动员中不常见。（B）同一名运动员的经胸超声心动图胸骨旁长轴图像。左心室（LV）腔大小、心室壁厚度和左心室质量均正常。该心电图结果是非洲裔运动员的正常变异

加了 6 mm[55]。在一项针对优秀赛艇运动员的研究中，Baggish 等指出了家族遗传的影响。发现有高血压家族史的运动员与没有高血压家族史的运动员相比，左心室质量明显增加。心室肥大的模式也不同，有高血压家族史的赛艇运动员多见向心性肥厚，而对照组多见离心性肥厚 [56]。此外，血管紧张素转换酶基因多态性被证实会使运动员更易发生明显的心肌重塑，包括左室质量及左室壁厚度增加 [57, 58]。这些研究强调了训练诱导的心脏重塑过程的复杂性，它受到训练类型、持续时间、性别以及运动员个体遗传异质性的影响。

运动员心血管疾病筛查

由于意外的运动性猝死的灾难性后果，一些大学队、国家队和一些专业运动队使用一些超出指南范围的筛查方法来更可靠地识别那些不会被 PPE-4 发现的、潜在的危及生命的无症状的异常。现代优秀运动员的力量和耐力的训练显著增加了心血管系统的压力。2010 年，Pheidippedes 和 Fran Crippen 在阿拉伯联合酋长国的极端高温下，在 10 公里的公开水域游泳中丧生，两者都可能是在没有任何潜在的心血管异常的情况下，由于极端的运动强度而发生猝死的例子。因此，任何未经诊断的心血管异常都可能使运动员出现注意力不集中的症状，运动表现受损，最终猝死。已有关于 35 岁以下运动员猝死原因的里程碑式的论文 [11, 59]。在美国，运动员猝死的发生率约为每年 125 例，并涉及一系列潜在的病因。以前认为肥厚性心肌病（HCM）导致的猝死占这些悲剧事件的 1/3 以上 [3]。但最近的数据对这一结论提出了挑战，在不同国家进行的研究中，与同年龄段匹配的非竞争性运动员、美国军事人员相比，经尸检证实的 HCM 导致的运动员心源性猝死（SCD）的发病率较低 [60-64]。在这种情况下，研究表明 30% 以上的 NCAA 运动员和 40% 的美国新兵在尸检时心脏结构正常，而突发心律失常被认为是他们死亡的原因 [65, 66]。在迄今为止对运动员 SCD 最严格的研究中，英国一项纳入了 357 例连续的 SCD 病例的研究表明，HCM 仅占病例的 5%[67]。在这项研究中，病理分析是由一位心脏病理专家进行的，这是一个关键的细节，因为已有研究证实，标准的尸检结果与心脏病专科病理学家所进行的尸检结果相比，死亡原因存在高达 40% 的差异 [68]。当应用严格的病理标准诊断 HCM 时，与早期评估相比 [67]，HCM 导致的 SCD 病例百分比显著降低。在英国运动员中，年轻运动员中突发心律失常导致死亡占 42%，而心肌疾

病仅占不到40%，并且相比之下，年龄较大的运动员更容易患心肌疾病。当然，由于一些明确的肥厚性心肌病可能不会被送去尸检，导致固有的数据偏差，这一点也不容忽视。其他导致运动员猝死的先天性心脏畸形包括冠状动脉畸形、先天性主动脉瓣狭窄、ARVC和马方综合征或相关血管疾病引起的主动脉破裂。在年轻运动员猝死的原因中，获得性心脏疾病如心肌炎和冠状动脉疾病所占的比例要小得多。

除了严重的心血管疾病，还有许多其他威胁性较小的先天和后天疾病，它们通常没有症状，可能仅有轻微的查体异常，但是同样会影响运动员未来的健康，引起运动员的症状，或影响运动员的表现（专栏12.1）。因此，任何在PPE-4之外筛查运动员潜在心血管异常的检查都需要一个非常明确的界限，一种能够可靠地将与训练相关的心脏重塑与真实疾病区分开来的界限，一种能够发现先天性异常，并能区分

专栏 12.1　在儿童期难以发现的先天性和后天性心血管疾病

1. 主动脉瓣二叶瓣——功能正常或轻度瓣膜异常：
   - 50%会伴有升主动脉异常（先天性主动脉病变）
2. 房间隔缺损/左向右分流：
   - 继发性房间隔缺损，包括房间动脉瘤伴小或多发房间隔缺损/卵圆孔未闭
   - 静脉型房间隔缺损
   - 冠状窦房间隔缺损
   - 部分异常的肺静脉回流
3. 肥厚型心肌病
4. 冠状动脉异常，冠状动脉瘘
5. 马方综合征及相关疾病：
   - Ehlers-Danlos 综合征
   - Loeys-Dietz 综合征
   - 二尖瓣脱垂，主动脉根部直径在正常范围的上限（与身型有关）、妊娠纹以及与马方综合征（MASS）表现相似的骨骼异常
6. Wolff-Parkinson-White 综合征
7. 长 QT 综合征
8. Brugada 综合征
9. 室性心动过速，病理性室性期前收缩
10. 心律失常性右室心肌病
11. 主动脉缩窄（尤其是轻症）
12. 肺动脉高压（尤其是轻度至中度）
13. 心肌炎（心室功能急性或慢性受损）
14. 先天性心肌病（包括先天性心肌致密化不全）
15. 二尖瓣脱垂

From Battle RW, Mistry DJ, Malhotra R. Cardiovascular screening and the elite athlete: advances, concepts, controversies, and a view of the future. *Clin Sports Med*. 2011; 30: 503-524.

良性和严重疾病的界限。筛查必须保持非侵入性，不对运动员构成风险；因此，ECG 和 TTE 是应用最广泛的检查。除非怀疑运动性心律失常或冠状动脉疾病（CAD），常规的运动负荷试验无法鉴别，才建议为运动员进行 CT 和 MRI 或静脉造影检查。这些测试以及动态心电图监测、基因检测只在运动心脏病学专家强烈怀疑运动员患有严重的心血管疾病时才进行，并需由他们来解释结果。

运动员心电图筛查

心电图是一种广泛使用的筛查工具，可以提供有关心脏结构和功能的有价值的信息。因此，心电图是PPE-4之外最常用的诊断方法和筛查工具。自1971年以来，意大利威尼托地区就根据运动员医疗保护法的要求，对12岁至35岁的意大利运动员实行了强制性的心电图检查[69]。Corrado 等报道了25年的运动员心电图筛查在各种运动中的数据，从意大利的经验来看，心电图筛查已被证明是经济有效的[70]。调查人员认为，来自意大利的数据支持进行心电图筛查，取消有风险（特别是肥厚性心肌病）的运动员的参赛资格，从而将意大利运动猝死的主要原因从肥厚性心肌病转向致心律失常型右室心肌病[71]。由于这些发现，国际奥委会在2004年支持对奥林匹克运动员进行心电图筛查[72]。第二年，欧洲心脏病学会（ESC）也提出了类似的建议[73]。在美国，尽管由于这一过程固有的复杂性导致假阳性结果有所增加[74]，关于增加心电图作为常规筛查有相当大的争议，然而心电图筛查仍被证明能更可靠地识别患有心血管疾病的大学生运动员。同欧洲的做法相似，美国也提倡使用心电图[75]，虽然成本复杂性和固有的局限性使心电图筛查的广泛应用颇具争议[76]，甚至不被鼓励[76, 77]，并且因此它没有得到美国奥委会、美国心脏协会、美国心脏病学会的推荐，没有将其纳入最近的心血管异常的竞技运动员资格审查联合会议[78]。正如 ESC 所说，ECG 筛查的目标是区分生理性适应性 ECG 改变和病理性 ECG 异常，是为了防止运动员的适应性变化被错误地认为是心脏病，或威胁生命的心血管疾病的迹象被认为是运动员心脏的正常变异[69]。本着这一目标，近年来，欧洲和美国的研究人员在改善心电图筛查指南方面取得了重大进展，努力提高灵敏度，同时降低假阳性结果的发生率。

2010年，ESC 发布了运动员心电图解读建议，通常被称为欧洲指南。这一指南首次正式将适应性生理心电图改变与提示潜在心血管疾病的心电图改变区分

开来，这一区分方法后来成为了临床上的标准方法。"正常的和训练相关的"变化包括窦性心动过缓、一度房室传导阻滞、不完全 RBBB、早复极，以及单纯左室高电压导致的 QRS 改变。"不正常的或与训练无关的"改变包括 T 波倒置、ST 段压低、病理性 Q 波、左心房扩大、电轴左偏 / 左前分支传导阻滞、电轴右偏 / 左后分支传导阻滞、右心室肥厚、心室预激、完全性左束支传导阻滞（LBBB）或右室传导阻滞、长或短 QT 间期或 Brugada 样早期复极（图 12.3 和 12.4）。用该标准重新评估 1000 多个先前研究过的 ECG，结果表明，有 70% 以上的以前由于单纯的左室高电压或早期复极而被认为是心血管疾病表现的心电图，可重新被分为生理性的改变[22]。这样的假阳性率的显著下降证明了官方的分类方法在运动员 ECG 筛查中的显著优势。但进一步调查显示，心电图评估的假阳性率仍维持在 10%～20%[79]。在随后的几年中，努力的方向是进一步提高筛选结果的特异性。

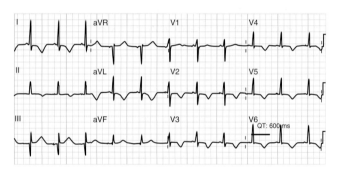

图 12.3　一名尖端扭转型心律失常患者的静息心电图可见 QT 间期延长。V6 导联上的线代表 QT 间期，延长到了约 600 ms（From Battle RW, Mistry DJ, Malhotra R. Cardiovascular screening and the elite athlete: advances, concepts, controversies, and a view of the future. *Clin Sports Med*. 2011; 30: 503-524, with permission.）

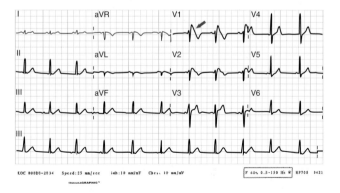

图 12.4　Brugada 综合征心电图示 V1 导联下斜型 ST 段抬高＞2 mm（箭头），伴 T 波倒置（From Battle RW, Mistry DJ, Malhotra R. Cardiovascular screening and the elite athlete: advances, concepts, controversies, and a view of the future. *Clin Sports Med*. 2011; 30: 503-524, with permission.）

"西雅图标准"与欧洲标准相比，将窦性心律不齐、异位房性心律、交界性逸搏心律和继发性 Mobitz I 型（文氏）房室传导阻滞也加入了心电图的良性改变，同时定义了诊断病理性改变所需的特定的心电图表现：右室高电压或电轴右偏、室内传导阻滞、单纯的前壁 T 波倒置，同时伴有 QTc 增加带来的 QT 间期延长[80]。随后的分析表明，西雅图标准通过重新定义哪些 ECG 改变为病理性提高了该检查的特异性，降低了假阳性率[81]。进一步的研究方向包括通过寻找病理性改变与心电图的"边缘性变化"的相关性来提高心电图检查的特异性，其中包括右室肥厚、单纯的电轴偏移和特异性心房扩大[82, 83]，以及心电图检查在非洲或加勒比地区的运动员亚群中的适用性。有鉴于此，2014 年发布了"改进标准"，并给出了一种可以识别心电图边缘性变化的方案，这些边缘性变化之前被欧洲指南定义为异常，而西雅图标准则认为不需要进一步检查[84]。将改进后的标准应用于黑人和白人运动员，发现其将白人运动员的检查特异性从 73% 提高到 84%。而黑人运动员的特异性提高更明显，从 40% 提高到了 80%。进一步分析表明，虽然欧洲准则、西雅图标准、改良标准在鉴别 HCM 和 WPW 病例中的敏感性均为 100%，但改进后的标准大大降低了 ECG 定义为异常的发生率，并显著增加了所有种族的特异性[85]。

总之，我们相信 ECG 有相当大的应用价值，特别是目前有了对训练相关的正常适应、不同种族和性别差异的全面认识，并且使用新标准进行评估，能够区分正常适应和"罕见的和训练无关的心电图改变"[69]。已证实使用改进后的标准可显著降低筛查的假阳性率，而不会降低鉴别病理性改变的敏感性。此外，新标准在综合了大量的非洲血统的运动员的资料之后，在诊断非洲裔运动员由电压的大幅增加引起的更广泛范围的复极异常（如图 12.2 和图 12.5A 所示 ST 段抬高、双相 T 波）时将更加自信。如果有条件，这些标准必要时可辅以现场高质量 TTE，可以大大减少不必要的退赛[74, 76]。虽然目前 AHA 指南不支持对运动员进行普遍的 ECG 筛查，但支持当发现病理性变化时，有条件者应使用正式和标准化的 ECG 筛查程序[86]。关于将心电图筛查纳入运动前筛查的争议无疑将继续下去，机构和团队医生将决定什么是可行的，可负担的，以及其在特定情况下可接受的风险水平。

因此，将 ECG 筛查单独与 PPE-4 结合使用，将可能导致不必要的运动员劝退，特别是非洲和加勒比裔运动员，而进一步的检测是以牺牲相关运动员的利益为代价的。因此，在讨论 ECG 筛查的成本效益时，必须考虑 ECG 筛查假阳性结果而产生的通常不必要的进一步影像检查（TTE）的成本。

经胸超声心动图在运动员中的应用

在欧洲或美国，从未将运动员运动前 TTE 筛查纳入任何指南或建议，仅在 PPE-4 检查、ECG 筛查发现异常，或有新症状表明需要进行额外的检查时才进行 TTE。TTE 比 ECG 昂贵得多，并且比 ECG 在判断上更具挑战性，同时它也面临如何区分可接受的正常重塑和真实疾病的问题。因此，纳入 TTE 也带来了结果假阳性的问题。TTE 作为一种筛查工具或者作为疑似疾病的后续诊断工具使运动心脏病专家对于"灰色地带"难以下定论，"灰色地带"这一概念是由 Maron 定义的，一般理解为训练相关肥大与 HCM 的重叠区域[14]。这是一个很大的挑战，不过，有一些工具可以提高我们的辨别能力，帮助我们更准确地将两者分开[14, 23, 87, 88]。所谓的 HCM 是一种心肌肌节的常染色体显性突变，是一种表型非常多样化的疾病，左

室壁厚度范围可为正常（<12 mm）至严重肥大（30 ~ 50 mm）；肥大可以是局灶性的，也可以是对称性的；休息或运动时可有梗阻，也可没有，并且症状多种多样[12, 14, 89]。训练相关的重塑常可导致肥大的程度超过正常的上限，并进入"灰色地带"（13 ~ 15 mm），有时甚至可能达到对任何运动员来讲都非常可怕的程度：HCM[14]。TTE 的表现可以帮助区分运动重塑和 HCM。受过训练的运动员的左室舒张末容积往往较大，通常大于 55 mm，而 HCM 患者的左室舒张末容积较小。图 12.5 提供了运动性重塑和 HCM 的例子。如上所述，舒张期多普勒指数的异常在运动员中并不常见，如二尖瓣收缩期前移或左室流出道梗阻，通常提示 HCM。另外，局限性的间隔或心尖局灶性肥大也多提示 HCM，常规检查或 TTE 检查可漏诊，心脏 MRI 更易检出异常（图 12.6）[90, 91]。晚期 MRI 增强可以提供有关 HCM 早期瘢痕形成和纤维化存在的额外信息，并可能帮助判断预后（图 12.7 和图 12.8）[92-94]。此外，数字分析 TTE 图像分辨率的提高导致了对左室心肌致密化不全（LVNC）的识别能力

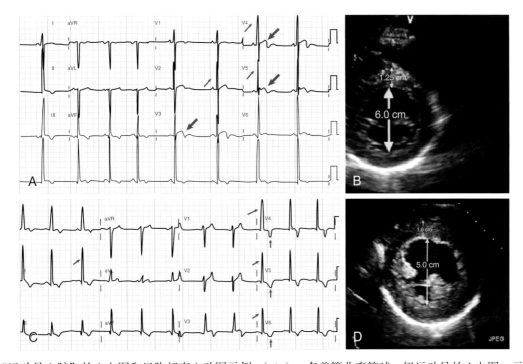

图 12.5 "运动员心脏"的心电图和经胸超声心动图示例。（A）一名美籍非裔篮球一级运动员的心电图，示广泛的 ORS 波高电压，不伴 ORS 波增宽（窄箭头），伴 ST 段上凸型抬高和 T 波倒置（宽箭头）。除了美籍非裔运动员的"运动员心脏"心电图表现外，该心电图还显示出了其他异常。（B）同一名运动员的经胸超声心动图短轴图像示室间隔增厚，约 1.25 cm（细箭头），伴左心室腔稍增宽，约 6.0 cm（粗箭头），左心室质量增加。该图像是美籍非裔精英运动员的典型代表。（C）一名患有肥厚型心肌病（HCM）的 18 岁白人高中生橄榄球运动员，心电图示 ORS 波高电压，同时伴 ORS 波轻度增宽（细箭头）和明显的 T 波倒置（宽箭头）。（D）一名患肥厚型心肌病和劳力性心绞痛的美籍非裔一级运动员的经胸超声心动图短轴图像。可见室间隔异常肥厚，约 1.6 cm（细箭头），左心室腔大小为 5.0 cm（宽箭头），小于"运动员心脏"的一般心室腔大小。负荷超声心动图示收缩期左心室完全闭塞（From Battle RW, Mistry DJ, Malhotra R. Cardiovascular screening and the elite athlete: advances, concepts, controversies, and a view of the future. *Clin Sports Med*. 2011; 30:503-524, with permission.）

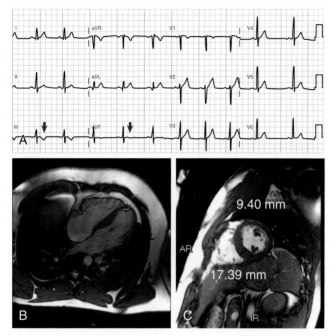

图 12.6　一名在顶峰运动时出现心悸的橄榄球一级运动员（前锋）的图像。（A）静息心电图示下壁导联 T 波倒置（红色箭头），余无明显异常。经胸超声心动图示左心室肥厚，但因运动员身材较大，图像质量不佳。（B）心脏磁共振四腔心图像示室间隔局部肥厚（红色箭头），心尖室壁厚度正常（空心箭头）。（C）左心室短轴图像示严重室间隔增厚（17 mm），超过 "灰色地带"；前外侧壁厚度正常（9 mm）。该名运动员运动时出现室性期前收缩二联律，停止训练对其局部心室肥厚无影响。这个病例是肥厚型心肌病伴正常心电图的一个例子，占肥厚型心肌病患者的 15%。该名橄榄球前锋的胸廓很大，可能是心电图表现的原因

的提高，这可能是病理性的，因此也在优秀运动员中引起关注[95]。已有研究表明，近 20% 的运动员可能表现出过度小梁化，符合目前诊断左心室肥大标准，但这被认为是血容量增加导致的生理适应，而不是潜在的心肌病[96, 97]。这个例子说明了在适当的背景下解释优秀运动员超声心动图异常的重要性，以避免不必要地取消运动员的参赛资格。

　　TTE 的应用在诊断一系列可能不会立即威胁到运动员的疾病时非常有用（见专栏 12.1），但由于与 HCM 相似的 "灰色地带"，以及前面讨论的轻度的扩张型心肌病和 ARVC，TTE 的应用必须要谨慎[88]。当然，会有一些病例挑战我们的诊断的确定性，因此我们可能需要更广泛的测试或培训。在筛选程序中执行 "有限的" TTE 是常见的做法，通常是由正在接受培训的人员进行，并且没有记录或数字化图像。虽然我们赞扬这种兴趣和努力，但我们不鼓励这样做，因为一旦启动筛选进程，医生需承担与测试准确性有关的责任。"有限的" TTE 筛查主要侧重于 HCM，不太可

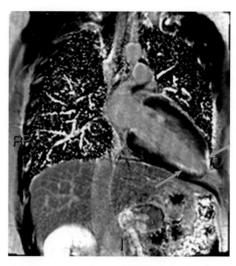

图 12.7　一名患有肥厚型心肌病且有伴随症状的 18 岁高中生橄榄球运动员的心脏磁共振图像（该名运动员的心电图见图 12.5C）。下壁心内膜下延迟钆增强的左心室心尖段和中段图像，可见心尖延迟跨壁强化（箭头）。这些发现符合心肌梗死和纤维化。该运动员还出现过心绞痛，服用 β 受体阻滞剂可以缓解。该运动员被限制参加比赛，并进行了心脏电复律除颤器植入术（From Battle RW, Mistry DJ, Malhotra R. Cardiovascular screening and the elite athlete: advances, concepts, controversies, and a view of the future. *Clin Sports Med*. 2011; 30: 503-524, with permission.）

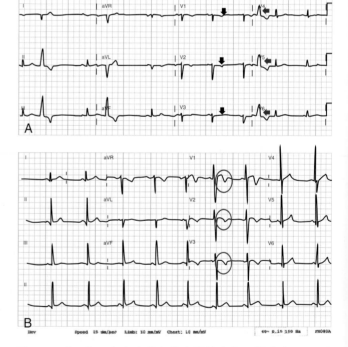

图 12.8　（A）一名患有致心律失常性右室心肌病（ARVC）的运动员的心电图。胸导联 V1-V3 可见连续的 T 波倒置（黑色箭头）。来源于右心室的室性期前收缩表现为左束支传导阻滞，提示 ARVC（红色箭头）。（B）一名 17 岁校际 800 米运动员有不伴症状的 T 波倒置，图示为筛查心电图（异常发现被圈出）。由于该患者是意大利裔，并怀疑潜在的 ARVC，因此进行了经胸超声心动图和心脏磁共振成像，未发现异常。因此推定出现的异常是年轻运动员的正常变异

能发现局灶性 HCM，以及冠状动脉异常、升主动脉（尤其是与二叶式主动脉瓣相关的）异常或更细微的异常。此外，有限的 TTE 筛查很难识别重塑与真正的疾病，并可能引发对不必要且昂贵的测试的假阳性结果的焦虑。出于这个原因，我们建议纳入高质量的和完善的 TTE（我们发现这可以在 10 分钟内完成），最理想的是包括先天性异常的检查，以便在评估一开始就为运动员提供最好的服务[98]。

优秀运动员的结构性 / 先天性疾病

在对任何优秀运动员进行心脏结构异常的确诊时，运动心脏病专家都必须态度严谨并行事谨慎，特别是当病例存在与前文讨论的可能类似真实疾病的心脏重构改变时，尤其要谨慎。当有优秀运动员被诊断出结构异常，最新的专家共识为我们提供了管理这一情况的一般指南，尤其是在参加运动的资格方面[78]。必须个性化地、全面地考虑每个运动员的情况，运动心脏病学家可能会因为即使限制运动员参与比赛，也没有明确证据表示可以获得生存获益而感到困惑。在此过程中，多方的利益存在冲突，医务人员还需要努力保持平衡，这其中包括运动员继续比赛的强烈愿望；来自父母、粉丝、管理人员、团队和学校的压力；医护人员对运动员 / 患者以及雇用或咨询医务人员的机构或团队需同时负责；运动员常寻求多方意见，直到有医务人员默认允许参赛；以及对不良宣传或医疗相关法律责任的担忧，这可能会对管理著名运动员的医生产生深远影响[99]。篮球运动员 Hank Gathers 和 Reggie Lewis 的案例是一个戏剧性的例子，充分体现了这一过程的困难性和破坏性[5]。

虽然这一论断最近受到质疑，HCM 在普通人群中的发病率大约为 1/500，被认为是美国运动性猝死最常见的原因。这一疾病最初于 1958 年由一位英国病理学家报道，发现于一个极高风险的家族，该家族具有显著的不对称的 LVH[100]。HCM 会在各大转诊中心进行进一步评估，因此会形成明显的转诊偏移，夸大患者面临猝死的真实风险[12, 88, 101]。确实，我们最近了解到，这种疾病的表现差异巨大，既可有显著的猝死风险，也可为良性临床过程而异常长寿。总的来说，HCM 唯一不变的特征是不一致性。有数据表明，与种族、年轻和剧烈活动相关的 HCM 中运动性猝死的风险增加[101, 103]；然而，除了意大利的研究结论外，缺乏运动员因退出体育活动而获得生存收益的数据支持。因为最安全的做法可能是所有确诊为 HCM 的运

动员都需退赛，低强度运动除外。2005 年第 36 届贝塞斯达（Bethesda）会议[104]通过了这项建议，2011 年版 HCM 专家意见再次采纳了这项建议[78]。由于已知低风险的运动员将会被无谓地取消比赛资格，被取消资格的运动员和运动心脏病学家在执行这些指南时都会因缺乏令人信服的数据而受到困扰。因此，个别心脏病学家可能会决定挑战这些建议，并允许运动员参赛。大学生篮球一级运动员 Monty Williams 于 1990 年在圣母大学二年级时被诊断患有 HCM，同一年 Hank Gathers 猝死。他最初被取消了比赛资格，并被告知再也不能进行篮球运动。两年后，他寻求另外的医生的意见，经过一系列检查后，他的心脏病医生做出了一个有争议的决定，允许他参加比赛，并继续在 NBA 打球。另外，有一些人提倡运动员个性化使用植入式除颤器（Implantable Cardioverter Defibrillator, ICD）[105]，但这是一个非常复杂的过程。剧烈运动和身体接触会破坏 ICD 的功能；因此，管理医生将需要运动员经常配合远程检查设备，并立即响应所有警告信号。17 岁的 Nicholas Knapp 是一名高中高年级学生，他得到了西北大学的篮球奖学金。他在非正式比赛中晕倒，并发生心室颤动[106]，他被救活并完全康复。随后他被诊断出轻微的局限于室间隔的不对称性 LVH，左室收缩功能亢进，二尖瓣收缩期轻度前移，静息心电图呈弥漫性 T 波倒置。他被诊断患有 HCM，心电图检查阴性，安装了一个植入型除颤器。第二年，Knapp 被西北大学录取，并被宣布体检不合格，但允许他保留了全额奖学金。尽管已确定存在严重风险，Knapp 向联邦地区法院申请参加校际篮球比赛，认为对他的限制是对 1973 年《康复法案》规定的权利的侵犯。地区法院最初做出了有利于 Knapp 的裁决，但这一裁决最终在美国上诉法院被推翻。

如果运动员因处在"灰色地带"被疑诊 HCM 而被取消比赛资格，那么他们应停训一段时间，然后重新进行评估。在一个有趣的案例报告中，调查人员描述了一个 17 岁的游泳运动员（每周 14 小时，每周 16 英里），他的心电图上有左心室肥厚高电压表现，伴有 T 波倒置和双向，经 TTE 检查左室壁厚度 14 mm，左室舒张末期内径 48 mm[107]。运动员停训 8 周后进行复查，结果显示所有与训练相关的心电图表现和 TTE 重塑均完全恢复。Pelliccia 等前瞻性评估了 40 名有心肌肥大和心腔扩大的意大利优秀运动员，在长时间停训（1 ~ 13 年）后，所有受试者的 LVH 均恢复正常，而 22% 的受试者的左室腔扩张持续存在

（>60 mm）[108]。因此，在处于"灰色地带"时，停止训练特别有帮助，并应在 2 个月以及 1 年后复查。基因测试的问题在于只有阳性结果才有帮助，而阴性结果并不能排除新发的个体突变。对于有 HCM 家族史的运动员，如果心电图、TTE 没有阳性证据，且无症状表明他们受到了影响，如果能通过基因检测确定其父母 / 亲属突变的基因，则可大大受益；随后可以检测该运动员是否存在相同的致病基因[109]。因为 HCM 患者 LVH 的表型是随时间变化的，对没有症状但基因检测结果阳性的运动员需不断频繁地随访和进行一系列检查，包括每年至少进行一次 TTE 检查和运动负荷试验，以及根据家族史和运动员个人的风险状况考虑是否取消其参赛资格。由于这些原因，目前的指南支持限制基因型阳性但表型阴性的运动员参赛。相比之下，基因检测呈阴性的运动员可以自由参加比赛，不需要频繁进行昂贵的检查。

在美国，先天性冠状动脉异常是导致猝死的第二大常见原因[2, 3, 11, 59]。运动员猝死的患者中右窦起源的左冠状动脉比左窦起源的右冠状动脉更多见[110]；而两者都具有威胁性。当运动导致心输出量增加，主动脉扩张，使得起源相反的冠状动脉窦口的斜孔变得更加狭窄，导致急性缺血和心律不齐猝死。这可能是运动心脏病学中最难以捉摸和复杂的疾病，因为往往是没有症状的，而在经历了猝死并接受筛查的运动员中，没有人（9/9）有异常的心电图表现，而那些接受压力测试的人也没有异常的发现（6/6）[110]。在猝死事件发生前进行诊断的唯一机会是进行 TTE 筛查，它能正确显示大多数优秀运动员的左、右冠状动脉[111]。然而，在标准的成人 TTE 检查中并不常规进行冠状动脉成像，但在先天性疾病的 TTE 检查中是需要常规进行冠状动脉起点检查的，而这项检查也可以在优秀运动员身上成功应用[112]。因此，任何运动员因胸痛或晕厥进行 TTE 筛查时，都应进行冠状动脉成像。事实上，建议将冠状动脉成像纳入所有涉及优秀运动员的 TTE 方案[98]。对怀疑有此异常的运动员，CT 血管造影是最好的检查方法，用这种技术可以很好地识别解剖结构[113]。当检查到异常时，虽然没有随机研究的数据支持这一建议，但是传统的明智的建议是至少暂时取消运动员的比赛资格，并随后对先前检查发现的异常进行手术治疗。这个建议对有症状的运动员来说是明智且明确的，如果偶然在无症状运动员中发现异常，需根据动员参与运动的时长以及结构异常的情况，谨慎地进行风险分层，谨慎地评估运动员是否可

以继续参赛以及是否需要接受手术治疗。

ARVC 的诊断在历史上一直是一个挑战，TTE 和 ECG 一直不是其诊断的理想方法。正如前面所说的，运动员可能存在训练相关的 RV 扩张和收缩功能障碍，这和 ARVC 的情况类似[31, 32, 35-37, 94]。诊断 ARVC 的标准已经发展为 MRI[114]，可以更好地显示 RV 成像，然而，我们提示大家，要谨慎对待这一诊断，特别是对无室性心律失常记录的无症状运动员。2 个或更多相邻的心前区导联 T 波倒置 >2 mm（见图 12.8）在年纪较大的运动员中并不常见，可能需要进一步行 MRI 评估[69, 111, 115]。胸前 V1-V3 导联 T 波倒置在 19～45 岁的健康个体中发生率 <3%（在儿童中更常见），而在 ARVC 患者中超过 87%[116]。因此，这一诊断需结合患者的年龄、是否有室性期前收缩（PVCs）或 LBBB 形态的室性心动过速（VT）才能做出诊断。对于疑似 ARVC 的病例，应暂时取消其参赛资格，并寻求专家的 EP 咨询。若确诊 ARVC，除了低强度的运动外，所有运动项目都可能被永久取消资格，并且需要使用除颤器。

最常见的先天性心脏畸形是二叶式主动脉瓣（BAV），这一疾病在一般人群中发生率高达 2%[117]，在男性中更为常见。这种发生率对运动心脏病学家来说是十分重要的，因为相当多的患者瓣膜功能正常或仅有轻度瓣膜疾病，而这些人中的很大一部分也会有先天性升主动脉扩张，这可能会使他们处于危险之中[117, 118]。大多数患者右冠状动脉和左冠状动脉尖部融合，此时患者的瓣膜功能大多正常或仅有轻度瓣膜疾病[119]。有研究对这一主题做了深入的探索[108]，发现 BAV 患者主动脉根部扩张具体情况如下：Valsalva 窦—高达 78%，窦管连接—高达 79%，窦管以上连接—高达 68%。由于孤立的收缩期喷射性杂音很容易被忽略，运动员查体时可能没有闻及杂音，有相当数量患有先天性主动脉瓣狭窄或升主动脉显著异常的优秀运动员在体检时没有被发现。在弗吉尼亚大学（UVA），使用 TTE 对先天性疾病进行筛查有效地识别了这些患者，在 175 名新生运动员中发现 2 例男患者：其中 1 例有轻中度主动脉瓣反流；另一例瓣膜功能正常，仅有升主动脉轻度扩张[120]。对 UVA 的 670 名运动员进行了 TTE 筛查和包括 PPE-4 在内的一般运动医疗后，有 7 名运动员确诊了 BAV，其中 4 人有主动脉根部扩张，有 5 人表现为血流动力学无影响的左右冠状动脉尖部融合型。不足为奇的是，在优秀运动员中，BAV 的发病率高达 1% 以上，比 HCM 的

发病率高出5倍。图12.9展示了两个同为一级校级运动员的兄弟被检出家族性BAV综合征的例子。两者都有左、右冠状动脉尖部融合，伴有轻、中度主动脉瓣反流，1例主动脉根部轻度扩张，主动脉窦扩张超过40 mm。每6~12个月对他们进行一次TTE复查，主动脉根部扩张的运动员已经被限制进行等长力量训练，以免造成与大强度等长力量训练相关的高血压。

马方综合征是另一种常染色体显性心血管疾病，Edgar Allan Poe在一篇短篇小说《破烂山的故事》中首次对其进行了细致的描述，描述的是他早年在弗吉尼亚大学的经历[121]。这个故事的主角具有这种综合征的所有典型特征，这一记载比Antoine Marfan教授在巴黎发表的第一篇医学文献早了50年[122]。PPE-4已针对能更好地检测家族史、医疗史以及可能提示马方综合征或相关疾病（如Ehlers-Danlos综合征或Loeys-Dietz综合征）的身体检查结果进行了更新。这些综合征都表现出重要基质蛋白的遗传缺陷，这些基因缺陷会使运动员易患主动脉夹层，若患有Ehlers-Danlos综合征和Loeys-Dietz综合征则较小的动脉也会受累[13, 123]。一般来说，这些运动员除了低强度的运动项目外，其他运动都受到限制，通常不会发展成为优秀运动员。然而也有例外，患有马方综合征的运动员可能入选身高要求高的运动，如奥运会排球运动员Flo Hyman，她在一场职业比赛中不幸死于主动脉夹层动脉瘤。此外，由于对PPE-4的管理不一致，运动员可能无意中被允许参赛，例如图12.10中的大学生游泳运动员，他患有马方综合征且医生给他开了氯沙坦，他在训练中发生了B型主动脉夹层。如果患者有这些常染色体显性遗传疾病的阳性家族史，和我们对有HCM家族史的患者的建议一样，需要谨慎地对患者的父母/亲属进行基因检测，如果有条件，应对有问题的运动员进行基因检测。

运动员的后天性心血管疾病

任何运动员出现新发的症状或心律失常、持续胸痛、肌钙蛋白升高的证据，或新发左室收缩功能障碍或心电图改变，特别是弥漫性ST段抬高和复极异常应考虑心肌炎和心包炎。图12.11所示为一名大学生一级篮球运动员因晕厥和室性心律失常而被诊断为心肌炎。以前，对于收缩功能正常的患者很难诊断此类疾病，但现在通过磁共振成像与心外膜下晚期钆增强的典型表现很容易发现[124]。因为心肌炎的临床过程，以及可能伴随出现的心律失常和心室收缩功能障碍个体差异

很大，因此停药和治疗建议必须个体化。然而，谨慎的做法是对于明确诊断的运动员至少需暂时停训，直到检测到的心律失常或左室收缩功能异常得到恢复。

冠状动脉性疾病（CAD）在35岁以下运动员中很少见，是运动性猝死的一种罕见的原因[3]。但是，不能忽视早期的CAD，例如，28岁的俄罗斯奥运会和世界双人滑冠军Sergie Grinkov，他1995年在普莱西德湖上训练时发生了猝死。Grinkov有血小板抗原基因（PLA-2）的转位，导致其易发早发性冠心病，并且有由于CAD早逝的家族史（父亲）[125]。几年前，烟草是美国职业棒球大联盟球员休息区的主要供给品，直到心脏病专家、前美国职业棒球大联盟的球员以及当时的美国职业棒球大联盟主席鲍比·布朗认识到一位球员患心肌梗死，并在恢复后重返美国职业棒球大联盟[126]。自那时以来，运动员的健康和营养意识发生了巨大的转变，之前理所当然地认为，CAD在参加各种运动的老年运动员，特别是一些高竞争性运动中更易发生。一些研究数据表明，在35岁以上的运动员中，冠心病是绝大多数（80%）SD病例猝死的原因[59]。最近的研究中，比赛相关的心脏事件记录系统（Race Associated Cardiac Event Registry, RACER）分析了2000年至2010年在美国参加马拉松和半程马拉松比赛的1090万运动员的数据[127]。在年龄较大的运动员组中（平均年龄59岁），研究人员发现猝死的风险很低（54/100 000人）；猝死在男性中更常见，在全程马拉松和接近终点时更易发生。因此，随着冠心病在高危人群中变得越来越普遍，运动员患猝死的风险仍然很低。RACER的研究结果进一步说明了规律的体育锻炼对男性和女性的有益影响，印证了以前关于习惯性的剧烈运动减少运动相关猝死的前瞻性研究[128]。

当发现运动员高血压（HTN）时，必须由运动医学医生和运动心脏病学家进行处理。正如前文所述，家族性高血压对运动员心血管训练适有重要影响[56]（特别是那些大力量训练的人），如果这与未经治疗的高血压相结合，可能会加重远期的不良生理影响，从而对运动员的健康和寿命产生负面影响。运动降低了运动员的高血压发病率，大约是久坐对照组的50%[129]。然而，运动员仍然可能提前出现早发性高血压，高达10%的HTN最初会在20岁至30岁之间出现症状[130]。此外，如果青少年运动员的PPE检查发现血压高于142/92 mmHg，80%的患者在随访1年时[131]会发展为慢性高血压，在进入成年期之后也会

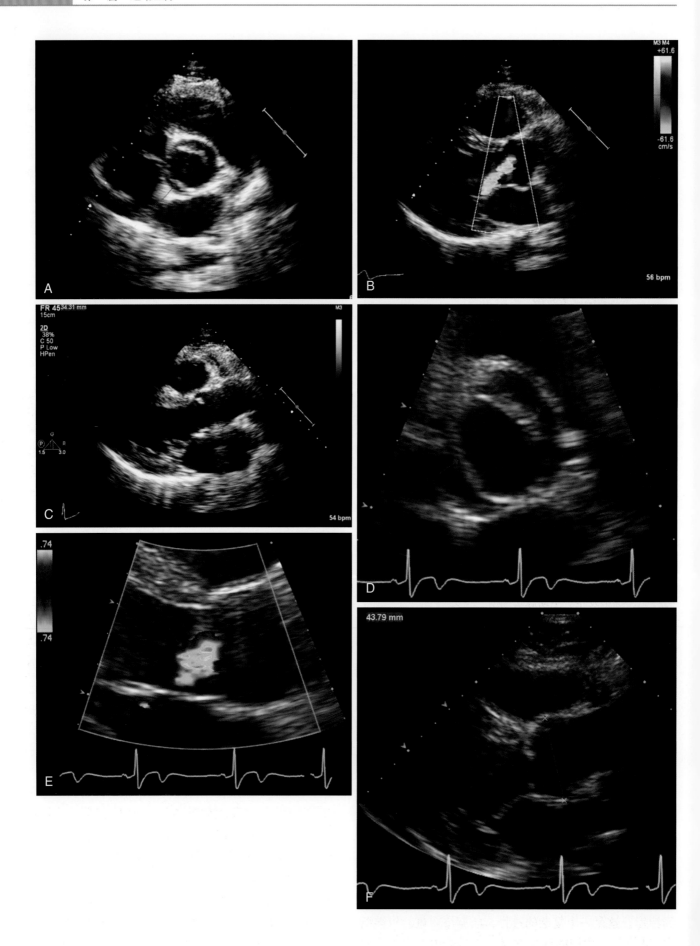

图 12.9　两名患有家族性二叶式主动脉瓣综合征的长曲棍球一级运动员的经胸超声心动图，两人是兄弟关系，一人还伴有先天性主动脉病。（A）一名患有二叶式主动脉瓣的 18 岁运动员的经胸超声心动图短轴图像，可见左右冠状窦口融合和一水平斜裂。（B）彩色多普勒胸骨旁长轴图像示中度主动脉瓣关闭不全，血液直接流向二尖瓣前叶（箭头）。这种后向的主动脉瓣关闭不全是前叶脱垂的特征。（C）胸骨旁长轴图像示典型的主动脉瓣收缩期 "穹窿样" 改变（箭头），主动脉窦处的升主动脉直径为 3.4 cm，相对于体表面积是正常的。（D）21 岁的哥哥的胸骨旁长轴图像可见几乎一致的瓣膜，冠状窦口融合且伴有裂（箭头）。（E）彩色多普勒胸骨旁长轴图像发现相似方向的主动脉关闭不全（箭头）。哥哥的主动脉关闭不全为轻度至中度。（F）胸骨旁长轴图像示哥哥患有先天性主动脉病。主动脉窦处的主动脉直径最大为 4.4 cm，呈轻度到中度扩张（红线）。根据现有指南，两兄弟都可以参加运动。由于精英运动员训练的血流动力学作用可能加速主动脉瓣关闭不全或主动脉病，两名运动员每 6 个月应进行一次超声心动图检查（From Battle RW, Mistry DJ, Malhotra R. Cardiovascular screening and the elite athlete: advances, concepts, controversies, and a view of the future. *Clin Sports Med*. 2011; 30: 503-524, with permission.）

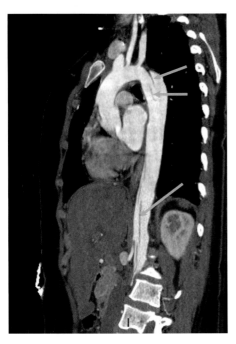

图 12.10　一名患有马方综合征的女性校际游泳运动员进行增强 CT 扫描发现 B 型胸降主动脉夹层（箭头处为起始瓣）。夹层在训练中发生。主动脉窦偏后，余无明显异常（From Battle RW, Mistry DJ, Malhotra R. Cardiovascular screening and the elite athlete: advances, concepts, controversies, and a view of the future. *Clin Sports Med*. 2011; 30: 503-524, with permission.）

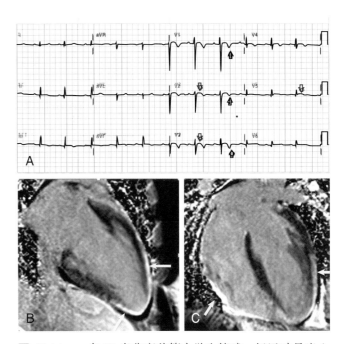

图 12.11　一名 21 岁非裔美籍大学生篮球一级运动员患心肌炎。该运动员初始表现为晕厥，5 个月后发作了第二次晕厥。（A）心电图示持续广泛的 ST 段抬高（红色箭头），伴 T 波倒置（黑色箭头）。（B）磁共振成像（MRI）发现心尖前方和下方的心外膜出现延迟钆增强（箭头）。（C）MRI 还发现右心室游离壁心外膜延迟钆增强（向左箭头）。心电图提示慢性心包炎和心肌炎，MRI 发现心外膜延迟钆增强是该病的典型表现，而肥厚型心肌病患者则表现为斑片状延迟钆增强或纤维化。电生理检查发现容易诱导的快速室性心动过速，运动员被限制参加比赛（From Battle RW, Mistry DJ, Malhotra R. Cardiovascular screening and the elite athlete: advances, concepts, controversies, and a view of the future. *Clin Sports Med*. 2011; 30: 503-524, with permission.）

有显著的发生高血压心脏疾病的风险。导致年轻运动员高血压的因素很多，包括肥胖、男性、非裔、口服避孕药、酒精滥用、非甾体抗炎药、饮食过量的盐和脂肪、补品（含麻黄碱、麻黄和瓜拉那）和提高成绩的药物（PED）如类固醇和促红细胞生成素；这方面的详细数据已有综述进行了深入研究[132]。患有高血压的运动员应根据现行的指南进行评估[133]，治疗则需要依运动员的具体情况而定。一开始的治疗需要纠正所有导致高血压的环境因素，建议多吃水果、蔬菜、钾，限制钠的饮食[134]，启动一项旨在降低血压的非药物治疗计划。如果最初的方法效果不佳，可能需要增加药物治疗，这是一个复杂的过程，已有研究进行了详细报道[132, 135]。我们的许多常规选择不适用于优秀运动

员。接受药检的运动员不能服用利尿剂，因为这些药物可以被用来有效地掩盖 PED 的使用。此外，利尿剂会加重许多运动中产生的脱水状态，并且易发生低钾血症。影响窦房结的药物，包括 β 受体阻滞剂和非二氢吡啶类钙通道阻滞剂（维拉帕米和地尔硫䓬）使心率无法达到峰值，可能会导致运动能力的下降。然而，β 受体阻滞剂控制心率的作用在射箭、高尔夫和射击等运动中可能是一个优势，被认为可以提高运动成绩，

因而不被允许使用。一般来说，血管紧张素转换酶抑制剂（ACEI）、血管紧张素受体阻滞剂（ARBs）、二氢吡啶类钙通道阻滞剂（硝苯地平 XL、氨氯地平、非洛地平和依沙地平）最适合运动员。耐力运动员，特别是那些参加超级马拉松比赛的运动员，可能出现非常高的外周循环肌酸激酶（CK）水平，这种情况下联合使用 ACEI 或 ARBs，加之不同程度的脱水，会导致严重的急性肾损伤。因此，建议这些运动员在极限训练或比赛的日子里不要服用这些药物，否则可能会发生危险。女性运动员还应该被告知有潜在的先天生理缺陷，非洲裔运动员（低肾素）对钙拮抗剂的反应优于 ACEI 或 ARB。根据第 36 届 Bethesda 大会高血压特别小组制定的指导方针，大多数患有高血压的运动员都可以得到治疗并被允许参加比赛[126]。运动员若患有 2 级或以上 HTN（血压 >160/100 mmHg），在得到很好的控制之前，应限制其进行等长训练。应密切跟踪所有患有高血压的运动员，以便反复提供有关饮食和生活方式的建议，监测血压，并在适当的时候评估训练导致的心肌重塑。

高脂血症（尤其是家族性高脂血症）是困扰运动医学工作者的难题。他汀类药物治疗优秀运动员高脂血症存在问题，因为很多运动员在没有 CK 升高的情况下就会出现肌肉疼痛[136]，优秀的职业运动员中，高达 80% 的人会因为这种副作用而不能耐受此类药物[137]。因此，除了那些参加不太激烈运动的运动员，对于大部分运动员来说这都是一个难题，对高脂血症的治疗几乎与剧烈的训练活动不相容。在这方面指导我们的数据很少，因此根据指南[138]推荐使用最小的非药物治疗是合理的，同时应将所有因合并高脂血症或高胆固醇血症而过早死亡的有 CAD 家族史的运动员转诊至脂代谢专家，确保其一旦退役就会得到治疗。

心律失常

如上所述，传导异常和缓慢性心律失常在受过训练的运动员中十分常见，包括窦性心动过缓（这对耐力训练的运动员来说意义重大，见图 12.1）、交界性心动过缓、一度房室传导阻滞和 Mobitz Ⅰ 型二度房室传导阻滞。Mobitz Ⅱ 型和三度（完全）心脏传导阻滞不常见，应该被判断为异常，并转诊至电生理医生[139]。房性和室性期前收缩和非持续性室性心动过速在受过训练的运动员中也很常见，在运动相关的心率升高后可减少或消失。在无结构性心脏病的情况下（正常静息心电图和 TTE），如果发作能被运动抑制，则表明这些发现是良性的，不会有远期影响[140-142]。心房颤动（AF）在受过耐力训练的优秀运动员中比久坐不动的对照组更常见[143-145]。在运动员中，在高肾上腺素能训练中可能会出现 AF（耐力运动员会突然感觉到"断电"），在睡眠时和迷走神经张力较强时也会发生，此时房颤可能是起源于肺动脉壁的房性期前收缩引起的。评估应包括排除结构性心脏病、甲状腺功能亢进症，以及任何类型的刺激性兴奋剂或补充剂的摄入。治疗方面同样使用 β 受体阻滞剂和钙例子拮抗剂，两者都不能抑制房颤，只能减慢心室率。我们发现 IC 类药物氟卡尼和普罗帕酮对运动员是最有用的。对于罕见的发作，使用"口袋药"（pill and picket）的方法，一次性服药可以有效地将房颤转复为窦性心律[146]。对于在训练或重要比赛期间具有更显著的临床负担和（或）运动表现受损的运动员，可能需要每日服用氟卡尼或普罗帕酮；心脏结构正常的运动员也可能对肺静脉射频消融反应良好。射频消融术后，需要一段时间的抗凝治疗，因此，手术时机选择可能会影响运动项目的参与。WPW 综合征可无症状，也可引起有症状的室上性折返性心动过速（SVT）；在极端情况下，快速房颤与异常传导可转化为心室颤动。因此，患有预激综合征的运动员应该被转诊至电生理医生，探讨旁路消融的风险和收益，因为这是可治愈的疾病。常见形式的室上性折返性心动过速也经常发生在运动员身上，如果运动员有症状，且即刻心电图或动态心电图发现阳性表现，也可选择射频消融来治愈该疾病。

Brugada 综合征和先天性长 QT 通道病可危及生命，不管是意外发现还是已有症状，都需要进行电生理检查。并且，未来将看到现行指南在决定患有这些疾病的运动员能否参赛方面受到的挑战。在最近发表的 Mayo 经验中，130 位患有先天性 QT 间期过长的患者继续参加各种运动，其中 20 人放置了 ICDs[147]。在这些人中，25% 的人参加了高中体育活动，6% 的人参加了大学和专业水平的活动，只有一例 ICD 放电记录。一个 9 岁的男孩在热身时发生了心室颤动而受到了两次电击，他承认他有时未按要求服用 β 受体阻滞剂。儿茶酚胺敏感性多形性室性心动过速（CPVT）是另一种遗传性综合征，运动诱发的肾上腺素激增可触发 VT/VF，而有症状的患者除非进行 ICD 治疗，否则预后较差[148]。图 12.12 是在 ECG 筛查时发现 CPVT 的 17 岁一级撑竿跳高运动员的例子，该运动员无症状。危及生命的心律失常是运动心脏病学家未来面临的艰巨的挑战之一。装有 ICD 的运动员和他们强烈的参与

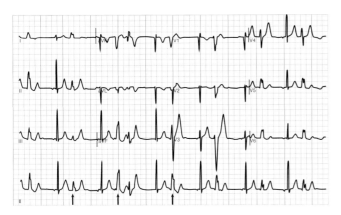

图 12.12　一名 17 岁女性大学生撑竿跳一级运动员心电图筛查发现室性期前收缩。运动平板试验发现多形性室性触发灶（箭头）。肾上腺素激发试验符合儿茶酚胺敏感性多形性室性心动过速。该运动员被限制参加运动，并通过 β 受体阻滞剂抑制心律失常（ From Battle RW, Mistry DJ, Malhotra R. Cardiovascular screening and the elite athlete: advances, concepts, controversies, and a view of the future. *Clin Sports Med*. 2011; 30: 503-524, with permission. ）

比赛的意愿是其中首当其冲的难题。这些运动员仍有因运动而晕厥的风险，应就其参加运动和活动的风险提供咨询，晕厥可能威胁到他们自己、其他运动员或观众，包括但不限于：游泳、潜水、射箭、射击、赛车、跳伞、双板滑雪和单板滑雪。一旦限制或取消资格运动员的参赛资格，运动员和家属可能会只关注于他们自己的需求，而没有考虑到意外猝死之类的事件可能会影响队友、教练、朋友和观众的情绪的后果。

晕厥在运动员中很常见，在绝大多数情况下与结构性心脏病无关。通常发生在非体力活动期间或运动后即刻（可能由于静脉回流突然减少）[149]。因此，在这种情况下，最可能的病因是神经源性晕厥，然而应排除心脏电生理和结构异常。运动性晕厥的诊断应考虑 HCM、冠状动脉异常、CPVT 等。偶尔，运动员会在运动高峰时出现晕厥，表现为反复的血管舒张（低血压）和（或）心脏抑制（心动过缓）性晕厥，但必须运动负荷试验出现晕厥才能确定这个诊断。推测其机制是由左心室高动力状态刺激受体介导的 Bezhold-Jarish 反射，进而激活迷走神经背内侧核[150, 151]。我们发现，优秀赛艇运动员更易出现这一问题。在训练中，60 名以上校际赛艇运动员并排列队是很常见的，他们通常是在有限的空间里，在划船机上进行 ERG 训练。这些运动员在这种情况下会达到心输出量的峰值，再加上如此多的运动员在近距离训练时散发出的热量，可能在体力到达极限时出现晕厥和晕厥前期，有或没有结构或电生理异常的运动员都可发生。坐位发生晕

厥似乎是不可能的，但也可能是由于在前倾划桨的姿势下，下腔静脉的血液回流受到影响所致。标准的跑步机测试不能可靠地重现这一情形，在便携式划船机上进行运动负荷试验 ERG 测试可以模拟训练和比赛，具有一定的实用价值。

体位性心动过速综合征（ postural orthostatic tachycardia syndrome, POTS ）和其他自主神经调节紊乱也可能累及优秀运动员，在他们身上引起症状或影响其运动表现[152]。在我们对大学生运动员的观察中，这种情况是导致他们就医的一个常见的原因，可能的病因是病毒感染性疾病，这类疾病可以在运动员群体中传播。受影响的运动员可能出现无明显诱因的心率增加（窦性心动过速），直立姿势和运动负荷试验时可有不同程度的体位性低血压。大多数运动员会被告知这种不良表现是生理性的，需要进行耐心的、循序渐进的训练（通常包括等长训练）。目前已有许多治疗方法，但是除了密切关注适当补水和按需补盐之外，大多数方法都令人失望。

在心血管系统不存在结构或电生理异常的情况下，心脏钝挫伤是导致猝死的重要原因。投掷类运动中（棒球、曲棍球、冰球）受到投掷物的撞击而发生猝死是罕见的，但在文献中多有描述，并且机制不明[153]。在一个大型动物模型中，Link 等证明用一个大小和重量模拟棒球的木制物体以 30 英里每小时的速度在 T 波前 15～30 ms 时撞击猪的胸部，有 9/10 的动物被诱发了 VF。如果撞击发生在心动周期的其他时间则不会产生任何影响[154]。此外，市面上出售的胸壁保护器不能预防这种罕见但往往致命的事件[155]。我们已经建立了一个心脏钝挫伤登记系统，表明心脏钝挫伤更多发生在儿童（平均年龄为 12 岁），大概是因为儿童胸部发育不全，1999 年之前只有 10% 的人活了下来[156]。这项研究在运动医学医生和教练中引起了广泛的重视，特别是在棒球、垒球、曲棍球和冰球等高危运动中。钝性撞击诱发的室颤的抢救时机至关重要，未来相应知识的普及和 AEDs 的使用将会有利于减少这种罕见悲剧的发生。

结论和未来展望

发生运动性猝死的运动员没有白白献身，他们在很大程度上推进了这一领域的进展。Pheidippides 的壮举导致了 1897 年波士顿田径协会在波士顿举办了马拉松比赛。这一竞赛反过来又会激发了人们对心血管的运动适应性以及运动员心血管疾病的诊断和评估的

极大兴趣。波士顿的这一运动心脏病学传统一直延续至今，已有 100 多年的历史。从 1899 年 Henschen 第一次描述了运动员心脏以来[157]，世界各地的研究者在基础科学和运动员的临床疾病谱方面均获得了显著进展。我们乐观地认为，这一领域将继续发展，超越专家共识，将研究与临床相结合，并提供充足的知识丰富的运动心脏病学家来为全球各地不同年龄段的运动员提供治疗。将这一学科的培训纳入标准心脏病学 fellowship 应成为常规而不是例外之举。进入这一领域的心脏病学家会面临运动员、他们的家庭、学校、球队、球迷以及媒体之间的复杂关系。同样重要的是，在运动员的医生之家中，心脏病专家与基层队医、运动医学医生以及运动教练员合作，共同作出决策。正如不列颠哥伦比亚大学的 Andrew Krahn 教授在谈到不断扩大专科多学科诊所的作用时所说，"以循证医学证据和渐进式干预为基础的共享决策系统为更宽容的医学决策奠定了基础，不仅允许，而且鼓励更多的人参加包括竞技体育在内的体育活动"[158]。值得注意的是，哈佛心脏病学医生 Adolf Hutter 在 1994 年第 26 届贝塞斯达会议前的主题演讲中对医生在这一复杂而又危险的关系中所扮演的角色进行了深入而简练的探讨，每一个进入这一领域的人都应该阅读这篇文章[159]。

最后，我们强调运动性猝死的存活率在不断提高。RACER 调查显示[127]，在 2000 年至 2010 年的运动性猝死事件中，运动员的死亡率下降到了 71%，这与之前公布的院外心搏骤停死亡率相比显著下降。旁观者心肺复苏被认为是预测生存率的因素。一组来自欧洲心脏病学会（European Society of Cardiology Congress）尚未发表的数据进一步证实了这一发现，这项 2012 年秋季进行的研究比较了运动和非运动状态下的院外心搏骤停事件，发现运动性猝死患者的生存率为 45%，而非运动性猝死患者的生存率为 15%[160]。运动员中无一人出现严重的脑和认知损伤。运动员生存率较高可能是由于对猝死的认识更多，心肺复苏技术更好，旁观者的教育和培训做得更好，以及运动场所 AEDs 的可获得性和运动医学医生的加入，所有上述这些在许多体育赛事中都更容易获得。没有一个例子比 Fabrice Muamba 的情况更戏剧化，他在一场足球比赛中在球场上倒地，并接受了 78 分钟的心肺复苏，包括多次电除颤，由一位场边的心脏病学家球迷指导，入院后才恢复窦性心律。Muamba 活了下来，康复了，并接受了 ICD 植入。运动员、教练、志愿者和周围的观众，体现出一种热情的不放弃的文化——一种即使在最不利的情况下也不放弃追求成功的文化。一个鼓舞人心的例子发生在科罗拉多的 Grand Junction，这是为一名患有 ARVC 的女性患者的生存做出的努力。由她母亲创立的非营利基金会 "ARVD Heart for Hope" 与 Western Orthopedics and Sports Medicine and Community Hospital of Grand Junction 为当地所有学校提供了 54 个 AED。这是 Grand Junction（一个运动员组织）的非凡创举，爱心人士让他们的社区变得对运动员更安全，事实上，对所有人亦如是。

仅以此章纪念 Fran Crippen（1984, 4, 17 — 2010, 10, 23）。Fran 就读于弗吉尼亚大学，他是那里的一名全美游泳运动员，并获得了六项全国冠军。我们尊敬并怀念 Fran 作为一名学生运动员的一切，他的性格和奉献精神与他卓越的运动能力。

选读文献

文献：Williams RA. *The Athlete and Heart Disease: Diagnosis, Evaluation,and Management*. Philadelphia: Lippincott Williams and Wilkins; 1999.
证据等级：I
总结：这是一本关于该主题的优秀书籍，它深入地回顾了现有的数据。

文献：Baggish AL, Wood MJ. The athlete's heart and clinical cardiovascular care of the athletic patient: overview and scientific update. *Circulation*. 2011; 123(23): 2723-2735.
证据等级：I
总结：这篇文章是一个很好的关于运动员心脏和运动员管理的综述。

文献：Battle RW, Mistry DJ, Malhotra R. Cardiovascular screening and the elite athlete: advances, concepts, controversies, and a view of the future. *Clin Sports Med*. 2011; 30: 503-524.
证据等级：I
总结：本文提供了最新的关于运动员心血管筛查的全面综述。

文献：Hutter AM. Cardiovascular abnormalities in the athlete: role of the physician. Keynote address: 26th Bethesda Conference. *J Am Coll Cardiol*. 1994; 24: 851-853.
证据等级：V
总结：这篇文章阐述了医生在处理运动员心血管异常中的复杂角色。

（Paul S. Corotto, Aaron L. Baggish, Dilaawar J. Mistry, Robert W. Battle 著 刘圣均 朱敬先 译 谢 玥 校）

参考文献

扫描书末二维码获取。

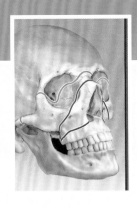

第 13 章

运动诱发的支气管痉挛

定义和流行病学

运动诱发的支气管痉挛（exercise-induced broncho-constriction, EIB）指的是在运动中和运动后发生的急性、一过性气道狭窄。运动中或运动后出现咳嗽、气喘或胸闷等症状是 EIB 的特征。运动是哮喘患者支气管痉挛最常见的诱因之一。大约 80% 的慢性哮喘患者有运动诱发的呼吸道症状[1]。然而，EIB 也可发生在 10% 的无已知过敏或哮喘的人身上[2]。这些患者没有慢性哮喘的典型表现（即频繁的日间症状、夜间症状、肺功能受损），而运动可能是引起呼吸道症状的唯一刺激。

EIB 的机制是吸入大量的相对低湿度的空气。干燥的空气会导致气道的水分流失，造成气道表面的渗透压改变，从而产生的高渗环境刺激肥大细胞和嗜酸性粒细胞脱颗粒。它们释放的介质主要是白三烯，它可以引起支气管痉挛和气道炎症。一般认为，吸入冷空气对呼吸道也有类似的作用，只是比干燥空气引起的过度换气效果要差一些。

EIB 常见于运动员。运动员中运动诱发的支气管痉挛的发病率在 11%~50%（表 13.1）[3]。Holzer 等发现[4]，在 50 名优秀夏季奥运会运动员中，有 50% 患有 EIB。Wilber[5] 等发现，18%~26% 的冬季奥运会运动员和 50% 的越野滑雪运动员患有 EIB。美国奥委会报告说，在 1984 年夏季奥运会的所有运动员中，EIB 的患病率为 11.2%[6]。

尽管有许多研究调查了运动员中 EIB 的流行情况，很少有研究调查 EIB 在没有哮喘或 EIB 病史的运动员中的患病率。Mannix 等发现[7]，在城市健身中心的 212 名受试者中，有 41 名（19%）既往没有哮喘病史，但患有 EIB。Rupp 等[8] 评估了 230 名初中和高中生运动员，在排除了那些已知有 EIB 的人后，发现 29% 的人患有 EIB。这些研究表明，EIB 通常发生在由于临床证据不足未诊断为哮喘的患者身上。

因为哮喘患者和 EIB 患者对支气管症状的感知能力较差，EIB 的患病率可能被进一步低估[9, 10]。具体来说，运动员常常缺乏对 EIB 症状的认识[11, 12]。保健医生和教练也可能不认为 EIB 是运动期间发生的呼吸道症状的原因。运动员一般都是健康的，通常不考虑其存在重大的医学问题。运动员通常被认为是"身体状态不佳"，出现胸部不适、呼吸困难和疲劳不会被认为是 EIB 的一种表现。运动员自己往往意识不到自己的身体可能出现了问题。此外，如果他们认识到自己有健康问题，他们往往不愿向医务人员承认问题的存在，因为害怕受到社会歧视或失去上场机会。

有风险的特定运动人群

参加高通气或耐力运动的运动员可能比参加低通气运动的运动员更容易出现 EIB 症状[13]；但是 EIB 可以出现在任何运动中。EIB 在耐力运动中很普遍，在训练和比赛中，运动员长时间处于高通气状态，如越野滑雪、游泳和长跑[13]。EIB 在冬季运动运动员中也很常见[5]。此外，环境触发因素可能会使某些运动员群体患 EIB 的风险增加。游泳池中的氯化物[14] 和溜冰场中与浇冰机有关的化学物质[15]，如一氧化碳和二氧化氮，可能会使暴露于这些物质中的运动员面临额外

表 13.1 文献中对运动诱发的支气管收缩的发病率的研究

参考文献编号	运动员	EIB 发病率（支气管激发试验）
[5]	冬奥会运动员	18%~26%（运动）
[29]	优秀滑冰运动员	41%（EVH）
		31%（运动）
[4]	优秀运动员	50%（EVH）
		18%（乙酰胆碱）
[11]	高校运动员	39%（EVH）

EIB，运动诱发的支气管收缩；EVH，CO_2 自主过度通气试验

的风险。这些环境因素可能会触发和加剧有 EIB 倾向的运动员的支气管痉挛。因此，运动员、教练员以及指导这些运动项目的运动训练监督者要意识到这些重要的环境问题。

临床表现

EIB 的临床表现极为多样，可表现为轻度的功能障碍，也可表现为严重的支气管痉挛和呼吸衰竭。常见症状包括咳嗽、喘息、胸闷和呼吸困难。EIB 更轻微的表现包括疲劳、在特定环境（如溜冰场或游泳池）中出现症状、运动表现不佳以及逃避运动（专栏 13.1）。

专栏 13.1　运动诱发的支气管痉挛的常见表现
• 劳力性呼吸困难
• 胸闷
• 喘息
• 疲劳
• 调节能力差
• 逃避运动
• 特定环境中出现的症状（例如：溜冰场、游泳池）

一般来说，对大多数运动员而言，运动负荷至少为预计最大耗氧量的 80%，持续时间 5~8 分钟，才会产生支气管狭窄[16]。典型的情况是，运动员在一开始的运动过程中会出现短暂的支气管扩张，而 EIB 的症状一般在运动晚期或运动后短时间内开始出现。症状通常在运动停止后 5~10 分钟达到高峰，如果没有支气管扩张剂治疗，症状可持续 30 分钟或更长时间[17]。然而，即使在没有支气管扩张剂介入治疗的情况下，一些运动员在 60 分钟内也能自发恢复到正常通气量[17]。遗憾的是，目前无法预测哪些运动员不接受治疗就会康复。对于长时间出现症状的运动员，其在大部分竞技或娱乐性运动中往往都达不到最佳运动水平。

诊断

病史与鉴别诊断

EIB 的临床诊断是具有挑战性的，因为其症状往往是非特异性的。应对每一位因运动引起呼吸不适的运动员进行完整的病史和体格检查。然而，尽管完善运动员劳力性呼吸困难的病史很有价值，仅根据自我报告的症状对 EIB 进行诊断是不准确的。Hallstrand 等发现[18]，筛查病史发现有症状或以前的诊断提示 EIB 的运动员占总体的 40%。但经过客观测试，只有 13% 的人确实患有 EIB。同样，Rundell 等[12] 的观察

证明只有 61% 的 EIB 阳性的运动员出现了 EIB 的症状，而 45% 报告了症状的运动员的客观检查结果为阴性。病史和体格检查在诊断 EIB 时的预测价值较低，提示临床医生应客观评价 EIB，当怀疑有 EIB 时应进行客观检查。

在初步评估劳力性呼吸困难时应考虑与 EIB 相似的其他疾病，包括声带功能障碍、胃食管反流病和过敏性鼻炎。心律失常、心肌病和心脏分流等心脏病理情况较为罕见，但也应考虑这些疾病可能性（专栏 13.2）。建议进行全面的病史询问和查体，帮助排除这些疾病，对于部分病例可能需要进行超声心动图等特殊检查。调查病史时应关注在特定环境中或在特定活动中出现的特殊症状。症状的发生与运动的进行或休息的相关性也是有帮助的。应获得完整的家族史和职业史，因为家庭成员中有哮喘家族史会增加发病的风险[19]。

专栏 13.2　运动诱发的支气管痉挛的鉴别
• 声带功能障碍
• 胃食管反流病
• 过敏性鼻炎
• 心脏病变（心律不齐、心肌病、瓣膜分流）

客观检查

客观检查应该从吸入支气管扩张剂治疗前后的肺活量测定开始，这将有助于识别患有哮喘的运动员。然而，许多 EIB 患者的基础肺功能正常[20]。在这些患者中，肺活量测定本身不足以诊断 EIB。如果在 EIB 的评估中没有提供足够的运动和环境负荷，可能会出现大量的假阴性结果。在进行 EIB 评估的患者中，如果体格检查和肺活量测定正常，建议进行支气管激发试验，支气管激发试验阳性提示有需要治疗的 EIB。不同的检查有不同的阳性结果，但一般来说，在检测前后有明显变化［1 秒末用力呼气容积（FEV_1）通常减少 ≥10%］表明有 EIB[21]。如果患者有持续性运动相关的症状，但体格检查、肺活量测定和支气管激发试验均阴性，我们建议重新考虑其他诊断。

并不是所有的支气管激发技术在评估运动员的 EIB 方面都同样有价值或准确。国际奥林匹克委员会建议使用 CO_2 自主过度通气试验（eucapnic voluntary hyperventilation，EVH）来评估奥运选手的 EIB[22]。EVH 使用 5% CO_2 和 21% O_2 的混合气体进行过度通气，

目标通气率为患者 1 分钟最大用力通气量（maximal voluntary ventilation，MVV）的 85%。MVV 通常以基线 FEV_1 的 30 倍来计算。患者持续过度通气 6 分钟，并每隔一段时间进行一次 FEV_1 的评估，直到试验后 20 分钟。这项测试已被证明对 EIB 有很高的特异性[23]。EVH 在检测 EIB 方面也比实验室或现场运动测试更敏感[23]。

在美国，基于实验室的运动测试尽管往往不如 EVH 敏感，但也常被使用。基于实验室的运动测试测量运动前后的一系列肺功能指标。一般来说，测量 FEV_1 是因为这个值有很好的重复性[24]。受试者首先被要求在运动挑战前进行肺活量测定，以测量基线 FEV_1 值。然后要求受试者进行运动，并在运动后 5、10、15 和 30 分钟连续测量 FEV_1。如果运动后 30 分钟内测量的 FEV_1 时比运动前下降 10% 或更多，则可诊断为 EIB。根据 FEV_1 减少的程度来诊断 EIB 的严重程度：轻度（减少 10%~25%），中度（减少 25%~50%），重度（减少 ≥50%）[25-28]。

与实验室测试不同，现场运动测试包括运动员进行相关运动并在运动后评估 FEV_1。与实验室测试类似，现场运动测试被证明不如 EVH 敏感[29]。此外，这种以实地检查为基础的测试方式几乎不可能实现流程标准化。药物激发试验，如乙酰甲胆碱激发试验，在运动员中[4]检测 EIB 的敏感性低于 EVH，也不推荐用于 EIB 的一线评估。

治疗方案

药物治疗

EIB 的药物治疗（表 13.2）已被广泛研究。减少或预防 EIB 症状最常用的建议是在运动前预防性使用短效支气管扩张剂（选择性 β- 肾上腺素能受体激动剂）如沙丁胺醇[30]。运动前（15 分钟）进行两次短效 β- 受体激动剂治疗将使支气管扩张在 15~60 分钟内达到峰值，可保证大多数患者在至少 3 小时内不出现 EIB。

长效支气管扩张剂的药理作用与短效支气管扩张剂相似。然而。长效 β- 受体激动剂提供的支气管保护作用可持续 12 小时，而短效药物的作用在 4 小时后便不再显著[31]。Ferrari 等[32]证实吸入长效 β- 受体激动剂福美特罗 15 分钟后，即对哮喘运动员起到有效的保护作用。然而，在重复使用长效 β- 受体激动剂[33]后会迅速出现耐受性。因此，不推荐长效 β- 受体激动剂用于肺功能测试正常或接近正常的患者，也不推荐其作为单一用药[28]。

吸入糖皮质激素是治疗慢性哮喘和 EIB 患者的一线药物[30]。患有 EIB 的无哮喘的运动员也经常出现气道炎症[14, 34]。因此，吸入糖皮质激素可能是一种有效的治疗药物，但对于此类人群应用糖皮质激素的疗效尚没有研究证实。吸入糖皮质激素对每天训练多次的运动员也很有价值。

白三烯抑制剂在治疗 EIB 方面也被证明是有效的[35]。Leff 等[36]研究了白三烯受体拮抗剂孟鲁司特（montelukast）用于哮喘患者抗 EIB 的效果。与安慰剂相比，孟鲁司特治疗显著减少了 EIB 的发生，也显著减少了运动后 FEV_1 的下降。此外，停药后未见药物耐受及肺功能反跳性恶化。另一项研究发现，每天服用扎鲁司特至少可在 8 小时内抑制 EIB 发作[37]。白三烯抑制剂是有效的治疗 EIB 的二线药物。

肥大细胞稳定剂用于预防 EIB 已被广泛研究。这类药物可以防止肥大细胞脱颗粒以及随后的组胺释放。在一项哮喘患者 EIB 预防的荟萃分析中发现，奈多克罗米钠可使患者的 FEV_1 平均提高 16%，并将 EIB 症状持续时间缩短至 10 分钟以内[38]。虽然这类药物是有效的，并且早已被用于治疗 EIB，但是由于它们的成本较高，在美国缺乏可用性，并且与 β_2- 受体激动剂相比，它们还会降低运动员的运动耐量，所以它们一般被用作二线治疗[27]。

非药物治疗

许多运动员发现，赛前进行一定时间的热身可以减轻他们在比赛中的 EIB 发作的症状。运动员经常在无需任何医务人员指导的情况下就能得出这一结论。研究人员发现，在一些患有哮喘的运动员身上的确会出现这种不应期，而且运动员可能在运动热身后 2 小时内都可以无哮喘症状，可以顺利完成训练任务[39, 40]。然而，不应期并不是在所有运动员中都会出现，并且目前还无法确定哪些运动员会有这种不应期[41]。

另外还有一些非药物治疗治疗方法（见表 13.2）可以用来帮助降低 EIB 的发作频率，减轻其严重程度。

表 13.2 运动诱发的支气管痉挛的治疗和预防	
药物治疗	非药物治疗
短效 β- 受体激动剂	充分的运动前热身
吸入糖皮质激素	在寒冷的环境中佩戴口罩
长效 β- 受体激动剂	避免诱因
白三烯调节剂	用鼻呼吸
色甘酸化合物	

⚒ 作者首选技术

我们推荐用于诊断和治疗 EIB 的方法可见于图
13.1。单独基于症状诊断 EIB 是非常不准确的。客观检
查对于确诊 EIB 是必要的。我们推荐使用 EVH 来评估
支气管情况，然而并不是所有的医疗机构都能提供 EVH
检查，如果不能提供，极量运动前后的肺活量检查是我
们的二线推荐。确保患者的运动量足够大以产生适当的
通气量，这对于这些体能优异的运动员非常重要。

在我们的经验中，药物和非药物治疗对于减少 EIB
的不利影响都非常重要。我们建议有 EIB 临床证据的运
动员在运动前使用短效支气管扩张剂治疗，并在运动前
充分热身且避免已知的诱因。这样可防止运动员中 80%
以上的严重 EIB。如果症状持续，特别是在有哮喘的运
动员中，我们推荐加用类固醇作为维持治疗。尽管对
于无哮喘的运动员使用吸入性激素的有效性尚未进行验
证，但是我们建议对于短效支气管扩张剂无法缓解症状
的无哮喘运动员使用激素。这一建议基的证据是在未
患有哮喘的个体中过度通气和运动所带来的气道炎症[14,
34,44]。另外，对于 β_2- 受体激动剂不能完全控制症状的运
动员可使用白三烯调节剂或色甘酸化合物。

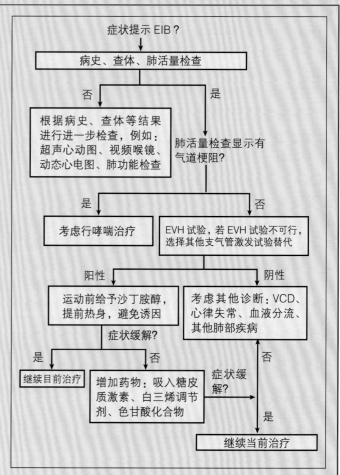

图 13.1　运动诱发的支气管痉挛（EIB）的评估和管理。
EVH，CO_2 自主过度通气试验；VCD，声带功能障碍

用鼻呼吸而不用嘴呼吸也有助于减轻 EIB 发作[42]，因
为这样可以使空气变得更加温暖、干净和湿润，从而
减少呼吸道的寒冷和干燥。在户外活动时戴上口罩，
可以使寒冷干燥的空气变得温暖和湿润。口罩对于参
加冬季运动职业或业余运动员来说都非常有价值[43]。
此外，对于有已知的诱发因素（如刚割下的草）的患
者应尽量避免其接触诱因[28]。

赛场边管理

EIB 的紧急赛场边管理要求训练者和教练时刻做
好准备，以便在运动员发生 EIB 急性发作时及时进行
干预。所有的训练者都应该备有肺功能测量装置，如
在所有比赛和训练时都应备有峰值流量计[45]。此外，
在所有比赛和训练期间都应备有抢救用的吸入药品。
所有吸入药品都应使用隔离设备，在紧急情况下，如

果吸入药不足以控制急性症状，则应随时提供雾化
装置。

哮喘的现场管理的基础是对呼吸窘迫的症状和体
征的识别（专栏 13.3）。所有出现呼吸困难的运动员
都应立即退出比赛，并由医生进行评估。建议所有最
大呼气流量低于"个人最好纪录"80% 的运动员停止
运动，直到其最大呼气流量恢复到"个人最好纪录"
的 80% 或以上。

专栏 13.3　呼吸窘迫的症状
• 喘息或胸闷加重
• 不能说完整的句子
• 呼吸频率 >25 次 / 分
• 持续咳嗽
• 呼吸时鼻翼翕动
• 呼吸时胸腹反常运动

潜在并发症

EIB 治疗的目的是在运动员开始比赛前使他们的肺功能达到最佳状态，并试图预防在运动中发生严重的肺损伤。遗憾的是，EIB 的发生经常难以被识别，而它导致的后果是严重的。Becker[46] 等在 7 年的时间里确诊了 61 例死于哮喘的病例，这些病例的发生都与体育赛事或体育运动密切相关。在这些死亡病例中，有 81% 发生在 21 岁以下的运动员身上，57% 发生在被认为是精英或有竞争力的运动员身上。值得注意的是，在这篇综述中，几乎 10% 的死亡发生在没有哮喘病史的运动员身上。同样，在一项对以色列新兵的调查中，Amital 等[47] 经过对超过 30 年的数据进行分析，发现哮喘是导致不明原因死亡的最大危险因素。从这些综述的结果可以发现，所有参与有组织的运动或体育活动的个人都应该认识到 EIB 的危险性。照顾患有哮喘或 EIB 的竞技运动员的教练、运动防护师、家长和队医应在识别和治疗 EIB 方面接受专门的培训。

重返赛场的标准

EIB 急性发作后安全重返赛场的标准仅基于专家意见。大多数专家一致认为，在肺功能恢复到基线水平之前，运动员不应进行 RTP[45]。然而，并没有一致

的 RTP 标准，每个运动员在急性发作 EIB 之后必须进行评估。图 13.2 概述了关于 EIB 的紧急赛场边管理和 RTP 标准的建议。

要点

- 有或没有慢性哮喘的运动员都可发生运动性支气管痉挛（EIB）。
- EIB 在运动员中比在普通人群中更常见。
- EIB 的症状往往不明确，很难与剧烈运动的正常表现区分开来。
- 仅凭主观症状对 EIB 进行诊断是极不准确的。
- 强烈建议进行客观检查，以确定 EIB 的诊断。
- 未被认识到或未得到充分治疗的 EIB 后果可能很严重。
- 运动前使用短效支气管扩张剂治疗 EIB 的有效率为 80%。
- 教练和运动防护师在所有的训练和比赛项目中都应做好准备处理运动员 EIB 急性发作。

选读文献

文献：Anderson SD, Argyros GJ, Magnussen H, et al. Provocation by eucapnic voluntary hyperpnoea to identify exercise induced bronchoconstriction. *Br J Sports Med*. 2001; 35: 344-347.
证据等级：I 级
总结：本文介绍了主动过度换气方案。

文献：Parsons JP, Hallstrand TS, Mastronarde JG, et al; American Thoracic Society Subcommittee on Exercise-induced Bronchconstriction. An of cial American Thoracic Society Clinical Practice Guideline: exercise-induced bronchoconstriction. *Am J Respir Crit Care Med*. 2013; 187: 1013-1027.
证据等级：I 级
总结：关于运动性支气管痉挛的专家意见。

文献：Parsons JP, Mastronarde JG. Exercise-induced bronchoconstriction in athletes. *Chest*. 2005; 128: 3966-3974.
证据等级：I 级
总结：关于运动员 EIB 的系统回顾。

（Virgil P. Secasanu, Jonathan P. Parsons 著
朱敬先 译 谢 玥 校）

参考文献

扫描书末二维码获取。

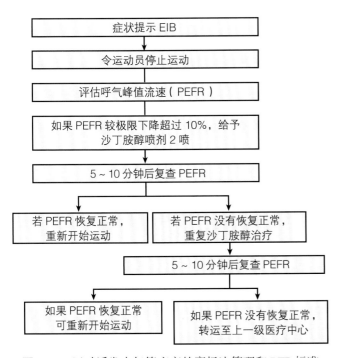

图 13.2 运动诱发支气管痉挛的赛场边管理和 RTP 标准

第 14 章

深静脉血栓形成与肺栓塞

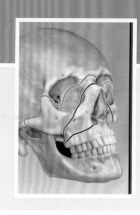

运动员出血的可能原因包括外伤或骨科手术术后出血。止血是指身体停止出血的过程，可以防止出血过多危及生命。制动和高凝状态可能在不适当的部位引起凝血（血栓形成）。如果由此产生的血栓发生脱落和移动，可能会导致破坏性的组织损伤和器官衰竭（血栓栓塞）。这一级联反应最可怕的并发症是致命性肺栓塞（pulmonary embolism, PE）。虽然很少见，但在包括关节镜手术的小型骨科手术后也可能会发生。大多数血栓很少引起症状，临床上无法识别。顶峰有氧运动能力的下降可能是优秀运动员出现血栓的唯一迹象 [1]。利用抗凝药物预防血栓栓塞有助于降低术后患者发生血栓栓塞事件的风险。但是使用这些药物本身就有很大的风险，而且也会增加费用。目前争论的焦点是血栓栓塞事件的发生率和死亡率与抗凝药物的风险和成本之间的平衡。

正常生理表现与 Virchow 三要素

止血和血栓形成是凝血系统、血小板、内皮细胞和血管壁共同参与的生理反应。在受伤之后，我们的身体会形成血凝块来止血，随着受伤组织的愈合，血凝块也会溶解。可以将血栓形成理解为"止血过程发生在错误的时间和地点"[2]。当动脉系统中出现血块时，其供应的组织无法得到含氧血液，可导致卒中、心肌梗死以及四肢周围组织坏死。静脉系统内的血栓形成通常发生在下肢，会导致局部组织充血、静脉回流减少。当静脉系统内的栓子最终到达肺时，可能会导致肺梗死、气体交换异常和心血管损害等并发症。

"Virchow 三要素"是为了纪念 Rudolph Virchow 创造了"栓子"（embolus）这个词，"Virchow 三要素"描述了血栓形成的三个主要影响因素。**血管内皮损伤**使胶原暴露，并通过激活血小板来触发外源性凝血级联反应，从而发挥其三个主要功能——黏附（黏附于受损的内皮细胞）、分泌（释放血栓形成的化学物质）

和聚集（将血小板结合成一组）（图 14.1）。**血液淤滞状态**允许蛋白质凝血因子和血小板结合，可以引起血液淤滞的原因包括制动（术后/受伤后的疼痛、石膏、肢体瘫痪、卒中），血液黏稠度增加（癌症、雌激素、红细胞增多症），流入量减少（术中止血带、血管疾病）[3] 和静脉压升高（来自静脉瘢痕、静脉曲张、心力衰竭）[4]。**高凝状态**是血浆蛋白催化系统活化的结果，称为凝血级联反应。其主要产物凝血酶将可溶性纤维蛋白原转化为不溶性纤维蛋白。这一相互依赖的酶介导反应网络的生物学目标是通过快速地用不可溶解的纤维蛋白快速稳定血小板栓子，来限制损伤部位的出血。

血栓一旦形成，就可能（a）通过纤维蛋白溶解系统进行溶解，（b）保持静止，随后并入静脉壁（组织和再通），（c）继续生长（繁殖），和（或）完全或不完全破裂自由下行嵌入肺血管（栓塞）[4]。90% 的血栓形成于下肢静脉，那些形成于腘窝远端的血管或发生在小腿的小静脉中的血栓，基本上不会对临床造成威胁，因为这些一般会自发溶解。然而，在骨盆和大腿近端较大直径的静脉中形成的血栓与栓塞的风险增加有关。

术前血栓栓塞危险因素

血栓倾向（thrombophilia）是静脉血栓栓塞症（venous thromboembolism disease, VTE）的易感因素，由遗传因素（原发性）和后天因素（继发性）引起。原发性高凝状态往往是遗传变异的结果，指可能导致蛋白质凝血因子的数量或质量异常的基因突变。对凝血功能缺陷的筛查在预防血栓栓塞策略的选择上还没有被证明是有效的 [5]。蛋白质凝血因子的质量和数量可能是由于这些重要因素的失调或自身免疫改变或破坏的结果。继发性高凝状态是骨科患者常见的临床诱因，在围术期处理血栓形成起着重要作用。这些典型

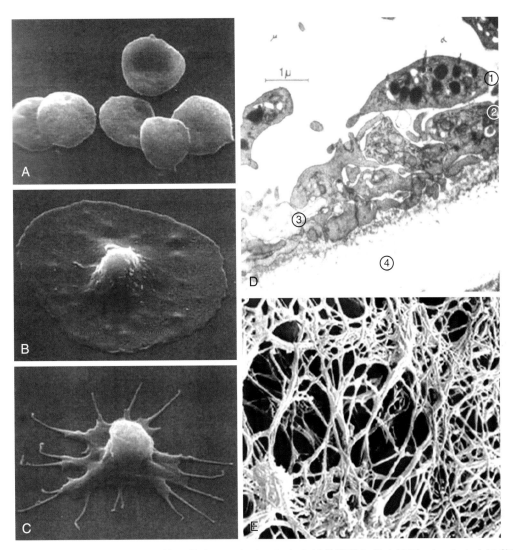

图 14.1 （A）游离血小板的扫描电子显微镜图像（SEM）。（B）血小板黏附的扫描电镜图。（C）血小板激活的扫描电镜图。（D）血小板聚集的透射电子显微镜图像（TEM）。1，分泌前的血小板；2 和 3，血小板分泌颗粒中的物质；4，血管内皮下的胶原。（E）纤维网包围红细胞的扫描电子显微镜图像（Platelet EM courtesy James G. White, MD, Regents' Professor, Department of Laboratory Medicine and Pathology, University of Minnesota School of Medicine.）

的、有时可改变的 VTE 术前危险因素包括但不限于：既往 VTE、恶性肿瘤、妊娠年龄超过 40 岁、肥胖、吸烟、周围血管疾病、使用口服避孕药和（或）雌激素。

研究发现，高海拔与 VTE 有关，年轻健康人群和有手术既往史者的 VTE 发生率在高海拔地区要高出 2～9 倍 [6-8]。在高海拔、缺氧、脱水、血液浓缩、低温和使用紧身衣时，以及由于恶劣天气造成的强制静止，将促进血栓性疾病的发生 [9]。从低海拔上升到高海拔（海拔 4000 英尺）最初导致急性低氧通气期，随后是呼吸系统反应，肺增加通气（几分钟到几小时）。更高的海拔刺激肾和肝红细胞生成素的产生，然后刺激红细胞的大小和浓度增加。这一促红细胞生成素变化过程在进入海拔高度 2 天后最活跃，但通常在较高

海拔地区停留 3 周后回到海平面水平。在几年的高海拔训练适应过程中，机体发生了持续的生理变化，出现了持续的过度换气。血氧解离曲线、肺循环、心脏功能、凝血状态和血液学成分均发生变化 [10]。在海拔 4000 英尺地区的居民中，膝关节镜检查后发生 VTE 的相对风险高达居住和在海平面地区进行手术的类似患者 3.8 倍（但风险仍然很低，<0.5%）[10]。

手术越大、手术时间越长、手术部位为下肢近端关节，发生有临床意义的静脉血栓栓塞的风险越高。仔细的个体化风险分层可能有助于识别 VTE 的高风险患者。有 VTES 和（或）恶性肿瘤病史的患者，或有 2 个或 2 个以上典型危险因素的患者，术后发生血栓栓塞性疾病的风险增加，可考虑对关节镜和肢体远端手术的药物预防 [11]。

围术期预防血栓栓塞的决策

是否必须使用血栓预防性用药是基于均衡发生静脉血栓和 PE 的风险和预防药物的费用及危险考虑。在外科医生的控制下手术因素可以影响 VTE 的大小、位置以及血栓形成的频率。围术期因素包括手术时间、使用止血带时间、手术复杂程度、肢体瘫痪程度以及术后肢体制动时间。运动医学通常涉及较少的侵入性操作，更倾向于面对更年轻和更健康的患者，他们的目标往往是想要更快、更好地恢复功能。尽管该人群的血栓栓塞风险较低，但仍可能发生致命性 PE，需要引起足够的重视[12]。

大量的髋关节和膝关节置换术增加了 VTE 的风险，也为研究血栓栓塞性疾病提供了丰富的机会。尽管深静脉血栓形成（deep venous thrombosis，DVT）风险平均为 40% ～ 50%，但有症状或致命性 PE 的发生率非常低，以至于无法测量，因此没有一项研究有足够的效能表明发病率显著下降。为了提供有统计学意义的结果，研究将测量远端和近端 DVT（"总 DVT"）作为预防的有效性终点。总深静脉血栓形成是一个高频率的替代数据，客观地测量是可行的，但可能与临床表现无关。专家们质疑是否有足够的数据来说明深静脉血栓形成是否导致所有 PE[13, 14]。大多数（79%）关于全关节置换术后预防血栓形成的研究是由企业赞助的，有证据表明存在潜在的偏见[15]。然而，这些研究包括一些骨科手术获得的最高级别的证据，被制定临床实践指南的专家使用，并评价基准和比较效力。大多数研究都显示了降低深静脉血栓形成的有效性。与检测一个与临床相关的、发生率低的事件如出血（风险在 1% ～ 5%）的增加相比[13, 16]，统计学上检测一个发生率高但临床相关性较小的事件如总 DVT（风险约 40%）的降低需要小得多的样本量。大型前瞻性随机试验经常排除出血风险增加的患者，然而，这些患者同关节炎患者一样，而且常常需要进行关节置换术。出血是手术可预测的并发症，也是使用抗凝剂最常见的并发症。当使用更有效的预防药物和接近手术时间更快起效的药物时，出血率更高[17]。有效的抗凝治疗与 PE 的发生率或死亡率的降低无关[18]，它也与降低与 PE 相关的死亡比例无关[19]。观察性研究表明，严格遵守使用强效药物预防的情况下，感染率较高［优势比（OR）1.5］[20]。现代关节置换文献发现与强效抗凝药物相比，使用阿司匹林可减少伤口相关并发症、出血、血肿形成、伤口持续渗液、假体周围关节

感染[14]。

临床实践指南、有效性比较研究以及专家共识可以作为外科医生和医院根据现有证据做出日常护理决定的一个便捷的出发点。骨科协会反对单一的标准治疗方案，而赞成根据患者的临床信息进行个体化判断。了解推荐指南为改善患者护理创造了机会（表14.1）。机械性预防方法出血风险低，包括积极的关节活动、早期负重活动并使用静脉踝泵和间歇充气压力治疗[21]。鼓励出血高危者使用机械装置，并作为其他预防技术的辅助手段。当静脉血栓栓塞风险较大且出血风险允许时，支持对接受大型骨科手术的患者进行药物预防。包括骨盆骨折、髋部骨折、多发伤的手术固定，以及髋、膝关节的关节置换。表 14.2 列出了常见的静脉血栓栓塞预防和治疗药物及其作用机制。

绝大多数的运动医学操作血栓栓塞风险极低（表14.3）。文献回顾了常规静脉血栓栓塞预防与强效抗凝药物使用，提示不良事件更常见于干预组，没有发现有力证据表明接受关节镜检查的患者需要进行常规 DVT 预防[22]。由于关节镜检后出现症状性 DVT 和 PE 的比例很低[17, 23]，指南不建议常规使用药物预防，但建议制动早期使用机械性预防。较小的手术如肢体远端骨折、肌腱断裂足踝手术尽管经常需要固定和（或）制动，但并不会增加普通患者的静脉血栓栓塞风险。一项大型研究对 45 000 多名接受足踝手术的患者进行了 VTE 临床症状检查，发现 VTE 的发生率为 1%[24]。在一项罕见的关于膝关节手术后症状性血栓栓塞性疾病的多中心随机对照研究，和一个对使用石膏的患者进行的类似研究得出结论，对这些患者进行血栓预防无效[25]。对于有多种危险因素的需进行较长时间且复杂手术的运动患者，药物预防可能是有效的，可以在出血风险允许的情况下使用。

诊断及临床表现：影像学和实验室检查结果

静脉血栓的诊断依赖于患者的病史，因为没有单一的体检发现是诊断性的。虽然静脉血栓栓塞可引起腿痛、压痛、肿胀或可触及条索，但大多数静脉血栓是无症状的。Homans 征（屈膝时小腿疼痛伴足背屈）和 Moses 征（压迫小腿胫骨时疼痛）被称为 DVT 的"经典"体检测试。然而，在这些典型 DVT 体征阳性的患者中，只有不到 50% 的患者在静脉造影上发现了 DVT 的证据（图 14.2，上排）[26]。即使静脉造影发现 DVT，也只有 50% 的患者会表现出经典的临床症

表 14.1　预防膝关节及髋关节置换术患者发生静脉血栓栓塞性疾病的指南

AAOS 指南和分级建议： ！强，＋中，～弱，＊共识，？未确定	其他指南要点： [1]ACCP、[2]NICE、[3]AHRQ
！　不进行筛查性双重超声	
＋　病史正常，有 VTE 和出血风险，使用药物和（或）IPC	
＋　术前停止使用血小板抑制剂（阿司匹林、氯吡格雷、普拉格雷）	和医疗团队讨论，术前 1 周停药[2]
＋　神经轴索麻醉以减少出血（对 VTE 无作用）	注意用药，保护神经[1] 用药后等待 12 小时[2]
～　询问 VTE 既往史	药物：低分子肝素、磺达肝葵钠、达比加群、利伐沙班、
＊　VTE 既往史，使用 IPC 和药物	VKA、阿司匹林
＊　询问出血性疾病史（血友病）和活动性肝病史	
＊　出血性疾病史（血友病或活动性肝病），只使用 IPC	如有出血风险：IPC 或不处理[1]
＊　与患者讨论治疗时长	如出血风险＞凝血风险：IPC[2]
＊　早期活动	≥10 天，考虑延长至 35 天[1]
？　评估其他凝血风险因素	药物和 IPC[1,2]
？　评估其他出血风险因素	TKA 患者下地活动后，停用药物
？　没有最佳检查手段	如果 VTE 风险高，且有其他预防治疗的禁忌证[2]
？　IVC 滤器	
指南题目	**来源**
2011 AAOS Preventing Venous Thromboembolic Disease	http://www.aaos.org/research/guidelines
2012 ACCP Prevention of VTE in Orthopedic Surgery Patient	http://journal.publications.chestnet.org/
2012 AHRQ VTE Prophylaxis in Orthopedic Surgery, CER 49	http://effectivehealthcare.ahrq.gov/
2010 NICE Reducing the Risk of VTE in patients admitted to hospital	http://guidance.nice.org.uk/CG92/

IPC，间歇充气压力治疗；IVC，静脉腔内；VKA，维生素 K 拮抗剂；VTE，静脉血栓栓塞。

AAOS. Guideline on Preventing Venous Thromboembolic Disease in Patients Undergoing Elective Hip and Knee Arthroplasty. *AAOS Clinical Practice Guidelines* (CPG); 2011. http://www.aaos.org/research/guidelines/VTE/VTE_guideline.asp/. Accessed June, 20, 2012.

AHRQ. Comparative Effectiveness Review, Number 49: Venous Thromboembolism Prophylaxis in Orthopedic Surgery; 2012. http://effectivehealthcare.ahrq.gov/ehc/products/186/992/CER-49_VTE_20120313.pdf/. Accessed July 20, 2012.

NICE. CG92 Venous thromboembolism—reducing the risk: NICE guideline; 2010. http://guidance.nice.org.uk/CG92/NICEGuidance/pdf/English/.

状[27]。大多数骨科 PE 患者无症状。当栓子造成肺部大血管闭塞时，可导致右心衰竭和低氧血症。如果被阻塞的肺循环比例低于 60%，健康人可能仍然没有症状[28]。在肺血管造影诊断为肺栓塞的患者中，最常见的症状是胸痛（典型的胸膜性疼痛），以及突然出现的呼吸短促（呼吸困难）。超过 50% 以上的患者体检发现为呼吸急促（>20 次 / 分），肺部听诊出现肺部爆裂音[28]。骑跨型大栓子阻塞所有心肺循环，可导致立即死亡。

VTE 症状和体征存在非特异性，可能会与其他诊断混淆甚至容易被忽略。因此，当患者有相关主诉，特别是高风险患者，应高度怀疑深静脉血栓。静脉血栓栓塞目前尚无理想的客观检查方法，可能有用的检查方法包括静脉造影、加压超声、螺旋 CT、CT 肺动脉造影、通气 - 灌注（V/Q）闪烁成像和 D- 二聚体水平测定，临床上通常联合使用。双重超声是诊断下肢深静脉血栓最实用的工具，因为它便宜、无创，而且很容易在床旁进行。实时 B 型多普勒超声在检测肢体远端 DVT，评价静脉血流和静脉可压缩性的敏感性和特异性均在 95% 以上[26]。当怀疑 DVT 时，门诊应立即对稳定期患者进行双重超声筛检（图 14.2，下排）[29]。所有的指南都认为出院后进行常规双重超声筛查是不划算的，也不推荐使用[16, 30]。如果附近有伤口、烧伤，或有石膏遮盖，或怀疑骨盆血管或下腔静脉血栓，CT 和磁共振静脉造影显示出更好的敏感性和特异性[31]。

术后出现胸痛、呼吸困难或心血管塌陷的患者，临床应高度怀疑为肺栓塞。只要患者情况稳定，应进行包括胸片、心电图（ECG）以及动脉血气（arterial blood gas, ABG）测定在内的诊断性检查。胸片常有细微和非特异性的发现，而 PE 患者的心电图表现为窦性心动过速、T 波倒置和 ST 段异常，然而这些不

表 14.2　静脉血栓栓塞性疾病预防及治疗的常用药物

药物	作用机制	并发症	注意事项	解毒剂
阿司匹林[a]	不可逆阻断血小板 COX-1 合成 TXA_2	出血和胃肠道问题 罕见过敏反应	作用最小的化学药剂	无
肝素[b]	与抗凝血酶（AT）结合，使 Xa、II（凝血酶）、IXa、XIa、$XIIa$ 失活	出血 肝素诱导的血小板减少症（HIT）和骨质疏松	必须监测：aPTT 或抗 Xa 活性	鱼精蛋白：1 mg IV/100 U 普通肝素
低分子肝素[b]	与 AT 结合，使 Xa 和 IIa（凝血酶）失活	出血 罕见 HIT	若 BMI＞50 kg/m^2 或 CrCl＜30 ml/min，监测抗 Xa 活性	鱼精蛋白：1 mg IV/1 mg 低分子肝素
黄达肝葵钠[c]	与 AT 结合，选择性失活 Xa	出血	瘦弱（＜50kg）、老年（＞75岁）、CrCl ＜30 ml/min，避免使用	无解毒剂
华法林[d] 香豆素	阻断凝血因子 II、VII、IX、X 的 γ-羧化	出血 皮肤坏死 致命性华法林综合征	长期治疗时口服更佳 多种反应：饮食、药物、疾病	维生素 K1（叶绿基甲萘醌）：新鲜冰冻血浆 8～10 ml/kg
达比加群[d]	凝血酶直接抑制剂	出血	口服	Idaruczumab（单克隆抗体）[e]：5 g IV
利伐沙班[d]	凝血因子 Xa 直接抑制剂	出血	口服 服用抗真菌药或抗 HIV 药时避免使用	无解毒剂（Andexanetalfa 试验中）[e]
阿哌沙班	凝血因子 Xa 直接抑制剂	出血	口服	无解毒剂（PER977 试验中）[e]
依度沙班	凝血因子 Xa 直接印制及	出血	口服	无解毒剂（PER977 试验中）[e]

Original data form: [a] Patrono C, Coller B, FitzGerald GA, et al. Platelet-active drugs: the relationships among dose, effectiveness, and side effects: the Seventh ACCP Conference on Antithrombotic and Thrombolytic Therapy. *Chest*. 2004; 126(3_suppl): 234S-264S.

[b] Hirsh J, Raschke R. Heparin and low-molecular-weight heparin: the Seventh ACCP Conference on Antithrombotic and Thrombolytic Therapy. *Chest*. 2004; 126(3_suppl): 188S-203S.

[c] Weitz JI, Hirsh J, Samama MM. New anticoagulant drugs: the Seventh ACCP Conference on Antithrombotic and Thrombolytic Therapy. *Chest*.2004;126(3_suppl): 265S-286S.

[d] Ageno W, Gallus AS, Wittkowsky A, et al. Oral anticoagulant therapy: Antithrombotic therapy and prevention of thrombosis, 9th ed: American College of Chest Physicians Evidence-Based Clinical Practice Guidelines. *CHEST*. 2012; 141(2_suppl): e44S-e88S.

[e] Leitch J, van Vlymen J. Managing the perioperative patient on direct oral anticoagulants. *Can J Anaesth*. 2017; 64(6): 656-672.

能特异性诊断肺栓塞。PE 的呼吸急促导致过度通气，表现为 ABG 中的低碳酸血症（低血清二氧化碳水平）[32]。D-二聚体水平测定在骨科疾病中往往是没有帮助的，因为骨折和手术创伤即使在没有血栓栓塞性疾病时也可以长时间的升高。D-二聚体阴性可排除 DVT 或 PE 的可能性，患者患血栓栓塞性疾病可能性较低[33]。确定急性 PE 诊断的一线检测是多层螺旋 CT 肺动脉造影，肺栓塞导致肺动脉血管内充盈缺损，导致部分或全部血管闭塞（图 14.3A）。螺旋 CT 的高敏感性和 95% 以上的特异性增加了人们对临床上不重要的 PE 的过度诊断和关注。螺旋 CT 的使用增加与 PE 的诊断率和出血并发症的增加有关，但并不与 PE 导致的总死亡率的下降有关[34, 35]。最近的指南推荐

对低风险的复发性静脉血栓栓塞导致的较小的亚段肺动脉栓塞（smaller subsegmental pulmonary embolisms, SSPE）停止抗凝治疗[36]。与螺旋 CT 相比肺通气-灌注显像（V/Q 扫描）缺乏敏感性和特异性而作为二线检查。阴性或低度可能排除严重的 PE，但 V/Q 扫描最好保留给有 X 线检查禁忌证的患者[37]。

血栓栓塞性疾病治疗

及时的治疗可防止血栓形成继续进展，并将栓塞性疾病的死亡率降至最低。血液科和内科专家往往是处理静脉血栓栓塞最专业的，然而，了解当前的指南也有助于为患者提供保障，并在需要时加快治疗速度（表 14.4）。对首次因手术引起 DVT 的患者采用新

表14.3 运动医学中症状性血栓栓塞的发生率		
操作	sDVT（%）	PE（%）
所有住院患者[a]	0.048～0.07	0.023～0.03
骨科大手术：THA、TKA、HFS		
2周内无预防用药[b]	1.8	1
35天内无预防用药[b]	2.8	1.5
住院时予预防用药[c]	0.26～0.8	0.14～0.35
35天内予预防用药[b]	0.45	0.20
膝关节镜检[d]	0.25～9.9	0.028～0.17
ACL重建[e]	0.3	0.8
髋关节镜检[f]	0～3.7	0
肩关节镜检[g]	0.01～0.26	0.01～0.21
肩关节骨折[h]	0	0.2
肩关节置换[g]	0.19～0.2	0.1～0.4
肘关节置换[i]		0.25
足踝手术[j]	0～0.22	0.02～0.15
踝关节骨折[k]	0.05～2.5	0.17～0.47
踝关节镜检[f]	0	0

Original data from:

[a] White RH. The epidemiology of venous thromboembolism. *Circulation*. 2003; 107(90231): I-4-8.

[b] Falck-Ytter Y, Francis CW, Johanson NA, et al. Prevention of VTE inorthopedic surgery patients: Antithrombotic therapy and prevention ofthrombosis, 9th ed: American College of Chest Physicians Evidence-Based Clinical Practice Guidelines. *Chest*. 2012; 141(2_suppl): e278S-e325S.

[c] Januel J, Chen G, Ruffieux C, et al. Symptomatic in-hospital deep vein thrombosis and pulmonary embolism following hip and knee arthroplasty among patients receiving recommended prophylaxis: a systematic review. *JAMA*. 2012; 307(3): 294-303.

[d] Hetsroni I, Lyman S, Do H, et al. Symptomatic pulmonary embolism after outpatient arthroscopic procedures of the knee: the incidence and risk factors in 418,323 arthroscopies. *J Bone Joint Surg Br*. 2011; 93(1): 47-51.

[e] Jameson SS, Dowen D, James P, et al. Complications following anterior cruciate ligament reconstruction in the English NHS. *Knee*. 2012; 19(1): 14-19.

[f] Bushnell BD, Anz AW, Bert JM. Venous thromboembolism in lower extremity arthroscopy. *Arthroscopy*. 2008; 24(5): 604-611.

[g] Ojike NI, Bhadra AK, Giannoudis PV, et al. Venous thromboembolism in shoulder surgery: a systematic review. *Acta Orthop Belg*. 2011; 77(3): 281-289.

[h] Jameson SS, James P, Howcroft DW, et al. Venous thromboembolic events are rare after shoulder surgery: analysis of a national database. *J Shoulder Elbow Surg*. 2011; 20(5): 764-770.

[i] Duncan SF, Sperling JW, Morrey BF. Prevalence of pulmonary embolism after total elbow arthroplasty. *J Bone Joint Surg Am*. 2007; 89(7): 1452-1453.

[j] Jameson SS, Augustine A, James P, et al. Venous thromboembolic events following foot and ankle surgery in the English National Health Service. *J Bone Joint Surg Br*. 2011; 93(4): 490-497.

[k] SooHoo NF, Eagan M, Krenek L, et al. Incidence and factors predicting pulmonary embolism and deep venous thrombosis following surgical treatment of ankle fractures. *Foot Ankle Surg*. 2011; 17(4): 259-262.

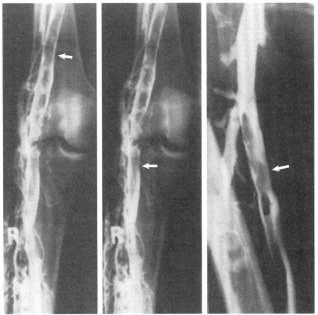

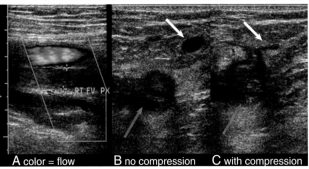

A color = flow　　B no compression　　C with compression

图14.2 上排：深静脉血栓诊断的"金标准"：静脉造影两个或多个位置图像上见管腔充盈缺损。左侧两张图为膝关节，右图为髋关节。下排：（A）股血管彩色双重超声，可见深静脉血凝块。（B）未施加压力时的横断面超声图像。（C）相同视野，施加压力时的图像。红色箭头为深静脉中的静脉血栓，无法压闭；白色箭头为正常的浅静脉萎陷（无血凝块）。（Upper panel, From Jackson JE, Hemingway AP. Principles, techniques and complications of angiography. In: Grainger RG, ed. *Grainger & Allison's Diagnostic Radiology: A Textbook of Medical Imaging*. 4th ed. Philadelphia: Churchill Livingstone, 2011. *Lower panel*, Original images courtesy Austin Radiological Association and Seton Family of Hospitals.）

型口服抗凝药（NOACs，例如：凝血因子Ⅹa抑制剂或直接凝血酶抑制剂）进行3个月的抗凝治疗，或使用维生素K拮抗剂（VKA，即华法林）、低分子肝素治疗[38]。诊断为DVT后，鼓励早期活动，不必担心血栓脱落而造成栓塞。使用通气-灌注扫描的研究表明，在DVT诊断后卧床休息，PE发生率没有降低。若鼓励早期步行，疼痛和肿胀消失得更快[39-41]。分级弹力袜（graded compression stockings, GCSS）可能有

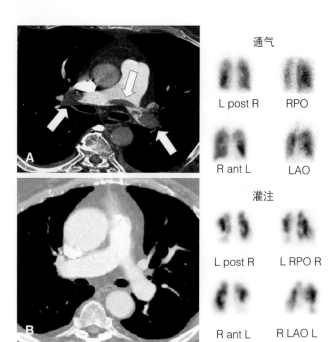

通气

L post R　　RPO

R ant L　　LAO

灌注

L post R　L RPO R

R ant L　R LAO L

图 14.3　左图，螺旋 CT 肺血管造影。（A）一名低氧血症伴晕厥患者，肺动脉主干分支处可见一大血凝块，伸入左右肺动脉中。（B）另一名患者同一层面的正常图像。右图，高度可能肺栓塞的 V/Q 扫描：上部分为通气扫描，全肺野清晰。下部分灌注扫描可见数个无示踪剂区域。L，左；R，右；post，后；ant，前；RPO，右后斜位；LAO，左前斜位（Original image courtesy Austin Radiological Association and Seton Family of Hospitals.）

助于缓解腿部肿胀的症状，但它们并不能比安慰剂更好地缓解疼痛症状[42]，也不能预防首次深静脉血栓形成后的血栓后综合征[43]。对许多 DVT 和 PE 患者来说，早期出院和家庭管理是可以实现的，而且是一种划算的方法。静脉内腔静脉滤器的使用一般是不鼓励的，但当有抗凝治疗的禁忌证或并发症时可起一定作用[38, 39]。最后，若出现二次孤立性 VTE 发作后，永久抗凝治疗可以使患者获益。

孤立的小腿静脉血栓形成在骨科患者中不是一个少见的问题。随着超声工具和技能的进展，这种腿部远端最小的静脉的病变也更容易诊断。专家建议这可以通过在 2 周内复查双重超声检查来观察血栓的进展。如果患者症状严重，或凝血块很大（>5 cm 且涉及多个静脉，或直径 >7 mm），或如果患者属于高风险人群（无诱因、既往 VTE 或癌症史），则需要进行治疗[38]。

体育运动、重返运动和旅行相

有血栓形成倾向和无血栓形成倾向的运动员均可发生自发性 DVT 和 PE[45-50]。比较研究表明，进行活动和体育运动[52]可降低血栓栓塞性疾病的风险[51]。虽然深静脉血栓通常影响运动员的下肢，但出现上肢疼痛、肿胀、沉重感或上臂静脉扩张时，应考虑到原发性锁骨下 - 腋静脉血栓形成，即"紧张后血栓形成"（Paget-Schroetter 综合征）的可能[53]。涉及肩部外展和伸展的运动（摔跤、体操、举重、投掷和游泳）可能增加了胸廓出口解剖异常（颈肋、先天性束带综合征、斜角肌肌腱肥大和肋锁韧带附着点异常）患者的发病率。上肢双重超声有助于诊断，胸廓出口减压可能为最佳的治疗手段[54, 55]。

当 DVT 运动员开始抗凝治疗时，应鼓励他们开始逐渐恢复日常活动。如果对运动员是否有复发的静脉血栓栓塞进行密切监测，他们很快就可以进行逐渐增加强度的训练计划。传统治疗中，在抗凝治疗完成之前，运动员是被禁止进行接触或碰撞类运动的；然而 NOACs 采用的标准可以允许运动员更早地参与相关运动[56, 57]。

参加国际比赛的运动员若旅行时间超过 4 小时，可能会增加患"旅行者血栓"的风险（也称"经济舱综合征"或"铁路客车综合征"[58, 59]）。处于身体巅峰状态的年轻优秀运动员不太可能出现明显的健康问题；然而亚临床血栓栓塞性疾病可能潜在地危及运动表现[1, 60]。多项研究表明，身高较高与首次或再次发生静脉血栓栓塞的风险增加有关[61-64]。在比赛中受伤及其治疗可能会使运动员在回程中面临更大的风险。术前长时间的航空旅行也可能增加围术期 VTE 的风险[65-67]。VTE 的风险与个人具有的风险因素及飞行时间有关。风险增加的原因可能与制动造成的血管流量减少有关，然而脱水、舱内气压低以及相对缺氧也可能起到一定作用。致命肺栓塞的绝对风险非常低（每 100 万次持续时间超过 8 小时飞行中有 2.57 次）[68]，但是，与非旅行者相比持续时间超过 8 小时的空中旅行会带来 8 倍的致命性肺栓塞的风险[69, 70]。大多数患有旅行相关血栓的患者有一个或多个其他危险因素。减少静脉血栓栓塞风险的潜在方法是避免穿紧身衣，保持充足的水分，做小腿伸展运动，经常在舱内散步。

表 14.4　急性静脉血栓栓塞性疾病的治疗

抗凝的阶段

初始	长期	延续
（0~7 天）	（7 天 ~3 个月）	（3 个月到终身）

口服　　　Ｘa 抑制剂、达比加群或维生素 K

药物		剂量	疗程	监测
肠外	肝素静脉注射 +	80 U/kg 静脉推注 18 U/kg/h 静脉注射	≥5 天	aPTT：正常值 1.8 ~ 2.5 倍 抗 Xa 活性：0.3 ~ 0.7 U/ml
	肝素皮下注射 +	333 U/kg 皮下，后 250 U/kg 皮下 BID	≥5 天	每天早晨使用后 6 小时 aPTT： 　正常值 1.5 ~ 2.5 倍
	低分子肝素 -	1 mg/kg BID 皮下 2 mg/kg QD 皮下	≥5 天	无，除非 RI 或怀孕 抗 Xa 活性：0.6 ~ 1.0 IU/ml
	黄达肝葵钠 -	7.5 mg QD 皮下 若 <50 kg，予 5 mg 若 >100 kg，予 10 mg	大于 3 个月	无
口服	利伐沙班 -#	1 mg QD 口服		
	阿哌沙班	5 mg BID 口服	大于 3 个月	无
	依度沙班	60 mg QD 口服		
	达比加群	150 mg QD 口服	大于 3 个月	无（aPTT/ 凝血酶时间）
	VKA	5 ~ 10 mg QD 口服 按需调整	大于 3 个月	每天早晨 INR：2 ~ 3

+ 伴严重肾功能不全患者适用
- 肾功能明显受损患者（<30 ml/min）禁用
服用唑类抗真菌药或 HIV 蛋白酶抑制剂患者禁用

特别注意：
卧床休息：不推荐，DVT 患者应尽早活动
远端 DVT：2 周后复查超声，如伴有严重症状或存在高风险情况（长度≥5 cm、直径≥7 mm、癌症、VTE 既往史、住院）应进
　行治疗
家庭 DVT 处方：如果家庭情况允许（有电话、家人或朋友，离医院近）
早期 PE 停药：如果家庭情况允许（有电话、家人或朋友，离医院近）
亚段 PE：如果近端下肢静脉超声阴性，临床生存率尚可
GCS：分级弹力袜，不推荐用来预防 VTE 或血栓后综合征
IVC 滤器：只在抗凝禁忌时使用（如果出血风险解除可恢复抗凝）
浅静脉血栓：如果症状严重，则予 45 天预防性抗凝；如果症状不严重，行双重超声确定累及范围
上肢：腋静脉或其近端静脉应进行抗凝治疗（而非 GCS）
争议：关节置换术后，取栓应优先于溶栓

治疗疗程：3 个月内使用同一种药物
DVT，深静脉血栓；GCS，分级弹力袜；IVC，静脉腔内；VKA，维生素 K 拮抗剂；VTE，静脉血栓栓塞性疾病。

Graphic modified from and original data from Kearon C, Akl EA, Comerota AJ, et al. Antithrombotic therapy for VTE disease: Antithrombotic therapy and prevention of thrombosis, 9th ed: American College of Chest Physicians Evidence-Based Clinical Practice Guidelines. *Chest*. 2012; 141(2_suppl): e419S-e494S; Holbrook A, Schulman S, Witt DM, et al. Evidence-based management of anticoagulant therapy: Antithrombotic therapy and prevention of thrombosis, 9th ed: American College of Chest Physicians Evidence-Based Clinical Practice Guidelines. *Chest*. 2012; 141(2_suppl): e152S-e184S; and Garcia DA, Baglin TP, Weitz JI, et al. Parenteral anticoagulants: Antithrombotic therapy and prevention of thrombosis, 9th ed: American College of Chest Physicians Evidence-Based Clinical Practice Guidelines. *Chest*. 2012; 141(2_suppl): e24S-e43S.

选读文献

文献：van Adrichem RA, Nemeth B, Algra A, et al. Thromboprophylaxisafter knee arthroscopy and lower-leg casting. *N Engl J Med*. 2017; 376(6): 515-525.

证据等级：Ⅱ

总结：一项对运动医学医生很重要的随机对照试验，观察了膝关节镜手术和石膏制动患者中具有临床意义的血栓栓塞性疾病。在研究了 3000 多例患者后，结论是药物预防对有症状的 VTE 无效。

文献：Kahn SR, et al. Compression stockings to prevent post-thrombotic syndrome: a randomised placebo-controlled trial. *Lancet*. 2014; 383(9920): 880-888.

证据等级：Ⅱ

总结：一项多中心随机安慰剂对照试验，研究在第一次近端 DVT 后使用弹性压缩袜预防血栓后综合征（PTS）的效果。弹性压缩袜不能预防 DVT 后的 PTS，不支持常规使用。

文献：Falck-Ytter Y, et al. Prevention of VTE in orthopedic surgery patients: antithrombotic therapy and prevention of thrombosis, 9th ed: American College of Chest Physicians Evidence-Based Clinical Practice Guidelines. *Chest*. 2012; 141(suppl 2): e278S-e325S.

证据等级：Ⅱ

总结：胸科医师指南总结了最新文献中的多学科共识。这一综合指南涵盖了骨科文献中很少涉及的许多主题。骨科大手术后预防血栓形成的最佳策略，包括药物预防和机械性预防。

文献：Jacobs JJ, Mont MA, Bozic KJ, et al. Prevent venous thromboembolic disease in patients undergoing elective hip and knee arthroplasty: evidence-based guideline and evidence report; September 23, 2011. AAOS *Evidence-Based Clinical Practice Guidelines*.1-861.http://www.aaos.org/Research/guidelines/VTE/VTE_full_guideline.pdf.g/research/guidelines/vte/vte_full_guideline.pdf。

证据等级：Ⅲ

总结：这份 AAOS 临床实践指南是由 AAOS 医师工作组和系统评审专家提出的，它基于对现有最高级别研究的评估，并在本章中总结了建议。完整的指南可在网上共享供深入研究。

文献：Grabowski G, Whiteside WK, Kanwisher M. Venous thrombosis in athletes. *J Am Acad Orthop Surg*. 2013; 21(2): 108-117.

证据等级：V

总结：这篇在 JAAOS 杂志上发表的优秀综述专门总结了目前关于运动员静脉血栓形成的文献，从 DVT 的基础科学讲到 DVT 的预防和管理。

文献：Tornetta P, Bogdan Y. Pulmonary embolism in orthopaedic patients:diagnosis and management. *J Am Acad Orthop Surg*. 2012; 20(9): 586-595.

证据等级：V

总结：矫形外科医生总会在职业生涯中遇到症状和体征都提示肺栓塞的患者。这篇综述文章对目前诊断和治疗肺栓塞的科学数据和实践做了一个很好的归纳和总结。

（Jason Thompson, Marc M. DeHart 著

朱敬先 译　谢　玥 校）

参考文献

扫描书末二维码获取。

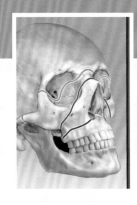

第 15 章

运动员中的消化病学

运动员和进行体力活动的个体常出现胃肠道疾病，运动医学医师也常能遇到。尽管高水平的体育活动有诸多明确的好处，但这些运动会对胃肠道造成很大的压力，继而可能导致许多特征性的胃肠道功能障碍。总的来说，胃肠道疾病是影响耐力型体育运动表现最常见的原因，还可能影响运动后的恢复。只有认识到两者间的关系，才能最大程度地减少消化道症状带来的不适，并预防由此带来的运动表现不佳。

运动员中的胃肠道功能失调通常与普通人群的症状类似，但在进行高强度运动的人群中有其特殊的表现。本章将讨论这些常见疾病，着重于运动员中相关疾病的识别和处理。

病理生理学

频繁的高强度运动可能引起一些胃肠道的不适症状，如胃灼热、胸痛、腹胀、嗳气、恶心、呕吐、腹部绞痛、里急后重、腹泻及消化道出血等。历史上，有多达 50% 的耐力运动员曾报告过这些症状，且在女性和年轻运动员中更常见[1]。身体的姿势和动作似乎发挥了一定的作用，因为自行车手前倾的姿势似乎使他们免受胃肠道的问题，然而跑者的腹部运动冲击大，推挤力强，可能容易出现消化道症状[2]。增加胃肠道不适的其他机制包括多种神经-免疫-内分泌通路对运动的适应。儿茶酚胺和几种胃肠肽（包括胃泌素、胃动素、促胰液素、组氨酸蛋氨酸肽和血管活性肠肽）升高可以导致肠道运输时间增加，对消化吸收有负面影响[3-6]。

胃肠道缺血

继发于胃肠道血流量减少的胃肠道缺血是一种已经明确的对运动的适应[4, 7]，它是由血流重新流向活动的肌肉和肺部血管所引起的。剧烈运动、体温过高、脱水、低血糖、精神紧张和疲劳都会增加交感神经系统的活性，进而使血液从胃肠道脏器分流，为活动中的肌肉提供更多的血液和氧气供应。在最大摄氧量 (VO_{2max})70% 的强度下进行锻炼，可使胃肠道的血流量减少 60%~70%，而高强度的运动可能导致胃肠道血流量减少超过 80%[5]。由此导致的胃肠道结构氧气输送不足可能导致黏膜损伤，肠黏膜通透性增加，隐性失血风险增加，保护性菌群移位和内毒素产生[4, 8]。这些变化可以引起缺血相关的胃肠道症状，包括恶心、呕吐、腹痛和血性腹泻[9]。据推测，肠缺血相关的胃肠道不适是运动停止后再灌注损伤造成的后果。缺血后再灌注可能引起多种化学和血管的变化，从而导致"黏膜渗漏"。当这种情况发生时，胃肠道会丧失一部分保护自身免受管腔内刺激性物质（如内毒素、食物抗原、消化酶和胆汁）损害的屏障功能[10]。

营养和水分的影响

运动员整体的液体状态在高强度运动引起的相对胃肠道毒性中起着重要作用。如前文所述，脱水对胃肠道功能障碍的作用很大，因为它会进一步加剧与运动相关的体内血流改变。研究表明，在运动过程中体液丢失量达到体重 4% 的跑者中，80% 会出现下消化道症状[2]。运动相关的液体和电解质转移导致细胞内电解质失衡和细胞功能障碍，这可能会导致结肠平滑肌和黏膜激惹[11]。在水分摄入受限的跑者中，由于上消化道和肠道通透性较静息时增加，他们在运动过程中更容易出现胃肠道症状[12]。一项关于耐力运动员营养摄入模式的研究显示高碳水化合物摄入率（高达 90 g/h）与恶心和肠胃气胀的风险增加有关[13]。相反，运动前摄入含碳水化合物低的食物通常可以很好地耐受，可能有助于维持胃肠道灌注[14]，防止与内脏血流量减少有关的肠缺血。

上消化道疾病

30%～70% 的运动员会出现上消化道不适症状 [10, 15, 16]，主要是胃食管反流病（gastroesophageal reflux disease, GERD）和消化不良 [17, 18]。在评估运动员上消化道症状高发背后的病理生理学机制时，人们提出了三个主要机制：①机械力，②前文提到的胃肠道血流改变，③影响整体胃肠道功能的神经内分泌变化。机械力包括在高强度运动如举重时因肌肉紧张而增加的腹部压力，运动中腹部反复性运动对胃肠道造成的机械性损伤，以及运动中身体姿势的影响，如自行车手身体弯曲 / 压低的姿势。胃肠道黏膜吸收的活动和吸收改变可能是由机械因素或神经内分泌改变引起的。正如前文提到，神经活动的变化已被证明对运动员的胃肠道功能有负面影响 [5]。

运动对食管动力也有很大的影响。食管下括约肌（lower esophageal sphincter, LES）松弛，胃和食管之间的压力梯度增加，食管对食物的清除率下降，这些都与高强度的体力活动有关，而且都可能在 GERD 症状的发展中起重要作用 [20]。随着运动强度超过 VO_{2max} 的 90% 达到峰值水平，食管反流发作的频率和持续时间增加 [21, 22]。运动类型也影响食管动力。研究发现，跑步比骑自行车更能降低上消化道动力 [23]，举重运动员胃灼热和食管反流的发生率最高，而跑步和骑自行车的人发生率相应较低 [24]。

胃食管反流病

GERD 是运动员上消化道症状最常见的病因，是由于 LES 功能丧失，酸性胃分泌物反流到食管产生刺激所致。GERD 的发病率随着运动强度的增加而增加，在耐力运动中更为常见，餐后运动加重。与空腹跑步相比，餐后 45 分钟跑步的人 GERD 症状的发生增加了 3 倍 [24]。进行腹内压力大幅增加的运动时，特别是举重和自行车运动中的空气动力学姿势，LES 被施加在胃部的外力冲开，导致有症状 GERD 的发生率增加。

GERD 的主要特征包括胃灼热、胸骨后烧灼感和胃内容物反流进入口腔或下咽的感觉 [25]。大多数患有真正的运动性 GERD 的运动员在静息状态下也有 GERD；因此，运动期间 GERD 症状的最大危险因素是静息时 GERD 症状的存在。

胃食管反流病的病理生理学

虽然 GERD 的确切机制尚不清楚，但可能的机制包括 LES 的异常松弛 [4]，胃动力障碍，足球、举重和自行车等运动导致的胃和食管之间压力梯度增加，胃扩张，胃排空延迟以及器官上下运动引起的机械应力增加 [4]。

食管的正常蠕动有助于确保胃的酸性内容物保留在胃内，阻止其向上反流到食管的中性环境中，然而高强度的运动中食管蠕动减弱，因此，任何食物和液体的摄入，如果在运动前没有从胃内排空，都容易使运动员出现反流。食物的选择是很重要的，因为脂肪含量高的食物（油炸食品、奶油酱和肉汁）、咖啡、咖啡因、巧克力、薄荷、酒精、酸性食物如西红柿和洋葱、烟草制品都是人们熟知的可以降低 LES 压力的物质。非甾体类抗炎药（NSAIDs）可以抑制保护性前列腺素，导致胃肠道激惹，因此运动的人广泛应用 NSAIDs 也可能对胃肠道近端产生负面影响。

胃食管反流病、哮喘和其他相关疾病

GERD 可能表现出一些不典型的症状，包括咳嗽、咽痛、声音嘶哑、哮喘、支气管炎、反复发作的肺炎、间歇性哽咽或胸痛。运动员出现以上任何症状或不适都应被视为潜在的 GERD 患者。这些人中有很多伴有"静息性"反流，不伴有典型的胃肠道表现。GERD 可以诱发或加重哮喘，主要通过隐性吸入气管支气管或激发酸介导的食管支气管反射引起呼吸困难和气喘 [27]。据估计，高达 90% 的哮喘患者患有 GERD，高达 40% 的哮喘患者患有食管炎 [28]。然而，到目前为止，只有那些有夜间 GERD 症状的患者通过积极的 GERD 治疗才能改善其哮喘症状 [29]。当运动员出现新发的或不常见的哮喘症状时，将 GERD 作为潜在的主要病理变化来考虑是非常重要的。

人们还认识到了 GERD 的几种临床变异。咽喉反流病（LPRD）通常表现为声音嘶哑、声音改变和慢性咳嗽。人们认为这是由食管反流机制引起的，并伴有近端气道和喉部的继发性炎症和损伤。十二指肠胃食管反流（DGER）是由十二指肠内容物，而不是胃内容物的反流引起的，包括胆汁、胰酶和碳酸氢盐等。尽管使用了最大剂量的药物进行适当治疗，DGER 仍然是顽固性 GERD 症状的主要原因 [30]。最后，GERD 的食管外表现包括反复发作的咽炎、中耳炎、鼻窦炎和肺纤维化。

胃食管反流病的治疗

正确地进行 GERD 管理的重要性怎么强调都不

为过，适当的治疗不仅可以预防急性症状及其对运动表现的影响，还可以降低长期并发症的发生风险，包括消化道狭窄、Barrett 食管以及潜在的恶变。成功的 GERD 管理包括生活方式的改变、药物治疗，或两者兼而有之。生活方式的改变应该始终作为患有 GERD 的运动员的一线治疗方式。如前文所述，这些措施包括垫两个枕头睡觉或抬高床头以增加重力辅助的食管排空，避免在晚餐后 4 小时内躺下睡觉，避免餐后运动，以及限制食用已知能使 LES 松弛的食物。运动员在剧烈运动前也应避免摄入固体食物、高碳水化合物饮料、咖啡因和酒精[19]。相反，他们应该食用碳水化合物含量较低的流质膳食，并确保充足的水合。运动饮料中最高含 10% 的葡萄糖被认为是运动训练时最佳的含热量饮料，因为它们很少引起上消化道症状[26]。

如果这些干预措施未能改善症状，应考虑药物治疗。治疗 GERD 的主要药物有两种，分别为质子泵抑制剂（PPIs，例如奥美拉唑、兰索拉唑、泮托拉唑、埃索美拉唑）和 H_2 受体拮抗剂（如雷尼替丁、法莫替丁）。初始治疗时，应进行为期 2 周每日一次的 PPI 试验，比如餐前服用 20 mg 奥美拉唑或 30 mg 兰索拉唑。如果每日一次的治疗量不够，PPI 的剂量应该加倍。如果初始的剂量有效，给予 8 周的疗程通常对于长期受益是适当且有效的，尤其是与生活方式改变结合使用时。对于仅限于竞赛时的 GERD 症状，研究表明，运动前 1 小时通过 H_2 受体拮抗剂（如 300 mg 雷尼替丁）预处理可以有效地减少运动引起的胃食管反流指标（反流时间百分比和反流次数）。H_2 受体阻滞剂的快速起效而使其成为此类急性适应证的首选疗法。

如果症状在 3 个月内复发，一般需要进行额外的检查明确诊断，以确定正在进行的治疗是否合适。上消化道内镜检查是确诊的首选检查手段，临床表现不满意时应进行检查，包括经验性治疗失败，需要持续治疗，出现非典型症状如食欲不振、吞咽困难、体重减轻、出血或贫血，或症状长期存在。额外的检查应包括幽门螺杆菌检测，以排除其在非 GERD 综合征中的潜在作用，如消化性溃疡和非溃疡性消化不良。确认幽门螺杆菌感染最有效的方法是在胃镜检查时进行胃黏膜活检，或通过血清学、呼气试验或粪便抗原检测。如果检测结果呈阳性，则应进行为期 2 周抗生素 / 抑酸的三药联合治疗。这些联合疗法包括 PPI+ 克拉霉素 + 阿莫西林或甲硝唑，或 PPI+ 铋化合物 + 甲硝唑 + 四环素。

功能性胃灼热

研究表明，在症状和体征与 GERD 相符，但积极的 PPI 治疗无效的个体中，多达 60% 伴有"功能性胃灼热"综合征。这种疾病也被称为"食管高敏感性"，与其他常见的功能性胃肠道疾病 [肠易激综合征（IBS）] 具有相似的内脏痛觉过敏[17]。功能性胃灼热的 Rome Ⅲ 诊断标准包括胸骨后烧灼感或疼痛、没有证据支持 GERD 诊断、没有食管动力障碍、症状至少持续 6 个月[18]。因此，只有在正式转诊到消化科并完成适当的诊断性检查后，才能做出此诊断。

功能性胃灼热的治疗是具有挑战性的，尽管接受了相应的治疗，许多患者的症状仍持续存在。通过生物反馈改变神经系统向胃肠道的神经输入是治疗的选择。三环类抗抑郁药和促动力药也有潜在的价值，但其显著的副作用特点通常与体育活动不相容。

消化不良

消化不良是指一系列定义模糊的胃肠道症状，包括上腹痛、恶心、呕吐、嗳气、腹胀、不消化、广义的腹部不适和早饱。运动员消化不良的三个最常见原因是 GERD、胃炎和消化性溃疡。此外，许多药物也与消化不良有关，包括 NSAIDs、抗生素和雌激素。事实上，大多数药物都会对某些患者有引起消化不良的潜在作用。

无论何种原因引起的消化不良，其共同的病理特征是上消化道黏膜的炎症和损伤。运动员肠黏膜损伤可能是多种因素共同作用的结果，这些因素包括黏膜缺血、脱水、比赛应激、使用 NSAIDs 或其他药物、酒精、咖啡因产品或膳食补充剂。这些因素也会增加运动员上消化道出血和溃疡的风险。专业长跑运动员的上消化道评估结果显示，即使在没有症状的情况下，大约 90% 的长跑运动员至少有一处胃肠道黏膜损伤[32]。

消化不良的治疗重点是限制或消除上述提到的刺激因素。如果这些干预措施不能提供足够的作用，那么使用 H_2 受体阻滞剂或 PPI 进行酸抑制治疗是最佳的药物治疗方法。对于那些患有慢性消化不良或大量运动导致胃肠道出血的人，坚持使用 H_2 受体阻滞剂或 PPI 可以防止上消化道损伤的症状和并发症。来自超级马拉松运动员的数据表明，经常使用 PPI 可以显著降低胃肠道出血的发生率[33]。

阿司匹林和非甾体类抗炎药的影响

使用阿司匹林和 NSAIDs 可以阻断环氧化酶，抑制产生保护性胃前列腺素的能力，从而使胃肠道处于危险之中。虽然长期服用 NSAIDs 与胃炎和消化性溃疡的风险显著相关，但仍没有证据表明它与耐力运动员胃肠道出血的风险相关[34]。如果可以，建议运动员尽量减少使用 NSAIDs；然而，有疼痛和炎症治疗需求的高水平运动员完全停止使用 NSAIDs 是不现实的。对于那些需要 NSAIDs 的患者，谨慎的做法是增加每日 PPI 的使用剂量来保护胃肠道，特别是有溃疡或出血史的人。应特别注意含酮咯酸的 NSAIDs。尽管酮咯酸具有与阿片类药物相当的镇痛作用，但长期使用有较高的胃肠道出血风险。目前的剂量指南要求酮咯酸最多使用 5 天，治疗期满后必须停止。

药物性食管炎

药物性食管炎是由于某些药物在食管内停留时间过长，产生局部刺激性反应所导致的。对运动员来说，NSAIDs 是风险最大的经典药物家族。四环素类抗生素常用于治疗运动员的慢性痤疮，或短期用于治疗蜱传播疾病，甲氟喹是抗疟药，这两种药物也能引起食管炎。最好的预防方法是早晨随食物或者适量液体一起服用药物。服药后保持竖直站立至少 30 分钟，并避免睡前服用药物。对运动员进行药物对胃肠道的潜在毒性的相关教育也非常重要。

吞咽困难

吞咽困难是指吞咽时存在困难的症状，通常由神经或肌肉功能的改变引起。运动相关吞咽困难最常见的原因是 GERD 的刺激作用，也可能与其他食管内在疾病有关。临床上，根据解剖定位和病理机制将吞咽困难分为两类。口咽部吞咽困难（OD）典型的表现为吞咽液体比固体更困难，其特点是由于感到窒息或吞咽不完全而出现反复吞咽。OD 发生在吞咽开始的第一秒钟内，表现为颈部局部不适或疼痛。其他症状可能包括饮食习惯的改变、脱水、反酸或不明原因体重减轻。相反，食管吞咽困难（ED）表现为吞咽固体和液体均有困难，在吞咽开始几秒钟后出现，以胸骨下区域的不适或疼痛为特征。吞咽困难治疗的重点是解决可能的 GERD 或鉴别和治疗其他潜在的疾病。

恶心和呕吐

运动员在剧烈运动或长时间运动后可能会出现恶心和呕吐[15]。其病因并不总是很明确，因此在预防和治疗上存在困难，不过恶心和呕吐通常与餐后运动有关。胃内容物的反流，加上食管运动、括约肌张力和胃肠道缺血的变化，会增加运动相关恶心和呕吐的发生率。尽管如此，运动员即使在相对不运动的情况下也可能会出现这些症状。一项关于跑步者的研究支持了这一现象，运动员们在不训练的情况下实际出现了更高的腹胀和呕吐的发生率[35]。虽然原因尚不清楚，但这很可能由于跑步对胃肠道有慢性刺激作用。

预防恶心和呕吐的重点是谨慎地选择食物和饮品，以尽量减少胃刺激或改善胃肠道吸收。根据一般的摄入指南，对于持续时间少于 1 小时的活动，碳水化合物浓度为 6%～8% 的运动饮料可提供最佳能量补充，可以最大限度地减少胃肠道影响。对于较长时间的活动，碳水化合物摄入量为 30～60 g/h 时具有良好的耐受性和有效性[36]。运动员在运动前 3 小时内应避免摄入固体食物。最后，由于 NSAIDs 的使用已被证明会增加耐力跑步者的恶心和呕吐[37]，所以即使是在时间较短的运动中，也应谨慎使用。

运动相关恶心和呕吐的主要治疗方法是立即停止体育运动。然而，对于长期恶心和呕吐的运动员，应进行脱水和电解质紊乱等并发症的评估。此外，其他原因如消化性溃疡和胆道疼痛也应考虑。如果恶心与运动期间明显的胃灼热有关，H_2 受体阻滞剂或 PPI 试验可能是必要的。研究表明，H_2 受体阻滞剂和 PPI 以及昂丹司琼等抗恶心药物，可能有助于缓解与运动相关的恶心。所以，当受影响的运动员参加可能引起症状的活动时，运动药物提供者应该放宽治疗这些运动员的保障标准[38]。

下消化道疾病

与上消化道疾病一样，与小肠和结肠有关的问题在运动中也很常见——近 2/3 的耐力运动员报告称在训练或比赛中出现过下消化道症状[39]。腹泻和直肠出血等疾病往往与活动强度直接相关，而在普通人群中常见的功能性障碍往往因运动的体力需求增加而加重。虽然下文讨论的是运动员通常出现的情况，但需要鉴别的疾病很多，必须根据每个人的情况单独考虑（表 15.1）。

表 15.1　运动员下消化道症状的鉴别诊断
营养因素
• 膳食纤维
• 升糖指数高的食物
• 碳水化合物浓度高的运动饮料或凝胶
• 食物过敏或不耐受
肠易激综合征
吸收不良综合征
• 乳糖不耐受
• 乳糜泻
药物、草药、添加剂
• 通便导泻药
• H_2 受体抑制剂和抑酸药药
• 不可吸收糖类（如甘露醇、山梨醇）
• 抗生素
• 咖啡因
• 酒精
• NSAIDs
感染性腹泻
• 细菌
• 寄生虫
• 病毒
中毒性腹泻
• 伪膜性肠炎（艰难梭菌）
• 金黄色葡萄球菌毒素
炎症性肠病
• 克罗恩病
• 溃疡性结肠炎
缺血性肠病
• 急性肠系膜动脉梗死
• 慢性肠系膜动脉缺血
• 肠系膜静脉栓塞
• 结肠缺血
肝、胆道和胰腺疾病
• 下消化道病损
• 溃疡
• 息肉
• 动静脉畸形
• 痔疮、肛裂、肛瘘
结肠癌和其他肿瘤性疾病

From Ho GWK. Lower gastrointestinal distress in endurance athletes. *Curr Sports Med Rep*. 2009; 8(2): 85-91.

腹泻

　　腹泻是由于粪便中液体含量过多，超过了结肠的吸收能力，导致排出的粪便松散或呈明显水样。腹泻是运动员中的普遍问题，大约 25% 的马拉松运动员报告了腹泻，超过一半的人报告跑步时有强烈便意。与人们预料的相同，腹泻的严重程度与训练里程或训练强度成正比，女性比男性更容易受到影响 [11, 39]。尽管腹泻一般是良性的，但运动员的严重腹泻可能与脱水以及随之而来热损伤、横纹肌溶解和急性肾小管坏死的风险有关。

　　运动相关性腹泻的病因往往是多因素的。运动增加交感神经系统的兴奋，从而降低肠道的张力和阻力，加速结肠内容物向直肠的转运，并增强排便的冲动 [40]。高强度运动引起的胃泌素和胃动素等胃肠胰激素的分泌可能进一步促进腹泻的发展 [41]。营养因素与粪便中的水分含量增多有关，因此也可能引起腹泻。较高浓度的液体（>7%～10%）会对胃肠道产生溶质负荷，从而产生渗透力，使液体保留在胃肠道中而不被吸收。这种液体积蓄在肠道中的转变会引起"倾倒综合征"，破坏结肠的吸收能力，导致腹泻。研究发现，对于耐力运动员而言，当饮用含有多种可转运碳水化合物（如葡萄糖和果糖）的饮料时，胃肠症状似乎比饮用等量的单一碳水化合物要少。高升糖指数和（或）高纤维含量的食物也可能导致渗透性"倾倒"，而咖啡因可能通过其通便特性直接导致腹泻。

跑步者腹泻

　　虽然所有运动员腹泻的风险可能会增加，但跑步运动员更有可能患上一种特殊的与跑步相关的腹泻病，俗称"跑步者腹泻"。这种疾病在长跑运动员中很常见，但其确切的病理生理机制仍不清楚。人们推测导致胃肠道功能障碍的可能机制包括长时间跑步引起的反复震动，长时间运动引起的体液和电解质转移，以及胃肠道的相对缺血。很明显，特殊的内在因素也可能在这种疾病中发挥作用，因为一些耐力运动员极少患这种病，而另一些运动员却长期受其影响。临床上，运动员在跑步过程中有强烈便意，排出的大便可能是稀便或基本正常。如下文所述，其治疗的重点是预防。

腹泻的治疗

　　腹泻治疗的重点是训练和生活方式的调整，使肠道在高强度运动时能达到最佳状态。在 1～2 周时间内减少训练强度、持续时间和训练距离来减轻身体压力，可能会缓解症状 [5]。然后，运动员应该过渡到几个星期的交叉训练，之后逐渐恢复高水平的跑步。充足的饮水始终是生活方式治疗的关键部分，避免服用 NSAIDs、阿司匹林、抗生素和咖啡因也可能有帮助。饮食调整包括建议少渣、低纤维饮食，避免食用碳水化合物浓度超过 8% 的运动饮料和凝胶。运动前至少 2 小时内不能摄入固体食物，同时辅以止泻饮食比如 BRAT 膳食［bananas（香蕉）、rice（大米）、applesauce（苹果酱）、toast（吐司面包）］可能会有助于缓解腹泻。运动前尽量排便可以极大程度降低运动中胃肠道不适的可能性。

一般不鼓励使用抗胆碱能药物来治疗运动性腹泻，因为这些药物的副作用和生理特性对排汗率和体温调节有负面影响。还应避免使用阿片制剂和阿托品制剂。洛派丁胺（泻立停）可考虑用于非血性腹泻的运动员，他们有脱水和热相关疾病的风险，但在其他方面的临床状况良好。类似地，如双环胺或莨菪碱等抗痉挛药可考虑用于严重的症状，但必须权衡使用这些药物与抗胆碱能副作用的风险。

应对伴有"警示"症状的运动员进行粪便研究，包括严重便血、伴有脱水的严重腹泻、持续腹泻超过 48 小时、发热、严重腹痛、最近旅行或可能接触到感染性腹泻病原体。还应考虑对免疫缺陷患者或年龄较大的运动员进行研究[42]，特别是当他们同时患有其他疾病的时候。

下消化道出血

镜下血便、直肠出血或明显的血性腹泻常见于高水平的训练或比赛中，特别是马拉松、超级马拉松或长里程自行车运动。约有 25% 的业余铁人三项运动员、20% 的马拉松运动员和近 90% 的 100 英里超级马拉松运动员出现隐匿性直肠出血[34]。更惊人的是，有人报道多达 6% 的运动员在跑完马拉松后出现了明显的血便[43]。如前文所述，长时间的比赛会造成胃肠道长时间缺血，从而损害黏膜的完整性，导致不同程度的下消化道出血。如果没有潜在的胃肠道疾病，这种情况通常是良性的、自限性的。明显或持续的直肠出血可能会导致贫血，也可能提示存在更令人担忧的其他胃肠道问题。

缺血性疾病

胃肠道有 4 种不同的缺血综合征[9]。虽然这些疾病主要见于血管疾病患者，如高血压、糖尿病或烟草滥用，但由于运动人群覆盖面广，健康情况各异，运动医学工作者必须重视这些疾病。

结肠缺血是最常见的缺血性肠病。常见的临床表现为左下腹部绞痛和便血。在直肠出血的情况下，应立即进行结肠镜检查以明确诊断。典型表现为黏膜缺血改变，通常为淤血性或出血性血管病变。该病是自限性的，相关的结肠改变通常会在 1 周内消失，从而限制了在此时间点及以后进行诊断试验的效率。

较少见的缺血性综合征包括急性肠系膜动脉梗死（AAMI）、慢性肠系膜动脉缺血（CAMI）和肠系膜静脉血栓形成。虽然对这些疾病的讨论超出了本文的范围，但对于出现严重腹痛和下消化道出血的大龄运动员来说，考虑这些是很重要的。

尽管在最剧烈的活动中，某些胃肠道缺血的风险是不可避免的，但积极的水化及热管理仍然是尝试预防或尽量减少下消化道出血的关键手段。

肠易激综合征

肠易激综合征（irritable bowel syndrome, IBS）是一种功能性胃肠疾病，没有结构、生物力学、放射学或实验室异常的证据，可影响总人口的 15%[44]。人们描述了该病的两种形式——"腹泻为主"和"便秘为主"，而经典的模式通常是便秘腹泻交替出现。IBS 在女性中的发病率是男性的 2 倍，通常出现在 10～30 岁的人群中。大约 50% 的 IBS 患者合并有精神疾病，最常见的是抑郁和焦虑。IBS 的可能机制包括应激、食物、缩胆囊素分泌、肠道气体运输障碍、内脏感觉过敏、自主神经功能障碍和免疫激活改变等各种刺激引起的胃肠道敏感性增加[45]。

IBS 的临床表现多种多样，最常见的症状包括排便后可缓解腹部绞痛、大便频率改变、大便形态改变（水样、黏液、松软、硬）、大便通过肠道的感觉改变（急迫、费力）、排空不全感、腹胀（尤其是餐后）。患有 IBS 的运动员很少有夜间症状，也不会表现出全身性疾病或胃肠道大出血的特征。对 IBS 的诊断通常是基于临床表现和缺乏其他胃肠道疾病的证据。目前的证据不支持常规使用实验室研究或影像学来排除有典型 IBS 症状和缺乏"报警"特征（如明显腹痛、发热、胃肠出血或体重减轻）患者的器质性胃肠道疾病。

主要治疗策略侧重于生活方式措施，包括高纤维饮食、充足的饮水和减轻压力。对于持续的症状，可以根据运动员的主要症状使用药物治疗 IBS。对于腹泻型 IBS，必要时使用止泻药（洛哌丁胺）或止痉挛药（双环胺、莨菪碱）通常有效。便秘型 IBS 通常是通过调整生活方式和使用非刺激性泻药来控制，如聚乙二醇（Miralax）或含有亚麻籽的产品。对于容易便秘的运动员来说，充足的水分尤为重要。

乳糜泻

乳糜泻是一种遗传性自身免疫性疾病，可以导致胃肠道吸收不良。免疫系统对含麸质或麦胶蛋白的食物过敏是其主要的病理生理机制。在小麦、大麦和黑麦中发现的麸质蛋白会导致肠黏膜的免疫反应，导致肠绒毛萎缩，进而影响重要营养物质的吸收。乳糜泻在普通人群中得到越来越多的认识和诊断，因此，在运动员和活跃个体中也越来越常见。虽然腹腔疾病的主要病理是在胃肠道中发现的，但它也可能对血液、骨骼、大脑、神经系统和皮肤产生影响[46]。据报道，多达70%的新诊断的乳糜泻患者患有缺铁性贫血[47]，钙和维生素D缺乏也很常见，这可能会增加应力性骨折和骨质减少的风险[48]。

乳糜泻的诊断通常会延迟数月甚至数年，因为目前的症状可能暗示着其他更常见的疾病，或者可能因为症状很轻，在很大程度上容易被运动员忽视。典型乳糜泻的症状和体征包括慢性腹泻、腹部胀气/痉挛/疼痛、营养不良、疲劳、呕吐、贫血、肌痛/关节痛、骨量减少/骨质疏松、月经不规律、易怒、便秘、身材矮小和疱疹样皮炎[49]。最初的血清学检测传统上是通过检测血清组织转谷氨酰胺酶（tTG）抗体水平。还有更多的专业的研究，但超出了我们的讨论范围。确诊乳糜泻的"金标准"是小肠黏膜组织活检，显示典型的绒毛变钝。

严格的无麸质饮食是治疗乳糜泻的唯一有效方法，而这对竞技运动员来说，在很多层面上都是具有挑战性的。消除所有小麦、黑麦和大麦来源的碳水化合物的同时，需要运动员找到含有充足的碳水化合物的替代物，以满足每公斤体重6~10 g碳水化合物的推荐摄入量。豆类、大米、玉米粉、玉米、坚果、土豆、木薯和藜麦都是无麸质碳水化合物的极佳来源，还有新鲜的水果和蔬菜。对于患有乳糜泻的运动员来说，旅行和团队餐可能是特别的挑战，他们必须确保适当的食物选择，以充分满足他们健康的脂肪、蛋白质和碳水化合物的摄入目标，并提供足够的能量，以

达到最佳表现。近年来，无麸质饮食在没有乳糜泻的运动员中也越来越受欢迎，因为他们认为无麸质饮食有益于肠胃健康。然而，研究表明，无麸质食物的摄入对非乳糜泻运动员的整体表现、胃肠道症状、健康状况、肠道损伤指标或炎症标志物没有任何影响[50]。

选读文献

Casey E, Mistry DJ, MacKnight JM. Training room management of medical conditions: sports gastroenterology. *Clin Sports Med*. 2005; 24: 525-540.
证据等级：Ⅲ，系统综述

Cronin O, Molloy MG, Shanahan F. Exercise, ftness, and the gut. *Curr Opin Gastroenterol*. 2016; 32(2): 67-73.
证据等级：Ⅲ，系统综述

de Oliveira EP, Burini RC, Jeukendrup A. Gastrointestinal complaints during exercise: prevalence, etiology, and nutritional recommendations. *Sports Medicine*. 2014; 44(suppl 1): 79-85.
证据等级：Ⅲ，系统综述

Ho GWK. Lower gastrointestinal distress in endurance athletes. *Curr Sports Med Rep*. 2009; 8(2): 85-91.
证据等级：Ⅲ，系统综述

Leggit JC. Evaluation and treatment of GERD and upper GI complaints in athletes. *Curr Sports Med Rep*. 2011; 10(2): 109-114.
证据等级：Ⅱ，系统综述

Pfeiffer B, Stellingwerff T, Hodgson AB, et al. Nutritional intake and gastrointestinal problems during competitive endurance events. *Med Sci Sports Exerc*. 2012; 44(2): 344-351.
证据等级：Ⅲ，比较研究

Viola TA. Evaluation of the athlete with exertional abdominal pain. *Curr Sports Med Rep*. 2010; 9: 106-110.
证据等级：Ⅵ，专家观点

Waterman JJ, Kapur R. Upper gastrointestinal issues in athletes. *Curr Sports Med Rep*. 2012; 11(2): 99-104.
证据等级：Ⅱ，系统综述

（John M. MacKnight 著

玉应香 译 朱敬先 校）

参考文献

扫描书末二维码获取。

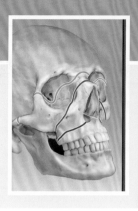

第 16 章

运动员中的血液病学

运动成绩取决于血液的正常功能。从红细胞的携氧功能到凝血系统对出血的预防，许多血液疾病都会对运动员产生不利影响。这些血液疾病包括获得性疾病和遗传性疾病，可以影响各个年龄段的运动员。本章回顾了运动员医疗保障中可能出现的多种血液病，着重探讨了与红细胞和凝血系统有关的问题。

红细胞疾病

定义

贫血的定义是红细胞减少至正常范围以下，男女的标准有所不同。血红蛋白和血细胞比容通常用于鉴定血液中的红细胞浓度。轻度贫血可能没有症状，但相比于久坐的人群，运动员通常会更早注意到它，原因是轻度贫血也会影响他们的运动表现。确定贫血的潜在原因是很重要的，常见的原因是红细胞产生减少或红细胞破坏增多。

血红蛋白是红细胞中的携氧蛋白。正常的血红蛋白（血红蛋白 A）由两条 α 链和两条 β 链组成[1]。遗传性血红蛋白疾病是指血红蛋白病或地中海贫血。许多血红蛋白病已经被证实是由 α 或 β 链突变引起的，并伴有不同程度的贫血和各种症状。在美国最常见的血红蛋白突变是血红蛋白 S，带有两个突变基因的人会患上镰状细胞病。地中海贫血是指正常 α 或 β 链的产生减少，在临床上可以表现为无症状或有明显症状[2]。根据受影响的珠蛋白链，地中海贫血可分为 α 型或 β 型。地中海贫血的临床严重程度随着致病基因数量的增加而增加。通常，有一个或两个突变的人是无症状的，这种情况称为轻度地中海贫血。

还有一些运动员贫血是由运动员特有的机制引起的，包括稀释性"假性贫血"和运动相关性血管内溶血。假性贫血是指由于训练引起的血浆体积增加而导致的暂时性状态[3]。血浆体积增加的程度与运动的时间和强度有关，可导致血红蛋白浓度的稀释性下降[4]。

血管内溶血在运动员中也很常见。最初被称为行军性血红蛋白尿或跺脚血红蛋白尿，其溶血机制被认为是由每次足底落地对红细胞的机械损伤引起的[5]。然而，也有人认为肌肉收缩对红细胞的作用可能导致运动员溶血和贫血的发生[6]。

流行病学

贫血在美国是一种常见的疾病。儿童和成年女性的患病率最高，主要原因是铁缺乏症。最新的美国健康和营养检查调查（2003—2012）估计，在美国 3.5% 的男性和 7.6% 的女性患有贫血，其中月经来潮的女性比例最高[7]。铁缺乏是美国最常见的贫血原因，也是全世界最常见的营养缺乏症[8]。最近的一项回顾性研究评估了全国大学生体育协会（NCAA）一级机构共 2749 人的铁相关检验结果[9]。女性中，有 2.2% 的人患有缺铁性贫血；另有 30.9% 的人有铁缺乏症，但不伴贫血。男性的发病率较低，缺铁性贫血为 1.2%，不伴贫血的铁缺乏症为 2.9%。

血红蛋白 S 是美国最常见的遗传性血液疾病。据估计，每 12 个非裔美国人中就有 1 人携带一个突变基因，这种状态又称为镰状细胞性状[10]。地中海贫血也很常见，被认为是世界上最普遍的基因突变[2]。地中海贫血的发生率因地域而异；α 地中海贫血在东南亚和西非很常见，而 β 地中海贫血在欧洲的地中海地区更常见。

病理生理学

如前文所述，贫血是由红细胞生成减少或破坏增加引起的。红细胞生成异常（表 16.1）的原因可能包括维生素或矿物质缺乏、炎症、促红细胞生成素缺乏和原发性骨髓疾病。铁缺乏是最常见的原因，通常由慢性失血所致。月经或慢性消化道出血可导致铁流失，如果经口吸收的铁不能与丢失的铁平衡，将导致

表16.1	运动员贫血的类型和治疗建议			
症状	频率	血红蛋白	铁蛋白	治疗方法
稀释性假性贫血	常见	正常至轻微减少	正常	无
铁缺乏无贫血	常见	正常	减少	有争议
缺铁性贫血	较少见	减少	减少	补充铁剂
轻度地中海贫血	较少见	正常至轻微增多	正常至增多	无

铁缺乏症。其他导致运动员铁流失的原因是溶血导致的血红蛋白尿和汗液增多[10]。运动员缺铁的另一个潜在原因是乳糜泻，它可以导致铁吸收不良，即使在没有消化道症状提示乳糜泻时也可能发生[11]。

铁缺乏分为三个阶段[8]。第一阶段，也被称为铁缺乏症前期，表现为单纯血清铁蛋白降低。在这个阶段，骨髓中可被染色的铁消失，但血红蛋白水平保持正常。第二阶段是潜在铁缺乏症。在这一阶段，铁蛋白进一步下降，血清铁和转铁蛋白饱和度降低，总铁结合力提高。与第一阶段一样，血红蛋白水平在第二阶段仍保持正常，但平均红细胞体积（MCV）可能开始下降。然而，在第三阶段，随着铁储备的逐渐耗尽，出现明显的小细胞低色素性缺铁性贫血。

炎症性疾病长期以来被认为可以导致红细胞产生的减少，但直到最近人们才完全了解其病理生理学机制。铁调素是在感染或炎症时，肝反应性产生的一种蛋白质，它可以抑制铁的吸收，还能抑制铁从储存部位释放被红细胞前体细胞利用[12]。虽然缺乏在运动员中的重要数据，但在训练中出现的慢性炎症可能导致铁调素水平升高，导致铁代谢紊乱，从而导致贫血。

促红细胞生成素是促进红细胞生成的重要激素[11]。它由肾产生，但也可以人工合成作为治疗肾衰竭和一些原发性骨髓疾病患者的药物。除非存在明显的肾功能不全，否则运动员体内缺乏促红细胞生成素是不常见的。类似地，诸如白血病和多发性骨髓瘤等原发性骨髓疾病通常可以引起明显的贫血，但这些疾病在运动员中很少见。

与血红蛋白A相比，红细胞中的血红蛋白S可预防疟疾，并已被证明可降低疟疾的死亡率[13]。镰状细胞性状长期以来被认为是一种良性状态，但越来越多的证据表明，携带者不良事件的发生增多[14]。25年前，首次在新兵中发现劳力性镰状细胞病，它与运动中猝死有关[15]。猝死的原因包括代谢性酸中毒、横纹肌溶解、肾衰竭和心律失常。能够促进镰状红细胞发生的因素可以增加不良事件的风险，包括剧烈运动，尤其是在高海拔或极热的环境下。在最近一项对

NCAA运动员猝死的研究中，人们发现具有镰状细胞性状的运动员猝死的相对风险升高了37倍[16]。

与镰状细胞性状的运动员相比，地中海贫血的运动员猝死的风险要低得多。患有轻度α或β地中海贫血的运动员体内血红蛋白A的生成减少，因此通常会患有非常轻度的贫血。地中海贫血病情更严重的运动员会有明显的贫血，也可能伴有脾大和骨骼异常，这可能会妨碍他们参加竞技体育运动。

诊断

对患有贫血的运动员进行的诊断措施是为了明确病因，以确定合适的治疗方案。全血细胞计数（CBC）是一个可以指导初步评估的有效的检查。白细胞和血小板的显著异常提示可能存在较严重的隐匿性骨髓疾病，需要转诊给血液病专家。不过，单纯性贫血是更常见的发现，可以通过CBC和网织红细胞计数来指导进一步检查。网织红细胞是未成熟的红细胞，在出血或溶血时大量产生。网状红细胞计数增多提示骨髓对贫血有适当的反应，提示骨髓功能没有问题。相反，网织红细胞计数减少提示贫血是由红细胞生成减少引起的（图16.1）。

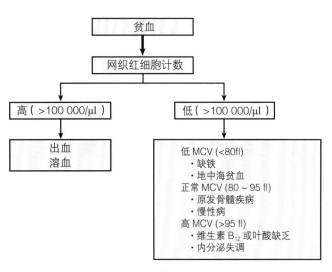

图16.1 根据网织红细胞计数对贫血患者进行诊断的流程。MCV，平均红细胞体积

对于红细胞生成减少相关的疾病，红细胞大小的评估是确定病因的关键。小细胞性贫血 (MCV<80 fl) 通常与缺铁和地中海贫血有关。大细胞性贫血（MCV>95 fl）可能提示维生素 B_{12} 或叶酸缺乏，以及各种内分泌疾病或原发性骨髓疾病。正细胞性贫血 (MCV 80 ~ 95 fl) 可由炎症、骨髓疾病和早期维生素或矿物质缺乏引起。

铁缺乏症通常通过一系列检查来评估，包括血红蛋白、血细胞比容、MCV、血清铁、总铁结合力、转铁蛋白饱和度和血清铁蛋白。虽然骨髓活检普鲁士蓝铁染色通常被认为是诊断缺铁的金标准，但血清铁蛋白是能够反映大多数患者铁储备的良好替代标记物。血清铁蛋白水平低于 10 ~ 15 ng/ml 基本提示铁缺乏 [17]。但是，较高的铁蛋白值也可能提示隐匿性铁缺乏症，因为许多潜在的炎症或恶性疾病会刺激血清铁蛋白升高 3 倍。铁蛋白和转铁蛋白饱和度同时降低是真性铁缺乏症的有力证据 [18]。

目前，美国所有 50 个州和哥伦比亚特区都要求对镰状细胞病进行筛查 [19]。筛查方法使用等电聚焦电泳或高效液相色谱法，两者均具有很高的敏感性和特异性。2010 年，NCAA 宣布了一项针对美国所有I级运动员镰状细胞性状的筛查计划 [20]。尽管许多专业组织对此表达了担忧，但筛查范围已经扩展到了所有 NCAA 运动员 [21]。

轻度地中海贫血通常可以通过 CBC 和家族史进行诊断。轻度地中海贫血一般表现为严重的小红细胞（MCV<70 fl）和轻度或临界性贫血。铁检测通常不会显示铁缺乏症，但也有部分患者可能合并异常。血红蛋白电泳可用于诊断 β 地中海贫血，但 α 地中海贫血患者电泳正常，可通过基因检测进行诊断。

对于正细胞性或大细胞性贫血，进一步的检查应包括维生素 B_{12}、叶酸和促甲状腺激素水平的检测。由于红细胞体积较大，网织红细胞的显著增加会导致 MCV 的增加。MCV>110 fl 的任何运动员都应转到血液科就诊。

治疗

充分了解贫血的各种病因和相关的实验室数据对运动员贫血的治疗至关重要（见表 16.1）。患有缺铁性贫血的运动员通常表现为逐渐出现的疲劳和运动耐力下降。应该详细询问病史，包括胃肠道或尿路出血情况、月经和营养情况。实验室检查的特征性表现包括小细胞低色素性贫血，血清铁蛋白、铁和转铁蛋白

饱和度水平降低，总铁结合力升高。如有必要，可建议进行其他检查以确定缺铁的病因（例如：胃肠道检查）。

对于不伴贫血的铁缺乏症运动员进行补铁仍然存在争议，尽管最近的一项综述表明，补铁可以提高患有铁缺乏症的耐力运动员的有氧能力 [22]。合理的治疗方案是首先确保运动员的饮食中含有足够的铁，摄入含铁量高的食物，如瘦肉、家禽、鱼、谷物和蔬菜。食物中的血红素铁比非血红素铁具有更高的生物利用度，同时摄入含抗坏血酸（维生素 C）的食物可增加肠道对铁的吸收。如果饮食改变不能改善运动员体内铁的水平，口服补铁剂治疗可能是有用的。

患有缺铁性贫血的运动员应该接受铁替代疗法，通常是口服硫酸亚铁。胃肠道不良反应（例如恶心或便秘）可能是剂量相关的。在 2 ~ 3 周内，应注意到网织红细胞和 MCV 的增加。血红蛋白和铁蛋白水平的改善可能需要几周时间。通常至少需要治疗 6 ~ 12 个月，尽管有些运动员可能需要进一步治疗，具体取决于贫血的原因和严重程度。如果运动员对口服铁补充剂没有反应，或服用药物后出现难以忍受的不良反应，应向血液科医生咨询，以考虑采用其他形式的铁替代疗法。

对具有镰状细胞性状的运动员的处理方法存在争议。相关文献主要由病例报告或系列报道组成，没有运动员的前瞻性研究可用来指导评价降低风险的策略。美国心脏协会和美国心脏病学院发表了一份关于镰状细胞性状与运动员的共识声明，认为不应该阻止这些运动员参加比赛，但建议采取预防策略和应急方案 [23]。此外，预防大学生和中学生猝死的指南也发表了，指南侧重降低猝死风险，逐步适应锻炼和医疗监督。由于具有镰状细胞性状的个体可能更容易发生劳力性热病，因此对未来研究的建议认为热暴露、运动强度和水合作用是主要危险因素 [23]。

重返运动指导

一般不需要禁止贫血运动员参加比赛。运动员在出现严重贫血之前通常会注意到自身运动能力的下降。对于具有其他血液异常（例如白细胞减少症或血小板减少症）的运动员，建议在运动员恢复全面运动之前找血液科专科医生就诊。对于具有镰状细胞性状的运动员，健康教育和降低风险是安全参加所有体育运动的关键 [18]。遵循这些指导原则，同时密切监测运动员的不适症状，可以允许运动员全面参与运动项目。

凝血障碍

定义

凝血是在血管损伤部位形成血凝块的过程。它是血小板、血管性血友病因子（vWF）和多种凝血因子之间复杂的相互作用[26]。凝血障碍可能是获得性或先天性，并可能导致自发性出血或损伤部位淤青加重（图16.2）。血小板是止血栓的重要组成部分，其作用是快速停止出血。血小板减少症的定义是血小板计数低于150 000/μl。该病可能是先天性的，但更多是获得性的。只有血小板计数低于20 000/μl或个体服用阿司匹林或非甾体类抗炎药（均可以使血小板失活并增加出血风险），自发性出血的风险才会显著增加。

血管性血友病（von Willebrand disease, vWD）是一种由于血管性血友病因子（vWF）水平降低而导致的先天性出血性疾病。vWF在凝血中具有两个重要作用。首先，它与血液中的凝血因子Ⅷ结合，延长其半衰期；其次，它在血管内皮和血小板之间形成桥梁，启动凝血。根据vWF的水平不同，患者出血的程度也不同。中度或重度缺乏患者通常在儿童期出现出血并发症，而轻度缺乏患者可能没有症状，或仅出现黏膜处出血少量增加。

多种凝血因子缺乏会导致出血增加。血友病A和血友病B是两种比较常见的遗传性缺陷，它们分别是由于凝血因子Ⅷ和Ⅸ产生减少引起的疾病[28]。与血管性血友病一样，中度和重度缺乏会导致儿童早期出现严重出血，而轻度缺乏患者除非接受手术或遭受创伤，否则可能不会出现严重出血。

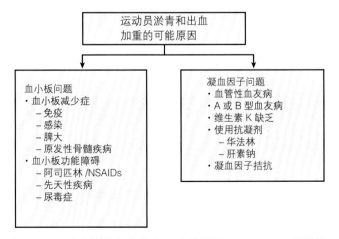

图16.2　运动员淤青和出血加重的原因。NSAIDs，非甾体类抗炎药

流行病学

凝血障碍在运动员中并不常见，这既因为这些疾病本身在美国人群中相对少见，也因为多数凝血障碍足以让患者无法参加体育运动。特发性血小板减少性紫癜（ITP）的发生率为每10万成年人2～4例[29]。儿童和成人均可发生，女性比男性更常见。药物引起的血小板减少症也很少见，但使用磺胺类、抗生素和奎宁在内的多种药物后也可能发生[30]。最常见的药物性血小板减少症与肝素的使用有关，最可能发生在术后或围术期。

血管性血友病是最常见的遗传性出血性疾病，占总人口的1%[27]。疾病程度重的患者通常在儿童时期就出现出血症状，而疾病较轻的患者直到成年才可能得到诊断。因为血友病是X连锁隐性性状，所以大多数病例为男性[28]。血友病A在新生儿中的比例约为1/5000，血友病B少见，每3万名男婴中只有1例。与血管性血友病一样，重症患者在生命早期就会出现出血症状，而轻症患者由于不发生自发性出血通常在生命后期才出现症状[31]。

病理生理学

各种病因可以通过不同的机制导致血小板减少症。人们认为，ITP是由结合血小板的自身抗体诱发的，随后被脾从循环系统中清除[32]。这些抗体在临床上是检测不到的，因此ITP一般通过排除法进行诊断。抗体可以通过药物诱导产生，也可以自发产生，例如自身免疫性疾病。药物还可以引起血小板生成减少，这种机制与在ITP患者中观察到的血小板在外周被破坏不同。除了引起其他血细胞减少症外，脾大（脾功能亢进）也可引起血小板减少症[33]。慢性感染也可能导致血小板减少，这在人类免疫缺陷病毒和丙型肝炎病毒感染的患者中普遍存在[34-36]。一般来说，血小板是凝血过程中重要的调节因子，血小板水平降低会导致淤青、黏膜出血，在极少数情况下可以导致自发性颅内出血。

血管性血友病造成出血的原因是血小板与受损内皮的结合减少或vWF缺乏导致的凝血因子Ⅷ水平降低[27]。黏膜出血最常见，通常表现为鼻衄或月经过多。出血的程度通常与vWF的水平有关，同时其他因素也可以造成患者的出血倾向[37]。

血友病患者的出血是凝血因子Ⅷ或Ⅸ活性降低的结果，每种因子对于固有凝血系统的完整性至关重要。严重血友病患者（小于正常水平的 1%）有非常严重的自发性出血，最常见的是在关节或肌肉[17]。轻度缺乏的人可能没有自发性出血，但在创伤或手术中有大量出血的风险。

诊断

对淤青或出血增加的运动员进行初步评估需要的检查包括 CBC、部分凝血活酶时间（PTT）和凝血酶原时间（PT）。CBC 可显示血小板水平，ITP 患者的血小板水平可能极低。患者的 PTT 通常延长，血友病患者的 PTT 显著延长。为了减少大量出血的风险，建议任何有明显血小板、PT 或 PTT 异常的运动员在血液科专家进行全面评估之前不应进行任何体育活动。

CBC 发现的单纯血小板减少症可由各种血液系统异常导致。有时血小板可能因血液样本中的抗凝剂而聚集，因此复查 CBC 是适当诊疗的第一步[32]。其他自身免疫性疾病史应增加对 ITP 的怀疑。由于几种药物可导致血小板减少，因此对处方药、非处方药和补剂使用的详细审查是必要的[29, 30]。血小板减少症在怀孕期间也比较常见，因此未绝经妇女必须排查。患有更严重疾病（例如血栓性血小板减少性紫癜或白血病）的运动员可能会出现其他症状和实验室检测异常，因此在鉴别诊断中也应考虑这些疾病。

导致 PT 和 PTT 延长的疾病也相对常见。维生素 K 缺乏和华法林治疗是 PT 延长的常见原因，而维生素 K 缺乏和肝素暴露可延长 PTT。最后，虽然这种情况很少发生，但人们可以获得任何凝血因子的抑制剂，其中凝血因子Ⅷ抑制剂是最常见的。

治疗

影响凝血系统的疾病应在血液科医生的指导下治疗。ITP 的一线治疗是全身性类固醇治疗——常用泼尼松或地塞米松[29]。大多数人对治疗的反应良好，血小板计数增加，但许多人在停用类固醇后会复发，或者几个月后复发。如果怀疑是药物引起的 ITP，则第一步是停止使用该药物并监测血小板数量。对于类固醇治疗无效或停用诱发药物后无效的人，可能需要进行骨髓活检以明确病因。

去氨加压素可以治疗血管性血友病，它可以刺激 vWF 和凝血因子Ⅷ在体内的释放[27]。患者接受"去氨加压素激发试验"如果有反应，应根据需要开具处方使用去氨加压素，以防止出血过多。去氨加压素的潜在不良反应包括低钠血症、潮红、血压升高和头痛。

血友病可通过替代疗法治疗。重组凝血因子Ⅷ和Ⅸ均可用于治疗出血或预防出血[38, 39]。使用替代疗法的患者应由血液科医生密切随访，如果在家中出现严重出血或对治疗无反应，应及时就医。

重返运动指导

决定是否恢复活动应以凝血异常的程度和所从事运动本身的风险为指导。一个血小板计数低于 50 000/μL 没有接触风险的跑步运动员可以恢复活动。这种方法显然不适合从事接触性运动的人，在获得参与运动许可之前由血液学家进行评估是至关重要的。密切监测血小板水平也很重要，因为 ITP 等疾病容易复发。对于患有血友病的运动员，应遵循类似的指导。疾病的严重程度、最近受伤的特征以及运动员在运动中接触的次数，都是促使血液学家和运动医学人员做出明智的医疗决定的重要因素。

选读文献

文献：Naik RP, Haywood C. Sickle Cell Trait diagnosis: clinical and social implications. *Hematology Am Soc Hematol Educ Program*. 2015; 2015: 160-167.

证据等级：Ⅶ

总结：本篇综述总结了目前有关镰状细胞性状的认识、检查结果和需要进一步研究的问题。

文献：Burden RJ, Morton K, Richards T, et al. Is iron treatment beneficial in, iron-deficient but non-anemic (IDNA) endurance athletes? A systematic review and meta-analysis. *Br J Sports Med*. 2015; 49: 1389-1397.

证据等级：Ⅰ

总结：这篇文章对不伴贫血的铁缺乏症运动员进行治疗的获益进行了全面的探讨。

文献：Maron BJ, Harris KM, Thompson PD, et al. Eligibility and disqualification recommendations for competitive athletes with cardiovascular abnormalities: Task Force 14: Sickle Cell Trait: A scientific statement from the American Heart Association and American College of Cardiology. *J Am Coll Cardiol*. 2015; 66: 2444-2446.

证据等级：Ⅶ

总结：这篇美国心脏病学学院和美国心脏协会的报道对具有镰状细胞性状的运动员提出了建议。

（John J. Densmore 著　玉应香 译　朱敬先 校）

参考文献

扫描书末二维码获取。

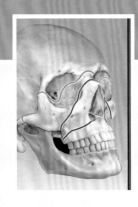

第 17 章

运动员中的感染性疾病

体育活动和竞技体育环境为运动员提供了独特的感染性疾病暴露的风险。在高中和大学的训练室，高达50%的就诊原因是患感染性疾病。由于运动员与队友、教练、后勤人员和观众之间频繁且密切的社会和身体接触，特别是在高中、大学和专业水平组织的运动中，运动员的感染问题引起了公共卫生的关注。在大多数情况下，感染性疾病相关发病率在一般健康人群体中是很低的。然而，在一些罕见的病例中，可能会出现很高的发病率甚至死亡。此外，感染性疾病会破坏运动员个人或团队在比赛中的表现[1]。

流行病学

在体育运动中，三种常见的传播方式是：①人与人的直接接触（如通过皮肤），②间接接触（如呼吸道、血液传播或粪口途径），③通过共同的来源（例如，共用的水冷却器、运动器材、更衣室、浴缸、游泳池和被污染的淡水场地）[2]。由于许多原因，运动员比一般人更容易受到感染。他们彼此进行密切的身体接触，并且可能共享个人物品和设备。此外，运动员经常住在宿舍或旅馆房间中彼此密切接触。几项研究表明，运动员可能比一般人更有可能采取危险的行为[3]。例如，进行安全性行为的运动员较少，他们更有可能使用违禁药物、酒精以及注射如类固醇和激素一类的物质，这使他们暴露在静脉注射针头下的风险更高[3]。最后，随着冒险运动和生态旅游的日益普及，也使参与者面临患上外来疾病的风险。

Turbeville等[2]对1966—2005年运动员中发生的感染性疾病的暴发进行了系统的文献综述。皮肤是最常见的感染部位，占报告的感染暴发的56%。人与人的直接接触（皮肤）是最常见的传播方式。正如所预料的那样，大多数暴发发生在高接触性运动中，如美式橄榄球（34%）、摔跤（32%）和英式橄榄球（17%）。在美式足球、探险运动、游泳、铁人三项、田径、体操、篮球和击剑运动中也有暴发的报道。最常见的病原体有：单纯疱疹病毒（Herpes simplex virus, HSV）（22%）、金黄色葡萄球菌（22%）、肠病毒（19%）、真菌（14%）、化脓性链球菌（7%）、甲型和乙型肝炎病毒（7%）、麻疹病毒（5%）、钩端螺旋体（3%）和脑膜炎奈瑟菌（3%）。诺瓦克病毒、立克次体、衣原体和假单胞菌感染也有报道。同样，在对2005—2010年竞技体育中感染性疾病暴发的回顾中发现，感染部位以皮肤和软组织最为多见（71%）。在本研究中，耐甲氧西林金黄色葡萄球菌（methicillin-resistant Staphylococcus aureus, MRSA）（33%）和真菌（29%）是最常见的致病菌[4]。重要的是要注意，非暴发感染也会发生，普通人群中常见的感染在运动员中也很常见。

运动与免疫系统

众所周知，体育锻炼对人体免疫系统有重要影响，可能会增加运动员的感染风险。人类的免疫系统由先天性免疫系统和适应性/获得性免疫系统组成。先天性免疫系统的建立是为了对抗感染，无论一个人以前是否接触过病原体。先天性免疫系统包括生理和功能屏障，包括皮肤、黏膜、鼻毛、极端温度和pH值，以及诸如胃肠道和黏膜纤毛之类的碎片清除系统[5]。先天性免疫系统也通过自然杀伤（natural killer, NK）细胞、吞噬细胞、肿瘤坏死因子、细胞因子和补体系统等蛋白来抗感染[5]。获得性免疫系统通过暴露于特定的抗原而被激活，为机体提供持久的保护以对抗任何它以前曾遇到过的抗原，但它不会立即开始对抗新的病原体。它包括T淋巴细胞和B淋巴细胞及其产物、免疫球蛋白（Ig）和细胞因子。获得性免疫系统在接触新的病原体后7天产生IgM，7天后产生IgG[5]。分泌型IgA存在于黏膜中，它是抵抗感染的第一道防线。

如图17.1所示，运动强度和运动时间与上呼吸

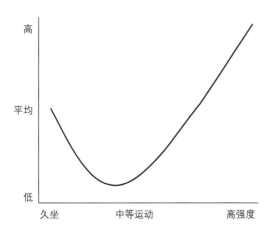

图 17.1　运动持续时间／强度与上呼吸道感染／感染风险之间的关系（J 曲线）（Modified from Nieman DC. Current perspective on exercise immunology. *Curr Sports Med Rep*. 2003; 82: 239-242. ）

道感染（upper respiratory tract infections, URTIs）的发病率呈 J 形曲线关系[6]。一般认为其他感染性疾病也可能遵循类似的模式。中等强度运动者的 URTIs 发病率最低。久坐的人 URTIs 发病率较高，而极端锻炼者的发病风险最高。中等强度运动，定义为在最大心率的 40%～60% 范围内运动 5～60 分钟。它通过增加中性粒细胞和 NK 细胞数量以及唾液 IgA 浓度来增强免疫系统[5]。另一方面，高强度运动（定义为在最大心率的 70%～80% 时进行 5～60 分钟的运动），以及长时间运动（持续时间超过 60 分钟）对免疫系统有不利影响。在高强度运动时，对氧气的需求增加必然导致从鼻呼吸到口呼吸的转变[5]。除了绕过鼻毛和通常保护肺部免受病原体感染的湍流外，吸入大量较冷和较干的空气还会使黏液变浓，并破坏黏膜纤毛器[5]。因此，更多的外来颗粒进入肺部，人体的天然防御系统清除这些颗粒的能力受到损害。高强度运动时，NK 细胞、淋巴细胞和中性粒细胞数量下降，B 细胞功能下降，分泌型 IgA 和血清 IgG1、IgG2、IgE 的浓度下降。皮质醇、催乳素、肾上腺素和生长激素水平升高，从而损害细胞免疫力[5]。唾液乳铁蛋白和溶菌酶浓度的降低会损害黏膜免疫。所有这些因素都会导致相对免疫抑制，从而增加高强度运动后感染的风险。

预防

预防工作应侧重于初级预防，即在感染发生之前避免感染。初级预防包括免疫接种和良好的个人卫生。二级预防包括感染控制措施，旨在防止疾病传播给他人或源头患者复发，这可能包括隔离感染者或在某些情况下进行接触后预防。

免疫接种

主动免疫通过给予全部或部分微生物或其修饰产物来刺激免疫反应，以防止将来暴露于感染源。大多数疫苗的有效率在 90% 以上，但不能保证提供免疫保护[3]。在参加有组织的体育活动之前，医生应核实运动员已接受适当的免疫接种，必要时实施"补种免疫"。运动员在国外旅行时，应考虑他们所去地区的地方病。理想情况下，免疫接种应至少提前 4 个月计划，以确保有足够的时间给药。

卫生学

良好的个人卫生习惯有助于减少运动员之间的感染源传播。建议采取以下一般措施[3]：

- 使用通用的体液预防措施；经常洗手，当接触到体液、口腔或伤口时，一定要使用一次性手套。
- 避免共用个人物品（如肥皂、毛巾和水瓶）、食物和水。
- 公用设备的日常清洁；用自来水 10∶1 稀释的漂白剂是一种有效的清洁剂。
- 任何有皮肤损伤的运动员，如果正在流泪、流血或渗出浆液，应被排除在比赛之外，直到该区域干燥，并能用封闭绷带或敷料安全覆盖。
- 运动员应该被要求迅速报告所有的疾病或皮肤损伤。

重返赛场标准

适当和及时的指导是预防的关键。运动员在感染后是否可以重返赛场是基于许多因素决定的，包括医生、教练和运动员自己的判断。首先要考虑的是体育运动对运动员个人健康和安全的影响。另一个重要的考虑因素是防止传染给队友、后勤人员、教练和观众。在训练中，更衣室、共享生活空间以及共用的设备、设施中经常的亲密接触，为疾病的传播和感染创造了大量机会。

运动可能延长或加剧病程，引起严重的并发症。发热会抑制体液和温度调节，同时也损害协调性、注意力、肌肉力量、有氧能力和耐力[5]。病毒性疾病导致组织萎缩、肌肉分解代谢和负氮平衡。用于治疗感染性疾病的药物也可能对运动员产生相当大的影响。例如，应用喹诺酮类抗生素具有肌腱断裂的风险。许多体育组织禁止使用含有麻黄碱的化合物，使用这种化合物可能会导致运动员丧失比赛资格。最后，疾病可能会限制运动员在竞技体育中的表现。疼痛、不适和其他感染的症状可能会在比赛时分散注意力。

运动医学传统上使用的一个经验法则是 Eichner 提出的"颈部检查"（neck check）[7]。运动员在出现全身症状（如发热或肌肉酸痛）或颈部以下症状（如干咳、呕吐或腹泻）时，不应该锻炼。如果症状仅限于颈部以上，如流鼻涕、流泪或喉咙痛，运动员可以尝试"试驾"（test drive）。运动员以"半速"（half speed）运动，如果 10 分钟后他/她感觉更好，在可以忍受的强度下完成锻炼应该是安全的。如果有具体的重返运动指南，则会在相应的章节中讨论。

皮肤和软组织感染

皮肤和软组织感染是运动员最常见的感染性疾病，占所有感染性疾病的 56%～71%[2, 4]。参加摔跤、美式橄榄球和英式橄榄球等接触性运动的人获得感染的风险最高。频繁的皮肤创伤、潮湿的环境、与设备和其他运动员的直接接触都是使运动员特别容易出现这些感染的因素。最常见的病原体是金黄色葡萄球菌和单纯疱疹病毒，它们各占已报道的感染性疾病的 22%[2]。在过去十年中，耐甲氧西林金黄色葡萄球菌已成为社区浅表皮肤感染的常见原因，并已知影响了相当数量的高中和大学运动员。虽然大多数皮肤感染可以治愈且没有并发症，但它们具有高度传染性，并可能导致损失大量的训练时间。因此，它们应被及时诊断和处理。美国疾病控制与预防中心[8]和美国运动医学会[9]建议采取以下预防措施：

- 养成良好的个人卫生习惯：尽量减少接触，经常洗手，在所有训练和比赛后用肥皂和热水淋浴，在公共淋浴设施内穿凉鞋。
- 避免共用与皮肤接触的物品（例如剃须刀、衣服、亚麻布和毛巾）。
- 不鼓励剃须，这会增加受伤的风险且容易感染。
- 包扎伤口（包括擦伤、水疱和撕裂伤）直至痊愈。如果伤口不能被妥善包扎（用牢固的绷带包扎所有引流物，并在整个活动过程中保持其完整），运动员应被排除在比赛之外。
- 如有皮肤损伤，应立即通知教练。
- 患有活动性感染或开放性伤口的运动员应避免使用游泳池等常见水池设施。
- 彻底清洁高频率接触表面（即每天经常与人裸露皮肤接触的表面），包括柜台、门把手、浴缸和马桶座。

当运动员被诊断出皮肤感染时，应注意适当记录诊断和治疗方法，以确保充分的治疗并保证符合重返赛场的标准。记录应包括诊断、培养结果、开始治疗的日期和时间以及所用药物的确切名称[10]。

细菌性皮肤感染
定义

浅表性皮肤细菌感染最常见的原因是链球菌或葡萄球菌感染[11]。在过去的十年中，社区中耐甲氧西林金黄色葡萄球菌（MRSA）的患病率急剧上升。MRSA 是一种对传统的青霉素类抗生素耐药的葡萄球菌，它在医疗机构中对患者有着深远的影响。

流行病学

开放性伤口或破损的皮肤是细菌性皮肤感染的最大危险因素。密切的皮肤接触、接触被污染的物品表面、拥挤的生活环境和糟糕的卫生状况也会使人面临皮肤细菌感染的风险[12]。25%～30% 的人鼻腔中定植着葡萄球菌，不到 2% 的人有 MRSA 定植。金黄色葡萄球菌和单纯疱疹病毒是运动员感染性疾病暴发最常见的原因，各占 22%。

病理生物学

细菌性皮肤感染有多种临床表现。金黄色葡萄球菌和 MRSA 感染通常表现为毛囊炎、疖或"疖子"（化脓的毛囊）、痈（合并的疖子）。脓疱病描述的是一种带有蜂蜜色外壳的渗液性皮肤损伤。在运动员群体中，丹毒（边界分明的皮肤浅表感染）和蜂窝织炎（皮下受累，可能伴有全身症状）最常由 A 组链球菌和葡萄球菌引起[12]。包括 MRSA 在内的更多的毒性菌株可引起骨髓炎、败血症、中毒性休克综合征和坏死性肺炎[9]。

诊断

细菌性皮肤和软组织感染的特征包括红、肿、热和疼痛/压痛。在鉴别诊断任何此类皮肤病变时应考虑 MRSA 感染。蜂窝织炎和脓肿都被认为是表面伤口感染的类型。蜂窝织炎表现为皮肤红斑和温度增高的特征，并且可以是弥漫性的（图 17.2）。另外，脓肿涉及局部化脓性物质的聚集（图 17.3）。MRSA 感染常被误认为是蜘蛛咬伤。在体格检查中，MRSA 感染的可疑病变是化脓性的，呈波动性（即一个可触及的、可移动的、可压缩的充满液体的空腔），有一个黄色或白色的中心，以及一个中心点或中心头（图 17.4A、B）[11]。它们通常在可见的皮肤创伤部位

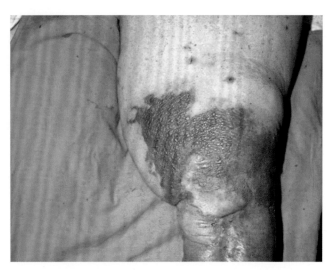

图 17.2　整形外科蜂窝织炎（Courtesy University of Virginia Department of Dermatology, Kenneth Greer, MD, Chairman.）

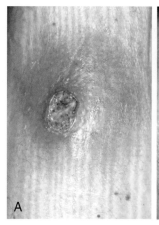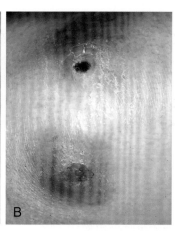

图 17.4　（A）和（B）社区获得性耐甲氧西林金黄色葡萄球菌（MRSA）皮肤感染的例子。有坏死迹象、类似蜘蛛咬伤或疼痛和红斑与视觉检查不成比例的病灶高度提示社区获得性 MRSA

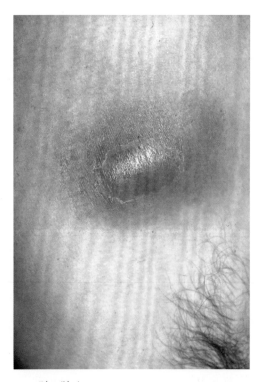

图 17.3　脓 肿（Courtesy University of Virginia Department of Dermatology, Kenneth Greer, MD, Chairman.）

和被毛发覆盖的身体区域被发现。非化脓性蜂窝织炎或丹毒强烈提示病原体是链球菌。细菌性皮肤感染可能类似昆虫叮咬、外伤、浅表烧伤、接触性皮炎、痤疮、癣、皮肤癣或单纯疱疹病毒感染[14]。革兰染色可明确诊断。在反复或持续感染、抗生素失效、晚期或侵袭性感染的情况下，皮肤病损处的培养可用于诊断。

2011 年美国感染病学会发布了基于临床经验治疗细菌性皮肤感染的循证指南[15]。脓疱疮、单纯脓肿、

疖肿可应用热湿敷和（或）持续 10 天、每天两次莫匹罗星治疗。当用热湿敷和莫匹罗星治疗无效时，切开引流是简单感染主要的治疗方法。应将引流液送微生物培养并做药敏试验以指导抗生素治疗。除切开引流外，如果病变严重或广泛（如涉及多个部位、伴有蜂窝织炎或有系统性疾病的体征和症状）、位于难以引流的部位（如脸、手和生殖器）、48 小时后切开引流无效、患者免疫抑制或处于极端年龄，应考虑覆盖 MRSA 的经验性抗生素治疗。建议治疗 5 ~ 10 天。如果蜂窝织炎没有化脓或脓肿的迹象，则致病菌更可能是链球菌，可以应用 β- 内酰胺类抗生素（如第一代头孢菌素）。如果它不能改善病情或患者有全身症状，医师应认真考虑社区相关性 MRSA 感染的可能性。化脓性蜂窝织炎的治疗需要经验性使用复方新诺明、多西环素、克林霉素、利奈唑胺或米诺环素。

对于复发性 MRSA 皮肤和软组织感染的去定植治疗的有效性没有明确的证据。然而，非定植化问题可在下列情况下加以考虑：①尽管优化了卫生和伤口护理，患者反复经历皮肤和软组织感染；②尽管优化了卫生和伤口护理，但在密切接触者中仍发生持续传播。去定植化的方法包括使用鼻用莫匹罗星、皮肤消毒液（如氯己定）或稀释漂白剂浴液。口服抗菌药物治疗仅推荐用于活动性感染的治疗。如果使用上述方法后仍有感染复发，则可考虑口服制剂联合利福平用于非定植化细菌感染。

重返赛场标准

针对所有细菌性皮肤感染（例如疖疮、痈、毛

囊炎、脓疱病、蜂窝织炎、丹毒、葡萄球菌病和社区获得性 MRSA 感染）的 RTP 指南被归类在一起。根据美国大学体育协会（National Collegiate Athletic Association, NCAA）的摔跤指南，重返赛场前需符合以下标准[10]：

- 运动员必须在参加比赛或训练前 48 小时内没有新的皮肤损伤。
- 运动员必须完成 72 小时的口服抗生素治疗（全国高中联合会要求 48 小时的口服抗生素治疗）。

运动员在参加比赛或训练时必须没有潮湿、渗出性或化脓性损伤。

虽然没有为其他运动制定具体的指导方针，但对于其他接触性运动（如美式橄榄球和英式橄榄球）、共用设备或设施的运动（如体操或水上运动）和非接触性运动，应根据具体情况遵循摔跤运动的指南。比赛期间应包扎所有干燥的病灶。

单纯疱疹病毒
定义

单纯疱疹病毒（HSV）可引起原发或反复感染，具有高度传染性。HSV 感染在普通人群中极为常见，在运动人群中也相当普遍，因此在运动医学中创造了专门的术语来描述：摔跤手疱疹（Herpes gladiatorum）最初用于描述摔跤运动员中的 HSV 感染，而 scrumpox 则用于描述橄榄球运动员中的 HSV 感染。

流行病学

HSV 在运动员感染性疾病中占 22%，是最常见的病原体。一项调查报告指出，HSV 感染的年发病率在大学摔跤运动员中为 7.6%，在高中摔跤运动员中为 2.6%。可通过皮肤直接接触或通过体液（包括唾液、精液和阴道分泌物）传播。据估计，在感染活跃期与感染者接触时感染疱疹的可能性为 32.7%。

病理生物学

HSV-1 感染是口唇疱疹（影响嘴唇）最常见的原因，HSV-2 感染是泌尿生殖器疱疹最常见的原因。初次感染在潜伏期 2～20 天后发生，可伴有全身症状，包括发热、淋巴结肿大、身体不适、肌肉酸痛、头痛。HSV 潜伏在神经节中，在二次暴露、自体接种、生理或情绪应激、营养不良、紫外线照射、发热、合并感染或免疫抑制等情况下可能发生再次激活。皮肤破损的再激活通常在神经痛、刺痛或烧灼感的前驱期发

生[16]。再激活时通常不存在全身症状。病变最常出现在嘴唇、头部、四肢和躯干，但也可以影响眼部。

诊断

通常是根据病变的特征性临床表现进行诊断。疱疹性病变在红斑的基底上形成一簇水疱。水疱可能会溃烂，并留下一个浅痛性溃疡，周围有红斑。病变愈合后结痂，完全消退可能需要 2～3 周。可以进行实验室检测以确定有疑问的诊断，但不是必需的。从组织培养中分离病毒是可选择的检测方法[9]。对囊泡中的液体进行 Tzanck 试验可显示出有特征性的多核巨细胞。

处理

口服全身抗病毒药物 5 天是 HSV 感染的标准治疗方法，以缩短病程和完成损伤愈合的时间。在任何损伤出现的最初 48 小时内服用药物是有效的。通常使用阿昔洛韦、伐昔洛韦和泛昔洛韦。有复发性口唇疱疹或外伤性疱疹病史的运动员应考虑进行长达一个季度的抑制性治疗。眼部疱疹需要紧急转诊到眼科。

重返赛场标准

从事接触性运动的运动员应避免比赛，直到所有的损伤都干燥，有坚硬的附着外壳，且运动员已经服用适当剂量的全身抗病毒治疗至少 120 小时。NCAA 对摔跤运动员 HSV 感染后 RTP 的指南总结在表 17.1 中[10]。虽然没有针对其他运动的官方指南，但这些指南也可用于指导所有其他接触性运动的 RTP。

皮肤真菌感染
定义

皮肤浅部真菌感染是由皮肤癣菌引起的，根据病变在身体上的位置来命名。头癣（tinea capitis）是指头皮和毛发受到感染。体癣（tinea corporis）指的是身体上的感染。股癣（tinea cruris）是用来描述腹股沟感染的术语。足部感染被称为足癣（tinea pedis）或运动员足（athlete's foot）。角斗士癣（tinea gladiatorum）描述的是运动员皮肤或头皮的真菌感染。

流行病学

真菌感染影响全世界 10%～20% 的人口，其中足癣是最常见的临床表现；70% 的成年人一生中患过足癣[16]。足癣在运动员中很常见，感染率约为 35%；

表 17.1　美国国家大学生体育协会公布的单纯疱疹病毒感染后重返运动指南

感染性质	指南
初次感染	全身症状（如发热和不适）消失 训练或比赛前72小时内没有新发水疱 没有湿润皮损；皮损必须干燥，且周围有痂牢固覆盖 在训练或比赛前已进行为期至少120小时的足剂量全身性抗病毒治疗，且运动当天也进行了治疗 活动性疱疹病毒感染运动员不应参加运动
复发性感染	没有湿润皮损；皮损必须干燥，且周围有痂牢固覆盖 在训练或比赛前已进行为期至少120小时的足剂量全身性抗病毒治疗，且运动当天也进行了治疗 活动性疱疹病毒感染运动员不应参加运动
未明确病例	进行Tzanck细胞检查和（或）单纯疱疹病毒抗原检测 在Tzanck细胞检查和单纯疱疹病毒抗原检测完成前推迟参加运动

改编自国家大学生体育协会规则委员会．摔跤中的皮肤感染（Modified from National Collegiate Athletic Association Rules Committee. Skin infections in wrestling (Appendix C). In *2017-2018 and 2018-2019 NCAA Wrestling Rules Book*. Indianapolis, IN: National Collegiate Athletic Association; 2017. ）

在游泳池使用者和马拉松运动员中尤为常见[16]。

病理生物学

皮肤真菌感染的病原体是皮肤癣菌。皮肤癣菌主要有毛癣菌属（*Trichophyton*）、小孢子菌属（*Microsporum*）和表皮癣菌属（*Epidermophyton*）。皮肤癣菌是通过人与人之间的直接接触、动物与人之间的接触、与真菌的接触或直接从土壤中传播的。皮肤癣菌感染皮肤的角质层。宿主反应是增加基底细胞层的增殖导致表皮增厚和鳞片形成。典型的体癣病变是一种单个的、界限明确的红斑，红斑有环状突起且中央透明，常伴有剥落和瘙痒。运动员的体癣最常发生在头部、颈部、躯干和上肢。头癣的特征是环状脱发斑块和灰色的角化过度斑块。股癣影响阴部、腹股沟褶皱和大腿内侧。足癣可表现为：趾间型（interdigital type），在趾间的趾蹼间有红色的、渗出的、浸软的皮肤和裂隙；莫卡辛型（moccasin type），足底及两侧有斑块；大疱型（bullous type），有充满透明液体的水疱或大疱。

诊断

皮肤癣菌感染可根据皮肤病变的特征性表现进行临床诊断。可疑病例可通过氢氧化钾（KOH）压片的直接显微镜检查证实有分隔的菌丝。如果病变可疑，但KOH检测呈阴性，可使用沙堡弱培养基进行真菌培养。头癣可通过其特征性的灰白色过度角化斑块与其他病因造成的局部脱发相鉴别。体癣和股癣可使用KOH压片镜检或真菌培养与脓疱病、银屑病、扁平苔藓、脂溢性皮炎、玫瑰糠疹和二期或三期梅毒等鉴别。红癣（Erythrasma）是一种棒状杆菌感染，可能类似股癣，但在木质灯下检查会显示出珊瑚红色。

治疗与预防

外用或口服药物可用于治疗皮肤真菌感染。对于一般人群，外用药物是治疗体癣和股癣的一线疗法。口服药物可产生明显的副作用，因此仅用于广泛的或致残的疾病、局部治疗失败或免疫抑制患者。在可能的情况下，摔跤运动员和接触性运动的参与者也应该口服抗真菌药物治疗[16]。局部用药包括咪唑类、烯丙胺类和萘硫酸酯。标准疗程为2～4周，常用的治疗方案包括1%特比萘芬乳膏每日1～2次。2%酮康唑乳膏每日1次，或1%克霉唑乳膏每日1～2次。口服药物包括烯丙胺等杀菌药物和咪唑类和灰黄霉素等抑菌药物。杀菌药物往往是首选，因为它们需要较短的疗程[16]。每天练习或比赛后淋浴、彻底擦干、穿棉质袜子和内衣有助于减少真菌性皮疹的发生。

重返赛场标准

与其他皮肤感染一样，患有活动性皮癣的运动员应避免参加接触性运动，直到感染清除并得到充分的治疗，以避免传染给其他运动员。受影响的运动员应接受至少72小时的皮肤病灶局部治疗和至少2周的头皮病灶全身抗真菌治疗[10]。可通过KOH检测或回顾治疗方案来评估治疗病灶的消退。所有的病灶都应该用透气的敷料覆盖。如果病变广泛且不能充分覆盖，则运动员应避免比赛。

上呼吸道感染

流行病学

上呼吸道感染（upper respiratory tract infections, URTIs），或称普通感冒，是普通人群中最常见的急性疾病。它每年影响健康成人1~6次，特别是在秋季和冬季。因此也是运动员中最常见的感染。呼吸道感染是运动员咳嗽最常见的原因之一。传播通过①直接接触，分泌物从一只手转移到另一只手，然后再从另一只手转移到鼻或眼的黏膜；②通过小颗粒气溶胶和大颗粒飞沫的呼吸传播。运动员在一起训练和旅行时频繁的近距离接触，而具有较高的暴露风险。

病理生物学

绝大多数URTIs的病因是病毒：鼻病毒（40%）、冠状病毒（20%）、呼吸道合胞病毒（10%）、流感病毒、副流感病毒和腺病毒[19]。接触后2~3天，患者通常会出现流涕、咳嗽和发热。URTIs一般具有自限性，持续5~14天。并发症可能包括急性鼻窦炎、下呼吸道感染、中耳炎和哮喘恶化。URTIs是哮喘发作的常见诱因，据估计可导致40%的哮喘发作[19]。

副鼻窦炎，尤其是上颌窦和额窦炎，是由引起URTIs的相同病毒引起的，大约有2.5%的成年URTIs患者会感染急性细菌性鼻窦炎[5]。急性细菌性鼻窦炎最常由肺炎链球菌、流感嗜血杆菌、卡他莫拉菌、金黄色葡萄球菌和厌氧菌引起。参加游泳、跳水、水球和冲浪运动的运动员鼻窦炎的发病率似乎更高。

诊断

URTIs不需要常规的实验室检测，诊断根据临床表现，治疗根据症状进行。对于伴有脓性鼻分泌物和上颌窦或面部疼痛、对减充血剂反应差或透光试验异常等上呼吸道症状的患者，应怀疑急性细菌性鼻窦炎[19]。鼻窦穿刺培养是诊断鼻窦炎的金标准，但由于其侵袭性而很少进行。尽管进行了最佳的治疗，疾病仍持续存在，则可进行影像学检查，如计算机断层扫描（CT）或磁共振成像（MRI）。

治疗与预防

用口服缓解鼻塞药物和抗组胺药或缓解鼻塞的喷雾剂、镇痛药、解热药进行URTIs的对症治疗。许多体育组织禁止使用含有麻黄碱的化合物（包括许多口服鼻塞缓解剂），它可能导致运动员被取消比赛资格。运动员应该注意保持充足的水分。如果上呼吸道感染是由流感病毒引起，则在暴露后48小时内开始使用神经氨酸酶抑制剂（如扎那米韦或奥司他韦），可降低症状的严重程度和持续时间[3]。抗生素对单纯性URTIs无效，但如果症状恶化超过5~7天或在10天后未能改善，则可使用抗生素治疗急性细菌性鼻窦炎。经验治疗急性细菌性鼻窦炎是用阿莫西林10~14天。流感疫苗的有效率为70%~90%，因此没有禁忌证的运动员应该每年接种一次[5]。

重返赛场指南

在单纯URTIs的情况下，RTP通常取决于运动员。可以预计在患病期间的运动表现可能会受到不利影响，但运动似乎并不会改变病程。久坐不动的人在得了上呼吸道感染后进行锻炼，对症状和病程没有影响[20, 21]。"颈部检查"适用原则：只要患者无发热且所描述的症状在"颈部以上"，运动员可以继续体育活动。

传染性单核细胞增多症
定义

传染性单核细胞增多症（infectious mononucleosis，IM）是由EB病毒（Epstein-Barr virus，EBV）引起的一种常见的疾病，特别提及的原因有两个：①流行病学上，它在青少年和青年群体（主要从事体育运动的年龄组）最具临床意义；②IM最可怕的并发症——脾破裂，给运动医学医师提出了重要的难题，他们需要决定运动员是否适合重返赛场。

流行病学

在普通人群中，IM的患病率为每10万人45例[22]。EB病毒抗体最终在大约95%的成年人中产生，这表明有先前的感染[22]。IM的发病高峰在15~25岁，这一年龄组也最有可能出现急性症状性感染。35岁以上的成年人或15岁以下的儿童很少出现症状。

病理生物学

EB病毒是一种通过口咽分泌物传播的DNA疱疹病毒，因此被称为"接吻病"。它可能是通过分享饮料或餐具，以及通过打喷嚏和咳嗽的雾化分泌物获得的。EB病毒进入口咽部的鳞状上皮细胞，也可从宫颈和精液的上皮细胞中分离出来。由于EB病毒在发病前有30~50天的很长的潜伏期，因此很难确定病毒的来源。IM的典型三联征是发热、咽痛和淋巴结肿大。患者常有不适、头痛和高热等前驱症状，可持续3周。50%~100%的患者发生脾大。躯干和上臂出现皮疹的患者占10%~40%，在使用氨苄西林或阿莫西林治疗的患者中更为常见[23]。

虽然大多数IM严重程度中等且没有并发症，但并发症也有可能很严重。已报道但罕见的并发症包括格林-巴利综合征、脑膜炎、神经炎、溶血性尿毒症综合征、弥散性血管内凝血和再生障碍性贫血。在运动员群体中，有三种并发症特别值得关注：

（1）严重扁桃体肿大导致急性呼吸困难；

（2）长时间的疲劳限制恢复到患病前的活动水平长达3个月；

（3）脾破裂虽然极为罕见，但通常发生在有症状的前3周内。

一般认为脾的淋巴细胞浸润破坏了正常的解剖结构，削弱了支撑结构，增加了脾的脆性。由Valsalva动作引起门脉压力突然升高或外部创伤压迫的情况下可造成破裂。只有少数病例在没有创伤的情况下发生自发性破裂。

诊断

临床评估仍然是诊断IM的主要方法。鉴别诊断应包括病毒性或细菌性咽炎以及链球菌、淋球菌、HIV和巨细胞病毒感染。检测链球菌尤为重要，据估计有30%的IM患者同时感染链球菌[22]。未经治疗的α-、β-溶血性链球菌感染可能导致肾小球肾炎或风湿热。

体格检查时，高热可达40℃（104°F）。有渗出性扁桃体咽炎，可伴有腭部瘀点。淋巴结肿大且疼痛，最常累及颈部后部，腋窝和腹股沟受累可有助于鉴别IM和其他病毒性或细菌性咽炎。实验室检查外周血涂片，白细胞增高在（12～18）×10^9/L，淋巴细胞大于50%且至少有10%非典型淋巴细胞，高度提示IM。异嗜性抗体的单点检测是特异性的，但不敏感，特别是在病程早期。假阴性率第1周为25%，第3周降至5%。在10岁以下的儿童中，单滴试验（monospot test）检测到的EBV感染不到50%[22]。在少数患者中，异嗜性抗体永远不会出现血清阳性[9]。当单滴检测为阴性并强烈怀疑IM时，可获得EB病毒滴度。EB病毒特异性抗体检测包括病毒衣壳抗原（VCA）、IgG和IgM抗体，以及EB病毒核抗原抗体。VCA IgM在感染早期出现，4～6周后消失。VCA IgG在发病后2～4周达到高峰，然后略有下降，并持续存在。EB核抗原抗体在2～4个月后出现，并持续存在[22]。

脾大几乎是普遍的，但并不是诊断的金标准。床旁检查不能很好地发现脾大，建议同时进行触诊和叩诊，其灵敏度为46%，特异度为97%[22]。体格检查还可能受到运动员腹部肌肉僵硬的影响。很少有数据支

持使用诊断性影像学来评估脾的大小。在评估脾大时，超声检查由于其较低的成本和避免辐射暴露而比CT更受欢迎。虽然脾的大小可以精确测量，但是人与人之间的脾大小差别很大，而且没有标准的数据。如果不知道脾的基线大小，就不能确定患者是否患有脾大，但连续的检查可能会有所帮助。如果怀疑脾损伤，CT或MRI比超声更能获得高分辨率图像。

治疗与预防

IM通常能自行缓解，因此治疗的主要手段是缓解症状和支持治疗：控制发热、咽炎镇痛、休息和补液。未显示出抗病毒药物可减轻症状的严重性或持续时间。所有的患者都应该评估是否同时存在链球菌性咽炎。如果存在，应使用阿莫西林和氨苄西林以外的抗生素治疗，这可能会在IM患者中引起皮疹。如果病程中并发肝炎、心肌炎、溶血性尿毒症综合征、神经系统并发症或者气道阻塞，口服皮质类固醇可能有帮助。建议患者应避免饮用过量的酒精、对乙酰氨基酚等肝毒性物质。应告知运动员EB病毒存在于口咽分泌物中，通过避免分享食物、餐具、水瓶和接吻等可以降低传染的风险。

重返赛场指南

由于脾破裂的风险尚不明确，因此很难决定运动员在患IM后什么时候可以返回赛场。美国运动医学会的共识指出，只要患者无发热、精力充沛且没有其他并发症，轻度非接触性活动可在发病后3周后逐渐进行[9]。虽然脾破裂可因外伤而发生，但大多数脾破裂是非创伤性的，通常发生在发病后的前3周。在此期间，建议运动员应避免胸部或腹部外伤、大幅度用力或参加举重和划船等涉及Valsalva动作的体育活动。

美国运动医学会建议在发病4周内避免接触或碰撞运动[9]。然而，重要的是，据报道脾破裂在发病后7周仍会发生[22]。运动员应该意识到脾破裂的风险会随着时间的推移而减少，但不会是零。许多人主张运动员在重返赛场前应该有一个"正常"大小的脾，并认为脾增大时破裂的风险最高。实际上，脾增大与脾破裂之间的关系尚不清楚。由于前面讨论的局限性，使用诊断性影像来确定脾大小并不是标准的做法。在患者早期无临床症状并考虑尽早返回赛场的情况下，连续超声造影可能是有用的。长时间的疲劳可能会在长达3个月的时间里限制运动员的充分发挥。

麻疹

定义和流行病学

麻疹（measles 或 rubeola）是一种急性、具有高度传染性的病毒性疾病。一般来说，空气传播的麻疹出现在拥挤潮湿的体育场所内，感染参与室内运动如体操、摔跤、篮球的运动员和观众[20]。麻疹在全世界许多国家仍然流行，每年造成约 80 万人死亡。在美国，1996 年至 2000 年期间，麻疹发病率低于每百万人 1 例[25]。大约 62% 的病例是国际输入的，但仍有一些病例的来源不明。大多数感染发生在未接种疫苗的患者（46%）和接种情况不明的患者（27%），但在 2000 年有 27% 的病例是有记录的麻疹疫苗接种史的患者。

病理生物学

麻疹主要通过呼吸道飞沫的短距离传播，较少通过在空气中长期存在的小颗粒气溶胶传播[26]。在 10 ~ 14 天的潜伏期内，麻疹病毒最初在上呼吸道的上皮细胞中复制，然后扩散到局部淋巴组织、血液和包括淋巴结、皮肤、肾、胃肠道和肝等许多器官。宿主在复制部位的细胞免疫反应产生体征和症状。细胞免疫受损的人可能没有或延迟出现症状。麻疹的前驱期表现为发热、咳嗽、鼻炎和结膜炎。Koplik 斑是前驱期口腔黏膜上的白色小病灶，可诊断麻疹。在出疹前几天，前驱症状加剧。典型的皮疹是从面部开始出现红斑和大片丘疹，然后蔓延至躯干和四肢，持续 3 ~ 5 天。患者在皮疹发作前后几天内具有传染性[26]。

在不复杂的麻疹病例中，皮疹出现后不久即开始消退。然而，在感染麻疹后，由于迟发型超敏反应，人们的免疫力降低，因此更容易继发细菌或病毒感染[26]。因此，约 40% 的病例随后出现并发症，包括肺炎、气管支气管炎、角膜结膜炎、口腔炎和腹泻。罕见的严重中枢神经系统并发症可在感染后 2 周至数年内出现，包括麻疹后脑脊髓炎、麻疹包涵体脑炎和亚急性硬化性全脑炎。

诊断

任何出现发热和全身皮疹的患者都应怀疑麻疹。鉴别诊断包括其他病毒性皮疹，如风疹。Koplik 斑可在出现皮疹之前诊断麻疹。体格检查应包括对继发性病毒或细菌感染的检查。急性麻疹可通过血清学确诊。最常见的检测方法是在血清或口腔分泌物中检测麻疹病毒特异性 IgM。但在皮疹出现后 4 天内可能检测不到，感染后 4 ~ 8 周内消失。麻疹病毒特异性 IgG 水平是恢复期的 4 倍，也可诊断为急性感染[26]。

治疗

世界卫生组织建议所有年龄大于 12 个月的患者连续两天每天服用 20 万国际单位的维生素 A，以治疗麻疹并降低发病率和死亡率[26]。目前尚无治疗麻疹的特效抗病毒药物，但利巴韦林、β- 干扰素和其他抗病毒药物可用于感染严重的人。如果患者同时感染细菌，可能需要使用抗生素。肺炎链球菌和乙型流感嗜血杆菌是常见的病原体。减毒活疫苗是目前最佳的一级预防方法。

重返赛场指南

疑似患有麻疹的运动员应尽快与其他运动员隔离。所有麻疹病例应向公共卫生部门报告，以便采取适当的感染控制措施。

下呼吸道感染

下呼吸道感染主要有两种临床表现：急性支气管炎和急性肺炎。

急性支气管炎

定义

急性支气管炎是伴有咳嗽的支气管树的感染，持续约 3 周，有或没有痰产生[5]。急性支气管炎通常是由病毒引起的，其中最常见的病原体是甲型和乙型流感病毒、副流感病毒、冠状病毒、鼻病毒和腺病毒。

诊断

急性支气管炎通常为临床诊断。患者干咳不超过 3 周。体格检查时，听诊偶尔听到粗糙的呼吸音或哮鸣音。不需要常规拍胸片。

处理

急性支气管炎通常是一种自限性疾病，在 3 周后消退，因此主要是对症治疗。由于大多数病例是病毒感染，抗生素很少被使用。支气管扩张剂可能有助于改善呼吸血流动力学[5]。

重返赛场指南

急性支气管炎发作后的 RTP 没有具体的指导原

则。运动员只要不发热，没有其他全身症状，并通过前面所述的"颈部检查"，就可以恢复活动。

急性肺炎

定义

肺炎是一种肺部感染，30%～50% 的病例为病毒感染。其他病原体包括肺炎链球菌、军团菌和衣原体。

病理生物学

患者表现为咳脓性痰、呼吸短促、胸痛、萎靡、厌食、发热和发冷。症状通常在 3 天内改善。发热持续 3 天，呼吸困难可能持续 6 天，而咳嗽和疲劳大约持续 2 周[27]。运动员群体需要特别关注的是，急性肺炎可能并发反应性气道疾病、一过性气道阻塞和高反应性。这可能需要长达 2 个月的治疗，从而显著推迟返回赛场的时间[27]。

诊断

在体格检查中，患者可表现出异常的生命体征，包括发热、心动过速、呼吸急促、低氧血症和低血压。胸部检查可发现叩诊迟钝、噼啪声、啰音、支气管呼吸音、触觉语颤减弱。依据临床影像诊断肺炎，需要能看到胸片上的浸润[28]。如果有特定病原体感染将会显著改变标准经验性治疗，应根据临床和流行病学资料进行的调查。如果除了典型的肺炎症状外，患者还出现恶心、呕吐或腹泻等胃肠道症状，军团菌可能是罪魁祸首。可进行肺炎链球菌或军团菌的血培养、痰培养和尿抗原检测。

治疗

治疗急性肺炎的首要考虑因素是患者是否需要住院或门诊治疗。为了指导决策，通常将两种严重指数与社会心理因素结合使用：①肺炎严重指数基于患者人口统计学、并发症、检查以及实验室或放射学检查结果[5]；② CURB-65：意识障碍（Confusion）、尿毒症（Uremia）（>20 mg/dl）、呼吸频率（Respiratory rate）（>30 次 / 分）、低血压（low Blood pressure）（<90/60 mmHg）、年龄（大于 65 岁）[28]。每一个因素计 1 分，根据得分有不同的建议：

- 0～1 分：门诊治疗
- 2～3 分：考虑住院与门诊密切观察
- 3～5 分：住院治疗（根据个人情况考虑 ICU ）

美国感染病学会发表了经验性抗生素治疗社区获

得性肺炎的指南[28]。对于以前作为门诊患者治疗的健康患者，大环内酯类药物是一线治疗。伴有合并症、免疫抑制或在 3 个月内使用抗生素者，应给予氟喹诺酮类或 β- 内酰胺类抗生素加大环内酯类药物治疗。关于治疗的持续时间，患者应至少治疗 5 天，48～72 小时内无发热，生命体征稳定[28]。如果病程中并发反应性气道疾病，可使用短期吸入支气管扩张剂[27]。

重返赛场指南

与其他呼吸道感染一样，运动员只要体温正常，没有其他全身症状，并通过"颈部检查"，就可以逐渐恢复运动。

血源性感染

重要的是要向运动员普及血液传播病原体的危险：如何传播以及如何避免感染。本节重点介绍乙型肝炎病毒（HBV）、丙型肝炎病毒（HCV）和 HIV。很少有关于运动相关的传播的报道。但必须强调的是，绝大多数感染是通过非职业性行为获得的。高风险行为包括不安全的性行为、使用污染的针头进行血液注射、服用兴奋剂和非法注射药物。与运动相关的高传播风险是受伤流血、与其他运动员有密切接触和在高流行区进行比赛。

不建议运动员根据血源性病原体的感染状态进行强制性检测、公开或清退[29]。应采用美国儿科学会公布的下列预防策略，以最大限度地降低运动员环境中血源性感染传播的风险[30]：

- 处理出血时要遵守通用的预防措施：当接触到体液时要戴手套，立即将手套放在适当的容器中丢弃，然后用肥皂和水彻底洗手。
- 为所有接触 HBV 感染的运动员的其他运动员和后勤人员接种疫苗。
- 妥善覆盖任何伤口或破损的皮肤。
- 养成良好的个人卫生习惯，避免共用可能被血液污染的个人物品，如剃须刀、牙刷、指甲刀等。
- 对运动员进行有关在球场内外获得血源性感染风险的教育。

乙型肝炎病毒

在血源性病原体中，HBV 在运动环境中的传播风险最大。HBV 被认为比 HIV 的传染性高 100 倍，比 HCV 的传染性高 10 倍[30]。HBV 感染可能会自动清除，但一些人会发展为慢性感染，且他们往往有高病毒载量。幸运的是，一种安全有效的乙肝疫苗已经问世，建议所有与受伤运动员接触的运动员和后勤人员接种疫苗。

HBV 在世界一些地区高度流行，在那里常见的是围产期传播。最有效的传播方式是性交和注射。黏膜也可能与受感染的血液制品接触，但程度较轻。据报告，在世界上的高流行区与体育有关的传播是由于慢性携带者但未发现伤口进行高接触活动。各种专业体育组织公布了有关预防策略的具体指南。NCAA 建议考虑禁止急性 HBV 感染的运动员从事近距离接触的运动，直到他们的乙肝表面抗原呈阴性，慢性携带者也不应从事密切接触运动[31]。另外，国际奥林匹克委员会并不建议根据血液传播的病原体感染状况禁止运动员参赛[30]。

丙型肝炎病毒

美国人口中约有 1.6% 感染了丙型肝炎病毒[30]。传播主要是非肠道传播；大多数人是通过静脉注射毒品感染的。围产期和性传播也可能发生，但程度要小得多。没有记录在案的与体育有关的传播病例，但据报告，在运动员使用提高成绩的药物期间发生了传播[30]。

人类免疫缺陷病毒

在体育活动中传播 HIV 的风险似乎极低。到目前为止，体育相关的 HIV 传播尚未报道。来自医疗工作者的证据表明，皮肤黏膜接触的风险约为 0.1%。运动员面临的最大风险仍是性行为和静脉注射毒品[30]。

水传播疾病和水相关娱乐活动的疾病

水传播疾病可通过受污染的饮用水或在娱乐用水设施中参加水上运动传播。参加水上运动和娱乐活动带来一系列独特的感染性疾病问题。流行病学上，游泳者比不游泳者有更高的发病率，特别是胃肠道、呼吸道、眼 - 耳 - 鼻和皮肤症状[32]。水相关娱乐活动疾病（recreational water-related illnesses, RWIs）与在受污染的水场所游泳有关，这类场所包括游泳池、热水浴池、河流、湖泊和海洋。尽管大多数 RWIs 是自限性的，但一些感染可能危及生命或发展为严重的慢性疾病。

RWIs 在夏季的几个月里达到高峰，这几个月里水上运动设施的使用率最高。大多数水源性疾病发生在处理过的用水场所，导致 90.7% 的水源性疾病病例[33]。治疗不充分、卫生条件差或设备故障是大多数感染发生的原因。儿童的感染率高于成人，这是由于儿童的免疫系统发育不全以及不良的卫生习惯和呛水等行为因素造成的。儿童感染可能更严重，由于他们体积小，所以更容易脱水。

通过休闲游泳传播的疾病范围从最常见到最不常见的包括胃肠道疾病（48%）、皮肤疾病（21%）、呼吸系统疾病（11%）以及耳、眼、神经和伤口感染[33]。腹泻是报道最多的 RWIs，由隐孢子虫、贾第鞭毛虫、志贺氏菌、大肠埃希菌 O157:H7 和诺如病毒引起。在经处理的水场所，隐孢子虫引致 66% 的疾病发生，大肠埃希菌 O157:H7 及志贺氏菌造成 12% 的疾病发生。在淡水场所，大肠埃希菌 O157:H7 和志贺氏菌是最常见的致病菌。

许多 RWIs 病例与被粪便污染的水体有关，也有以呕吐物、黏液、唾液和皮肤等形式的非粪便脱落。疾病也可能通过接触被污染的表面、生物膜和水池、天然温泉、热水浴缸以及它们的组成部分（加热、通风和空调）以及娱乐设施中的其他湿表面中的自由生物而传播。在娱乐用水设施中，氯化消毒是抵抗感染性疾病的主要防御手段。在这样的消毒环境中，疾病可能由以下原因引起：①消毒剂浓度维持不良（氯＜1 ppm、设备故障、过氧化氢和 / 或紫外线使用不当），②水中病原体的耐氯性，③没有养成健康的游泳习惯[32]。虽然大多数感染发生在经过处理的水设施，生态旅游和冒险运动的日益流行导致了一些罕见的严重感染，包括钩端螺旋体病、阿米巴虫感染和血吸虫病。

建议采取以下一般性预防措施以降低水传播感染的风险：

- 有腹泻症状的人在腹泻停止后的 2 周内应避免游泳（特别是如果诊断为隐孢子虫或贾第鞭毛虫感染）。
- 游泳前后淋浴并使用肥皂。
- 在如厕后、换尿布后、吃东西或喝水前，用肥皂洗手至少 20 秒。
- 避免吞食池水。
- 避免在水池中小便，尽可能地避免动物直接接触进入休闲水域。
- 注意不要使设施超负荷；浅水区、人口密集的水域具有较高的感染风险。
- 避免共用水瓶、冰桶和餐具。

与粪便有关的水上娱乐活动的疾病

粪便对水的污染可通过以下几种方式发生：①人意外地排出粪便，②游泳者身体上残留的排泄物，

③户外游泳池中动物的直接污染[35]。个人卫生习惯不良是一个重大问题，因为肛周表面平均有 0.14 g 粪便。儿童肛周表面的粪便可多达 10 g[34]。

隐孢子虫病

定义和流行病学

隐孢子虫是一种引起腹泻病的寄生虫。"Crypto"是一个既指寄生虫又指疾病的通用术语。隐孢子虫通过饮用水和娱乐用水传播，是美国水传播疾病最常见的原因之一。经处理的水设施相关疾病中有 66% 是由它引起的[34]。隐孢子虫在世界各地和美国各地区都有发现。据估计，美国每年发生 748 000 例隐孢子虫病[35]。

病理生物学

隐孢子虫从感染患者的粪便中脱落。传播途径为粪口途径。如果吞食了被隐孢子虫污染的水或摄入了接触受感染粪便或受污染表面的水和食物，则会感染隐孢子虫病。许多因素导致这种寄生虫在娱乐用水设施中的高传播性。隐孢子虫的卵囊形式对环境和消毒剂有很强的抵抗力。杀死隐孢子虫卵囊所需的氯的水平超过 30 mg/L，这一水平是禁止游泳的。在标准氯浓度下，需要额外的消毒方法，如臭氧、紫外线或过滤消毒。受感染的宿主排出的寄生虫浓度很高，每克粪便中约有 10^6 个卵囊，且感染剂量相对较低。132 个卵囊可感染 50% 的人[32]。宿主在停止腹泻后的数周内可继续排出卵囊[32]。人摄入卵囊后，会出现 4~9 天的潜伏期，之后宿主会经历长时间的腹泻、呕吐还有腹部绞痛。胃肠道症状通常有自限性，1~3 周后可痊愈。有些人可能会经历一个短暂的恢复期后复发，症状可反复发作长达 30 天[35]。对于免疫力弱的人，例如 HIV 感染者或服用免疫抑制药物的人，这将是慢性、严重且危及生命的疾病。

诊断

鉴别诊断包括其他寄生虫、病毒和细菌性胃肠道感染。尤其是如果腹泻持续时间超过 48 小时，应当考虑隐孢子虫病。可使用抗酸染色、直接荧光抗体和（或）隐孢子虫抗原酶免疫测定对粪便中的卵囊进行显微镜镜检。检测可能很困难，需要多个粪便样本。也可以使用分子方法检测，如聚合式酶链反应（PCR）[35]。

治疗

对于大多数免疫系统健康的人来说，隐孢子虫病是一种自限性、自解性疾病。通过大量饮水来预防脱水是最重要的管理原则。幼儿和孕妇尤其容易脱水。美国 FDA 批准口服硝唑尼特 500 mg，每日 2 次，连用 3 天，用于治疗 12 岁及以上免疫系统健康患者由隐孢子虫引起的腹泻，但它可能对免疫功能低下的人疗效有限[35]。

重返赛场指南

患有隐孢子虫病的人在腹泻期间应避免游泳，且在腹泻停止后至少 2 周内应避免游泳。始终保持良好的个人卫生习惯：在准备食物或进食前洗手、入水前淋浴、避免吞食娱乐用水。

感染性腹泻

隐孢子虫是通过水上娱乐活动获得的感染性腹泻的最常见原因，因为它对氯具有独特的抵抗力。胃肠道感染占 RWIs 的绝大多数，可能由多种寄生虫、细菌和病毒引起。以下讨论了感染性腹泻的其他原因，它们可能通过娱乐用水、饮用水或食物传播。

流行病学与病理生物学

高中和大学运动员由于暴露在共同的食物、水、环境、人与人之间的接触，以及宿舍生活而面临胃肠道感染的风险。在那里，学生们共用浴室、生活区和零食。游泳是贾第鞭毛虫感染的独立危险因素。像隐孢子虫，贾第鞭毛虫是一种具有一个包囊形式的寄生虫，可耐恶劣的环境条件。然而，贾第鞭毛虫对氯更敏感，可被标准消毒剂浓度灭活。贾第鞭毛虫病的症状是腹泻、痉挛、食欲不振、疲劳和呕吐，通常持续 7~10 天[36]。

细菌性感染性腹泻最常见的原因是大肠埃希菌 O157:H7 和志贺菌属。这两种细菌都对氯敏感，但不能保持消毒浓度水平可能导致感染。大肠埃希菌 O157:H7 感染最初表现为无血性腹泻，但可能有严重的并发症。感染可发展为出血性结肠炎，5%~10% 的大肠埃希菌感染者发生溶血性尿毒症综合征。溶血性尿毒症患者表现为溶血性贫血和急性肾衰竭，常伴有呕吐和发热。大肠埃希菌腹泻通常在 1 周内消退，但病原菌可能在 7~13 天内随粪便排出。志贺氏菌感染伴有腹泻、发热和恶心。它是一种典型的自限性感染，可持续4~7天，但30天内病原菌仍可随粪便排出[36]。

病毒不能在水中繁殖，但因为人在感染期间和之后的水上运动会使其脱落而可能会出现在休闲用水中。在过去的20年里，病毒感染数增加了，主要发生在处理过的水场所。Sinclair等[32]报道在1951—2006年间所有已知的水媒疾病49%发生在处理过的水中，40%发生在湖泊、河流等淡水场所。69%涉及经处理水场所的个案与消毒不足有关。感染后会产生6种病毒：轮状病毒、诺如病毒、腺病毒、星状病毒、肠病毒和甲型肝炎病毒[32]。最常见的病毒病原体是诺如病毒（45%）、腺病毒（24%）、埃可病毒（18%）、甲型肝炎病毒（7%）和柯萨奇病毒（5%）。诺如病毒是成人肠胃炎最常见的原因。接触后48小时内，患者出现24小时腹泻、恶心、呕吐和发热。出现症状后，病毒脱落可持续5天。诺如病毒可能对氯有一定的抵抗力。许多粪源性病毒也可引起肠道外症状，这些病毒将单独讨论。

诊断

大多数感染性腹泻是自限性的，因此不需要进行常规实验室检查。在严重或顽固的病例中，可采用多种诊断性试验来确定感染的病原体。这些试验包括但不限于粪便白细胞测定、肠道病原体和寄生虫的粪便培养、粪便PCR、艰难梭菌毒素试验和内镜检查。如果患者有严重的血便、大量腹泻和脱水、病程超过48小时、发热、严重腹痛或免疫功能低下患者和老年人发生腹泻，则可能需要实验室检测。

治疗

大多数感染性腹泻的主要治疗方法是支持治疗和充分补水。对更严重或更长时间的感染性腹泻的治疗应以实验室检测和特定病原体的诊断为指导。

重返赛场指南

患者在出现腹泻和症状停止后2周内应避免游泳。

其他粪源性的水源性疾病

1. **腺病毒**可通过粪便和非粪便传播，可表现为胃肠道感染或咽结膜热。
2. **甲型肝炎**是通过粪口途径传播的，经过15~50天的潜伏期后出现厌食、恶心、呕吐和黄疸症状。感染者在出现症状前可能会排出病毒。
3. 由肠道病毒引起的**无菌性脑膜炎**曾发生在高中足球比赛和比利时的一次国际足球比赛中[37]。最常见的病原体是埃可病毒（5、9、16和24）和柯萨奇病毒（B1、B2、B4和B5）。夏季是感染的高峰。共享水瓶或水杯、冰桶和水冷器是导致运动员感染发生的罪魁祸首。不鼓励运动员共用饮水器和冰桶，而鼓励他们经常洗手。埃可病毒性脑膜炎也与娱乐用水有关[32]。

非粪源性的水传播疾病

假单胞菌感染

在水上娱乐运动中感染假单胞菌有两种主要的临床表现：①急性外耳炎（游泳者耳炎），通常在游泳池中感染；②热水浴毛囊炎，在热水浴盆和温泉中感染。

病理生物学

假单胞菌普遍存在于水、植物和土壤中，喜欢温暖潮湿的环境。假单胞菌会通过浴池、热水浴盆和周围的湿表面传播，也会在过滤器的生物膜中积累。在热水浴盆中，高温和湍流促进上皮细胞的排汗和脱落。水中有机物含量的增加既为细菌的生长提供了营养，又降低了消毒剂的残留浓度。假单胞菌对氯敏感，因此，所有感染的发生都是由于消毒不充分造成的。患者感染的危险因素包括共用体育水疗中心、暴露时间延长和存在皮肤创伤，如因剃须而造成的灼伤和擦伤[36]。

热水浴毛囊炎

热水浴毛囊炎是由铜绿假单胞菌引起的毛囊感染。沐浴者使用热水浴盆时，温水会使表皮过饱和、扩张真皮毛孔，有利于细菌入侵。假单胞菌产生的胞外酶会损害皮肤。脓疱性皮疹在接触后8小时至5天内出现，通常在5天内自行消退。因为泳衣会使细菌停留，在泳衣覆盖的区域皮疹通常更严重。有些人报告其他症状，如头痛、肌肉酸痛、眼睛灼热、发热[12]。这种自限性感染一般不需要治疗。

急性外耳道炎

定义和流行病学

急性外耳道炎（acute otitis externa，AOE）又称"游泳者耳炎"或"热带耳炎"，是一种全身性外耳道炎，也可累及耳廓或鼓膜，是一种常见的感染。人群中年发病率为 1∶100 到 1∶250，终生发病率高达 10%[38]。在气候温暖、湿度较大、游泳时接触的水更多的地区更为常见。暴露在水中的时间增加、年龄小于 19 岁、既往有耳部感染史是其危险因素。

病理生物学

在北美，几乎所有的 AOE 病例（98%）都是由细菌引起的，最常见的病原体是铜绿假单胞菌（20%~60%）和金黄色葡萄球菌（10%~70%）。除铜绿假单胞菌外的革兰氏阴性菌占 2%~3%，多种菌感染是很常见的。真菌感染在原发性 AOE 中并不常见，但在慢性外耳道炎患者或局部应用抗菌药物治疗后可能出现[38]。pH 值呈微酸性的耵聍有助于抑制感染。反复暴露于水中会去除外耳道的保护层。改变这一自然屏障的其他行为——包括通过清理耳道中的耵聍、留下肥皂沉淀物、使用碱性滴耳液——可能会增加患 AOE 的风险。其他因素包括局部创伤、出汗、过敏和压力。

诊断

弥漫性 AOE 的典型表现是耳屏（当被推压时）和（或）耳廓（当被向上和向后拉时）的疼痛，这种压痛强烈且与视觉外观的严重程度不相称。诊断基于以下临床标准[38]：

（1）在 48 小时内发病迅速，在过去 3 周内有以下症状；

（2）耳道炎的症状，包括耳痛、瘙痒或饱胀，并伴有或不伴有听力丧失或下颌痛，以及

（3）耳道炎的体征，包括耳屏、耳廓或两者的压痛，或弥漫性耳道水肿、红斑或两者兼有，伴或不伴耳漏、区域淋巴结炎、鼓膜红斑或耳廓及邻近皮肤蜂窝织炎。

要考虑的其他诊断是急性中耳炎、疖病（通常由金黄色葡萄球菌引起的局限性鼓室积液）、耳真菌病、耳带状疱疹和接触性皮炎。与急性中耳炎不同的是，AOE 患者表现出正常的鼓膜活动。

治疗

美国耳鼻喉 - 头颈外科学会于 2006 年发布的临床指南[38]包括以下要点：

（1）评估疼痛并建议适当的止痛治疗。

（2）使用局部制剂对弥漫性的、不复杂的 AOE 进行初始治疗。适当的局部治疗包括醋酸、硼酸、醋酸铝、硝酸银和 N- 氯代牛磺酸。局部类固醇可有效地作为单一制剂或与醋酸联合使用。症状应在 48~72 小时内改善或消失。

（3）只有在外耳道扩张或特殊宿主因素（如糖尿病、免疫功能低下或有放疗史）时，才应使用全身抗菌药物治疗。

预防方法是尽量减少水分在外耳道积聚和滞留，并保持皮肤屏障健康。以下措施可能有助于降低患上外耳道感染的风险：①清除阻塞的耵聍；②游泳前、游泳后或睡觉前使用酸性滴耳液；③使用吹风机吹干耳道；④游泳或淋浴时使用耳塞；⑤避免外耳道受到创伤。

重返赛场指南

建议患有 AOE 的患者在治疗期间 7~10 天内不要进行水中运动。竞技游泳运动员有时可以在治疗后或疼痛缓解后 2~3 天戴上合适的耳塞重返赛场。

神经系统感染

脑膜炎和脑炎

定义与分类

急性脑膜炎是一种需要及时诊断和治疗的医学急症。延误治疗可能导致病情严重或死亡。脑膜炎是脑膜（也就是大脑和脊髓的膜）的感染，脑炎是大脑实质的炎症。"脑膜脑炎"这个术语指的是这两个过程的结合，这种疾病通常由病毒引起的。

脑膜炎通常分为化脓性脑膜炎（细菌性）和无菌性脑膜炎（病毒性）。化脓性脑膜炎最常由脑膜炎奈瑟菌（脑膜炎球菌）和肺炎链球菌（肺炎球菌）引起。无菌性脑膜炎更常见，通常由病毒引起。它指的是脑脊液细菌培养和革兰染色阴性的脑膜炎临床综合征。脑膜炎亦按其病程分类。急性脑膜炎在发病 1 天内出现，亚急性脑膜炎在发病 1~7 天内出现，慢性脑膜炎则持续 4 周或以上。

流行病学

据报道，脑膜炎奈瑟菌感染在足球和橄榄球运动员中曾有发生[2]。此外，1960 年至 1993 年间，美国高中橄榄球队发生了多起急性病毒性脑膜炎疫情。这一人群的发病风险可能高于一般人群。原因包括反复的密切身体接触、近距离居住以及共享水瓶的习惯。肠道病毒通常通过粪口途径传播，但也可能通过呼吸道分泌物传播。最后，美国橄榄球赛季恰逢肠道病毒感染的高峰期（夏末和秋季）[39]。

病理生物学

急性无菌性脑膜炎是脑膜炎最常见的形式，通常由病毒引起。其他原因包括莱姆病、结核杆菌和立克次体感染[40]。脓毒性脑膜炎最常见的原因是肺炎链球菌和脑膜炎奈瑟菌感染。单核细胞增多性李斯特菌和B族链球菌也可引起脓毒性脑膜炎。自从开始普及接种疫苗以来，流感嗜血杆菌引起的脑膜炎感染病例已大大减少。

诊断

对疑似脑膜炎患者的处理办法是由一个关键事实驱动的，即延迟起始治疗大大增加了已经很高的发病率和死亡率。美国感染病学会公布的实践指南提出了一种方案，用于在不影响及时提供抗菌和辅助治疗的情况下进行诊断检测[41]。

脑膜炎的典型症状是发热、头痛和颈部僵硬。患者也可能恶心、呕吐、畏光、不适和嗜睡。意识改变高度提示脑膜炎。化脓性脑膜炎是一种医疗急症，其症状通常比无菌性脑膜炎严重，但临床上可能难以区分。所有疑似脑膜炎的病例都应被假定为脓毒性的，直到有相反的证据。初步评估应确定气道状态、呼吸强度和频率以及血液循环。

体格检查应围绕以下目标：①检测支持诊断脑膜炎的症状，②可能有助于鉴别病原体的症状，③在做腰椎穿刺之前有脑水肿的迹象。检查者应检查其他可解释症状的体征，如外伤、结膜炎、眼内出血或视盘水肿。然后对患者进行颈项强直或颈部柔韧性下降的评估，这是感染或出血引起的脑膜刺激征。在患者放松的情况下，检查者应首先在所有平面上移动头部，以评估对运动的阻力。当患者仰卧并前屈颈部时，检查者应观察髋部和膝部。脑膜刺激征有以下两种表现：①屈髋和屈膝、同时屈颈表示 Brudzinski 征阳性；②膝关节伸展时髋关节屈曲 90° 有阻力或疼痛代表 Kernig 征阳性。双侧 Kernig 征阳性可鉴别脑膜刺激征和腰骶神经根压迫征，后者通常为单侧。应进行全面的神经系统检查，包括脑神经、肌力、感觉和小脑测试。在大多数类型的急性脑膜炎中，局灶性神经功能缺损并不常见，可能提示占位效应或非典型感染。

为了得到脑膜炎特殊病因的线索，检查者应进行充分暴露的皮肤检查。出血性皮肤损害（如瘀点或紫癜）与脑膜炎球菌性脑膜炎有关，尤其是在四肢上最常见。手套状分布的皮疹提示立克次体感染。疱疹性皮损可能提示 HSV[39]。

腰穿和脑脊液分析对诊断脑膜炎很重要。虽然可能降低脑脊液培养的阳性率，但在尝试进行腰穿或其他检查时不应延误经验性抗生素治疗。脑疝是腰穿的一个令人担心的并发症。如果患者免疫功能低下且有中枢神经系统病史、视神经盘水肿或局灶性神经功能缺损，应进行血培养，并开始经验性抗菌治疗。在进行腰椎穿刺之前需要进行 CT 扫描[41]。应对脑脊液进行革兰氏染色和培养，但其敏感性可因抗菌药物治疗而降低。无菌性脑膜炎患者，脑脊液典型的表现为单核细胞增多、白细胞少于 1000/mm^3、血糖水平正常或轻度降低。化脓性脑膜炎患者有中性粒细胞增多症，白细胞超过 1000/mm^3、血糖水平低、蛋白质含量高。脑脊液 PCR 可检出肠道病毒或单纯疱疹病毒，粪便或口腔黏膜也可检出肠道病毒。

治疗与预防

对于急性脑膜炎患者，主要的治疗目标是住院患者的早期经验性抗生素治疗，最好能随时接受重症监护。一旦经脑脊液分析诊断为细菌性脑膜炎或腰椎穿刺延迟情况下临床高度怀疑细菌性脑膜炎时，应立即开始经验性抗生素治疗[41]。对于 2～50 岁的儿童和成人，经验性治疗包括万古霉素联合第三代头孢菌素[41]。根据脑脊液培养和药敏结果，应尽快缩小抗生素覆盖范围。如果临床症状提示单纯疱疹病毒感染，也建议静脉注射阿昔洛韦进行经验治疗。推荐成人肺炎球菌脑膜炎患者辅助使用地塞米松[41]。

建议住在宿舍的大学新生和其他高危人群常规接种脑膜炎球菌疫苗[3]。对于二级预防，在确诊为脑膜炎球菌性脑膜炎后，"高危"接触者应服用头孢曲松、利福平、环丙沙星，或被动免疫。美国儿科学会感染病委员会将"高危"接触者定义为家庭接触者、儿童保育接触者以及在发病前 7 天内通过接吻、共用牙刷或餐具直接接触患者分泌物的人[39]。

重返赛场指南

受感染的球员应尽快与球队其他球员隔离。到目前为止，还没有针对脑膜炎患者 RTP 的循证指南。与任何其他感染一样，运动员应该是无发热、没有其他体征。在所有症状都消失之前，最好避免比赛。应进行仔细的神经系统检查，包括听力测试，在 RTP 前应注意任何变化。在症状消失后的几周内可能会出现病毒的传播，因此应建议运动员保持充分的手部卫生、避免共用冰桶或水杯，并劝阻其不要将水杯浸在共用冷却器中。当疾病发生时，应通知学校和当地疾控中心，由一个医疗小组处理密切接触者和整个社区的风险。

异常感染

冒险运动和生态旅游日益流行，例如铁人三项和皮划艇运动，已经造成了一些罕见但可能危及生命的感染，本节将对此进行讨论。

钩体病

定义和流行病学

钩端螺旋体引起的钩端螺旋体病，又称猪病、斯图加特病和 Weil 综合征。20 世纪 80 年代以来，在铁人三项运动员和户外探险者中发生了几次钩端螺旋体病[42]。钩端螺旋体病在世界各地都有发生，但在温带或热带气候中更为普遍。在被动物尿液污染的淡水中游泳、涉水、皮划艇和漂流与钩端螺旋体病有关。

病理生物学

许多动物携带钩端螺旋体，包括牛、猪、马、狗和啮齿类动物。人类可通过直接接触受感染动物的尿液或接触被感染动物的尿液污染的水、土壤或食物而感染。细菌通过皮肤伤口和擦伤以及口、鼻的黏膜表面进入人体。应采取措施防止动物直接接触娱乐用水。大多数病例发生在淡水水体中，如河流、湖泊或未氯化的游泳池。钩端螺旋体对标准浓度的消毒剂敏感，且对恶劣的物理条件抵抗力低[36]。在接触该病原体后，有 2 天至 4 周的潜伏期。疾病通常以突然发热、寒战、头痛、肌肉疼痛、呕吐或腹泻开始。经过一段时间的恢复，一些患者可能会出现第二阶段的疾病。第二阶段，也称为魏尔病（Weil disease），是一种严重且可致命的疾病，与肝和肾衰竭、出血性黄疸和无菌性脑膜炎有关[43]。

诊断与治疗

感染早期最敏感的实验室检测方法是钩端螺旋体抗体的 IgM 酶联免疫吸附试验。钩端螺旋体病用多西环素治疗。更严重的感染可能需要静脉注射抗生素。前往钩端螺旋体病流行地区或参加在淡水中游泳或皮划艇等高风险接触活动的人员可能受益于暴露前化学预防。几项研究已经证实了暴露前每周口服 200 mg

多西环素的有效性。用药应在暴露前 1~2 天开始，并持续整个暴露期间，以减少临床症状和死亡率[43]。

福氏阿米巴原虫

定义和流行病学

福氏阿米巴原虫是一种自由生活的阿米巴原虫，可引起人类一种非常罕见但通常致命的疾病，称为原发性阿米巴脑膜脑炎，其在世界各地的土壤和温暖的淡水水体如湖泊、河流和温泉中都可发现。福氏阿米巴原虫喜欢温水，并可在 46℃ 的高温下繁殖[36]。在美国，大多数感染病例发生在南部各州。从 2001 年至 2010 年，美国共报告了 32 例感染病例；30 人被受污染的娱乐用水感染，2 人是从地热饮用水源感染的。

病理生物学

感染通过强力吸入或将污染的水冲入嗅觉上皮而发生。这可以通过潜水、跳水、游泳或鼻腔冲洗而发生，而后阿米巴原虫进入大脑和中枢神经系统。经过 7~10 天的潜伏期后，患者出现类似细菌性脑膜炎的症状及体征，包括头痛、高热、颈部僵硬、恶心、呕吐、癫痫和幻觉。死亡通常发生在症状出现后 3~10 天[12]。

处理

福氏阿米巴原虫没有已知的治疗方法，几乎所有的感染都是致命的。预防感染的唯一明确方法是避免在温暖、未经处理或处理不当的水中从事与水有关的活动。可能减少感染风险的措施包括：

（1）在高水温和低水位期间避免与水有关的活动。

（2）在进行与水有关的活动中，捂住鼻子或使用鼻夹。

（3）在温暖的淡水区游泳时避免挖掘或搅动沉积物。

（4）仅用蒸馏、消毒或煮沸的水冲洗鼻窦。

血吸虫病

定义和流行病学

血吸虫病是由埃及血吸虫、日本血吸虫和曼氏血吸虫引起的一种寄生虫病，全世界约有 3 亿人感染这种寄生虫。这种寄生虫生活在大多数非洲国家和南美、加勒比、中东和亚洲的一些地区的淡水中。5~15 岁的儿童感染率和寄生虫携带量最高。自 20 世纪 80 年代以来，生态旅游和探险旅游的出现导致了一些输入性病例。

病理生物学

虫卵从感染宿主的粪便或尿液中排出。钉螺作为中间宿主，释放感染性的尾蚴。人类在受污染的淡水中游泳时，尾蚴游动并穿透皮肤而感染。在人类宿主中，寄生虫通过几个组织和阶段迁移，然后在肠系膜小静脉中定居。日本血吸虫和曼氏血吸虫通常占据肠系膜上静脉，引流小肠和大肠的静脉，引起胃肠型和肝脾型血吸虫病。埃及血吸虫常存在于膀胱的静脉丛中，引起尿路血吸虫病[46]。

大多数感染没有症状，往往被忽视。与穿透性尾蚴接触可能会引起"游泳性瘙痒"或"尾蚴性皮炎"，这是一种微丘疹性皮炎，接触污染水后48小时内消失。严重接触后3~6周可发生片山热，这是一种急性中毒综合征，影响不同比例的接触者。典型的临床特征包括发热、不适和嗜酸性粒细胞增多。较少见的有肝脾肿大、腹泻、荨麻疹和水肿[45]。

如不治疗，一过性症状消失，感染进展到慢性期。埃及血吸虫典型地引起尿路血吸虫病，伴有血尿、蛋白尿、白细胞尿、排尿困难和夜尿。慢性尿路血吸虫病患者经历梗阻性尿路病变、肾积水和钙化纤维化的膀胱和（或）输尿管。日本血吸虫、曼氏血吸虫、湄公血吸虫、马来血吸虫通常引起胃肠道和肝脾型血吸虫病。患者最初表现为血性腹泻，随后发展为慢性结肠炎，可能伴有结肠息肉。严重的长期感染可能出现由残留虫卵引起的纤维化导致门脉高压。来自门肠系膜系统的虫卵栓塞后可能发生中枢神经系统受累。

诊断

诊断通常根据临床和流行病学基础作出。由于寄生虫载量低，在急性期粪便中可能检测不到虫卵。在急性感染后5~6周，可以根据抗原检测进行血清学诊断。组织活检或超声检查也可能有助于诊断。

治疗

每天以40 mg/ kg分2次口服吡喹酮对所有血吸虫病均有效，但仅杀死成虫。日本血吸虫需要更高的剂量，每天60 mg/kg，分3次口服。如果在疾病的初始阶段开始治疗，那么一旦所有的蠕虫都达到成虫期，就需要第二次治疗。敌百虫和奥沙尼喹这两种药物也用于单一血吸虫感染的部位。皮质类固醇有助于减少片山热的免疫反应，但使用皮质类固醇时，吡喹酮的剂量必须增加到20 mg/kg每12小时一次，连续3天。

选读文献

文献：Turbeville SD, Cowan LD, Greenfield RA. Infectious disease outbreaks in competitive sports. *Am J Sports Med*. 2006; 34: 1860-1865.
证据等级：Ⅳ
总结：一项回顾1966年至2005年5月间竞技运动员传染病暴发的医学文献的流行病学研究。

文献：Sedgwick PE, Dexter WW, Smith CT. Bacterial dermatoses in sports. *Clin Sports Med*. 2007; 26: 383-396.
证据等级：Ⅳ
总结：运动员最常见细菌性皮肤病的临床表现、诊断、治疗和重返赛场指南的专家综述。

文献：Pleacher MD, Dexter WW. Cutaneous fungal and viral infections in athletes. *Clin Sports Med*. 2007; 26: 397-411.
证据等级：Ⅳ
总结：运动员最常见真菌和病毒性皮肤病的临床表现、诊断、治疗和重返赛场指南的专家综述。

文献：Boulet LP, Turmel J, Irwin RS, et al. Cough in the athlete: CHEST guideline and expert panel report. *Chest*. 2017; 151(2): 441-454.
证据等级：Ⅳ
总结：本系统评价研究急性和复发性咳嗽的主要原因，如何评估咳嗽，以及如何治疗运动员的咳嗽。

文献：American Medical Society for Sports Medicine, American Orthopedic Society for Sports Medicine. Human immunodeficiency virus and other blood-borne pathogens in sports. (Joint position statement). *Clin J Sport Med*. 1995; 5: 199-204.
证据等级：Ⅳ
总结：竞技运动中血液传播疾病和安全措施的简明总结。

（ Nona M. Jiang, Kathleen C. Abalos, William A. Petri Jr. 著　谢　玥译　王若冰校）

参考文献

扫描书末二维码获取。

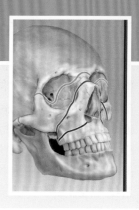

第18章

运动员糖尿病

定义

　　糖尿病是一种血糖代谢异常疾病，影响了世界各地数以百万计的各类运动员。胰岛素是调节碳水化合物和脂肪代谢的主要激素，糖尿病是由胰岛素的绝对（1型糖尿病）或相对（2型糖尿病）缺乏引起的。糖尿病是运动医学专家、教练、青少年及年轻成年运动员的运动防护师遇到的最常见的慢性病之一。糖尿病的另外两个分类，即妊娠期糖尿病和显性糖尿病，都与妊娠有关，也是由胰岛素相对缺乏引起的。在前者中，受孕时和妊娠早期血糖代谢正常。然而随着怀孕的进行，胎盘激素会在母亲体内诱发胰岛素抵抗，因此会导致葡萄糖耐量不足。后者是最近划分出的类别，反映了在糖尿病患病风险高的女性中，可能在受孕时或妊娠早期就存在葡萄糖耐量不足或糖尿病，但未被发现或未得到诊断[1]。尽管患有妊娠期糖尿病或显性糖尿病的女性可能仅占患有糖尿病的运动员的一小部分，但良好的血糖控制（部分通过定期的体育锻炼即可达到）对于保护母亲和胎儿的健康尤为重要。

　　长期以来，锻炼和体育运动、药物和饮食一直是糖尿病治疗的基石，也是预防糖尿病对眼、肾、心血管和神经系统造成的长期并发症的基础。但是，在运动过程中发生的新陈代谢变化，尤其是与血糖控制有关的变化，通常会对糖尿病运动员及其教练和护理人员产生重大挑战。如果没有妥善管理体育运动，可能会增加发生低血糖或严重高血糖等短期并发症的风险，特别是在患有1型糖尿病的运动员中。这两种代谢紊乱都可能对运动成绩产生负面影响。患有糖尿病的运动员必须了解自己的病情，并且必须花费大量的精力来记录和分析各种活动对他们血糖水平的影响。此外，所有参与糖尿病运动员护理的人员都必须基本了解与疾病有关的代谢变化，这些变化如何受到运动影响以及检测和治疗糖尿病的方法，以便运动员能够

提高身体健康状态和理想的运动表现。

流行病学

　　在近几十年中，美国成年人的糖尿病患病率显著增加——1980年的患病率为0.2%，1990年为3.5%，2008年的患病率为7.9%，到2012年变为8.3%[2]。美国疾病控制与预防中心最近发布的数据显示，美国儿童和青年人的糖尿病患病率也令人震惊[3]。截至2012年，有2910万儿童和成人（占总人口的9.3%）患有1型或2型糖尿病。其中有800万人的糖尿病还未确诊。此外，在20岁以上的美国公民中，有37%的人处于糖尿病前期，这是由空腹血糖或糖化血红蛋白升高（但尚未诊断出糖尿病）决定的。在这8600万人中，有许多人患上2型糖尿病。重要的是，改变生活方式，尤其是运动，可以大大降低这种风险。

　　儿童和年轻人中的糖尿病患病率也惊人：每400人中就有1人患有糖尿病，占该类人口的0.25%。在2008—2009年，美国有18000多名20岁以下的人被诊断为1型糖尿病和5000多名20岁以下的年轻人患有2型糖尿病。非裔美国人、西班牙裔/拉丁美洲裔、美洲原住民、亚洲裔和太平洋岛裔的儿童更有可能被诊断为2型而非1型糖尿病。在非西班牙裔白人儿童中，诊断出1型糖尿病的发生率最高。由于患有糖尿病的儿童、青少年和年轻人的数量大量增加，对于体育运动的管理很可能会越来越多地遇到患有糖尿病的运动员。

诊断

　　大多数患有糖尿病的运动员在参加体育活动时已经知道自己患有糖尿病。但是，由于儿童、青少年和年轻人的发病率相当高，因此教练和运动防护师要注意高血糖的症状，这一点很重要。当运动员的血糖持续明显升高（＞180 mg/dl），高血糖造成的渗透性利

尿会导致脱水和高渗状态。高血糖的症状包括视物模糊、多尿、夜尿增多和多饮。运动员的教练和运动防护师更有可能先发现高血糖症的细微征兆，例如容易疲劳或不适。此时进行全面评估并开始治疗可以有助于预防高渗性昏迷或糖尿病酮症酸中毒等更为严重的并发症。尽管运动员在严重的代谢紊乱中难以继续正常练习或比赛，但如果不加以治疗，这些严重情况终究会发生。

出现高血糖症状，且随机血糖水平 >200 mg/dl 即可诊断为糖尿病[4]。空腹血糖 >126 mg/dl（复查一次以进行确认）或口服 75 克葡萄糖 2 小时后，血糖 >200 mg/dl 也可诊断。一种更简便的方法是测量糖化血红蛋白水平，这是一种可以计算过去 2 ~ 3 个月血糖平均水平的血液检测。糖化血红蛋白≥6.5% 可诊断糖尿病[5]，但最近的一份报告表明，糖化血红蛋白水平可能因种族而异，在特定人群中应谨慎解读检查结果[6]。这些测试仅能诊断糖尿病，而不能区分 1 型糖尿病和 2 型糖尿病。疾病分型通常由临床特征或对药物的反应来确定。1 型糖尿病患者通常偏瘦且活跃，少有或没有家庭成员患有糖尿病。他们可能患有其他自身免疫性疾病，或有自身免疫性疾病患病风险。2 型糖尿病患者通常偏胖且久坐，有很明显的糖尿病家族史，并且通常属于高危族裔，例如非裔美国人、亚裔、亚裔美国人、拉丁裔或太平洋岛民。在过去的几十年中，1 型糖尿病患者在诊断时通常更年轻，而 2 型糖尿病患者通常是中年人或年纪更大；然而近年来这种区别变得越来越不明显。现在已经发现，年龄较大的成年人也可以别诊断为 1 型糖尿病。此外，在美国的一些地区，诊断糖尿病的儿童多为 2 型糖尿病，而非 1 型糖尿病。

诊断后监测

糖尿病的监测技术使患有糖尿病的运动员能够实时获知血糖水平。使用最广泛的方法是使用手持式设备（血糖仪）来测量毛细血管葡萄糖水平，测量时需要划开皮肤。血糖仪具有很高的准确度，只有当血糖极低或极高时才可能出现误差。对于运动员而言，血糖仪的主要缺点是单次测量无法代表血糖随时间变化的速度或趋势，而且必须停止运动才能进行测量。在过去的十年中，人们开发除了第二代技术，即连续血糖监测（continuous glucose monitoring, CGM）。将酶包被的探针置于皮肤下，并与组织中血糖发生反应。每隔几分钟结果可以无线传输到单独的手持设备、智能

手机或胰岛素泵中。这种方法明显优于传统的血糖仪，因为运动员不必停止运动才能进行测量。此外，该方法还可以计算血糖浓度的变化率，推算即将发生低血糖的风险，并在接收设备的屏幕上显示。包括内分泌学会在内的一些组织已经认可 CGM 作为监测 1 型糖尿病患者的"金标准"[7]。随着技术的进步，CGM 数据现在可以将血糖信息传送给自动泵。2016 年，美国食品药品监督管理局（FDA）批准了具有低血糖阈值暂停功能的美敦力 MiniMed 530G 胰岛素泵，当探测到的血糖低于设定的阈值时，机器会停止输注胰岛素。2017 年初，第一个可以与胰岛素泵连通并控制胰岛素输注速度的 CGM 上市（见后文"治疗"中的内容）。

除了用作诊断性检查之外，追踪糖化血红蛋白水平还可以确定血糖水平控制在目标范围内的情况。一般而言，糖化血红蛋白水平在 6.5% 或以下时可以认为血糖控制良好，糖化血红蛋白越高，血糖控制得越差。当血糖控制良好时，运动员能够安全地参加运动或比赛，不用担心血糖控制或酮体产生的突然恶化，这尤其与患有 1 型糖尿病的运动员有关。每一位运动员都应咨询自己的医生，以确定血糖升高时运动或比赛是否安全。

当血糖持续升高（>250 mg /dl）时，或者在参加可能引起酮体增多的高强度或耐力运动之前，建议进行尿酮体检测。进行该检查时，将反应试纸浸入新鲜尿液样本中，利用碱和硝基氢氰酸盐反应，对乙酰乙酸酮进行半定量测量[8]。在训练或激烈比赛之前，如果运动员的尿液中存在酮体，应暂停一切体育运动直到尿酮体正常。

治疗

本章不会对糖尿病患者使用的所有治疗方式进行深入探讨。但是，所有与糖尿病运动员护理或运动表现有关的人员都应该熟悉基本的药物家族，以及这些药物在体育比赛中的预期作用和潜在问题。

医学营养疗法

1 型和 2 型糖尿病的三联治疗的一部分是注意饮食和规律运动。糖尿病患者存在发生心血管疾病的风险，大多数 2 型糖尿病患者超重或肥胖。因此，建议使用医学营养疗法，不仅有助于使血糖水平正常化，而且还有助于实现血压和血脂的正常目标[9]。1 型糖尿病患者的营养治疗着重于正餐和零食中的碳水化合物摄入量与胰岛素治疗量之间的平衡，而 2 型糖尿病患者通

常制订低卡路里饮食计划以增加减重效果。理想情况下，患有糖尿病的运动员应与营养师进行咨询，讨论根据自身目标和食物偏好制订的个性化饮食计划。碳水化合物摄入的具体建议包括：从水果、蔬菜、豆类和全谷类等多种食物中摄取碳水化合物，避免过量摄入添加糖、脂肪或钠的食物。建议女性每天从食物中摄入的纤维量为 25 g/d，男性为 38 g/d。应限制含糖饮料的摄入——随着低卡路里或零卡路里电解质替代饮料的上市，现在在比赛中限制含糖饮料的摄入变得比以往更容易。蛋白质和总脂肪摄入目标应个体化设置，因为没有明确的证据支持这些宏量营养素应达到某个特定目标。饱和脂肪应少于总卡路里的 10%，胆固醇的摄入应少于 300 mg/d，并且应避免反式脂肪的摄入。对于全人群中的糖尿病患者，目前没有证据支持在没有诊断相应缺乏症的情况下使用矿物质或维生素补剂。

口服降糖药

美国有几种市售的口服降糖药（oral hypoglycemic agents, OHAs）。这些药物大多都不能用于治疗 1 型糖尿病，因为这些药物依赖于内源性胰岛素分泌才能发挥临床作用。

- **磺脲类药物**是胰岛素促分泌剂。在没有进食的情况下，它们会增加内源性胰岛素水平，并可能引起低血糖症，特别是在运动前服药时。在训练和比赛期间应密切监测血糖水平，以便运动员决定是否需要减少或停止用药以预防低血糖。
- **二甲双胍**是双胍类药物，是一种胰岛素增敏剂。尽管它不会像磺酰脲类药物那样导致内源性胰岛素水平的升高，但应在 2 型糖尿病运动员中仔细监测其作用，以确定在训练和比赛期间是否应降低或停用这种作用。
- **α-葡萄糖苷酶抑制剂**改变了肠道对淀粉的吸收。这种作用导致餐后血糖的增加变慢且变小。由于肠胃气胀和腹泻的不利影响，患者难以使用这些药物。
- **噻唑烷二酮**是过氧化物酶体增殖物活化 γ 受体激动剂，可增强胰岛素敏感性。由于许多不良反应，美国限制了它们的使用。体重增加和水肿是该药的常见不良反应，这使得它们在运动员糖尿病的治疗中不受重视。
- **美格列脲**使胰腺细胞内胰岛素合成增加，而后进食时自然触发胰岛素释放。尽管该药引起低血糖的理论风险低于磺脲类药物，但在运动员训练过程中进行了仔细的测试后，人们建议应同样注意在 2 型糖

尿病患者中进行个体化用药。

- **二肽基肽酶-Ⅳ（DPP-4）抑制剂**是一种口服药物，可以通过肠促胰岛素途径（见下文）间接增加胰岛素分泌并抑制胰高血糖素分泌，从而降低餐后血糖水平。DPP-4 抑制剂药物不引起低血糖症，但该药在运动员中使用的数据有限。
- **钠-葡萄糖协同转运蛋白 2（SGLT2）抑制剂**：SGLT 受体（1 和 2）促进肾近端小管对葡萄糖的重吸收。当该受体被阻断时，葡萄糖会从尿液中排泄，而不被重吸收到血液中，导致血糖水平降低。泌尿生殖系统感染是三种此类药物（卡格列净、达格列净和恩格列净）的主要副作用。但是，目前尚无在剧烈运动中使用此类药物情况的报道。由于该药其他作用（有益作用和不良反应）还包括渗透性利尿、尿钠排泄增加和血压降低，因此作者认为，应谨慎使用这些药物，直到有数据支持运动员服用此类药物是安全的。

理想情况下，随着 2 型糖尿病患者体重的减轻，运动能力的改善，胰岛素敏感性的提高，他们可以减少或摆脱对 OHAs 治疗的需求。

胰岛素和胰岛素类似物

许多 2 型糖尿病患者需要胰岛素辅助或替代 OHAs 控制血糖水平，而 1 型糖尿病患者则完全依靠外源性胰岛素来维持生命。在美国市售的重组人胰岛素和胰岛素类似物有很多种。大多数治疗配方都联合使用长效（基础）和短效（推注）胰岛素，以模拟胰岛细胞的正常生理性分泌模式。皮下连续胰岛素输注（SCII 或胰岛素泵治疗）在基础（连续）模式或进食期间控制血糖波动的推注模式下能够以更小的幅度增加胰岛素的量。胰岛素泵仅使用短效胰岛素类似物，这对于需要或想要在较长时间内暂停胰岛素泵治疗的运动员而言可能是个问题。目前人们正在积极努力开发多种基于"闭环"技术的人造胰腺系统并将其商品化，这些系统可以自动感应血糖水平并调节适当胰岛素量，无需人为控制。血糖监测一节中已经描述了 FDA 批准的低血糖阈值暂停系统。此外，第一个获得 FDA 批准的闭环系统是 2016 年 9 月的美敦力公司 MiniMed 670G 系统[11]。

表 18.1 列出了各种胰岛素的药代动力学及其作用持续时间。由于许多 2 型糖尿病患者存在胰岛素抵抗而需要每天大剂量的胰岛素（> 200 U），因此也可以开 5 倍或 2 倍浓度的常规胰岛素以减少注射量。

对于运动员、教练和训练师来说，重要的是要

表 18.1 胰岛素制剂的药代动力学			
胰岛素制剂	起效	达峰	持续时间
门冬胰岛素（诺和锐→）	5~15 分钟	45~90 分钟	3~4 小时
赖谷胰岛素（艾倍得→）	5~15 分钟	45~90 分钟	3~4 小时
赖脯胰岛素（优泌乐→）	5~15 分钟	45~90 分钟	3~4 小时
常规胰岛素	30~60 分钟	2~4 小时	5~6 小时
中性鱼精蛋白锌胰岛素	1~3 小时	4~6 小时	8~12 小时
地特胰岛素（诺和平→）	1 小时	6~8 小时	12~24 小时
甘精胰岛素（来得时、Basaglar →）	1 小时	—	24 小时

ᵃ 常规胰岛素也有 5 倍 (U-500) 和 2 倍 (U-200) 浓度

意识到胰岛素作为一种合成代谢剂已被列入世界反兴奋剂机构（World Anti-Doping Agency，WADA）的禁用物质清单中。对于需要胰岛素治疗糖尿病的精英运动员，必须获得治疗性使用豁免（therapeutic use exemption，TUE）。有关此过程的信息，请访问 wada-ama.org。

肠促胰岛素和胰岛淀粉样多肽类似物疗法

肠促胰岛素是一种在胃肠道中发现的多肽，它通过独立于胰岛素受体的途径降低血糖。目前发现的两种存在形式是胰高血糖素样肽 -1（GLP-1）和胃抑肽。GLP-1 激动剂是可注射的药物，可通过延迟胃排空、抑制胰高血糖素分泌和增加餐后胰岛素分泌来降低血糖。DPP-4 是使肠促胰岛素失活的内源性酶。GLP-1 激动剂的不良反应包括低血糖症，因此在运动前或运动中应谨慎使用。胰岛淀粉样多肽是通常与来自胰腺的胰岛素共分泌的肽，并且通常拮抗其作用。胰岛淀粉样蛋白普兰林肽可作为注射剂使用，并被 FDA 批准用于 1 型和 2 型糖尿病。它的作用方式与肠降血糖素疗法非常相似，运动引起的低血糖风险也值得关注。

体育锻炼对健康运动员和糖尿病运动员造成的生理学变化

在其他资料中可以找到对健康人运动过程中发生的复杂变化的全面综述 [12]。但是，由于运动和恢复过程中葡萄糖代谢发生了明显变化，所以管理糖尿病运动员的人了解基本的有氧和无氧代谢过程是非常重要的。

1 型糖尿病运动员运动过程中的血糖调节

在胰岛素被发现并被用于 1 型糖尿病患者后不久，人们观察到进行体育锻炼可以降低对胰岛素的需求。人们还发现注射胰岛素后进行运动会放大其降低血糖的作用 [13]。运动可以增加肌肉和皮肤的血流量，导致 1 型糖尿病运动员的胰岛素吸收率增加（图 18.1、18.2）[14]。在运动前 60 分钟内使用胰岛素时，这种作用最明显。由于 1 型糖尿病患者的胰岛素全部都是外源性的，因此人体无从降低胰岛素的释放，血清胰岛素水平的升高会抑制肝葡萄糖的产生和外周脂肪分解。同时，工作肌肉持续通过非胰岛素依赖摄取葡萄糖会消耗能量。在 1 型糖尿病患者中，对低血糖的胰高血糖素反应性分泌通常在疾病诊断后约 5 年消失；这些患者中肾上腺素对低血糖的反应也会减弱 [15]。这些反调节激素的不足进一步限制了运动过程中的燃料利用率（表 18.2）。在患有糖尿病的运动员中，胰岛素过多或不足常常会破坏能量供需之间的平衡。

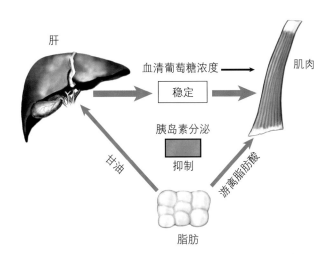

图 18.1 健康人和胰岛素依赖型糖尿病患者对运动的反应。当血浆胰岛素正常或略微降低时，肝葡萄糖的产生显著增加，骨骼肌对葡萄糖的使用也有所增加，而血糖保持不变（From Ekoe JM. Overview of diabetes mellitus and exercise. *Med Sci Sports Exerc*. 1989; 21: 353-368. Copyright The American College of Sports Medicine. ）

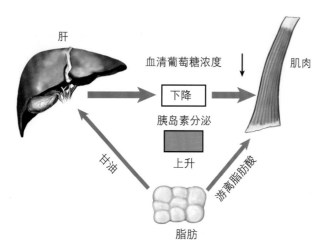

图 18.2　高胰岛素依赖型糖尿病患者对运动的反应。当血浆胰岛素增加时，运动期间骨骼肌对葡萄糖的使用显著增加，但肝葡萄糖产生的增加却小于正常值：血糖水平降低（From Ekoe JM. Overview of diabetes mellitus and exercise. *Med Sci Sports Exerc*. 1989; 21: 353-368. Copyright The American College of Sports Medicine. ）

表 18.2	主要反调节激素的作用
激素	升血糖作用机制
胰高血糖素[a]	激活肝糖原分解和糖异生
肾上腺素[a]	刺激肝葡萄糖的产生，限制外周葡萄糖的使用，并抑制胰岛素分泌
生长激素	最初的降糖作用后，限制了葡萄糖向细胞内的运输，动员了脂肪，并提供了糖异生底物（甘油）
皮质醇	最初会抑制葡萄糖的使用；随着时间的流逝，动员底物（氨基酸和甘油）进行糖异生

[a] 激素对急性低血糖症的恢复很重要

糖尿病患者对运动的病理生理反应

关于糖尿病是否一定会影响运动表现的数据尚无定论。糖尿病的相关症状，例如急性低血糖症或慢性高血糖症，有可能削弱运动员尽全力进行比赛的能力。如果糖尿病同时伴随肥胖或慢性疾病，运动表现无疑会被削弱。但是对于健康的糖尿病运动员，尤其是削瘦的 1 型糖尿病运动员，这个问题仍然没有答案。因此，值得探索现有文献，从而相应地进行护理并建立预期。

一项研究将患有 1 型或 2 型糖尿病的青春期女性与肥胖或体重正常但不患有糖尿病的女孩进行了对比，结果发现患 2 型糖尿病的女孩的有氧运动能力下降，心率对最大运动的反应降低[16]。此外，研究人员发现患有 1 型或 2 型糖尿病的受试者与无糖尿病对照组相比，每搏输出量的反应减弱。然而，患有 1 型或 2 型糖尿病的受试者基线血糖水平控制不佳（糖化血红蛋白水平分别为 8.8% 和 8.2%）。而且，研究没有确定两组的基线活动水平。因此，患有 1 型或 2 型糖尿病的受试者本身有可能更习惯久坐。这一观点得到了另一项研究的支持，该研究比较了 1 型糖尿病运动员以及匹配的非糖尿病对照组和非运动员糖尿病对照组的有氧运动能力和肺功能[17]。在该研究中，糖尿病运动员的血糖控制明显优于患有 1 型糖尿病的非运动员（平均糖化血红蛋白分别为 7.5% 和 9.0%），但平均血糖水平仍然比没有糖尿病的运动员（平均糖化血红蛋白为 4.4%）高。此外，研究没有描述程序化训练的类型和持续时间。但是，研究发现患有和不患糖尿病的运动员的有氧能力［以最大摄氧量（VO_{2max}）衡量］是相似的，并且两组的有氧能力都高于非运动员的糖尿病患者。值得注意的是，糖尿病运动员的第 1 秒用力肺活量和无氧阈值（通过肺通气的非线性增加和 CO_2 产生的峰值与氧气的消耗进行比较测得）比健康运动员水平更低。由于有氧能力是正常的，作者因此推测除了通气之外，可能存在其他因素降低无氧阈值。他们假设弹性蛋白和胶原蛋白的异常可能会对支气管对气流的适应性产生负面影响。由于本研究中糖尿病运动员的平均血糖水平显著高于非糖尿病运动员（根据糖化血红蛋白水平，血糖平均差异大于 80 mg/dl），因此难以排除慢性高血糖单独对运动表现的影响。在这一问题上，Wheatley 等[18]的文章指出，与血糖控制较好的运动员相比，控制较差的 1 型糖尿病运动员的一氧化碳扩散能力和膜扩散能力较低。然而，研究人员却发现控制良好的糖尿病患者的动脉血氧饱和度更低，这反而使得血糖控制程度与肺功能之间的反比关系变得模糊了。

其他研究人员使用其他技术观察患有糖尿病的运动员。Peltonen 等使用近红外光谱法研究了 1 型糖尿病男性和健康对照男性在骑行过程中的局部组织脱氧率［平均糖化血红蛋白（7.7±0.7）%］，组间年龄、体格数据和基线体力活动水平都进行了匹配[19]。研究发现，尽管组间基线体力活动水平相近，但 1 型糖尿病男性的有氧能力（VO_{2peak}）较低。研究还有一个新发现是糖尿病男性在次最大工作负荷下腿部肌肉的脱氧更快。由于两组男性的动脉血氧饱和度没有差异，因此作者指出，肺泡换气受阻不太可能是这一现象的原因。研究人员认为，这一发现反而表明循环能力在增加氧气输送以满足组织增加的需求时出现不足。

Baldi 等试图直接解决 1 型糖尿病耐力运动员运动反应中的血糖状态问题[20]。他们报告 1 型糖尿病运动员的有氧运动能力或心肺运动反应与没有糖尿病的受试者之间没有差异。但是，当糖尿病运动员分为血糖控制良好（糖化血红蛋白水平 <7%，平均值为 6.5%）和血糖控制不良的亚组时（糖化血红蛋白水平 > 7%，平均值为 7.8%），发现两组间每周的训练时间相似，但运动能力和心肺反应存在显著差异。血糖控制较差的人群中反映心肺健康的多种指标发生了改变，包括静息心输出量降低和全身血管阻力升高。此外，血糖控制不良组在顶峰运动期间的工作负荷降低了 24%，最大摄氧量降低了 10%，计算的心输出量降低了 25%。在血糖控制不佳组中，所有测量的肺功能参数均更低。在解释这些发现时，我们应注意，在大多数临床情况下，糖化血红蛋白水平为 7.0% ～7.8% 表明血糖控制仅略高于目标值[5]。

最后，Nguyen 等研究了患有和不患 1 型糖尿病的儿童，评估了血糖控制不良（研究前 9 个月糖化血红蛋白≥9.0%）与血糖控制良好（过去 9 个月中糖化血红蛋白≤7.5%）对体能水平的影响[21]。研究人员评估了儿童的握力、骑行时的短时间肌肉力量、骑行时的有氧运动能力，并通过佩戴加速计测量 7 天内的体力活动水平。他们发现握力或短时间肌肉力量无显著组间差异，但发现与对照组或控制良好的糖尿病儿童相比，糖尿病控制不良的儿童的最大摄氧量较低。在每天的活动时间或活动强度水平上，各组间儿童的体力活动水平没有显著差异。

如果血糖控制不佳对运动表现有直接的负面影响，则存在几种可能的解释。首先，已知血糖水平急性升高也可以干扰毛细血管血流的自动调节，从而减少氧气的消耗[22]。此外，慢性高血糖与自主神经和外周神经病变有关。Veves 等指出与没有神经病变的受试者相比，患有 1 型糖尿病和神经病变的受试者的有氧运动能力降低和心率降低[23]。随着人们对血糖控制良好与血糖控制不良的运动员之间运动表现的差异有更深的了解，有望发现其他可以解释这些差异的机制。

糖尿病运动员的训练及比赛管理

尽管强烈推荐将运动作为糖尿病患者的主要治疗手段，且长期运动调节可以引起积极的代谢变化，但研究表明，1 型糖尿病患者的糖化血红蛋白水平改善较小[24]。有几个可能的原因可以解释这一发现。首先，运动会导致葡萄糖利用和胰岛素敏感性的变化，这可能会导致难以保持血糖水平的一致性，尤其是不定期进行运动时。可能更重要的是在比赛期间，尤其是比赛结束后对低血糖的合理关注。有趣的是，对低血糖症的关心反而导致许多业余、高中生、甚至是大学生运动员在训练或比赛前因为摄入过量的简单碳水化合物或胰岛素不足量而发生高血糖。出现的高血糖症可以抵消体育运动对长期血糖控制的积极影响。因此，也许最有助于运动员控制血糖水平的建议是鼓励每位运动员仔细记录血糖水平以及不同类型的训练或比赛中出现的状况。作为监测毛细血管血糖值的辅助手段，CGM 的使用可能有助于更全面地了解运动员运动前、运动中和运动后的血糖趋势；重要的是，CGM 还可以帮助减轻运动员对运动引起的低血糖的恐惧。

总之，血糖数据可帮助运动员及其护理者认识到血糖控制的模式，并在体育活动中实施营养或药物应用策略，以防止低血糖或高血糖症。图 18.3 中显示了用于此目的的葡萄糖样本原型。此外，还有多个应用程序和网站可帮助糖尿病运动员。Excarbs 是一个特别有用的网站，它由多伦多大学的 Michael Riddell 教授领导的团队开发。业余运动员可以输入当前血糖值以及上次胰岛素推注的时间和剂量，应用程序会建议您添加其他碳水化合物或减少胰岛素以防止低血糖[25]。

训练与比赛

人们早已知道，不同强度的运动会导致不同的代偿性激素反应[26]，包括反调节激素肾上腺素、皮质

运动项目的血糖指数

日期 / 时间	活动和持续时间		基础胰岛素调节	最后一次胰岛素推注 / 量	定时 /CHO(g)（最后一餐）	定时 /CHO(g)（活动期间）	血糖（运动前；运动中；运动后）	条件（温度、海拔）	运动结果
	训练	比赛							

图 18.3　糖尿病运动员可以用来记录影响血糖控制和运动表现参数的建议日志。CHO，碳水化合物

醇和生长激素。Shetty 等对 9 个患有 1 型糖尿病的青少年和年轻成人进行研究，分别在 4 天进行了 4 种不同运动强度的运动[27]。在低强度至中等强度的运动下，他们观察到外源性葡萄糖对于维持正常血糖是必要的，而高强度运动（$VO_{2max} > 80\%$）没有外源葡萄糖需求。此外，各个级别比赛中的运动员都曾报道称，尽管是在相同的间隔时间内进行了相同的活动，但在实际比赛中的胰岛素需求和比赛后的血糖通常比训练日要高。文献中几乎没有信息可以解释这种现象，确实很难在临床实验室中进行相关测试。即使复制了体育运动的强度或持续时间，但是控制与实际比赛伴随的情绪反应或其他心理因素也很困难。对于运动员来说，重要的是要意识到这一现象，并在进行定期体育锻炼时，学会对自己的反应进行调整。

1 型糖尿病的管理

尽管美国糖尿病协会对关于运动和糖尿病管理进行了立场声明[28]，但没有单一的指南或建议汇总可供患有 1 型糖尿病的运动员参考，在训练或比赛中管理自己的疾病。正如一位优秀运动员所说，这是一种"独立疾病"，每位运动员必须知道自己的身体在不同运动条件下的反应[29]。但是，一些基本的治疗原则和监测策略仍然适用。

- **血糖目标**：虽然必须为每个运动员确定目标血糖值，但一般建议是在训练和比赛期间尽量将血糖水平保持在 100～180 mg/dl 之间。血糖值小于 100 mg/dl 可能会使运动员在运动过程中存在发生低血糖的风险，而大于 180 mg/dl 会超出肾的葡萄糖阈值，其产生的渗透性利尿作用可能导致液体和电解质的额外损失。大多数运动员认为，当他们的血糖值在此目标范围的中上部分时，他们的比赛成绩最好。这可以使血糖逐渐下降，而在运动过程中没有发生低血糖的明显风险。请注意，使用低血糖阈值暂停胰岛素泵的运动员能够将其目标血糖设定得更低，因为低血糖的风险理论上被减小或消除了。但是，有关此结果的数据目前仅限于临床试验。

- **血糖监测**：对于未使用 CGM 的运动员，应在训练或比赛前、中和后检查毛细血管葡萄糖水平。在确定血糖变化规律前，建议在锻炼前每隔 15 分钟检查一次，以确定血糖的变化率。如果运动员在训练前 3 小时内随餐或点心注射了胰岛素，那么血糖监测就更重要。如有可能，运动员还应在运动或比赛期间检查其血糖水平，以确定效果。显然，这

项任务在实际比赛中不太实用，即便网球或高尔夫球等运动在比赛中有休息时间，或团体运动中有计划的休息时间，甚至有替补球员可以帮助完成这项任务。参加个人运动特别是耐力运动（例如跑步、自行车或游泳）的运动员在此建议上可能会遇到更多困难，应在他人的帮助下协助监测比赛的各种情况。尽管 CGM 设备确实是更好的选择，但这些设备在运动过程中的性能可能不如在静息状态下好[30]。然而，一项研究比较了一种传感器（Dexcom G4 Platinum）在中等强度和间歇性高强度运动过程中的准确性，结果发现尽管两种运动中平均葡萄糖、乳酸和 pH 值存在显著差异，但该传感器在两种活动水平上均相当准确[31]。对于不希望佩戴或无法获得 CGM 设备的人，医护人员可以开具处方，使用 CGM 进行为期 72 小时至 7 天的诊断监测。在此期间设备每 5 分钟捕捉一次血糖水平，并在完成时可以将图像打印出来。理想情况下，运动员应在训练和比赛期间都佩戴该设备，以最大程度地利用它确定血糖水平的规律。最后，对于运动员来说，识别运动后何时最有可能发生低血糖的风险很重要。运动后 6～15 个小时是糖原重新储备的时间，通常也是发生低血糖风险最高的时期[32]。在此期间，通过定期检查血糖水平，运动员可以知道在运动后是否应减少胰岛素的用量或应该摄入额外的碳水化合物。

- **使用胰岛素**：计划体育运动时，运动员必须考虑体内胰岛素的水平及其作用的持续时间。除非在运动前或运动中摄入了足够的碳水化合物，否则通常不建议在训练或比赛之前直接使用大剂量的胰岛素。短效胰岛素类似物的作用时间约为 3 小时，如果在此时间范围以外进行运动，可以减少低血糖的风险。此外，必须考虑到，一旦注射了胰岛素，胰岛素就会与其受体结合并具有大约 30 分钟的生物活性。因此，运动员应避免在田径比赛前才降低或暂停胰岛素泵的基础剂量，而应提前 30 分钟。对于新运动员或接触一项新运动的运动员，在运动前和运动中，基础胰岛素可以先减少 50%，直到确定血糖变化模式后，再进行更为合适的调整。这应该有助于防止比赛期间发生低血糖，同时可以避免运动员结束比赛时出现高血糖。使用胰岛素泵，尤其是使用配有增强传感器的胰岛素泵，更容易实现此目标，这意味着当检测到血糖水平较低时，该泵会自动暂停胰岛素输注。随着闭环人工胰腺系统的

出现，血糖管理有望越来越自动和安全。在实验室中，人造胰腺系统正在接受调试，增加了可以探测运动的机制。在最近的一项临床试验中，集成了心率检测功能的闭环系统似乎可以改善青少年在运动过程中的血糖管理，特别是可以减少血糖浓度低于70 mg/dl 的青少年的运动时间[33]。随着人工胰腺系统的运动检测机制和功能算法逐渐优化，人工胰腺最终有望成为胰岛素依赖型糖尿病运动员的护理标准。对于那些在运动中和运动后容易发生低血糖或高血糖的人来说尤为有用。

相比之下，注射长效胰岛素（例如甘精胰岛素或中性鱼精蛋白锌胰岛素）可能需要消耗更多的碳水化合物来抵消外源胰岛素的作用（详见下一节）。如前所述，激烈比赛中和比赛后的血糖水平可能会比训练期间的水平高，但是只有在运动员确定自己在比赛期间的血糖模式之后，才应考虑使用额外的基础胰岛素。

- **碳水化合物的消耗**：根据作者与糖尿病运动员一起工作的经验，碳水化合物消耗的个体间差异最大。一些运动员会调整他们的胰岛素用量，同时在比赛前或比赛中不消耗任何额外的碳水化合物。另一些运动员会在运动前立即食用少量零食：在一项对91 位患有 1 型糖尿病的成年耐力运动员的调查中，37% 的运动员报告经常或总是在运动前食用含有碳水化合物的零食[34]。还有一些人会在训练或比赛时的常规休息时间内使用速效的葡萄糖片剂、凝胶或运动饮料。一般而言，运动后应立即摄入碳水化合物，以防止运动后早期低血糖[35]。运动员应记录消耗碳水化合物的类型和数量，以确定其对运动期间和运动后血糖水平的影响。值得注意的是，一项研究表明，运动后的第二天应摄入更多的碳水化合物以预防低血糖[36]。由于这已经超出了糖原补充的预计时间，因此表明运动对胰岛素的增敏作用可以被延长。最后，人们证明 CGM 和碳水化合物摄入量的个性化算法相结合可以有效地预防在夏令营中进行体育活动的儿童和青少年的低血糖症[37]。同时应用多种治疗手段（用于血糖监测和调节）可以优化体育活动的策略。
- **酮体监测**：在大多数情况下，糖尿病运动员无需定期监测酮体。但是，由于体育活动会使血糖控制不良的患者的酮症酸中毒加重，因此一般建议当毛细血管血糖水平≥250 mg/dl 时应检查尿酮体。如果存在酮体，应推迟运动，直到血糖水平降低，尿酮体消失。

从运动防护师的角度来看，有关管理 1 型糖尿病运动员的其他建议，请参见 Jimenez 等的详细综述[38]。

2 型糖尿病的管理

尽管 2 型糖尿病患者多为习惯久坐的人和肥胖者，但偶尔也有既健康又运动的人。胰岛素相对缺乏是导致 2 型糖尿病患者高血糖的原因，任何身体情况的人都可能出现这种疾病。2 型糖尿病患者开始新的运动项目或体育运动前，应牢记以下几点。

- **低血糖风险**：尽管患 2 型糖尿病的运动员比患 1 型糖尿病的运动员对胰岛素效应的抵抗力更高，但是如果管理不当，任何增加内源性胰岛素分泌或外源性胰岛素注射的口服药物都会增加低血糖的风险。因此，患有 2 型糖尿病的运动员，尤其是那些已经达到理想体重的运动员，应使用先前为 1 型糖尿病患者列出的相同策略。他们还应记录血糖水平和状况，并定期分析记录的结果，以确定在运动活动中是否以及何时需要改变营养或药物疗法。
- **筛查心血管疾病**：患有长期疾病（>20 年）或微血管并发症的 2 型糖尿病患者和 1 型糖尿病患者患未确诊心血管疾病的风险增加。在开始任何新的训练或体育活动之前，应进行全面的医学评估，并应考虑对开始更多高强度运动的人进行正规的分级运动测试。糖尿病运动员可以服用他汀类药物以降低主要的心血管风险或已知的心血管疾病风险。不应阻止这些运动员使用指定的他汀类药物或限制他们进行适当的计划锻炼。对于进行强度逐渐增加的训练的运动员，肌肉代谢适应似乎降低了他汀类药物对肌肉损伤的风险。他汀类药物使用者如果没有经过适当的训练而开始进行剧烈运动，可能会增加横纹肌溶解的风险。
- **减肥**：对于超过理想体重的运动员，经常运动应有助于减轻体重。随着运动员对胰岛素的敏感性提高，可能需要逐步调整运动员的药物和营养方案以预防低血糖症。在某些情况下，可能会完全停止药物治疗。

参加精英赛事的 1 型糖尿病患者的其他注意事项

根据作者的经验，大多数从事业余、高中生或大学生运动的 1 型糖尿病运动员最担心在比赛中出现低血糖现象。最常见的策略是通过摄入额外碳水化合物但不加用胰岛素或通过减少或暂停胰岛素来实现或诱发高血糖症。在比赛中经历低血糖事件无疑会影响运动表现。但是，对于精英或职业运动员，在运动比赛中，明显或中等的高血糖也可能有害。此外，当精英水平的比赛需要最完美的比赛表现，即使是轻度的高血糖症也可能对成绩产生负面影响。很显然，对于患有糖尿病的精英运动员，目前仍然缺乏针对血糖管理的科学研究和临床指南。一名精英运动员通常有一个由营养学家、私人教练和运动生理学家组成的团队，主要负责确定其胰岛素和营养的平衡，从而使他们能够最好地训练、比赛，并从比赛中恢复。

总结

患有糖尿病的运动员在进行体育运动训练和比赛时面临若干挑战。为了避免低血糖和高血糖，必须考虑和调整许多变量以将血糖水平保持在最佳范围内，这非常重要，因为运动本身会显著影响血糖水平。与糖尿病运动员有关的所有人员，包括医务人员、教练、运动训练师，还有最重要的运动员本身，必须了解运动生理学的基本原理以及用于治疗糖尿病的不同药物类型。当更多的儿童、青少年和年轻人被诊断出患有糖尿病时，这种了解尤其重要。尽管在训练和比赛中遇到了巨大的挑战，但是糖尿病运动员还是很有可能在体育活动中取得良好表现。希望随着 CGM 领域和胰岛素输送技术的不断进步，包括人们期待已久的人造胰腺的发展[42]，糖尿病运动员所面临的挑战将会越来越少。

致谢

作者感谢他们的患者，多年来，他们分享了他们在运动和比赛中的许多经验。

选读文献

文献：Baldi JC, Cassuto NA, Foxx-Lupo WT, et al. Glycemic status affects cardiopulmonary exercise response in athletes with type 1 diabetes. *Med Sci Sports Exerc*. 2010; 42: 1454-1459

证据等级：V

总结：本研究是一项重要研究，探究了是潜在的糖尿病会对运动员运动表现产生负面影响还是血糖控制的程度会改变运动生理状况。

文献：Jimenez CC, Corcoran MH, Crawley JT, et al. National Athletic Trainers' Association position statement: management of the athlete with type 1 diabetes mellitus. *J Athl Train*. 2007; 42: 536-545.

证据等级：V

总结：这篇文章为与 1 型糖尿病运动员一起工作的运动防护师提供了有用的建议。除了提供有关携带供给和旅行的实用建议外，本文还为 1 型糖尿病运动员提供了独到的管理建议，例如运动前体检和损伤的治疗。

文献：Blauw H, Keith-Hynes P, Koops R, et al. A review of safety and design requirements of the artificial pancreas. *Ann Biomed Eng*. 2016; 44: 3158-3172.

证据等级：V

总结：这篇文章详细综述了血糖管理闭环系统开发中应用的技术，包括其历史、正在进行的研究、未来可能的应用。

（ Jessica A. Lundgren , Susan E. Kirk 著
吴一凡 译 朱敬先 校）

参考文献

扫描书末二维码获取。

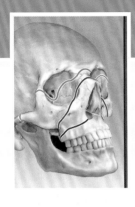

第 19 章

运动员肾疾病及泌尿生殖系统损伤

肾和膀胱等泌尿生殖系统重要器官的解剖位置位于身体内部，因此泌尿生殖系统损伤相对少见。然而，及时识别与泌尿生殖系统创伤相关的体征和症状，可以使临床医生能够安排适当的影像学检查和治疗，从而挽救患者的器官甚至生命。

定义（分类）

表 19.1 总结了肾损伤按照严重程度进行的分类。该分类与是否需要手术治疗有关 [1]。

流行病学

在所有的泌尿生殖系统器官中，外生殖器（阴茎、阴囊、外阴）最容易受伤。而位于身体内部的泌尿生殖系统器官中，肾是腹部外伤后最容易受伤的器官 [2]。

总体来说，导致腹部外伤最常见的运动是自行车。足球、橄榄球、体操、骑马、摔跤、武术和曲棍球等是一些可能导致严重腹部外伤和相应泌尿生殖器官损伤的运动项目；使用运动器材也可能导致损伤 [3,4]。

创伤性肾损伤的总发生率为 1.4%~3.25% [5]。运动相关的肾损伤不常见，据报道仅占所有创伤性肾损伤的 15%~20% [6]。大多数肾损伤是与机动车事故和跌倒有关的钝性外伤 [5]。当一个人受到突然地减速力时，肾极易发生损伤。分析显示，在 23 666 例高中代表队运动员运动相关损伤中，只有 18 人报告肾受伤，且均不严重 [4]。在对美国国家创伤数据库超过 65.3 万例创伤病例的分析中，有 16 585 例是由自行车造成的损伤 [7]。在这些病例中，只有 2% 的患者遭受泌尿生殖系统损伤，其中肾是最可能受到伤害的器官（占 75%），其次是膀胱和尿道（占 15%）以及阴茎和阴囊（占 10%）。60% 的泌尿生殖系统损伤患者伴有脊柱或骨盆骨折，这表明单纯泌尿生殖系统损伤并不常见 [7]。与肾损伤相比，运动中睾丸损伤的发生率要低得多。对所有肾和睾丸损伤（占所有损伤的 1.4%）创伤记录的回顾发现，92% 伤及肾，8% 伤及睾丸 [8]。据估计，超过一半的睾丸损伤发生在体育赛事中 [9]。

病理学/病理生理学

肾位于腹膜后间隙，被内脏脂肪和肾筋膜包绕。肾位于脊柱两侧，腰大肌前方，腰方肌内侧。右侧的结肠肝曲和左侧的脾脏和脾曲分别覆盖肾前方。由于肾受周围结构的保护，在体育活动中肾损伤主要发生于遭受暴力时，通常伴随其他器官的损伤。

肾实质损伤占绝大多数。既往存在的肾异常，如肾积水、肾囊肿或肾解剖位置异常，会增加创伤性肾损伤的可能性。据报道，有 4%~19% 的成年人和 12%~35% 的儿童存在这种情况 [5,10-12]。这些患者的症状更严重，更可能需要手术干预 [10-12]。肾血管损伤发生在减速力过程中，是由肾蒂损伤引起的。这些病例可出现血栓形成或血管破裂。

表 19.1　肾损伤严重程度量表（美国创伤外科学会）		
分级	类型	描述
I	挫伤	镜下或肉眼血尿；泌尿道正常
	血肿	被膜下的以及非扩张、无实质性撕裂
II	血肿	局限于肾后腹膜的非扩张的肾周血肿
	撕裂	肾皮质实质深度小于 1 cm，无尿外
III	撕裂	肾皮质实质撕裂深度大于 1 cm，未见集合系统破裂或尿外渗
IV	撕裂	实质撕裂伤延伸至肾皮质、髓质和集合系统
	血管性	主肾动脉或静脉损伤伴出血
V	撕裂	完全粉碎的肾
	血管性	肾门撕脱，使肾血管断流

From Santucci RA, McAninch JW, Safir M, et al. Validation of the American Association for the Surgery of Trauma organ injury severity scale for the kidney. *J Trauma*. 2001; 50: 195-200.

膀胱损伤也是腹部钝性暴力损伤的结果。膀胱的解剖位置在骨盆前部的深处，这使得它很少受到外伤的伤害。但是，膀胱的最薄弱部分是膀胱顶部，膀胱顶部是可移动的，当膀胱充盈时容易受伤。

睾丸位于体外缺乏保护，因此特别容易受到创伤。钝性损伤迫使阴囊撞击骨盆，可能发生睾丸破裂、阴囊壁血肿或阴囊内积血[13]。

诊断

获得详尽的病史是重中之重。对患者的初始评估应注意现场和到达医院时的生命体征。测量到的最低的收缩压可以提示是否需要进行影像学检查评估肾损伤。仔细检查腹部、胸部和背部是至关重要的。有腹部或胁部压痛或血肿、肋骨骨折以及下胸部或胁部穿透性损伤迹象的患者可能存在肾损伤，需要进一步评估。骨盆骨折可提醒医生潜在的膀胱损伤。腹围增大伴"腹水"，但不伴血流动力学不稳定和血红蛋白水平下降，应该怀疑膀胱损伤，因为此时诊断可能已有延迟[14]。睾丸损伤患者通常表现为睾丸肿胀、压痛和瘀斑。睾丸破裂与受伤即刻睾丸剧烈疼痛有关[13]。

实验室检查

无论是镜下血尿还是肉眼血尿，都是创伤后尿道损伤的最重要标志。虽然在80%～90%的肾损伤病例中可见血尿，但没有血尿不意味着可以排除该诊断。因此，如果损伤机制提示可疑肾损伤，应保持高度的临床警惕。此外，血尿程度可能与损伤程度无关。然而，总的来说，若钝性创伤后出现肉眼血尿，那么发生严重损伤的可能性增加。

无尿或少尿，同时伴有血清肌酐升高，特别是还伴有腹水时，可能提示膀胱损伤伴腹膜内/腹腔内尿漏，尿性腹水通过腹膜被重新吸收。

影像学

所有因快速减速所致钝性创伤（如机动车事故或高处坠落）的患者、低血压患者、成人肉眼血尿患者和儿童镜下血尿患者都需要进行泌尿生殖系统的影像学检查[15]。仅有镜下血尿且血流动力学稳定的患者可能不需要进一步的影像学检查，但应进行仔细的随诊评估，以排除损伤潜在的延迟有害效应[16]。

腹部增强CT是泌尿生殖系统损伤患者理想的影像学检查方式。在CT图像中，最常见的表现是肾周血肿（29.4%）、肾内血肿（24.7%）和肾实质破裂

（17.6%）[17]。血清电解质和血清肌酐检测有助于指导诊断和治疗。对于肾功能严重受损的患者应尽量避免使用造影剂，但紧急情况下例外。

如怀疑膀胱损伤，CT和逆行膀胱造影两种影像学检查手段都可以显示造影剂外渗[18]。当阴囊受到创伤时，早期诊断对于挽救睾丸至关重要，睾丸存活的可能性随着时间延长而降低。阴囊超声检查是一种安全、无创且有价值的诊断工具，可用于快速检测睾丸破裂、积血、血肿或外伤性睾丸扭转[13]。

鉴别诊断

运动引起的血尿是运动员中比较常见的良性症状，发病率在50%～80%，其中游泳运动员、田径运动员和长曲棍球运动员的发病率最高[19]。详细的用药史很重要，特别是非甾体类抗炎药（NSAIDs）的使用。在一项研究中，超过一半的特发性血尿运动员经常使用非甾体类抗炎药。既往存在的肾小球或囊性肾疾病可能是镜下血尿的来源，必须与创伤性血尿鉴别。存在蛋白尿可能提示先前存在的肾小球病变。

治疗

具体手术处理的详细讨论超出了本章的范围。但是，了解以下治疗方面的注意事项很重要：

1. 严重的、持续的或危及生命的肾出血、肾蒂撕脱或不断增大的腹膜后血肿需要手术探查。
2. 遭受严重创伤且情况不稳定的患者，可能需要肾切除术。然而，情况相对稳定的患者，特别是孤立肾或双侧肾损伤的患者，可能是肾血管修复重建或出血血管栓塞的适应人群[5]。
3. 没有血尿且血流动力学稳定的患者，或镜下血尿但血流动力学稳定的患者，也可以通过仔细的监测来保守治疗。
4. 大量补液以稀释血尿将有助于预防血凝块形成和潜在的尿路阻塞。
5. 如果怀疑睾丸破裂，建议对睾丸外伤患者立即进行手术探查。
6. 对于复杂的腹膜内或腹膜外膀胱损伤，建议采用外科手术干预；单纯的腹膜外损伤，建议采用Foley导管引流保守治疗[18]。

重返运动指导

尚无具体的指南规定泌尿生殖系统损伤后恢复最大活动水平的时间。因此，应根据受伤的严重程度和

所需的恢复时间做出谨慎的决定。在恢复期，应避免长时间的接触性运动，如踢足球等，并可使用护垫以保护季肋区。

特殊人群安全参加运动的建议一直存在争议。例如，孤立肾或肾移植后的运动员在直觉上被认为更容易受到泌尿生殖系统创伤的影响。然而，美国儿科学会建议，对孤立肾运动员能否参加接触性运动或碰撞运动时，应回答："有条件的是（qualified yes）"。

尽管有这样的建议，大多数医生仍然不鼓励患者参加接触性/碰撞运动[22]。

由于同种异体移植物在腹膜前间隙的独特位置，也认为接受肾移植的患者发生同种异体移植物损伤的风险较高。尽管有可能增加同种异体移植物创伤的风险，但此类创伤的实际报告很少出现，而且医学文献中也没有任何由于创伤而导致同种异体移植物损伤的报告。考虑到移植肾损伤造成的严重后果，一般的共识是接受过肾移植的患者应完全避免接触性运动[24]。个人可决定参加其他理论上受伤风险较小的运动，比如篮球、山地自行车和其他运动。

运动医学中的肾代谢问题

急性肾损伤、低钠血症、横纹肌溶解

急性肾损伤（acute kidney injury, AKI）在耐力运动中并不少见。在一项研究中，28 名超级马拉松运动员中有 83.6% 的人在比赛结束后出现 AKI，血清肌酐水平升高，但肾功能在 24 小时内迅速恢复。脱水和横纹肌溶解是耐力项目发生 AKI 的重要风险因素[25]。

急性低钠血症（血清钠 <135 mmol/L）可在耐力运动中过量饮水或在饮水挑战中出现。这可能导致严重或极度的低钠血症，导致脑病、癫痫、肺水肿和死亡[26, 27]。低钠血症在马拉松运动员和铁人三项运动员中并不少见，甚至有报道称，在为期数周的赛艇训练营中也出现过低钠血症的病例[28-30]。其机制是稀释性低钠，原因包括摄入的液体中溶质不足，汗液中溶质丢失，以及血管升压素（抗利尿激素）的不适当释放

阻止了肾的自由水流失。有症状的患者的治疗方法为静脉滴注高渗（3%）生理盐水[26]。

劳力性横纹肌溶解相对少见，因此常被忽略。然而，严重的横纹肌溶解如果没有得到适当的处理，发病率和死亡率很高。在这种情况下，需要住院进行静脉补液并对肾功能和电解质进行一系列实验室检测。如果运动员的肌酶水平持续升高，应咨询肾内科医生。不建议使用利尿剂，因为这会使肾功能恶化。目前还没有横纹肌溶解后重返运动的基于证据的指南[31]。

选读文献

文献：Dane B, Baxgter AB, Bernstein MP. Imaging genitourinary trauma. *Radiol Clin N Amer.* 2017; 55(2): 321-335.
证据等级：Ⅴ
总结：这篇文章很好地概述了不同临床情景下最适合泌尿生殖系统创伤患者的影像学检查手段。

文献：Bjurlin MA, Fantus RJ, Fantus RJ, et al. Comparison of nonoperative and surgical management of renal trauma: Can we predict when nonoperative management fails? *J Trauma Acute Care Surg.* 2017; 88(2): 356-362.
证据等级：Ⅱ
总结：一项回顾性队列研究，分析了决定肾损伤保守治疗成功或失败的危险因素。

文献：Chiron P, Hornez E, Boddaert GM, et al. Grade Ⅳ renal trauma management. A revision of the AAST renal injury grading scale is mandatory. *Eur J Trauma Emerg Surg.* 2016; 42(2): 237-241.
证据等级：Ⅰ
总结：对关于Ⅳ级肾创伤结局的现有文献进行系统性综述，根据影像学和风险因素进行分层，并给出了处理建议。

（Stefan Hemmings, Derek M. Fine 著
玉应香 译　陈拿云 校）

参考文献

扫描书末二维码获取。

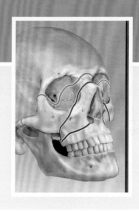

第20章

运动与癫痫

癫痫是一种常见的临床疾病，其特征为反复的、无明显诱因的癫痫发作。在美国癫痫患者占总人口的1%，其中婴儿和儿童发病率最高[1, 2]。虽然以前不建议癫痫患者参加体育运动[3-5]，但是现在学者们认识到，锻炼是癫痫综合治疗的一部分，并且应该鼓励癫痫患者进行体育运动和锻炼[6, 7]。

定义及分类

癫痫发作

癫痫发作是大脑皮质中一组神经元的异常过度同步化放电的临床表现。临床表现由癫痫发作在脑内解剖学扳机点决定，可以包括意识状态的改变，刻板或重复的行为，肌张力的丧失（失张力），强直或阵挛性运动，感觉（例如视觉）或心理体验，以及自主神经功能障碍。

癫痫发作分为全面性发作或局灶性发作。全面性发作是双侧神经元网络快速激活的结果，包括皮质和皮质下结构。全面性发作可以是惊厥（例如强直、阵挛、强直-阵挛、肌阵挛或失张力），也可以是非惊厥的（例如失神发作）。局灶性发作以前被归类为部分性发作[8]，涉及局灶脑区内的有限神经元网络。虽然传统上根据患者意识改变（单纯）或丧失（复杂）将癫痫发作被细分为单纯扳机点型和复杂扳机点型，但是学者们提出[9]，分类术语应改为对癫痫发作的基本特征和发生次序的描述[10, 11]。

单纯性局灶性癫痫发作可包括运动、感觉、自主神经和精神表现。此类癫痫发作通常被称为"先兆"，可以随着发作扳机点扩展而累及控制意识状态的其他皮质区域，而转化为复杂性局灶性癫痫发作。从颞叶开始的癫痫发作最初的可能是以胃上升感为表现的单纯性局灶性癫痫发作（先兆），随后是凝视、反应减弱，以及刻板自动症，包括重复吞咽或咂嘴（复杂性局灶性癫痫发作）。局灶性癫痫发作可以演变为全身性强直-阵挛性癫痫发作，此过程被称为"二次泛化"。

癫痫

癫痫被定义为一种以反复的、非诱发的癫痫发作为表现的疾病，可以是先天性的或获得性的。先天性或遗传性癫痫（以前称为"特发性"癫痫）通常是离子通道病，例如钠通道病和钾通道病变，通过改变神经元兴奋性导致癫痫。其他类型是"症状性的"，提示潜在的中枢神经系统病变或异常，例如由于创伤、脑卒中、感染或皮质发育不良引起的脑软化。症状性癫痫通常难以治疗，且一般不会缓解。

癫痫综合征的定义依赖癫痫发作的类型、癫痫发作的年龄、生长发育和家族史、脑电图（EEG）和神经影像学结果、神经系统查体以及对药物的反应。癫痫综合征的例子包括儿童失神癫痫、青少年肌阵挛癫痫和中央颞区良性癫痫。

癫痫综合征以前被分为两大类：全面性癫痫综合征和与部位相关的（或局灶性）癫痫综合征[12]。然而，随着癫痫相关知识的不断丰富，学者们建议废除以前的分类系统，转而采用将癫痫表现与癫痫病因分开的系统。在新提出的系统中[9]，综合征被细分为纯电学综合征，复合性、结构/代谢性癫痫和不明原因的癫痫。

诊断及评估

癫痫的诊断基于临床病史。单次癫痫发作可以是由电解质失衡、脱水、感染或创伤引起。对于出现阵发性发作的患者，还应考虑其他情况，包括心律失常、长QT综合征、晕厥、复杂性偏头痛、阵发性运动障碍和心因性发作。虽然门诊脑电图是临床诊断中不可或缺的工具，但是临床病史是最重要的决定因素。17%的癫痫患者在发作间期（当他们没有明显的癫痫发作时）的脑电图结果是正常的。此外，异常的脑电图检查结果并不一定是出现了癫痫发作[13-15]。最后，诊断癫痫之后，应进行头部影像学检查，首选头部磁共振扫描成像。患有儿童失神癫痫、青少年失神癫痫或青少年肌阵挛性癫痫的儿童或成人可以不用进行上述检查。

治疗

不推荐在单次癫痫发作后就使用抗癫痫药物（antiepileptic drug, AED）治疗，因为首次无诱因癫痫发作后的复发风险仅为 30% ~ 40%。在第二次无诱因癫痫发作后，再发癫痫发作的风险增加至约 75%[17-19]。在第二次癫痫发作后，通常需要进行 AED 治疗。少数情况下，如果 EEG 显示颞区癫痫样放电（棘波或尖波）或广泛棘波和慢波放电，则在第一次无诱因癫痫发作后就应该开始 AED 治疗。在这种情况下复发的可能性可能接近 90%。

用于治疗癫痫的 AED 大约有 30 种。AED 的选择基于癫痫发作类型和癫痫综合征的类型。以下为涉及 AED 选择的一般原则：

1. 单药治疗是有效的，且可以避免药物的不良相互作用。大约 60% 的患者通过适当的首次 AED 治疗可以控制癫痫。另外 10% 对第二种 AED 会有较好反应。遗憾的是，当前两个 AED 失败时，后续药物治疗成功的可能性小于 5%[20, 21]。因此，30% 的患者很可能耐药。对于这些患者，需要考虑替代疗法，包括迷走神经刺激、饮食疗法（例如生酮饮食）和癫痫手术。
2. AED 的剂量应该尽可能缓慢增加，以达到恰好可以控制癫痫发作的剂量。
3. 不应以造成不良反应为代价来达到控制癫痫发作的目的。如果患者出现不良反应，应选择替代药物。
4. 每天给药一次或两次可增加用药的依从性。应尽可能考虑使用缓释药物。
5. 治疗所需的血药浓度不是绝对的；它是根据谷值水平制定的，代表了统计学上的功效范围。

管理癫痫患者的人应该认识到 AED 的不良反应可能妨碍患者参与运动。例如，一些 AED 大剂量使用时可以使患者产生认知或行为的改变、复视、头晕和疲劳。苯妥英、卡马西平、丙戊酸盐和拉莫三嗪可引起震颤或运动障碍[22, 23]。托吡酯和唑尼沙胺可引起少汗[24, 25]。因此，应建议患者保持水分充足，携带一瓶冷水，并在进行运动时密切监测以防中暑。卡马西平和奥卡西平可引起低钠血症[26]。此外，丙戊酸钠可导致体重增加，托吡酯可引起体重减轻[27-29]。

有几种 AED 可以降低成人和儿童的骨矿物质密度，从而影响骨骼健康[30]。一项研究表明，癫痫患者人群的总体骨密度低于一般人群[31]。此外，应用酶诱导剂 AED 的人群的骨密度低于使用非酶诱导剂 AED 的人群。因此，监测骨骼健康对于癫痫患者至关重要，特别是对于那些使用苯妥英、苯巴比妥或卡马西平的患者。患者和医疗保健提供者都应该了解进行体育运动导致骨折的风险。

运动与癫痫发作

1960 年，早期儿科癫痫学领导人 William G. Lennox 博士写道："癫痫更喜欢在人们睡觉、休息和闲暇这些不注意的时候发动攻击。这样的情况在经常经历癫痫发作的患者中很容易得到证实：患者在进行滑冰、游泳或跑步时几乎没有癫痫发作，而在缝纫、进食或只是坐着时会经历大量的癫痫发作。父母认为他们的孩子会因癫痫发作而停下或摔倒，并在试图穿过繁忙的街道时被车辆碾压。我从来不知道会发生这种情况，而且我只知道个别患者在跑步或游泳时发病的案例。"[32] 根据这些观察结果，Lennox 将运动称为癫痫发作的拮抗剂。

在此期间完成的大多数人类和转化动物研究都支持 Lennox 博士的经验性结论，即运动实际上可以预防癫痫的发作，并且在活动过程中很少发生癫痫发作。然而，认为体育运动可能诱发癫痫的发作也是合理的，因为剧烈运动会导致过度通气，而在 EEG 实验室中，过度通气被用来引发癫痫发作。然而，静息时和运动时过度通气的净效应是不同的。静息时，过度通气会导致血二氧化碳减少（呼吸性碱中毒）。随后出现脑血流量的减少和缺氧，导致神经元网络兴奋和癫痫发作。然而，在运动过程中，过度通气是一种补偿机制，可避免高碳酸血症并满足氧需求的增加，因此不会发生诱发癫痫发作所需的呼吸性碱中毒[33]。

此外，最常见的癫痫发作诱因包括压力、精神紧张和身体疲劳[34]，所有这些因素都可能发生在剧烈的体育锻炼和竞赛中。压力可能通过交感神经刺激而导致癫痫发作[35]，疲劳可能通过造成长时间困倦状态而导致癫痫发作[36]。长时间剧烈运动期间的代谢紊乱，如低钠血症、脱水和水中毒，理论上可加重癫痫发作的潜在风险。然而，研究中只有少量明确的运动诱发的癫痫发作的病例[37-40]，而大量研究并未记录到运动诱发的癫痫发作，甚至在接触运动期间[41]。

在这里，有几项研究和观察值得一提。在一项针对超过 15 000 名癫痫患者的单中心研究中，没有出现一例运动诱发的癫痫发作的报告[42]。在第二项纳入了400 名患者的观察性研究中，只报道了 2 名患者在运动期间出现了癫痫发作[43]。Nakken[44] 报道了在 204 名癫痫患者中有 10% 的患者由于癫痫发作而在运动期间受轻伤。此外，36% 的受访者表示报告了运动过程中出现受伤，但与癫痫发作无关；36% 的受访者表示癫痫发作频率因运动而减少。相反，Ablah 等[45] 报告了运动导致癫痫的发作频率增高。然而，在报告运动时癫痫发作的患者中（占总被调查患者数的 18%），只有53% 的人的癫痫发作确确实实发生在运动过程中。

干预性试验研究发现，运动要么使癫痫的发作次数减少，要么不改变癫痫的发作频率。一项调查女性顽固性癫痫患者的癫痫发作和体育运动关系的研究发现，该人群平均癫痫发作频率从每周 2.9 次降至 1.7次[46]。相比之下，Nakken 等的研究发现，为期 4 周的训练计划并未改变癫痫发作频率[47]。此外，一项为期12 周的研究发现，运动对癫痫发作频率没有显著影响，但确实使得患者活力增强、焦虑和抑郁情绪减轻[48]。尽管这些研究没有提供运动可以用来预防癫痫发作的证据，但是数据也并未证明运动会诱发癫痫发作。

运动可能作为癫痫发作的拮抗剂的机制尚不清楚。研究发现运动期间癫痫样放电的频率降低[49-52]，这表明运动会影响产生这些放电的脑内神经元。在锻炼期间，人们通常更加警惕、警觉并且注意力集中。而嗜睡会激活癫痫样放电，有研究表明，当癫痫患者从事有趣的任务或活动时，癫痫样放电会减少[53]。运动还可以减轻压力，提高内啡肽水平[54]。已知应激可诱发癫痫患者的癫痫发作[43]，而 β- 内啡肽可以减少癫痫样放电[52]。

最后，有研究通过动物模型探索运动对癫痫发作阈值的影响[55,56] 提示了其他保护机制，包括通过胰岛素生长因子 -1 途径[57] 或通过预防氧化自由基作用来预防癫痫[58]。

虽然运动时的癫痫发作风险似乎很低，但 AED依从性至关重要，因为血药浓度的降低会增加任何环境中癫痫发作的风险。药物代谢的不同在理论上可以增加癫痫发作风险（代谢增加）或增加不良反应（代谢减少）。然而，评估运动过程中血药浓度的研究未观察到药物代谢的变化[47,48]。

癫痫发作的紧急处理

癫痫控制良好的患者也可能在运动时出现癫痫发作。处理急性癫痫发作的第一个原则是保持冷静，因为癫痫的发作几乎都是自限性的，仅需要轻微干预。重要的是保护患者不要伤害到自己。特别是在惊厥性癫痫发作期间，应该移除患者附近的物体。应放松限制性装备或衣物。不应在牙齿之间插入舌垫或其他物体，因为患者不会吞下自己的舌头。该患者反而可能会咬坏该物体或伤害"施救者"。如果患者存在咬物，只有在保证安全的情况下才应将其取出。

如果癫痫发作未在 5 分钟内终止，则应进行紧急医疗干预。直肠地西泮通常用于容易发生癫痫持续状态的人。同时也应该认识到地西泮有降低呼吸中枢兴奋性的可能性。然而，终止癫痫发作的好处通常超过呼吸抑制的风险[59]。

癫痫发作结束后，患者可能会感到疲倦和意识模糊。可以允许患者躺下，但是由于癫痫发作后可能发生呕吐，因此应该将患者转向侧面以防止误吸。如果癫痫发作是非惊厥性的（例如伴有刻板或奇怪行为的意识改变的局灶性癫痫发作），则无须令患者侧卧。

在急性癫痫发作后，考虑患者的情绪需求是十分重要的。应该认识到患者可能感到尴尬，重要的是要认识到尽管有些人可能希望谈论他们的经历，但其他人其实并不希望如此。一句简单的"你感觉如何"是暖心的。同样的方法适用于目击癫痫发作的人。鉴于对癫痫的许多误解[60]，目击者需要知道，自限性癫痫发作通常无害，这些患者通常会康复，并且大多数患者在其后少有或并没有癫痫发作，可以过着幸福的生活。

恢复运动指导

癫痫发作后如何安全地恢复运动没有明确的指南。如果该患者困倦或迷惑，应限制其运动。然而，并非所有的癫痫发作都会导致长时间的发作后症状（例如失神发作），因此应根据个体情况做出是否恢复运动的决定。

虽然单次自限性癫痫发作是无害的，但癫痫发作也可能会导致患者受伤。最常见的癫痫相关损伤包括肱骨颈、股骨、锁骨和踝关节骨折，牙齿折断，以及肩部和臀部脱臼[44]。然而，在一项持续 16 年多的研究中，Aisenson 等发现，癫痫患者的损伤事件发生率与无癫痫对照组相似[61]。Fischer 和 Daute 最近的一项研究表明，运动过程中，癫痫患儿的损伤事件发生率与无癫痫儿童没有差异[44]。

进行体育运动的安全性考虑

考虑癫痫患者是否能参加体育运动或锻炼时应该考虑以下因素：①癫痫发作类型和频率，②癫痫发作诱因，③该患者所希望参与的运动。一般而言，应允许患者进行体育运动，因为限制运动可能会对个人的健康和生活质量产生重大的不利影响。此外，对癫痫的心理和社会反应可能会导致患者出现焦虑、抑郁、自卑和同伴孤立。众所周知，运动可以减轻这些症状[62-64]。

鼓励癫痫患者进行运动的原因还包括：癫痫患者往往不太活跃、身体健康状况不太好。进行运动的癫痫患者也通常以比健康对照组的运动强度低，上述结论在两项研究中得到充分证明[65, 66]。此外，癫痫患者易出现超重[66]。

对于大多数癫痫发作控制良好的患者，不应对运动做过多的限制。然而，对于频繁或半频繁的失张力（跌倒）癫痫发作患者，以及癫痫发作频繁或持续状态的患者来说，则例外。对于最近被诊断的患者，可能需要延迟进行运动和锻炼，直到开始进行抑制癫痫发作的治疗和控制措施。

专栏20.1对不同运动的限制等级进行了详细的说明。通常不应鼓励患者参与极高风险的活动，因为在这些活动中即使单次发作也可能产生可怕的后果。例如，在参加体操或特技表演期间如果出现癫痫发作可能会使患者受到伤害。同样的，在攀爬脚手架或树木时癫痫发作也可能会产生类似的后果。在这种情况下，应该使用可行且可靠的"监视器"。此外，任何易发生癫痫发作的人都应避免站在悬崖边缘附近，或位于任何可能导致高处跌落的位置。

对于选择进行"速度运动"的人，例如骑自行车、骑马、滑板、滑水和滑雪，应始终戴头盔。在这些活动中，建议进行额外的监督。对于选择参加赛车运动的人，需要考虑有关"驾驶权"的州法律[67]。重要的是，要注意儿童也可以参加获得认可的竞争性驾驶运动。对于这类儿童，建议与家人阐明利弊并参考州法律。

由于反复的头部创伤，进行接触性体育运动（例如足球）会使癫痫加重的担忧是有道理的。然而，目前没有已知研究证明慢性头部创伤会增加癫痫发作频率或使癫痫病情恶化[60, 68-71]。在前面提到的一项著名研究中，Livingston和Berman[42]对15 000名幼儿进行了历经36年的研究。数百名患者参加了各种类型的运动，包括长曲棍球、摔跤和足球等接触性运动。

专栏20.1　某些体育运动或娱乐活动的风险

高风险
蹦极
体操（部分项目）
悬挂式滑翔
赛车
山体或岩体攀爬
潜水
高空跳伞
特技
冲浪

中度风险
自行车 a,b
骑马 a,b
溜冰 b
滑旱冰 a,b
滑板运动 a,b
帆船／皮划艇 b,c
游泳 c
滑水／滑水／冲浪 a,c

低风险或无风险
有氧运动
保龄球
越野跑步或滑雪 b
跳舞
曲棍球
高尔夫球
健步走
径赛

风险未知的运动
棒球
篮球
橄榄球
足球

---

a 应佩戴头盔。
b 应有伙伴一同进行该活动。
c 应有受过救生员训练的人员在场，并认识到该患者患有癫痫，应穿戴救生衣，并且不应在海洋或漆黑的湖泊中进行此项活动。

在他们的队列中，没有一例由于头部损伤而导致癫痫复发或恶化。此外，重要的是要认识到许多患有癫痫的运动员已成功参加最高级别的比赛，包括现任NFL球员Samari Rolle[72]和Jason Snelling[73]，以及职业足球运动员Leon Legge[74]。尽管如此，如同进行其他运动一样，进行接触性运动也应该谨慎。需要考虑癫痫的个体特征，因为即使不合时宜的单次癫痫发作也会产生严重后果。

游泳过程中需要采取防护措施是无可否认的，因为癫痫会增加溺水的风险[75-77]。Diekema等[77]的研究发现，患有癫痫的 0～19 岁儿童的溺水相对风险为 23.4。其他研究 [78] 表明，癫痫患儿溺水的风险是正常对照人群的 4 倍。尽管如此，这些研究并不是说不应允许癫痫患者游泳。通过适当的预防措施，包括通过稳定的药物治疗方案有效地控制癫痫发作，大多数学者都认同，如果有受过救援和复苏训练并且了解患者病情的人进行监督，则可以允许患者在游泳池或清澈的湖中游泳 [76,79-81]。然而，在海水和水质浑浊的湖中游泳是十分危险的，因为在这种情况下可能很难找到溺水者。因此，不鼓励癫痫患者在这些环境中游泳，如果患者选择在浑浊的水中游泳，则必须使用救生圈或救生背心。此外，除极少数例外情况外，应禁止水肺潜水和竞技潜水 [82,83]。

有趣的是，一些研究表明，洗澡比游泳更容易溺水 [76,78,79,84]。在 Diekema 等的一项研究中 [77]，癫痫患儿在浴缸中溺水的相对风险高达 96。事实上，年龄较大的青少年和成人的风险最高，因为他们倾向于单独洗澡，而年幼的孩子在洗澡时通常由父母密切看管。

总结

罹患癫痫不会自动将患者排除在锻炼或参加运动之外。然而，在做出这个决定时，必须始终在患者的医疗状况和其参与运动的需求之间找到平衡。通常，运动对患者的身体健康和生活质量带来的好处，例如改善自我价值感、减少抑郁和减轻压力，会超过癫痫发作造成伤害的风险。

选读文献

文献：Nakken KO, et al. Effect of physical training on aerobic capacity, seizure occurrence, and serum levels of anti-epileptic drugs in adults with epilepsy. *Epilepsia*. 1990; 31: 88-94.
证据等级：Ⅳ
总结：通过对 21 名药物难治性癫痫患者进行研究，表明为期 4 周的强化训练项目可使癫痫发作频率基本稳定或降低、血药浓度保持稳定。

文献：Steinhoff B, Neusiiss K, Thegeder H, et al. Leisure time activity and physical fitness in patients with epilepsy. *Epilepsia*. 1996; 37(12): 1221-1227.
证据等级：Ⅳ
总结：该研究通过问卷评估了 136 名癫痫患者和 145 例对照，并通过标准化身体健康临床测试评估了 35 名患者和对照。得到的结论是癫痫患者身体状况不良，并可能对身体健康和生活质量造成不良影响。

文献：Commission of Pediatrics of the ILAE. Restrictions for children with epilepsy. *Epilepsia*. 1997; 38(9): 1054-1056.
证据等级：Ⅱ
总结：这是国家医疗组织最近发布的关于癫痫和体育运动的指南。它强调在限制癫痫患儿运动之前，应该考虑运动带来的积极影响。

文献：Berg AT, et al. Revised terminology and concepts for organization of seizures and epilepsies: report of the ILAE Commission on Classification and Terminology, 2005-2009. *Epilepsia*. 2010; 51(4): 676-685.
证据等级：Ⅱ
总结：这是国际抗癫痫联盟对癫痫发作和癫痫进行分类的最新指南。

文献：Nakken KO. Physical exercise in outpatients with epilepsy. *Epilepsia*. 1999; 40(5): 643-651.
证据等级：Ⅱ
总结：这是一项针对 204 名成年癫痫患者的调查研究，并与挪威人的平均生活方式进行比较。得出的结论是，对于大多数患者，体育锻炼没有不良反应；而对于超过 1/3 的患者，体育锻炼可能有助于更好地控制癫痫发作。

文献：McAuley JW, et al. A prospective evaluation of the effects of a 12-week outpatient exercise program on clinical and behavioral outcomes in patients with epilepsy. *Epilepsy Behav*. 2001; 2: 592-600.
证据等级：Ⅱ
总结：针对 23 名癫痫患者的随机对照研究，表明适度锻炼对行为学结果具有良好影响，对癫痫发作频率无影响。

（Mary L. Zupanc, Scott I. Otallah, Howard P. Goodkin 著　杨致远 译　谢 玥 校）

参考文献

扫描书末二维码获取。

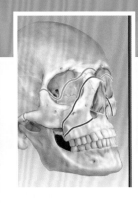

第21章

环境性疾病

流行病学

在 1997 年至 2006 年期间，在美国因劳力性中暑（exertional heat illness, EHI）就诊于急诊科的病例数增加了 133%。EHI 包括热衰竭（72.7%）、热晕厥（9.7%）、热痉挛（5.4%）和热射病（1.8%）。小于 19 岁的青少年（47.6%）和男性（71.9%）患者在 EHI 病例中占相当大比例。在美国，运动相关中暑最高发于 8 月份[2, 3, 4]。从 1990 年到 2010 年，高中和大学橄榄球运动导致了 49 例中暑相关的死亡，比其他任何运动都多[5]。在这些死亡事故中，86% 是前锋运动员。

定义

EHI 为一系列疾病，轻者仅有轻微症状，重者则需要急救。通过使用湿球黑球温度（wet bulb globe temperature, WBGT）可以较好地估算环境暑热压力，该方法考虑了来自太阳的辐射热、环境温度和相对湿度[6]。然而，暑热压力通常被报告为更易直观理解的热指数（见 http://www.nws.noaa.gov/om/heat/index.shtml）。

锻炼肌肉的产能效率相对较低，将 ATP 转化为肌肉收缩的效率低于 25%，这导致明显的产热，其热量随运动强度的增加而增加[7]。机体对核心温度升高的反应最初包括增加排汗、增加心输出量、舒张血管、以及血液重新分布到肌肉和皮肤[8]。运动过程中的散热主要是通过皮肤上的汗液蒸发完成的。高湿度会阻碍汗液蒸发。脱水（体重减轻 1%~2%）足以影响汗液的有效产生[9]。

EHI 的类型可以通过体温的升高与否来细分。体温升高的 EHI 包括热衰竭和热射病。体温正常的 EHI 包括运动相关的肌肉痉挛、热晕厥、劳力性横纹肌溶解、劳力性镰变危象和运动相关性低钠血症。

劳力性热衰竭

病理生理学

劳力性热衰竭（exertional heat exhaustion, EHE）可能是由于脱水、中枢神经系统疲劳、肌肉能量储备耗尽以及在某些情况下的电解质失衡等综合原因造成的[7, 10]。热衰竭通常发生在高温环境中，但也可能发生在高湿度的中低温环境中。

诊断

EHE 的诊断依靠临床表现。症状包括疲劳、头晕、肌肉痉挛、头痛和恶心。也可有轻微的精神状态变化（轻度混乱、易怒和情绪不稳定）。常见的体征包括苍白和无力。生命体征可正常，也可表现为心率和体温升高（<39.5℃）、血压降低或正常。

实验室检查

除怀疑低钠血症（下文描述）的情况外，实验室检查几乎没有价值。尿比重升高和血液浓缩可反映脱水情况。

鉴别诊断

其他可能类似 EHE 的疾病包括脑震荡、低体温、病毒性疾病、酒精或其他药物使用，以及心脏疾病。

治疗

运动员应该在凉爽的地方进行休息。口服补液是首选的治疗方法，目标是每损失 1 kg 体重补充 1.5 L 液体[11]。如果体重未知，可以通过生命体征的改善、尿量的增加、直立性低血压的减轻和一般的"感觉更好"来评估补水是否充分。碳水化合物含量低于 8% 的低温液体比普通水吸收更快[12-15]。补含钠液可能比补单纯水更能充分补液[16, 17]。在存在呕吐或严重的直立性低血压时，可静脉注射（IV）进行补液。推荐的静注溶液是生理盐水（NS）和5%葡萄糖盐水（D5NS）[18]。上述文献的作者更喜欢 D5NS 来防止运动后代谢亢进状态下糖原储备耗竭。在热衰竭患者中静脉输注补液不能比口服补液更快地改善脱水，世界反兴奋剂机构禁止对能够饮水的运动员进行静脉输液[19, 20]。

恢复运动

对于热衰竭后恢复运动（RTP），没有制定出基于证据的指南。我们的建议在专栏 21.1 中列出。RTP 应在解除包括环境作用、慢性脱水、习惯性疲劳和体重过重在内的危险因素后进行。

专栏 21.1　热衰竭后恢复运动的标准
• 恢复运动前至少休息 24～48 小时
• 无头痛、胃肠道症状或肌肉酸痛
• 可正常耐受进食和饮水
• 血电解质正常（如果已知运动员存在电解质紊乱）
• 尿液外观正常

预防

当热指数值处于"格外小心"或"危险"级别时，一些体育组织建议应调整室外活动[21-23]。调整具体包括减少训练次数，在一天中较凉爽的时间安排训练，减少负重和多饮水。这些建议尤其适用于橄榄球运动，它导致的热相关疾病和死亡病例比其他任何运动都多[24-26]。此外，运动员应该学会根据尿液颜色估计水合状态；苹果汁颜色的尿提示脱水，而柠檬汁颜色的尿提示水分充足。

对于炎热环境的适应表现为多种生理反应，包括在较低的核心温度下就开始出汗、在较低的血浆渗透压下出现口渴、增加排汗率、增加汗液和尿液中钠的重吸收，以及增加血容量[7, 18, 27]。适应环境所需的时间取决于年龄、基线身体水平、运动和设备要求以及环境因素。已经证明大学生运动员在短短 12 天的训练中就可以适应环境[28]。更年轻运动员通常需要更长时间来适应环境[29, 30]。

劳力性热射病

当运动产热与环境热应激累加，达到机体无代偿的程度时，就会发生劳力性热射病（exertional heat stroke, EHS）。EHS 定义为核心温度升高（通常 >40℃ [104°F]），并存在多器官系统衰竭征象。中枢神经系统的改变（精神状态改变）通常是 EHS 的第一个

标志[31]。EHS 通常发生在进行高强度运动的健康人中。

一旦稳态机制不能维持稳定的核心温度，持续的热应激会使从身体核心到外周的血流分流增加，导致器官缺氧和酸中毒。其结果是无氧代谢耗竭储存的碳水化合物，从而导致器官损伤[8, 32]。器官损伤，特别是胃肠道损伤，使内毒素入血，导致低血压；炎性细胞因子的释放导致脑血流量的减少和神经元的损伤[8]。肌肉损伤导致血清 [Ca] 和 [K] 升高。死亡通常是由休克导致的。

诊断

患有 EHS 的人可能会开始头晕、恶心和意识模糊，但嗜睡、反应迟钝或消失表明情况更严重、危急。体格检查通常可见皮肤湿热、脉速和低血压。体温高于 40℃（104°F）。直肠温度测量是监测运动员核心体温的最可靠方法

治疗

对于患有 EHS 的人来说，预后的关键是①早期识别和②尽快开始降温[33]。若怀疑运动员患有 EHS，不应等到直肠温度测量结果回报后再对其进行降温。如有必要，现场急救员应开始基本的心肺复苏并启动 EMS。应立即清除衣物和装备。如果去除笨重的装备会延迟治疗，首先应该进行浸泡[34]。在冷水中浸泡整个身体是首选治疗[35]。替代方案包括在整个身体上连续倒入冷水，放置冰帽并在颈、腋、腹股沟和腘窝处放置冰袋，并对大块肌肉进行冰按摩[36]。继续冷却至直肠温度达到 38.6℃（101.4°F），以防止过度冷却[37]。

恢复运动

专栏 21.2 总结了对 RTP 标准的建议[38, 39]。没有

专栏 21.2　热射病后恢复运动的标准
• 精神状态正常
• 饮食和二便习惯恢复正常
• 每日体温变化正常
• 全血细胞计数、血尿素氮/肌酐、阴离子间隙、肝酶、肌酸磷酸激酶和包括尿比重在内的尿液分析正常
• 超声心动图正常
• 复杂热射病患者（即存在严重的器官衰竭和广泛的横纹肌溶解症）应避免运动 1 个月
• 非复杂热射病患者（即仅需短暂急诊留观或住院）应避免运动 1 周
• 在凉爽的环境中开始锻炼，逐渐增加持续时间、强度和热暴露
• 若运动员在训练 2～4 周后表现出热耐受性，则可以恢复比赛

有效的测试可用于测量高温中运动员对不同等级的活动的反应，以帮助做出恢复运动的决定[40]。

运动相关的肌肉痉挛

病理生理学

运动相关的肌肉痉挛（exercise-associated muscle cramps，EAMC）通常称为热痉挛，是运动期间不自主的、痛性的肌肉收缩。已经提出几个假设来解释EAMC，包括钠丢失过量、肌肉疲劳和中枢神经系统疲劳[41-43]。前瞻性研究未能说明钠丢失与EAMC发病的关联[41]。疲劳导致Ⅰa和Ⅱ（兴奋性）型肌纤维传入冲动增加，而来自高尔基腱器官（抑制性）的传入冲动减少，这导致持续的α运动神经元兴奋[43]。状态不良可能导致过早疲劳。

诊断

EAMC通常是显而易见的。持续剧烈运动的运动员经历痛苦的抽筋，无法正常继续运动。

实验室检查

在大多数情况下，血电解质、pH和肌肉肌酸磷酸激酶（CPK）水平在正常范围内。

鉴别诊断

重要的是排除药物导致的肌肉手足抽搐，包括降脂药和抗高血压药、β-受体激动剂、口服避孕药、胰岛素和肌酸[44]。

治疗

对EAMC最有效的治疗似乎是被动拉伸，这可能会增加高尔基肌腱器官的抑制作用[41,43]。用冰按摩冷却肌肉可以提供额外的缓解。几乎没有证据表明摄入电解质溶液或泡菜汁一定可以解决EAMC问题。

预防

容易痉挛的运动员应在饮食中摄入超过正常量的盐，并在训练期间和之后使用含钠的口服补液溶液。调整状态和改善休息也可能有助于预防EAMC[43,44]。

恢复运动

如果运动员能够继续运动而不反复发生EAMC，则可以在肌肉痉挛解决后恢复运动。

热晕厥／运动相关的晕倒

病理生理学

热晕厥（heat syncope，HS）和运动相关的晕倒（exercise-associated collapse，EAC）在热和（或）运动的压力之后立即发生。停止运动后（即马拉松的终点线），肌肉节律性收缩的缺乏与脱水、静脉回流以及脑灌注压相结合，导致易感个体晕厥[45]。晕厥可能同样发生于在炎热环境中长时间站立后，以及在运动后从坐姿或卧姿突然起立时。

诊断

长时间运动停止时发生的晕厥，在排除其他病因后可诊断EAC。同样，在炎热环境中长时间站立时或突然体位变化后的晕厥也很可能是HS。这时可能有直立性血压变化。

实验室检查

实验室检查结果应该正常。

鉴别诊断

当在运动中或运动后立即发生晕厥必须排除心脏病因。发作后意识模糊的癫痫发作看起来与HS和EAC非常相似。EAC也需与EHS鉴别，但在HS/EAC中核心温度是正常的，患者对于体位支持也是有反应的。若晕厥运动员对支持无反应，也必须考虑糖尿病相关的低血糖症。

治疗

支持治疗以恢复正常的大脑灌注至关重要。将患者置于Trendelenburg位15~30分钟有助于恢复脑血流量。交叉并挤压双腿、紧握拳也有助于增加静脉回流并重新建立充足的灌注[46]。

预防

充足的水分和足够的盐摄入量对于维持正常的体液含量至关重要。在完成跑步比赛后继续走路可以最大限度地降低EAC的风险。在炎热环境中长时间站立时运动或收缩腿部肌肉有助于保持充足的灌注。

恢复运动

只要运动员血压恢复正常且无直立性低血压的情况，并且没有脱水迹象，则可以在症状消退后恢复运动。

劳力性横纹肌溶解症

病理生理学

劳力性横纹肌溶解症（exertional rhabdomyolysis, ER）的特征是由于运动强度超过了肌肉的工作能力，导致骨骼肌在运动中和运动后发生分解[47]。

过度运动会导致细胞内（特别是线粒体中）游离 Ca^{2+} 升高，与 ATP 的耗尽共同导致 Ca-ATP 酶泵功能失调[48]。钙升高导致蛋白酶和氧自由基的激活，导致肌细胞死亡。肌肉损伤导致强烈的肌肉疼痛、无力、肿胀和血清 CPK 水平升高达正常上限的 5 倍以上[29]。ER 的危险因素包括脱水、酸中毒、环境温度过高和缺氧。ER 患者体内大量的肌红蛋白、蛋白酶和炎症介质进入循环。肌红蛋白的滤过导致肾小球损伤，蛋白酶损伤呼吸道上皮，可能导致呼吸窘迫。极少数情况下，外观健康的人可能会由于先天性代谢障碍而出现 ER[48,50]。

诊断

患者通常表现出严重的肌肉疼痛，尤其是参与剧烈运动的肌肉。触诊时肌肉软，可能会肿胀。重症患者可能出现呼吸急促和水肿。严重后果包括肾衰竭、弥散性血管内凝血和酸中毒。

实验室检查

CK 水平通常超过 20 000 IU/L 或正常上限的 5 倍。肌红蛋白尿可能提示肾损伤，但耐力运动员中也可无症状[51]。重症患者血清钾升高、D- 二聚体阳性、血尿素氮（BUN）升高、肌酐升高[52]。

鉴别诊断

ER 必须与肌间室综合征和化脓性骨髓炎鉴别。劳力性肌炎 CK 水平中度升高（≤20 000 IU/L），伴随轻中度肌肉疼痛和无力，而没有肾或代谢损伤的证据[51,53]。

治疗

患者通常需要住院治疗，以纠正酸中毒、补液以帮助肌红蛋白清除而不会引起体液超负荷、监测肾功能，以及进行心肺功能支持。如果 CK 在 72 小时后没有改善，则应考虑请肾内科会诊。符合以下标准的患者可门诊密切随访：①CK 低于 15 000 IU/L；②肾功能正常，轻度脱水；③不存在镰状细胞性状、感染

专栏 21.3   劳力性横纹肌溶解症后恢复运动的标准

- 没有肌肉酸痛或压痛
- 肌力正常
- 肌酸磷酸激酶小于正常上限的 5 倍
- 尿液分析、血尿素氮 / 肌酐正常
- 严重横纹肌溶解症（即明显的心、肺和肾功能不全）患者出院后 2 ~ 4 周不应参加任何活动
- 轻度横纹肌溶解症患者可在满足上述标准后恢复轻度活动
- 1 周后随访
- 在耐受 2 ~ 3 周逐渐增加的训练，且肌酸磷酸激酶持续正常后，可恢复比赛

Data from George M, Delgaudio A, Salhanick SD. Exertional rhabdomyolysis—when should we start worrying? Case reports and literature review. *Pediatr Emerg Care*. 2010; 26: 864-866; and O'Connor FG, Brennan FH, Campbell W, et al. Return to physical activity after exertional rhabdomyolysis. *Curr Sports Med Rep*. 2008; 7(6): 328-331.

性疾病或潜在的代谢综合征[54]。这些患者应在凉爽的环境中恢复，避免运动，并多喝水。

恢复运动

RTP 标准列于专栏 21.3[38,54,55]。

预防

通过逐渐增加训练强度和训练量，以及确保运动间期的充分补水和恢复，可以预防 ER。ER 发生于从事体育运动、乐队、拉拉队、训练队和后备军训练团的人中，特别是当过度运动被用作惩罚方法时。参与这些活动的人应该在运动中充分补水和休息，并且应了解中暑和肌肉损伤的症状和体征。

劳力性红细胞镰变

病理生理学

镰状细胞性状（sickle cell trait, SCT）定义为存在 30% ~ 40% 的血红蛋白 S。SCT 患者通常无症状。SCT 发生在 7% ~ 10% 的非洲裔美国人中，并且在地中海血统的人中很常见。与非 SCT 运动员相比，SCT 足球运动员的运动相关死亡风险高 37 ~ 67 倍[5,56]。

热应激、脱水和剧烈运动，尤其是在高海拔地区，可导致严重的低氧血症、酸中毒、体温过高和红细胞脱水，可能诱发红细胞镰变，导致 ESC[57,58]。SCT 患者在进行短时间的重复性高强度运动（如冲刺训练）时风险可能最大，特别是在赛季前期状态未恢复时。

表 21.1　劳力性红细胞镰变与运动相关的肌肉痉挛的对比		
特征	劳力性红细胞镰变	活动相关的肌肉痉挛
肌肉	无力 > 疼痛 无痉挛或抽搐	疼痛 ≥ 无力 痉挛
行为	警觉、可萎靡，呼吸急促	萎靡、易怒、可能变得好斗
体温	正常	正常或升高
与运动关系	通常在运动过程早期发生	几乎总是在运动后期发生

见参考文献 57、58

诊断

ESC 患者突然发生极度无力，可能会在场上晕倒、表现焦虑、心动过速。表 21.1[58] 列出了有助于区分 ESC 与运动相关的肌肉痉挛的特征。

实验室检查

镰状血红蛋白（HgbS）的存在与否和百分比由血红蛋白电泳确定。在急性起病的运动员中，全血细胞计数提示贫血，血液涂片提示经典的镰状红细胞。急性病程中，动脉血气分析提示部分代偿的代谢性酸中毒（二氧化碳水平降低、pH 升高和阴离子间隙增加）。肌肉 CK 升高并且可能继续升高，类似于 ER 患者。

鉴别诊断

表现类似 ESC 的疾病包括心脏异常（传导或结构）、哮喘、热衰竭或 EHS 导致的晕倒。心搏骤停或热衰竭患者意识丧失或迟钝，而因 ESC 而晕倒的运动员通常是清醒的[58]。

治疗

怀疑患有 SCT 相关 ER 的运动员当天不应继续进行运动。应启动 EMS 并将运动员的状况视为"医疗紧急情况"。现场措施应包括口服补液、将运动员移至凉爽环境，以及如果可能的话，迅速吸氧和静脉补液。

恢复运动

医务人员可参考 ER 后的恢复运动的指南（见专栏 21.3）[38, 54, 55]。

预防

所有在将血红蛋白状态作为新生儿新陈代谢筛查的州出生的运动员，都应该知道自己是否存在镰状细胞性状。在新生儿期后进行运动员普查是有争议的[58]。目前，NCAA 要求对所有进入大学的运动员进行筛查[56]。在其他情况下，可能需要对高危人群，特别是非洲裔美国人进行选择性筛查。SCT 运动员应设定自己的训练计划，逐步训练、延长恢复时间、保持水分充足、避免极端表现测试，如果出现异常的肌肉疼痛或无力，应立即停止活动[58]。作者认为这些指导原则应适用于所有运动员，无论是否已知其镰状细胞性状。

运动相关的低钠血症

病理生理学

运动相关的低钠血症（exercise-associated hyponatremia, EAH）定义为在体育运动中或运动后 24 小时内血清钠低于正常参考值（通常为 135 mmol/L）[59]。EAH 在耐力运动员中最常见，但也见于士兵、徒步旅行者和足球运动员[60-63]。EAH 的严重程度差别很大，轻者出现恶心、头晕、"感觉不舒服"、呕吐、头痛和意识模糊；重者可昏迷、抽搐、肺水肿和死亡。EAH 最常见的病因是在运动过程中补水过多，这可能由于缺乏正确补液的知识或试图治疗 EAMC[64, 65]。当需要利尿时，抗利尿激素分泌不当综合征（syndrome of inappropriate antidiuretic hormone secretion, SIADH）会引起体液潴留。非渗透性刺激，包括恶心／呕吐、疼痛、运动、体温升高，可以抑制体液渗透压的严密调节[66-70]。少数情况下，EAH 可能与出汗过多导致失钠，而使用低张溶液按正常量补液有关[59]。

诊断

耐力运动员体重增加、尿量减少，伴有上述症状，尤其是饮水量充足的情况下，应考虑 EAH。

实验室检查

临床怀疑 EAH 时应及时评估电解质情况。轻度或无症状患者的血钠通常在 130～135 mmol/L，而重者则 ≤129 mmol/L。尿渗透压相应地升高指示 SIADH。

鉴别诊断

与运动相关的精神状态改变可能由 EHS、HS 或

EAC、头部创伤、癫痫发作、药物摄入和糖尿病酮症酸中毒引起。

治疗

对于轻症病例，限制入量、进食咸味零食和高渗盐水可防止进展为更严重的低钠血症。机体恢复稳态的表现为血钠的改善和稀释尿液的产生。在精神状态显著改变的严重病例中，应给予静脉推注 100 ml 3% 高渗盐水，并且在缺乏临床改善的情况下可以每隔 10 分钟重复两次[67]。EAH 时快速纠正血钠导致脑桥中央髓鞘溶解的风险较小，小于慢性低钠血症时快速纠正血钠[59]。

恢复运动

EAH 患者在症状消失且血钠、尿量正常后可恢复运动。必须充分补水，且训练强度和时间应适度；至少在最初的 1～2 周内，避免极端的环境条件。

预防

适当补水是最好的预防和干预措施。虽然有些人主张渴了再喝，但使用适当的客观方法取代汗液损失有助于新手运动员特别是可能难以区分口渴和疲劳的新手。应在不同的环境条件下测量排汗率（专栏 21.4）。在运动之前和之后测量体重可以实现二级预防。在马拉松比赛中体重不减的人发生运动相关的低钠血症的可能性要高 7 倍[65, 70]。医疗和应急人员应该接受有关 EAH 的教育。

专栏 21.4　排汗率测定

1. 排尿排便。
2. 擦干汗水。
3. 着最轻便服装测排汗前体重（PREWEIGHT）。
4. 穿好衣服。
5. 按计划进行锻炼 / 训练 1 小时，并记饮水量。
6. 再次擦干汗水。
7. 着最轻便服装测排汗后体重（POSTWEIGHT）。
8. 记饮水量（FLUID）。
1 小时排汗率（SWEAT RATE FOR 1 HOUR）= 排汗前体重（PREWEIGHT）- 排汗后体重（POSTWEIGHT）+ 饮水量（FLUID）

冷伤

参加冬季运动的运动员长时间高强度运动会导致冷伤风险增加，主要是低体温和冻伤[71-74]。

低体温

病理生理学

低体温，定义为核心温度低于 35℃（95°F），是导致天气相关死亡的最常见原因，65 岁及以上的人患病风险最大[75-79]。死亡率随低体温程度的增加而成比例增加[80]。核心温度降低会导致神经传导延迟，从而导致精神状态改变、全身性功能减退、共济失调和肌肉僵硬。由于低体温具有神经保护作用，因此即使核心温度非常低，神经也可能完全恢复[81-84]。低温导致心电图（ECG）改变，包括异常复极化、心房颤动和 J 波（QRS 波群和 ST 段交点的正向偏移）[85, 86]。随着核心温度的降低，PR 间期、QRS 波群和 QT 间期也会逐渐延长[79]。血管收缩导致血容量相对增高，导致"冷利尿"，进而导致血容量不足。

热量平衡

为避免在寒冷环境中出现功能损害，机体必须通过增加产热和减少散热将核心温度变化保持在 4℃ 范围内。

机体热量的产生，或产热，是以四种主要方式实现的[87]。静息（或基础）代谢率是指在适温环境中静止时的能量消耗。在运动过程中，肌肉代谢能量的 75% 作为热量释放，25% 转化为肌肉收缩。吸收、分解和储存的摄入食物产生的热量，称为"热效应"，占总机体产热的少部分[87]。"体温调节产热"是指可以使代谢率提高到休息状态的 5 倍的寒战[87-89]。寒战的程度与冷应激成正比，但其维持需要充足的糖原储备[88]。寒战在核心温度 30℃ 时停止[82, 84]。

大约 90% 的热量通过皮肤损失的，这是由血管收缩控制的。通过肺部损失的约占 10%，这取决于活动的类型和强度。运动员身体是湿的时热量损失增加[85]。辐射占总热量损失的 60% 左右[75]。儿童的辐射损失较高，因为他们相对体表面积较大[90]。

影响热平衡的其他因素

甲状腺功能减退、肾上腺皮质功能减退、垂体功能低下和糖尿病等某些疾病会影响机体产热的能力[75, 79, 88]。热平衡失调见于老年人、多发性硬化患者、帕金森病患者、某些皮肤病患者和服用某些药物的人[75, 91]。乙醇是最常见的与低体温有关的物质，因为其会通过外周血管舒张导致热量流失[75, 91-93]。吩噻嗪类药物会影响寒战产热[94]。苯二氮䓬类药物、巴比妥类药物和三环类抗抑郁药减少中枢介导的体温调节[95]。

诊断

低体温诊断需要准确可靠地测量核心温度。如果气道安全,则优选放置食管探针于食管下1/3。如果没有食管探头或气道不安全,建议使用鼓室探针,尽管这可能会在现场测量得数偏低。在患者处于温暖环境之前,不应使用直肠或膀胱温度计[82,84]。口腔或腋窝探针不能可靠地反映核心温度。

在轻度低体温(32~35℃或90~95℉)时,四肢发凉、苍白,双手难以进行精细动作。寒战很明显。神经系统检查提示精神萎靡、意识模糊、定向障碍、构音障碍和共济失调。中度低温(28~32℃或82~90℉)的患者表现出明显的精神状态改变、构音障碍、淡漠和失忆。精神状态可能恶化为昏睡和昏迷。深腱反射减弱至无法引出。生命体征不稳定,出现低血压和心动过缓。寒战缓慢至停止。未经治疗可导致死亡[82,96]。严重低温(<28℃或82℉)的患者经常处于昏迷状态,可能像已死亡了一样。瞳孔可以固定、扩大。严重低血压和心动过缓;呼吸频率降低,生命体征可能难以维持。常见心室颤动和心脏停搏。肌肉变得僵硬,出现少尿。严重低体温的人死亡率最高。一些研究者还纳入了第四级,将极度低体温定义为核心温度低于24℃或20℃[82]。

实验室检查

心电图有助于诊断心脏状态。实验室评估应包括血清电解质(如钙、镁)、淀粉酶和脂肪酶、血糖、动脉血气分析、全血细胞计数、BUN、肌酐、凝血酶原时间/国际标准化比率、部分促凝血酶原激酶时间[95]。

治疗

治疗取决于低体温的严重程度和医疗水平。复温是低体温主要的治疗方法。轻度低体温患者可以用被动复温治疗,包括使患者保温并允许产热以增加核心温度。应换下所有湿衣服,并立即换上干衣服[82,84]。中度低体温患者的主动外部复温需要小心进行,以免烫伤皮肤。建议先对躯干再对四肢进行复温以避免反常性体温下降(由于较冷的血液从外围分流到核心,使核心温度急剧下降)。主动外部复温的方法实例包括毯子,或电、化学或压缩空气暖水袋[97]。不应使用浴缸或热水淋浴进行复温,因为这会导致心血管衰竭[82,84]。对于精神状态明显改变的患者,不应脱去其衣服;相反,应将温暖的毯子放在患者身上[85]。移动严重低温的患者时应小心,以防止诱发心室颤动。

严重低体温的患者需要使用温热的静脉输液(38~42℃)进行主动内部复温,并将温热的液体注入胃肠道。在严重的低体温时,体外复温似乎可以提高生存率[83,97]。

体外复温通常特指将血液从体内分流至复温血液的机器,再将血液回输到体内,分流通常为心肺、动-静脉或静-静脉分流术[体外膜肺(ECMO)]。体外复温是高度侵入性的,只能在具有这些技术经验的中心进行。严重低体温患者可出现严重的心动过缓;如果脉搏摸不到,应检查60秒颈动脉搏动,并开始心肺复苏[82,84]。对于中度至重度低体温,重症监护是必不可少的。

预防

运动员应该了解天气状况并适当穿着。理想情况下,内层由吸收皮肤水分的材料组成。外层应允许水分蒸发到空气中,水分在外层蒸发不会有明显的热量损失[88]。头部覆盖物可以减少高达50%的热量丢失[98]。厚且宽松的袜子是必不可少的;长时间运动时应经常更换袜子,使脚保持干爽[88]。在偏远地区进行长时间训练的运动员应与同伴一起训练并携带手机。参加冬季运动的运动员必须密切关注能量储备;建议增加碳水化合物的摄入量。充足的补水对于避免冷利尿引起的血容量不足非常重要。参加冬季运动的运动员应该注意低体温的警告症状;如果迷路了,运动员应暂时避寒并保存热量以增加生存机会,而不应继续在严寒中跋涉。

冻伤

病理生理学

士兵和登山者是传统上冻伤风险较高的群体[99]。在冻伤中,肢体或附肢(鼻子、耳朵、阴茎)的组织冻结[79]。冻伤的进展可分为四个病理阶段[100,101]。在前冻伤阶段,热量丧失导致血管收缩,以努力将血液分流到核心。每5~7分钟血管间歇性地舒张,以缓解这种血管收缩,这种现象称为寒冷诱导的血管舒张[102,103]。在冻融阶段,细胞内形成冰晶,蛋白质结构改变,并导致细胞脱水和收缩。炎症介质释放并积聚。血流淤滞、内皮细胞发生损伤,导致血浆外渗、血栓形成。受累组织进行性缺血,最终导致细胞死亡[100,101]。持续暴露于寒冷环境中,冻伤从远端延伸到近端、从浅层进展到深层[104]。

诊断

冻伤患者肢体寒冷甚至结冰，受累肢体麻木、感觉异常。冻伤按程度分为 4 度[110, 105, 106]。1 度冻伤受累部位坚硬，呈黄色至白色，有明显水肿。2 度冻伤还会出现典型的清至乳白色水疱。在 3 度冻伤中，较小的出血性水疱提示较深的真皮损伤。4 度冻伤包括骨骼和肌肉的损伤，可能伴坏疽和木乃伊样变。

实验室检查

复温后头 5 天内的锝（Tc）骨扫描可以可靠地预测患者是否需要最终截肢，以及截肢的范围[107, 108]。

治疗

应首先治疗低体温[79, 100, 101]。治疗冻伤的主要方法是复温，这将导致剧烈的疼痛、明显的水肿和充血。如果有二次冻伤的可能，则不应当场开始复温，因为再冻结会导致更广泛的组织损伤。如果现场情况和运输过程中几乎不会发生二次冻伤，则应开始解冻[101]。快速复温可在温度为 37~42℃（98.6~107.6°F）并添加抗生素的温水中进行[101, 105]。水温必须保持恒定，这可以通过保持水不断循环来实现。复温应该进行至四肢变成红紫色、皮肤柔韧，通常需要 30~45 分钟。受累组织通常非常脆弱；必须注意避免四肢接触容器两侧以防组织损伤[101]。应轻轻擦拭受累肢体并使其风干。干燥的大块敷料有助于减少进一步的组织创伤，应抬高患肢。水疱的处理存在争议[101, 105, 106]。水疱不应该当场挑破。入院后可以对水疱进行穿刺抽吸，但不能对出血性水疱进行穿刺抽吸。以霜剂或胶状制剂形式涂抹外用芦荟，一种血栓素抑制剂，是推荐的辅助治疗[101, 105]。

复温过程非常痛苦，阿片类镇痛药是控制疼痛所必需的[101, 105]。布洛芬（每天 12 mg/kg，分两次给药，最大剂量为 2400 mg/d）用于抑制炎症[101]。破伤风预防应按照标准指南进行。不建议预防性使用抗生素。只有出现感染 / 败血症的症状或体征时才应给予抗生素[101]。

因为冻伤的病理生理学涉及微血栓形成，所以可以对严重的冻伤病例进行溶栓治疗。在解冻后 24 小时内静脉或动脉应用组织纤溶酶原激活剂已被证明对于抢救有坏死风险的组织具有潜在的益处[109, 110]。然而，用组织纤溶酶原激活剂治疗具有显著的潜在风险，且

只能应用于具有重症监护病房且有处理经验的医疗机构中进行。血管扩张剂已被用于治疗冻伤。建议静滴伊洛前列素，但目前美国尚无此药物治疗[105, 109]。

在冻伤过程中不应过早进行截肢手术。坏死组织产生明确边界可能需要长达 3 个月。大多数专家建议仅在冻伤组织引发败血症的情况下进行早期截肢[101, 107, 108]。疼痛、灼热和电击样感觉是缺血性神经炎的结果，可持续数周至数月。几乎所有冻伤患者都会出现长期感觉障碍[100]。

预防

防止冻伤的措施与防止低体温相同[79, 100, 101, 104, 105]。此外，在极度寒冷的情况下，应戴连指手套而非分指手套。在寒冷天气运动的人应该知道冻伤的症状和体征，并经常自查。最早的冻伤迹象出现时，就应该转移并避寒。

高原病

尽管易感人群在海拔低于 2000 米时就出现症状，高原病（high-altitude illness, HAI）通常发生在海拔 2500 米或以上。在高海拔地区，氧分压和空气阻力较低、紫外线辐射较多、空气较干燥、气温较低。海拔高度上升率与 HAI 风险的关系比绝对高度更高。虽然"快速上升"没有精确的定义，但是一天上升 2400 米以上，或在海拔 2400 米以上时上升超过 600 米 / 天，足以引发 HAI[111]。

缺氧训练和高原训练以改善运动表现超出了本章的范围，但最近的综述已经涵盖了这一点[112-114]。

适应高海拔的生理学

在高海拔地区，缺氧会引起脑动脉扩张、静脉闭塞，导致脑灌注压升高，从而刺激过度通气，导致呼吸性碱中毒[115-119]。肺血管收缩会增加肺灌注压。血红蛋白对氧的亲和力降低，有利于向组织输送氧的增加。在 48 小时内，肾增加碳酸氢盐排泄（对碱中毒的反应）并增加促红细胞生成素的产生[115]。

高海拔性头痛、急性高原反应、高原性脑水肿

病理生理学

高海拔性头痛（high-altitude headache, HAH）常见于不习惯高海拔的人来到高海拔地区时，可能是由于轻度脑水肿引起的[120, 121]。肺血管压力增加可能导

致通气灌注比失调，导致轻度呼吸困难，而呼吸困难和缺氧都可能会扰乱正常的睡眠[122, 123]。

诊断

急性高原反应（acute mountain sickness, AMS）定义为 HAH 伴有至少一种下列症状：恶心、呕吐、呼吸急促、嗜睡、睡眠障碍和厌食[112, 124]。路易斯湖（Lake Louise）共识评分系统已被广泛用于临床诊断成人 AMS（专栏 21.5）[125-127]。儿童路易斯湖评分则是针对幼儿开发的[128]。路易斯湖评分为 3 及以上与 AMS 的诊断一致。高原性脑水肿（high-altitude cerebral edema, HACE）是一种潜在致命的全球性脑病，是 AMS 的终末阶段。HACE 在临床见于快速上升到高海拔的人，患者出现头痛、精神状态改变（例如意识模糊、注意力不集中、昏睡和嗜睡）和共济失调。临床医生应对 AMS 症状明显并持续恶化的患者保持警惕，因为从轻度 AMS 恶化到 HACE 可能很快。HACE 患者通常会出现非局灶性神经系统检查阳性，但已报告有偏瘫、视盘水肿、视网膜出血和脑神经损害[129-131]。建议对轻症共济失调进行简单测试，让患者脚跟着地走直线然后转 90° 弯，观察是否平稳[131]。

AMS 的危险因素包括 AMS 病史、偏头痛病史、酒精滥用、高 BMI、高血压，心理压力和缺乏高海拔经验[132-134]。身体健康状况好不具有保护性，剧烈活动增加 AMS 的风险[135-138]。在低海拔地区运动时动脉血氧饱和度低、缺氧运动时动脉血氧饱和度低［低氧通气反应（HVR）］，似乎是 AMS 易感性的标志物[132, 137, 139-141]。

实验室检查

精神状态改变或共济失调的患者应该进行脑部磁共振成像（MRI）检查，但 HACE 的治疗不应等到 MRI 结果回报后再开始。脑 MRI 显示血管源性脑水肿和微出血；脑水肿可累及灰质和白质，特别是胼胝体压部[119, 142, 143]。

鉴别诊断

HAH 很容易与偏头痛鉴别，前者可通过吸氧快速消失[130]。可能类似于 AMS 的疾病包括病毒性疾病、宿醉、脱水、疲惫、低体温或药物的不良反应。其他可能类似 HACE 的疾病包括低血糖、脑卒中、短暂性脑缺血发作、低体温、中枢神经系统感染、一氧化碳中毒、药物或酒精滥用、复杂的偏头痛和糖尿病酮症酸中毒。

治疗

大多数 HAH 和 AMS 病例可以进行对症支持治疗，包括休息、吸氧、避免劳累、注意补水和服用头痛镇痛药。AMS 的治疗指南详见表 21.2[116, 117, 120, 137, 139, 144, 145]。对包括 AMS 在内的 11 种 HAI 的最有效治疗方法是立即下降至较低海拔地区。下降的紧迫性取决于疾病的严重程度。患有 HACE 和高原肺水肿（HAPE）的人应立即下降。

乙酰唑胺是成人和儿童 AMS 的主要治疗药物。乙酰唑胺禁用于磺胺类过敏者。地塞米松单独或与乙酰唑胺组合使用在治疗中度 AMS 和 HACE 方面也是有效的。目前，没有足够的证据推荐其他药物（包括抗氧化剂、镁、银杏叶、西地那非和螺内酯）可用于治疗 HAI[146-149]。替马西泮、唑吡坦或扎来普隆可用来治疗有显著睡眠障碍的 AMS 患者[150]。

恢复运动

在恢复训练或在高海拔地区进行训练之前，运动

专栏 21.5 急性高原反应的 Lake Louise 共识评分

自觉症状	入睡困难
头痛	0 = 睡眠和平常一样好
0 = 无	1 = 睡眠不像平常一样好
1 = 轻	2 = 多次醒来、睡得不好
2 = 中	3 = 根本无法入睡
3 = 重、无法忍受	
	临床检查
	精神状态变化
胃肠道症状	0 = 没有变化
0 = 胃口好	1 = 嗜睡 / 倦怠
1 = 胃口不好或恶心	2 = 无定向力 / 意识模糊
2 = 中度恶心和（或）呕吐	3 = 昏睡 / 半清醒状态
3 = 严重恶心和（或）呕吐	4 = 昏迷
疲劳和（或）无力	*共济失调*
0 = 无	0 = 无
1 = 轻	1 = 需尽力维持平衡
2 = 中	2 = 无法走直线
3 = 重	3 = 跌倒
	4 = 无法站立
头晕	
0 = 无	总分：
1 = 轻	
2 = 中	
3 = 重、无法忍受	

见参考文献 115、127

表 21.2　高原病的治疗

干预	轻度 AMS（LLS＜5）	中至重度 AMS（LLS≥5）	HACE	HAPE
支持	休息，补水，镇痛	休息，补水，镇痛	休息，补水，镇痛	休息，补水，镇痛
下降	通常没必要；如果治疗 24 小时后症状无改善，则考虑下降 500～1000 米	立即下降 500～1000 米	尽快下降至症状改善	尽快下降至症状改善
吸氧	可以用于缓解症状	如果不能下降，低流量吸氧（1～2 L/min）或使用便携式高压舱	2～4 L/min 维持 O_2sat^a＞90%	2～6 L/min 维持 O_2sat＞90%
用药	乙酰唑胺 125～250 mg/12 h PO 可用止吐剂	乙酰唑胺 250 mg/12 h，加地塞米松 4 mg/6h PO，IV 或 IM	地塞米松，负荷量 8mg PO、IV 或 IM，后 4mg/6h 如果不能及时下降则加乙酰唑胺 250mg/12h	硝苯地平初始剂量 10 mg 口服，后 30 mg/12 h 缓释考虑吸入沙美特罗 125 μg/12 h 如果症状提示 HACE，考虑使用地塞米松

见参考文献 116、117、120、137、139、144、145。
a 动脉血氧饱和度
AMS，急性高原反应；HACE，高原性脑水肿；HAPE，高原性肺水肿；IM，肌内注射；IV，静脉注射；LLS，路易斯湖评分；PO，口服。

员必须完全没有症状[117, 145]。最近的综述提出了分级上升的方案[111, 144, 151]。对易感人群的药物预防应包括乙酰唑胺（125～250 mg，每天 2 次，开始上升前 24 小时，抵达高海拔地区后持续 2～4 天）、地塞米松（每 6 小时 2 mg 或每 12 小时 4 mg，可单独使用或与乙酰唑胺联合使用，并在上升期间持续使用以避免症状反弹）[117]。HACE 后有永久性神经系统后遗症者不应再到高海拔地区。

高原性肺水肿

病理生理学

高原肺水肿（high-altitude pulmonary edema，HAPE）出现在到达高海拔地区后 2～5 天内，表现为呼吸困难、运动不耐受和持续性干咳[222]。HAPE 的组织改变包括斑片状肺血管收缩导致毛细血管压力升高、肺毛细血管受损导致渗出进而诱发炎症反应，以及由于通气 / 灌注失调导致的缺氧[115, 116, 153]。

诊断

尽管 HAPE 典型表现为咳粉红色泡沫状痰，但这并不常见[154]。听诊可闻及啰音。在严重的情况下可能可见外周发绀和水肿。HAPE 患者中 50% 也同时患有 AMS，同时患有 HACE 者高达 14%[115]。在所有高原病中，因 HAPE 致死的患者占大多数[115]。

实验室检查

动脉血氧饱和度小于 90% 是 HAPE 的特征。胸部 X 线片提示肺动脉充盈、斑块状浸润，然而在更严重的情况下可见弥漫性肺部受累。动脉血气分析提示严重的低氧血症（30～40 mmHg）和呼吸性碱中毒[152]。心电图可能提示右心室相应改变（例如电轴右偏和 P 波异常）和右束支传导阻滞[115]。

鉴别诊断

可能与 HAPE 出现相似的呼吸窘迫的其他原因包括哮喘、支气管炎、肺炎、心力衰竭、心肌梗死和肺栓塞。

治疗

HAPE 的治疗指南总结在表 21.2 中。氧饱和度未能提高至 90% 及以上且有 HACE 征象的患者应立即下降。在无法下降或吸氧的情况下，硝苯地平（30 mg 口服，每天 2 次）可能有效果[152, 155]。高剂量沙美特罗［一次 5 喷（125 μg），每天 2 次］可改善氧合作用[156]。

恢复运动

AMS 后恢复运动指南适用于 HAPE 患者。在上升前 24 小时应开始预防性使用地塞米松（8 mg，每天 2 次）[157]。在上升前 24 小时开始使用达达非尔（10 mg 口服，每天 2 次），几乎与地塞米松一样可以有效预防 HAPE[158]。随机对照试验表明，尼非地平（30 mg，每天 2 次）比吸入沙美特罗（125 μg，每天 2 次）更能减少 HAPE 复发。

队医须知

　　陪同团队在高海拔地区进行训练或比赛的队医可以采取措施，以最大限度地减少运动表现下降和 HAI 的风险。队医和运动训练人员应该在旅行前检查运动员是否有 HAI 的症状，并定期提醒运动员如有症状（特别是头痛）立即报告[159]。

　　低氧通气反应（HVR）可衡量个体呼吸系统耐受低氧分压的程度，是最能预测与海拔增高相关的运动表现降低的因子。HVR 可以用于识别可能需要个性化适应的运动员；但测 HVR 需要特殊设备，而这些设备并不总是随时可用。

　　HAI 的危险因素包括 HAI 病史、偏头痛、贫血或低铁储备、高 BMI 和高血压，上述危险因素阳性的运动员应接受预防措施。HAI 的预防和治疗必须在反兴奋剂规定的条件下进行。地塞米松和乙酰唑胺都在世界反兴奋剂机构（World Anti-Doping Agency, WADA）的禁用药物清单中[160]。可行的预防 AMS 方案是在上升前 1 ~ 2 天开始使用布洛芬（600 mg 口服，3 次 / 天）[161]。作者建议同时给予奥美拉唑（每日口服 20 mg）以防胃炎。HAPE 的预防可以包括硝苯地平或他达拉非。WADA 允许沙美特罗的每日最大剂量为 200 μg；沙美特罗也可用于预防 HAPE，200 μg 相当于每次 4 喷、每天 2 次（比用于预防的推荐剂量少 20%）[144,160]。队医应始终关注最新的禁用药物清单。

　　防止高海拔的影响的理想方法是适应环境。特殊训练方法，如间歇性低氧暴露（intermittent hypoxemic exposure, IHE）、间歇性低氧训练（intermittent hypoxemic training, IHT）和高住低练（live high, train low, LHTL）已被证明可以改善 HVR；然而上述方法需要低压或低氧舱，这对大多数团队而言并不容易获得[162]。推荐在海拔 3000 米以上时进行逐级上升适应性训练，包括将每天到海拔高 500 ~ 600 米以内的地方睡觉，以及如果可能的话每增加 1000 米则休息一天。

　　增加碳水化合物摄入，例如使用含碳水化合物的运动饮料而非纯水，可能有助于防止运动表现下降和脱水[164-167]。有贫血或低铁储备病史的运动员应该在前往高海拔地区前几周重新检查铁代谢状态，并相应地开始补铁。在到高海拔地区的前 1 ~ 2 天减少锻炼强度、增加恢复期可以帮助运适应高海拔。

选读文献

文献：Casa DJ, DeMartini JK, Bergeron MF, et al. National Athletic Trainer's Association position statement: exertional heat illness. *J Athl Train*. 2015; 59(9): 986-1000.
证据等级：Ⅲ
总结：用于预防、识别和治疗劳力性中暑（EHI）的最佳实践循证指南，并描述了相关的体温调节生理学。

文献：Bergeron MF, Devore C, Rice SG. Council on Sports Medicine & Fitness and Council on School Health. Policy statement—climatic heat stress and exercising children and adolescents. *Pediatrics*. 2011; 128(3): e741-e747.
证据等级：Ⅲ
总结：儿童和成人运动员对运动热应激反应差异的循证总结，并提出了避免儿童运动员中暑的具体建议。

文献：Paal P, Gordon L, Strapazzon G, et al. Accidental hypothermia—an update: the content of this review is endorsed by the International Commission for Mountain Emergency Medicine (ICAR MEDCOM). *Scan J Traum Rescuc Emerg Med*. 2016; 24(1): 111.
证据等级：Ⅲ
总结：关于有和无心搏骤停的意外低体温患者的处理和预后的最新综述。

文献：McIntosh SE, Dow J, Hackett PH, et al. Wilderness Medical Society. Wilderness Medical Society practice guidelines for the prevention and treatment of frostbite: 2014 update. *Wilderness Environ Med*. 2014; 25(suppl 4): S43-S54.
证据等级：Ⅲ
总结：荒野医学会专家小组关于预防和治疗冻伤的循证指南。本文综述了相关的病理生理学，并讨论了一级和二级预防措施和治疗。

文献：Luks AM, McIntosh SE, Grissom CK, et al. Wilderness Medical Society practice guidelines for the prevention and treatment of acute altitude illness: 2014 update. *Wilderness Environ Med*. 2014; 25: S4-S14.
证据等级：Ⅲ
总结：荒野医学会专家小组关于预防和治疗急性高原反应、高原性脑水肿和高原性肺水肿的最佳实践指南。这些指南介绍了每种疾病的主要预防和治疗方法，并提供了其在疾病管理中的作用的建议。指南根据支持证据的质量进行分级。

文献：Bärtsch P, Swenson ER. Clinical practice: acute high-altitude illnesses. *N Engl J Med*. 2013; 368: 2294-2302.
证据等级：Ⅲ
总结：关于高原病的循证临床指南，包括对以前指南的综述，以及作者的专家建议。

（Jorge E. Gómez, Joseph N. Chorley, Rebecca Martinie 著　杨致远 译　朱敬先 校）

参考文献

扫描书末二维码获取。

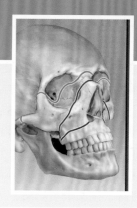

第22章

皮肤疾病

皮肤及其附属器构成一个复杂且高度调节的器官，称为外皮系统。它的功能多种多样，包括：通过物理和免疫机制保护机体免受一系列的外部伤害、调节体温稳态、提供感知环境的感受器、防止水分流失，以及启动维生素 D 合成。良好的运动表现也依赖于外皮系统的健康和功能完备。因此，医护人员能够识别和治疗影响运动员的皮肤病至关重要。本章介绍了运动员可能罹患的一些皮肤疾病，重点在于提供一个评估皮肤情况、有效做出诊断的纲要。

皮肤感染

皮肤感染是运动员可能罹患的最常见的皮肤病。做出准确的诊断至关重要，因为感染可能出现发病症状，并导致运动表现不佳。熟悉恢复运动指南至关重要。读者可查阅已发布的指南，例如《2014—2015 NCAA 运动医学手册》，本章强调了该指南 [1]。皮肤感染指南主要针对从事接触性运动的运动员，特别是摔跤运动员，因为他们发生并传播皮肤感染的风险最高。

细菌感染

毛囊源性感染：细菌性毛囊炎、疖和痈

细菌性毛囊炎、疖和痈是起源于毛囊内的感染，可以视为同一种疾病不同阶段的进展。这类感染在运动员中都很常见，一项研究表明，25% 的高中校队运动员在 1 年内出现过疖病发作 [2]。细菌性毛囊炎表现为触痛的毛囊性脓疱，疖则是更深层的炎性结节。疖常由毛囊炎引起，但并非总是如此（图 22.1）。痈是更广泛、更深层、相互交通的团块，由多个相邻的疖融合而成（图 22.2）。患有痈的患者经常生病，表现为发热和不适。这类疾病最常见的病原体都是金黄色葡萄球菌，皮损可以进展为脓肿或充满脓液的空腔。这类感染通常发生在有毛发的部位，特别是在易受摩擦、闭塞和出汗的区域，例如颈部、面部、头皮、腋窝、腹股沟、四肢和臀部。剃毛可能促成感染，任何破坏皮肤完整性的损伤都可能导致感染风险增加。可基于上述临床表现进行诊断，如果能够获得脓液，则应进行细菌培养，以进行微生物鉴定和抗生素敏感性试验。

细菌性毛囊炎的初始治疗包括每日用抗菌肥皂清

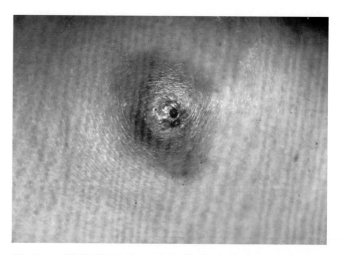

图 22.1 耐甲氧西林金黄色葡萄球菌感染导致的疖（Courtesy Kenneth E. Greer）

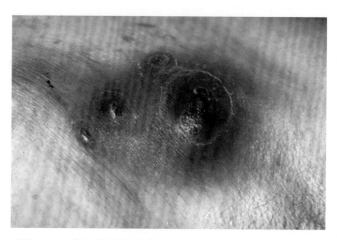

图 22.2 多个疖融合形成痈（Courtesy Kenneth E. Greer）

洗患处（如 2%~4% 葡萄糖酸氯己定溶液或 10% 过氧化苯甲酰洗剂），以及外用抗生素药膏，例如 2% 莫匹罗星软膏，每日 2~3 次。在耐药病例中，可根据培养结果使用短疗程的程口服抗生素。非波动性的疖可用热敷以促进吸收。已演变为脓肿的波动性疖和痈需要切开、引流和培养。以往，是否继以口服抗生素治疗需要根据具体情况考虑［例如，怀疑社区获得性耐甲氧西林金黄色葡萄球菌（MRSA）感染、疾病严重或广泛、进展迅速、与蜂窝织炎相关、同时患有全身性疾病和（或）存在合并症或免疫抑制］。然而，2016 年和 2017 年的多中心、前瞻性、双盲、安慰剂对照、随机临床试验表明，在非复杂性单纯性脓肿患者中，使用克林霉素或复方磺胺甲噁唑联合切开引流可改善短期结局，包括治愈率[3,4]。

对于反复发作的患者，应评估患者是否在鼻腔内慢性携带金黄色葡萄球菌，其可能作为致病病原体的储存库。根除措施包括鼻内内应用 2% 莫匹罗星软膏，每日 2 次、共 5~10 天、每日用 2%~4% 葡萄糖酸氯己定溶液清洗皮肤，特别是腋窝和腹股沟，并使用稀释的次氯酸钠（即漂白剂）盆浴（每 1/4 杯漂白剂 1/4 浴缸水）。不常规推荐使用口服抗生素去定植治疗[3]。

美国国家大学生体育协会（NCAA）摔跤指南要求，摔跤运动员在比赛前 48 小时内必须没有任何新的皮肤损伤，必须已经完成 72 小时的抗生素治疗，必须没有湿润的、渗出或化脓性的伤口，且不得掩盖活动性化脓性损伤以被允许参加比赛[11]。

脓疱疮

脓疱疮是一种皮肤浅表细菌感染。金黄色葡萄球菌和 A 族乙型溶血性链球菌都可以导致脓疱疮，但金黄色葡萄球菌是发达国家中更为常见的病因。从事接触性运动的运动员容易出现皮肤创伤，导致皮肤完整性被破坏，故而感染这类疾病的风险更高。

脓疱疮有两种临床类型：大疱性脓疱疮和非大疱性脓疱疮。非大疱性脓疱疮通常表现为一过性水疱或脓疱，继而进展为蜂蜜色结痂性斑块，周围有红斑（图 22.3）。感染最常见于面中部。鉴别诊断包括单纯疱疹、接触性皮炎和特应性皮炎。大疱性脓疱疮的特征是浅表的水疱和大疱，在 1~2 天后破裂，变为渗出性糜烂，最终愈合。应除外接触性皮炎、单纯疱疹、大疱性节肢动物叮咬、药疹、烧伤和多形红斑。

通常基于临床表现怀疑诊断，但鉴于社区获得性

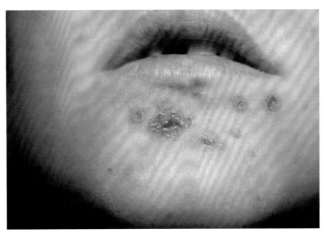

图 22.3 下颌处的非大疱性脓疱疮，伴金色结痂（Courtesy Kenneth E. Greer）

MRSA 感染的发病率越来越高，建议进行细菌培养以确诊和确认抗生素敏感性。初始治疗应包括用肥皂和水进行局部伤口清洁，局部外用 2% 莫匹罗星软膏，每日 3 次。对于广泛感染，在抗生素敏感性结果回报前，可考虑使用耐青霉素酶的抗葡萄球菌抗生素（头孢氨苄或双氯西林）。在感染率高的地区可以考虑经验性使用覆盖 MRSA 的药物。脓疱疮具有传染性，特别是大疱性脓疱疮，并且可能在从事接触性运动的运动员中传播。应建议患者不要与他人共用毛巾或肥皂。恢复运动（RTP）指南与细菌性毛囊炎相同（在上一节中描述）。

蜂窝织炎 / 丹毒

蜂窝织炎和丹毒是运动员常见的皮肤感染，通常由金黄色葡萄球菌和 A 族乙型溶血性链球菌引起。蜂窝织炎定义为真皮和皮下脂肪的感染，而丹毒是感染更浅表的蜂窝织炎变种，累及真皮上层和淋巴管。较少见的致病菌包括流感嗜血杆菌、B 族和 G 族链球菌、革兰氏阴性肠杆菌、凝固酶阴性葡萄球菌和肺炎链球菌[6-10]。发生蜂窝织炎的危险因素包括任何导致细菌进入的皮肤损伤，例如割伤和（或）擦伤，这在参加直接接触性运动的运动员中更为常见。

蜂窝织炎典型表现为单侧红、温热、触痛、质硬的水肿性斑块，边界不清晰。丹毒的外观相似，但往往边界更清晰，呈鲜红色（图 22.4）。蜂窝织炎偶尔可形成大疱并伴有坏死，导致局部皮肤剥离和溃疡形成。全身症状多变，以发热、寒战、不适和局部淋巴结肿大最为常见。如果没有疼痛，或疼痛与临床表现不符，应及时考虑更深层的感染，如坏死性筋膜炎或肌坏死。坏死性筋膜炎或肌坏死的其他临床危险信号

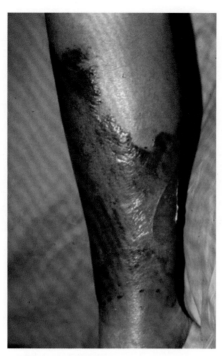

图 22.4　丹毒伴大疱形成及继发糜烂。注意丹毒边界清晰，有助于区分丹毒与蜂窝织炎（Courtesy Kenneth E. Greer）

包括：红斑演变为暗灰色斑、恶臭水样分泌物和软组织捻发音。

该病主要根据病史和临床表现进行诊断。蜂窝织炎斑块边缘的培养因其检出率低而不适用于普通、无并发症的蜂窝织炎或丹毒，但在开放、有波动感或大疱性病变的情况下应取培养。鉴别诊断很繁杂，包括深静脉血栓形成、浅表性血栓性静脉炎、Sweet 综合征、接触性皮炎、淤滞性皮炎、节肢动物叮咬、脂膜炎、坏死性软组织感染和游走性红斑。

治疗取决于感染的严重程度，重者需要住院治疗并使用肠外抗生素。普通、无并发症和非化脓性蜂窝织炎可在门诊使用 β- 内酰胺类抗生素（例如双氯西林和头孢氨苄）作为首选经验性药物。多项研究一致表明，在无并发症的蜂窝织炎治疗中，经验性 β- 内酰胺类抗生素仍然是性价比最高、不良事件较少的选择[11, 12]。此外，在 2017 年的一项对非复杂性、非化脓性蜂窝织炎患者开展的多中心、双盲、随机、优效性试验中，与头孢氨苄单药治疗相比，使用头孢氨苄加复方磺胺甲噁唑并未显示出更高的临床缓解率[13]。

应常规强调卧床休息、抬高感染部位这些简单的措施，但应避免热敷，因为会使皮肤易于形成水疱。经验性应用覆盖 MRSA 的抗生素（如克林霉素、复方磺胺甲噁唑和四环素）应用于化脓性蜂窝织炎、出现全身症状（即发热、低血压、心动过速）、MRSA 感染或定植史、对不覆盖 MRSA 的抗生素方案缺乏临床应答、存在 MRSA 感染的危险因素（近期住院或手术、血液透析和 HIV 感染）或蜂窝织炎附近有留置医疗器械（如人工关节或人工血管）的患者[14]。RTP 指南与细菌性毛囊炎相同。

窝状角质松解症

窝状角质松解症是由棒状杆菌属细菌，特别是不动盖球菌引起的足部浅表性细菌感染[15, 16]。主要在足底表面最厚的区域可见许多小的火山口状凿坑，并且可融合形成大而不规则的扇形皮损（图 22.5）。少数情况下，足趾间受累。感染通常发生于足部出汗的年轻男性，但也可见于所有年龄和性别的人群。患者会注意到一种独特的异味，有些人可能描述为一种黏稠的感觉。潮湿、闭塞和热带气候是该病的诱发因素。临床表现有特征性，但趾间受累的鉴别诊断应包括足癣和红癣。治疗包括彻底清洁，联合使用 1% 克林霉素溶液或 10% 过氧化苯甲酰洗液或 5% 过氧化苯甲酰凝胶。稀释次氯酸钠（漂白剂）浸泡可以加快治愈。辅助和预防措施旨在减少足部潮湿，包括通过经常更换袜子、使用吸收性足粉（例如微孔纤维素和滑石粉）以及外用止汗剂（例如每晚使用 20% 氯化铝溶液）来保持足部干燥。应更换合适的鞋。

红癣

红癣是由微小棒状杆菌引起的一种常被漏诊的浅表细菌性皮肤感染，其通常与皮肤癣菌感染混淆。该病常见于温暖的温带气候下，通常在皮肤皱褶部位发病，例如腹股沟皱褶、腋窝或趾间。皮损常为粉红至棕褐色的鳞屑性斑片；与皮肤癣菌感染不同，它们没

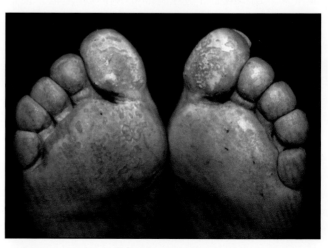

图 22.5　窝状角质松解症（Courtesy Kenneth E. Greer）

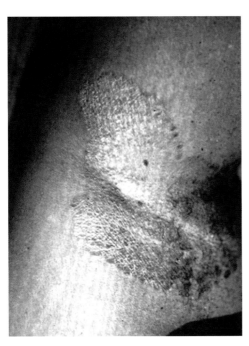

图 22.6 腋窝红癣（Courtesy Kenneth E. Greer）

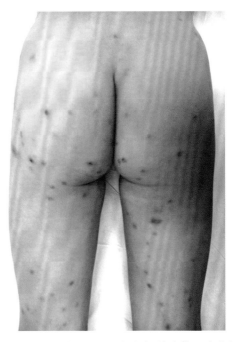

图 22.7 在热水浴缸中洗澡后患铜绿假单胞菌毛囊炎的患儿

有活动的、隆起的推进缘（图 22.6）。红癣可以无症状或轻微瘙痒。

通过 Wood 灯［紫外线 A（UVA）］检查显示出珊瑚红色荧光可以确诊。值得注意的是，在最近清洗过受累区域的患者中可能没有这一表现。刮除鳞屑进行氢氧化钾（KOH）处理镜检为阴性。鉴别诊断常包括其他间擦疹，例如皮肤癣菌病（例如股癣或足癣）、念珠菌病、脂溢性皮炎、接触性皮炎和反向银屑病。一线治疗是局部用 2% 红霉素溶液、1% 克林霉素溶液或 5% 过氧化苯甲酰凝胶。口服克林霉素和红霉素也有效。

假单胞菌毛囊炎（"热水池"毛囊炎）

使用热水池、浴缸或游泳池可导致由铜绿假单胞菌引起的自限性毛囊炎。皮损表现为瘙痒性、毛囊性丘疹和脓疱，在使用洗浴设施后 1～5 天出现（图 22.7）。偶尔患者可出现发热、寒战和淋巴结肿大。病变可泛发全身，可出现在衣服覆盖部位，也可因仅有某一身体部位浸入而局限。鉴别诊断包括葡萄球菌毛囊炎、糠秕孢子菌毛囊炎和节肢动物叮咬。脓疱内容物细菌培养可确诊。在没有系统受累的免疫功能正常的患者中，感染是自限性的，无需治疗。对于需要治疗的运动员，推荐口服环丙沙星 250 mg，每日 2 次，共 7 天。应检查可疑水源的 pH 值和氯含量是否达标。RTP 指南与细菌性毛囊炎相同。

真菌感染
皮肤癣菌病

毛癣菌属、小孢子菌属和表皮癣菌属这三个真菌属包括了 40 多种真菌，统称为"皮肤癣菌"。这些真菌可以存在于土壤、动物和人类的皮肤上。人类常见的感染被俗称为"大兵疹"（股癣）、"运动员脚"（足癣）和"金钱癣"（体癣）。皮肤癣菌可以感染任何浅表皮肤表面及附属器，如毛囊和指甲，但感染不能穿透到真皮或感染黏膜。运动员感染的风险较高，因为出汗和创伤有利于皮肤癣菌的生长和渗透。此外，真菌通过皮肤 - 皮肤接触、共用设施和物品（如更衣室和毛巾）传播。摔跤运动员患体癣的风险尤其高。

皮肤的皮肤癣菌感染（无论位置如何）通常表现为红色、鳞屑性、隆起、推进的边界，这是体格检查中最有用的诊断线索。躯干四肢的病变表现为环形或圆形。股癣常位于腹股沟褶皱，并向大腿蔓延（图 22.8）。与念珠菌病相反，股癣几乎从不涉及阴囊。足癣通常表现为趾间（特别是第四趾）的鳞屑、浸渍和红斑，但可能累及整个足部（图 22.9）。头癣最常见于儿童，表现为红色、鳞屑性脱发斑片。

鉴别诊断有很多，依赖于皮疹的位置，但最常见的包括头皮的脂溢性皮炎、湿疹或斑秃；躯干四肢部位的接触性皮炎、特应性皮炎、银屑病、花斑癣、玫瑰糠疹或亚急性皮肤红斑狼疮；腹股沟部位的念珠菌

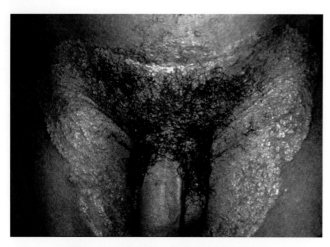

图 22.8　股癣，具有特征性不累及阴茎和阴囊的表现。注意皮肤癣菌感染典型的活动性、进展性边界（Courtesy Kenneth E. Greer）

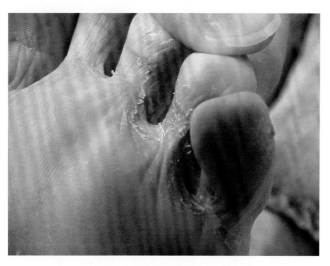

图 22.9　趾间足癣（Courtesy D. Stulberg）

病、红癣、脂溢性皮炎、牛皮癣或接触性皮炎；足部的汗疱疹、接触性皮炎、银屑病、念珠菌病和疖疮。临床上可怀疑诊断，但应通过诊断性试验确认。刮擦病变的推进边缘，取鳞屑用 10% KOH 处理后进行显微镜检查是一种简便的诊室内检查手段。如发现分隔、分枝的菌丝则具有诊断意义。此外，也可以用头皮上采集的毛干、鳞屑或拭子进行真菌培养。

多种全身和局部抗真菌药可用于治疗皮肤、毛发和指甲的皮肤癣菌感染。大多数的体癣、股癣和足癣可以单独用药局部治疗。1% 特比萘芬乳膏或 2% 酮康唑乳膏，每日 2 次，持续数周，是有效的一线治疗。对于泛发、炎症性或难治性病例，可考虑口服抗真菌药，如氟康唑，每周口服 200 mg，共 2 ~ 4 周，或特比萘芬，每日口服 250 mg，1 ~ 2 周。头癣需要全身

治疗，一线治疗为灰黄霉素超微胶囊，15 mg/(kg·d)，分次服用，疗程 8 周。严重病例、治疗失败以及诊断不明确时，建议咨询皮肤科医生。

NCAA 指南要求摔跤运动员恢复比赛时，皮肤病变需要经过至少 72 小时的局部治疗，头皮病变需要 2 周的口服抗真菌治疗。具有广泛和活动性病损的摔跤运动员可能被取消资格，感染通过 KOH 制剂检查或治疗方案要审查确定[1]。

马拉色菌

真菌属马拉色菌（以前称为糠秕孢子菌）包括几种亲脂性酵母菌，它们构成正常皮肤菌群的一部分，在温暖、潮湿、富含皮脂的区域繁殖。在某些情况下，这类酵母菌的增殖可以导致皮肤花斑癣和马拉色菌毛囊炎。由于经常进行体力活动，年轻运动员发生这些感染的风险较高。

花斑癣表现为细小鳞屑性斑疹，融合形成不规则形状的色素改变性斑片。病变颜色可谓棕褐色至褐色或白色至粉红色，最常见于背部、胸部、腹部、上肢近端和颈部（图 22.10）。诊断的线索包括搔刮皮损时可产生的大量粉尘样鳞屑。鳞屑使用 10% KOH 处理后进行镜检，可见成簇的椭圆形、出芽酵母和短的、分隔的菌丝。鉴别诊断常包括体癣、玫瑰糠疹和进行性斑样色素减退症。花斑癣既不会传染，也不是因卫生条件差造成的。马拉色菌毛囊炎表现为胸背部毛囊性、红色、2 ~ 3 mm 的丘疹和脓疱，这是由于马拉色菌在毛囊内增殖导致（图 22.11）。诊断经常与细菌性毛囊炎和寻常痤疮相混淆。

这两种情况都用局部抗真菌药治疗，如 2% 酮康唑洗剂和 2.5% 硫化硒洗剂，将其涂抹在皮肤上 10 分

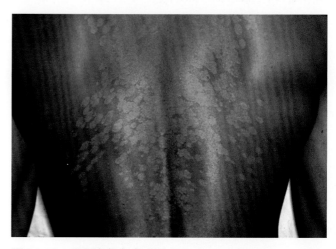

图 22.10　花斑癣伴色素减退（Courtesy Kenneth E. Greer.）

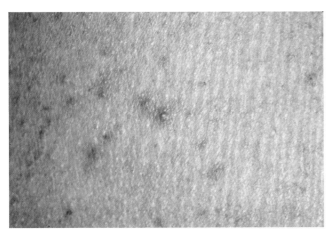

图 22.11　马拉色菌毛囊炎（Courtesy Kenneth E. Greer）

钟再冲洗掉。患者应每日进行该治疗，至少 10 天，然后逐渐减少频率至每周一次，持续 1 ~ 2 个月以预防复发。偶尔，口服抗真菌药物用于耐药患者。

病毒感染
单纯疱疹

人类疱疹病毒 1 型（HSV-1）和人类疱疹病毒 2 型（HSV-2）感染在一般人群和运动员中都很常见，口唇疱疹和生殖器疱疹是最常见的临床表现。通过直接皮肤接触初次感染病毒后，病毒在接种部位复制，并产生不同程度的原发性皮损。病毒扩散、感染感觉神经末梢，通过逆行轴突转运到局部感觉神经节的神经元核团，并潜伏在此处，导致终身感染。随后病毒将通过顺行轴突运输至原发感染部位并重新激活。

从事接触性运动的运动员感染和传播病毒的风险较高，而过度的紫外线辐射暴露（如滑雪运动员）可能增加复发的风险。在摔跤运动员（"格斗者疱疹"）和橄榄球运动员（"扭打疹"）中人们描述了 HSV 感染爆发的病例。HSV 病变分为原发性和复发性感染。两者都可表现为前驱期起病（表现为疼痛、灼热、刺痛和瘙痒），而后出现红斑和水肿性红色丘疹，随后变为水疱。全身症状（如发热和不适）在原发性感染中最常见。典型皮损是在红斑基底上的小的成群的水疱（2 ~ 5 mm）。融合的水疱可能会产生扇形边缘。皮损很快破溃、出现粘连性痂，最终在 5 ~ 14 天内消退。在摔跤运动员中，最常见的发病位置是头部和颈部（图 22.12），也可发生于其他任何部位，包括躯干和四肢[17]。值得注意的是，大多数 HSV 患者无症状，但仍可传播病毒。

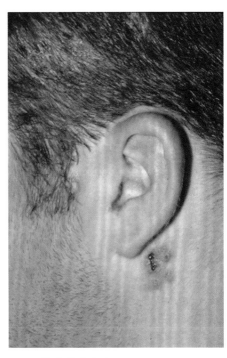

图 22.12　格斗者疱疹（Courtesy Kenneth E. Greer）

HSV 的鉴别诊断是基于部位的。阿弗他溃疡、梅毒、疱疹性咽峡炎以及多形性红斑或表皮坏死松解症可与口唇部 HSV 相似。在躯干和四肢，应考虑接触性皮炎、带状疱疹和脓疱疮。一项研究表明，摔跤运动员的 HSV 感染经常被误诊，其中脓疱疮、体癣或湿疹是最常见的误诊[18]。诊断的临床线索包括疾病在同一部位复发、前驱症状和成群的独立小水疱。HSV 可以通过适当的实验室检查来确诊。多年来，疱液或溃疡基底部的病毒培养已成为金标准，但已出现新的诊断方法，包括聚合酶链式反应和直接荧光抗体检查。

如有必要，可采用口服抗病毒药物，如阿昔洛韦和伐昔洛韦治疗，及时开始治疗可缩短病程。有多种给药方案，取决于感染部位以及感染是原发性还是复发性。对于易复发的运动员可以考虑每日抑制性治疗。

NCAA 为 HSV 感染的摔跤运动员制定了严格的指南。近期原发感染的运动员若想参加比赛，则必须没有全身症状、在过去的 72 小时内没有出现新的水疱、所有皮损都覆有坚固干燥黏附的痂、参赛前已接受至少 120 小时的恰当的口服抗病毒药治疗，且未掩盖病变来允许参加比赛。复发感染的摔跤运动员必须满足最后三项要求才能参加比赛[1]。作者建议从事接触性运动的运动员应对任何可疑 HSV 感染的运动员保持警惕，因为感染通常被误诊并可能导致大范围的爆发。

寻常疣（普通疣）

疣是人类最常见的感染之一，在儿童和年轻人中尤为普遍。它们是由感染上皮细胞的人乳头瘤病毒引起的。运动员常由于浸渍和（或）物理创伤破坏上皮屏障，皮肤与皮肤直接接触较多导致他们感染的风险更高。疣通常表现为粗糙的、天鹅绒样、角化过度的丘疹、斑块和结节，伴有正常皮肤纹理的破坏（图22.13）。手、足、指、趾以及甲周和甲下皮肤更易受累，但皮损可发生于皮肤表面的任何部位。诊断基于临床表现，手掌和脚掌部位的鉴别诊断最常见的包括鸡眼和胼胝。有用的诊断线索是在削除掉角质后可见点状黑点，代表毛细血管的血栓形成。疣常在数月到数年后自发消退。如果需要治疗，物理方式是最有效的，如液氮冷冻治疗和每日使用非处方40%水杨酸硬膏。对这些治疗耐药的疣应该转诊至皮肤科，考虑激光治疗、免疫疗法或局部/皮损内应用化疗药物。

NCAA摔跤指南要求面部疣需要治疗或使用面罩遮盖，其他疣应充分遮盖。

传染性软疣

该病为一种痘病毒，即传染性软疣病毒所致的局限于皮肤的感染。主要通过直接皮肤接触传播；因此，从事密切接触性运动的运动员感染风险较高。此外，据报告，使用学校游泳池和共用沐浴用品（即海绵和毛巾）会增加感染的风险[19,20]。该病毒最常感染儿童，但在成年人中可能是性传播感染。皮损表现为小的、圆顶状、粉红色至肉色的丘疹，中央有小凹或呈脐状（图22.14）。患者身上通常有许多皮损。鉴别诊断包括

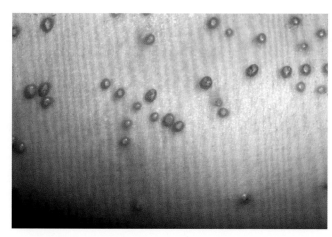

图22.14　传染性软疣（Courtesy Kenneth E. Greer.）

寻常疣，以及免疫功能低下患者的双相真菌（隐球菌或组织胞浆菌）感染。治疗并不总是必要的，因为感染最终会自发消退（数月至数年），但如果需要，液氮冷冻、局部使用0.7%斑蝥素和（或）刮除术最有效。

NCAA指南要求摔跤运动员的皮损必须在比赛前进行刮除或去除，但是孤立或局部成簇的皮损可以用不透气的膜覆盖，然后使用适当且不能移位的胶带固定。

分枝杆菌感染

海分枝杆菌（游泳池或鱼缸肉芽肿）

海分枝杆菌是一种非典型分枝杆菌，可感染暴露于淡水和咸水中的人员，包括游泳池、湖泊、鱼缸和海水。曾有一次涉及单一游泳池的疾病流行就感染了290人[21]。危险因素包括免疫抑制和皮肤创伤。皮损表现为紫红色丘疹，进展为肉芽肿性结节和（或）疣

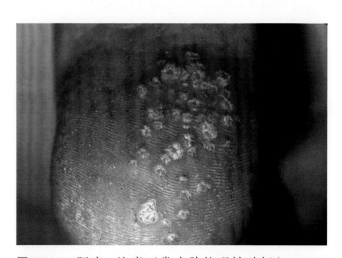

图22.13　跖疣。注意正常皮肤纹理被破坏（Courtesy Kenneth E. Greer.）

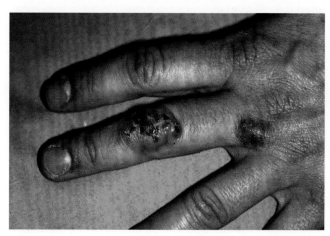

图22.15　海分枝杆菌感染（Courtesy Kenneth E. Greer.）

状斑块（图22.15）。可能有溃疡，偶尔沿淋巴管扩散可能会产生孢子丝菌样模式。在某些情况下，海分枝杆菌感染可引起更深层的感染，包括腱鞘炎、化脓性关节炎和骨髓炎。皮肤活检联合组织培养可确诊。其他分枝杆菌感染、双相真菌感染和诺卡菌感染可以出现相似的临床表现。

建议根据个体病例情况咨询皮肤科医生和（或）传染病专家，以进行诊断、治疗和恢复运动指导。

寄生虫感染

头虱病

头虱病是由于头虱，即人头虱感染所致。感染通过头-头直接接触传播，或通过物品（如护发产品、枕头、头盔或其他头部防护器材等）间接传播。最常见的表现是发现牢固附着在头皮、毛发上的虫卵，很容易通过肉眼看到。少见情况下，可发现成虫虱或叮咬反应导致的红色斑疹和丘疹。通常，搔抓引起的继发性变化为主要表现，包括表皮剥脱、红斑和鳞屑。患者主诉瘙痒、局部淋巴结肿大或低热。鉴别诊断包括头皮屑、假性虱卵（由于毛发管型或使用发胶所致）、银屑病和湿疹。一线治疗包括每日用细齿梳子湿梳头发。物理去除虫卵，使用非处方洗发剂，如1%氯菊酯、增效除虫菊酯，或4%二甲硅油洗剂。

NCAA指南建议，摔跤运动员应接受适当的除虫治疗，并在恢复比赛前重新检查以确保治愈。

疥疮

疥螨感染很常见，在全球内泛发，可造成弥漫性、瘙痒性皮疹。患者通常在初次感染后4～6周出现严重瘙痒，再感染时瘙痒可能出现得更早。鳞屑性丘疹和斑块最先累及趾间、手指、掌侧腕、掌侧面、腋窝、阴囊、阴茎、阴唇和乳晕（图22.16）。长度小于1 cm的细的线状隧道具有特征性。虽然临床上可以怀疑感染，但通过皮肤刮屑镜检证实存在疥螨、虫卵或粪便颗粒，或使用皮肤镜可确诊。该病常被误诊，鉴别诊断包括特应性皮炎、汗疱疹、接触性皮炎、昆虫叮咬和其他以瘙痒为特征的疾病。治疗用5%氯菊酯乳膏涂抹于身体所有部位，从颈部向下，8～14小时后洗去，或单次口服伊维菌素，200 μg/kg。两种治疗方法应在2周内重复进行[22]。所有同居者和密切接触者必须同时接受治疗，并且需要彻底清洁生活环境。症状通常会迅速改善，但皮疹和瘙痒可持续长达4周或更长时间。

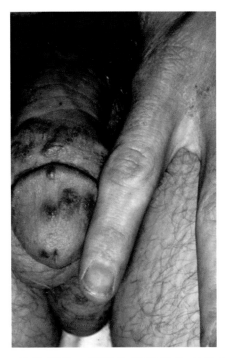

图22.16　累及阴茎、阴囊和指间隙的疥疮（Courtesy Kenneth E. Greer.）

NCAA对摔跤运动员的建议包括在比赛时或锦标赛时期内需有疥疮阴性的证明（即皮肤刮屑的显微镜检查）。

皮肤幼虫移行症

动物钩虫，特别是巴西钩口线虫和犬钩口线虫，可以感染赤脚在沙子上或被动物粪便污染的土壤上运动的运动员[23]。皮损特征为红色、隆起的匐行性隧道样皮疹，宽3 mm、长数厘米，剧烈瘙痒（图22.17）。偶见皮损可呈水疱状。隧道每天移行数厘米，最常见于足部和臀部。在热带和亚热带气候中最为普遍[24]。

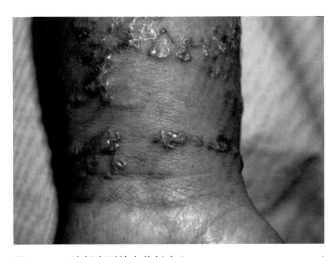

图22.17　腕部皮下幼虫移行症（Courtesy Kenneth E. Greer.）

临床有赤脚接触沙子或土壤的病史、检查存在匐行性皮损具有诊断意义。植物日光性皮炎或水母蜇伤可产生类似的匐行性炎性皮损。治疗为单次口服伊维菌素，200 µg/kg，或阿苯达唑，每日口服 400 ~ 800 mg，连服 3 天[25]。穿鞋可预防感染。皮肤幼虫移行症不会传染。

机械性皮肤病

擦伤 / 撕裂伤

擦伤和撕裂伤是由于皮肤的物理创伤导致的，但其受累深度不同。擦伤是破坏表皮的浅表创伤，通常由剪切力导致，例如运动员摔倒在草皮场地或道路上时。撕裂伤是穿透表皮并累及真皮的较深伤口。两种形式的损伤均可导致出血，并使运动员面临继发性感染和（或）罹患传播血源性病原体的风险。在所有形式的损伤中，都应评估破伤风的可能，如有必要，应给予破伤风加强剂。应使用生理盐水充分冲洗伤口，并清除所有异物。轻微的擦伤可以用抗菌肥皂清洗，并在恢复运动前用抗生素软膏和封闭性水胶体敷料覆盖。撕裂伤可能需要局部麻醉，以使运动员镇痛，并使用缝线、缝合钉或氰基丙烯酸酯胶水来闭合病损。

摩擦水疱

由于反复受到剪切力的作用，运动员经常出现水疱。机械性创伤导致表皮内裂隙，液体聚集导致触痛性水疱和大疱。水疱最常发生于掌跖的较厚皮肤上，潮湿会增加发病风险。预防措施包括使用合适的鞋子并保持皮肤干燥。如果出汗过多，可以采用减少出汗的方法，例如外用 20% 氯化铝溶液，以及吸收性纤维素和滑石粉。治疗措施包括刺破水疱边缘以排放液体，但需要保持疱顶完整，以作为生物敷料。可以使用额外的保护绷带以促进上皮形成并提供缓冲[26]。如果在多个家庭成员中都出现多发、程度剧烈的水疱，应怀疑遗传性疾病，例如大疱性表皮松解症。

如果出血停止并且伤口被能够承受运动要求的封闭性敷料牢固覆盖，运动员就可以恢复比赛。

胼胝和鸡眼

胼胝和鸡眼是常见的皮肤病，是由于局部皮肤长期受到机械剪切力、摩擦力和（或）压力引起。以鳞屑性丘疹和斑块为特征，最常见于手足。运动员由于在训练和比赛期间反复用力，故而尤其易感，病变可导致显著疼痛。如果机械力施加在较宽的皮肤表面上，则形成胼胝。然而，当将力施加到一个集中的位置（例如骨性突起），则形成以中央硬核为特征的鸡眼。鉴别诊断应考虑疣，疣可以通过正常皮肤纹理的缺失和在削皮后出现明显的点状黑点来区分。可选择的治疗包括削皮和填充，以及局部使用角质层剥脱剂，如 40% 水杨酸硬膏或 40% 尿素乳膏。合适的鞋子和使用环形鞋垫可以帮助抵消对鸡眼施加的压力，通常会使鸡眼得到改善和（或）消失。

出血

皮肤的机械性创伤可导致真皮内小毛细血管损伤伴有局部出血。运动员有几种特征性表现，包括甲下出血、黑踵和软骨膜下血肿。甲下出血在运动员中经常发生，表现为趾甲下方出现棕黑色的斑片。急性、疼痛性甲下血肿可能需要用电烙术穿过指甲排出淤血，以缓解疼痛。鉴别诊断包括肢端雀斑样痣型黑色素瘤。如果不能确诊，可考虑转诊至皮肤科医生进行活组织检查。黑踵表现为足跟上针尖大小的蓝黑色小点，代表角质层中红细胞的聚集（图 22.18）。鉴别诊断还包括黑素细胞的肿瘤，包括黑色素瘤。然而，随着角质层的磨削，皮损消失。在接触性运动（如摔跤、拳击或橄榄球等）期间持续的前耳创伤可导致软骨膜下出血。如果认识到，应立即用针穿刺引流血肿，以防止软骨膜坏死导致纤维化，进而导致畸形和"菜花样"外观（图 22.19）。

紫纹

紫纹（妊娠纹）在一般人群中很常见，特别是在怀孕和青春期。对于运动员，则通常出现于肌肉快速生长和体重增加的强化训练期。皮损为紫红色、线状

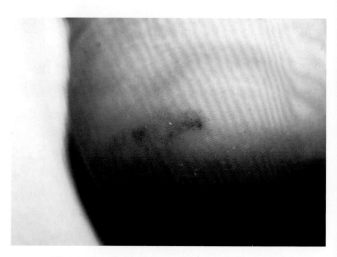

图 22.18　黑踵（Courtesy Kenneth E. Greer.）

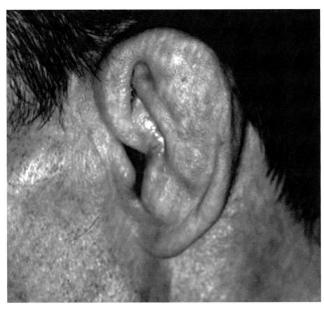

图 22.19　摔跤运动员反复软骨膜下血肿导致终末期纤维化，导致"菜花耳"（Courtesy Kenneth E. Greer.）

萎缩性条纹，常见于上臂和大腿（图 22.20）。运动员突然出现紫纹，应及时怀疑合成代谢类固醇的使用，特别是出现与合成代谢类固醇使用相关的其他体征时（如痤疮、雄激素性脱发、音调变低、性格改变和男性乳房发育）。紫纹的外观随着时间推移趋向于改善。治疗通常不是特别有效，包括外用维 A 酸和用于治疗血管病变的脉冲染料激光。

机械性痤疮

机械性痤疮是痤疮的一种变体，由压力、摩擦、闭塞和热导致[271]。其特征是在衣服、制服或其他防护设备覆盖的区域中出现炎性红色丘疹和脓疱（图 22.21）。皮损是由于毛囊皮脂腺单位堵塞，导致粉

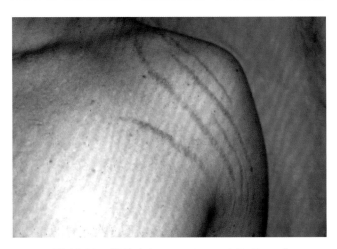

图 22.20　紫纹（Courtesy Kenneth E. Greer.）

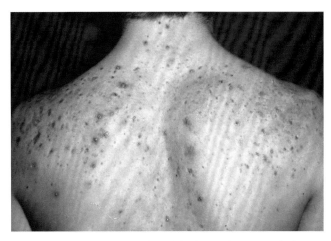

图 22.21　运动肩垫导致机械性痤疮，加重了寻常痤疮

刺形成并最终导致炎症所致。鉴别诊断包括寻常痤疮（即典型的青少年痤疮）、痤疮样药疹、马拉色菌毛囊炎和合成代谢类固醇的使用。治疗通常具有挑战性。一般治疗包括使用棉质汗衫，以及尽量减少皮肤直接接触的防护性设备，并在练习后立即使用过氧化苯甲酰或硫黄洗液（如 2.5% 硫化硒洗剂）淋浴[26]。更严重的情况下可能需要夜间外用粉刺溶解剂（例如 0.05% 维 A 酸乳膏）、局部抗生素治疗（例如 1% 克林霉素洗剂或溶液）和（或）口服抗生素治疗（例如口服盐酸多西环素胶囊，100 mg，每日 2 次；头孢氨苄，500 mg，每日 2 次；或复方磺胺甲噁唑片剂，每日 2 次）。应建议服用多西环素的运动员注意潜在的药物性光过敏。停止诱因，该病可在比赛淡季自发消退。

运动员结节（胶原瘤）

运动员结节是良性、无痛、反应性肉色丘疹、斑块或结节，发生在长期摩擦和创伤的区域（图 22.22）。

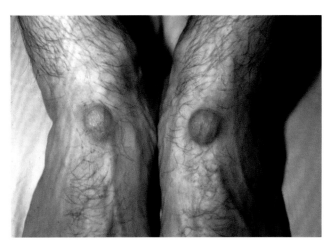

图 22.22　跑步运动员足背上的运动员结节（Courtesy Kenneth E. Greer.）

可出现在冲浪运动员的胫骨（"冲浪者结节"）、跑步运动员的足背（"耐克结节"），拳击手的指关节（"关节垫"）和曲棍球运动员的小腿（"滑冰叮咬"）[26, 28]。据报道，这种反应性增生物也出现于弹球运动员、滑雪者、足球运动员、空手道爱好者和橄榄球运动员[28-30]。组织病理学显示反应性纤维化伴有增厚和不规则的胶原束[28]。鉴别诊断包括增生性瘢痕、胼胝、皮肤纤维瘤、异物反应、疣、环状肉芽肿和其他肿瘤性新生物。与运动相关的胼胝的区别是，运动员结节在停止运动后不缓解。根据临床表现和病史可确诊。治疗效果不理想，没有症状无需治疗；停止运动后体积可能会缩小，但最终治疗通常需要切除。

化脓性汗腺炎

化脓性汗腺炎是一种常见的、使人衰弱的慢性疾病，其病因不明，认识不足，易被误诊[31]。易累及富含大汗腺的部位，如腋窝、会阴和乳房下皱褶。女性更易患病，吸烟和肥胖是已知的加重因素[32]。青春期后 20 ~ 30 岁出现皮损，开始为疼痛性丘疹或结节，后发展为无菌排液性脓肿、瘢痕、窦道和瘘管（图22.23）。病变局限于间擦部位和疾病的慢性化进程是有帮助的诊断线索。虽然有时可从排液的皮损中培养出细菌，但细菌感染在化脓性汗腺炎中的作用尚不确定，它们的存在最有可能代表继发性定植而非原发感染[32]。鉴别诊断广泛，但最常见包括细菌感染和皮肤克罗恩病。在确诊之前，患者通常按疖病治疗多年。

建议咨询皮肤科医生。NCAA 指出，如果存在广泛或化脓性排液皮损，摔跤运动员会被取消资格，并且不应掩盖病变以被允许参加比赛[1]。

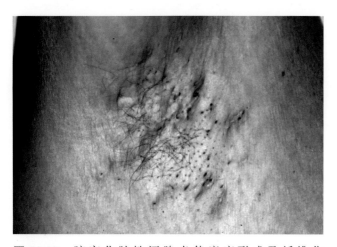

图 22.23　腋窝化脓性汗腺炎伴瘢痕形成及纤维化（Courtesy Kenneth E. Greer.）

环境皮肤病

光线性皮肤病
日晒伤

急性暴露于紫外线辐射会导致日晒伤，临床上可见皮肤红斑，但可能会进展为水疱和大疱，伴有发热、疼痛和肿胀。日晒伤对黑色素瘤发生的健康风险无论如何强调都不过分。儿童期或青春期的一次或多次水疱性日晒伤使其发生黑色素瘤的概率增加一倍以上[33]，并且一个人罹患黑色素瘤的风险，在任何年龄发生超过 5 次日晒伤后都会翻倍[34]。防晒方法包括避免紫外线辐射高峰时间（上午 10 点至下午 3 点）外出，穿着防晒服，包括佩戴帽子和太阳镜，并定期使用广谱防水防晒霜，需同时防 UVA 和 UVB，防晒系数至少为 15。大量户外运动的皮肤白皙的运动员可能会受益于口服蕨类植物提取物，该提取物已被证明对 UVB 辐射具有分子和光生物学保护作用[35]。日晒伤通常对症治疗，包括使用冷敷、口服抗炎药（例如对乙酰氨基酚或布洛芬）和温和的润肤剂。

皮肤癌

在户外训练和比赛的运动员必须接受有关皮肤癌风险增加的教育。紫外线辐射已被证明是恶性黑色素瘤和非黑色素瘤皮肤癌发生的最重要的危险因素之一。对年轻运动员应特别注意强调防晒，因为这个年龄段可能追求"美黑"。滑雪、登山、自行车和铁人三项运动员会暴露于极端的紫外线辐射[36]。在对 210 名马拉松运动员的年龄和性别匹配的研究中发现，这些运动员罹患恶性黑色素瘤和非黑色素瘤皮肤癌的风险增加[37]。此外，已发现出汗可能通过降低晒伤阈值，促进皮肤癌的发生[38]。运动员应避免在紫外线辐射高峰时段进行训练和比赛，穿上恰当的防晒服，并持续使用防 UVA 和 UVB 的广谱防水防晒霜。

水生性皮肤病
游泳痒和海水浴者皮疹

当几种血吸虫尾蚴的毛蚴在运动员在淡水或咸水中活动时穿透皮肤时，就会引起游泳痒。皮损易累及未被覆盖的皮肤，典型表现为红色丘疹和水疱、剧烈瘙痒和疼痛。由于虫体在真皮浅层死亡，该病无全身感染风险。治疗是对症治疗，包括局部外用皮质类固醇、抗组胺药和止痒洗剂。预防具有挑战性，包括穿着防护服和用润肤剂涂抹皮肤。

海水浴者皮疹是由水母和海葵等腔肠动物的幼虫的微小螯伤引起的，它们在盐水中活动时可被困在衣服下。瘙痒性丘疹或风团特征性地局限于泳装所覆盖的区域（图22.24）。治疗是对症治疗，包括使用外用皮质类固醇、抗组胺药和止痒洗剂。

头发变色

专业游泳运动员可能会出现头发变色。自然或染发的金发、灰发或白发的运动员的头发会变成特殊的绿色，这是由水中的铜离子引起的[39]。治疗包括使用2%～3%过氧化氢的溶液或市售螯合洗发水。此外，日本报道了拥有金发的运动员发色变黑的病例。电子显微镜已证明该情况是由于角质层受损使次氯酸渗透到毛发皮质，导致黑素小体氧化和变性[40]。

刺激性接触性皮炎

刺激性接触性皮炎是一种非免疫性的皮肤炎症反应，先前无需致敏，为大多数接触性皮炎病例的类型。任何损害皮肤完整性的化学或物理损伤都可能导致刺激性接触性皮炎。临床表现因疾病的严重程度和刺激物的不同而异，但可包括水疱和大疱、红色鳞屑性斑块、裂隙和皲裂、荨麻疹、脓疱和痤疮样丘疹。运动员有特有的病因，包括曲棍球棒中使用的玻璃纤维、足球运动员使用的护胫、磨砂的室外篮球的鹅卵石表

面、用于野外标记的碱性石灰、游泳池中的化学物质，以及咸水运动爱好者接触的海藻、珊瑚、海参、海苔和植物[41]。冲浪和跑步运动员都可以分别因冲浪板或衬衫的慢性摩擦而导致乳头皮炎，游泳者可以由于没剃的胡须反复摩擦肩部导致"游泳者肩"[41]。治疗重点在于识别和避免刺激物，以及使用温和的润肤剂保护皮肤屏障。

热损伤

运动员经常用热敷或冰敷来治疗损伤，这可能导致特定的皮肤反应。冰袋使用不当会导致冻伤，出现红斑和大疱。极少数情况下，在冷暴露1～3天后可出现脂膜炎（即皮下脂肪的炎症），表现为疼痛、质硬、紫红色的结节。在皮肤表面长时间使用加热垫可能会导致一种称为火激红斑的罕见疾病（图22.25）。皮肤发生红褐色、斑间皮肤不变白的网状变色。需要与网状青斑进行鉴别，网状青斑呈紫色、斑间皮肤变白。色素变化持久但最终消退。应避免继续热敷。

冻疮是由于长期暴露于寒冷和潮湿天气引起的局部性炎性病变，主要发生在手指和脚趾。皮损为不变白的红色至紫色的斑疹和丘疹，可有瘙痒、灼热或疼痛（图22.26）。皮损常被误诊为血管炎。治疗是通过复温该区域和使用局部止痒剂对症治疗。

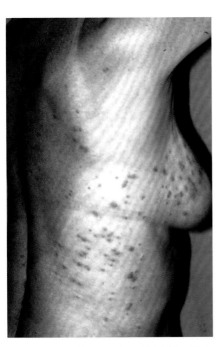

图22.24 海水浴者皮疹。注意皮疹局限于泳衣覆盖区域（Courtesy Kenneth E. Greer.）

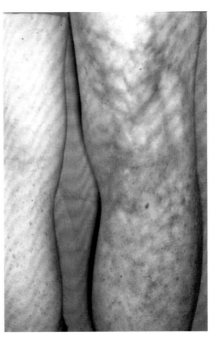

图22.25 因膝痛而长期使用加热垫导致的火激红斑（Courtesy Kenneth E. Greer.）

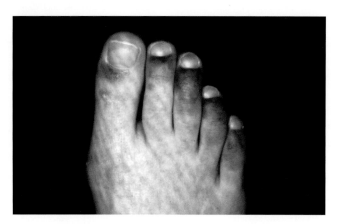

图 22.26 冻疮（Courtesy Kenneth E. Greer.）

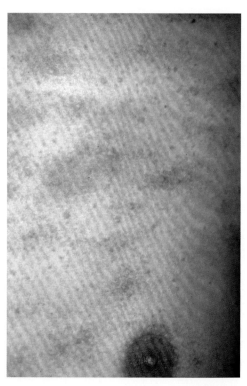

图 22.27 胆碱能性荨麻疹。注意每个风团周围明显的红晕

荨麻疹、全身性过敏反应和免疫性疾病

荨麻疹

荨麻疹是所有专科医生面临的最常见的皮肤病之一。过敏、自身免疫、药物和感染是一般人群中荨麻疹最常见的原因。荨麻疹的特殊亚型，包括胆碱能性、日光性、水源性和寒冷性荨麻疹可能在运动员运动期间发生。胆碱能性荨麻疹表现为在排汗诱导刺激下（如体力消耗、洗热水澡或突然的情绪紧张）的几分钟内出现荨麻疹。皮损通常为小的（2~3 mm）单形性风团；皮损更易累及身体的上半部分，周围有明显的红晕（图 22.27）。日光性和水源性荨麻疹分别定义为暴露于紫外线辐射或可见光和水之后数分钟内发生的风团和（或）瘙痒。暴露于寒冷刺激导致寒冷性荨麻疹。对这些特定的荨麻疹亚型的治疗包括避免或防止刺激，以及口服抗组胺药。

运动诱发的全身性过敏反应

运动诱发的全身性过敏反应分为运动诱发的过敏反应和食物依赖性运动诱发的过敏反应。两者的病理生理学都尚未完全了解，但在食物依赖性运动诱发的过敏反应中，需要摄入某些食物。患者出现与运动相关的全身性过敏反应症状伴荨麻疹和（或）血管性水肿。鉴别诊断包括继发于其他病因（例如药物）的全身性过敏反应、胆碱能性荨麻疹、运动诱发的哮喘、肥大细胞增多症和遗传性血管性水肿。诊断基于临床，急性处理与其他形式的全身性过敏反应相同。

过敏性接触性皮炎

过敏性接触性皮炎是免疫介导的对特定过敏原的迟发型超敏反应。病变通常局限于皮肤接触部位，但可泛发并表现为瘙痒的、红色、鳞屑性斑块。运动员常见的接触性过敏原包括运动胶带中使用的黏合剂、外用药物（如麻醉剂、抗菌剂和抗生素），以及鞋子、护膝/护板、潜水服和游泳镜中的橡胶和橡胶促进剂[41]。基于皮损的位置和形态怀疑诊断，采用专门的斑贴试验可以明确诊断。治疗包括避免接触特定过敏原和使用局部皮质类固醇。

选读文献

文献：Daum RS, et al. A placebo-controlled trial of antibiotics for smaller skin abscesses. *N Engl J Med*. 2017; 376(26): 2545-2555.

证据等级：I

总结：在这项涉及门诊成人和儿童单纯性脓肿患者的多中心、前瞻性、双盲、安慰剂对照试验中，接受克林霉素切开引流（83.1%）或甲氧苄啶和磺胺甲噁唑联合切开引流（81.7%）的患者的第 10 天的治愈率均高于接受安慰剂联合切开引流的患者（68.9%，两项比较 P 均 <0.001）。

文献：Moran GJ, et al. Effect of cephalexin plus trimethoprim-sulfamethoxazole vs. cephalexin alone or clinical cure of uncomplicated cellulitis: a randomized clinical trial. *JAMA*. 2017; 317(20): 2088-2096.

证据等级：I

总结：在这项多中心、前瞻性、双盲、安慰剂对照试验中，年龄大于12岁的无并发症蜂窝织炎患者，接受头孢氨苄联合甲氧苄氨嘧啶-磺胺甲噁唑（83.5%）与头孢氨苄加安慰剂（85.5%）的患者在临床治愈率无显著差异（P=0.50）。

文献：National Collegiate Athletic Association (NCAA): 2014-2015 NCAA Sports Medicine Handbook. Retrieved February 5, 2017, from http://www.ncaapublications.com/DownloadPublication.aspx?download=MD15.pdf: Accessed February 8, 2017.

证据等级：V

总结：本出版物是NCAA运动医学指南的有用参考，包括皮肤感染运动员的参赛资格和恢复运动指南。

文献：Cordoro KM, Ganz JE. Training room management of medical conditions: sports dermatology. *Clin Sports Med*. 2005; 24: 565-598.

证据等级：V

总结：这是一篇优秀的综述，论述了与运动最为相关的一些皮肤病，有许多具有代表性的临床图像。

文献：Kockentiet B, Adams BB. Contact dermatitis in athletes. *J Am Acad Dermatol*. 2007; 56(6): 1048-1055.

证据等级：V

总结：这篇综述文章检索了运动员接触性皮炎的已发表文献，并提供了一份运动员所特有的过敏性和刺激性接触物的整合资源。

文献：Adams BB. Dermatologic disorders of the athlete. *Sports Med*. 2002; 32(5): 309-321.

证据等级：V

总结：一篇有条理的对于运动员皮肤状况的综述。

（Haoming Xu, Barbara B. Wilson, Michael A. Marchetti 著 杨致远 译 张 弛 校）

参考文献

扫描书末二维码获取。

第23章

面部、眼部、鼻部和牙齿损伤

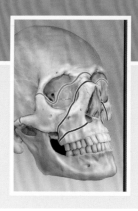

尽管面部护具在不断发展，颌面部创伤依然是运动医学医生诊治的常见损伤。面部是一个功能相当集中的"高风险"区域，包括5种感官中的4种（视觉、听觉、嗅觉、味觉），12对脑神经中的10对（除了迷走神经和副神经）。此外，面部在一个人的外表、沟通和饮食能力中也扮演着重要角色。该区域的损伤更易损害运动员的生活质量[1]。考虑到面部功能的重要性，即使是简单的面部裂伤，也常常比身体其他部位的类似损伤需要得到更细致的治疗。本章将介绍最常见的面部损伤，特别是需要转诊至专科医师处治疗的损伤类型和无需转诊的损伤类型的治疗。

面部软组织损伤

概述

损伤修复时机

面部损伤虽不需要立即进行修复，但在有条件的情况下，尽可能在4~6小时内闭合伤口。尽管面部损伤感染风险在损伤发生24小时后才显著提高，但损伤处逐渐加重的组织水肿导致严密对合伤口更加困难，因此伤口处理宜早不宜迟[2]。对于严重污染伤口的处理，最好在实行扩大清创术、包扎、清洁24~72小时后选择"延迟一期愈合"伤口，以减少感染机会。这种方法一般只用于需要在手术室清创缝合的大面积污染伤口。

对于面部软组织损伤来说，除了出现明显面部组织缺损的情况，二期愈合并不理想。伤口一期愈合形成的瘢痕显著好于等待伤口自行愈合所留下的痕迹。

麻醉

未累及表皮全层的简单损伤，在处理前至少需要清洁伤口。因此，需要考虑使用表面麻醉乳膏，例如丁卡因、脂质体包裹的丁卡因和脂质体包裹的利多卡因形成的低熔混合物（eutectic mixture of local

anesthetics, EMLA）[3]。但是大多数患者在处理伤口前还需接受注射麻醉剂，局麻药的提前应用可在一定程度上减轻针刺的疼痛感。而提前使用局麻药对疼痛忍耐力极差的儿童尤为重要，可减少因患儿受惊吓而需要使用镇静剂的情况。

大多数成年人，即使不使用表面麻醉乳膏，也对局部注射麻醉剂耐受性良好，这有利于伤口尽快得到处理。局麻药注射的疼痛来自于商业配制的麻醉剂的酸性（以延长商品保质期）以及注射药物体积引起的局部皮肤扩张。使用碳酸氢钠对局麻药以10%的体积比进行稀释，可明显减少疼痛感[4]。然而，即使使用了缓冲麻醉剂，不良的注射技术也会导致明显的疼痛[5]。局麻药溶液应该用27号或更小的针头注射。有经验的医生往往不让患者看到要使用的针头。最近的研究也表明，针头的视觉化信息会加重疼痛感[6]。麻醉剂注射平面应在真皮下的皮下组织。最常见的错误是皮内注射麻醉剂，当真皮内的痛觉感受器受到扩张时，会明显加剧疼痛。在可能的情况下，针头应尽量通过现有裂口进入皮下平面。因为麻醉针头穿过完整的皮肤时同样会引起患者疼痛。

麻醉药与肾上腺素联合应用有助于延长麻醉时间和减少清创过程中出血。稀释到1∶200 000 g/ml的肾上腺素在促进血管收缩方面与更浓缩的溶液一样有效[7]。麻醉作用在药物浸润后很快开始起效（<1 min），但血管收缩作用在20 min后最强。使用含有肾上腺素的麻醉剂对面部所有部位都是安全的，包括耳部和鼻部。医生不需要担心局部组织缺血，因为面部的血液供应是非常充沛的。

清洁创口

所有创伤性软组织伤口都应被视为污染伤口，在治疗前需要进行一定程度的清洁。其清洁程度由伤口损伤程度决定。部分裂伤的伤口，无需大量冲洗，在无菌包扎或在表面缝合前用湿纱布进行简单的清洁即可保证足够的安全性。

对于皮肤全层裂伤，自来水与无菌液体一样有效[8]。冲洗前应对伤口进行局部浸润麻醉，以减少冲洗伤口引起的疼痛，也为肾上腺素发挥缩血管作用提供了时间（最多20分钟）[9]。对于广泛的软组织损伤，最好采用加压冲洗。选择加压的方式比冲洗剂中所含的溶质更为重要。事实上，使用浓度更高的的防腐剂，如过氧化氢，对伤口愈合初期发挥重要作用的成纤维细胞有抑制作用。

闭合伤口

对于伤口恢复来讲，一期愈合比二期愈合更为有利，因为一期愈合中，对合良好的伤口边缘可以直接愈合。尽管伤口愈合情况存在个体差异，但对合良好和对合不佳的伤口间仍有明显区别。因此，处理伤口边缘时必须以最小的张力闭合，边缘应外翻，且伤口两侧边缘高度一致。

部分裂伤（即至少有一部分真皮仍保持完整的裂伤）已经达到伤口一期愈合的标准：即真皮层对合，伤口边缘高度一致，可以在无张力的情况下愈合。因此，该类伤口无需缝合，用敷料简单包扎后即可获得良好效果。而对于全层撕裂伤，需要施加外力使伤口边缘对合。传统来讲，由于真皮层存在张力，需用缝线将其对合在一起。然而，组织胶（如Dermabond），尽管只能将较浅层的表皮粘在一起，但其效果与缝合相比，在单纯性裂伤的愈合中并无差异[10]。

如前所述，单纯性裂伤可以采用组织胶闭合。但对于除此之外的伤口，组织胶仅能对伤口边缘提供有限的牵拉，医生对其使用仍感到犹豫。使用组织胶时，应避免施加压力，以免胶水进入伤口边缘间的空隙，导致延迟愈合和更广泛的瘢痕[11]。单纯性线状裂伤可以采用单层缝合线，只要缝合同时包括表皮和真皮部分。然而，单层缝合也意味着承受张力的张力层（真皮）是和边缘高度匹配的外翻层（表皮）在同一缝线内。如果更注重伤口的愈合程度，分层缝合更为容易：较深的真皮层承受拉拢伤口的张力，较浅的表皮层外翻对合，使伤口边缘高度一致。

基于此，复杂性裂伤应采用分层缝合。缝线的选择差别很大：对于单层缝合，应使用永久缝线，并在适当的时候拆除（在缝合后伤口护理一节中讨论）。面部最好采用6-0缝线，至少不应大于5-0缝线。如果采用分层缝合，深层采用4-0或5-0可吸收缝线，如

Vicryl线或PDS线。

抗生素

身体任何部位的创伤性伤口的总体感染率约为3.5%。头颈部的感染风险明显较低（1%），这可能与头颈部血液供应充沛有关[12]。增加感染风险的因素包括糖尿病、伤口宽度以及异物的存在。考虑到感染风险较低，大多数小伤口无需预防性使用抗生素。然而，在软组织损伤修复后，大多数整形外科医生会开具一个短期疗程（5~7天）的、抗菌谱覆盖皮肤菌群的抗生素处方（如头孢氨苄或克林霉素）[13]。然而，这种统计可能存在选择偏倚，因为整形外科医生接诊的患者中通常需要处理较大的伤口。

缝合后伤口护理

对于使用组织胶封闭的伤口，任何东西都不能用在硬化的胶水上，因为水或油都将导致组织胶脱落比预期更快（7~10天）。如果用缝线缝合伤口，在伤口愈合的前2周持续应用以凡士林为基底的软膏，可有效提高伤口愈合情况。也可以选择在闭合伤口后的第1周使用含有抗生素的润肤剂，如杆菌肽（Bacitracin）；但小部分患者可能会出现反应性皮炎，1周后应停止使用。

使用永久性缝线的伤口，可在缝合后第5天从张力最小的部位开始，尽早拆除。缝线停留不超过7天，拆线时间过晚可能导致"铁轨"样瘢痕形成。然而头皮（毛发生长区）处缝线或缝合钉应在10~14天后拆线，因为该处皮肤较厚，伤口需要更多时间愈合，而且"铁轨"样瘢痕可被头发覆盖，不甚明显（除非患者将来在缝合处有脱发的可能）。

拆线后，应局部使用1周凡士林乳膏（共2周），继续使用2个月的硅制品创面修复治疗可进一步改善伤口愈合情况（图23.1）[14]。硅制品治疗在夜间可应用贴剂，在白天可应用凝胶。对一些患者来说，相比于硅制品带来的好处，其性价比并不高。然而，对大多数患者来说，即使是瘢痕表现的轻微改变，也能使他们对本来不在他们控制范围内的东西有一种掌控感。最近也有研究表明，普通敷料与硅制品在瘢痕愈合方面可达到同样的效果[15]。然而，硅制品仍被认为是瘢痕的标准疗法。

此外，还应建议患者避免将新形成的瘢痕暴露在阳光下。在伤口修复后的前2周内或在伤口完全上皮化后，患者应每天局部涂抹防晒霜，以防止瘢痕变暗。

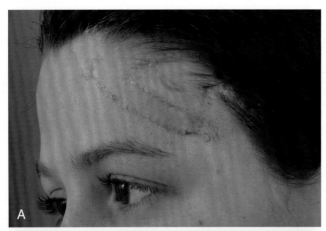

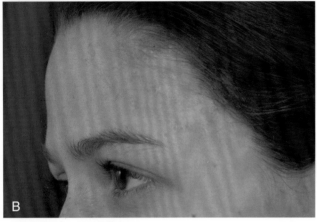

图 23.1 （A）颞部软组织损伤 6 周后情况。（B）该伤口使用硅胶贴 2 个月后效果。

在此之后，如果患者需要也可以继续使用。因为患者日常活动时，瘢痕处会持续接受阳光照射，防晒对于面部瘢痕尤为重要。

患者应该被告知，一个瘢痕需要 6 个月才能完全形成。瘢痕由于毛细血管扩张和血管长入，将经历一个红色、隆起、硬化的阶段、然后逐渐进展为较软、苍白、不太明显的瘢痕[16]。出现增生性瘢痕或瘢痕疙瘩形成的患者，应及时转诊至专科医生，尽早干预。

特殊伤口处理
单纯性裂伤

单纯性裂伤可采用多种缝合方法闭合伤口。对于伴有真皮层分离的单纯性裂伤，应考虑真皮深层缝合。该方法能最大限度地减少伤口张力，减少死腔，如果伤口边缘对合良好也有助于使伤口边缘外翻。采用真皮深层缝合时，进针和出针点应尽量远离皮肤表面，同时应注意伤口两侧进针和出针点对合良好（图 23.2）。

皮肤缝合可以使用组织胶或各种其他皮肤缝合技术。选择皮肤（表皮）缝合时，医生必须注意缝线位置，使伤口边缘张力均匀分布，并创造出外翻的伤口边缘（图 23.3）。

随着时间的推移，外翻的伤口边缘会皱缩，留下平坦的瘢痕。如果伤口闭合时没有外翻，收缩力将导致瘢痕凹陷或增宽（图 23.4）。一个常见的错误是皮

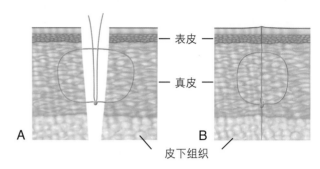

图 23.2 （A）深层缝合时真皮层的进针和出针点需严格对合，不要带入表皮。（B）对合良好的深层缝合有利于伤口边缘外翻

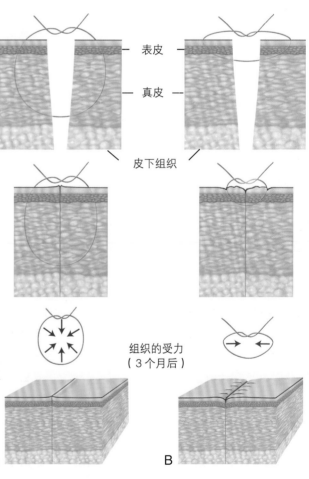

图 23.3 （A）皮肤缝线位置合适时，伤口纵轴两侧受力均匀。伤口边缘外翻保证愈合后伤口更为美观。（B）皮肤缝合位置不当，进针深度不够，进针位点离伤口较远。缝线产生更多水平方向的力，使伤口边缘内翻。形成"铁轨样"伤口愈合，且瘢痕处造成皮肤受压坏死

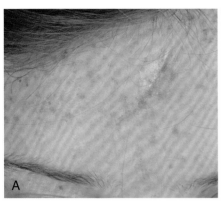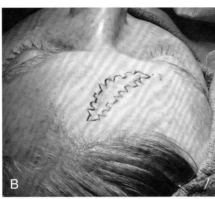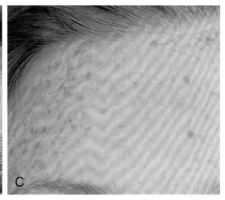

图 23.4 （A）患者额部因未分层缝合可见一增宽凹陷的瘢痕。（B）设计几何图形切口修复瘢痕。（C）术后 3 个月的照片

肤缝线的位置离伤口边缘太远，导致伤口因压迫坏死出现明显缝合痕迹（"铁轨样"瘢痕）。

复杂性裂伤

任何比单纯性线状裂伤更为复杂的伤口都被认为是复杂伤口。与单纯性裂伤缝合的目标一样，复杂伤口的缝合也需减少伤口张力，外翻伤口边缘，使伤口边缘高度一致。但复杂性伤口边缘多不平整，如拼图样交合，给闭合伤口带来困难。此时，坚持"从已知到未知"的原则可以很好地应对这类伤口。通常锯齿状的边缘可以与另一侧对合紧密。一旦几个可对合边缘的"已知"区域缝合好后，未知区域的伤口就变得明晰，可达到更好的预期效果（图 23.5）。医生必须克制住对任何看起来可能失去活性的伤口边缘进行修剪的冲动。事实上，附着在患者身上的大部分皮肤都能存活，即使皮肤失去活性，也可待后续进行伤口修整。

许多创伤发生在与皮肤表面成角的部位，造成片状裂伤（skive-type laceration）。这类损伤两侧真皮和表皮层厚度不同，难以很好地修复。因此，使用单层皮肤缝合可能是对合伤口边缘的最佳选择，真皮深层缝合反而造成皮肤表面伤口边缘对合不佳。

唇部裂伤

修复唇部裂伤可以说是一项具有挑战性的任务。嘴唇在讲话、进食和外表上都至关重要。关于唇部美学的详细讨论超出了本章的范围，但是理解其基本原理是很重要的。

嘴唇分为唇白和唇红。唇红以上下唇接触的地方为分界，可进一步分为干部和湿部。唇白和唇红干燥部的交界处被称为前唇红缘。红唇干湿交接处称为后唇红缘（图 23.6）。在唇部裂伤闭合过程中，最重要的重建标志是前唇红缘，因为在正常谈话距离下，唇红缘匹配上有 1 mm 的差异就会被注意到。伤口边缘外翻也是闭合伤口的关键，因为如果伤口没有外翻，嘴唇的动作往往使伤口形成凹陷瘢痕。如果唇周肌肉同时受累，建议将患者转诊至整形外科。

口内 / 舌

舌部裂伤在运动创伤中很常见。由于舌体血管丰富，受伤后易引起大量出血。第一时间可采取的急救措施，包括通过在口腔内填塞湿纱布压迫来控制出血。舌部缝合首选使用 Vicryl 缝线。由于舌主要为肌肉组织，简单缝合修复易撕裂组织，因此应首选垂直或水平褥式缝合。裂伤很深时，需要转诊至专科处理。

口内黏膜撕裂，如唇黏膜或颊黏膜，在麻醉、清洁和缝合等方面的处理原则与面外部裂伤相同。柔软的可吸收线是保证患者舒适度的首选，显然也免去了拆线的麻烦。

面侧部撕裂伤

处理任何延伸到外眦的面侧部深度撕裂伤，医生均需确保面神经的功能。该区域的面神经损伤可以通过早期手术（3 天内）重新吻合神经来治疗（图 23.7）。

耳部软组织损伤

大多数耳部损伤是单纯性裂伤，不涉及下方的软骨，这种伤口可以单层缝合。如果下方软骨同时受累，则必须重新估计切缘。耳部伤口缝合多采用非编织型可吸收缝线，如 PDS 或 Monocryl 缝线。

耳廓血肿是另一种常见的耳部损伤。如果不治疗，可能会形成"菜花耳"（cauliflower ear）。这种情况在

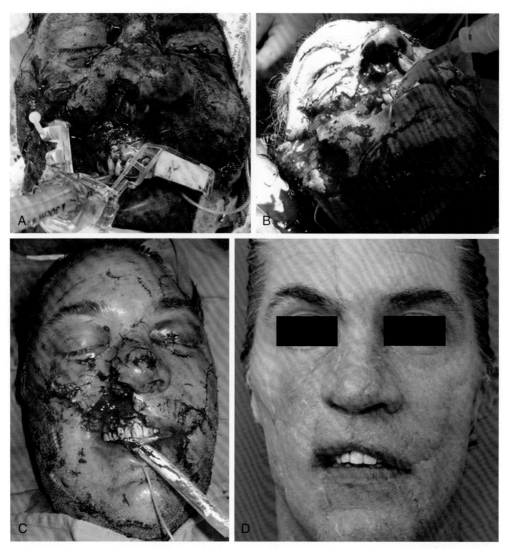

图 23.5 （A 和 B）狗咬伤造成的面部复杂撕裂伤，患者缺失右上唇及右侧鼻翼。（C）应用"从已知到未知"原则缝合复杂的撕裂伤。（D）患者在右上唇和右侧鼻翼行唇修补和前额皮瓣修复重建术后

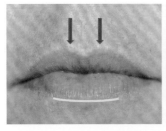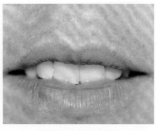

图 23.6　皮肤唇部标志。黄线表示下唇的前唇红缘。注意下唇的前唇红缘边缘平滑，而上唇则有"丘比特弓"形的唇峰（红箭头）。后唇红缘（绿线）是干部与湿部的交接处，是嘴唇在自然状态下上下唇相互接触的地方

摔跤运动员中很常见。该并发症的发生是因为软骨的血液供应依赖于覆盖其上的软骨膜，外伤时剪切力使软骨膜与软骨分离，形成血肿，随着时间的推移血肿逐渐被软骨再吸收。为了防止这种情况发生，需要引流血肿，软骨膜需要用加压垫固定在软骨上 1 周。因

为其存在复发风险，这些损伤最好由专科医生治疗。

眶周裂伤

任何深于眼睑表层的伤口最好由整形外科医生（面部专家）或眼科医生治疗。睑板和肌肉的存在使眼睑结构需要精确、分层缝合。

面部骨折

面部骨折是运动员被转诊至面部创伤专科的一个常见原因。运动员面部骨折的一个特点是骨折的集中性。与交通事故或人际间暴力这种大范围暴力或反复殴打造成的骨折不同，运动员的面部骨折往往是由于一次无意的肢体撞击或球类撞击所致，其损伤范围和程度通常是有限度的。但医生在评估过程中必须意识到可能存在的危及生命的损伤迹象。

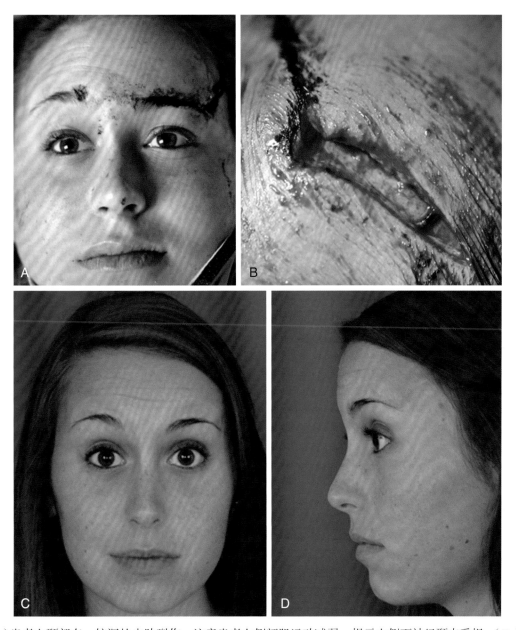

图 23.7 （A）患者左颞部有一较深的皮肤裂伤。注意患者左侧额肌运动减弱，提示左侧面神经颞支受损。（B）近距离观察显示颞浅筋膜撕裂，可见哨兵静脉。（C、D）显微镜下神经纤维缝合和伤口闭合后 6 个月

面部骨折评估

在评估创伤的基本情况（ABC 原则，即气道 airway、呼吸 breathing 和循环 circulation）后，应快速对任何其他身体伤害进行初步评估。若患者病情稳定，应重点检查头颈部创伤。下附的面部创伤检查表可用于指导评估（表 23.1）。清单中的检查项目无强制要求按任何特定顺序完成；但从颅面部骨骼开始，过渡到感觉器官，医生可以同时完成脑神经检查，而不需再单独进行神经查体。

面部骨骼检查应从触诊面部骨性突起开始，包括

额骨、眶缘、颧骨、颧弓和下颌骨。任何引起疼痛的部位都应关注该区域是否骨折。触诊面部骨骼时，可以同时评估面神经 $V_1 \sim V_3$ [眼神经（V_1）、上颌神经（V_2）、下颌神经（V_3）] 支配的双侧感觉是否对称。随后应对口腔进行评估，包括询问患者其咬合是否感觉正常，以评估牙齿咬合情况。牙龈或口底的任何血肿都是下颌骨骨折的病理表现。医生检查时用一只手握住患者上腭，另一只手握住前额，评估两者相对的前/后和侧向活动度。任何一型 Le Fort 骨折都会引起异常动度，并伴有骨擦音和疼痛。接下来，检查鼻部，包括鼻骨和鼻中隔。检查耳廓是否有血肿的迹象，是

表 23.1 面部创伤检查表
Glasgow 昏迷评分 =
颈部:
颈椎?
骨擦音?
瘀斑?
解剖标志?
声音?
面部骨骼
面中部稳定?
骨台阶?
疼痛?
软组织
裂伤?
唾液腺结构损伤?
伤口内异物?
脑神经查体
三叉神经损伤?
面神经损伤?
眼部
传入系统
视力?
视野?
瞳孔反射? 眶部评估
瞳孔: 右? 左?
外眼运动受限?
水平/垂直向移位
轴向移位
眼球突出?
搏动性眼球突出?
眼球内陷?
眼睑异常?
上睑下垂(角膜映光距离)?
眼眦位置(眦距增宽?)
内眦间距 =
瞳距 =
鼻部
鼻中隔血肿?
鼻骨骨折?
口腔
牙列是 _____
咬合是 _____
撕裂?
耳部
鼓膜是 _____
鼓室积血?
脑脊液耳漏?
音叉试验?
耳廓血肿?

否有耳道出血或耳漏。任何耳道裂伤表现应警惕下颌骨骨折(通过下颌骨髁突)或颅底骨折的可能。出现 Battle 征(Battle's sign),即乳突腔周围出现瘀斑时,也应警惕颅底骨折。颞骨骨折则常导致中耳出血。音叉试验是初步评估听力的简便方法,并可确定患者为传导性或感音性听力受损。

面部外伤的最后检查项目是眼部和视觉功能的检查。基本的眼部检查应从外眼评估开始,包括眼睑、睑裂(是否变宽)、垂直或水平向异位(worm's-eye view,仰头位)、瞳距、内眦间距。在没有 Snellen 视力表的情况下,视力可以通过一次检查一只眼睛来对比评估。检查眼球运动并评估是否有复视。采用 PERRLA 标准(Pupils Equal Round Reactive to Light, Accommodation,瞳孔等大、正圆、对光反射灵敏、集合反射存在)评估瞳孔功能。手电筒摆动试验是完成这一评估的最佳检查方法。

面部薄层 CT 扫描是面部骨骼成像的金标准。曲面体层摄影(全景片)可以辅助评估牙齿的损伤。

鼻骨骨折

鼻骨骨折是最常见的面部骨折。患者出现明显的鼻骨偏移和鼻出血都提示鼻骨骨折可能(图 23.8A),以鼻衄为主要表现时,其出血常难以控制。但大多数鼻外伤后的鼻出血为自限性,很少需要医生的干预。鼻腔填塞是一个有效的措施。许多市售产品都很好用,如 Rapid Rhino、Epistat、Rhino Rocket 和 Merocel 海绵。这些产品通常可以在患者转到急诊室之前暂时控制明显的出血。

处理鼻骨骨折时,同时考虑到鼻骨和鼻中隔两部分对医生很有帮助。任何明显的鼻骨骨折都可能导致鼻中隔骨折,从而导致鼻中隔血肿(图 23.8B)。虽然

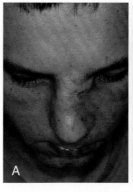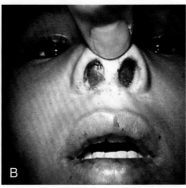

图 23.8 (A)鼻骨骨折,注意患者鼻骨明显偏向右侧。(B)可见患儿鼻中隔血肿。注意鼻中隔黏膜膨出并充满两侧鼻腔,伴有明显触痛

很少见，但与单纯的鼻骨骨折相比，鼻中隔血肿需要更紧急的干预。鼻骨骨折的后遗症既有外观性的，也有功能性的（鼻塞）。大多数鼻骨骨折可在最初10天内闭合复位。骨折发生后3~6个小时内，鼻内部和周围的水肿会阻碍鼻骨复位。因此，大多数面部创伤医生更愿意在创伤发生后5天时再来看患者。在此期间，抬高头部和冰敷可以加快水肿吸收和减轻疼痛。

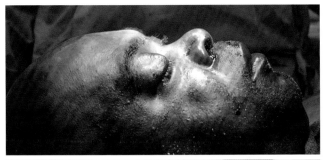
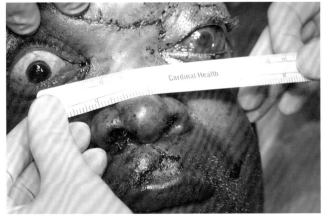

图 23.9 鼻-眶-筛骨折。注意上图的鼻背凹陷处。下图为创伤性眼距过宽

虽然鼻-眶-筛骨折在运动损伤中很少见，在高速事故中却更常见，这比单纯鼻骨骨折更严重，需要更紧急的评估。查体时可及鼻背凹陷、睑裂增宽、内眦间距增宽等明显的体征（图 23.9）。

下颌骨骨折

下颌骨是面部骨折中第二常见的部位[17]。下颌骨骨折的症状包括疼痛、咬合紊乱、口内血肿、颏神经受影响时会出现其支配区感觉异常，以及骨折线上的异常动度。任何涉及到牙齿承托区的下颌骨骨折都被认为是开放性骨折，感染风险高。

下颌骨骨折需要紧急转至有接诊能力的医院处理，因为大多数中心倾向于在72小时内处理骨折。然而，最近的研究显示，延迟处理的下颌骨骨折也可以得到类似的治疗结果[18]。如果不能及时转诊，可以暂时使用巴唐（Barton）绷带包扎法固定，巴唐绷带可以围绕颏部包扎，以固定下颌骨，防止其移动（图 23.10A）。

面中部骨折

颧骨骨折几乎与下颌骨骨折一样常见。虽然颧骨骨折传统上因为与颞骨、额骨、上颌骨的三个明显骨性连接也被称为"三脚架"骨折（tripod fracture），但它实际上是四点骨折，包括颧颞、颧额、颧上颌和颧蝶部骨折。骨折的严重程度和移位范围从轻到重，差异很大，从单纯的颧弓骨折到伴有骨块丢失的粉碎性骨折都可能发生。因此，使用术语颧上颌骨复合体

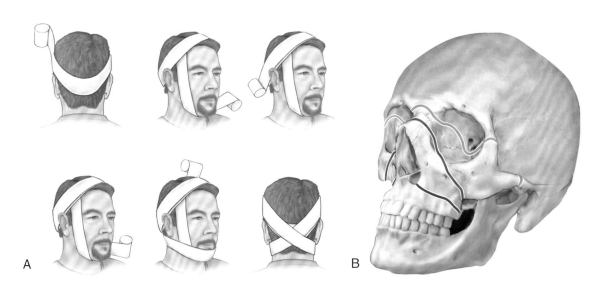

图 23.10 （A）巴唐绷带示意图。该方法由宾夕法尼亚州的一位整形外科医生 John Rhea Barton 在19世纪发明。（B）红线表示 Le Fort I 型骨折，蓝线表示 Le Fort II 型骨折，绿线表示 Le Fort III 型骨折

（zygomaticomaxillary complex，ZMC）骨折能最准确描述该区域骨折情况。

骨折的严重程度和临床表现差异很大。面颊部感觉减退是较常见的体征之一，是眶下神经或面神经颧支断裂的结果。患者通常还伴有一定程度的面部不对称，特别是以仰头位观察颧骨高度时。通常在眶下缘可触及骨台阶。

这些骨折的最终治疗并不像下颌骨骨折那样紧急，因为它们通常不是"开放性骨折"。但是，应该立即进行评估，以排除更严重的相关骨折，包括 1/20 的颈椎损伤可能。

颧上颌骨复合体骨折往往是由于面中部受到来自侧面或成角的打击所致。正面打击多导致 Le Fort 骨折。这类骨折以法国外科医生 Rene Le Fort 命名，他依据尸颅撞击实验首先提出该类骨折模型，并按骨折好发部位进行分型。翼板骨折（pterygoid plates，PP）是 Le Fort 骨折的主要组成部分，但并不是所有 Le Fort 骨折都合并翼板骨折。Le Fort Ⅰ型骨折线累及翼板及梨状孔；Le Fort Ⅱ型骨折线累及翼板及眶下缘；Le Fort Ⅲ型骨折线累及翼板及颧弓（图 23.10B）。所有 Le Fort 骨折的患者检查上颌时都可查及腭部或面中部的异常动度。所有的面中部骨折都应该由面部创伤专家进行评估。

额窦骨折

额骨是面部骨骼中最坚固的支柱，需要 2000 N（牛顿）的力才能使额窦发生骨折，因此能更好地保护大脑[19]。额窦由前后壁骨板组成，前壁骨板形成前额，后壁骨板紧靠额叶的硬脑膜。前壁骨板（约 4 mm）比后壁骨板厚得多（1～2 mm）。20%～30% 的额窦骨折患者会发生脑脊液漏。此外，使额窦发生骨折所需的力量通常也足以产生一次脑震荡，或更严重的脑外伤和脑出血。额窦骨折的患者查体时可查及前额肿胀、疼痛和感觉减退。

在过去的几十年中，额窦骨折的治疗有了很大的进展。随着 CT 的出现，更多的骨折采取保守治疗。而进行手术干预的指征包括明显的外观畸形及持续的脑脊液漏。不管严重程度如何，任何额窦骨折的患者都应由面部创伤专家进行评估。

眼眶骨折

组成骨性眼眶的 7 块骨骼（额骨、蝶骨、颧骨、上颌骨、腭骨、泪骨和筛骨）起到保护眼球和视觉器

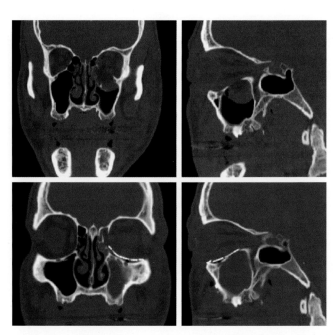

图 23.11 左眶底骨折。上方图片为左侧眶内容物疝出的冠状面和矢状面图示。下方照片为同一患者放置眶底钛板后。使眼眶脂肪和肌肉不显影，可见上颌窦积血

官的作用。眼眶为一四面锥体形的骨性腔，类似金字塔形，较厚的眶缘为基底，较薄的眶壁汇集至眶尖，如同金字塔顶点。眶周区域受到的打击可通过眶内容物传递，导致较薄的眶壁骨折（图 23.11）。眶底和眶内侧壁骨折最常见的原因是该部位仅靠含气的上颌窦和筛窦来对抗冲击力。眶内容物从眶底骨折处疝出可导致严重的功能或外观损伤，其中下直肌或内直肌损伤最常见，且往往导致复视。

眶底骨折的患者查体多显示眶周严重损伤，表现为进展迅速的眶周水肿和球结膜水肿。此外，眼外肌损伤可导致眼球运动受限和复视，眼球的位置也可发生改变，出现明显的垂直和水平向的移位。

儿童的眶壁骨质未完全骨化，因此与身体其他部位骨折相比，眶壁骨折多为"青枝骨折"。而"青枝骨折"由于眶周脂肪和肌肉的包裹挤压，可能导致肌肉疝出和嵌顿。在儿童中，这种现象被称为"白眼爆裂性骨折"（white-eyed blowout fracture）；其中，"白眼"指眼眶外无明显瘀伤，但伤眼眼球运动受限。这类骨折还可刺激眼心反射，引起持续性恶心、呕吐、心动过缓和低血压。因此，运动医学科医生需要分析儿童伤后不能行走是因"头晕"还是眶壁骨折引起的"恶心、呕吐"。

眼眶骨折需要眼科医生和面部创伤医生尽快评估，因为骨折合并肌肉嵌顿或持续性眼心反射时需要

紧急干预。大多数眶底骨折不需要手术，但患者仍必须进行彻底的眼科检查，以排查任何可能的眼球损伤。

眼外伤

在美国，约3%的急诊就诊涉及眼外伤。依据致伤原因可分为物理伤、异物伤和化学伤[20]。运动医学医生处理钝性物理损伤较多，偶尔也会遇到眼内异物。在儿童和青少年中，1/3的眼外伤与运动有关[21]。水上运动、篮球、网球、摔跤、武术和射箭是最常见的引起损伤的运动。

眼球保持完整的损伤被称为非穿通伤。眼眶周围骨性结构的损伤在本章的"面部骨折"一节中有所讨论。钝挫伤在影响眼球的同时，可伴或不伴骨创伤。

角膜擦伤

角膜擦伤是由眼球表面的创伤引起的。这些擦伤可能是由钝器直接造成（如手指或飞来的球），也可能是小块的污垢/异物被揉进眼睛所致。角膜擦伤的症状包括疼痛（通常很严重），眼内异物感，睁眼困难，泪液分泌过多。查体可见上皮缺损和水肿，巩膜充血，瞳孔散大，前房炎症反应。视力下降可能是由于角膜水肿或泪液分泌过多。

便携式检眼镜可以看到部分角膜擦伤，但检查标准仍应以眼科医生在裂隙灯显微镜和荧光素染色下所见为准。

只要异物得以去除，大多数角膜擦伤会自动愈合。清洁眼睛时应使用清洁水源；在水龙头下清洗眼睛或在充满水的水池中睁眼清洗都是有效的措施。非处方的人工泪液、眼部润滑剂和含有对乙酰氨基酚的药物可以帮助缓解不适。

局部抗生素和抗炎滴眼液的使用可由眼科医生处方。伤后是否包扎最近则受到争议，一些研究表明包扎可能导致延迟愈合[22]。近来也有研究提出使用绷带镜（bandage contact lenses）辅助治疗[23]。局部麻醉剂因其可延迟愈合，并导致继发性角膜炎，不应在伤后使用。

前房积血

前房积血是指眼部受到外伤后，血液积聚在前房内。由于积血对光线的遮挡，患者可能表现为部分视力缺损。检查时，通常可观察到前房有明显的积血。治疗原则应以保守治疗为主，但需由眼科医生管理。

虹膜根部离断

虹膜根部离断（iridodialysis）也称为虹膜根部分离，指虹膜与睫状体连接处断裂。可能与拳击、驾驶座气囊意外弹开、水枪冲击、蹦极、各种球类撞击等有关[20]。发生虹膜根部离断的患者可能没有任何症状，但随着损伤程度的加重，其症状也会加重。检查时典型表现为虹膜根部断裂处有半月形缺损。虹膜根部离断需由眼科医生进行评估。

视网膜脱离

视网膜脱离时，视网膜的神经上皮层与色素上皮层分离。最初脱离的面积可能很小，但情况可能发生进展。视网膜脱离的危险因素包括眼部的高能量钝挫伤。患者可主诉视野内出现特定区域的云雾状阴影或遮挡感。也可能出现视物变形，如将直线看成曲线。视网膜脱离需紧急处理，应及时转诊至眼科医生。

眼球破裂

如果眼球受到严重的钝性或穿透性创伤，眼球壁组织的完整性就会受到破坏。钝挫伤引起的眼球破裂最易发生在巩膜薄弱部位，如直肌附着处、角膜缘和眼内手术切口处。患者可出现从疼痛到完全失明等不同程度的症状。眼球破裂常常是"隐匿的"；最初临床检查可能无异常，因此医生对于这类损伤需保持高度的警惕。

牙外伤

鉴别乳牙与恒牙

牙外伤的处理取决于损伤牙齿为乳牙还是恒牙。儿童的乳牙在大约6岁开始被恒牙替代，这一过程将持续到14岁左右，乳牙列被恒牙列完全替代。对于处在替牙期的儿童来说，以下几点有助于医生鉴别乳牙与恒牙：乳牙（图23.12A）比恒牙小，色白，冠短宽，切嵴磨耗明显。恒牙（图23.12B）较大，微黄，新萌出的恒切牙可见切嵴结节。鉴别乳牙与恒牙的重要性在于乳牙无需进行复位、固定或再植。

牙外伤的治疗目标是将牙齿保留在牙弓内，保持牙髓的活力，防止牙根吸收——所有操作目的均为恢复牙齿的形态和功能。大多数牙外伤需要由口腔医生治疗，但鉴别损伤的严重程度及转诊均要依靠运动医学医生完成。

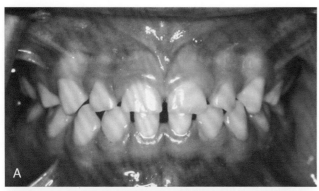

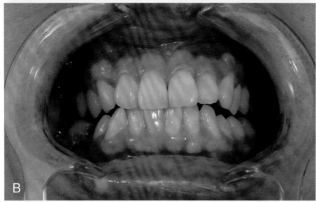

图 23.12 （A）乳牙。牙齿小，色白，切嵴磨耗明显，冠短宽。（B）恒牙。牙齿较大，微黄，新萌出的恒切牙可见切嵴结节

牙周 / 移位性损伤（牙齿松动）

牙齿震荡时患者常自觉疼痛，但不松动。如果牙齿无松动，咬合关系正常，患者可之后到当地牙医处复查。如果牙齿疼痛、松动或龈沟渗血，则可能发生亚脱位，需进行固定。牙齿向任何方向移位，均需牙医进行复位及固定。对于发生全脱出的患者，区分乳牙和恒牙十分重要。如前所述，乳牙无需复位，而恒牙则可成功再植。为提高再植成功率，牙齿离体"干燥时间"应少于 60 分钟。保持牙齿存活的首选方法是将其重新放入牙槽窝，并让患者咬住一块纱布将其复位。该方法不可行时，也可将牙齿保存于平衡盐液或牛奶中，直至患者由牙医接诊。

值得注意的是，牙齿"踪迹不明"时，需结合影像学进行全面评估，确保牙齿未完全挫入牙槽内。

牙齿挫入（intrusive displacement）是乳牙期最常见的牙外伤类型[24]。即使是不完全性挫入，也需将牙齿拔除，以免挫入牙根影响恒牙萌出。

牙折

冠折是发生运动损伤时最常见的恒牙损伤[25]。对于折断的牙齿，区分乳牙和恒牙同样重要。无论是乳牙还是恒牙损伤，若损伤只涉及牙釉质（白色）或牙本质（黄色），患者可以在几个星期内由其家庭牙医检查；若牙折较深，累及牙髓（粉红色）时，乳牙可能需要拔除，而恒牙则需将折断部分重新接上。断片同样应保存于平衡盐液或牛奶中，直至患者由牙医接诊。

牙折仅涉及外层牙釉质时，可待日后调磨和修整。实际上，许多这样的轻微损伤在运动员进行正式的牙齿检查之前，都很难被注意到。

若损伤涉及到牙釉质和深层的牙本质，当牙齿暴露在冷空气中或接触冷饮时也会感到疼痛[26]。此时应尝试寻找断端，它可能仍与剩余的牙齿连在一起。若没有找到，而运动员主诉明显的疼痛，可使用护髓材料现场处理。这类材料为氢氧化钙糊剂或氧化锌丁香油酚[26]，可有效降低牙髓敏感性，直至牙医接诊运动员并进行修复。

在损伤累及牙釉质 / 牙本质 / 牙髓的情况下，牙髓的状态决定了治疗方式[27]。牙髓是否有活力，根尖开敞或已经闭合，共同决定是否可以进行美学修复（可能需要进行根尖诱导成形术）或是否需要根管治疗。再次强调，冠折且可见牙本质透红时，需由牙医立刻评估。牙髓出血的情况也时有发生，该表现提示牙外伤的严重性。

选读文献

文献：Eidelman A, Weiss JM, Lau J, et al. Topical anesthetics for dermal instrumentation: a systematic review of randomized, controlled trials. *Ann Emerg Med*. 2005; 46: 343-351.

证据等级：I

总结：使用利丙双卡因乳膏（EMLA）是处理皮肤损伤前一种有效的非侵入性镇痛方式。此外，至少还有三种表面麻醉剂同样有效：丁卡因、脂质体包裹的丁卡因和脂质体包裹的利多卡因。

文献：Scarfone RJ, Jasani M, Gracely EJ. Pain of local anesthetics: rate of administration and buffering. *Ann Emerg Med*. 1998; 31: 36-40.

证据等级：I

总结：与在局麻药中加入碳酸氢钠缓冲相比，缓慢给药（大于 30 秒）镇痛效果更佳。

文献：Fernandez R, Griffiths R. Water for wound cleansing. *Cochrane Database Syst Rev*. 2012; (2): CD003861.

证据等级：I

总结：目前尚无证据表明在成年人中，使用自来水清洗急性伤口会增加感染风险，反而有一些证据表明会减少感染。但已有充足证据表明清洗伤口本身就能促进愈合或减少感染。在没有自来水的情况下，也可用冷却的开水或蒸馏水代替。

文献：Farion K, Osmond MH, Hartling L, et al. Tissue adhesives for traumatic lacerations in children and adults. *Cochrane Database Syst Rev*. 2002; (3): CD003326.

证据等级：Ⅰ

总结：在处理单纯性裂伤时，可使用组织黏合剂代替标准伤口闭合方法。而两者之间或不同组织黏合剂之间在美容效果方面无显著差异。但与标准伤口闭合方法相比，组织黏合剂具有缩短手术时间和减少患者疼痛的优点。在选择缝合方法时，必须考虑到使用组织黏合剂可能造成伤口裂开风险增加，该可能性虽然很小，但具有统计学差异（对个体造成伤害的病例数为 25）。

文献：Mulligan RP, Mahabir RC. The prevalence of cervical spine injury, head injury, or both with isolated and multiple craniomaxillofacial fractures. *Plast Reconstr Surg*. 2010; 126: 1647-1651.

证据等级：Ⅱ

总结：在单纯性下颌骨、鼻骨、眶底、颧骨/上颌骨或额骨/顶骨骨折的情况下，颈椎损伤的发生率为 4.9%～8.0%，颅脑损伤的发生率为 28.7%～79.9%，颈椎合并颅脑损伤的发生率为 2.8%～5.8%。同时发生两处或两处以上面部骨折的情况下，颈椎损伤的发生率为 7.0%～10.8%。颅脑损伤的发生率为 65.5%～88.7%，颈椎和颅脑损伤的发生率为 5.8%～10.0.1%。

（John Jared Christophel 著

刘一昀 译　彭慧钰 校）

参考文献

扫描书末二维码获取。

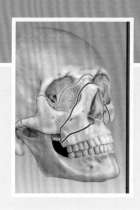

第24章

运动损伤的心理调整

参加体育运动会对身体产生风险，这可能会导致运动员运动能力受限或无法继续运动。医学的进步使运动损伤可以得到更好的诊断，并可以接受完善的康复治疗计划。心理因素影响了个体应对身体损伤的方式；因此，了解并有效管理损伤带来的心理反应可以增强运动员从损伤中恢复的能力，促进重返运动（RTP），并帮助运动员适应不断变化的角色。

参加体育运动的人数在持续增加。根据美国国家高中体育联合会（National Federation of High School Sports, NFHS）的数据，过去30年中，高中生的体育运动参与度增加了130%以上，2014—2015学年有780万名高中生参与运动[1]。重要的是，这些数字仅计算了学校内参与运动的情况，而青少年运动俱乐部每年的参与量估计超过4400万人次[2]。高中生运动的总损伤率为每1000次运动2.32人，在2015—2016学年中的总损伤人数约为140万[3]。从2005—2006学年到2013—2014学年，对总计59 862例高中生运动员损伤进行的追踪发现，6.0%的损伤是断送职业或赛季的损伤[4]。与体育相关的损伤占美国18岁以下患者急诊就诊量的1/5[5]，儿科门诊就诊量的19%[6]。

一项研究统计了从2009—2010学年到2013—2014学年的5年间所有25个NCAA运动项目的平均损伤数据，每年平均28 860 299次训练和6 472 952场比赛共出现210 674例损伤[7]。这些损伤中大约1/5需要停止参加运动7天及以上才能恢复[7]。在男性学生运动员中，经估算每年损伤数量最多的运动是橄榄球，而总体损伤率最高的运动是男子摔跤[7]。在女性学生运动员中，经估算每年损伤数最多的运动是足球，整体损伤率最高的项目是体操[7]。

虽然运动损伤对运动员来说稀松平常，但它对运动员的情绪、思维和整体健康都有很多潜在的影响。常见的情绪反应包括应激和焦虑[8, 9]，例如担心再次受伤[10]、担心不能恢复到受伤前的运动水平或是在受

伤后无法提高运动成绩[11]，还包括沮丧、抑郁症状、失落感[12-15]、孤独感[16]、愤怒[12, 13, 17]和自尊心受挫[13]。这些负性情绪与康复过程延长相关[11]，会降低他们参加康复治疗的动力[12]，增加再次受伤的风险[18]。

尽管许多运动员都会受到运动损伤的负面影响，但每个运动员的反应可能有所不同。一些运动员并不会受到很大的干扰[8]。有些运动员能够将运动损伤看作挑战，而更关注从中学习到的经验教训[13, 19]。为运动员提供支持，从而增加他们产生这些积极反应的可能性，这对于运动员的健康和运动成功至关重要。

此外，运动参与者的年龄、比赛水平（青年、高中、俱乐部、大学、职业、"周末战士"）、损伤的严重程度以及参与者对运动员身份的投入程度也可以影响损伤带来的心理反应。本章不赘述运动损伤的心理影响的发展理论，也不详细讨论比赛水平如何影响心理因素。相反，我们将对损伤的心理学进行宽泛的讨论，介绍有助于理解损伤如何对运动员产生心理影响的一般范式，并综述运用心理学原理促进康复的文献。本文还将通过讨论运动前筛查、转诊流程、多学科综合治疗团队的价值和重返运动后持续提供支持的重要性等问题，展示心理学的特定应用。

既往观念和演变

损伤的心理模型最初分为两类：阶段模型和认知模型[20]。阶段模型主要来自对终末期疾病患者心理反应的研究。由于损伤会被看做是自我的一部分的丧失，因此人们认为损伤会引起哀伤和失落[21]。哀伤阶段的常用模型改编自 Kubler-Ross 模型。这些模型的局限性包括不能较好地整合入运动员对损伤的看法以及影响运动的心理后果的情景差异。这些局限性催生了认知模型，该模型大量借鉴了应激和应对的理论。该模型聚焦于对损伤本身的解释，而非阶段。这些解释包括损伤的认知归因、损伤后的自我认识、应对模式和关

于损伤的获益的认知。随后，这些模型中整合入生物 - 心理 - 社会的思想，并进行了更新以反映运动员个体的应对倾向与情景因素之间的双向关系[18,20]。有关这些历史的更详细评论，请参见《运动心理学手册》[24]。

一些被广泛认可的模型包括压力和损伤模型、自我决定模型以及针对运动损伤和康复过程的心理反应的 Wiese-Bjornstal 综合模型。压力和损伤模型认为，因担心再次受伤而加剧的痛苦会降低可用的注意力资源和周围视野，从而导致肌肉疲劳加剧，时间控制力和协调性降低。在 Ryan 和 Deci[25] 的自我决定模型的初始构架的基础上，其他研究人员强调了根据自我决定理论（Secf-Determination Theory）在重返运动过程中满足三个心理需求的重要性：自我效能感，即对自己能力的信任；自主性，即自己可以左右自己的结局的信念；关联性，即与他人的连接感。对运动损伤和康复过程的心理反应的 Wiese-Bjornstal 综合模型是 1984 年 Lazarus 和 Folkman 提出的应激和应对的认知评估理论的拓展，该模型指出损伤前因素（人格、既往的应激源、应对资源等）、损伤因素（损伤病史、损伤的严重程度等）和损伤后因素（运动员的认知归因等）可以影响运动员对运动损伤的反应。

运动前筛查

在运动员进入俱乐部队、大学运动队或专业队时评估潜在的心理健康问题，将有利于为将来可能会出现心理健康问题的运动员、过去已经寻求照护并希望继续得到服务的人以及有兴趣在遇到诸如运动损伤等应激之前主动建立支持的人提供主动服务。一些早期研究表明，识别存在赛季前焦虑的个体并帮助其对接支持服务以减轻症状有助于降低运动损伤的发生率[30]。

在进行运动前的身体检查时，可以使用简短的筛查工具来评估潜在的心理健康问题和（或）测量健康状况，以便转介给有执照的心理健康工作者。"NCAA 心理健康最佳实践"文件鼓励使用运动前筛查措施来评估学生和运动员当中的酒精和大麻使用、抑郁症状、焦虑、饮食失调 / 进食障碍、睡眠以及注意缺陷多动障碍[31]。遭受运动损伤后，可以进行心理健康和完好状态的进一步评估，并将其与这些基线值进行比较，进而为治疗方案的制订提供参考信息。如果进行筛查，则务必制订一个保密计划，确保及时进行跟进随访，并知道何时以及如何将运动员转诊给有执照的心理健康工作者（请参阅"作者首选技术"了解更多有关信息）。

决策原则

所有一线运动损伤防治专业人员都需要有能力识别潜在的心理健康问题。所有治疗提供者应在训练室里进行公开讨论，而不应将这些问题视为禁忌，这样做可以明确心理问题的重要性，每个服务者在直接干预中可以起到积极作用，以及适时转诊的重要性。积极地支持运动员将直接促进他们的康复。专业人士还可以回应教练、父母、队友、行政管理人员和运动员本人（直接或间接）的重返运动的压力，来改变这些资源的作用，并促进一个健康的康复过程。

理想情况下，照护受伤的运动员涉及许多潜在资源之间的合作。这些人员包括运动员本人、运动医师、注册运动防护师（ATC）、运动营养学家、运动心理学家和（或）有执照的心理健康治疗工作者、管理人员、教练、队友、家庭成员、教授、学术协调员以及其他潜在的支持系统。将这些潜在资源整合到一个具有明确角色定义的多学科团队中，并认识到各个角色的局限性，对于应对康复中运动员的全部生物心理需求将是非常宝贵的。

需要强调只有获得执照的心理健康服务提供者才有资格关注心理健康问题，而有资质的运动心理学应注重运动员在运动损伤康复的过程中运动能力的培养。一个具有执业资质还具有为运动员提供相关服务的培训经历和有实际经验的心理卫生工作者，可以胜任心理健康问题管理和恢复运动表现过程中的技能培养。虽然理想的是所有受伤的运动员都可以找到经过适当培训并具有证书的专业人员来担任这些职务，但这种资源并不是所有级别的运动都能获得的。尽管如此，利用学校的非体育部门和（或）周围社区的资源来进行就诊或者转诊也是合适的。

有许多潜在的挑战可能会阻止运动员向心理健康工作者寻求帮助，例如羞耻感的作用或认为寻求帮助是"软弱"的表现，不愿表达情感，缺乏时间来寻求帮助，不确定如何找到有能力与运动员合作的治疗提供者，或者认为治疗可能无济于事[32]。运动医学人员对于帮助运动员克服这些障碍起到至关重要的作用。心理健康提供者最好与运动员单独会面，使用带"我"的陈述，聚焦于观察到的行为 / 事件，在讨论如何解决问题之前先询问并倾听运动员的状况，强调运动员即使受伤仍对团队有价值，明确告知如何与心理健康工作者取得联系以及治疗可能会是什么样子，谈论可用的心理健康服务的机密性，并在转诊后跟进情况以

🏅 作者首选技术

治疗方案

针对运动员重返运动过程中的心理需求，可以提供支持的方法有很多，包括专注于培养技能提高运动表现的方法，关注心理健康问题的方法以及这两方面都关注的方法。当运动员从运动损伤中恢复过来时，专注于运动表现的技术通常包括设定目标，使用意象或可视化练习，教授运动员自我对话，增强对当前和未来运动能力的信心以及将损伤重新定义为学习和建立与体育运动的新的积极关系的机会。在一项针对来自美国、英国和芬兰的1283名运动员进行的研究中，只有27%（n= 346）的运动员报告说在康复过程中使用了心理技能，而在使用这些技能的运动员中，有72%（n=249）说他们相信心理技能可以帮助他们更快地康复[33]。这些运动员报告使用的前四项技能包括目标设定（46.8%）、积极的自我对话（33.2%）、意象（31.8%）和放松（24.3%）[33]。

在损伤恢复过程中，目标设定与坚持康复锻炼之间存在正向关系。设定目标时，使用SMARTS原则是一种务实的方法，可供运动员的多学科团队的许多不同成员使用。该原则是指受伤的运动员将注意力转移到特定的（specific）、可测量的（measurable）、以行动为导向的（action-oriented）、现实的（realistic）、基于时间的（time-based）、自行确定的（self-determined）进度指标上，以增强自我效能感并促进健康有效地重返运动过程。当目标不符合SMARTS标准时，受伤运动员所经历的正常焦虑和恐惧可能会破坏对治疗的依从性并延长康复过程。同样，当运动员在康复过程中出现焦虑或抑郁的明显变化时，与有资质的心理卫生服务提供者建立咨询关系将是非常宝贵的。

关注心理健康问题或同时关注心理健康和运动表现的技术通常以以下为目标：焦虑症状（包括运动前焦虑、担心再损伤以及担心无法恢复损伤前水平）；抑郁症状和丧失感；由于受伤和（或）不再参与运动而出现的孤立感、愤怒、关系冲突；饮食行为改变；睡眠变化；解决诸如药物滥用之类的不良应对策略；鼓励采用积极的应对策略。对运动之外的身份的探索对于运动员的健康也至关重要，无论是对于那些暂时退出体育运动的人还是那些遭受终结职业生涯的运动损伤的患者。Podlog等[28]强调了改变活跃参与体育运动作为参与团队的唯一方式这个视角的重要性。可以与有资质的心理卫生工作者在以下方面进行工作来重新定义参与关系：重新审视体育参与的内在价值，重新定义作为队友贡献的能力，探索主动参与体育只是运动员身份的一个方面的视角（例如，你还有哪些侧面？），和帮助运动员识别从运动中可以"转换"到其他身份角色中的技能。在某些情况下，还可以通过运动医学人员、教练和队友的行动来支持这一过程，例如在团队中创建新的临时或永久角色（如志愿教练、陪练伙伴），以及与其他受伤运动员建立正式的关系（例如，支持小组）或与之前有此经验的其他人进行非正式交流[28]。

虽然只应由经过专业培训并获得资质的心理健康工作者来实施针对心理健康问题的方案，但让所有治疗小组成员都获悉如何与受伤的运动员洽谈治疗选择以及可能需要采取何种治疗措施有助于确保成功转诊，并在整个重返运动过程中为运动员提供全面支持。心理健康工作者可能会使用多种不同的理论方法，这些方法可能对受伤的运动员有益，包括认知行为疗法（cognitive-behavioral therapy, CBT）、人际关系疗法（interpersonal therapy, IPT）[36]、积极心理学、正念减压（mindfulness-based stress reduction, MBSR）、接受与承诺疗法（acceptance and commitment therapy, ACT）、人本主义治疗等。例如，认知行为治疗师可以与运动员合作，以识别与运动损伤和运动康复有关的负性的自动思维，并教运动员如何使用思想挑战技术来得到与其他更期望的情绪反应相关的替代思维[37]。压力免疫训练也已被提议作为一种使用认知重构、思想控制、意象和模拟的干预措施[38]。被随机分配到类似干预措施（认知行为压力管理）的运动员在接受CBT技术和放松策略的教育后，与对照组相比，生病和损伤相关的请假天数明显减少。因此，积极使用这些策略还可以减少受伤的风险，并且教会运动员将来在遭受运动损伤时可以借鉴的一系列技能[39]。

使用接受与承诺疗法的治疗师可能会关于同时接纳积极和消极思维和情感而无需改变它们的目标，也可能会使用正念技术[40]。可以通过聚焦于运动员的强项及其对康复的积极作用来整合入积极心理学的成分[41]。许多运动员擅长以目标为导向，乐于接受反馈／教练，保持动力，克服身体上的疼痛以增强运动表现和有效地管理时间。这些技能中的每一项在恢复过程中都是无价的，但可能需要以运动员不太熟悉的新方式进行调整。治疗团队的工作者如果能提醒运动员注意到自己的强项，将有助于康复中的运动员将注意力从运动损伤和运动参与带来的缺陷中转移出来，以促进他们的康复过程并最大程度地减少困难。

此外，改变损伤后的生理唤醒的干预措施被认为可以减少与损伤应激反应相关的注意力受损并提高注意力。人们还研究了进行性肌肉放松（progressive muscle relaxation, PMR）、冥想、自生训练和腹式呼吸训练的益处[42]。在损伤恢复过程中，它们可增强注意力并减少注意力的分散[43]。

也有人提出，改善社会支持，对运动员和教练同时教授应对技巧、自信心建设都可以增强运动员对运动损

作者首选技术
治疗方案（续）

伤的恢复力[44]。来自肿瘤行为学[45]、先前存在的[45]或伴发的[46]心理状况对轻度脑外伤的影响[46]等相关康复领域的证据也在不断增加，这些观点都主张生物和社会心理方法相结合是有益处的。社会支持在运动损伤的心理康复中表现出极大的价值[17,48,49]，但即便社会支持存在，它也可能被视作不可及的[50]。确保教育和信息不仅确实存在，还要确保别人认为这些资源是可获得的，这是管理运动损伤恢复的关键。此外，不同类型的伤害可能与社会支持的不同满意度相关。虽然遭受了骨科损伤和脑震荡的运动员报告了相似的社会支持来源，但是遭受骨伤的运动员比遭受脑震荡的运动员对社会支持更满意[49]。也许其中一些社会支持系统缺乏对脑震荡的典型症状的了解，

或不确定如何支持患有脑震荡症状的人。脑震荡的隐匿性还可能使社会支持系统"忘记"对支持的需求，或者可能因运动员没有明显的伤口、固定器或拐杖却不能继续运动而导致耻感增加。运动医学人员可以通过在康复过程中纳入支持性医疗服务提供者、朋友或家人，并在整个康复过程中与运动员合作制订目标，让受伤的运动员持续参与团队来提供社会支持[51]。此外，经常就为什么使用特定的康复过程进行沟通和教育有助于促进受伤运动员的自主性。提供测量到的最新康复进度（SMARTS目标），并为受伤的运动员提供有关康复计划的常规选择，可以减轻压力并增强对内部控制源的感知。

核实运动员是否成功地对接到了心理卫生工作者。

伤后管理和结局

在受伤的运动员恢复运动之初持续为其提供支持，有助于提供策略来应对关于再次遭受运动损伤的担心，以及对当前和未来的比赛水平的担忧。如果损伤所致的不能参与运动的时间较长，和（或）有反复的运动损伤，则需要额外的支持[52]。遭受严重损伤的运动员对重返运动和再受伤有更多的的恐惧。更加频繁地、更强烈地担心潜在的再受伤的运动员也更有可能减少他们投入康复训练计划的时间和精力。这样可增加他们遭受再损伤的可能性，以及增加他们重返运动的压力（例如活动度受限、柔韧性降低和／或运动表现降低）。因此，有资质的运动心理学家或有执照的心理健康工作者需要在运动员的身体恢复之后持续进行合作。

当要求运动员定义"成功"重返运动对他们而言意味着什么时，答案包括许多成绩指标（例如，恢复损伤前的运动成绩并在损伤后有现实的运动目标）、心理指标（例如，"坚持正确的道路"，即相信受伤后仍然可以取得长期的成功，并达成自己的内部成功标准时感到"自我满足"），以及体格指标（例如，保持不受伤并且对自己的损伤的完全恢复充满信心）[26]。与受伤运动员工作的焦点小组报告了从心理上准备重返运动的三个方面：对重返运动充满信心，对自己当前的运动能力抱有现实期望，并有动力取得他们在运

动损伤之前获得的成绩[54]。这些发现还凸显了运动医学人员在最初的RTP之后必须持续支持运动员的重要作用，因为这些运动员报告说，对他们的康复服务提供者的信任、在康复过程中达到的身体指标／测试标准、目标设定以及减少康复过程的无聊对准备重返运动的三个方面有重要贡献。

并发症

尽管运动员、教练和治疗团队成员为减少整个康复过程中的并发症做出了努力，但实际或想象中的时间压力仍会影响运动员对损伤的心理和身体反应[28]。运动员可能会感觉到来自教练、队友和（或）家庭成员的直接压力；可能会感觉到其他人对教练的间接压力；和（或）可以将他们自己对快速RTP的欲望投射到他们的教练上。这会使运动员容易无效而危险地加速他们的RTP时间线。教练自己可能会直接或间接地传达自己感知到的关于让运动员能够参加下一场比赛的时间压力（来自主管部门、团队所有者、父母、推动者甚至是新闻界）。这些压力可能会加剧运动员对丧失运动能力的担心，相对于未受伤的其他人而言"不进则退"，失去团队中的一席之地，以及失去团队的"成员资格"的恐惧。关于过去（即，我曾经有哪些能力，我之前是谁）和未来（即，我将成为的人，应该成为的人，我"必须"成为的人）的压力，期望和认知会导致非适应性的唤醒，损害当前身体的恢复能力。对于受伤的运动员，休息、恢复、体力储备和

康复通常要优先于测试其力量和体能的新极限。如果受伤的运动员在外部指导下或在内部驱动下超越身体当前的能力，则会损害康复过程。这些压力可能会迫使运动员加快重返运动时间进程，却自相矛盾地延长了重返运动时间 [55]，因为运动员可能会因康复不完全而身体和心理能力持续受限，进而再次受到损伤、患病和（或）表现不佳。通过与受伤的运动员、教练和家庭成员公开讨论预期的重返运动时间表以及该时间表的原因，来减少重返运动的压力，将使每个人都可以在同一层面上讨论重返运动的预期和重返运动过程的期望。

未来展望

医疗人员通常是在受伤的运动员经历运动损伤后最早与他们互动、在康复和重返运动过程中最经常与他们互动的工作人员。因此，运动医学团队（由ATC、团队医师、专科医师和其他医疗服务提供者组成）处于建立多学科团队的关键位置，该团队可以在受伤运动员重返运动过程中及之后为运动员提供全方位的支持。在整个过程中与其他服务提供者，包括有资质的心理健康工作者或合格的运动心理学家进行会诊和转诊，可以有助于减少运动损伤的负面影响，并有促进成功和及时地恢复运动。重要的是要识别治疗模型中受伤的运动员的需求没有得到回应的缺口，以确定适当的解决方案。

尽管这不是一个新概念，并且各水平运动中都有越来越多的人参与近来，但用于缓解运动相关损伤的心理影响的资源却很少。我们希望诸如此类的章节能够提高对这一问题重要性的认识，并鼓励所有与各级运动员一起工作的人们将这种观念性理解纳入到他们的实践中。

选读文献

文献：Singer RN, Hausenblas HA, Janelle CM, eds. *Handbook of Sport Psychology.* Wiley; New York: 2000.
证据等级：Ⅰ / Ⅱ
总结：第 30 章损伤风险和预防的心理学（Jean M. Williams）。应激与损伤模型（Williams 和 Anderson，1998）的优化版本。

第 31 章运动损伤康复的心理学（BrittonW. Brewer）。提出了运动损伤康复的生物 - 心理 - 社会模型（Brewer、Anderson 和 VanRaalte）。

文献：Weiss MR. Psychological aspects of sport-injury rehabilitation: a developmental perspective. *J Athl Train*. 2003; 38:172-175.
证据等级：Ⅲ
总结：本文对运动损伤中的发展性因素进行了简短总结。介绍了发展观点的背景，概述了研究设计、样本收集过程和运动损伤康复中关于测量和数据的问题。

文献：Yang J, Peek-Asa C, Lowe JB, et al. Social support patterns of collegiate athletes before and after injury. *J Athl Train*. 2010; 45:372-379.
证据等级：Ⅰ / Ⅱ
总结：本文为对男性和女性大学生运动员在损伤前和损伤后得到的社会支持的前瞻性研究。

文献：Podlog L, Dimmock J, Miller J. A review of return to sport concerns following injury rehabilitation: practitioner strategies for enhancing recovery outcomes. *Phys Ther Sport*. 2011; 12:36-42.
证据等级：Ⅱ
总结：本文综述了正在重返运动的运动员的心理应激。他们的综述说明从损伤中重返运动的运动员的胜任感、自主感和归属感可能出现困难（自我决定理论）。

文献：Putukian M. The psychological response to injury in student athletes:a narrative review with a focus on mental health. *Br J Sports Med*. 2016; 50:145-148.
证据等级：Ⅲ
总结：本文综述了学生运动员损伤后的心理问题和寻求心理治疗的阻碍，还有教育医务人员识别心理健康问题的重要性，包括通过运动前筛查发现并转诊到精神专科医生。

（ Karen P. Egan, Jason Freeman 著
朱敬先 译　徐璇子 校 ）

参考文献

扫描书末二维码获取。

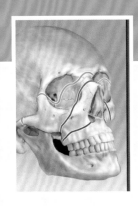

第25章

运动营养

合理营养通常是体育竞赛中被低估的一个方面。然而，近几年来，运动营养已被广泛认可，并且已被确认为训练方案的关键部分。在过去的10年里，运动营养学的原创性研究出版物显著增加。毫无疑问，这是一个不断繁荣和进步的新兴科学和实践领域。适当的能量补给方案可以为运动员的训练和比赛提供充足的能量，提高训练后的恢复能力，维持最佳的身体成分，防止和（或）促进损伤愈合，增强免疫功能，减少或延迟疲劳的发生。鼓励有兴趣寻求个性化营养计划的运动员（Board Certified Specialist in Sports Dietetics, RDN, CSSD），可通过访问运动、心血管和健康营养实践小组（Sports, Cardiovascular, and Wellness Nutrition Practice Group, SCAN）的网站 http://www.scandpg.org/search-rd/ 咨询运动营养学委员会认证的专家[1]。

能量平衡

能量平衡是运动员健康和运动成绩首先要考虑的营养因素，尤其是对于那些试图控制体重或身体成分的运动员。减重需要让运动员摄入的能量少于消耗的能量，而增重则需要多摄入能量。有目的的能量摄入计划波动应该控制在所需能量上下300~500 cal，以避免在减重计划中丢失瘦体重[2]或在增重计划中增加脂肪（除非运动员不介意增重的成分）。通过对能量平衡微调以帮助运动员取得成绩和达到身体目标可能是营养咨询中最棘手的部分[3]。通常用方程式来估算静息代谢率，然后根据身体活动量进行调整[4]。当使用通用数值时，生长状况、体型以及训练量和强度会影响预测的能量需求。一般来说，中等身材的女运动员每天需要2000~2400 cal的能量。青少年男性运动员可能需要3500~4500 cal的能量，而一般的成年男性（如大学生运动员）可能在3200~3600 cal比较合理。目前观察运动员能量平衡的模式是能量可用性（energy availability, EA）方程，这就要求从业者既要知道身体成分，也要知道运动的能量消耗[5]。运动员理想的EA是大于45 kcal/kg瘦体重，而目前EA不足的定义是小于30 kcal/kg[2]。低EA可能是女运动员三联征的起因[6]，也是大量运动员能量不足的部分表现，被称为"运动中的相对能量缺乏"（relative energy deficiency in sport, RED-s）[2]。此外，在估算能量需求时需考虑许多因素，可由营养师依据这些因素调整营养摄入量，这有助于提高运动员的运动表现。

宏量营养素：碳水化合物、蛋白质和脂肪

运动饮食中的宏量营养素的含量还应与运动员的运动项目、运动动作或赛事安排以及期望的体成分变化相匹配。长时间高强度运动需要碳水化合物（CHO）作为肌肉收缩的主要动力，而糖原是CHO在肌肉中的储存形式[4]。需要"高速运动"的运动员应该摄入足够的CHO饮食，以保持肌肉糖原储备最大化，从而为比赛做好准备[2]。文献还表明，足量的CHO可以支持免疫系统，帮助运动员避免过度训练综合征[3]。CHO的需求因运动项目、动作、强度和运动量的不同而有很大差异（表25.1）。乳制品、水果和谷物是训练期饮食中CHO的主要来源。

随着研究的深入，运动员对蛋白质的需求也在稳步增加，目前的建议量可能高达2.2 g/kg体重，以优化进行抗阻训练的男性运动员的瘦体重增长[7]。1.2~1.7 g/kg体重的蛋白质摄入量对大多数运动员有益[3]。而文献中认为男性比女性需要更多的蛋白质，对于肝肾健康的运动员来说，没有证据表明略微过量摄入蛋白质是有害的，额外的蛋白质可能有利于身体组成[8]。优化蛋白质摄入对确保肌肉恢复和训练适应以及激素正常是很重要的。肉类、奶制品和豆类是训练期饮食中良好的蛋白质来源。

表 25.1　运动员宏量营养素需要量

	耐力	力量	高强度	休闲活动
CHO 需要量 [g/（kg·d）]	6 ~ 12	3 ~ 7	5 ~ 7	3 ~ 5
蛋白质需要量 [g/（kg·d）]	1.2 ~ 1.7	1.6 ~ 2.4	1.4 ~ 2.2	1.2 ~ 1.7
特殊人群关注点	骨骼健康与低 EA 铁状态	第三方认可的 PES（如果使用）	赛前和恢复期能量补给很重要	过度能量补给导致体重增加

耐力：在较长时间内以次最大努力完成的运动或比赛项目；力量：运动员在一个周期的训练计划中试图增加瘦体重和肌肉力量；高强度：需要多次进行爆发高强度运动的运动（大多数团体运动）；休闲活动：日常锻炼每天少于 1 个小时，并且不追求运动成绩。
CHO，碳水化合物；EA，能量可用性；PES，提高运动成绩的补充剂。
参考值根据参考文献 9, 27, 29 中的说明改编。

运动员的脂肪摄入量（通常以训练期饮食中供能百分比来表示）一直是营养师们争论的焦点。在包括所有食物种类的饮食模式中，大多数的运动营养指南都认为，20% ~ 35% 的能量摄入应该来自于各种脂肪食物，以保证身体健康和肌肉功能 [3]。作为制定良好的生酮饮食或代谢优化计划的一部分，限制 CHO 摄入的运动员可能会消耗大量的膳食脂肪 [10]。长期以来，脂肪一直被认为是心脏病和肥胖的罪魁祸首，这导致了人们对摄入脂肪的恐惧。运动员需要明白，低强度的运动依赖于脂肪氧化 [4]，而肌内甘油三酯是肌肉能量的重要来源 [11]。均衡饮食应包括油、坚果 / 种子、牛油果和沙拉酱等食物。

营养师应该记住询问适龄可以饮酒的运动员关于非必需宏量营养素——酒精的摄入。运动员经常使用酒精来放松和享受社交的乐趣。酒精会降低运动能力，同时也会对身体成分产生负面影响，并增加卡路里的摄入。运动后饮酒也会阻碍糖原的恢复 [12]。运动员饮食中有计划的宏量营养成分会影响他们的运动成绩和健康目标。表 25.1 提供了根据运动类型调整的当前运动营养宏量营养素需要指南。

水合作用

良好的水合状态是运动员最佳表现和安全运动的关键。人体组织（包括肌肉组织）内大约 70% 是由水构成的。水合作用有助于维持人体内无数的功能，包括食物的吸收、消化，营养物质的运输、体温调节、关节润滑、废物清除以及保护器官。运动员的补液需求因个人喜好、出汗率、对环境的适应程度、运动项目的特点以及运动的持续时间和强度而有很大差异 [13]。三种常见的与水合状态有关的问题包括脱水、运动性低钠血症（exercise associated hyponatremia,

EAH）、和运动相关的骨骼肌痉挛（exercise associated skeletal muscle cramps, EAMC）。如果运动员在口渴的时候能够获得免费、干净的水，并实施补液计划，他们应该能够保持健康的水合状态 [13, 14]。

水合注意事项

许多运动员在准备或参加比赛时都面临着低水合的问题。脱水造成的一个主要后果是进行身体活动时核心温度升高，导致皮肤血流受损和汗液反应改变。在体育活动期间，继发于出汗的体重减轻，体重每减少 1%，体温就会上升 0.15 ~ 0.20 ℃ [13]。脱水的早期症状包括口渴、全身不适和烦燥；并很快出现更严重的症状，包括皮肤潮红、痉挛、头晕、头痛、呕吐、恶心、头部或颈部发热感、寒战、运动能力下降和呼吸困难。

相反，过度水合的风险也不应低估。EAH 常见于参加耐力项目（如半程马拉松、短跑和铁人三项）以及军事训练的业余或新手运动员。EAH 通常源于持续 4 小时以上的运动项目中喝水或其他低渗饮料过多。基于大多数实验室的结果，EAH 的定义是血钠浓度低于正常范围，即低于 135 mmol/L [15]。EAH 的症状和体征可出现在运动期间或运动后 24 小时内，包括呕吐、头痛、昏迷、谵妄、癫痫发作、呼吸窘迫、意识丧失。如果不立即就医，EAH 会导致严重的后果，包括死亡。

尽管运动引起的肌肉痉挛很常见，但病因往往是多因素的，总体上还不是很清楚，尽管普遍认为，脱水和电解质失衡不是 EAMC 的循证原因 [16-18]。越来越多的证据显示，EAMC 可能与神经肌肉控制异常和肌肉疲劳有关。建议容易抽筋的运动员注重合理的营养原则，进行有规律的拉伸运动，适当补液，以及通过保持良好的状态来预防肌肉损伤。

水合状态的监测

可以通过几种方法监测水合状态，如观察运动前后的体重变化、主观感觉、尿液颜色以及口渴感。研究表明，与随意饮水相比，坚持水合计划有助于保持和（或）改善运动表现。但是，建议运动员根据自己的身体状态，并在需要时调整计划，特别是如果在运动过程中体重出现明显波动时[14]。如果一名运动员在运动期间有控制体重的习惯，仅通过口渴感可能不足以保持身体处于一种良好的水合状态[19]。目前的指南建议，与比赛前体重相比，液体丢失限制在总体重的2%以内。观察到液体丢失量大于2%的运动员可能会出现认知功能和运动表现受损，特别是在炎热的天气[13,14]。尽管提出了这一建议，最近的一项研究发现，体重减轻超过3%的超耐力跑步者在跑步过程中没有出现不良反应[20]。此外，出汗率高、汗液中钠含量高的运动员（咸汗衫，salty sweater）发生由电解质失衡和水合不足引起的肌肉痉挛的风险更大[14]。不适应高温和周围环境的运动员特别容易受到影响[21]。因此，鼓励为那些在水合状态方面有障碍、有运动相关肌肉抽筋或高水平运动员计算出汗率。虽然没有有力的证据支持正式的建议，但表25.2提供了关于运动前、运动中和运动后液体摄入时间的建议。

维生素和矿物质

许多运动员选择采取"多多益善"的膳食补充剂来补充营养，而不是确保摄入富含各种有益健康的天然食物。众所周知，饮食中缺乏某些维生素和矿物质可能会不利于健康和运动能力。然而，如果运动员的摄取量超过可耐受的摄入量上限，也可能导致不良反应。因此，鼓励运动员注重摄入适量的维生素和矿物质，这对于人体的吸收和代谢功能是理想的。

铁

铁在帮助运动员达到最佳成绩方面（即有氧耐力和肌肉功能）起着至关重要的作用。铁负责体内氧的运输、能量代谢、红细胞生成、免疫系统维护以及甲状腺激素功能[4]。血红蛋白和肌红蛋白通过血红素的卟啉环与氧结合[22]。红细胞中的血红蛋白为运动中的骨骼肌输送氧气。而肌红蛋白负责将红细胞中的氧传到肌肉细胞——更确切地说，是线粒体。在线粒体内，铁是氧化磷酸化细胞色素酶系统的一部分，与其他氧化酶一起负责机体所需要的能量的产生[4]。因此，缺铁的运动员会因ATP产生受损而导致耐力下降[22]。低铁贮量可能是由于富含铁的食物摄入不足、在迅速生长时期和在高海拔地区训练需要量增加，以及月经失血、脚部撞击性溶血、献血或受伤造成的失血过多[23]。女运动员、长跑运动员和素食运动员患低铁水平的风险最大。

铁的饮食来源因类型而异。血红素铁存在于动物性食物中，包括红肉、猪肉、海产品和深色禽肉。非血红素铁的来源是植物性的食物，与相应的血红素铁来源相比不容易被吸收。当与维生素C（如深绿色叶菜、辣椒、花椰菜、瓜类、西红柿、浆果和柑橘类水果）一起食用时，非血红素铁的吸收会增强。相反，一些食物会导致铁的吸收受损，包括富含钙的产品、草酸盐（菠菜，甜菜，坚果，鲜草本植物）、多酚类（红茶、咖啡、可可、浆果）和植酸盐（大豆蛋白、膳食纤维、扁豆、全谷物）。如果运动员打算摄入含有上述任一种成分的食物，建议2小时后再食用含铁丰富的食物[24]。

钙

钙是骨骼健康（包括生长、维持、修复和结构）所需的重要矿物质。此外，肌肉收缩、神经传导和血

表25.2　水合时间选择			
运动	目标液体量	时间	附加目标
运动前	17~20盎司	运动前2~3 h	• 在正餐或零食中加入少许盐可以促进水分保留
	7~10盎司	运动前10~20分钟	
运动中	7~10盎司	在活动期间每10~20分钟，如果能够或可以耐受；	• 注意可接受的个人偏好和出汗率 • 运动员的出汗率各不相同
运动后	19~23盎司/磅丢失体重	最好在运动后2小时内	• 完全补充液体流失，特别是在进入另一个练习阶段时 • 不鼓励摄入酒精

参考数值修改自参考文献13，14。1盎司≈30 ml

液凝固也需要钙。缺乏钙会导致骨骼脆弱，增加骨折或应力性骨折以及血压紊乱的风险。钙的饮食来源包括乳制品、绿叶蔬菜（煮熟后）、强化食品（果汁、谷类）、替代奶（大豆、杏仁）和豆类。绿叶蔬菜可以煮熟（通常是焯水）以减少蔬菜中草酸盐的含量，从而提高钙向人体的输送潜力。

维生素 D

维生素 D 对维持足够的骨密度、肌肉力量、免疫系统功能有显著影响，具有抗炎和调节激素的作用。维生素 D_2 存在某些植物食物中；它是通过辐照酵母生产的，用于食品强化。维生素 D_3（活性形式）是在皮肤接受阳光的紫外线 B（UBV）照射过程中产生的；此外，饮食或动物食物如深海肥鱼、蛋黄或肝脏，也可以提供这种维生素。素食运动员可以通过摄入维生素 D 膳食补充剂补充维生素 D_3。

维生素 D 的另一个潜在好处与其潜在的抗炎特性有关。剧烈运动、过度训练和其他与运动相关的损伤都会导致促炎症细胞因子水平升高。维生素 D 已被证明可以减少这些细胞因子的产生，同时增加抗炎细胞因子的产生[25]。这表明，充足的维生素 D 可以减轻炎症和肌肉酸痛，促进剧烈运动后的快速恢复。有应力性骨折、骨或关节损伤病史，有过度训练、肌肉疼痛或无力的迹象，以及生活中较少暴露于 UVB 的运动员，如果需要个体化的维生素 D 补充，可通过血液化验帮助确定[21]。

营养时机

适当的营养时机应该是运动员能量补充计划的一个基本部分。均衡的营养计划不仅有助于提高成绩，而且还能提高运动员的心理和肠胃舒适度。避免脱水、电解质失衡、糖原耗竭、低血糖和酸碱失衡也是值得注意的因素[32]。营养时机和营养策略因运动持续时间、运动类型和前一项活动与后一项活动之间的间隔时间不同而有很大差异。食物供应和运动员的个人食物偏好也是重要的考虑因素。表 25.3 提供了运动员在运动前、运动中和运动后的能量补充策略。

运动补充剂

许多运动员觉得有必要使用膳食补充剂。重要的是要向运动员强调，这些"能力增强补充剂"（performance enhancing supplements, PES）是高强度大

表 25.3　营养的时机策略	
推荐时间	目标
运动前 运动前 60 分钟以上	• 食物和饮料的时间、数量和类型应符合运动的实际需要和个人喜好 • 脂肪、蛋白质或膳食纤维含量高的食物在运动过程中可能会引起胃肠道问题 • 碳水化合物目标： 　• 低：低强度或技巧性活动 　　• 3 ~ 5 g/(kg·d) 　• 中：每天 1 小时的锻炼计划 　　• 碳水化合物 5 ~ 7 g/(kg·d) 　• 高：1 ~ 3 h/d，中等 / 高强度 　　• 6 ~ 10 g/(kg·d) 　• 极高：极限 >4 ~ 5 h/d，中等 / 高强度 　　• 8 ~ 12 g/(kg·d)
运动中	• 短：<45 分钟 • 不需要任何补充 • 长时间高强度：45 ~ 75 分钟 • 如果需要，根据个人喜好提供少量 • 耐力：1 ~ 2.5 小时 　• 30 ~ 60 g 碳水化合物 　• 例如：8 盎司运动饮料 　• 例如：(3)Clif Shot Bloks（译注：一种含糖、钾和钠的能量软糖） • 超耐力：>2.5 小时 　• 每小时最多 90 g 碳水化合物

（续表）

表 25.3　营养的时机策略

推荐时间	目标
运动后 运动后 45～60 分钟	• 侧重于碳水化合物和蛋白质的食物搭配 　• 碳水化合物：补充糖原储备并降低皮质醇引起的肌肉损伤 　　• 建议：1 g/kg 　• 蛋白质：对肌肉蛋白质合成和修复至关重要 　　• 建议：20 g 优质蛋白质 • 膳食示例： 　• 例如：8 盎司巧克力牛奶配火鸡三明治（2 片全麦面包和 3 盎司火鸡） 　• 例如：1 杯即食麦片（即麦圈）、1 杯脱脂牛奶和 1 个中等大小的香蕉

参考值引自参考文献 27, 29, 31, 32

量训练期饮食的一个补充。膳食补充剂监管不力，而且无论非法成分如何进入运动员体内，运动员食用受污染的产品有被取消参赛资格的风险[33]。这必须从小就对高水平运动员进行教育和强调，以避免发生意外，导致梦寐以求的冠军头衔被剥夺，名誉受损。全国大学生体育协会、国际奥林匹克委员会（IOC）和其他体育组织和联合会通常会提供一份公布的违禁药物清单，并通过一套严格的药检程序进行检查以确保公平竞争。研究产品的安全性、纯度和功效是一个复杂而艰巨的过程[33]。表 25.4 提供了当前常用的 PES 与益处和常规使用方法。本资料仅供专业人士参考，并不鼓励使用。

表 25.4　增强运动表现的常用物质

物质	功能	在比赛项目中的常规使用剂量和时间	评论
肌酸	增加肌肉 ATP 以便适应更高水平的运动负荷	3～5 g/d，服用时间不重要[33]	肌肉持水增多，增加运动员的体重
硝酸盐（如甜菜根汁）	一氧化氮的前体（血管扩张剂），从而改善组织的氧合和代谢	0.1 mmol/(kg·d)；或 5～6 mmol/d[34] 持续 5～6 天以上	参与体内转化为 NO 的复杂途径
β-丙氨酸	肌肽的前体，从而改善肌肉以便有更高的运动负荷	每天多次小剂量服用，4～6g/d，至少连续服用 4 周[7]	可能引起刺痛或感觉异常（被认为是无害的）
咖啡因	降低疲劳感（中枢或外周机制）	赛前 1 小时 3～6 mg/kg；在随后的耐力运动中为 1～2 mg/kg[33]	
训练前使用的物质	帮助运动员提高兴奋度	没有相关的研究数据	确保第三方验证，有助于避免非法成分，如兴奋剂
增肌物质	帮助运动员获得瘦体重	没有相关的研究数据	考虑整体饮食中的额外能量摄入；确保第三方验证，以帮助避免非法成分，如合成代谢剂

选读文献

文献：American College of Sports M, Sawka MN, Burke LM, et al. American College of Sports Medicine position stand. Exercise and fluid replacement. *Med Sci Sports Exerc*. 2007; 39(2): 377-390.

证据等级：立场声明定义的各种主题

总结：美国运动医学学会对运动员的运动和液体补充提供的当前的建议和策略的综述，以优化运动员的液体补充实践。

文献：Thomas DT, Erdman KA, Burke LM. Position of the Academy of Nutrition and Dietetics, Dietitians of Canada, and the American College of Sports Medicine: Nutrition and Athletic Performance. *J Acad Nutr Diet*. 2016; 116(3): 501-528.

证据等级：立场声明定义的各种主题

总结：加拿大营养和营养师协会与美国运动医学会联合发布了一个关于营养和运动表现的立场声明。这些组织为食物、液体和补充剂的摄入的适当类型、数量和时间提供了指导，以促进在不同的训练和竞技运动中的最佳健康和表现。

文献：Buell JL, Franks R, Ransone J, et al. National Athletic Trainers' Association. National athletic trainers' association position statement: evaluation of dietary supplements for performance nutrition. *J Athl Train*. 2013; 48(1).

证据等级：立场声明定义的各种主题

总结：美国国家体育防护师关于评估运动营养膳食补充剂的立场声明，倡导"食物优先"的理念以支持健康和运动；了解有关膳食补充剂、违禁物质的联邦和体育管理机构的法规；以熟悉评估膳食补充剂的安全性、纯度和有效性的可靠资源。

文献：Meeusen R, Duclos M, Foster C, et al. Prevention, diagnosis, and treatment of the overtraining syndrome: joint consensus statement of the European College of Sport Science and the American College of Sports Medicine. *Med Sci Sports Exerc*. 2013; 45(1): 186-205.

证据等级：立场声明定义的各种主题

总结：根据美国运动医学会和欧洲运动科学学院的共识，对过度训练综合征的定义、诊断、治疗和预防等方面的知识现状进行了讨论。

文献：Mountjoy M，Sundgot-Borgen J，Burke L，et al.The IOC Consensus Statement:Beyond the Women Athletics Triad-Relative Energy Initiative in Sport(RED-S). *Br J Sports Med*. 2014; 48(7): 491-497.

证据等级：立场声明定义的各种主题

总结：这份共识声明取代了之前的声明，并为风险评估、治疗和重返赛场决策提供了指导方针。国际奥委会专家工作小组引入了一个更广泛、更全面的术语，用于描述以前被称为女运动员三联征的情况。这一共识声明还为受影响运动员的管理提出了实用的临床模型。"运动风险评估和重返运动模式"将该综合征分为三组，并将这些分类转化为临床建议。

文献：IOC consensus statement on sports nutrition 2010. *J Sports Sci*. 2011; 29(suppl 1): S3-S4.

证据等级：立场声明定义的各种主题。

总结：国际奥委会营养工作小组编写的关于健康饮食和运动表现的实用指南。

（Jessica L. Buschmann, Jackie Buell 著
郭成成 译　常翠青　李　玫 校）

参考文献

扫描书末二维码获取。

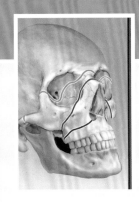

第26章

兴奋剂和强力助剂

运动药理学：运动中的强力药物

没有第二。我的比赛只有一个名次，那就是第一。

Vince Lombardi[1]

在当今这个时代，运动员常因使用违禁药物和方法来提高成绩而受到严格审查。我们的社会高度重视胜利，并奖励表现出色的运动员。因此，运动员们经常被激励"尽一切所能"以达到更高的水平，从而提高他们的运动水平。"ergogenic"（强力）一词源自希腊语"éaargon"（工作）和"gennan"（生产），字面意思是"提高工作能力"。数千年来，运动员们一直在寻求提高成绩的方法。参加第一届希腊奥运会的运动员吃了他们认为会给他们带来竞争优势的东西，包括无花果干、蘑菇、大量的肉和士的宁（马钱子碱，一种已知的毒药）。这些古希腊运动员甘愿冒险服用可能致命的药物，以期获胜。历史确实会重演，因为这一趋势一直持续到今天，并已升级到令人难以理解的程度。随之而来的清除有不正当行为的运动员的斗争，对那些信奉"公平竞争"和体育公平理念的组织来说是一个挑战。

20世纪80年代，Mirkin[2]对奥运会运动员进行的一项调查证实了这种不惜一切代价的求胜欲望。调查的问题是："如果你能服用一种能保证你获得奥运金牌但会在一年内夺走你生命的药丸，你会服用吗？"令人震惊的结果是，超过50%的运动员选择会服用这种药丸。

Goldman[3]随后在20世纪90年代进行了一项改良后的调查，向198名有抱负的奥运选手（均为高水平运动员）提出了两个问题：

1. 如果有人向你提供一种提高成绩的禁药，保证你会赢得一枚奥运奖牌并且不会被抓到，你会接受吗？

2. 如果可以确保你不会被抓到，你是否会服用一种提高成绩的违禁药物？该药物让你在接下来的5年中赢得每一场比赛，但随后你会死于这种药物的副作用。

在198名运动员中，195人对第一个问题的回答是肯定的；在回答第二个问题时，超过50%的运动员表示会服用该物质。

这两项民意调查的结果显示，很高比例的运动员愿意使用可能致命的药物，如果他们相信这些药物将帮助他们获胜。运动员现在想要赢得比赛，可能不会考虑甚至担心服用一种提高成绩的药物的未来后果。

睾酮：历史视角

20世纪50年代，人们发现奥运会举重运动员通过注射睾酮（一种雄性激素）获得了巨大的力量。美国内科医生John Bosley Ziegler看到了这种药物潜在的益处。为了尽量减少举重运动员所承受的雄性激素副作用，他研发了甲雄烯醇酮的衍生物[4]。虽然它最初被认为是一种优于睾酮的强力药物，但它也有其潜在的雄激素性的副作用。从那以后，许多科学家尝试开发一种没有雄激素特征的纯合成代谢制剂，但均以失败告终。为了强调睾酮衍生物具有合成代谢和雄激素特性的重要意义，在本章中，我们将所有睾酮的衍生物都归类为合成代谢类固醇（anabolic-androgenic steroids，AASs）。现在，运动员正在使用数百种睾酮激素的变体。

法国著名的生理学家Brown-Séquard是最早提出睾酮具有促进强力作用的科学家之一[5]。尽管今天的医学界因对他描述的脊髓综合征而广为人知，但他在AASs的历史上发挥了重要作用。1889年6月，在巴黎召开的生物学会会议上，72岁的Brown-Séquard宣布，他发现了一种"使人恢复活力的化合物"，这种化合物可以逆转许多与衰老有关的身体和精神疾病。

他报告说，他给自己注射了一种从狗和豚鼠的睾丸中提取的液体提取物，这些注射物极大地增强了他的力量，提高了他的精神敏锐度，缓解了他的便秘，增加了他的尿流弧度。Brown-Séquard 的发现遭到了鄙视。然而，他取得了一项重大发现，这对医学界和体育界有着巨大的影响。Brown-Séquard 对睾丸提取物的积极性质的发现是基于 Berthold 的早期工作提出的，他曾提出将睾丸植入公鸡腹部可以逆转阉割的影响[6]。

科学家们继续这两位科学家的工作，并取得了一些重要发现，这些发现有助于更好地了解睾酮的特性。荷兰科学家 David 等于 1935 年首次分离出睾酮[7]。此后不久，德国科学家发表了一篇描述胆固醇合成睾酮的文章[8]。随后，医生和兽医开始在临床上使用睾酮及其中间体[9]，并且首次将睾酮应用于人类，帮助慢性病患者恢复肌肉[10]。人们发现睾酮对身体几乎每一个器官都有积极的影响，在 Brown-Séquard 宣布他的发现 60 年后，睾酮作为一种恢复活力的化合物再次得到了推广。1939 年，Boje[10] 提出男性性激素可能会提高运动成绩。1941 年，一匹赛马在注射了睾酮后运动表现显著提高[11]，在竞赛中寻求优势的人类竞争者开始尝试使用睾酮[12]。

20 世纪 50 年代，苏联奥林匹克运动员首次在体育运动中使用睾酮。到了 20 世纪 60 年代，AASs 的使用越来越普遍[13]。在此期间，不存在对使用强力药物的制裁。许多运动员认为必须使用药物才能保持竞争力。到了 1968 年奥运会，AASs 的使用已经渗透到体育的各个领域，包括力量运动和有氧运动。声称具有更好的合成代谢特性的新药被公开销售。许多来自其他运动项目的男运动员，如橄榄球，很快故意或涉嫌把 AASs 当作"维生素"服用[14]。据估计，到 20 世纪 80 年代，有 40%～90% 的职业橄榄球运动员都在使用 AASs[15]，此后不久，大学橄榄球运动员也纷纷效仿[15]。

女运动员开始尝试使用这种药物来提高自身的运动能力。不久，人们发现服用 AASs 的女性肌肉力量增强。此外，AASs 的雄激素特性还会诱发男性化效应，包括声音变粗、体毛增多、乳房组织的缺失和阴蒂的增大。来自苏联的女运动员的男性化过于明显，以至于在 1967 年的欧洲锦标赛上进行了性别测试和染色体分析，以确保男运动员没有伪装成女运动员。

西方国家的女性被怀疑使用了强力药物。Florence Griffith Joyner 在半退役后重新出现在世界舞台上，并在 1988 年奥运会上取得了巨大的成功，成为世界上著名的运动员之一。Joyner 从一名优秀的赛跑运动员成长为世界冠军，她的 100 米跑记录 10 年来无人能及。她肌肉发达的体格，再加上她最近在体育方面取得的成功，有人猜测她的运动优势是由于使用了提高运动成绩的药物——但她坚决否认了这一指控[16]。Joyner 坚持认为，她的运动能力是在她的丈夫（奥运选手 Al Joyner）指导下坚持不懈训练的结果。当 38 岁的 Joyner 在睡梦中去世时，人们普遍猜测她的死亡可能与服用强力药物的副作用有关。迄今为止，还没有证据证明 Joyner 使用过强力药物，也没有证据表明她的死亡与此有关，她的死亡被归因于癫痫发作。

许多年轻运动员认为，使用强力药物是一种值得冒的风险。Buckley 等进行的一项令人大开眼界的研究结果显示[17]，6.6% 的高中高年级学生曾在某些时候使用过合成代谢类固醇。其中，30% 的使用者是非运动员，他们使用强力药物来改善外貌，而不是提高他们的运动成绩。有证据表明，滥用强力药物始于中学阶段。2013 年由"戒毒儿童组织"（Partnership for Drug-Free Kids）开展的一项调查显示，11% 的高中学生在没有处方的情况下至少尝试过一次人工合成生长激素（GH）——仅一年就增加了 5%[18]！此外，Yesalis 和 Bahrke[19] 发现，14～18 岁女孩使用合成代谢类固醇的比例在 7 年内几乎增加了一倍。因为许多人认为这是获得大学体育奖学金的一种有效手段[20]。

1960 年奥运会上，一名丹麦自行车运动员在服了烟酸和安非他明的混合物后死亡，这引起了人们对公平和安全的关注，并制订了一项解决这些问题的行动计划。第一步是对这个问题下定义，并在 1963 年欧洲委员会将兴奋剂定义为"健康人以任何形式服用或使用与身体或生理功能无关的任何形式的物质，或以不正常的剂量和方法服用生理活性物质，而其唯一目的是人为地、不公平地提高比赛成绩[18]。"

合成代谢类固醇（AASs）
生理因素

人体内的三种主要类固醇是雄激素、雌激素和皮质类固醇。雄性激素负责男性特征的发育，而雌性激素则表达女性特征。皮质类固醇——包括糖皮质激素和盐皮质激素——负责多种人体基本功能，包括免疫、心血管、代谢和凝血系统。

女性的卵巢和肾上腺产生少量雄激素，男性产生少量雌激素。但正是雄激素的产生使男性"男性化"，而雌激素的产生使女性"女性化"。男性体内最丰富的雄激素是睾酮，主要产生于睾丸。在机体的许多靶细胞中，睾酮在 5α 位被还原为二氢睾酮，二氢睾酮是睾酮在细胞内发挥作用的主要形式[21]。与睾酮相比，二氢睾酮对雄激素受体有更大的亲和力，因此是更稳定和有效的雄激素。睾酮、脱氢表雄酮（DHEA）和雄烯二酮的代谢途径中的前体与雄激素受体的结合力较弱，被称为弱雄激素。作为睾酮激素代谢产物的其他弱雄激素包括乙氧胆醇酮和雄甾酮，可以诱导显著的合成代谢作用。

在男性中，睾酮激素的分泌在生命的三个不同阶段达到高峰。第一个高峰出现在孕中期，促进男性胎儿发育。随后，在生命的第一年出现较小的高峰，在青春期出现最大的高峰，导致一些明显的变化。雄激素引起喉部增大，从而使声音浑厚，生殖器官成熟，睾丸中精子形成，骨骼和肌肉生长，伴随体脂肪相对减少，皮肤变得更厚、更油腻，并且面部、腋窝和腹股沟的体毛生长到成人的水平。

在细胞水平上，睾酮或其更活跃的代谢产物二氢睾酮，通过与细胞质内的雄激素受体结合而起作用。类固醇 - 雄激素受体复合体被运送到细胞核，与细胞核染色体上的一种特殊的激素调节复合物结合。在这里，复合物刺激特定的核糖核酸和蛋白质的合成。核糖核酸化合物通过血流作用于靶器官并刺激精子发生，影响性别分化，并增加肌肉组织中的蛋白质合成。所有表达雄激素受体的器官均可接收和处理雄激素信息。

睾酮及其产物在肝中迅速代谢。口服睾酮会立即吸收并迅速代谢，以致失效。因此，科学家们已经开发出改变分子基本结构的方法，以延缓其代谢并延长其在血浆中的半衰期。17α 位甲基或乙基的烷基化反应可以使口服药物缓慢降解。类似地，17β 位的酯化可以抑制非肠道药物的降解。睾酮酯，如环磷酸酯和庚酸酯，比睾酮更有效。这些成分必须肌内注射，通常间隔 1 ~ 3 周。较新开发的睾酮制剂可以经皮给药[22]。这些制剂最初应用于阴囊，但新的皮肤贴片和乳膏可以应用于身体的其他部位。

除了促进肌肉发育外，雄激素还会导致皮肤变得异常油腻，这会导致痤疮、体毛增加，并诱发男性型秃发，伴有发际线后退和头皮中央头发稀疏和脱落。对于医生来说，怀疑使用合成代谢类固醇，皮肤变化是至关重要的线索。痤疮的程度可能很重，尤其背部经常受到严重影响。最后，合成代谢类固醇作用于皮脂腺可以产生独特的气味。

运动成绩考量

尽管运动员们对此有不同的看法，但关于合成代谢类固醇对运动成绩影响的科学数据却各不相同。在治疗剂量下使用时，力量和成绩均不会提高，因为在机体稳态状态下，激素水平维持在一个狭窄的窗口内。在给予治疗剂量的激素后，机体停止自身内源性激素的产生以维持恒定的水平。认识到这一事实的运动员服用的剂量是治疗剂量的 50 ~ 100 倍，这就关闭了内源性 AASs 的产生。但是服用如此高剂量的药物能提高运动成绩吗？

在体育界，一些流行的理论助长了类固醇的滥用。第一个理论是"结合训练，AASs 增加瘦体重，减少体脂"。对这一理论进行评估的早期研究得出的结果是不明确的[23]。最近的研究表明，体重和瘦体重有所增加，但体脂百分比没有明显下降[24]。

另一种理论认为"AASs 可以增加肌肉力量"。大多数评估低剂量 AASs 的早期研究尚无定论[25]。后来，在 1996 年，Bhasin 等研究了超生理剂量的睾酮对健康男性的影响[26]。这是第一项前瞻性随机对照研究，观察了"超剂量"的 AASs 的效果。在这项对 43 名健康男性的研究中，与安慰剂组相比，接受类固醇的一组在力量和肌肉大小上有明显的增加。值得注意的是，在激素组中没有观察到明显的副作用。然而，这项研究也有局限性，包括试验周期短（6 周）和随访不足。然而，这项研究首次为运动员几十年来一直相信的理论——类固醇确实有效——提供了科学证据，尤其是在田径运动中普遍使用的增加剂量的情况下。其他的研究也显示了对肌肉有明显的作用，既可以增大新生肌纤维横截面直径，又可以增加新生肌纤维的数量。由于身体的上部区域中雄激素受体的数量相对较多，因此这些区域更容易受到 AASs 的影响。然而，AASs 似乎并不能改善运动耐力[24]。

AASs 在身体的几个不同的层面上起作用。它们不仅刺激蛋白质的合成，而且刺激生长激素的产生，生长激素是一种强效的强力剂。此外，AASs 显示出一些抗分解代谢的特征，因为它们延缓了皮质醇（一种应激激素）的作用。皮质醇释放以响应生理和心理的压力，并导致蛋白质降解和肌肉萎缩[27]。睾酮通过从受体部位置换皮质类固醇来减缓这种分解代谢[28]。此外，AASs 可增加氧摄取量、心输出量和每搏输出量[29]。人们认为它们可以通过增加攻击性行为来提高运动成绩。然而，关于睾酮激素水平与攻击性行为之间关系的数据尚无定论[30, 31]。

副作用

合成代谢类固醇的使用可能导致几种不良副作用。最常见的是油性皮肤、痤疮、小睾丸、男性乳房发育症、头发型态改变。小剂量的雄激素增加皮脂腺分泌物，导致皮肤的变化和痤疮的发生[32]。男性乳房增大（男性乳房发育症）的特征是存在坚硬的腺体组织，通常与雌激素水平的增加或雄激素水平的降低有关。服用 AASs 的男性乳房发育症的具体病理生理机制尚不清楚。有一种理论认为，人体内的稳态会停止内源性雄激素的分泌。一旦使用者停止使用 AASs，雌激素的相对水平就会增加，从而导致乳房组织的发育。既使雄激素水平恢复正常，男性乳房发育症也是不可逆的。一种抵消 AASs 的雌激素相关副作用的方法是服用抗雌激素药物，如柠檬酸克罗米芬（Clomid）。Clomid 通过结合和阻断雌激素受体来阻断使用 AASs 的人体内雌激素增加的影响。

使用 AASs 的男性通常也会出现小睾丸。睾丸萎缩和变小，这是对高外源性 AASs 触发的稳态效应的一种反应。通常睾丸在停止使用 AASs 后维持较小的状态。对男性生殖系统的其他不良影响包括少精症（精子数量减少）和无精症（无精子）[33]。此外，服用外源性 AASs 不仅降低内源性睾酮水平，而且降低卵泡刺激素和促黄体生成素的循环水平，从而导致男性不育。睾酮依赖性前列腺肥大和前列腺癌的加速生长已被证实[34]。服用 AASs 的女性会经历男性化的改变，包括声音变粗、体毛增多、乳腺组织减少以及阴蒂的增大，可能会导致月经周期不规则以及不孕或更年期提前。这些对女性的不利影响中有许多是不可逆转的[35]。

肌肉骨骼

肌肉骨骼系统可能会受到不良影响，特别是对于在青春期前服用 AASs 的运动员。虽然使用 AASs 后会立即刺激骨骼生长，但长骨的生长板可能会过早闭合。由此产生的身材矮小是永久性的[36]。肌肉 - 肌腱单位强度不成比例的变化，即肌肉强度大于肌腱强度增加了肌腱断裂的易感性[37]。

心血管

服用 AASs 的人的心脏会发生许多不良的变化。雄激素是血清脂蛋白的调节剂，从而增加了血浆低密度脂蛋白（"坏"脂类）的水平，降低高密度脂蛋白（"好"脂质）的水平。与注射或天然 AASs 相比，口服和合成 AASs 对脂质代谢的负面影响更为显著[38]。脂质模式的改变可能导致动脉粥样硬化性心脏病。服用 AASs 的男性和女性在脂质代谢方面表现出相似的不良变化[39]。

动物研究表明，AASs 可能导致心肌损伤[40]。一项研究调查了抗阻训练、合成代谢类固醇的使用和精英健美运动员左心室功能之间的关系，结果显示使用 AASs 的运动员左室功能表现为向心性左室肥厚。然而，没有观察到其对心脏功能的影响。提示心脏扩大可能是使用 AASs 对强化训练的一种生理适应[41]。在一对从事健美运动的双胞胎中，其中一人使用 AASs 超过 15 年，而另一人没有。这对双胞胎的心功能没有显著差异[42]。然而，在其他病例中也报告了使用 AASs 后心脏功能的显著变化，例如年轻运动员的心肌梗死和死亡[43]。这些病例报告无疑令人担忧，但并没有提供 AASs 直接导致心肌梗死或死亡的科学"证据"。然而，在曾使用过 AASs，因事故、自杀和他杀而死亡的 34 人（20～45 岁）中，超过 1/3 的人在死后检查中发现明显的心脏病变[44]。停止使用 AASs 后，心脏异常可能不会消失。对以前使用过 AASs 的人群进行的一项研究表明，在停止使用多年后，与未使用 AASs 的运动员相比，使用 AASs 的运动员表现为持续性左心室肥厚[45]。

肝脏

大多数 AAS 代谢发生在肝脏，因而容易发生肝损害。有肝功能障碍的运动员最有可能受到雄激素引起的损伤。口服雄激素的运动员通常会出现暂时性肝功能紊乱，尽管停药后功能似乎恢复正常[46, 47]。一些研究人员认为 AASs 引起的肝毒性被夸大了，他们将转氨酶的产生归因于骨骼而不是肝损伤[48]。一项关于 AASs 对大鼠肝细胞的作用研究表明[49]，AASs 对肝细胞有明显的损伤作用。然而，关于 AASs 对人体肝脏影响的长期研究尚未进行。在我们得到科学数据之前，肝毒性仍然是一个潜在的问题。

肝毒性可能表现为肝紫癜病，即在肝脏中形成充满血液的囊肿。增大的肝细胞阻塞静脉和淋巴流动，产生胆汁淤积、坏死和肝紫癜囊肿，这些囊肿可破裂并可能危及生命。与 AASs 的大多数副作用相比，肝紫癜病（紫斑性肝炎）似乎与剂量无关，在开始使用 AASs 后的任何时候都可能发生[50]，其发病机制可能与 AASs 介导的肝细胞增生有关[51]。

最后，虽然没有确切的证据支持肝细胞癌与滥用类固醇之间的因果关系，但已有多个关于使用 AASs 后发生肝细胞癌的报道[52]。

精神病学

AASs 最常见的精神影响是攻击性行为的增加。虽然只有几项设计良好的前瞻性随机研究证实了这一观点。事实上，大多数使用治疗剂量的外源性睾酮的研究显示没有副作用，而一项对运动员进行超治疗剂量 AASs 的短期研究也显示没有明显的精神影响[53]。然而，一些研究报道了其对情绪的积极影响[54]。在 19 世纪 Brown-Séquard 对睾丸底物自我给药的研究中，报告的积极影响之一是情绪的改善，同时伴随着体格的改善[5]。随后，在 20 世纪 30 年代合成睾酮衍生物出现后，医生进一步评估了 AASs 对情绪和其他精神疾病的益处[55, 56]。在使用 AASs 治疗从抑郁症到精神病等多种疾病的过程中，研究人员对其进行了研究，尽管结果各不相同，但一些小型研究显示，攻击性行为有所增加，这被认为与其他人格障碍有关，如反社会型人格、边缘型人格和表演型人格[57]。

更多的研究表明，使用 AASs 和精神障碍有关。一项对 41 名运动员进行的研究表明，34% 的运动员在服用超治疗剂量的 AASs 后出现了严重的抑郁或躁狂等情绪障碍症状。AASs 使用者也更有可能滥用酒精、烟草和非法药物[58]。研究表明，AASs 使用者比非 AASs 使用者更容易产生药物依赖[59]。

有研究报道，在使用 AASs 后会出现体像障碍。与一般运动员相比，许多举重运动员看起来肌肉发达，但他们却认为自己很弱小。这种畸形恐惧症类似于神经性厌食症患者，尽管她们比普通女性要瘦得多，却错误地认为自己很胖。

类固醇补充剂

1994 年，美国国会通过了一项立法——《膳食补充剂健康教育法》，该法案影响到所有参与运动员保健的人。这部法律允许许多物质在未经美国食品和药物管理局（FDA）事先批准的情况下出售，只要它们是作为膳食补充剂而不是作为"药物"出售。

《膳食补充剂健康教育法》还使用若干标准确立了膳食补充剂的正式定义。膳食补充剂是一种旨在改善饮食的产品（烟草除外）。它含有一种或多种饮食成分，如维生素、矿物质、草药或其他植物产品。产品包括已获批准的新药、已获认证的抗生素或许可的生物制剂，这些药物在批准、验证或获得许可之前作为膳食补充剂或食品销售。不建议将这些产品作为常规

膳食或饮食，并被标记为膳食补充剂。该法案通过后，几种合成的 AASs 已作为膳食补充剂在市场上出售。因此，它们不必通过 FDA 的安全要求，也没有严格的质量控制标准[60]。只要在产品上列出免责声明，关于其有效性的声明就不需要科学证据来证实。

脱氢表雄酮

脱氢表雄酮是人体肾上腺分泌的一种激素。它的合成形式（从大豆和野生山药中分离出来）作为补充剂出售[61]，并因其抗衰老的特性、脂肪燃烧特性以及增强肌肉质量、力量和能量而广受欢迎。脱氢表雄酮（DHEA）是一种低活性雄激素，但它是体内含量最多的类固醇，是睾酮、雌激素、黄体酮和皮质酮的前体。在胎儿期和青春期，其水平较高，随着个体年龄的增长而逐渐降低。对 50 岁以上（DHEA 水平明显下降时）的患者进行的一些研究显示，补充 DHEA 后有益[62]。相反，其他研究发现其对力量的提高结果不一致[63]。

许多运动员使用脱氢表雄酮是因为它具有雄激素和抗分解作用。由于脱氢表雄酮是雌激素的前体，它的使用会带来一些女性化的副作用。运动员在服用 DHEA 的同时，试图使用抗雌激素药物克罗米芬(Clomid) 来对抗这一结果。几乎没有证据支持 DHEA 作为一种有效的合成代谢剂或抗衰老药物的说法[64, 65]。此外，还没有发表关于服用 DHEA 的长期影响的研究，特别是关于运动员服用大剂量 DHEA 的研究[66]。

雄烯二酮

雄烯二酮在 20 世纪 70 年代首次被使用。其作为有效的合成代谢剂的声誉鼓励了全世界范围内的使用。2004 年 3 月，美国卫生与公共服务部宣布 FDA 已要求制造商停止销售雄烯二酮。到 2004 年 10 月，布什总统将《合成代谢类固醇控制法》签署为法律，该法将雄烯二酮列入禁用的非处方类固醇药物名单。目前，美国职业棒球大联盟（MLB）、国家橄榄球联盟、美国奥委会和美国国家大学田径协会（NCAA）均禁止使用它。雄烯二酮在 1998 年棒球赛季期间受到了媒体的广泛关注，当时发现圣路易红雀队（St. Louis Cardinals）的强击手 Mark McGwire 正在使用该物质，尽管在当时是合法的，此后雄烯二酮的销量急剧上升[67]。

雄烯二酮是一种强效的内源性 AASs，在肾上腺和性腺中产生。在肝中，雄烯二酮被代谢为睾酮。与

DHEA 类似，在转化过程中它可以转化为睾丸激素和雌激素。因此，服用雄烯二酮的男运动员雌激素水平可能会升高。一项研究发现，服用雄烯二酮的男性受试者的雌二醇水平升高，与女性在月经周期的卵泡期达到最高水平时的雌二醇水平相等[68]。此外，作为睾酮前体，它可导致高密度脂蛋白胆固醇降低，并增加心脏风险。在其他方面，健康的年轻人使用雄烯二酮而没有其他诱发因素的情况下，出现了阴茎异常勃起；其他问题如前列腺增大和癌症也存在。值得注意的是，补充雄烯二酮后显著的功能改善尚未在医学文献中得到证实。

兴奋剂

历史视角

"兴奋剂"一词源于荷兰语"dop"，这是一种鸦片混合物，用来增强马匹的竞技能力。1967 年，国际奥林匹克委员会（IOC）发布了一项医疗规范，其中包括一份禁药清单，以"保护运动员的健康，确保公平竞争、奥林匹克精神和医疗实践中蕴含的道德观念得到尊重"[69]。世界反兴奋剂机构（WADA）于 1999 年从该委员会中成立。通过与各种国际、国家和私立理事机构的联系，世界反兴奋剂机构帮助制定了应对有组织的兴奋剂计划、贩运和检测的战略。它还每年发布一份禁用物质的清单——这对运动员和医疗机构来说是宝贵的资源[70]。

促红细胞生成素

世界反兴奋剂机构将血液兴奋剂定义为滥用某些技术和（或）物质来增加一个人的红细胞数量。Bons-Dorff 和 Jalavisto[71] 最先发现并命名了刺激血细胞生成的激素，现在通常称为促红细胞生成素（erythropoietin, EPO）。后来，科学家发现了它的分子结构，这为重组人促红细胞生成素（recombinant human EPO, rhEPO）的开发奠定了基础。首次进行的增强红细胞量和运动的实验表明，连续几周内输血可降低次最大心率，这预示着运动成绩会增强[72]。随后的研究重复了输血提高成绩的效果。包括 Berglund和 Ekblom 的研究结果，他们显示男性运动员在服用EPO 6 周后，到达力竭的时间增加了 17%[73, 74]。最终国际奥委会在 1988 年奥运会上禁止输血[75]。1990 年，促红细胞生成素被列入国际奥委会禁用物质清单，自该组织成立以来，它一直在世界反兴奋剂机构的禁用名单上。

作用机制

对运动能力和表现来说，最重要的是运动员的训练水平和状态如何。基础生理学提醒我们，肌肉细胞需要氧气才能发挥最佳功能，而氧气是由红细胞输送到全身各处的。促红细胞生成素（EPO）是一种刺激红细胞生成的激素，每天可刺激机体产生 2.5×10^{11} 个红细胞，每个红细胞的寿命约为 120 天。

近 90% 的 EPO 在肾小管周围细胞产生，其余在肝和大脑中产生。缺氧触发 EPO 的产生，从而刺激红细胞生成增加，导致组织氧合增强。Epoetin（环氧树脂）及其合成类似物（红细胞生成素刺激剂，或ESAS）都具有通过与靶细胞上的 EPO 受体结合来诱导红细胞生成的能力。

检测

世界反兴奋剂机构每年都会发布违禁物质和兴奋剂使用方法的报告，最近的一次是在 2017 年 1月 1 日发布的[76]。该清单通常称为违禁清单，共包括 10 类违禁物质（S0 ~ S9）、三种不同的违禁方法（M1 ~ M3）以及两类仅在选定的体育项目中禁用的药物（P1 和 P2）。EPO 滥用的可追溯性一直是一个复杂的问题，费时费力，经常受到运动员的质疑。运动员的药检充满了许多障碍，包括药检成本。强力助剂的出现使非法使用兴奋剂的检测成为一个挑战[77]。为改进分析方法和消除检测方面的技术问题已经投入了大量研究资源。考虑到阳性药物试验的阴性结果，维持监管链和更新试验方案并严格遵守以确保取样的准确性至关重要。

重组人促红细胞生成素的检测包括对重组亚型的直接检测和通过测定促红细胞生成标记物的间接方法两种[78]。20 世纪 90 年代，国际自行车联盟(International Cycling Union) 引入了随机血液检测以检测生物参数中的异常，作为随后尿液中检测到 rhEPO的筛查试验。虽然这一技术成功地防止了 rhEPO 的大量使用，但事实证明，它无法区分那些血液指标自然升高的运动员。2007 年，以"生物运输"的形式引入了个人参考范围，即追踪每个运动员自己的血细胞数量的方法，被称为"运动员生物护照"血液学评估。目前跟踪的血液指标包括红细胞比容、血红蛋白、红细胞计数、网织红细胞百分比、网织红细胞数量、平均红细胞体积、平均红细胞血红蛋白、平均红细胞血红蛋白浓度等。然后，血液检测结果通过一个模型进行处理，该模型可识别与运动员个人基线相比较的任何异常的血液学参数。这些操作指南是根据 WADA 准则于 2009 年开始实施的。

此后，新一代模型建立始于电泳技术的发展——等电分离、蛋白质印迹分析、抗体检测和质谱分析——帮助区分生理性促红细胞生成素（EPO）和重组人促红细胞生成素 (rhEPO)。虽然还缺乏全面的了解，但研究仍在继续，试图进一步开发新的检测方法，减少误报并提高现有检测手段的灵敏度。可以确定的是，运动员的"生物护照"（基于个人特征）和针对 rhEPO 的尿检的联合使用无疑增加了运动员非法参赛的难度[79]。

副作用

对一些运动员来说，使用兴奋剂的获益显然大于风险。促红细胞生成素及其合成类似物可以增加红细胞的数量，其生理作用包括心输出量正常化和增强免疫功能，从而提高运动耐量，减少疲劳，改善主观生活质量。促红细胞生成素过量使用与有害的副作用有关，包括血液黏稠度增加。这种血液高黏滞性反过来会导致头痛、高血压、充血性心力衰竭、静脉血栓、肺栓塞、脑病和卒中。已有研究表明，rhEPO 的过量使用可导致皮质骨的减少，向骨质疏松方向发展，理论上增加骨折风险[80]。

肌酸
历史视角

肌酸是目前运动员最常用的补充剂之一。它是一种在体内合成的化合物，也可以从鱼类和肉类中摄入。1992 年，肌酸作为一种补充剂被制造出来，可潜在地提高肌肉性能。此后不久，它被吹捧为一种能延缓疲劳和提高运动成绩的补充剂[81]。

生理学

肌酸在三磷酸腺苷的结构和功能中起着重要的作用，三磷酸腺苷是人体的主要能量来源。它主要在肝中由氨基酸合成，然后转运到骨骼肌、心脏和大脑，并被吸收。在细胞内，肌酸被磷酸化成磷酸肌酸。在这种状态下，它作为一种能量底物，有助于三磷酸腺苷的再合成[82]。肌酸也被认为是运动中产生的乳酸的缓冲剂。乳酸是高强度运动产生的 H^+ 积累产生的副产品。当乳酸积累过量时会限制运动。肌酸通过结合这些分子，从而延缓疲劳，延长运动时间。肌酸还可

以通过促进蛋白质合成来提高运动成绩，从而增加肌肉的质量[81]。此外，当与高碳水化合物饮食相结合时，肌酸增强糖原储备，这在长时间、高强度的运动中是有利的[83]。

对于那些从事短时间高强度无氧运动的运动员，如橄榄球、足球、曲棍球、篮球和举重，肌酸可能对他们有益。短期补充肌酸已被证明可以增强运动员在跳跃运动[84]、剧烈的自行车运动[85] 和举重时保持肌肉力量的能力[81]。然而，要注意的是，并不是所有的运动员都能从肌酸补充中获益[83, 86]。一些人是肌酸"应答者"，而另一些人是肌酸"无应答者"。据估计，大约 30% 的运动员是"无应答者"，因为他们已经天生拥有了肌肉细胞所能储存的最大量的肌酸。肌酸含量只能通过肌肉活组织检查来测定。因此运动员有必要通过"反复试验"来确定使用这种补充剂是否有益。

早期的研究强调了肌酸负荷阶段的重要性。在达到维持剂量（2 g/d）之前，运动员将使用大剂量（20 g/d，连续 5 天）的肌酸[88]。最近的证据表明，不需要负荷，3 g/d 的低剂量方案也同样有效，尽管可能需要更长的时间才能观察到益处[89, 90]。

副作用

使用肌酸后运动员的体重增加高达 2 kg 的情况经常发生，这被认为是水分滞留导致的[83, 91]。根据一些建议，不应在剧烈运动前或剧烈运动中摄入肌酸[92]。此外，关于使用肌酸后引起的胃肠道不适（腹泻）报告也很常见，但两者之间的直接因果关系尚未确定。有人对肌酸的肾毒性问题提出担忧，但是对于无肾病史的健康人来说，坚持推荐的肌酸补充剂剂量似乎不会对肾功能产生负面影响[93]。

因此，在运动员中使用肌酸是很受欢迎的，因为它被认为是一种提高成绩的合法手段。尽管有一些有争议的研究发现，补充肌酸可以增加瘦体重和力量；肌酸可能对参加高强度短跑或耐力训练的运动员也有好处，但这些好处似乎随着长时间的运动而减少[83]。

生长激素
历史视角

20 世纪 20 年代发现的人类生长激素（GH），是运动员使用的最普遍的一种强力药物。当研究人员注意到在注射了牛的脑垂体物后，正常大鼠异常生长变大。动物饲养员后来使用这些注射剂来增加他们品种鼠的肌肉质量，减少脂肪量[94]。20 世纪 50 年代，科

学家们从非洲和亚洲的尸体大脑中提取出生长激素，并将其用于治疗因缺乏这种激素而生长迟缓的儿童[95]。数千名身材矮小的儿童成功地接受了人类生长激素治疗。然而，由于使用尸体提取物进行治疗，许多儿童患上了克雅氏病。这种疾病会导致渐进性痴呆，肌肉控制丧失，甚至死亡[96]。到 20 世纪 90 年代初，FDA 停止了 GH 的销售。然而，仍有必要治疗因低水平的生长激素引起的身材矮小的儿童。Genentech 公司利用重组脱氧核糖核酸技术制造了一种生物合成的生长激素，使生长激素能够安全地提供给有需要的儿童。然而，作为一种补充剂使用人 GH 是非法的。

GH 几乎影响身体的每一个细胞。由于人 GH 水平随着年龄的增长而下降，它已被认可为抗衰老产品。睡眠或运动可以刺激人一生中 GH 的分泌；因此，运动与休息相结合可能是有益的。目前对人类生长激素的有效性缺乏长期的研究。

作用机制

人 GH 是脑垂体前叶分泌并储存的一种多肽。在青春期，它的分泌水平很高，并且在整个生命周期中持续分泌。GH 每天以脉冲的形式分泌，在睡眠开始后不久，分泌水平达到最高[94]。人生长激素的作用方式有两种：第一，它通过与靶细胞结合，对脂肪细胞产生作用，进而分解甘油三酯，防止脂质积聚；第二，到达肝脏之后，人 GH 迅速转化为胰岛素样生长因子 -1，从而在全身发挥其促进生长的作用。

运动员使用人 GH 和胰岛素样生长因子 -1 作为强力补充剂。人 GH 刺激蛋白质代谢，对运动员是一种很有吸引力的补充剂。它也可以通过降低胰岛素敏感性和细胞摄取葡萄糖，从而有效调节碳水化合物的代谢。此外，人 GH 刺激脂肪的分解代谢，使游离脂肪酸可用于快速供能，从而节约肌糖原[97]。人 GH 也刺激骨骼生长，这对青春期前的青少年生长是至关重要的。

副作用

最值得注意的是，过量的 GH 可能会导致成人骨骼生长问题。成年人的生长板已闭合，但在高水平的生长激素的存在下生长板会继续增大，从而导致畸形，如肢端肥大症的特征，特别是面部、手和脚。其他问题包括易患糖尿病（归因于胰岛素敏感性降低）、心肌病和充血性心力衰竭[97]。在重组人生长激素治疗的患者中，人 GH 与颅内病变扩大、颅内高压和白血病之间存在相关性[98]。

没有科学研究表明使用人 GH 可以提高运动成绩。尽管如此，人 GH 已经被运动员广泛使用。人 GH 的局限性包括质量差（因为大部分是由国际来源提供的），成本过高（每月约 1000 美元），并且只能以非肠道形式使用（增加感染的风险）。尽管如此，人 GH 仍被频繁使用，主要是因为除了在给药后几天内进行的两次检测外，几乎没有其他可靠的检测方法。异构体检测可以检测合成人 GH 的存在，并可在给药后12 ~ 72 小时内有效检测其使用情况。第二种测试称为"生物标志物测试"，评估人体在使用生长激素后产生的化学物质的存在[99]。它可以单独使用，也可以与异构体试验一起使用。

咖啡因
历史视角

咖啡因是最广泛使用的合法的强力药物，有大量的人使用它。美国奥林匹克委员会（USOC）以前曾限制运动员使用咖啡因，尿液中的咖啡因含量不得超过 12 μg/ml；然而，由于排泄率的高度可变性，这一限制已被取消。在体育比赛前 1 小时运动员使用咖啡因的剂量通常为 5 ~ 10 mg/kg 体重。咖啡因并不在2017 年的禁用物质清单中，其自 2004 年起就已被移除。该药物是世界反兴奋剂机构（WADA）监测项目的一部分，该项目包括未被列入违禁清单但通过监测来发现体育运动中存在滥用的药物。自 2010 年以来，运动员对咖啡因的使用有所增加，尽管还没有出现全球滥用的迹象[75]。

作用机制

咖啡因历来被用来提高身体和精神的表现。它对机体中枢和外周都发挥了强力作用。咖啡因一旦进入血液，就会被迅速吸收，从而刺激兴奋性神经递质。在中枢神经系统中，咖啡因可以增加人体对体力劳动的感知，并改善肌肉传导的神经激活。在外周系统中，咖啡因可导致脂肪组织中游离脂肪酸的释放，从而节省肌糖原并维持血糖水平。它还能刺激钾离子进入组织，维持肌肉细胞膜的兴奋性，减少神经刺激肌肉细胞的反应时间，减少肌肉疲劳。

副作用

有证据表明，摄入咖啡因有助于增强耐力，同时还能提高运动成绩[100]。在运动前 1 小时 1 ~ 3 mg/kg

体重的适度剂量下产生有益效果，而没有明显的剂量依赖性。但剂量较大（超过 6~9 mg/kg 体重）容易引起副作用。最常见的副作用包括焦虑、坐立不安、恐慌发作、胃炎、胃食管反流和心悸[101]。长期使用者可能会出现戒断症状，包括伴随突然停止用药而产生的头痛和疲劳。尽管最近的一项综述提出，几乎没有证据表明该药影响全身的体液状态[102]，但众所周知，急性咖啡因的摄入会增加尿量。发挥强力作用的咖啡因剂量不会改变出汗率、尿量或水合状态[103]。

大多数强调咖啡因使用和运动表现的研究都与耐力运动有关。在长距离自行车比赛中，咖啡因明显提高运动员进行最大摄氧量运动时的力竭时间[104]。在另一项自行车运动研究中发现，运动员在 2 小时内的骑行距离增加了 7%[105]。还有证据表明，咖啡因可以提高运动员持续、高强度运动的成绩。一项对专业运动员进行的研究发现，咖啡因可以显著提高运动员1500 米游泳的成绩[106]。非常有必要对运动员进行有关咖啡因合理摄入量的教育，在不引起副作用的情况下，最大限度地发挥使用咖啡因的效益。

小结

几个世纪以来，运动员们为了提高自己的竞技能力，甘愿冒着死亡的风险。负责运动员健康的人可以做些什么来保护运动员？第一是"有意义的教育"，这反映在医学的一个重要原则上——"你只认识自己所知道的"。大多数医务人员在上学期间很少接受关于兴奋剂和强力补剂的教育。要跟上运动员的步伐，终身学习是必不可少的。卫生保健专业人员应该能够与运动员公开交流有关强力补剂的健康风险和合法性，以及健康营养和认真训练的重要性，这是提高运动成绩的可行且首选的方法。第二，医学界应该对使用强力药物的运动员进行科学的对照研究。显然这样的研究很难进行，因为许多这类药物都是非法的。许多强力补剂有明显的副作用，研究监督委员会往往不愿批准使用已知或怀疑有副作用的药物的研究。第三，必须对使用违禁药物的运动员、教练、团队和国家进行有效的药检和严厉的惩罚。

运动药理学：娱乐性药物使用

学生和年轻人使用娱乐性药物仍然是导致疾病和死亡的主要原因。"监测未来调查"（Monitoring the Future Survey）是一项针对美国中学生、大学生和年轻人的行为、态度和价值观的持续性研究[107]。2016年的最新调查显示，近 50% 的美国年轻人在 8~12年级使用某种非法药物。近 25% 的人在过去 12 个月中使用过这种物质。吸烟和饮酒人数持续下降，并处于历史最低水平。即使如此，电子烟、酒精和大麻仍然是最常被滥用的物质。与先前的研究一致，运动员和非运动员的娱乐性药物的使用率似乎没有什么差别。临床医生需要了解这些药物的影响，以便对运动员进行适当的教育，使他们了解这些物质的风险。这些物质的风险不仅影响运动能力指标，更重要的是还关系到总体身体健康状况。

酒精

流行病学

酒精仍然是大学运动员、职业运动员和奥林匹克运动员中常见滥用的物质之一[108]。自 1980 年以来，酒精的使用有所下降，尽管如此，美国国家药物滥用研究所 (National Institute of Drug Abuse) 报告称，2016年，大约 33% 的高中高年级学生承认在前一个月喝过酒[109]。根据哈佛大学公共卫生学院的研究，80% 的大学生饮酒。与非运动员相比，大学生运动员表现出更高的酗酒率；他们也经历了更多与酒精相关的并发症，包括学业问题、酒驾、赌博、吸毒以及性乱交[110,111]。

病理生理及副作用

乙醇是酒精饮料中的主要作用于精神的活性成分。它通过其对 γ- 氨基丁酸受体的作用对中枢神经系统（CNS）产生影响。它还与乙酰胆碱、血清素和N- 甲基 -D- 天冬氨酸受体相互作用。乙醇以恒定的速率被肝氧化，无清除半衰期。全身性乙醇水平通常通过血液酒精含量（blood alcohol content, BAC）进行量化。摄入乙醇的副作用通常与 BAC 水平相关；然而，缺乏有效代谢酶的人可能会发生更严重的症状。而那些已经获得耐受性的人可能更快地代谢酒精。一般情况下，BAC 水平低（0.05%）的人会感到欣快、健谈和放松。0.1% 或更高水平常引起 CNS 抑制，损害运动感觉功能和认知功能。BAC 水平超过 0.3% 可能导致意识丧失，超过 0.4% 会使个人面临死亡风险。

1982 年，美国运动医学会针对酒精及其对运动表现的影响发表了一份立场声明[112]。立场声明的要点如下：

1. 酒精会对协调性、平衡性和准确性产生负面影响。

2. 酒精不能提高运动成绩。

3. 酒精不会改善肌肉的运动能力，并且会对运动能力产生负面影响。

4. 在寒冷环境中长时间运动时，酒精可能会损害体温调节功能。

其他应注意的问题

鉴于美国年轻人普遍酗酒，卫生部门（Surgeon General's office）于 2007 年发布了《反对未成年人饮酒的行动呼吁》。该文件确定了以下 6 个目标，以帮助降低酗酒的发生率和相关的发病率和死亡率[113]。

1. 培养建立社会环境，促进青少年健康发展，帮助预防和减少未成年人饮酒。

2. 让家长、学校、社区、各级政府、与青少年有关的所有社会职能部门，以及青年人自己共同参与，努力防止和减少未成年人饮酒及其相关后果。

3. 在人类发展的背景下，促进对未成年人酒精消费的理解，同时应考虑到个体青少年的特点，以及环境、种族、文化和性别差异。

4. 对青少年饮酒及其与发育的关系进行深入研究。

5. 努力改善对未成年人饮酒的公共卫生监测工作和对这种行为的基于人群的危险因素的监测。

6. 努力确保各级政策与防止和减少未成年人饮酒的国家目标相一致。

尽管开展了减少运动员酗酒的活动，过量饮酒依旧是一个现实。队医应与教练员和体育部门密切合作，制订预防措施和行动计划，对违反既定规则的酗酒行为进行处罚。

大麻

流行病学

大麻是运动员还常滥用的第二大药品，也是最常使用的非法药物。每 15 个高中毕业生中就有 1 个每天或几乎每天吸食大麻[114, 115]。美国疾病控制与预防中心（CDC）2015 年发布的最新"全国毒品使用与健康调查"显示，据估计，目前约有 2220 万名 12 岁或以上的美国人吸食大麻。虽然这一数字没有增加，但18 岁或 18 岁以上的人群中使用大麻的人数正在增加。尽管大麻在几个州合法化，但 NCAA 坚持将大麻视为违禁药物。尽管如此，大麻的使用在学生运动员中仍然普遍，并将持续存在。

病理生理及副作用

所有类型的大麻都是精神科药物。主要活性物质化学衍生物 Δ-9- 四氢大麻酚会影响大脑和外周组织中的大麻素受体，并间接增加多巴胺释放，产生对精神的影响。大麻很容易被人体吸收，对全身产生影响，主要作用于中枢神经系统、呼吸系统和心血管系统。

吸食大麻的短期影响包括扭曲的感知、思考和解决问题困难，以及协调能力的丧失。大麻的精神作用包括一般的欣快感和轻度抑制，嗜睡，刺激食欲，缓解焦虑。另一些人经历了意识的改变[116]。长期服用可能会引起与外伤相似的行为改变。

最近的研究记录了一系列与吸食大麻有关的心肺疾病。一项大型的流行病学研究表明，吸食大麻会与吸食烟草造成同样的呼吸道损伤[117]。大麻对心血管系统的急性生理作用包括明显的剂量依赖性的心率增加，血压轻度升高，偶有直立性低血压。运动表现会受到影响，吸食大麻会使运动员在极限运动测试中，过早达到最大摄氧量，从而缩短运动测试的时间[118]。

其他应考虑的问题

与运动员的交流，不仅应该强调大麻对运动成绩的负面影响，还应该强调经常忘记告知的事实，即尽管大麻在许多州合法化，但它仍然是一级管制药品 / 的第一目录物质。此外，更有效和危险的类似合成衍生物已经开发出来，试图绕过筛选测试，并且越来越流行。这些产品（例如"香料"或"K-2"）是注入化学物质的草药混合物，通过与全身大麻素受体结合而产生与大麻相似的效果。它们的流行源于"大麻般的欣快感"，并且在零售商店和互联网上很容易买到。大量关于严重副作用的报道——包括抽搐、焦虑发作、心动过速、呕吐、精神病和定向障碍——使其在 2011年 3 月被紧急列为一级管制药品 / 第一目录物质[119]。

烟草

流行病学

在发达国家，吸烟仍然是最可预防的死亡的原因。世界卫生组织报告称，每年全世界有 700 多万人死于吸烟[120]。自 1990 年代中期达到高峰以来，青少年使用烟草的人数有所下降。然而，15% 的美国人继续吸烟。除了吸烟，其他形式的烟草使用包括无烟烟草、烟斗、雪茄、嚼烟、鼻烟以及最近的电子烟。2014 年，电子烟销量超过传统香烟。在最近一份关于电子烟流行的新闻发布会中，卫生部门报告说，在过去一个月里，美国每 6 名高中生中就有 1 名使用过电子烟[121]。尽管与非运动员相比，吸烟在运动员中是一个较小的问题，无烟或嚼烟烟草的使用仍然很普遍，尤其是在棒球、橄榄球和高尔夫球领域。

病理生理及副作用

尼古丁既是兴奋剂又是镇静剂。尼古丁进入人体后，会在 10 ~ 20 秒内穿过血脑屏障，通过与烟碱型乙酰胆碱受体结合发挥作用，增加多巴胺的水平。通过这一机制，烟草被认为具有与酒精、可卡因和吗啡相当的成瘾潜力[122]。

众所周知，吸烟有害健康。无烟烟草使用者罹患口腔癌的风险增加，包括唇癌、舌癌、面颊部癌、牙龈癌还有口腔癌和上颚癌。尼古丁通过释放各种化学信使，包括乙酰胆碱、肾上腺素、去甲肾上腺素、5- 羟色胺和多巴胺等，在降低食欲和促进放松的同时，有助于提高注意力、记忆力和警觉性。尼古丁被认为是一种改变情绪和行为的药物，可帮助运动员应对压力。由于尼古丁的血管活性，其他影响包括增加脉搏速率 10 ~ 20 次 / 分，血压升高 5 ~ 10 mmHg。尼古丁还会刺激血小板聚集，这可能会增加血栓形成的风险。

其他应考虑的问题

为了减少烟草的使用，职业棒球（小联盟）和少年冰球（西部冰球联盟）禁止运动员、教练和官员使用嚼烟。同样，NCAA 禁止球员、教练和官员在 NCAA 批准的赛事中使用嚼烟。强烈建议所有运动员都进行牙科筛查，该筛查通常可以检测出尼古丁可能引起的癌前病变。最后，尼古丁成瘾很难克服。流行病学研究表明，青少年时期开始吸烟会增加成瘾的可能性。因此，解决尼古丁在青少年体育运动中的危害及其对难治性成瘾的潜在影响，预防至关重要。

可卡因
流行病学

"监测未来调查"表明，2006 年，8.5% 的 12 年级的学生使用过可卡因[123]。从此，这一群体的可卡因使用率已降至 3.7% 的历史最低水平[123]。滥用可卡因可导致身体依赖。它是一种管控物质，并且在体育运动中被禁止使用，国际奥委会（IOC）定期对运动员进行检测。

病理生理及副作用

可卡因是一种天然存在的生物碱，存在于古柯树叶中。可卡因在市场上可买到，是可应用于口腔、喉部和鼻腔黏膜的局部麻醉剂。然而，它最出名的是其

通过各种加工形式滥用。可卡因因使交感神经过度活动而产生不良影响。与其他局部麻醉剂不同，可卡因通过增加儿茶酚胺水平而影响神经系统，并导致能量产生增加。它还会抑制突触前去甲肾上腺素、多巴胺和血清素的再摄取。

可卡因可以引起多巴胺的急性释放，抑制突触的多巴胺再摄取，从而产生欣快感，减轻疲劳，增强性欲、精神状态和社交能力。较高剂量时，可出现震颤和强直阵挛性抽搐。长期服用可卡因会导致鼻塞、鼻炎、慢性鼻窦炎，增加上呼吸道感染的风险。CNS 毒性在可卡因使用中极为常见，包括激动、焦虑、恐惧、混乱、头痛、头晕、情绪不稳定、欣快、兴奋、幻觉、癫痫和精神疾病。

对运动成绩的影响

可卡因对心血管系统的影响是运动员发病率和死亡率高的原因之一。可卡因通过其拟交感神经效应增加心室收缩力、血压、心率和心肌耗氧量。心肌缺血是由动脉粥样硬化、冠状动脉狭窄、血小板聚集和加速引起的。随之而来的供需失衡引发心绞痛，可卡因引起的冠状动脉痉挛可能导致急性心肌梗死和死亡。可卡因具有明显的致热性，因为它能诱发肌肉活动，增加产热，并增强血管收缩——所有这些都会增加中暑和死亡的风险。可卡因依赖是我们社会的一个重大问题。它不仅与一系列医疗并发症有关，而且与犯罪和暴力有关。强烈建议所有运动员参加有关可卡因使用和成瘾危害的科普教育。

吸入剂
流行病学与分类

吸入剂的使用是故意吸入挥发性物质，以诱导精神改变的效应。购买和拥有吸入剂是合法的，吸入剂价格便宜且容易获得。美国对青少年的全国性调查表明，除了大麻之外，吸入剂是 8 年级和 10 年级学生中使用最广泛的一类非法药物。幸运的是，它们的使用在持续减少。美国儿科学会已主动对临床医生、家长和儿童进行滥用吸入剂危险的教育[124]。根据吸入剂的药理学性质，将吸入剂分为以下三组：

1. 第一类制剂包括挥发性溶剂，如油漆稀释剂、丙酮、胶水、橡胶胶合剂、丁烷、气溶胶、发胶和汽油。
2. 第二类制剂是氧化亚氮和含有氧化亚氮的搅打奶油气雾剂。

3. 第三类制剂包括挥发性的烷基亚硝酸盐，称为"Poppers""Snappers""Boppers"和"Amys"。

吸入剂通过各种方法被滥用。胶水或固体被倒进一个袋子里，放在鼻子附近，通过鼻子吸入（鼻吸或嗅吸）或通过嘴吸入（吸入）。其他方法包括将整个头部放入一个袋子（装袋）和吸入空气清新剂（如格拉丁，意思是"高兴"）或计算机清洁喷雾剂（除尘）。

病理生理及副作用

吸入剂含有不同的溶剂，每一种溶剂都有其独特的毒性，但所有吸入剂都会诱发 CNS 抑制。可能涉及 γ - 氨基丁酸激动剂或改变神经细胞膜的功能[125]。由于窒息、心室颤动或心律失常引起的心脏并发症，因此使用吸入剂可导致死亡。窒息、水肿和高热可导致脑死亡[125]。

吸入剂不能提高或改善运动成绩；事实上，使用吸入剂会导致严重的健康后果。一些胶水被代谢掉，可能会引起周围神经病变，表现为肌无力和消瘦。已知吸入剂还会增加心肌对肾上腺素的敏感性并产生增强作用，因此在运动过程中，可能增加运动员发生急性致命性心律失常的风险。目前没有针对吸入性毒性的特殊解毒剂，治疗的根源在于预防。

结论

对运动员和我们的社会来说，娱乐性药物的使用及其潜在的致命后果是一个现实问题。大多数治疗需要有意义的教育计划。那些对使用娱乐性药物的潜在危险了如指掌的运动员最有可能避免"尝试"这些容易获得的药物的诱惑。此外，教练应参与教育过程。他们应该强调保持健康习惯的重要性，将其作为最佳健康和成功团队发展的核心要求。正在进行的"监测未来调查"清楚地表明，本章讨论的所有药物都是许多人在非常年轻时使用的，通常在中学或小学阶段就开始使用。因此，对运动员、教练员和家长的教育必须从最早的娱乐性比赛开始。

选读文献

文献：Cooper R, Naclerio F, Allgrove J, et al. Creatine supplementation with specific view to exercise/sports performance: an update. *J Int Soc Sports Nutr.* 2012; 9: 33.
证据等级：Ⅱ
总结：人们发现越来越多的有关肌酸应用的信息，特别是关于肌酸改善运动表现的作用。本文综述了近年来在有关使用肌酸和其他补充剂在细胞和亚细胞水平产生变化的基础研究方面的最新进展。

文献：Green GA, Uryasz FD, Petr TA, et al. NCAA study of substance use and abuse habits of college student-athletes: clinical investigations. *Clin J Sport Med.* 2001; 11(1): 51-56.
证据等级：Ⅲ
总结："监测未来调查"是一项正在进行的研究，需要对中学有代表性的样本进行一系列年度调查，使用一组标准问题来确定各种物质的使用量。香烟 / 电子烟、酒精和大麻仍然是青少年最常滥用的物质。最近，合成大麻被列入美国毒品管制局的违禁物质清单。

文献：World Anti-Doping Agency. The 2012 Prohibited List. Available at:http://www.wada-ama.org/Documents/World_Anti-Doping_Program/WADP-Prohibited-list/2012/WADA_Prohibited_List_2017. Accessed June 12, 2017.
证据等级：Ⅴ
总结：世界反兴奋剂机构每年都会更新运动员违禁物质清单。审查并熟悉名单对供应商至关重要，这样他们才能遵守最新的准则。

（Siobhan M. Statuta, Aaron J. Vaughan, Ashley V. Austin 著 郭成成 译 李 玳 校）

参考文献

扫描书末二维码获取。

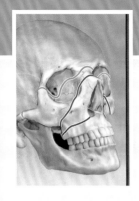

第27章

女性运动员

女性运动员的重要性和认可度不断提高

在过去的几十年里，女性竞技体育项目迅速发展，与此同时，越来越多的优秀女性运动员涌现出来。

在 20 世纪 70 年代以前，很少有妇女参加有组织的体育活动。然而，1972 年《教育援助法》（Educational Assistance Act）[1] 第九条要求接受联邦资金的机构在包括体育运动在内的所有项目中向男女提供平等机会。这不仅促进了女大学生运动机会的增长，而且也促进了高中女运动员和业余女运动员的运动机会快速增长（表 27.1）。

女运动员市场现在是企业的主要目标，女运动服装就是一个例子。20 世纪 80 年代以前的女性运动装备很难找到。然而，随着第九条法案的通过，妇女参加体育活动的机会增加，对女性专用运动服和装备的需求有所增加。在此之前，女运动员经常穿男鞋（这种做法会增加足部问题）、男子热身和运动保护设备（足球护腿，球拍运动中的护眼、护嘴等）。然而，在 20 世纪 90 年代，女性运动装备，包括短裤、裙子、衬衫、运动内衣、防护垫和鞋子，增长迅速。与男性相比，女性传统上在所有服装需求上花费更多，运动装已经成为女性的时尚宣言。根据女性的身材调整大小，支具和其他运动防护装备现在更适合女性。能吸汗的轻薄的衣服很流行，有粉红色、紫色和其他鲜艳的颜色，看起来很时尚。为女性制造的鞋子现在更舒适"合身"，这就减少了老茧、鸡眼和其他足部问题。

在 1970 年以前，报纸、《体育画报》或晚间电视新闻或广播中很少报道女子体育比赛赛事；然而，这一趋势正在发生变化。

女子高尔夫和网球比赛现在都在电视黄金时段播出。美国女子篮球协会（WNBA）在 2017 年播出了 45 场常规赛。福克斯电视台报道称，在 2016 年奥运会运动员的十大搜索量中，有六个都是女性[5]。

同时（也许有人不同意这个观点），随着对女性参与体育运动的日益重视，女性在游泳和跑步项目中的运动成绩有所提高，篮球、足球、网球和排球比赛的速度也随着女运动员技能和整体运动能力的提高而提高。

在过去的 50 年里，不仅高竞争力的女运动员的数量和认可度有所增加，而且所有年龄段的女性参加娱乐性体育运动的人数急剧增加，这使得在制定预防、诊断和治疗运动损伤和疾病的新方法时，必须认识到女性的独特性，即性别差异[6]。"性别二态性"一词的定义是：同一物种的两性除了性器官的差异外，还表现出不同的特征[7]。在人类中，这些差异与 X 和 Y 染色体上基因的表达有关。这些差异构成了本章的

表 27.1 女子从事体育运动的人数增长情况[2-4]				
	女子参与运动人数			
参与级别	1971—1972	2000—2001	2010—2011	2015—2016
高中	294 015	2 784 154	3 173 549	3 324 326
大学	29 972	150 916	190 000	216 286
奥运会（占奥运会参赛人数的百分比）	1264（17.5%）	4935（37.5%）	5091（42.4%）	5800（43.5%）

http://www.nfhs.org/; http://www.ncaa.org/; http://www.olympic.org/

基础，不仅包括解剖学和生理学上的差异，还包括女性运动员特有的疾病和损伤的某些方面（表 27.2）。

一般因素
调节

调节作用被定义为一种过程，在这个过程中，运动员通过运动程序产生刺激，从而产生更高水平的功能[9]。一个适当的调节程序应该最大限度地提高性能和最大限度地减少受伤的机会。关于男性的调节技术是否适合女性的争论一直存在。小男孩开始时希望和他们的父亲、哥哥或朋友一起做举重运动。这在女孩中很少见。因此，在青少年的中后期，男孩通常熟

表 27.2　解剖和生理性别差异[8], a			
参数	青春期后的女孩	青春期后的男孩	影响
氧脉搏（心肺系统效率）	较低	较高	男子较高的氧脉搏有利于有氧运动
最大摄氧量（反映有氧代谢水平）	较低	较高	男子的有氧能力更强
代谢水平［基础代谢率（BMR）］	降低 6% ~ 10%（与体表面积相关）	升高 6% ~ 10%（与体表面积相关）	女子需要更少的能量可维持与男子相同的活动水平
体温调节	等同于男子	等同于女子	在高温环境中通过出汗以降低核心体温的能力相同
内分泌系统			
睾酮	较低	较高	男子的肌肉量、力量和攻击性增强
雌激素	较高	较低	不确定是否与女性韧带松弛或前交叉韧带（ACL）损伤的发生率增加相关
身高	64.5 英寸	68.5 英寸	男子身高和体重的增加给他们带来了结构上的优势
体重	56.8 kg	70.0 kg	
肢体长度	较短	较长	男子可以获得更大的击打力量
关节面	较小	较大	可以为男子提供更大的关节稳定性；男子有更大的表面积来分散冲击力
体型	肩膀较窄 髋部较宽 腿长占身高的 51.2% 下肢脂肪较多	肩膀较宽 髋部较窄 腿长占身高的 52% 上肢脂肪较多	女子的重心较低，因此平衡能力较强；女子膝关节外翻角度增大，增加了膝关节损伤风险；男子和女子有不同的跑步步态
肌肉量（%）	-36% 左右	-44.8% 左右	男子有更大的力量和体重增长速度 a
脂肪量（%）	22% ~ 26%	13% ~ 16%	女子更轻盈，隔热更好，能够更快地代谢脂肪酸
骨骼成熟年龄	17 ~ 19 岁	21 ~ 22 岁	女子比男子更早发育成成人体型
心血管系统			
心脏大小	较小	较大	女子的每搏输出量较小，需要在给定次最大心输出量的情况下增加心率；女子的心输出量比男孩少 30%；女子患高血压的风险可能较低
心脏容积	较小	较大	
收缩压	较低	较高	
血红蛋白		每 100 ml 血液 > 10% ~ 15%	男子的血液携氧能力更强
呼吸系统			
胸围	较小	较大	男子的总肺活量大于女子
肺大小	较小	较大	
肺活量	较小	较大	
残气量	较小	较大	

a 这些参数在青春期之前没有明差异；因此，青春期前的男子和女子可以在公平的基础上竞争

From Yurko-Griffin LY, Harris S. Female athlete. In: Sullivan JA, Anderson SJ, editors. *Care of the Young Athlete*. Rosemont, IL: American Academy of Orthopaedic Surgery; 2000: 138-148 with permission.

悉力量锻炼，并已将强化计划纳入他们的运动调节计划。在这个时候，女孩很有可能是刚刚开始了解到，力量加强计划是一个良好设计的调节计划必要的一部分。一些理论认为，女孩和年轻女性可能会对参加力量训练持怀疑态度，因为她们会担心肌肉变得粗壮。她们应该放心，力量训练并不一定需要举起越来越重的重量，而且力量训练不仅可以提高运动表现，还可以减少受伤[9, 10]。

静态和动态平衡训练对于最大程度地提高运动成绩和预防受伤同样重要[11]。有科学研究文章和评论指出有必要改变足球、垒球、篮球、排球和长曲棍球等几种女子运动的训练和条件[12]。已提出建议让运动员进行更多敏捷和平衡练习，以减少这些运动中前交叉韧带（ACL）受伤的概率[13-15]。格言"越强越好"现在已被修改，因为强壮的肌肉在不适当的时候发力会造成伤害，而不是确保在比赛中免受伤害。在 ACL 受伤风险较高的女子运动项目中采用的训练和调节程序，不仅强调传统力量、柔韧性和有氧调节训练[14, 16-20]，而且还开展旨在增强平衡性和敏捷性的训练。在男性和女性体育项目中都加入体能训练是合适的。

女性也应更强调加强核心力量的训练，据报道，女性骨盆前倾（一个与髌股关节疼痛综合征相关的特征）的程度高于男性[13]。建议髌骨向外侧偏移的女性，尤其是脚踝 Q 角增加和胫骨结节至胫骨沟距离增大的女性，以及膝外翻增大的女性进行内侧股四头肌训练[21]。这些锻炼应在青春期前开始，一直持续到青春期，直至青春期后。通过增强股内侧肌的力量，希望髌骨能更多地位于滑车沟的中央，通过平衡髌骨滑车的力量来减少髌股关节的疼痛。

据报道，青春期后的女性比男性具有更大的柔韧性，因此建议游泳、排球、曲棍球、垒球运动员和从事球拍运动的运动员加强肩胛骨稳定肌群和肩袖的肌肉力量以防止肩关节不稳[22]。预防（而不是"治疗"）应该成为常态，而且已经证明是有益的。青春期之后，训练和调节方案还应考虑到性别、身体和生理上的差异（见表 27.2）。男性的上半身发育更完全，骨盆更窄，因此重心更高。尽管女性的肩膀比男性窄，但骨盆较宽，导致重心较低。但她们要达到男性同等的上肢力量则比较困难。男性每单位体重含有更多的肌肉重量；而女运动员，即使是那些身体状况良好的运动员，其体内脂肪也比男性多（女性 18%～20%，男性 10%～15%）。此外，男性比女性有更大的胸廓容量和更大的最大摄氧量。青春期后，女性的整体有氧能

力低于男性。因此，有人指出，尽管女运动员的成绩在过去 10 年中有显著提高，她们在无氧和有氧跑运动项目上的成绩仍然不能与男性相比（表 27.3）。表 27.4 列出了一些针对女运动员的"训练技巧"。

在过去的 10 年里，监测各种运动水平（从以健身为目的的人群，到业余运动员，再到训练有素的竞技运动员）人群的技能和平衡以发现可能使运动员受伤的缺陷一直是重要工作。可以将纠正这些缺陷的练习纳入运动员的训练计划，不仅可以改善身体功能参数（例如增加有氧能力、力量、速度、敏捷性和平衡），而且还可以防止受伤。事实证明，此类计划对于实现这两个目标非常有效[11, 26-30]。

营养与水合

运动营养是目前公认的改善运动表现的最重要方面之一。据报道，女性运动员营养摄入不足的情况比男性运动员更为普遍。最佳营养量和时机对女运动员的运动成绩有显著影响。对个人来说，饮食需求不仅取决于性别，还取决于体型、体重和运动的能量需求。

表 27.3	女子有氧和无氧跑步成绩[23]			
大学比赛	1972	1998	2012	2017
800 m	2: 04: 7	2: 06: 30	2: 03: 34	2: 02: 36
3200 m	10: 51: 0	10: 25: 99	10: 08: 11	10: 00: 13
10 000 m	33: 36: 51	32: 56: 63	32: 41: 63	32: 38: 57
波士顿马拉松	1972	1996	2011	2017
	3: 10: 26	2: 27: 12	2:22: 36	2: 21: 52

www.ncaa.org; www.baa.org.

表 27.4	业余运动员的训练技巧[24, 25]
强化核心力量，使下肢压力最小化
强化肩胛稳定肌群及参与肩胛盂肱关节动态稳定肌肉力量，以减少肩关节的松弛问题 a
下肢力量训练时强化股内侧斜肌 (VMO) 的力量，以改善髌骨轨迹 b
尽量减少髌股关节在膝关节完全弯曲位的负荷，也就是说，可以考虑短弧伸展和腿部推举练习来代替深蹲、弓步和全弧伸展练习 b
进行肩部及以下的上肢力量训练，以减少肩袖的压力（下拉、过头举哑铃等）

a Kibler WB, Sciascia AD, Uhl TL, Tambay N, Cunningham T. Electromyographic analysis of specific exercises for the scapularcontrol in early phases of shoulder rehabilitation. *Am J Sports Med*. 2008; 36: 1789.
b www.healthline.com/health/fitness-exercises/vastus-medialis-exercises.

一个 5 英尺（1 英尺 ≈ 0.3 米）高的女舞者可能不需要像一个 6 英尺高的女篮球运动员那样高的热量摄入。有关运动员一般营养需求的更完整的讨论，请参阅关于营养的章节。本节将重点讨论女运动员特别需要关注的领域（维生素 D、钙、铁和水合作用）。

充足的碳水化合物、蛋白质、脂肪和其他大量营养素的摄入，对于补充糖原储备和修复运动引起的组织损伤至关重要。平均而言，一名女运动员每天摄入的能量低于 1800 kcal 会导致持续的能量负平衡状态，降低运动成绩。

维生素 D 是一种微量营养素，最新研究发现，低骨密度、癌症、心脏病、自体免疫疾病和感染与缺乏维生素 D 有关[31]。钙的吸收需要维生素 D，而钙对骨骼健康至关重要。维生素 D 对神经系统和骨骼肌的发育和功能也很重要[32]。生活在北纬地区的女运动员参加室内运动面临缺乏维生素 D 的危险[31]。室内运动运动员缺乏维生素 D 的可能性几乎是室外运动运动员的 2 倍。虽然光照对维生素 D 水平很重要，但饮食摄入不足也可能导致维生素 D 缺乏症。维生素 D 可以通过两种方法获得：内源性维生素 D 是在阳光直射后在皮肤中合成的；外源性维生素 D 可以从食物中摄取，也可以作为一种补充。最近一项与维生素 D 有关的非常有趣的观察性研究结果显示，维生素 D 水平低的患者免疫系统反应降低，有发生上呼吸道感染的危险。呼吸道感染是导致女运动员损失运动时间的主要医学原因[31]。有风险的运动员，尤其是 19 ~ 49 岁的运动员，每天补充 200 IU 的维生素 D 可能有益[32]。患有骨质疏松的女运动员三联征或有危险因素的女运动员每天可能需要 400 ~ 800 IU（参见本章中关于女运动员三联征和骨质疏松及骨量减少的章节）。

充足的钙摄入量对于适当的骨骼矿化至关重要。女性面临钙摄入量低的风险可能比男性更大，因为女性更频繁地限制热量的摄入，并且经常不吃乳制品，因为它们的热量过高。然而，事实并非如此，因为我们现在可以选择钙含量高但热量含量低的低脂牛奶、低脂酸奶干酪、低脂酸奶和低脂干酪。表 27.5 列出了不同年龄段妇女每日所需的钙摄入量。每日三份富钙食物通常可以满足每日的需求。应鼓励女运动员早餐喝低脂牛奶，每天吃两份低脂酸奶或奶酪，以满足每日钙需求。表 27.6 列出了一些常见食物中的钙含量。

铁是一种长期以来一直被认为会影响女性运动员的运动表现的矿物质。铁缺乏已被证明限制耐力训练和运动表现[35]。

表 27.5 女性每日钙需求量[33, 34], a	
年龄分组（岁）	建议摄入量（mg/d）
1 ~ 3	700
4 ~ 8	1000
9 ~ 18	1300
19 ~ 50	1000
51 ~ 70	1000
>70	1200
闭经运动员 b（所有年龄段）	1500
孕妇 / 哺乳期妇女	1500
14 ~ 18	1300
19 ~ 50	1000

a Recommendation of National Osteoporosis Foundation(www.NOF.org)
b https://ods.od.nih.gov/FactSheets/Calcium-HealthProfessional

铁是合成血红蛋白和肌红蛋白所必需的。由于血红蛋白负责向肌肉输送氧气，因此在运动中，尤其是耐力运动中，充足的血红蛋白水平是至关重要的。女性运动员由于月经期失血和饮食摄入不足，特别容易缺铁。素食运动员尤其危险，因为红肉是铁的极好来源。在高海拔地区训练，汗液、粪便、尿液中的铁流失，血管内溶血都可导致铁丢失和随后的铁缺乏。女运动员的铁营养状况最好通过测定血清铁蛋白来监测。可通过测量血红蛋白来筛查贫血。女运动员可有缺铁性贫血，其中铁蛋白和血红蛋白均降低。

严重缺铁的人补充铁可能需要通过 3 ~ 6 个月的饮食调整和额外铁剂补充。因此，尽早诊断铁缺乏症或确定有风险的运动员对减少运动成绩下降的可能性很重要。在铁缺乏的运动员中通过补充铁来增加铁，可以增加摄氧量，降低乳酸盐浓度并降低运动时的心率，从而增加工作能力[32]。目前对膳食中铁摄入量的建议是，14 ~ 18 岁女孩 15 mg/d，19 ~ 50 岁妇女 18 mg/d。抗坏血酸和发酵食品，以及在饮食中加入瘦肉、鸡肉和鱼类，可以提高膳食铁的生物利用率。血红素铁（在动物蛋白中发现的一种铁）比非血红素铁吸收得更好，这对指导素食运动员尤其重要。表 27.7 列出了富含铁的食物。

出汗少的运动员的核心温度会升高[36, 37]。女性比男性具有更高的热调节阈值，并且开始出汗的核心温度也比男性更高。这可能会使女性在高强度训练期间更难降温[38]。体重丢失 1% ~ 2% 的汗水会损害身体功能。可以通过尿比重或通过计算运动前和运动后体

表 27.6 钙的食物来源

食物	毫克（mg）	
	每份	DV [a] 百分比
普通低脂酸奶8盎司（1盎司=28.35克）	415	42
马苏里拉奶酪，部分脱脂，1.5盎司	333	33
沙丁鱼，油罐头，带骨头，3盎司	325	33
酸奶，水果，低脂，8盎司	313～384	31～38
切达干酪，1.5盎司	307	31
无脂牛奶8盎司 [b]	299	30
豆浆，钙强化8盎司	299	30
牛奶，低脂（2%乳脂）8盎司	293	29
牛奶，酪乳，低脂8盎司	284	28
全脂牛奶（3.25%乳脂）8盎司	276	28
强化钙橙汁6盎司	261	26
用硫酸钙制成的硬豆腐1/2杯 [c]	253	25
鲑鱼，粉红色，罐头，带骨，3盎司	181	18
干酪，1%乳脂，1杯	138	14
用硫酸钙制成的软豆腐1/2杯 [c]	138	14
即食谷物，钙强化，1杯	100～1000	10～100
冷冻酸奶，香草，软饮料，1/2杯	103	10
青萝卜，新鲜，煮，1/2杯	99	10
新鲜，熟制的羽衣甘蓝1杯	94	9
香草冰淇淋1/2杯	84	8
大白菜，白菜，生的，切丝，1杯	74	7
白面包1片	73	7
巧克力布丁，即食，冷藏4盎司	55	6
玉米饼，即食烘焙/油炸食品，直径为6英寸	46	5
玉米粉圆饼，面粉，即食烘焙/油炸食品，直径为6英寸		
酸奶，低脂，发酵，2汤匙	31	3
全麦面包1片	30	3
羽衣甘蓝，生的，切碎，1杯	24	2
西兰花，生的，1/2杯	21	2
普通奶酪，奶油，1汤匙	14	1

[a] DV（每日建议量）由美国FDA开发，用于比较日常饮食中的营养成分

[b] 钙含量因脂肪含量不同而略有不同；脂肪越多，食物中所含的钙就越少

[c] 豆腐的钙含量是用钙盐加工而成的。用其他盐加工的豆腐不能提供大量的钙

https://ods.od.nih.gov/factsheets/Calcium-HealthProfessional/#h2

表 27.7 富含铁的食物举例

- 肝脏
- 瘦红肉，包括牛肉、猪肉、羊肉
- 海鲜，例如牡蛎、蛤、金枪鱼、鲑鱼和虾等
- 豆类，包括芸豆、利马豆、海军豆、黑豆、斑豆、大豆和小扁豆
- 铁强化的全谷物，包括谷物、面包、大米和面食
- 绿叶蔬菜，包括羽衣甘蓝、芥末菜、菠菜和青萝卜
- 蔬菜，包括西兰花、瑞士甜菜、芦笋、欧芹、豆瓣菜和孢子甘蓝
- 鸡肉和火鸡
- 红糖
- 坚果
- 蛋黄
- 干果，例如葡萄干、梅子、枣和杏子
- 咖喱粉，辣椒粉，百里香

重之间的差异来测量个人的水合程度[39]。水足以补充体液的流失，除非在耐力项目中出现过多的汗液流失。在这些情况下，建议女性和男性一样，在水中加入电解质或提供含有电解质的运动饮料。

运动医师和运动营养师可以为女运动员提供宝贵的知识和信息，帮助她规划自己的营养需求。

女运动员三联征

女运动员三联征是由三个相互关联的独立现象组成的一种复杂的医学综合征，包括低能量利用率（有或没有饮食紊乱）、月经失调和骨密度低。后两者可与低能量利用率导致的功能障碍相关联（图 27.1）[40-42]。女运动员三联征似乎在以"瘦"为准的运动项目（例如跑步、体操、花样滑冰和芭蕾舞）中最为常见，但也可发生在任何运动剧烈的女性身上。女运动员可能会出现三联征的三个组成部分的一个或多个症状，并且

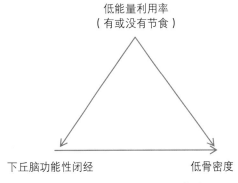

图 27.1 女运动员三联征的构成

在这三个组成部分的任何一个中可能受到轻度至严重的影响。然而，据报道，高达 15.9% 的三联征运动员在这三个方面都受到严重的影响 [43]。

可利用能量是指女运动员进行其所有日常生理功能（包括体育活动）所需的总能量。能量利用率定义为能量摄入量（kcal）减去运动能量消耗量（kcal）除以去脂体重或瘦体重（kg）[43]。功能性下丘脑性闭经可分为原发性闭经、继发性闭经或少经。原发性闭经是指 15 岁以前没有月经初潮。继发性闭经是指既往有月经的女性连续 3 个月经周期无月经。少经是指月经周期长度超过 35 天，或每年少于 9 个周期。Z 评分可以判断绝经前妇女的 BMD。低 BMD（骨量减少）的 Z 评分介于 -1.0 和 -2.5 之间，骨质疏松症的 Z 评分小于 -2.5 并伴有一种或多种由于骨密度低引起的继发性疾病（如应力性骨折）。

识别患三联征的运动员可能比较困难。出现的症状包括饮食紊乱、脱发、皮肤干燥、疲劳、体重减轻、受伤愈合时间延长，应力性骨折和月经不调的发生率增加。表 27.8 列出了 2014 年《运动员三联征联盟关于女运动员三联征治疗和重返比赛的共识声明》中建议的最重要的三联征筛查因素 [41]。可能存在于三联征患者中的心理特征包括自卑、抑郁和焦虑症 [42, 44]。体格检查发现包括贫血、直立性低血压、电生理异常、阴道萎缩和心动过缓 [41, 45]。

低能量利用率的诊断可能比较困难，因为没有单一的测试来进行诊断。建议使用体重指数（BMI），而不仅仅是运动员的体重。如果 BMI 小于 17.5 kg/m²，则可能存在能量利用率低的状况。低能量利用是指每天低于 45 kcal/kg 瘦体重。低能量利用的治疗重点是需

表 27.8　诊断女运动员三联征的建议筛查问题 [a]

您是否有过月经？
您第一次月经是多大年龄？
您最近一次月经是什么时候？
在过去的 12 个月中，您有几次月经？
您目前正在服用女性激素（雌激素、孕激素、避孕药）吗？
您担心自己的体重吗？

[a]Committee on Obstetric Practice. Physical Activity and Exercise During Pregnancy and the Postpartum Period. No. 650. Washington, DC: The American College of Obstetricians and Gynecologists; 2015: 135-142. DeSouza MJ, Nattiv A, Joy E, et al. 2014 female athlete coalition consensus statement on treatment and return to play of the female athlete triad: 1st international conference held in San Francisco, California, May 2012 and 2nd international conference held in Indianapolis, Indiana, May 2013. *Br J Sports Med*. 2014; 48: 289-309.

要一个精心设计的营养计划，试图扭转体重减轻，达到 BMI ≥18.5 kg/m² 或预测体重的 90%，每天最低能量摄入量为 2000 kcal [41]。饮食需要包含碳水化合物、脂肪和蛋白质的平衡。有些运动员能量利用率低，不是因为能量摄入不足，而是因为运动过量。

诊断闭经（现称为功能性下丘脑性闭经），首先必须排除妊娠和（或）其他可能导致闭经的代谢或激素因素。其中包括甲状腺疾病、高泌乳素血症、原发性卵巢功能障碍、多囊卵巢综合征和下丘脑或垂体功能紊乱。在患有原发性闭经的女运动员中，必须对女性生殖器进行检查以排除解剖异常。额外的血检和（或）激素测试可能会发现可纠正的代谢或激素异常现象。治疗三联征的闭经或月经不调的方法是口服避孕药。然而，这不仅仅是为了调节女孩的经期，而是为了解决能量不平衡这个主要问题。

低骨密度可通过双能 X 射线吸收法（dual energy x-ray absorptiometry, DEXA）扫描诊断。DEXA 扫描的适应证包括饮食紊乱史、低 BMI（≤17.5 kg/m²）、低体重、月经初潮 ≥16 岁、月经量比前一年减少、应力性骨折史和以前有低 Z 评分史 [43]。如果运动员有两个或多个的中度危险因素，这些危险因素与高危险因素相似但不太极端，则也要进行筛查。例如，月经初潮年龄在 15~16 岁之间或 BMI 在 17.5~18.5 kg/m² 之间，或者可能只有一处过去应力性骨折（表 27.9）。低骨密度的治疗应该从增加能量供应和补充钙和维生素 D 开始。使用双膦酸盐治疗骨密度低（通常在绝经后的女性中使用以增加骨密度）是有争议的。事实上，美国食品药品监督管理局未批准年轻运动员使用，目前也没有其他药物用于治疗绝经后女性的低骨密度。

女运动员三联征的评估和治疗是一个复杂的问题，并应由一个多学科治疗小组确定。目前还没有标准指南可用以完全恢复运动员身体功能。需要仔细监测：热量摄入、体重增加和月经恢复情况。持续的低可利用能量会损害健康，导致与之相关的心血管、内分泌、生殖、骨骼、胃肠道、肾和中枢神经系统问题。因此，对有三联征的女运动员进行早期识别和干预是非常重要的。

骨质疏松和骨量减少

随着年龄的增长，许多女性喜欢继续她们的运动生涯。在各种运动项目中都有高级或大师级的比赛。这些女运动员进行高强度的运动和训练，以保持她们的运动参与度。女性更年期的后果之一是由于雌激素

水平降低导致骨密度降低，从而导致骨折的风险增加。正如前面在女运动员三联征部分所提到的，BMD最可靠的测量方法是 DEXA 扫描（图 27.2）。将测得的分数与健康的、平均的、年轻的成年人进行比较，得出一个 T 评分，而不是 Z 评分。而在年轻人群中，Z 评分最常用于将运动员的骨密度与年龄相仿的人进行比较。根据 WHO 的定义，骨量减少症为 BMD 的 T 评分低于年龄匹配的正常均值 -1.0 至 -2.5 个标准差（SD），骨质疏松症是 T 评分低于年龄匹配均值 -2.5 个 SD，DEXA 测量结果判定标准见表 27.10。

表 27.9 关于女运动员三联征 DEXA 扫描的建议

谁应该进行 DEXA 扫描以检测骨量?

"高风险"三联征风险因素（有一个因素即需要）：

DSM-5 诊断的 ED 病史

BMI≤17.5 kg/m²，<85% 的预测体重，或近 1 个月内体重减轻≥10%

初潮≥16 岁

目前或曾有 12 个月内月经少于 6 次

先前发生过两次应力反应 / 骨折，一次高风险应力反应 / 骨折或低能量非创伤性骨折

以前的 Z 评分 <-2.0（距 DEXA 基线检测至少 1 年后）

或者

"中等风险"三联征风险因素（有两个因素即需要）：

当前有 DE 或有 6 个月或更长时间的 DE 病史

BMI 在 17.5～18.5 kg/m²，<90% 的预测体重，或最近 1 个月内体重减轻了 5%～10%

初潮年龄在 15～16 岁

目前或曾有 12 个月内 6～8 次月经

发生一次应力反应 / 骨折

以前的 Z 评分在 -1.0 到 -2.0 之间（距 DEXA 基线检测至少间隔 1 年之后）

BMI；体重指数；DE，饮食紊乱；DSM-5，精神疾病诊断与统计手册第 5 版；ED，进食障碍

Joy E, Kussman A, Nattiv A. 2016 update on eating disorders in athletes: a comprehensive narrative review with a focus on clinical assessment and management. *Br J Sports Med*. 2016; 50: 154-162.

表 27.10 用 WHO 的 T 评分定义骨量减少和骨质疏松

正常骨密度	BMD 在年轻成年人均值 1 个 SD 内（T 评分：+1 或 -1SD）
骨量减少	BMD 在年轻成年人均值以下 1～2.5 SD 之间（T 评分：-1 至 -2.5 SD）
骨质疏松	BMD 低于年轻人均值 2.5 SD 或更多（T 评分：-2.5SD 或更低）

BMD；骨密度；SD，标准差；WHO, 世界卫生组织。
www.nof.org

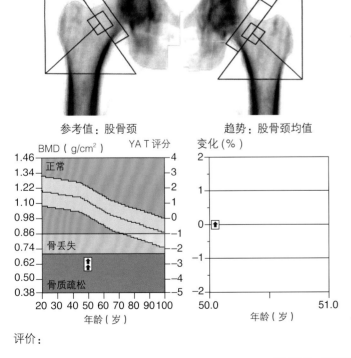

双侧股骨密度

参考值：股骨颈　趋势：股骨颈均值

部位	骨密度[1]	年轻成年人[2,7]		年龄相匹配人群[3]	
	（g/cm²）	（%）	T 评分	（%）	Z 评分
股骨颈					
左	0.594	61	-3.2	54	-4.3
右	0.626	64	-3.0	56	-4.0
平均值	0.610	62	-3.1	55	-4.2
差值	0.032	3	0.3	3	0.3
总体					
左	0.628	63	-3.1	55	-4.4
右	0.655	65	-2.9	57	-4.1
平均值	0.642	64	-3.0	56	-4.2
差值	0.0247	3	0.2	2	0.2

趋势：股骨颈均值

测量日期	年龄（岁）	BMD（g/cm²）	变化（%）	变化（%/ 年）
2002.8.16	50	0.610	基线	基线

评价：

图 27.2 DEXA 扫描示例

在绝经后女性中进行 DEXA 检测的特殊指征：65 岁以上的女性；或者年龄在 50～65 岁之间的女性，可能有继发性骨质疏松，如甲状腺功能亢进、炎症性肠病、化疗和甲状旁腺功能亢进。60～64 岁的女性如有下述情况应进行筛查：酗酒、吸烟、低体重（<125 磅）等病史，久坐不动的生活方式，或无论是自然或由于子宫切除术和卵巢切除术而导致的更年期提前引起的雌激素缺乏症。其他可能需要早期进行 DEXA 检测的危险因素是患有骨质疏松性骨折的一级亲属，既往有 40 岁以上的骨折史，白种人或亚洲人血统以及在雌激素替代的情况下无排卵状态超过 5 年。

应在骨质减少阶段的早期开始治疗骨质流失，尽早治疗，则可能减慢骨质流失的速度。骨量减少和骨质疏松的治疗既有非药物的，也有药物的。主要的非药物治疗是负重锻炼。女性也应戒烟，避免体重减轻过多。绝经后的女性运动后 BMD 增高[46]。事实证明，进行负重锻炼的运动员（跑步者）的骨密度高于不进行负重锻炼的运动员（游泳者）的骨密度。在这项研究中，运动员的股骨颈骨密度高于久坐的女性[46]。对于高危女性，药物治疗包括 1000～1500 mg 的钙和 400～800 IU 的维生素 D 补充。最有争议的治疗方法可能是激素替代疗法。美国预防服务特别工作组（US Preventive Services Task Force，USPSTF）[47]、美国家庭医生学会（American Academy of Family Physicians，AAFP）和其他团体组织，建议更年期不要使用激素疗法来预防慢性病。这包括雌激素和孕激素的组合，或单独使用雌激素治疗[47]。对于骨质减少和骨质疏松的女运动员，最佳治疗方法尚不清楚。众所周知，负重运动，补充钙和维生素 D 以及戒烟很重要。

运动员应该咨询他们的医疗保健服务人员，以做出明智的决定。

节育

有许多避孕方法可供妇女选择。在 2006 年至 2008 年间，没有使用避孕方法可能意外怀孕的女性占 7.3%[49]。如果女运动员性行为活跃，应该每年做一次妇科检查，并与她的医生商讨避孕措施的选择。有多种避孕方法可供选择，包括：宫内节育器、杀精产品、子宫帽、女用避孕套、男用避孕套、可注射孕激素、阴道环（Nuvaring）、植入性激素和口服避孕药（表 27.11）。表 27.12 列出了每种避孕方法的主要风险和收益。

目前，最流行的避孕方式是口服避孕药（oral contraceptive pill, OCP）。有两种口服避孕药，一种是仅含黄体酮的避孕药，另一种是雌激素和黄体酮的联合避孕药。口服避孕药的避孕有效率为 91%～99%。它们的作用机制是药丸中的外源性激素，抑制垂体减少卵泡刺激素和黄体生成素的产生，从而抑制排卵。痛经的女运动员可能会因使用 OCP 减少血流量并减轻疼痛。这可能是 OCP 最重要的非避孕用途。使用

表 27.11　避孕方法分类

IUD	黄体酮
杀精产品	阴道环
避孕套	植入性激素
子宫帽	口服避孕药

IUD, 宫内节育器

表 27.12　常用避孕方法的风险和益处

避孕方法	风险	益处
宫内节育器	子宫穿孔	可以长时间使用
杀精产品	单独使用，效果不佳	与隔膜、子宫帽、避孕套配合使用时，提高预防妊娠的功效
子宫帽	低效，使用错误	非激素类避孕
宫颈帽	低效，使用错误	非激素类避孕
避孕套（男性 / 女性）	对乳胶的过敏反应	可减少性传播疾病发生，成本低
可注射孕激素	月经出血的变化，注射部位反应	只需每 3 个月使用一次
阴道环	激素引起的血块	不需要每天戴用或更换
植入性激素	植入部位的皮肤感染	可长期使用（3 年）
口服避孕药	血块，偏头痛	如果正确使用，是最有效的方法

OCP 的禁忌证包括个人血栓史、肝功能异常、乳腺癌、偏头痛和某些心脏疾病。许多女运动员由于担心体重增加而不愿服用口服避孕药。几项出色的研究表明，OCP 并非导致体重增加的原因，在一项关于跑步者与非运动性对照的研究中，与非运动性对照组相比，OCP 既没有增加体重，也没有增加脂肪量或体脂[50,51]。

女性开始避孕的选择和所使用的方法应该完全由她自己决定。运动医务人员的工作目标应该是提供关于每种方法的准确信息，并解决顾虑或问题，以帮助女运动员找到一种安全有效的避孕方法，这种方法不会干扰她的运动生活方式，也不会危及她的健康。

怀孕期

许多怀孕期间的早期运动指南都是基于假设，而不是良好的科学研究证据。以前关于运动可能导致早产的担忧尚未得到证实[52]。目前公认的是，怀孕期间进行轻度至中度运动不仅安全而且有益[53]。2015 年，国际奥林匹克委员会组织了一次由 15 名专家参加的会议，讨论怀孕期间运动的生理影响。这次会议的共识是，应鼓励孕妇保持积极的生活方式，即做轻度到中度的运动，高度剧烈运动对胎儿的影响和限制还没有被深入研究[54]。

定期锻炼的好处包括：改善自我形象，避免怀孕期间体重过度增加，帮助治疗妊娠糖尿病，减少怀孕期间肌肉骨骼疾病（例如，核心力量的增加可以减少下腰痛的症状）。为了确保安全，怀孕的女性应该与她的产科医生进行一次运动前评估，制订包含活动项目和强度以及锻炼时间的运动计划。表 27.13 列出了怀孕期间的运动禁忌证。表 27.14 中列出了对怀孕运动员安全的运动和在怀孕期间避免的运动。健康的怀孕和分娩应是最终目标，而结构合理的锻炼计划可以帮助实现该目标。

建议安全运动注意事项。怀孕的女性需要避免体温的大幅升高或突然升高，因为核心体温升高超过 103 °F（39.6℃）会在胎儿神经管发育过程中导致神经管缺陷[56]。怀孕女性应避免在酷热和潮湿的环境下运动，应在温度较低的清晨或白天进行锻炼，降低训练强度（特别是在高温环境下），并保证充足的液体摄入。

由于孕妇子宫将重心向前移动所导致的体位改变（进行性腰椎前凸和骨盆前旋转），加之乳房组织和重量增加，需要先进行这样的平衡适应，以避免运动时受伤。孕妇应避免或立即停止运动的迹象包括阴道出

表 27.13 怀孕期间运动的禁忌证 [55], a

相对禁忌证
孕妇血压控制不佳
孕妇糖尿病控制不佳
有自然流产病史
严重的贫血
体重不足或进食障碍

绝对禁忌证
子痫前期和子痫
胎膜早破
前置胎盘
妊娠第 2 个月或第 3 个月持续出血
早产
子宫颈内口松弛症
胎儿生长受限

Committee on Obstetric Practice. *Physical Activity and Exercise During Pregnancy and the Postpartum Period. No 650.* Washington, DC: The Amcrican Collcgc of Obstctricians and gynccologists; 2015: 135-142.

表 27.14 孕期安全运动和应避免的运动

孕期安全的运动 a

走路	有氧运动
游泳	普拉提
骑车	瑜伽
跑步	

孕期避免进行的运动
接触性运动可能会对胎儿造成伤害
高山滑雪有跌倒和高原反应的风险
潜水可能会导致减压病

a 一定要先咨询医生

血、羊水外漏、胎动减少、胸痛、气短（运动前和运动中）和头晕。

全国大学体育协会（NCAA）针对怀孕的学生运动员制定了指南，重点是运动员的安全和未出生胎儿的安全[57]。运动员可获准在 5 年的合格期中延长 1 年，以弥补怀孕期间损失的时间。NCAA 怀孕指南规定，队医和学生的医疗保健服务者应共同努力以帮助怀孕的学生运动员安全地继续参加运动。对于怀孕的学生运动员的医疗服务，如果有任何意见分歧，团队医师应遵从学生运动员的医疗保健人员的意见[57]。该机构没有规定医疗服务。

分娩后 6～8 周可开始剧烈运动。运动不会对哺乳产生不利影响，也不会对母乳的量和成分产生不利影响[58]。因此，新晋母亲可以继续或恢复锻炼计划，而不必担心母乳喂养会对母乳喂养的诸多益处产生负

面影响。

女运动员的心理问题

鼓励青春期的女孩参加运动很重要，因为事实表明，运动可以增加自信，减少抑郁症的发生[59]。喜欢运动的少女，怀孕的可能性较小，而且高中毕业的可能性较高[59]。她们在青少年时期吸毒的可能性也较小。妇女体育基金会还强调，妇女参加体育活动将减少羞怯，提高社交技能，减少社交焦虑，帮助年轻女性更好地应对成功和失败。父女之间的亲密关系往往是通过参与体育运动而发展起来的[59-65]。

关于运动女性的肌肉发达，从"性欲增加"到"女性特征减少"的看法各不相同[61,64]。几年前，Goffman写道，身体形象是许多因素的综合，包括衣服的选择、行为举止和言语[66]。随着女性追求与成功的体育表现相关的特征（例如竞争力和独立性），当她们的身体变得更强壮，肌肉更发达时，她们可能难以接受这些曾经被认为是"威胁女性"的特征。在过去的30年里，运动女性发达的肌肉越来越受欢迎。与需要"较厚"肌肉的体格的运动相反的，是那些运动是偏向于苗条身材的运动（例如越野、花样滑冰和芭蕾舞）。参与这些活动的女孩有饮食失调的风险，因为她们的身体形象可能会改变，并总认为自己太重了[67]。从事运动的女性必须认识到年轻运动女性可能面临的身体形象困境并对其保持敏感。

此外，大多数初中、高中或大学的运动教练会告诉你，指导女性需要一种不同于指导男性的方法。普遍认为男性运动员通常会对恐吓和鼓励采取行动以摧毁对手，而这些战术通常对女性运动员无效。吸引女性的情绪并鼓励女性出于对团队和教练的忠诚而更加努力地工作会更有效。

男孩和青年男子认为，男性气质的根源在于参加体育活动；而女孩和年轻女性通常很少从体育中得到这种次要的好处。事实上，女孩们——即使她们是优秀的运动员——也会退出一项运动去探索其他的活动。年轻的运动员可能会发现很难向父母和教练解释为什么她不想再参加这项运动，而且可能会发现她的"受伤"使她无法参加比赛更能被"社会所接受"。在这种情况下，医务人员有责任认识到这样一个事实，即受伤可能仅仅是更深层次问题的表面表现，他们可以帮助年轻的运动员和她的家人认识到这一现实。为了在青少年时期留住女运动员，教练们通常必须具有

创造性，使她们的运动既有观赏性又有竞争性。随着女性运动水平的提高，她们的愿望和动机变得与男性更加相似。

退行性关节炎与女运动员

运动女性经常提出的一个重要问题是，运动能改善骨关节炎的症状吗？还是经常运动会增加骨关节炎的风险？在美国，据报道有2700万人患有骨关节炎，在45岁以上的人群中，骨关节炎在女性中比男性更常见[68]。骨关节炎既发生在运动人群中，也发生在久坐人群中。遗传因素是骨关节炎的最大危险因素，在膝关节炎患者（最常见的骨关节炎）中也是如此。肥胖是第二大危险因素，而女性是第三大危险因素，排名高于有外伤史[69]。

过去，当运动员患上关节炎时，通常不鼓励他们运动。相反，"健康人2010"的建议包括教育关节炎患者了解他们的疾病过程，肥胖作为骨关节炎危险因素的意义，以及保持锻炼计划的价值[68,70]。锻炼建议包括力量训练、拉伸训练、平衡和灵活性练习。在一些下肢关节有明显退行性改变的个体中，减少负重运动，增加非负重运动（游泳、水上运动、骑自行车、使用椭圆机）或低负荷多次重度运动是值得推荐的[70,71]。水中运动对那些伴有疼痛的严重骨关节炎患者有效。但是许多严重脊柱和下肢关节炎的患者可以进行陆地运动，以增加活动能力、减轻关节炎的疼痛，同时也改善平衡性和灵敏性[72]。前提是有强壮的肌肉保护患有关节炎的关节，尤其是对于下肢骨关节炎，强壮的核心肌力和下肢肌力可以帮助减轻关节炎关节的负担。

此外，人们还发现锻炼可以提高自尊心并减少抑郁[73,74]。柔韧性练习可以减少僵硬。增强平衡练习和减少僵硬的练习相结合有助于减少关节炎人群跌倒的风险[75]。此外，Kushi报告说，增加体育活动与降低死亡风险之间存在联系[76]。锻炼也有助于保持或减轻体重。由于肥胖与关节炎发病风险增加有关，因此控制体重有助于降低骨关节炎的发病率[77]。Curl报告说，由于体质增加，女性在所有年龄段患心血管疾病的风险都降低了[74]。

此外，Hannan和Panush以及Chakravarty的研究表明，与年龄匹配的对照组相比，运动人群的骨关节炎的发病率并没有增加[78-80]。虽然运动使关节反复受到高强度冲击及负荷可能增加关节软骨损伤的危险，

尚未发现适度的运动会增加患骨关节炎的风险[80,81]。

脑震荡

脑震荡被定义为导致脑功能短暂紊乱的一种创伤性脑损伤。当线性和（或）旋转力作用于大脑时，就会导致损伤。这一过程涉及一个复杂的病理生理过程，在微观轴突水平涉及离子和代谢成分[82]。研究还在继续探究大脑功能发生的急性变化，以及这些变化对大脑长期功能的影响。他们希望通过降低运动员在遭受多次脑震荡后出现进行性和退行性改变的风险来提高治疗效果。

对疑似脑震荡的女运动员，需要在可控的环境下进行严格而仔细的评估。根据损伤机制，需要排除颈椎损伤。不允许女运动员在受伤当天重返赛场（RTP）。脑震荡评估的内容包括主观症状、体征、行为变化以及任何认知障碍[83]。需要获得主观症状的严重程度，如头痛、头晕、情绪症状等。初步评估包括意识丧失和遗忘症的判定，包括顺行性遗忘症和逆行性遗忘症。顺行性遗忘症是指受伤后的记忆丧失，逆行性遗忘症是指受伤前的记忆丧失。现已开发了许多快速简洁、结构完善的辅助评估工具，以协助受伤时的评估。SCAT 5[84]辅助评估工具及其衍生量表通常用于辅助评估，但也存在其他工具。最好的工具往往是临床医生认为最有效且信度最高的工具。初步评估后，在培训室、医务室或急诊室进行更完整的评估。这包括一个全面的身体检查和神经系统检查，重点关注运动、感觉、平衡和认知成分。如果担心颅内出血，应进行紧急计算机断层扫描。

一旦完成急性评估，就开始管理和治疗阶段。人们普遍认为，身心放松休息是最重要的初始阶段的治疗。神经心理学测试是用于评估认知功能障碍的客观测试。考试可以用纸和笔进行，也可以用计算机化的形式进行。测试的最佳类型和测试时间尚未明确。人们普遍认为，测试需要由受过训练、并具有使用测试工具经验的人员（比如神经心理学家）来解释。一些临床医生在运动员的RTP方案的不同阶段使用神经心理学测试。当运动员症状消失时，他们可以开始RTP方案，开始是轻微的有氧运动，最终发展到完全的接触练习。如果女运动员在每个阶段都有进步，而没有出现任何症状，她们就可以完全恢复（表27.15）[83]。

脑震荡对男性和女性的影响不同，而且有证据

表明，女运动员可能比男运动员更容易发生脑震荡。对NCAA数据库中受伤数据的分析显示，与男性相比，女性运动员在比赛中比在训练中遭受更多的脑震荡[85]。女性足球运动员脑震荡最多，其次是篮球、长曲棍球、垒球和体操运动员。在各自的运动项目中，女子足球和篮球运动员比男子运动员发生更多的脑震荡[85]。这一趋势最近在一项涉及高中运动员的研究中得到了证实。在性别相当的运动（足球、篮球和棒/垒球）中，高中女生的脑震荡发生率（新的和复发的脑震荡）高于高中男生，脑震荡在所有损伤中所占比例更高[86,87]。与男生相比，高中女生更容易因接触运动场地而发生脑震荡，而男生的脑震荡发生在运动员与运动员之间的接触[86]。

除了在某些运动中脑震荡的发生率较高外，女性运动员的脑震荡往往更为严重。一项Meta分析综述得出结论，创伤性脑损伤导致女性比男性有更多的躯体症状，包括记忆力差、头晕、疲劳、对光线和噪音过敏、注意力不集中、头痛、焦虑和抑郁[88]。此外，据报道，脑震荡的女运动员比男运动员有更多的认知障碍，并且有明显的视觉记忆降低[88]。如果不戴头盔，女性运动员在脑震荡后出现认知障碍的可能性是男性的2倍[89]。

最近的一项研究也表明，与同龄男性相比，女性运动员在脑震荡后开始RTP方案的时间可能长6天[90]。在一项对美国大学生运动员神经心理学测试的研究中发现，与男运动员相比，女运动员在文字记忆上表现明显更好，而男运动员在基线视觉记忆上表现明显更好[91]。

与新的脑震荡相比，反复发作的脑震荡往往更严重，症状缓解延迟，恢复运动时间更长。反复发作的脑震荡也有可能带来长期的不良后果。在参与"性别可比运动"的高中学生中，虽然女孩的脑震荡复发

表 27.15 脑震荡后重返赛场方案的示例
运动员在进入下一阶段之前必须能够在无症状情况下完成当前阶段的每一项活动
无须进行任何运动，身心休息
轻有氧运动
针对专项运动
非接触式训练
完全接触式演习
重返比赛

率较高，但这一数字在统计学上并不显著，这可能表明，在这个年龄段，性别差异在初次脑震荡后趋于平衡[86]。一些脑震荡运动员患有持续性的脑震荡后症状，包括慢性头痛。女运动员比男运动员更容易出现脑震荡后综合征和抑郁症状[89]。

已经有各种各样的理论来解释女性和男性脑震荡之间的差异。建议的机制包括头颈部加速度的生物力学差异，荷尔蒙的差异，或者认为男孩比女孩"更强壮"并在受伤后继续比赛[86]。

女性运动员中的运动损伤

运动损伤的流行病学

已经有很多关于运动损伤的流行病学研究。当人们了解运动损伤的发生率后，便可以调查最常见的损伤或与最大运动时间损失相关的损伤风险因素。通过降低这些风险，可以增加运动的安全性。虽然大多数关于男性和女性运动损伤差异的文章仅限于讨论单一的运动，但有些文章确实讨论了不同运动项目中男女运动员受伤的差异，通常只针对一个年龄组（儿童、青少年、大学或大学后年龄）运动员。

一项关于儿童运动损伤的流行病学研究得出结论，年轻男性的损伤在损伤类型、诊断和身体部位方面均与年轻女性不同。大型医院（波士顿儿童医院）的一家运动医学诊所在 10 年间对 5～17 岁儿童病历进行了 5% 随机抽样的回顾性研究，得出的结论是，女运动员发生疲劳伤的比例高于创伤性损伤（62.5% vs 37.5%），而男运动员创伤性损伤发生率较高（58.2% vs 41.9%）。女性下肢（65.8% vs 53.7%）和脊柱（11.3% vs 8.2%）损伤更多，男性上肢损伤比例更高（29.8% vs 15.1%）。在臀部和骨盆区域，女性的过劳伤和软组织损伤更多，男性有更多的创伤性骨损伤。据报道，女性儿童的膝前（髌股关节）疼痛是男性的 3 倍。值得注意的是，在这一组中，ACL 损伤在女性儿童和男性儿童人群中几乎相等[92]。

在一项为期 20 年的针对中学多项运动项目的研究中，女生在所有运动项目中的损伤发生率和运动时间损失率均高于男生。在所有运动项目中，女生在练习时受伤的比例都高于比赛时。在所有的运动项目中，练习和比赛中受伤的男生比例几乎相同。在这项研究中，中学生运动员受伤的频率和严重程度均低于中学和大学运动员[93]。

加利福尼亚 Kaiser Permanente 的一项研究比较了 1980 年至 1995 年某三级学院在七个大学运动项目（篮球、越野、足球、游泳、网球、田径和水球）中男女运动员的受伤模式。在此期间，共发生了 1874 例与运动有关的损伤，其中女性 856 例（45.7%），男性 1018 例（54.3%）。女游泳运动员的后背 / 颈部、肩、髋、膝和足的损伤比男运动员多。而女性水球运动员报告的肩伤更多。在总结所有运动中的损伤时，女性报告髋部、小腿和肩部受伤率较高，而男性报告大腿受伤的比率较高。但是，总的来说，作者指出，他们的数据表明，在可比较的运动项目中，男性和女性之间的受伤模式几乎没有差别[94]。

一项针对 573 名甲级运动员在三个赛季中参加 16 项运动的研究发现，有 1317 人受伤。女运动员的急性损伤发生率低于男运动员（每 1000 次运动暴露 38.6 vs 49.8）。男性比女性有更少的疲劳伤（每 1000 次运动暴露 13.2 vs 24.6）[95]。在一项针对 16 个大学体育项目超过 6 年和 14 个高中体育项目超过 7 年的研究中，Roos 等报道，在高中和大学水平的性别可比运动中，女性比男性有更高的过劳伤发生率。Powell 和 Dompier 在对大学生运动员的时间损失性和非时间性损伤的损伤率进行分析时发现，男性运动员中，非时间损失性损伤率是时间损失性损伤率的 3.5 倍，女性运动员中是时间损失性损伤率的 5.1 倍[97]。

足踝损伤

踝关节外侧扭伤是男性和女性运动员常见的损伤。然而，尽管严重踝关节损伤的发生率在男性和女性之间似乎是均等的，轻度扭伤在女子篮球运动员中比在男子篮球运动员中多 25%[98]。女性踝关节韧带松弛程度的增加被认为是女性踝关节轻微损伤差异的危险因素[99]。有趣的是，在职业篮球运动员中，男性和女性的损伤率相似[100,101]。但一项针对美国军事学院学员的研究显示，男性学员比女性学员有更大的内踝扭伤风险。尽管男女学员的下胫腓联合扭伤的风险在统计学上没有差异，女性患者合并踝关节扭伤的恢复时间更长[102]。

据报道，跟腱外伤性断裂在男性中更为常见；无论采用何种治疗方法，男性在伤后 1 年时的预后均好于女性[103,104]。相比所有男运动员，年长的女运动员中胫后肌腱功能障碍更常见，但是，除了肥胖之外，尚不清楚该损伤在女性中的其他危险因素[105]。胫前疼痛在女性中更为常见，这可能与女性踝关节旋前发生率较高有关[106]。

与男性运动员和非运动员相比，女性因足部疼痛

表 27.16	足部问题在女性中比男性更普遍
蹞囊炎	锤状趾
蹞外翻	趾神经瘤
跖筋膜炎	跖骨应力性骨折

导致的功能受限更为常见[107]。女性更容易发生蹞囊炎、小趾蹞囊炎、足底筋膜炎、锤状趾、趾神经瘤和跖骨应力性骨折（表 27.16）。足部疼痛虽然不像老年女性发生率那么高（75%），但在年轻女性中（不到18 岁）也很常见（9%）[108]。

女性的脚部形状以及脚与身体的大小和形状的比例与男性不同[109]。与身高相比，男性的脚长要比女性的长[110]。此外，女性的距骨下关节体积和表面积小20%～25%，这些区域的软骨也较薄[111]。与前脚的宽度相比，女性的脚跟比男性的脚跟更窄。事实上，总体来说，女性的脚比男性的脚小[109]。因此，女鞋不应制成"较小的男性鞋"，而应与男性鞋完全不同[109]。

女性的脚不仅在解剖学上不同于男性，在功能上也不同于男性。例如，女性比男性内旋更多，这可能与女性更倾向于增加关节松弛有关[106]。此外，女性跑步者主要是中足着地，在跑步时比男性跑步者有更大的足部外展和更大的后足运动[106, 112, 113]。

由于不穿鞋人群的足部问题发生率历来较低[114]，因此，鞋子被认为是造成女性许多脚部疾病的原因，包括蹞囊炎、小趾蹞囊炎、鸡眼和锤状趾。事实上，据报道，8% 的女性穿比脚小的鞋，这种趋势始于青春期。

此外，随着女性年龄的增长，她们的脚会变得更加僵硬和扁平。鞋码增加。适当的鞋对于避免足部问题至关重要。有人建议女性应该在傍晚时买鞋，因为脚在白天经常肿胀，特别是长时间站立。女孩和妇女在购买运动鞋时应该"合脚"。不建议购买较小的、不合适的鞋，并希望鞋会随着时间的推移"伸展"，因为这种做法可能会导致脚部问题。记住这句格言："如果鞋子合脚，就穿上它！"或者在这种情况下，如果鞋子不合脚，就不要买它！

对女运动员来说，大多数前足畸形的治疗最初是保守护理，包括使用绑带、护垫、乳膏、痣皮、脚和脚趾练习以及鞋的修改。手术应该非常谨慎，因为可能会导致继发性生物力学问题。图 27.3 是一位年轻的越野跑运动员的 X 线片，她做了蹞囊炎手术，然后由于第一跖骨变短导致机械力改变，导致第二和第三跖骨应力性骨折。

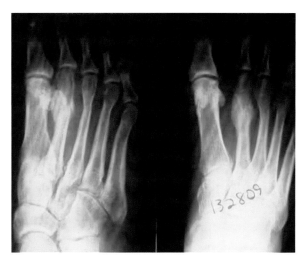

图 27.3　越野跑选手蹞囊炎手术后出现第二跖骨应力性骨折

髌股关节疼痛综合征

髌股关节综合征（patellofemoral syndrome, PFS）是膝前疼痛最常见的原因之一，其症状影响着近30% 的青少年人群[115, 116]。PFS 的发病率估计为每年22/1000 人[117, 118]。青少年运动员中 PFS 的患病率为20%，其中女性的患病率是男性的 2～10 倍[119-121]。

髌股关节疼痛综合征（patellofemoral pain syndrome, PFPS）表现为膝关节前部的弥漫性疼痛，蹲、跪、跑以及上楼梯或下楼梯等动作会加剧疼痛。起病隐匿，由过度使用或潜在的力线不良引起。开始新的练习或运动频率、强度、持续时间增加这些因素都提示过度使用。如蹲下、弓步或下肢伸展之类的运动可使髌股关节处的力量增加到体重的 3～4 倍，通常是PFPS 的诱发因素[122-124]。

当膝关节完全伸直时，髌骨位于滑车的近端，当膝关节屈曲接近 20° 时，髌骨将与滑车接合。髌骨受到骨和软组织限制的相互作用被限制在滑车内。软组织约束在早期屈膝时最重要，但随着屈膝的增加，当髌骨进入滑车时，骨性关节的匹配度变得更加关键。软组织约束主要包括股四头肌和髌腱、内侧髌股韧带、内侧髌骨支持带和内侧髌韧带。股外侧肌和股内斜肌（VMO）止点是特别重要的，因为这些肌肉的收缩可以改变髌骨上的"拉力线"。这些解剖结构的激活失调或力量不均的改变可导致髌股关节力学的改变，最终导致髌骨轨迹异常、产生疼痛。

膝前疼痛是一种常见的症状。在诊断 PFPS 之前，应全面评估患者的其他潜在的病理情况，如髌骨不稳、骨软骨缺损、关节内瘢痕和伸肌机制的过劳伤，因为所有这些都会引起膝前部的疼痛（表 27.17）。诱发和缓解因素、有无外伤史、是否参加过体育运动、是否有病史、是否曾接受过治疗等都是需要注意的。髌骨脱位的病史可以帮助区分疼痛和不稳定以及异常的髌骨轨迹。反复出现肿胀、机械症状及研磨感等表现应记录在案，因为这更有可能提示潜在的软骨问题。体格检查应着眼于整个下肢，而不能只看膝关节。应评估下肢对线、股四头肌（Q）角度、股骨前倾角、结节沟角和足跟对线。应注意步态异常，如内八字足、髋外展肌无力、髋和膝关节外旋、髋外展肌挛缩等。由于全膝关节伸展时髌骨外侧向偏移会使 Q 角减小，因此应在完全伸膝和 30° 屈膝位检查 Q 角。股四头肌萎缩，特别是 VMO，在慢性 PFPS 患者中很常见。髌骨的活动度、倾斜度和半脱位应同时在内侧和外侧进行评估。在滑车上活动髌骨时"迟滞"感提示软骨缺损。J 征提示内侧软组织变薄，可以通过患者从完全屈曲位缓慢伸展膝关节来完成。当膝关节接近伸直并离开滑车沟的约束时是髌骨外侧半脱位的阳性信号。

在没有结构紊乱的情况下，髌股关节疼痛的发展是多因素的。在一篇系统综述中，Lankhorst 等收集了 47 项研究的数据，分析了 523 个变量[125]。与对照组相比，PFPS 患者的 Q 角更大，髋关节外展力量更弱，伸膝最大力矩更低，髋关节外旋力量较小[126]。神经肌肉激活模式的改变也有报道。肌电图研究发现，与股外侧肌相比，PFPS 患者的 VMO 激活延迟[127, 128]。多项回顾性研究报告表明，PFPS 与髋外展功能弱有关。但这些结论受到了质疑。该研究的回顾性性质回避了肌肉无力是 PFPS 的原因还是结果的问题。最近的 3 项前瞻性研究表明，髋外展力量较大的女运动员可能更容易患上 PFPS[129-131]。软骨应力增加可能在 PFPS 的发生中起一定作用。Farrokhi 等研究了髌股关节的生物力学因素，发现与无痛对照组相比，患有髌股关节疼痛的妇女表现为跨越髌股关节的压力和剪切力升高[132]。Carlson 等对女运动员的髌骨轨迹进行了评估，发现大量运动训练可能不足以使女性青少年产生 PFPS；相反，它可能是由体力活动和病理运动学的结合引起的[133]。

PFPS 应保守治疗，以物理治疗为主。物理治疗的目标是恢复髌股关节的软组织、肌肉和关节囊的平衡。康复训练应包括股四头肌、腘绳肌和髂胫束的拉伸以恢复柔韧性，以及活动髌骨以放松紧张的外侧关节囊结构、股四头肌和髌腱。应制订包括髋外展肌、外旋肌和股四头肌在内的力量强化计划。加强等长、短弧闭链的向心和离心肌力，并避免开链练习和较大屈膝角度下的负重练习是保护髌股关节免受高应力的重要方法。在运动过程中，使用麦康奈尔髌骨贴、肌内效贴或髌骨护具也可能是有益的。

前交叉韧带损伤

随着参加有组织体育活动的女性人数呈指数级增长，在这一人群中，医生正在治疗越来越多的 ACL 撕裂。几项研究表明，女性每 10 000 次运动暴露中有 1～3 次受伤[134-137]，是男性的 2～6 倍[100, 135, 138-140, 142]。这些断裂大多发生在旋转、侧切、变向和跳跃过程中[136, 138, 143-148]。这种不成比例的损伤率已成为许多关于女性非接触性前交叉韧带损伤研究的焦点，其中包括针对易受伤运动员的危险因素和预防计划[136, 138, 139, 142, 149-154]。

表 27.17　膝前痛的鉴别诊断		
骨骼未成熟的患者	骨骼发育成熟的患者	所有患者
Osgood-Schlatter 病	髌股关节炎	髌骨不稳定
Sinding-Larsen-Johansson 综合征	创伤后关节炎	关节软骨损伤
股骨远端骨肿瘤	髌骨应力性骨折	髌骨软化症
骨软骨炎症	股四头肌肌腱病 / 断裂	关节腔内游离体
有症状的双侧髌骨疼痛	髌腱病 / 髌腱断裂	炎症性关节炎
牵涉痛（Legg-Calvé-Perthes 病 / 股骨头骨骺滑脱）	牵涉痛（髋关节炎 / 腰椎病变）	感染性关节炎 / 滑囊炎
	Hoffa 病	复杂性区域疼痛综合征
		髂胫束综合征
		滑囊炎（鹅足 / 髌前滑囊）
		Plica 综合征

非接触性前交叉韧带损伤的危险因素

非接触性前交叉韧带损伤发生率的性别差异是由很多因素导致的。任何增加韧带负荷的因素都会增加损伤率。潜在的危险因素可分为解剖因素、激素因素、环境因素和神经肌肉因素（表 27.18）。

女运动员前交叉韧带损伤的解剖学危险因素包括体重、韧带大小和力学性质、骨形态和肢体力线。体重指数（BMI）过高会降低核心稳定性，导致躯干

表 27.18　前交叉韧带损伤的危险因素汇总

解剖因素
- 在一些研究中，Q 角 [155]、膝外翻 [136, 156-158]、足内旋增加 [159-162] 被证实与 ACL 撕裂的风险增加有关
- BMI 的作用尚不清楚 [163,164]，但较高的 BMI 似乎与损伤风险增高有关 [132]
- 股骨切迹指数 [165-167]、韧带几何形状 [140, 164, 165, 167, 168] 和胫骨测量结果与 ACL 撕裂风险的增加之间没有确定的联系；然而，女性的股骨切迹较小，即使将其与体重标准化，似乎也与损伤风险增加更为相关 [140,169,170]

激素
- 性激素会影响膝关节韧带松弛度，但总体效果尚不清楚 [171, 172]
- 已发现 ACL 损伤率随月经周期的阶段不同而变化 [162, 173-177]
- 没有证据表明对月经周期阶段的活动进行调整或限制可预防 ACL 损伤

环境因素
- 由高蒸发量和低降雨量引起的地面硬度增高可能会增加鞋子的接触牵引力 [178]
- 鞋 - 地面系数增大可能会导致受伤风险增加（直接作用）并改变运动动作（间接作用）[179-181]

生物力学
- 女性 ACL 力学性能存在差异 [168]
- 神经肌肉因素似乎是成年男性和女性之间最关键的差异，并且这一因素是可以改变的 [182]
- 膝关节是运动链的一部分，因此会受躯干、核心、髋关节及踝关节运动的影响
- 落地不稳、无法从步态不稳中恢复及活动过程中难以转变方向都与 ACL 损伤风险增加相关
- 女性在运动时膝关节和髋关节屈曲较少、膝关节外翻增加、髋关节内旋增加，在起跳落地或变向过程中胫骨外旋增加
- 已发现女性在减速、着地和急转动作过程中主要采用以股四头肌激活为主导的模式
- 女性股四头肌柔韧性和力量降低及膝关节稳定性降低被认为与 ACL 损伤风险增加相关
- 疲劳与下肢动态控制能力丧失相关
- 力量、柔韧性和协调性的不平衡与 ACL 损伤风险增加相关

过度运动，增加膝关节的外翻负荷。所以，BMI 与 ACL 损伤风险增加有关 [140, 213]。女性前交叉韧带的横截面积明显较小 [165, 169, 214]，并且与患者的身高而不是体重更相关 [169]。此外，女性韧带表现出不同的力学特性，包括在断裂时较低的应力和应变，甚至较低的弹性模量（即使考虑到大小因素）[168]。韧带生物力学特性的差异可能是由于激素因素和胶原基因型的差异。COL12A1 的 AA 基因型与 ACL 损伤相关 [215]，而 COL5A1 的 CC 基因型和 COL1A1 的 TT 基因型则具有保护作用 [216, 217]。Q 角增大是一个危险因素，因为对股四头肌的外侧牵拉增加了膝关节内侧的应力 [218]。髋内翻和膝关节外翻可导致膝关节负荷增加，特别是在跳跃着地时 [183]。股骨切迹测量与 ACL 断裂相关；然而，在切迹大小上没有性别差异 [164, 165, 167, 170]。这种损伤风险似乎更多地与韧带的大小有关，因为切迹体积与韧带大小相关 [169]。较大的股骨髁偏移与较大的胫骨外侧倾斜角同时存在会增加胫骨前移和胫骨内旋，这两者都会增加韧带应变 [150, 214, 219, 220]。尽管有这些报道，但没有一个特定的解剖危险因素被认为是非接触性 ACL 损伤的可靠预测因素。

激素的影响作为非接触性 ACL 损伤的危险因素是一个持续争论的话题。由于女性血清中诸如雌激素、孕酮和松弛素等激素的血清水平升高，这一群体代表了较为明显的性别差异之一。雌二醇和松弛素的生理水平已被证明可以降低韧带强度并加强软组织松弛。尽管韧带组织含有激素受体，提示激素波动可能会对损伤率产生影响 [153, 221]，但雌激素对韧带的力学特性似乎没有任何负面影响 [171]。另一方面，松弛素被证明可以增加导致胶原降解的蛋白质表达，减少胶原合成，从而潜在地降低韧带损伤的最终应力 [172]。此外，在重建韧带时发现断裂的韧带组织中有几种蛋白上调，如 agracan 和纤维调节素 [222]。还有人认为，激素对损伤的影响可能是在月经周期中神经肌肉变化的结果，而不是对膝关节韧带的直接影响 [156, 221, 223]。基于尿液和唾液激素水平以及患者报告的时间表，研究表明，前交叉韧带撕裂更容易发生在排卵前期 [151, 173-175]。然而，在此期间前交叉韧带的松弛度降低和柔韧性下降，这与雌激素增加韧带松弛和增加断裂风险的理论相矛盾 [151]。不建议根据月经周期的不同阶段进行激素干预或活动调整。

可改变的环境危险因素包括鞋、比赛场地和鞋 - 比赛场地动力学。已经有很多关于比赛场地与运动员鞋的相互作用的研究 [178-181, 224-226]。运动场地表面的材

料[179, 181, 226, 227]以及环境条件[178]，都会影响损伤率。具体来说，已证明产生更高牵引力的比赛场地表面会增加受伤的风险[179, 180, 225]。但是，研究人员还没有找到理想的鞋 - 比赛场地组合，在不增加膝关节损伤风险的前提下又能提供足够的牵引力[224]。此外，不同运动项目所要求的运动动作的差异，再加上比赛风格的个体差异，阻碍了推广到广泛运动项目的单一"完美"鞋与运动场地表面组合的发展[225, 228]。

关于神经肌肉危险因素的研究揭示了 ACL 损伤的相关因素；例如，75%～85% 的非接触性损伤发生在起跳着地、急停时，或者在膝关节几乎完全伸展的情况下旋转变向时（图 27.4）[136, 138, 143-148, 221, 229]。肌肉力量、协调、募集模式、耐力和膝关节不过度松弛都是维持膝关节稳定的重要因素。与男性相比，并且按照体重进行标准化之后，女性的股四头肌和胭绳肌力量明显较弱，在膝关节上产生足够的肌肉收缩的能力也较弱[176, 190, 207]。另外，优秀女运动员的膝关节倾向于以股四头肌力量为主，股四头肌持续收缩时，而没有适当的胭绳肌协同收缩以应对增加韧带张力的胫骨前移[182, 221]。前交叉韧带损伤的女运动员膝关节外翻角度和力矩也明显增加[230]。通过"下落跳跃"研究已证实了这一观察结果，该研究表明，与男性相比，女性在支撑阶段早期达到了最大的髋内收、膝关节外以及踝关节外翻，在落地时髋关节外旋较少；此外，膝外

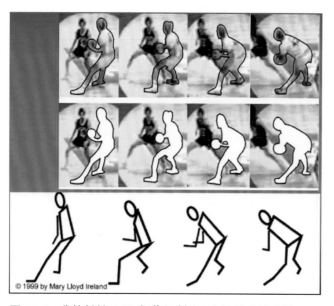

图 27.4　非接触性 ACL 损伤机制（以女性篮球运动员 ACL 损伤为例）

翻的角速度几乎是正常的 2 倍[230]。重心、姿势调整和下肢运动链的运动模式会影响膝部的负荷[183-189, 231]。决定前交叉韧带负荷的因素包括地面反作用力、体重、肌肉负荷、膝关节柔韧性以及韧带的力学特性（如大小、形状和弹性模量）[231]。体位调整不良[189, 192, 193]合并伸膝[190, 191, 193-195, 232]、外翻[190, 191, 193-195, 232]、内旋[191-193]都会增加膝关节的负荷（图 27.5）。更糟糕的是，在疲劳状态下，神经肌肉的控制力会降低[207-211]，准备侧切或落地动作的时间会减少[189, 200, 233, 234]。许多测试被开发出来以识别那些神经肌肉控制能力差的运动员[186, 235-238]。其中一项测试是单腿下蹲测试，要求受试者进行一系列受控的下蹲训练。在测试中表现不佳的运动员在韧带断裂时表现出一些相同的运动学特征（图 27.6）[239]。虽然还需要更多的研究，但很明显，动态神经肌肉控制模式和 ACL 固有的力学特性的结合是女性损伤率增加的主要因素。

非接触性前交叉韧带损伤的预防

识别非接触性前交叉韧带损伤的可改变的神经肌肉危险因素有助于开发成功的、针对性的、预防性的训练计划，以减少膝关节负荷和改善下肢运动链中的保护性运动（表 27.19）。多项研究表明，这些神经肌肉训练方案可以降低特定患者群体的损伤风险[134, 153, 154, 240-244]。其中许多项目都包含了运动专项训练，以帮助运动员在强调拉伸、力量、有氧运动、敏捷性练习、综合体能测试和风险意识的同时，能够安全应对意外动作[224]。最近的预防项目包括加强核心肌群、胭绳肌和股四头肌的力量练习以减少疲劳，以及对运动员进行有关适当落地和侧切技术的教育[183]。已证明通过训练女运动员改变其技术和力学特点，可以增加肌肉激活和减少着地时的力量、动态膝关节外翻以及内翻和外翻力矩[153, 244]。虽然这些方案的长期有效性还在持续评估中，但早期的数据和结果显示了巨大的希望，建议所有高危人群进行特定形式的神经肌肉训练。

表 27.19　采用前交叉韧带预防计划的好处
• 着地冲击力减小
• 动态膝外翻减少
• 下肢内翻和外翻运动减少
• 肌肉激活程度升高
• 改进运动模式

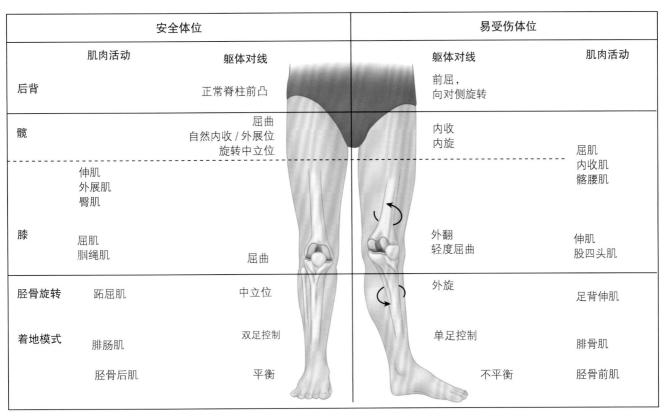

安全体位			易受伤体位	
	肌肉活动	躯体对线	躯体对线	肌肉活动
后背		正常脊柱前凸	前屈， 向对侧旋转	
髋		屈曲 自然内收/外展位 旋转中立位	内收 内旋	屈肌 内收肌 髂腰肌
膝	伸肌 外展肌 臀肌 屈肌 腘绳肌	屈曲	外翻 轻度屈曲	伸肌 股四头肌
胫骨旋转	跖屈肌	中立位	外旋	足背伸肌
着地模式	腓肠肌 胫骨后肌	双足控制 平衡	单足控制 不平衡	腓骨肌 胫骨前肌

图 27.5 安全体位与易使运动员 ACL 损伤的不安全体位的比较

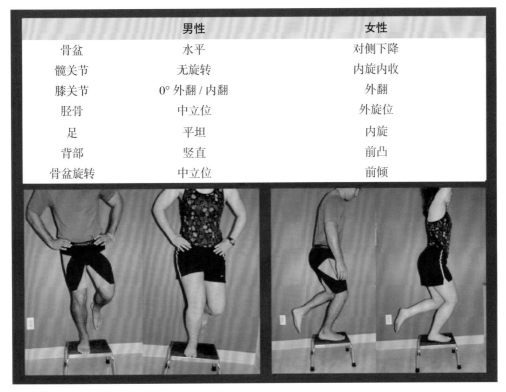

	男性	女性
骨盆	水平	对侧下降
髋关节	无旋转	内旋内收
膝关节	0° 外翻/内翻	外翻
胫骨	中立位	外旋位
足	平坦	内旋
背部	竖直	前凸
骨盆旋转	中立位	前倾

图 27.6 进行单腿下蹲时男性和女性所用策略的比较

前交叉韧带重建

女性运动员发生 ACL 撕裂的治疗指南与男性运动员相同，因为性别间的总体结果相似 [245-250]。研究表明，无论使用何种类型的移植物，女性韧带重建后膝关节功能及稳定性提高 [245-249, 251-259]。虽然以前的研究显示女性应谨慎使用腘绳肌腱移植 [248-251, 252, 256]，但最近的研究显示移植物类型之间结果相似 [249, 259, 260]，手术发病率更低，而且腘绳肌移植可以改善疼痛 [255, 258, 259]。术后膝前疼痛的程度各不相同，但是男性和女性在腘绳肌重建术后出现的疼痛都较少 [255]。移植物固定、手术技术和术后康复不具有性别特异性。

手术后，女运动员可能很难恢复她们积极的生活方式。在对足球运动员的回顾性分析发现，女性在重建术后回归运动的可能性低于男性，未来再次进行 ACL 手术的可能性高于男性 [261]。遗憾的是，韧带重建暂未被证明可以预防创伤后骨关节炎 [262, 263]。Lohmander 等对前交叉韧带损伤后 12 年的女子足球运动员进行评估 [262]。在回答问卷的 84 名女性中，75% 的患者有影响生活质量的膝关节相关症状，51% 的患者有符合骨关节炎的影像学改变。然而，创伤后骨关节炎的发展似乎并不是性别特异性的。在对 MOON 队列进行影像学分析后，没有发现女性性别是术后 2 年或 6 年关节间隙下降的危险因素 [264, 265]。此外，在一项 ACL 撕裂患者的大型回顾性队列研究中，与非手术治疗相比，ACL 重建的长期结果没有性别差异。然而，无论男性和女性，手术治疗都减少了后续手术的需要，并减少了半月板和软骨损伤 [266]。尽管未能预防骨关节炎，ACL 重建仍提供了稳定性和功能，并进一步减少了关节内损伤。

冻结肩 / 粘连性关节囊炎

特发性粘连性关节囊炎（adhesive capsulitis, AC），又称冻结肩，是一种常见疾病，表现为在没有已知的内在损伤的情况下表现出疼痛和进行性主动与被动肩关节活动度丧失 [267]。AC 多见于 40 ~ 60 岁的妇女，与患糖尿病、心血管疾病、甲状腺功能紊乱、掌腱膜挛缩症，以及经历过乳腺癌治疗的人群相关 [268-272]。除非患有糖尿病，否则 AC 在 40 岁以下的女性中很少见。多为非优势肩受累 [273]，其中 20% ~ 30% 的患者同时存在优势肩受累。在糖尿病患者中双肩 AC 的发生率增加。这通常在原有 AC 已经恢复数月到数年内发生 [274]。相比从事久坐职业的人群，从事体力劳动的人群 AC 患病率较低。

据估计，AC 的患病率在 2% ~ 5%，其中高达 70% 的患者为女性 [276, 277]。解释性别差异的基本原理尚不明确。已经对包括激素波动、自身免疫因素、遗传倾向和与 HSL-B27 相关的因果关系等理论进行研究，但尚无准确定论 [278-280]。

患者通常在无伤或轻微伤后出现轻微的三角肌止点隐痛，伴有外旋和前屈受限。年纪较大的女运动员通常在疼痛发作后几个月出现症状，运动减少也开始限制她们的运动表现。体检时，没有具体的疼痛位点，但患者通常会感到整个肩部的疼痛。与对侧肩关节相比，在多个平面的被动活动度（ROM）减少是 AC 的主要特征。发病初最便捷的检测方法是在肩胛骨固定、肘部置于体侧的情况下，进行肩关节外展测试来判别。

冻结肩患者的肩关节在 X 线下通常表现正常，但重要的是通过这一检查排除如盂肱关节关节炎、钙化性腱病或未识别的肩关节脱位（尤其是后脱位）等其他病变。MRI 结果通常也正常，但它可显示喙肱韧带增厚、肩袖间隙浸润，或腋窝隐窝增厚伴水肿 [281]。

对 AC 的病理生理学研究目前较少。组织学研究显示 AC 伴有滑膜下囊的炎症。这种炎症会导致关节囊增厚、纤维化、盂肱关节囊紧缩、腋窝小囊与自身及肱骨解剖颈粘连等病理变化 [282]。关节囊炎症也会引起疼痛，运动则会加剧疼痛。囊膜活检可见慢性炎症浸润，滑膜内膜缺失，滑膜下中度到广泛性纤维化。此外，也可见血管周围淋巴细胞反应 [283]。

滑膜生物标志物也能显示肩关节内存在慢性炎症。Kim 等发现细胞间黏附分子 -1（ICAM-1）水平升高，这是一种能够促进白细胞活化、增殖、黏附和迁移的细胞因子 [284]。Rodeo 等发现 AC 患者滑液中转化生长因子 -β（TGF-β）和 TNF-α 这两种慢性炎症标志物的含量增加 [285]。

冻结肩分为四个阶段。第 1 阶段为粘连前期，此时有炎性滑膜反应而无粘连形成。在这一阶段，患者的肩部 ROM 几乎完全正常，然而通常伴有疼痛，夜间痛尤为明显。第 2 阶段为增殖期，伴有早期粘连形成和 ROM 丢失增加。第 3 阶段的特点是滑膜炎症减少；然而，会有更多的纤维化发生，腋囊阻塞并粘连，疼痛通常会减轻，但 ROM 明显降低。而在第 4 阶段，粘连开始消除，运动得到改善。在这些阶段进行活检显示，第 1 阶段的单核炎性浸润会逐渐发展到第 3 阶段的反应性囊性纤维化，并在第 4 阶段结束时恢复为

表 27.20	冻结肩的分期			
阶段	时期	时间（月）	临床表现	处理措施
1		0 ~ 3	疼痛；ROM下降	非甾体抗炎药、物理治疗或者注射药物
2	渐冻期	3 ~ 9	疼痛迁延不愈，ROM下降加重	非甾体抗炎药、物理治疗或者注射药物
3	冻结期	9 ~ 15	疼痛减轻，ROM进一步下降	非甾体抗炎药、物理治疗或者注射药物，严重者需手术
4	恢复期	15 ~ 24	缓解	缓解

正常囊膜结构（表 27.20）[270, 286]。

AC 在自然发展时症状会逐渐改善。每个阶段的进展时间是可变的，整个过程可能需要 1 ~ 4 年才能结束[287]。在一项临床研究中，接受保守治疗的患者满意率达到 90%。在另一项研究中，50% 的患者报告有持续疼痛，60% 的患者在保守治疗后存在运动障碍[288, 289]。

针对 AC 的初始治疗为非手术治疗。在治疗方法或结果方面没有发现具有性别特异性；然而，与男性相比，女性最初多表现为外旋和内旋角度较差[290]。治疗的最初目标是镇痛和促进 ROM。通过物理治疗或家庭锻炼计划进行温和的被动 ROM 训练是治疗 AC 主要的方法。正规物理疗法（physical therapy, PT）并未被证明优于家庭锻炼计划[287]。与安慰剂相比，非甾体类抗炎药并未被证明可改善疼痛或功能。然而，皮质类固醇类药物已显示出短期的镇痛效果并可提高 ROM[291]。

已发现关节内注射皮质类固醇激素能有效短期镇痛，并能提高患者对拉伸的耐受性[292]。单次关节内注射糖皮质激素结合家庭运动拉伸疗法可有效改善 AC 患者的疼痛和 ROM[293]。在一项前瞻性随机试验中，在物理治疗方案开始前注射皮质类固醇可加速疼痛的缓解和功能的恢复[294]。3 项前瞻性随机试验显示，相比单独口服类固醇，肩峰下注射或盂肱注射的患者在疼痛缓解或 ROM 改善方面没有差异[295-297]。虽然研究发现注射皮质类固醇后短期疼痛明显减轻并恢复活动能力，但与对照组相比，24 周后未能发现类固醇注射的益处[296, 298, 299]。最近的一项临床研究发现，超声引导下关节外注射胶原酶溶组织梭菌配合家庭锻炼计划的作用效果相比单独的家庭锻炼计划更优。然而，使用胶原酶可能会损伤肩部周围的其他含胶原的结构[300]。

然而，那些经 PT 或家庭锻炼计划仍无改善且症状持续 6 个月至 1 年的患者，需进行手术干预。除了患者不应处于疾病的炎症期外，对于 AC 的手术时机尚无共识。目前尚无证据表明早期手术干预可缩短本病的恢复时间[301]。手术治疗包括关节囊松解、麻醉下手法松解、关节镜下关节囊松解或开放式关节囊松解。Brismont 法是通过向关节内注射 60 ml 的生理盐水来造成包膜的扩张和破裂[302]。在麻醉下的操作有增加医源性骨折的风险，且对没有糖尿病的个体有更大的功效[303, 304]。关节镜下关节囊松解更可控；然而，因腋神经穿过肩胛盂下方，当其靠近收缩的腋窝囊时，必须进行细致的分离。手法治疗常在关节镜下充分松解粘连后进行[305, 306]。最近的一项系统性综述未能显示麻醉下手法治疗与关节镜下关节囊成形术的疗效有显著差异[307]。自从关节镜技术出现以来，很少进行开放式关节囊松解，这种方法通常只在创伤后冻结肩且有内固定物的患者中进行。

肩关节不稳

肩关节功能性 ROM 很大，缺乏骨性约束。因此，盂肱关节的稳定性是通过动态稳定结构（肩袖和三角肌）、静态稳定结构（盂唇、盂肱韧带和关节囊）和肩胛骨运动这三部分的相互作用来实现的。肩关节存在固有松弛度，这种松弛在个体之间是不同的，可使正常的生理运动得以进行[308]。肩关节松弛程度增加的女运动员不容易出现症状性肩关节不稳[309, 310]。

"松弛"是指盂肱关节的正常生理运动增加，但这不是病理性的[311]。肩关节不稳是指盂肱关节处于不正常或导致疼痛的半脱位或脱位状态，可分为自发性、创伤性或多向不稳定（multidirectional instability, MDI）。也可依据出现不稳的方向进行分类，如前向不稳、后向不稳或多向不稳（MDI）。Neer 将 MDI 描述为在两个或多个方向出现的肩部松弛症状——其中一个方向是下方[312]。MDI 患者人数在所有肩关节不稳患者中仅占不到 10%[313, 314]。诊断为 MDI 的患者中有一半是女性，且没有外伤史[315-317]。根据 Beighton 分级，一半的 MDI 女性患者也有广泛的韧带松弛[318, 319]。松弛度的增加与伴随的多向肩关节不稳没有直接关系[320]。

已在过顶项目运动员（如棒球运动员、网球运动员、游泳运动员和体操运动员）中进行 MDI 发病现状描述 [313, 317, 321, 322]。无创伤性 MDI 在女运动员中更为常见。一项针对运动员肩关节不稳的 Meta 分析显示，22% 的患者为单向前向不稳定，27% 为单向后向不稳定，而 35% 的多向不稳定患者为女性 [323]。

有人提出，激素的影响和上肢肌肉质量的降低可能会使女性运动员更易发生 MDI，但这一点是存在争议的 [308, 312, 327, 328]。现在认为，MDI 常因肩关节囊 - 韧带复合体的微创伤导致关节囊发生塑性变形并后继不稳定性引发 [308, 312, 327, 328]。MDI 患者在主动 ROM 中有明显的肩部肌肉控制不平衡以及肩部运动学和肌肉激活的改变 [329, 330]。肩关节本体感觉的丧失以及对肱骨头过度移位的反射性肌肉保护的丧失也见于患有 MDI 的女运动员 [328, 331-333]。

MDI 患者常有肩胛胸壁关节功能障碍。理想情况下，肩胛骨应参与联合运动以保持肩盂在肱骨头下方。然而，在 MDI 患者中，肩胛骨向外侧下垂，增加了肱骨头的下移及内旋，导致出现进一步的不稳定（图 27.7）[334, 335]。

MDI 常发生于 20 ~ 40 岁人群。运动员会出现随着力量下降而出现运动成绩下降的现象。他们也可能主诉存在疲劳、疼痛、夜间痛、松弛、滑动和感觉症状 [336]。相关的运动包括游泳（蝶泳或仰泳）、体操和过顶投掷 [322, 323, 337]。患者经常进行代偿性肩部运动以避免诱发疼痛或其他症状的活动 [338]。

体格检查时，应进行前后加载位移试验。应以 1 ~ 3 级为标准评估平移量并记录在案 [339]。还应在外旋或无外旋的情况下进行沟槽征检查，以评估肩袖间

隙状态。此外，还应进行前后恐惧试验和复位试验，只有在测试时肩部重现不稳定症状才算是阳性 [324]。

对患者进行 X 线片检查非常重要，可依此确定肩部是否存在骨性结构异常，如 Hill-Sachs 损伤，骨性Bankart 损伤，关节盂形状异常、发育不良、发育不全和骨缺损等。然而，在 MDI 患者中，X 线检查结果通常是正常的。MRI 关节造影可显示其盂唇、肱二头肌、肩袖、关节盂和肱骨头结构正常；然而，MDI患者的关节囊过大且松弛。在外展外旋（abduction external rotation, ABER）位行 MRI 检查，可显示继发于关节囊松弛的新月征或三角征 [340]。

神经肌肉控制训练、肩胛周围稳定性练习、肩袖肌群强化在内的物理治疗是 MDI 的主要治疗方法。静态稳定机制保持不变，但肌张力和本体感觉的改善可一定程度改善症状 [341]。Burkhead 报道在进行了肌肉强化训练的 MDI 患者中，83% 的患者评估效果为良好或优 [341]。最近，Misamore 报道了一组患有 MDI的年轻运动员队列，其中 52% 的患者疗效为差，25%的患者在进行物理治疗后疗效为优 [342]。尽管有这些发现，人们通常认为在维持治疗的基础上进行物理治疗对于 MDI 患者的长期疗效是至关重要的。改善肱骨在关节盂中的动态位置、制订本体感觉运动计划、提高动态盂肱关节稳定机制的工作效率应为物理治疗方案中的重点内容。肩袖强化可以改善主动将肱骨头压迫在关节盂中的主动压迫作用。其结果是跨越盂肱关节的剪切力更小，同时，可改善肱骨头在关节盂的中心化定位 [343]。

那些在接受了至少 3 ~ 6 个月正规物理治疗后仍失败的患者可以进行手术矫正。Neer 报道开放性前下囊移位手术成功率为 97%，36 例患者中只有一例在手术后再次脱位 [312]。Baker 报告了关节镜下前下囊移位术后的 2 年随访结果，其优良率为 93%，86% 的患者重返运动 [338]。而曾经很受欢迎的关节囊造影术，由于存在手术失败率高、软骨溶解以及神经损伤等风险而逐渐被废弃 [344, 345]。

MDI 的诊断和治疗已取得进展。旨在恢复肩关节动态稳定性的康复治疗是初次选用非手术治疗时的最优选择。如果失败，则可采用手术治疗。开放式或关节镜下关节囊移位手术均可获得令人满意的疗效。如果能够进行仔细的检查、诊断、康复治疗，并在需要时进行适当的手术治疗，则针对 MDI 患者的治疗可以取得良好的效果。

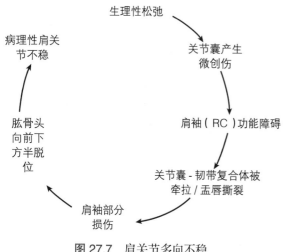

图 27.7 肩关节多向不稳

髋臼盂唇损伤与股骨髋臼撞击

有许多文献都报道了髋部和腹股沟损伤，这通常会影响到运动员。虽然过去这些损伤常被忽视，但包括髋关节镜在内的诊断方法的改进提高了对关节内髋关节病变的识别。由于股骨髋臼撞击（femoroacetabular impingement, FAI）和髋关节不稳定导致的髋臼盂唇撕裂、关节囊损伤和关节内软骨损伤等情况在运动员中日益受到重视[346-351]。

正如通过关节镜的动态检查增强了我们对肩关节病理复杂性理解一样，更好的髋关节镜技术的发展也增强了了我们对髋关节病理学的理解，特别是FAI。FAI是由异常的髋关节力学引起的，从而导致股骨头在髋臼内的异常接触。钳型撞击是由于髋臼前外侧缘过度突出所致，在髋关节屈曲时髋关节盂唇"撞击"在股骨颈上。髋臼前外侧缘的这种突出可能是由于髋臼前缘的过度生长或髋臼后倾。反复撞击盂唇会损伤盂唇，并继发邻近髋臼的软骨损伤。一些报告称，钳型撞击在中年男性和女性中同样常见（40~50岁）[352, 353]。然而，Shibata最近（2017）的一篇文章报道称，在优秀运动员中，女性钳型撞击比男性更常见[354]。

当非球形股骨头（例如股骨近端的前上头颈交界处的突起）在髋臼前上方旋转对该部位的关节软骨造成损伤，继发盂唇撕裂，就会发生凸轮型撞击。凸轮型撞击在青春期男性比女性更常见（男性 vs 女性：3 vs 1）[352]。在优秀运动员可能发生混合型撞击，据报道这种类型的撞击也会使男性发生更大的髋臼软骨损伤。双侧症状性FAI多见于男性[253]。

女性比男性更容易出现髋关节过度活动的问题，女性芭蕾舞演员髋关节发育不良的发生率高于男性芭蕾舞演员[355]。这种发育不良会导致出众的表演效果，对舞蹈家来说是积极因素，但它会导致FAI和早期关节炎。

Kapron等也报道了参加各种体育运动的女大学生中相对较高的发育不良发生率（在126例髋关节占21%），另外46%的女大学生田径、足球和排球运动员表现出边缘性发育不良[356]。

FAI在男性和女性中的典型表现相似，均表现为腹股沟疼痛的隐匿性发作，之前可能有轻微的外伤，尽管很多人没有外伤史。疼痛通常是间歇性的，并因体力活动和锻炼而加剧。尽管是非特异性的，也可出现机械症状，如交锁和卡住。如果症状稳定，FAI的治疗方法对于女性和男性均为非手术治疗。必须确定禁忌活动并加以改正。这些运动员应该避免在举重室中经常提倡的深蹲以获得力量，因为这些动作会加重症状。加强核心肌肉可能会有所帮助。如果症状仍未缓解，建议使用关节镜治疗FAI。Shibata等最近对优秀运动员进行的一项研究表明，在进行髋关节镜治疗后，男性和女性高水平竞技运动员恢复到以前竞技水平的比例相似（女性运动员为84.2%，男性运动员为83.3%）[354]。

特发性脊柱侧凸

特发性脊柱侧凸是指在没有先天性或神经异常的情况下发生脊柱弯曲，是最常见的脊柱侧凸类型，约占病例的70%。特发性脊柱侧凸可根据出现的年龄进一步分类。婴儿脊柱侧凸在3岁之前发病；青少年脊柱侧凸的发病年龄在3~10岁之间，青少年特发性脊柱侧凸(adolescent idiopathic scoliosis, AIS)发生在10岁到骨骼发育成熟之间。青少年型脊柱侧凸最常见，占特发性脊柱侧凸的大多数病例。虽然脊柱畸形对男女运动员都有影响，由于女性与男性的比例为10∶1，而且女性患病的可能性更高，因此AIS对女性尤为重要[357]。

据报告，在一般人群中，AIS的患病率在2%~3%[358]。虽然病因尚不清楚，但目前的理论研究表明，基因[359, 360]、生化信号[361]和神经肌肉控制通路之间存在复杂的相互作用[362]。雌激素的周期性水平[363, 364]、生活方式因素（如营养和锻炼水平[365]）和BMI[366, 367]之间可能存在联系，但还需要更多的证据。

据报道，AIS在以女性为主的运动项目中更为普遍，如体操、芭蕾和游泳。现在许多运动员在孩提时代就开始了高强度训练。Wojtys等发现高强度运动训练量与未成熟脊柱的脊柱弯曲之间存在相关性[368]。作者认为，脊柱弯曲的增加与训练累积时间相关，过度暴露于生物力学应力可能在其进展中起一定作用[368]。

Warren等报道芭蕾舞演员的特发性脊柱侧凸发生率为24%[369]。这与体型偏小和月经初潮延迟有关，提示雌激素水平降低和闭经时间延长可能是芭蕾舞者脊柱侧凸的诱因[369]。在艺术体操学员中，脊柱侧凸的发病率也高出10倍，这与不对称负荷、月经初潮延迟和韧带松弛有关[370]。Burwell等报道了艺术体操和芭蕾舞运动员青春期发育延迟与脊柱侧凸的关系；他们认为，不同的侧凸进展与训练类型有关，这揭示了运动相关性脊柱侧凸的概念[371]。同样，Becker在一项涉及少年奥林匹克游泳运动员的研究中发现，特发性脊柱侧凸的发病率为 6.9%，轻度弯曲的发病率为 16%。作者指出，脊柱弯曲倾向于游泳运动员的主要呼吸侧，这表明肌肉不平衡可能是造成这一现象的原因 [372]。

女运动员与男运动员相似，AIS 的诊断需要经过详细的病史和体格检查。Adam 前屈试验是一种常用的筛选试验。在这个测试中，患者前屈触摸脚趾，以增强脊柱的弯曲并显示出肋骨的不对称性。应特别注意神经系统检查。应评估第二性征，并检查皮肤上是否有咖啡色斑点，这提示神经纤维瘤病。如果筛查过程中出现明显畸形，应进行影像学评估，包括躯干的长前后位和侧位片。一般不推荐常规 MRI 检查；然而，对于数周的保守治疗无效的神经系统功能异常或背痛患者，可能需要 MRI 评估 [373]。

应力性骨折

20 世纪 70 年代和 80 年代的研究（其中大部分是针对军人的研究）报告称，女性患应力性骨折的概率高于男性 [374-378]。相反，最近在运动人群中进行的几项研究表明，与男性相比，女性发生应力性骨折的风险略有增加，甚至没有增加 [379-383]。然而，在 2004 年，在他们对 5900 名大学一级运动员进行调查之后，发现尽管男性和女性所有骨折的发生率相似（分别为 0.0438 和 0.0461），但女性应力性骨折的发生率是男性的 2 倍，应力性骨折在田径运动员中最常见 [384]。最近 Changstrom 等的报告指出，在高中，女孩患应力性骨折的比例（63.3%）高于男孩（36.7%）[385]。

大多数人认为月经不规律的女运动员应力性骨折的发生率高于月经正常的女运动员 [386-390]。女性运动员月经异常与应力性骨折发病率增加之间关系的原因尚不完全清楚，关于闭经运动员低骨密度与应力性骨折之间关系的文献报道也不一致。虽然一项研究表明，有应力性骨折的运动员更有可能有较低的股骨颈和脊椎骨密度，但也有其他报告说应力性骨折的发生率和低骨密度之间没有联系 [391-393]。这两种情况都是合理的，因为除了激素的变化，性别之间也可能存在其他影响男女运动员之间应力性骨折发生率差异的变量，如骨骼形状差异、女性的脂肪组织水平高于瘦体重，以及男女之间的静态和动态生物力学差异 [394]。

正如本章前面所讨论的，闭经（3 个月以上失去正常月经周期）、低骨密度和低能量利用率（所谓的女运动员三联征）之间的关系已经确定。据报道，有三联征者发生应力性骨折的风险增加 [43, 395, 396]。

对于应力性骨折女运动员的治疗，除骨折治疗外，还应调查应力性损伤的潜在诱发因素。过度锻炼（训练错误）、缺乏睡眠、生物力学因素以及最近的维生素 D 缺乏，都与男性的应力性骨折有关。然而，对女性来说，不仅要分析运动员的训练计划、睡眠习惯、维生素 D 水平、鞋子的磨损情况、下肢姿势及其他生物力学因素，还必须分析其饮食习惯和月经周期的不规律 [43]。运动员是否摄取了足够的钙、铁和足够的能量来支持她运动所需的能量？她有规律的月经吗？如果她的月经不规律（通常如此），应当转诊给运动妇科医生或家庭医生 / 内科医生来评估运动员的月经功能障碍。对于反复出现应力性骨折或应力反应的女性，即使没有月经异常的报道，也建议对 BMD 进行评估。

（Letha Y. Griffin, Mary Lloyd Ireland, Fred Reifsteck, Matthew H. Blake, Benjamin R. Wilson 著
吴一凡　侯宗辰 译　时会娟 校）

参考文献

扫描书末二维码获取。

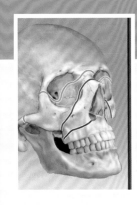

第28章

残疾人运动员

无论是普通运动员人群还是在残疾人运动员，不同运动能力的人对运动和体育活动的参与度持续增长[1-4]。体育锻炼为这些运动员的总体健康状况、功能、生活技能、自尊心和整体生活质量带来了益处[1-4]。鉴于残疾人运动员更多的运动参与、运动表现和受伤，美国运动医学学院（American College of Sports Medicine, ACSM）鼓励像普通人群一样管理残疾患者的锻炼[5-7]。医务人员有责任促进该患者人群的运动，但也要对运动的常见并发症有充分的了解，以最大程度地保护患者的安全和健康。

本章为临床医生提供了残疾运动员及有关其最佳护理的重要注意事项的广泛概述。简要概述了运动员比赛分类系统，并讨论了最常见的残疾人运动员类型以及这些运动员独特的生理特征、医疗需求和适应性设备。参加残奥会是残疾人运动员的巅峰成就，也是本次讨论的主要背景和框架。但本章介绍的信息和原则涉及广泛的比赛水平和体育活动，也适用于非精英运动员。

分类

残疾人运动员群体的异质性很大，个体间运动能力的差异很大，主要取决于其固有残疾的类型、部位和严重程度。类似于拳击和摔跤中使用的体重级别，国际残奥会委员会（International Paralympic Committee, IPC）也开发了分类系统。这些分类系统可以在比赛中保持一定程度的公平性，而且通常适用于高水平运动员[8]。这些分类系统的共同目的概括起来是：①确定参赛资格并符合最低残障标准，②确保运动员与有同一类残障的运动员比赛，这些残障导致相似程度的活动限制，③最终决定成败的因素是技术和体能[8,9]。

要参加残疾人奥林匹克运动会，运动员必须具有以下10种符合条件的损伤（身体或结构性损伤）中的一种：肌张力过高、共济失调、手足徐动症、腿长不同、肌肉力量丧失、被动活动度丧失、肢体缺陷、身材矮小、视力障碍或智力障碍。

然后，运动员必须满足由运动管理机构的法规所定义的每个运动项目的最低资格标准。例如，有视力障碍的运动员不符合参加残奥会轮椅网球比赛的标准，但他们却符合多项田径运动和许多其他运动的最低标准[9]。

最后，运动员进行运动等级分配（sports class allocation, SCA）。SCA允许有类似活动限制的运动员一起比赛，这意味着在同一个级别中，参加比赛的运动员的损伤程度通常是不同的。由于不同类型和不同严重程度的残疾在不同的运动项目中对运动成绩的影响是不同的，所以运动项目极大地影响了分类过程。因此，根据比赛项目和比赛地点的不同，可以根据更广泛的残疾类别将名称缩小为更少的类别。例如，在田径运动中，项目和分类包括：跑和跳（16个分类）、轮椅赛车（7个分类）、站姿投掷（15个分类）和坐姿投掷运动（11个分类）。同时，也有一些运动项目可能只有一个SCA，比如助力式举重或轮椅冰壶，在这种运动中，只有一个最低资格标准，即他们是否符合运动分类标准[9]。值得注意的是，诸如轮椅篮球等团队运动往往通过使用计分制，在直接竞争中包含各种残疾类型，在这种体系中，残疾程度较轻的运动员被赋予较高的分值，该球员在球队比赛中得分不允许超过给定的总得分。

一些运动的特点能够使用一些更客观的测量方法在比赛中对运动员直接观察，例如视觉障碍类别中的知觉和视野。

在参加比赛的运动员中，有六类主要的残疾类别：截肢者/肢体缺陷者；轮椅（典型的脊髓损伤）、脑瘫、视力障碍、智力障碍和"Les Autres"。这些运动员必须符合10项资格要求中的1项。Les autres是一个法语术语，意思是"其他"，由具有各种残障和残疾的运动员组成。后文将使用主要残疾类别而不是基于 IPC 损伤的分类来讨论运动员在运动生理学、医学考虑和适应性运动设备方面的差异。

肢体缺陷运动员 / 截肢运动员

肢体缺陷可能是先天性的、疾病相关的或创伤性的，可能累及上肢和（或）下肢。肢体残缺的运动员可以站着或坐着参加比赛，这取决于比赛项目和参与者的肢体残缺程度。考虑到先天异常或手术截肢的位置和长度的不同，这些运动员的能力有一个较大的评定范围。

上肢肢体缺陷最常见的原因是由外伤引起的截肢，其次是癌症，然后是血管疾病 [10]。2005 年，估计有近41 000 人患有上肢肢体缺失 [11]。截肢平面对于上肢功能和活动度（ROM）很关键，因为保持肘部和前臂的运动对于手在空间中的位置以及功能的发挥都是至关重要的 [12]。上肢截肢最常见的平面是经桡骨平面 [10]。

下肢缺损常继发于外周血管病的截肢（82%），其次是创伤（16%）、恶性肿瘤（0.9%），最后是先天性畸形（0.8%）[13]。绝大多数下肢截肢发生在经胫骨和经股骨平面 [10,13]。

鉴于最常见的肢体缺陷运动员是截肢者，后文将主要引用有关截肢运动员的文献。

运动生理学

据推测，患有创伤性截肢或血管疾病（血管功能不全截肢）的截肢运动员的心肺生理与健全运动员相似。有一些例外情况是，由于先天性原因截肢的人，心脏异常可能是综合征的一部分。

然而，下肢截肢对行走时的"能量消耗"有显著的影响。人们已经用各种测量方法来量化肢体缺失患者的步行"消耗量"，计算结果可以表示为距离、速率和速度的函数。肢体缺失的人通常比非截肢者走得慢，以维持相似的耗氧率。因此，在体育比赛中，截肢运动员需要增加其耗氧率，以保持和非截肢运动员相似的运动速度。相同截肢程度的血管性和非血管性截肢者的能量消耗也不同（表 28.1）[10]。

截肢或先天性肢体畸形的运动员可以参加各种体育比赛，并有各种允许使用适应性设备的许可，这些设备可能包括使用假肢，或者运动员可以参加某些轮椅运动 [14]。

表 28.1　步行的能量消耗			
截肢水平	病因学	单侧 / 双侧	每单位距离能量增加的百分比
经胫骨	创伤性的	单侧	25%（短：40%；长：10%）
		双侧	41%
	血管异常	单侧	40%
经股骨	创伤性的	单侧	60% ~ 70%
	血管异常	单侧	100%
经股骨 + 胫骨		双侧边	118%

From Uustal H, Baerga E, Joki J. Prosthetics and orthotics. In: Cuccurullo SJ, ed. *Physical Medicine and Rehabilitation Board Review*. Demos Medical; 2015.

医学相关问题

肌肉骨骼损伤

截肢运动员的运动损伤模式与非残疾人运动员的损伤模式相似；但是肢体缺失的严重程度和部位决定了受伤的频率和类型。下肢截肢者完整的肢体和残余的肢体都有受伤的危险。由于假肢的原因，远端残肢往往会发生皮肤创伤。由于对力量的需求不对称，生物力学的改变可能使运动员容易出现膝、髋、腰椎等部位的疼痛 [15-17]。另外，截肢者可能过于依赖完整的肢体，这可能会增加完整肢体由于过度使用而导致损伤和骨关节炎的风险 [18-21]。

同样，在上肢截肢者中，完整肢体的使用方式和负荷方式改变会导致肢体或躯干结构发生疼痛和伤害。上肢截肢者的完整肢体容易发生由于过度使用导致的损伤，如肩部撞击、肩袖撕裂、肱骨上髁炎、周围神经卡压 [22-24]。上肢之间的重量和摆动偏差的差异，以及在肩部补偿远端关节功能丧失的需求，可能导致胸椎和颈椎以及椎旁和肩胛旁肌肉的需求明显不对称，导致疼痛和功能障碍 [25,26]。许多此类疾病的治疗与非截肢者相同。然而除此之外，在这一人群中精确安装假肢是有益治疗的一个关键方面。

皮肤问题

在截肢和安装假肢后，残肢远端的皮肤成为承重表面而增加了患皮肤疾病的风险。虽然研究结果有所不同，但是研究表明 40% ~ 73.9% 的截肢者中至少有一种皮肤问题 [27-29]。已确定的风险因素为男性、高龄、糖尿病或周围血管疾病导致的截肢 [28]。

皮疹在使用假肢的人中较为常见。非感染性过敏性皮疹时应对所用衬里类型进行检查，以加入刺激性较小的材料，促进汗液更大程度地从皮肤排出。过敏源（包括清洁剂、洗液或衬里材料）是 43% 皮炎患者的病因[27]。定期清洗残肢和假肢可以预防皮疹。预防感染通常需要优先关注。毛囊炎、疖和脓肿应适当治疗，同时保持皮肤干燥和清洁，这样就可以保证皮肤能与假体脱离[10]。请记住，皮疹也可能是真菌感染所致，这在过度出汗时很常见。皮疹需要治疗，但可以考虑使用止汗剂来减少出汗的长期解决方案[10]。

疣状增生是一种疣状病变，可能发生在残肢的远端。它可能是由于未进行治疗的近端残余肢体收缩引起的，导致了残余远端肢体的压力降低，形成水肿，并随着时间的推移导致疣状皮肤过度生长。疣状增生的逆转和治疗方法包括通过减轻近端收缩和重建内腔的总接触面积，使残余肢体的压力均匀分布[10]。

水泡和溃疡是非常常见的，可能是由于残肢皮肤与假体之间的摩擦而发生的。当压力不成比例地作用于残肢皮肤的压力敏感区（如经胫骨截肢者的胫骨结节）时，也可能发生皮肤破裂[10]。残余肢体的感觉受损或因运动而出汗可能会增加皮肤 - 假肢接受腔界面处的水分，并增加皮肤破裂的风险。正确安装的假肢接受腔通常可以防止水泡和疮，重要的是要全天增加和移除袜子以调节体积而保持良好的假肢接受腔。

异位骨化

异位骨化（heterotopic ossification，HO）通常在非骨化的组织中形成，通常在创伤性脑损伤、脊髓损伤、烧伤和全关节置换术后发生。最近，HO 在创伤截肢者的残肢损伤组织中频繁发生[30]，这可能会增加皮肤破裂的风险，或在负重的情况下刺激疼痛。HO 也更有可能发生在关节周围和创伤附近的肌肉当中，通常在截肢后的 6 个月到一年内发生。HO 的发展通常发生在截肢者开始假肢训练的时候。因此，大多数 HO 患者是在参加体育比赛之前被诊断出来的，这有助于修改假肢接受腔的设计和对皮肤破损迹象的警惕。HO 的治疗包括 ROM 锻炼、物理治疗、放射治疗、手术治疗和药物治疗[31]。治疗方案应依据不同 HO 位置和相关医疗合并症而不同；因此，应针对每个患者的具体情况进行治疗。

骨刺

骨刺可能发生在手术或外伤中剥离骨膜的情况下。骨的生长速度比皮肤快。骨刺在后天性截肢的儿童和外伤截肢的年轻人中更为常见[10]。

神经瘤

神经瘤形成于截肢者残肢切断神经的远端。神经瘤在负重结构或其附近的发展会引起剧烈的行走和负重疼痛，并限制运动员的训练和比赛能力。治疗方法包括修复义肢以缓解压力；口服药物，包括抗癫痫药和三环抗抑郁药（神经病药物）；向神经瘤注射皮质类固醇和局部麻醉药[32-34]；许多用于治疗神经性疼痛的常用药物可能会受到世界反兴奋剂机构（WADA）的限制，所以明确了解这些限制对执业医生至关重要。我们鼓励照顾残疾运动员的医生访问 WADA 网站，以审查"在比赛中和比赛之外"批准和限制使用的药物[35]。如果保守治疗失败，最终可能需要手术切除，以改善疼痛和患者的生活质量[36-38]。

适应性运动器材

许多体育赛事都为截肢者配备了适应性运动器材。用于多种体育和娱乐活动的各种假体修改和其他适应性设备不在本章的讨论范围。但是，医务人员在开具适应性设备时应考虑几个相关事实。与普通的假肢器械相比，对运动员应考虑进行一系列修改[39]。假肢的重量尤为重要，尤其是在运动中，增加重量可能会对速度产生负面影响。有时，与技术先进的假体相比，使用传统的假体可能是有利的。临床医生还应考虑关节对位、假足动力学、减震以及可能需要横向旋转。

并不是所有肢体缺陷的运动员都需要或使用假肢来参加比赛。例如，在残奥会乒乓球比赛中，运动员可以用胶带将球拍固定在自己的肢体上。肢体残疾的运动员也可以使用轮椅或 Lofstrand 拐杖，这取决于运动项目。

轮椅运动员

轮椅运动员可能有脊髓损伤、截肢或神经系统疾病，如脊髓灰质炎、脊柱裂和脑瘫。大多数轮椅运动员都患有脊髓损伤；因此，本节的讨论仅限于脊髓损伤运动员在运动参与方面的细微差别。

运动生理学

轮椅运动员的运动能力和对运动的生理反应与健全运动员不同。此外，轮椅运动员之间也存在固有的生理差异。根据受伤的脊髓水平和严重程度，他们的最大运动能力可与健全运动员或久坐不动的健全人士相当。

脊髓损伤和其他神经系统疾病可导致不同程度的随意肌麻痹，从而导致用于运动的肌肉量减少。在四肢瘫痪运动员中，肌肉量减少会削弱动态约束结构（例如核心肌肉组织）影响手和手臂功能，进而对运动表现产生负面影响。这些现象会降低能量从运动员传递到轮椅和其他物体的效率。然而，这些肌肉量的差异只能解释一部分运动能力的差异，因为与健全运动员相比，轮椅运动员在次最大运动中动静脉的血氧差异通常会发生改变[40]。这种差异可能表示，要达到给定工作率，肌肉的募集水平不同，以及运动引起的局部和区域血流受损。一般来说，病变的脊髓水平越低，可用于锻炼的肌肉就越多，从而改善血管舒缩的调节。因此，功率输出与脊髓病变的水平成反比。值得注意的是，通常与运动表现相关的较高的有氧和无氧输出值可能与该人群无关[41]。例如，脊髓损伤平面低的轮椅网球运动员已经能够达到类似于健全的网球运动员运动生理阈值强度[42]，但是这些参数（摄氧峰值）与排名和表现无关[43]。

与健壮的运动员相比，轮椅运动员的心血管系统对运动的反应也发生了变化，并且损伤程度较高和较低的轮椅运动员之间也存在显著差异。低于受伤节段水平的血管舒缩调节和活动性肌肉泵功能丧失会导致静脉回流受损，从而限制中心血容量。高于T1水平的完全脊髓病变的患者不存在心脏交感神经受损，而高于T6水平的完全脊髓病变的患者则减少了对心脏的交感神经支配，导致心脏反应迟钝，通过固有窦房结活动的最大心率是限制在110～130次/分之间[41,44,45]。与低水平脊髓损伤的运动员相比，颈椎水平损伤的运动员表现出心脏体积减小和左心室膨大[46]。这些因素导致心脏功能受损，运动完全性颈脊髓损伤人群的心输出量和每搏输出量大约减少30%[47,48]。尽管完全运动性颈脊髓损伤应该没有完整的交感神经系统，但可能还会存在一部分，这在运动员之间可能会有所不同。2013年的一项研究表明，在运动完全性颈椎损伤的轮椅橄榄球运动员中，保留了部分下行交感神经反应［以皮肤交感神经反应（skin sympathetic response, SSR）证实］，SSR与心率峰值相关，而保留程度与运动表现进一步相关[49]。

关于应用心率对运动的反应来衡量身体健康，通过比较主观用力程度来监测SCI运动员的训练和健康状况的改善可能更为可靠[50]。例如，与脊髓损伤运动员相比，参加力量足球的脑瘫运动员的心率反应明显更高（>12次/分）。此外，22名脑瘫运动员和5名肌肉萎缩症运动员的心率在至少30分钟的比赛中超过了最大心率估计值的55%。而脊髓损伤组只有1名运动员的心率超过最大心率估计值的55%[51]。

脊髓损伤患者的肺功能也常受到损害，通常受病变水平的影响。这些缺陷主要通过呼气肌麻痹发生，但颈椎疾病患者也可能有吸气肌麻痹，相对于截瘫患者会导致严重的换气功能受损[52]。与健全人相比，截瘫患者的1秒钟用力呼气量、用力肺活量和潮气量约为90%，四肢瘫痪患者约为60%[53]。

医学相关问题

肌肉骨骼损伤

轮椅运动员也面临着常见肌肉骨骼损伤的风险，例如肌肉拉伤，其发生率与健全运动员相当。与健全运动员相比，这一人群中的损伤可能会在很大程度上影响运动参与和运动表现，具体取决于运动项目。

在轮椅运动员中，上肢损伤比下肢损伤更常见。残疾运动员文献表明，最常见的损伤发生于肩部，占15%～72%[6,54]。其次发生于手臂和腕部。最常见的损伤诊断是肌肉拉伤、腱鞘病、滑囊炎和挫伤[55,56]。

据报道，在入选的轮椅运动员中，超过90%的运动员有肩痛史，其患病率与躯干和上肢残疾的比例成正比[54,57,58]。肩关节撞击综合征是最常见的损伤；肱二头肌腱和肩袖肌腱病变和撕裂也很常见[59]。轮椅运动员肩胛骨位置前移增加，动态肩胛骨运动障碍，导致肩峰下间隙消失和撞击[60]。此外，肱骨头常常由于肌肉力量的相对不平衡而抬高，与内收和旋转力量相比，更有利于发展肩外展力量。通过改变躯干倾角、靠背高度和轮椅轴相对于肩膀的位置可以改变这种风险。物理治疗可以改善肩部的柔韧性，纠正肩胛骨的运动，解决肩部肌肉的不平衡问题[61,62]。许多人已经注意到"运动链缺失"及其对肩部损伤的影响。这可能与运动相关，最重要的是，不应该直接认为"运动链缺失"是造成病变的原因[63,64]。

下肢损伤在这个群体中也很常见，尽管其发生率低于可以行走的运动员[65]。下肢骨折多见于有碰撞的高速残疾人运动项目，如轮椅篮球、橄榄球、垒球等[66]。与由于过度使用造成的上肢损伤相比，这些损伤通常是急性和创伤后损伤。在脊髓损伤人群中，下肢骨质疏松的发生率很高。因此，临床医生应该提高警惕，因为即使是轻微的外伤也可能导致骨折，并且愈合后产生的任何畸形或成角度都可能会对现有的座位位置产生不利影响，增加压疮的风险，并改变功能状态。

周围神经卡压

轮椅运动员通常会遇到周围神经卡压的情况。严重的卡压性神经病变包括腕部正中神经病变、肘部尺神经病变和桡神经病变，可能部分原因是使用轮椅所需的生物力学因素所致[67-69]。肩肌不平衡和肩胛骨运动障碍也可导致肩胛上或肩胛盂凹陷处的肩胛上神经病变[70]。除了标准的治疗方法外，还应使用填充手套和袖子保护手腕和肘部，使用适合运动员的轮椅，在推进过程中使用合适的 ROM 和适当的技术可能有助于预防和治疗疾病[67, 71]。

体温调节

交感神经、血管舒缩和汗腺功能的改变以及由肌肉泵血功能丧失引起的静脉回流率的降低会导致感知和响应热失衡的能力降低[72, 73]。骨骼肌及其功能的丧失也会因打寒战的能力降低而削弱对负性热失衡的反应[70]。这些因素增加了发生低体温和劳力性热疾病的风险，特别是在脊髓损伤超过 T6 水平的人群中[74]。

压疮 / 溃疡

压疮在轮椅运动员中很常见，尤其是脊髓损伤的轮椅运动员。长时间的压迫（通常是在较突出的骨上，如骶骨和坐骨结节上），再加上失去知觉的皮肤由于活动而潮湿，会增加压力和剪切力，从而导致局部组织缺血和损伤。躯干稳定性发生改变的轮椅运动员下肢的髋部和膝部通常保持屈曲姿势，这会将运动员的体重进一步转移到"高风险部位"[70]。预防压疮必须保持警惕，包括皮肤检查、每 15～20 分钟转移体重以减轻压力，使用合适的坐垫，保持干燥的环境。

痉挛状态

痉挛在患有脊髓损伤的轮椅运动员中很常见，表现为不自主的肌肉收缩、反射亢进和速度依赖性肌张力增加。协同肌肉激活模式可能会通过改变运动员在轮椅内的姿势、物体控制 / 准确性和推进力来影响运动表现。然而必须指出，在某些情况下，其他随意肌活动不足时，痉挛可能对这些功能有益。对于运动医学医生而言，重要的是要记住，痉挛主要是一种依赖于速度的张力增加。因此，除非完全重复运动，否则

常规的床旁检查可能不利于彻底了解痉挛的有害影响。

痉挛通常用口服药物、物理治疗、强调 ROM 和张力降低矫形器治疗。在较严重的情况下，或者在运动员不能耐受抗痉挛药物的镇静作用的情况下，肉毒杆菌毒素注射可以以剂量依赖的方式减少局部高度痉挛。在难治性病例中，可以考虑手术治疗，如肌肉 / 肌腱延长术、肌腱移位术和选择性脊神经背根切断术。

神经源性膀胱和大肠

膀胱功能障碍在患有脊髓损伤和脊柱裂的轮椅运动员中很常见。这种功能障碍可导致尿潴留，往往需要留置耻骨上导尿或间歇性导尿装置，导致尿路感染和结石形成的概率增加。临床表现可能包括发热、乏力、全身不适、膀胱和肾区域不适、自主反射障碍、大小便失禁、肌肉痉挛程度加重。

大肠功能障碍在脊髓损伤和脊柱裂中也很常见。S2-S4 脊髓节段以上的损伤导致"反射性"神经源性大肠，而这些节段远端的损伤或涉及前角细胞的破坏（处于这些水平）导致"反射性"大肠。除了使用其他便利方法外，建议这些人在一天中的同一时间进行规律性排便，以达到有效排便并避免失禁。

在运动环境中，运动员可能因为过分注重训练而不能坚持适当频率的间歇性导管插入术，或适当的排便时间，这可能会传播感染，降低对水化状态的警惕性并增加患尿失禁风险。临床医生应告诫运动员肠道和膀胱管理的重要性，肠道和膀胱管理具有重要的作用和实际意义。还应劝告运动员进行肠道管理的缓慢调整，以最好地适应即将举行比赛中的预期比赛时间表，并始终了解每个场地可利用的肠道和膀胱管理设施。

异位骨化

高达 53% 的脊髓损伤患者可能发生异位骨化（HO）[75]。HO 最常发生于脊髓损伤后 2～3 周。HO 最常影响髋关节，但也可能影响膝关节、肩关节和肘关节[75]。HO 可通过限制不同座位位置、推进和其他任务的 ROM 来限制功能和运动表现；它也可能增加压疮和神经受压的风险。

自主神经反射不良

自主神经反射不良（autonomic dysreflexia, AD）是一种急症，通常见于 T6 节段以上的完全性脊髓损伤患者。损伤水平以下的伤害性刺激可引起反射性交

感神经活动，而这种交感神经活动不能被脊髓上控制中枢所调节，导致损伤水平以下的交感神经活动水平过高，而损伤水平以上的副交感神经代偿不完全[76]。

在 AD 发作期间，患者通常会因损伤平面以下的血管收缩出现高血压和头痛，以及损伤平面以上的皮肤潮红、毛发直立、发汗和心动过缓。虽然死亡率很低，但可能会导致严重的并发症，包括脑出血、癫痫发作和心肌梗死。治疗方法应该包括让患者坐直、脱掉束缚的衣服、寻找有害刺激源，这种刺激通常是膀胱扩张或结肠受累、褥疮或其他伤害[77]。收缩压为 150 mmHg 时，应使用速效和短半衰期的抗高血压药物治疗。硝酸甘油透皮贴剂是非常有效的，可以在 AD 发作缓解后轻松去除，以免引起随后的低血压。

在轮椅运动员中，一个不好的趋势是有意使用 AD 来改善比赛成绩，这种现象被称为"增补"现象[78,79]。运动员会通过扭结膀胱导管、坐在球上、使脚趾骨折或过度收紧束腿带等方法产生自我诱导的有害刺激，从而诱导 AD[79]。这种策略可能会导致峰值心率、峰值耗氧量和血压得到改善，并且已被证明可以将运动表现提高 7% ~ 10%[78,80,81]。出于健康和安全原因，并且为了促进比赛中的公正性，IPC 禁止在比赛中使用诱导性 AD，并已开始在残奥会比赛之前对运动员进行测试[82]。

适应性设备

在体育运动中使用的轮椅通常是专门为所参与运动项目的特殊要求而设计的，如比赛的速度和耐力，投掷的刚性和稳定性，或轮椅篮球和橄榄球的灵活性和耐用性。可以操纵几个变量来满足这些需求：轴的位置（水平和垂直）、车轮（数量、尺寸和拱度）、手轮圈尺寸、座椅靠背高度和角度、座椅缓冲、踏板（高度和角度）、皮带的位置和类型以及其他固定方式。例如，升高的座椅高度对于诸如轮椅篮球之类的体育赛事可能是有利的，而较低的座椅对于需要额外稳定性的运动可能是有利的。必须考虑运动员的特殊需要和他们的残疾水平，包括躯干固定的高度、身体重心位置改变以及手部功能受损。这些考虑因素不仅对最大限度地提高性能很重要，而且对降低受伤和医疗并发症的风险也很重要。根据运动员的需要和目标，有必要咨询物理治疗师、职业治疗师和假肢专家。

脑性瘫痪运动员

脑瘫被定义为一组以导致活动受限的运动和姿势发展障碍为特点的临床综合征，该病是由发育中的胎儿或婴儿大脑中发生的非进行性障碍导致[83]。脑瘫通常伴有感觉、认知、沟通、感知和（或）行为障碍以及癫痫病的发作[83]。根据运动障碍的类型和解剖学分布对脑瘫患者进行临床分类。脑瘫通常具有与卒中和脑外伤相似的临床模式。因此，因卒中或颅脑外伤而造成障碍的运动员经常与脑瘫运动员进行比赛。

运动生理学

评估心肺耐力的研究（通过测量手臂或腿部测功期间的最大耗氧量）显示，与身体健全的对照组相比，脑瘫患者的数值一直较低[84-90]。同样，与健全的对照受试者相比，用握力计测得脑瘫患者的肌肉耐力明显较低[91]。脑瘫患者的下肢肌肉力量似乎也会下降[91,92]。值得注意的是，2015 年的一项研究显示，尽管存在显著的力量差异，优秀的脑瘫运动员也存在与身体健康的运动员类似的疲劳现象[93]。这可能表明，以前的研究并未在优秀的脑瘫运动员中进行，必须考虑到这一局限性。

可能导致肌肉力量和耐力下降的因素包括主动肌群 / 拮抗肌群失调、强直性反射、Ⅰ型与Ⅱ型肌纤维比例的增加以及肌肉体积的减少[90,94]。与健全的对照组相比，这些因素也可以解释脑瘫患者在步行过程中能量消耗增加和较高的体力疲劳[88,95]。在后天性脑外伤和卒中幸存者中已显示出同等的能量消耗[96,97]。

专栏 28.1 详细介绍了 ACSM 针对残疾人（包括脑瘫和患有类似慢性疾病的人）制定的指南[98]。一些作者认为，脑瘫患者需要保持比一般人更高的身体健康水平，以抵消由于衰老而导致的功能下降，包括与其状况有关的变化[90]。研究表明，脑瘫患者对抗阻训练反应良好，并且能够达到正常力量[99]。还需要注意

专栏 28.1   美国运动医学学会针对患有慢性疾病和残疾（例如脑瘫）人士的运动建议

1. 应该由受过力量和体能训练的专业人员监督训练。
2. 如果存在明显的运动限制，则可能难以进行中度到剧烈的运动，并且应该减少久坐的行为。
3. 对于轻度至中度障碍患者，建议通过在地面或跑步机上行走，或使用测力计或功率自行车进行有氧训练。
4. 在训练过程中，一次进行一侧的单关节运动，并在其主动 ROM 内训练肌肉。
5. 在进行重量训练之前进行运动训练，并在肌肉支配范围内训练力量。
6. 通过 10 次重复最大量（10 RM）计算 1 RM 是最可行的。

的是，大多数对于坐轮椅的脑瘫患者的研究（侧重于体育活动和健身干预）表明运动是安全的，并促进健康、身体素质和幸福感[100]。但是，这些患者可以参加的运动种类很多，不同的运动也会影响患者锻炼的成功。因此，脑瘫国际运动休闲协会（Cerebral Palsy International Sports and Recreation Association, CP-IRSA）通过研究训练技巧、设备和损伤分类对个体运动的影响，正在帮助引领脑瘫和相关疾病患者的运动研究。

医学相关问题
药物治疗

在患有脑外伤的人中，莫达非尼等神经刺激剂可能会增加心律不齐或体力衰竭的易感性。该人群经常使用抗胆碱能药物治疗神经源性膀胱，也可能增加对热衰竭的敏感性[101]。世界反兴奋剂机构（WADA）可能禁止在该人群中普遍使用药物，并要求获得治疗用途豁免资格。个人和临床医生可以在 WADA 网站上获得治疗用途豁免申请表[35]。

肌肉骨骼损伤

脑瘫患者经常发生肌肉骨骼损伤。肌肉拉伤和软组织损伤是最常见的[24]。最常见的损伤部位是膝关节，其次是肩部的损伤[102]。肌肉不平衡和痉挛会导致整个膝关节的张力增加，引发髌股关节疼痛综合征、软骨软化和慢性膝痛。脑瘫患者的髋关节发育通常较差，可导致髋臼发育不良和髋关节半脱位[103]。作者认为肌张力可能会限制力量产生，并可能导致关节稳定性增强[14, 93]。

大约有一半的脑瘫运动员使用轮椅，这导致了肩部损伤的高发病率[24, 103]。本章的"轮椅运动员"一节回顾了因使用轮椅而受伤的案例。脑瘫运动员的肌肉骨骼康复应遵循与健全人相同的一般原则，但要特别强调肌肉的不平衡会使该人群更容易受伤[41]。

癫痫 / 癫痫发作

癫痫影响大约一半的脑瘫患者，并且产生很多后果[104]。癫痫患者运动可以提升有氧运动能力和幸福感，减少睡眠障碍和疲劳，并减少癫痫发作[105]。在安全的情况下进行运动而不是限制运动是非常重要的。国际抗癫痫联盟报告说，在一年内没有癫痫发作的人应该被允许参加大多数活动[105]。关于碰撞和接触运动，癫痫患者在适当的保护下也可以参与，而不应受到限制。关于水上运动（深潜除外），控制良好的

运动员可以在直接监督下参加。滑行、跳伞和自由攀登等运动应限制脑瘫患者参与，因为这些运动可能会导致癫痫发作和跌倒的危险。可以在直接监督下进行体操练习[105]。抗癫痫药可能对脑瘫、颅脑外伤或卒中患者具有镇静作用，因为他们已经具有降低唤醒和注意力的内在风险。此外，抗癫痫药可能会导致体温调节受损、视力受损和骨矿物质密度降低的风险。除抗癫痫药外，缺乏活动、喂养不良和营养缺乏也会导致骨质减少。根据股骨的骨密度测量结果，发现有 77% 的中度至重度脑瘫患者的骨矿物质密度降低[106]。由于骨质减少人群的骨折风险较高，应对患有脑瘫的运动员进行骨矿物质密度评估，尤其是在开始参与接触性运动之前[107]。

痉挛

痉挛在脑瘫患者中很常见。本章的"轮椅运动员"一节包括有关痉挛的识别和治疗的信息。使用某些药物可以改变运动员的分类，但在需要时使用这些药物是不会被禁赛的。痉挛会提高或降低运动表现[14]。

适应性设备

正如前面所提到的，脑瘫运动员使用轮椅较普遍。本章的"轮椅运动员"一节详细讨论了截瘫运动员使用轮椅的情况。大多数卒中幸存者和许多脑性麻痹或创伤性脑损伤的患者都是偏瘫而不是截瘫。根据不同的运动项目，偏瘫运动员可能会受益于一种超轻的椅子，它比一般的轮椅更低，去掉了健侧的脚架，以便用健侧下肢进行转向和推进。在需要更多的躯干控制的严重运动障碍者中，适应性电动椅、座椅和骨盆约束对于促进其参与运动至关重要。还有一些限制，例如在比赛过程中轮椅上可能没有任何机械齿轮或杠杆[14]。患有脑瘫的能走动的运动员可以从佩戴足踝矫形器中获益。结果表明，该方法能使踝关节在支撑相的运动趋于正常、增加步幅、降低步频，并减少步行的能量消耗[108]。开足踝矫形器的处方时，应该考虑矫形器与专用运动鞋（如田径钉或足球钉）是否适配。因为共济失调、癫痫发作和反应时间延迟在脑瘫患者中很常见，因此应为存在跌倒风险、与其他运动员或运动器械发生撞击风险的运动员提供头盔和护齿[105]。

智力障碍运动员

智力障碍运动员可包括具有广泛潜在疾病的运动员。目前的文献中智力障碍运动员主要研究了唐氏综

合征患者，但脆性 X 综合征和自闭症谱系障碍之类的疾病也很常见。智力障碍人士必须符合下列条件，才有资格参加残疾人奥林匹克运动会[109]：

1. 智商在 75 分以下，具有适应性行为，且发病年龄小于 18 岁。
2. 上述 #1 证据的核实过程。
3. #1 中测量智商的测试数量减少。

　　一旦一名运动员符合残疾标准，他们将通过一系列测试以及可能的体育专项表现来现场验证他们参与特定体育项目的资格[9, 109]。

　　智障人士参与其他组织的标准与之类似，但更具包容性以允许非精英运动员更多地参与进来。例如，特奥会要求参赛者至少年满 8 岁，并具有智力障碍、认知延迟或导致一般学习和适应性技能方面的功能限制的发育障碍，无论其严重程度如何，均应由特定机构或专业人员证明[110]。

运动生理学

　　虽然他们对训练的反应通常相似，但反应的程度和总体能力可能存在差异。与非残疾对照组和无唐氏综合征的智障者比较，唐氏综合征患者通常具有较低的最大摄氧量、最大心率和最大通气量[111-113]。患有这种综合征的人，急性心脏反应和运动后的恢复似乎也受到损害[114, 115]。同样，研究表明峰值心率大约是年龄预测最大值的 85%[110]。慢性功能不全和交感神经功能障碍常被认为是造成这些影响的主要因素[116-119]。房室结的异常也可能与心律失常和不同程度的心脏传导阻滞有关。肺容量和气流动力学也可能受到影响，因为已在该人群中发现肺发育不良和上呼吸道阻塞[110]。与患有唐氏综合征的人相比，脆性 X 综合征患者可能具有相对增强的自主神经张力水平，这可能会对运动时和恢复期的心率产生影响。然而，这一特征对运动和运动表现的影响尚不清楚[120-122]。

医学考虑

肌肉骨骼损伤

　　唐氏综合征或脆性 X 综合征患者常见的骨骼肌肉系统疾病包括拉伤、扭伤、挫伤、肌肉张力差、全身关节松弛以及各种畸形，包括脊柱侧凸、扁平足 / 高弓足、蹈内翻 / 外翻和髋关节不稳定[110, 123-127]。虽然缺乏关于损伤率和损伤类型的数据，这些情况可能会增加受伤的风险，如髌股疼痛综合征、髌股脱位、脊柱疼痛、股骨头骨骺滑脱、肌腱病变和骨关节

炎[110, 123, 124]。膝关节损伤最为常见，其中在地区、国家和国际比赛中，田径是与运动相关受伤最多的项目[110]。

　　据报道，每 1000 小时的运动中，特殊奥林匹克运动会的受伤率为 0.4，特殊教育高中的受伤率为 2.0[110]。德克萨斯州患有唐氏综合征的特殊奥林匹克运动员的受伤或患病的相对危险是其他运动员的 3.2 倍[128]。

　　需要注意的一个问题是患有唐氏综合征的运动员存在寰枢椎不稳。这些运动员有自发性或创伤性颈椎半脱位的风险，大多数组织都要求他们进行体格检查和颈椎屈 / 伸位 X 线片检查。虽然大多数唐氏综合征患者的 X 线表现不稳定（齿突分离 >4 ~ 5 mm）是无症状的，还是要限制这些运动员参加有颈部损伤风险或需要避免颈部过度屈 / 伸活动的体育活动。高风险的运动项目包括但不限于以下运动：五项全能、跳水、蝶泳、跳高、体操、足球、柔道、单板滑雪和高山滑雪[110]。寰枢椎不稳可以持续进展到骨骼成熟，需要在整个骨骼成熟过程中进行反复评估[110]。

视力障碍

　　视力和视觉障碍在智障运动员中很常见，高达 50% 的人受到睑缘炎、散光、眼球震颤、斜视、晶状体混浊和屈光不正的影响[129]。对视力障碍的不正确或延迟诊断和治疗可能会降低协调和运动技能，损害运动表现，并增加受伤的风险[130]。强烈建议使用经批准的防护眼镜，尤其是在参加高风险运动期间和患有单眼功能障碍的运动员[131, 132]。进一步的细节将在本章的"视障运动员"一节中讨论。

癫痫 / 癫痫发作

　　研究表明具有以下疾病的人群常会发生癫痫，包括唐氏综合征（高达 13%）、自闭症障碍（20%）和脆性 X 综合征[133-135]。本章的"脑性瘫痪运动员"一节中讨论了更多的细节。

心脏畸形

　　大约一半的唐氏综合征患者有先天性心脏问题，最常见的是心内膜垫缺损，其次是孤立性间隔缺损[110]。手术矫正的瓣膜狭窄或主动脉瓣狭窄可能使房室管缺损的早期修复复杂化，并且二尖瓣和主动脉瓣关闭不全可以在没有先天性心脏病的情况下出现。由于结缔组织有缺陷，脆性 X 综合征患者可能出现二尖瓣脱垂和主动脉根部扩张，特别是在成人身上。虽

然没有很好地研究这个群体中的心脏情况，但这些心脏状况与患有 Marfan 综合征或 Ehlers-Danlos 综合征的人的运动情况相似。临床医生应该获得详细的病史，以筛查重大的心血管问题，包括晕厥、头昏和呼吸困难。此外，进行全面的临床检查以评估是否存在主动脉瓣关闭不全和二尖瓣脱垂至关重要。最后，详细的心脏检查，包括负荷试验和超声心动图可能是必要的。

适应性设备

智障运动员可以从标准设备的简单变化中受益；例如，平衡木的宽度可能会比标准尺寸宽，以适应视力和平衡能力受损；球可能更大、更柔软；并且设备可能带有皮带和较大的手柄以帮助抓握。运动员也可能会从其他人的帮助中受益，例如在高山滑雪中使用系绳。

视障运动员

视力受损的运动员可能有一些不同的疾病状况限制视力。在残奥会中，根据某些活动的视敏度将这些运动员分为几类，或者不管他们剩余的视力有多少，他们可以直接进行比赛。在后一种情况下，运动员经常被要求戴上“遮光”面具，以减少视力所带来的任何可能的竞争优势[9]。

运动生理学

视障运动员的心肺生理与健全运动员相似[136]。然而，如先前在不同的人群中所述，其他相关的综合征可能会增加心肺异常的风险。

医学考虑

肌肉骨骼损伤

有视觉障碍的运动员可能特别容易发生远端下肢的急性损伤，如踝关节扭伤和擦伤。这些损伤是由于在缺乏足够指导的陌生环境中比赛时发生碰撞和摔倒造成的[102]。视力受损的运动员也有可能因本体感觉不良和失去视觉平衡出现生物力学改变，从而导致慢性过度使用损伤[70]。

飞行节律障碍

视觉的光输入是人体的外在时间提示，也是控制着睡眠-觉醒周期、核心温度和身体调节其他关键方面的昼夜节律调节的外在提示。昼夜节律的快速脱节发生于跨时区旅行等场景中，可能会导致飞行节律失调，俗称“时差反应”。这可能会影响睡眠特征、认知、运动表现和与热有关的疾病的风险[137]。视觉障碍患者失去作为外源性提示的光线可能导致对飞行节律紊乱的生理反应减弱[138]。这种减弱的反应可能会对视力受损的运动员在计划进行国际旅行时产生负面影响，应给他们留出时间进行同步，以提高运动表现并降低受伤风险。

适应性设备

虽然柔道之类的运动只需要很少的干预，但有些项目可能会利用同伴作为向导。例如，在径赛项目中，当运动员有违规的危险时，一些同伴可能会提供听觉提示或轻拍。在门球之类的其他项目，同伴可以使用一个基于声音进行修改的球，其中球有内部的铃声，要求所有参与者、教练和观众保持安静，以便对球进行听觉跟踪。其他适应性调整包括使用强光、将场地或器械喷涂高对比度色彩、设置敦厚的防护垫及边线、应用导轨等。

其他

有些运动员不属于上述五个组别中的一组。这一类别涵盖了大多数临床医生熟悉的各种不同的医疗疾病，包括多发性硬化症、成骨不全症、肌肉萎缩症和侏儒症。然而，这一组可能包括多种状况和综合征，在本章的“分类”部分列出了 10 种永久性损伤。

临床医生必须熟悉可能影响运动表现、安全性和整体健康的某些疾病的其他特征。尽管对各种情况的深入讨论超出了本章的范围，但是临床医生可借鉴本章前面各节中介绍的一些原理。例如，需要评估的方面包括但不限于心肺、体温调节、认知、ROM 或运动功能受限、癫痫风险和适应性设备。然后，临床医生可以利用此评估和其他有关患者状况的知识来提出有关运动选择、安全性和赛前计划的明智建议。

■ 总结

影响有残疾人运动员的医疗疾病在临床表现上千差万别，增加了受伤和患病的风险，并会影响运动员的最佳运动表现。然而，鉴于定期体育锻炼、增加比赛的参与以及探索和扩大该人群的运动范围给人们带来了很多好处，对于临床医生来说，熟悉不同的“运动员级别”及其临床特征非常重要。只有这样，临床医生才能全面参与赛前体检，提供高质量的护理，使患者适应适当的运动，为减少受伤和患病风险提供咨询，并适当地将运动员推荐给医疗顾问和专职医疗人员，以提供最佳的医疗服务。

致谢

作者和编辑感谢上一版作者 C. Joel Hess 和 Dilaawar J. Mistry 的贡献。

选读文献

文献：Slocum C, Blauwet C, Allen JA. Sports medicine considerations for the Paralympic athlete. *Curr Phys Med Rehabil Rep*. 2015; 3(1): 25-35.

证据等级：V

总结：简要概述了普通运动员和残疾人运动员的分类。

文献：Webborn N, Van de Vliet P. Paralympic medicine. *Lancet*. 2012; 380(9836): 65-71.

证据等级：V

总结：对残奥会运动、损伤等级、医疗需求、设备、赛事医疗服务和反兴奋剂等问题进行了简要的循证综述。

文献：Patel DR, Greydanus DE. The pediatric athlete with disabilities. *Pediatr Clin North Am*. 2002; 49(4): 803-827.

证据等级：V

总结：对本章中所讨论问题以及社会心理和评估方面的因素进行了一个简短的循证综述，因为它们与儿科残疾运动员群体尤其有关。

文献：Burkett B. Technology in Paralympic sport: performance enhancement or essential for performance? *Br J Sports Med*. 2010; 44(3): 215-220.

证据等级：Ⅳ

总结：对残奥会运动员群体的技术要求和考虑因素的系统综述。

文献：Lynch JH. The athlete with intellectual disabilities. In: O'Connor FG, ed. *ACSM's Sports Medicine: A Comprehensive Review*. Wolters Kluwer, Lippincott Williams and Wilkins; 2013.

证据等级：V

总结：一本使用率很高的运动医学教科书中的一章，简要总结了医疗提供者在照顾智障运动员时的要点。

（Daniel Herman, Mary E. Caldwell, Arthur Jason de Luigi 著　吴一凡 译　时会娟 校）

参考文献

扫描书末二维码获取。

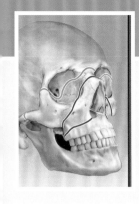

第 29 章

麻醉与围术期医学

"运动员"（athlete）一词来源于希腊语 athlon，意思是"奖励"或"竞赛"，让人联想到健康、健美的人的形象。尽管运动员拥有身体速度、力量和天赋，但他们也有一系列的医疗问题以及一些与运动有关的损伤，导致他们进入手术室治疗。本章在手术和麻醉影响的背景下讨论运动损伤患者中常见的医学问题。还讨论了围术期关注的问题，包括患者的手术准备，麻醉方式的选择，疼痛管理，以及常见的术后并发症。

术前护理：运动员常见的医疗问题

呼吸系统注意事项

哮喘

哮喘是运动员常见的肺部疾病，其特征是肺部通气受限、气道变窄和支气管炎症。支气管收缩和炎症可引起气短、气喘、咳嗽和胸闷。运动诱发的支气管痉挛在普通人群中的患病率为 8% ~ 12%，但在优秀运动员和在寒冷天气运动项目中参加比赛的运动员中可能高达 50%[1]。几位备受瞩目的患有哮喘的运动员，包括 Billy JeanKing, Dennis Rodman, Jackie Joyner-Kersee, Amy Van Dyken，在得到充分治疗的情况下，在比赛中均发挥出了最高水平。

哮喘的诱因包括吸烟、环境、呼吸道病毒、气味和运动。具体的诊断和治疗将在本书的另一个章节单独进行论述。哮喘可以通过详尽的病史、体格检查和各种气管激发试验来诊断。虽然治疗哮喘有多种选择，但一个重要的原则是通过避免接触致敏原和维持治疗来预防。维持和治疗哮喘急性加重的常见策略包括 β_2 受体激动剂（最常用的是沙丁胺醇）、吸入皮质类固醇、全身性皮质类固醇、抗胆碱能药物、白三烯受体拮抗剂和甲基黄嘌呤剂。在紧急情况下，可使用雾化、计量吸入器、口服或静脉注射药物。在患者接受择期手术之前，将哮喘进行较好的控制是很重要的。尽管大多数麻醉药具有支气管扩张的特性，但哮喘患者在麻醉下气道操作后更容易发生支气管痉挛。避免全身麻醉和气管插管可能是有益的。当需要全麻时，喉罩的气道反应性比气管内插管小[2]。

阻塞性睡眠呼吸暂停

阻塞性睡眠呼吸暂停（obstructive sleep apnea, OSA）的定义是在睡眠期间因气道阻塞而导致的通气不足或呼吸暂停。疾病的严重程度可以通过阻塞发作的次数、氧饱和度、微觉醒发作的次数和单位时间内心律失常的次数来确定。高达 90% 的中度至重度睡眠呼吸暂停患者可能仍未得到诊断[3-5]。

阻塞性睡眠呼吸暂停综合征在运动员中可能比最初认为的更为常见[5]。一项对 8 支随机挑选的 NFL（美国国家橄榄球联盟）球队和 302 名球员的研究表明，睡眠呼吸暂停的发生率为 14%，而前锋的发生率为 34%[6]。Archie Roberts 博士是一名退休的心脏外科医生，他与梅奥诊所合作，对 NFL 的退役球员进行了检查，发现 52.3% 的前 NFL 运动员存在睡眠呼吸障碍[7]。此外，一项对东京相扑选手的研究发现，23 名相扑选手中有 11 人有明显的睡眠呼吸障碍[8]。很明显，即使运动员被认为是健康的，阻塞性睡眠呼吸暂停仍然是一个需要临床警惕的问题。

在睡眠或镇静期间，上呼吸道阻塞是由于口咽和喉咽张力降低，导致部分或完全的气道阻塞[9]。随后气道阻力增加，发生缺氧和高碳酸血症，导致交感神经张力增加，随后患者觉醒。OSA 的并发症包括慢性缺氧、低氧血症和高碳酸血症，可导致肺动脉高压、右心衰竭和猝死。OSA 可能会导致一些长期后遗症，包括抑郁、高血压、冠状动脉疾病和卒中。

OSA 是术后的一个棘手问题。镇静剂、麻醉药、安眠药和肌肉松弛剂会加重症状。由于疼痛和手术的内在压力，患者在术后数天内会出现快速眼动睡眠阶段的紊乱。在制订术中计划时，应考虑该类患者梗阻和其他并发症的高危风险。除了教育患者了解 OSA 的风险外，限制麻醉剂、苯二氮䓬类药物和全身麻醉（general anesthesia, GA）的使用可能也有帮助。

详细的临床病史和适当的筛查有助于诊断 OSA。OSA 的症状包括白天嗜睡、打鼾、呼吸暂停、注意力不集中、早晨头痛、情绪低落和易怒。高血压、超重、吸烟、颈围较大的男性更容易患 OSA。图 29.1 为 STOP-BANG 问卷。由于 OSA 的许多危险因素是众所周知的，因此广泛使用各种筛查工具来帮助确定 OSA 患者，包括最有效的 STOP-Bang 评分系统、P-SAP 筛选工具、Berlin 筛选工具和美国麻醉医师协会（American Society of Anesthesiologists, ASA）检查表[5, 10, 11]。

通过多导睡眠描记和多重睡眠潜伏期试验可以诊断 OSA。治疗的主要方法是使用持续气道正压（continuous positive airway pressure, CPAP）呼吸机，它可以打开上气道并防止阻塞。口鼻面罩或鼻面罩是为方便使用和舒适而定制的，但对一些患者来说仍然可能是不适的，导致依从性差。其他治疗 OSA 的方法包括减重、口腔科治疗、悬雍垂腭咽成形术、扁桃体切除术和（或）腺样体切除术、颅面成形技术、睡眠技术和鼻腔手术。OSA 在住院患者和门诊患者死亡病例中都有占比，围术期发生的许多因素加重了其发作[4]。

2016 年，麻醉与睡眠医学学会（Society of Anesthesia and Sleep Medicine, SASM）发布了相关指

STOP-BANG 评分法

每次回答"是"：=1 分

打呼噜（Snoring）：你打呼噜的声音大吗？	□是	□否
疲倦（Tired）：你在白天经常感到疲倦、乏力或困倦吗？	□是	□否
有人注意到（Observed）你在睡觉时停止了呼吸吗？	□是	□否
血压（Pressure）：你是否患有高血压或正在接受治疗？	□是	□否
BMI：超过 35 kg/m²？	□是	□否
年龄（Age）：大于 50 岁？	□是	□否
颈（Neck）围：大于 40 cm？	□是	□否
性别（Gender）：男性？	□是	□否

图 29.1　STOP-BANG 问卷是一种可用于筛查阻塞性睡眠呼吸暂停患者的工具（From Chung F, Yegneswaran B, Liao P, et al. STOP questionnaire: a tool to screen patients for obstructive sleep apnea. *Anesthesiology*. 2008; 108: 812-821. ）

南和建议。有中等水平证据表明 OSA 增加了患者围术期并发症的风险。虽然一般建议成人患者在术前进行 OSA 筛查，但几乎没有证据支持术前筛查的益处。尽管如此，有共识认为，确定患有或可能患有 OSA 的患者可以采用多模式镇痛技术，并在尽可能的情况下避免全身麻醉。OSA 患者应该进行其他系统性疾病的筛选，并且在进行择期手术之前，所有的疾病都应该得到妥善处理。

心血管系统注意事项

本书的其他章节会详细讨论运动员的心血管疾病，在此只讨论两个相关问题：运动员心脏综合征（athletic heart syndrome, AHS）和肥厚型心肌病（hypertrophic cardiomyopathy, HCM）。

运动员心脏综合征（AHS）

AHS 是一种适应性生理状态，表现为剧烈运动、频繁运动导致的心输出量增加、心动过缓（低至每分钟 30 ~ 40 次）和心脏体积增大。1899 年，瑞典医生亨舍恩（Henschen）首次描述了 AHS，并对越野滑雪者和久坐不动的患者的心脏大小进行了比较[12]。由于反复的全身缺氧，心脏体积增大，导致心肌质量增加，心室体积增大，这有利于运动时的心输出量。AHS 是良性的，但必须认识到，因为心动过缓和心肌肥厚可能是临床医生关注的问题，并可能与危及生命的 HCM 相混淆。诊断需要心电图、胸片或经胸超声心动图。虽然 AHS 不是一个健康问题，但较低的静息心率可能使运动员易发生血管迷走性反应，表现为出汗、恶心和晕厥。

肥厚型心肌病（HCM）

HCM 也称为肥厚型梗阻性心肌病，是一种需要迅速诊断和治疗的疾病，以降低显著的发病率和死亡率。HCM 是心源性猝死最常见的原因，已导致许多著名运动员死亡[13]。著名的 HCM 患者包括芝加哥熊队的盖恩斯·亚当斯（Gaines Adams），他在 26 岁时去世；28 岁的马拉松选手瑞安·谢伊（Ryan Shay）在一场比赛中跑完 5.5 英里后死亡；还有才华横溢的喀麦隆中场球员马克·维文·福（Marc-Vivin Foe），他在一场半决赛中去世，享年 28 岁。这些运动员在死亡前都没有被诊断出患有 HCM。

HCM 是一种遗传性疾病，可导致心肌不对称增厚，从而诱发危及生命的心律失常。虽然大多数

HCM 是遗传的，但其他 HCM 是由散发突变引起的。在 23～35 岁的人群中，这一比例高达 1/500 [14]。虽然心肌肥厚通常发生在室间隔，但肥厚可以发生在不同的位置，这可能导致流出道阻塞，特别是在剧烈运动或低血压以及脱水状态下。

对于 HCM 患者，在心脏病专家会诊之前，必须暂缓参加田径运动的医疗许可。获得完整的个人和家庭病史是至关重要的，因为症状和体征通常在青少年时期才会出现。常见的症状和体征包括胸痛（可能在运动后出现）、气短、心律失常或心悸、晕厥、头晕和猝死。不幸的是，1% 的 HCM 患者以猝死为表现。一项为期 10 年的对 158 名年龄在 12～40 岁之间发生猝死的运动员进行的研究发现，90% 的猝死发生在比赛期间或比赛后 [15]。尸检和病理学资料提示，其中 134 例死亡与心脏病变有关，其中 36% 为 HCM 所致。患有隐性 HCM 且无症状的运动员的体格检查可能是正常的，也可能出现第四心音和（或）左心室肥大（非特异性）。对于有明显梗阻的患者，可在 S$_1$ 后不久听到一种明显的渐强 - 渐弱收缩期杂音，这种杂音听诊于胸骨尖部和左下胸骨缘，可放射至腋窝和心底，但通常不放射至颈部。由于梗阻程度增加，杂音可能随着仰卧、坐姿、或蹲姿或做完瓦尔萨尔瓦动作后（Valsalva maneuver）而增加。

我们将在其他章节详细介绍 HCM 的各种诊断和治疗措施以及各种问题。运动员的 HCM 的筛查是一个备受争议的话题，不同的组织提出了不同的建议。美国心脏协会表明，在多数情况下，完整的既往病史和体格检查足以排查潜在风险，而更详细的测试（主要提高灵敏度），包括心电图和超声心动图，是专门为医生提高临床检查结果的 [16]。相反，在意大利，运动员的赛前筛查要求包括详细的病史、家族史、体格检查和心电图（根据需要还要进行额外的心脏检查）[17]。1979 年至 2004 年间，经过全国范围内强制性的系统筛查，意大利威尼托地区的年轻竞技运动员心脏猝死的发病率显著下降。治疗性干预措施包括药物（β 受体阻滞剂或钙通道阻滞剂以及抗心律失常药物）、心脏起搏器和（或）除颤仪，以及介入性手术（如肌瘤切除术或室间隔消融术）。

糖尿病

很多运动员患有糖尿病。虽然不同年龄的运动员可能患有 1 型或 2 型糖尿病，但 1 型糖尿病在运动员中更常见。据估计，美国 20 岁以下人群中约有 21.5 万人患有糖尿病 [18]。糖尿病的长期并发症包括心血管疾病、脑血管疾病、周围神经病变、视网膜病变和肾病。诊断试验包括空腹血糖水平、口服葡萄糖耐量或随机血糖水平试验。空腹血糖应低于 100mg/dl，糖耐量在 100～125 mg/dl 之间反映出糖耐量受损，而超过 200 mg/dl 则需关注糖尿病的可能。

糖尿病的治疗包括维持正常或接近正常的血糖水平和预防低血糖。虽然 2 型糖尿病患者很少发生低血糖，但在 1 型糖尿病患者发病率和死亡率较高。严重的低血糖会导致癫痫发作和不可逆的脑损伤，因为大脑需要葡萄糖进行正常的代谢活动。低血糖应立即以碳水化合物、葡萄糖片或葡萄糖注射液的形式给予葡萄糖治疗。在围术期，镇静或麻醉的患者可能会漏诊低血糖。高血糖会导致伤口感染增加，伤口愈合不良。

运动医学患者术中护理及注意事项
骨科手术和疼痛

一项关于门诊手术的研究表明，骨科患者术后疼痛的发生率最高 [19]。治疗不当引起的疼痛会显著影响恢复时间、康复、患者满意度，并可能增加再入院率。选择麻醉时，应充分考虑各种因素，包括外科手术的精确位置、骨道、截骨程度、韧带修复、神经相关等操作，以及手术切口大小、术中使用止血带时间、术后物理治疗和关节活动度 (ROM) 练习需求等方面。这些围术期因素将有助于医护人员预测术后疼痛程度，确定是否需要局部镇痛技术，以及确定所需的镇痛持续时间。

周围神经阻滞（peripheral nerve block, PNB）可以提供良好的术后镇痛，但可能不足以覆盖整个手术区域和术中操作。必要的手术定位可能会引起不适，是使用区域麻醉技术作为主要麻醉方式的限制因素。止血带引起的疼痛会造成清醒患者很强的不适。止血时间超 45～60 分钟可能导致缺血性疼痛，即便使用 PNB 也可能无法忍受。此外，有些外科手术存在神经损伤或筋膜室综合征的风险，外科医生可能希望在术后尽早识别这种风险。在这种情况下，区域麻醉技术可能在术后 24 小时内掩盖骨筋膜室综合征的症状，不利于早期发现。

患者因素

患者的一些临床特征，包括前面提到的合并疾病，在麻醉方案的制订中起着重要的作用。全身麻醉会增加具有心血管疾病高危因素患者发生重大心脏事件的风险。幸运的是，在年轻的运动员人群中，心血管危险因素是罕见的[20]。建议 OSA 患者使用非麻醉性镇痛药以及避免全身麻醉，以降低围术期并发症的风险[21-25]。如果患者有插管困难的病史，避免气道操作可能是有益的，以防止潜在的气道并发症。合并食管、胃部病变和胃食管反流疾病，可能会增加误吸风险，这类患者也应避免全身麻醉。患者的心理因素可能在麻醉选择中起着重要的作用。有些年轻运动员可能担心区域麻醉会导致神经损伤。

区域麻醉

区域麻醉指的是使身体某一特定区域处于无痛和不能运动的状态。区域麻醉技术可进一步细分为以节段性脊髓水平为目标的麻醉技术（中枢或椎管内阻滞，如脊髓或硬膜外阻滞）；周围神经阻滞（如 PNB 和神经丛阻滞）；静脉区域麻醉（如 Bier 阻滞）。椎管内阻滞和 PNB 都是通过使用局部麻醉药、麻醉性镇痛药和其他辅助药物来实现的。浅表神经阻滞通常指操作中局部麻醉药的浅表注射。无论是椎管内阻滞还是 PNB，都可以通过置入导管来持续注射麻醉药物以优化术中麻醉和术后镇痛。周围神经导管可用于住院或门诊患者的处理。PNB 和椎管内阻滞可以作为全身麻醉的辅助麻醉方式。

区域麻醉禁忌证

区域麻醉的绝对禁忌证和相对禁忌证因人而异。患者拒绝、患者在给药过程中不能够配合体位摆放、注射部位感染、最近使用过溶栓剂，或操作人员对区域麻醉技术缺乏经验，这些都可能是绝对禁忌证。颅内压升高可以造成脑疝，是椎管内麻醉的禁忌。其他相对禁忌证包括全身感染、神经系统疾病、由内科疾病或用药引起的凝血障碍，以及解剖异常。在进行区域麻醉之前，应充分权衡所有的风险和受益。

区域麻醉并发症

与椎管内阻滞相关的感染发生率约为四万分之一[26, 27]。PNB 感染的风险尚未明确，但在腋窝或腹股沟区域连续留置导管超过 48 小时，PNB 感染的风险似乎更大[28, 29]。通过固定导管和局部注射造成的皮肤污染，通过导管置入播散的全身感染，或免疫抑制均增加风险[30]。给潜在凝血病的患者实施腰麻或硬膜外麻醉可能出现血肿[31]。详细的管理建议在美国区域麻醉协会 2010 年实践指南中有描述[32]。虽然

这些信息对 PNB 的指导意义不大，文献中有病案报道随着腰骶丛阻滞等更为深部阻滞技术的使用，血肿导致神经损伤的情况较之前增多。神经损伤是骨科医生和麻醉医生都关心的重大问题，但幸运的是周围神经损伤（PNI）的总体风险很小。2007 年的一项荟萃分析显示，椎管内阻滞操作造成永久性神经损伤的发生率为（0 ~ 7.6）/10 000，而 PNBs 的这一比例约为 1/15 000[33]。最近的研究证实了 PNI 发生率从 0.029% 到 0.2% 不等，这主要是由于研究方法不同导致的数据不同[34-40]。PNB 神经损伤的发生率在 (2 ~ 4)/10 000[41]。短期感觉异常的发生率为 1% ~ 3%，其中以肌间沟入路臂丛阻滞的发生率最高[33]。

美国区域麻醉协会 (American Society of Regional Anesthesia, ASRA) 在 2016 年发表了一份关于区域麻醉神经损伤的实践报告。除了回顾区域麻醉技术下神经损伤的发生率、原因和风险外，该报告还回顾了常见骨科手术后 PNI 的风险，并陈述了发生 PNI 后的治疗方法[41]。

区域麻醉对运动医学患者的益处

区域麻醉的好处是显而易见的。与麻醉性镇痛药相比，周围神经阻滞和椎管内阻滞明显改善了术后镇痛质量[42-45]。同样，这些研究也表明其恶心、呕吐、肠梗阻、瘙痒和镇静等副作用更轻。区域麻醉的使用也可以改善部分患者的功能恢复。周围神经置管可使患者更早下地活动，缩短住院时间和出院后的康复期，改善膝关节手术后的 ROM 等运动功能[46-48]。与周围神经置管相比，硬膜外置管也有类似的镇痛效果，但更常见的副作用是低血压和恶心[49]。此外，区域麻醉可以降低患者出院后再入院率[50, 51]。

区域麻醉在镇痛以外的方面对患者也有益处。比如通过降低患肢的动脉和静脉压，阻断交感神经张力，可减少手术失血量[46]。椎管内麻醉可降低深静脉血栓形成（DVT）和肺栓塞（PE）的发生率，因为可增加血流、降低黏度和调节炎症介质[52, 53]。椎管内麻醉也可能通过调节炎症和免疫反应来降低手术部位感染的风险[54]。此外，对于避免对高危患者人群行全身麻醉是一个不可估量的好处。

止血带

在骨科手术中，止血带十分重要，然而，其相关并发症也不少，可导致神经损伤和组织损伤，疼痛可引起高血压和心动过速，还会诱发镰状细胞贫血[55]。

神经损伤可由止血带边缘的缺血、压迫或剪切引起。止血带引起的疼痛通常是迟钝的，一般是胀痛。进展性症状包括刺痛、麻木、感觉异常和疼痛性质的改变。疼痛通常在应用止血带 20 分钟时开始，在大约 40 分钟时变严重[56]。止血带的使用不能保证安全，但大多数专家认为 2 小时"最大缺血时间"是相对安全的[57]。在手术结束时，松开止血带会导致低血压和代谢性酸中毒，因为缺血肢体的代谢物被释放到血液循环中[58]。在充血性心力衰竭患者中，循环容量的突然增加可导致急性心力衰竭。在止血带的远端阻断静脉血的流动，容易使患者形成血栓。血栓的全身性扩散可能导致卒中和肺栓塞[58]。

手术体位

虽然大多数骨科手术采用仰卧位，但有些手术需要更复杂的体位。正确的体位和衬垫是减少并发症的关键。

沙滩椅位

沙滩椅位已成为许多骨科医生在肩部手术中选择的体位。这种姿势的好处很多，包括更好地暴露肩关节，避免侧卧位，减少臂丛神经损伤的风险，减少关节出血。尽管如此，沙滩椅位会引起多种生理变化，包括平均动脉血压、中心静脉压、心输出量和动脉氧含量的下降。其他问题包括静脉池、空气栓塞风险增加和气道通畅性差。有报道关节内液体外渗进入软组织可导致气道受压。另一个重要的问题是脑灌注和血压测量的位置可能存在差异。这个问题在高血压患者中尤为重要，他们的自动调节曲线可能右移，需要较高的平均动脉血压来维持足够的灌注。在臂动脉处测量血压，计算心脏与外耳道的距离。静水压梯度可以通过每厘米下降 0.77 mmHg 进行换算[59]。此外，在脚踝处（大约在头顶下方 150 cm 处）放置一个血压袖带，可能会给麻醉医生和外科医生造成大脑灌注压力增加的错觉。严重的神经损伤可能是由于在沙滩椅定位过程中大脑灌注不足造成的，这已在 4 例患者中得到证实[60]。

特定区域麻醉技术

椎管内麻醉

硬膜外阻滞、骶管阻滞和腰麻统称为椎管内麻醉。腰麻也可称为鞘内阻滞或蛛网膜下腔阻滞。椎管内麻醉技术可用于任何下肢、髋部或盆腔手术的麻醉。最常见的是使用混合局麻药（有或没有麻醉剂），但也有用其他辅剂来延长阻滞时间，提高麻醉质量。留置导管最常用于硬膜外阻滞，有助于延长阻滞的时间，提供持续的术后镇痛。硬膜外阻滞和腰麻的主要区别在于给药部位。腰麻需要穿过硬脊膜并将药物注入脑脊液中，而硬膜外阻滞则需要穿过黄韧带后在硬脊膜外注药。由于硬膜外腔内解剖结构不同，存在血管、脂肪和潜在的分隔，硬膜外阻滞与腰麻相比，有时可导致麻醉不匀或单侧阻滞。

椎管内阻滞最常见的不良反应是低血压、瘙痒、恶心、镇静和尿潴留。血流动力学的影响，包括低血压和心动过缓，在腰麻中更为明显，这是由于交感神经阻断，以及上胸椎水平阻断心脏传导纤维所致。混合使用麻醉剂时，瘙痒和恶心更加明显。头痛是椎管内麻醉的另一并发症。据报道是由于硬脊膜穿刺引起的脑脊液动力学改变而发生的，幸运的是，当有经验的医生使用小型非切割针头进行腰麻时，发生率较低（0～2%）[61-63]。一般情况下，硬膜外阻滞不应刺破硬脑膜，但也可能发生意外。在硬膜外放置大号针时，脑脊液回流可引起患者头痛。在这种情况下，使用硬膜外血补片进行治疗是非常有效的。使用某些局麻药和放置创伤性针头可能会增加这种风险。严重并发症如全脊麻、局麻药中毒、感染、出血和永久性神经损伤是非常罕见的。

实际上，对于运动医学门诊手术，椎管内阻滞可降低全麻相关的风险并促进后期康复。在膝关节镜等门诊手术中，全麻与硬膜外、腰麻或 PNBs 在效率、成本和并发症等方面存在争议[64-68]。比如在考虑疼痛控制、精神状态和恶心等因素时，椎管内麻醉可能会缩短住院时间，但其他因素如尿潴留等，可能最终又会延迟出院。

周围神经阻滞
概述

通过精确地在周围神经附近注射局部麻醉剂和辅剂，可以实现手术麻醉和镇痛。可以通过体表定位、神经刺激仪和超声引导技术来完成操作。

阻滞的时间可以通过改变局部麻醉或辅剂的类型或通过留置神经导管来控制。神经阻滞的定位可能涉及几种技术。结合体表解剖知识，同时触诊血管和骨性结构，可以帮助确定阻滞的位置。PNBs 最初是通过神经刺激仪来诱发感觉异常进行定位的。对于神经刺激仪，使用绝缘针在尖端施加低电流，可以引起目标神经支配的相应肌群收缩。另外，"实时"超声可使周围神经和针头可视化，这使麻醉医生能够根据解剖特点进行给药。到目前为止，还没有一种技术被证明可以减少神经损伤并发症[41]。越来越多的证据表明，超声可以通过观察局部麻醉药的扩散来降低局部麻醉药的毒性，也可以通过减少局部麻醉药的用量来降低局部麻醉药的毒性[37, 69-72]。超声引导阻滞具有许多优点，包括起效快、质量高、局麻药用量少、血管刺穿率低[72-74]。

上肢神经支配和臂丛神经

臂丛神经由 C5 至 T1 脊神经腹侧支形成，偶尔有 C4、T2 成分。图 29.2 是臂丛神经示意图。臂丛神经位于颈部的前斜角肌和中斜角肌之间，经过第一肋骨和锁骨下，环绕腋动脉，并分为周围神经，为上肢提供运动和感觉神经支配。从椎间孔到上臂有筋膜鞘包裹臂丛神经，既可以分隔注射药物，也可以为这种方法提供安全的屏障。有几种技术可以用来阻滞臂丛神经，每一种技术在臂丛神经的覆盖范围和不良反应方面是不同的。图 29.2 展示了臂丛神经阻滞的不同方法。

肩部和上臂手术
肌间沟入路臂丛神经阻滞

肌间沟入路臂丛神经阻滞能有效阻滞臂丛上干，为包括整个盂肱关节、肩袖、锁骨外侧 2/3 和肱骨近端的手术提供良好的麻醉。C8-T1 常常不受阻滞，因此常常不能阻滞肱骨内侧皮神经以及手部尺侧区域。因此，在肩部、上臂和前臂手术中，肌间沟入路臂丛阻滞是最有效的。可以用肌间沟入路臂丛阻滞进行肩部手术，避免全麻。许多外科医生更喜欢这种方法，因为它有助于对沙滩椅位的患者进行持续的神经学评估。如前所述，麻醉患者在这种体位会出现低血压，导致心脑血管并发症。肌间沟入路臂丛阻滞是肩部手术最常用技术，因为它同时阻滞腋神经和肩胛上神经。2015 年的一项荟萃分析显示，接受了肌间沟入路臂丛阻滞的患者在运动时疼痛控制可达 6 小时，休息时可达 8 小时，并且减少了术后 24 小时内阿片类药物的使用[75]。持续留置导管技术已被证明可以加强这些好处，改善睡眠以及患者满意度[75]。

肌间沟入路臂丛阻滞在前外侧颈部，靠近斜角肌附近的神经根出口（图 29.3）。与颈丛、膈神经和喉返神经、星状神经节以及头颈部的其他神经的毗邻容易引发神经阻滞的副作用。对同侧膈神经的阻滞时有发生，因此，对患有严重肺部疾病或对侧膈神经麻痹的患者，这种阻滞是相对禁忌的。然而，在绝大多数健康患者中，膈神经阻滞很少或根本不会引起症状，很少需要治疗。声音沙哑和霍纳综合征也可能发生，但通常只会造成轻微的不便。幸运的是，所有这些影响通常会逐渐消失。更严重的并发症，如椎动脉注射、全脊麻和意外脊髓注射，已有文献记载，但很少见。

肩胛上神经阻滞

肩胛上神经阻滞可单独使用，也可与腋神经阻滞联合使用，用于不适合肌间沟入路臂丛阻滞和膈神经麻痹的患者[76]。神经支配肩袖肌群（肩胛下肌除外）、肩胛盂、大部分关节囊、后肩胛、部分肩峰和肩峰肩锁关节，以及颈部皮肤和大部分肩上部。通常从肩胛上切迹通过神经刺激或超声技术引导后入路阻滞神经，应用这种技术诱发气胸的风险很低。一项对肩外科手术患者采用斜角肌间、锁骨上和肩胛上阻滞的比较研究表明，肩胛上阻滞在降低平均肺活量方面的副作用明显更小。三种不同阻滞方法的平均疼痛评分和 24 小时阿片类药物消耗量无显著差异[77]。

肘、前臂和手部手术
锁骨上入路臂丛阻滞

锁骨上入路臂丛阻滞是在锁骨上窝臂丛神经干和分支的水平上进行的，它覆盖了整个手臂。它能覆盖上肩胛骨近端和内侧臂的 T2 分布区域。肋间臂神经是一种来源于 T2 肋间神经的皮神经，它支配上臂内侧区域，通常不受臂丛入路影响。因此，当使用上臂止血带时，腋窝上方的皮下局部麻醉带被用来阻断这条神经[78]。既往避免应用锁骨上入路臂丛阻滞是因为许多医生害怕气胸或损伤锁骨下动脉。然而，超声的可视化功能使这个区域成为最受欢迎的上肢 PNB 之一。由于在这个水平上神经密集，阻滞快速效果显著。这种方法配合插入神经周围导管还可以延长镇痛时间[79]。锁骨上阻滞有与肌间沟阻滞类似的潜在副作用，包括膈神经阻滞（40%～60%）[80]。

锁骨下阻滞

锁骨下阻滞的覆盖范围与锁骨上入路臂丛阻滞相似，气胸和膈神经受累的风险低很多，因此更适合肺部疾病患者。在这个水平上，神经走行在肌肉更深层，使针的放置更具挑战性。对于肥胖或肌肉发达的患者，超声显示可能很困难。操作在锁骨下及喙突的

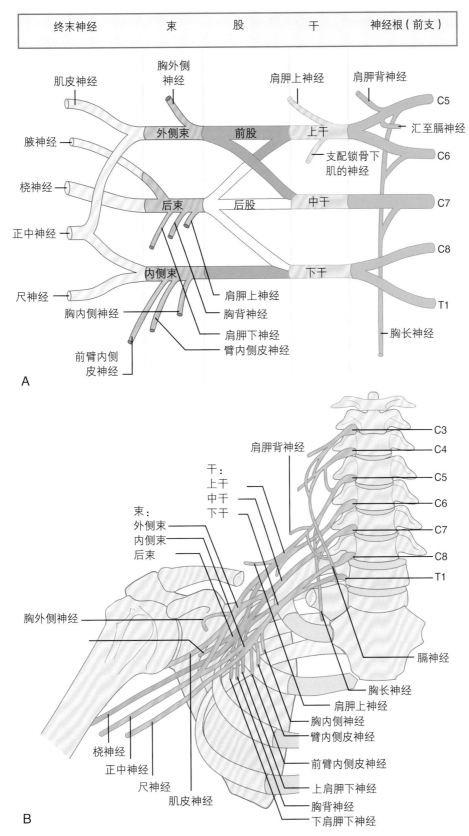

图 29.2 （A）臂丛神经示意图。（B）体内臂丛的形态（From Bogart BI, Ort VH. *Elsevier's Integrated Anatomy and Embryology*. Philadelphia: Mosby; 2007.）

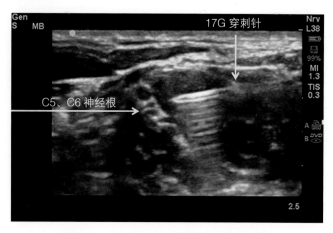

图 29.3 经肌间沟入路的臂丛超声图像

稍内侧进行，此处臂丛的外侧囊、后囊和内侧囊包围腋动脉。阻滞开始的速度比锁骨上入路慢，但这种入路是连续置管的理想方法，因为靶神经较深，固定导管的周围组织较多。

腋路臂丛阻滞

腋路臂丛阻滞在臂丛分出周围神经处进行。和它的名字不同，腋神经不会被阻滞，因为它在更头侧就分出并走向后方。腋路臂丛阻滞为前臂和手部手术提供了极好的覆盖范围。与锁骨上入路臂丛阻滞相比，这种方法的不良反应和并发症较少，因为它是在胸腔外进行的，避开了肺部和颈部的许多神经和血管。此外，这个区域对凝血障碍患者是理想的，因为是浅表区域。已有很多专著描述了该区域的许多方法和技术，包括使用简单的标志物和腋窝动脉触诊、神经刺激和超声技术。

下肢神经支配

下肢周围神经由腰丛和骶丛组成，分别由 L1-L4 脊神经前支和 L4-S3 脊神经前支支配。如果需要完全阻滞这些神经，许多人会选择椎管内麻醉而不是神经丛阻滞，因为椎管内麻醉可以简单地用一个操作覆盖多条神经。除其他周围末梢神经外，腰丛还分出股外侧皮神经、股神经和闭孔神经，而骶丛形成坐骨神经和股后皮神经。因此，许多下肢周围神经可以在盆腔外被阻滞。由于神经支配的复杂性，许多手术需要联合阻滞。

髋、股骨、大腿前部和膝关节手术
股神经阻滞

髋关节和膝关节韧带是运动人群中常见的手术部位。虽然膝关节韧带修复已经作为门诊手术进行了几十年，但髋关节镜手术是门诊手术较新的领域，并具有挑战性。术后疼痛可能是显著的，研究表明术后疼痛评分在 10 分视觉模拟量表（visual analogue scale，VAS）上为 7 ~ 10 分[81, 82]。遗憾的是，由于髋关节的复杂神经支配和腰骶丛的共同参与，实施区域麻醉技术可能是一个挑战。

尽管数据受到小样本量的限制，一些小型临床研究已经证明关节内应用局部麻醉剂和手术切口应用局部麻醉剂对疼痛评分有降低[83-85]。许多区域麻醉技术已经被应用于髋关节镜手术中，包括股神经阻滞、髂筋膜阻滞（股外侧皮神经）和腰丛阻滞。虽然缺乏充足的文献数据进行荟萃分析，但有证据表明，股神经阻滞和腰丛阻滞比静脉注射止痛药物镇痛获益更大[86, 87]。目前还没有令人信服的证据显示髂筋膜阻滞的益处[86]。

股神经阻滞在门诊手术中很常见，在膝关节手术中使用最为频繁，但最近由于内收肌管阻滞具有良好的运动保护作用，在很大程度上取代了股神经阻滞。

由于神经在腹股沟韧带远端的位置相对较浅，而且相对于股动脉的位置可以预测，因此使用体表定位、神经刺激和超声引导技术可以相对容易地进行神经阻滞。阻滞导致大腿和膝关节前部、股四头肌、前关节囊和小腿内侧（通过隐神经）麻醉。前交叉韧带重建手术是一种较常见的骨科手术，可能会导致严重的疼痛。关节内注射并没有区域技术那么有效[88, 89]。数据显示，接受股神经阻滞的患者疼痛评分降低，阿片类药物消耗减少，麻醉后监护室停留时间缩短，意外入院风险降低，增加了额外的益处[90, 91]。

导管的放置很简单，并且在门诊 ACL 修复中使用股神经阻滞时，术后疼痛有显著改善[92]。股神经阻塞的风险小，但可能包括血管内注射、血肿和感染（使用导管后）。图 29.4 显示了股神经的超声检查。

内收肌管阻滞

在膝关节手术中，内收肌管阻滞在很大程度上取代了股神经阻滞。由于股神经阻滞对股四头肌的阻滞作用，许多麻醉医生目前都选择更远端的阻滞，以便能减轻运动功能阻滞，但仍能提供感觉阻滞。内收肌管内有隐神经、股内侧神经和闭孔神经的分支。比较内收肌管阻滞与股神经阻滞用于全膝关节置换术的荟萃分析显示，在接受内收肌管阻滞与股神经阻滞的患者中，疼痛评分没有显著性差异，并表明与股神经阻

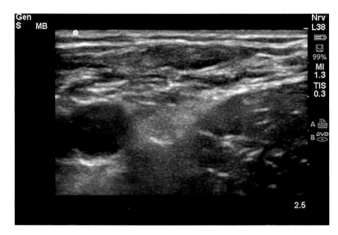

图 29.4 股神经、动脉和静脉的超声图像

滞相比，内收肌管阻滞对股四头肌力量保留有显著改善[93]。这项荟萃分析的局限性在于，仅包括 6 项研究和 408 名患者，研究显示了他们定义内收肌管阻滞部位的不同。在骨科运动医学人群中，与前交叉韧带股神经阻滞相比，内收肌管阻滞的镇痛效果和股四头肌力量均优于股神经阻滞[94]。

虽然阻滞后因运动无力而跌倒的报道很少，但运动保护技术有助于早期行走，并可能减少高危患者的跌倒，减少因运动无力引发的并发症。图 29.5 显示了内收肌管阻滞的超声图像。

小腿、踝关节和足部手术

坐骨神经阻滞

坐骨神经很长，从坐骨切迹开始，一直延伸到腘窝，在那里它分为胫神经和腓总神经。深层入路操

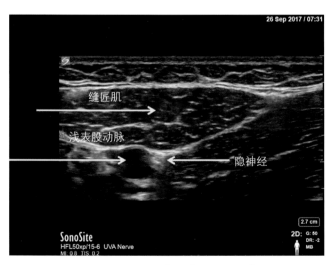

图 29.5 内收肌管阻滞的超声图像

作通常需要神经刺激或超声引导。坐骨神经加隐神经阻滞可以完全覆盖膝以下区域。坐骨神经阻滞相对复杂，需要更长时间操作，但可能比其他 PNB 持续时间更长。对于足部手术，导管可经腘窝或臀下入路插入，镇痛效果相同[95]。联合坐骨神经阻滞用于膝关节置换术的研究表明，镇痛效果有所改善。然而，在运动功能恢复方面没有明显的益处，当应用坐骨神经阻滞时，术后早期康复可能会因虚弱而受到影响[96]。

隐神经阻滞

选择性隐神经阻滞与腘窝阻滞联合适用于膝部以下麻醉。它可以在膝上或膝下内收肌管内使用，前一种方法成功率更高[97]。

踝关节阻滞

在踝关节上方不使用止血带的情况下，坐骨神经和股神经的五个终支可以在踝关节处进行阻滞，为足部手术提供麻醉和镇痛。如果计划在中足以上进行骨科手术，这项麻醉技术可能不充分，应采用腘窝/隐静脉入路。这种阻滞可以单独通过体表标志来完成，但由于需要多次注射，起效潜伏期延长，患者的不适感更大。在临床实践中，可以应用超声技术进行辅助。

静脉区域麻醉（Bier 阻滞）

Bier 阻滞是一种较古老的区域麻醉方法。有止血带时静脉注射局麻药会产生较高静脉压力梯度，促使麻醉剂流向四肢较小的神经末梢。Bier 区域最适合于持续不到 60 分钟的短期手术，因为止血带会产生疼痛。这种阻滞最常用于上肢手术，但也可用于下肢手术。下肢区域需要更大的药物量，这增加了局部麻醉剂毒性，是最常见的并发症风险。通过应用止血带最小时间间隔并确保阻滞效果可以最大程度降低毒性风险。使用利多卡因 Bier 区域麻醉时，建议 45 分钟内使用足够数量的药物与组织结合，以确保松开止血带前的血清药物浓度处于安全水平[98]。软组织手术、肌腱修复和小关节修复都可以采用该技术方法。

留置导管技术

据统计，50%～70% 的手术是在门诊进行的；目前在门诊基础上已经开展更复杂的运动医学和矫形手术[99]，如肩关节置换术、单髁和全膝关节置换术以及多韧带膝关节手术是目前门诊手术中心的标准手术。用留置导管技术治疗疼痛已经成为一种实践标准。

肩、肘、手部手术用臂丛神经导管，足、踝手术用腘窝神经导管，膝关节手术用股神经或内收肌导管已被证明对患者有益并能够改善许多方面，比如除了加强神经阻滞的镇痛效果外，还可以使用低剂量的局麻药，这可以减少运动功能阻滞，减少膈肌麻痹[100]。

在接受整形手术的患者中，留置导管技术可以改善疼痛评分，减少麻醉需求，改善睡眠[43]。此外，如果进行适当的患者筛查和教育，门诊连续导管技术是安全的[101]。临床医生必须仔细选择合适的置管患者，注意患者是否理解，以及了解导管的管理操作。同意患者出院回家应用连续导管技术不应该包括以下情况：患者缺乏理解或要求舒适或可能移除导管；没有陪护的患者存在麻醉毒性的迹象；未进行沟通或有顾虑的患者；患者住在偏远地区，无法及时得到医疗援助。

局部麻醉药

局麻药分为两类（酰胺类和酯类），通过阻断电压门控钠通道进而阻止神经冲动的传递。酰胺类局部麻醉药包括布比卡因、罗哌卡因、利多卡因和甲哌卡因。酯类局部麻醉剂包括普鲁卡因、氯普鲁卡因、丁卡因和苯佐卡因。酰胺类局部麻醉药在肝中降解，酯类局部麻醉药在血浆中被酶降解。与酰胺类相比，酯类麻醉剂更容易引起对氨基苯甲酸（PABA）的过敏反应，PABA 是酯类麻醉剂的代谢产物[102]。

局部麻醉药的效力、起效速度、作用时间和毒性不同[103]。临床上最常用的局麻药包括布比卡因、罗哌卡因、利多卡因和甲哌卡因。布比卡因是作用时间最长和最有效的药物，但和其他麻醉剂相比它具有最高的心脏毒性，因此通常推荐 2.5 mg/kg 的最大剂量。罗哌卡因的效力低于布比卡因，心脏毒性较小，最大推荐剂量为 3 mg/kg。利多卡因虽比布比卡因或罗哌卡因作用小，作用时间短，但具有非常稳定的特性。不加用肾上腺素时最大剂量为 4.5 mg/kg，加肾上腺素时 7 mg/kg[104]。甲哌卡因起效快，持续时间比利多卡因长，但其持续时间比布比卡因或罗哌卡因短。甲哌卡因是一种非常有用的局部麻醉药物，适用于那些需要一次局部麻醉但不想在术后延长神经阻滞时间的患者。不加用肾上腺素时最大剂量为 300 mg，加用肾上腺素时 500 mg。在浓度为 1∶200 的局部麻醉药中加入肾上腺素可使镇痛的持续时间增加约 200%[105]。增加更高浓度的肾上腺素不能提供额外的持续时间效

益，并可诱发心动过速和高血压等副作用。用于局部麻醉剂的其他佐剂有助于改善 PNBs 的质量和持续时间，包括可乐定、地塞米松和丁丙诺啡。

局部麻醉的全身毒性

局部麻醉药的不良反应包括相对较轻的局部症状、全身毒性反应和意外血管内注射引起的严重神经系统和心血管症状。症状通常始于耳鸣，口中金属味，头晕和头昏眼花，并迅速发展为癫痫发作，最终发展为心力衰竭[106]。癫痫发作、躁动和意识丧失是神经系统的最常见症状。中枢神经系统（CNS）症状可用苯二氮䓬类药物（如咪达唑仑、劳拉西泮或地西泮）治疗。此外，必须保持呼吸道通畅，因为通气不足和呼吸性酸中毒会延长并加重局部麻醉药毒性的影响[107]。

大剂量时，局部麻醉药会延迟心脏传导并降低心肌收缩力，布比卡因对心脏钠通道的亲和力特别高[108, 109]。尽管局部麻醉剂全身毒性是罕见的事件，传统上认为它在每 1000 个 PNB 中最多发生 1 次，但建议更多高质量的研究局部麻醉剂全身毒性的临床随机对照试验[110]。从回顾性研究中，我们知道半数的局麻药中毒病例在注射局麻药后 50 秒内就能看到，注射后 60 分钟内仍可观察到相关体征[110]。心律不齐是最常见的心脏毒性反应。但是，有 12% 的患者会发生心搏骤停。如果将局麻药直接注射到椎动脉或颈动脉中，这些发现则并不适用，并且很小剂量的局麻药也可诱发癫痫发作[110]。

不良反应治疗取决于症状的程度。中枢神经系统的轻微症状不需要干预，如果不注射其他局部麻醉剂，通常会逐渐恢复。对于包括中枢神经系统症状和心力衰竭在内的严重反应，脂质乳剂治疗已被证明是"一线"治疗方法。脂质乳剂疗法以商标名 Intralipid（脂肪乳剂）出售，被认为是一种"脂质池"，可从心脏组织中提取疏水性药物，例如布比卡因。另外，脂肪乳剂被认为可以稳定心肌并充当心肌细胞的能量底物。可以 1.5 ml/kg 的剂量静脉推注给药，或以 0.25 ml/(kg·min) 的速度输注，并在血流动力学稳定后持续 10 分钟[110]。如果出现心肺衰竭，应通知最近的具有体外循环功能的医疗机构[111]。已经发布了指导临床医生治疗患者的 LAST 指南。表 29.1 显示了 LAST 的处理流程。

表 29.1 局麻药全身毒性的治疗

局麻药全身毒性（LAST）的药物治疗不同于其他心搏骤停方案。

- 寻求帮忙。
- 首先关注：
  - 气道管理；100% 氧气通气
  - 抑制癫痫发作：首选苯二氮䓬类药物；心血管不稳定患者应避免使用异丙酚
  - 通知最近的有体外循环能力的机构。
- 心律失常的处理：
  - 基础和高级心脏生命支持（ACL）需要调整药物，可能还需要长时间的工作。
  - 避免使用抗利尿激素、钙通道阻滞剂、β 受体阻滞剂或局部麻醉剂。
  - 将肾上腺素的个人剂量减少到 <1 μg/ kg
- 脂肪乳剂（20%）疗法（括号内的数值针对 70 kg 患者）：
  - 静脉注射 1.5 ml/kg（瘦体重），超过 1 分钟（−100 ml）
  - 持续输注 0.25 ml/(kg·min)（−18 ml/min；通过滚钳调节）
  - 对持续性心血管萎缩症重复一次或两次。
  - 如果血压保持在低水平，则将输注速度加倍至 0.5 ml/(kg·min)。
  - 在达到循环稳定后继续输注至少 10 分钟。
  - 推荐上限：前 30 分钟约 10 ml/kg 脂肪乳剂
- 在 www.lipidrescue.org 上传 LAST 发作病例，并向 www.lipidregistry.org 报告脂质的使用情况。

From Neal JM, Bernards CM, Butterworth JF, et al. ASRA practice advisory on local anesthetic systemic toxicity. *Reg Anesth Pain Med*. 2010; 35(2): 151-161.

围术期药理学

围术期疼痛管理

有效的疼痛管理具有挑战性，尤其是在门诊手术环境中，患者必须带着安全有效的药物出院回家。无效的疼痛控制是门诊手术后再入院的主要原因。麻醉药品一直是术后早期控制疼痛的主要手段，但它们也有副作用，其中一些副作用对一部分患者（如阻塞性睡眠呼吸暂停综合征或有严重呼吸系统疾病患者）是致命的。本节将回顾围术期镇痛的各种选择方案。处方和非处方类阿片药物已经引起了全世界的关注，因为阿片的流行被认为是历史上最严重的毒品危机，每天有 91 名美国人死于阿片过量[112]。虽然最初被认为是低风险的，但最近的研究表明，与从未使用过阿片类药物的患者相比，术后短期使用阿片类药物的患者出现长期使用阿片类药物的风险更高[113]。目前，虽然学者们已经进行大量研究，以期确立最佳实践指南，帮助指导临床医生开具处方，但在骨科领域，关

于推荐最佳麻醉剂剂量的数据依然很少[113-115, 133]。

最常见的用药过量的处方药包括美沙酮、羟考酮和氢可酮[112]。美国疼痛学会于 2016 年 2 月在 *The Journal of Pain* 上发布了术后疼痛管理临床实践指南[116]。这些指南包含 32 条建议，用于外科患者的最佳疼痛管理。表 29.2 列出了指南建议。其中四项干预措施有高质量的强证据支持。强推荐中有三个与运动医学患者有关，使用多模式镇痛、应用对乙酰氨基酚（含或不含非甾体抗炎药）和使用区域麻醉技术。这些建议强调，除了阿片受体外，还应通过靶向多种疼痛调节受体，提高对多模式镇痛和疼痛治疗的认识。人们对加速康复外科（Enhanced Recovery After Surgery, ERAS）方案的关注促进了围术期干预措施的开展，这些干预措施从手术前持续到手术后几天甚至几周。ERAS 始于 20 世纪 90 年代，由 Henrik Kehlet 教授发起，促进提供循证、多模式、多学科的围术期护理途径、促进术后早期康复[117]。从手术前开始，开始患者教育和营养管理，并贯穿整个围术期。加速康复外科（EARS）的共同组成部分包括密切关注多模式镇痛、液体管理和早期活动。随着 EARS 的实施，越来越多的数据显示，手术患者的出院时间提前，康复速度快，成本降低，护理质量提高。

阿片类

阿片类药物分为天然类（即吗啡）或合成类（如芬太尼、舒芬太尼和瑞芬太尼），是围术期镇痛的基石。然而，其不良反应包括呼吸抑制、镇静、术后恶心呕吐（postoperative nausea and vomiting, PONV）、肠梗阻、瘙痒和排尿困难。这些问题可能导致再入院。尽管如此，阿片类药物是围术期最常用的止痛药。阿片类药物的一个显著优势是可在手术期间以肠外形式使用，也可以口服制剂形式让患者在家使用。

最常用的静脉注射类阿片是吗啡、氢吗啡酮和芬太尼。吗啡，通常被认为是"金标准阿片类"，作用持续时间为 4~5 小时，由肝代谢，因为它是由肝转化为活性代谢物，由肾清除，所以在肾衰竭或肾功能不全的患者中必须谨慎使用。氢吗啡酮的效力是吗啡的 5 倍。镇痛作用在 5 分钟内起效，与吗啡相比，镇痛作用持续时间短[118]。对肾衰竭患者是较好的选择。芬太尼镇痛作用比吗啡强 100 倍，镇痛起效时间在 3~7 分钟内。芬太尼由于作用时间短，所以使用频率高。此外，在肾衰竭患者中使用是安全的。

许多常用的口服阿片类药物用于和对乙酰氨基酚

表 29.2 术后疼痛管理：美国疼痛学会、美国区域麻醉和疼痛医学学会、美国麻醉医师学会区域麻醉委员会、执行委员会和行政委员会的临床实践指南[a]

建议 1	该小组建议临床医生向患者（和 / 或）负责任的照顾者）提供以患者和家庭为中心的个性化教育，包括术后疼痛管理的治疗方案信息，并记录术后疼痛管理的计划和目标（强推荐，低质量证据）。
建议 2	专家小组建议，接受手术的儿童的父母（或其他成年照顾者）应接受关于评估疼痛的方法的指导，以及关于适当使用止痛剂和镇痛方式的咨询（强推荐，低质量证据）。
建议 3	该小组建议临床医生进行术前评估，包括评估内科和精神科合并症、伴随治疗、慢性疼痛史、药物滥用和既往术后治疗方案和反应，以指导围术期疼痛管理计划（强推荐，低质量证据）。
建议 4	专家小组建议临床医生根据疼痛缓解的充分性和不良事件的存在来调整疼痛管理计划（强推荐，低质量证据）。
建议 5	该小组建议临床医生使用有效的疼痛评估工具来跟踪术后疼痛治疗的反应，并相应地调整治疗计划（强推荐，低质量证据）。
建议 6	该小组建议临床医生提供多模式镇痛，或使用多种镇痛药物和技术与非药物干预相结合，用于治疗儿童和成人的术后疼痛（强推荐，高质量证据）。
建议 7	专家组建议临床医生考虑将 TENS 作为其他术后疼痛治疗的辅助手段（弱推荐，中等质量证据）。
建议 8	专家小组既不建议也不反对将针灸、按摩或冷疗作为其他术后疼痛治疗的辅助手段（证据不足）。
建议 9	该小组建议临床医生考虑在成人中使用认知行为模式作为多模式方法的一部分（弱推荐，中等质量证据）。
建议 10	专家小组建议，对于可以使用口服途径的患者，应口服阿片类药物而不是静脉注射用于术后镇痛（强推荐，中等质量证据）。
建议 11	专家组建议临床医生避免使用肌内注射给药的方法来处理术后疼痛（强推荐，中等质量证据）。
建议 12	专家小组建议，当需要采用非肠道途径时，应使用 IV PCA 用于术后全身镇痛（强推荐，中等质量证据）。
建议 13	专家小组建议，不对初服阿片类药物的成人常规基础输注阿片类药物和静脉 PCA（强推荐，中等质量证据）。
建议 14	专家小组建议，临床医生对接受全身阿片类药物用于术后镇痛的患者进行适当的镇静、呼吸状态和其他不良事件监测（强推荐，低质量证据）。
建议 15	该小组建议，临床医生为成人和儿童提供对乙酰氨基酚和（或）非甾体抗炎药作为多模式镇痛的一部分，用于处理无禁忌证患者的术后疼痛（强推荐，高质量证据）。
建议 16	专家小组建议，临床医生考虑在没有禁忌证的成年患者中给予术前剂量的塞来昔布口服（强推荐，中等质量证据）。
建议 17	专家小组建议，临床医生考虑使用加巴喷丁或普瑞巴林作为多模式镇痛的组成部分（强推荐，中等质量证据）。
建议 18	该小组建议，临床医生考虑静脉注射氯胺酮作为成人多模式镇痛的组成部分（弱推荐，中等质量证据）。
建议 19	专家小组建议，临床医生考虑在接受开腹和腹腔镜腹部手术的成人患者中静脉输注利多卡因，这些患者没有禁忌证（弱推荐，中等质量证据）。
建议 20	专家小组建议，临床医生在有证据表明疗效的情况下考虑手术部位特异性局麻浸润的手术操作（弱推荐，中等质量证据）。
建议 21	专家小组建议，临床医生在包皮环切术前联合使用局部麻醉剂和神经阻滞（强推荐，中等质量证据）。
建议 22	专家小组不推荐胸腔手术后用局部麻醉药进行胸膜腔内镇痛以控制疼痛（强推荐，中等质量证据）。
建议 23	专家小组建议，临床医生考虑在成人和儿童手术中采用特定部位的外周区域麻醉技术，用于有证据表明有效的手术（强推荐，高质量证据）。
建议 24	该小组建议，临床医生在镇痛需求可能超过单次注射的作用持续时间时，使用持续的、以局部麻醉为基础的外周区域镇痛技术（强推荐，中等质量证据）。
建议 25	专家小组建议，临床医生考虑增加可乐定作为一种辅助药物，通过一次注射外周神经阻滞来延长镇痛时间（弱推荐，中等质量证据）。
建议 26	专家小组建议，临床医生为主要的胸腹手术提供神经镇痛，特别是对有心脏并发症、肺部并发症或长期肠梗阻风险的患者（强推荐，高质量证据）。
建议 27	专家小组建议，临床医生避免使用镁、苯二氮䓬类、新斯的明、曲马多、氯胺酮等药物用于治疗术后疼痛（强推荐，中等质量证据）。

（续表）

表 29.2　术后疼痛管理：美国疼痛学会、美国区域麻醉和疼痛医学学会、美国麻醉医师学会区域麻醉委员会、执行委员会和行政委员会的临床实践指南 [a]	
建议 28	专家小组建议，临床医生对接受围术期镇痛神经轴介入的患者提供适当的监测（强推荐，低质量证据）。
建议 29	专家小组建议，开展手术的医疗机构应有专门组织可以制订和完善安全有效地提供术后疼痛控制的措施和程序（强推荐，低质量证据）。
建议 30	专家小组建议，对于术后疼痛未得到充分控制或有些风险的患者，开展手术的医疗机构应为临床医生提供与疼痛专家会诊的机会（例如，阿片类药物耐受性、药物滥用史）（强推荐，低质量证据）。
建议 31	专家小组建议，进行椎管内镇痛和持续外周阻滞的医疗机构应制订政策和程序，以保障安全给药，并有受过培训的人员管理这些程序（强推荐，低质量证据）。
建议 32	专家小组建议，临床医生向所有患者（成人和儿童）和主要照顾者提供有关疼痛治疗计划的教育，包括出院后逐渐减少镇痛药的使用（强推荐，低质量的证据）。

[a] 基于系统性综述的推荐

的联合治疗，包括氢可酮和对乙酰氨基酚的联合治疗。氢可酮的半衰期为 2.5～4 小时，被认为是一种需要酶 CYP2D6 来处理和实现镇痛的前药。缺乏这种酶的患者可能无法从氢可酮中获得预期的疼痛缓解。羟考酮（Oxycodone）不是一种前药，它的半衰期为 2.5～4 小时，并能持续缓解疼痛。

美沙酮

在护理慢性疼痛患者时，可以帮助指导疼痛管理。美沙酮和丁丙诺啡等药物可使慢性疼痛患者的急性手术疼痛管理变得极其困难。美沙酮是一种 μ 受体激动剂和 N- 甲基 -D- 天冬氨酸受体拮抗剂，于 20 世纪 30 年代作为成瘾类阿片的替代品问世。美沙酮主要用于镇痛和治疗阿片类药物成瘾。由于其对 NMDA 受体的拮抗作用，是治疗神经性疼痛的理想药物。其他优势包括阿片类药物半衰期长、成本较低。美沙酮可以口服、舌下含服或肠外给药。副作用包括其他阿片类药物的副作用、QT 期延长以及发生心律失常的可能。美沙酮在许多骨科患者的围术期中使用，最常见的是脊柱融合术 [119-122]。在护理患者应用美沙酮及其他止痛药进行镇痛时应确保如何安全管理，对其副作用及注意事项均需小心。

丁丙诺啡

丁丙诺啡于 20 世纪 70 年代在美国上市，最初用于门诊阿片类药物戒毒和成瘾治疗。丁丙诺啡是 μ 受体的激动剂，也是 κ 和 δ 受体的拮抗剂。几种不同的变体已经被批准，包括口服片、舌下含服片、口腔

贴膜贴和透皮贴。有几种含有阿片类拮抗剂纳洛酮，有助于防止静脉滥用该药物。常用的品牌有 Suboxone（丁丙诺啡 / 纳洛酮舌下含服片）和 Subutex（丁丙诺啡舌下含服片）。丁丙诺啡是一种半合成类阿片，属于部分类阿片激动剂。这种药物的好处包括减少滥用的可能，减少快感产生，从而减少药物依赖的可能性。当丁丙诺啡的作用随着剂量的增加而增加时，这种作用达到一个平台期，即所谓的上限效应。其他安全益处包括减少呼吸抑制和减少对阿片类药物的依赖。虽然这种药物的优点很明显，但在急性疼痛阶段，丁丙诺啡给患者带来了挑战。服用丁丙诺啡的患者对传统的阿片类镇痛药有抵抗力，关于患者在手术前是否应该继续服用或停止服用丁丙诺啡的争论仍在继续。手术前 72 小时停用口服止痛药可能是必要的 [123]。

对乙酰氨基酚

对乙酰氨基酚（泰诺）是一种很好的止痛药，在治疗剂量下副作用最小。它通过激活 5- 羟色胺、胆碱能、去甲肾上腺素能、大麻素和 N- 甲基 -D- 天冬氨酸受体在中枢和外周发挥作用。胃肠道不良反应少，对血小板功能影响小。肝毒性是最严重的不良反应，幸运的是极为罕见，并且通过将每日剂量限制在 4 g，可以将风险降到最低 [124]。对于病情稳定的肝病患者，安全剂量内治疗肝功能不受影响。对于患有严重肝病和长期酗酒的患者，分每天 3 次服用将剂量减少到 1 g 也是安全的 [124]。经典剂量为每 6 小时 500～1000 mg。对乙酰氨基酚可以口服、直肠或静脉给药，每种给药途径都各有益处。虽然口服对乙酰氨

基酚易受首过效应的影响，而且阿片类药物可能会对其吸收产生负面影响，但它在经济上是最好的选择，可以在手术麻醉前给药，以达到最佳效果。静脉注射对乙酰氨基酚对不能耐受口服给药的患者有显著的益处。在美国以 IREV 商标名销售，在 20 分钟内达到治疗浓度，持续 2 小时[124]。在一项研究中显示，静脉注射对乙酰氨基酚使术后 24 小时吗啡用量减少了 20%[125]。在其他研究中，术后恶心呕吐（PONV）减少了 30%，镇静作用减少了 29%，14 个安慰剂对照的随机对照试验（1464 名患者）的数据显示，静脉注射对乙酰氨基酚的镇痛作用有所改善[125]。在接受关节置换术的患者中，疼痛强度评分在 24 小时内得到改善，阿片类药物应用量、抢救药物消耗和服用对乙酰氨基酚时阿片类药物的使用均得到改善[126]。

非甾体抗炎药

非甾体抗炎药具有抗炎、解热和镇痛作用；它们阻断环氧化酶的合成，减缓周围急性炎症反应和中枢痛觉过敏。在接受非住院手术的患者中，非甾体抗炎药可减少阿片类药物的需求，并可能减少阿片类药物相关的副作用[127]。非甾体抗炎药可口服或静脉注射，具有上述相同的益处。非甾体抗炎药已被证明能改善疼痛变化。非甾体抗炎药分为选择性和非选择性，常用选择性 COX2 可以降低一些副作用。双氯芬酸和塞来昔布已被证明对 COX2 具有显著的选择性，而酮咯酸是非选择性的。尽管如此，酮咯酸在围术期经常被麻醉医生使用，可以静脉、肌内注射或口服给药。酮咯酸可以减少术后疼痛，PONV 的发生率很低，并且可以缩短出院时间[128]。最佳剂量为每 6 小时 15～30 mg，最多应用 5 天。令人担忧的是，尽管在人体内的研究其对骨愈合的影响尚无定论，但它可能会增加微血管出血，恶化肾功能，延迟骨愈合。然而，对于大多数运动医学患者，非甾体抗炎药如酮咯酸是一种很好的阿片类镇痛佐剂。

氯胺酮

氯胺酮是一种独特的麻醉药，具有显著的镇痛作用。它对 N- 甲基 -D- 天冬氨酸受体起拮抗作用。小剂量氯胺酮便可具有镇痛作用，即使血浆半衰期为 17 分钟，其镇痛作用也可延长至术后 24～48 小时。这种效应是由于降低了镇痛所需的最小剂量，降低了中枢神经系统的高兴奋敏感状态。术前应用氯胺酮可使麻醉需求减少 40%～60%[129]。氯胺酮已在多个研究中

被证明能降低阿片类药物的耐受性和减少阿片类药物引起的痛觉过敏。术中单独应用氯胺酮对术后 48 小时应用吗啡有 50% 的保护作用[130]。但是，当其应用剂量高于镇痛剂量时，服用氯胺酮的患者可能会出现令人不安的幻觉和急性精神病样症状[131]。因此，如果在清醒的患者中氯胺酮的剂量大于 1 mg/kg，则建议同时使用咪唑安定。氯胺酮也会导致心动过速和高血压。

异丙酚

异丙酚最早发现于 20 世纪 70 年代，此后成为麻醉诱导剂的主要成分。它也被用于镇静，通常以持续静脉输注的形式进行。它的作用部位主要是在 GABA A 受体上，由于快速的再分配，临床上作用时间很短，一次注射的效果只有几分钟。异丙酚的两大优点是催眠和止吐作用。副作用包括注射疼痛、低血压和呼吸暂停。异丙酚能降低脑血流量和颅内压。异丙酚是恶性高热患者常用的全静脉麻醉药。

右美托咪定

右美托咪定于 1999 年在美国被批准为镇静剂，具有独特的性质。作为一种 α_2 受体激动剂，它作用于突触前神经元的部位，减少了去甲肾上腺素的释放，抑制了突触后的激活。对中枢神经系统，特别是对蓝斑的影响，形成了在保持患者合作的情况下的预期镇静效果。右旋美托咪定独特的镇静状态类似于非快速眼动（REM）睡眠[132]。右旋美托咪定也有很多优势，比如对呼吸功能没有明显影响，保留上气道张力，保持呼吸驱动力，是呼吸合并症和阻塞性睡眠呼吸暂停综合征患者的良好选择[133]。最初在机械通气患者中用作镇静剂，右美托咪定已广泛应用于围术期镇静，并作为全麻的辅助药物，以减少阿片类药物和其他麻醉剂的需求。右美托咪定的副作用通常包括低血压和心动过缓。

骨科患者的镇静

当为接受微创骨科手术（例如使用局部麻醉剂复位骨折或进行浅表手术）的患者提供镇静剂时，了解 ASA 关于护理标准的建议至关重要。ASA 已发布指南定义了四种镇静水平及其标准[134]。这由 ASA 于 1999 年批准，最近一次于 2014 年 10 月进行了修订。表 29.3 定义了四种不同的麻醉水平，它们是一个连续的过程，可以在整个过程中进行调整。ASA 工作团

表 29.3 美国麻醉医师协会对镇静作用的定义
最小镇静（抗焦虑）是一种药物诱导的状态，在此期间，患者对口头命令反应正常。虽然认知功能和身体协调可能受损，但气道反射和通气及心血管功能不受影响。
中度镇静/镇痛（"清醒镇静"）是一种药物引起的意识抑制，在此期间，患者有目的地对口头命令做出反应[a]，可以是单独的，也可以伴有轻微的触觉刺激。不需要任何干预来维持通畅的气道，自主通气是充分的。心血管功能通常得到维持。
深度镇静/镇痛是一种药物引起的意识抑制，在此期间，患者不容易被唤醒，而是在反复或痛苦的刺激后有目的地做出反应[a]。独立维持通气功能的能力可能受损。患者可能需要协助维持气道通畅，而自主通气可能不足。心血管功能通常得到维持。
全身麻醉是一种药物引起的意识丧失，在此期间患者不能被唤醒，即使是痛苦的刺激。独立维持通气功能的能力常受到损害。患者常需要辅助维持气道通畅，由于自主通气抑制或药物诱导的神经肌肉功能抑制，可能需要正压通气。心血管功能可能受损。

[a] 疼痛刺激下的反射性闪避不是目的性反射

From www.asahq.org/quality-and-practice-management/ standards-guidelines-and-related-resources.

队根据镇静水平提供了许多建议，其中包括①镇静患者评估；②术前准备；③监测；④备案；⑤对负责患者监测和安全的专职人员进行可用性评价；⑥对需要进行镇静操作的临床医生进行培训；⑦是否有急救药物、呼吸道设备和氧气；⑧适当使用镇静药；⑨术后恢复[134]。

运动医学患者的围术期并发症

过敏反应

在某些情况下，无过敏体质的患者也可能会发生术中过敏反应。其原因是嗜碱性粒细胞和肥大细胞释放出多种炎症介质，导致皮肤、黏膜、胃肠道、心血管和肺功能异常。在美国，其确切发病率尚不清楚，但估计在 1∶（10 000 ~ 20 000）[135,136]。最常见的致敏药物包括肌肉松弛剂、乳胶和抗生素。不太常见的原因包括阿片类药物、局部麻醉药、氯己定、胶体药物和催眠药（如异丙酚）[137]。仅需要极少量的刺激性物质即可引发过敏产生病理生理反应，并且在给药后数秒内即可观察到相应体征。体征包括低血压、心动过速、支气管痉挛、血管性水肿、心律不齐、心血管衰竭和心搏骤停。立即治疗对于维持生命至关重要。可疑药物应立即停药；呼吸道应保持通畅，保证充分

的氧气供应；肾上腺素、抗组胺药和皮质类固醇激素应立即使用；患者应放置在仰卧头低位；手术也应中止，直到患者稳定下来。

Parsonage-Turner 综合征

Parsonage-Turner 综合征（PTS）又称臂丛神经炎或神经痛性肌萎缩，是一种罕见的综合征，可能与手术无关，但会影响运动员的围术期处理。虽然发生率很低（每 10 万人 1.64 例），但它的疾病过程表现并不典型，这常会让骨科医生感到困惑[138]。1897 年，Feinburg 首次对 PTS 进行了描述，直到 20 世纪中期，Parsonage 和 Turner 才对 100 多例病例进行归纳描述[139, 140]。该综合征通常涉及臂丛神经近端，并可影响下运动神经元。许多神经症状都是个案报道，前骨间神经虚弱是最常见的表现。该综合征在男性中比女性更普遍，并且可以累及所有年龄段人群；大约 1/4 的 PTS 患者表现出全身性症状，患者通常在臂丛（主要在肩部区域）出现疼痛，其次是运动无力[141]。

PTS 被认为与一些刺激因素有关。病因包括手术、创伤、PNB、病毒和细菌感染、疫苗接种和全身疾病。PTS 可能发生在手术后，很难与手术或麻醉相关的损伤区分开来。PTS 是一种排除性诊断，主要以临床表现为基础。神经传导测试和肌电图检查有助于定位病变，排除无关的神经压迫或损伤。令人欣慰的是，大多数患者都会自行康复，提供支持性护理即可。一项对 99 例患者的回顾性研究显示，在 90% 的患者中发现 PTS 可完全恢复，但恢复可能是缓慢的，有的甚至长达 3 年。这些数据与另一项样本量较小的研究相矛盾，该研究显示高达 50% 的患者不能完全恢复，存在长期后遗症[142]。

选读文献

文献：Neal J. ASRA practice advisory on local anesthetic systemic toxicity. *Reg Anesth Pain Med*. 2010; 35(2):151-161.
证据等级：Ⅱ，统回顾Ⅱ级研究
总结：局部麻醉剂全身毒性（local anesthetic systemic toxicity, LAST）是使用局部麻醉剂后罕见但可能具有严重影响的临床并发症。本实践指南回顾总结了有关 LAST 的流行病学、预防和治疗的最新信息。

文献：Gersh BJ, Maron BJ, Bonow RO, et al. 2011 ACCF/AHA guidelines for the diagnosis and treatment of hypertrophic cardiomyopathy: executive summary: a report of the American College of Cardiology Foundation/ American Heart Association task force on practice guidelines.

Circulation. 2011; 124: 2761-2796.

证据等级： Ⅰ，系统回顾Ⅰ级研究

总结： 肥厚性梗阻性心肌病是青年运动员心源性猝死最常见的心血管原因。这篇高质量综述概述了最新的证据并对其进行分级，并就复杂情况下的患者管理提出了专家建议。

文献： Antonakakis JG, Ting PH, Sites B. Ultrasound-guided regional anesthesia for peripheral nerve blocks: an evidence-based outcome review. *Anesthesiol Clin*. 2011; 29(2): 179-191.

证据等级： Ⅰ，系统回顾Ⅰ级研究

总结： 区域麻醉已成为许多骨科手术的首选，超声引导可为区域阻滞麻醉提供良好的显露。本文对超声引导下神经阻滞与传统的神经阻滞治疗方法进行了比较，对现有文献资料进行了完整的综述，主要包括随机对照试验。

文献： Neal JM, Barrington MJ, Brull R, et al. The second ASRA practice advisory on neurologic complications associated with regional anesthesia and pain medicine executive summary. *Reg Anesth Pain Med*. 2015; 40: 401-430.

证据等级： Ⅱ ~ Ⅳ

总结： 本文确定了与周围神经阻滞相关的神经系统并发症的发病率，着重于机械性、缺血性和神经毒性等病因的病理生理学机制。此外，还关注与普通骨科手术相关的神经并发症。该报告讨论了周围神经损伤的风险。此外，本文还综述了周围神经损伤的诊断和治疗以及相关证据的水平。

（Ashley Matthews Shilling 著

张　思译 李　玳　宗亚楠 校）

参考文献

扫描书末二维码获取。

第三篇

运动康复和损伤预防

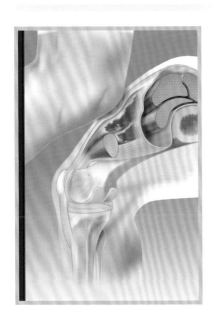

第30章

运动防护师

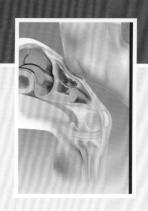

运动防护师（athletic trainer，AT）指导并训练运动员，提高运动员的基础成绩。"防护师"这一委婉命名使公众对 AT 掌握的知识、技能和能力产生了一定误解。AT 是具有多种技能的医疗保健临床专业人员，他们与医生合作并在医生的指导下提供服务，为患者提供最优护理。AT 的教学和实践范围包括损伤预防和风险管理、临床检查和诊断、急救护理、治疗性干预（即不同治疗方法与康复训练）和医疗保健管理（专栏 30.1）。

虽然 AT 常服务于中学、大学和专业运动队，但 AT 的工作环境非常多样，包括医生办公室、诊所、医院、艺术表演队和军队[1]。AT 更倾向于与积极性很高、活跃度高的人群一起工作。

AT 可通过多种方式获得第三方报销。但是，高中和大学运动队雇佣 AT 的原因在于 AT 可提供一流的医疗服务。对于处于贫困和医疗服务不足地区的高中而言，雇用 AT 是对这些学生进行医疗保健的一种经济有效的方法。他们通常是整个社区的第一个医疗联络点。

其他卫生保健专业人士也能拥有部分 AT 所拥有的知识、技能和能力。然而，具体的技能组合是 AT 所独有的。因为 AT 源于体育运动，有让患者重返赛场的紧迫感，AT 已经发展出一种积极干预的理念体系，它对"运动型"和"非运动型"患者都有好处。AT 技能的具体应用是基于 AT 的理念，即积极而安全地重返赛场活动。该方法基于《世界卫生组织国际功能、残疾和健康分类》（World Health Organization's International Classification of Functioning, Disability, and Health）而建立诊断原则、患者干预策略和目标。由于其技能与其他职业技能的重叠、电影和电视中的描绘（如"The Knute Rockne Story"和"The Water Boy"）、缺乏对 AT 护理理念的理解，以及"运动防护师"这一名称的误导性，AT 在整个医疗保健界的作用常常被误解（K. K. Knight, C. Starkey, and D. Fandel, unpublished manuscript, 2009）。

运动防护简史

运动防护的起源可以追溯到古代奥运会，当时的古代部落中就已经有人（他们被称为 boy rubber）开始协助运动员进行健康护理。在美国，运动损伤防护起源于 20 世纪初，当时已出现协助教练和医生满足照顾运动员的医疗需求的人士。1950 年，美国运动防护协会成立，帮助指导运动防护实践，当时的运动防护主要局限于大学和职业球队这两个级别[3]。

与物理治疗和作业治疗相似，最早的运动防护学专业课程也是以体育教育为基础。在过去的 25 年里，运动防护已经历经学术发展转变为正式学位，目前正在过渡到专业（入门级）硕士学位，毕业学生可获得 AT 执业资格，进行相应实践。课堂和临床教学曾经以运动员为关注重点。然而，随着医疗和卫生保健行业的发展，参加体育运动和其他形式的高强度体育运动人群的年龄已获得极大延长。医疗保健的进步也减少了使人因损伤而丧失竞技运动资格的可能。相应的，AT 对于一生中遭受潜在医学或身体限制的人群所面临的独特挑战有了更深的理解。

尽管竞技体育运动员仍是运动防护的重点关注对象，但 AT 已发展成可以指导大批量的参与体育活动人群的专家。防护对象的扩大已经改变了 AT 的就业

专栏 30.1　核心能力

- 循证实践
- 跨专业教育与实践合作
- 质量改进
- 医疗保健信息学
- 专业化
- 以患者为中心的治疗

专栏 30.2　运动防护的研究贡献

　　学术型学位课程培养了一批为运动医学知识库做出卓越贡献的学者。运动防护师在预防和诊断影响运动员和其他从事剧烈运动人员的因素方面处于研究的最前沿。运动防护研究人员是最早对与运动有关的脑震荡的长期后果及用于鉴别这些疾病的临床检查技术的有效性提出质疑的人士之一[4-12]。其他领域的研究人员对骨科诊断技术、治疗性干预以及肌肉骨骼损伤的紧急处理的理论基础进行了补充。

　　基于强大的多学科证据基础，美国运动防护师协会已经制订了关于预防中暑和猝死、脑震荡管理、脊髓损伤运动员处理、患 1 型糖尿病运动员管理方法、饮食障碍、哮喘等主题的立场声明。防护师协会还与其他医疗组织共同合作并就脊柱损伤运动员及镰状细胞病运动员的院前护理达成共识。详情参见 http://www.nata.org/membership/membership-benefits/athletic-training-publications。

　　临床医生有义务通过阅读立场声明了解关于前述内容的最新医疗标准和最佳治疗方式。此外，运动防护师需每 2 年获得 10 小时的循证实践继续教育培训。

表 30.1　提前修习课程要求和基础知识

提前修习课程	基础知识
生物学	统计学与研究设计
化学	流行病学
物理	病理生理学
心理学	生物力学和病理力学
人体解剖学	运动生理学
人体生理学	营养学
	人体解剖学
	药理学
	公共卫生
	医疗保健服务提供系统和支付系统

注：
在进入专业课程学习之前，必须先提前修习完要求的课程内容。
基础知识可以在参与专业学习前提前修习，也可在专业课程项目过程中完成学习。

范围，从以往的中学、大学和专业队的现场运动医疗服务扩展到包括工业、军事、美国国家航空和航天局（NASA）、诊所等在内的多重场景中。

　　短短半个多世纪，AT 已经从仅在更衣室可见到发展成为美国医学协会认可的医疗保健提供者。当代 AT 结合已知证据和最佳实践为积极参与运动的患者提供治疗，确保他们在受伤后能够恢复到理想的功能水平（专栏 30.2）[4-12]。

教育

　　AT 必须参与运动防护教育认证委员会（Commission on Accreditation of Athletic Training Education, CAATE）认证的专业学士或硕士课程并获得学位。到 2022 年，专业教育将在硕士学位阶段进行。AT 课程的教学内容由 CAATE 制订并认证[13]，而"工作角色划分"（Role Delineation Study）[14] 则为基础入门级实践内容。专栏 30.1 列出了 AT 专业准备中所要求的内容及涉及的领域。表 30.1 列出了教育计划中所要求的参与课程前需提前修习的课程内容及基础知识。

　　专业课程涵盖了一系列骨骼肌肉学、神经学和贯穿生命周期的新陈代谢相关内容，并侧重于提供连续的综合防护、护理及重返运动指导。最低课程要求是进行 2 年的课堂授课和临床实践，其中应在跨专业的环境下进行一段时间的学习及实习。专业教育的大纲包括：

- 制订紧急行动计划（emergency action plans, EAPs）
- 损伤预防，包括运动前评估
- 临床诊断、急诊处理和及时安排转诊
- 为患有多系统疾病的患者制订康复计划
- 诊断性检查（影像学检查、血液检查、尿液分析、心电图），以促进临床诊断、转诊和康复计划的制订
- 被动、主动和手法干预以恢复功能（例如：物理治疗、运动治疗、手法治疗）
- 药理学知识
- 脑震荡管理和教育
- 行为健康状况
- 耐用的医疗设备、矫形器、护具、防护垫
- 减少长期影响健康的危险因素
- 环境状况
- 药物使用 / 滥用教育

　　这些领域通过循证实践联系在一起。许多 AT 是世界一流的学者，他们在诊断并管理脑震荡[15]、热相关疾病[16]、颈椎创伤[17]，进行治疗性干预方面都是学科带头人[12]。AT 也可与医生、理疗师和其他专业人员共享研究成果，这些研究是针对参与体育运动人群的需要而产生的。

　　超过 70% 的 AT 拥有高级别学位，包括经过认证的专业学位课程（硕士和博士学位课程以及住院医师实践）[18]。目前许多获得认证的 AT 都具有双重认证，

最常见的是与物理治疗、医生助理和（或）力量与体能/运动能力增强等领域相结合。

管理

接受获得认可的专业课程教育并毕业是参加认证委员会（Board of Certification，BOC）考试的必要条件，只有通过这一考试才能成为入门级运动防护师。"ATC"标志着一个人已通过 BOC 考试。BOC 是各州颁发执业资格证书的通用考试，通常为"LAT"或"AT"[19]。虽然大多数州都有会颁发专业执业许可，但一些州通过注册登记或州内认证对从业人员进行执业管理。截至 2017 年，加利福尼亚州是美国国内唯一一个对 AT 执业没有任何州级监管的地区。虽然这些执业法案的措辞宽泛，但一个共同点是，AT 应与医生合作和（或）在其指导下工作。

医生/运动防护师的工作关系

无论工作环境如何，AT 的功能是扩展医生的服务范围，充当医生的眼睛、手和耳朵。AT 常常是伤者/患者接触的第一位医疗服务人员，具有不可取代的作用。AT 通常在伤后几分钟内对损伤进行首次检查并进行分诊，加速了那些需要立即医疗援助的患者的就医过程，避免因不必要的转诊耽误医生和患者的时间。此外，这种合作关系已被证明可以改善患者护理效果并节省医生时间[20]。医生也报告说，当他们将 AT 纳入其治疗实践中时，他们（医生）的生活质量得到了提高[21]。

运动防护师的执业范围

运动防护的一个独特之处是，在许多情况下，AT 在整个护理过程中，从损伤前（预防）到诊断，再到干预，最后到恢复运动的全过程都一直伴随着患者。每个州的实际执业范围规定可能与本节的说明不同。指导 AT 执业的医师应参照各州 AT 执业法，以了解适用的法规。具体的执业范围问题应向各州实践委员会（http://www.bocatc.or g/athletic-trainer#state regulation）提问咨询。以下是对 AT 日常执业所需技能的简要描述。

预防损伤和促进健康

损伤预防和风险管理的基础是确保个体在参加剧烈活动前进行充分的热身，保证运动/工作环境安全，制订并实施 EAPs（紧急救援计划）。确保受伤后安全

重返运动是另一种形式的损伤预防。此外，ATs 在患者损伤前、整个损伤过程中和损伤后应花费大量的时间进行患者教育。

可采用书面健康调查问卷和体格检查两种方法，确定一个人的身体状况是否能够参加特定活动。在常规运动前体检中，应分析体检对象的病史及家族史，并对不同系统和区域进行回顾检查。此外，可以进行诸如脑震荡测试、肌力和关节活动度（ROM）评估等基础测试。

AT 与医生、管理人员和律师合作制订 EAPs。EAPs 描述了在可预见的紧急情况（如心搏骤停、颈椎损伤）、恶劣天气（如高温或闪电）或其他可能的特定场所内突发事件发生时应遵循的护理标准和程序。

患者教育是最常见的损伤预防和风险管理方法。在治疗高中生（或更年轻的患者）时，患者教育的对象还应包括运动员的父母或法定监护人。AT 是患者了解脑震荡、热症、镰状细胞病、营养及水分需求相关信息的主要来源。同时，AT 还是患者、患者家属和医生之间沟通的桥梁，使患者及其家属充分了解手术或其他治疗损伤或疾病的干预措施的影响和疗效（以及不听从医生建议可能带来的后果）。因为 AT 通常会频繁（有时是每天）与患者接触，所以他们是解答患者治疗期间可能出现的问题的宝贵资源。

临床诊断和急救护理

伤后即刻（现场）检查应首先确认是否存在危及生命或肢体完整性的情况、骨折或脱臼。现场检查的最终结果将决定如何让运动员离开赛场（如有辅助或无辅助），以及是否需要立即将患者送往医院进行急救。

临床检查主要包括获取病史，并通过进行功能评估、触诊、骨骼肌肉功能评价等体格检查，形成鉴别诊断。可依据关节特异性压力测试、选择性组织测试，以及必要时进行的神经和血管测试结果排除各种病理状态，形成有效的临床诊断。AT 对患者进行分诊，并确定是否需要转诊。一旦确诊，AT 可以与医生协商确定适当的治疗方案（图 30.1）。

直接和紧急护理

如果急性期（如伤后即刻）临床检查和诊断结果表明患者需要急救和（或）需直接送往医疗机构，AT 会带队完成此过程（或在过程中提供帮助）[22, 23]。现场检查方案遵循的原则是：首先排除危及生命和危及

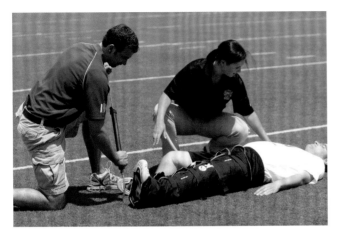

图 30.1 运动防护师拥有包括临床检查和诊断、场上急救和紧急护理、治疗性干预和综合管理在内的一系列技能

肢体完整性的情况，然后进行较为精细的肌肉骨骼检查。在橄榄球、曲棍球等佩戴较多装备的运动项目中，运动员的防护装备可能会阻碍检查过程。

有时在到达现场之前，AT 就已开始进行分诊（即对气道、呼吸和循环、休克、严重出血和脊髓损伤等进行初步评估）。如果运动员出现心肺功能受损，则应进行生命支持干预。如果初步检查结果为阴性，则需确定运动员的意识水平。如果运动员失去知觉（或出现颈椎损伤），则应由 AT 稳定患者颈椎，并将其固定在脊柱板上。AT 通常是现场唯一一个能做出是否复赛决定的人，这在脑震荡治疗中尤为重要。AT 在脑震荡的诊断和管理以及执行 RTP 标准方面受到了良好的教育与训练。

现场骨科检查比临床检查更条理化。尽管它的基本目的是确定是否需要将运动员运送到场边或直接送到医疗机构（此外，如果需要则要明确运输方法），这也是在肌肉痉挛出现之前检查关节稳定性的最佳机会。重点是明确直接致伤的过程（主要是损伤机制），检查并触诊是否存在严重畸形，以及测定主动 ROM。尽管也有例外，但在现场通常只进行单个运动平面内的应力测试，而选择性组织测试则会在更可控的检查环境中进行。

AT 受过良好的患者转运技术培训，从脊柱板上搬搬运到人工辅助运输都是如此。在适当的时候，AT 会为患者使用适当的保护装置和（或）使用拐杖，以确保安全的行走。

治疗性干预

治疗性干预包括物理治疗、手法治疗和运动疗法，其目的是使患者恢复到理想的功能水平。在运动量较大的人群中，主要强调的是减少运动参与的限制。然而，在运动人群中进行的运动防护通常采用比普通人群更积极的干预措施。虽然使用的方案比较积极，但目的是让患者在尽可能短的时间内安全地恢复活动。在对患者的检查中，应明确干预技术的相对禁忌证和绝对禁忌证及注意事项。

冰敷、微热疗、电刺激、治疗性超声波等治疗方式都是用以被动调节创伤生理反应。使用牵引或加压等疗法则是为了使组织产生物理变化。通常情况下，采用物理治疗是为后续顺利开展主动运动或手法治疗做好准备。

手法治疗包括按摩、肌筋膜松解、软组织松解和关节松动（图 30.2）。这些手法的功效通过配合被动、主动辅助，主动和抗阻 ROM 练习得到加强。当肌力和 ROM 恢复后，应针对不同肢体环节进行功能强化，进行适当力量训练、本体感觉和特殊运动技能提高练习。

处方药、非处方药和草药补剂都是运动员和其他参与运动人群常用的药物。AT 应了解药物治疗方法在急慢性损伤和疾病治疗的影响，并明确药物对患者护理的潜在影响。

社会心理学干预和转诊

虽然运动保健的重点往往集中在机体损伤及疾病状态，但人们越来越重视心理和情感因素。诸如药物使用 / 滥用、饮食失调和女运动员三联症等问题在专业期刊和大众媒体上都得到了广泛关注，而最近的关注焦点多集中在抑郁症、焦虑和压力。高中和大学的学生运动员经常求助于 AT，将其作为他们寻求帮助

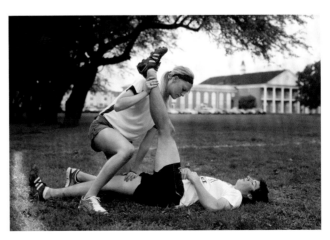

图 30.2 运动防护师在临床和实地工作

的第一联络人。AT 并不给出是否患病的诊断，而是代表个人将患者转介给适当的医疗服务提供者以获得适当的援助。

在康复过程中，AT 还使用社会支持和激励技术，如意象、心理演练和目标设定等技术，以最大限度地提高患者在干预计划中获得的康复效果。这些技术通常可以抵消一些运动员在受到重大伤害后的压抑感和孤立感。

卫生保健管理

许多运动损伤需要内科医生、外科医生、机构及个人保险商、门诊部和计费部门的协调合作护理。在许多情况下，AT 承担着病例管理人的角色，是参与患者护理的各医务人员之间的联络人。在患者管理和教育相结合的情况下，AT 负责协调患者的父母、教练员和媒体之间关于患者的处理情况的沟通。

总结

AT 是受国家管制的卫生保健服务提供者，扩展了医生的服务范围。AT 掌握包括损伤预防、临床诊断、急救护理、治疗性干预和 RTP 决策等在内多学科背景的知识、技能和能力。在运动员和其他参与运动人群的健康保健方面，AT 的重要性无可比拟。

选读文献

文献：Schmidt JD, Register-Mihalik JK, Mihalik JP, et al. Identifying impairments after concussion: normative data versus individualized baselines. *Med Sci Sports Exerc*. 2012; 44(9): 1621-1628.
证据等级：I
总结：在缺乏个体化基线测试的情况下，在诊断脑震荡时，可采用标准化数据进行神经认知测试、姿势控制和分级症状检查。

文献：Herring SA, Cantu RC, Guskiewicz KM, et al. American College of Sports Medicine. Concussion (mild traumatic brain injury) and the team physician: a consensus statement—2011 update. *Med Sci Sports Exerc*. 2011; 43(12): 2412-2422.
证据等级：V
总结：本文件是对 2006 年关于脑震荡诊断和治疗的队医声明的修订。这一声明进一步强调脑震荡当天不建议重返赛场，描述了神经心理学检查的作用和局限性，并支持进行"认知休息"。

文献：Hoch MC, Andreatta RD, Mullineaux DR, et al. Two-week joint mobilization intervention improves self-reported function, range of motion, and dynamic balance in those with chronic ankle instability. *J Orthop Res*. 2012; 30(11): 1798-1804.
证据等级：III
总结：在这项研究中，研究人员在 12 名受试者中比较了 Maitland III 级前／后关节松动治疗在 ROM、星形平衡测试和自我报告结果量表上的结果。研究人员得出结论，认为该干预措施使所有测试项的得分均获得改善。

文献：National Athletic Trainers' Association. *Athletic Training Education Competencies*. 5th ed. http://www.nata.org/education/ competencies. Accessed July 19, 2013.
证据等级：V
总结：多学科小组确定了经认证的专业（入门级）运动防护课程中必须教授的知识、技能和能力。

文献：Podlog L, Eklund RC. Return to sport after serious injury: a retrospective examination of motivation and psychological outcomes. *J Sport Rehabil*. 2005; 14: 20-34.
证据等级：II
总结：本文阐述了运动员伤后重返赛场的内外动机对重返赛场的影响。研究人员发现，与外在动机相比，内在动机能带来更积极的效果。

（Chad Starkey, Shannon David 著
侯宗辰 艾丽娅 译 黄红拾 张淑涵 校）

参考文献

扫描书末二维码获取。

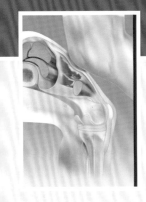

第31章

骨科康复原则

本章的目的是介绍骨科康复的原则。骨科康复应该平衡组织承受的负荷，既能刺激组织产生新的适应，也不会破坏愈合过程。本章将描述如何将负荷模型应用到康复过程中，并对比不同负荷对不同组织的影响。此外，可用该模型明确设计最佳康复方案和方法的关键组成部分，在此过程中，应根据不同患者的情况调整关键干预措施。完成本章的学习后，骨科专家应具备制订并实施非手术治疗方案和术后康复方案的能力，能够适当平衡负荷，最大限度地发挥患者恢复到最佳功能水平的潜力。本章将对骨科康复的主要概念和驱动因素进行概述，同时也将强调适当的组织负荷在整个康复过程中的重要性。

引言

功能范围

组织对负荷的反应即组织在承受不同大小和频率的负荷时发生的变化[1]。当负荷和频率适当匹配时，个体处于其功能的"平衡区"，既不会使组织产生新的适应，也不会造成组织损伤（图31.1）。当负荷的大小或频率超过组织的生理承受能力时，个体的功能就开始在其"功能范围"之外发挥作用，这会导致超生理现象的发生（如承受大于正常人的压力）。当组织能够产生适应时，这种超负荷是积极的。例如，当肌肉长期承受超生理负荷时，会产生肌肥大和神经适应性。然而，当负荷在其大小或频率上超过组织的最大耐受阈值时，其结果都是产生组织结构的破坏。在损伤或手术后，组织损伤如图3.1所示。这意味着，曾经在功能范围内的活动现在已被转移到了功能范围之外。例如，在前交叉韧带（ACL）损伤和重建之前，步行2英里很可能是在患者的功能平衡区域内的活动。然而，在受伤和手术后的几周内，这项任务很可能会落在功能范围之外。因此，在康复早期，需依据所涉

及的组织特性，明确康复过程中组织能够承受的负荷和活动范围，确定康复治疗的边界与限制。

急性：慢性工作负荷比

工作负荷代表了一个特定结构所承受的所有应力（图31.2）。例如，股骨关节软骨在"骨挫伤"后不仅会承受来自康复训练的负荷，而且需要承受到来自正常的日常活动的压力，如走路、上/下楼梯、蹲着坐下/从椅子上站起来等。急性工作负荷通常定义为7天内的工作负荷，而慢性工作负荷则为过去28天内的工作负荷。急性（组织目前所承受的应力主要是什么）和慢性负荷（组织能够适应什么样的压力）之间的关系，在个人重返体育运动的进程中发挥着关键作用[2,3]。损伤风险可以被表述为：急性与慢性负荷量比例的函数，比例越高，受伤的可能性越大。简单地说，急剧增加并超过身体能力范围的负荷似乎增加了损伤的风险。

急性负荷是个体在过去1周内所承受的负荷，而慢性负荷是指患者在过去4周内所承受的负荷。如果某人所承受的负荷在过去一段时间内每周保持10%~15%的稳定增长，会导致急性负荷与慢性负荷之比接近"饱和点"即比率达到1.3，即与过去28天相比，过去7天的负荷总体上增加了30%。反之，如果近期的负荷激增，如1周内增加30%（若跑步时间从45分钟增加到90分钟，则急性与慢性负荷比为2.0），则损伤风险也会迅速上升。

康复时采取的负荷量应逐渐增加，以使组织产生适应并降低组织损伤风险，这一点需着重考虑。在整个康复过程中，这种发生组织损伤的风险也可以等同于出现症状的风险。如果患者在康复过程中出现急性负荷激增，尽管可能并未发生组织损伤，但患者可能会因疼痛和肿胀增加、关节活动度（ROM）下降而再次就诊。可以根据哪些组织受压情况而预测可能出现

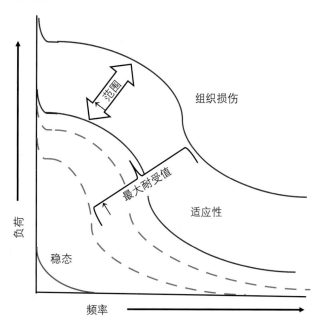

图 31.1 康复方案应提高组织对负荷大小和频率的耐受性，并增加组织的适应范围

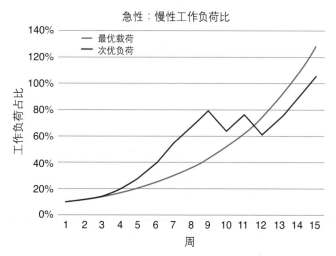

图 31.2 采用最佳负荷是恢复到之前的功能水平的最快路径，因为在此负荷下无需进行一段时间的休息和（或）减少负荷，就能达到恢复功能所需的负荷水平

荷，组织会对此产生何种反应，以及这些变化将如何指导临床决策的制订。通常认为康复训练内容即外部负荷，包括进行日常活动或运动训练时采用的组数、重复次数及阻力大小。内部负荷是组织对外部负荷的反应，可以根据疼痛、肿胀、ROM 变化等症状来观察内部负荷大小。相互匹配的负荷量是成功康复的关键因素，也就是说应根据患者可承受的内部负荷来匹配外部负荷。

应基于当前已知的组织愈合知识以及组织对负荷的反应，逐步、有计划地增加外部负荷。如果患者在上一次慢跑后膝关节伸直 ROM 下降 5°，并伴有疼痛和肿胀增加，这可能提示患者的内部负荷过大，组织出现了遭受过大外部负荷的警告信号。因此，应减少该患者的外部负荷，直到内部负荷所引起的症状减轻。临床上，疼痛、ROM 和主观疲劳程度分级（rating of perceived exertion, RPE）是常用于检测患者内部负荷的简便方法（图 31.3）。Borg RPE 量表是最常用的量表，它能反映运动后的心率、呼吸困难和肌肉疲劳程度[4-6]。

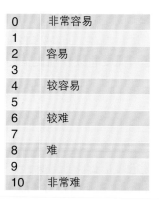

0	非常容易
1	
2	容易
3	
4	较容易
5	
6	较难
7	
8	难
9	
10	非常难

图 31.3 OMNI 主观疲劳分级提供了可用于记录并管理身体对训练负荷的反应的方法（From Colado JC, Garcia-Masso X, Triplett NT, et al. Construct and concurrent validation of a new resistance intensity scale for exercise with thera-band(R) elastic bands. *J Sports Sci Med*. 2014; 13[4]: 758-766.）

的症状。

运动员通常在重返赛场后的头几个月内受伤，部分原因可能是急性运动负荷相对于慢性运动负荷而言激增过大。最佳的康复治疗方案应该是从手术结束到完全恢复运动的过程中逐步增大负荷，并在所有相关人员之间进行进度协商。

内外负荷量的匹配

有了这些模型作参考，还必须考虑如何施加负

组织愈合因素

了解组织的基本生物力学特性是制订有效非手术治疗、术前或术后康复计划的核心，由此可进一步制订适宜的进阶负荷训练计划。不同组织在损伤后的愈合能力和对负荷的反应上都存在差异。康复师需掌握这类愈合能力和负荷反应相关的知识。这使他们既能将组织负荷加载到所需的程度、使组织最大限度地愈合，又能将有害影响降到最低，还能使组织的负荷达到最佳功能恢复所需的程度。愈合能力和负荷反应的

差异决定了特定组织在不同的损伤和手术过程中可承受的负荷量。外科医生和康复治疗师之间应就组织病理学和外科手术过程进行适当沟通，使康复治疗师能够将这些信息纳入到患者的护理计划中，从而使他们在康复过程中得到适当的负荷和恢复。

制订以时间划分康复阶段的康复计划时应重点考虑组织愈合能力。有些在手术中受影响的组织需要经过一段时间的制动才能愈合，而另一些组织可承受术后即刻进行 ROM 练习。同样，有些组织适合在一段时间内只进行有限负重或不负重，而另一些组织则可承受完全负重并因此受益。此外，不同患者特有的各类因素也可能会影响术后制动时间，如患者的健康状况、组织质量、并发症等。康复治疗师希望外科医生就患者术后组织愈合情况等提供相应的指导，明确有关负重、制动与关节活动度训练、肌肉激活的训练量和时间限制。这些信息应包括在既定的术后康复方案中，如果对既定方案进行了修改，应将术后患者转诊到康复治疗结构。

不同组织康复时的注意事项

肌腱

肌腱修复通常需要将损伤肌腱固定在相对缩短的位置，然后逐渐增加整条肌腱的 ROM 和负荷。在有准备的情况下，健康的肌腱可以很好地响应线性载荷并进行离心运动 [7, 8]。然而，受损或不太健康的肌腱（退行性变性的肩袖肌腱或跟腱）无法很好地响应线性载荷，可能造成急性肌腱损伤，此外，响应能力也受整体健康状况的影响，如吸烟和高脂血症等 [9-13]。

韧带

初期，韧带重建术的薄弱环节一般在骨与固定装置的交界处。因此，应根据此处的组织强度限制负荷大小。当韧带移植物经历"韧带化"过程时，移植物中的细胞结构发生紊乱且强度降低，因此应基于移植物的强度来决定活动限制 [14, 15]。相比之下，韧带修复术中修复部位最薄弱，表明修复术后护理进程应更保守，需要一段时间的制动 [16, 17]。

盂唇 / 半月板

盂唇和半月板组织的血供因损伤部位而异，因此愈合能力也各有不同。一般来说，血管较多的部位更容易愈合，而血供应差的区域愈合能力较有限。这种愈合能力的差异往往决定了外科手术的过程。在盂唇

或半月板清创术中，由于组织被清理，术后组织并不存在结构性愈合。因此，术后限制取决于剩余组织对负荷的耐受性。在下肢，分布在关节软骨上的应力会增加，所以施加的负荷应该是渐进的，以使组织逐渐适应这一新的需求。在盂唇或半月板修复术后，早期应该保护组织免受应力，目的是在保护修复界面的同时尽可能地促进组织结构性愈合。这类组织对压缩力的反应良好，但对剪切力不耐受，因此典型的术后方案应允许施加一定的压缩力同时使剪切力最小化。

关节软骨

关节软骨也因缺乏血液供应而仅具有有限的修复能力 [19]。改善关节软骨状态的外科手术目的是刺激愈合反应，或是通过移植其他的软骨来改善损伤区域。因此，如果软骨病变位于负重区表面，通常需经历更长的非负重期。然而，最近的动物模型显示，逐渐增加负荷与运动有助于软骨愈合 [20-22]。这对外科医生和康复团队在关节软骨损伤后设计有效的康复方案提出了严峻挑战。外科医生也可以通过判断 ROM 内哪些角度会对损伤部位产生影响，从而限制关节的活动度。

骨

骨对压缩负荷的反应良好，且其愈合情况是最容易预测的，可以通过 X 线片监测愈合情况 [23, 24]。但重复应力所致的损伤（如第五跖骨骨折）不能预测，应给予特殊考虑。一般情况下，6 周的固定治疗提供了足够的愈合时间，此后便可以开始负重。

治疗方案因人而异

在组织愈合中，还应考虑许多因患者而异的特定因素。包括吸烟、糖尿病、肥胖、营养状况和目前的运动耐力在内的因素会导致愈合延迟 [25, 26]。如果患者具有某种上述危险因素，外科医生可能会要求患者的术后康复进度相对于常规进度更慢一些。例如，糖尿病是导致肩关节和膝关节术后僵硬的危险因素，因此需要对常规术后计划进行调整 [27-29]。如果患者具有这些危险因素，医生可能会要求恢复 ROM 的治疗进度相对于常规治疗方案加快。根据不同患者的特定情况调整治疗方案对于术后康复的顺利进行是非常重要的。

运动的维持和巩固

术后康复的主要目标是以特定速率恢复患者的运

动能力，其速率通常是由手术方式及需保护的结构决定的。

关节活动度

ROM 是关节在任意给定方向上运动的能力。既有被动 ROM，也有主动 ROM。被动 ROM 应在患者能够实现主动运动控制之前达到。因此，基于康复准则，被动 ROM 目标应该先于主动 ROM 目标达成。此外，肌肉/肌腱/骨交界处的愈合需要一定时间，且过早进行肌肉主动活动不利于愈合，这种情况下，被动 ROM 练习应先于主动 ROM 练习进行。举例来说，在肩袖修复术后的保护期，被动 ROM 练习应在主动 ROM 练习之前进行。根据受累组织的不同，在其他方向 ROM 练习之前，可先在特定方向上进行被动和（或）主动 ROM 练习，以保护愈合中的组织。例如，肩胛下肌腱修复术会限制被动外旋以防止过度拉伸，同时限制主动内旋，减少肌肉激活产生的压力。

患者会因多种原因出现 ROM 下降，康复治疗师应努力明确活动度受限的原因，并采取适当的干预措施来解决这一问题，以获得功能性 ROM。导致 ROM 降低的部分原因是关节灵活性和活动能力下降。

制动

有些情况下，为了促进术后组织的愈合，医生会建议患者制动一段时间，肌腱修复便是需进行术后制动的情况之一。当完成跟腱修复后，为保护组织、促进愈合，外科医生会将患者踝关节固定于跖屈位。在明确希望保护的结构后，医生会决定制动时长及位置。这一点应与对术后僵硬的担忧相平衡。然而，需要注意的是，对于某些手术，如肩袖修复，僵硬只是暂时性的，通常会在手术后 6 个月到 1 年内消失 [30, 31]。相比之下，全膝关节置换术（total knee arthroplasty，TKA）后的僵硬通常需要手法或进一步手术治疗 [32]。因此，在选择制动策略时，必须权衡翻修手术、组织修复失败和僵硬的风险。

何时开始"被动"和"主动"运动

开展被动和主动 ROM 练习的时间表是基于平衡 ROM 恢复和保护的原则建立的。在需要保护收缩组织时，患者一般会在开始主动 ROM 练习之前先开始被动 ROM 练习。被动 ROM 是指在不使组织收缩的情况下，关节在其 ROM 中移动的能力（例如康复师在患者放松的状态下，被动地使患者肩关节外旋）。被动运动是为了保护收缩组织的修复界面，无论是肌肉 - 肌腱 - 骨中的哪一部分，都需要进行相应保护。值得注意的是，没有什么被动运动是完全被动的，总会有肌肉在这一过程中收缩。大多数"被动"运动会引起肌肉收缩产生 10%～20% 的最大收缩力 [33-35]。此外，当关节向与被保护的组织方向相反的方向拉长时，肌肉被动牵拉会增加肌肉张力。由于这个原因，一般会在一定时间内限制与被修复的肌肉单元的动作方向相反的被动 ROM 练习，应在外科医生指导下进行训练。主动 ROM 训练通常在被动 ROM 训练之后进行，尤其是沿着肌肉作用力方向的主动 ROM 训练。根据修复组织的愈合特性决定在何时开展主动 ROM 练习。

如果存在软骨损伤，外科医生可能会在一定时间内限制患者进行可触及损伤表面的运动。这不仅会影响负重，还会影响关节活动范围。例如，滑车微骨折术后，根据病变位置的不同，膝关节的屈曲角度可能会在一段时间内受到限制。半月板修复也是如此，通常限制关节末端屈曲 4～6 周。然而，有证据表明，持续的被动运动有助于软骨的愈合 [20, 36]。其原理在于规律的关节运动可刺激关节液的产生，从而使组织浸润在所需的微量元素和关节滑液中 [21]。我们的经验表明，有规律的简单运动（持续被动运动、骑动感单车等）可有效缓解关节僵硬，促进关节在损伤或术后向"稳定状态"或正常状态发展。

关节灵活性

关节灵活性是指关节在受到周围的组织（包括骨性结构、关节囊结构和肌肉/肌腱结构）的限制之前，关节自身的活动能力。通常在手术后，由于制动、关节活动度受限或炎症反应，患者会出现关节灵活性下降，并限制了关节活动度。这通常与关节囊容积或活动度下降有关，康复治疗师会使用一些技术来改善关节灵活性，以达到功能性 ROM。

柔韧性

柔韧性是指使肌肉能够正常运动的伸展能力。柔韧性降低通常出现在手术后，即使是那些没有涉及肌肉的手术，也会出现柔韧性受损。为了保护关节，术后通常会采取制动或限制关节活动度，使得关节周围的肌肉不能进行全范围的伸展，随着时间的推移，这些肌肉便丧失了柔韧性。如果 ROM 达到可操作的范围，康复治疗师会努力恢复关节周围肌肉的正常柔韧性。如果柔韧性下降是恢复 ROM 的限制因素，治疗师则会制订针对性的方案，通过拉伸和手法治疗来提高柔韧性。

肌肉功能恢复

手术后的另一个目标是恢复肌肉功能，以能够保证组织结构一致性和愈合能力的速度恢复肌肉的性能。

抑制 / 激活

一些肌群会在手术或损伤后受到抑制，从而导致关节周围其他肌群的异常激活。其中一个例子是股四头肌，由于疼痛、肿胀以及脊柱和脑皮质水平控制功能的改变，股四头肌在膝关节外伤或手术后往往会受到抑制[37,38]。大多数膝关节手术后，术后早期康复的主要目标都是提高股四头肌的激活水平。常用技术包括使用神经肌肉电刺激（neuromuscular electrical stimulation, NMES）、生物反馈、经颅刺激等，同时应仔细监测膝关节肿胀和疼痛[39-42]。

肌肉肥大与运动学习

术后康复的一个重要组成部分是加强肌力。增加肌力有许多不同的方法，这些方法将在后面的"肌肉性能"一节中讲到。当我们考虑到术后康复中的肌力强化时，需要注意的是，早期的变化主要是由运动单元激活效率和效果的提高导致的[43,44]。需要更长时间（至少6~8周）才能看到肌肉肥大或肌肉体积增长等变化。早期的术后康复应以运动学习和提高肌群适当激活的能力为重点，康复后期应以肌肉肥大或增加肌肉体积大小为重点[45,46]。

循序渐进的原则

应以不同时间节点和循序渐进原则为基础设计康复进阶训练方案。以时间为基准的康复方案是基于不同结构的解剖特性设置，为制订康复方案提供切实指导。不同组织的康复方案时间设置各有不同，但也都具有一定局限性，因为它们主要是基于动物研究和个别患者的正常愈合时间进行估计得来。循序渐进原则要求患者只有达到特定的标准才能进入下一阶段的康复治疗。设置这些进阶标准的目的在于确保患者在恢复过程中突破特定的障碍，从而提高患者的活动能力，使其安全地逐渐恢复到所需的功能水平。因此，以时间为基础设置的康复方案能够指导患者以最快的速度安全地康复。而基于循序渐进准则的康复方案可能需要更长的时间，并且是因人而异的。

康复方案和判断进展的关键指标

结局指标

当前有许多基于患者报告结局（patient-reported outcome, PRO）的测量方法，可用于评估患者对疼痛、功能和满意度的整合感受。这些测量方法可以只针对某一特定关节进行测评，如 PENN 肩部评分[47]或国际膝关节文献委员会（International Knee Disability Committee, IKDC）的主观膝关节评分量表[48]。有些也可以广泛地反映患者的整体健康状况，如 Veterans Rand 12 项健康调查（VR-12）[48]。美国骨科医师学会质量结果数据（Quality Outcomes Data, QOD）工作组针对整体健康和不同身体部位推荐使用特定PROs[49,50]。这些 PROs 是根据下列标准推荐的[51]：

1. PROs
2. 经验证的得分体系
3. 良好的心理测量学功效
4. 易于患者使用（即简短易懂）
5. 易于医师评分和理解
6. 已在全国范围内标准化使用
7. 使用成本

具体而言，所选择的 PRO 应具有表现良好的心理测量学指标，如可靠性、有效性和有关人群的最小临床重要差异（minimal clinically important differences, MCIDs）。在整个康复过程中，可每隔一段时间便将患者的个体恢复情况与人群标准进行比较，由此协助制订出院计划，利于长期预后[51,52]。

疼痛

术后疼痛时有发生，是许多手术的正常现象，与许多因素有关。充分控制疼痛是进行康复治疗的必要前提。如果疼痛得不到控制，开展更高阶的治疗可能会加重疼痛。当前已知疼痛对某些肌群有抑制作用，因此，疼痛控制对于提高并恢复肌肉功能也是至关重要的。一般通过数字疼痛量表（Numeric Pain Rating Scale, NPRS）或视觉模拟评定量表（visual analog scale, VAS）来判定疼痛水平。应定期对其进行评估和监测，疼痛增加可能意味着需要减少康复要求或相应地减少活动量。一般情况下，在患者进入下一阶段的康复治疗之前，患者在治疗中或治疗的痛感都应最小化乃至无痛。有一些手术过程和术后康复方案可能会使疼痛加重，应对患者进行相应的教育，使患者对自己的康复进展有合理预期。

关节活动度

ROM 既可以被动测量，也可以主动测量。一般来说，为了保护愈合的组织，被动 ROM 应该在主动 ROM 之前恢复。应建立基于时间的康复节点，规定何时允许被动和主动的 ROM 练习，以及相应允许达到何种程度与角度。在开展康复计划前，应明确被动和主动 ROM 的进阶标准，达到什么角度时可以开展下一阶段康复计划。

肌肉性能

评价肌肉性能有很多种方法。肌肉力量是指肌肉对负荷的最大输出力。在物理治疗中，通常使用肌力测试仪进行量化测试，没有测力器时进行徒手肌力测试。肌力应该是任何基于循序渐进原则的方案中的组成部分，出院标准一般被设定为肌力至少达到对侧肢体的 90%[53-55]。许多方案还提到肌群之间的力量平衡，如投掷运动员肩部的外旋/内旋力量比，或下肢运动员股四头肌与腘绳肌的力量比[56, 57]。爆发力被定义为肌群在一段时间内做功的能力，在最近的文献中常被称为"发力率"（rate of development）[58, 59]。爆发力（power）与产生力的速度成正比。有很多方法可用以衡量爆发力。一般来说，这些测试通常在需要完成爆发性发力动作的群体中进行，如短跑或跳远运动员。耐力是另一个衡量肌肉能力的指标，它与肌群在负荷状态下的一段时间内维持发力的能力有关[60]。患者可能在疲劳时使用代偿性肌肉或运动模式，这增加了发生损伤的风险。有多种可以测量耐力和疲劳程度的方法，可以通过让患者进行疲劳性活动，以评估他们的维持这种力量的能力以及他们在疲劳时表现如何。

平衡

平衡指的是一个人在不丧失稳定性的情况下，保持其重心在支撑点上方的能力。下肢手术后常见平衡功能障碍，在那些存在导致本体感觉障碍的组织损伤的人群中更为多见。衡量平衡能力的方法有很多。一般来说，在基于循序渐进原则的治疗方案中，通常会引入平衡功能的测量方法，以便确保患者能从有辅具行走逐渐进阶到无辅助行走。出院前也应进行平衡测试，以确保患者完全恢复运动功能前有足够的稳定性。常用星形偏移平衡试验（Star Excursion Balance Test, SEBT）和改良 SEBT（图 31.4）[61, 62]。

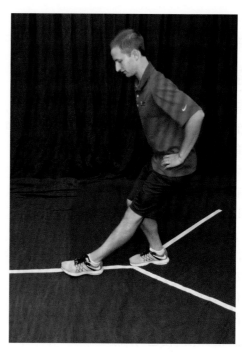

图 31.4　改良星形偏移平衡试验中的前向平衡测试

动作质量

动作质量是指患者对照规范的动作标准完成相应动作的能力。运动质量的下降，包括"错误的动作模式"，已经被确定为导致未来损伤的风险因素。应在整个康复过程中对运动质量进行评估，必要时可将恢复训练纳入康复计划中。运动质量测试的示例包括手臂抬高时的肩胛骨运动障碍评价、跳跃着陆力学的着陆错误评分系统（Landing Error Scoring System, LESS）或下蹲的功能性动作筛查[63-66]。

重返运动注意事项

关于何时让运动员重返运动的决定是复杂的。应在时间和循序渐进的标准基础上，根据解剖结构愈合情况及功能表现水平统筹考虑。使得运动员能在最短时间和最大限度提高功能和能力之间取得平衡，同时确保无继发损伤并安全重返赛场。这需要整个团队共同努力才能实现，外科医生有能力判断组织是否已经充分愈合，而康复治疗师评估运动员的功能能力及与重返运动相关的结构的完整性。康复治疗师有责任向外科医生传达他们对运动员功能能力和重返运动准备情况的评估结果。最近的证据表明，那些过早重返运动（ACL 重建后 <7 个月）或者不符合重返运动标准的运动员，都承受着很高遭遇严重的继发损伤的风险。

除了前面提到的因素（疼痛、ROM、肌肉表现和结局评价），在确定运动员是否可以重返运动前，还应该评估其他功能能力 [67-71]。

成功康复的关键

术前康复的作用

术前康复应纳入患者全面手术护理的一部分。根据我们的经验，术前康复有很多益处 [72-81]。

- 术前访查配合其他适当测试，可使康复治疗师确定患者在疼痛、ROM 和力量等方面的基线值。
- 它可以让患者在手术前更多地了解他们的术后康复过程，此时，他们还未经受术后疼痛和药物引起的认知障碍的影响。患者可以了解他们在术后每个阶段会有怎样的感受、需做什么练习，同时可了解达到他们的功能目标所需的康复时间。在手术前进行这样的对话，可让患者有时间进行相应的规划，以便他们在手术时便已对术后康复有明确预期。
- 它使康复师有机会在手术前提出有助于消肿止痛、恢复 ROM、在安全的情况下适当恢复肌肉性能的建议。很多研究均已证明术前功能和术后功能存在关联，进行术前康复教育有助于使患者达到最佳的术前功能水平，从而使他们的术后恢复效果更为理想。
- 它使患者有机会接受关于他们将在术后使用的设备的培训和教育，如包括悬臂带和护具在内的辅助与保护装备。这使他们有机会在手术前进行练习。

沟通

外科手术方案和转诊手册可用来详细说明所做手术的预期术后进展情况。这些文件是康复治疗师对患者进行相应指导治疗的指南。不同外科医生提供的手册内容可能略有区别，但总的来说，其关键是能够选用合适的负荷量，使患者完全愈合并安全进阶，在未来损伤风险最小的情况下恢复活动。结合详细转诊说明的手术及康复方案是匹配三方期望值的关键所在。外科医生应该提供详细的转诊说明，以指导康复治疗师向患者提供外科医生所期望的护理及康复治疗方法。转诊内容至少应包括：

- 诊断：术后转诊应详细说明患者的诊断，包括术前和术中发现哪些组织存在损伤。
- 手术细节：术后转诊应概述进行的所有手术操作，包括修复或切除组织的位置和大小。

- 患者特异性因素：正如治疗方案因人而异一节中的讨论，外科医生可能会根据患者特定的因素改变既定的手术方案。无论是手术中发现的特殊组织因素，如肩袖修复中发现骨质疏松，还是患者其他特殊因素，例如代谢问题改变愈合反应，都会促使医生对治疗方案做出调整。如果这些调整偏离了既定的方案，则应在术后转诊单中注明。如果外科医生希望在随访时根据患者在术后某个时间点表现出的功能和能力来修改康复方案，则也应将这些信息传达给康复师。

期望匹配

从给出诊断到最终重返运动或活动，为患者设定适当期望将有助于协助他们顺利度过这一艰难过程。应从术前检查开始，便为患者勾勒出术后进展的大致时间表。这样，患者就可以计划好使用辅助器具或护具的预期时间，同时对重返日常活动（如开车、工作、运动等）也有适当预期。此外，应在康复计划中明确何时进阶是安全的，并对标准手术流程作简要介绍。通过这种方式可使康复师和外科医生在向患者传达信息时保持一致，避免患者因信息混乱而产生困惑，为患者提供良好的就医体验。

沟通及随访时间

不同外科医生在和康复治疗师进行沟通时习惯采取的次数和频率各不相同。一般来说，康复治疗师应该在患者每次约见外科医生前将患者的进展情况告知外科医生。如果他们有任何顾虑，包括出现新的损伤或未能按预期进展，即使是在患者近期与外科医生没有新的预约的情况下，也应该与外科医生进行沟通。在没有与外科医生沟通的情况下，他们的进展绝不应该超出治疗方案所允许的进展限制。遵循这些原则将优化患者术后的沟通过程和最终功能结果。

（Courtney Chaaban，Charles A.Thigpen 著
艾丽娅 译 张淑涵 校）

参考文献

扫描书末二维码获取。

第 32 章

运动医学康复的治疗与手法技术

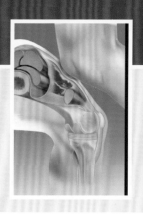

物理治疗和手法治疗

物理因子、物理治疗和手法治疗（manual therapies, MTs）通常用于干预与运动有关的损伤，旨在促进康复过程。这些治疗方法通常可以缓解疼痛，促进早日开展运动治疗。冷疗和电刺激等物理因子治疗方式通常可以减轻疼痛。MT 技术可以类似地调节神经肌肉系统，从而使治疗的重点集中于恢复功能上。新的方法和设备不断上市，并声称可以减轻症状和治疗炎症。临床医生必须注意，要以解决患者的障碍为目的，然后设计和实施符合特定治疗目标的治疗方法。在整个治疗过程中，须遵循证据、正确应用治疗方法并评估结果。

物理治疗

物理治疗，如冷冻疗法、电刺激、热、超声波和激光等通常应用于人体，以控制炎症反应并减轻疼痛。冰敷可能是最常用的治疗方法，也是标准护理的一部分。对于大多数急性损伤，应遵循使用首字母缩写为"POLICE"的原则（保护 Protect、合适的负荷 Optimal loading、冰敷 Ice、加压包扎 Compression，抬高患肢 Elevation）（图 32.1）[1]。电刺激疗法用于康复治疗已有数千年的历史，可追溯到希腊古代奥运会，当时临床医生使用电鳗来治疗运动员的伤病。

今天，电流被用于经皮神经电刺激（transcutaneous electrical nerve stimulation,TENS）或神经肌肉电刺激（neuromuscular electrical nerve stimulation, NMES），以减轻疼痛或刺激肌肉收缩。新型的电疗形式还可以用来激活肌肉、募集肌纤维，如模式化的神经电刺激（patterned electrical nerve stimulation, PENS）。超声波和激光通常被称为生物刺激器，因为它们使用机械（声能）或者光能刺激组织内的细胞生理过程。因此，可用于临床的能量类型和设备类型在不断扩大。

支持使用物理因子治疗的文献不尽相同，研究人员经常尝试确定使用这些因子治疗时的生理机制或反应。就像冷冻疗法的研究一样，对健康个体的研究使文献显得有些杂乱，因为在没有病理变化的情况下，冰敷引起的神经肌肉变化会有所不同。很难获得支持使用这些方法的证据，而且临床试验难以控制。例如，要研究 TENS 是否能增强特定损伤的疼痛调节，研究人员就需要控制所有其他疗法，包括冰敷、口服止痛药和活动情况。通常情况下，一旦患者感到病情好转，他或她就会增加活动水平，这反过来会导致更多的不适感。使用患者的主观报告量表、水肿的物理测量、关节活动度（ROM）、力量以及来自活动监视器的数据可以帮助为特定的治疗提供证据。此外，所有物理治疗都有相应剂量的参数，应适当地应用和修改这些参数。例如，电流具有多种波形、相位持续时间、脉

P	保护	最大限度地减少损伤结构的应力
OL	合适的负荷	软组织对渐变和可控制的应力反应良好
I	冰敷	可以减少局部的新陈代谢和疼痛
C	加压	减轻和控制水肿
E	抬高患肢	减轻和控制水肿

图 32.1　急性损伤的 POLICE 治疗原则（From Bleakley CM, Glasgow P, MacAuley DC. PRICE needs updating, should we call the POLICE? *Br J Sports Med* . 2012; 46[4]: 220-221. doi:10.1136/bjsports-2011-090297.）

冲频率以及引起所需响应的推荐强度。超声波在频率、占空比和强度方面变化多样；激光的波长、强度和占空比可能会有所不同。治疗的面积、暴露的组织数量以及治疗的频率也会影响结果。因此，临床医生应了解这些参数，并根据预期的结果适当地调整这些参数。由于物理治疗通常向身体施加热能、电能、声能或光能，因此在对装有心脏起搏器（或植入的电磁装置）、存在感觉丧失（尤其是温度觉丧失）或患有影响肢体正常生理的外周动脉疾病的患者进行治疗时要非常小心。对于特定技术，应始终采取特定的预防措施。

手法治疗

与物理治疗相似，MT 也是被动的、非手术性的保守治疗方法，通常是由临床医生对患者躯体进行手法操作，从而直接或间接地对各种解剖结构或生理系统产生治疗效果[2]。MT 用于评估、诊断和治疗旨在调节疼痛的各种症状和状况；改善组织延展性；增加ROM；诱导组织松弛；活动或控制软组织和关节；减轻软组织肿胀、炎症或其他限制[2]。如果检查结果、诊断和预后表明使用这些技术可以减少水肿、疼痛、痉挛或肿胀，医护人员应实施 MT；可增强健康和身体素质；改善或维持身体功能；增加运动能力；预防或恢复身体功能和结构的损害、活动限制，以改善身体功能。相关健康促进人员将会进行 MT 治疗以提高身体功能。MT 的注意事项和禁忌证包括该技术引起的关节疼痛、关节积液、不明病理、自身免疫性疾病、骨折、肿瘤、感染和骨质疏松症。MT 应避免应用于神经和血管病变，因为运动和压力会加重病情。虽然这些技术可能是有益的、有用的，但目前尚未有证据表明在治疗一种特定疾病时，哪种技术是唯一的方式或是最好的方式。

有许多 MT 技术有不同的名称和用途，甚至可以为从业者提供某些特定技术的认证。您可能看到过这些技术，如扳机点松解（trigger point release，TPR）、本体感受性神经肌肉促进（proprioceptive neuromuscular facilitation，PNF）、肌肉能量技术（muscle energy technique，MET）、摆位放松术、主动松解技术（active release technique，ART）、颅骶疗法、肌筋膜松解、体位松解治疗等。这些 MT 技术可分为四大类：①操作类（高速度、低振幅）；②松动（非矫治技术），③拉伸，④肌肉调整技术。

总而言之，无论是物理治疗还是手法治疗都是基于临床推理，通过从多维度影响可能对临床效果产生

积极影响的因素来增强对肌肉骨骼疼痛患者的管理。生物力学、神经生理学、心理学因素及非特异性患者因素均可作为治疗切入点 / 有助于治疗的调节因素，通过调整这些因素，有可能达到预期的治疗效果。此外，医疗保健专业人员对 MT 的定义和应用各不相同。随着医疗保健服务朝着个性化的方向发展，迫切需要增进我们对与 MT 和物理治疗有效性相关的基本机制的理解。

当以多种方式应用于不同的病理情况时，都证明物理治疗是有效的。MT 在治疗肌肉骨骼疾病（包括下腰痛[3,4]、腕管综合征[5,6]、膝骨关节炎[7]、髋关节炎）的过程中，可以有效提高功能和减轻疼痛[8]。此外，最近将受试者分为不同小组的研究提供了更强的证据[4,9]。请参照表 32.1 的总结。尽管有文献支持其有效性，但这些治疗的机制并不明确。

基于损伤的康复方案

循证实践描述了一种临床范例，当有证据（基于研究或经验）支持某项干预措施时，才能进行该措施。不管是物理治疗还是 MT，每一种治疗都应该有一个明确的目标。应对损伤进行系统的评估，包括生物力学评估。这一评估将揭示是否存在任何损害。例如，在评估急性踝关节损伤时，临床医生可能会发现水肿、外侧踝部局部疼痛、ROM 受限以及负重疼痛。根据这些评估结果列出损伤清单，只有可以解决这些特定损伤的治疗方法才能被采用（图 32.2）[45]。临床医生根据测量结果选择继续使用或停止治疗。这样，治疗和康复方案才不断发展。本章并不包括可以或应该用来促进康复的所有疗法。但我们的目的是以一种有助于指导临床医生根据临床评估结果和治疗目标进行适当治疗的方式提供信息。

仅靠这些干预措施并不能解决运动和骨科损伤及病理问题。炎症消退、组织愈合一定会发生，而且需要时间，这些在外科修复、重建或制动时都应考虑在内。组织在愈合时必须受到保护，手术和保守治疗的目标都是恢复或重塑神经肌肉通路，并提供力量和动态稳定性。许多慢性疼痛综合征的神经通路会发生改变，导致肌肉功能受到抑制、力量下降以及运动受限。对于这些损伤，应采用不同的治疗方法。运动医学就是让患者尽快恢复功能。如果一个干预措施允许早期运动、增加 ROM 或在进行功能锻炼时恢复更多的信心，那么最佳实践建议应该使用该疗法。这些疗法大多数是安全的，对症的治疗可以节省成本，并防止不必要的治疗。

表 32.1　身体各个部位手法治疗的有效性

部位	手法治疗的有效性（与有以下疾病患者的疼痛、功能和残障方面的改善相关）	物理治疗的有效性
肩	• 肩撞击综合征 [10] • 关节囊粘连 [11]	• 钙化性肌腱炎 [12]
肘	• 外侧髁疼痛 [13, 14]	• 外侧髁疼痛 [15]
腕	• 外侧髁疼痛 [16] • 腕管综合征 [17]	• 腕管 [18]
髋	• 髋关节炎 [19]	• 骨关节炎 [20] • 髋关节置换术 [21] • 髋关节疼痛 [22]
膝	• 膝骨关节炎 [19] • 髌股关节疼痛（证据有限）[23]	• 膝骨关节炎 [24]，髌股关节疼痛 [25] • ACL 重建术 [26, 27]
踝 [107]	• 踝关节扭伤 [28, 29] • 足跟疼痛 [30] • 骰骨症状 [31] • 蹬外翻 [32]	• 踝关节扭伤 [1, 33]
颈椎	• 机械性颈部疼痛 [34] • 颈神经根病 [35] • 挥鞭伤 [36] • 颈源性头痛 [36] • 非特异性肩痛 [37] • 外上髁疼痛 [38]	• 非特异性颈部和扳机点疼痛 [39]
胸椎	• 机械性颈部疼痛 [40] • 颈神经根性疾病 [35, 40] • 肩痛 [37]	
腰椎	• 非特异性下腰痛 [41, 42] • 腰椎管狭窄症 [108] • 腰骶神经根病 [43]	• 下腰痛 [44]

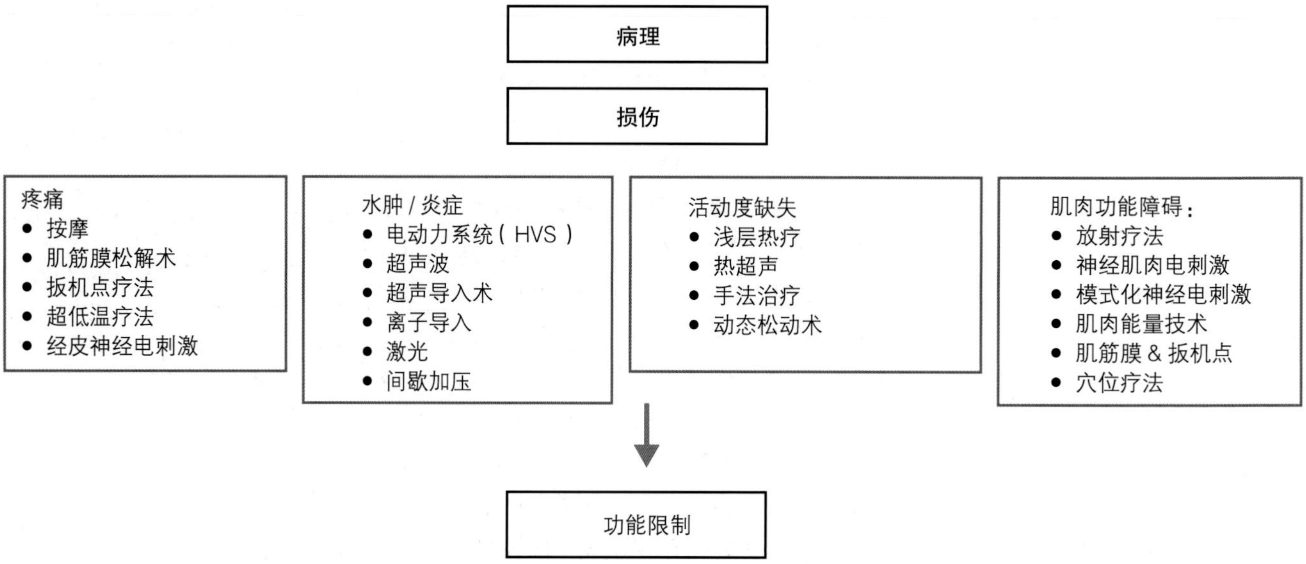

病理

损伤

疼痛	水肿 / 炎症	活动度缺失	肌肉功能障碍：
• 按摩 • 肌筋膜松解术 • 扳机点疗法 • 超低温疗法 • 经皮神经电刺激	• 电动力系统（HVS） • 超声波 • 超声导入术 • 离子导入 • 激光 • 间歇加压	• 浅层热疗 • 热超声 • 手法治疗 • 动态松动术	• 放射疗法 • 神经肌肉电刺激 • 模式化神经电刺激 • 肌肉能量技术 • 肌筋膜 & 扳机点 • 穴位疗法

功能限制

图 32.2　运动医学中的损伤和治疗（Modified from Vela and Denegar.) (From Iverson CA, Sutlive TG, Crowell MS, et al. Lumbopelvic manipulation for the treatment of patients with patellofemoral pain syndrome: development of a clinical prediction rule. *Orthop Sports Phys Ther*. 2008; 38[6]: 297–309; discussion 309-312. doi: 10.2519/jospt.2008.2669.）

疼痛调节

在任何运动损伤或骨科疾病中，疼痛可能是最常见的因素，并且与炎症过程有关。疼痛对于人体是有益处的，因为它可以警告患者存在问题，但它会关联其他因素，这些因素旨在保护受伤的身体部位的运动功能。例如，盂肱关节磨损的游泳者刚开始可能会有一些疼痛。游泳运动员并没有注意，这时冈上肌就会受到抑制。虽然有不适感，但游泳运动员继续努力训练，不良的运动功能妨碍了肱骨头的稳定，并使肱骨头凹陷。对肩胛骨位置的微小调整可以在不影响运动表现的情况下，增加另外的 2 万次到 3 万次划水动作。然而，力学上的改变可能导致滑囊炎、腱鞘病变和撞击综合征。在这种情况下，解决疼痛对恢复冈上肌的机械功能至关重要。

疼痛是一种复杂的神经生理现象，治疗疼痛的方法包括药物治疗、物理治疗和 MT 治疗。药物通常作用于炎症过程的化学级联反应，包括非甾体抗炎药（NSAIDs）和类固醇。其他各种镇痛剂，包括麻醉剂和非麻醉剂，都是作用于整个神经系统的化学神经递质。物理治疗和手法治疗是通过刺激各种感觉系统来诱发内源性神经递质，或通过创造替代性感觉通路来减少痛苦的输入。无论使用何种镇痛方法，恢复肌肉系统的正常刺激都很重要。回到游泳运动员，当疼痛减轻时，需要重新训练冈上肌，以在过头举动作中稳定并压低肱骨头。仅缓解疼痛而不关注受抑制的肌肉群只能是一个临时的解决方案。

为了简明叙述，我们将介绍三种疼痛调节方式。感觉机制、节律机制和伤害性机制可以解释常见疗法中的大多数疼痛调节。然后，在每个理论中都会提出多种处理方法。

疼痛治疗

手法治疗

据建议，大多数 MT 技术的疼痛调节作用主要是神经生理学上的作用，并且可能是由下行调节机制（节律和伤害性）介导。目前的研究表明，这种手法治疗的神经生理反应是临床上疼痛显著减轻的原因 [50]。这样看来，不同类型的 MT 可能通过不同的机制发挥作用（表 32.2）。了解这些机制可能有助于临床医生选择最适合每个患者的治疗方法，并且可能在将来带来更有效的治疗方法。

最近的一项研究探究了 4 种 MT 技术（操纵 / 松动、肌肉能量、按摩、张力平衡）对肌肉张力高、压痛和关节受限的受试者的影响，结果显示治疗后血液中的 β- 内啡肽和 N- 棕榈酰乙醇胺水平升高。最大的生物标志物改变发生在慢性下腰痛患者中 [51]。

冷冻疗法

冰是临床医生疼痛治疗的第一道防线。冰敷是一种有效的止痛剂，可以在活动后几个小时内控制疼痛。冷却发炎区域的温度也会减少该区域的代谢活动，减缓炎症细胞的产生，并可能减少组织对氧气的需求。急性损伤后，在保护受损结构、保持最佳负荷的前提下，冰敷与加压、抬高患肢相结合，可以帮助控制肿胀。这种疗法在家里使用也非常方便，每天可以多次使用。

在软组织损伤的治疗中，已经证明冰是一种有效的疼痛调节剂 [52-54]。许多临床医生认为，冷敷可启动脊髓闸门机制，以减轻重点区域的疼痛反应。然而，冷冻疗法也有一定的害处，患者会感觉到寒冷、灼痛、酸痛，然后感到麻木。减轻疼痛的机制可能与一种更复杂的神经通路有关，伤害性疼痛调节理论认为这种通路可刺激更细的神经纤维 [54]。已有研究表明，冰可以减慢神经传导速度，提高疼痛阈值 [1]。评估疼痛缓解的研究通常与增加体育锻炼相混淆。活动的任何积极变化都应解释为不适感的减少，而不适感通常是会限制功能。

随着最近对运动后接受冷水浴或冷水浸泡治疗的优秀运动员的关注，冰已经被视为一种恢复性疗法。但很少有数据支持冷冻作为一种机制来防止力竭运动的炎症反应或最大限度地减少对后续运动表现的影响 [55-58]。然而，已有研究证明冷水浸泡有助于调节在高温下锻炼时的核心温度 [54]。与其他研究类似，检查适当温度的方法、治疗时间和治疗时机现在仍不一致，尤其是在用作恢复性疗法时。应遵循温度指南，因为极度低温会增加炎症过程 [59]。尽管习惯于冷疗，尤其是冷水浸泡，但温度不应该低于 50 °F（10℃）[60]。

进行冷疗的方法有很多。装有碎冰的塑料袋是一种既方便又便宜的冰袋。冰的穿透深度可达 4 cm，因此可以用来降低许多表层关节的温度。然而，由于脂肪会阻碍降温，治疗时长依据治疗区域的不同而不同。对大肌肉群进行冰敷，如股四头肌、腘绳肌或髋部，可能需要 40 分钟或更长的治疗时间。而脚踝和膝关节可能只需要 10 ~ 15 分钟就能达到治疗效果。一般来说，治疗部位脂肪越多，治疗所需的冷却时间

表 32.2　手法治疗应用指南

肌筋膜松解	对筋膜施加柔和、持续的拉伸压力，持续时间最少为 90～180 s 重复进行，直到取得进一步的进展
肌肉能量	等长收缩：关节抗阻（阻碍） 　　要求患者肌肉收缩 20%～50% 　　持续收缩 7～10 s。 　　完全放松肌肉 　　进入下一个练习，重复进行，直到有进一步的进展（3～5 次）
松动治疗	根据症状程度（3 级和 4 级），将关节放置在第一个组织止点处，每秒 1～2 次振荡，持续 30～90 s 重新评估： 　　进一步活动关节到再次受阻 　　通常重复 3～5 次。
快速低幅度手法治疗 （HVLA）	患者被置于限制的运动中，直到感觉到张力 患者要放松 练习者将 HVLA 施加到受限的运动中（可能发生空化） 通常在负重下进行
动态松动术	力施加于关节的治疗平面 疼痛感应最小或无痛 医生施力引导患者活动到受限的范围 重复 3～5 次，每次 5～10 个循环
扳机点松解	寻找活动的扳机点： 　　对相应点施加固定压力 　　拉伸相应区域，使扳机点变得更紧 　　保持姿势，直到你感觉到扳机点松解（不那么紧张） 　　进一步拉伸组织使扳机点变紧 　　重复该过程（通常为 3～5 次）

就越长。

　　加压通常与冰一起使用，所以在研究冷疗的治疗作用时，结果可能容易混淆，因为两者都可能影响水肿[3]。通常使用保鲜膜将冰袋固定到身体上，这样在治疗过程中就不需要坐着了。在使用加压包扎时应很谨慎，因为它可能会发生止血带效应。此外，寒冷的压力会导致浅表神经的损伤，如治疗肘部时会损伤尺神经，或治疗膝关节时会损伤腓神经。

电刺激

　　电刺激通常用于缓解疼痛。有许多波形的具体参数供临床医生进行选择调整，如调整强度（振幅）、相位、持续时间和脉冲频率，或者通过按钮选择参数组合。大多数治疗性电刺激的单位都可以归为 TENS 单位，因为它们是通过表面施加，使电流通过皮肤影响神经系统。刺激器的子分类用来区分治疗的目的（疼痛缓解或促进运动功能）或刺激器的波形（高电压、双相、干扰等）。由于治疗的目的不同，本章把感觉 TENS 单位与神经肌肉刺激器（NMES）区分开来。感觉刺激器主要用于缓解疼痛，并且能够引起运动反应，但目的并不是为了促进肌肉的功能。相反地，NMES 单位是用来刺激运动神经引起肌肉反应的，在康复期间可以用来提高特定肌肉的收缩能力。

经皮神经电刺激

　　TENS 通过刺激传入神经（感觉神经）来促进疼痛调节。有几种机制可以调节疼痛，通过调整与每个机制相关的刺激参数来增强该神经调节机制的有效性。例如，在闸门理论中，大直径的感觉神经可抑制脊髓中较小的疼痛纤维。"感觉" TENS 用于靶向那些大直径的神经纤维，以关闭"闸门"、调节疼痛。因此，与"感觉" TENS 相关的参数被设计为最大限度地刺激大直径的神经。由于神经调节技术的复杂性，许多公司简化了刺激器的设计，这样临床医生就可以选择他们想要的刺激类型，并适当地封装参数。然而，为了进行临床试验评估 TENS 的有效性，应规定参数的选择，以便进行适当的比较，尤其是与系统评价的比较。

本章将痛觉调节机制分为①感觉性 TENS、②运动性 TENS 和③伤害性 TENS。这些是应用电刺激缓解疼痛的常用方法，也可应用于损伤处理。如前所述，感觉性 TENS 机制是基于闸门理论的，可以抑制脊髓疼痛。因其刺激舒适，常用于急性损伤，但其镇痛作用短暂。这种治疗方法适用于治疗运动前或运动后的疼痛控制。运动性 TENS 机制一词有时容易产生误解，因为电刺激产生的肌肉收缩是不需要这个机制的。很多时候，会有节律性的肌肉收缩，因此它不常用于急性损伤。神经机制与下行镇痛通路有关，即疼痛首先由皮质感知。然后发出信号通知特定的大脑中枢，如脑垂体，以产生内源性阿片样物质内啡肽的前体。同样，释放的前体会发出信号，指示肾上腺产生激素皮质醇。这种神经机制是通过有节律地刺激 Aδ 纤维引起的，Aδ 纤维是较大的疼痛纤维（但比 Aβ 纤维小）。最后，伤害性 TENS，顾名思义，会产生一种强烈的、不舒服的刺激，类似于蜜蜂的叮咬。理论上，这种刺激的目标是最小的疼痛纤维，以提醒特定的大脑中枢释放有很强的镇痛作用的脑啡肽（另一种内源性阿片类药物）和血清素。刺激器中的参数选择是基于在每个疼痛调节系统中尝试优先刺激目标神经。

水肿 / 炎症

可能影响水肿和炎症反应的干预措施包括冰、电刺激以及非热超声波和激光等生物能。解决水肿的机械方法包括按摩、加压和任何促进肌肉收缩的装置，如电刺激。传统上认为冰会减少流向冷却区域的血液，从而减少水肿形成的可能性。然而最近的一项研究确定了冷对骨骼肌的微灌注效应，表明静息状态下血流量不会因冷疗而减少[56]。虽然没有强有力的证据表明单独使用冰疗可以减轻或最大限度地减少水肿，但冷疗可能具有减轻与炎症事件相关的血管增多的潜在作用[61-63]。在极低的温度下，冷疗已经显示出增加了与兔胫骨骨折相关的水肿，并且在温度低于 50 °F（10℃）的低温冰浴或雪水浴中应谨慎使用[60]。由于冷疗对减轻疼痛有较强作用，因此仍然将冷疗作为急性损伤的标准治疗方法。

也有人提出电刺激可以控制水肿。虽然有一些证据表明，高电压刺激可以促进伤口愈合，但很难确定高电压是否可以最大限度地减少或减轻软组织水肿[64]。

超声波

治疗性超声利用高频声能在组织中产生热效应和非热效应（机械效应）。临床上将治疗性超声的频率设置于 1 MHz 或 3 MHz，较高的频率适用于更浅的病灶。超声波通常用于治疗疼痛和加快组织愈合，或用于增加关节活动度或减少肌肉痉挛的热效应。与其他物理因子相似，超声波用于改善肌肉骨骼疾病预后的证据仍不明确。

非热超声处理

超声波的非热效应通常应用于较低的强度和脉冲治疗模式。但是，较高剂量的超声会产生非热效应，但同时会被热效应掩盖。在脉冲超声中，有规律地中断声能的发射可以降低总输出，且在连续波作用下能够留有热耗散的时间。虽然有很多模式单元供临床医生选择，但大多数商用单元只有 50% 或 20% 占空比的选择。

损伤治疗的急性期应用超声波的非热效应是很合适的，特别是止痛和伤口愈合，因为在活跃的炎症中额外加热可能会产生不良影响。非热效应，特别是空化效应和声流效应，是由超声的机械压力能量产生的。空化是存在于血液或组织中的气泡的压缩和膨胀。这种振动会引起组织中的机械和化学变化。虽然空化与组织的负面影响有关，但它也与离子在细胞膜上的扩散有关[65]。向组织施加低水平机械能的过程可能会影响炎症过程中成纤维细胞的活性，刺激有丝分裂，并有助于伤口愈合[66]。声波微流与"促炎"效应相关。急性过程中这一效应会加快，特别是肥大细胞的脱颗粒略有加速，这可以使初期炎症反应得到更快的控制。这一假设尚未得到临床对照试验的证实，但早期应用低强度脉冲超声可能使损伤更快恢复。

应力性骨折愈合

非热超声已被建议用于治疗应力性骨折。低强度超声（小于 3 mW）已被提议作为骨不愈合的治疗方法，目前已获取了 FDA 批准。可用这些低强度的机械或电磁能量刺激成骨细胞的产生。因此，有一些骨刺激器单元可以传递超声（声波）或电磁（电场）能量，这两种能量已被用于应力性骨折的治疗。目前，很少有数据来证实这些单元的使用可以促进应力性骨折愈合。然而，为了尝试任何可以加速优秀运动员康复阶段的方法，据观察经验可知，这些治疗有助于应力骨折愈合。

必须使用特定的设备将超声应用于骨折愈合，并且由于强度要低 1000 倍，因此治疗无法在标准的治疗性超声仪上进行。该设备专为家庭治疗骨折愈合而设计；因此，该单元已预先设定了适当剂量。该设备在给定治疗强度、给定治疗时长下可以提供稳定治疗。因为强度非常低（约 0.003 W/cm²），所以以稳定治疗的效果很小。可以每天都进行治疗，不建议使用更频繁的治疗以提高治疗效果。因此，当应用这些单元治疗应力性骨折愈合时，他们更有可能进行门诊治疗，以防止教练或运动员滥用治疗。根据经验，已经将日常活动与这些单元相结合应用于调节应力反应和治疗应力骨折。进行随机对照试验的一个问题是受试者是否愿意接受假性治疗。当该设备可用时，许多跑步者会拒绝随机进入对照状态的可能性。

超声导入法

空化作用与声波作用有关，声波作用是利用超声波通过完整的皮肤传输药物。超声导入法类似于离子电渗疗法（利用电流将离子转移到皮肤中），用于局部给药，以在理论上最大限度地提高受伤部位的疗效。在临床试验中，有几项研究应用利多卡因或抗炎药（包括类固醇）研究了超声导入，但获得的结果不统一 [46, 67-69]。超声的空化作用可能会改变角质层的结构，这一结构是经皮给药的屏障。虽然声波透入增加了许多药物通过皮肤的渗透，但没有关于最佳临床方法的具体指南。此外，某些药物可能会阻碍超声波的传播 [70]。临床实践中各种参数选择和应用方法可能是研究结果不一致的原因。最佳实践方法表明必须使用具有良好超声透射率的药物，并且较低的频率更适合于声穿现象。尽管有证据表明较高的频率能将能量集中在皮肤上，但仍建议使用较低的频率。药物的浓度也应保持一致（不能用超声波凝胶稀释），并且可能需要比常规的 5 分钟治疗更长的时间 [71]。建议的方法是将药物直接涂在皮肤上，然后应用封闭性或水凝胶敷料使皮肤水化以防止药物稀释。应使用较低频率的超声，而超声的其余参数则基于所需的能量剂量。低强度的脉冲超声用于更急性的疾病，而连续超声和更高强度的脉冲超声用于亚急性疾病。较长的治疗时间与较低剂量的超声波可能不会影响药物吸收；因此，药物的吸收不一定与超声的热效应有关 [72]。利多卡因、地塞米松和酮洛芬对超声导入法有促进作用，而氢化可的松并没有产生积极的效果。

离子电渗疗法

离子电渗疗法是通过电流透过皮肤给药。将该溶液放置在活性电极中并覆盖损伤区域，例如肌腱、滑囊或者韧带等关键点。离子电渗疗法需要直流电流，这是具有无限相位持续时间的单相波形电流。电流"驱动"与活性电极电荷相同的离子；因此，必须知道药物本身的极性。这种电流推进的作用来源于相似的电荷互相排斥；因此，带负电荷的离子应该放在负极，带正电荷的离子应该放在正极。在另一位置放置第二个电极（分散电极）以完成电路回路。类似于超声导入术，该技术从理论上改善了药物到特定位置的传输，并最大限度地减少了口服药物或注射药物的不良影响。尽管有证据表明离子电渗疗法可以提高特定药物的吸收率，但临床试验还没有最终证明使用这种技术的疗效（图 32.3）。

许多药物都适用于离子电渗疗法，如利多卡因、皮质类固醇和肉毒杆菌（用于多汗症）。非甾体抗炎药也被使用，如双氯芬酸和酮咯酸 [73]。有专门用于离子

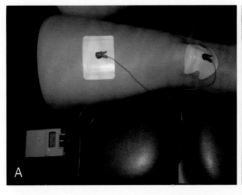
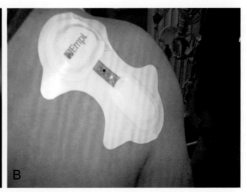

图 32.3　离子电渗疗法

电渗疗法的商业设备，并且这些单元可以被设定为在一段时间内提供一定数量的电流（mA/min）。电流设置使患者舒适，治疗时间可自动调整，因此总剂量为40 mA/min 或 80 mA/min。不建议持续时间较短、振幅较高的治疗，因为这不会促进药物吸收[74]。国家实践法案可能会规范理疗师或运动防护师对局部给药的使用，因此临床医生在使用前应该了解当地的规定。

激光

光疗已经使用了几个世纪，激光是集中在特定波长的光。激光（Laser）是 Light Amplification of Stimulated Emission of Radiation 的首字母缩写，发明于 20 世纪 60 年代。现在，激光应用于工业、娱乐、医学以及科技的各个方面。激光疗法［通常称为低强度激光疗法（low-level laser therapy, LLLT）］最近已获得美国 FDA 的批准，可用于治疗某些肌肉骨骼疾病，例如腕管或颈椎疼痛。有几种类型的 LLLT 可供临床医生使用，还有很多参数供临床医生选择，以实现理想的治疗效果。还需要更多的研究来扩展这种疗法，为患者提供潜在的好处。

常常难以区分治疗性激光和液晶二极管（LCD）光，因此阅读产品资料以了解所用激光的总功率很重要。许多公司将单个激光器与多个 LCD 相结合，错误的应用可能使所有的灯都发出类似的能量。激光的独特性质是单一波长，并且能够比其他类型的光更好地穿透皮肤和组织。激光的生物效应与能量的吸收以及由此产生的 ATP（细胞的能源）有关。细胞通过加速其正常活动而做出反应，因此可以促进炎症反应。LLLT 也可有效地治疗疼痛；但其疼痛调节的机制尚不清楚。

参数选择可能是 LLLT 最难的方面，因为必须考虑的变量很多[75]。很少有针对特定病理实体的剂量测试指南，而且能量的确定通常很模糊。基于患者自身情况，要考虑的因素包括组织的类型和状况，以及急性或慢性状况；甚至色素沉着也会影响激光治疗的结果。必须考虑的激光参数包括波长、输出功率、平均功率、功率密度（强度）和能量密度（剂量）。市场上出售的许多 LLLT 治疗设备都是通过菜单驱动的，因此，通过选择组织类型和慢性损伤可以确定一个具体的治疗剂量。临床上总能量常由治疗时间决定。例如，一旦购买了该装置，就已经设置好了波长、功率和密度，临床医生通过增加或减少治疗时间来确定剂量。

每个区域都应在这个时长内进行治疗，因此具有一个以上激光二极管的设备效率更高，特别是在治疗较大区域时。

评估 LLLT 证据的问题之一是，文献中对激光治疗的记载往往很少。研究中使用的激光类型和剂量不同，甚至没有报道相关激光类型或剂量信息。激光相关研究应报道具体研究方法，并描述临床应用的所有因素，以便评估基于结果的证据。

LLLT 适用于许多情况，如疼痛和伤口愈合以及炎症，如滑囊炎、腱鞘炎或急性肌肉骨骼损伤。由于 LLLT 目前仅被推荐用于特定的疾病，因此有必要进行适应证外治疗。更高能量水平的治疗效果是值得探究的，因为许多非决定性的研究使用的是超低能量水平[76, 77]。提供有效治疗所需的治疗时间，增加了能量传递的总量。治疗剂量从 4～50 J 不等，建议成人剂量不超过 50 J，14 岁以下的儿童剂量不超过 25 J[75]。

MT 常被用来机械性消除水肿。一旦伤情稳定且没有出血，沿淋巴流动方向轻揉可促进水肿吸收。深层按摩和软组织技术可以用来消除肌肉硬型水肿或凹陷性水肿。

加压治疗：间歇性加压

为了应用这种机械刺激减轻水肿，人们制造了一些装置对肢体施加压力。有多种装置使用间歇性压迫疗法，较新的装置有连续的压力室，可以从远端到近端增加肢体的压力。机械压力提供了一种感觉刺激，通常可以减轻疼痛或促进运动后的恢复[78]。大多数支持间歇加压装置和组织振荡疗法的证据来源于经验（图 32.4）。

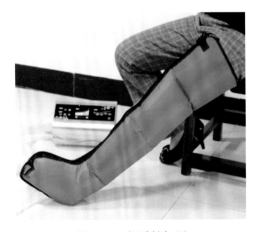

图 32.4 间歇性加压

活动度

改善关节活动度是一个重要的治疗目标，患者在进行改善活动度的训练后，应注意积极使用或活动关节。当被动治疗技术，如浅层热疗、热超声、关节或软组织松动术等与主动训练结合后，患者将学会在新的活动度内进行肌肉的收缩。肌肉抑制常常伴随着关节或软组织的僵硬。虽然动态"热身"或被动的干预可以激活相关区域的肌肉，但在最初的治疗之后，随即进行肌肉再教育技术是非常有必要的。

浅层热疗

浅层热疗使用加热垫的形式，用于帮助热身或为运动做准备。如果有肿胀或疼痛，则不能使用热疗。但热疗在腘绳肌拉伤几天后，有较好的治疗效果，例如：当组织内存在淤斑和积血时。血供的增加有助于纤维性血肿的动员和分解。和其他形式的物理治疗一样，单独使用浅层热疗对当前症状的改善效果不太明显。因此，浅层热疗，即使是热水浴缸或热水淋浴，也应与拉伸、锻炼或手法治疗技术结合，以解决问题。

当进行浅层热疗时，皮肤感受器检测到温度的升高，在皮肤和皮下组织中产生血管扩张反应。这种保护机制有助于保持核心温度，并驱散局部升高的温度，以防止烧伤。如有血管损伤，不宜用热治疗，加上压迫作用会不利于散热。因此，不推荐坐在热敷袋上，因为这可能会导致与压力相关的局部缺血反应。由于皮肤的血管反应，表层热深入肌肉的传导效果较差。由于受表层脂肪层的影响，肌内热敏电阻的穿透深度仅有 1 cm[79]。因此，如果治疗目的是为肌肉提供热量、增加血供，主动运动是最好的治疗方法，而不是热敷。浅层热疗可以渗透到许多关节，如膝关节、腕关节或踝关节，并且在活动关节之前进行热疗效果较好。除非通过皮肤机制，否则更深层的组织可能没有效果，如髋关节、脊柱小关节或肩关节。有证据表明，尽管肌肉温度没有升高，但浅层热疗仍可能引起对下层肌肉的反射作用。

热通常有放松、镇静的作用。因此，它常用于肌肉痉挛的治疗[80]。由于文献报道存在一种常见的热反射亢进反应，所以应谨慎使用热疗。患者使用热疗放松组织的效果通常较好。在治疗后数分钟或数小时，疼痛会增加，这往往与肌肉痉挛的加重有关。在组织受热的同时，进行定向运动和集中加热，可以防止这种情况的发生；但过劳性损伤应谨慎使用浅层热疗。

很多时候，脊柱损伤即使在急性期也使用热疗来促进组织放松。然而，应根据评估结果确定所处炎症阶段和加热组织的活动量。一般来说，如果是"紧"的状态，那么热治疗可以被有效地利用。然而，如果 ROM 由于"疼痛"受到限制，那么冷疗可能会提高治疗效果。

理论上，热可以通过影响黏弹性基质来影响结缔组织的顺应性。一旦组织被加热到 40℃（104 ℉）的有效温度，改变组织长度所需的应力就会减少。因此，如果目标是改善关节活动度或关节活动能力，在拉伸或关节松动技术前进行热治疗可能是有效的。较高的组织温度会导致蛋白质变性，从而导致烧伤。由于表面加热剂在提高皮肤以外组织温度方面的局限性，常常使用深层加热。拉伸或关节松动技术应在组织加热时进行[79, 81]。同时加热和拉伸可以实现这一目标。在这种技术中，患者适当的组织加热体位是必不可少的。一个常见的错误是将热片放置在肩部上方，而通常是腋下的组织较紧。到目前为止，证明浅层热疗法在改善 ROM 的临床效益的数据还很少[82, 83]。另外，如果以提高肌肉温度为目的，主动运动是最好的方法。与热敷或深部加热剂（如超声波）相比，主动运动可以更有效地改善血液流动和肌肉内温度。

浅表热有多种治疗形式。对于家庭，可以在微波炉中加热湿毛巾，并应用于身体。毛巾可以放在一个打开的拉链袋里。由于这种技术很可能会造成烧伤，因此应格外小心。干毛巾应完全覆盖该区域。同样地，煮熟的米饭或煮熟的鸡蛋可以保持 20 ~ 30 分钟的热度，可以用来加热重要的部位。也可以使用热水浴缸和加热垫，但应指导患者进行短时间的热疗后，立即进行拉伸或稳定性训练。热水浴缸的温度不应超过 100 ℉（37.8℃），尽管肢体可以承受 104 ~ 107 ℉ 的温度。热浴盆有潜在的温度调节作用，运动后不应使用。

超声热效应

治疗性超声是最常用的深部加热方式。超声能很好地穿透脂肪等浅表组织，振动能量被组织吸收后转化为热能。吸收超声波能量的组织是那些蛋白质含量高的组织，如肌肉、肌腱和神经。超声波不能穿透骨骼；因此，能量在遇到骨时反射，潜在地放大了其在骨/肌界面的效应。因为温度变化发生在皮肤以外的没有热感受器的组织中，除了与治疗相关的温和效应外，几乎没有加热的感觉。同样，由于能量被选择性地吸收、反射和折射，因此很难确定超声的推荐剂量。患者，特别是运动员，经常要求超声治疗，由于很少感觉到能量的释放，很难评测治疗的效果。然而，组织温度可以显著增加，能量选择性地被肌肉、肌腱和神经吸收，高剂量可能导致骨膜烧伤。不能滥用或自行规定治疗强度。

超声剂量由频率、强度、持续时间和占空比确定。如前所述，较低的强度和较低的占空比降低了热效应的可能性，并且通常针对非热机制治疗时应用。缺少一个占空比，或连续波超声（100%）通常用于热效应。频率和强度是相互关联的，虽然它们各有特定的作用。频率会影响穿透深度，频率越高，能量越集中。3 MHz 超声波通常具有 1～3 cm 的穿透深度，而 1 MHz 超声波将有 3～8 cm 的穿透深度。但深度取决于能量在组织内的吸收。例如，如果能量优先被肌腱等蛋白质含量高的组织吸收，能量的传递就较少；因此，穿透深度受到影响。通常，当在深部组织（如肌腹）中应用超声热效应时，使用较低的频率，当有浅表骨质存在时，使用较高的频率。热能也可以通过传导传递，因此，科学上对于特定的热效应确定特定的频率和强度是不精确的。

热超声常被用来帮助分解瘢痕组织，在重塑阶段促进胶原组织的排列，结合拉伸或松动技术时可增加 ROM。目前还没有数据支持使用热超声来影响皮下组织以外的组织的血流。当尝试增加 ROM 时，在超声治疗过程中或治疗后，体温升高时立即牵拉结缔组织是很重要的。不结合治疗性训练或 MT 技术的超声治疗效果不佳。

松动 / 手法治疗

MT 技术包括一系列以不同速度和幅度应用于关节和 / 或软组织的被动运动，包括小振幅 / 高速度治疗运动[2]。研究表明，关节松动术作为一种治疗手段可以产生显著的机械和神经生理效应[50, 84, 85]。有关这些作用的解释（松动术的机制）还不太明确，特别是在脊柱领域，有待进一步研究[86]。但根据治疗效果已经建立了一些理论，包括缓解疼痛的效果、增加 ROM 以及对自主神经系统的影响。

多项综述研究了脊柱松动的疼痛调节机制[87, 88]，并认为镇痛本质上是神经生理学效应，通过某种类型的调控疼痛下降的电路而实现镇痛。然而，确切的电路还不完全清楚，但通过 Bialosky 等的工作变得更加清晰[50]，似乎不同类型的脊柱松动——即它们被执行的速度和位置——可能会引起指示不同下行疼痛调节机制的不同神经化学反应。请参考图 32.5 至图 32.9 中常见松动 / 手法治疗的例子。

动态松动术

四肢动态松动术（mobilizations with movement, MWM）和持续自然的骨突滑动 (sustained natural apophyseal, SNAGS) 的概念最早由 Brian R. Mulligan 提出[89]。MWM 是同时应用由治疗师操作的持续附属运动和由患者做出的在末端活动度内的主动生理运动。被动末端施压或拉伸应是无痛[89]。研究表明，

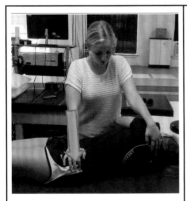

患者体位：
- 患者仰卧，髋部与治疗床的一侧对齐，以使治疗侧远离治疗师。让患者交叉手指，把手尽可能地放在颈后，或者把手交叉在胸前。

治疗师体位：
- 站在病人的另一侧进行治疗。
- 最大限度侧弯患者的下肢和躯干（C 形）。
- 患者的腿可以交叉在他们的另一条腿的脚踝上，以帮助保持这种侧弯的姿势。
- 躯干的稳定主要依靠治疗师的前臂放于患者的肩膀，手放于患者的肩胛区来维持。

松动：
- 治疗师直立，手臂稳定患者上躯干并把躯干拉向自身，同时保持患者侧弯的位置。
- 当髂骨由于旋转而从床上抬起时，治疗师另一只手放在患者的髂前上棘（ASIS）上。
- 确保患者臀部没有从桌面上抬起，并在前后方向通过手掌施加压力。
- 一旦采取了适宜的运动，并且位置锁定，则施加高速度、低振幅（尾侧和后侧）的推力。

图 32.5 骶髂关节松动

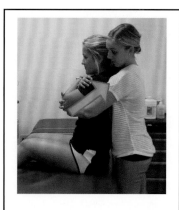

患者体位：
- 坐在治疗床中间，双腿悬在床边。他们应该靠后坐，直到他们的背部与治疗床边缘齐平。
- 治疗床应足够高，使治疗师不必倾斜，弯腰，或踮脚。应该有一个小的空间保证治疗师从原来的位置站起来执行操作。
- 患者双臂交叉于胸前（"拥抱自己"），抓住对侧的肩膀。

治疗师体位：
- 站在患者的正后方。
- 双臂抱住患者（拥抱），双手合十，放在患者弯曲的肘部上。
- 通过前臂在肋骨处提供压力，通过肘部提供向后的稳定力来支持患者。

图 32.6　中段胸椎松动

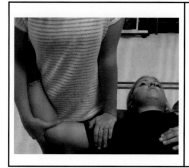

患者体位：
- 仰卧，接受治疗侧肩外展，屈肘（范围由治疗师个人喜好而定）。

治疗师体位：
- 稳定手：抓住患者的肱骨远端和肘部；用患者的前臂抵住治疗师的前臂。
- 活动手：手掌跟抵住肱骨头前部，肘关节锁定并垂直于肱骨轴线。

松动：
- 在前后方向应用分级松动。推力应该来自于治疗师的身体／躯干，通过活动手的锁定的肘关节向下滑动肱骨头。
- 逐步在盂肱关节外展的不同角度进行松动手法。

图 32.7　肱骨前后滑动

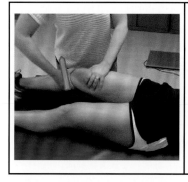

患者体位：
- 仰卧，根据情况将膝部置于舒适的位置。

治疗师体位：
- 站在患侧膝关节的一侧。
- 支撑手放在股骨上，置于髌骨上方。
- 松动手放在胫骨近端上段。

松动：
- 在胫骨平台的方向上以分级震荡的方式向前牵引胫骨（类似于 Lachaman 试验的操作方法）。

图 32.8　胫股关节前后滑动

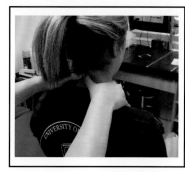

患者体位：
- 坐位直视前方。

治疗师体位：
- 站在患者后面。
- 两个拇指放在远端棘突功能障碍的椎体水平，其余手指轻轻放在患者的肩膀上。

松动：
- 临床医生对棘突施加向上的滑动力。
- 患者在无痛范围内尽量伸头，然后回到起始位置。
- 重复 3~6 次。

图 32.9　持续自然的骨突滑动（颈椎）。适应证：小关节功能不全、颈椎伸直时疼痛

MWM 可以增加 ROM、减少疼痛；然而，它影响肌肉骨骼系统的机械机制或生理机制还不完全确定。脊柱常见的 MWM 是 SNAGS（图 32.10）。它已被证明可以减轻疼痛、残疾和头痛；增加 ROM 和患者满意度；与手法和其他形式的松动一样有效。然而，没有证据表明这些技术解决了小关节的生物力学问题[90, 91]。几项安慰剂对照研究[92, 93]和一个病例系列研究[94]已经证明，在上肢单独应用 MWM 可立即增加无痛抓握力（强度）。

肌肉功能障碍

肌肉功能障碍通常伴随外科损伤、僵硬、痉挛，且肌肉僵硬可能会引起关节病变以外更多的症状。关节感受器可引起神经反射反应，使肌肉受到抑制（关节源性肌肉抑制），减少肌肉激活，并是影响关节损伤预后的主要因素。适宜的治疗方法，应旨在通过干预，减少肌肉抑制，降低肌张力和痉挛，并增加激活时间和能力。各种治疗方法，如关节冷冻疗法、NMES 和 TENS、MET、PNF 和扳机点疗法（trigger point therapy, TrPT）对改变肌肉功能有效。与所有的被动疗法相同，应评测治疗效果，且干预后应开始进行治疗性锻炼。

关节冷冻治疗改善肌肉抑制

关于肌肉激活的研究描述了将治疗和康复相结合的有效性，而不是被动地进行治疗[95]。在关节处实施冰敷使关节降温，在疼痛有效控制的时间内进行运动，然后重新使关节降温。这一过程被称为冷冻动力学，可用于在急性期愈合阶段促进关节活动和肌肉

功能。如有可能，应在急性期每天冰敷数次。然而，目前还没有基于临床试验或研究结果制订关于每天治疗次数、每次治疗应该持续多长时间及治疗频率的指导方针。因此，对急性损伤的治疗应以疼痛为指导。例如，在疼痛为主要问题的早期阶段，需要更频繁的治疗。然而，随着急性疼痛的缓解，在治疗性运动前后应使用冰疗以促进肌肉功能及监测运动后炎症发生情况。

冷冻疗法作为治疗性运动的补充已受到关注，它可以促进肌肉激活。关节源性肌肉抑制（arthrogenic muscle inhibition, AMI）是伴随关节损伤出现的常见症状，受损关节周围的肌肉反射性地受到抑制。尽管努力进行康复，AMI 仍然存在，并且随着时间的推移，可能会通过影响关节引起较弱的肌肉力量[98]。研究证明冷冻疗法在局部可以减少 AMI[99]。治疗性运动前使用冰敷可以改善肌肉激活，促进康复效果。

神经肌肉电刺激

电刺激的另一种方法是用它刺激运动神经以改善或促进肌肉收缩。由于治疗针对的是运动神经（α- 运动神经元），因此该种治疗方式被命名为神经肌肉电刺激或 NMES。这种治疗不应与 TENS 混淆，后者用于缓解疼痛。NMES 是用来重新训练肌肉的功能，克服关节源性抑制，或在运动神经完整时进行运动。当与自发性运动结合使用时，NMES 可用于提高运动单位的强度和协调性，但尚未证明被动使用该装置时能增强或减少脂肪。该疗法与运动疗法相结合，可改善前交叉韧带的康复效果[100]。

当特定的肌肉不能自主运动时，可以使用

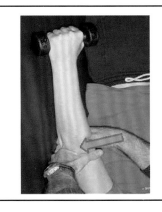

患者体位：
- 患者仰卧，手臂置于体侧，肘关节伸直，前臂旋前。

治疗师体位：
- 站在患侧肢体侧。

松动：
- 治疗师用手使桡骨和尺骨发生侧向滑动。
- 然后，患者可以在无痛情况下抓住或伸展手腕以抵抗阻力。
- 一次治疗进行 6 ~ 10 次滑动。

图 32.10　动态松动术治疗肱骨外上髁痛

NMES。积液会导致关节周围肌肉的反射性抑制，很难诱发肌肉良好的收缩能力。电极放置在肌肉上，一般一个电极放置在肌肉的神经表面上方，另一个电极放置在运动触发点上方。因为目标神经的位置相对较深，TENS 范围较大，电放射持续时间应该在 200 ~ 400 s。幅度应增加，以便引起可见的和患者可忍受的收缩。脉冲频率应该在 35 ~ 50 pps。

临床上，NMES 常用于膝关节损伤或手术后股四头肌的收缩和重塑。在肩部和肩胛骨锻炼时，它也能有效地促进下斜方肌的功能。肌腱转移后或神经损伤后的肌肉虽受神经支配，但功能受限时，这个方法也可以用来帮助重塑肌肉功能。同样，疲劳是普遍现象，肌肉过度劳累会进一步恶化功能。一般来说，一旦恢复了肌肉的自主收缩能力，这种方式的效果就会受到限制，因为主动运动是最好的恢复方法。

模式化神经电刺激

PENS 是一种不同形式的电刺激，其基于功能任务期间的肌电活动。PENS 的目的是通过一种肌肉再学习技术来复制正常的放电模式，精确定时地刺激原动肌和拮抗肌。PENS 已应用于多种人群，其可以改善膝骨关节炎[101]和髌股关节疼痛（图 32.11）[25, 102]。

肌肉能量技术（MET）

MET 是一种手法技术，它涉及肌肉在精确控制的方向上以不同强度水平进行自主收缩，以对抗治疗师施加的明确的反向力[103]。MET 的 5 个基本要素是：患者主动的肌肉收缩、控制关节位置，肌肉向特定方向的收缩，操作者施加反作用力，控制收缩强度。MET 的两个神经生理学原理是等长收缩后放松（自生抑制）和交互抑制。MET 有三种收缩方式：等长收缩、等张收缩和离心收缩。MET 通过提高痛阈和增加关节活动度和肌肉活动度来减少疼痛[104]和节段性功能障碍，效果可持续 1 周[105]。

肌筋膜松解 / 扳机点疗法

由于体征、症状和治疗的相似性，文中共同讨论了这些 MT 技术，但它们可以分为两种不同的治疗方法。肌筋膜松解术和 TrPT 是特殊的 MT 技术，它们都旨在有效地松解筋膜张力和约束。筋膜可以通过任何类型的应激源（如创伤、疾病、姿势障碍、心理应激）而发生功能障碍。当筋膜出现问题时，会导致疼痛、压痛和局部组织扳机点。扳机点被定义为压痛和应激过渡的区域，表现为紧绷的条索、本体感觉的改变以及反复发作的疼痛[106]。图 32.12 展示了上斜方肌

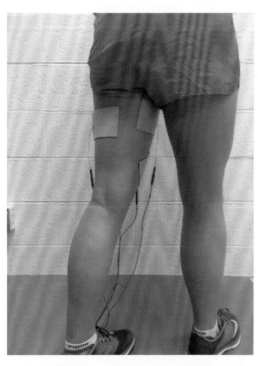

图 32.11　模式化神经电刺激

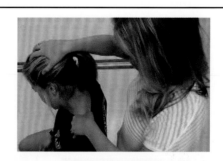

患者体位：
- 坐位直视前方。

治疗师体位：
- 站在患者后面。
- 大拇指放在上斜方肌的扳机点上。

治疗：
- 一只手放在患者的头上，使其侧弯和旋转，远离疼痛的一侧。
- 保持此位置直到扳机点松解（60 ~ 90 秒）。
- 治疗师将患者头部进一步侧弯和旋转，直到拇指下感觉到张力。
- 重复这一过程，直到没有进一步的运动可以发生。
- 冷却喷雾可与此技术一起使用。

图 32.12　上斜方肌扳机点刺激和松解

扳机点的 TrPT 的示例。

总结

有许多设备及技术可以促进康复治疗，特别是在期望高水平运动的患者人群中。然而，重要的是要了解物理治疗和 MT 的局限性，并将其应用于特定的治疗目标。理疗可以减轻炎症反应，通常可有效控制疼痛，但不推荐单独使用。理疗和 MT 相结合的联合治疗可带来最佳的康复效果。

（Susan Saliba, Michael Higgins 著 艾丽娅 时会娟 译 时会娟 校）

参考文献

扫描书末二维码获取。

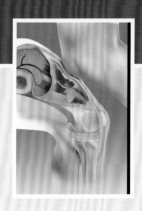

第33章

贴扎术和矫形学基础

贴扎术

在体育活动期间，特别是在可能导致损伤的高风险活动中，关节及其相关结构的完整性可能受到损害。运动医学临床医生可以通过使用弹性和非弹性材料进行贴扎以提供关节的机械支持。已发布的指南中将贴扎术定义为具有"预防"和"即刻治疗"等功用的标准干预措施[1]。

运动防护师和其他运动医学专业人员广泛使用贴扎技术以防止关节过度活动，特别是在已知具有特定损伤的高风险的运动中。例如，一个人在参加篮球运动时，与进行棒球运动相比，其踝关节发生外侧扭伤的风险增加[2,3]。因此，为篮球运动员的踝关节提供额外的支撑以限制解剖极限以外的运动是一种常见的预防措施，常被用以减少关节结构受伤的风险。有多种可用于预防的贴扎技术，其目的为限制不需要的关节活动或为关节提供生物力学支持，并减轻运动中的不适感。此外，在评估参与运动期间可能发生损伤的结构情况后，临床医生可以及时使用贴扎技术为其关节提供额外稳定性，使其继续参与相关运动。

可以使用弹性或非弹性贴布来进行多种贴扎术的操作。不同制造商制造的贴扎材料具有多种宽度和长度规格。弹性贴布的宽度通常在1~4英寸（2.5~10.2 cm），在提供额外的稳定性的同时还允许较大的自由活动范围，可将衬垫或其他工具固定在身体某些部位，为之提供保护或提供挤压力。非弹性与弹性贴布相比可为关节提供更多支持，其目的为限制过度的运动。它的宽度通常在1~2英寸（2.5~5.1 cm）。可以直接将贴布贴在刮过体毛或没有体毛的皮肤上（比如足底），如果患者不希望刮掉生长在将被胶带覆盖的区域的毛发，可以使用一层薄薄的泡沫（皮肤膜）缠绕在皮肤表面并用贴布粘住。

在临床实践中经常使用的一种新材料是自粘贴布

和自粘皮肤膜。这种材料可以彼此黏附但不会粘在皮肤上。此外，它是一种非常柔韧的材料，具有较高拉伸性能。这意味着将它可以很容易地应用于身体的不同部位，同时提供一定程度的机械刚度。与传统的非弹性和弹性贴布材料相比，它的优点在于可以减少对皮肤的刺激。此外，自粘皮肤膜被认为有助于提高贴扎术的机械强度，而普通皮肤膜则没有如此功效。

预防性贴扎技术可以应用于身体的任何部位，并且在应用非弹性材料和弹性材料的技术上有许多变化。因为下肢损伤在运动中比较多见，并且通过贴扎技术来预防损伤的效果比上肢损伤更好，本章节将重点阐述与足部、踝关节、膝关节贴扎相关的常见技术。还应注意的是，临床医生可以并且会经常对贴扎技术做调整，以满足预防和治疗的需要，提高患者舒适度。因此，下面的描述是对运动医学场景中使用的一些常见贴扎技术的建议指南。

足部贴扎技术

足底筋膜 / 足弓贴扎

足底筋膜炎或筋膜病影响到总人口10%以上的人群[4]。这一病理状况的最常见诱因是高体重指数及由足内侧纵弓变平导致的中足旋前增加[5]。当足中部持续疼痛，一直延伸到跟骨处的足底筋膜，特别是在一段时间的非负重后的前几步出现疼痛时，增加对中足的支持或许对其有帮助。白贴和其他形式的足弓贴扎技术旨在提供对内侧纵弓和足底筋膜的结构性支撑，从而形成正常行走所需的锚定机制[6]。

这些贴扎技术包括，在跟骨处的足底筋膜附着点或从环绕足跟开始贴布条，延伸到每个跖骨头的基部。可以使用弹性贴布或非弹性贴布，通常采用1/2英寸的宽度。贴布条带彼此稍微重叠，有一条将所有贴布条带固定在跖骨头下方的固定带。白贴帖扎技术通常包括在内侧纵弓下方连续贴一条贴布，并向上拉向小腿的外侧表面，从而有效地将足从旋前位置纠正（图 33.1）。可以在中足周围另外缠绕一条弹性贴布，以支撑足弓处的扇形集合。

在一个系统综述中，Van de Water 和 Speksnijder[7] 研究了贴扎技术对于治疗与足底筋膜病相关的疼痛和残疾的短期效果。有限的证据显示，与对照组及其他干预措施相比，贴扎技术对于减轻疼痛具有积极的短期效果（<1 周），但该证据尚不确定对患者残疾的影响。结合离子电渗疗法，贴扎技术对于僵硬问题仍能取得类似的短期积极效果，在持续治疗 4 周后仍能观察到积极效果[8]。若想通过足外部支持获得 1 周以上的疼痛和症状缓解可能需要额外的干预，如矫形器，这将在本章后面讨论。

足趾贴扎

第一跖趾（MTP）关节的扭伤是野外运动中的常见损伤，它会极大降低人的运动能力。"草皮趾"（turf-toe）可能是由于蹈趾（第一跖趾关节）的过度伸展或过度屈曲造成的，这会限制蹈趾的背屈，限制患者在行走过程中的蹬地能力。可以用一种贴扎技术来抵抗 MTP 关节的疼痛运动，方法是通过缠绕 1/2 英寸宽的贴布条将足趾拉成屈曲或伸展状。在中足处缠绕一条额外的贴布以锚定其他贴布条，从而完成技术操作。

踝关节贴扎技术

在从事体育活动的人中，最常见的解剖损伤出现在踝关节[2,3]。因此，为预防和即刻治疗而贴扎足踝是临床实践中最常用的技术。由于解剖学和生物力学因素，外侧韧带是踝关节复合体中最常受影响的结构。典型的踝关节贴扎技术的目的是限制踝关节复合体的跖屈和内翻，这是与踝部外侧扭伤相关的有害运动。

为外侧踝关节复合体提供支持的最常见技术称为"闭锁式编篮"技术。通常使用 1.5 英寸非弹性贴布制作"锚点""马镫"和"锁跟"，它将覆盖从胫骨中部远端到跗骨的全部位置（图 33.2）。贴布使踝部复合体处于背屈和稍微内翻的位置。可以将非弹性贴布粘贴到已剃毛的皮肤上，也可以将其粘贴在一层皮肤膜上。此外，可将涂有凡士林的方形薄泡沫垫放在跟腱在跟骨和距骨的止点处，以减少在这些皮肤区域上的摩擦，此处皮肤可能会因贴布的交叉而受到刺激。

为了给严重受伤的足踝提供适度稳定和压力，临床医生可以使用"开放式编篮"贴扎技术。非弹性贴布的锚点和马镫的施加顺序与闭锁式编篮技术相似，但未用非弹性贴布做纵横交错的锁跟，足背暴露在外（图 33.3）。可在较小的张力下用弹性贴布或弹性绷带完成锁跟。该技术可为踝关节复合体提供一定的支撑，其主要目的是提供舒适的压迫感，以帮助最大程度地降低炎症早期阶段反应。

膝关节贴扎技术
膝关节稳定性

膝关节有多种形式的外部预防性支持方法，而大多数临床医生会选择长期佩戴护具用以预防。但也有些贴扎技术可用于体育锻炼过程中，为膝关节提供稳定支持。大多数护膝是为了辅助膝关节交叉韧带和（或）侧副韧带。可以使用贴扎技术来模仿或补充这些

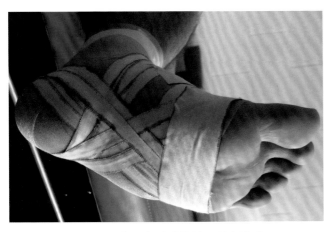

图 33.1 使用白贴贴扎处理足部疼痛

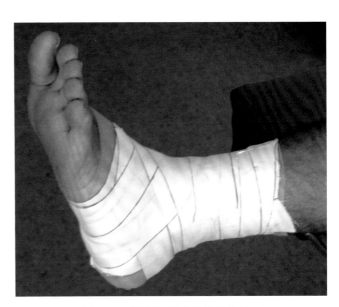

图 33.2 踝部闭锁式编篮贴扎技术

护具要达到的限制膝关节运动的效果。

通过在膝关节的内侧或外侧表面上交叉绑扎贴布，并将其在大腿和小腿的近端和远端固定（图33.4），可以防止产生可能威胁到内侧和外侧副韧的过度外翻或内翻力。通过将这些交叉的贴布缠绕在大腿和小腿的前部和后部，可以为交叉韧带提供额外的支撑（图33.5）。每条贴布角度都不同，以全面支撑膝关节复合体。

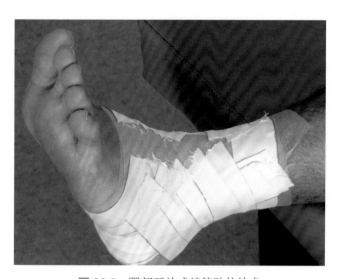

图33.3　踝部开放式编篮贴扎技术

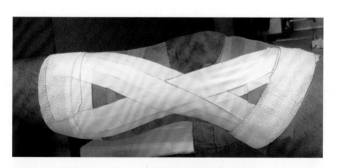

图33.4　膝关节侧副韧带贴扎技术

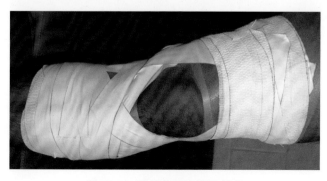

图33.5　膝关节稳定贴扎技术

髌股关节痛

髌股关节疼痛综合征（patellofemoral syndrome, PFPS）是一类以膝前或髌骨后疼痛为主要表现的疾病。PFPS的病因是多方面的，其中许多是由于髌骨与股骨沟的对位和移动轨迹不良所致，导致出现疼痛。其中许多治疗方法表明，可用贴扎技术减轻PFPS的症状，以复位髌骨静态和动态位置。Aminaka和Gribble[9]进行的一项系统综述中得出结论，髌骨复位贴扎技术对减轻疼痛和改善功能方面有积极效果，但其作用机制在现有文献中并未得到很好的阐述。这可能是病理的复杂性和多变性的结果，这也有助于解释为什么有这么多可用于髌骨贴扎的技术变种。

髌骨贴扎技术的一个基本原则是确定患者所患的是哪种形式的对线不良和轨迹不良（如高位髌骨、髌骨内旋等），然后尝试使用特殊贴布将髌骨提拉或复位到相反的方向或组合的方向。然后使用专用贴布保持校正的位置，以减轻髌骨后表面和股骨滑车沟之间的过大压力。McConnell[10]开发了一系列可用于此目的的技术操作，这些技术存在许多变化[9]，可成功满足不同患者的需求。一般来说，这些贴布的佩戴时间较长（几天或几周；见下一节），因为症状可能不仅会在体育活动中出现，在日常生活活动中也会出现。此时通常需使用专用且更昂贵的贴布材料。一种常用的技术是向内侧拉髌骨，使用贴布将其静态固定，并在动态定位过程中鼓励采用新的运动模式，以防止股四头肌群发生强烈收缩时髌骨向外侧移位（图33.6）。应对倾斜、旋转和垂直的髌骨时，可使用贴扎技术对其加以调整[9, 10]。

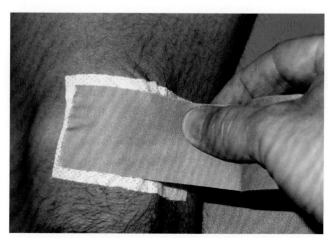

图33.6　McConnell髌骨内侧滑动贴扎技术

佩戴时间 / 有效时间

大多数用于运动贴扎技术的材料并非为长期佩戴而设计。应用这些材料可以立即提供很大的稳定性和运动限制，并且大多数已发表的证据都集中在踝部贴扎技术上[11-17]。但是，由于它们是基于布料制成的产品，因此当其暴露于湿气、热量和张力状态时，其生物力学刚度会在施用后短短 10 分钟内迅速降低[17-20]。一项研究表明，尽管基于弹性和非弹性的布基贴布在运动开始 30 分钟后都会失去拉伸强度，但弹性贴布可能不会像非弹性贴布那样失去那么多的张力，并且可能会更舒适[20]。对应用自粘贴布类新型材料锻炼后的关节限制量进行的有限研究表明，与非弹性布质贴布相比，这些新型材料可能为足踝提供更可持续的稳定性，特别是在限制内翻运动方面[17]。以后需要做更多的研究来确定如何改善贴扎材料的限制性能，以使其有效性最大化。

与本章讨论的用于治疗足部和膝关节疾病的贴扎材料的最佳强度持续时间的相关证据非常有限。只能推测，如果将足踝帖扎材料用于下肢的其他关节并受到相似的身体活动需求，其性能将适用。在大多数情况下，贴扎技术是为短期佩戴（几个小时）而设计的，此后需将其拆除。虽然可以在几个星期或几个月内（如运动竞赛季节的持续时间）每天使用贴扎技术，但通常是将一些技术（例如用于足底筋膜炎的白贴和足弓支撑技术）作为过渡，直到患者可以获得更永久的矫形器。

髌股关节矫正带的材料为此中例外。这些材料是为了使患者持续戴在皮肤上数天，以便在各种形式的体育和日常生活活动中获得髌骨复位后的延续效应。它是由更坚固的材料制成，可以抵抗湿气并保持其机械刚度。这些材料的成本（例如 Leukotape（Beiersdorf, Inc., Wilton, CT））比基于布的弹性和非弹性胶带高得多，并且会极大限制关节运动，这解释了为什么临床医生可能在日常应用本章中已描述的大多数贴扎技术时，不会选择使用这类材料。

损伤预防

在文献和临床实践中关于减少下肢损伤的最有效和最具成本效益的预防性支持方法一直存在争论。研究通常是在下肢关节的贴扎和护具之间进行比较。虽然贴扎是运动医学临床医生的主要应用手段，但对贴扎技术预防损伤的效果进行的研究相对有限，大多数文献集中在踝关节损伤。

踝关节扭伤

总的来说，临床研究表明，踝关节贴扎可以降低踝关节扭伤的发生率。在早期研究中，Garrick 和 Requa 报道[21]，在有踝部扭伤病史的校内篮球运动员中，使用贴扎技术使踝关节扭伤发生率减少为不使用者的 1/2，没有足踝扭伤史的球员中减少为不使用者的 1/3。后续文献表明，与不戴预防支具相比，使用这种干预措施，可有效减少体育活动和运动参与过程中的踝关节损伤[22-25]。同样，大量的研究支持使用预防性踝关节支具以减少踝关节扭伤的发生率[22-26]。然而，现有的证据似乎并不支持踝部贴扎与踝部支撑在有效性上具有差异，即这两种预防方法都有助于减少踝关节扭伤的发生率[22-25, 27]。材料的短期和长期成本可能是一个重要的决定因素，这将在本章后面讨论。

足底筋膜炎 / 筋膜病

尽管白贴和其他的贴扎技术已成功用于临床实践中，可用于减轻过度旋前和足底筋膜炎和筋膜病症状，但已发表的证据相当有限。一般来说，会使用这种治疗来减轻症状，但通常避免长期使用，而倾向于采用其他形式的机械矫正和通过矫形器或其他形式的组织治疗方法来支撑足部，以减少炎症和刺激感。支持使用这种技术的一项系统综述认为，贴扎技术是应对足底筋膜炎 / 筋膜病相关疼痛的短期有效的治疗方法，但尚无足够证据支持这些技术可改善残疾[7]。同样，最近的一项研究表明，在步行和慢跑中应用白贴贴扎能够即刻降低患者报告的疼痛程度，但其长期效果未被评测[28]。因此，这些贴扎技术似乎可以为足底筋膜炎患者的疼痛提供即时和短期的解决方案。

髌股关节痛

在临床实践中，贴扎技术仍是一种常用于 PFPS 的干预手段。髌骨的复位可以改变下肢的运动模式，但研究的主要结果变量是疼痛的缓解。以往的系统综述支持使用髌股关节复位带技术减轻短期和长期疼痛[9, 29]，而另一项综述研究则认为相关文献尚无定论，因而不能依此提出临床建议[30]。尽管需要继续进行研究以验证这种贴扎技术如何减轻髌股关节疼痛的症状，但这可能是对患有这种疾病患者的可行干预措施。

对贴扎技术的批评

对贴扎技术经常提出的一个批评是，应用贴扎将限制体育活动的表现。Cordova 等 [31] 在一项 Meta 分析中得出结论，诸如贴扎等外踝支撑技术，不会显著阻碍研究对象在大多数体育运动中的表现。由于该技术可提供限制或支持，大多数患者在贴扎完成后会立即意识到使用了贴布。因为这些技术很可能加强对皮肤感受器的刺激，这可以补充神经肌肉控制系统，从而为关节提供动态稳定性，因此这可能是一个积极的影响 [32, 33]。

有效时间

正如本章前面所述，在运动贴扎技术中使用的材料在使用后不能保持很长时间的结构刚度 [11, 12, 16, 18, 19]。虽然这是对这些材料的合理批评，但证据表明，使用贴扎技术可以降低损伤率 [22-25, 27] 并减轻与病理相关的疼痛 [7-9, 28]。因此，尽管存在失去机械刚度的可能性，但是贴扎技术是一种有效的干预手段。一种可能的解释是贴布贴在皮肤上导致其产生的传入信号增加 [32, 33]。本体感受信息的增加可能会在中枢神经系统中产生前馈反应，从而改善肌肉反应和动态稳定性，进而减少受伤体位的出现并减轻疼痛。

成本效益

现有的大多数文献支持各种形式的踝关节预防支持对预防踝关节扭伤的有效性。但是，临床医生必须考虑材料的成本和应用的时间。Olmsted 等 [24] 指出，踝部贴扎和护具使用对减少踝关节扭伤都有效，特别是对有踝关节不稳定病史的运动员。但是，在整个体育比赛赛季中，用弹性贴布进行足踝贴扎的费用是使用支具的费用的 3 倍。Mickel 等 [27] 发现，足踝贴扎和支具使用在减少高中足球运动员的足踝扭伤方面同样有效。但是，在整个赛季中，每天用弹性贴布贴扎足踝的费用要比提供一个每天都可以使用的支具的费用高得多。此外，每天都做贴扎要花费临床医生更多时间 [24]。

贴扎技术总结

运动贴扎技术是运动医学临床医生常用的有效干预手段，可用以提供关节稳定性并缓解与下肢病变相关的疼痛症状。虽然这些技术有一些局限性，但证据支持使用这些材料和技术，特别是在预防伤害方面。

临床医生在选择最合适的技术和材料以达到损伤预防和初始治疗的目的时，需要综合考虑治疗成本和患者的需求。

矫形器

参加体育活动（例如跑步）会增加踝、膝、髋和下背部的整个运动链中下肢发生劳损性伤病的概率。足部畸形和不适当的生物力学是产生这些疾病的主要原因。内侧纵弓的内在结构异常（扁平足、高弓足）以及腿长差异可能会影响下肢和下背部的静态力线，这可能会导致体育锻炼过程中力量传递不充分。检查前足、中足和后足与整个下肢动力学链的力线可能有助于阐明整个下肢的静态和动态异常的发生。足的结构失调可能在动力链上的其他部位造成问题，或者这种失调也可能是对足近端的生物力学或神经肌肉异常的适应。常见且有效的干预措施是使用矫正鞋垫来矫正足的异常对位，以优化在与地面接触时从足到腿和背部的力传递过程 [34-36]。临床医生必须考虑患者的个性化需求，以确保选择最合适的矫形器。

足部评估

矫形器的主要使用目的是在足的三个区域（前足、中足和后足）之间创建最佳且舒适的对位，以有效降低与地面接触时所承受的力。建立最佳足部位置的关注点大多集中在如何建立距下关节的中立位，这意味着距骨位于踝关节榫眼中并相对于跟骨处于中立位置，同时优化了内侧纵弓的完整性。

足的结构评估应包括观察前足、中足和后足在负重和非负重时的相互关系，以及这些部分的位置变化如何影响小腿、大腿和骨盆的方向。Root 等 [37] 原创性地描述了一种通过检查后足静态方向并找到距下中立位置制作矫形器的方法。后来，Landorf 等的研究表明，开出的矫形器的处方和结构在不同临床医生之间有很大差异 [38]。较新的矫正处方建议在静态和动态评估过程中对整个下肢进行更全面的评估，以确定患者的需求以及矫形器如何能够帮助纠正对准问题并减轻疼痛 [36, 39, 40]。评估完成后，临床医生可以决定矫形器需要考虑哪些因素（即运动控制、缓冲、内侧与外侧支撑等），以及哪种矫形器最适合患者的需求。

虽然通过对足和下肢方向的评估可能会出现多种诊断结果，但一般的足部畸形或足部类型中最常见两种是扁平足（或称过度旋前 / 平弓）和高弓足（或称过度旋后 / 高弓）。扁平足通常表现为后足和前足内翻，使内侧纵弓在承受重量时过度向地面压平。这种类型的足可能会受益于足内侧的更多支撑。相反，高弓足通常有后足和前足外翻，从而限制了内侧纵弓在步态中正常变平的能力。这种状况可能会受益于在足部外侧下方提供更多的矫形支撑。虽然这描述了这些足部疾病和一般矫形干预的方法，对于一名受过训练的临床医生来说，严格检查足部状态以确定患者的个人需要是十分重要的。

矫形器和材料的类型

足部矫形器可以用各种软的、半硬性的和硬性材料制成，可以分为模制、定制、非模制、非处方四种类型（图33.7）。正如前面所强调的，根据临床医生的评估来选择适合患者需求的材料。一般来说，较软的材料提供更多的缓冲，而硬性材料提供更多的稳定性和运动控制。半硬性矫形器旨在提供缓冲和运动控制的结合。硬性矫形器是可塑型的，是为满足患者足部的要求而定制的。而软矫形器的设计是不能改变的，并且可以立即用于患者身上，而无需等待定制修改。半硬性矫形器提供了一种现成可利用的选择，也可通过临床医生的轻微调整而改变。因为软矫形器中材料的固有厚度和刚度，软矫形器的使用寿命比硬性和半硬性矫形器短得多。其次，硬性和半硬性矫形器的相关成本较高，因为需要使用更坚固的材料和专业定制和（或）修改而导致费用增加。

如果临床评估医生决定患者需要使用矫形器以提供足部稳定性和（或）运动控制，则通常选择和制作半硬性或硬性矫形器。用半硬性矫形器可较好治疗基本足畸形，如过大的扁平足或高弓足。这些都是由可

提供减震和运动控制的材料制成的。半硬性矫形器以标准鞋码制造，可以由患者按原样穿着，但设计目的是允许临床医生使用泡沫或热塑性材料附加支撑物，以根据需要提供更多的内侧或外侧稳定性。半硬性矫形器为可定制的运动控制矫形器提供了一个很好的解决方案，但因为需求和足畸形程度不同，患者可能会从硬性、定制的矫形器中受益。

硬性矫形器旨在提供最大程度的运动控制和稳定性。这些矫形器由丙烯酸塑料和其他复合材料制成，需要较长的生产过程。首先，临床医生让患者重心放于后足，将患者固定在距下中立位和中跗关节稳定位后，对患者足部进行石膏取模（图33.8）。如前所述，确定足部最佳力线的方法因临床医生的不同而变化[36-40]，对临床实践中所用方法的全面讨论不在本章讨论范围之内。当制做好足的模型，该模型即可被用来制作使用硬性材料的矫形器的正模。虽然可在诊所中制作矫形器，但诊所通常会使用第三方服务接收足模、制作矫形器，然后将矫形器送回诊所，最后分发给患者（图33.9）。

常见过度使用问题的结果

因为矫形器在下肢肌肉骨骼疾病的治疗中成功率很高，因此它们一直被应用。在实验室控制研究中，矫形器能够改善高弓足[41]及外踝扭伤[42, 43]患者的平衡能力。此外，矫形器能够通过减少步行[44]和跑步[45]时的外翻偏移和速度来治疗足过度旋前。

跑步是一项过劳伤发生率很高的运动，矫形器成功减轻了多种损伤病症，包括膝前疼痛、足底筋膜炎和跟腱炎[46, 47]。一篇文献综述得出结论，通过使用矫

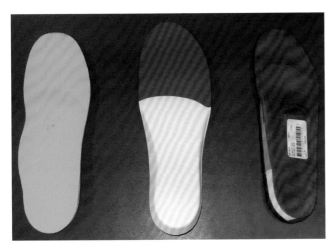

图33.7 柔软、半硬性和硬性全足矫形器（底面观）

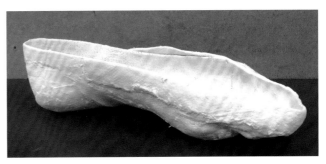

图33.8 制造硬性矫形器用的模具

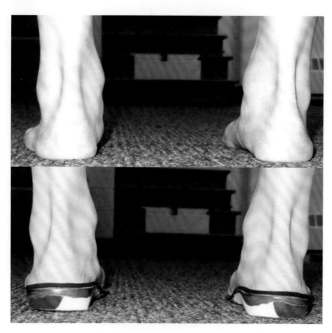

图 33.9　定制的矫正扁平足的硬性矫形器

形器，64%～95% 的跑步者可中度甚至完全缓解跑步带来的疼痛[48]。最近，一项系统综述报告，定制的矫形器在减少与高弓足有关的疼痛方面非常有效，对减轻蹞外翻引起的疼痛和青少年特发性关节炎有中等效果[49]。最后，一项荟萃分析得出结论，矫形器可以成功减轻足底筋膜炎患者的疼痛，并改善功能[50]。

　　与本章前面描述的贴扎技术不同，矫形器通常作为一种治疗手段而非预防措施。最近的一项随机对照试验表明，在芬兰的军校学员中，与对照组相比，矫形器在 8 周的军事训练中并不能防止过度使用造成的伤害[51]。在一项与之结论相对的随机对照试验中，在为期 7 周的军事训练中，与未接受预防性矫形器的学员相比，接受矫形器的学员下肢过劳伤较少[52]。在现有证据有限的情况下，矫形器似乎有预防下肢损伤的功能，但很难作出明确的结论，特别是在不同体力活动水平人群中的应用。

　　虽然大多数研究表明矫形器是纠正骨骼力线不齐的有效干预措施，但也有研究表明矫形器可通过增强皮肤感受器的作用[35,53]改善平衡和功能。此外，临床医生在使用这些干预措施时不应忽视患者舒适度的重要性[35]。Vicenzino 等[36,40]认为单纯矫正足的位置不一定能缓解下肢生物力学问题；并且仅针对足部位置的矫形器可能不会给患者带来最舒适的矫形体验。因此，通过综合考虑下肢功能评估和患者的舒适度，矫形介入治疗的效果可能会得到改善。

矫形器总结

　　矫形器是一种通过纠正站立及行走时足的位置来治疗各种下肢肌肉骨骼过劳伤的有效干预措施。为后足、中足和前足提供支撑和（或）缓冲可能导致整个下肢生物机械方向的改变，从而减轻足、膝和髋关节的疼痛。对于一名训练有素的临床医生来说，对足部和下肢运动链进行全面的生物力学评估、确定最合适的矫形器并提供舒适的缓解方式是十分重要的。

选读文献

文献：Aminaka N, Gribble P. A systematic review of the effects of therapeutic taping on patellofemoral painsyndrome. *J Athl Train*. 2005; 40(4): 341-351.
证据等级：Ⅰa
概述：本系统综述研究了髌骨贴扎对髌股疼痛综合征患者的疼痛控制、髌骨力线和神经肌肉控制（即股内侧肌斜肌激活、伸膝肌群运动等）的效果。尽管髌骨贴扎似乎可以减轻髌股关节疼痛综合征患者在日常生活和康复锻炼中的疼痛并改善其功能，但目前还没有明确的证据阐明其潜在机制。

文献：Dizon J, Reyes J. A systematic review on the effectiveness of external supports in the prevention of inversion ankle sprains among elite and recreational players. *J Sci Med Sport*. 2010; 13: 309-317.
证据等级：Ⅰa
总结：本研究旨在评价外踝支撑在预防踝关节内翻扭伤中的有效性，并确定哪种类型的踝关节支撑优于其他类型的踝关节支撑。主要发现是，在过往受过伤的运动员中，使用踝关节支具后踝关节扭伤减少了 69%，使用踝部贴扎后踝关节扭伤减少了 71%。

文献：Vicenzino B, Collins N, Cleland J, et al. A clinical prediction rule for identifying patients with patellofemoral pain who are likely to benefit from foot orthoses: a preliminary determination. *Br J Sports Med*. 2010; 44: 862-866.
证据等级：Ⅰb
总结：这项 RCT 的特别分析旨在建立一个临床预测程序，以识别更有可能受益于足部矫形器的髌股关节疼痛（PFP）患者。年龄、身高、疼痛程度和中足形态被认为是足底矫形器成功治疗 PEP 的可能预测因素，从而为足底矫形器在 PFP 患者中的应用提供了信息。

文献：Hawke F, Burns J, Radford J, et al. Custom-made orthoses for the treatment of foot pain. *Cochrane Database Syst Rev*. 2008; (3): CD006801.
证据等级：Ⅰa
总结：来自 Cochrane 数据库的这一系统综述评估了定制足部矫形器对不同类型足部疼痛的有效性。有强有力的证据支持使用矫形器治疗引起疼痛的高弓足，有中等证据支持使用矫形器治疗青少年特发性关节炎、类风湿关节炎、足底筋膜炎和蹈外翻。

文献：Franklyn-Miller A, Wilson C, Bilzon J, et al. Foot orthoses in the prevention of injury in initial military training: a randomized controlled trial. *Am J Sports Med*. 2011; 39(1): 30-37.

证据等级：Ⅰb
总结：使用定制的足部矫形器是一种有效的预防性干预措施，可以降低"高危"军事学员人群中过劳伤的发生率。

（Phillip Gribble　著　　张淑涵　译
　　黄红拾　时会娟　校）

参考文献

扫描书末二维码获取。

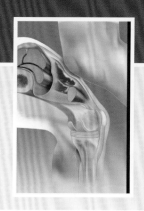

第34章

运动损伤预防

运动损伤的预防是运动医学临床实践中一个关键但常被忽视的部分。将损伤预防措施纳入运动员个体或团队的训练方案中，需要预先设想、规划并坚持执行以最大程度地发挥预防作用。为了使预防效果最大化，预防措施必须针对已知的内在或外在损伤风险因素，并针对最容易发生特定损伤的运动员分别制定。在本章中，我们重点介绍针对三种常见下肢损伤的预防措施，即针对腘绳肌拉伤、前交叉韧带（ACL）断裂、踝韧带扭伤的预防。

预防腘绳肌拉伤

腘绳肌拉伤通常发生在包括最大冲刺和加速跑的运动中。在短跑运动员中，腘绳肌拉伤约占所有急性损伤的 1/3 [1]，同时在英式足球 [2-5]、澳式橄榄球 [6, 7]、橄榄球 [8, 9]、美式足球 [10, 11] 运动中也是第一或第二最常见的损伤。腘绳肌拉伤在肌肉拉伸幅度过大的运动中也很常见，如跳舞和滑冰 [13]。有证据表明，在美国大学足球比赛中，男性发生腘绳肌拉伤风险比女性高 64% [14]。大约 13% 的腘绳肌拉伤是复发性损伤 [15]。

损伤机制

腘绳肌群由三块肌肉组成——半膜肌、半腱肌和股二头肌。除股二头肌短头外，其余均起源于坐骨结节和骨盆。半膜肌和半腱肌这两块内侧肌肉止于胫骨近端的内侧，而股二头肌则止于腓骨头。腘绳肌群是双关节肌群，它的向心收缩会使髋关节伸展、膝关节屈曲，而它的离心收缩对于减缓髋关节的屈曲和膝关节的伸直也同样重要。

腘绳肌拉伤最常发生在最大冲刺阶段。很难准确记录跑步过程中什么时候会受伤 [16]，但是通常认为在摆动的最后阶段，也就是足跟触地之前，腘绳肌很容易拉伤 [17, 18]。在这个时间点，腘绳肌是离心收缩模式。

危险因素

现在已经提出许多腘绳肌拉伤的危险因素，其中最突出的是以下四个内在因素：髋关节活动度（ROM）减少、腘绳肌力量差、有既往伤病史、年龄 [19]。理论上，髋关节屈曲度受限可能意味着当肌肉处于脆弱状态时，肌张力达到最大，接近最大长度。然而，这一假设尚未得到证实，因为几个有关足球运动员的研究表明，腘绳肌的柔韧性不是拉伤的危险因素 [20, 21]。但是，其他有关英式足球和澳式橄榄球的研究表明，股四头肌柔韧性低不仅是腘绳肌拉伤的危险因素，也是导致股四头肌拉伤的危险因素 [23]。

腘绳肌力量的下降意味着在最大冲刺时对抗膝关节屈曲和促进髋关节伸展所需的力量可能会超过肌-腱单元的耐受范围。腘绳肌肌力和股四头肌肌力的关系通常以腘绳肌/股四头肌肌力比值来表示，表示的是股四头肌产生速度的能力和腘绳肌抵抗作用力的能力之间的关系，是非常关键的参考依据。几项研究表明，腘绳肌/股四头肌力比值下降或两侧力量不平衡的运动员受伤的风险可能会增加，尽管这个关系的临床重要性较弱 [24]。有趣的是，腘绳肌肌力降低与腘绳肌拉伤复发的风险增加有更强的关联 [25]。

有过腘绳肌拉伤的病史会大大增加受伤的风险 [19, 26, 27]。损伤会在肌肉组织中形成瘢痕组织，瘢痕组织会产生导致不柔顺的区域，从而增加再损伤风险。先前的损伤也可能导致 ROM 减少或肌肉力量降低，从而间接影响损伤风险。腘绳肌力量和耐力恢复不足被认为是再次受伤的主要原因 [28]。

年纪较大的球员腘绳肌拉伤的风险增加，虽然年纪较大的球员更有可能有过受伤史，但年龄增加也是一个独立的损伤风险因素 [21, 27]。最近的研究认为高速短跑次数增加与腘绳肌受伤风险增加相关，此外，短时间内多次比赛也与总体受伤风险相关。

预防腘绳肌拉伤的方法

关于腘绳肌拉伤预防方法的研究很有限，现有的证据主要是来源于观察性研究。这里所描述的预防方法都没有经过以腘绳肌拉伤为主要观测指标的大规模随机临床试验研究验证。目前的研究主要是针对腘绳肌拉伤的主要危险因素（腘绳肌强度、腘绳肌柔韧性和既往损伤史）进行损伤预防干预探究。

使用北欧腘绳肌练习，强调离心肌力，已被证明可以降低腘绳肌拉伤的风险[2, 31]。这个简单的练习需要与一个伙伴一起进行（图 34.1），开始时被训练者上身直立，膝盖着地。当他的同伴将其小腿和足固定在地上时，被训练者非常缓慢地伸展双侧膝关节，逐步降低他的头、手臂和躯干到地面。令人惊讶的是，只需要很少的单组次数和重复练习，就可以刺激强化反应和预防损伤反应[2, 8, 31-34]。

因为北欧腘绳肌练习很容易在团队内实现，这个练习常被推荐为用以预防腘绳肌损伤的特定工具。然而，为了避免延迟性肌肉酸痛，在介绍北欧腘绳肌损伤预防训练时，要遵循推荐的运动处方，逐渐增加训练负荷（表 34.1）。

比较一致的研究结果是，既往损伤史会导致新损伤发生的风险增加数倍，发生如此高损伤风险的原因中肯定有一部分是康复不足和过早重返运动所致。一项在瑞典足球运动员中[34]进行的研究表明，教练控制的康复计划包含了再损伤的危险因素、实施康复计划的原则以及包括重返赛场（RTP）标准的 10 步渐进康复方案，这项方案的使用使下肢发生再损伤的风

表 34.1	北欧腘绳肌训练方案	
周次	每周次数	每次的组数和重复次数
1	1	2 × 5
2	2	2 × 6
3	3	3 × (6 ~ 8)
4	3	3 × (8 ~ 10)
5 ~ 10	3	3 组，12-10-8 重复次数

险降低了 75%。虽然在这项研究中不能评估对腘绳肌拉伤的具体影响，但在重返赛场前推荐使用功能性的和针对性的康复计划、仔细监测球员状态似乎是合理的。

目前还没有关于柔韧性训练对优秀运动员腘绳肌拉伤预防作用的干预性研究。但有一项关于接受基础军事训练人员的研究表明，经过一段时间的腘绳肌拉伸训练后，下肢过劳性损伤的发生量有所减少[35]。而另一项基于军队的研究发现，拉伸练习对损伤没有影响[36]。应当明确的是，这些研究设计都是检验一般性的拉伸练习对下肢一般损伤的影响，而不是某特定的腘绳肌训练方案对腘绳肌拉伤风险的影响。对 30 个英国职业足球俱乐部的柔韧性训练方法进行问卷调查，发现拉伸练习与腘绳肌拉伤率相关，表明使用标准拉伸方案可以降低受伤风险[37]。此外，一项针对澳式橄榄球的研究发现，预防性训练可以降低腘绳肌拉伤的发生率，其中，在疲劳状态下的拉伸运动是预防训练的一个重要组成部分[38]，训练方案中的其他 2 个组成部分是运动专项训练和高强度无氧间歇训练。因为此训练方案包括以上三个组成部分，所以无法确定这些因素中的哪一个因素的效果更好。

总之，预防腘绳肌损伤的最好方法是增强腘绳肌力量，特别是腘绳肌的离心收缩力量。

女性运动员前交叉韧带损伤的预防

下肢损伤中最常见的类型是前交叉韧带（ACL）断裂。重建术的高费用、较长的康复时间以及伤后长期功能失常的风险等因素让人们非常关注能够降低 ACL 损伤风险的预防方案。ACL 损伤预防方案的数量在过去 20 年中激增，且几个基于研究调查和临床的预防方案已在世界各地应用[39-58]。大多数预防方案的重要组成部分是一个多因素的干预疗法，其目的主要是促进动作技术的适应，改善神经肌肉控制，抗

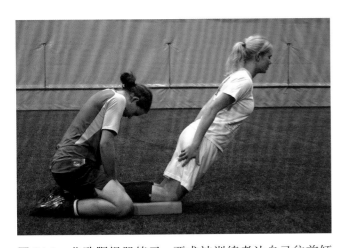

图 34.1 北欧腘绳肌练习。要求被训练者让自己往前倾倒，然后尽可能长时间地使用他们的腘绳肌对抗身体的倾倒（Copyright Oslo Sports Trauma Research Center.）

疲劳，提高损伤意识，提高灵活性与平衡能力，以最终改变高风险运动模式[59-65]。大多数预防方案都包含提高损伤风险意识，加强下肢和躯干力量，增强全身本体感觉，增加神经肌肉协调，改善平衡，通过单独或结合使用技术指导和运动学习反馈系统，纠正潜在危险的运动模式。美国和德国的两个团队最近发表了ACL损伤预防方法的主要方案范例[64, 65]。2018年美国国家运动训练员协会在关于预防ACL损伤的声明中指出，一个有效的ACL预防计划至少应包括以下运动类型中的三种：力量、强化、灵敏、平衡和柔韧性[64]。德国膝关节协会2018年的一份报告强调了危险动作模式的筛查、识别与纠正是预防ACL损伤的首要措施[65]。

ACL损伤预防方案的最终实施是整个运动医学团队的责任，团队成员包括运动员、教练、家长、运动防护师、医生、力量和体能训练专家、理疗师以及其他必要的人员[59]。预防方案的成功取决于所有有关人员的配合，需要认真规划、执行，并对该方案成功的可能性进行评估。理想情况下，可根据临床需求进行调整的ACL预防方案应是基础损伤预防计划的一部分，因为在预防方案中的训练部分是个性化的，例如需要设计成足球专用训练动作或篮球专用训练动作。另一个考虑因素是年龄差异导致的生物力学特性的变化。斯坦福大学的一个研究团队最近的一项研究表明，与14~18岁的人群相比，损伤预防方案在10~12岁的人群中产生了更显著的生物力学变化[66]。长期保持正常运动模式是ACL预防方案的重要组成部分，且需作为预防效果评价的一个重要因素[67]。可将研究转化为损伤预防实践的Finch模式，其精心规划和使用也应被视为评估所有ACL损伤预防方案有效性的基石[68]。

前交叉韧带损伤预防方案应有效应用在非赛季、赛季前和赛季内阶段，以提高和保持个人训练收益。大多数较好的预防方案都有类似的时间表，包括休赛期每周2~4次运动专项热身，赛季前每周2~3次训练，赛季内训练期间每周训练1次[39-59]。最成功方案的基本组成部分包括动态热身、力量练习、强化训练、平衡、运动专项技能和基于动作技能反馈的动作学习。国际足球联合会医学评估和研究中心（Federation International de Football Association Medical Assessment and Research Center, F-MARC）11+预防方案是一个范例（图34.2、34.3）[41]。F-MARC预防方案只需最低限度的训练及装备（一个足球即可），这对于经费和

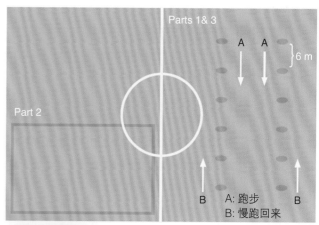

！　场地设置
课程共用到6对平行放置的圆锥体，相邻圆锥体间隔5~6米。
两个运动员同时从第一对圆锥体开始，沿圆锥体内侧慢跑，途中做各种练习。跑到最后一个圆锥体后，运动员沿着外侧跑回来。在返回途中，速度可以随着球员的热身而逐渐提高。

图34.2　场地设置（From the Federation International de Football Association Medical Assessment and Research Center. More information is available at www.f-marc.com/11plus.）

时间有限的运动员是一个非常有吸引力的选择。在三项研究中应用F-MARC 11+方案训练男性和女性青少年，结果表明，受伤人数减少了21%~71%[46, 56]。通过强化11+足球训练方案中关键组成部分，并使训练任务与运动类型相匹配，就可以在不同的运动项目中执行以11+足球为重点的训练计划。有研究报道在挪威手球运动员中，类似的训练计划可以使下肢损伤的风险降低49%[46]，ACL损伤的风险降低94%[49]。

在广泛应用之前，证明方案的有效性是很必要的。证明有效性的主要限制之一是证明训练干预确实有效的"所需干预对象数量"较大。为了评估预防方案对于防止ACL在激烈竞争中损伤的有效性，需要参与训练方案的干预样本量为89人（95%CI:66~136）[62]。这一调查结果表明，如果1个常规的青年足球业余队有20人参加损伤预防训练方案，这个研究将需要大约4个队参加ACL损伤预防方案。在实施损伤预防方案干预时，必须考虑时间成本，以及参与者的依从性。很难将各种方案的调查结果推广到不同的体育项目（如足球和手球团体赛）、比赛水平（例如，青年与大学生）、方案组成（例如赛季时间、方案的时长和每周训练时间）、方案类型（例如力量、平衡和反馈）以及所有级别人员（例如力量和体能训练专家、康复专家、内科医生和

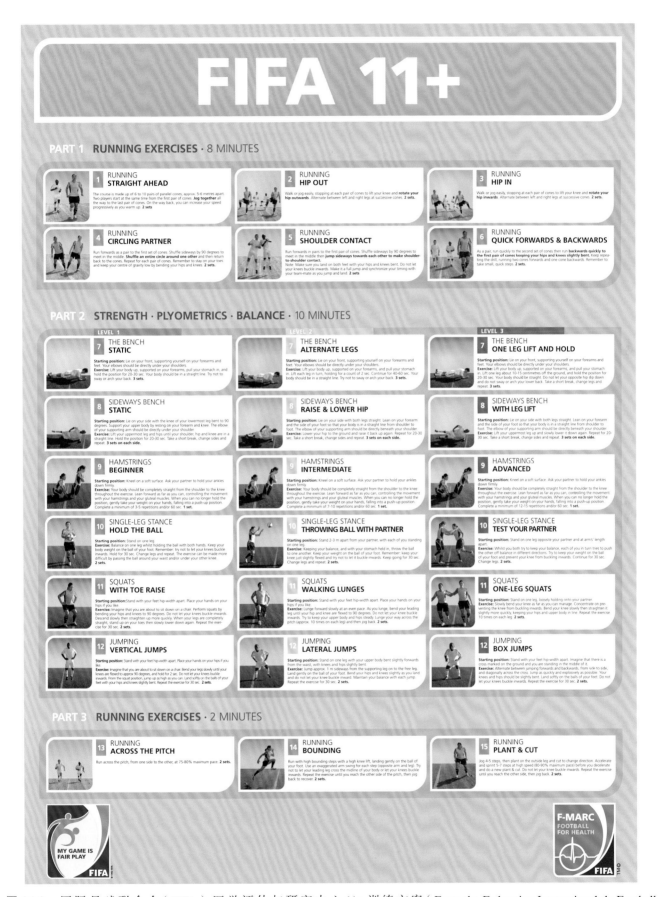

图 34.3 国际足球联合会（FIFA）医学评估与研究中心 11+ 训练方案（From the Federation International de Football Association Medical Assessment and Research Center. More information is available at www.f-marc.com/11plus.）

运动专项教练）。

大多数证据表明，有中等到较强的证据支持 ACL 损伤预防方案的干预可以降低 ACL 损伤的发生率[60, 61, 63]。2012 年有学者对 ACL 损伤预防训练方案的有效性进行了文献系统综述[60]，发现 8 项研究符合评估 ACL 损伤预防方案有效性的纳入标准[39, 42, 44, 48, 53-55]。由于女性的 ACL 损伤风险较高，这些研究大多是针对年轻的女性运动人群。研究人员发现，在这 8 个干预方案研究的干预对象中，合并风险比率为 0.38（95%CI:0.20～0.72），预防干预组 ACL 断裂的风险显著降低（P=0.003），其中女运动员的风险降低 52%，男运动员的风险降低 85%[60]。一项由 Donnell-Fink 等进行的 Meta 分析[69]研究发现，有 24 项研究侧重于探究膝关节和前交叉韧带损伤的预防，共包括 1093 名受试者，时间跨度从 1996 年到 2014 年。当进行以神经肌肉训练和本体感觉训练为主的损伤预防方案干预后，膝关节损伤的发生率为 0.731，前交叉韧带损伤为 0.493，表明训练计划与减少损伤之间存在联系。即使 II 级治疗的证据中度到强烈地支持 ACL 损伤预防训练方案的有效性，但还是要非常谨慎，因为有两组研究（Mandelbaum 等[48]和 Gilchrist 等[42]；Peterson 等[53]和 Peterson 等[54]）在两个不同的时间段内研究了基本相同的预防方案。尽管如此，还是需要更多支持 ACL 损伤预防方案有效性的证据，也需要更多的研究来证实它们在不同类型人群中的有效性。

在对某一运动员是否需要被纳入 ACL 损伤预防项目的筛选以外，还应进行危险动作筛查以确保 ACL 伤后运动员已进行了足量的康复训练，确认其是否能够安全地开始损伤预防性训练。此外，干预方案对于运动模式改变的长期保持效果尚未得到最终验证；但初步研究显示，与较短时间（3 个月）的干预方案相比，较长时间（9 个月）的干预方案会使运动模式的变化保留更持久[52]。未来的研究需要关注临床筛选工具，以评估最需要干预的人、干预强度以及干预的保持效果。

对前交叉韧带损伤预防的关注持续增长。需要系统方法制订并实施 ACL 损伤预防方案。为了缩小研究与临床之间的差距、更好地帮助有受伤风险的人，需要一个多学科小组采用循证方法进行研究。未来的随机对照试验和基于临床的 ACL 损伤预防方案需要标准化的数据库。应该思考的研究关键问题仍然是：与 ACL 损伤风险增加相关的特定生物力学因素，与 ACL 损伤风险增加相关的可改变因素，ACL 损伤预防方案的重要组成部分，基于研究证据实施相关临床措施，以及组织实施行为改变模型。

预防前交叉韧带损伤的要点

1. 因为危险因素多样，所以需要使用的预防策略很可能需要包含多种因素。
2. 预防方案需个性化，以满足不同运动类型及个人的要求。
3. 需要更多关于预防方案包含因素的证据探究（例如，监督、时间安排和长期运动技能学习效果）。
4. 没有哪个单一方案能适用于所有人；包括基准筛查和干预方案在内的预防计划必须由运动医学小组的所有成员共同制订。
5. 尚未对所有预防 ACL 损伤的解决方案进行验证，但当前证据似乎显示了几个 ACL 损伤预防方案的中等有效性，而很少有证据显示这些方案具有负面效果。

踝关节扭伤的预防

足踝扭伤不仅是公共卫生负担，它们也是体育运动中最常见的损伤。Fong 等认为发生踝关节扭伤概率最高的运动项目为曲棍球、排球、足球、冰球、长曲棍球、足球、体操、垒球、田径[70]。从时间成本和经济成本来看，对临床医生来说，无论是面对扭伤复发的患者还是从未扭伤过的患者，预防踝关节扭伤都具有重要意义。基于证据的损伤预防方法似乎适合指导临床医生的工作。有鉴于此，最近有两项经同行评议的临床指南[71, 72]发表了关于运动人群中踝关节外侧扭伤的治疗方法，这是本章这一部分主要借鉴的内容。

没有一种单一的干预方法可提供最佳的踝关节扭伤保护；相反，临床医生采取多种干预策略是明智的。较强证据表明外踝扭伤的预防包括两个方面，分别是使用贴扎和护具，以及有针对性的平衡和神经肌肉控制方案。

贴扎和护具

系带式和半刚性踝关节护具及传统踝关节贴扎都可以有效地预防踝关节扭伤，并减少运动人群中的复发率。尽管其预防机制尚不明确，但很可能是贴扎和护具为踝关节提供了机械稳定性并增强了本体感觉。有趣的是，两者间并没有哪一个明显优于另一个。因此，临床医生应以个人偏好、实用性和成本效益为指导。最近的一份研究主要探究足踝贴扎和使用护具的好处，表明护具可能是成本效益最好的替代方案[73]。尽管已有 40 多年历史，Garrick 和 Requa[74] 提供了一些支持使用足踝贴扎来预防足踝扭伤的最优证据，这一点在以前足踝受伤的人身上表现得尤为明显。有许多研究表明，踝关节支具在减少踝关节扭伤发病率方面的有效性[75-78]。也许使用足踝支具最有说服力的案例来自于 McGuine 等最近进行的一项严格控制的随机临床试验，他们的研究发现，在高中篮球运动员中，无论以前是否受伤，踝关节损伤都显著减少[78]。没有研究表明足踝贴扎和支具的使用会增加下肢其他关节（如膝关节或髋关节）损伤的风险。此外，尽管最近 BJSM（2012）发布了一项临床指南修订建议，建议应逐步停止使用贴扎和支具，但尚无证据支持该观点[71]。

平衡和协调训练

与运动员一起工作的临床医生应执行包含多项干预措施的预防方案，至少持续 3 个月，且其中一项干预措施要重点强调平衡和神经肌肉控制，以减少踝关节损伤的风险，对那些有过踝关节损伤史的人尤为如此。有研究表明，增强和（或）改善神经肌肉控制会降低踝关节损伤风险[79]。对临床医生而言，重要的是，似乎有证据表明，有监督和无监督的平衡协调训练方案均可有效预防足踝扭伤[80, 81]。这意味着运动员不一定必须在运动医疗机构（诊所、运动训练室）接受干预训练才能从这些类型的干预训练中受益。干预训练应包括任务涉及单腿站立平衡活动、带有干扰（摆动板、平衡垫）的平衡训练，同时应进行上肢运动，及包含平衡和协调的动态跳跃活动。McKeon 等[79] 提供了一系列渐进式的平衡和协调训练动作，在诊所或家中均可轻松进行这些练习（图 34.4）。

力量训练

足够的肌肉力量仍然是成功的运动动作的核心，也是踝关节扭伤康复的基石。然而，没有直接的证据表明力量增强训练可以预防踝关节扭伤。直觉上，大多数临床医生都认为，踝关节及其周围的肌腱性结构的强度非常重要，能够在运动过程中保证踝关节的力学和动力学稳定性。虽然这方面的确切机制仍不清楚，人们普遍认为，拥有适当水平的肌肉力量有助于纠正在运动中可能使足/踝处于相对于重心比较危险

的位置的不平衡状态。因此，加强小腿（外翻肌、内翻肌、足底屈肌和背屈肌）肌力，以及髋关节伸肌和外展肌的干预训练应是踝关节扭伤预防方案的组成部分。

背屈活动度

虽然没有直接证据支持在踝关节扭伤预防策略中使用背屈 ROM 活动，但大家都承认踝关节的灵活性在各种运动项目中的重要性。踝关节背屈 ROM 的减少会使腓肠肌和比目鱼肌紧张，并产生关节囊粘连，限制踝关节运动。有报道称，在动态跳跃运动[82] 和步态模拟中[83]，踝关节不稳定的人群存在背屈功能障碍。最合理的理论是，在步行的支撑相，足不能完全贴紧支撑面，此外，在摆动阶段足趾更靠近地面，使足更容易发生损伤。考虑到这一点，对于临床医生来说，谨慎的做法是适当地处理背屈 ROM 不足，采取干预措施恢复踝关节灵活性以满足日常生活活动和体育活动需求。干预方法应包括小腿肌肉的拉伸运动、增强踝关节运动功能的关节松动干预。

活动度不足问题

下肢运动链中任何一个关节的活动度不足都会损害运动员的运动控制，导致关节不稳定[84]。有人认为踝关节扭伤后，在距骨下关节、踝关节、胫腓关节远端和近端都会出现活动度不足的问题。人们可能会认为，在发生踝关节扭伤前预防性地处理这些关节的活动度问题是明智的。虽然没有直接的证据支持这种临床干预策略，临床医生应该关注到任何活动度不足的迹象，并使用关节活动技术适当地解决这些问题[85]。

风险教育

教育运动员了解体育活动的固有风险以及可能导致踝关节扭伤的危险姿势有重要作用，是所有临床医生必须认真履行的重要职责。应让运动员了解可能会使足部和踝关节处于易受损伤位置的高风险的活动。尽管没有证据支持对运动员进行足踝扭伤风险教育的做法可以降低扭伤风险，但将这一概念作为预防扭伤策略似乎是合理的。

综上所述，现有文献中有大量研究认为使用帖扎和支具，以及多维度的平衡和协调训练可以防止运动人群出现踝关节外侧扭伤。整个损伤预防方案应该是全方面的，目前关于力量训练、背屈 ROM 不足和风

基础动作：
6 类练习
1. 单腿平衡
2. 抛球平衡
3. 触角平衡
4. 快速跳跃
5. 跳转稳定
6. 跳转稳定并触角
渐进情况：
每个类别中都有具体的渐进标准。
以各种方式增加练习的挑战性，例如：
● 改变表面（由硬质改为泡沫）
● 延长活动持续时间
● 增加活动的强度
训练频率：
每周 3 次，共 4 周
所有课程均由学校教练监督。

练习 1：单腿平衡
目的：单腿站立时，尽量保持不动。
持续时间：3 次
渐进训练：

双眼睁开：	闭上双眼：
· 在坚硬地面上伸出手臂 15 秒	· 在坚硬地面上伸出手臂 15 秒。
· 双臂交叉放在胸前 15 秒	· 双臂交叉放在胸前 15 秒。
· 在坚硬地面上伸出手臂 30 秒	· 在坚硬地面上伸出手臂 30 秒。
· 双臂交叉放在胸前，在坚硬地面上保持 30 秒	· 双臂交叉放在胸前，在坚硬地面上保持 30 秒。
· 手臂伸出，在泡沫地面上保持 15 秒	· 手臂伸出，在泡沫地面上保持 15 秒。
· 双臂交叉放在胸前，保持 15 秒	· 双臂交叉放在胸前，保持 15 秒。
· 手臂伸出，在泡沫地面上保持 30 秒	· 手臂伸出，在泡沫地面上保持 30 秒。
· 双臂交叉放在胸前，保持 30 秒	· 双臂交叉放在胸前，保持 30 秒。
· 手臂伸出，在泡沫地面上保持 60 秒	· 手臂伸出，在泡沫地面上保持 60 秒。
· 双臂交叉于胸前，在泡沫地面上保持 60 秒	· 双臂交叉于胸前，在泡沫地面上保持 60 秒。

* 所有在泡沫地面的任务将在 AIREX 垫上执行。
在每个类别中，直到受训者重复 3 次都没有出现以下错误时，才能进入下一级别。
错误包括：
1. 对侧下肢着地
2. 躯干过度运动（侧屈 >30°）
3. 非支撑腿紧挨着支撑腿
4. 站立足离开起始位置
5. 在特定练习中，手臂从胸部移开

练习 2：抛球平衡
目标：在用 6 磅重的球玩双手接球时保持规定的姿势。
持续时间：3 次
渐进训练：双足站立，直到达到第一阶段的单腿站立要求才能进阶到单足站立。

双足站立：	单足站立：
双足站立在坚硬的地面上完成 5 次抛球动作（约 20 秒）	单足站立在坚硬的地面上完成 5 次抛球动作（约 20 秒）
双足站立在坚硬的地面上完成 10 次抛球动作（约 40 秒）	单足站立在坚硬的地面上完成 10 次抛球动作（约 40 秒）
双足站立在坚硬的地面上完成 15 次抛球动作（约 60 秒）	单足站立在坚硬的地面上完成 15 次抛球动作（约 60 秒）
双足站立在泡沫地面上完成 5 次抛球动作（约 20 秒）	单足站立在泡沫地面上完成 5 次抛球动作（约 20 秒）
双足站立在泡沫地面上完成 10 次抛球动作（约 40 秒）	单足站立在泡沫地面上完成 10 次抛球动作（约 40 秒）
双足站立在泡沫地面上完成 15 次抛球动作（约 60 秒）	单足站立在泡沫地面上完成 15 次抛球动作（约 60 秒）

在每个类别中，直到受训者重复 3 次都没有出现以下错误时，才能进入下一级别。错误包括：
1. 对侧下肢着地
2. 躯干过度运动（侧屈 >30°）
3. 非支撑腿紧挨着支撑腿
4. 未能接住球并准确地将球抛回给医生

练习 3：触角平衡
目的：在保持一侧下肢平衡的同时，使另一侧下肢在规定的方向上触到规定的目标距离（与星形平衡测试的原理相同——控制性运动）。
持续时间：8 个方向各重复 15 次。
渐进训练：

对于每个方向：
使用手臂帮助在坚硬的地面上触碰 18 in（英寸）的目标位置
将手放置于髋部两侧，在坚硬的地面上触碰 18 in 的目标位置
使用手臂帮助在坚硬的地面上触碰 27 in 的目标位置
将手放置于髋部两侧，在坚硬的地面上触碰 27 in 的目标位置
使用手臂帮助在坚硬的地面上触碰 36 in 的目标位置
将手放置于髋部两侧，在坚硬的地面上触碰 36 in 的目标位置
使用手臂帮助在泡沫地面上触碰 18 in 的目标位置
将手放置于髋部两侧，在泡沫地面上触碰 18 in 的目标位置
使用手臂帮助在泡沫地面上触碰 27 in 的目标位置
将手放置于髋部两侧，在泡沫地面上触碰 27 in 的目标位置
使用手臂帮助在泡沫地面上触碰 36 in 的目标位置
将手放置于髋部两侧，在泡沫地面上触碰 36 in 的目标位置

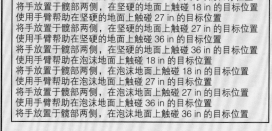

方向是以相对于支撑腿的方向命名的。

直到受训者重复 20 次都没有出现以下错误时，才能进入下一级别。错误包括：
1. 没有触碰到预定目标
2. 用以触碰目标的下肢为支撑腿提供过多的支撑
3. 支撑腿从地面上的起始位置移开
4. 将用以触碰目标的腿靠在支撑腿上
5. 在要求把手置于髋部时，手离开了髋部

练习 4：快速跳跃
物体：按规定方向跳，立即跳回起点，立即重复。跳得越快越好。仅有一侧肢体参与。
持续时间：4 个方向（前 / 后、内侧 / 外侧、前内侧 / 后外侧、前外侧 / 后内侧）各 3 组
渐进训练：

每个方向：
跳过 2 in 的界线
跳过 4 in 的界线
跳过 6 in 的界线
跳过 9 in 的界线
跳过 12 in 的界线
跳过 6 in 的界线和 3 in 高的障碍
跳过 9 in 的界线和 3 in 高的障碍
跳过 9 in 的界线和 3 in 高的障碍

在每个类别中，直到受训者重复 3 次都没有出现以下错误时，才能进入下一级别。错误包括：
1. 对侧肢体着地
2. 不能连续完成所有的跳跃动作（例如，长时间的站立）
3. 不能完全跳过界线或障碍物

图 34.4 平衡干预练习。ATC，注册运动防护师（Modified from McKeon PO, Ingersoll CD, Kerrigan DC, et al. Balance training improves function and postural control in those with chronic ankle instability. *Med Sci Sports Exerc*. 2008;40[10]:1810–1819.）

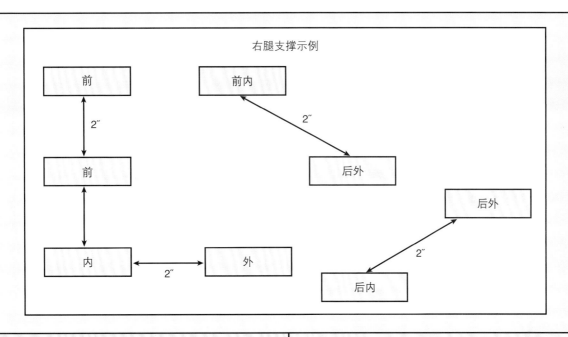

练习5：跳转稳定
目的：单足跳向目标位置，稳定地单足站立并保持平衡3秒钟，跳回起点，再次稳定地单足站立并保持平衡3秒钟，重复跳跃。
持续时间：4个方向（前/后、内侧/外侧、前内侧/后外侧、前外侧/后内侧）各3组，每组5次
渐进训练：

> 每个方向：
> 允许使用手臂，在坚硬的地面上跳12 in的距离。
> 双手分别置于髋部两侧，在坚硬的地面上跳12 in的距离。
> 允许使用手臂，在坚硬的地面上跳18 in的距离。
> 双手分别置于髋部两侧，在坚硬的地面上跳18 in的距离。
> 允许使用手臂，在坚硬的地面上跳27 in的距离。
> 双手分别置于髋部两侧，在坚硬的地面上跳27 in的距离。
> 允许使用手臂，在坚硬的地面上跳36 in的距离。
> 双手分别置于髋部两侧，在坚硬的地面上跳36 in的距离。
> 允许使用手臂，在泡沫地面上跳12 in的距离。
> 双手分别置于髋部两侧，在泡沫地面上跳12 in的距离。
> 允许使用手臂，在泡沫地面上跳18 in的距离。
> 双手分别置于髋部两侧，在泡沫地面上跳18 in的距离。
> 允许使用手臂，在泡沫地面上跳27 in的距离。
> 双手分别置于髋部两侧，在泡沫地面上跳27 in的距离。
> 允许使用手臂，在泡沫地面上跳36 in的距离。
> 双手分别置于髋部两侧，在泡沫地面上跳36 in的距离。

在每个类别中，直到受训者重复3次都没有出现以下错误时，才能进入下一级别。错误包括：
1. 对侧肢体着地
2. 非支撑腿靠着支撑腿
3. 躯干过度运动（侧屈 >30°）
4. 未达到目标距离
5. 着地后支撑腿离开初始着地位置
6. 手离开髋部位置

练习6：跳转稳定并触到
目标：单足跳到目标位置上，并保持稳定，用非支撑腿触碰到起点位置（如练习3）。跳回起点，再次单足落地并保持稳定，用非支撑腿触碰到之前的目标位置，重复动作。
持续时间：4个方向（前/后、内侧/外侧、前内侧/后外侧、前外侧/后内侧）各3组，每组5次
渐进训练：

> 每个方向：
> 允许使用手臂，在坚硬的地面上跳12 in的距离。
> 双手分别置于髋部两侧，在坚硬的地面上跳12 in的距离。
> 允许使用手臂，在坚硬的地面上跳18 in的距离。
> 双手分别置于髋部两侧，在坚硬的地面上跳18 in的距离。
> 允许使用手臂，在坚硬的地面上跳27 in的距离。
> 双手分别置于髋部两侧，在坚硬的地面上跳27 in的距离。
> 允许使用手臂，在坚硬的地面上跳36 in的距离。
> 双手分别置于髋部两侧，在坚硬的地面上跳36 in的距离。
> 允许使用手臂，在泡沫地面上跳12 in的距离。
> 双手分别置于髋部两侧，在泡沫地面上跳12 in的距离。
> 允许使用手臂，在泡沫地面上跳18 in的距离。
> 双手分别置于髋部两侧，在泡沫地面上跳18 in的距离。
> 允许使用手臂，在泡沫地面上跳27 in的距离。
> 双手分别置于髋部两侧，在泡沫地面上跳27 in的距离。
> 允许使用手臂，在泡沫地面上跳36 in的距离。
> 双手分别置于髋部两侧，在泡沫地面上跳36 in的距离。

在每个类别中，直到受训者重复3次都没有出现以下错误时，才能进入下一级别。错误包括：
1. 对侧肢体着地
2. 非支撑腿靠着支撑腿
3. 躯干过度运动（侧屈 >30°）
4. 未达到目标距离
5. 着地后支撑腿离开初始着地位置
6. 手离开髋部位置

图34.4（续）

险教育等干预方法的研究较少。

结论

本章重点介绍了预防腘绳肌拉伤、女运动员前交叉韧带损伤和踝关节扭伤的最佳方法。在决定特定的运动员和团队是否需要进行损伤预防干预时，临床医生必须进行最佳判断。运动医学团队必须与教练和运动员协商，探讨将预防损伤干预措施纳入现有训练计划的最佳方式，以实现所有参与者的利益最大化。

致谢

我们非常感谢 Roald Bahr 和 Adam Shimer 的工作，他们是书前一版"运动损伤预防"章的合著者，其工作成果是本章的基础。

选读文献

文献： Goode AP, Reiman MP, Harris L, et al. Eccentric training for prevention of hamstring injuries may depend on intervention compliance: a systematic review and meta-analysis. *Br J Sports Med*. 2015; 49(6): 349-356.

证据等级： I

总结： 这项临床试验的 Meta 分析结论是：在依从性良好的情况下，加强离心肌力可以成功预防腘绳肌损伤。

文献： Kaminski TW, Hertel J, Amendola N, et al. National athletic trainers' association position statement: conservative management and prevention of ankle sprains in athletes. *J Athl Train*. 2013; 48(4): 528-545.

证据等级： I

总结： 这份专家共识声明的结论是：系带式和半刚性护踝以及传统的贴扎都能有效降低运动员足踝扭伤的复发率，而持续至少 3 个月的侧重于平衡和神经肌肉控制的伤病预防方案降低了运动员足踝受伤的风险。

文献： Padua DA, DiStefano LJ, Hewett TE, et al. National Athletic Trainers' Association position statement: prevention of anterior cruciate ligament injury. *J Athl Train*. 2018; 53(1): 5-19.

证据等级： I

总结： 这份专家共识声明的结论是：建议使用包含力量、强化、灵敏性、平衡和柔韧性练习等多维度损伤预防训练在内的训练计划，以减少非接触性和间接接触性运动中前交叉韧带损伤，以及其他身体活动中的膝关节损伤。

（Jay Hertel, James Onate, Thomas Kaminski 著

时会娟 译　张淑涵 校）

参考文献

扫描书末二维码获取。

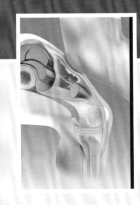

第 35 章

伤后重返活动和运动

参加体育运动有受伤的内在危险。2017 年，一份关于 2016—2017 学年美国高中体育相关损伤监测研究的总结报告估计，全美约有 900 万人参加了高中体育活动，其中 116 万人受伤[1]。根据这份报告，在所有高中运动中的总伤害率为每 1000 名运动员中 2.09 例。同样，根据国家关节炎、肌肉骨骼和皮肤疾病研究所的报告，有 600 万 19 岁以下的儿童因参加体育活动而在急诊科接受了肌肉骨骼损伤治疗[2, 3]。在大学中，Kay 等[4] 报告在全国大学体育协会（NCAA）25 个项目中，2009 年至 2015 年严重运动损伤（导致 3 周以上运动缺席）高达 3183 起，每 1000 次运动暴露导致的伤害率为 0.66。这些统计数据有助于描述运动员目前在参加体育运动时所面临的风险。虽然参与体育运动存在风险，但参与体育运动也会带来许多身体和心理上的好处[5, 6]。然而，过往的伤害被证明是未来损伤的风险因素[7]。这给运动医疗提供者带来了挑战，安全和成功地返回竞技运动通常是患者和医疗提供者的长期目标。

接下来的一章提供关于伤后重返运动（return to sports, RTS）相关文献的简要概述。

可以说，研究最多的骨科损伤之一是前交叉韧带（ACL）损伤。在过去的 5 年中，已有近 600 篇关于 ACL 损伤的文章发表。其中 50 篇是聚焦前交叉韧带损伤后重返赛场这一主题。尽管关于这个话题的研究很多，但这种损伤后能成功重返运动的现状，充其量只能说一般。关于什么是成功的 RTS，众说纷纭，因为不同的报告对"成功"的定义各不相同。这些差异有助于解释为何文献中报告的数据范围广泛，如目前有 33%～92% 的运动员在前交叉韧带损伤后恢复了运动能力[8-12]。在一项系统综述和荟萃分析中，Ardern 等[13] 回顾了 48 项研究，共 5770 名研究对象。他们报道 82% 的参与者在 ACL 重建术（ACL-R）后平均 3.5 年时，恢复了一定的运动参与，63% 的参与者恢复到了受伤前的参与水平，44% 的患者在平均 41.5 个月随访后回到了竞技体育领域。前交叉韧带损伤后恢复运动时再次受伤的比率很高是影响目前运动恢复数据的因素之一。Wiggins 等[14] 的系统综述报道了青少年运动员前交叉韧带损伤后继发损伤的危险性。19 项研究被纳入，总共有 72 054 名研究对象汇集在研究中。总体而言，ACL 发生二次损伤的概率为 15%，其中同侧再损伤率为 7%，对侧再损伤率为 8%。ACL 继发性损伤率（同侧和对侧）在年龄小于 25 岁的患者中为 21%，恢复运动的运动员 ACL 继发性损伤率为 20%。结合这些危险因素，25 岁以下重返赛场的运动员 ACL 继发性损伤率为 23%[14]。同样，Webster 等[15] 在 20 岁以下的患者中统计了二次损伤的发生风险，发现在第一次 ACL 重建术后 5 年内发生二次损伤（同侧 + 对侧）的概率为 29%。

由于 ACL 损伤患者发生再次损伤的风险很高，因此需要对相关原则进行全面概述，帮助指导临床医生对运动员恢复运动进行决策制定。本综述的目的是以前交叉韧带重建康复模型为例，确定重返运动的具体指导方针和标准。一旦运动员表现出具有基础的下肢力量（股四头肌、腘绳肌、臀肌、腓肠肌 - 比目鱼肌复合体等），正常的髋、膝、踝关节活动度、核心稳定性[16]，以及在没有明显缺陷的情况下慢跑 / 跑步的能力[17, 18]，就应进行多项功能测试。需要考虑的关键因素包括功能测试程序（functional testing algorithm, FTA）[17] 或测试组合[18]，包括肌力[19-21]、爆发力[20, 21]、平衡或本体感觉[22, 23]、运动中的动作质量[24, 25]、再发生伤害的恐惧评估[26-28]、患者自评报告的结果[19, 29] 以及肢体对称指数（limb symmetry indices, LSI）[30]。

首先，恢复关节活动度（ROM）是当务之急。在各种下肢损伤中都应检查髋、膝、踝关节的 ROM。例如，如果踝关节背屈减少（图 35.1），在着地过程中，

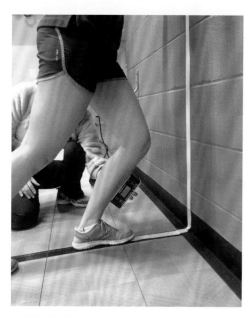

图 35.1　踝关节背屈活动度（ROM）测量。将足踝置于距下中立位置，足与地板上标出的线对齐。地板上的线条与墙上的线连续相对。受测者应跟随引导将测试膝关节朝向墙壁上的线，直到他感觉足踝不再背屈更多，过程中不应将足跟抬离地面。量角器的顶部置于胫骨结节上，从垂直线上读取角度。记录胫骨与垂直线之间的角度

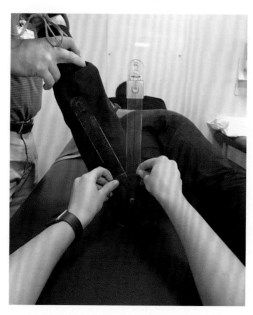

图 35.2　髋关节活动度（ROM）测量。受测者俯卧在桌子上，膝关节弯曲到 90°，同时保持髋部稳定，被动进行全范围的髋部内外旋运动，在濒临终末感时停止

膝关节外翻会增加，这会导致多种膝关节损伤[31, 32]。踝关节背屈的缺乏可能会改变下肢的运动模式，该模式已被证明与前交叉韧带撕裂有关。在 ACL 重建术后早期和后期的康复过程中，恢复膝关节伸直 ROM 是十分重要的[35, 36]。一项 20 年的随访报道称，前交叉韧带损伤后膝关节伸直 ROM 减少是导致再次损伤和骨关节炎发生的风险因素[37]。髋关节活动度降低（图 35.2）已被发现与髋、膝和下腰痛相关[38-40]，且可能与 ACL 损伤相关[41-43]。总而言之，在恢复运动之前，应重塑整个下肢的 ROM，使之恢复到与健侧相同或相似水平。

　　除了 ROM，下肢力量是否恢复也是回归运动测试的主要内容。臀肌、股四头肌和腘绳肌肌力不足已被证明与下肢运动学改变相关，并在某些情况下是导致初次损伤和再损伤的危险因素[44-48]。手持测力仪（图 35.3）和等速肌力测试机（图 35.4）的使用提供了一个更准确的肌肉力量测试方法，在条件允许的情况下应该更鼓励使用仪器进行肌力测试，而非徒手肌肉测试。90% 的股四头肌和腘绳肌肢体对称指数（LSI，LSI= 患侧肢体肌力 / 未伤侧肢体肌力 ×100）被认为是 RTS 的最低限，而有些人认为对称度 100% 是可以接受的临界值[17, 21]。除了使 LSI 正常化外，还应考

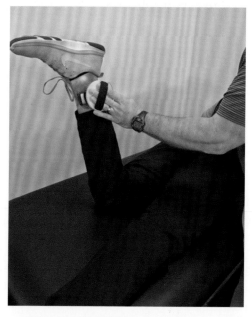

图 35.3　用手持测力仪测量髋关节外旋肌力。受测者俯卧在桌子上，膝关节弯曲到 90°，研究者稳定其臀部，并将测力仪放在内踝旁。受测者被指示向其身体的中线以最大的努力旋转小腿，而研究者抵抗旋转小腿的阻力

虑使关节周围主动肌和拮抗肌功能的正常化。前交叉韧带相关的内容通常关注股四头肌与腘绳肌的肌力比值。文献建议将女性的比率大于 55%，男性大于 62.5%，分别作为 RTS 的最低及格分数[49, 50]。虽然当前的综述是以 ACL 作为本次讨论对象，但这一概念

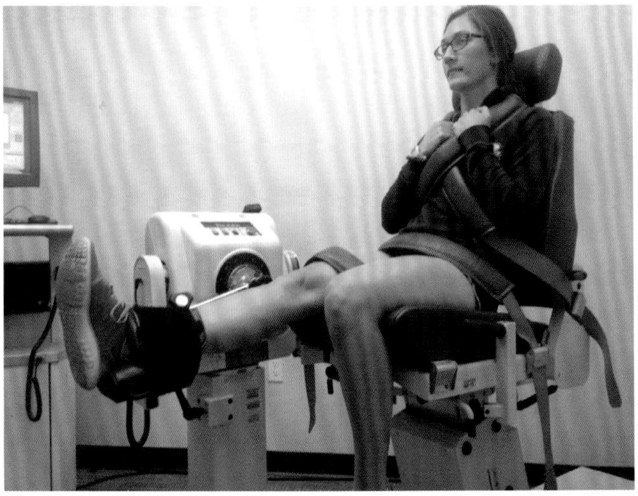

图 35.4 等速肌力测试机。受测者坐在等速肌力测试机上，固定大腿、骨盆和躯干，以最大限度地减少测试期间的辅助和代偿运动。受测者被要求或推（伸膝）或拉（屈膝）测试机的移动臂，以最大的努力，总共重复 5 次。对股四头肌和腘绳肌的运动测试通常是以 60°/s 和 180°/s 的速度进行的。肢体对称指数在 90% 或以上（患侧肢体肌力 / 未伤侧肢体肌力）被认为是可以接受的返回运动标准。此外，应该检查达到峰值扭矩的时间，因为这能展示每侧肢体在测试过程中产生最高峰值力所需的时间。如果肢体之间的峰值力矩值相似或相同，但测试侧肢体需要 2 倍的时间才能产生该力，则意味着参与者无法快速产生力量，而其正是动态运动所需要的

可以扩展到肩部，维持足够的肩关节外旋肌力与内旋肌力比（66% ~ 75%）可能有助于最大限度减少受伤和（或）再次受伤的风险[51]。

结合下肢 ROM 和力量，评估患者产生爆发力的能力是很重要的。这在需要快速和爆发性发力的运动中尤为重要。评估爆发力通常是通过跳跃测试来完成的。在文献中有大量的跳跃测试，包括单跳测距[52-54]、三连跳测距[52, 54, 55]、交叉跳测距[54, 56, 57]和计时跳[54, 55, 57]。总的来说，肢体 LSI 达到 90% 被认为是可以接受的，可以作为 RTS 的标准。这些测试有许多局限性，包括缺乏对运动质量和潜在代偿策略的评估，患者可能利用这些代偿策略来完成测试；然而，这些测试（图 35.5）在文献中已得到了很好的支持，在考虑 ACL 重建后回归运动时，应将其作为综合评估的一部分[21]。

除了上述 RTS 标准外，还应考虑动作质量，已有许多研究认为下肢平衡不良和运动模式不佳与原发性和继发性损伤的发生相关[24, 61-65]。例如，在众多人群中，Y 平衡测试已被证明是一种准确的损伤筛查工具。94% 的综合得分被认为是通过这项测试的最小可接受阈值，得分低于这一阈值会增加受伤

图片内容为 4 类跳跃测试：单跳测距，6 米计时跳，三连跳测距，交叉跳测距。

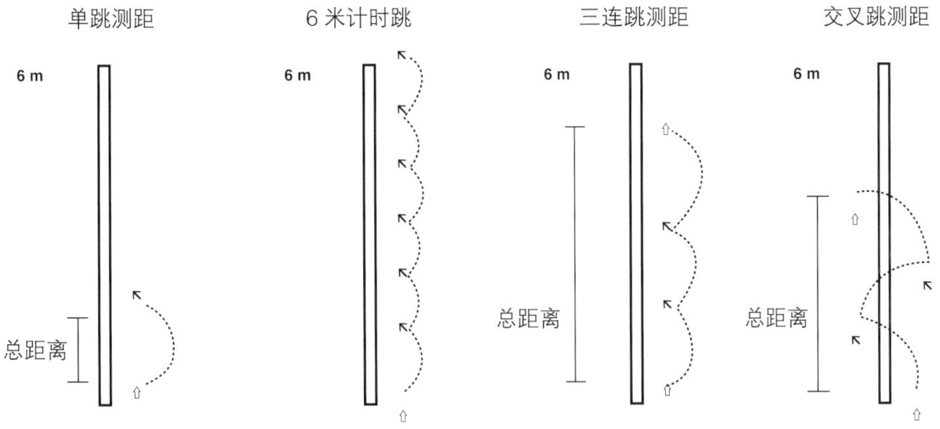

图 35.5 跳跃测试。单跳测距——受测者被要求以被测试侧肢体单腿站，以最大的努力跳离后测试腿落地。6 米计时跳——要求受测者被测试肢体单腿站立，跳离，同时快速重复跳，记录总距离。三连跳测距——受测者以被测试肢体单腿站立，并以最大的力量跳离，连跳 3 次。交叉跳跃——受测者以被测试肢体单腿站立，并以最大的努力跳离，持续 3 次，交替跨越地板上的标记。对于每个跳跃测试，记录在跳跃运动期间所覆盖的总距离，同时为计时跳跃记录跳达 6 m 所花费的时间（Reid A, Birmingham TB, Stratford PW, Alcock GK, Giffin JR. Hop testing provides a reliable and valid outcome measure during rehabilitation after anterior cruciate ligament reconstruction. *Phys Ther*. 2007; 87[3]:337–349.）

的风险[65]。此外，Y 平衡测试中前方触点的不对称（图 35.6）已被证明与重返运动测试时的表现相关[23]，双侧不对称大于 4 cm 被认为有较高风险发生下肢损伤[67]。在重返运动的 ACL 重建人群中，受试者在 Y 平衡测试中的前向点触（anterior reach，ANT）的对称指数为 97%，其中前向距离为腿长的 65%（前侧 ANT），后内侧（PM）和后外侧（PL）距离分别为腿长的 99% 和 94%。除了 Y 平衡测试外，还应采用其他筛选工具，以评估动态活动期间的动作质量。跳跃 - 落地动作已被用作下肢筛查工具。在这一动作上的表现与原发性和继发性损伤都有关[24]。跳跃 - 落地动作最常用的评估工具是落地失误记分系统（Landing Error Scoring System，LESS）[24]。该测试在文献中通常用作下肢损伤的筛查工具，可应用于损伤风险筛查和重返运动测试[24, 68, 69]。在测试中出现膝关节屈曲角度减少、外翻角度增大、躯干控制不足等缺陷与原发性和继发性前交叉韧带损伤相关[24, 68, 69]。总的来说，在动态运动中肢体的不对称表现可能是有害的，应予以考虑。

由于运动动作往往要求运动员向多个方向运动，因此需要对运动员在多个平面上的运动进行评估。Vail 运动测试可评估在多个运动平面上的动态动作，要求运动员在做垂直运动的同时，还要在冠状面和矢状面上运动[25]。Vail 测试包含 4 项内容，分别是

单腿深蹲 3 分钟、侧跳 90 秒以及向前 / 向后慢跑各 2 分钟。在每种测试之后、进行下一任务之前，参与者有 2.5 分钟的休息时间[25]。最后，在测试过程中，通过使用运动绳索阻力，还可对运动员施加外部干扰。这项测试已被证明是可靠的，并建议作为重返运动测试系统的一部分，至少需获得 46/54 分才算通过测试[25]。同样，如果医生能够在运动员回归赛场时使用 3D 运动捕获系统评估动态运动（图 35.7），那么这些信息即可提供对运动员潜在运动策略的深入分析，这些策略可能是代偿性的，并有增加损伤发生率的潜在风险[64, 70, 71]。过往研究表明，核心稳定性不足[72]、膝关节外翻角度较大[64, 73]、屈膝角度不足[73]，都可能会增加 ACL 损伤的风险。通常，在 ACL 重建术后 6 个月和 RTS 时进行三维动作捕捉步行[74]、跑步[75] 和落地[76] 时膝关节屈曲角度减少已被证实会增加 ACL 损伤风险。此外，在 RTS 时测试发现膝外翻增加的 ACL 重建术后个体，髋关节外旋肌力矩不足及落地时膝关节动作不对称会显著增加 ACL 再损伤的风险[64]。因此，3D 动作捕捉系统是确定运动员在 ACL 重建术后是否准备好重返运动的实用工具。

除了前面提到的针对身体表现的客观测量之外，

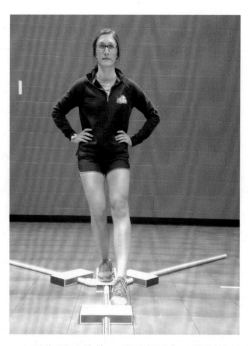

图 35.6　Y 平衡测试前伸。受测者要求以被测试的肢体单腿站立，同时用非测试的肢体沿着测量尺伸够推动标志盒

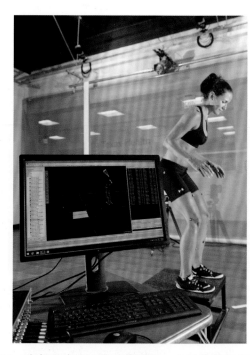

图 35.7　动态运动的三维动作捕捉。在动作捕捉实验室可以重现运动员在运动中或赛场上的动态移动。可以测试诸如箱式起跳落地、前跳、侧跳、切球等任务动作，以确定受测者的动作质量。错误运动模式的关键指标包括膝关节外翻角度及动作增加，膝关节屈曲角度减少，以及在运动的落地阶段四肢之间的整体不对称

在认知水平上对运动员进行评估也是必要的。ACL 损伤后 12 个月成功恢复运动与积极的心理状态有关 [26]。先前的研究表明，重返体育和娱乐活动的心理准备是与重返运动最密切相关的因素 [77]。ACL 伤后恢复量表（ACL Return to Sport After Injury, ACL-RSI）是一种用于测量运动员在 ACL-R 后 RTS 时心理状态的量表 [28, 60]。在考虑重返运动的 ACL-R 后运动员群体中，ACL-RSI 已被证明是可靠且有效的。该量表可以有效地区分对重返运动的总体信心和对受伤膝关节的信心 [28]。同样，从心理学的角度来看，ACL-RSI 在预测运动员在 ACL-R 后重返赛场的能力方面显示出了一定的作用，大于 76 分的群体表现出更高的重返赛场率 [78]。这些研究表明，患者感知和患者自我评估在取得成功结果方面可能发挥很大作用 [60]。国际膝关节文献委员会（International Knee Documentation Committee, IKDC）简表在文献中被广泛应用于评估患者的预后。IKDC 的可能得分范围为 0 到 100 分，得分越高表明功能水平越高。IKDC 已被证明与包括股四头肌力量 [19, 79, 80]、跳跃测试 [81, 82] 在内的功能结果相关，也被证明具有良好的心理测量特性 [83-85]，使其成为理想的患者评估报告工具。此外，IKDC 简表已被证明可以区分是否能通过回归运动测试，分数大于 90

分的人更容易成功通过 [29, 86]。

在面对运动员重返运动的挑战时，最后需要考虑的是渐进负荷原则。这一基本原则是建立在体能训练基础上，简单来说，就是要求逐步增加运动量、强度、频率或时间，以达到预定的目标 [87]。在回归运动的背景下，这些原则必须在康复、力量和体能之间取得平衡，通过不断练习，以保持一个渐进的整体负荷，直到成功重返运动 [88, 89]。急性负荷（在 1 周的时间内完成所有的体力活动）应与慢性负荷（过去 4 周内所做的所有身体活动）相平衡。当急性负荷的峰值高于慢性负荷时，损伤的风险显著增加（图 35.8）[88]。运动医学团队的所有成员都需要认识到这一负荷的概念，在运动员为重返运动做准备时，各学科之间的适当交流对于正确确定负荷至关重要。一般来说，从急性到慢性的训练负荷在 0.8～1.3 之间（即负荷大致相等）时，受伤的风险相对较低 [88, 90]。当训练负荷超过 1.5，运动员可能会面临更大的受伤风险（图 35.9）。

结论

前面的讨论概述了在考虑受伤后恢复运动时需要从生理和心理角度考虑的各种因素（表 35.1）。虽然讨论的重点是 ACL 损伤，但 ROM、力量、爆发力、

表 35.1	前交叉韧带重建术后重返运动的注意事项
活动度	• 髋、膝、踝的关节活动度等于或类似于健侧。目标是左右对称
• 髋部	• 与 ACL 损伤相关的髋关节 IR 降低 [41-46]
• 膝	• 两侧伸膝角度差 ≤5°[35, 36]
• 踝	• ACL 损伤侧踝关节 DF 不足，下肢运动模式改变 [33, 34]
力量	• RTS 时股四头肌和腘绳肌的 LSI 为 90% 或更高 [17, 21]
• 股四头肌	• RTS 时股四头肌与腘绳肌肌力比例：女性 >55%，男性 >62.5%[49, 50]
• 腘绳肌	• RTS 时臀肌 LSI≥90%
• 臀肌	
爆发力	• RTS 时 LSI≥90%[56, 58, 59]
• 跳跃测试动作质量	• Y 平衡测试综合评分 <94% 与下肢损伤风险增加相关 [64]
• Y 平衡测试	• Y 平衡测试双侧对比前向伸够 >4 cm 与下肢损伤危险性增加有关 [64, 66]
• LESS	• Y 平衡测试 LSI 为 97%，同时前向为 65%，后内侧为 99%，后外侧为 94%[22]
• Vail 运动测试	• LESS 评分≥6 分为差；≤4 为优秀 [24]
• 三维动作捕捉	• RTS 达标分值：46/54[25]
	• 评估在可能导致损伤或再次损伤风险增加的动态活动中膝关节外翻角度和动作增加 [63, 72] 以及膝关节屈曲角度减少 [72-75]

此表提供医生在判断受试者重返运动之前需要考虑的客观测量标准。这些因素应与其他变量综合考虑，如患者报告的结果（IKDC，ACL-RSI）和急慢性负荷比。
ACL，前交叉韧带；IR，内旋；LL，腿长；LESS，落地失误记分系统；LSI，肢体对称指数。

姓名	运动员 A		
训练周数	急性负荷 （当前周）	慢性负荷 （4周内平均）	急 / 慢性负荷比 （当周负荷 / 前4周平均负荷）
1	2300		
2	2420		
3	2357		
4	6000	3269.3	
5	6856	4408.3	2.10
6	7236	5612.3	1.64
7	6000	6523.0	1.07
8	5199	6322.8	0.80
9	4919	6838.5	0.78
10	4816	5244.8	0.83
11	6432	5352.8	1.23
12	7450	5915.5	1.39
13	6942	6421.3	1.17
14	3856	6170.0	0.60
15	3237	5371.3	0.52
16	3324	4339.8	0.62

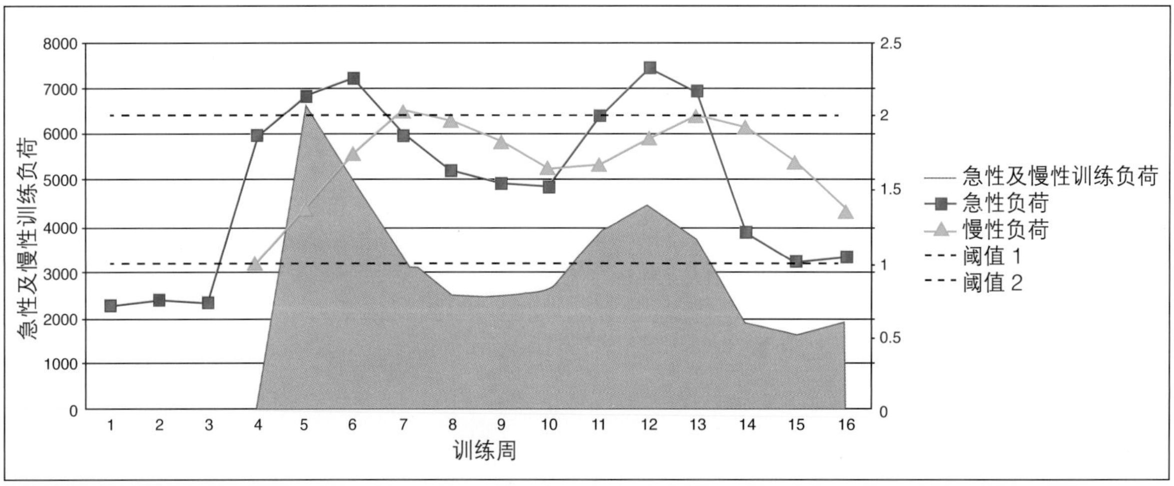

图 35.8　急性与慢性训练负荷。此图是包含急性阶段（当前周）和慢性阶段（平均4周）的16周训练负荷计划的示例。训练负荷是通过将参与活动的分钟数（内部负荷）和（或）外部负荷（即距离、球抛出或击中、跳跃等）乘以参与者在活动中的主观疲劳程度（rating of perceived exertion, RPE）来计算的。该计算提供了每周和总的训练负荷。急性负荷与慢性负荷之比可以用本周的训练负荷除以前4周的平均训练负荷来计算（急性负荷 / 慢性负荷）

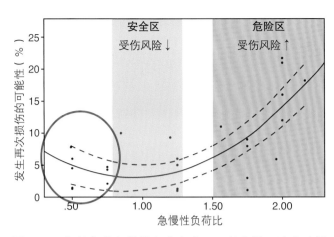

图 35.9　急性负荷与慢性负荷之比。一般来说，这个比例应该接近 1.0。急性慢性训练负荷比在 0.8～1.3 时（即负荷大致相等）损伤风险相对较低，而超过 1.5 的训练负荷可能代表遭受损伤的风险较大

动作质量和心理准备的评估原则可以、也应该适用于任何受伤后重返活动 / 运动的运动员。

选读文献

文献：Davies GJ, McCarty E, Provencher M, et al. ACL return to sport guidelines and criteria. *Curr Rev Musculoskelet Med*. 2017; 10(7):307-314.

证据等级：Ⅴ

总结：这篇文章提供了给予循证标准的功能性临床研究的证据，用来确定个人在前交叉韧带重建后何时可以重返运动。建立了功能测试流程，可帮助临床医生定性和定量地作出临床决策。

文献：Ardern CL, Webster KE, Taylor NF, et al. Return to sport following anterior cruciate ligament reconstruction surgery: a systematic review and meta-analysis of the state of play. *Br J Sports Med*. 2011; 45(7): 596-606.

证据等级：Ⅰ

总结：本荟萃分析和系统综述描述了决定前交叉韧带重建术后重返运动的关键因素。这些发现是基于 5500 多名曾试图重返运动的参与者的客观数据。此外，研究结果还表明，重返运动的程度并不像人们想象的那样成功，其中一个缺乏的因素可能涉及心理因素。

文献：Welling W, Benjaminse A, Seil R, et al. Low rates of patients meeting return to sport criteria 9 months after anterior cruciate ligament reconstruction: a prospective longitudinal study. *Knee Surg Sports Traumatol Arthrosc*. 2018. doi:10.1007/s00167-018-4916-4.

证据等级：Ⅲ

总结：对前交叉韧带重建术后 6～9 个月内患者的主观变化的综述表明，时间可能是成功恢复运动的重要因素。本文强调了缺乏重返运动准备的前交叉韧带重建术后患者继发股四头肌的力量不足和患者报告的本体感觉功能障碍。

（J. Craig Garrison, Joseph Hannon 著

苗　欣 译　张淑涵 校）

参考文献

扫描书末二维码获取。

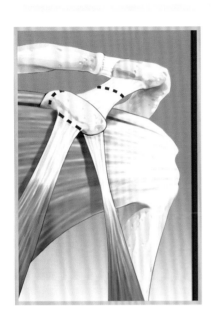

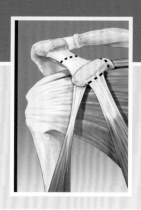

第36章

肩关节解剖与生物力学

肩关节是一个结构复杂的关节，它包括 4 个关节（每个关节都有维持稳定的重要韧带）、2 个关节腔和多于 30 条的肌肉肌腱（图 36.1）。肩关节需要同步协调运动才能实现良好的功能。对肩关节解剖和复杂生物力学的深入了解，有助于临床医生对肩部疾病的诊断，并且有利于手术的实施和术后康复方案的制订。

骨性解剖

肱骨近端包括肱骨头关节软骨面、大结节和小结节以及肱骨干，其中大、小结节是肩袖的附着点。大、小结节之间是肱二头肌结节间沟，二头肌长头腱出盂肱关节后走行于此。肱骨头关节软骨厚度从 0.2 mm 到 2.0 mm 不等，最厚处位于肱骨头中心区域[1]。大量的解剖和影像学研究已对肱骨近端、关节盂和盂肱关节各部分的关系及几何形态进行了分析[2-8]。由于测量方式和参考标志各异，不同研究之间难以互相比较。肱骨的颈干角在 30°～55°[3, 6-8]。肱骨头曲率半径为 24±1.2 mm，最高可达 30 mm[4]。肱骨头最高点比大结节平均高 8 mm，该数值具有性别差异，与关节表面的曲率半径成正比[4]。相对于肱骨轴线，肱骨头的后倾角变化很大，范围 0°～55°（图 36.2）[6, 7, 9]。肱骨头向内与向后的偏心距数值据报道也各有不同[3, 6-8, 10]。

肩胛骨位于第 2～7 肋平面的胸廓后外侧，是一个相对平坦的三角形骨。肩胛骨有三个角：上角、下角和外角。肩胛骨的上边界和外侧边界形成关节盂。上方角的解剖变异有可能是肩胛骨弹响综合征的原因[11]。肩胛冈将肩胛骨背侧分为冈上窝和冈下窝。肩胛下窝则位于肩胛骨前侧。肩胛骨是多块肌肉的起始部位，包括冈上肌、冈下肌、肩胛下肌、大圆肌、小圆肌、肱三头肌和三角肌。同时它也是许多重要肌肉的附着部位，如前锯肌、肩胛提肌、菱形肌、斜方肌、胸大肌、胸小肌、肱二头肌短头和肱肌。

肩胛骨有两个突起标志：喙突和肩峰。喙突位于肩胛骨外上部，向前外侧突出。从喙突尖到喙锁韧带前缘的平均距离为 22～28 mm[12, 13]。喙突平均宽度为 15.9 mm，平均厚度为 10.4 mm[13]。对于盂肱关节不稳及肩胛盂骨缺损的患者，喙突移位固定可增加肩胛盂的面积[14, 15]。肩峰是肩胛冈向前和向外侧的延伸，其前下部为喙肩韧带附着部位（图 36.3）。关于肩峰形态已经有很多研究，并且一些研究已经充分证明了肩峰形态与肩袖撕裂的关系[16-20]。有研究表明喙肩韧带为盂肱关节上方稳定性提供重要帮助[21, 22]。肩袖撕裂患者的喙肩韧带外侧部力学强度下降，长度变短，横截面积变大[19]。切断巨大肩袖撕裂患者的喙肩韧带会导致肱骨头向前上方移位。生物力学研究表明，肩袖在 60°～120° 时最贴近肩峰下表面[23]。肩峰下滑囊位于肩峰下间隙的前部、喙肩弓和三角肌深面。肩峰下滑囊可以减少上肢前屈过程中喙肩弓与肩袖之间的摩擦力，但在某些情况下可与肩峰发生撞击。该滑囊具有丰富的神经末梢，包括 Ruffini 末梢、Pacinian 小体和自由神经末梢[24, 25]，是肩峰下间隙疼痛的来源。

肩胛上切迹位于喙突内侧、冈上窝前方。肩胛上神经从臂丛神经的上干分出后进入肩胛上切迹，支配冈上肌[26]。肩胛上横韧带覆盖于肩胛上切迹上方。解剖学研究表明 3/4 的标本中该切迹都是 U 形。肩胛上横韧带在某些人中会部分或者完全骨化[27]。

肩胛骨的外侧角是关节盂，关节盂相对于肩胛骨轴线有 5° 的下倾（图 36.4）[28]。相对于肩胛骨横轴，关节盂有一定后倾角度，大部分研究表明该角度在 1°～3°[29, 30]；然而，正常的肩关节，关节盂倾斜角从 14° 前倾到 12° 后倾不等[31]。后倾角度在腋位 X 线片上会被高估，CT 检查结果则更为准确[30]。相较于身体冠状轴，肩胛骨有 30° 前倾。关节盂呈梨形，上小下大。关节盂平均高度 39 mm，平均宽度 29 mm[4, 32]。关节盂下部中央有一裸区，其可作为测量肩胛盂前下骨缺损的参考点[33]。关节盂

肩

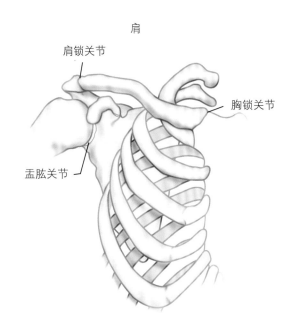

图 36.1 肩关节复合体包括盂肱关节、肩锁关节、胸锁关节和肩胛胸壁关节

肩锁关节

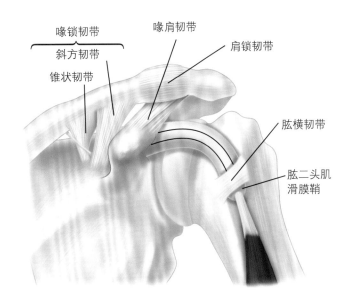

图 36.3 肩胛前面观，显示喙锁韧带、肩锁关节、喙肩韧带和肱横韧带

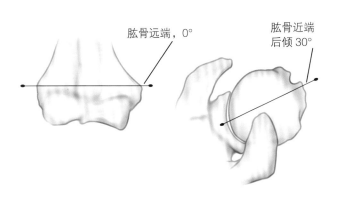

图 36.2 相对于肱骨上髁连线，肱骨头关节面后倾 0° ~ 55°，平均 30°

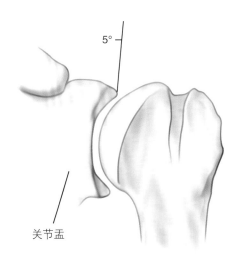

图 36.4 相对于肩胛骨平面，肩胛盂呈稍向后下方倾斜，当上肢位于体侧时，无法对肩关节下方稳定性提供骨性支撑

曲率半径比肱骨头半径平均大 2.3 mm[4]。肱骨头关节软骨在中心处最厚，而肩胛盂关节软骨在周边部分最厚，中心处最薄。

冈盂切迹是肩胛冈和关节盂颈部汇合处的凹陷，也是冈上窝和冈下窝的连接处。肩胛上神经通过这个切迹支配冈下肌。肩胛上神经位于关节盂后缘内侧平均 1.5 cm 处[26]。当进行肩关节后方解剖操作或者从前往后置入肩胛盂螺钉时，了解该神经的解剖位置尤为重要[34]。肩胛上神经在冈盂切迹处受压会引起单纯的冈下肌无力。在 14% ~ 61% 的个体中，冈盂切迹处有一条韧带横跨其上[27, 35]。

锁骨呈 S 形，通过胸锁关节连接肩部与中轴骨。它由膜内成骨方式形成，但在内侧具有骨骺。作为从胸骨到肩关节的支柱，锁骨在肩关节运动过程中对于肩胛骨位置和运动学的维持十分重要。锁骨短缩（如锁骨骨折畸形愈合时）可导致肩关节姿态和肩胛骨活动方式的显著变化[36-37]。除以上作用外，锁骨还可保护上肢血管和臂丛神经。三角肌和胸大肌的部分肌纤维附着于锁骨，同时斜方肌的一部分也附着于此，所有这些肌肉都会影响肩关节的活动。

肩关节复合体

盂肱关节

盂肱关节是人体活动度最大的关节。它有 6 个方向的活动度，可以进行移动和旋转。肩关节在冠状位的移动称为外展和内收，矢状面的运动称为前屈和后伸。沿着肱骨长轴的移动称为内、外旋（图 36.5）。正常肩关节向前、向后和向下会有 8～14 mm 的滑动距离[38, 39]。麻醉状态下检测盂肱关节有更大的松弛度，所有受试者中大约 81.6% 出现前向半脱位，大约 57.5% 出现后向半脱位[40]。由于各方向的活动度都很大，所以肩关节是人体最不稳定的关节。肩关节的稳定性是通过关节本身结构、静态结构和动态结构联合实现的。

肩关节的稳定性有一部分是来自关节内的负压。这个负压是由关节盂对肱骨头的"活塞"作用实现的。当关节囊破裂的时候关节内负压丢失会造成关节稳定性下降[41, 42]。两个湿润表面相互接触时所产生的黏附力同样也提供了关节的内在稳定性。凹压效应是另一种在盂肱关节稳定性中发挥作用的机制[43]。肩袖的压力将凸起的肱骨头压入凹陷的关节盂中。

盂肱关节静态稳定性由盂唇、盂肱韧带和关节囊共同提供。盂唇是附着在关节盂周围的纤维软骨结构，呈楔形，增加了大约 50% 的关节盂深度[44]。由于凹压效应，关节盂凹陷度的加深可以增加关节整体稳定性。盂唇还可提供阻挡作用以阻止肱骨头异常活动，以增加盂肱关节稳定性。在关节盂的不同部位，盂唇的形态及附着各有不同。下方盂唇与关节盂紧密相连，成为关节软骨下方的延伸[45]。前下方盂唇同样附着牢固，增加了关节盂直径及关节接触面积。如前下盂唇丧失，盂肱关节的接触面积减少 15%[46]。上盂唇和前上盂唇与关节盂的连接相对薄弱。在某些个体中，盂唇外观与膝关节半月板类似。前上盂唇形态多变，常会出现盂唇下孔。如前上盂唇缺如，同时盂肱中韧带增粗变厚，则称为 Buford 复合体[47, 48]。盂唇与盂肱韧带和关节囊是连接的，上盂唇也是肱二头肌长头腱的附着部。

盂肱韧带是盂肱关节囊的增厚部分（图 36.6）。盂肱下韧带是一个吊床样结构，呈带状走行于盂肱关节的前下和后下部。该韧带起源于肱骨干骺端的下方，附着于前下和后下盂唇。盂肱下韧带被认为是肩关节在外展外旋位时最重要的稳定结构[49-51]。盂肱下韧带前束的肩胛盂附着部包含两个部分，一部分附着

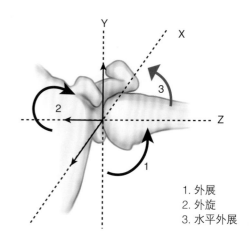

1. 外展
2. 外旋
3. 水平外展

图 36.5　肩关节运动是沿轴旋转运动。沿 X 轴或者冠状面活动称为外展和内收。上肢位于体侧时，沿肱骨长轴的旋转活动通过 Y 轴发生，称为内、外旋。在矢状面或 Z 轴上活动是指前屈和后伸

于盂唇，另一部分附着于关节盂颈部[52]。

盂肱中韧带变异性最大，甚至有 36% 的人该韧带缺如[53]。它可以薄如关节囊皱褶，也可以厚如条索样。盂肱中韧带起自前上盂唇或者关节盂边缘，穿过肩胛下肌的深面附着于肱骨解剖颈。虽然盂肱中韧带变异较大，但它对外展 45° 时肩关节前向稳定的重要性已被证实[54]。

盂肱上韧带（SGHL）起自前上盂唇，在肩袖间隙中与肱二头肌长头腱平行走行，并止于小结节[55]。盂肱上韧带纤维参与形成长头腱滑车系统，将长头腱稳定于结节间沟内。关于盂肱上韧带的功能有许多争议，有研究表明它是肩关节下方稳定性最重要的维持结构[56]。其他研究则发现喙肱韧带对于肩关节下方稳定性最为重要[57]。还有研究者认为盂肱下韧带是肩关节内收时维持下方稳定性的最重要结构[58]。

肩袖间隙是一个三角形区域，下方是肩胛下肌，上方是冈上肌，内侧是肩胛盂。肩袖间隙与肩关节不稳、关节囊粘连等疾病密切相关。喙肱韧带走行于肩袖间隙内，为起源于喙突外侧的梯形结构，分为两束跨过结节间沟分别止于大、小结节。盂肱上韧带也走行于肩袖间隙内，它起自上盂唇和盂上结节，穿行于肩袖间隙内侧部，和喙肱韧带融合后止于小结节。肩袖间隙还包括关节囊结构，其厚度可低至仅为 0.06 mm，并且 75% 的人群这个位置没有关节囊[59]。

有研究表明切断喙肱韧带会增加肱骨头向后和向下的移动度，而紧缩喙肱韧带则会减少肱骨头向后和向下的移动度[60]。过去 15 年，关节镜下治疗肩关节不稳已经非常普遍，肩袖间隙紧缩被认为可增加术后

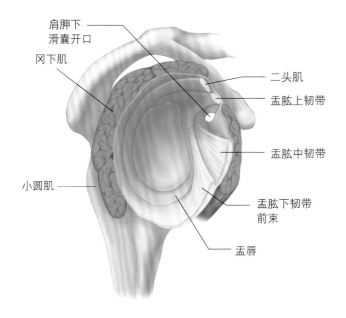

图 36.6 盂肱关节矢状面观，显示盂肱韧带、盂唇和二头肌腱

图中标注：
肩胛下滑囊开口
冈下肌
小圆肌
二头肌
盂肱上韧带
盂肱中韧带
盂肱下韧带前束
盂唇

稳定性，特别是后方及下方不稳。然而，尸体研究表明关节镜下肩袖间隙紧缩对后方或者下方稳定性没有帮助[61]。

盂肱关节囊

盂肱关节囊通过维持关节内负压从而增加关节稳定性。关节囊厚度从 1.3 mm 到 4.5 mm 不等。前下方关节囊最厚，后方与肩袖间隙处则最薄[62, 63]。关节囊的胶原纤维排列复杂，在上方纤维互相交联，在前下方纤维则呈螺旋式排列。关节囊韧带的纤维从关节盂斜行发出，走行方向各异[64]。下方关节囊肱骨附着部远低于关节软骨面，具有明显的内部和外部褶皱[65]。关节囊挛缩会影响盂肱关节的活动，进而影响整个肩关节的力学机制。这种情况多见于冻结肩的患者。另一种情况是后关节囊挛缩，多见于过头位投掷运动员。后关节囊挛缩会导致肩关节内旋受限。正常投掷运动中，当肩关节伸展外旋时，肱骨头处于后下方，但在后关节囊挛缩及内旋受限情况下，肱骨头会向后上移位[66]。盂肱上、中、下韧带中均有 Ruffini 末梢和 Pacinian 小体[25]。这些机械感受器可能在关节外展外旋位关节囊拉伸的过程中给肌肉发送信号，使其稳定关节。

肱二头肌长头腱起自上盂唇和盂上结节（见图 36.6）。二头肌腱起点的解剖变异包括双起点[67]、关节外起点[68]和肩袖起点[69]。二头肌腱被认为是肩关节动

态稳定结构。拉紧二头肌腱时，肩关节上下和前后移动都会减少[70-72]，并且内外旋活动也会受限[72, 73]。二头肌腱首先走行于肩袖间隙，离开盂肱关节后于结节间沟中穿行，走向肱骨远端。在结节间沟上部，肌腱主要靠二头肌滑车提供稳定。二头肌滑车是关节囊韧带复合体，由来自于盂肱上韧带、喙肱韧带和肩胛下肌腱的部分纤维共同构成。在结节间沟下部，肌腱由肱骨横韧带稳定。新近研究表明肱骨横韧带是肩胛下肌腱的延续部分（见图 36.3）[74]。

肩锁关节

锁骨远端和肩峰之间的关节被称为肩锁关节（见图 36.3）。肩锁关节是一个滑膜关节，它包括肩峰关节面、锁骨远端、关节盘以及关节囊增厚部分，称为肩锁韧带。从前方看，肩锁关节略微内斜或者垂直，平均倾斜角 12°[75]。肩锁关节稳定性不仅依靠骨性连接，也由肩锁和喙锁韧带共同维持[76]。已经有很多解剖学研究评估肩锁韧带和关节囊的位置[75, 77, 78]。尽管这些研究中的测量值有所不同，但有一点是有共识的，就是肩锁韧带锁骨附着点距锁骨外侧缘距离仅为 2.3 mm[78]。该韧带随即与锁骨上方骨膜融合，并可延伸达 12 mm[77]。

肩锁关节垂直稳定性由斜方韧带和锥状韧带提供，它们被统称为喙锁韧带（见图 36.3）。斜方韧带靠外侧，起源于喙突的基底部，较锥状韧带偏前偏外。它在锁骨下表面止点宽大。斜方韧带有助于减少肩锁关节轴向应力[79]。锥状韧带起源于喙突基底部的后内侧，并止于锁骨的锥状结节[80]。该韧带是肩锁关节垂直稳定性最重要的韧带[79]。前后稳定性也由喙锁和肩锁韧带共同维持。斜方韧带被认为提供了限制锁骨后向移动的主要力量[76, 81]。

肩锁关节运动幅度非常小。肩锁关节的压缩和移动是由肩峰的伸缩和倾斜移动引起的。锁骨在肩关节外展内收活动时也能发生旋转。肩锁关节的神经支配来自于肩胛上神经的分支[82]。

锁骨远端切除术是一种常见的手术方式，这种术式可能造成肩锁关节不稳。关节镜下锁骨远端切除后，由于锁骨后方力量增加，会加大肩锁关节的活动度[83]。肩锁关节关节囊上方与后方最厚。当行锁骨远端切除时，保留上方及后方肩锁韧带对维持肩锁关节稳定性非常重要[84]。对于男性而言，如果切除的锁骨远端小于 8 mm，以上韧带通常得以保留[78]；在手术结束时，有必要确认韧带是否完整存在。

胸锁关节

胸锁关节是肩关节与中轴骨唯一的连接。锁骨近端表面不规则,前后平面凹,上方凸出。胸骨关节面很小,与锁骨末端不相匹配。像肩锁关节一样,胸锁关节也有一个关节盘。由于表面不匹配,关节面对该关节没有明显的稳定作用。胸锁关节的稳定性由周围的关节囊和韧带维持(图 36.7)。关节囊韧带覆盖关节的前上和后方,帮助稳定锁骨防止异常活动。后方关节囊是维持胸锁关节前后向稳定最重要的结构。胸锁韧带和锁骨间韧带对胸锁关节的前后稳定性没有作用[85],但锁骨间韧带对关节的上方稳定性有帮助。锁骨大部分的活动发生在胸锁关节处。运动分析表明,在主动抬高上臂的过程中,韧带可允许锁骨发生 15° 上抬、30° 后缩和 30° 旋转[86, 87]。锁骨内缘有骨骺存在,是全身最晚闭合的骨骺。一项放射学研究表明,该骨骺完全闭合最早发生在 26 岁[88]。

肩胛胸壁关节

肩胛骨沿着胸壁肋骨的运动界面被认为是肩胛胸壁关节。肩胛骨的运动是多个肌肉共同作用实现的。前锯肌将肩胛骨内侧固定在胸廓表面。它在肩关节正常运动中帮助抬高和旋转肩胛骨。前锯肌和斜方肌是手臂外展时最活跃的肌群[89]。流畅的肩胛胸壁运动对于正常的肩关节运动至关重要。肩胛骨力学机制的改变可能导致盂肱关节不稳和肩袖功能障碍。正常肩关节的生物力学,包括肩胛骨的力学,将在后面章节更详细地讨论。

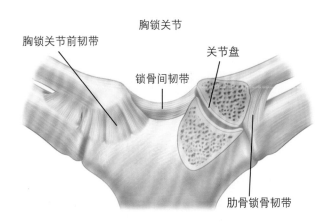

图 36.7　胸锁关节,显示前后关节囊韧带、锁骨间韧带、关节盘和肋骨锁骨韧带。后关节囊韧带提供了对抗胸锁关节前后移动最大的力量

肩关节肌肉

肩袖

肩袖由四块肌肉组成,包括冈上肌、冈下肌、小圆肌和肩胛下肌(图 36.8)。冈上肌起自于肩胛骨上方的冈上窝,在喙肩弓下方向前外侧走行,止于肱骨近端的大结节。冈上肌止点的平均宽度为 14.7 mm,止点距肱骨头关节软骨面距离不到 1 mm[90]。冈上肌由肩胛上神经支配,是外展肱骨的最主要肌肉之一,提供了 50% 的外展力量[91]。有研究表明,冈上肌和冈下肌麻痹会导致外展肌力丧失 75%[92]。在肩关节内收位时,冈上肌前部收缩会让肩关节内旋,而在外展位时,其起到外旋作用[93]。从大体上看,肩袖肌腱在肱骨上交错形成一个共同的止点。冈上肌、冈下肌和小圆肌在大结节处止点面积为 6.24 cm² [90]。肌腱附着部位由复杂的胶原纤维构成,能够在肩关节不同位置分担拉伸负荷[94]。肩袖肌腱包含几个层次,包括一层平行密集的肌腱纤维和一层斜行宽松的肌腱纤维,同时还包括关节囊韧带组织所构成的层次[95]。

冈上肌腱在止点附近有一个乏血供区域[96-98],该区域在肩袖撕裂病理过程中具有作用。滑囊侧撕裂患者手术标本组织学切片显示该区域无血管,也没有组织修复表现[99]。肩袖关节囊侧更容易受到拉伸力的影响,这解释了为什么肩袖部分撕裂更多发生在关节囊侧[100]。

冈下肌和小圆肌是盂肱关节主要的外旋肌,均起源于肩胛骨后部,其中冈下肌起源于冈下窝(见图 36.8)。这些肌肉位于肩胛冈下方,并向外侧走行止于大结节后方。冈下肌由穿过冈盂切迹的肩胛上神经支配。小圆肌由腋神经支配。大结节后下方有一个隆起,这是小圆肌止点的位置。冈下肌提供了 70% 的外旋力量,同时也提供了 45% 的外展力量[92]。冈下肌在外展和前屈角度较小时提供外旋力量,而小圆肌在外展和前屈角度较大时提供外旋力量。

肩胛下肌是位于最前方的肩袖肌肉;起源于肩胛骨腹侧,止于肱骨小结节。小结节止点部位呈梯形,近端较为宽大。止点上 60% 部分的平均宽度为 2.5 cm[101]。肩胛下肌位于喙突及联合腱深面。如小结节至喙突间隙缩窄,可发生喙突下撞击,导致肩胛下肌撕裂[102]。肩胛下肌内旋肱骨,并可协助肱骨内收,由肩胛下神经支配。在 0°~45° 外展范围内,肩胛下肌具有稳定肩关节的作用[54]。

肩袖的作用是控制肱骨运动,还可将肱骨头旋转

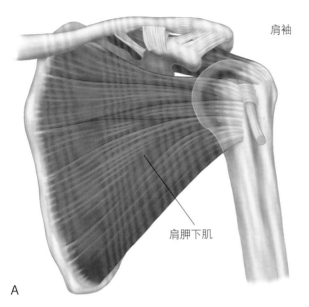
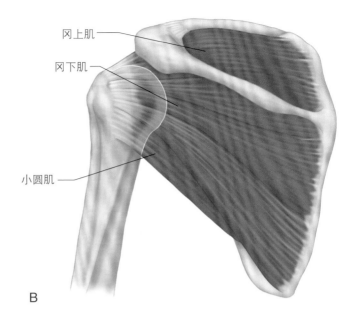

图 36.8　肩关节前 (A) 和后 (B) 面观，显示前方的肩胛下肌肌腹和肌腱、后方的冈下肌和小圆肌肌腹与肌腱。冈上肌位于冈上窝，它向前外走行，止于大结节

中心稳定在关节盂内。肩袖肌肉是盂肱关节重要的动态稳定装置。尸体标本研究发现，肩袖力量减少 50% 可显著增加肱骨头的前后移动度[103]。

　　肩袖肌肉的走行方向使其同时也承担着下压肱骨头的作用。下压肱骨头的效应主要由肩胛下肌和外旋肌实现。从生物力学角度分析，冈上肌对肱骨头的下压无明显作用[104]。尽管冈上肌撕裂会影响肩关节正常功能，但在肩胛下肌和冈下肌 / 小圆肌力偶平衡的情况下，主动的过头运动仍然可基本正常完成[105]。

肩胛骨肌肉

　　肩胛骨肌肉使肩胛骨在盂肱关节活动时处于适当位置，因此对肩关节功能十分重要。肩胛骨通过与中轴骨连接，可协助将能量从下肢转移至上肢。该过程被称为"动力链"[106]。

　　肩胛骨的肌肉可以稳定肩胛骨，为肩关节的运动提供稳定的基础。肩胛骨的肌肉包括前锯肌、斜方肌、肩胛提肌、菱形肌和胸小肌。虽然所有这些肌肉都有重要的作用，但前锯肌和斜方肌对于肩胛胸廓运动最为重要。

　　前锯肌起源于胸廓上部。它在肩胛骨内缘前方有一个很宽的止点，由胸长神经支配（C5-C6-C7）。前锯肌的主要功能是在肩关节过顶运动时使肩胛骨前突。前锯肌也与上、下斜方肌协同作用，在过顶运动时向上旋转肩胛骨。在上肢抬举过程中，前锯肌、上

斜方肌和下斜方肌的肌电活动最为活跃。

　　斜方肌位于肩胛骨后上缘。它有三个功能区：上、中、下斜方肌。上斜方肌起源于后枕骨，止于锁骨外侧部后方。上斜方肌的作用是帮助支撑上肢重量。中斜方肌起于 C7 至 T3 棘突，附着于肩胛冈内侧部及肩峰内缘。下斜方肌起于 T4 至 T12 的棘突，向上外侧延伸，止于肩胛冈内侧。上斜方肌和下斜方肌的主要功能是在过顶位运动时向上旋转肩胛骨。上斜方肌和下斜方肌也与中斜方肌协同工作，帮助后缩肩胛骨。斜方肌由副脊神经以及第 3 和第 4 颈神经支配。

　　肩胛提肌起源于颈椎（C1-C4）横突，止于肩胛骨上角，当其收缩时可内旋肩胛骨下角。当肩胛提肌、菱形肌和胸小肌共同作用时，可使内侧肩胛骨向下旋转。它由第 3 和第 4 颈神经支配。

　　大、小菱形肌起源于胸椎 T2-T5 的棘突，止于肩胛骨内缘。菱形肌由来自 C5 的肩胛背神经支配。菱形肌的主要功能是将肩胛骨稳定于胸廓上。菱形肌有助于后缩肩胛骨，是前锯肌的拮抗肌。菱形肌与肩胛提肌共同作用，可抬高内侧肩胛骨并向下旋转肩胛骨。

　　胸小肌起源于第 3 ~ 5 肋骨前部的前上缘，向外侧走行附着于喙突内侧部。胸小肌的主要功能是向下和向内牵拉肩胛骨。它由胸内侧神经支配。

肩关节的其他肌肉

　　三角肌是覆盖盂肱关节的最表浅的肌肉。它起

源于锁骨、肩峰和肩胛冈，止于肱骨中上段外缘的三角肌粗隆。三角肌前束与中束对肱骨外展起重要作用 [91]。三角肌前束可使肱骨前屈，后束可使肱骨内收和后伸。腋神经穿过四边孔以后支配三角肌（四边孔由上方的小圆肌、下方的大圆肌、内侧的肱三头肌长头和外侧的肱骨干组成）。旋肱后动脉也穿行于四边孔内。腋神经围绕肩关节外侧走行。从肩峰外侧到腋神经的平均距离为 5 cm，但最近处仅为 3 cm。当肩关节外展时，该距离缩短。经三角肌的手术，如果向远端分离过多，有可能损伤腋神经。

大圆肌与背阔肌的作用均是后伸、内旋和内收肱骨。大圆肌起于肩胛骨下角，止于结节间沟内侧。背阔肌也止于结节间沟的内侧，位于小圆肌的前方。

背阔肌起源于 T7 至 L5 的棘突、胸腰筋膜、髂后上棘以及肩胛骨下角。肌纤维向上、向外和向前走行，止于结节间沟的内侧。某些个体，背阔肌会与大圆肌形成联合腱。背阔肌功能为后伸、内收和内旋肩关节。它由胸背神经支配。

胸大肌起源于锁骨内侧部（锁骨端）、胸骨前表面、上位肋骨和腹外斜肌腱膜（胸骨端）。锁骨端纤维向下向外走行，胸骨端纤维向外走行。两个头会聚形成一个共同的肌腱止于结节间沟外侧。胸大肌由胸外侧神经和胸内侧神经支配，作用为内旋、内收和前屈肱骨。

肱二头肌短头和喙肱肌起源于喙突尖的联合腱。它们由肌皮神经支配，神经平均在喙突远端 5 cm 处进入肌肉。然而，距喙突仅 17 mm 处即有肌皮神经的分支支配肌肉 [108]。对神经解剖变异的认识对于避免手术中可能的神经损伤十分重要。

肩关节正常的生物力学和动力学

正常的盂肱关节和肩胛胸壁关节的生物力学是实现肩关节良好功能的先决条件。正常的肩关节活动由肩胛胸壁关节和盂肱关节共同协调运动完成。肩锁关节和胸锁关节通过引导和限制肩关节活动而在正常的肩关节运动中发挥作用。肩胛骨必须与肱骨一起移动，以确保在不同位置时肱骨头旋转中心都在肩胛盂中心。正常情况下，肩关节前屈后伸时肱骨头旋转中心不会有明显改变。正常的肩胛骨协调运动需要肩胛骨随着肢体的抬举而前突或后缩。过去认为，肩关节上抬超过 30° 后，盂肱关节与肩胛胸壁关节的活动度比例为 2∶1[109]。目前更精确的三维运动分析则给出了不同的结果 [86, 87, 110-116]。新近研究表明，肩关节上抬

过程中盂肱关节上抬与肩胛骨上抬的比例为 2.3∶1，当从过顶位放下手臂时该比例为 2.7∶1。在肩关节上抬过程中，肩胛骨上抬和后倾逐渐增加，直至运动终末 [111]。在过顶位运动时，肩胛骨后倾对于避免肩袖和肩峰的撞击十分必要。肩关节上抬时的运动包括锁骨上提、后缩和后旋，肩胛骨上提、内旋和后倾，盂肱关节上抬与肱骨外旋 [87]。肩胛骨旋转的最大角度发生在肩关节外展 80°~140° 之间 [117]。当肩关节在肩胛骨平面或前方抬高时，发生强制性肱骨外旋，这在一定程度上由肱骨头和肩胛盂的几何形状决定 [87, 110, 118]。当肩关节在肩胛骨平面后方最大程度抬高时，需要伴随肱骨内旋 [110]。因此，当关节囊挛缩时，由于阻碍了肱骨旋转，导致肩关节上抬受限。肩胛骨活动障碍在肩关节不稳和肩袖撞击综合征患者中较为常见 [119-120]。事实上，肩胛肌肉功能异常，颈椎与胸椎姿势改变、关节活动度异常（如关节炎或关节不稳）、影响肩胛骨位置和锁骨长度改变的肩胛骨和锁骨骨折均能导致肩关节生物力学的变化。

总结

肩关节是由四块骨骼、四个关节和多个肌肉、肌腱、韧带构成的复杂关节。肩关节的复合运动需要健康而稳定的关节以及许多肌肉的协同作用，从而使上肢可以在不同位置运动，并且可以对抗极端的力量和扭矩。这些关节和肌肉是动态连接的，任何关节或肌肉的异常都能够导致疼痛、功能障碍和可能的其他结构损伤。充分了解肩关节复合体的解剖和生物力学对临床医生做出正确诊断、安全开展手术以及制订恰当的康复计划都非常有帮助。

选读文献

文献：Boileau P, Walch G. The three-dimensional geometry of the proximal humerus. Implications for surgical treatment and prosthetic design. *J Bone Joint Surg Br*. 1997; 79B(5): 857-865.
证据等级：Ⅴ，基础科学研究
总结：在这项尸体研究中，作者展示了肱骨近端关节面的倾斜度、大小以及内侧和后侧活动度。这项研究将会影响新的肩关节假体的设计特征，可以让外科医生复制原始解剖。

文献：Gerber C, Blumenthal S, Curt A. Effect of selective experimental suprascapular nerve block on abduction and external rotation strength of the shoulder. *J Shoulder Elbow Surg*. 2007; 16(6): 815-820.
证据等级：Ⅰ，前瞻性研究

总结：这项精心设计和良好实施的研究中，作者发现冈下肌提供了肩关节 70% 的外旋力量，并且参与了肩关节外展。作者还发现在健康志愿者中，冈上肌和冈下肌提供 75% 的外展力量。

文献：Matsumura N, Ikegami H, Nakamichi N. Effect of shortening deformity of the clavicle on scapular kinematics: a cadaveric study. *Am J Sports Med*. 2010; 38(5): 1000-1006.
证据等级：V，基础科学研究
总结：在这项尸体研究中，作者发现锁骨缩短原始长度的 10% 将会影响肩关节运动。

文献：O'Brien S, Schwartz R, Warren R. Capsular restraints to anterior-posterior motion of the abducted shoulder: a biomechanical study. *J Shoulder Elbow Surg*. 1995; 4(4): 298-308.
证据等级：V，基础科学研究
总结：在这项尸体研究中，作者发现外展状态下肩关节前后移动的初始约束力是由盂肱下韧带复合体提供的。

文献：Turkel S, Panio M, Marshall J. Stabilizing mechanisms preventing anterior dislocation of the glenohumeral joint. *J Bone Joint Surg Am*. 1981; 63A(8): 1208-1217.
证据等级：V，基础科学研究
总结：在这项尸体研究中，作者展示了肩胛下肌为肩关节内收提供前向稳定性，盂肱中韧带为肩关节 45° 外展时提供前向稳定性，盂肱下韧带为肩关节外展 90° 时提供前向稳定性。

文献：Kibler WB. The role of the scapula in athletic shoulder function. *Am J Sports Med*. 1998; 26(2): 325-337.
证据等级：V，综述 / 专家意见
总结：在这篇综述里，作者全面总结了在正常肩关节和过头运动中肩胛骨的生物力学。作者介绍了动力链的理论（如下肢能量向上肢转移），并强调了肩胛骨在动力链中的重要性。

（Timothy S. Mologne 著
史尉利 译 陈 虹 校）

参考文献

扫描书末二维码获取。

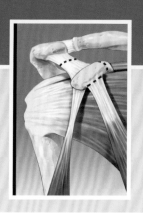

第37章

肩关节的诊断与决策

与身体其他关节相比，肩关节疾病的诊断更加困难。这种困难与解剖及临床因素有关。首先，肩关节实际上是由 4 个独立关节组成的功能复合体：胸锁关节、肩锁关节、盂肱关节和肩胛胸壁关节。这些关节协同起来共同作用，使肩关节具有一个牢固而稳定的基座，可在多平面完成大范围活动。临床上这种情况并不少见，即主诉肩胛周围疼痛的患者，其病因实际来源于盂肱关节如冻结肩或巨大肩袖撕裂。

"肩痛"也可能是来自于颈部的牵涉性疼痛。神经根型颈椎病、颈部肌肉拉伤、"末梢痛"和其他与颈部相关的疾病都可能导致患者向医生主诉肩部疼痛。血管病变、周围神经病变、神经卡压、胸腔内疾患和恶性肿瘤也可能会有肩痛或肩关节不稳的主诉。

由于肩关节相关疾病的诊断比较困难，因此详细的病史采集、细致全面的体格检查以及恰当的影像学检查对于诊断至关重要。在某些情况下，封闭注射可以比昂贵的高级影像学检查更能准确地确定患者疼痛原因。临床医生不太可能像诊断其他类型的肌肉骨骼疾病那样，简单地通过 MRI 来做出正确诊断。事实上，一个肩关节的 MRI 可能会显示出 4~5 个结构上的"异常"，但这些可能与引起患者症状的原因没有任何关系。诊断检查的任何部分都不能单独进行。只有综合考虑所有临床资料，才能确定诊断和治疗方案。

本章的目的是提供一个肩关节疾病诊治程序的实用流程。诊断线索来源于详细的病史、特定的体征和恰当的影像学检查，也可以使用诊断性注射来明确患者肩关节症状的原因。

在大多数情况下，将可能的病因与诊断进行分类十分有用。其包括：①颈椎牵涉痛；②肩锁关节疾病；③肩袖相关疾病；④肱二头肌相关疾病；⑤盂肱关节不稳；⑥盂肱关节骨性关节炎。虽然肿瘤、骨折、血管疾病和周围神经卡压等疾病也会引起肩部症状，但这些不是本章的重点。

病史

病史中最重要的是年龄，以及是否有和症状相关的创伤或外伤史。对于年龄小于 25 岁的患者，最有可能的诊断是肩关节不稳或肩锁关节疼痛。对于 40 岁以上的患者，肩袖损伤（伴或不伴肱二头肌长头腱炎）是最常见的。

接下来则是对患者主诉的准确判断。患者就诊的原因是疼痛、不稳、活动受限还是无力？如果问诊方式得当，那么通过问诊就能得出诊断。活动受限一般是冻结肩、巨大肩袖损伤或者肩关节骨性关节炎的表现。无力通常是由于肩袖损伤，或者较为少见的肩胛上神经卡压。不稳症状通常与盂唇撕裂或者关节囊松弛有关。疼痛症状的特异性较低，最常见于肩峰撞击（特别是滑囊炎、肩袖肌腱炎）、肱二头肌长头腱炎、部分或全层肩袖损伤以及肩锁关节炎。盂肱关节不稳也可以表现为疼痛，这个时候患者年龄应该被考虑在内。

如果主诉是"疼痛"，则必须考虑是否为牵涉痛。可以让患者把一根手指放在最疼的地方。如果患者指向肩锁关节，通常就可以诊断为肩锁关节疾病。如果痛点位于结节间沟，那么很可能是长头腱病变（无论是否累及肩袖）。如果痛点位于肩关节外侧三角肌止点附近，肩袖相关疾病的可能性较大。然而，如果患者不能定位痛点，则应考虑牵涉痛的可能。如果疼痛是由于颈椎病所导致的，那么患者一般无法用一个手指准确地指到痛点，而是用手掌指向斜方肌和上臂。一般来说，肩关节相关疼痛不会放射到肘以下，如果患者肘关节以下到手都有疼痛，那么应考虑颈椎管狭窄或颈椎间盘突出。

在确定主诉后，应询问患者有无创伤史或外伤史。如果患者无外伤史，而有反复劳损，则肌腱病、肩锁关节或者盂肱关节骨关节炎最为可能。如果有外伤史，那么骨折、盂唇撕裂或者肩袖撕裂应该优先考虑。询问患者受伤时的手臂位置对诊断是有帮助的。如果患者受伤时手臂位于体侧，那么肩锁关节或者锁骨损伤最为常见。相反，如受伤时手臂处于外展位，那么肩袖撕裂、上盂唇撕裂和创伤性盂肱关节不稳更为可能。

应询问患者在什么位置疼痛加重、什么位置症状减轻。症状在上举或者夜间加重，表明肩袖损伤或者肩峰下滑囊炎可能。外展外旋症状加重一般是前向不稳，后伸位时疼痛通常与长头腱有关，如果是交臂时疼痛，则应考虑肩锁关节骨关节炎。

体格检查

在评估肩痛患者时，应首先对颈椎进行重点评估，以排除颈部牵涉性疼痛可能。首先，应要求患者充分屈伸和旋转颈部。颈椎活动受限提示可能存在颈椎病。应评估颈椎中线、椎旁肌肉和斜方肌是否有压痛。接下来，应该检查"Lhermitte 征"[1]，即轴向压迫颈椎时是否有广泛的过电感。"Spurling 试验"[2]是检查颈椎疾病最敏感的一个试验，当颈部后伸且向患侧偏斜时，神经根孔进一步受压，导致根性疼痛加重。此外，还应进行详细的神经学检查，以排除局灶性神经根型颈椎病。

接下来则是对肩关节本身进行检查。让患者脱掉上衣以便彻底检查肩关节，并且双侧对比。评估从视诊开始，依次检查胸锁关节、锁骨和肩锁关节有无膨隆、肿胀、畸形或颜色异常。应注意既往的手术切口和皮肤损伤、挫伤和肌肉不对称。评估胸大肌轮廓是否对称，这样可以检查是否存在肌腱断裂。如果出现大力水手征，则表明肱二头肌长头腱撕裂。三角肌萎缩则提示 C5 神经根病变或腋神经病变可能。

肩关节后方的检查也很必要。冈上窝和冈下窝如存在肌萎缩表现，可为诊断提供线索。例如，冈上窝肌肉萎缩提示冈上肌腱慢性撕裂；若冈上窝和冈下窝均有萎缩，则提示冈上和冈下肌腱均有慢性撕裂，或肩胛上神经在肩胛上切迹处卡压；单纯的冈下窝萎缩，则提示盂旁囊肿所导致的肩胛上神经在冈盂切迹处受压[3]。

肩胛骨疾患的评估可通过让患者主动将上肢举过头顶，同时从背后观察来进行。注意有无肩胛骨运动不良或翼状肩胛[4]。如果肩关节前屈或推墙时出现肩胛骨内缘突出，应考虑副神经损伤可能。这种损伤通常发生在颈部淋巴结活检中。如果肩胛骨下缘突出，

则应考虑胸长神经损伤。翼状肩胛也会引起肩关节疼痛和不稳。检查者可以将肩胛骨稳定在胸壁上，然后让患者再次抬高手臂来确认肩胛骨运动障碍对患者症状的影响。如果这种方法减轻了症状或改善了主动活动，那么可以明确肩胛骨是症状产生的原因。

接下来是系统地评估肩胛带骨。首先触诊胸锁关节，评估是否有压痛或脱位，然后是锁骨和肩锁关节。将上臂置于旋转中立位，在喙突远端触诊结节间沟。压痛通常提示肱二头肌长头腱病变或肩胛下肌腱小结节止点处病变。后方肩胛骨周围的压痛与肌肉痉挛（"触发点"）或神经根型颈椎病有关。肩胛骨内侧和斜方肌痉挛在巨大肩袖撕裂、冻结肩、盂肱关节炎和盂肱关节不稳患者中并不少见，这是由于这些患者通常需要肩胛胸壁关节的活动才能上抬手臂。肩关节上抬时肩胛骨内上缘的弹响可见于肩胛胸壁关节滑囊炎。

随后对患者的主动和被动关节活动度（ROM）进行评估。具体地说，应该评估前屈、内旋和外旋。在投掷运动员中，检查盂肱关节外展 90° 位以及内收位的外旋。活动度双侧对比，了解有无减少。

主动和被动活动度之间的差异也可以为诊断提供线索。如果患者被动活动正常，但主动活动受限，那么提示可能存在大的肩袖撕裂。如果主动和被动活动均受限并且有硬性终点，那么冻结肩往往是病因。盂肱关节骨关节炎则会出现主被动活动受限，同时伴有关节弹响或顿挫感。当肩胛下肌腱断裂时，被动外旋角度可能增加。

下一步是进行肌力检查。它被用来检查肩袖的完整性或者是否存在神经系统疾病。在评估颈椎情况时，应完成上肢的神经系统检查。在此阶段，通过"Jobe 试验"或者"空杯征"来检查冈上肌功能[5]。检查时，肘关节伸直，肩关节外展 90°，前屈 30°，完全内旋。检查者要求患者对抗前臂向下的压力。对运动员来说，同时评估两侧上肢有助于识别力量上的细微差别。更后方的肩袖组织的查体通过肩内收和中立位外旋抗阻完成。在此体位出现的力弱往往代表冈下肌损伤，而肩关节外展外旋位时外旋抗阻力弱提示小圆肌损伤。

在检查肩袖时候不要忘记检查肩胛下肌。这些检查包括 lift-off 试验、压腹试验和熊抱试验[6]。Lift-off 试验是将患者的手背放在后背上，然后让患者把手往后推。该检查准确性不足，因为患者经常会用他们的肱三头肌来协助完成这个动作。对检查者来说，更可靠的方法是，将手背从患者的背部移

开，并让患者维持那个姿势。压腹试验是让患者把手放在腹部，手腕处于中立位置，并指示患者在按压腹部时保持肘部向前。可以施加轻微的力量到肘部，以进一步评估力量。在这种体位下，背阔肌可以部分代偿肩胛下肌的内旋力量。熊抱试验可用于单纯检查肩胛下肌[7]。患者把手放在对侧肩上，抵抗检查者对肘部的向前牵拉。当肘关节位置较低时，检查的是肩胛下肌上部，当肘关节位置高时，检查的是肩胛下肌下部。

迟滞试验最初是由 Hertel 等描述的[8]。用于量化肩袖撕裂或功能障碍的程度。"外旋迟滞征"是指患者手臂置于体侧最大被动外旋位置，当检查者松开手臂后，记录手臂位置的变化，无法维持这一姿势通常表明冈下肌有大的撕裂或萎缩。然后以 90° 外展的姿势进行相同的测试。这被称为"吹号征"，用于评估小圆肌的损伤[9]。Lift-off 试验也可被认为是检查肩胛下肌的迟滞试验。

肌力检查完成后，进行特殊检查以进一步缩小诊断范围。可将检查操作按病因进行分组。首先，通过"Neer"和"Hawkins"撞击征评估肩峰下间隙和肩袖。Neer 试验[10] 是在肘关节伸直和手旋前的状态下前屈上举手臂。在最大上举高度出现疼痛是肩峰下撞击的标志，如滑囊炎和肩袖肌腱病。Hawkins 试验[11] 对肩峰下撞击十分敏感，它是在屈肘位将肩关节外展 90°，然后内旋上肢。

肩关节不稳是下一个需要考虑的诊断类别。由于肩关节不稳患者病变部位多样，检查者在评估时需要进行多项特殊检查。对于前向不稳患者，最敏感和最实用的检查是"恐惧试验"。检查时最好让患者仰卧位。该体位可让患者相对不那么紧张，并且可以放松他们的肩关节肌肉。患者取仰卧位后，肩关节外展至 90°，然后缓慢地外旋，同时检查者在肩关节的后方施加一个温和而稳定的前向推力。阳性表现是患者在外旋和前向应力作用下，会表现出"恐惧"或者感觉肩关节要脱位了。区分真正的"恐惧"与"疼痛"很重要，因为除了肩关节不稳以外的其他病因也可以在这个体位表现出疼痛。恐惧试验是肩关节最特异性的检查之一。如果恐惧试验阴性，诊断肩关节前向不稳需慎重。"再复位试验"可以进一步支持前向不稳的诊断。在这个检查中，检查者在肩的前部施加一个向后的复位推力，这可减少患者的恐惧感，并使肩关节能够进一步外旋。

后方恐惧试验在患者仰卧位或坐位时进行。患者肩关节前屈 90°，最大程度内收，检查者向后方施加轻微的轴向应力。如果患者描述恐惧肩关节脱位，那么该检查结果为阳性。与前方恐惧试验相比，后方恐惧试验对诊断后向不稳的敏感性较低。由于大多数后向不稳的患者实际上很少出现后方脱位，因此恐惧反应不如前向不稳那么明显。相反，后向的"jerk 试验"对后向不稳的诊断更加敏感。检查者在患者肩关节前屈 90° 并且充分内收内旋的状态下给予向后的轴向应力。如果肱骨头滑过或者弹跳越过后盂缘，则为阳性。弹跳感也可在半脱位的肱骨头复位时发生。

"负荷移位试验"用于评估和描述肱骨头在肩胛盂内的前后移动。检查者在患者仰卧位肩关节外展 90° 时检查肱骨头是否可以移位至或超过肩胛盂前缘。该试验应该在肩关节外展 45° 和 90° 时分别检查。然后，检查者施加后向应力，了解向后移位的程度。该试验需要双侧对比，以利于评判。

"沟槽征"可用来评估下方不稳程度以及盂肱上韧带和肩袖间隙完整性。检查者将患者上肢置于体侧，施加向下的拉力。观察肩峰边缘是否出现酒窝或沟槽。在手臂内收外旋位时重复这一检查，则体征消失。如沟槽在各个体位都能被引出，表明肩关节松弛度较大，特别是肩袖间隙松弛。

检查上盂唇有无损伤，以进一步评估盂唇撕裂的程度。主动挤压试验（O'Brien 试验）被认为是检查上盂唇撕裂最敏感及最特异的检查[12]。患者伸肘位，上肢前屈 90°，内收 10°，最大程度内旋。检查者对患者的手臂施加向下的压力，判断有无疼痛或力弱。然后在上肢最大程度外旋的情况下重复该试验。如果在内旋位检查出现深部疼痛、且在外旋位检查时疼痛减轻或消失，则为阳性。如果完全外旋的情况下疼痛仍然存在，则应该考虑肩锁关节炎。肩锁关节疼痛可以通过交臂内收试验来确认，在这个检查中，手臂最大程度内收时在肩锁关节部位出现疼痛。

二头肌腱的检查通过"Speed 试验"和"Yergason 试验"进行[13]。Speed 试验是在肩关节前屈 90°、肘关节伸直、前臂完全旋后位时施加向下的压力。如诱发疼痛则反映结节间沟病变。某些情况下，上盂唇损伤时也可出现阳性体征。Yergason 试验是将患者的上肢放于体侧，屈肘 90°，前臂旋前，然后抗阻旋后。虽然该试验对肘关节处的二头肌腱病变更为敏感，但对于长头腱病变患者，也可诱发结节间沟处疼痛。

诊断决策

来自颈椎的牵涉痛

肩关节最常见的牵涉痛来自颈椎疾病。在各种解剖学诊断中，最常见的是颈椎劳损、挥鞭样损伤、颈椎管狭窄/颈椎病、颈椎间盘突出和臂丛神经损伤。

颈椎劳损

颈椎劳损通常是由重复过度使用或反复轻微创伤所致。患者可表现为"肩痛"，经进一步询问，疼痛位于斜方肌和颈后方的肌肉区域。损伤机制通常为用力运动或创伤导致的颈部偏心收缩，如突然的扭转或旋转。患者没有神经根性症状或者手臂症状。体格检查时，椎旁肌和斜方肌压痛，无阳性的神经根刺激症状，如 Lhermitte 征或 Spurling 试验。如果有明确创伤史，需行 X 线平片检查，包括过伸过屈位片。急性期由于椎旁肌痉挛通常会有颈椎前屈角度变小。如果没有神经根症状，无需 MRI 检查，对症治疗往往有效。

挥鞭样损伤

颈椎扭伤是颈椎劳损的一种亚型。患者的典型症状是肩后方和颈部疼痛，但没有手臂疼痛。患者有用力的颈椎过屈或者过伸病史，特别是在机动车事故中。在这种情况下，应进行仔细的神经学检查，以排除由突出的椎间盘或者不稳定结构造成的急性神经根病变。应该拍颈椎的过伸过屈位片以排除颈椎不稳。如果存在不稳，则应做 MRI 检查。

颈椎管狭窄/颈椎病

颈椎退行性改变可导致肩痛症状。尽管患者可能既往有受伤病史，但最近很少有外伤史。与颈椎劳损患者不同，颈椎管狭窄患者经常诉颈肩部疼痛及神经根性症状，特别在颈椎极度活动时症状加重。患者在颈椎后伸时会产生疼痛，同时 Lhermitte 征可为阳性。Spurling 试验敏感性最高。应进行详细的神经系统检查，寻找感觉减退与肌力减弱的范围，以及肱二头肌、肱三头肌、肱桡肌反射有无减弱。X 线平片可显示小关节增生，小关节增生可以引起脊髓中央管狭窄或者椎间孔狭窄。当查体发现神经系统阳性体征时，可进行 MRI 检查。

颈椎间盘突出

以"肩痛"为表现的急性颈椎间盘突出症相对少见，但确实存在。患者典型的外伤史表现是，急性的颈椎过屈病史，然后引起真性神经根症状。较少见的是，椎间盘突出会引起肩后疼痛和肌肉痉挛。Lhermitte 征和 Spurling 试验均可能为阳性，MRI 检查可以为进一步的治疗决策分析提供帮助。

臂丛神经牵拉伤

臂丛神经牵拉伤是上颈椎神经根失用症（神经功能正常但节段性传导障碍），最常发生于 C5/C6 神经根。在体育运动，如橄榄球运动中，常以肩痛和无力为主要表现。运动员头部向一侧偏斜，对侧肩部向下牵拉，常见于从高处坠落时。运动员常自诉其手臂像坏掉了一样。查体时候经常会有肩关节外展力弱，因为腋神经在 C5 处受累，偶尔也会有二头肌或三头肌无力表现。这个疾病和椎间盘突出的不同之处在于，症状仅持续数秒钟至数分钟，随后感觉与运动完全恢复正常。建议拍摄 X 线平片来排除骨折或不稳。急性期通常不需要做 MRI，除非运动功能在 24 小时后都没有改善。

胸内来源的疼痛

一种罕见但严重的"肩痛"可能来源于胸腔内的病因，例如血气胸或者胸腔积液。在这种情况下，膈神经会受到刺激，它来自 C3、C4 和 C5 神经根。C3 皮支位于肩关节上面。因此这些患者会出现急性"肩痛"。

肩关节常见疾病

肩锁关节疾病

肩锁关节疾病引起的肩关节疼痛有典型的病史和体征。病史包括是否有创伤史，如果有，创伤是如何发生的？肩锁关节典型的损伤机制是肩关节外侧直接撞击。要求患者"把一根手指放在最疼的地方"。患者几乎总是会直接指向肩锁关节。查体时，肩锁关节有压痛，并且向对侧内收可以诱发疼痛。如果怀疑疼痛症状是否是肩锁关节引起的，可以选择诊断性封闭治疗。有外伤史时需要拍摄 X 线片，以排除骨折、肩锁关节分离或脱位。应力位片不是必须的。X 线片有助于肩锁关节脱位分型，这对最终决策有重要帮助[14]。Rockwood 1 型和 2 型肩锁关节脱位多采用保守治疗的方法。4 型、5 型和 6 型通常需要手术治疗，而 3 型可以手术也可以保守治疗。如果通过 X 线片不能明确肩锁关节脱位的分型，那么可以进一步做 CT 检查。

肩袖疾病

撞击综合征

撞击综合征是肩关节疼痛最常见的原因之一。在解剖学上，撞击综合征包括由肩袖肌腱炎、肩峰下滑囊炎和长头腱炎引起的疼痛。肩锁关节炎由于增生也可能会导致撞击表现。当考虑撞击的诊断时，最重要的是询问患者的年龄。原发性撞击在 30 岁以下患者很少见。需要询问患者是否有夜间疼痛或者过顶位活动疼痛，这些是肩袖相关疼痛患者的主要主诉。患者通常有一个重复过顶位活动病史，例如投掷、网球运动员、游泳运动员、画师或电工。查体可见 Neer 征和 Hawkins 征阳性。空杯征可能为阳性或阴性。

在这种情况下，诊断性封闭治疗有助于鉴别单纯撞击综合征还是全层肩袖撕裂。封闭治疗可以用 25 号、1.5 英寸针头，9 ml 1% 利多卡因，加或者不加 1ml 类固醇。建议采用后侧入路，距肩峰后外侧角 2cm 远。如果患者在注射前有疼痛和力弱，但注射后疼痛和力弱消失，那么不太可能是肩袖撕裂。此时可拍摄 X 线片以排除关节炎或者钙化性肌腱炎。另外，如果患者的疼痛消失了，但是仍然有力弱，那么应该做一个 MRI 了解是否有肩袖撕裂。

肩袖撕裂

肩袖撕裂可为部分或者全层撕裂，撕裂的大小和时间长短是临床医生决策的关键。通常情况下，患者在夜间或者过顶位运动时会有疼痛。创伤史通常存在，但并不绝对。查体可见 Neer 征和 Hawkins 征阳性，并且外展或外旋力弱。当存在肩袖大撕裂和巨大撕裂时，患者肩关节主被动活动度存在差异。这种情况下，X 线和 MRI 检查是必要的。尤其是 MRI，有助于区分部分还是全层撕裂，盂唇撕裂，二头肌腱损伤，撕裂大小和是否有肩袖脂肪化萎缩。MRI 也可以显示肩胛下肌腱损伤，在肩关节疼痛和力弱的患者中，肩胛下肌腱损伤经常被忽略。

肩关节不稳定：肩关节不稳最常见于小于 25 岁的患者。它可由创伤性或非创伤性因素导致。患者可能表现为创伤所致的关节不稳，或是姿势性甚至自主性的反复半脱位。肩关节不稳的严重程度各异。实际上，许多此类患者的主诉是肩痛而不是肩关节不稳。为了协助诊断，需要询问一些具体问题。例如，"你觉得肩关节松弛吗？"或"你肩关节曾经脱位过吗？"此外，"你会避免把手臂放在特定的位置吗？""你很

难把手背到身后、做投掷动作或者推开一扇很重的门吗？"这样的问题也可帮助确定是否存在前向或者后向不稳。"提一个重袋子或者手提箱有困难吗？"可以提示是否存在下方或者多向不稳。

查体时，恐惧试验是前向不稳的表现。再复位试验有助于进一步明确诊断。前后位移试验和膝关节的 Lachman 试验很像，都包括手动的移动关节。单个关节检查可能很难得出结论。但是与对侧肩关节进行比较可能会有帮助。最后，可以进行 sulcus 征检查。

当考虑到肩关节不稳的诊断时，影像学检查是必须的。平片首先用于评估肱骨头和肩胛盂的骨性病变，并确认关节在创伤后是否复位。应该考虑特殊体位的 X 线片。首先，盂肱关节的实际位置只能通过腋轴位或 Y 位来确定。单凭正位片是不可靠的。Stryker notch 位片将有助于评估可能存在的 Hill-Sachs 损伤，而西点位片有助于了解骨性 Bankart 损伤。MRI 有助于鉴别盂唇撕裂、关节囊撕裂或肩胛下肌腱撕裂，这些都可能进一步导致不稳。如果存在骨性缺损，医生应该考虑做 CT 来决定关节镜还是开放手术治疗。

冻结肩：冻结肩在糖尿病患者中更为常见。通常患者先有肩关节疼痛症状，紧接着出现活动度降低。患者主诉为疼痛和活动受限。病程早期，患者的疼痛比肩袖撕裂、关节炎或者撞击的患者更为剧烈。如果不治疗，一般 18～24 个月之后活动度恢复、疼痛减轻。冻结肩患者主被动活动均受限，而肩袖撕裂患者主动活动受限，被动活动不受限。应拍摄正位和腋轴位 X 片以排除骨性关节炎和钙化性肌腱炎。

上盂唇前后撕裂：典型的 SLAP 损伤由二头肌偏心性收缩引起。损伤机制通常是上肢伸展位姿势下跌倒，或发生于投掷过程的减速期。患者会出现肩关节前方或者后方的疼痛，或是有肩袖症状，如夜间痛、过顶位疼痛，并有侧伸疼痛。有许多试验可以用于测试 SLAP 损伤，最敏感的是 O'Brien 试验[15]。MRI 有助于确认诊断，排除一些混淆的损伤，如肩袖撕裂。

盂肱关节炎：肩关节不是一个"承重关节"。因此，肩关节骨关节炎不像髋关节或膝关节骨关节炎那么常见。肩关节骨关节炎患者通常表现为肩后疼痛、活动受限和睡眠困难。体格检查可发现盂肱关节摩擦感以及关节活动度受限。通过 X 线平片可以做出诊断。标准的肩关节正位片十分重要，腋轴位片则有助于评估关节半脱位。

"肩痛"是一种复杂的临床主诉。应该记住，肩关节多种病变可以合并存在。肩关节受伤后准确的

诊断需要详细地询问病史、全面的体格检查和恰当的影像学检查。

选读文献

文献：Neer CS. Impingement lesions. *Clin Orthop Relat Res*. 1983; 173: 70-77.
证据等级：Ⅳ
总结：描述撞击综合征临床和解剖基础的经典论文。

文献：Hertel R, Ballmer FT, Lombert SM, et al. Lag signs in the diagnosis of rotator cuff rupture. *J Shoulder Elbow Surg*. 1996; 5(4): 307-313.
证据等级：V
总结：诊断肩袖撕裂的迟滞试验最原始的描述。

文献：Lee S, Savin DD, Shah NR, et al. Scapular winging: evaluation and treatment: AAOS exhibit selection. *J Bone Joint Surg Am*. 2015; 21(97): 1708-1716.
证据等级：V
总结：关于各类型翼状肩胛的评估和治疗的综述。

（Thomas J. Gill 著　史尉利 译　陈　虹 校）

参考文献

扫描书末二维码获取。

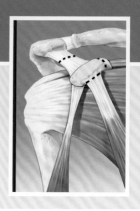

第38章

盂肱关节影像学

传统放射学检查

X线平片检查应作为肩关节疼痛患者的首选检查项目。尽管X线平片在肩袖和关节盂唇方面能进行的评价有限，但它仍能为判断患者症状的来源提供重要的信息。X线平片能显示骨性异常，如骨折、关节炎、软组织钙化、术后改变和肿瘤性病变，同时也能与其他影像学检查方法，如CT、MR，进行互补。在X线平片检查中，有多种不同的体位可以对盂肱关节进行评价。了解各种体位的优缺点有助于我们根据患者的临床表现选择合适的检查方法（专栏38.1）[1-3]。

前后位

前后位（anteroposterior，AP）（图38.1A）包含站立位及平卧位。射线沿躯干的真实前后方向照射。关节盂通常向前方倾斜40°，使得在前后位中，肱骨头和关节盂部分重合。在前后位中，肱骨头可处于中立位、内旋位或外旋位。与其他体位相比，前后位可以使肩部周围的软组织密度呈平均分布，因此最适合进行肩带部骨性结构的总览。因此，在标准的肩关节影像学评价中，通常会包含一次或多次的前后位摄片。这些前后位检查能充分评价肱骨头、关节盂、肩胛骨体部、肩锁关节和喙突。前后位检查在评价急性创伤引起的骨折和脱位中有很大作用，也能用于评价慢性

专栏38.1 常见的肩关节X线平片体位
前后位（外旋位和内旋位）
Grashey位（盂肱关节的真前后位或中立前后位）
经腋位
肩胛骨Y位
Stryker notch位
Zanca位

肩关节疼痛的病因，如关节炎、撞击、钙化性肌腱炎/滑囊炎、肿瘤或感染。

Grashey位

Grashey位是真前后位或中立前后位（图38.1B）。与标准前后位不同，在进行Grashey位检查时，患者需向后方转身35°~40°，因此可以投照出盂肱关节的切线位图像。Grashey位的优点在于其评价盂肱关节效果较好。Grashey位图像可以显示盂肱关节向上或向下的不明显的半脱位以及与盂肱关节炎有关的不明显的关节间隙狭窄。Grashey位的缺点在于，从内侧到外侧，软组织密度会发生迅速变化。因此在此体位下，组织密度的迅速变化和外侧解剖细节的缺失，通常会导致难以评价肩关节的外侧部分，如肩峰和肩锁关节。沿肩关节外侧使用回旋镖样的滤线栅可以减轻这种解剖细节的缺失。

经腋位

经腋位的投照有很多种方式，其中最常用的是让患者平卧，肩关节外展90°进行投照（图38.1C）。射线从远端向近端投照，与脊柱呈15°~30°。经腋位检查最适合用来评价关节间隙和前方、后方的半脱位与脱位。前方关节盂的Bankart骨折也可能显示。经腋位有多种投照方法，有些方法是为了减少急性创伤患者的手臂活动设计的（Velpeau位），其他方法则是为了突出显示某些特定解剖征象。西点位是经腋位投照方法的一种，用来观察骨性Bankart损伤。投照时，患者俯卧于X线接收器上，手臂外展，与躯干呈90°，前臂垂于接收器外。射线从下向上15°~20°、朝向脊柱呈25°进行投照。这种方法提高了骨性Bankart损伤的检出率，但对急性创伤患者而言投照很困难，因此更适合对亚急性及慢性肩关节不稳的患者使用[4]。

肩胛骨 Y 位

对急性创伤患者而言，肩胛骨 Y 位很容易拍摄，因为投照时患侧肢体置于体侧，几乎不需活动（图38.1D）。该体位在评价急性创伤患者有无肩关节前、后脱位时非常有效。投照时患者采取站立位或俯卧位，面向接收器，患侧向接收器方向旋转 30°~45°，射线向斜下穿过肩胛骨体部。图像呈现肩胛骨体部的切线图像，关节盂为正面朝向，肩胛骨体部、喙突及肩峰形成 Y 形。该检查方法还常用于对肩峰形态进行分型。

Stryker notch 位

Stryker notch 位最适合用来显示肱骨头的后外侧部，对存在复发性脱位的患者，适合用来评价 Hill-Sachs 损伤（图 38.1E）。但不适合用于评价关节盂的骨性 Bankart 损伤。拍摄 Stryker notch 位时，患者采取站立位或仰卧位，患侧上肢垂直举过头顶，肘关节屈曲，手扶于颈部。射线经腋窝中部入射并向头侧倾斜 10°。

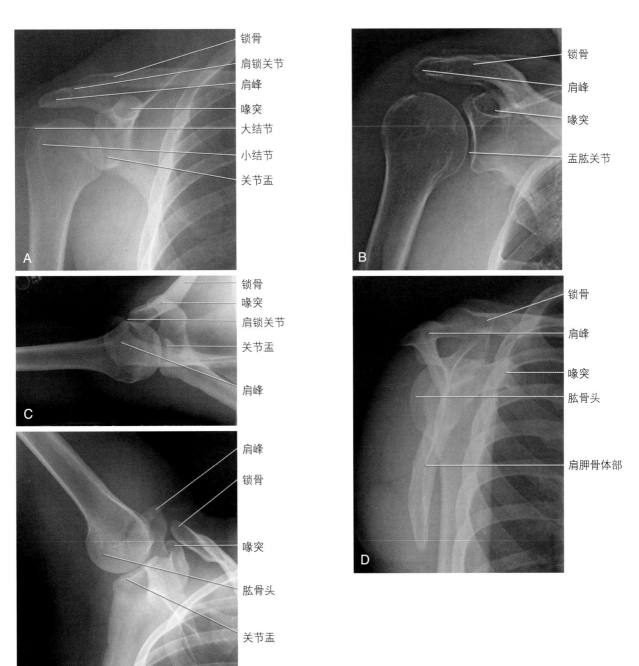

图 38.1 （A）外旋状态下的前后位；（B）盂肱关节前后位（Grashey 位）；（C）肩关节经腋位；（D）肩关节肩胛骨 Y 位；（E）Stryker notch 位

肩锁关节位

评价肩锁关节时，患者站立或坐于接收器前，后背平贴接收器，上肢自由垂于体侧。Zanca 位是显示肩锁关节最清晰的体位，在投照时将射线向头侧倾斜 10°~15°，以肩锁关节位中心，射线穿透力下调至普通前后位的 50%[5]。标准的肩关节轴位片在鉴别 Ⅲ 型和 Ⅳ 型肩锁关节分离时很有价值。患者偶尔需负重以更好地显示肩锁关节分离，但其相关测量目前仍受到质疑[6]。与对侧肩锁关节比较有助于检出不明显的异常。

肩关节造影

在过去，肩关节 X 线造影是诊断肩袖撕裂的金标准（图 38.2）[7]。随后，肩关节 X 线造影被 CT 造影（CT arthrography, CTA）取代，在诊断与肩关节不稳相关的盂唇损伤和肩袖撕裂时发挥了一定的作用。此后，CTA 被 MRI 和 MR 造影（MRA）大幅取代。

X 线造影和 CTA 被 MRI/MRA 替代的最主要原因是 MRI 优秀的软组织对比度、MRI 的多平面扫描以及不需要接受电离辐射。MRI 可以对肩关节疼痛进行全面的评价，包括肩袖、盂唇、关节囊、骨性出口、肩峰、关节面。在 MRI 中，不需要接受电离辐射就可以评价骨髓和肌肉质量。但对有 MRI 禁忌证的患者，CTA 仍然是一种有效的备选方案[8-14]。

关节造影技术

尽管目前已经有多种造影技术，但在进行 CT 或 MR 检查前进行的关节造影术时应先调阅患者先前的 X 线图像或定位片，以明确有无相关畸形。患者平卧于 X 线采集器上，手臂置于体侧，轻度外旋。通过 X 线定位穿刺点于肱骨头下 1/3、内侧骨皮质外侧约 0.5 cm。入路也可以选择前方的肩袖间隙入路[15]或后方入路[16]。了解三种入路使我们可以根据临床状况制订方案。比如，后方入路有助于更清晰地显示前方关节囊的连续结构。皮肤以无菌操作准备并铺单，使用 25 g 针头，以 1% 利多卡因进行麻醉，并进一步插入关节间隙内。偶尔会需要使用 22 g、3.5 英寸长的腰穿针以插入关节间隙。注入少量不透 X 线的对比剂，可以观察到对比剂勾勒出肱骨头的内侧关节面，并进入肩胛下肌滑囊及腋隐窝（见图 38.2B）。注射总量约 12~14 ml，可以为关节提供充分的张力，同时避免不适。多数情况下在 CTA 中使用碘对比剂，在 MRA 中使用稀释的钆对比剂溶液。注射后应尽快进行 CT 或 MR 检查，可在对比剂内混入 0.1~0.3 ml 1∶1000 的肾上腺素，以延长对比剂于关节腔内停留的时间，使患者有充分时间前往进行 CT 和 MR 检查。

CT

创伤后应首先进行 CT 检查以评价骨性结构。利

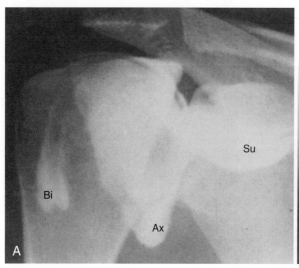
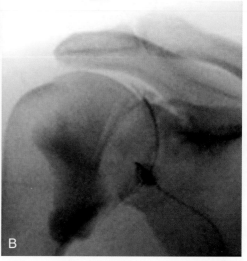

图 38.2　正常肩关节造影。（A）对比剂位于关节腔内；（B）关节造影中早期对比剂填充情况。注意观察针尖周围无对比剂分布以及腋隐窝的正常边界。本图像采用前方关节下 1/3 处入路进行穿刺。Ax：腋隐窝；Bi：肱二头肌腱腱鞘；Su：肩胛下肌隐窝

用各向同性的图像数据和后处理技术，多通道 CT 可以评价累及肱骨头、颈的骨折片移位和成角的情况。肩胛骨的解剖结构复杂，包括体部、喙突、肩峰及关节盂、关节面。在盂肱关节脱位患者中，CT 及三维容积再现图像在术前准确评估骨性 Bankart 损伤关节盂骨缺损情况和 Hill-Sachs 损伤缺损大小时有重要作用（图 38.3）[17-20]。

超声

肩关节超声（图 38.4）是一种无创、准确、性价比高的能动态评价肩袖情况的检查方法，是引导肩关节注射操作的较好方法 [21-25]。肩关节的超声检查需要使用高分辨率的线阵探头（6 ~ 15 MHz）。患者采用坐位进行检查。评价肩袖肌腱及肱二头肌长头腱需要

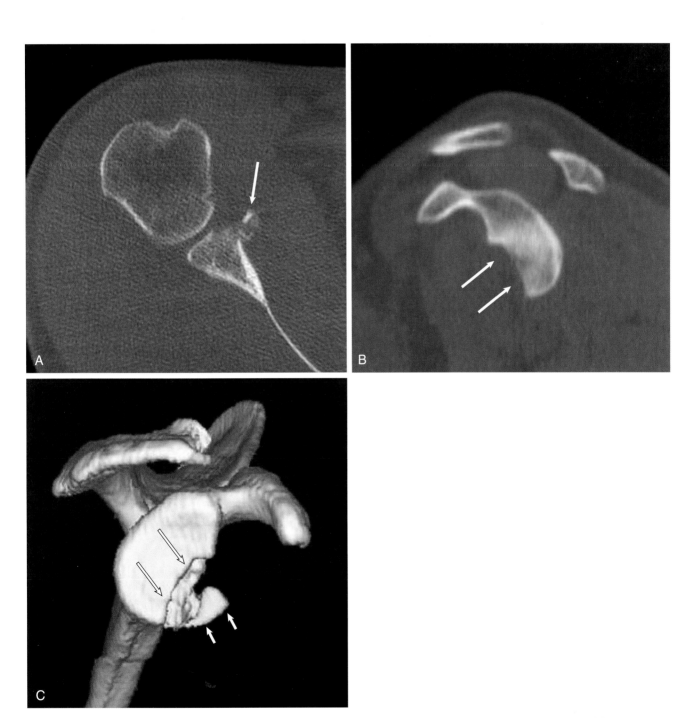

图 38.3 肩关节 CT 显示骨性 Bankart 损伤。（A）轴位 CT 图像显示累及下部关节盂的大片骨性 Bankart 损伤伴轻度移位及粉碎性骨折（箭）；（B）矢状位重建图像显示下方关节盂骨性缺损范围（箭）。（C）三维重建显示骨折片（短箭）与关节盂骨性缺损（长箭）的关系

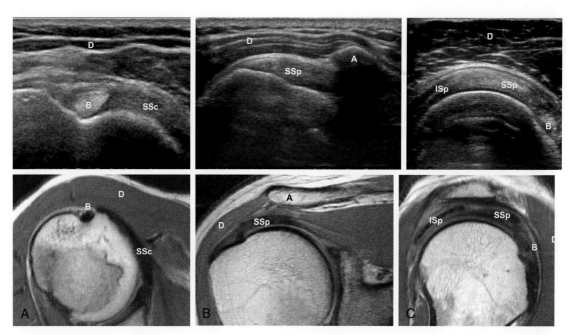

图 38.4   超声与磁共振图像的对照。（A）肱二头肌长头腱的短轴位图像（*B*）及肩胛下肌腱（*SSc*），与磁共振轴位 FSE 图像对照；（B）冈上肌腱的长轴位图像（*SSp*）与肩峰（*A*），与磁共振斜冠状位 *FSE* 图像对照；（C）矢状位短轴位显示冈下肌腱（*ISp*）、冈上肌腱和肱二头肌长头腱，与磁共振斜矢状位 FSE 图像对照。*D*：三角肌

从长轴和短轴两个方向进行。

检查体位从手臂位于体侧、外旋位开始，以评价肱二头肌长头腱。在此体位下，屈曲肘关节 90° 并外旋时可评价肩胛下肌。手臂内收并将手置于对侧肩关节可评价冈下肌。评价冈上肌时，手臂内旋并置于体后，在此体位下，冈上肌腱主要部分会从肩峰下方滑出并充分显影[26]。正常的肩袖呈均一、锐利的纤维样回声特点。其前方厚约 4 ~ 6 mm，后方通常稍薄[22]。肩峰下三角肌滑囊显示为与肩袖上表面平行的薄条状回声带。其浅层覆盖的三角肌呈典型的条纹样或大理石样的肌肉回声，可与正常肌腱区别（表 38.1）。

尽管超声检查在评价肩袖肌腱时的准确性与 MRI 基本一致[27-29]，但超声评价的学习曲线陡峭，且其评价准确性十分依赖操作者水平[30]。而 MRI 的优点在于能更全面地评价肩关节，包括盂唇和骨性结构，这使得 MRI 的应用更为广泛。

磁共振成像

MRI 可以对肩关节进行全面评价，在对软组织进行清晰显示的同时，也可以对骨性病变进行评价。肩关节 MRI 最好在 1.5T 或 3T 的设备上进行，使用专用的表面线圈。采集的图像通常包括与肩关节解剖轴线

表 38.1	肩袖疾病的超声征象
疾病种类	影像表现
肌腱病	肌腱回声混杂伴纤维结构不可见，可能增厚或变薄
部分撕裂	诊断困难，但可能观察到肌腱的局限性变薄
全层撕裂	局部全层连续性中断 / 肩袖结构缺失
肩峰下三角肌滑囊炎	位于肌腱上表面的带状无 / 低回声液体，伴或不伴多普勒充血图像

相对的轴位、斜冠状位、斜矢状位（图 38.5）。不同机构所采用的序列可能不同，但这些脉冲序列最好能敏感显示自由水，又能以高分辨率显示解剖结构。在作者所在的机构，常规的肩关节序列包含一个斜冠状位的脂肪抑制序列（反转恢复 [IR] 或 T_2 脂肪饱和序列），以及斜冠状位、轴位、斜矢状位的中等加权成像的快速自旋回波（FSE）序列（表 38.2）。

一些特殊的 MRI 技术可用于一些特殊情况。为了减少患者的不自主活动引起的运动伪影，使用周期性旋转重叠平行线采集和增强后处理重建技术（PROPELLER 技术，又称螺旋桨技术）对平行数据线

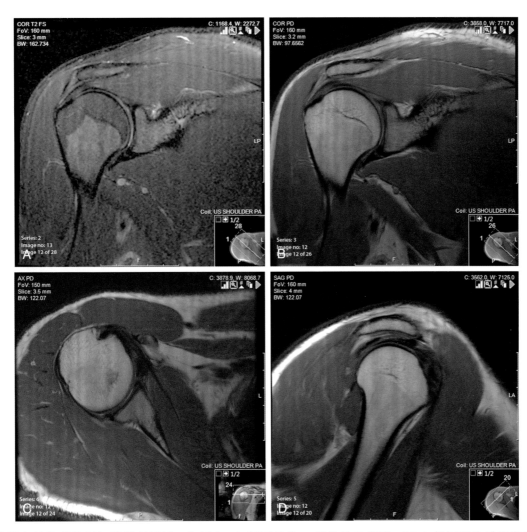

图 38.5 常规肩关节磁共振扫描序列示例，包括（A）斜冠状位 T$_2$ 脂肪饱和序列、（B）斜冠状位质子密度加权成像、（C）轴位质子密度加权成像、（D）斜矢状位质子密度加权成像

表 38.2	1.5T 肩关节磁共振常规成像序列参数示例			
参数	冠状位 快速 IR	斜冠状 位 FSE	斜矢状 位 FSE	轴位 FSE
TR(ms)	5000	4000	4000	4000
TE(ms)	17	34	34	34
TI(ms)	150	na	na	na
BW(kHz)	31.25	31.25	31.25	31.25
ETL	7	10	10	9
NEX	2	2	2	2
FOV(cm)	16	16	16	15
矩阵	256 × 192	512 × 384	512 × 224	512 × 384
层厚 / 层间 距（mm）	3/D	3/0	4/0.5	3.5/0
NPW	是	是	是	是
频率	R/L	R/L	A/P	R/L

A/P：前向后；BW：接收器带宽；ETL：回波链长度；FOV：视野；FSE：快速自旋回波；IR：反转恢复；na：不适用；NEX：激发次数；NPW：无卷褶伪影；R/L：右向左；TE：回波时间；TI：反转时间；TR：重复时间

进行围绕 K 空间中心旋转的放射状采样，减少运动伪影，提高图像质量和诊断率 [31]。

术后的肩关节 MRI 检查需要对手术如何进行有所了解，如有无大量金属植入物，以便根据需要调整扫描参数。当体内有金属时，为了减少常规序列扫描中的金属伪影，需要增大接收器带宽，将频率编码的轴向调整为植入物的轴向，并在频率方向上进行过采集。减小体素大小、增加激发次数也能提升图像质量。由于金属伪影是因为特定金属增强了局部场强而产生的，所以应避免使用高场强的设备，如 3.0T 设备。另外，应避免选择频率选择性脂肪抑制法，而选择依赖频率较少的方法（如短时反转恢复序列 [STIR]），使得在因金属产生的磁场不均匀的情况下，图像质量相对更好 [32, 33]。

在体内有较大金属植入物时，可以使用专用的减少金属伪影的序列——多采集与可变谐图像结合（MAVRIC）和层编码金属伪影校正（SEMAC）。MAVRIC 通过在不同的非共振频率进行多次采集，然后对这些图像进行后处理，形成显著降低金属伪影的图像。SEMAC 则通过利用视角倾斜和在 Z 轴上添加额外的相位编码，使空间编码更清晰以减少伪影[32, 34]。

使用定量磁共振技术可以评价早期软骨退变。目前发现其图像与早期软骨基质元素的变化相关，包括蛋白多糖及胶原蛋白，这些改变早于在常规序列中能发现的明显的形态变化。这些技术包括对胶原蛋白方向及自由水敏感的 T2-mapping、对蛋白多糖减少敏感的旋转框架内自旋晶格弛豫（T1-rho）。软骨的磁共振延迟增强（dGEMRIC）是另一个针对蛋白多糖减少的检查方法，但这种方法需要静脉注射钆对比剂[35, 36]。

目前，CT 仍然是对矿化骨质进行高分辨率评价的金标准。但新近的"静音"磁共振技术，如 0 TE 成像，能在进行常规磁共振检查的同时，获得与 CT 对比度相似的图像，以供我们对骨质进行评估，从而避免了进行两次影像学检查和电离辐射。但目前，这项技术还没有得到广泛应用[37]。

有研究者认为，向关节腔内注入钆对比剂有助于发现软骨和盂唇病变，但也有研究者发现使用高分辨非对比技术可以获得相近或更好的敏感度和特异度[38]。MRA 与非对比 MRI 平扫的诊断准确性对比很大程度依赖于放射科医师的经验和偏好。因此，哪种技术更优秀往往取决于所在机构的惯例。作者所在的机构更偏好高分辨非对比 MRI 平扫，因为它能可靠地显示软骨和盂唇的病变，同时能直接显示滑膜，也能在没有明显的软骨缺损时评价早期软骨信号改变。

肩关节异常改变的影像学表现

肩关节 MRI 检查的分析诊断需要对多角度采集的、不同序列的多层面图像进行评价。下文将提供 MRI 读片的系统性方法，作为认识常见疾病的基础影像学知识，并适当补充其他检查方法的读片知识。在肩关节 MRI 检查中必须全面评价的重要结构包括骨性结构（骨性出口及肩峰）、肩袖肌肉与肌腱、肱二头肌肌腱及肩袖间隙、关节盂唇（关节囊及关节面）。

骨性出口与肩峰

肩关节撞击的临床表现为关节前方软组织（如肩袖、肩峰下滑囊、肱二头肌肌腱）的挤压痛，位于肱骨头与喙肩弓之间（如喙突、肩峰、喙肩韧带、肩锁关节）[39-41]。当肩关节向前举起并内旋或外展外旋时疼痛[40]。

在正常肩关节中，当三角肌向上提拉肱骨近端时，完整的肩袖结构可与之对抗，使肱骨头在所有活动范围内均位于关节盂中心。如果这种稳定机制因创伤、过度使用或年龄因素遭到破坏，肱骨头将会被上提至喙肩弓下方。撞击最初会引起肩峰下滑囊炎和肩袖肌腱病。随着时间的进展，肩袖损伤逐渐进展，发生纤维化与退行性变。接下来，在肩峰的前下边缘即喙肩韧带附着处会形成骨刺（图 38.6）。在这个阶段，肩袖常发生撕裂，毫无疑问这与骨刺对肩袖的直接损伤有一定关系。当肩袖发生巨大撕裂后，肱骨头会向前上方移位并反复与肩峰前下缘接触，并引起硬化及骨质增生——髋臼化。

Neer（1983）提出了撞击综合征的概念，并提出了肩袖病变分为三期[41]。撞击综合征主要由临床医师根据病史和体格检查进行诊断。在诊断肩袖撕裂方面，完整的病史和有经验医师进行的体格检查有 84%～90% 的敏感度和 75%～95% 的特异度[42-44]。影像学检查可以评价肩袖损伤的范围、识别易导致肩袖撞击的骨性出口，以此帮助评价持续进展的肩关节疼痛。

撞击的骨性改变发生于疾病后期，因此对疾病的早期诊断和避免软组织损伤的进展意义不大。以下的骨性改变与撞击综合征相关[40, 45-47]：

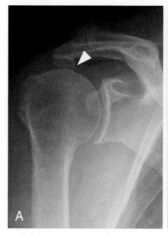
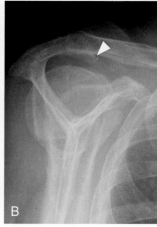

图 38.6　肩峰下骨刺。（A）Grashey 位与（B）肩胛骨 Y 位。箭头所示为从肩峰前下缘伸出的骨刺

- 肩峰前下缘骨刺形成
- 肩峰前部向下方明显倾斜
- 肩峰小骨未融合
- 肩锁关节病伴骨质增生

良好的 X 线平片检查即可发现这些骨性出口的变化[48,49]。投照角度向尾侧倾斜30°的前后位片有助于观察肩峰前端及肩峰下缘的骨刺。向尾侧倾斜10°~15°的改良型穿肩胛侧位（冈上肌出口位）能更好地显示肩峰的前下缘（图38.6）。X 线发现肱骨头上移伴肩峰下表面的骨性重构、大结节的骨质硬化（图38.7），即可诊断慢性肩袖功能不全。

骨性出口与肩峰的 MRI 表现

MRI 能对骨性出口进行高质量的评估，它能对骨性出口进行多角度的观察，并能展示骨性出口和下方肩袖的关系。Bigliani[45] 描述了三种不同的肩峰形态（图38.8），并发现肩峰下表面的形态与肩袖撕裂的发生相关。Ⅰ 型肩峰（图38.8A）的下表面平直，Ⅱ 型肩峰（图38.8B）的下表面呈弧形，Ⅲ 型肩峰（图38.8C）前方呈钩形。Ⅱ 型、Ⅲ 型肩峰与肩袖撕裂的发生相关。Ⅳ 型肩峰下表面突出，但其与撞击的相关性并不明确（图38.8D）[50]。在 MRI 中评价肩峰形态时，应选择斜矢状位、肩锁关节外侧的第 1 个层面的图像。但是有研究显示，MRI 显示的肩峰形态与 X

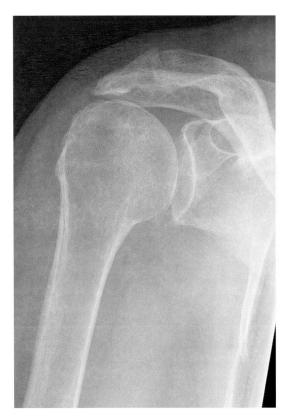

图 38.7　肩峰下间隙。正位 X 线平片显示肱骨头上移及肩肱间隙的缩小，伴肩峰早期髋臼化，提示肩袖功能不全。轻度的盂肱骨性关节炎显示清晰

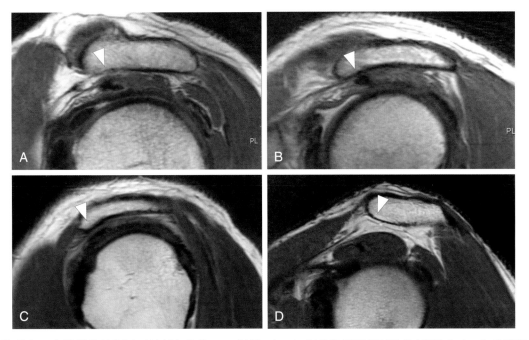

图 38.8　肩峰形态。肩锁关节外侧层面的斜矢状位 FSE 图像。（A）Ⅰ 型肩峰下表面平直（箭头）；（B）Ⅱ 型肩峰下表面呈平缓的弧形（箭头）（C）Ⅲ 型肩峰下表面呈钩形（箭头）向前方延伸；（D）Ⅳ 型肩峰下表面向下方突出

线平片显示的肩峰形态一致性不佳[51]。也有研究显示肩袖撕裂与肩峰结构无关[52]。1/3 的研究显示，在 X 线平片和 MRI 中对肩峰形态进行分类，其观察者间一致性不佳[53]。

肩峰向下方倾斜也会使冈上肌出口狭窄，并可能引起撞击[54, 55]。这种异常适合在斜冠状位图像中进行观察（图 38.9）。MRI 也能清晰显示肩峰前下缘形成的骨刺（图 38.10）。这种骨刺通常表现为内部有骨髓的骨性赘生物。它可能与喙肩韧带及三角肌的肩峰止点混淆（见图 38.10）。这些结构可能引起骨性隆起，但通过与同期的 X 线平片比较可以进行鉴别。另外，这些结构中不包含骨髓信号，在所有序列中均呈现低信号，也是其与骨刺的鉴别要点。在观察肩峰时，还应注意有无肩峰小骨。肩峰小骨是肩峰前缘外的副骨化中心，通常在 25 岁融合。持续存在的肩峰小骨与肩袖撕裂的发生有关[56-59]。三角肌附着于肩峰小骨下方。当三角肌收缩时，这个不稳定的结构会向下方移位，可能与下方的肩袖发生撞击（图 38.11）。肩峰小骨适合在轴位图像上进行观察[60]。肩峰小骨不稳的 MRI 表现为软骨联合的液性信号，伴有硬化、囊变及软骨联合任意侧的骨髓水肿（专栏 38.2）。

肩锁关节的关节囊增厚及下方骨赘形成（图 38.12）也与撞击有关[40]。MRI 可有效评价其对下方肩袖的压迫效应。喙肩韧带（图 38.13）是连接喙突和肩峰、构成喙肩弓的软组织结构。其适合在斜矢状位图像上观察。其正常厚度小于 2 mm，走行跨越肩袖间隙及冈上肌腱前部。喙肩韧带在撞击中的地位目前尚存在争议。部分学者认为喙肩韧带的增厚和钙化可能引起撞击，但也有部分学者认为撞击导致了喙肩韧带增厚[61, 62]。

喙肱撞击，又称为喙突下撞击或喙突撞击，是一种不常见的关节外撞击，是由于喙突与下方的肱骨头的间隙变窄引起的（图 38.14）。Lo 和 Bukhart[63] 认为关节镜下测量其间隙小于 6 mm 可诊断本病。在轴位图像中，正常的喙肱间隙约 10 mm。喙肱间隙的狭窄

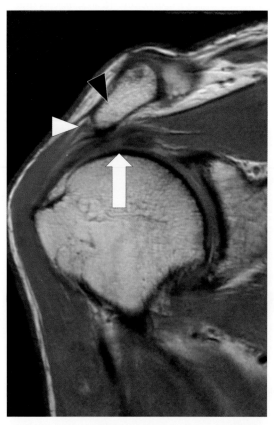

图 38.9 肩峰向下方倾斜。斜冠状位 FSE 图像显示肩峰向前外侧倾斜（黑箭头），并对冈上肌腱产生轻度的压迫（箭），冈上肌腱局部信号稍增高。三角肌起自肩峰前外侧（白箭头）

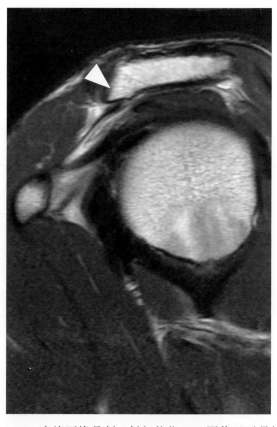

图 38.10 肩峰下缘骨刺。斜矢状位 FSE 图像显示骨性凸起自肩峰前缘延伸，内可见骨髓信号（箭头）。骨刺内可见中高信号的骨髓成分，而喙肱韧带止点在各个序列上均呈低信号，应注意两者的区别

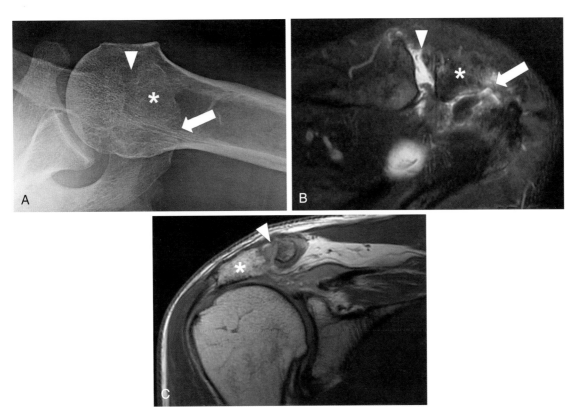

图 38.11　（A）经腋位 X 线图像显示肩峰小骨及局部的软骨联合；（B）轴位脂肪抑制 T₂WI，显示肩峰小骨软骨联合的退变和软骨联合任意侧的高信号，这些表现提示肩峰小骨不稳。注意局部肩锁关节的软骨侵蚀及积液;（C）斜冠状位 FSE 图像，显示肩峰下间隙的明显狭窄及冈上肌腱的慢性全层撕裂，肌腱向内侧回缩至关节盂水平。肩峰小骨（＊），软骨联合（箭），肩锁关节（箭头）

专栏 38.2　与肩峰有关的关节外撞击的 MRI 表现

肩峰形态分型——在斜矢状位图像中紧邻肩锁关节的外侧层面进行评价
- Ⅰ型：下表面平直
- Ⅱ型：下表面呈弧形
- Ⅲ型：前方呈钩形
- Ⅳ型：下表面凸出

向下方倾斜——在斜矢状位及斜冠状位进行评价

肩峰骨刺——在斜矢状位及斜冠状位的 FSE 图像中进行评价（内部有骨髓的脂肪信号的骨性凸起，注意与三角肌腱及喙肱韧带附着处鉴别）

未融合的肩峰小骨——在轴位图像中评价最佳（软骨联合处的液性信号提示不稳）

会导致肩胛下肌受到挤压，并导致孤立的肩胛下肌腱变性和撕裂。发现孤立的肩胛下肌腱异常时，应考虑本病的可能性并对喙肱间隙进行测量[64, 65]。但 Giaroli 等[65] 在分析了少量关节镜诊断的喙突下撞击的患者

和对照组后，认为喙肱撞击属于临床诊断，影像学检查仅能提供支持性证据。

肩袖

肩袖由 4 条肌腱组成，分别为上方的冈上肌腱、前方的肩胛下肌腱、后方的冈下肌腱及小圆肌腱。这些肌腱是盂肱关节重要的动态稳定装置。多数肩袖撕裂发生于冈上肌腱大结节附着处或近附着处。冈上肌腱由旋肱前动脉、肩胛下动脉、肩胛上动脉和旋肱后动脉供血[66-68]。相对无血管区位于肌腱附着处近端，是发生肩袖撕裂的临界区域[66,67]。还有研究发现这个区域中分布着发自肌腱和肱骨大结节的血管吻合[69]。肩袖临界区血管的动脉充盈程度与手臂的位置有关，手臂内收时局部血供减少[67]。肩峰下撞击与肩袖撕裂的发生高度相关[41]。局部缺乏血供及肩峰下撞击联合作用，导致肩袖撕裂主要发生于冈上肌腱的临界区。

虽然在临床工作中，传统 X 线平片是肩关节撞击综合征患者常用的首选检查，但它在直接评价肩袖情

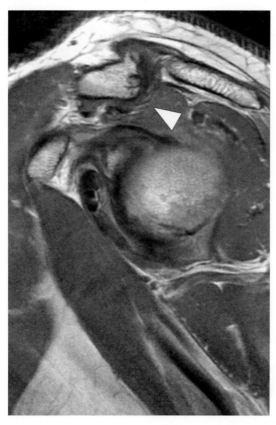

图 38.12   肩锁关节骨关节炎。斜矢状位 FSE 图像显示骨质和关节囊的增生，下方骨刺形成并压迫冈上肌腱腹结合部（箭头）

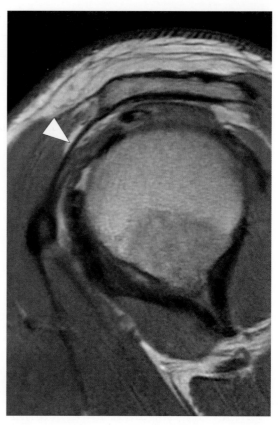

图 38.13   喙肩韧带。斜矢状位 FSE 图像显示正常的喙肩韧带（箭头），其起自喙突，止于肩峰前端。正常的喙肩韧带厚度小于 2 mm

况上作用有限。X 线平片可以显示一些与之相关的病理改变，特别是骨性出口和肩峰的情况。X 线平片中可以发现的与肩袖病变相关的表现包括[3, 70]：

- 肱骨头肩袖止点的末端病改变
- 钙化性肌腱炎 / 滑囊炎
- 肱骨头上移伴肩峰下间隙小于 7 mm，提示肩袖功能不全
- 肩峰下缘重构呈髋臼样

肩袖的磁共振评价

    MRI 能清晰地显示正常的肩袖结构。肩胛下肌位于关节前方，内可见多条肌腱束。其起自肩胛骨前部，起点范围大，止于肱骨头前方的小结节。跨越结节间沟的横韧带是肩胛下肌腱的延续，其作用是将肱二头肌长头腱稳定于结节间沟内。肩胛下肌及肌腱适合在轴位及斜矢状位图像中观察。冈上肌起自肩胛骨的后上部肩胛冈上方，形成一根肌腱附着于肱骨大结节上方。冈上肌腱适合在斜冠状位及斜矢状位图像中观察。

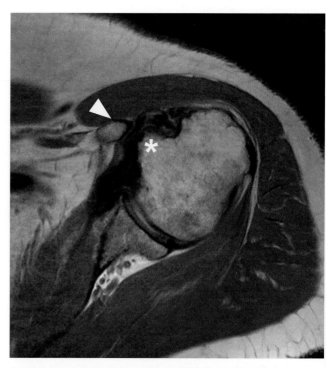

图 38.14   喙突下撞击。喙突（白箭头）层面的轴位 FSE 图像显示喙肱间隙狭窄，局部肩胛下肌变薄。小结节（＊）

冈下肌位于肩胛骨后上部，起自肩胛骨后缘肩胛冈下方，起点范围大。小圆肌位于肩胛骨后下部，走行于冈下肌下方，起自肩胛骨腋侧面，止于肱骨大结节最下部分。冈下肌和小圆肌适合在斜冠状位和斜矢状位图像中观察。

正常的肌腱在所有序列中均呈均匀一致的低信号。在 FSE 序列中信号增高并不特异，从伪影至全层撕裂均有可能。脂肪抑制的 T_2WI 的信噪比较低，因此解剖细节显示欠佳，但其识别各种肩袖损伤的敏感度、特异度均较高。

当肌腱在 FSE 序列中呈现高信号时，我们应注意评价肌腱的形态及 T_2WI 表现[42]。肌腱形态正常及 T_2WI 信号正常提示肌腱可能为正常。魔角效应是MRI 中的一种常见于冈上肌腱临界区的伪影，它经常会引起我们对肌腱完整性的误判，应多加注意。当肌腱与主磁场的角度呈 55° 时会出现这种伪影。它通常在短 TE 序列中出现（Pd、T_1、GRE），而在 T_2WI 中，由于 TE 延长，该伪影信号会减低。在 MRI 中可以准确评价从肌腱变性到肩袖全层撕裂的多种肩袖疾病（表 38.3）。肌腱变性在 FSE 序列中表现为中高信号，未达液体信号（图 38.15）。肌腱外形可表现为磨损、局灶或弥漫性增粗，但无肌腱撕裂的证据。肌腱变性是肌腱的退行性改变，其组织学改变是局部的炎性及黏液变性[71]。关节镜下，肌腱变性表现为肌腱的水肿、充血，可伴有磨损、局部粗糙或肌腱表面变性。有时，肌腱变性和早期部分撕裂在关节镜下及 MRI中均难以鉴别，但随着图像扫描技术的进步，放射科医师诊断肩袖疾病的准确度也会提升[72]。

肩袖的部分撕裂（图 38.16 ~ 38.18）可发生在关节侧、滑囊侧或肌腱内。在 MRI 中，肩袖部分撕裂表现为液体信号，范围未达肌腱全层。肌腱部分撕裂局部可能形成肉芽肿并发生瘢痕愈合，由于其信号表现为中高信号而非液体信号，因此，难以与肌腱变性鉴别。有研究显示，外旋外展位扫描有助于提高关节侧肩袖部分撕裂[73]。

关节侧撕裂是最常见撕裂类型（图 38.16）。部分性关节囊侧冈上肌腱撕裂（PASTA）属于肌腱部分撕裂[74]。其表现为冈上肌腱关节囊侧的部分撕裂，好发于其止点前部。有研究显示，此类撕裂中 80% 的患者会发生进展，应尽早手术治疗，因此读片时应特别注意本类型的撕裂[75,76]。

在 MRI 中，关节囊侧撕裂表现为附着处水样高信号沿冈上肌腱关节侧表面延伸。滑囊侧撕裂影响肌

表 38.3	肩袖疾病的 MRI 表现
肩袖疾病	MRI 表现
正常肌腱	所有序列中呈低信号
肌腱病	FSE 序列中呈中等信号；肌腱增厚或变薄
钙化性肌腱炎	所有序列中的肌腱内球状低信号；周围见水肿信号
部分撕裂	未达肌腱全层的液体信号；肌内囊肿
全层撕裂	达肌腱全层的液体信号；肌腱连续性中断，局部裂隙形成，肌腱回缩
肌肉肌腱回缩	测量肌腱由内到外的裂隙长度
脂肪浸润	分为轻、中、重度； FSE 图像中高信号、脂肪抑制序列中低信号的条带：不可逆 肌肉体积缩小：可逆

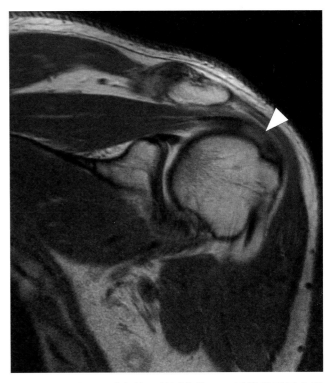

图 38.15　冈上肌腱变性。斜冠状位 FSE 图像提示冈上肌腱轻度增厚，局部肌腱至肱骨大结节止点信号增高（箭头），但未见液体信号

腱上表面纤维（图 38.17）。肩袖的腱内撕裂不累及关节侧及滑囊侧（图 38.18），表现为肌腱内线样液体信号，好发于肌腱附着处。

肌腱全层撕裂指撕裂累及上表面至下表面的肌腱全层。此类撕裂使得关节腔与肩峰下 - 三角肌下滑囊相通。肌腱全层撕裂的 MRI 诊断标准包括，FSE 图

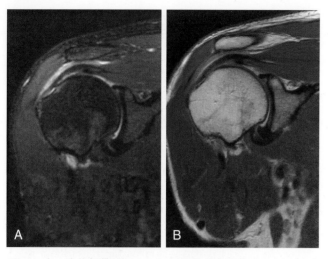

图 38.16　关节侧撕裂。（A）斜冠状位脂肪抑制 T_2 加权及（B）斜冠状位 FSE 图像显示冈上肌腱重度关节侧部分撕裂伴轻度回缩。可见上方的肩峰下滑囊炎

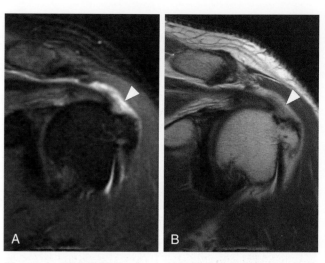

图 38.17　滑囊侧撕裂。（A）斜冠状位脂肪抑制 T_2 加权及（B）斜冠状位 FSE 图像显示累及冈上肌腱上表面纤维的滑囊侧部分撕裂（箭头）

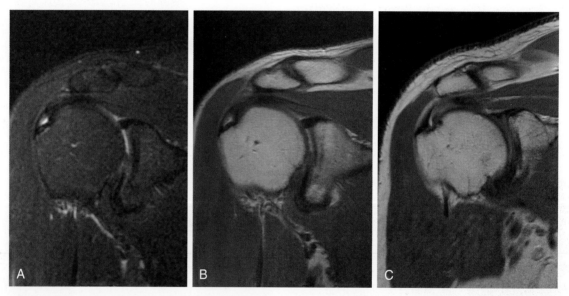

图 38.18　肌腱内撕裂。（A）斜冠状位脂肪抑制 T_2 加权及（B）斜冠状位 FSE 图像显示肌腱附着处的小液体信号，提示冈上肌肌腱内撕裂。（C）另一患者的斜冠状位 FSE 图像显示内部分层样的小肌腱内撕裂。注意肌腱关节侧及滑囊侧纤维均连续

像中横穿肌腱上表面至下表面的高信号至液体信号，肌腱局部形成缝隙或缺失以及腱腹结合部回缩（图 38.19）。

　　肩袖撕裂好发于冈上肌腱并进一步累及冈下肌腱、肩胛下肌腱。单纯的冈下肌腱撕裂与内撞击综合征有关（在盂肱关节不稳章节中进一步讨论）。单纯的肩胛下肌腱撕裂（图 38.20、图 38.21）可能与肩关节脱位及喙肱撞击有关[77]，在轴位 MRI 中表现为贯穿肌腱的高信号，肌腱从小结节止点向内侧回缩。肩胛下肌腱的延长部，即横韧带，将肱二头肌长头腱固定于结节间沟内。这些纤维的撕裂会导致肱二头肌长头腱的内向不稳[78]。根据肩胛下肌腱撕裂的类型不同，肱二头肌长头腱可能向表面、深方及腱内移位。

　　肩袖的肌内囊肿（图 38.22）与小全层撕裂或部分撕裂有关[79]。肌内囊肿与肩关节的唇旁囊肿、膝关节的半月板囊肿相似。液体经肩袖的裂口漏出，并流入肌腱纤维的层状间隙，在肩袖的肌肉和筋膜间形成液体聚积。其表现为肩袖内分叶状液体聚积，并提示读

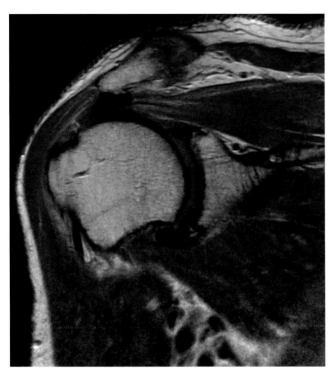

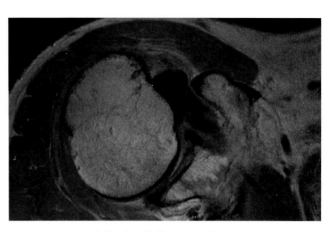

图 38.21 肌腱内撕裂。轴位 FSE 图像显示肩胛下肌腱的肌腱内撕裂，使肱二头肌长头腱进入肩胛下肌内

图 38.19 全层撕裂。斜冠状位 FSE 图像显示临界区冈上肌腱全层撕裂，残存肌腱仍附着于大结节，撕裂肌腱未见明显回缩。注意肩峰下骨刺形成、喙肩韧带附着处（低信号）增厚及肩峰下斜

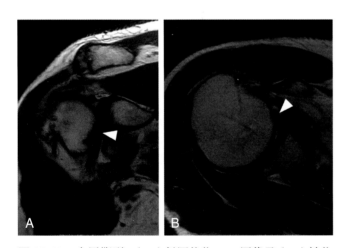

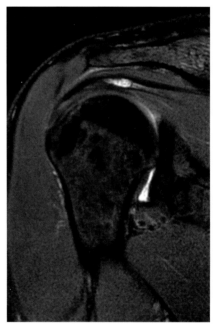

图 38.20 全层撕裂。（A）斜冠状位 FSE 图像及（B）轴位 FSE 图像显示肩胛下肌腱全层撕裂，使肱二头肌长头腱向关节内移位（箭头）

图 38.22 肌内囊肿。斜冠状位脂肪抑制 T_2 加权图像显示冈下肌腱腹结合部内的肌内小囊肿。此类囊肿提示此处有肌腱层裂，由于间隙愈合通常难以发现

片者应仔细寻找相关的小撕裂。

MRI 可诊断钙化性肌腱炎（羟基磷灰石晶体沉积症）（图 38.23）。这些晶体易沉积于肩袖的临界区，在 MR 的所有序列中均表现为低信号。肩袖内的钙质沉积在 MRI 中可能难以识别，因为钙化及局部的肌腱均表现为低信号。有助于发现钙化性肌腱炎的 MRI

次要征象包括受累肌腱的球样增厚，以及由于炎性反应引起的肌腱及周围组织的高信号。尽管在肩关节中使用不多，但在梯度回波序列，由于局部磁场不均匀，沉积局部会形成晕状伪影，有助于本病的发现。与 X 线相结合常常有助于钙化性肌腱炎的检出。

肩袖的肌肉在肌腱撕裂或去神经支配后会发生萎缩。去神经支配后，肌肉发生水肿，随后出现脂肪进行性浸润。慢性肩袖肌腱撕裂虽然不引起神经损伤，但也会引起肌肉萎缩。关于肩袖肌肉萎缩的用

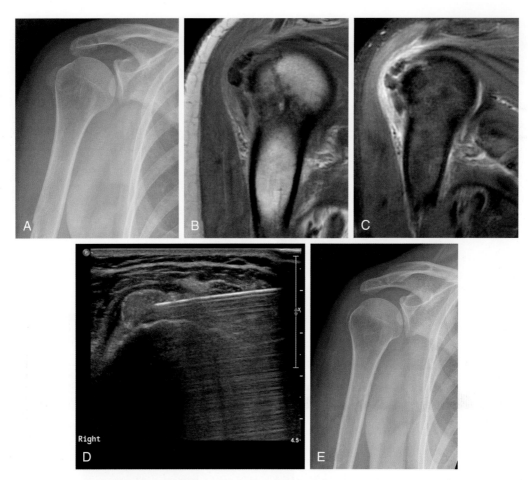

图 38.23　钙化性肌腱炎。（A）在正位 X 线中可见球状高密度的羟基磷灰石影，位于冈下肌滑囊纤维内及滑囊上。（B）斜冠状位 FSE 及（C）斜冠状位脂肪抑制 T$_2$ 加权图像显示冈下肌腱滑囊纤维及滑囊上的低信号钙化结节。（D）超声引导下钙化结节抽吸术及（E）术后 X 线显示钙化溶解

词容易产生混淆。脂肪浸润一词通常用来描述明确的脂肪浸润或脂肪替代肌肉，而肌肉萎缩则用来描述肌肉体积缩小。在 MRI 中，肌肉萎缩表现为肌肉体积缩小，脂肪浸润表现为肌肉间隙内的高信号条带（图 38.24）。Goutallier 等设计了一套基于 CT 图像的肩袖肌肉脂肪浸润的分级系统[80]，近年来该分级系统也用于 MRI。脂肪浸润（FSE 序列中为高信号，脂肪抑制序列中为低信号）依据肌腹部的浸润程度分为轻度、中度和重度。肌肉萎缩则根据矢状位冈上窝层面显示的肌肉体积的缩小程度分为轻度、中度和重度[81]。腱腹结合部过度回缩可能导致观察者高估肌肉萎缩的分度。因此，确定另一个用于评价肌肉萎缩分级的平面至关重要。尽管评价肌肉萎缩和脂肪浸润的名词容易引起混淆，但其确实与肩袖撕裂修复术后的功能恢复不良及再撕裂的风险有关[81]。因此，术前的 MRI 评价应包含肌肉萎缩及脂肪浸润的程度。

肩袖肌肉的去神经支配可能由神经压迫或神经的急性创伤导致。神经卡压多由盂唇撕裂引起的唇旁囊肿导致，也可以由骨折或肩周肿物压迫导致。唇旁囊肿（图 38.25）多由上方从前至后盂唇撕裂（superior labrum, anterior, and posterior, SLAP）或后方盂唇撕裂导致。这些囊肿可累及冈盂切迹或肩胛上切迹并引起肩胛上神经卡压[82]。肩胛上神经支配冈上肌和冈下肌。由前下盂唇撕裂引起的唇旁囊肿较少见，但它可压迫通过四边孔的腋神经[83]。在运动员中，腋神经压迫也可见于四边孔局部粘连带形成，如经常进行过头动作的棒球投手[84]。腋神经支配小圆肌及三角肌。前脱位可引起腋神经的牵拉伤，进一步引起暂时性或永久性的小圆肌及三角肌去神经支配。在查体时，有脱位病史的患者可能表现出肩袖撕裂的症状。Parsonage-Turner 综合征，又称原发性臂丛神经病或神经痛性肌萎缩的病因仍不明确（文献中报道了多种病因，包括

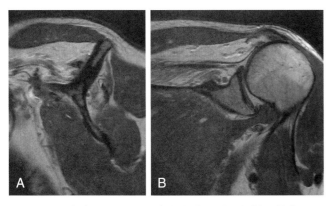

图 38.24 脂肪浸润。（A）斜矢状位及（B）斜冠状位 FSE 图像显示冈上肌腱、冈下肌腱慢性撕裂及回缩引起重度脂肪浸润。为避免矢状面图像中肌腱回缩引起误差，应再选择一个层面测量脂肪浸润程度

手术后、感染后、创伤后、注射疫苗后），表现为特征性的弥漫性去神经支配性水肿（图 38.26）[85]。

在 MRI 中，亚急性去神经支配性水肿表现为受累肌肉在所有序列上的弥漫性高信号，伴有可逆性肌肉萎缩（见图 38.25）。脂肪性萎缩则见于慢性患者，且通常不可逆，表现为肌肉体积缩小及 FSE 图像中高信号条带、脂肪抑制图像中呈低信号（脂肪信号）。

肩袖间隙、肱二头肌及肱二头肌滑车结构

肩袖间隙是关节前部、位于冈上肌腱和肩胛下肌腱的间隙，其内穿行多种结构，包括二头肌腱、喙

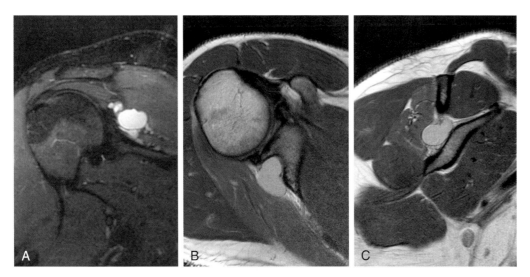

图 38.25 唇旁囊肿。（A）斜冠状位脂肪抑制 T$_2$ 加权、（B）轴位 FSE 及（C）斜矢状位 FSE 图像显示后上盂唇撕裂引起的分叶状唇旁囊肿，累及冈盂切迹。冈下肌腱轻度弥漫性信号增高提示冈下肌腱去神经支配

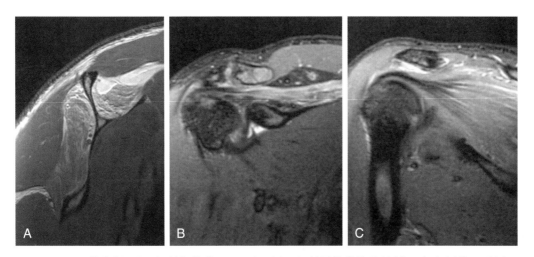

图 38.26 Parsonage-Turner 综合征。（A）斜矢状位 FSE、（B）（C）斜冠状位脂肪抑制 T$_2$ 加权图像显示冈上肌、冈下肌脂肪浸润、肌腱信号增高及冈上肌肌肉体积缩小

肱韧带（coracohumeral ligament, CHL）及盂肱上韧带（superior glenohumeral ligament, SGHL）（专栏 38.3）。肱二头肌滑车是一个在肱二头肌长头腱出关节腔处为其提供支持的悬吊样韧带样结构，其主要部分来自喙肱韧带及 SGHL，少部分来自冈上肌腱及肩胛下肌腱（图 38.27）[86-88]。肱二头肌滑车可以分为两种功能单位：①内侧部位于肱二头肌长头腱内下方，由 SGHL、关节囊及 CHL 的纤维构成；②外侧部则主要由 CHL、肩袖及 SGHL 构成[87]。

肩袖间隙内结构的损伤可能引起肱二头肌长头腱

不稳。但不论在关节镜下还是影像学检查中，滑车结构的损伤都可能难以直接发现。滑车结构损伤的次要征象较容易显示，包括肩胛下肌腱上部及冈上肌腱前部撕裂、二头肌腱沟邻近软骨磨损及肱二头肌长头腱向内侧半脱位（图 38.28）[87,89,90]。

粘连性关节囊炎

粘连性关节囊炎是一种特发性疾病，表现为盂肱关节周围软组织，特别是关节囊及肩袖间隙的炎症及纤维化（专栏 38.4）。在临床中，本病起病隐匿，逐渐出现进行性疼痛及关节活动范围受限，好发于 40 岁以上的女性。粘连性关节囊炎的影像特点与疾病的临床分期有关。早期炎症反应期（特别是第 2 期）表现为关节囊的增厚与信号增高。在晚期纤维化期则炎症反应较轻。在各期均能观察到的表现包括不同程度的关节囊增厚、肩袖间隙瘢痕形成及累及关节腔外隐窝的滑膜炎，如肱二头肌长头腱腱鞘、肩胛下肌隐窝。滑膜炎可以导致一定程度的局部关节囊外水肿（图 38.29）[91]。

肱二头肌长头腱

肱二头肌长头腱起自关节盂及盂唇上部，其起自骨质或盂唇的程度存在变异。其起点称为肱二头肌长头腱腱锚或二头肌腱盂唇复合体（图 38.27、图

专栏 38.3 肩袖间隙：解剖、功能与病变

正常解剖
由喙突参与形成的肩袖结构内的间隙
上缘——冈上肌腱前缘
下缘——肩胛下肌腱前上缘
顶部——喙肱韧带（滑囊侧）、盂肱上韧带（关节侧）
包含肱二头肌长头腱

功能
限制肱骨头过度外旋
阻止肱骨头上移

病变
创伤性损伤
炎症性关节炎
粘连性关节囊炎

专栏 38.4 粘连性关节囊炎：临床与影像学表现

高危因素
40～70 岁女性
轻度创伤病史
类风湿疾病
糖尿病

临床表现
起病隐匿的疼痛，关节僵硬
活动范围受限
误诊为撞击

关节造影
关节腔容积缩小（<10 ml）
腋囊挛缩

MRI
腋隐窝关节囊增厚（>4 mm）
关节囊旁水肿及强化
肩袖间隙滑膜炎
喙肱韧带增厚

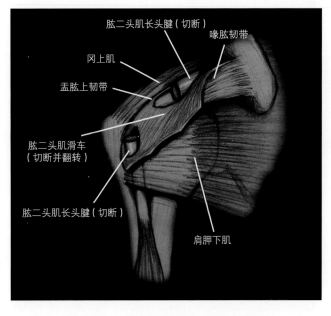

图 38.27　肩袖间隙与滑车结构的解剖

（图中标注：肱二头肌长头腱（切断）、喙肱韧带、冈上肌、盂肱上韧带、肱二头肌滑车（切断并翻转）、肱二头肌长头腱（切断）、肩胛下肌）

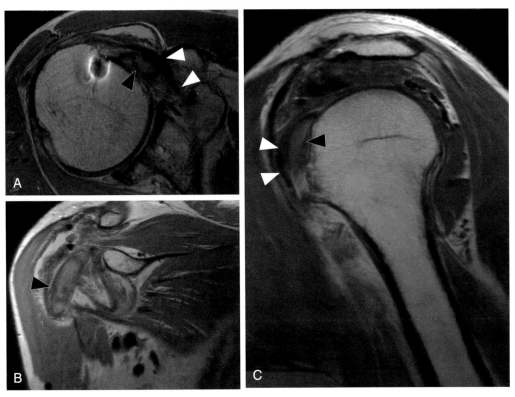

图 38.28　轴位（A）、斜冠状位（B）、斜矢状位（C）FSE 质子密度加权图像显示肩胛下肌腱的腱内撕裂（白箭头），使退变和慢性撕裂的肱二头肌长头腱向内侧半脱位（黑箭头）

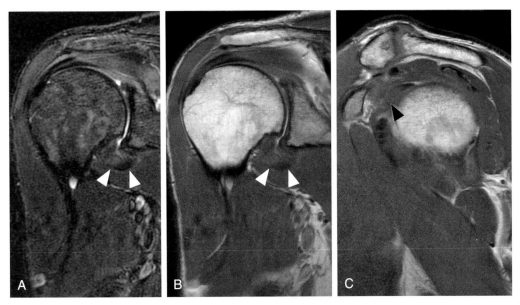

图 38.29　冠状位反转恢复（A）及快速自旋回波（FSE）质子密度（PD）（B）图像显示粘连性关节囊炎患者的关节囊增厚及信号增高（白箭头）。矢状位 FSE PD（C）图像显示肩袖间隙渗出（黑箭头）

38.30）。其变异包括肌腱起源于上唇的前后位置、二头肌腱盂唇复合体与关节盂附着处的形态[92,93]。有文献报道了局部存在副韧带结构，主要起源于冈上肌腱前缘[87,94]。

肱二头肌长头腱在盂肱关节出口处进入二头肌腱沟中的腱鞘内（图 38.27、图 38.30）。肱骨头横韧带形成了骨性二头肌腱沟的顶部。目前普遍认为，横韧带不是一根单独的韧带，而是包含了多个结构的纤维，包括冈上肌腱和肩胛下肌腱，还可能包含胸大肌筋膜的纤维[87]。肱二头肌长头腱腱鞘内有一个小的滑膜带，被称为腱纽。腱纽横穿肱二头肌长头腱前部与腱鞘的间隙。由于肱二头肌长头腱腱鞘与关节腔相通，关节腔内的滑膜积液可能会减压进入其中。

由于肱二头肌长头腱近端结构较为复杂，在进行影像学评价时，应采用多平面观察。而肱二头肌长头腱的较远端结构采用轴位图像即可在横断面进行评价。在临床多采用的常规 MR 扫描序列中，肌腱变性表现为肌腱信号增高及肌腱纤维增厚，也可能观察到一些次要征象，如撞击和韧带不稳[87]。肌腱变性可能进展为纵行撕裂为主的部分撕裂或完全断裂（图 38.31）。原发的近端肌腱断裂多发生于年老患者，其肌腱发生慢性的退行性变，在影像上表现为肌腱连续性中断，断裂肌腱远端回缩形成裂隙，近端可见空的长头腱鞘。长头腱鞘内液体增多可能由盂肱关节腔内液体增多或腱鞘炎导致。长期炎症可能引起腱鞘粘连。

羟基磷灰石沉积性疾病（HADD），又称钙化性肌腱炎，可能累及肱二头肌长头腱。和肩袖的钙化性肌腱炎一样，肱二头肌长头腱的钙化性肌腱炎也可以采取超声引导下抽吸治疗（图 38.32）。

盂唇与关节囊结构
解剖

盂肱关节是一个较浅的关节，这使得肩关节活动度相对较大，其稳定性很大程度上由周围软组织结构提供。关节盂和关节囊充当静态稳定结构，肩袖则充当动态稳定结构。

关节盂唇是环形的纤维及纤维软骨组织，环绕关节盂边缘，其增加了关节窝的深度，因此提升了关节的稳定性。关节盂唇也是盂肱韧带及肱二头肌长头腱的附着处。由于正常的盂唇是由纤维及纤维软骨构成，因此在常规的 MRI 序列中，正常的盂唇是均匀一致的低信号。在横断面上，正常关节盂唇基本呈三角形。盂唇病变的位置通常采用钟表法进行描述。在矢状位图像中，上方为 12:00，前方为 3:00。有时，我们也可以用其解剖位置进行简单描述：正上方、前上方、前下方、正下方、后下方和后上方（图 38.30）[95]。关节盂唇存在许多变异，多发生于前上盂唇。常见的变异包括盂唇下孔和盂唇下沟、局限性前上盂唇缺损以及 Burford 复合体。Burford 复合体指前上盂唇发育不良伴盂肱中韧带明显增粗。这些盂唇变异可能被误诊为

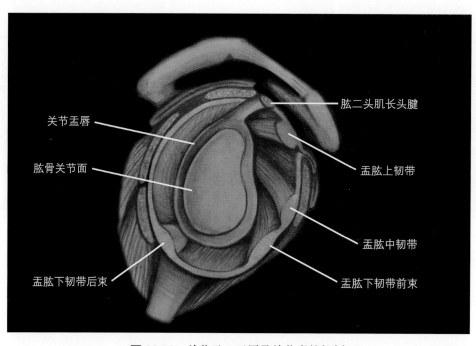

图 38.30　关节盂、盂唇及关节囊的解剖

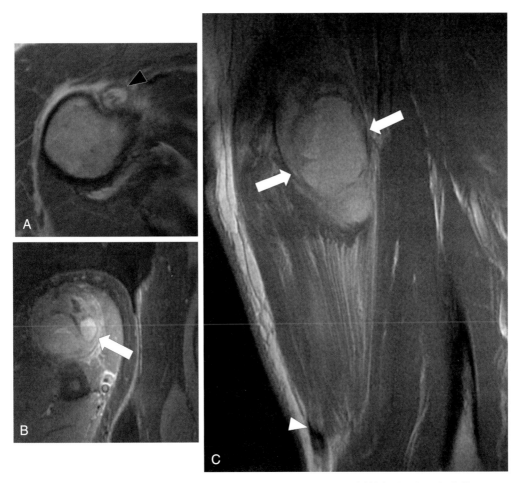

图 38.31 肩关节及上臂的轴位快速自旋回波（FSE）质子密度（PD）（A）、反转恢复（B）及矢状位 FSE PD（C）图像显示肱二头肌长头腱近端断裂，近端可见空的长头腱鞘（黑箭头），局部肌肉内血肿（白箭），远端肌腱残端回缩（白箭头）

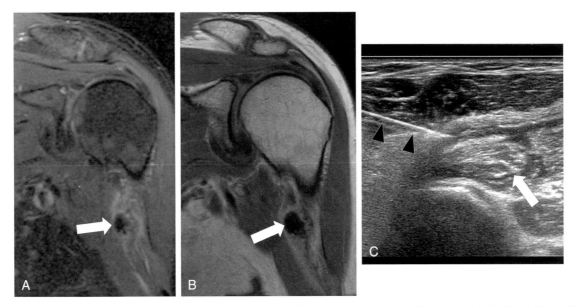

图 38.32 冠状位反转恢复（A）及 FSE PD（B）图像显示肩关节肱二头肌长头腱腱鞘内大的矿化结节（白箭），提示羟基磷灰石沉积。超声长轴位（C）显示矿化结节（白箭）并进行超声引导下抽吸治疗（黑箭头为穿刺针）

盂唇撕裂，熟悉这些变异的影像学表现可有助于降低误诊率[92,93]。

三条盂肱韧带也加强了肩关节的稳定性。盂肱韧带表现为关节囊的局限性增厚。盂肱下韧带（图38.30）是其中最重要的韧带，其功能是增加上臂外展外旋时肩关节的稳定性[96]。

盂肱下韧带由三部分构成：前束、后束和腋囊[97,98]。盂肱下韧带的起点存在一些变异，它可能起自下方盂唇或骨性关节盂，以衣领状结构止于肱骨颈的内侧部。在上臂处于中立位时，盂肱下韧带处于松弛状态，在MRI的常规序列图像中，显示为冗余样结构（图38.30）。盂肱中韧带（middle glenohumeral ligament, MGHL）（图38.30）在保持肩关节稳定中发挥的作用较小，它的主要作用是在上臂外展60°~90°时限制其外旋[99]。在三条盂肱韧带中，盂肱中韧带的形态最为多变，从厚条带样韧带到完全不可见均有可能[100]。它起自盂上结节邻近肱二头肌长头腱及盂肱上韧带（SGHL）附着处，向外下方走行，在邻近肱骨颈附着处时与肩胛下肌腱的深层纤维融合。在轴位MRI中，MGHL通常走行于肩胛下肌腱深方、前盂唇的浅方，有时很像撕脱的前盂唇。

盂肱上韧带（SGHL）（图38.30）在保持肩关节稳定中发挥作用，有研究显示它能在上臂外展0°时限制肱骨头避免其向下半脱位[101,102]。SGHL起自盂上结节邻近肱二头肌长头腱附着处，向斜前方走行，在邻近肱骨头附着处与CHL融合。SGHL构成了肩袖间隙的顶部，并与CHL融合形成滑车结构以稳定肱二头肌长头腱[103-105]。在轴位MRA图像中，SGHL呈现为起自盂上结节、平行于喙突的厚条带样结构[98]。

不稳

盂肱关节的解剖特点在使得肩关节有较大活动范围的同时，也增加了肩关节不稳，即半脱位与脱位的风险。X线平片通常是肩关节不稳的首选检查，它能通过特定体位观察骨性结构病变，如Hill-Sachs损伤和骨性Bankart损伤。肩关节不稳通常意味着关节周围的软组织稳定结构发生损伤，因此MRI是用于评价盂肱关节不稳程度及损伤范围的主要手段。

前向不稳

肱骨头最易发生相对于关节盂的前下方脱位，通常因患者在上肢伸展位时摔倒，或在上肢呈外旋外展位时受创伤外力导致。在年轻患者中，前下方脱位会

导致一系列经典改变，包括肱骨头Hill-Sachs损伤和一定程度的关节囊及盂唇损伤（Bankart损伤或其变形损伤）。关节囊损伤可能发生在不同附着处，常导致肱骨侧的撕脱，也可能导致经典的盂肱韧带肱骨端撕脱（HAGL）伤，这可能会导致手术入路的改变[106-108]。

Hill-Sachs损伤与骨性Bankart损伤在X线平片中即可观察到。在急性期进行MR检查时，可以观察到肱骨头与前下关节盂卡压部位的骨髓水肿。非骨性Bankart损伤指前下盂唇的撕裂，伴或不伴移位。它可能表现为经盂唇实质部的断裂缺损，也可能表现为局部形态不规整。目前，文献中已经报道一系列Bankart损伤的变形，Bankart损伤不同的形态会对手术治疗的方案产生一定影响。Perthes损伤是一种非移位性Bankart损伤，损伤部位内侧的肩胛骨骨膜仍连续，连接着关节盂与撕脱的盂唇，使得这种损伤在影像和关节镜下均难以发现。伴有移位的Perthes损伤的变形称为前盂唇骨膜袖状撕脱（anterior labral periosteal sleeve avulsion, ALPSA），指前下盂唇撕裂及骨膜撕脱，撕裂的前下盂唇向内侧移位。如果没有良好的复位，这一损伤就会在异常的位置上形成瘢痕愈合。在骨性Bankart损伤中，局部嵌插会导致不同程度的关节盂骨折，形成有盂唇附着的骨折片。骨片的大小对于治疗方案的选择是重要的，当骨折片较大时需要手术固定。当关节盂缺损过大时可能需要进行骨性加强手术，如喙突移位术。在合并肩袖病变的老年人中，盂肱关节前脱位常伴有一系列不同的影像学表现，包括肩袖撕裂和大结节撕脱骨折（图38.33~38.36）[106-108]。

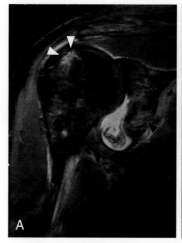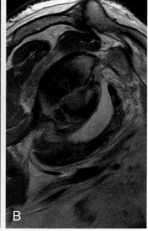

图38.33　冠状位反转恢复（A）及矢状位FSE PD（B）图像显示新发肩关节脱位后患者的急性Hill-Sachs损伤（白箭头）和骨性Bankart损伤（黑箭头）

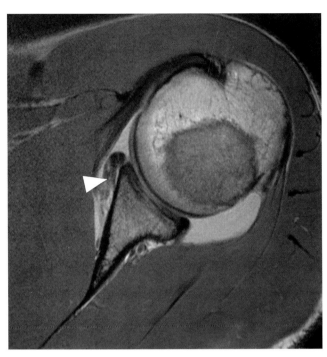

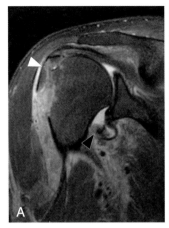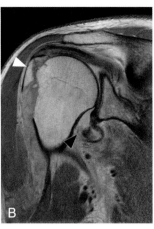

图 38.36　轴位反转恢复（A）与 FSE PD（B）图像显示老年患者肩关节脱位后的肱骨大结节撕脱骨折（白箭头）及盂肱韧带肱骨端撕脱（黑箭头）

图 38.34　轴位 FSE PD 图像显示新发肩关节脱位后患者的前盂唇骨膜袖状撕脱，前下盂唇撕裂，与条带状的撕脱骨膜相连（白箭头），并轻度向内侧移位

后向不稳

　　盂肱关节后脱位的发生率远少于前脱位，通常发生在某些可导致特定损伤模式的运动中。如橄榄球的前锋，其盂肱关节会反复受到巨大的后向暴力。特定的解剖结构异常，如关节盂发育不良，也会增加后脱位的风险。后脱位的影像学表现可以类比于前脱位，表现为发生在肱骨头前方的反 Hill-Sachs 损伤，以及发生在后方关节盂的反 Bankart 损伤及其变形损伤（专栏 38.5）。后 HAGL 损伤则会发生在肱骨头后部的关节囊附着处（图 38.37）[107, 108]。

多方向不稳

　　多方向不稳发生于多发关节囊松弛的患者中，通常表现为两个或更多方向的半脱位与脱位。本病多与创伤无关，但也常在反复受伤和（或）重复性劳损的运动员中出现。本病的影像学表现不特异，通常表现为关节囊的异常扩大及复发性脱位的后遗表现（图 38.38）[107, 108]。

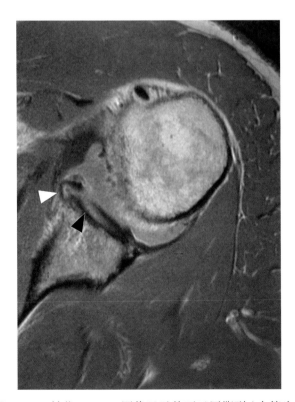

图 38.35　轴位 FSE PD 图像显示前下盂唇撕裂（白箭头），邻近区域可见软骨缺失（黑箭头），与盂唇及关节面缺损位置一致

专栏 38.5　肩关节后脱位：X 线表现
环征阳性（盂肱关节间隙大于 6 mm）
内旋、外旋前后位片肱骨头处于同一位置
槽线征或反 Hill-Sachs 损伤
反 Bankart 损伤
小结节骨折

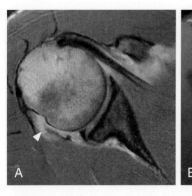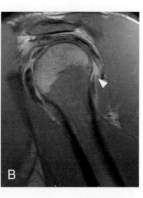

图 38.37　轴位（A）及斜矢状位（B）FSE PD 图像显示新发盂肱关节后脱位患者的盂肱韧带的肱骨头后方附着部撕脱（白箭头）

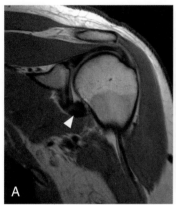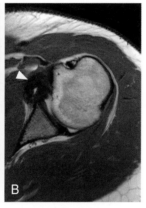

图 38.38　斜冠状位（A）及轴位（B）FSE PD 图像显示多方向不稳的游泳运动员的肩关节，可见明确的关节囊形态变化及前部增厚（白箭头）

SLAP 损伤

SLAP（superior labrum, anterior, and posterior）损伤是指不同程度的向前后方延伸的上方盂唇撕裂，可能累及多个邻近结构。

本病最初由 Andrew 等（1985）在投掷运动员中发现[109]，由 Snyder 等（1990）提出"SLAP"这一名词并将其分为 4 型[110]，目前本病的分型已经扩展至至少 10 型（表 38.4）。

Ⅰ型 SLAP 损伤指上方盂唇磨损，无肱二头肌长头腱受累，MRI 中表现为盂唇内不同程度的片状高信号，无明确提示盂唇撕裂的线样高信号或盂唇分离。剩余其他 SLAP 损伤均为上盂唇撕裂，表现为实质内的线样高信号，和（或）盂唇分离。Ⅱ型 SLAP 损伤最为常见，表现为上方盂唇撕裂伴肱二头肌长头腱受累（图 38.39）[111]。

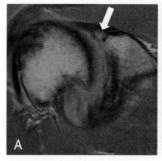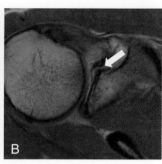

图 38.39　斜冠状位（A）及轴位（B）FSE 图像显示上方盂唇基底部撕裂（白箭，A），延伸至前上盂唇（白箭，B）

SLAP 损伤的分型与损伤的种类、可能的受伤机制及治疗选择有关。但保证分型的准确性存在一定困难，而且这一分型系统并没有被广泛了解和接受。因此，在描述此类损伤时，相较于采用数字进行分型，对损伤进行准确的描述更为重要。对盂唇损伤的准确描述应包括损伤的位置、范围、邻近结构受累情况、撕裂的形态、有无移位及其他相关损伤[95]。

后方撞击，盂肱关节内旋受限

进行反复的外展外旋位过头动作的运动员，如棒球投手，会有发生肩关节后上方结构（包括肩袖肌腱和盂唇）撞击的风险。这些运动员会发生特征性的损伤，表现为以冈上肌、冈下肌结合部为中心的关节侧撕裂，以及后上盂唇的退变 / 撕裂。由于局部的反复撞击，骨未成熟的患者可能会出现后上关节盂形态重构，并引起关节盂后倾。关节囊形态也可能发生重构，表现为前关节囊扩大及后关节囊挛缩，进而引起内旋范围缩小，在临床上称为盂肱关节内旋受限（GIRD）[112]。

关节面

正常的关节透明软骨包含多个层次，因此在高分辨软骨成像序列中表现为层状信号。关节软骨的最深层称为潮线，此区域发生矿化，因此在临床常用的扫描序列中呈现均匀的低信号。次深层包含大量放射状的胶原纤维，而其邻近的浅层软骨内胶原纤维呈拱形分布，因此次深层软骨的 T_2 弛豫时间较短。透明软骨的最表层称为光亮层（lamina splendens），其内的胶原纤维相互平行，呈水平走行，因此呈现低信号（图 38.40）。

早期的软骨磨损通常表现为上述灰度层次的缺失、软骨信号增高及表面纤维化，通常发生于肱骨头

表 38.4　SLAP 损伤的分型

SLAP 分型	位置 （时钟法）	描述		处理
I	11-1	上方盂唇磨损，肱二头肌长头腱正常	与反复过头运动有关，也见于退变	保守治疗或清理
II	11-1	上方盂唇撕裂，肱二头肌长头腱受累	与反复过头运动有关，可向前后延伸，最常见	清理并修复
III	11-1	上方盂唇桶柄样撕裂，肱二头肌长头腱正常	与上肢伸展位摔倒有关	切除桶柄碎片
IV	11-1	上方盂唇桶柄样撕裂，肱二头肌长头腱受累	与上肢伸展位摔倒有关	切除桶柄碎片，修复二头肌腱
V	11-5	累及肱二头肌长头腱及上方盂唇的 Bankart 损伤	与肩关节前脱位有关	盂唇修复，二头肌腱固定
VI	11-1	上方盂唇瓣状撕裂，肱二头肌长头腱受累	与上肢伸展位摔倒有关	盂唇修复，二头肌腱固定
VII	11-3	上方盂唇撕裂，累及肱二头肌长头腱及盂肱中韧带	与肩关节前脱位有关	盂唇修复、二头肌腱固定、盂肱中韧带修复
VIII	7-1	上方盂唇撕裂，向后下方延伸	与肩关节后脱位有关	关节囊盂唇重建
IX	7-5	上方盂唇撕裂，向前、后方延伸	多与严重创伤有关	盂唇清理及盂肱关节稳定术
X	11-1	上方盂唇撕裂，累及肩袖间隙	多与严重创伤有关	盂唇清理及盂肱关节稳定术

内侧面。随着磨损进展，软骨可能出现分层及瓣样结构（图 38.41）。典型的骨关节炎通常累及肱骨头内上部，而继发于肩袖病变的骨关节炎通常在关节盂的前上部可以观察到特征性的软骨磨损，伴有肩袖巨大撕裂及肱骨头上移（图 38.42）[113]。

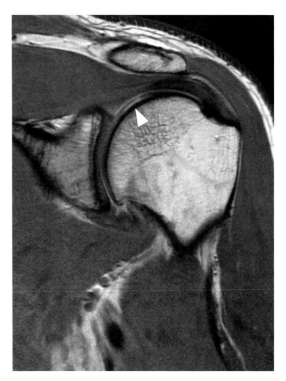

图 38.41　斜冠状位 FSE PD 图像显示肱骨头内上方的软骨分层和瓣样结构形成（白箭头）

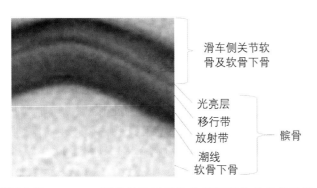

图 38.40　FSE PD 图像显示正常的关节透明软骨的分层表现（为显示清晰，此处图像为髌骨），可以观察到最深层的潮线和最浅层的光亮层

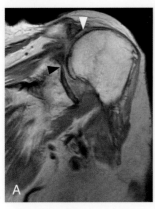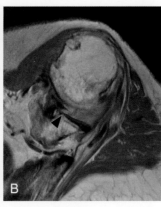

图 38.42 斜冠状位（A）及轴位（B）FSE PD 图像显示肩袖撕裂性关节炎，可见肩袖巨大撕裂及肱骨头上移（白箭头），以及优先累及关节盂前上部的相应的关节炎（黑箭头）

选读文献

文献：Dunham KS, Bencardino JT, Rokito AS. Anatomic variants and pitfalls of the labrum, glenoid cartilage, and glenohumeral ligaments. *Magn Reson Imaging Clin North Am*. 2012; 20(2): 213-228.
证据等级：V，专家意见
总结：本综述的作者讨论了肩关节盂唇、韧带及软骨的正常解剖与变异。

文献：Fitzpatrick D, Walz DM. Shoulder MR imaging normal variants and imaging artifacts. *Magn Reson Imaging Clin North Am*. 2012; 18(4): 615-632.
证据等级：V级，专家意见
总结：本文涵盖了可能影响肩关节 MRI 诊断的伪影及正常变异。

文献：Sanders TG, Jersey SL. Conventional radiography of the shoulder. *Semin Roentgenol*. 2005; 40(3): 207-222.
证据等级：V，专家意见
总结：本文讲述了肩关节 X 线平片，讨论了其在诊断肩关节疼痛原因中的价值。

文献：Sanders TG, Miller MD. Systematic approach to magnetic resonance imaging interpretation of sports medicine injuries of the shoulder. *Am J Sports Med*. 2005; 33: 1088-1105.
证据等级：V，专家意见
总结：本文的作者系统地介绍了肩关节 MRI 检查的读片方法。

（Alissa J. Burge, Gabrielle P. Konin 著
赵宇晴 译 程 序 校）

参考文献

扫描书末二维码获取。

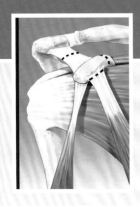

第 39 章

肩关节镜

背景

20世纪30年代，Burman[1]首次提出肩关节镜技术，当时他在尸体关节上进行关节镜操作。令人惊异的是，在过去30年里，肩关节镜技术已被广泛应用。直至现在，肩关节镜的应用量也在不断增长，如今已成为骨科手术中最为常见的几种手术操作之一。它是参加美国骨科医学委员会认证考试第二部分的人员进行的第二常见的手术操作[2]。

适应证及禁忌证

肩关节镜能更直接地观察盂肱关节、关节周围结构及肩峰下间隙内的组织，因此更利于肩关节内及关节周围疾病的诊断与治疗。肩关节镜技术的适应证不仅仅限于：肩袖修复、肩袖翻修、肩关节不稳[3]、盂唇修复或清理、游离体取出、滑膜切除或滑液检查、感染肩关节的清理冲洗、肩胛盂骨折的修复、肱二头肌肌腱的固定或切除、肩峰下减压及锁骨远端切除。禁忌证包括患者存在无法完成择期手术的其他疾病、肩关节或肩周组织存在感染（以清除感染为目的的术式除外）。

2003年开展了一项针对北美关节镜协会的908名成员的调查，其中，700名成员进行了回应，在回应人群中，有24%可以全镜下修复肩袖损伤；然而，在5年前，只有5%的成员汇报使用全关节镜技术[4]。仅仅在2年以后，即2005年，一项针对参与美国骨科医学委员会年会的167名骨科医生的线上调查表明，他们中67%的医生会对回缩3 cm以上的肩袖损伤进行修复[5]。使用关节镜进行肩袖损伤修复的外科医生占比仍在持续增长，如今，外科大夫们不仅能更有信心地应用关节镜进行巨大肩袖撕裂的修复，而且在肩袖损伤翻修修复手术后也能获得很好的效果[6]。

全关节镜手术 VS 切开手术

据报道，与切开手术相比，肩关节镜手术的优点为对周围组织损伤较小，特别减少了对三角肌及其止点的损伤。此外，对于肩袖修复，部分外科医生认为关节镜可对关节内及滑囊的结构进行更为全面的评估。许多外科医生都认可关节镜对于回缩的肩袖肌肉组织的松解更简单有效。而关节镜检查的主要缺点为其较长的学习曲线，与切开手术相比，需要更长的操作时间、学习过程中更多的医源性损伤及可能更差的修复效果。

对于肩袖修复来说，许多研究均已证实，与小切口肩袖修复相比，全镜下修复在短期和中期效果相当[7-10]。其他研究则表明全镜下修复可改善疼痛、力量及运动功能。

术前影像检查

实践中，在术前我们会拍摄一套标准的4张X线片，包括前后位、冈上肌出口位（supraspinatus outlet view，SOV）、腋位和双侧Zanca位。这些影像能够帮助我们评估大量肩的病理情况并制订术前计划。根据Bigliani等[11]提出的分类系统，SOV下可将肩峰分为不同类型：1型，水平状肩峰；2型，轻微弯曲的肩峰；3型，"喙"状或尖锐的钩状肩峰。SOV片同时可以根据肩峰的厚度帮助我们确定在肩峰下减压术中应切除多少肩峰，同时，也可协助确认是否存在肩峰骨等可能会在减压术后导致疼痛或不稳的因素。Zanca位片可用于评价肩锁关节的病理状况[12]。

平扫磁共振成像（MRI）使肩袖肌肉组织可视化，因能更清晰地呈现关节内的解剖结构，进行关节造影的MRI对于存在关节不稳或可能存在盂唇病变的患者来说是一种极佳的成像方式。

许多机构及外科医生会在进行肩关节病理评价时

使用超声。这种评价方法对于放射科医生及在其办公室中使用超声的骨科大夫来说，已被证实是具有高度敏感性及特异性的[13-15]。在与关节镜检查的标准结果进行直接对比时，MRI 及超声并未在诊断准确性上表现出显著差异[15]。超声同时具有能提供动态评估这一优势。然而，这种成像方式很大程度上依赖于操作者的经验[15]。

患者体位

如图 39.1 所示，现有两种常用的患者体位：侧卧位及沙滩椅位。体位的选择取决于手术大夫的偏好。在这一部分，我们将讨论不同体位的优缺点。

患者平躺于标准操作台上，其身下放置未充气的充气枕（图 39.1A），在完成插管后将其调整为侧卧位。调为侧卧位时，术侧手臂在上，躯干向后倾斜约20°，以使肩胛盂与地板平行。在其健侧腋下放置布卷，腿部下方放置厚度足够的枕头或垫子，以此保护骨性突起及绕行于腓骨颈的腓神经。之后，再将充气枕充气，为患者披上恒温毯保暖，将固定带置于毯子的上面而非下面，这样便于观察固定带的位置是否合适。然后将进行手术的手臂定位于约外展 70°、前屈20° 的位置。一项基于尸体的研究表明，将上肢置于前屈 45°、外展 0° 或 90° 时，可在臂丛神经受到最小张力的同时手术视野也最佳化[16]。通过置于床尾的设备施加 10~15 磅力于手臂，以此使关节扩张。消毒铺巾，使整个肩部及部分手臂处于无菌状态，同时，未经消毒的手臂远端被牵引出术野范围。部分外科医生认为因侧卧位时存在牵引，所以该体位下关节内显

露更好。据报道，侧卧位下约有 10% 的病患出现功能性神经麻痹，大部分患者的症状会在 48 小时内消失。功能性神经麻痹通常被认为是因为臂丛神经受到牵拉而引起，生物力学研究显示肌肉骨骼神经中异常体感诱发电位的发生率为 100%[17-18]。

沙滩椅位通常需要用到特制的能弯折以实现半坐位或沙滩椅位的手术台（图 39.1B）。在患者仰卧位时进行麻醉，然后再进行定位。麻醉师固定住患者头部，手术医生及助手将患者在手术台上向头侧移动，使头部通过固定装置固定在手术台上。用有衬里的面罩盖在患者脸上，使患者头后方与头部固定装置之间紧密稳定接触。在患者体侧放置软垫以保证他 / 她能稳定处于手术台的中间，同时在其膝下放一个枕头作为支撑，以预防患者从手术台上滑落。脚跟处也需要加垫保护。不同于侧卧位，使用沙滩椅位时无需进行牵引。整个手臂都可以进行消毒准备，因此在手术过程中可以自由操作及移动。有些大夫认为使用设备来支撑手术侧手臂十分便捷，因其能将手臂置于多种可调节的位置，如此便能解放助手们的双手，使他们也可以协助手术进行。沙滩椅位更便于中转切开手术，因其体位已处于适宜进行切开手术的位置。在沙滩椅体位进行手术时会有头颈部损伤的风险，已有因为头枕的原因导致颈丛神经损伤的病例报道，因此应谨慎定位头枕放置位置并避免颈部屈曲[18]。同时，沙滩椅体位存在引起脑灌注不足的特有风险。尽管已有文献报道麻醉中降低血压有助于减少仰卧或侧卧位下手术的出血量并提高术野清晰度，但依然存在降低血压可能导致脑血管灌注不足的担忧。有文献报道在

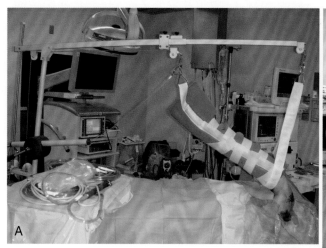
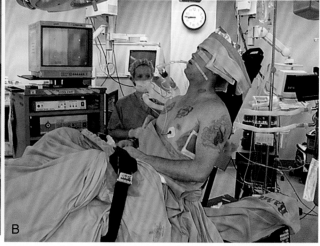

图 39.1 （A）一位准备侧卧位右肩手术的患者，前臂远端已包裹支撑到位并进行纵向牵引。（B）一位准备沙滩椅位左肩手术的患者

沙滩椅位手术中低血压麻醉导致持续性脑缺血及脊髓损伤的罕见病例[18]。因此建议在对侧手臂测量血压，并尽量使收缩压和肩峰下压（水泵灌注压）保持在49 mmHg 以内[17, 18]。

关节镜设置

关节镜手术需使用多种设备。术中使用小型光纤摄像机，即关节镜，当用于肩部时，通常用直径4 mm 的镜头。关节镜将图像投影到电视上，所有手术团队成员都可以看到。关节镜头具有多种角度的镜片，最常见用于肩关节镜检查的是 30° 镜。建议同时使用 30° 及 70° 镜，因为每个角度的镜头都可以为手术过程提供更优的视野。

在进行关节镜检查时需在关节内灌入一些液体以扩张肩关节并减少出血。在使用关节镜时的最优液体一直是个有争议的话题。一些研究已证明使用肾上腺素可减少出血且不会造成相关的心血管影响，因此可获得更好的视野[19]；然而，其他体外研究表明肾上腺素有可能损坏关节软骨[20]。因此在灌洗中，我们更惯用以盐水最大程度稀释的肾上腺素溶液。选择用重力还是压力控制泵进行液体灌注取决于外科大夫的喜好。

通过连接到刨刀手柄的吸引器管将肩关节内的液体吸出，刨刀头为高速旋转的光滑叶片。通过刨刀将液体吸出的同时可将肩关节内的碎片或其他组织一并吸出清理。

单极热射频可以用来止血。软骨对热敏感，当软骨细胞暴露在 45℃ 的环境中时（此时设备带来的温度高于 100℃），会出现软骨细胞死亡[21, 22]。此外，先前在关节囊缝合术中使用热处理会导致包括软骨溶解在内的多种并发症，这一点将进行后续探讨。因此，在关节清理时应该谨慎使用发热的设备，而此类设备更多用于术中止血以提供更好的视野。

优化视野

关节镜检查的一个潜在限制因素是出血，这会直接影响对病理损伤的准确判断。Burkhart 和 Lo[23] 描述了在尝试控制出血时应考虑的四个主要因素。首先，在没有医学禁忌证的情况下应将患者的收缩压维持在 90 ~ 100 mmHg。其次，关节镜灌注泵压应维持在 60 mmHg 左右，为了优化视野可间歇增加至75 mmHg（单次仅 10 ~ 15 分钟）。如果灌注泵压持续过高，肩部会肿胀，这将影响术中操作。第三，如果可能的话，应使用单独的 8 mm 工作套管以最大限度

地提高灌注流量。应限制在此入路处使用手术器械，因这可能会增加湍流发生。第四，尽可能避免系统内的湍流发生。如果肩关节内的液体迅速从未放置工作套管的皮肤切口流出，就会产生湍流。正如 Burkhart和 Lo[23] 所指出的那样，由于流体力学伯努利效应的存在，在肩峰下间隙会产生一种力使许多破裂的毛细血管断面垂直于创面，这就增加了术野的出血量。实际上，用手指压住皮肤切口就可以阻挡流体的流出，减少湍流的发生[24]。

解剖及入路选择

若要实现肩关节镜的熟练操作，对肩关节解剖拥有深刻理解是至关重要的。我们将首先介绍体表解剖，这是选择合适入路的基础，并且能提高肩关节的可操作性（图 39.2）。我们从触摸骨性标志开始。不仅需要标记骨的边缘，同样也要标记骨的深度，因为套管针必须从骨边缘的正下方穿过。锁骨及肩峰的前外角和后外角需要标记出来。肩峰内侧可触及一个三角软区，也常用作定位标志。前方可以触及锁骨，向外侧移动至其与肩峰交汇处，即肩锁关节。喙突是另外一个前侧可触及的重要体表标志，也需将其画出。肩峰的后外角也是一个重要的体表标志，即使体型较大的患者也可被触及。

当为每位患者做完体表解剖触诊后，应在皮肤表面标记入路位置。我们从后侧入路开始。此入路在肩峰后外角向下 2 cm、向内 1 ~ 2 cm 处。使用锋利的解剖刀切开一个深的切口。接着，将套管针缓慢向前、上、内，朝向喙突尖端穿刺。套管针从软组织中穿过向前，通常能够在肩胛盂和肱骨头之间感受到一个软的间隙。此外，可以将手臂向内或向外旋转，如果能够通过套管针感受到这一运动，则套管针应该在肱骨头上，应向内侧更大程度地穿刺导入。如果未感受到运动，则套管针可能是在肩胛盂内侧，应以更加向外侧的方向穿刺导入。套管针继续向前推进，直至能感受到其穿过盂肱关节的关节囊。可以通过套管针上下活动是否容易来判断套管针是否在肩关节内而不是在肩峰下间隙内，这可以从肩关节的适当位置判断出来。此外，如果将套管针撤出后有关节滑液从套管内流出，那通常说明套管针已经正确地放置在盂肱关节内了。接着将镜头由此入路放入，此时可以进行诊断性探查以及做前侧入路。我们更习惯在探查评估肩袖间隙后做前侧入路。

前侧入路通常在喙突外侧穿过肩袖间隙。为了避

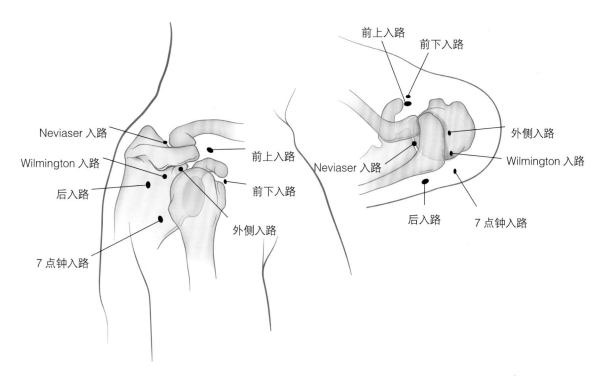

图 39.2　以右肩为例展示更多入路选择，包括后侧标准入路、前上入路、前下入路及外侧入路。其他常用的附加入路包括 Neviaser 入路、Wilmington 入路及 7 点钟入路（From Thompson S, Choi L, Brockmeier S, Miller MD. Shoulder and arm. In: Miller M, Cdhhabra A, Park J, Shen F, Weiss D, Browne J, eds. *Orthopaedic Surgical Approaches.* 2nd ed. Philadelphia: Elsevier Saunders; 2015:41, figure 2-52.）

免损伤神经血管，此入路不应从喙突下侧或内侧穿过。使用由外到内技术制作前侧入路时，我们习惯在镜下观察入路的穿刺方向。因此将关节镜从后侧入路进入，向前移动以观察在肱二头肌腱与肩胛下肌腱之间的肩袖间隙。用手指在前侧经皮肤按压，能通过关节镜观测到肩袖间隙被压迫的变化，然后将一腰穿针置于此处。如果我们对前侧入路的位置满意，那就在皮肤上切一个表浅的切口（如果切得更深将有可能导致出血，而这会影响视野）。前侧入路通常用于放置手术器械，但术者通常会依据手术过程的变化交替使用不同的入路。

若要抵达肩峰下间隙，需要首先从同样的后侧入路进入，但套管针穿刺的方向会更向上方。套管针及套管向前行进到肩峰处，并从其下方划过。术者的另一只手用来触诊肩峰前侧，套管针继续向前，直至其能在肩峰下方的内侧被触及。通常套管针向前可触及喙肩韧带，这表明套管针确实位于肩峰下间隙。套管针由内到外的移动可以清除部分存在慢性撞击的滑囊，这通常位于更靠后的位置。接下来，将会建立一个外侧入路。此入路位于肩峰外缘的外侧，肩峰前 1/3 到中 1/3 之间，通常位于肩峰外缘外侧 1～2 cm 处。

为了更轻松地完成肩峰减压术，我们希望能将入路定位准确并使操作工具与肩峰尽可能平行，因此通常会在建立入路前使用腰穿针判断我们的位置及方向是否正确。

根据术式不同，有时会使用其他附加入路。通常为了准确放置锚钉，在肩关节不稳的手术中会用到附加入路。

诊断性探查

无论计划术式或患者诊断如何，我们都会进行标准的诊断性探查，以确保没有遗漏任何可能存在的损伤。我们经后侧入路将关节镜置入，在患者使用沙滩椅位时，将关节镜置入肩胛盂与肱骨头之间使关节面显示成垂直影像（图 39.3A～D）。评价肩胛盂和肱骨头是否存在软骨损伤或骨关节炎。因可见肱二头肌从上盂唇处横穿盂肱关节至其在盂肱关节的出口处，因此上盂唇 - 二头肌腱复合体非常便于寻找，适合作为标的物。评估盂唇是否存在损伤或退行性磨损（图 39.4）。可用探针将盂唇从肩胛盂处牵拉来检查盂唇的稳定性。在盂唇前上部和肩胛盂之间通常有一个小孔，这是一种常见的解剖变异，通常与盂肱中韧带相

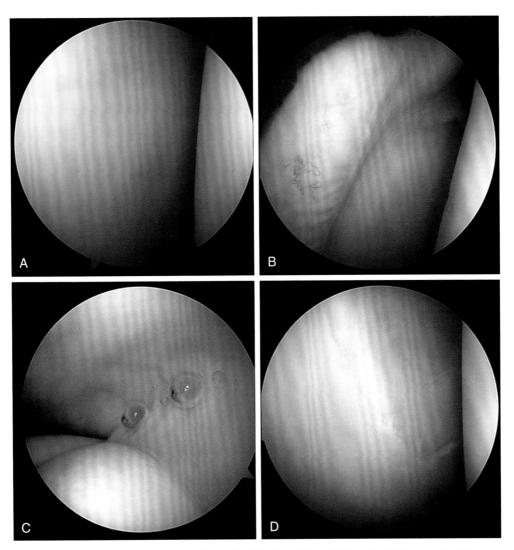

图 39.3 肩关节诊断范围。（A）从后侧入路进入后看到的盂肱关节的第一视角。肩胛盂在左，肱骨头在右。可在肩胛盂的周围隐约看到突起的盂唇。（B）稍向上看，可见肱二头肌长头腱的止点插入上盂唇，而上盂唇在视野的右上方。肩胛盂在左，肱骨头在右。（C）从图片中间靠左部分开始，肱二头肌逐渐离开盂肱关节。在这张图片的中间靠右的部分，可见完整的冈上肌止于肱骨头软骨缘。（D）在本图下方，可见完整的下盂唇及盂肱下韧带。肩胛盂在左，肱骨头在右

关[22]。追踪肱二头肌至其离开盂肱关节的位置，可用探针将肱二头肌拉向关节内，由此判断其是否存在炎症。盂肱上韧带可见于肩袖间隙内，位于肱二头肌腱和肩胛下肌之间，其增厚说明存在冻结肩，其变薄说明存在关节松弛。将关节镜向下，则能看到肩胛下肌腱上缘，沿其向外侧看，则能观察到肱骨小结节止点。评估盂唇前部，当再向下移动时，前、后部盂唇及盂肱下韧带都会被探查到。盂肱下韧带前束及盂唇复合体损伤构成了肩关节前方不稳的经典 Bankart 损伤（图39.5）。

可以看到冈上肌前缘恰好位于二头肌腱出口的外侧，为了评估肩袖的后部，可以通过肩关节的外展外旋，将关节镜头向后移动，即可对整个肌腱进行全面

探查评估。向后可以看到冈上肌在肱骨大结节的止点和裸区，裸区是因为在关节软骨缘与冈下肌止点之间存在一个间隙。在裸区常见到血管滋养孔。继续向后，可以看到肱骨头的后外侧，可以确认是否存在 Hill-Sachs 损伤。继续向下移动镜头，探查腋囊以确保没有游离体[25]。

最后，通过关节镜头的缓慢后退，可对后盂唇及后关节囊进行探查。注意避免将镜头完全退出关节。也可将关节镜头切换至前入路来进一步探查肩关节后侧的解剖结构[25]。

通常，还应进行肩峰下间隙的诊断。如前所述插入关节镜头，清理滑囊组织确保视野良好。首先，应探查肩峰前缘和喙肩韧带评估撞击情况。肩峰下间隙

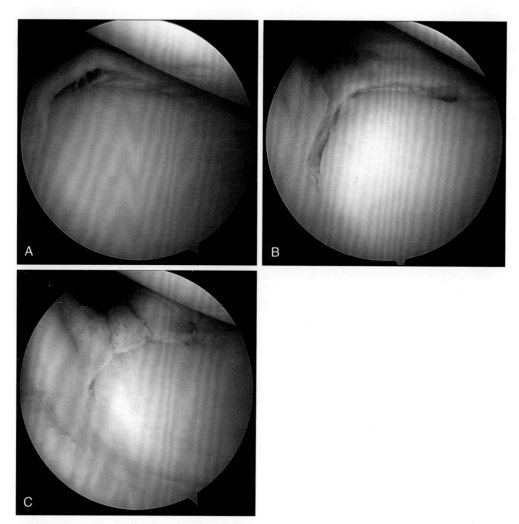

图 39.4　一例 SLAP 损伤。（A）上盂唇磨损，SLAP 损伤。（B）待修复的 SLAP 损伤。已将盂唇从肩胛盂处分离，肩胛盂的骨面已被打磨成形，这有助于提供一个良好的愈合面。（C）通过 3 枚带线锚钉（图中不可见）缝合修复后的 SLAP 损伤

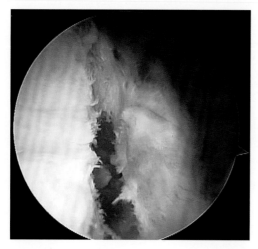

图 39.5　一例 Bankart 损伤。创伤性 Bankart 损伤表现为盂肱下韧带 / 下盂唇复合体与肩胛盂前下方分离。可用图 39.4 中 SLAP 损伤的修复方法修复该损伤。准备好肩胛盂骨床，然后植入带线锚钉并缝合固定 Bankart 复合体（未显示）

的探查可以进一步评估肩袖滑囊侧损伤。可将镜头向下看，以便评估肩袖的顶部或滑囊侧。磨损、炎症表现或肩袖滑囊侧部分撕裂均提示有撞击存在。如果肩袖关节侧部分撕裂，可将聚丙烯缝线从关节侧穿过肩袖，这有助于从肩峰下确定肩袖的损伤部位。如果肩峰下在缝线穿过的地方可以看到裂隙，即可确认为肩袖全层撕裂。

并发症

正如所有手术一样，肩关节镜手术并非毫无风险，其风险包括出血（尽管是最小程度）和感染（包括表层及深层感染）。

在“患者体位”一节中我们已经提到，肩关节镜手术存在导致神经牵拉麻痹的风险，因此无论是沙滩椅体位或侧卧位，都应认真地为患者做好体位摆放。

尽管出现深静脉血栓（deep venous thrombosis, DVT）和肺栓塞的风险很低（肩关节镜手术并发深静脉血栓的风险为 0.08%，仅为肩关节置换术后并发 DVT 风险的 1/10），但仍然存在这种可能性，当前还没有关于术后抗凝治疗的权威指导[26]。对于我们的患者，我们会给予 325 mg 阿司匹林肠溶片，术后服用 2 周。

软骨溶解是肩关节镜手术后的另一个并发症，其特点为肱骨头及肩胛盂的关节软骨溶解。通常在术后数周至数月出现疼痛及关节活动度减少，影像学检查显示关节间隙变窄及软骨下囊肿，但并无骨赘出现[27-32]。有文献报道，软骨溶解多出现在关节内使用产热操作，关节内注射不透 X 线的造影剂，尤其是术后在关节内注射局部麻醉剂时[27-32]。在一项针对 375 例关节镜手术的回顾性研究中，13% 的病例出现软骨溶解。在肩胛盂使用一个或多个带线锚钉的年轻患者更常出现软骨溶解，而且每例患者的关节内都在术后注射了局部麻醉剂[27]。为了避免这种破坏性的并发症出现，建议术后关节内不要注射局部麻醉剂。

总结

肩关节镜已被广泛应用并有许多潜在适应证。这是一项对设备要求较高的技术，有两种主要的手术体位可供选择，每种都各有优劣。在手术最开始，必须进行系统性的诊断性探查，以免遗漏潜在的病理损伤。

选读文献

文献：Youm T, Murray DH, Kubiak EN, et al. Arthroscopic versus mini-open rotator cuff repair: a comparison of clinical outcomes and patient satisfaction. *J Shoulder Elbow Surg*. 2005; 14: 455-459.
证据等级：Ⅲ
总结：在本研究中，比较了 40 例接受关节镜下肩袖修复的患者和 40 例进行了小切口肩袖修复的患者，至少随访 2 年。结果表明，小、中和巨大肩袖撕裂患者在治疗结果及满意度得分相似。

文献：Sauerbrey AM, Getz CL, Piancastelli M, et al. Arthroscopic versus mini-open rotator cuff repair: a comparison of clinical outcome. *Arthroscopy*. 2005; 2l: 1415-1420.
证据等级：Ⅲ
摘要：在此回顾性研究中，对 53 例接受关节镜或小切口肩袖修复术的患者进行了随访，关节镜组平均随访 19 个月，小切口组平均随访 33 个月，两组在功能和患者评价上的结果相似。

文献：Verma NN, Dunn W, Alder RS, et al. All-arthroscopic versus mini-open rotator cuff repair: a retrospective review with minimum 2-year follow-up. *Arthroscopy*. 2006; 22: 587-594.
证据等级：Ⅲ
总结：在这项回顾性研究中，对 71 例接受关节镜或小切口肩袖修复术治疗的患者的结局进行检测。患者平均随访时间为 2 年，进行超声检查以评估修复情况。功能结果和患者报告的结果相似，患者的复发率相似，如果肌腱撕裂大于 3 cm，则复发的可能性是小于 3 cm 患者的 7 倍。

文献：Pearsall AW, Ibrahim KA. Madanagopal SG. The results of arthroscopic versus mini-open repair for rotator cuff tears at mid-term follow-up. *J Orthop Surg*. 2007; 2: l-8.
证据等级：Ⅲ
总结：在这项研究中，对 52 例患者进行了小切口或全镜下肩袖修补术，肩袖撕裂程度从小撕裂到大的全层撕裂。最终功能和患者报告的结果均相似，中期随访结果显示这两种治疗方案均可接受。

文献：Teefey SA, Rubin DA, Middleton WD, et al. Detection and quantification of rotator cuff tears: comparison of ultrasonographic, magnetic resonance imaging, and arthroscopic findings in seventy-one consecutive cases. *J Bone Joint Surg Am*. 2004; 86: 708-716.
证据等级：诊断性研究
总结：有 74 例肩袖部分撕裂或全层撕裂的患者接受了超声和 MRI 检查，然后使用金标准关节镜检查进行比较。结果显示在识别和测量肩袖全层撕裂及部分撕裂方面，超声和 MRI 检查的准确率相同。

（Thomas M. DeBerardino, Laura W. Scordino 著
张淑涵 译 罗 浩 校）

参考文献

扫描书末二维码获取。

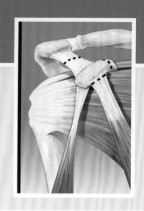

第40章

肩关节前向不稳定

肩关节前向不稳定是最常见的肩关节不稳定类型，通常是由于创伤导致肩关节脱位。然而，肩关节前向不稳定也可表现为半脱位相关症状，而非全脱位。

在美国，肩关节脱位的年发病率约为23.9/10万[1]。肩关节脱位可发生在任何年龄段患者，然而，约48%的患者年龄在20~29岁之间。据报道，高中和大学运动员肩关节脱位的年发病率分别为2.04/10万和2.58/10万[2]。在同等竞技水平的运动中，美式橄榄球项目是肩关节脱位率最高的运动。脱位发生率在竞技运动中比在训练时更高，直接接触是最常见的损伤机制。与其他运动相比，冰球、摔跤和篮球都有较高的脱位率，而足球和棒球运动中，非接触性脱位的发生率增加。

本章讨论肩关节前向不稳定的解剖、临床特征与治疗。而关于肩关节后向与多向不稳定且可能涉及前向病理性松弛这些内容，将在随后的章节中单独讨论。本章首先回顾了肩关节不稳定的解剖学和病理解剖学。"病史"和"体格检查"部分提供了一种循证医学的方法。"决策原则"和"治疗方案"部分讨论急性肩关节脱位复位和制动、手术时机、关节镜还是开放手术、独特的临床方案以及骨丢失治疗路径。作者在治疗肩关节不稳时，首选方法是关节镜下Bankart修复术。而对于翻修，或如果有明显骨缺损，推荐Latarjet术式。本章概述了以上这两种方案的治疗方法与术后管理。最后，还将讨论手术疗效、并发症以及未来的研究方向。

解剖

盂肱关节是一种独特的球窝关节，因此它比任何其他关节都更需要精细地平衡关节的功能和稳定。它可以朝6个方向自由活动，为人体最灵活的关节。然而，为了达到这个关节活动度（ROM），就得牺牲稳定性。

在讨论肩关节稳定的解剖结构时，人们通常分为静态稳定与动态稳定。我们认为这种区分过于简单化[3]，因为整个肩关节是相互协调运动的整体。但这也是一种有利于理解的方法。肩部的静态稳定结构可以被认为是限制单向移动的结构。三个主要的静态结构包括骨、韧带和盂唇。动态稳定结构主要是肌肉与肌腱，包括肩袖、肱二头肌、三角肌、胸大肌和背阔肌。

盂肱关节的骨性解剖特点好比高尔夫球与球座。肱骨头明显大于关节盂的整体尺寸，在任何解剖位置，仅有25%~30%肱骨头与关节盂接触。骨性关节盂凹陷度很浅，深度只有几毫米。为了增加一定程度的稳定性，关节软骨和盂唇加深了关节盂凹陷。关节软骨在关节盂中心较薄，向周围逐渐增厚，从而增加了关节盂的功能性深度（图40.1）。有发现称关节软骨的缺失可使肩关节稳定性下降约50%[4]。

盂唇是盂肱关节稳定性的重要结构。盂唇环绕关节盂，增加了约50%关节盂凹陷的深度和关节盂与肱骨头接触的面积[5]。虽然盂唇通常被认为是纤维软骨

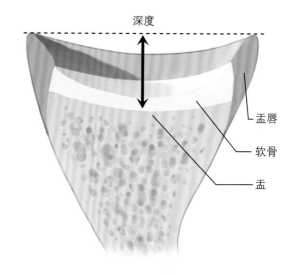

图40.1　关节盂凹陷被关节软骨和盂唇加深

结构，而解剖学研究表明盂唇具有一种类似于肌腱的结构，缺乏软骨细胞的致密纤维结缔组织[6-8]。盂唇的横截面形状主要为三角形，因此，起类似"楔状阻挡"的功能，防止肱骨头移出关节盂。然而，盂唇的稳定机制比这个简单的机械功能要复杂得多。

盂唇通过复杂的解剖结构，与关节盂相连。通常，它更多附着在关节盂的下半部，而在前上象限的附着点则有很大差异。盂唇是盂肱关节囊和肱二头肌长头腱的附着点。这有助于密闭抽吸，保持关节内负压，进而形成凹压效应以保持盂肱关节稳定。

附着在盂唇上的盂肱关节囊有4个明显的增厚，称为盂肱韧带（glenohumeral ligaments, GHLs），包括上韧带、中韧带、下韧带前束与后束（图40.2）。在这些韧带中，盂肱下韧带（inferior glenohumeral ligament, IGHL）对维持肩部的稳定性最为重要。盂肱韧带不像膝关节韧带那样强壮；例如，文献报道盂肱下韧带的极限应力仅为前交叉韧带最大应力的15%[9]。此特征强调了保持盂肱关节稳定性的静态与动态结构之间，二者的整体关系十分重要。

盂肱下韧带应该被认为是一个复合体而不是单独

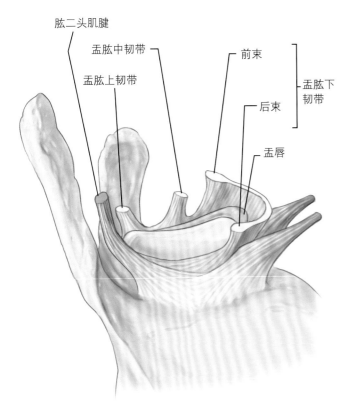

肱二头肌腱
盂肱中韧带
盂肱上韧带
前束
后束
盂肱下韧带
盂唇

图40.2　盂肱韧带的解剖：盂肱上韧带（SGHL）、盂肱中韧带（MGHL）和盂肱下韧带（IGHL）。这是后视图，与传统的上侧体位关节镜检查所见一样

的结构。在其结构中，前束起源于关节盂3点钟位置，后束起源于8点钟位置，介于二者中间的关节囊被称为"腋囊"。盂肱下韧带复合体就好比吊床。当上肢外展和外旋进入"恐惧位置"（apprehension position）时，腋囊被拉紧，同时前束被牵向前上方而拉紧跨越在盂肱关节中部（图40.3）[10]。此时，盂肱下韧带前束的作用是防止肱骨头前移，而紧绷的腋囊则防止其前下移动。

如果手臂外展45°，盂肱中韧带就会被拉紧以防止前向移动[11]。在外展0°位时，盂肱上韧带预防肱骨头前移作用较小，而与冈上肌、三角肌和喙肱韧带一同在预防肱骨下移过程中起辅助作用[10, 12]。

肩关节动态稳定结构是提供将肱骨头挤压入关节盂和喙肩弓凹面的压力，即所谓的"凹压效应"。肩关节活动中，三角肌和肩袖收缩使肱骨头动态地处于关节凹面中心，从而加强（或可能提供主要约束）盂肱稳定性。

在一篇肩关节前向不稳定相关的解剖综述中，提示有两个相对常见的解剖变异，不应被误认为病理状态。在肩关节中，关节囊复合体的前上部最为多变。盂唇下孔即盂唇与关节盂完全分离甚至完全缺失。这是最常见的变异，发生率为3%~18%[15-17]。Buford复合体[18]是指前上盂唇缺如合并"弓弦样"盂肱中韧带，其附着于上盂唇接近肱二头肌腱根部的位置，发生率为1.5%~6%[15-17]。也存在其他不太常见的解剖变异。总之，在磁共振成像（MRI）与关节镜下对不同解剖结构的识别是避免不恰当的诊断和治疗的关键。

病理解剖

A. S. Blundell Bankart 描述复发性肩关节脱位的病理特点和治疗方式时，强调了理解病理解剖对指导治疗的重要性。他认为，脱位的"基本损伤"是（肱骨）头将纤维性或纤维软骨性关节盂韧带从其骨附着点上劈裂[19, 20]。他最初的描述仅是基于4位患者，而接下来15年的研究里扩大至另外23位患者。Bankart认为，100%的病例发生了"基本损伤"，在手术中见过这种典型病变的医生中，"没有人会怀疑将从骨面撕脱的关节盂韧带（或关节囊）重新缝合是唯一合理的治疗方法"[20]。

自从 Bankart 描述了这一病理现象，学界对复发性肩关节前向不稳定的病理解剖有了更细致的了解。复发性肩关节脱位的基础病变可能是关节囊韧带性、骨性或者两者兼有的损伤。关节囊盂唇损伤通

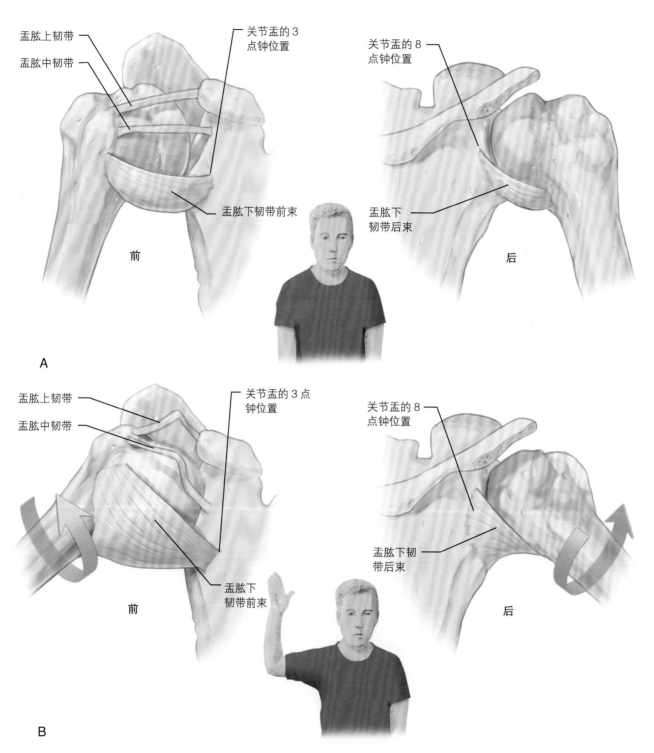

图 40.3　盂肱韧带是一种动态结构。(A)在 0° 外展时，盂肱上韧带 (SGHL) 被拉紧。(B)当手臂进入外展和外旋的"恐惧位置"时，盂肱下韧带的前束被牵拉向前和向上以跨越盂肱关节中部，从而提供前向稳定性

常与肩胛盂唇和盂肱下韧带前束有关。这些病变的命名已经演变成一个混合的同名术语和首字母缩略词，甚至可以使最有经验的临床医生混淆。命名包括Perthes 损伤、Bankart 损伤（或"前盂唇撕脱"）、骨性Bankart 损伤、前盂唇韧带骨膜袖套状撕脱（anterior labroligamentous periosteal sleeve avulsion, ALPSA）损伤、盂肱韧带肱骨侧撕脱（humeral avulsion of the glenohumeral ligaments, HAGL）损伤（表 40.1）

　　尽管有这些令人困惑的术语，Bankart 损伤仍然是一种"基本损伤"，大约 90% 的反复发作的前向不稳定患者都会发生 Bankart 损伤[21]。Bankart 损伤被专指定义为前下盂唇关节囊复合体撕裂延至肩胛骨骨膜，同时骨膜组织撕脱（图 40.4A）。急性情况下，被撕脱的组织可自由地在肩关节内移动。因此，盂唇稳定功能丧失，盂肱下韧带前束不能阻止外展和外旋时肱骨头前移。当盂唇复合体连同大小不等的骨片一起撕脱时，就会发生骨性 Bankart 损伤（图 40.4B），其发病机制是造成明显的骨质缺损，进而可导致肩关节不稳定，其严重程度超过软组织 Bankart 损伤（稍后讨论）。

　　Perthes 损伤和 ALPSA 损伤是 Bankart 损伤的变异（图 40.5）。Perthes 损伤[24] 可被认为是初始阶段Bankart 损伤的一种表现。关节囊盂唇复合体从关节

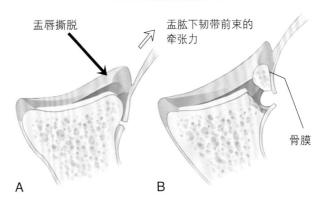

Bankart 损伤的发病机制

盂唇撕脱　　　　　盂肱下韧带前束的牵张力

骨膜

A　　　　　　　B

图 40.4　（A）Bankart 损伤，其定义为前下盂唇关节囊复合体撕脱，延伸至肩胛骨骨膜并撕裂骨膜组织。（B）骨性 Bankart 损伤发生时，盂唇关节囊复合体连同大小不一的骨碎片一起撕脱

盂的前下方撕脱，但内侧肩胛骨膜保持完整。本质上，它是一种无移位的 Bankart 损伤。ALPSA 损伤时[25]，撕脱关节囊盂唇复合体和内侧肩胛骨骨膜剥离（但不像 Bankart 样断开）时，随后向下移位至裸露的前关节盂颈。本质上，它可以被理解为一种内移型 Bankart 损伤。任何一种损伤，由于关节囊盂唇功能丧失，可出现复发性肩关节不稳定。

　　虽然最常见与前向不稳定有关的损伤部位在肩胛盂，但盂肱韧带断裂也可能发生在肱骨侧。这种断裂被称为盂肱韧带肱骨侧撕脱 HAGL 损伤，发生率在 1%～9%。与发生在肩胛盂上的情况相似，肱骨止点断裂，同时伴有骨质撕脱，是一种骨性 HAGL 或B-HAGL（发音为"Bagel"病变）。尽管上述两种情况都会有盂肱韧带紧张机制丧失，但重要的是要认识到这种损伤，从而进行正确的手术修复。

　　除了关节囊盂唇损伤外，几乎每个肩关节前向不稳定的患者都会发生一定程度的骨性损伤。肩胛盂骨性损伤发生在肱骨头越过肩胛盂边缘或肱骨头后上方在脱位时对盂唇前缘的撞击。相反，当发生半脱位或脱位时，肱骨头后上方压缩性骨折是由于松软的肱骨头与没有弹性的、硬化的肩胛盂挤压造成的。1940年，两位放射学家 Hill 和 Sachs 对这种病变进行了描述，此后被称为 Hill-Sachs 病变[27, 28]。

　　关节盂骨性损伤常见，主要发生在以下两种情形下。骨碎片及其上附着的关节囊盂唇结构一起从肩胛盂前缘骨折，称为骨性 Bankart 损伤；另外一种，在半脱位或脱位时，关节盂前缘受到肱骨头撞击而出现磨损。对 100 例复发性肩关节前向不稳定的患者进行

表 40.1	关节囊损伤
损伤	描述
与前向不稳定相关	
Perthes	保留肩胛颈内侧骨膜的前下盂唇复合体撕脱伤
Bankart	前下盂唇复合体连同一块肩胛颈骨膜完全撕脱
骨性 Bankart	前下关节盂盂唇复合体的骨性撕脱骨折
ALPSA	前下盂唇复合体撕脱，肩胛颈内侧骨膜剥离，但保留内侧铰链；松脱的骨块在肩胛颈内侧留下瘢痕
HAGL	盂肱韧带从肱骨侧附着处撕脱
与不稳定无关	
关节盂唇关节侧断裂[162]	前下盂唇浅表撕裂伴软骨损伤，但保留了前下关节盂盂唇复合体；出现肩部疼痛，但不是肩部不稳定的原因
SLAP[163]	上盂唇断裂，最初描述是在盂上结节处；最近的描述将 SLAP 裂伤与 Bankart 损伤联系起来，但 SLAP 损伤本身并不是肩关节不稳定的原因

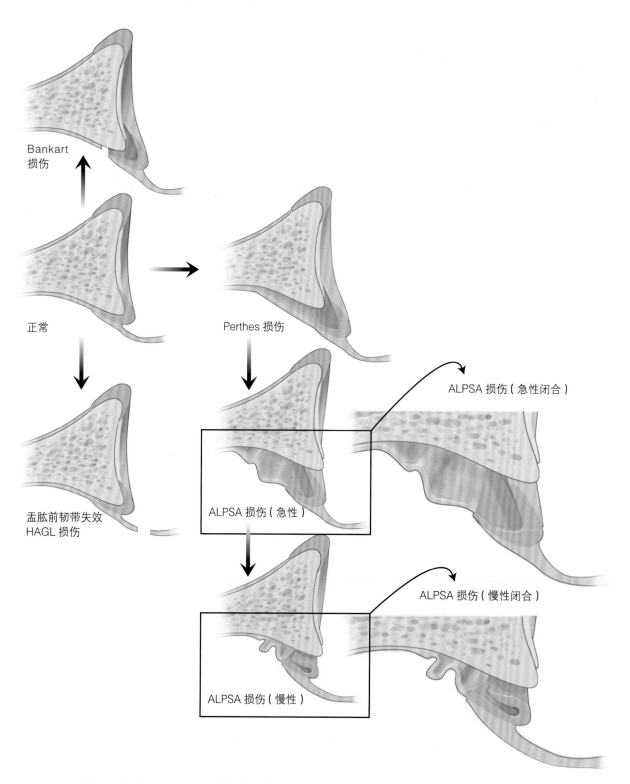

图 40.5　Bankart 损伤的特殊类型。Perthes 损伤代表了盂唇关节囊复合体的撕脱，但肩胛骨骨膜完整。前方盂唇韧带性骨膜套撕脱 (ALPSA) 病变发生于骨膜剥离并沿前盂颈移位。肱骨侧盂肱韧带的损伤称为盂肱韧带肱骨撕脱伤（HAGL）

三维 CT 扫描，仅有 10% 的患者肩胛盂形态正常[29]，50% 的患者有不同程度的骨碎片，40% 的患者表现为关节盂磨损或压缩骨折。随后的 CT 研究也发现了类似的结果，40% 的首次脱位患者和 85% 的复发性脱位患者关节盂出现一定程度的骨量丢失。这些非侵入性研究证实了 Rowe 的观察结果，即 73% 接受开放性 Bankart 手术的患者有肩胛盂边缘损伤[31]。

Hill-Sachs 损伤很常见，但直到最近，它们在复发性不稳定的发病机制中的作用才被重视。这些病变在复发性半脱位而不是脱位患者中发生率约 40%，单次脱位患者 70%~90%，复发性脱位的患者几乎 100%[32-35]。这些病变大多较小，一般在临床上不明显。然而有少数被定义为"啮合型"，这意味着当肩外展和外旋时 Hill-Sachs 损伤导致肱骨头与关节盂失去对合关系，继而发生盂肱关节半脱位或脱位[36]。

如果我们把盂肱关节比喻为球座与高尔夫球，那么很明显，如果球座（关节盂）或者高尔夫球（肱骨头）损坏，那么稳定性就会发生改变甚至丧失，但是什么程度的损伤会导致不稳定？首先考虑肩胛盂最容易。

Itoi 教授在经典生物力学研究中[37]，进行了一系列肩胛盂截骨手术，以确定肩胛盂骨质丢失对肩关节稳定机制的影响。使用稳定比率[38]，研究人员发现在骨缺损达 6 mm，约相当于肩胛盂总宽度的 28% 时，稳定性有明显的降低。然而，实际上很难测量总的肩胛盂宽度，因为这部分骨可能由于撞击或磨损而缺失。关节盂长度定义为关节盂上下的距离（即从 12 点钟到 6 点钟的位置），在使用一些几何假设和变换时可用作替代方法。因此，这一关键缺损的大小相当于 20% 的关节盂长度。在保留软组织结构的情况下重复上述研究，作者证实了他们最初的发现，但也证明了单纯修复 Bankart 损伤并不能增加稳定性。采用喙突骨移植后稳定性才得以恢复。

临床上，这些结果得到了大量研究支持，这些研究发现，显著的骨缺损是 Bankart 修复后手术失败的一个危险因素[39-41]。Burkhart 和 De Beer[36] 描述了他们关于肩胛盂骨缺损的临床经验。如果正面观察肩胛盂，它的外观是"梨形"，当发生肩胛盂前缘骨缺损时，Burkhart 和 de Beer 指出，关节盂形似"倒梨形"，并提出关节镜下"倒梨形"是临床上显著的骨缺损的指标。将患者分为正常关节盂组和"倒梨形"关节盂组，关节镜下 Bankart 修补术后观察关节脱位复发率，正常关节盂组为 4%，"倒梨形"关节盂组为 61%。然后，Lo、Parten 和 Burkhart 重新检查了这些数据，并

将它们与尸体模型进行了比较，证明肩胛盂缺损约 6.5 mm（或盂宽度的 29%）时，即可确定肩胛盂为"倒梨形"肩胛盂[42]。这样形成一种普遍接受的观点，即当关节盂骨缺损达到 20%~27% 时即为"临界性"骨缺损，外科医生应该考虑对患者进行开放性骨移植如 Latarjet 手术。然而，Shaha 和他的同事[43] 最近对新兵进行的一项队列研究对这一理论提出了质疑。在研究对象有高水平的强制性活动时，研究者发现关节盂骨缺损达到 13.5% 时，关节镜下 Bakhart 修补术后患者预后较差，失败率较高。在骨缺损小于 13.5% 的患者中失败率为 5%，而骨缺损大于 13.5% 的患者失败率为 22%。随后的生物力学研究证实，关节盂骨缺损超过 15% 时软组织手术不能恢复关节的稳定性[44]。

通过 Hill-Sachs 损伤引起的肱骨头骨缺损更加难以特征性概括。许多作者提出了各种分类方案试图指导临床决策。如根据损伤长度和深度[45]、关节镜下肱骨头受累的百分比[33]、Notch 位 X 线片显示肱骨头受累百分比[46]、腋轴位 MRI 显示损伤弧度及位置[47]。无论分类如何，均已认识到巨大 Hill-Sachs 损伤患者有复发性脱位的风险[36, 45]。相反，小缺损在临床上被认为是并不那么重要。中等的缺损存在治疗方案选择的困难性。由于 Hill-Sachs 损伤的多变性，许多分类方案并不实用。最近越来越多研究集中在了解关节盂和肱骨头骨缺损二者是如何导致不稳定的发病机制，并引发了新的概念——"关节盂轨迹"（glenoid track）[48]。这一概念在肩关节不稳定的分类和治疗方法中得到了极大的关注。

关节盂轨迹是指在肱骨最大外旋位，肩关节水平外展，且上肢抬起并向前压迫，关节盂与肱骨头的接触区域（图 40.6A）。如果 Hill-Sachs 损伤完全包含在关节盂轨迹中，不管其长度、深度或占肱骨头的百分比如何，那么它就永远不会与关节盂嵌合而发生脱位（图 40.6B）。如果 Hill-Sachs 损伤不与关节盂缺损相嵌合，则被认为是"在轨（on-track）"损伤[49]。相反，一个小而浅的 Hill-Sachs 损伤如果位于关节盂轨迹的内侧，就可能成为一个"离轨（off-track）"的症状性缺损（图 40.6C）。同样重要的是要理解，根据定义，任何关节盂侧骨缺损都会减少关节盂轨迹的宽度（图 40.6D）。

虽然关节盂轨迹是最近提出的概念，在一组接受关节镜 Bankart 重建的患者中，它的应用被报道在预测术后稳定性方面具有优势[50]。其提供了一个很好的框架以考虑关节盂和肱骨骨缺损在肩关节不稳定发病

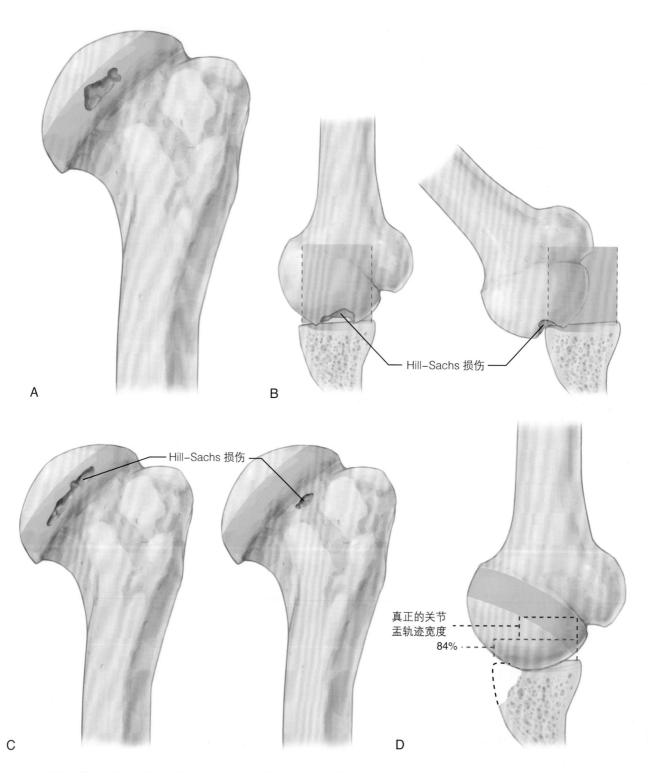

图 40.6 关节盂轨迹。（A）关节盂轨迹定义为当肱骨处于最大外旋和水平伸展状态并且手臂抬高和压低时，关节盂与肱骨头之间的接触区。（B）如果 Hill-Sachs 损伤完全在关节盂轨迹内，那么它不会脱位。（C）关节盂轨迹外的损伤可能导致不稳定，即使它很小。（D）任何关节盂骨丢失功能上都会减少关节盂轨迹的宽度

机制中的相互作用和重要性。鉴于急性或复发性前向不稳定患者骨缺损发生率高，在临床评估中，考虑潜在的关节不稳定的骨性原因以避免治疗失败的风险至关重要[50]。

病史

获取病史的目的是确立肩关节不稳定的诊断，并获得指导治疗的信息。通常在发生创伤性关节脱位事件和医生辅助复位后，肩关节不稳的诊断没有问题。反过来，有些人表现为更隐匿的不稳定，需要与后向或多向不稳定的患者相鉴别。指导治疗的病史信息须包括外科医生确认复发的风险、关节镜手术失败的风险以及合并损伤的风险。

当开始收治肩关节不稳的患者时，有必要区分患者到底有没有脱位病史。如果患者确实曾有脱位病史，应确定其具体的细节，包括损伤机制、X线情况，是否进行了复位（和谁进行了复位）以及由于脱位导致功能障碍的持续时间。手臂在什么位置会加重不稳定感？如果患者经历过多次脱位，应按照时间顺序来评估损伤机制，包括脱位是否更频繁？是否更少的暴力即可发生？最后，由于年龄是复发的重要预后指标，因此，记录患者首次脱位时的年龄和继发脱位时的年龄至关重要。

肩关节半脱位症状往往较为模糊，难以评估，很难与多向不稳定患者的症状区别开来[51]。典型的症状有隐袭起病，包括松弛感，肩部疼痛，可能有一过性神经功能缺损。引起症状的活动往往是随机的，与创伤性不稳定患者的情况相反，可能与日常生活活动有关。

鉴别前向不稳定和后向及多向不稳定的患者，确定会引起症状加重时手臂的位置，往往有提示作用。通常情况下，当肩部外展和外旋（如投球）时，前向不稳定患者出现不适。当肩关节内旋、内收和前屈上举时，例如当推开一扇门时，后向不稳定患者常有不适感。多向不稳定患者会在不同的位置上出现症状，但根据定义，有症状的下向移位往往是患者主诉疼痛的一部分原因。

在了解当前的病史后，应询问患者的全面的社会史。患者参加哪种运动？这些运动是竞技性的还是娱乐性的运动？这些活动是否属于接触性运动？患者通常以何种方式射击、投掷或挥杆？患者的职业是什么？患者的职业是否需要手臂必须过头活动？这些重要信息将指导下一步的治疗。

少数患者的肩关节能够自发性脱位。Rowe 等通过一项经典研究发现[52]，可自发性脱位的患者中，有相当一部分患有精神问题，并且做了稳定手术后效果很差。然而，这些研究人员承认，大多数自发性脱位患者并没有认知障碍。然而，自发性脱位患者与精神心理问题之间仍然存在关联。敏锐的临床医生应该对患者精神疾病进行筛查，但要多考虑到这些患者中的大多数并不只限于认知和物理治疗。重要的是将"自发"性不稳与姿势不稳区分开来。"自发"表示患者的肌肉收缩和自我意识，而姿势不稳（通常表现为在肩关节后方）的患者可通过将手放置于空间中的不同位置来重现不稳定性。后向不稳定患者在前屈上举时表现出不稳定较为常见。

仅从病史，常常就可以评估关节盂骨缺损的存在和大小的风险。Milano 等[53] 的研究显示，缺损与多次脱位、男性以及运动类型相关。缺损的大小与复发性脱位、脱位次数增加、首次脱位到现在的时间及体力劳动相关。关节盂缺损超过 20% 与脱位次数及初次脱位年龄具有显著相关性。

体格检查

如同病史一样，体格检查必须有明确目标。体格检查的目标是：

• 在记录病史后缩小鉴别诊断范围或确认可疑诊断
• 排除可能合并的病变
• 获取影响治疗的信息

由 A. Graham Apley 教授普及的"视、触、动"的标准系统骨科查体方法应该常规广泛应用。首先，获得患者总体印象。例如，与一名 15 岁体重不足的游泳运动员不同的是，一位 22 岁肌肉发达的橄榄球运动员很可能有前向不稳定。如果患者年龄大于 40 岁，应考虑肩袖撕裂，而如果患者年龄大于 60 岁，不仅需要考虑肩袖撕裂，还应该注意腋神经损伤或臂丛神经麻痹。

在视诊、触诊和 ROM 检查之后，将进行肌力测试（见第 43 章）。所有组成肩袖的肌肉都应非常仔细地进行评估。巨大肩胛下肌断裂可能表现为前向不稳定，而老年患者肩关节脱位后，伴随冈上肌撕裂的并不少见[54]。

一旦获得了对双肩的全面检查，就需要行特殊检查来确诊肩关节前向不稳定。值得注意的是，不稳定是患者的主诉，而不是体检发现。根据定义，不稳定是"症状性移位"，而不仅仅是体检时出现较大幅度的移位。

前面已经描述了大量肩关节不稳定的检查方法，但在文献中，最准确的检查方法是恐惧-复位试验[55]。要进行此检查时，患者仰卧在检查台的边缘，患侧肩部呈外展/外旋位。此手臂姿势被认为是诱发恐惧的姿势，因为它最大限度地增加了盂肱下韧带（IGHL）张力。如果患者有 IGHL 功能不全引起的前向不稳定，对肱骨头前移的约束丧失，患者会有肱骨头脱出关节盂的恐惧感。患者也可能感觉疼痛，但疼痛被认为是一个不太准确的恐惧试验阳性体征[56]。复位试验，或 Fowler 征，是恐惧试验的继续部分，该试验需要检查者在患肢施加后向力以减轻恐惧症状（图 40.7）。在没有提示的情况下，检查者可以移开他或她的手，从而重现恐惧试验的症状。这一操作被称为意外试验或前方释放试验。这些试验的敏感性中等，但有较高的相关特异性。这些检查的正似然比为 6~20[56-58]。

在使用恐惧试验诊断肩关节前向不稳定后[59]，检查者需要排除相关的症状。最重要的伴随症状是肩袖撕裂，这应该通过肌力检查来发现。压腹试验和抬离试验可用于肩胛下肌功能不全的诊断。Jobe 空杯试验评估冈上肌的完整性，巨大的肩袖撕裂可通过坠臂征和吹号征来确定[60]。其他常见的相关病变包括上盂唇自前向后（SLAP）撕裂，后盂唇撕裂或环状盂唇撕裂，肩袖间隙功能不全。众所周知，用体格检查来诊断 SLAP 损伤是很困难的[61]。有趣的是，我们发现，当存在合并 SLAP 损伤时，Obrien 试验对诊断最有效。但是伴随的 SLAP 病变的意义尚不清楚。后盂唇病变可通过后向恐惧试验和 Jerk 试验检测。在 30° 外旋的情况下进行 Sulcus 试验，可以检测肩峰下肩袖间隙功能。

最后，但也是最重要的是对关节松弛的评估。通过许多检查方法可以了解肩关节韧带结构的综合情况。肩关节前方松弛度是通过手臂在体侧外旋来确定的（图 40.8A）。外旋大于 85° 被认为是松弛。肩关节下方过度松弛可用 Gagey 过度外展试验进行评估。患者采取坐位，检查者站于患者身后，检查者手臂在肩关节上方施加应力以防止肩胛骨移动（图 40.8B），患者肩关节被动外展，在肩胛胸壁运动开始前记录下盂肱关节外展的角度，当超过 105° 时考虑肩关节下方过度松弛。根据 Beighton 标准（图 40.8C），对全身韧带松弛度进行评估。

影像学

影像学检查在肩关节前向不稳定的诊断过程中起着至关重要的作用。影像学检查有几个目的，最重要的是确保关节目前没有脱位。影像学检查还可以确定肩盂或肱骨的骨缺损，确定病理解剖，发现合并病变。X 线平片、CT 和 MRI 在诊断肩关节前向不稳定中都有一定作用。

X 线平片最初采集应包括内旋和外旋时的肩关节前后位（AP）、真正前后 Grashey 位及腋位。肩关节内旋 AP 位是对关节和周围结构进行综合评估。意外的病变，如异常钙化和肿瘤，可以通过 X 线检查发现。X 线片也应仔细检查是否存在 Hill-Sachs 损伤。外旋 AP 位也可用以检查是否存在 Hill-Sachs 损伤，只有较大的损伤时才能通过此视图明显地显示出来。Grashey 位用于评估盂肱关节和由于软骨缺损或脱位引起关节病变导致的轻微半脱位或关节间隙变窄。腋位是发现关节脱位的关键，也可用于显示 Hill-Sachs 损伤。所有患者在离开急诊科前都应进行腋位 X 线片检查，以确认盂肱关节是否复位。

标准平片非常有用，但由于肩部的解剖结构，肱骨头和肩胛盂的重叠常常非常明显。因此，应该通过一个专门的视图以评估关节盂和肱骨骨质丢失的情况和严重程度。关节盂骨丢失可以用 West Point 位或 Bernageau 位来检测。Hill-Sachs 损伤很容易通过 Stryker Notch 位或 Didiée 位进行辨别。头斜位（Garth

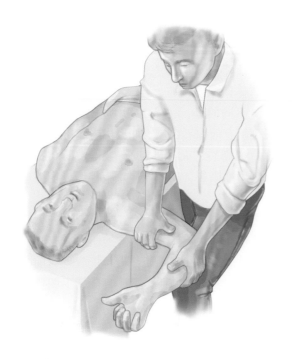

图 40.7　复位试验，或 Fowler 征，是恐惧试验的继续，在该试验中，检查者在手臂上施加向后应力以减轻恐惧症状。使用一个小凳子把左腿放在上面以提供肘部的稳定性是十分有用的

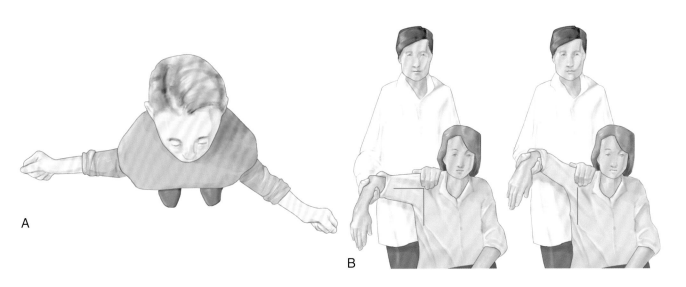

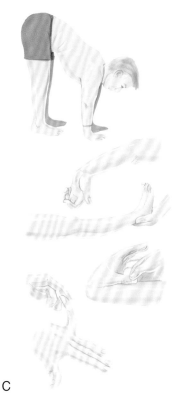

关节	表现	得分
左小指（第5指）	被动背屈＞90°	1
	被动背屈≤90°	0
右小指（第5指）	被动背屈＞90°	1
	被动背屈≤90°	0
左拇指	被动背屈可以触及前臂屈侧	1
	被动背屈不能触及前臂屈侧	0
右拇指	被动背屈可以触及前臂屈侧	1
	被动背屈不能触及前臂屈侧	0
左肘	过伸＞10°	1
	过伸≤10°	0
右肘	过伸＞10°	1
	过伸≤10°	0
左膝	过伸＞10°	1
	过伸≤10°	0
右膝	过伸＞10°	1
	过伸≤10°	0
膝关节完全伸直前屈躯体	手和手掌可以触及地板	1
	手和手掌不能触及地板	0

图 40.8 肩关节松弛度的评价。（A）肩关节前方松弛度是通过手臂在体侧外旋来确定的。超过 85° 的旋转（对于患者的右臂）被认为是松弛。（B）Gagey 过度外展试验。在肩胛胸壁运动开始前盂肱关节外展角度超过 105° 被认为是异常的。（C）Beighton 全身性韧带松弛标准

位）非常有用，因为它不需要复杂的体位就可以充分显示关节盂骨缺失和 Hill-Sachs 损伤大小（图 40.9）。

进一步成像需要先结合患者病史、体格检查和 X 线结果才能进行。CT 常用于确定骨性解剖结构，而 MRI 常用于发现隐匿性软组织病变。最近的研究表明，单独应用 MRI 可以精确测量关节盂骨缺失，从而避免了 CT 扫描。尽管测量的准确性与阅读研究者

的经验和培训水平相关 [62]。任何一种扫描都可以与关节造影联合进行，以增加检查的总体敏感性。在进行标准的关节镜修复固定术前，骨病理学检测是很重要的。需要进一步成像的指征包括多次脱位，脱位和（或）复位容易性增加，体格检查患者手臂外展小于 75° 时恐惧试验阳性，以及肩胛盂骨质丢失的影像学证据。

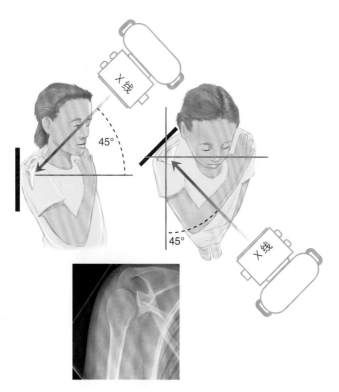

图 40.9　Garth 头斜位充分显示盂骨缺失和 Hill-Sachs 病变

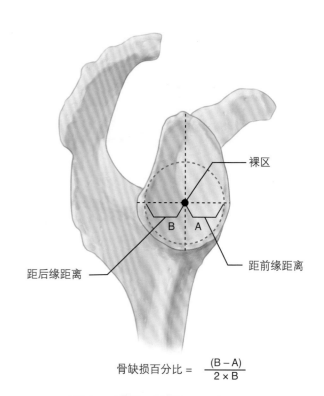

$$骨缺损百分比 = \frac{(B-A)}{2 \times B}$$

图 40.10　用裸区前后距离法测定关节盂骨缺失

　　三维 CT 是定量评价关节盂骨缺损的最好方法。使用这种方式可提供去除肱骨后直面肩胛盂的成像图片。已有许多方法被描述来量化骨缺失，目前还没有达成一致的标准。也许最直接的技术是基于这样的观察：关节盂的下方是一个正圆，而裸区正好位于中心[64]。因此，圆的直径是半径的 2 倍这一简单的数学原理可以用来确定骨缺失的百分比。

　　这种量化方法在文献中被称为完美圆技术[50]（图 40.10）。为了量化骨缺失，使用三维 CT 扫描来去除肱骨。第一个目标是评估裸区的位置。为此，从最上方的盂上结节画一条垂直线。接下来，在前后距离最宽处画一条水平线，这两条线的交点接近裸区。下一个目标是绘制一个以裸区为中心的最佳拟合圆。测量从裸区到后盂缘的距离，再测量从裸区到剩余的前盂缘距离。骨缺失的百分比可以计算为：（后距离）-（前距离）/（2×后距离）。关节盂宽度骨缺失超过 13.5%，被认为是无法通过标准关节镜技术恢复的显著不稳定[44]。

　　如果肩关节不稳定的诊断存在疑虑，或怀疑与肩袖撕裂有关，MR 关节造影是必要的。MRI 能够准确地检测各种软组织病变，但灵敏度仅约为 70%。关节内注射造影剂可使关节扩张，从而获得更好的解剖分辨率，还可以提供比 T_2 成像有更高信噪比的 T_1 像。使用这种造影剂使敏感性提高到 95% 以上[66]。此外，将手臂置于外展和外旋位置会增加 IGHL 张力，并可使隐匿的病损更加突出，从而进一步提高敏感度[67]。图 40.11 显示了各种软组织病变。MRI 在识别 HAGL 损伤方面也很准确（图 40.12），传统上以开放术式处理该损伤。因此，如果仅进行经典的关节镜下修复操作，那么术前的识别是关键[68]。最近的文献表明，CT 关节造影，在确定 HAGL 损伤方面也一样准确，但并不优于 MR 关节造影[69]。

决策原则

　　从根本上说，肩关节前向不稳定患者最重要的决定是手术还是非手术治疗。如果选择手术治疗，必须确定手术类型，方案包括开放、关节镜下稳定术还是 Latarjet（喙突移位）术式。不管用什么方法，治疗的目标是为患者提供一个稳定的、持久的肩关节，并允许患者进行自身想要的活动而不损失生活质量。为了实现这些目标，在做出这个决定时需要考虑很多重要因素。这些因素包括初始脱位的年龄、初次或复发性不稳定、运动赛季或非赛季、运动水平以及合并损伤。

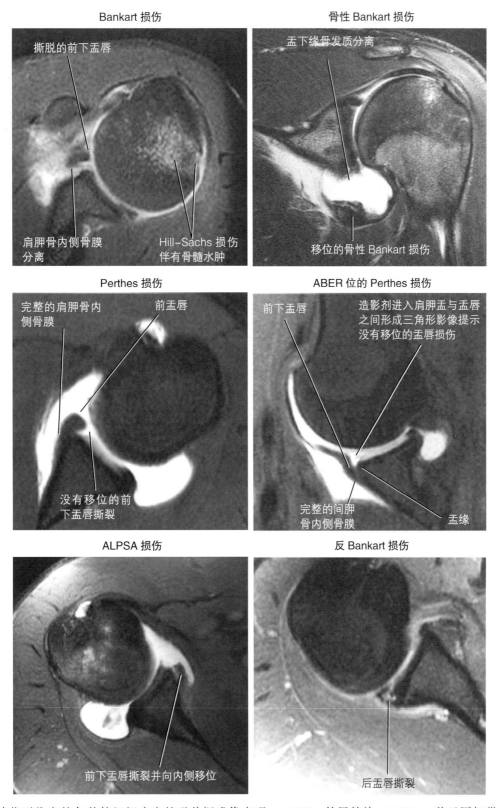

图 40.11 肩关节不稳定的各种软组织病变的磁共振成像表现。ABER，外展外旋；ALPSA，前盂唇韧带骨膜套状撕脱（ Modified from Morrison WB, Sanders TG. *Problem Solving in Musculoskeletal imaging*. St Louis: Elsevier; 2008. ）

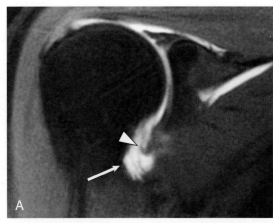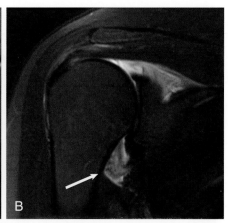

图 40.12　肩关节盂肱韧带撕脱伤的 MRI 表现。冠状面磁共振 T$_1$ 加权（A）关节造影在 T$_2$ 加权（B）图像显示盂肱下韧带（箭头）前束的肱骨撕脱。腋窝隐窝囊附着肱骨的位置太远，即所谓的 J 征（箭号）（Modified from Pope TL, Bloem HL, Beltran J, et al, *Imaging of the Musculoskeletal System*. Philadelphia:Elsevier; 2008）

初次脱位年龄

初次脱位时的年龄是预测不稳定复发的最重要因素。McLaughlin 和 Cavallaro[70] 首先发现 20 岁以下患者的复发率约为 90%。40 岁以上患者的复发率仅为 10%。在麻省总医院一项跨越 20 年的研究中，Rowe[71] 观察到在 20 岁以下的人中有 83% 的复发率。2008 年，Hovelius 等发表了一项最大的前瞻性研究，随访时间长达 25 年[72]。他们还发现，年龄是最重要的预测因素，在 20 岁以下的患者中复发率为 72%，复发率随年龄增长而下降。23～29 岁的人复发率为 56%，30～40 岁的人复发率为 27%。

研究人员还调查了不同年龄段患者的复发率。Marans 等[73] 发现，骨骺未闭合的儿童发生初次脱位后 100% 发生再脱位，平均间隔时间为 8 个月。Olds 等的一项系统回顾[74] 观察到 18 岁及 18 岁以下儿童复发性不稳定的总比率为 73%。这项研究的汇总数据报告了肱骨近端骨骺闭合儿童复发率为 94%。相比之下骨骺未闭合的约 61%，提示骨骺闭合儿童发生肩关节再次不稳定概率比正常儿童高 14 倍。此外，男性复发的可能性比女性高 3.4 倍。然而，老年患者脱位复发率并不会降低到忽略不计的水平。Gumina 和 Postacchini[75] 发现 60 岁以上患者的复发率为 22%。

已发表的许多其他研究间接发现了年龄与复发不稳定性之间的联系[74,76-80]。这些研究的结果可以概括为年轻患者的复发率高，而老年患者的复发率低。在首次脱位时，20 岁以下患者中有 70%～95% 复发，20～30 岁患者中有 60%～80% 复发，40 岁以上患者中有 15%～20% 复发。

年龄也可能在关节镜下稳定术后复发不稳定中起作用[81-84]。Voos 等[81] 报道关节镜下稳定术后不稳定复发的发生率为 18%。25 岁以下伴有韧带松弛和巨大 Hill-Sachs 损伤的患者风险最大。Cho 等[83] 对 26 名平均年龄为 24 岁在关节镜治疗术后再次复发不稳定的患者，进行了开放稳定术，确定年龄有助于作为患者复发不稳定的预测因素，并有助于讨论可能需要翻修手术的风险，包括开放稳定术在内[81]。

初次与复发性不稳定

在初次肩关节脱位后是否进行稳定手术的决定是有争议的[85,86]。4 个随机对照试验[87-90] 和 2 个 Meta 分析[91,92] 已经发表以指导这一决定。4 个随机试验中的 3 个比较了关节镜 Bankart 修复和保守治疗，而第 4 个比较了开放 Bankart 修复和使用吊带治疗。

对这些研究的 Meta 分析表明，与使用吊带或关节镜灌洗术相比，Bankart 修复在术后 2～10 年可显著降低复发不稳定的风险。此外通过使用 Western Ontario 肩关节不稳定指数[93] 作为特定疾病的生活质量测量工具，发现 Bankart 修复可改善 2～5 年的生活质量。然而，在保守治疗组和手术治疗组之间，患者的总体满意度并无差异。

这些试验和 Meta 分析都有很大的局限性，因此得出的结论具有一定的推测性。这 4 项研究中有 2 项选择了不再使用的手术技术，运动水平界定不清，康复方案不同，随访时间长短差异很大。

目前文献支持将 Bankart 修复术用于初次脱位的

年轻人，作为减少复发性脱位的方法，提高生活质量。最近的两个 Markov 决策模型进一步支持了这一观点 [94, 95]。一项回顾性分析比较初次脱位后修复和复发不稳定后修复的结果也支持对初次脱位者进行手术干预 [96]。需要进行深入的基本研究，以更好地证实这些说法。

赛季管理

运动员肩关节前向不稳定的发生率较高，创伤性事件多发生在比赛中 [97]。尽管运动员面临着尽快复出的首要压力，仍有约一半的不稳事件导致运动员有超过 10 天运动暂停 [97, 98]。因此，在运动赛季中肩关节前向不稳定是很难处理的。虽然最终治疗的目标不变，但在竞技运动员中，附加的目标包括尽量缩短停赛的时间、防止进一步的伤害以及确保安全地恢复完全运动 [99]。

在一项对 30 名运动员进行的研究中，这些运动员参加不同的运动项目但都发生了赛季间的肩关节脱位，通过密切监督下的康复治疗程序，而没有进行肢体固定，其中 90% 的人在同一个赛季中复出恢复运动 [98]。75% 的患者穿着 Duke Wyre 或 Sully 支具重新参加运动，而 37% 的患者出现本赛季内复发性不稳定。最终，53% 的患者接受了稳定手术治疗。

军事学院的一项多中心试验随访联系了 45 名大学从事接触型运动的运动员，他们在两个赛季均有脱位或半脱位情况 [100,101]。遵循标准康复方案后，有 73% 的运动员能够在同一赛季恢复比赛（RTP），平均返回时间为 5 天 [100]。然而，只有 27% 的人没有出现进一步的不稳定情况而完成了赛季。在该队列进行的随后研究中，在接下来的赛季，74% 的患者选择关节镜下 Bankart 修复，26% 的患者继续康复治疗 [101]。手术组在随后的赛季中有 90% 的成功率，而康复组只有 40% 的成功率。

这些结果表明，对于高度竞争性的运动员，如果在赛季中出现肩部不稳的情况，尽管有非手术治疗的潜在可能，但也应充分考虑手术干预。由 Owens 等 [99] 提出的规则特别有助于识别适合非手术治疗的患者并帮助其早日重返体育运动。经过全面的体格检查和放射检查后，有首次肩关节不稳症状的运动员，如果没有明显的肩胛盂或肱骨头的骨缺损，目前处于赛季初，有时间进行恰当的康复，那么最适合进行康复治疗和运动专项训练。RTP 的标准包括完全的活动范围和正常的力量。如果可能，RTP 时尽量佩戴支具。

接触型运动的运动员

参加接触型运动的运动员特别容易发生肩关节前向不稳。重返运动赛场非常困难，一项对职业橄榄球运动员的研究证明了这一点，肩关节脱位后无法参加比赛的时间平均是 81 天 [102]。在这一组运动员的序列中，决定进行手术固定通常并不困难。但是，在开放手术和关节镜手术之间作出选择则是有疑虑的。

接触型运动的运动员通常进行开放 Bankart 固定术进行治疗，这是基于其历史上的金标准地位 [103] 和早期报告中关节镜固定术后增高的失败率 [104, 105]。Pagnani 和 Dome [106] 报告美式橄榄球运动员在开放 Bankart 手术后无一例脱位，术后半脱位率 3%。而 Uhorchak 和同事 [107] 报告了在接触型运动的运动员进行开放 Bankart 固定术及前关节囊缝合后 3% 发生脱位复发和 19% 发生半脱位。尽管开放 Bankart 固定术后复发率低，但随着最近更复杂巧妙的关节镜技术发展，为了避免开放 Bankart 固定术后的并发症，关节镜下固定术越来越值得推荐 [99, 108]。最近报道的关节镜下固定术后 13 年的远期随访结果与开放 Bankart 修复手术后的结果相似 [109]。此外，在全美大学生体育协会（NCAA）足球比赛中，关节镜下 Bankart 修复术后的 RTP 高达 90% [110]。橄榄球运动员采用开放性 Latarjet 固定式的也有报道。Neyton 和同事 [111] 随访 12 年未发现术后脱位或半脱位。考虑以上结果，在我们的临床实践中，我们建议对参加接触型运动的运动员采用 Latarjet 手术或关节镜下 Bankart 修复。

合并伤

肩关节前脱位后可发生多种合并损伤，包括肩袖撕裂、大结节骨折、臂丛神经麻痹、腋神经麻痹及腋动脉损伤。合并伤主要发生在老年人群中，40% 患者在脱位后遭受某种形式的损伤 [112]。脱位合并大结节骨折是最常见的，老年患者发生率约为 15%。肩袖撕裂——这是合并伤中第二常见的——老年患者发生率约 10%。神经功能缺陷主要累及腋神经，老年患者发生率约 5%。

确定这些合并伤是至关重要的，因为它们可以明显影响处理方案。伴有大结节骨折的患者通常被认为预后比伴有肩袖撕裂患者更好。肩关节脱位非手术治疗时，伴有大结节骨折患者再发不稳定的概率降低了 3.8 倍 [113]。Hovelius 等 [114] 发现单纯前脱位患者的再脱位发生率为 32%，前脱位伴有大结节骨折患者却无再脱位发生。很少有研究为伴随的大结节骨折的手术固定提供参数。但考虑到大结节小范围移位后会伴有生物力学缺陷，文献中目前的共识是超过 5 mm 的移位骨折需要固定[115, 116]。

老年患者必须仔细评估肩袖功能。肩袖功能障碍与腋神经麻痹相混淆的情况并不少见[117]，任何怀疑前脱位后腋神经麻痹的患者都应该进行超声或 MRI 检查以排除肩袖撕裂。此外，考虑到肩袖撕裂在老年人群中的普遍性，任何既往有肩关节功能障碍的病史都应该被记录下来。如同大结节骨折，很少有可用的文献支持治疗方案[118]。发生肩关节前脱位的老年患者需要仔细监测，有明显功能障碍或疼痛的患者应考虑手术治疗。

当影像诊断显示怀疑有腋神经麻痹的患者没有肩袖撕裂时，可以进行肌电图检查。其恢复的预后很好，一项研究显示恢复率达 100%[75]。

综合

如果选择手术，需要综合上述考虑全面评估患者。Balg 和 Boileau[119] 已经提出了不稳定严重指数评分（Instability Severity Index Score, ISIS）作为确定最终哪些患者从关节镜下 Bankart 修复还是 Latarjet 手术中获益最多。在一项前瞻性病例对照研究中，研究人员确定了 6 个风险因素，会导致关节镜下固定术后令人无法接受的高失败率，将以上因素结合起来作为评分系统（表 40.2）。评分超过 6 分的患者复发风险为70%，而评分为 6 分或以下的患者复发风险为 10%。因此，ISIS 大于 6 分的患者应该接受开放的 Latarjet手术。而 6 分或更少的患者可以接受关节镜下 Bankart修复[120]。类似的病例对照研究也发现，如果 ISIS 等于 4 分或更高时失败率高达 70%，如果 ISIS 小于 4 分失败率仅为 4%[121]。当前，参与接触型或投掷型运动的 20 岁以下竞技运动员就诊时，应根据风险、收益，在 Latarjet 和关节镜 Bankart 重建中二选一。

治疗方案

治疗选择可分为现场急性复位、急诊科复位、非手术吊带固定、康复以及手术。

现场处理

尽管运动中创伤性肩关节脱位的发生率很高，但指导早期治疗的文献却少得惊人。根本上说，可以将

表 40.2 不稳定严重指数（ISIS）

预后因素	得分 / 手术方式
手术时年龄（年）	
≤20	2
>20	0
术前参加的运动	
对抗性的	2
娱乐性或无	0
术前运动类型	
对抗性或过头用力	1
其他	0
肩关节过度松弛	
前向或下方	1
正常松弛度	0
前后位平片的 Hill-Sachs 损伤	
外旋位可见	2
外旋位不可见	0
前后位平片的关节盂缺失	
可见缺失	2
无损伤	0
总分	
≤ 4	关节镜下 Bankart 手术
4～6	目前的研究建议开放手术，但不确定
>6	切开 Latarjet 手术

From Balg F, Boileau P. The instability severity index score. A simple pre-operative score to select patients for arthroscopic or open shoulder stabilisation. *J Bone Joint Sur Br*. 2007; 89: 1470-1477.

现场处理分为尝试复位与直接转到急诊科。

根据经验，存在一个短暂的时间窗口，在此期间脱位引起明显的疼痛，但肌肉痉挛尚未发生。在此情况中，假如患者有意愿并服从治疗，则可尝试进行现场复位。在复位尝试之前进行一次集中的神经血管检查。只进行一次复位尝试。复位是通过纵向牵引配合温柔地前提拉。如果不能轻松地进行现场即刻复位，运动员可以被护送到训练室并以俯卧姿势放置，肩前屈 90° 左右。如果可以的话，让运动员提一个重物。温和的牵拉结合上肢轻度外旋与肩胛骨推拿手法通常是一种成功的复位技术，无需使用镇静剂或止痛剂[122]。如果成功复位，疼痛可明显缓解，队医应该考虑到患者需要进一步放射线检查，以排除骨损伤。如果不能复位，应将患者转移去急诊科。

急诊科处理

到急诊科就诊的疑似肩关节前脱位患者必须接受全面的评估。包括病史、完整的体格检查和 X 线片。X 线片必须包括相互垂直的影像角度，包括 AP 位和腋位。肩胛骨的 Y 位片不足以诊断肩关节是否脱位。如果患者不能忍受腋位片拍摄，可以改为改良的腋位片，称为 Velpeau 位 [123]。这种摄片不需要受伤的肩关节外展，任何没有脊柱损伤的患者都能拍摄。在拍完肩关节前脱位的影像后，临床医生必须决定给予镇痛 / 镇静和复位处理。

镇痛 / 镇静方法中不仅包括镇痛或镇静药物 [124]，还有关节腔内注射 1% 利多卡因 20 ml，或静脉注射镇痛剂加或不加镇静剂。一份 Cochrane 综述显示关节腔内注射利多卡因和静脉注射镇静剂对复位成功率、复位时疼痛缓解与术后的疼痛没有差异 [125]。关节内注射利多卡因可能具有耗资少、成本效益好、急诊留置时间短的特点 [126]。

肩关节前脱位的复位方法有许多，但没有一种技术是 100% 有效的，因此，重要的是临床医生要熟悉几种不同的手法，以确保快速复位 [127]。最近，多个机构的许多非随机和随机试验已经证明，使用 Milch 技术可以提高复位成功率并缩短复位时间 [128, 129]。重要的是，Milch 技术不需要任何形式的镇静或关节内注射，这是我们首选的肩关节复位技术 [130]。此技术是通过缓慢地外展和外旋肩关节持续 5~15 分钟，一旦手臂达到外展 90° 并外旋 90° 时，通常关节会自发复位。如果没有自发复位，可以使用一种改良手法，即用一只手沿肱骨长轴轻柔地纵向牵引，另一只手将肱骨头向外上方推拿，以达到复位的目的 [124]。

非手术吊带固定与康复

传统上，在复位后肩关节需要固定一段时间，并可开具一个疗程物理治疗。然而非手术治疗的这一基本原则最近受到质疑，因为固定时间范围跨度很大，但脱位复发率相似。迄今为止，5 个循证等级 I 级的研究和 1 个 II 级的研究调查了制动时间和不稳复发的发生率 [131]。Hovelius 和同事进行队列研究，通过对瑞典患者进行了长达 25 年的随访，构成了 5 个 I 级研究中的 4 个 [72,114,132,133]。比较固定 1 周或更短患者与固定 3~4 周的患者时，在 4 个分析时间中的任何一个时间，对复发性脱位的发生率或手术的必要性均无统计学差

异。在其余的研究中也得出了类似的结论 [77, 134]。

固定位置也有争议。基于 MRI [135] 和尸体 [136] 的研究结果，证实在前臂外旋位，Bankart 损伤和关节盂之间移位程度降低而接触力增加。Itoi 等 [137] 首先报道了一项随机对照试验的结果，该试验比较了内旋固定和外旋固定。他们发现，外旋位固定 3 周的患者复发性不稳定的发生率降低。然而，这项研究有很多局限性，后来进行了更大规模的试验。Itoi 等 [138] 通过意向性治疗分析，再一次证明不稳复发率降低了。外旋治疗的依从性明显较差。一项独立但规模较小的研究也揭示了接受治疗的患者 100% 都有不满 [139]。平均随访 30 个月时复发率差异无统计学意义。在 MRI 评估中，肩关节固定在外展位、30° 外旋位可改善 Bankart 损伤的复位，有助于降低初次脱位后的复发率 [140]。对这些数据的 Meta 分析未能证明内旋和外旋固定之间有显著差异 [141]。目前，我们选择简单的吊带固定约 1 周，或持续到患者可以自如地使用肩关节。

手术处理

如果选择外科手术，则有各种各样的选择；事实上，人们已经描述了 300 多种不同的技术。虽然绝大多数的技术现在都已经成为历史，但许多仍然在使用。可选择包括开放、关节镜及辅助技术、补救手术与翻修技术（见专栏 40.1）。

切开将分离的关节囊盂唇复合体解剖修复至前关节盂缘，即 Bankart 手术 [19]，历史上被认为是"金标准"。然而，这种手术技术要求很高，会损伤肩胛下肌，而且康复进展缓慢。关节镜下 Bankart 修复手术技术经过多年的进步，随着带线锚钉的引入，可以将组织固定在肩盂上，关节镜技术正逐渐被认为等同于开放手术修复 [142-144]。

治疗 Hill-Sachs 的方法有很多，包括观察、关节镜下填塞、逆行性嵌压解除及同种异体骨软骨移植 [145,146]。Wolf 等讨论了关节镜填塞治疗嵌合缺损的方法 [147]。通过在骨缺损处行后关节囊固定术与冈下肌肌腱固定术来增加稳定性。随访 2~10 年，除 4% 的患者有复发外伤性脱位外，无其他并发症。许多研究都支持填充技术和关节镜下解决嵌合缺损的方法。

喙突骨块移位术是 Bankart 解剖重建手术的替代方法。最常用的喙突骨块移位是 Latarjet 手术 [149]。该技术最初于 1954 年描述，后来由 Patte [150] 改良为现在的步骤。虽然移位骨块对肩胛盂骨缺损是有利的，但 Patte 认识到所谓的阻挡作用只是 Latarjet 手术预

专栏 40.1 肩关节前向不稳的手术方式选择

开放式手术
Bankart 修复术 [19]
- 进行 Bankart 修复，将盂唇重新连接到关节盂的前关节缘。
- 这种修复通常与关节囊移位（无关节囊缝合）相结合，以恢复盂唇关节囊复合体的张力。

喙突移位
- 进行喙突移位术，将喙突的一部分连同联合腱转移到前关节盂颈，用 1 枚或 2 枚螺钉将其固定在关节盂上。

Bristow 术 [165]
- 进行 Bristow 手术，转移喙突的最远端 1 cm。
- 保留 CA 韧带。
- 用 1 枚螺钉将喙突固定在肩胛盂上。

Latarjet 术 [149]（Patte 改良术）[150]
- 进行 Latarjet 手术转移喙突远端 2~3 cm。
- 喙肩韧带断开后保留 1 cm 残端。
- 用 2 枚螺钉将喙突下部固定在肩胛盂上。
- 喙肩韧带与前盂肱关节囊缝合在一起。

Latarjet 术（等弧改良术）[36]
- 进行 Latarjet 手术转移喙突远端 2~3 cm。
- 用 2 枚螺钉将喙突的内侧部分固定在肩胛盂上。
- 喙肩韧带无需复位。

前关节囊盂唇重建术 [166]
- Jobe 设计的前关节囊盂唇重建术可以解决经常过顶动作运动员的不稳定问题。
- 前关节囊盂唇重建是一种以关节盂为基础的关节囊移位术。
- 前关节囊盂唇重建可作为 Bankart 修复的辅助手段 [167]。

关节镜手术
Bankart 修复术
- 采用 Bankart 修复术，用缝线固定将盂唇重新连接到关节盂前关节缘 [168]。
- 由于失败率高，关节镜下使用平头针或穿关节盂缝合（称为 Caspari 技术）不再被认为是现代的做法 [169]。

喙突移位
- 在进行喙突移位术时，使用高度专业器械将喙突远端截取 2~3 cm [170]。
- 喙突韧带无需复位。
- 喙突移位手术可与 Bankart 修复术结合使用 [171]。

前关节囊折缝术 [172]
- 前关节囊折缝术是关节镜下重建前关节囊盂唇的方法。

补充手术
Remplissage 术 [173]
- Remplissage 在法语中的意思是"填充"。
- Remplissage 术是在有大的 Hill-Sachs 损伤的患者使用。
- 关节镜下使用缝线锚钉将冈下肌和后关节囊固定在 Hill-Sachs 损伤中。

同种异体肱骨头移植 [174]
- 肱骨头移植手术用于患有大的 Hill-Sachs 损伤的患者。
- 将同种异体骨关节移植物插入病变部位以防止咬合不稳。
- 同种异体肱骨头移植通常采用开放手术进行，但关节镜技术已经发展起来。

肱骨头部分修复术 [175]
- 肱骨头部分修复术用于患有大的 Hill-Sachs 损伤的患者。
- 部分肱骨头修复术是肱骨头同种异体移植的替代方法。
- 在 Hill-Sachs 损伤中插入钴铬关节假体。
- 所报告的技术是与 Latarjet 手术结合使用的。

肩袖间隙闭合术 [176]
- 肩袖间隔闭合术使盂肱中韧带向盂肱上韧带靠近。
- 肩袖间隙闭合术可以在开放或关节镜下进行，以限制外旋。

翻修或救助手术
髂骨植骨术 [41]
- 在前盂严重骨缺失的患者中，可进行髂骨植骨术。
- 自体髂骨移植物的轮廓与关节盂的凹陷相匹配，并用空心螺钉固定。

肱骨半关节置换术 [177]
- 肱骨半关节置换术传统上适用于肱骨头骨质缺失大于 45% 和原有退行性关节炎的老年患者。
- 肱骨假体必须后倾 50° 以达到稳定。

肱骨旋转截骨术 [178]
- 对患有严重 Hill-Sachs 损伤的患者进行肱骨旋转截骨术。
- 进行肱骨头下外旋截骨术，将 Hill-Sachs 病变旋转到关节盂轨道之外。

同种异体移植前关节囊盂唇重建术 [179]
- 对于因全身软组织疾病、电热性关节囊坏死或反复手术肱骨缺损而导致严重关节囊缺损的患者，可进行同种异体前关节囊盂唇重建术。
- 通过开放手术进行同种异体前关节囊盂唇重建；同种异体肌腱用于重建盂肱下韧带和盂肱中韧带，肱骨侧用生物可吸收螺钉、肩胛盂侧用缝线固定。

防不稳定复发作用的一部分。他将这种机制描述为三重效应：①一种联合肌腱的悬吊效应，使前下关节囊与下半部分的肩胛下肌在外展和外旋时更加紧张；②增加关节盂整体大小的骨性效应；③前关节囊和喙肩韧带残端修复后的韧带效应[151]。

关于 Latarjet 手术的实用性，存在两种观点[152]。在英语国家，它主要应用于翻修手术或在术前发现关节盂明显骨缺损[36]。但在法语国家，Latarjet 手术可被应用为初次手术，即使在没有关节盂骨缺损的情况下也是可行的[153]。

🔨 作者首选技术

关节镜下 Bankart 修复术（图 40.13）

患者体位与摆放

- 将患者麻醉并进行检查。
- 将患者置于侧卧位。
- 使用肩关节牵引装置，该装置具有侧向头端牵引功能。臂架的角度为外展 45°，前屈 15°，纵向牵引重量为 5~7 磅，横向牵引重量为 5 磅。
- 床旋转约 50°，以便更好地进入肩关节前方。
- 在肩部标记上骨性标志。

关节镜检查的入路定位和诊断

- 建立一个标准的后方可视入路。使用"罗密欧三指剥离法"来创建入路，识别冈下肌和小圆肌之间的软点。然后用剥壳手法触诊关节线。与关节线保持一致是至关重要的。
- 将关节镜引入关节，肩袖间隙即可被识别。在透视的帮助下，插入一根 18 号的脊椎穿刺针，取出其针芯。这根穿刺针既可用于流出灌洗液，也可用作探针。
- 关节镜探查，首先评估肱二头肌止点。观察肱二头肌至肌间沟并将其拉到关节内检查病损。然后将关节镜指向冈上肌止点，接着是冈下肌和肱骨头后外侧。此时可发现 Hill-Sachs 损伤。接下来，检查腋窝下隐窝是否有 HAGL 损伤或游离体。5 点钟方向的肩胛盂通常可以在这个位置检查，肩胛盂盂骨连接点在其后方和上方。接下来检查肩胛盂和肱骨头的关节软骨。最后，关节镜被推进到关节的前部，在这里前盂唇可被识别，通常是分离的或有瘢痕的，就像在 ALPSA 病变中观察到的那样。检查肩胛下肌腱完成诊断评估。
- 一旦确认 Bankart 损伤，使用由外向内的技术建立两个入口。在肩袖间隙的最上方放置一个 5.5 mm 螺纹套管。它也可稍微偏向中间。在肩胛下肌腱上缘放置一个 8.5 mm 螺纹套管。这根套管稍偏外侧，以便有合适的角度植入锚钉。

盂缘的准备

- 使用从高位入口插入的盂唇剥离器械，将盂唇从盂颈分离出来。这一操作是手术的重要部分，对手术的成功至关重要。或者，如果遇到明显瘢痕化的病变，可

以使用钩状烧灼探针，但必须极其谨慎。
- 很难确定盂唇何时已经被充分松解游离。一个有用的测试是将刨刀插入关节，打开刨刀头，打开吸引器。如果盂唇浮到解剖位置，松解就完成了。
- 下一步，刨刀被放置在肩胛盂的颈部，用来使骨新解化并创造一个出血的表面。

植入锚钉

- 仔细评估撕裂部位，确定缝合锚钉位置。通常使用 3 个或 4 个锚钉。
- 使用针对所使用的锚钉的植入技术，通过下方的套管在大约 5 点钟的位置放置一个单缝线锚钉。它应该与关节盂成 45° 角并刚好位于关节盂表面。
- 确定前方缝合的缝线端（即最靠近盂唇的那根缝线），并使用从上方入口插入的抓钳抓出缝线。

盂唇修补术

- 过线技术，一个简单的缝合方法即可实现盂唇的修复。
- 关节镜下的过线器，如 Spectrum 缝线钩（Conmed Linvatec, Largo, FL），装载 90 cm 长的 0 号聚二氧环己酮（PDS）缝线，并通过下方的套管。
- 将爪钳插入上方的入口。
- 用爪钳抓住盂唇并将其向上牵拉。然后，在缝线锚钉水平下方 5~10 mm 和唇缘外侧 1 cm 处，缝合器穿过关节囊组织。PDS 缝线随后进入关节。释放爪钳，然后使用爪钳通过上方的入口取出 PDS 缝线。
- PDS 缝线拉出套管后，打一个不完整的简单结。通过结环，将准备缝合盂唇的缝线端通过打紧结扣，然后从盂唇组织穿过，拉出缝合器。
- 从下方套管中取出 PDS 线，通过下方套管将剩余的 PDS 拉出，从而完成缝线传递。

打结

- 以缝合组织的缝线端作为打结的轴线以确保线结远离关节面。我们倾向于使用滑动 Duncan 关节镜结，但任何关节镜结都可以使用。

作者首选技术

关节镜下Bankart修复术（图40.13）（续）

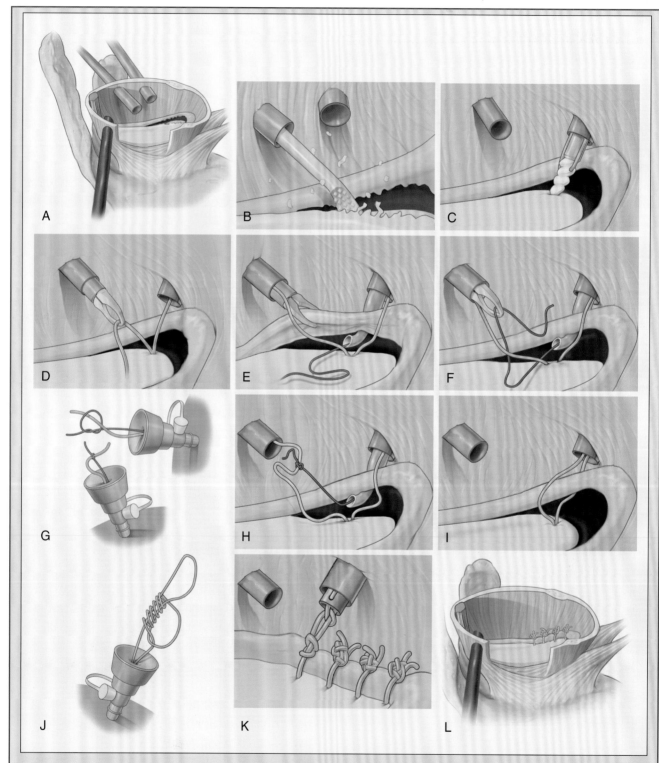

图40.13 关节镜下 Bankart 修补术。（A）患者侧卧位。"高"和"低"的入口建立在肩袖间隙。（B）用盂唇剥离器将盂唇从关节盂颈上分离。（C）缝合锚是从45°角插入关节盂表面。（D）确定前侧缝合分支，使用爪钳将其停靠在高位入口。（E）关节镜下的缝合器用于穿透关节囊组织，而钳子则使盂唇上移。PDS缝线进入关节。（F）PDS缝线从高位入口取出。（G）打一个不完整的结，将缝线穿过过线器。（H）收回过线器，完成过线。（I）过线完成，通过组织的缝线现在是缝线打结轴线。（J）使用打结器将滑动Duncan环打结并通过。（K）接下来的锚钉顺序植入3~4颗以完成前方结构的重建。（L）修复完成

作者首选技术

关节镜下 Bankart 修复术（图 40.13）（续）

- Duncan 结紧，易操作，可以用推结器推过。助手可以通过上方入口使用抓钳来帮助准确地放置线结。然后将 4 个方向相反的结打紧以确保打结成功。然后用关节镜剪刀将缝线剪断。

修复完成

- 根据在第一颗锚钉植入之前制订的计划，有顺序地将锚钉以相同的方式放置。
- 应持续向上提拉盂唇关节囊组织，以维持盂唇关节囊复合体的张力。

关闭伤口

- 使用钩形探头仔细评估已完成的修复。
- 如果需要，可以执行附加手术，如 Remplissage 术或肩袖间隙闭合。
- 从肩部取下套管。
- 用 3-0 可吸收缝线间断关闭入口。
- 用 20 ml 布比卡因配肾上腺素在入口周围注射。
- 将手臂放入带有长枕的吊带中。

作者首选技术

Latarjet–Patte 喙突移位术（图 40.14）

患者体位和准备

- 在肩胛骨后面垫一块毛巾，让喙突更突出。
- 将患者摆在 30° 改良的沙滩椅位。
- 进行麻醉，并检查。
- 消毒铺巾，使用充气式手臂体位架固定。

暴露

- 标记手术标志，包括喙突和腋襞。
- 从喙突直接向下做一 5 cm 切口到腋襞。
- 使用三角肌胸大肌入路。
- 通过头静脉识别三角肌和胸大肌间隙。通常使用 Taylor 拉钩将头静脉和三角肌一起向外牵开，然后在内侧继续分离。使用 Richardson 拉钩向内侧拉开。
- 在切口的上极通常可见一从头静脉分出的横行静脉。应将该静脉用线结扎，防止术后血肿。
- 识别联合腱，马上用 Hohmann 拉钩插入喙突上方拉开。
- 将手臂置于 45° 外旋、30° 外展位，帮助显露喙肩韧带（CI）。

喙突游离

- 联合腱外侧进行锐性分离。
- 喙肩韧带在喙突止点的外侧 1 cm 处断开，标记以便后续修复。
- 将手臂放回中立位。
- 暴露胸小肌的喙突止点并锐性离断。

喙突截骨

- 用双齿拉钩或 Darrach 拉钩将胸小肌拉开，暴露喙突基底部。

- 用直角往复锯从内向外在基底部截断喙突，大约在喙突尖向后 2 cm 的喙突肘部。
- 松解喙突基底外侧的喙肱韧带。
- 喙突应完全游离，从切口下方拉出。将喙突放在 Darrach 拉钩上。

喙突准备

- 识别喙肩韧带，用 Allis 钳钳夹残端。用巾钳夹住喙突。
- 用高速磨钻去除喙突下表面皮质。
- 用小骨块工具组套里的 3.5 mm 钻头进行钻孔。钻孔的方向应该在骨块贴紧关节盂时，与关节面有几度的偏移。
- 然后将喙突塞回切口。

暴露关节盂

- 识别肩胛下肌，在肌腹中部沿着肌纤维走行横行劈开肩胛下肌。
- 将纱布向上塞进肩胛下窝，把肩胛下肌顶起来。
- 在肩胛颈上部打入一根粗大的斯氏针，牵开肩胛下肌上部。
- 紧邻关节盂缘纵行切开关节囊 1 cm。
- 从关节囊切口放入肱骨头拉钩牵开肱骨头。
- 在内侧放入肩胛颈前拉钩进一步扩大视野。
- 切除前下关节囊和盂唇，掀开关节盂颈前下方的骨膜。用骨刀切除游离骨块。

喙突移位

- 用骨刀去掉前下盂骨皮质，准备喙突移位。

作者首选技术

Latarjet-Patte 喙突移位术（图 40.14）（续）

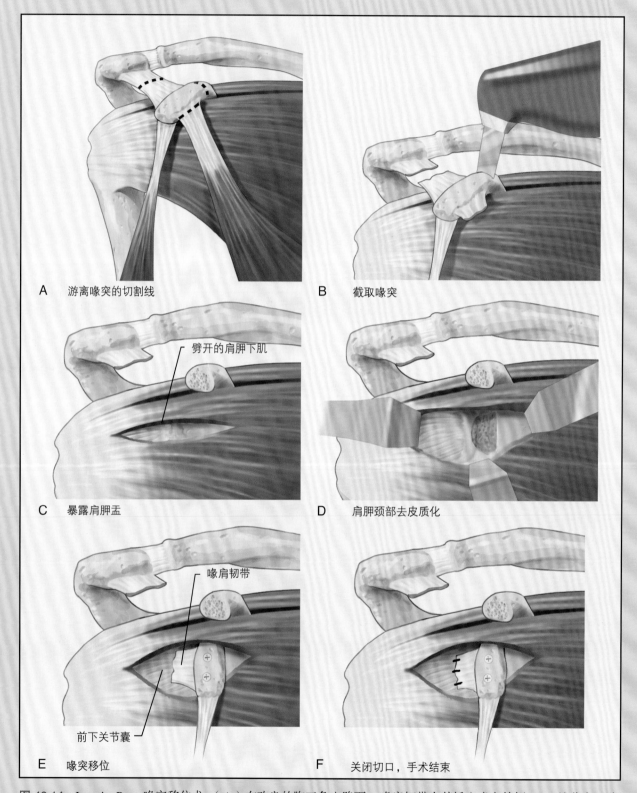

A　游离喙突的切割线

B　截取喙突

劈开的肩胛下肌

C　暴露肩胛盂

D　肩胛颈部去皮质化

喙肩韧带

前下关节囊

E　喙突移位

F　关闭切口，手术结束

图 40.14　Latarjet-Patte 喙突移位术。（A）在改良的胸三角入路下，喙肩韧带在其插入喙突外侧 1 cm 处分离。胸大肌的附着点沿着喙突急剧减少。（B）用直角往复锯在喙突顶端后约 2 cm 处对喙突基底部进行截骨。（C）肩胛下肌水平分开。（D）在进行垂直囊状切开术后，切除前下囊和盂唇，抬高前下盂颈的骨膜以暴露骨质。（E）将喙突移位并用 4.0 mm 空心螺钉拧入到位。（F）保留的喙肩韧带残端缝合在前下关节囊

作者首选技术

Latarjet-Patte 喙突移位术（图 40.14）（续）

- 从切口取出喙突。将 30 mm 长、4.0 mm 的空心螺钉置入喙突上方的孔中。该螺钉起操纵杆的作用，把持喙突复位到肩胛盂颈部。仔细评估适合的位置，以确保螺钉不会太偏内侧或太偏外侧，导致喙突突出。
- 从喙突下孔插入 1.25 mm 导丝以保持复位。导丝插入时应与关节面成角约 10° 以避免螺钉穿透关节面。然而，过度的内侧成角会使移植物移位，并有损伤肩胛上神经的风险。
- 对复位效果进行评估。如果可以接受，则将第二根 1.25 mm 导丝插入位于上孔内的空心螺钉中。再次对复位效果进行评估。如果可以接受，则将上孔内的空心螺钉移除。

- 然后使用 2.7 mm 空心钻头在肩胛盂上钻透双侧皮质。
- 30 mm 空心螺钉再次在上孔使用，测量下孔的骨道长度，然后插入合适长度的 4.0 mm 空心螺钉。

关闭切口

- 将上臂外旋，用 1 号缝线将喙肩韧带断端与前下关节囊缝合在一起。
- 如果需要的话，水平切开关节囊将上下的关节囊重叠，但这种手术通常不做。
- 裂开的肩胛下肌无需修复。
- 伤口的其余部分分层缝合。

对于盂骨缺损较大的患者或翻修病例，同种异体移植的关节盂骨加强术是稳定术的另一种方法（见第 43 章）。

术后处理

关节镜下 Bankart 修复术。患者出院后需始终佩戴吊带和枕垫。术后近期目标主要是保护修复，开始温柔的被动和主动协助下的关节活动，并控制疼痛。前 2 周避免主动外旋、后伸和外展。3 ~ 4 周内关节活动度目标为前屈 90°、外展 90° 和外旋 15°。

在第 4 周时，白天可停止使用吊带，但如果存在担心，睡觉时可继续使用。温和的关节活动度训练持续进展到前屈上举 130°、外旋 30°。开始拉伸运动和本体感觉活动，同时进行肩胛骨力量训练。

在第 8 ~ 10 周时，关节活动度应进展到完全活动度，并可开始力量锻炼。4 个月时，继续力量锻炼，并开始进行运动专项物理治疗。

RTP 标准包括活动度完全正常、满意的肌肉力量和耐力、无主观和客观不稳定。一般来说，非接触型运动员可以在 4 个月后重返赛场，而接触型运动员可以在 6 个月后恢复比赛。

Latarjet-Patte 喙突移位术。Latarjet-Patte 术后的康复与 Bankart 术后有很大不同[153]。患者手臂在一个简单的吊带固定即可出院。吊带连续使用 2 周。2 周后脱下吊带开始肩关节的活动，允许进行所有普通的日常活动。在术后 1 个月时，开始不受限制的关节活动度练习。恢复运动的标准与 Bankart 术相同，但还

要包括喙突移植物骨性愈合的影像学证据。参加接触型运动的运动员通常可以在 3 个月后返回赛场。

结果

根据若干系统综述和 Meta 分析的结果，现有的最佳证据表明：

- 初次肩关节前脱位后吊带固定的持续时间不影响不稳定复发的发生率。
- 手臂在内旋或外旋时的固定不会影响肩关节复发不稳定的发生率。
- 与吊带固定相比，关节镜下 Bankart 修复术可降低首次肩关节前向脱位后不稳定复发的发生率，并可改善短期生活质量。
- 治疗复发性肩关节前向不稳定时，证实了关节镜下 Bankart 修复术与开放 Bankart 修复术在恢复工作和功能结果上一致。
- 治疗复发性肩关节前向不稳定时，关节镜下 Bankart 修复术与开放 Bankart 修复术相比，ROM 略有改善。

并发症

手术治疗后最常见的并发症是不稳定复发。然而，基于文献中许多不同定义复发不稳定的发生率很难估计[156]。术前的危险因素也使不稳定的预测变得困难。Aboalata 等[109] 报告在 13 年的随访中，关节镜下稳定术后再脱位率为 18%。Marshall 等[157] 随访 51 个月，发现 29% 的首次脱位患者和 62% 的多次脱位

患者术后出现不稳定。一项系统回顾报告，碰撞性运动员的再脱位率为 5.9%～38.5%，而非碰撞性运动员的再脱位率为 0%～18.5%[158]。感染和神经麻痹虽然少见但却有发生。

　　喙突骨块移位术后，特别的风险包括内固定断裂或内固定引起的疼痛[159]。喙突移植物可能出现纤维愈合，或无愈合，或移位。人们也越来越认识到喙突移植物的骨溶解问题[160]。

未来展望

　　尽管有多项研究调查了肩关节前向不稳定的许多方面，但仍然缺少高质量的证据。必须继续进一步的研究，以确定最佳的影像诊断模式，并用于指导治疗[161]。由于试验设计不理想，术后固定姿势的问题没有得到充分解答。对于初次肩关节脱位患者是否需要接受手术治疗的争议问题需要严格的随机对照试验确定是否采用现代带线锚钉固定、标准化理疗以及进行年龄和性别分层。同样，开放还是关节镜下手术，特别是对参加接触型运动的运动员，仍尚未明确。

选读文献

文献：Yamamoto N, Itoi E, Abe H, et al. Contact between the glenoid and the humeral head in abduction, external rotation, and horizontal extension: a new concept of glenoid track. *J Shoulder Elbow Surg*. 2007; 16(5): 649.
证据等级：生物力学研究
总结：这篇文章介绍了"关节盂轨迹"的概念，用来评估肩胛盂和肱骨头的骨缺损情况。

文献：Kirkley A, Griffin S, Richards C, et al. Prospective randomized clinical trial comparing the effectiveness of immediate arthroscopic stabilization versus immobilization and rehabilitation in first traumatic anterior dislocations of the shoulder. *Arthroscopy*. 1999; 15(5): 507.
证据等级：Ⅰ级
总结：在这项研究中，首次脱位的患者被随机分配到关节镜稳定手术组和悬吊固定组，发现西安大略肩关节不稳定指数显著改善，再脱位风险显著降低。

文献：Balg F, Boileau P. The Instability Severity Index Score. A simple pre-operative score to select patients for arthroscopic or open shoulder stabilisation. *J Bone Joint Surg* Br. 2007; 89B(11): 1470.
证据等级：Ⅲ级
总结：在这项前瞻性病例对照研究中，确定了关节镜下 Bankart 手术失败的危险因素。提出了一个简单的评分系统，用来确定哪些患者适用 Latarjet 手术，哪结患者适用关节镜下 Bankart 手术。

文献：Burkhart SS, De Beer JF. Traumatic glenohumeral bone defects and their relationship to failure of arthroscopic Bankart repairs: significance of the inverted-pear glenoid and the humeral engaging Hill-Sachs lesion. *Arthroscopy*. 2000; 16(7): 677.
证据等级：Ⅳ级
总结：在这项回顾性研究中，分析了关节镜下 Bankart 修复手术失败的原因。Burkhart 和 De Beer 认识到显著的骨缺损与高失败率有关。

（Stephen R.Thompson, Heather Menzer 著
刘子铭 译　何震明 校）

参考文献

扫描书末二维码获取。

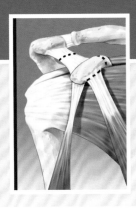

第41章

肩关节后向不稳定

肩关节后向不稳定是一种特殊的疾病，除了表现为不稳外，疾病的诊断也很困难，并且在治疗上存在技术挑战。肩关节后向不稳定尽管不如前向不稳定常见，仅占所有病例的 2% ~ 10%，但这种情况在运动员群体中正得到越来越多的认识 [1-4]。Mclaughlin 等首先认识到肩关节后向不稳定有多样的临床表现，从锁定性肩关节后脱位到复发性肩关节后脱位（recurrent posterior subluxation, RPS）[2]。其原因是多因素的，包括急性创伤性损伤、反复微创伤和非创伤性或韧带性松弛 [5]。在普通人群中，癫痫发作和电击伤是引起肩关节后脱位的罕见原因，创伤引起的肩关节脱位更为常见，受伤的机制是内收、内旋和前屈的上肢受到后向的直接撞击，如摔倒时手向前撑地 [6]。然而，在运动员群体中，不稳定是由于反复的微创伤造成的，这种微创伤可能发生在各种负荷条件和不同的手臂位置中 [2, 7]。肩关节后向不稳定患者的诊断和潜在病理在识别方面非常有挑战性。治疗包括保守治疗和手术治疗。后向不稳定的手术治疗包括开放手术和关节镜手术，随着手术技术的进步以及并发症的降低，关节镜手术近来越来越受到人们的欢迎。

背景

复发性肩关节后脱位（RPS）可见于过顶运动员、棒球击球手、高尔夫球手、网球运动员、蝶泳和自由泳运动员、举重运动员、橄榄球运动员和美式橄榄球锋线队员中 [8-10]。其他可能出现 RPS 的运动包括射箭、射击和使用轮椅的运动 [11]。不同于急性创伤性脱位，RPS 的病因是由于反复的微创伤导致后方关节囊变薄和盂唇撕裂。在过顶运动员中，适应性结构改变合并作用于盂肱关节的高应力导致了后方关节囊挛缩和后上盂唇撕裂，这是一种截然不同的损伤机制。

寻找运动员 RPS 潜在病因的诊断和检查往往难度很大。这些患者表现为模糊而弥漫的肩痛和疲劳，且没有特定的外伤史。确定 RPS 患者的发病机制和治疗方式需要详细的病史、体格检查和特定的影像学检查。诱发性临床试验以及先进的成像技术如磁共振关节造影有助于诊断运动员人群中的 RPS。完整的病史应包含损伤机制，包括真性肩关节后脱位、反复的微创伤、急性或慢性半脱位；需要明确肩关节不稳定的具体方向，即后上、后方、后下；以及不稳定的模式，包括是否为单向或多向不稳定。所有这些因素都应该被记录和考虑，因为它们最终会影响治疗和结果 [12]。肩关节的结构异常，包括盂唇、关节囊、支撑韧带或肩袖，也必须考虑到，以最大限度地优化治疗结果。

后盂肱关节稳定术已从各种开放性手术发展到全关节镜手术 [13]。这有助于更好地识别关节内病变的修复 [14]。随着疗效的改善，临床和生物力学研究还在不断帮助我们完善 RPS 的手术方法。

发病机制

后方关节盂唇、关节囊和下盂肱韧带（inferior-glenohumeral ligament, IGHL）后束是在肩关节外展 45°~ 90° 之间对抗肱骨头后移的主要稳定结构 [15]。后方关节囊定义为肱二头肌腱关节内部分和 IGHL 的后束之间的区域。这个区域是肩关节囊最薄的部分，不包含任何支持性韧带结构，反复应力下容易变薄弱 [16]。

RPS 的发病机制与盂肱关节所承受的特定的重复性应力有直接关系。这与创伤情况下患者可能遭受急性关节囊盂唇分离或反向 Bankart 撕裂的发病机制不同（图 41.1、41.2）[17]。在 RPS 中，特定的活动，如网球反手、高尔夫球或棒球后摆、投掷的跟进阶段和游泳的划水阶段都可能导致 RPS。俯卧撑、卧推和足球比赛的阻挡也会产生一个向后的应力作用于后方关节囊盂唇复合体。由于运动员在接触和非接触性运动中使用不同的姿势，还可能存在许多正在不断得到确认的其他机制。

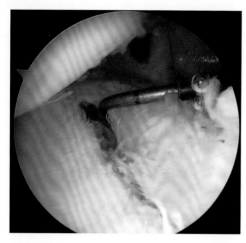

图 41.1　后盂唇撕裂（右肩，从前入路观察）

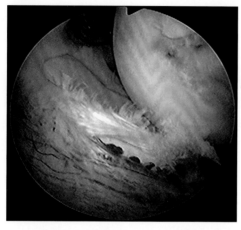

图 41.2　后盂唇劈裂和撕裂（右肩，从后入路观察）。将患者置于侧卧位有利于后盂唇撕裂的显示和修复

　　在过顶运动员、投掷运动员和游泳运动员中，RPS 的机制之一是由于后方关节囊渐进地松弛和静态及动态稳定结构的疲劳[18]。RPS 可导致后方关节囊变形，导致后下方关节囊窝扩张，在磁共振关节造影（MRA）和关节镜检查中都可以看到。

　　尸体研究检查了姿势和应力与后向不稳定的关系。Pagnani 等将上肢放置于屈曲和内旋的位置，发现切断冈下肌、小圆肌和整个后方关节囊足以造成脱位[16]。当横断前上方关节囊和盂肱上韧带（superior glenohumeral ligament, SHGL）时，可能会发生后脱位。这些研究证实了"圆概念"（cirde concept），即一个方向的脱位会造成关节的同侧和对侧关节囊的损伤。Cole 等的另一项研究发现当前臂呈内收姿势，肩袖间隙和 SGHL 提供了盂肱关节的静态稳定并限制了向下方和向后方的关节移位[19]。Wellmann 等在尸体

研究中发现肩袖间隙的损伤增加盂肱关节的移动[20]。然而，Provencher 等证明了闭合肩袖间隙导致外旋的受限，而对减少后向不稳定没有作用[21]。其他解剖学研究对前方结构损伤的概念提出质疑，包括肩关节后脱位中的肩袖间隙[22,23]。这项研究和其他研究表明在过顶运动员中，肩袖间隙关闭可能没有临床的适应证，并可能在现实中对投掷运动员的上臂外展外旋（ABER）位置时的功能有预期外的影响。

　　肩关节周围的肌肉也对肱骨头在关节盂内的动态空腔压缩效应有显著的作用[24]。在肩袖肌群中，肩胛下肌对后移的阻力最大，并作为 IGHL 后束的一个动态支持结构[25, 26]。在一项尸体研究中，投球运动的后期手臂上举阶段肩胛下肌力量的下降导致盂肱关节最大外旋角度增大以及盂肱关节接触应力增大[27]。因此，肩胛下肌疲劳的过顶投掷运动员更容易受到这些力的影响，导致 II 型上盂唇前向后撕裂（SLAP）。在某些情况下，这些撕裂会从关节盂周围向后下方传递，导致 VIII 型 SLAP 撕裂和有症状的 RPS。从解剖学的观点来看，肱骨头呈长椭圆形，在 ABER 位，当 IGHL 的前束覆盖在离心位置的肱骨的前下方时，前束变得绷紧，提供了一个防止过度外旋的约束[29, 30]。

　　投手以牺牲内旋为代价来增加外旋，在他们的跟随动作和投球速度中将会有更快速的肱骨内旋。以这种方式长期使用肩关节将导致后方关节囊挛缩和盂肱关节旋转障碍。Burkhart 认为，长椭圆的肱骨头（凸轮）与逐渐增加的后方关节囊紧张程度相互作用，从而使旋转支点向后上方移位[30]。这种上移使肩关节能够摆脱前下唇韧带的限制，同时也更易于遭受后方和后上方微创伤[4, 18, 31]。这发生在投掷跟随阶段，此时肩部处于屈曲、内收和内旋位。

　　投掷类运动员的 MRI 显示后下方关节囊增厚并伴有盂肱内旋障碍（glenohumeralinternal rotation deficit, GIRD）[32]。动态 MRA 手臂处于 ABER 位置时显示了一种称为后上盂唇"剥离 - 回缩"的现象。在 MRA 上手臂处于 ABER 位置时，剥离的后上盂唇组织分离并向内侧移向盂缘。这也可以在关节镜下观察到（图 41.3）[28]。

　　已经观察到有些运动员肩关节可以在发生这些适应性变化后不产生负面后果，而其他运动员可能会出现症状。研究表明，GIRD 达到大约 25° 缺损后，盂肱旋转中心的后上移位对后上盂唇及肩袖的剪切力逐渐从适应性向病理性发展[33]。ABER 位置肩关节的过度外旋使后上盂唇、肱二头肌腱的长头及肩袖下表面

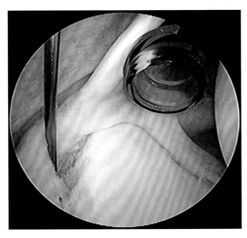

图 41.3 在过顶投掷者中，后上盂唇与关节盂完全分离，由脊椎穿刺针定位（右肩，从后入路观察）

的肌腱承受过度旋转应力，从而导致 "peel-back" 现象 [34]。ABER 位肱骨头的后移由于凸轮效应的减弱，导致前下关节囊韧带复合体的相对冗余。虽然不是后下方关节囊紧缩的原发病变机制，这种继发性前方假性松弛可能与肩关节投掷功能障碍的病理生理因素有着临床上的关联。

投掷运动员的后上盂唇撕裂伴后下关节囊挛缩的表现和上臂在前屈内收位反复接受高负荷训练的运动员，如举重、进攻前锋运动员等的病变范围不同 [9]。这些情况下的发病机制是重要的，因为最初的治疗可能会根据潜在的病因不同而改变。患有 GIRD 和 RPS 的过顶运动员的初步治疗是后下方关节囊挛缩拉伸的保守治疗，"sleeper stretches" 是一种更合适的初步治疗 [30, 35]。肩胛下肌的治疗也可能起作用。如果投掷运动员仍有症状，可以在关节镜下进行后盂唇修复和选择性关节囊松解。

"击球手肩" 是棒球击球手 RPS 的另一个原因，这种病症在棒球挥棒过程中影响了主导肩 [36, 37]。由于动态拉力接近 500 N 时会导致后唇撕裂。据推断，高尔夫球手的受伤机制可能与其他任何有类似挥棒动作中的跟随阶段的运动员一样。

在鉴别 RPS 的发病机制时，鉴别和治疗肩胛骨运动障碍也很重要。翼状肩胛骨可能是预防肱骨头后半脱位的代偿机制。在其他患者中，翼状肩胛骨被认为是半脱位的原发病因 [4]。一项针对患有肩关节后方不稳的高尔夫球手的研究发现前锯肌的疲劳 [38]，可能是造成肩胸不同步合并肩关节后向不稳定和肩峰下撞击的原因。这些患者的初始治疗应包括肩胛周围肌肉强化训练，这种训练应该被纳入物理治疗方案中。

病史

RPS 患者常有模糊和非特异性的主诉和症状，这使临床诊断难以阐明。症状包括由与活动相关的疼痛、骨擦音、感知到力弱和间歇性半脱位发作的组合。如果关节囊挛缩已出现，也可能出现活动范围受限的主诉。Pollock 等的一项研究注意到在最终需要手术的运动员中，有三分之二的患者在不需要上肢超过水平面以上的运动中，仍有肩关节使用困难 [39]。另一项研究发现，90% 的 RPS 患者感觉活动肩关节时有咔嗒声和劈裂声。

体格检查

全面的肩部体检包括初步视诊，重点是肩部不对称、肌肉萎缩或肩胛部节律障碍。双肩后内侧三角肌上的皮肤酒窝与后向不稳定相关的敏感性为 62%，特异性为 92%。

在触诊时，在后盂肱关节线、大结节和肱二头肌腱处评估压痛。在 RPS 患者中，后关节线压痛很可能是继发于多次不稳定发作的后方滑膜炎或后方肩袖肌腱病的结果 [39]。

双肩关节的活动度（ROM）也应进行评估。记录肩胛平面的前屈、外展的角度，手臂在体侧外旋及手背向后内旋能达到最高的椎骨水平。患者仰卧位时的肩部测量也应记录下来。仰卧时，手臂外展 90°，稳定肩胛骨，测量盂肱关节的外旋和内旋。总的旋转弧度是通过总的外旋角度加上总的内旋角度来计算的。GIRD 是通过测量患侧与对侧肩部的内旋差异来评估的。在 ROM 检查过程中也经常会出现弹响。

肩部力量测量要双侧进行，重点在于评估肩袖。分级采用 5 级制（表 41.1）。大多数患有 RPS 的运动员显示 4 级或 5 级的力量。当手臂在肩胛骨平面外展 90° 时，测试冈上肌对抗向下的力量，也称为 "空杯" 测试。冈下肌和小圆肌用外旋抗阻试验进行评估，即手臂内收，肘关节屈曲 90°。如果肩袖后群已经损伤，此试验可以检测到细微的差别。肩胛下肌肌力测试采用抬离试验、压腹试验和熊抱试验 [41-43]。

在患者仰卧位下对双肩进行盂肱稳定性评估。载荷 - 位移（load-shift）试验是在手臂外展和旋转中立位的情况下进行的，向盂肱关节施加轴向负载，开始施加一个前向力，然后施加一个后向力（图 41.4）。肱骨头在前盂缘上的平移被量化为 0 ~ 3+（表 41.2）。

表 41.1	肌肉分级表
0	没有检测到肌肉收缩
1	可以看到或触摸到收缩，但力量不足以移动关节
2	如果肢体的方向正确，肌肉就能移动关节，从而消除重力
3	肌肉可以在重力的作用下移动关节，但不能在外力的作用下移动关节
4	肌肉可以在重力和外力的作用下移动关节，但不被认为是正常的
5	肌肉力量正常

表 41.3	Sulcus 试验
1+	肩峰与肱骨距离 < 1 cm
2+	肩峰与肱骨距离 1 ~ 2 cm
3+	肩峰与肱骨距离 > 2 cm

30° 外旋时仍有 2+ 或以上的 Sulcus 征被认为是多向不稳定（MDI）

表 41.4	Beighton 关节活动过度量表		
关节	阴性	单侧	双侧
肘部过伸超过 10° 的能力	0	1	2
屈腕时拇指被动接触邻近前臂的能力	0	1	2
被动过伸小指掌指关节 90° 以上的能力	0	1	2
膝关节过伸超过 10° 的能力	0	1	2
双脚并拢，掌心触地	0	1	1

评分 ≥ 5 分被认为有韧带松弛 [44]

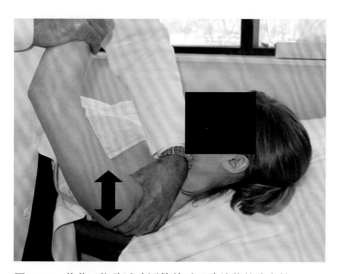

图 41.4　载荷 - 位移试验评估前后盂肱关节的稳定性

表 41.2	前后松弛度分级
0	不能移动到肩胛盂边缘的肱骨头
1+	肱骨头平移至但不平移过肩胛盂边缘
2+	肱骨头移过肩胛盂边缘但自动复位
3+	肱骨头移过肩胛盂边缘，不会自动复位

Sulcus 试验用于评估盂肱下韧带（IGHL）和盂肱上韧带（SGHL）是否过度松弛。患者处于坐姿，手臂内收并保持旋转中立位时给予纵向牵引。在 30° 外旋时重复此试验。根据肩峰与肱骨的距离来量化松弛度（表 41.3）。在 30° 外旋时仍有 2+ 或以上的 sulcus 征被认为是多向不稳定（multidirectional instability，MDI）的表现。出现 RPS 并伴随 MDI 的患者可能需要在手术时处理肩袖间隙及后方关节囊盂唇复合体以保证恢复良好的稳定性。

全身性韧带松弛也是需要检查的重要因素，因为这可能与 MDI 有关。Beighton 量表是基于 9 分的评分量表来评估韧带松弛的程度（表 41.4）[44]。评分在 5 分及以上的患者被认为有韧带松弛。

特殊的检查也被应用于进一步确定肩关节囊及盂唇的病理。Jerk 试验用于在坐位时评估后向不稳定。检查者一只手稳定肩胛骨的内侧边界，另一只手对 90° 前屈、内收和内旋的手臂施加向后的应力。如果存在后部半脱位、脱位或疼痛和恐惧，则该试验为阳性。

Kim 试验用于评估肩关节后下方不稳定 [46]。患者坐位，将手臂在肩胛骨平面外展 90°，施加轴向负荷。然后手臂再前屈 45°，形成后下方向力穿过盂肱关节。伴有疼痛的后向半脱位突然发作即为阳性，对后下盂唇损伤达到了 97% 的敏感性。

环行试验是用来评估慢性后向不稳定严重程度较重的患者。肘关节完全伸展，手臂前屈 90°，轻度内收。然后施加后负荷，使肱骨头向后半脱位甚至可能脱位。然后用外展和后伸相结合的方法使手臂旋转，直到肱骨头在关节盂中复位。当肱骨头复位进关节盂时，可以感受到明显的错动声，这对阳性结果是有意义的。在慢性后向不稳定的患者中，此试验常不会诱发疼痛及患者的抵抗。

在某些 RPS 病例中，主要是涉及过顶动作的投掷运动员，后盂唇伴上盂唇的撕裂导致Ⅷ型 SLAP 撕裂[28]。主动压缩（O'Brien）试验也用于评估上唇病变。患者坐位，伸直肘关节，手臂前屈 90°，内收 10° 并内旋；对手臂施加向下的应力。试验阳性是指当手臂处于此位置时，诱导出肩关节内的深部疼痛，而手臂外旋并施加相同应力时却没有。值得注意的是，肩关节深部疼痛提示上盂唇的病变。这与肩锁关节的疼痛不同，后者可能导致假阳性结果。

撞击症状也可能出现在查体过程中。这种撞击通常是由于潜在的肩胛骨运动障碍引起的。后方的肩袖肌群的应力相关变化可以表现为继发性撞击综合征。

影像学

在检查 RPS 时，应获得肩部的初始 X 线片。X 线片应包括肩胛骨平面的前后位、腋位和肩胛骨 Y 位片。在大多数 RPS 患者中，这些 X 线片是正常的。在一些病例中，可以看到关节盂后部损伤或肱骨头前部的压缩（反 Hill-Sachs 病变）[44, 45]。腋位在评价关节盂倾斜情况时特别有用。西点位 X 线片有助于发现盂缘骨折或关节盂周围细微的异位骨质形成[47, 48]。CT 扫描在创伤后或慢性病例中也可用于提供骨质细节。

MRA 是鉴别后方盂唇及关节囊损伤最敏感的诊断检查[49]。肩关节后方关节不稳定的 MRI 表现包括：肱骨头相对于肩胛盂的后移、后盂唇关节囊撕裂、后盂唇撕脱或劈裂、间断的后囊撕脱或撕裂、盂肱韧带肱骨侧反向撕裂、后唇骨膜袖套样撕裂、肩胛下肌腱撕裂（图 41.5）[50, 51]。Kim 分类用于描述后盂唇撕裂的形态学（图 41.6～41.8）[52]。在关节镜下，Kim 病变表现为后下关节盂关节软骨和盂唇交界处的裂缝，通过它可以识别出从肩胛盂边缘完全分离出来的深层盂唇。MRA 也可用于鉴别软骨盂唇和关节盂的倾斜[53]。Kim 检查了 33 个非创伤性的肩关节后向不稳定的病例，并与年龄匹配的对照组比较发现，患侧肩胛盂较浅，并且在肩胛盂中部和下部有较大的骨性和软骨盂唇性的后倾角（图 41.9）[53]。Bradley 等进行的研究也发现，与对照组相比，患 RPS 的运动员中有着更多的软骨盂唇性和肩胛盂骨性后倾[8, 54]。Tung 等的另一项研究发现，与健康对照组相比，24 例 RPS 患者有更多的肱骨头后移、后盂唇撕裂和后盂唇关节囊撕脱的 MRA 表现[49]。动态 MRA 也可以用来评估 peel-back 现象，这与后上唇撕裂是一致的。CT 的应用仅限于怀疑有明显骨性关节盂后倾的病例。

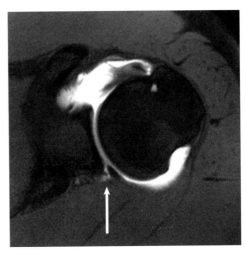

图 41.5 轴向磁共振关节造影图像（左肩）显示后方盂唇关节囊从关节盂撕脱，伴随肱骨头相对于关节盂的后移（箭头）

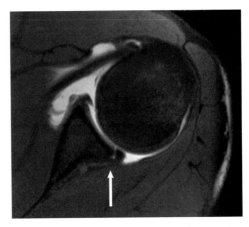

图 41.6 轴位磁共振关节造影图像（左肩）显示 I 型 Kim 病变：后方软骨唇裂无移位（箭头）

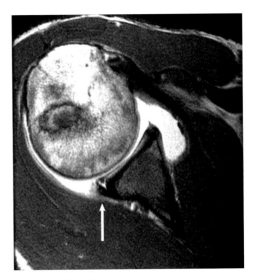

图 41.7 轴向磁共振关节造影图像（右肩）显示 Ⅱ 型 Kim 病变：隐匿性后盂唇完全脱离关节盂（箭头）

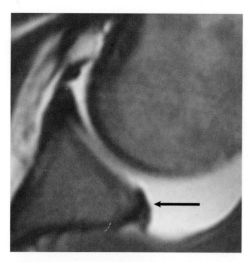

图 41.8　轴向磁共振关节造影图像（左肩）显示 Ⅲ 型 Kim 病变：后方软骨唇侵蚀伴轮廓丢失（箭头）

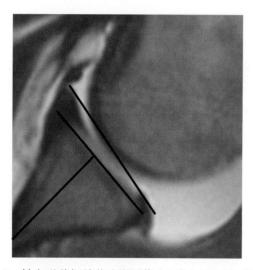

图 41.9　轴向磁共振关节造影图像（左肩）显示用于测量软骨盂唇后倾程度的技术，在复发性肩关节后脱位（RPS）患者中后倾程度可能增加

决策原则

充分了解运动员的运动、位置和训练方案对于确定与肩不稳定相关的发病机制和特定的病理至关重要。康复治疗的重点是加强肩袖、后三角肌、肩胛周围肌的力量，这通常是治疗的第一步 [7,31,39,56-59]。建议这种物理治疗方案至少维持 6 个月，以减少运动员的功能障碍。完成了治疗方案的运动员中，有 70% 的人可以重返赛场。虽然 RPS 没有被消除，但是参加比赛时运动员的功能障碍得到了改善。这种治疗方案通常对非创伤性 RPS 患者更有效，而对全身韧带松弛或创

伤性事件的患者效果欠佳 [31,57]。对于治疗失败且不能恢复到伤前竞赛水平的患者，应考虑手术治疗。治疗方案可能最终包括盂唇清理术、盂唇修复、后关节囊松解、后关节囊紧缩或这些手术的组合。

治疗方案

治疗后向不稳定已经有了许多手术操作，包括开放和关节镜手术。从开放性手术到关节镜修复，从非解剖到解剖重建，这是一个普遍的发展趋势。开放手术包括反向 Putti-Platt 手术、肱二头肌腱移位术、肩胛下肌移位术、冈下肌前移术、后路开放肩胛盂楔形截骨术、肱骨近端旋转截骨术、关节盂后部或肩峰骨块阻挡加强术、后路关节囊折缝术、同种异体移植重建术、盂唇关节囊重建术、开放关节囊上提术等 [2,7,17,18,31,59-62]。

Scapinelli 的一项研究报告发现后部骨块阻挡有很好的效果，并且在 9.5 年的随访中有着 100% 的成功率 [63]。然而，一项单独的生物力学研究表明后路骨块阻挡联合关节囊折缝术过度纠正了向后移位，不能恢复盂肱关节下方稳定性 [64]。比较有名的软组织紧缩手术包括反向 Putti-Platt 手术、Boyd 和 Sisk 手术（将肱二头肌腱的长头重新伸入后方关节盂）[3,65]。在 1980 年，Neer 和 Foster 报道了他们将后方关节囊上提、外移来紧缩冗长的后下关节囊具有良好结果 [66]。其他研究也尝试了以内移上提后方关节囊来进行后方关节囊紧缩 [18,31,59]。Misamore 等报道了 14 例创伤性单向后向不稳定患者采用开放性后囊缝合术。他们发现了很好的结果，14 人中有 12 人恢复到受伤前的水平 [59]。Rhee 的其他研究回顾了 33 个肩部病例，其中应用了开放的、三角肌保存的后盂唇关节囊重建，并报告在 25 个月的随访中，4 例患者出现复发性不稳定 [67]。Wolf 等在另一项对 44 例开放性后盂肱关节稳定术后的肩关节进行回顾性研究时也有类似的发现 [17]。复发率为 19%，年龄大于 37 岁的患者和软骨损伤患者的效果不佳 [17]。

关节镜技术用于治疗肩关节不稳定已经实施并日益流行。从历史上看，关节镜下关节囊热皱缩术是可行的，但效果一般。Bisson 的一项研究对 14 个未发生盂唇剥离的肩部病例行关节囊热皱缩术并随访 2 年 [68]。他们发现 14 名患者中有 3 名（21%）治疗失败。在另一项研究中，D'Alessandro 发现对前方、前下方或多向肩不稳定行关节囊热皱缩术的患者中，有 37% 的患者在术后 2~5 年的随访中美国肩肘关节外科医

师协会（ASES）评分不能令人满意[69]。Miniaci 的其他研究报告显示在接受治疗术后 9 个月的 MDI 患者中，有 47% 的患者不稳定复发[70]。由于患者术后表现不一致，不推荐关节囊热皱缩术治疗 RPS。

关节镜下关节囊盂唇修补术随着时间的推移而不断发展，提供了一种并发症更低、恢复更快的微创方法[13]。随着关节镜技术的进步，全关节镜下后方稳定术可以治疗多种病变。在开放性手术中，肩关节前方病变（盂唇撕裂、肩胛下肌断裂）以及上方病变（冈上肌、肱二头肌腱、上唇撕裂）几乎不可能通过同样的切口来解决。关节镜下可清晰显示整个盂唇、肩袖和其他在盂肱关节周围产生疼痛的病变，同时也能进行恰当的治疗。此外，关节镜下处理后向不稳定可以完全修复盂唇以及以一种"全方位"的方式进行关节囊紧缩术。近期研究评价关节镜手术后的结果也超过了开放技术，使关节镜手术成为目前大多数患者的治疗标准。

适应证

患者如果既往出现盂肱关节后脱位或对保守治疗效果不佳的 RPS，则是关节镜后方稳定术适应病例。在首次后脱位发生后，进行闭合复位并评估不稳定性。一旦肩部疼痛消失并完全恢复活动范围，患者可以逐渐恢复正常的活动。如果由此产生的不稳定或疼痛持续存在且物理治疗不能改善，则建议患者进行手术干预。

RPS 患者可能没提及最初的创伤事件；然而，他们可能会有一个伴随肩部深部疼痛的隐匿性病程，减少参与运动（不能投球、失去速度和控制），水平内收的肩关节运动伴随疼痛。对于过顶投掷运动员，此时需要进行一个最初的物理治疗疗程并提供投掷动作训练。如果疼痛减轻，则开始逐渐恢复运动，并且可以评估患者症状的复发。

如果疼痛或半脱位复发，可以通过 MRA 来确诊。一旦确诊，评估特异性的解剖因素，并且建议患者进行手术治疗的必要性。手术的主要适应证包括既往脱位或 RPS 的病史；体格检查为任何一个或所有激发性试验均阳性，包括 Kim 试验、Jerk 试验、后负荷和移位测试，诱发水平内收伴疼痛症状的试验；诊断成像（MRA）显示后囊扩张、后唇撕裂、关节囊撕裂或隐匿性裂隙（"Kim"病变）；肱骨盂韧带反向撕脱、反向 Hill-Sachs 压缩性骨折、反向骨性 Bankart 损伤、盂唇发育不全的关节盂后倾相对增加、软骨盂唇性肩胛

盂后倾大于 10°；以及已进行拉伸和强化肩袖的康复训练但无法恢复到损伤前运动或活动水平的那些保守治疗失败的患者。

禁忌证

随着关节镜技术的发展，对关节镜手术的相对禁忌证也在发生变化。关节镜手术的禁忌证可能包括可以通过开放植骨技术更好地处理大的关节盂（>25%）或反向 Hill-Sachs（>30%）损伤，关节囊撕裂伴囊壁组织丢失（先前手术或热修复），关节盂过度后倾（C 型关节盂），严重的骨关节炎或软骨侵蚀，导致运动障碍的神经肌肉异常，以及既往关节镜手术失败的患者（相对禁忌证）。无法遵守术后需要一个短暂的制动时间及之后的系统化康复方案的患者不适合手术干预。

手术目标

关节镜下后向稳定术的主要目的是防止盂肱关节出现反复的明显（脱位）或细微（RPS）后向不稳定。传统的手术方法主要是切开关节囊紧缩、盂唇修复术、骨块填塞或楔形截骨等方法，以防止再次发生后方不稳。近年来，随着技术的不断发展，关节镜作为一种更好地进入盂肱关节并获得更好的临床效果的技术[13]。关节镜治疗的最终目的是恢复正常的盂肱关节力学机制，防止复发的不稳定或半脱位，恢复正常的关节生理功能和参与运动的功能。关节镜手术的目的还在于改善短期 ROM 目标和避免三角肌或肩胛肌的损伤，这种损伤会延迟术后康复并且由切开手术导致。

术后处理

手术完成后，将肩关节置于肩外展吊带中，使肩部固定在外展 30° 并防止内旋。在术后的前 3 天可以选择性使用冷疗设备，以减少肿胀和疼痛。在术后初期，患者开始活动肘、腕和手指。术后 1 周开始对肩部进行正式的物理治疗，开始沿肩胛平面被动前屈和外展到 90°。在随后的 5 周内，达到被动全关节 ROM。在手术后 6 周使用停止吊带，开始辅助下主动 ROM 训练，根据患者的情况逐渐发展到完全主动的 ROM 活动。大多数患者在 8 ~ 12 周后达到完全主动关节活动范围。术后 3 个月开始肩袖、三角肌和肩胛周围肌的力量训练。

一旦患者能够在等速运动测试中达到对侧肩关节

⚒ 作者首选技术

关节镜下肩关节后向稳定手术

术前准备及体位
术前准备

术前行磁共振关节造影（MRA）评估肩胛盂后倾度数、有无骨性损伤以及盂唇损伤程度。MRA 检查前也需行常规 X 线片检查（正位、肩胛骨 Y 位及腋位）以排除骨折、半脱位或脱位。了解每位患者的具体需求对于手术的成功十分重要。例如，高危的对抗性运动员更可能患有明显的盂唇损伤，并需要关节囊紧缩缝合。而对于过头位投掷运动员而言，如果关节囊被过度紧缩缝合，关节活动度会降低，导致其难以恢复体育运动。术前需向患者交代相关手术风险，包括关节僵硬、感染、神经血管损伤以及复发。全麻联合肌间沟神经阻滞既可术中放松肌肉，也可用于术后镇痛。

体位

侧卧位更为方便，但沙滩椅位也可用于此手术。侧卧位时，无需助手提供额外牵引即可轻松进入后方关节腔。术中使用软垫及腋枕用于保护非手术侧肢体。位于下方的下肢腓总神经、腓骨头及外踝周围需使用软垫包裹保护。患肢外展 45°、前屈 20° 牵引，牵引重量 4.5 ~ 6.5 kg。探查后方及下方盂唇时，可增大前屈角度以协助显露。

手术技术
关节镜入路

记号笔标记所有骨性标志（肩峰、喙突及肩锁关节）。前方通道通常位于喙突至肩峰前外侧角的连线上，正好通过肩袖间隙。后方通道比常规后方入路稍偏外，平行于肩胛盂后缘，以利于锚钉植入。首先关节腔内注射 30 ml 生理盐水，然后先建立后方通道。前方通道的建立既可使用交换棒以"由内向外"的方式，也可使用穿刺针以"由外向内"的方式。建立完成后，前方通道内放入一直径 5.75 mm 或 8.25 mm 的透明套管（远端带螺纹）。

关节镜检

后方观察通道置入 30° 关节镜镜头以进行关节镜检查（见图 41.2、41.3）。评估有无合并病变如上盂唇损伤、肩袖损伤及骨软骨损伤。通过前方通道放入 4.5 mm 直径刨刀进行关节内清理。初步关节镜检查后，将镜头置于前方通道。在交换棒辅助下，后方通道内放入一直径 8.25 mm 套管。此时可使用 70° 关节镜镜头，以更好地观察后方及下方关节囊，以及盂肱下韧带后束。后方不稳患者的典型病变包括后方盂唇毛糙及分束、后盂唇撕脱、后方关节囊松弛、隐匿的后方关节囊撕裂、肩袖下表面

部分撕裂以及肩袖间隙增宽（图 41.10）。术者也须注意有无隐匿的 Kim 损伤，即后方盂唇的不全性撕脱[52]。

肩胛盂及盂唇准备

仔细的肩胛盂准备对于成功修复至关重要。通过后方通道放入剥离器，将盂唇自肩胛盂骨面剥离（图 41.11）。松解盂唇直至显露肩胛盂缘的关节囊附着处。松解时需注意不要横断盂唇。合适的后方通道角度在此时十分关键，必要时可将镜头置于后方，剥离器从前方放入进行松解。松解完成后，使用磨头进行肩胛盂骨床准备（图 41.12）。在清理骨床时，需特别注意保护盂唇。随后，使用刨刀清理肩胛盂缘残留的软组织，并磨挫骨面，以创造新鲜、出血的骨床利于软组织愈合（图 41.13）。

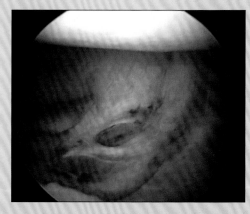

图 41.10　复发性后方半脱位运动员，隐匿的后方关节囊撕裂（右肩，从前方通道观察）

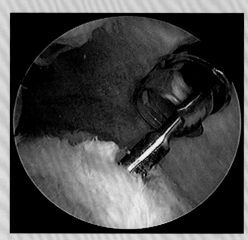

图 41.11　使用关节镜下铲刀将破裂的盂唇抬起，其在肩胛盂内侧愈合，远离肩胛盂缘。在该病例中，术者将盂唇切开以显露瘢痕组织（右肩，从前方通道观察）

关节镜下肩关节后方稳定手术（续）

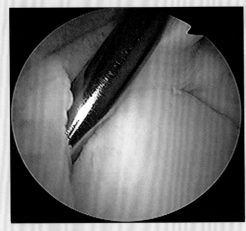

图41.12 刨刀清理后上盂唇，去除肩胛盂缘骨质并清理盂唇下表面（右肩，从后方通道观察）。为清理后下盂唇，刨刀从后方通道进入，关节镜置于前方通道

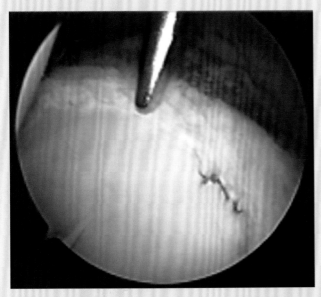

图41.13 关节镜从后方通道向下观察，此时盂唇松解及肩胛盂骨面准备已完成

过线及缝合盂唇

作者倾向于使用无结锚钉进行缝合 [对于肩胛盂较小的患者（肩盂下份直径 <25 mm），选用 2.4 mm 可吸收短 PushLock 锚钉；对于正常或较大肩胛盂患者，选用 2.9 mm 短 PushLock 锚钉，配合 1.3 mm 线带使用]。在上方盂唇处使用无结锚钉可减少肱骨头软骨损伤风险，并避免肩袖关节囊侧磨损。同时，线带体积小，允许其平整下压盂唇，复位效果好，并能减少切割效应。盂唇缝

合的第一步在于术者对病变的判断及对患者需求的了解。对于复发性后向半脱位及肩关节隐痛但没有明显不稳（如投掷运动员）的患者，单纯盂唇缝合而不进行过度的关节囊紧缩比较适合。显著不稳或脱位的高要求对抗性运动员则在进行盂唇缝合的同时需折叠收紧后方关节囊。

对于常规的后方盂唇缝合，我们喜欢从肩胛盂 6 点钟至 11 点钟位置放置锚钉。为放置最下方锚钉，需建立一额外后方通道以 45° 角将锚钉植入肩胛盂。该通道一般较后方工作通道稍偏下和偏外。当从前方通道观察时，使用穿刺针定位以确定辅助后方通道的合适位置。明确位置后，置入一个 5 mm 套管，放置套管时需注意避免损伤腋神经。锚钉植入的顺序由下至上。

关节镜置于前方通道，使用装载有 0 号单丝缝线的弯曲缝合钩（Spectrum, Linvatec, Edison, NJ 或 ReelPass Suture Lasso, Arthrex, Naples, FL）从后方通道进行缝合。缝合钩穿过位于锚钉拟置钉点偏外偏下处的盂唇关节囊组织（以进行关节囊的折缝及提拉）（图41.14），送出单丝缝线，然后将线带折叠成环状穿过单丝缝线制成的线结内。这样的目的是制造一个类似于旅行箱标签的套结以复位盂唇及增加对盂唇组织的把持力。从后方套管拉出线带环，然后将线带的双尾穿过套环。牵拉双尾，收紧套环，必要时可使用推结器辅助。这种方法使线带呈双股压于盂唇关节囊组织上，形成了 2.6 mm 粗的线带结构。然后从辅助后方入路拉出线尾，穿过锚钉针眼并适度收紧（图41.15）。于预设位置钻孔，敲入锚钉，将关节囊复位固定于肩胛盂边缘（图41.16）。通过同样的方法可植入其他锚钉。8 点钟至 11 点钟位置的锚钉通常可由常规后方入路植入。

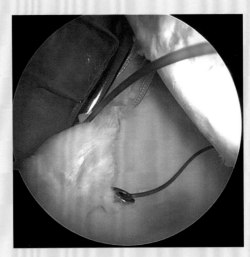

图41.14 通过缝合钩引导单丝缝线穿过盂唇

🔨 作者首选技术

关节镜下肩关节后方稳定手术（续）

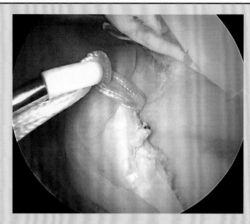

图 41.15　旅行箱标签样的套结置于盂唇及关节囊周围，穿过锚钉针眼。注意该患者肱骨头后份的骨软骨损伤

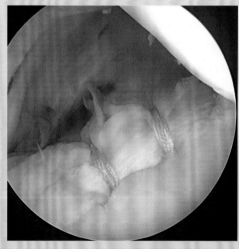

图 41.16　关节镜从后方入路向下观察，盂唇关节囊已缝合完毕

后方通道关闭

　　使用 1 号 PDS 缝线闭合后方通道。将套管后退至关节囊浅面，过线器穿过通道旁边的关节囊，将 PDS 线送入关节腔。使用戳枪穿过另一侧的关节囊，抓取 PDS 缝线，打滑结收紧缝合关节囊。根据术前计划，如果需进一步行关节囊紧缩，可穿过更多的关节囊组织打结收紧。

技术要点

- 体位——侧卧位可提供极佳的后方关节囊显露。
- 关节镜入路——后方通道比常规后方入路稍偏外，以利于锚钉植入。
- 锚钉植入——锚钉应垂直于肩胛盂或与肩胛盂成 45°角植入，这样可避免软骨损伤及锚钉偏移。
- 缝合——应根据患者的病史、体格检查及影像学检查制定个性化的缝合方案。使用无结锚钉可避免线结对肩袖关节囊侧及关节软骨的磨损（图 41.17）。

注意

- 避免锚钉相隔太近，以防止肩胛盂骨折。
- 盂唇准备时避免横断后方盂唇，通过最合适的通道使用剥离器松解软组织以避免医源性损伤。
- 对于过头位投掷运动员，不要缝合太紧，否则可能影响其重返运动的能力。

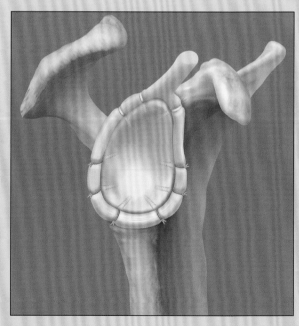

图 41.17　无结锚钉缝合上方盂唇（右肩），下方盂唇使用常规锚钉缝合

力量的 80%，一般在术后 4～6 个月之间，就会启动运动专项康复方案。当运动员表现出完全的关节活动范围和力量并恢复肩关节稳定性时，通常在手术后 6～9 个月，即可以重返赛场。

　　需要特别考虑投掷运动员，并遵循一个专门设计来监测他们的投掷距离和速度的方案，术后 2～3 个月应循序渐进。在手术后 6 个月，一个简单的抛投训练项目从 20 英尺（1 英尺 =0.3048 米）的距离开始，并且不做挥臂动作。在每一节训练前，进行牵拉和热身，以增加循环次数和改善 ROM。在 7 个月的时候，可以进行简单的挥臂投掷，距离 30 英尺，每周 2～3 天，每次训练 10 分钟。术后 9 个月允许进行 150 英尺到 200 英尺的简单投掷，10 个月允许进行相同距离的强力投掷。在术后 11 个月时，投手可以以 1/2～3/4 的速度投球，重点强调准确性和技巧。在术后 12 个月时，投手可以投出 3/4 到全速的球。一般在手术后 9～12 个月之间，如果运动员全速投掷而没有不适 2 周，可以恢复全面竞技。

结果

随着人们对微创手术技术的兴趣日益浓厚，20 世纪 90 年代报道了关节镜下后盂肱稳定术首次获得成功 [71-73]。1998 年，Wolf 等报道了 14 例关节镜下行后关节囊紧缩术治疗单向后向不稳定的病例；在 33 个月的随访中，疗效优良率 86%，稳定性恢复率 93% [73]。随着关节镜技术和手术植入物的改进，研究开始向以带缝锚钉为基础的关节镜下后盂肱关节稳定术转变。最近的许多研究表明，大多数病例都取得了良好或极好的结果，这进一步推动了人们对这些方法的兴趣。

关节镜下稳定术治疗单向后盂肱关节不稳引起了人们特别的兴趣。Williams 等回顾性报道了 27 例发生明显创伤事件后肩关节后盂唇关节囊复合体从后关节盂缘分离伴有轻度后关节囊松弛的患者 [14]。所有患者均关节镜下用生物可吸收钉行后方关节囊盂唇修复术 [14]。92% 的患者消除了主观的不稳定和疼痛，所有患者在 6 个月后都恢复了无限制的运动。Kim 前瞻性报道了 27 例创伤性单向 RPS 运动员行关节镜下后盂唇修复和关节囊上提；所有患者均有盂唇损伤，81% 的患者伴有 IGHL 后束的拉伸 [52]。所有病例后方关节囊均向上移位。所有盂唇损伤均直接修复，不完全盂唇撕裂转为完全撕裂后修复。平均 ASES 评分从 51.2 分提高到 96.5 分。除 1 例患者外，其余患者均恢复稳定，并能恢复以前的运动活动，几乎或完全不受限制。

涉及 12～34 个肩部病例的多个其他的研究表明在关节镜下后方稳定术也有类似的成功结果，复发率在 0～12%，至少平均随访 3 年 [6, 8, 36, 74-77]。2008 年，Radkowski 等报道了关节镜下盂唇关节囊修补术治疗肩关节后向不稳定的投掷运动员，并与非投掷运动员对比 [74]。在 27 个月的平均随访中，27 个投掷的肩关节和 80 个非投掷的肩关节的 ASES 评分或稳定性、ROM、力量、疼痛和功能评分无差异，两组在所有项目上均有显著提高。89% 的投掷运动员和 93% 的非投掷运动员取得了优异或良好的结果。然而，与非投掷运动员（71%）相比，投掷运动员恢复到运动损伤前水平的可能性较小（55%）[74]。由于本研究中投掷患者的数目相对较少，很难找出投掷者运动员回归体育运动的比例较低的原因。有趣的是，3 名手术失败的投掷者的关节囊盂唇的修复术都没有使用带线锚钉。基于这项研究的发现，作者目前一律主张用带线锚钉修复。此外，在投掷运动员组中，同因手术操作失败的运动员相比，更多的运动员无法回到他们以前的运动水平是基于主观不稳定量表的判断，这表明这些运动员中的一些人可能有较低水平的主观不稳定，但足以使他们无法回到同样高的竞技水平，也无法满足投掷活动中对肩部的特殊要求。

2008 年，Savoie 等报道了使用关节镜技术治疗 92 例肩关节后向不稳定的成功率为 97% [78]。患者的平均年龄为 26 岁，平均随访时间为 28 个月。在手术时发现的病变为单独的反向 Bankart 损伤（51%），后方关节囊牵拉伤（67%），以及反向 Bankart 损伤合并关节囊牵拉伤（16%）。61% 的病例确定有肩袖间隙受损并且除了 5 例（95%）外，其他所有病例都进行了肩袖间隙关闭。1 例复发性半脱位，1 例复发性脱位。

Lenart 等报告了在关节镜下修复后向不稳定的 34 个肩关节，100% 恢复到以前的运动水平 [77]。其中大多数人（78%）经历了创伤性事件，但只有 2 人（6%）发生了明显的脱臼，这与 RPS 人群一致。30 例（88%）进行了缝合锚钉修补，4 例（12%）进行了关节囊紧缩术。

Wanich 等还介绍了关节镜下治疗"击球手肩"（batter's shoulder）患者后盂唇关节囊损伤的结果，其定义为棒球挥棒时前导肩关节后向半脱位 [36]。在接受手术治疗的 12 名患者中，有 11 名（92%）在术后平均 5.9 个月时恢复到以前的击球水平，并且与术前相比无明显的 ROM 缺陷。

Arner 等评估了连续 56 名患有肩关节后向不稳的美国橄榄球运动员，他们接受了关节镜下的后盂唇关节囊修复术，其中有些使用了带线锚钉，也有些没有 [79]。平均随访 44.7 个月。93% 的球员重返赛场，79% 的球员恢复了原来的竞赛水平。ASES 评分以及稳定性、ROM、力量、疼痛和功能评分均有统计学意义的改善。96.5% 的运动员达到了良好或优秀的结果（ASES 评分 >60 分，稳定性 <6 分），96% 的运动员

对手术满意[79]。

2006 年，Bradley 发表了一个病例数更多的前瞻性研究，其中包括 91 名运动员（100 例肩关节）在关节镜下行盂唇关节囊重建治疗后向不稳定[8]。他在最初的研究基础上进行了扩展，在 2013 年纳入了 183 名运动员（200 个肩关节），这是迄今为止最大的患者队列[80]。研究中有 99 名运动员参与接触性运动，101 名参与非接触性运动。所有患者均有单向后向不稳定，且均经过一个疗程的非手术治疗失败。关节镜下带线锚钉修复是最常用的手术方式（n = 119），其次是无锚钉的单纯缝线修复（n = 44）和带线锚钉修补加关节囊折缝（n = 37）。在术后平均 36 个月的随访研究中，ASES 评分从 45.9 分提高到 85.1 分，其中 90% 的运动员恢复了运动，64% 的运动员恢复到了手术前的水平。阐明的失败潜在原因包括：未诊断的 MDI，未被重视的关节囊松弛引起的关节囊上提不充分，对关节囊热皱缩后患者较差的关节囊组织质量认识不足，未使用缝合锚钉的单纯进行关节囊折缝术[8, 80]。作者还总结出在盂唇关节囊重建中使用骨带线锚钉可以提高 ASES 评分和恢复运动的比率[80]。

并发症

关节镜后方稳定术最可能导致的并发症是不稳定复发（<10%）。然而，大多数患者通过适当的技术和遵守严格的按照计划进行的康复程序将获得成功的结果。术后僵硬相对少见，但也可能发生在行后关节囊折缝术的患者身上。早期后关节囊拉伸可以避免这种并发症，对于 ROM 不能恢复的患者，如果认为有必要，可以进行后关节囊切开术。

在关节镜下后向稳定术中可能会出现各种并发症。后方 7 点钟入路的错误定位可能导致旋肱后动脉或肩胛上神经和动脉的损伤，它们分别位于平均 39mm 和 29mm 远的地方[81]。腋神经在关节镜下修复后下方关节囊时也有危险，特别是放置最下方带线锚钉时。在一项尸体研究中，Price 等通过对关节囊内的 IGHL 进行了显微外科解剖，以检查腋神经穿过四边孔时的关系[82]。在每次解剖中，小圆肌分支最靠近关节盂缘。腋神经和肩胛盂边缘之间的最近点是在肩胛盂下缘 6 点钟位置。在这个位置，腋神经与肩胛盂缘的平均距离为 12.4 mm。腋神经在整个走行中平均距 IGHL 2.5mm。因此，在关节镜下对下盂肱关节囊行折叠术时，缝合时应注意避免缝合器过度穿透，以免损伤邻近的腋神经。此外，应避免使用射频挛缩下方关节囊，因为已经有关于在这种手术技术中腋神经损伤的报道[83]。

关节镜下植入物的选择也可能导致围术期并发症的发生。金属锚钉是最早生产并应用于肩部周围软组织固定的植入物。然而，有报告它们的使用导致了一些并发症，包括移植物移位和变形造成的关节表面损伤以及术后 MRI 中伪影的产生[84]。为了避免这些问题，开发了生物可吸收锚钉，并已证明具有与金属锚钉相等的拔出强度，据报道并发症发生率较低[84]。这一发现导致了从金属锚钉向生物可吸收锚钉的重大转变。然而，在肩部使用一些生物可吸收带线锚钉，特别是那些由聚乳酸缝线锚钉，已经导致了显著的并发症。有罕见的案例被报道，如过早吸收、骨溶解、盂肱关节滑膜炎、囊肿形成、软组织炎症和植入物碎片进入关节腔[85-89]。这些结果被认为是由于这些早期植入物的生物学特性引起的。因此，如果患者术后出现疼痛、僵硬、机械症状或进展不如预期，应检查这些潜在的植入物相关并发症。生物可吸收缝线锚钉材料在机械性能和吸收性能方面的最新进展，有可能导致这些生物相容性问题的减少；需要进行进一步的研究以证实这些观察到的趋势。此外，较新的材料最近已经推出，如生物复合材料和聚醚醚酮（PEEK）。这些材料可能会解决生物相容性和材料强度方面的问题，但在广泛使用之前，还需要进行更严格的体外和体内试验[88]。

医源性关节盂软骨损伤是关节镜下后盂唇修复的一个危险因素，通常发生在锚钉植入时，其钻孔角度较低平（小于 30°）。通过适当的后侧入路可以避免这种并发症，后侧入路允许较大的角度（>30°）到达胛盂边缘。在准备过程中，盂唇的横断可能会影响到解剖修复的能力。在发生这种情况时，后关节囊可以利用囊外技术将关节囊修复到后盂缘。除了软骨或盂唇损伤外，锚钉的错位也可导致疼痛、ROM 减少和修复失败。

肩关节镜检查后发生静脉血栓栓塞（VTE）的事件很少见，但并非闻所未闻[90]。在最近对 65 000 多例关节镜手术的分析中，Jameson 等发现深静脉血栓发生率、肺栓塞发生率和 VTE 导致的死亡率分别低于 0.01%、0.01% 和 0.03%[91]。作者得出结论，即使在高危患者中，也不需要对 VTE 事件进行血栓预防，因为 2007 年国家健康和临床优化研究所的指南没有影响 VTE 事件的发生率。

总结

肩关节后向不稳定的诊断和治疗对骨科医生提出了重大挑战。这是一个广泛的临床范围，从 RPS 到锁定后脱位。基于对所涉及的肩关节的压力分布，发病机制也有很大的不同。与单一创伤事件不同，患有 RPS 的运动员通常会经历慢性、重复性的微创伤，导致后盂唇撕裂、后方关节囊松弛及相关症状。过顶投掷者是一个独特的患者群体，通常有多种表现，包括后方关节囊挛缩和Ⅷ型 SLAP 撕裂。广泛的基础科学和临床研究正在进行中，以阐明投掷运动员 RPS 发病机制的生物力学原因。临床意识的提高，以及影像学和体格检查技术的进步，从广泛的人口统计学表现来看，提高了对运动员和普通患者肩关节疾病的诊断水平。RPS 患者可在 MRA 上发现多种不同的病理病变；在对有症状的患者进行检查时，应仔细寻找这些病变。在诊断后肩关节后向部不稳时，特定的诱发的体检测试非常有用。

虽然许多患者仍然需要手术干预以减轻症状和恢复他们受伤前的运动水平，但物理治疗可以取得成功的结果。从开放手术到关节镜手术的转变促进了对 RPS 患者并发的结构病变的更全面的认识和治疗。对于单向后向不稳定患者，推荐关节镜下修复关节囊盂唇复合体。当同时存在后关节囊冗长或后下部分不稳定时，需行关节镜引导下关节囊移位和关节囊折叠术。对于后盂唇撕裂伴有 RPS 的投掷运动员，我们提倡仅修复后盂唇，如果出现过度的 GIRD，我们建议在术前进行 Sleeper 拉伸，如果是顽固性的，则在手术时进行有限的后方关节囊松解。关于关节囊的病变，我们通常倾向于对接触性运动运动员以及明显关节囊松弛患者进行关节囊过度紧缩，在过顶投掷运动员中不要过度紧缩关节囊。

未来展望

关节镜修复技术的成功率在 90%~100%，投掷运动员的成功率通常略低。中期结果显示良好的结果，需要更长期的研究来评估关节镜技术治疗后盂肱关节不稳定的持久性。还需要进一步的研究来阐明优秀投掷者肩部的复杂力学机制，以及缓解 RPS 症状的最佳途径，同时有助于运动员恢复到受伤前的运动水平。

选读文献

文献：DeLong JM, Jiang K, Bradley JP. Posterior instability of the shoulder: a systematic review and meta-analysis of clinical outcomes. *Am J Sports Med*. 2015; 43(7): 1805-1817, 2015.
证据等级：Ⅳ
总结：本系统回顾和荟萃分析回顾了关节镜下和开放治疗单向肩关节后向不稳定的临床结果的文献。包括 53 份独特的出版物。尽管在总体运动人口中取得了相似的结果，但投掷运动员恢复到受伤前水平的可能性较小。文献提示关节镜治疗在不稳定复发、患者满意度、恢复运动和恢复到受伤前运动水平方面有改善。

文献：Kim SH, Ha KI, Park JH, et al. Arthroscopic posterior labral repair and capsular shift for traumatic unidirectional recurrent posterior subluxation of the shoulder. *J Bone Joint Surg Am*. 2003; 85A(8): 1479-1487.
证据等级：Ⅱ
总结：这项临床研究的特点是描述后盂唇撕裂形态学的 Kim 分类，包括"Kim 病变"以及一份关于 37 例单侧复发性后半脱位患者的关节镜治疗总体成功的报告。

文献：Song DJ, Cook JB, Krul KP, et al. High frequency of posterior and combined shoulder instability in young active patients. *J Shoulder Elbow Surg*. 2015; 24(2):186-190.
证据等级：Ⅲ
总结：本文对 231 例连续患者进行了回顾性研究，以评估接受稳定性手术的患者的后向不稳定和合并肩关节不稳定的频率。其次，这项研究还评估了术前磁共振成像报告，以确定其在识别手术时所处理的病变的准确性。

（James Bradley, Fotios P. Tjoumakaris 著
刘子铭 译 何震明 校）

参考文献

扫描书末二维码获取。

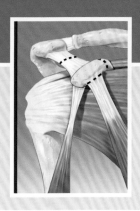

第42章

肩关节多向不稳定

肩关节是人体最灵活的关节。它的主要功能是控制手的空间位置，因此需要在稳定性和灵活性之间保持微妙的平衡来完成其功能。盂肱关节的固有复杂性要求动态和静态稳定装置都能达到这种平衡。此外，有些活动，如游泳，注重灵活性；而另一些活动，如举重，则更注重稳定性。肩关节不稳定是一系列病理状况的综合体，其表现为肱骨头活动超过了肩胛盂复合体的功能和生理限制，并给患者带来不适感。

肩关节不稳可以表现为单向不稳，也可以表现为多向不稳。1980年，Neer和Foster[1]提出了"多向不稳定"（multidirectional instability, MDI）这一概念，其是指伴随有非自主向下半脱位或脱位的前方及后方不稳。Matsen随后将肩关节不稳分为两种常见类型：①创伤导致的伴有Bankart损伤的单向不稳，此类型需手术治疗；②非创伤导致的双侧多向不稳，此类型康复治疗有效，如手术治疗，则可能需行下方关节囊收紧[2]。虽然这些类别对一般分类有帮助，但是必须注意不要过分简化MDI。MDI患者也可能单侧起病，同时，虽然相对少见，其也可继发于创伤。因此，Neer对MDI的描述和Matsen对第二种肩关节不稳类型的描述都进行了修改，以反映我们对肩关节多向不稳定日益加深的理解。

为了更充分地了解MDI，了解肩关节的正常解剖和功能需求是非常重要的[3]。肩关节的松弛度是高度可变的，因此，肩关节松弛并不等于不稳定。许多人通过增加肩关节的松弛度来获得更加优异的表现，例如，松弛的肩关节为优秀的游泳运动员提供了竞争优势。这些运动员依靠肩和肩胛周围肌肉组织提供动态稳定性，在没有病理性不稳的情况下增加了运动范围的极限[4]。因此，松弛，如sulcus征或患者有半脱位的能力，不应等同于肩关节不稳[5, 6]。由于没有对MDI的准确定义，治疗者需要使用各种方法（包括病史、体格检查、影像学、麻醉时的检查以及诊断性关

节镜检查）来明确MDI患者的结构性缺陷。

盂肱关节的稳定性来源于静态和动态稳定装置的复杂相互作用。盂肱关节的静态稳定性受肩胛盂的固有深度、盂唇复合体、关节囊的长度和松弛度以及韧带结构等因素的控制。尽管关节盂深度对盂肱关节移位有一定的限制作用，而且MDI患者关节盂较年龄匹配的对照组浅，但MDI患者主要的病理特征是关节囊松弛度增加[7-91, 10, 11]。这种松弛可能是先天性的，并与全身性疾病有关，如Ehlers-Danlos综合征、成骨不全、马方综合征、良性关节过度活动综合征和面肩肱型肌营养不良症，也可能继发于重复的微小创伤或关节囊韧带约束结构的反复牵拉[12-14]。在不同体位下，肩关节囊的不同部分负责提供肩关节稳定性。盂肱下韧带的前后束作为"吊床"，可将肱骨头稳定于肩胛盂上[15-17]。肱骨头下方半脱位的主要限制结构为肩袖间隙复合体（包括盂肱上韧带、喙肱韧带）和盂肱下韧带复合体[18, 19]。

肩关节也需要肩袖、三角肌和肱二头肌长头腱来完成动态稳定，它们共同将肱骨头压到肩胛盂上。有研究表明，肩关节能抵抗相当于所施加挤压载荷60%的平移载荷[20]。此外，肩胛周围肌肉可以影响肩胛骨的位置，进而有效改变肩胛盂的前后及上下倾斜度。虽然这些动态稳定装置的作用更难以研究，但与无症状对照组相比，MDI患者的肩胛骨运动学和肌肉活化模式具有异常表现[9, 21-23]。MDI病因的一种解释是先天肩关节囊过度松弛和后天肩胛肌功能障碍的结合。这一理论可以解释为什么一些游泳者会出现撞击综合征，为什么一些棒球投手会发生内撞击，以及为什么一些关节松弛的患者以疼痛为主要表现。

病史

要正确诊断MDI是非常困难的。MDI患者通常不抱怨不稳，而是抱怨隐匿起病的肩关节隐痛，因此

主诉通常对诊断没有太大的帮助。此外，尽管患者通常表现为过度松弛，但通常与无症状的另一侧并无显著差异，因此，区分一个特定患者的正常松弛与不稳定可能并不容易。然而，病史和体格检查是做出准确诊断的关键步骤，鉴于主诉之间差别很大，时刻保持高度的临床怀疑是至关重要的。

大多数 MDI 患者的主诉是与活动相关的疼痛，但他们也可能主诉为肌力或运动能力下降。重要的是要确定哪些活动是诱发因素，因为 MDI 在过顶位投掷运动中更常见，明确诱发因素可以让我们了解治疗重点和患者对治疗的期望。提携重物（如手提箱）时感到疼痛应引起我们的怀疑。Cofield 和 Irving 在 MDI 的研究中强调了四个问题：①肩关节不稳与创伤的关系是什么 [24]？②患者是否故意造成不稳定？③不稳定程度如何？④不稳方向是什么？关于第一个问题，大多数 MDI 患者的发病与创伤无关，但一次创伤刺激可能使患者从过度松弛发展到不稳。如果我们放宽"创伤"的定义，将重复使用或损害肩关节动态稳定装置的情况包括在内，我们就能更深入地理解患者主诉的根源，并找到合理的方法来解决这些问题。Cofield 和 Irving 关于自主性不稳的问题也很关键。自从 Rowe 等发表了这篇经典的文章后，对待那些故意脱位的患者应该谨慎已经成为了一个原则 [25]。然而，正如 Mallon 和 Speer 所指出的，需要记住的是，并非所有有肩关节脱位能力的患者都有心理问题，这是治疗中需要鉴别的问题 [10]。

不稳的程度是病史的另一个重要组成部分。MDI 患者可能会经历复发性半脱位或脱位，其中以前者更为常见，而对不稳程度的了解可能有助于决定治疗方案 [10]。当患者报告说他们的关节在没有外伤或睡眠时"滑出"时，应给予足够警惕。最后，明确 MDI 患者不稳的主要方向对于完整准确的评估和正确设计治疗方案至关重要。大多数患者并没有真正的各向不稳，区分真正的 MDI 和具有多方向松弛的单向不稳定是指导治疗的关键步骤之一 [3]。最后，从患者的角度理解诊断是至关重要的。了解患者希望恢复的活动类型和期望的恢复时间，以及患者对康复和回归运动的期望，这些对成功的治疗至关重要。

体格检查

Foster 指出，对 MDI 诊断最有用的工具是体格检查 [26]。由于 MDI 患者往往症状不典型，因此有必要进行全面的体检。长期以来，广泛的韧带松弛一直被

表 42.1　Beighton 过度松弛评分

特征	分数
被动小指指屈大于 90°	每只手各 1 分
被动拇指贴于前臂	每只手各 1 分
主动肘关节过伸超过 10°	每侧肘关节各 1 分
主动膝关节过伸超过 10°	每侧膝关节各 1 分
完全伸膝位前屈躯体手掌休息位平贴地面	1 分

本量表共 9 分，超过 3 分可诊断为过度松弛

认为是 MDI 的一个特征，因此应该对每个患者进行此项评估。Beighton 等报道了关节过度松弛的 5 个体征（表 42.1），总分 9 分 [27]。膝、肘、拇指和掌指关节过伸，一侧 1 分，再加上完全伸膝位前屈躯体手掌可平贴地面为 1 分。分数超过 3 分时应考虑全身韧带松弛。其他关于胶原疾病的分类系统也有报道，包括用于 Ehlers-Danlos 综合征亚型的 Villefranche 疾病分类系统和定义马方综合征的 Ghent 标准 [28-29]。认识到这些结缔组织疾病是很重要的，因为它们的手术预后较差 [30]。最后，皮肤过度松弛、皮褶瘢痕以及瘢痕疙瘩的形成或瘢痕的扩大，也提示胶原疾病 [31]。广泛的韧带松弛并不足以诊断不稳，因为松弛不一定会导致不稳症状 [32-34]。

自 Neer 和 Foster 最初描述以来，sulcus 征一直被认为是诊断 MDI 的必要条件（图 42.1）[135]。轴向牵引患者放松状态的手臂，并在不同的旋转及外展位置评估。该牵引应该在肩峰下方产生一个可见的、可触摸的陷窝。尽管 Harryman 等 [36] 注意到在健康对照组中，正常的陷窝值差异很大，但平均约为 11 mm。

如肱骨头距肩峰的距离超过 2 cm，以及在 90° 外展位时 sulcus 征阳性，表明存在肩关节下方关节囊松弛 [1, 7, 37]。同样重要的是要注意 Matsen 的警告，即要诊断 MDI，行 sulcus 征检查必须重现患者的症状 [38]。

Gagey 和 Gagey 所描述的过度外展试验是另一种诊断盂肱关节松弛的试验 [39]。在无症状的志愿者中，外展平均大于 90°，被动外展大于 105° 表明阳性。尽管 MDI 在研究中属于排除标准，Balg 和 Boileau 发现，肩关节前方或者下方过度松弛（外旋角度过大及过度外展试验阳性）是肩关节镜下 Bankart 术后复发脱位的独立危险因素 [40]。

对于任何怀疑为 MDI 的患者，除了检查下方不稳外，检查患者肩关节的前后方不稳也相当重要。除

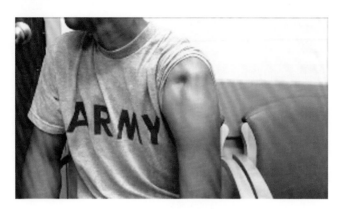

图 42.1   Sulcus 征

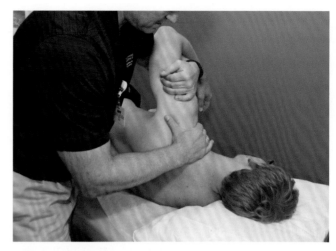

图 42.2   外展位前方负荷 - 位移试验。这项测试可以在清醒或麻醉状态下进行。患者侧卧位可以允许检查者一只手稳定肩胛骨，另一只手对肱骨加压

了广泛性松弛以外，重要的是这些检查动作能够诱发患者症状。恐惧试验是一种检查肩关节前向不稳的主要测试方法，在检查时，患者可以保持坐位或者仰卧位[41]。检查者将患者的手臂在 90° 外展位进行最大的外旋。患者症状的再现是肩关节前向不稳定的可靠指标[42]。另一种评估不稳定性的常用方法是外展位前方负荷 - 位移试验。本试验可在坐位、仰卧位或侧卧位进行（图 42.2）。尤其以侧卧位最好，因为此时检查者可用一只手稳定肩胛骨，另一只手移动肱骨。对肱骨头轴向施压，以确保其位于肩胛盂中心，然后向前推移。该测试是根据肱骨头相对于肩胛盂前移距离来分级的（表 42.2）[43]：1 级，肱骨头几乎没有移动；2 级，肱骨头移位至肩胛盂唇；3 级，肱骨头移出肩胛盂，但当压力消除时，肱骨头自动复位；4 级，肱骨头移出肩胛盂，即使压力消除，肱骨头仍然不会复位。

对于肩关节后方稳定性的检查，可以进行类似的负荷和移位试验。我们发现，该试验的改进版本：推拉试验，可最有效地控制后方移位（图 42.3）[44]。推拉试验时患者仰卧位，肩关节外展 90°，旋转中立位、30° 水平内收。检查者用一只手抓住患者的手腕（拉），并对肱骨向后加压（推），它能够增加检查者控制半脱位的能力。评估三个方向的不稳定性对于确定患者最有效的治疗方案至关重要。

必须记住，MDI 是静态和动态稳定装置不足的结合，因此，对任何疑似 MDI 患者的体格检查必须包括对患者肌肉的全面评估。评估从观察患者肩关节肌肉组织和运动学开始。应评估患者是否有肌肉萎缩、翼状肩胛和肩胛骨运动的异常。应评估患者三角肌和肩袖的力量，并与另一侧进行对比，特别注意手臂运动时的肩胛骨节律，尤其是在进行引起患者症状的运动时。肌肉组织的不对称远比肩关节松弛能更好地解释症状。

表 42.2   负荷 - 位移试验分级

分级	位置特征
1	肱骨头不动或几乎不动
2	肱骨头移位至肩胛盂唇
3	肱骨头移出肩胛盂，当压力消除时，肱骨头会自动复位
4	肱骨头移出肩胛盂，即使压力消除，肱骨头仍然不会复位

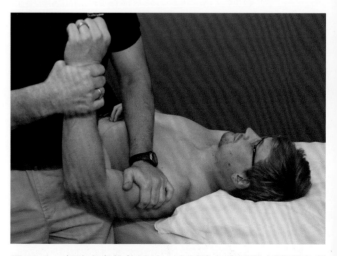

图 42.3   麻醉患者推拉试验。这项检查也可以在清醒患者身上进行

影像学

虽然 MDI 主要是临床诊断，但影像学可以提高许多患者的诊断效率。X 线检查应检查肩胛盂倾斜异常、发育不良或发育异常，偶尔也可在 X 线片上发现肱骨头异常。磁共振成像提供了一个更清晰的肩关节软组织解剖图像，如结合肩关节磁共振造影，可更好地评估 MDI。虽然盂唇病变肯定存在于 MDI 患者中，但是对于 MDI，最经典的发现是关节腔容积增加与关节囊松弛（图 42.4）[45]。Schaeffeler 等 [46] 将非创伤性 MDI 的临床诊断与磁共振关节造影的征象相关联，具有较高的敏感性和特异性。MDI 患者肩袖间隙面积增加这一结论尚未被公认 [47, 48]。Lee 等 [49] 的一项大型回顾性研究显示，与对照组相比，MDI 患者肩袖间隙和肩关节腔容积更大。Lim 等 [50] 最近的研究观察了肩关节磁共振造影中盂唇与关节囊的距离，发现下盂唇与关节囊的距离对于临床诊断 MDI 具有较高的特异性和敏感性。

治疗原则

对于 MDI 或任何肩部疾病患者，最重要的治疗原则是了解患者所进行的活动。特别对于运动员来说，在肩关节松弛所带来的优势和不稳定所导致的缺点之间往往存在一条微妙的界线。正如前面部分所指出的，了解患者如何使用肩关节和患者的期望是指导正确治疗的关键。

在没有创伤的情况下，MDI 通常是由于患者的动态稳定装置无法稳定原本较为松弛的关节。想想看，一个游泳运动员在为联赛冠军做准备而增加训练量

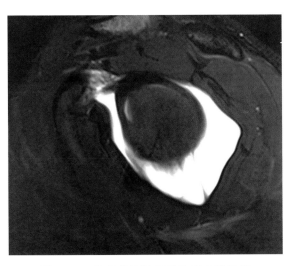

图 42.4　关节囊松弛的磁共振成像扫描

后，开始出现疼痛的症状，或者一个棒球投手在比赛的最后一局开始出现控制力下降。在这两种情况下，动态稳定装置的疲劳导致它们无法弥补基线松弛，从而导致症状的出现。这两者都说明了 MDI 具有重要的动态肌肉成分，如果不能识别和治疗该成分，可能会导致患者不满意。因此，康复治疗仍然是 MDI 的主要初始治疗方案。

几项研究指出，在年轻的过度松弛患者中，随着患者骨骼的成熟，不稳定症状会减少，因此强烈建议延长物理治疗时间 [51-53]。Kronberg 等 [54] 发现，全身韧带松弛的患者肌肉控制明显失衡。这些研究人员指出，在这些患者中，肌肉强化和肩胛节律训练可能比软组织重建更有效。这样的治疗方案可以改善三角肌和肩袖肌群张力和本体感觉控制。并且这种治疗方案应该把重点放在以三角肌和肩袖肌群为目标的渐进性阻力训练上 [55]。这种训练可使肩袖肌肉活化增加，从而在功能上减少不稳 [56]。此外，应仔细评估肩胛胸壁动力学，如果存在任何运动障碍应是康复的重点。前锯肌、斜方肌、菱形肌和肩胛下肌的共同作用可使肩胛骨在空间上处于良好的位置，从而影响肩胛盂的高度和倾斜度，为盂肱关节的功能奠定了稳定的基础。重要的是要向患者强调，这些康复计划需要长期的坚持，首先是 6 个月到 1 年的治疗阶段，然后是一个长期维持阶段 [1, 7, 56]。

在一项应用这些原则的经典研究中，Burkhead 和 Rockwood[55] 评估了一项治疗不稳定患者的康复计划的结果 [55]。在非创伤性不稳患者中，83% 的患者通过肌肉强化训练获得了良好或极好的效果，而近 90% 的 MDI 患者取得了类似的效果。然而，其他报告就不那么乐观了。Kiss 等 [57] 对一组类似的患者进行了评估，发现只有 61% 的患者结果为良好或优秀；他们指出，工伤或有心理问题的患者不太可能从康复计划中受益。Misamore 等 [58] 对 64 例 MDI 患者进行了仔细的纵向研究，在以物理治疗为初始治疗方案的患者中，研究人员发现，在 2 年的随访中，66% 的患者要么需要手术治疗，要么肩关节稳定性一般或较差。更令人沮丧的是，在 8 年的最终随访时，只有 30% 的患者避免了手术干预，并将自己的肩关节评为"好"或"优秀"，只有 8 名患者没有疼痛或不稳症状。Nyiri 等 [59] 的一项研究发现，手术联合物理治疗可使动力学参数和肌肉活动模式恢复正常，但单独使用物理治疗没有此效果。因此，尽管康复治疗仍然是 MDI 患者的主要治疗手段，但这种情况对患者来说是一个巨大的挑

战，可能无法使患者长期满意并恢复正常活动。

治疗方案

在长期康复计划失败后，应考虑 MDI 的外科治疗，并与患者坦率地讨论对康复的期望以及术后长期康复的必要性。MDI 的主要病理特点是关节囊松弛，尤其是下方关节囊。因此手术干预的目的是收紧关节囊，并有效缩短静态稳定装置，尤其在主要的不稳方向上。目前的一些手术技术已被用来实现这一目标，如关节囊提拉、关节囊热挛缩、关节盂唇加固、辅助支持以及关节镜下折缝术。

切开下关节囊提拉术

切开（相对肩关节镜来讲）肩关节下关节囊提拉术由 Neer 和 Foster 最初介绍，他们采用了基于肱骨的关节囊提拉来消除多余的关节囊（图 42.5）[1]。该手术可通过前入路或后入路进行，甚至在罕见的情况下前后入路结合使用，以收紧广泛松弛的关节囊。患者沙滩椅体位，采用标准的三角肌胸大肌入路。切开肩胛下肌，闭合盂肱上韧带和盂肱中韧带之间的肩袖间隙。然后在前方关节囊上做一个基于肱骨的 T 形切口，把关节囊从肱骨颈翻起，形成关节囊的上、下瓣。此时，可以确定和处理关节内的一些病变。关节囊的提拉程度是一门艺术，我们需要通过减少关节腔体积在术后活动度与肩关节稳定性之间取得平衡。下方关节囊向上提拉，上方关节囊覆盖在下方关节囊表面以对其进行加强。然后将肩胛下肌腱在原位固定，如在对修复部位不产生过度应力的前提下，肩关节仍有满意的活动度，即宣告手术完成。几位研究人员已经证明这种技术的高满意率与低复发率[1,5,6,60-66]。然而，当使用更为现代的评估指标，例如重返赛场率时，结果不那么乐观[63,64,67]。从最初这个术式报道以来，已有多种改进方法，包括不影响肩胛下肌的技术和基于关节盂的提拉技术[567-69]。

关节镜下折缝术

关节镜技术的发展使盂肱关节更容易被观察，并且能够在不损伤肩胛下肌的情况下，通过单一入路接近肩胛盂两侧的病变。这种技术尤其适合后下方不稳的 MDI 患者，这些患者后方盂唇高度不足，对后向剪切应力的阻挡不够，导致不稳[8,70]，合并前后向不稳的患者也适合采用此术式，否则在开放手术情况下，往往需要使用两个分别的入路进行操作。在关节

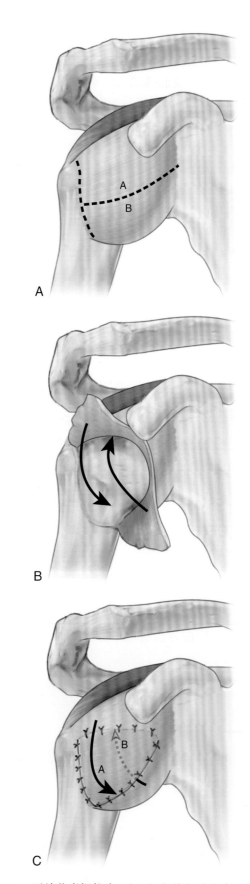

图 42.5　下关节囊提拉术。（A）在前方关节囊处做 T 形肱骨切口，形成上、下瓣。（B）这些瓣从肱骨颈上翻起，这样就可以移位这些皮瓣。（C）下方关节囊向上牵拉，再将上关节囊覆盖于下关节囊表面，以对其进行加强

镜条件下，常规的后侧、后外侧、前上和关节盂中间通道，足以解决各个方向的不稳。

关节镜下关节囊折缝可在沙滩椅或侧卧位进行。病史和体格检查（具体见前文所述），以及患者麻醉时的检查，可以帮助确定不稳定的主要方向，这应该在术中被首先解决。Wichman 和 Snyder[71] 描述了一种通过折缝来处理冗余关节囊的关节镜技术。经简单的打磨或清理后，过线器穿入下方关节囊，然后向内上方穿过盂唇，使关节囊被提拉重叠，然后使用不可吸收缝线收紧打结。通过反复如此的缝合提拉，使关节腔容积缩小到满意的程度。一些作者比较了关节镜下关节囊提拉减少肩关节腔容积的能力[72-74]。Ponce 等发现，每一针折缝都会以线性关系使关节腔容积减少10%，缝合 5 针相当于开放下关节囊提拉的关节腔容积减少效果[73]。这些结果表明，关节镜下的肩关节囊折缝术在缩小关节腔容积方面可能与切开下关节囊提拉术同样有效。

缝线可以穿过肩关节囊直接缝合到关节盂唇，也可以使用带线锚钉。Provencher 等[75] 证明，虽然两种结构的强度相似，但不带锚钉的折缝关节盂唇移位更大，可能是更好的选择。Kersten 等[76] 的一项生物力学研究表明，基于锚钉的折缝术在生物力学上优于基于缝线的关节囊缝合术。

一些作者在临床试验中研究了这些技术。Raynor等[77] 随访了 45 例在关节镜下应用带线锚钉的全关节囊缝合术后患者，平均随访时间为 3.3 年。生存分析结果为：1 年维持率为 100%，3 年维持率为 87%。复发不稳率低于 17%，与既往文献非常相似。Alpert等[78] 在回顾分析 270° 关节盂唇撕裂的 MDI 患者时报告了类似的结果。以上两项研究仅使用带线锚钉，而 Gartsman 等[79] 对 47 例 MDI 患者进行了为期 35个月的随访，这些患者在关节镜下行基于和（或）不基于锚钉的关节囊折缝。94% 的患者结果良好或极好，复发率为 2%，并且 85% 的患者能够恢复到他们想要的运动水平。其他研究者也发现使用缝合锚钉和（或）单纯折缝的组合获得成功，并取得了类似的结果[64, 74-82]。

关节囊热挛缩是一种缝合的替代方法，可简单快速地治疗 MDI。其理论依据为，对关节囊进行加热可破坏胶原蛋白的交联，使其"卷曲"和缩短。尽管早期有一些成功报道[89]，但其他作者也报道了该技术的高失败率和潜在的软骨溶解和神经损伤风险，因此该技术在很大程度上已被放弃[90-92]。然而，Mohtad

等[93] 最近进行的一项多中心、随机对照临床试验比较了 MDI 患者关节镜下电热关节囊挛缩术（ETAC）与切开下关节囊提拉术的效果。该小组在术后 2 年的患者中采用西安大略肩不稳定指数（WOSI）、美国肩肘关节评分（ASES）评估患者的不稳定性，发现了几乎相同的复发率（1%）和功能评分结果。

肩袖间隙闭合仍然是开放手术的主要步骤，但在关节镜下是否实行这一技术目前仍有争议。Neer 和Foster[1] 会常规进行这个操作，Harryman 等[94] 证实喙肱韧带横向收紧缝合显著减少了肱骨头向下方和后方的移位。该结论也经常被引用当做闭合肩袖间隙的理论依据[94]。但其他作者无法使用类似的技术复制这一发现[95]。关节镜下闭合肩袖间隙通常是由上向下的形式进行。然而，尸体模型未能证明这种技术有助于减少下方的移位，相反，这些模型表明，它导致了外旋的受限[96; 97]。由于肩袖间隙闭合的作用目前仍有争议，使用该方法时应谨慎。

值得注意的是，大多数 MDI 的手术结果研究都只有短期的随访，而且随着时间的推移，结果可能会恶化[10]。从 Rowe 等[25] 到 Krishnan 等[98] 都推荐使用多种方法的组合来治疗胶原病。肱二头肌腱强化、同种异体骨重建术和关节盂截骨术都曾用于增加胶原异常和 MDI 患者的稳定性，但很少有研究来证明这些方法的临床效果[10, 98]。尽管如此，仍不断有新技术被使用来解决这个问题[99]。

术后管理

一般来说，MDI 术后复发的风险高于肩关节僵硬的风险，因此谨慎处理是最好的。术后肩关节应放置于带有轻微外展角度的吊带上于旋转中立位固定 6 周。手术后最重要的一点是要明白带着支具并不意味着不活动。鼓励患者在手术后立即开始使用手、手腕和肘部。此外，虽然肩关节的运动在这段时间受限，我们仍强烈推荐手术后应尽快动态恢复肩袖和肩胛周围肌肉组织的活动。

关节镜手术与开放手术相似，不同之处在于关节镜下肩关节囊折缝术后肩胛下肌较开放手术后恢复快。根据我们的经验，MDI 患者很少出现僵硬，但是如果术后没有采取既能保护重建的关节囊又能激活肌肉组织的训练方案，术后肌肉萎缩的持续时间可能较长。鉴于肌肉系统在 MDI 患者动态稳定性中所起的关键作用，术后 6 周避免肌肉的失用性萎缩。

一项研究表明[101]，肌肉力量在固定 7 周后下降

✏️ 作者首选技术

多向不稳定

- 在我们的治疗决策过程中，了解每个患者的病情和期望是至关重要的。
- 如前所述，鉴别多向不稳定与多向松弛可能会有困难，但它对适当的治疗方案的选择至关重要。
- 根据我们的经验，并不是所有的"治疗"都是平等的，外科医生、患者和治疗师之间就如何保持肩关节力量与平衡的良好沟通，可在不进行手术干预的情况下获得良好的结果。
- 对于保守治疗失败的患者，关节镜是首选的方法，因为它对于肩胛盂周缘一圈的病变都能够进行处理，并允许肩部肌肉组织术后更积极地参与到康复当中。
- 根据我们的经验，我们更喜欢在侧卧位进行关节镜手术，因为它提供了更好的视野。

手术入路

- 麻醉下的术前检查对我们评估患者的稳定性至关重要；你必须知道基线情况。
- 关节盂唇和关节囊的各个部分都可以通过标准的后入路、前上入路和中关节盂入路进入[100]。
- 我们将使用一个改良的后外侧入路来获得合适的角度处理后方和下方的病变，正如文献所描述的那样[100]。

肩关节囊折缝手术策略

- 在关节镜下进行全面诊断后，所有已明确的相关病变将在关节囊折缝前处理。以我们的经验，除了关节囊松弛以外，盂唇与其他组织的病变较为常见。
- 对需要折缝的关节囊进行生物学准备也是至关重要的，无论是使用锉或刨刀，都是为了促进术后愈合。
- 折缝从下方开始，向上方推进，用每一针作为下一针的参考点。
- 缝线拉紧可以消除多余的关节囊（图 42.6），同时在关节盂上使用缝合锚钉。
- 在 5 点 30 分和 7 点 30 分位置，分别置入双线锚钉，用以提拉盂肱下韧带的前束和后束。
- 每针缝线都要缝合关节囊的全层。但处理下方关节囊时需谨慎，穿过组织时不要穿入太多，因为较厚的缝合增加腋神经损伤的风险。
- 折缝的宽度约为 1 cm，但它取决于多种因素，包括麻醉时的检查、是否为优势手以及所期望能达到的活动程度。
- 根据盂唇的质量，可以使用简单缝合或褥式缝合，也

可以使用带线锚钉和单纯缝线的组合。

肩袖间隙

- 除了翻修病例和已知的胶原蛋白疾病患者，我们通常不进行肩袖间隙闭合，而且我们通常也只在患者的非优势手进行肩袖间隙闭合。
- 我们没有发现肱二头肌长头腱止点附近的折缝有帮助，因此我们不折缝上方的关节囊。

关闭

- 以麻醉下的术前检查为基线，折缝完成后重复稳定性检查（图 42.7）。
- 关闭伤口，无菌敷料覆盖，用带有外展枕的吊带悬吊胳膊。

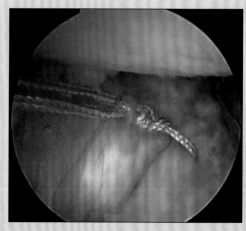

图 42.6 关节镜下折缝术

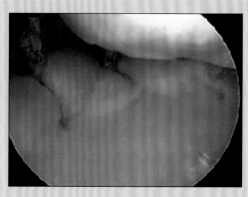

图 42.7 完成折缝。关节囊折缝完成后，关节盂复位，关节囊冗余度减小

54%，并且在恢复活动后这些肌肉力量只能部分恢复。一些作者已经证明[56, 102]，手术后完善的康复方案可以成功地恢复肩关节囊提拉术后正常的肌肉活动和运动形式。因此，患者在手术前就要学会活动肩胛骨（图42.8），同时也要学会肩袖和肩胛周围肌群的等长收缩训练。鼓励患者术后第1天开始锻炼。此外，由于肩部是在一个运动链内工作的，核心强化也是围术期强化计划的重要组成部分，这些康复的动作实际上是在预康复过程中讲授的，并在整个术后阶段中鼓励患者去做。

在第6周，评估患者肩关节僵硬程度、肌肉节律和力量。在这个时间点上，患者一般被允许停止使用吊带，并向术后运动目标迈进。这些目标是根据患者的预期需要量身定做的。运动种类、是否优势侧手和最终重返运动的时间，都是决定康复进展速度时要考虑的因素。肌力强化训练持续进行，如果患者按照康复计划完成，则逐渐增强肌力训练。到3个月时，患者应具有正常的肱骨肩胛骨节律，并在前屈和外展时没有翼状肩胛或肩胛骨的代偿活动发生。一般来说，患者的大部分关节活动度在此时应该已经恢复正常了。

第3~6个月致力于关节活动度的调整，重点放在肌力的增强上。载荷由低到高，速度从慢到快，方向从单向到多向。最后，通过对肩胛骨稳定性的扰动，促使整个肩关节的动态共收缩。物理治疗师或矫正运动专家应该被给予改变这些参数的自由，直到患者有信心并在这些方面表现出高性能。此时，通常在手术后6个月左右，患者可以进行充分的活动，重点是继续进行耐力活动的训练，以免疲劳导致动态稳定装置失代偿，影响效果。

对于运动员来说，重返赛场（RTP）的决定应该从全局考虑。外科医生必须有信心，重建已经愈合，并且患者对于手术修复的肩关节已达到必要的动态保护。治疗师或矫正运动专家可能是恢复运动最重要的决策者。这个团队成员花在运动员身上的时间最多，并学会认识到运动员如何补偿或表现出较差的肩部动态控制。治疗师的工作不仅是帮助患者恢复肩关节的力量，而且要确保这项活动能在整个运动链中很好地进行，这样才能使运动员重返赛场不会造成再伤。运动员自身也在重返赛场的决策中起着重要的作用。患者对自己肩关节稳定性的信心，以及对任何问题迹象的公开交流，都是决定重返赛场的关键因素，而只有患者才能做到这一点。

结果

MDI手术治疗结果见表42.3。Neer和Foster[1]最初报道了切开下关节囊提拉术的满意率为97%，这一发现已在文献中多次得到证实。然而，有自发性不稳和潜在的精神疾病的患者不适合任何手术方法[1, 10, 25]。值得注意的是，大多数报道的病例都是相对短期的，复发率可能会随着长期随访而增加[10]。最后，MDI的定义目前仍未达成共识。例如，Altchek等[67]认为不应包括任何有全身韧带松弛的患者，它被描述为合并有MDI的一个群体。Kim等[70]认为应包括后下不稳定的患者，并且注意到这些患者均有关节盂唇病变，这与其他人给出的定义不一致[31]。创伤性病因导致的MDI也频繁报道[60]，但这并不是其他作者定义的MDI患者的典型表现[2]。因此，比较各个作者的观点并不容易，外科医生应注意不要过分简化MDI的诊断。

关节镜下MDI手术的成功率与经典的切开下关节囊提拉术相似。在对MDI文献的系统回顾中，Longo等[103]得出结论，关节镜下关节囊折缝术和切

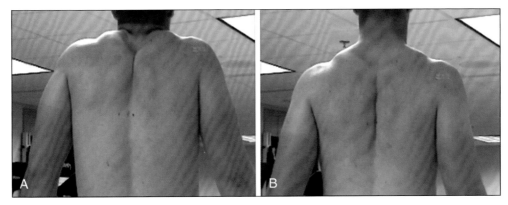

图42.8 肩胛骨活动。肩胛肌肉系统的早期活动是为了使肩部的动态稳定装置重新活跃起来。图A和B分别表示肩胛骨回缩和上抬，另外，也应该强调肩胛骨的前突、下沉和旋转

表 42.3   MDI 手术治疗的结果

	作者	随访年限	手术技术	评估指标	成功率	并发症 / 说明
切开下关节囊提拉术	Neer and Foster[1]	<2 年	切开下关节囊提拉术	复发率	98% 满意	无
	Pollock et al.[63]	5.1 年	切开下关节囊提拉术	满意度 / 复发率	94% 好 / 极好；4% 复发	
	Cooper and Brems[6]	3.3 年	切开下关节囊提拉术	满意度 / 复发率	86% 改善；10% 复发	15% 的人认为他们的肩关节随着长期随访而恶化
	Lebar and Alexander[62]	2.3 年	切开下关节囊提拉术	满意度 / 复发率	所有人改善，10% 复发	军人
	Hamada et al.[61]	8.3 年	切开关节囊提拉术	Rowe/ 复发率	59% 好 / 极好；26% 复发	MDI 和前下不稳定的混合人群
	Choi and Ogilvie-Harris[60]	3.5 年	切开下关节囊提拉术	ASES/ 复发率	92% 的前方修复成功率（8% 的复发率）；81% 的后方修复成功率（12% 的复发率）	75% 的运动员重返赛场，但接受双侧修复的运动员除外，接受双侧修复的运动员 17% 的人重返赛场
	Bak et al.[5]	4.5 年	切开下关节囊提拉术		88% 好 / 极好；8% 复发	恢复运动率为 84%，其中过顶投掷运动员 76%
	Vavken et al.[64]	7.5 年	切开下关节囊提拉术	ASES/DASH 问卷 / 复发率	87% 满意 / 非常满意；47% 复发	5 例 Ehlers-Danlos 综合征；1 例反射性交感神经营养不良；肩袖间隙闭合不影响稳定性、满意度、恢复运动或复发
	Bigliani et al.[65]	4 年	切开下关节囊提拉术	患者根据疼痛、稳定性、活动度和恢复运动 / 复发情况报告	94% 好 / 极好；3% 复发	前下不稳定；1 例短暂性肌皮神经失用症
	van Tankeren et al.[66]	3.3 年	切开下关节囊提拉术	Rowe/Constant/12 项 Dawson 问卷 / 满意度 / 复发率	82% 极好的 Rowe 评分；88% 满意；24% 复发	53% 合并关节盂唇病变
	Mohtadi et al.[93]	2 年	ETACvs 切开下关节囊提拉术	WOSI/ASES/Constant/ 活动度 / 复发率	ETAC 复发率 7%，切开下关节囊提拉术复发率 14%（无统计学差异）	包括原发性前下不稳定的 MDI 和 MDL；3 例术后粘连性关节囊炎 / 肩关节僵硬；(ETAC 1 例，下关节囊提拉 2 例)
	Altchek et al.[67]	3 年	下关节囊提拉的 T 形修复术	满意度 / 复发率	95% 满意；10% 复发	只有一半的人有广泛性韧带松弛；投掷运动员没有可靠地重返赛场前方不稳定性
	Marquardt et al.[68a]	7.4 年	用带线锚钉的下关节囊提拉的 T 形修复术	Rowe/ 复发率	89% 好 / 极好；10% 复发	前下不稳定
关节镜下关节囊折缝术	Lyons et al.[89]	2.3 年	肩关节囊折缝	Neer 标准 / 不稳定性	96% 稳定并且无症状	在许多患者中进行了肩袖间隙闭合
	Duncan and Savoie[83]	1~3 年	关节镜下激光辅助	Neer 标准 / 不稳定性	所有患者 Bankart 评分均满意	10 例患者

（续表）

表 42.3　MDI 手术治疗的结果

	作者	随访年限	手术技术	评估指标	成功率	并发症 / 说明
关节镜下关节囊折缝术	Gartsman et al.[79]	2.9 年	关节镜下关节囊折缝	ASES/Constant/ Rowe/ UCLA	94% 好 / 极好；2% 复发 ASES/Constant/ UCLA 评分均明显提高	
	Baker et al.[82]	2.8 年	关节镜下关节囊折缝	ASES/WOSI	ASES: 94；WOSI:91% 正常	
	Treacy et al.[85]	5 年	关节镜下关节囊折缝 Caspari 技术	Rowe/ 复发率	88% 满意度	由于后方打结，2 例患者遗留有持久性的疼痛
	McIntyre et al.[84]	2.8 年	关节镜下多针缝合	Rowe/ 复发率	94% 好 / 极好 5% 复发	1 例患者有短暂性肌皮神经失用症
	Kim et al.[70]	4.3 年	镜下关节囊折缝	Rowe/ 复发率	94% 好 / 极好；3% 复发	患者有后下方 MDI，均伴有关节盂唇的病变
	Witney-Lagenet al.[86]	5.1 年	采用缝线的关节镜下关节囊折缝	OIS/ 复发率	95% 好 / 极好；4% 复发	10% 的患者采用了肩袖间隙闭合；1 例术后关节僵硬；1 例浅表伤口感染
	Ma et al.[87]	3 年	采用缝线的关节镜下关节囊折缝	ASES/Constant/ Rowe/ VAS/ 复发率	100% 好 / 极好；没有复发	所有患者均有双侧肩关节松弛；所有患者均行肩袖间隙闭合
	Raynor et al.[77]	3.3 年	采用带缝线的锚钉	ASES/ QuickDASH/SF-12 PCS/SANE/ 复发率	生存分析：1 年维持率 100%，3 年维持率 87%；17% 复发	29% 的肩关节行肩袖间隙闭合；SLAP 和 Bankart 的修复也包括在内
	Buess et al.[80]	2.3 年	带线锚钉的关节镜下和（或）关节囊折缝	Constant/SST/ 修正的 Rowe 评分 /VAS/ 复发率	所有患者的 Rowe 评分均明显提高；14% 复发	分成 4 组不稳定，其中 7 例患者主要为后向多向不稳定
	Voigt et al.[81]	3.3 年	采用缝线 / 带线锚钉和肩袖间隙的关节镜下下关节囊折缝	SST/Constant/ Rowe/ VAS/ 复发率	最后随访的 Rowe 评分 77% 好 / 极好，33% 需要再次手术	8 例患者；所有患者均为 MDI 合并关节松弛（ Gerber B5 ）
	Alpert et al.[78]	4.7 年	采用带线锚钉关节镜下关节囊折缝	WOSI/ASES/SST/ VAS/ 满意度 / 复发率	85% 基本 / 完全满意 15% 复发	所有患者至少进行 270° 关节镜下盂唇修复；38% 的患者肩袖间隙闭合
	Hewitt et al.[88]	4.8 年	采用缝线的关节镜下全关节囊折缝	ASES/Constant/ Rowe/UCLA/ WOSI/ 满意度 / 复发率	97% 基本 / 完全满意；83%Rowe 评分好 / 极好	3 例患者术后创伤性脱位

a Includes data from：Steinbeck J, Jerosch J. Surgery for atraumatic anterior-inferior shoulder instability. A modified capsular shift evaluated in 20 patients followed for 3 years. *Acta Orthop Scand*. 1997; 68(5): 447-450.

ASES，美国肩肘协会评分系统；*DASH*，肩关节、手臂、手不稳定评分；*ETAC*，电热辅助下关节镜下关节囊成形术；*MDI*，多向不稳定；*MDL*，多向松弛；*OIS*，牛津不稳定评分；*SANE*，简明肩关节评分；*SF-12 PCS*，简表 -12 项躯体成分评分；*SLAP*，上盂唇有前到后撕裂；*SST*，简单肩关节测试；*UCLA*，加州大学肩关节评分；*VAS*，视觉模拟评分；*WOSI*，西安大略肩关节评分

表 42.4　MDI 手术治疗后重返运动

作者	手术方式	评估指标	成功率
Bak et al.[5]	开放下关节囊提拉术	恢复到以前的运动水平	重返运动 84%，包括 76% 的头顶投掷运动员
Choi and Ogilvie-Harris[60]	开放下关节囊提拉术	恢复到以前的运动水平	前入路：82%；后入路：75%；双入路：17%
Vavken et al.[64]	开放下关节囊提拉术	恢复到以前的运动水平	69% 恢复运动；38% 恢复到术前运动水平
Bigliani et al.[65]	开放下关节囊提拉术	恢复到以前的运动水平	92% 恢复运动；75% 恢复到术前运动水平
Altchek et al.[67]	T 形开放下关节囊提拉术	重返运动	83% 的运动员重返运动，但所有投手成绩下降
Marquardt et al.[68]	采用带线锚钉的 T 形开放下关节囊提拉术	恢复到以前的运动水平	72%，包括 36 名优秀运动员
Lyons et al.[89]	激光辅助下关节囊折缝术	恢复到以前的运动水平	86%
Gartsman et al.[79]	关节镜下下关节囊提拉术	恢复到以前的运动水平	85%
Baker et al.[82]	关节镜下下关节囊提拉术	重返运动	86%
McIntyre et al.[84]	关节镜下下关节囊提拉术	恢复到以前的运动水平	95% 的选手恢复以前的运动水平，但没有优秀投掷运动员
Witney-Lagen et al.[86]	采用缝线的关节镜下关节囊折缝术	恢复到以前的运动水平	90% 的选手恢复以前的运动水平，但没有职业运动员
Hewitt et al.[88]	采用缝线的关节镜下关节囊折缝术	重返运动	97% 的运动员重返赛场，20% 运动水平下降
Ma et al.[87]	关节镜下全关节囊折缝术	恢复到以前的运动水平	22%；研究对象包括专业 / 业余投掷运动员
Raynor et al.[77]	采用带线锚钉合并盂唇修复的全关节囊成形术	恢复到以前的运动水平	77% 的运动员恢复到或略低于术前运动水平
Voigt et al.[81]	合并肩袖间隙闭合的关节镜下关节囊折缝术	恢复到以前的运动水平	78% 重返运动；44% 恢复到术前运动水平

开下关节囊提拉术是保守治疗失败后 MDI 的最佳治疗方法，两种手术的结果类似。Chen 等 [104] 对关节镜下关节囊折缝术和切开下关节囊提拉术之间的复发不稳进行了目前包含文献数量最大的 meta 分析，发现两者没有明显差异。然而，Chen 等发现两组患者术后僵硬程度存在差异。开放手术方式与关节镜手术方式相比，平均会多丢失 5° 的外旋角度。并且他们不推荐使用热关节囊挛缩术，因为这种手术的失败率比较高。

重返运动

有几项研究报道了 MDI 手术治疗后重返运动的情况，并把它作为预后指标（表 42.4）。报道的成功率从 17% 到 97% 不等，反映了入选标准和具体运动要求的差异。

McIntyre 等 [84] 报道 MDI 关节镜术后 95% 的人恢复了运动，但这些作者谨慎地指出，他们的研究病例中没有包括优秀的投掷运动员。Ma 等 [87] 对专业和业余投掷运动员的研究表明，他们的 RTP 为 100%，但只有 22% 的人恢复了他们之前的水平。Bak 等 [5] 也报道了投掷运动员，发现只有 76% 的人恢复了投掷运动。手术入路似乎也会影响运动员的 RTP。Choi 和 Ogilvie-Harris 报告 [60] 说，采用前路手术的患者恢复运动的比例为 82%，而采用双侧入路的患者恢复运动的比例为 17%。胶原蛋白病患者可能在手术前很长时间都会限制自己的活动，因此文献中报道的良好结果应主要适用于以前能够积极参与运动的患者。

并发症

虽然 MDI 手术治疗后的并发症发生率很低，但文献中报道了几种类型的并发症，其中最令人恐惧的是神经损伤，尽管文献报道它并不常见，而且这个并发症通常有自限性。彻底了解神经结构对于减少术后并发症发生的风险至关重要。McFarland 等[105] 报道了适用于肩关节不稳手术的相关神经血管临近结构的解剖。这些研究人员发现臂丛神经至肩胛盂边缘的距离可小至 5 mm。他们还注意到，当拉钩放置在肩胛下肌表面或肩胛颈旁边时，可以在所有位置与臂丛接触。其他作者[106, 107] 注意到腋神经平均距离关节盂下方关节囊 3.2 mm。肩胛上神经距离后方关节盂中份边缘平均 18 mm，后入路手术时需注意[108]。

临床上，共有 7 例腋神经损伤在接受 MDI 治疗后被报道。Neer 和 Foster[1] 报道了他们在开放下关节囊提拉术后最初的一系列病例中，3 例出现腋神经暂时性神经失用，Miniaci 和 McBirnie[92] 报道了 4 例关节镜下关节囊热挛缩术后短暂性神经失用，包括 1 例三角肌力量减弱。在这两个系列的病例中，所有患者的症状都在没有进一步干预的情况下得到了缓解。几位作者[60, 65, 67, 79] 也报道了肌皮神经的短暂性失用，但都没有持续的症状，另外，1 例正中神经失用已被报道[63]。Vavken 等[64] 报道了在接受开放下关节囊提拉术的一系列患者中有 1 例患者出现反射性交感神经营养不良。熟悉解剖结构，以及谨慎地使用拉钩，也许是预防这些并发症的最好方法[105]。

虽然 MDI 患者术后关节僵硬通常不是一个重要问题，但对关节囊过度折缝可能导致肩关节活动度的丢失，特别是外旋角度[95, 97, 109]，对于 MDI 患者，关节镜下热关节囊挛缩术后发生粘连性肩关节囊炎的病例也有报道[92, 93, 110]。

MDI 术后复发不稳比关节僵硬更为常见。当手术干预失败时，通常伴有持续性或复发的关节囊的松弛。Zabinski 等[111] 评估了 20 例 MDI 患者，这些患者都接受了翻修的肩关节稳定治疗。翻修时，所有患者的主要病理改变均为关节囊松弛。在 5 年的随访中，尽管进行了多次再手术，但只有 45% 的患者取得了良好或极好的结果[111]。Levine 等[112] 也报道了一系列前向不稳失败的翻修手术。22% 的患者结果不令人满意，而非创伤性的不稳复发、自发性脱位和未处理的关节囊松弛这些均是 MDI 的征象，也都是较差预后的危险因素。Dewing 等[113] 的一个病例系列研究分析了采用胫骨前肌或同种异体腘绳肌腱翻修复发性肩关节不稳定患者的预后。虽然患者群体不均匀，但包括 13 例诊断为 MDI 的患者。平均随访 3.8 年，45% 的

肩关节保持完全稳定。一些初次手术为关节囊热挛缩术的翻修手术取得了更好的效果。Massoud 等[114] 用开放下关节囊移位术治疗了一小部分患者，所有 MDI 患者的评分均有改善。

未来展望

MDI 的治疗仍然是一个具有挑战性的任务。尽管文献中报道的成功率青睐于 MDI 的手术治疗，但经验丰富的外科医生的专家意见往往反映出更为谨慎的乐观态度。缺乏一个全面的分类系统阻碍了跨研究比较数据的可能，这是一个很好的未来研究方向。这样的分类已经有几个作者提出[3, 31, 115]，但没有一个得到普遍的支持。未来另一个大有裨益的研究方向是对 MDI 非手术管理进行更全面的评估。所有的作者都建议进行物理治疗，但是疗程长短、具体方案和结果各不相同。进行对比性的研究以更清楚地界定非手术性康复治疗应持续多久，以及失败的风险因素，这些将在很大程度上帮助临床医生做出采用何种治疗的决定。如前所述，目前相关文献显示关节镜和开放手术治疗 MDI 的结果相似。然而，目前仍然缺乏关节镜和开放手术的直接比较。此外，关于缝合材料和锚钉的长期临床研究还很缺乏，特别是无结和有结的折叠缝合线。虽然目前有些研究已经将重返体育运动作为一种结果衡量标准，但还需要进一步的研究来明确纳入标准和具体的运动要求。长期全面回归体育和（或）活动研究将对高水平运动员和"周末战士"的治疗非常有益。定义一个可接受的 ROM 内运动所需的稳定性也应该是未来研究的一个领域。

最后，目前很少有研究针对复发性或持续性 MDI 患者。MDI 的臭名昭著的名声可能来自一些外科医生，这些外科医生为 MDI 患者尝试多次手术但都失败了，令人惊讶的是，目前 MDI 的文献多报道了一些好的结果。失败的危险因素和有效的翻修手术是一个很好的未来研究目标。虽然同种异体移植重建已在目前一些翻修手术中被报道，但对这一课题的进一步研究可能为外科医生治疗 MDI 提供另一种工具。

选读文献

文献：Neer CS II, Foster CR. Inferior capsular shift for involuntary inferior and multidirectional instability of the shoulder. A preliminary report. *J Bone Joint Surg Am*. 1980; 62(6): 897-908.
证据等级：Ⅳ，回顾性病例系列研究

总结：本文回顾了 36 例采用开放下关节囊提拉术治疗肩关节多向不稳的初步治疗结果，这个手术可以减少肩关节的整体容积。仅有 1 例患者术后复发性半脱位。本文定义了治疗这种情况的"金标准"，其至今仍然是"金标准"。

文献：Burkhead WZ Jr, Rockwood CA Jr. Treatment of instability of the shoulder with an exercise program. *J Bone Joint Surg Am*. 1992; 74A(6): 890-896.
证据等级：Ⅳ，回顾性病例研究
总结：本文对 140 例肩不稳定患者进行了详细的康复治疗。作者发现只有 16% 的创伤性病因患者的结果是好或优秀，而 80% 的非创伤性病因患者的结果是好或优秀。作者的结论是，应尽一切努力来确定不稳定的病因，如果病因是非创伤性，则应保守治疗。

文献：Gartsman GM, Roddey TS, Hammerman SM. Arthroscopic treatment of multidirectional glenohumeral instability: 2-to 5-year follow-up. *Arthroscopy*. 2001; 17(3): 236-243.
证据等级：Ⅳ，没有对照组的前瞻性病例研究
总结：本文报道了第一例关节镜下治疗肩关节多向不稳 (MDI)。研究人员对 47 例 MDI 患者进行了评估，在 35 个月的随访中，94% 的患者表现好或者优秀。功能评分提高：Constant 评分从 60 提高到 92，Rowe 评分从 14 提高到 92，UCLA 评分从 17 提高到 33。

文献：Harryman DT II, Sidles JA, Harris SL, et al. The role of the rotator interval capsule in passive motion and stability of the shoulder. *J Bone Joint Surg Am*. 1992; 74A(1): 53-56.
证据等级：对照性实验室研究
总结：本研究评估了肩袖间隙改变对肩关节运动的影响。作者发现，肩关节囊在肩袖间隙区域对肩关节的运动范围和稳定性起着重要的作用。肩袖间隙的放松或者扩大能提高肩关节的前屈和外旋，而肩袖间隙的折叠导致肱骨头前后向移动的减少。

文献：Misamore GW, Sallay PI, Didelot W. A longitudinal study of patients with multidirectional instability of the shoulder with seven-to ten-year follow-up. *J Shoulder Elbow Surg*. 2005; 14(5): 466-470.
证据等级：Ⅳ，回顾性病例系列研究
总结：本文报告了 64 例诊断为 MDI 的患者，他们在完成物理治疗方案后的 2 年和 8 年进行了随访。作者报告说，36 例患者中有 19 例被认为治疗失败；只有 14% 的患者在最后的随访中没有疼痛和不稳定；这种治疗的结果在 2 ~ 7 年的随访中逐渐恶化。作者质疑非手术治疗 MDI 的有效性。

文献：Warner JJ, Deng XH, Warren RF, et al. Static capsuloligamentous restraints to superior-inferior translation of the glenohumeral joint. *Am J Sports Med*. 1992; 20(6): 675-685.
证据等级：对照性实验室研究
总结：作者进行了一项尸体研究，评估了肩关节囊性松解后肱骨的上下部位的移动度。他们指出，对向下移动的主要约束是盂肱上韧带，随着盂肱关节的外展角度增大，主要的静态约束转移到关节囊的下方。前方的盂肱韧带在 45° 外展时最为关键，而在外旋中立位 90° 外展位时以后方盂肱韧带为主。

（Robert M. Carlisle, John M. Tokish 著
宋庆法 译　陈　虹 校）

参考文献

扫描书末二维码获取。

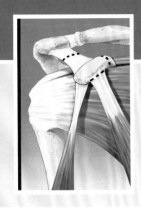

第43章

肩关节不稳定的翻修

肩关节前方不稳定的复发在初次手术修复后并不少见，报道的复发率为 15%～30%[1-4]。复发性肩关节不稳定的最佳治疗仍存在争议；由于存在许多可接受的手术选择，决策过程严重依赖于各个病例的特点。众多证据等级为 I 级的研究探究了肩关节不稳定复发的危险因素，根据报道，年龄小、初次脱位和修复后手臂摆放的位置、男性、术前多次脱位史、肩关节囊松弛、参与竞技运动/过肩运动均是目前最常见的初次修复后复发的危险因素[1, 3, 5-12]。此外，手术中的技术错误或者未能同时解决伴随的肩关节病变也同样有复发风险[3, 9]。关节盂骨缺损也许是复发性盂肱关节前方不稳最重要的危险因素，在未治疗的病例中，复发率高达 90%～100%[11, 13]。外科医生在进行翻修手术时应充分考虑影响疗效的个体危险因素，例如患者的年龄、运动水平和是否同时存在其他肩关节损伤。复发性肩关节不稳的患者可以通过关节镜或开放手术治疗[14-19]。

对于复发性肩关节不稳的患者，处理所有的骨缺损或伴随损伤至关重要。治疗的目的是恢复肩关节的解剖学和生物力学，防止关节进一步不稳定和损伤。本章描述了原发性修复失败的慢性及复发性前下肩关节不稳定的诊断、我们首选的手术技术以及翻修手术后的结果。

病史

完整的病史是术前检查的重要组成部分。我们需要掌握：患者初次脱位的细节（包括年龄）、不稳定发作的情况、不稳定的类型（半脱位或脱位）、有无机械交锁表现、既往外科治疗情况以及有无合并其他肩关节病变或结缔组织病变[13]。了解受伤机制，特别是不稳的方向（前、后或多向）、造成不稳所需要的创伤的大小，以及复位的难易程度（自我复位与辅助复位）对于诊断肩关节不稳的类型、严重程度及其处理是至关重要的。

在肩关节稳定手术失败的患者中，当患者描述初始脱位时受到高能量的损伤，尤其是手臂外展≥70°和外旋≥30° 时，应怀疑有关节盂骨缺损。有症状的骨缺损患者，患者的不稳定情况主要发生在活动中间区域（外展 20°～60°）[11]。肩胛盂骨缺损的患者常常注意到随着不稳定病史的延长，越来越容易发生肩关节脱位/半脱位。不稳定可表现为不同的症状。有些人表现在极端运动范围时不稳定感或疼痛感。有些人则表现为肩关节特定位置的脱位或者半脱位，特别是外展和外旋，或过顶位活动时。在某些情况下，患者可能会因为复发性半脱位而有反复发作的短暂感觉异常和无力感。

术者应该把重点放在肩关节不稳定的诊断和骨缺损的评估上，但也需要考虑肩关节的其他病变，尤其是对于 40 岁以上的患者，他们可能伴有肩袖、关节盂唇和软骨损伤。这些损伤，如上盂唇由前到后的撕裂（SLAP）和肩袖撕裂，在首次就诊时诊断是很重要的，因为延迟的手术可能导致组织质量较差，愈合环境较差[20]。在确定切实可行的治疗目标时，获得患者的运动水平和是否参与接触/过顶运动这些信息也是至关重要的。

体格检查

对复发性不稳的患者作出正确的诊断有一定困难；因此，除了标准的肩部检查外，评估其他肩部疾病也很重要。体格检查应从视诊开始，以确定是否有明显的畸形（与创伤性不稳定病史相关）、肩袖萎缩（年龄大于 40 岁的患者）和肩胛骨运动障碍（有肩袖病史或长期不稳定病史）。然后对整个上肢进行仔细的神经血管评估，评估被动和主动活动度（ROM）以及肩袖的完整性和强度。视诊、触诊、ROM、腋神经功能、肩周肌肉和肩胛旁肌的肌力均可正常。患者可能表现为过顶运动时肩关节不稳和（或）疼痛。有些人可能由于肱骨头在关节盂前方的不稳感到不适和（或）疼痛而外展和外旋受限。对肩袖和肩胛骨肌肉系统进行综合评估是很重要的，因为它们构成肩胛盂和肱骨头之间的动态关系，有助于肩关节的稳定性。肩不稳定的程度和方向应记录在案。

应进行评估肩关节前方完整性的恐惧试验。当患者放松时这些检查最可靠。恐惧，而不是疼痛，应该作为诊断标准。复发性不稳的患者在特殊的操作中也可能表现为特殊的体征，如负荷和移位试验、抽屉试验和恐惧体征 / 增强试验、再复位试验以及 Gagey 超外展试验 [21, 22]。如果正确执行，这些测试对不稳具有很高的预测作用。患侧肩部应与对侧进行比较，以尝试能否再现不稳。肱骨外展和外旋时的不稳定性分级有助于指导治疗计划（图 43.1 ）。

在评估过程中，对于 Hill-Sachs 损伤、SLAP 损伤、Bankart 损伤、盂肱下韧带肱骨侧撕脱（HAGL）等关节囊损伤的评估是必需的。例如，如果肱骨在中等程度的外展外旋位即脱位，这可能提示有 Hill-Sachs 损伤或存在明显的肩胛盂或肱骨头骨缺损，需要进一步评估 [23]。前下关节盂唇撕裂可伴有负荷和移位试验、改良负荷试验和恐惧再复位试验以及 Sulcus 征阳性。进行 O'Brien 测试有助于评估上盂唇附着点。

对于 40 岁以上复发性不稳定的患者，应评估是否有肩袖撕裂。

在半脱位或脱位时，重要的是要区分无症状性松弛和不稳，以及患者对松弛的感知度 [24]。Boileau 等描述了区分过度松弛的年轻投掷项目运动员的松弛和不稳之间的困难，这些运动员在进行恐惧试验时有可重复的疼痛，这种疼痛在复位后缓解，但这些患者没有真正的不稳定 [25]。全身韧带松弛可以用 Beighton 评分来评估：膝、肘、拇指和掌指关节过伸，完全伸膝位前屈躯体手掌可平贴于地 [26]。

检查者应该把评估肩关节盂的骨缺损作为全面的肩关节检查的一部分。肱骨头在肩胛盂边缘可重复的前移位提示肩胛盂骨缺损。虽然盂骨缺损的患者在 90° 外展和 90° 外旋时通常有阳性的恐惧试验，但有些患者在 30°～90° 外展和外旋位恐惧试验也可能表现为阳性 [11]。这在很大程度上是由于伴随伤害导致了施加的力量与造成恐惧的感觉不匹配。在不同程度的肩关节外展和外旋位进行恐惧试验可以进一步了解骨缺损的程度。不稳定和关节盂骨缺损相关体征阳性的患者需要进行进一步的影像学检查来进行诊断。

影像学

适当的影像学检查对于指导临床进行何种类型的翻修至关重要。首先，应进行常规 X 线片检查，包括斜正位（AP）、腋位、侧位和肩胛骨 Y 位 [27-29]。正位可以评估是否有关节退行性改变，肩胛骨 Y 位可评估盂肱关节对位关系。对于复发性不稳的患者可以进一步进行专门的影像学检查，以评估关节盂前下缘的骨缺损：顶点斜位 [30, 31]、West Point 位 [32] 或 Didiee 位 [33]。在急性创伤性脱位的情况下，West Point 位或其替代的顶点斜位 X 线片可以更容易在关节盂的前下部位发现骨性 Bankart 损伤 [32]。添加一个 Stryker Notch 位和一个肩关节内旋的 AP 位可以让医生更清晰地看到肱骨头的骨缺损，如 Hill–Sachs 病变。虽然最初的评估应该从 X 线片开始，但它们往往不能检测到或准确量化关节盂骨缺损的程度。仅凭 X 线片可漏诊高达 60% 的骨性病变 [34, 35]；因此，MRI 和 CT 对于翻修患者来说是必要的检查，它们可以用来确定周围软组织和骨结构的完整性 [36]。CT 造影是一种特别有效的方法，因为与标准 CT 扫描相比，它可以对骨缺损程度和位置进行更准确的检测 [37]。

手术后的高失败率和复发不稳与软组织功能不全及骨缺损有关 [1, 38-40]。术前诊断性 MRI 结合关节造影

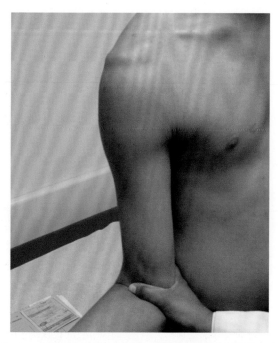

图 43.1　术前对复发性肩不稳定的评估应是全面的，包括视诊、仔细的神经血管评估、被动和主动 ROM 的评估、肩袖完整性和强度，以及针对前方肩不稳定的诱发试验。受累的肩部呈外展外旋位，显示凹陷（Sulcus）征阳性

可以鉴别任何伴随的病变，包括关节盂唇、长头腱附着点、盂肱韧带（GH）和肩袖。目前发现的最常见的与不稳相关的病变是盂肱韧带盂唇复合体在前下方关节盂附着点处的撕裂。据报告，骨性 Bankart 病变存在于 4%～70% 的肩关节前方不稳病例中[19, 38-41]。也许最可靠的了解肩关节病变的方法是三维 CT 扫描，因为这些图像与关节镜检查结果高度一致[42-46]。虽然二维 CT 和斜矢状位 MRI 有助于观察肩胛盂骨缺损和新形成的盂骨碎片，但它们不能根据患者特定的盂骨形态进行调整[13]。MRI 需要合适的分辨率来区分盂骨损伤和软组织损伤，而二维 CT 受扫描角度所限。此外，即使有合适的 MRI 切片和视图，这些图像可能仍然低估肩胛盂骨缺损[11]。

测量肩胛盂骨缺损大小和评估肱骨头 Hill-Sachs 损伤最准确的方法是三维 CT 扫描，并在斜矢状位成像时去除肱骨头影像（图 43.2）。三维 CT 软件允许将肱骨头与肩胛盂分离从而使得关节盂的正面和肩胛骨的轮廓清晰可见。三维 CT 不仅可以提供关节盂骨缺损程度的信息，还可以提供关节盂骨缺损类型（例如急性骨折、部分磨损性骨缺损或完全磨损性骨缺损）（图 43.3～43.5）。由于肩胛盂骨缺损通常发生在 12 点钟到 6 点钟之间，且与肩胛盂长轴平行，因此一些研究者利用这一信息对三维 CT 图像中的骨缺损进行了几何量化[47 36, 48-50]。在肩关节的 En face 视图上关节盂的下面被描述为一个标准圆，圆心大致画在盂的下 2/3 处的裸点处[50, 36, 48]。关节盂裸点在 CT 像上表现为软骨变薄，软骨下密度增加[50]。裸点的位置在肩胛盂纵轴与前后最宽横径的交点处。以该点为圆心，画一个圆，确定半径。然后测量圆心到关节盂前缘的距离。一种方法是用半径与此测量距离的比值来量化肩胛盂骨缺损的百分比[11]。另一种更简单的方法也依赖于裸点，并将骨丢失量量化为裸点到关节盂前缘与关节盂后缘之间的差值除以裸点到关节盂后缘距离的 2 倍[51, 52]。不稳定的另一个重要因素是骨缺损的长度；据报道，骨缺损的长度超过最大前后径一半以上时，肩关节对抗脱位的能力只剩下正常的 70% 甚至更少[49]。也许判断肩胛盂骨缺损最简单的方法是从拟合圆缺损处以毫米为单位进行线性测量[53]。

此外，三维 CT 成像提供了关节盂形态、倾斜以及肩胛盂与肱骨头之间的关系（engaging or nonengaging, on-track or off-track）的信息[23, 27, 39, 45, 46, 54, 55]。Burkhart 和 DeBeer 首先把患者在 90° 外展位进行 0°～135° 的外旋时肱骨头与关节盂前方接触定义为 engaging Hill–Sachs 损伤。在他们的研究中，101 名运动员接受了创伤性前下不稳的手术修复，只有当 Hill-Sachs 损伤为 engaging 时，才会影响前方稳定性[23]。在这项研究中，他们利用关节镜观察来确定 Hill-Sachs 损伤的 "engagement" 状态。他们的结果显示：平均随访 27 个月（范围为 14～79 个月），100% 的 engaging Hill-Sachs 病变患者都经历了复发性肩关节不稳[23]，而对于不合并 engaging Hill-Sachs 病变的患者，仅靠软组织修复就能满足需要。后来的研究也报告说，Hill–Sachs 损伤是否 "engaging"，而不是其大小，是复发性不稳的一个更重要的预测因素[56-58]。真正的 engagement 发生

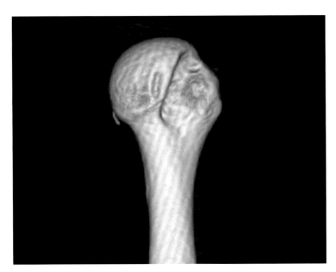

图 43.2　肱骨头 Hill-Sachs 损伤。术前肱骨头三维 CT 成像有助于指导治疗计划。重要的是量化骨丢失的程度，并确定其与肩胛盂轨道的位置关系

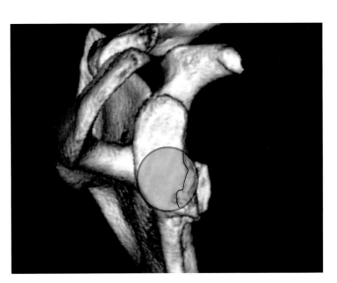

图 43.3　En face 三维 CT 成像显示拟合圆技术评估肩胛盂骨缺损。用这种方法，在下肩胛盂画一个圆圈，圆圈中央有一个裸点

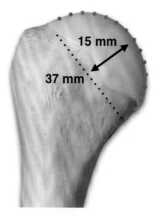
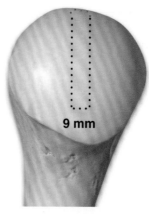

图 43.4 Hill-Sachs 损伤的评估首先确定肱骨头的大小，然后确定肱骨头缺损的位置和大小。"engagement"的风险可以通过测量关节盂轨迹的方式来评估

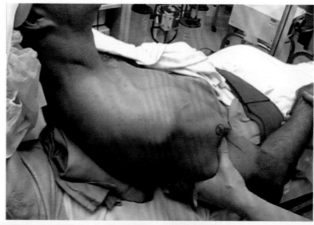

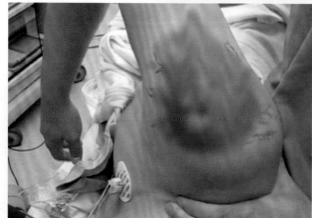
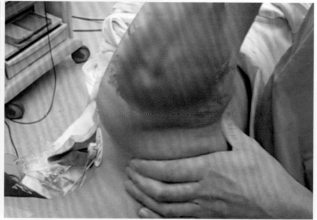

图 43.5 麻醉下体格检查，进行前方负荷和移位试验证实前方不稳定性

在当肱骨头损伤延伸超过关节盂轨道的内侧边缘时，而 nonengaging 病变指的是肱骨头通过对角线的方式穿过了前方关节盂 [54, 58]，使其与盂肱关节的关节面持续保持接触关系，从而避免了骨与骨之间的直接接触 [23]。当手臂处于外展外旋位时，可通过 CT 扫描或关节镜来确定关节的接合度。由 Gyftopolous 等进行的一项 MRI 研究表明，on-track off-track 方法是预测是否 engagement 的一种很好的方法，他们发现其准确率为 84.2% [57]。

决策原则

在选择复发性肩关节不稳定的治疗方案时，最重要的考虑因素是肩胛盂骨缺损的程度、患者对预后的预期以及术后预期的活动水平。稳定手术失败后复发性不稳的处理依赖于临床评估和影像学结果。全面的术前评估能帮助改善预后：包括详细的手术史、患者年龄、参与体育运动情况（过顶运动/接触性运动）、生活方式/活动水平、任何医疗状况（吸烟、药物服用情况）或者其他可能影响手术效果的因素，或者患者术后是否能定期进行康复。其他重要的预后因素包括关节囊盂唇完整性、伴随的肩关节病变、软组织质量差以及肩胛盂或肱骨头骨缺损[11]。

对于关节盂骨缺损小于20%、活动需求低、高龄、手术风险较高或自发性肩关节脱位的患者，非手术治疗是可以接受的[11]。然而，对于这些有过肩关节稳定手术失败史的患者，必须排除肩胛盂骨缺损是造成复发性不稳的诱发因素。

对于肩不稳定患者的软组织或骨的翻修手术来说，开放手术和关节镜手术都是可接受的选择[14-19]。尽管目前对于骨缺损的最佳治疗尚未确定，但当前文献表明复发性不稳的患者合并小于或等于5~7 mm的关节盂的骨缺损（0%~20%，不超过25%）可能会受益于利用多个带线锚钉和同期后方修复的关节镜下软组织稳定手术[11, 18]。在这些骨缺损较小的患者中，研究报道Bankart损伤修复可取得极好的术后效果[18, 59]。对超过50名患者的大样本研究比较了开放和关节镜下Bankart修复技术在阻止复发不稳定方面的效果，结果显示，术后肩稳定性结果评分没有显著差异[14, 15]。而有一项研究表明，关节镜组ROM明显高于开放组（$P=0.017$）[15]；但是缺乏明确的结果评分系统来量化两种手术方法的成功率。对于复发性不稳定风险较高的患者，开放手术是首选，而对于复发性不稳定风险较低的患者，关节镜下手术是可以接受的[60]。一般来说，关节镜是一种创伤较小的手术，它可以使ROM的恢复程度更高，但手术医生的经验和对手术技术的熟悉程度都应该考虑在内。

骨缺损是稳定手术失败的最常见原因[23, 34, 38]。虽然文献报道有所不同，但目前认为，不稳定的复发可以发生在只有15%~20%关节盂骨缺损的患者中[1, 23, 40]。一项研究表明13.5%的肩胛盂骨缺损也可能需要行骨重建手术[61]。为了成功地纠正不稳定，肩胛盂前下缘的骨重建手术恢复了盂肱关节活动的解剖弧度。虽然

骨块固定的开放术式被认为是金标准，但是目前认为关节镜下修复也是可以接受的[19]。20%~25%的骨缺损大概相当于6~8 mm关节盂前后方的缺损[62]。肩胛盂的裸点为测量骨缺损提供了一个参考点，关节盂前后径介于23~30 mm，大部分在24~26 mm[50]。5%的肩胛盂骨缺损约等同于1~2 mm的骨缺损，这也进一步提示，即使很小的骨缺损也具有临床意义[11]。对于外科医生来说，在肩胛盂骨缺损的情况下考虑剩余骨块的情况也是很重要的。McNeil等的研究表明，91.4%的患者表现出中度至重度的磨损性骨缺损，且与最初的肩胛盂骨缺损无关，这意味着骨块不足以重建肩胛盂骨量。值得注意的是，这种磨损性缺损在症状持续时间较长的患者中更为明显，这可能有助于进一步指导外科医生的决策[63]。

复发性不稳伴25%~30%肩胛盂骨缺损（6~8 mm），应采用开放式行骨重建手术以重建肩胛盂骨的弧度。一般来说，由于关节弧度缺损，这种大小的前下盂骨缺损不能单独通过软组织修复来治疗。此外，慢性不稳定的患者可能会有磨损性骨缺损继发于先前的骨性Bankart损伤的吸收。因为关节镜下不稳复发率高于开放性修复，当关节盂骨缺损较大时，术前沟通应详细了解患者的期望和术后愿望[13, 23, 64]。重建技术包括Bristow和Latarjet技术[65, 66]。尽管喙突骨移植在过去50多年来一直是标准的手术方式，术后稳定性和功能都很好，但仍存在术后关节炎和肩关节活动受限的问题，尤其是在非解剖喙突骨重建后[67, 68]。当使用其他骨块处理肩胛盂骨缺损时，移植物的选择包括自体髂骨移植和各种冷冻的（股骨头和肱骨头）以及新鲜的骨软骨同种异体移植（胫骨远端）[69, 70]。虽然最合理的重建方法是用相似的骨替代缺失的肩胛盂骨，但同种异体肩胛盂骨标本较少，有污染的风险，且没有适当的弧度[70]。当存在大面积缺损时，自体髂骨可能比异体胫骨远端移植（distal tibia allograft，DTA）更合适，因为它能提供更加充裕的移植物[71, 72]。

外科医生不仅应该量化肩胛盂骨缺失的大小，而且还应该评估是否存在engaging Hill-Sachs损伤、肩关节囊的质量、相关缺损或其他软组织（肩袖、肱二头肌腱）损伤[28]。处理engaging Hill-Sachs损伤可防止外展外旋时关节囊韧带盂唇复合体受到过大压力[54]。在关节镜直视下肩关节外展和外旋的动态评估可以提供最直接的engaging情况，并有助于指导明确的治疗。当engaging Hill-Sachs损伤出现时，手术干

预是必要的。肱骨头损伤的首选治疗方法包括直接自体或异体骨移植、remplissage、撑起复位和关节置换术。所有这些技术都增加了肱骨头的表面积，以防止进一步 engagement 和不稳。

当涉及到决定患者是否适合使用肱骨头假体时（半肩关节置换），Hill-Sachs 病变的大小是最主要的决定因素。超过 40% 的肱骨头表面的 Hill-Sachs 损伤通常采用关节置换治疗[73]。半肩关节置换术和全肩关节置换术都可能失败，尤其是在年轻和活跃的患者中。由于对肩关节的运动要求较低，年龄大于 65 岁且骨缺损较小的患者可能受益于半肩关节置换术或全肩关节置换术。该手术也可用于有慢性骨缺损和明显软骨退变的年轻患者[74]。

当肩胛盂骨缺损时，Hill-Sachs 损伤更具有临床意义，因为肱骨头与盂骨接触的可能性增加。当确定联合病变治疗方案时，"关节盂轨迹"（glenoid track）的概念是手术成功的预后指标之一。Metzger 等发现关节盂轨迹可以帮助预测 engagement，84.5% 的 off track 患者表现出临床 engagement，而 on track 患者表现出功能性 engagement 的比例为 12.4%（$P < 0.001$）。因此，关节盂轨迹可以识别高 engagement 风险的病变，并协助指导治疗方案，尤其是考虑骨重建手术时[75]。在 Shaha 等进行研究之前，关节盂轨迹最先进的理论是 Di Giacomo 等开发的算法，它可以用数学方法预测轨迹[54]。计算方法如下：肩胛盂轨迹宽度 =0.83D−d（D 为肩胛盂直径，d 为肩胛盂骨丢失量[后 - 前半径]）[54]。Shaha 等发现，在他们的队列中被划分为在 on track 的 49 例患者中，只有 4 例（8%）患者经历了任何形式的不稳复发。8 例 off track 患者，其中 6 例（75%）由于 engagement 而持续复发性脱位。他们还发现，该研究的阴性预测值为 92%，这意味着当肩关节 on track 时，关节镜失败概率仅为 8%（图 43.6）[61]。

总的来说，手术方式取决于肩胛盂和肱骨头骨缺损的程度、外科医生的经验和特定重建技术的训练以及患者特定因素（职业和运动需求）。外科医生必须仔细考虑手术类型和移植物是否适合于患者，并治疗伴随的病变。

治疗方案

最佳治疗应以关节盂骨缺损程度和预期的患者活动水平为指导。在肩关节不稳定翻修的病例中可以考虑几种手术方案，因为可能同时存在骨性和关节囊韧

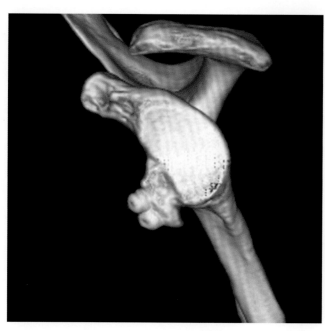

图 43.6　Latarjet 骨重建失败后矢状位斜位三维 CT 图像

带病变。翻修手术的目的是恢复解剖结构和 ROM，并修复关节盂唇，使之保持适当的张力，同时防止进一步的并发症（软骨损伤、神经血管损伤）。肩胛盂骨缺损最常见的治疗方法有两种：Latarjet 或 Bristow 手术，或同种异体骨移植术。通过髂骨或胫骨远端的同种异体移植，可以实现表面积的恢复。在选择使用自体移植物或同种异体移植物时，需要决定哪种选择最适合患者。自体移植物是有利的，因为它们提供有益的特性，如骨诱导、骨传导和没有免疫原性。与自体移植物不同，同种异体移植物的优点是它们避免了引起供体获得部位的病变，而且不会引起供体获得部位的疼痛或感觉障碍[76]。无论是自体骨移植还是异体骨移植，都必须对肩胛盂骨量进行充分的补充，以保证翻修修复的成功。然而，在移植体不足的情况下，应考虑半肩关节置换术或全肩关节置换术。在肱骨头缺损或肩胛盂骨明显缺损的情况下，患者可以从假体中获益更多。对于关节囊松弛的患者，可通过关闭肩袖间隙以获得进一步稳定；然而，这将导致内收位外旋受限，并在部分患者中增加了肱骨头后下移位的风险。

去除引起症状的螺钉或骨赘可能在某些关节炎病例中改善疼痛症状。粘连后关节僵硬的患者应行粘连松解术。在一些复发性不稳的病例中，可能需要修复肩袖和清除病变的软组织。翻修手术可以在开放或关节镜下完成；然而，关节镜下修复需要更高水平的专

业知识，对于单纯的关节囊韧带修复更为合适。开放修复方法能更好地处理肩胛盂骨缺损、肱骨头损伤（Hill-Sachs 损伤）、肩胛下肌功能缺失和大的关节囊缺损[77]。

作者首选技术

根据我们的经验，关节镜下翻修术是纠正未经适当处理或未处理的肩关节囊松弛 / 损伤和关节盂唇损伤的最佳方法。对于严重的肩胛盂骨缺损、Hill-Sachs 损伤或严重肩胛下肌功能不全的患者，可采用开放翻修手术，如 Latarjet 技术或同种异体骨增强术。

虽然关节镜下稳定可以在沙滩椅位或侧卧位进行，但侧卧位患者术后复发率较低[78, 79]。侧卧位能使医生接触到关节盂周缘，以更好地处理前下盂唇[78, 79]。然而，侧卧位行关节镜技术要求更高，因为肩关节是在非解剖位置，并且有与牵引相关的损伤或腋神经和肌皮神经损伤风险。

Bankart 修复是我们首选的关节镜下软组织稳定手术，我们会使用附加的后外侧入路以获得最佳视野并用于进入关节盂前下份[28, 78, 80, 81]。在斜角肌间阻滞和全身麻醉后，患者置于侧卧位，患侧手臂在沙袋和护手垫的辅助下放置到位。手臂在轻柔的牵引力下保持轻微的外展和前屈。创建后外、后和前上入路。后外入路距肩峰后外侧角 4 cm，后方观察入路距肩峰后外侧角 2 cm。前上入路在肱二头肌长头腱的正前方，肩袖间隙近端。30° 关节镜通过前上入路进入。辨认 Bankart 损伤和任何伴随的盂肱复合体损伤，包括肱二头肌长头腱、肩袖、肱骨头和肩胛盂骨。前上入路可以获得关节盂的最佳视野。锉或钻可被用于肩胛盂骨床的新鲜化。后外入路位于锁骨后缘延长线上，穿过小圆肌和关节囊，经皮锚钉可通过此入路植入肩胛盂下部。这种技术可将套管放置在距关节盂边缘 1~2 mm 的位置，并使钻孔或打磨时损伤关节软骨的风险降到最低。缝线保留在后外入路，用于缝合和打结。锚钉放置成功后，建立后入路，抓取锚钉前方的关节囊，避免 6 点钟附近的神经损伤，并将盂唇缝合至肩胛盂下部，以增加关节囊的折叠[28]。

折叠程度以临床检查或麻醉下检查为依据（见图 43.5）。盂唇通过前下入路修复，通过单圈过线方式拉过缝线，因为该过线方式的张力最为合适。打滑结和交替的单结，并将线结放置于关节面远端以重建关节盂下方的阻挡器。在 3 点钟至 6 点钟位置之间至少使用 3 个缝合锚钉，以重建盂唇和适当的关节囊张力[3]。

肩袖间隙闭合可以改善前向不稳，但不能改善下方不稳[82-84]。虽然对某些患者可能有好处，但肩袖间隙闭合会显著降低中立位和外展位的外旋角度[82, 83, 85]。

进行关节镜下植骨稳定术时，应首先经过 2 点钟或 3 点钟后方入路进行关节盂骨缺损的量化。以关节盂下 2/3 部分为圆，关节盂裸点为圆心，使关节盂前、后、下三个方向的半径一致[50, 86]。这种量化方法最适合评估与肩胛盂长轴平行的病变范围；如果缺损发生在相对于长轴的 45° 角上，裸点法高估了真实骨缺损量[47]。注意，并不是所有的病例在术中都能辨识肩胛盂裸点，因此需通过术前三维 CT 的结果指导手术方式。

对于较小的关节盂缺损（<20%~25%），如果能够实现足够的关节囊紧张度，可以在关节镜下使用各种缝合锚钉和缝合工具修复 Bankart 骨块[52, 87]。通过后外入路、穿肩胛下肌入路和肩胛盂正中入路缝合 Bankart 损伤。后外入路更容易进入关节盂的最下方，尤其是当患者侧卧位时。对于反复出现不稳的翻修患者，我们首选的手术方法是 Latarjet 手术。标准 Latarjet 及其改良术式在文献中已有描述，但很少有关于移植物最佳的走行和放置方式的研究。一项评估 Latarjet 骨块接触压力和面积的生物力学研究表明，喙突骨块下份应与肩胛盂弧度相一致，以恢复肩胛盂直径[88]。虽然有些人提倡有限的关节囊和盂唇修复，但也可在关节盂最前份，即喙突 - 关节盂交界处植入锚钉缝合关节囊。骨块使用两枚 3.5 mm 直径的金属螺钉固定，需尽可能与关节面平齐。将关节囊从肩胛颈上剥离，并用带线锚钉缝合。缝合后，喙状骨块位于关节囊外，成为肩胛盂的延伸。移植骨块扩展了肩胛盂边界，使更多的关节面与肱骨头接触，减少了脱位的机会。当手臂外展外旋时，联合腱起着悬吊作用，防止肱骨前移。移位的喙突和位于肩胛下肌腱下份上方的联合腱使前下份关节囊得以增强，其作用类似于肌腱固定术[23]。

虽然关节盂增强术的金标准是 Latarjet 喙骨移位术，但我们建议在骨丢失超过 25% 时使用同种异体移植物重建关节盂。虽然 Latarjet 手术的长期不稳定率较低，但在高运动需求患者中存在移植物吸收和早发性关节炎问题（见图 43.6）[89]。进行肩胛盂前缘的开放重建手术时，患者取沙滩椅位，头部 40° 抬高，患侧手臂置于托架。采用改良的三角肌胸大肌间沟入路，劈裂肩胛下肌进入盂肱关节，剥离抬起关节囊和盂唇组织，暴露肩胛盂前缘。使用高速磨钻或锉刀和关节镜磨钻（直径小于 3.5 mm），在关节盂前缘创造一个出血表面，用于同种异体骨的移植。充分准备关节盂骨表面是移植骨愈合和修复成功的关键。当关节囊剥离至能从肩胛盂看到肩胛下肌肌纤维时，说明肩胛盂颈前部的准备已充分。最近开发的关节镜器械，如锋利的穿刺器、缝合钩或弯曲缝线装置，可与常规的关节镜修复器械联合使用，以穿过骨质（图 43.7）。

新鲜的胫骨远端（DTA）可作为同种异体移植骨，特别是胫骨外侧 1/3 [89]。该部位的曲率半径及关节软骨厚度均与肩胛盂接近一致，并有致密的骨组织。DTA 很容易从供应商处获得，并可根据患者肩关节形态进行处理。采取三角肌胸大肌间沟入路，纵行劈开肩胛下肌显露肩关节囊。尽可能多地向内侧行骨膜下剥离，用 2 号不可吸收缝线标记。显露盂肱关节，确定肩胛盂骨缺损程度。准备肩胛盂骨面。在某些患者中，盂唇组织磨损且无法修复。使用高速磨钻创建一个垂直于肩胛盂关节面的平整的关节盂骨床。使用 0.5 英寸的摆锯进行 DTA 的制备，制备过程中持续灌洗以防止热坏死。使用复位钳或巾钳牢固固定移植物（图 43.8 ~ 43.10）。使用 3D CT 扫描模板，从上到下（20 ~ 25 mm）及从前到后（6 ~ 10 mm）测量并切割同种异体移植物。移植物深约 1 cm，以与肩胛盂骨缺损部位大小匹配，并使其有足够的软骨下骨以容纳 2 ~ 3.5 mm 螺钉。使用摆锯使移植物边缘圆滑以匹配肩胛盂形态。然后用两根 1.6 mm 克氏针，与关节面成 45° 角临时固定骨块（图 43.11）。

采用 3.5 mm 全螺纹实心双层皮质固定加压螺钉，以获得移植物与肩胛盂的加压接触（图 43.12）。在最

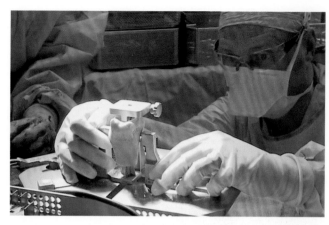

图 43.8　术中采用同种异体骨固定平台制备胫骨远端外侧 1/3 的移植物

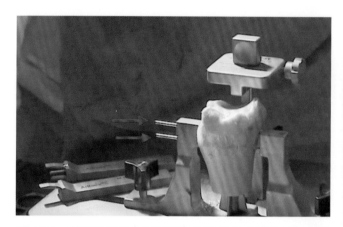

图 43.9　利用固定平台和切割导向装置制备同种异体胫骨远端移植物。箭头表示两根光滑的 1.6 mm 克氏针，用于将移植物固定在平台上

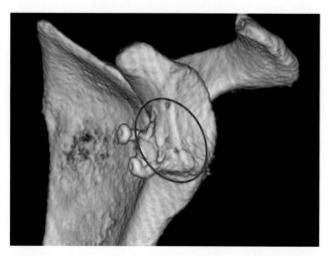

图 43.7　3D CT 成像显示喙突移植物固定于前下盂缘。移植物位置偏内。可见明显的骨吸收

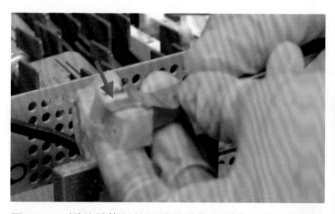

图 43.10　同种异体胫骨远端移植物的制备。如红色箭头所示，使用胫骨远端同种异体骨切割装置来获得所需的移植物尺寸。固定移植物，使远端软骨表面朝上。对骨的侧面进行切割，以便与肱骨头更好地匹配。为了与肩胛盂边缘轮廓相一致，经常需要进行数次微调。为了防止热坏死，在整个移植物制备过程中需要持续的盐水冲洗

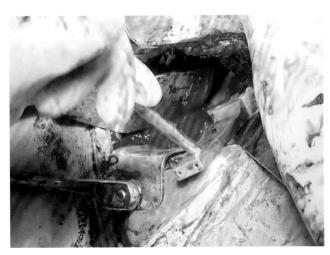

图 43.11 肩胛盂前缘骨床准备好后，将胫骨远端同种异体骨放置其上

终拧紧螺钉前，通过缝线将关节囊和盂唇固定在螺钉头上也许是必要的。肩关节囊、劈开的肩胛下肌、浅表软组织和皮肤按常规方式闭合（图 43.13、43.14）。

在所有的翻修病例中，治疗其他伴随的病变是必要的，以避免翻修术后不稳复发。常见的病变包括肩袖撕裂（部分或全层）、肩锁关节疼痛、广泛的盂唇撕裂、SLAP 损伤（可能有肱二头肌长头腱损伤）、前盂唇韧带骨膜袖套样剥脱伤（anterior labroligamentous periosteal sleeve avulsion，ALPSA）、HAGL 损伤和 Hill-Sachs 损伤。肩袖撕裂、广泛的盂唇撕裂和 SLAP

损伤需要直接修复。肱二头肌长头腱的病变可通过清理和肌腱固定术治疗。肩锁关节疼痛可通过锁骨远端切除或术前注射药物减轻症状。修复 ALPSA 损伤时，需注意盂唇和肩胛骨膜袖套样剥脱后附着于肩胛盂的内侧份和下份，撕裂可发生在盂肱下韧带的前束。30° 镜头通过后入路进入关节腔，在上臂内外旋位置下，可在腋囊区观察到 HAGL 损伤。HAGL 损伤应由下向上修复，由内向外侧修复。如果是 engaging 的 Hill-Sachs 损伤，remplissage 术或植骨可能会有效果（图 43.15 ~ 43.18）。

术后管理

康复锻炼对患者术后恢复十分重要。在术后前 4 ~ 6 周，患者佩戴外展吊带支撑手臂，以利于骨损伤愈合和关节囊修复。早期的轻微被动活动可以促进肩关节活动度的恢复。在第 2 ~ 4 周，可以开始钟摆样运动和肩胛骨平面的被动 ROM 训练。接受肩袖修复的患者可以进行仰卧位的钟摆样运动，因为仰卧位可以保持肩胛骨的稳定。在第 4 周时，患者可以开始主动的前屈、外旋和上抬，目标是逐渐达到完全或正常的体侧外旋角度（30° ~ 40°），前屈 120° ~ 140°，以

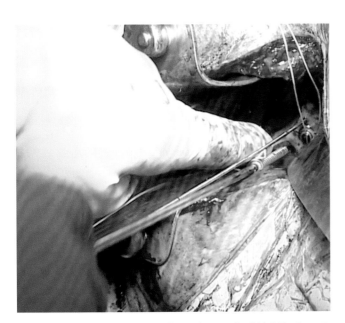

图 43.12 用两个 3.5 mm 全螺纹非空心皮质骨螺钉和一个缝合垫圈固定异体胫骨远端移植物

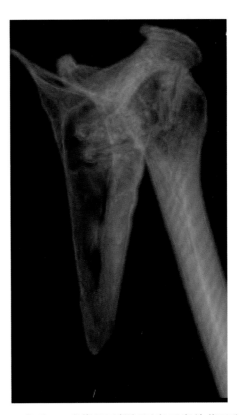

图 43.13 术后 CT 成像显示螺钉固定于肩关节盂和肱骨，肩关节解剖重建

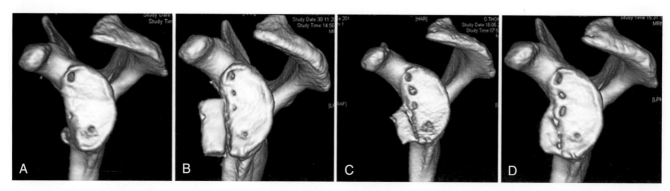

图 43.14　3D CT 成像显示肩胛盂骨缺损 (A)、移植物放置 (B)、移植物愈合 / 骨溶解过程 (C 和 D)

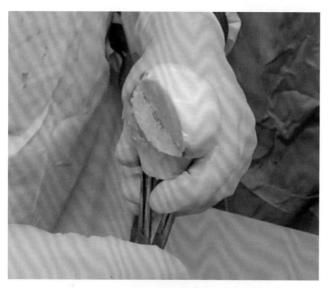

图 43.15　肱骨头同种异体移植物的制备。采用术前 3D CT 确定肱骨头同种异体移植物的尺寸

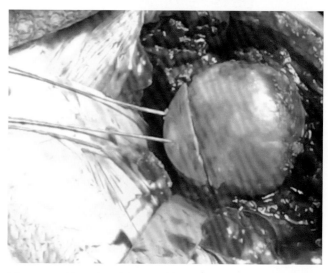

图 43.17　放置肱骨头同种异体骨修复 Hill-Sachs 损伤，用无头加压螺钉固定

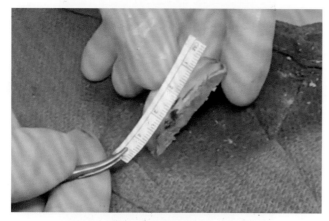

图 43.16　重要的是要尽可能精确地准备肱骨头同种异体移植物，以确保合适地植入缺损部位

及外展约 45°。通常在第 6 ~ 8 周，患者可以开始肌力强化锻炼。在 ROM 明显改善之前，患者不应开始肌力强化训练或抗阻练习。如果术中采用劈开肩胛下肌的方法，内旋肌力训练可更积极，同时外旋限制可更少。术后 4 ~ 6 个月，患者有望完全恢复活动。

对抗性接触 / 过顶位运动需等到术后至少 6 个月才能完全恢复，因为这些运动经常使他们的肩关节处于不稳定的外展和外旋位。在康复方案完成前，应教育患者有意识地保护关节，如避免用力伸展或将重物举过肩关节高度。

结果

翻修手术的目的是通过纠正骨缺损及韧带松弛以重建解剖结构。生物力学和临床研究表明，解剖修复越完善，稳定性及运动能力就越好 [90, 91]。不管是开放

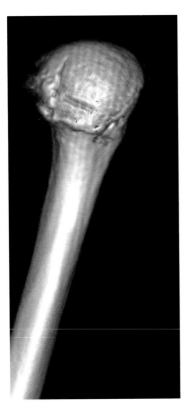

图 43.18　Hill-Sachs 损伤修复术后三维 CT 图像，可以看到肱骨头轮廓改善

还是镜下手术，均能取得良好的临床效果[2, 4, 14, 16, 18, 19, 87, 91-98]。

对于肩关节前方不稳的翻修手术而言，关节镜下带线锚钉缝合修复是一种可行的术式[99-104]。一项研究报告表明，关节镜下手术患者较开放手术患者外展 90° 与 80° 位的外旋活动度更高[17]。另一项关于现役军人患者的研究报道，关节镜下 Bankart 修复术的手术失败率低于开放修复术[105]。

恰当处理肩胛盂骨缺损对肩关节稳定翻修的成功至关重要，如肩胛盂骨缺损 15%～20% 而未处理，肩关节不稳复发率增高[4, 23, 38]。如肩胛盂骨缺损小于 21%（平均 6.8 mm 骨丢失），单纯的关节囊修复可能有效[90]；然而，当骨缺损超过 21% 时，由于软组织无法提供足够的限制，单纯关节囊修补术后患者可能会有持续的不稳及外旋受限[23, 90, 102]。关节镜下修复关节盂骨缺损 20%～25% 的患者，使用较小的骨块就足以重建一个正常的解剖结构[87, 106, 107]。但如果是更大的骨缺损，这种修复方法的结果则难以预测。一项比较沙滩椅位或侧卧位关节镜下翻修术的研究显示，两组患者术后结果评分（Rowe 和 Constant-Murley）在

统计学上没有显著差异[79]。这项研究的主要发现是，侧卧位手术的复发率低于沙滩椅位，总体复发率为 12%。

大的肩胛盂前下骨缺损可以通过 Latarjet 手术或植骨手术来解决。同种异体骨移植对大的骨缺损是一种可行的选择，尤其是在 Latarjet 手术失败的情况下。临床随访显示，在使用 DTA 重建肩胛盂骨缺损后（平均随访 45 个月），肩关节稳定性良好、植骨块吸收少、临床功能优异[89]。一项尸体解剖研究显示，DTA 曲率与肩胛盂类似，可以重建肩关节原有的完整运动范围。此外，DTA 是皮质松质骨，允许螺钉固定。DTA 可比髂骨或 Latarjet 手术中的喙突更好地重建关节盂解剖结构，愈合率高，吸收率低[89, 108, 109]。恢复肩胛盂骨量对于不稳定翻修手术的成功至关重要。Latarjet 手术的长期疗效好坏参半。一项对 58 例 Latarjet 手术的回顾性研究表明，在平均 14.3 年的随访中，治疗效果良好，无脱位复发[110]。但另一项研究报告称，在 118 例接受 Bristow/Latarjet 术修复的患者中，平均随访时间为 15.2 年，有 25 例患者的肩胛骨发生Ⅰ度改变[111]。一项针对以上患者的放射学随访研究发现，虽然患者总体满意率达到 98%，但 14% 的患者发生中到重度脱位性关节病[112]。一项针对 49 名接受改良 Bristow 手术治疗的患者进行的研究报告显示，近 70% 的患者获得了良好到极好的效果，但 15% 的患者在术后平均 7 年时发生了不稳复发。

并发症

翻修术后并发症包括不稳复发、关节僵硬、疼痛、神经损伤、软骨溶解、肩胛下肌功能不全和感染[113]。关节盂重建不充分可导致不稳复发。通过适当的移植物选择和避免过度收紧投顶运动员的前下关节囊可将此风险降至最低。适当收紧关节囊可防止关节僵硬和肱骨头后方在肩胛盂表面的剪切。患者在翻修术后可能会感到疼痛。手术后长时间的疼痛与使用生物可吸收螺钉有关[114, 115]。疼痛也可能提示软骨溶解；然而，这更可能是由于过去进行的关节囊热挛缩或关节内镇痛泵的使用有关[116-119]。内植物失败与使用生物可吸收螺钉和不恰当放置带线锚钉有关。我们需要在 3 点钟位置下方，在关节软骨面下方的软骨下骨上牢固放置 3 个及以上锚钉。如果需要 3 次以上缝合，第一枚带线锚钉应放置在 5:30 位置，与关节面呈 45° 角。使用带线锚钉可能导致盂缘骨折、软骨溶解、感染、关节软骨损伤和钉道扩大[6]。肩胛下肌功

能障碍或功能不全可发生在切开肩胛下肌腱和关节囊的开放手术后，表现为肩关节前方压痛、内旋肌力下降或外旋角度增大[120, 121]。感染是翻修修复后的一种潜在但罕见的并发症，尤其是对于像痤疮丙酸杆菌这样的惰性生物感染。痤疮丙酸杆菌的关节感染很难诊断，因为它可能出现非特异性的症状，如术后2年的广泛性疼痛[122, 123]。这种感染的发生率在开放手术后为0~6%、关节镜手术后为0.04%~0.23%[124, 125]。关节镜下稳定手术在暴露过程中存在腋神经、肌皮神经、肩胛上神经及动脉以及头静脉损伤的潜在危险；然而，使用标准化的入路可降低这些风险[64, 78, 81, 126-131]。

小心摆放肱骨头以避免过度屈伸，加上对肩关节解剖学的深入了解，可以进一步预防这种损伤。腋神经位于肩关节囊下方1~1.5 cm处，肌皮神经位于喙突下5~8 cm处。

未来展望

本章介绍了纠正复发性肩关节前方不稳的技术。对稳定手术失败后的慢性不稳定患者的诊断和治疗仍在不断发展。随访研究这些手术方法后的长期结果是必要的，这将阐明哪种技术最可能使患者完全恢复活动，同时最小化复发的风险（图43.19）。

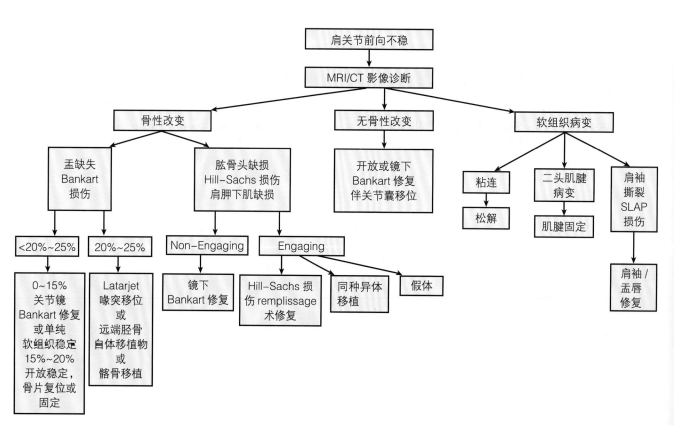

图 43.19　肩关节前方不稳的诊断与处理流程

选读文献

文献：Frank RM, Romeo AA, Provencher MT. Glenoid reconstruction with distal tibia allograft for recurrent anterior shoulder instability. *Orthopedics*. 2017; 40(1): e199-e205.

证据等级：Ⅳ

总结：本文旨在评价新鲜胫骨远端同种异体骨移植（DTA）重建复发性肩关节前方不稳患者的临床和影像学结果。该研究包括至少15%的肩胛盂骨缺损和复发性肩关节不稳定的患者。为了检验DTA的有效性，该研究使用了美国肩肘关节评分、西安大略肩不稳指数，以及单一数值评估评分。至少2年随访，他们发现，DTA重建术后肩关节稳定性良好，植骨块吸收少，临床功能优异。

文献：Provencher MT, Bhatia S, Ghodadra NS, et al. Recurrent shoulder instability: current concepts in for evaluation and management of glenoid bone loss. *J Bone Joint Surg Am*. 2010; 92(suppl 2): 133-151.

证据等级：Ⅰ

总结：本文提供了当前诊断和治疗复发性肩关节不稳伴肩胛盂骨缺损的相关概念。它帮助读者用最先进的方法来进行体格检查，询问病史，并进行个体化的影像学检查。这篇文章详细介绍了医生需要术前做手术方式的决定，以及要考虑每个相关的术式。它也提供了关于不同用途的关节镜和开放手术的信息。他们的结论是，肩胛盂骨缺损是一个严重的问题，对于每个盂肱关节不稳定的患者必须考虑到这个问题。

文献：Cvetanovich GL, McCormick F, Erickson BJ, et al. The posterolateral portal: optimizing anchor placement and labral repair at the inferior glenoid. *Arthrosc Tech*. 2013; 2(3): e201-e204.

证据等级：Ⅰ

总结：本文详细介绍了在关节镜下通过附加的后外侧入路固定Bankart损伤的手术技术。他们使用侧卧位，因为有助于观察整个关节囊盂唇复合体。使用的3个不同的观察入路分别是后方、前上方和后外侧入路。他们的结论是，随着关节镜技术的进步，在矫正肩部不稳定时，从开放手术转向关节镜手术正变得越来越普遍和合适。

文献：Frank RM, Saccomanno MF, McDonald LS, et al. Outcomes of arthroscopic anterior shoulder instability in the beach chair versus lateral decubitus position: a systematic review and meta-regression analysis. *Arthroscopy*. 2014; 30(10): 1349-1365

证据等级：Ⅳ

总结：本文对1990年至2013年的文献进行了系统回顾，包括64项研究（38个沙滩椅位，26个侧卧位），共3668个肩。本研究的目的是探讨关节镜下实施肩关节稳定手术，患者侧卧位或沙滩椅位的优点和缺点。本研究用于检测疗效的术后指标包括复发率、关节活动度和Rowe评分。他们发现两种方法都有良好的临床效果和较低的复发率；但侧卧位复发率更低。他们的结论是，需要进行更多的研究来确定每个体位的潜在优势和劣势。

文献：Piasecki DP, Verma NN, Romeo AA, et al. Glenoid bone deficiency in recurrent anterior shoulder instability: diagnosis and Management. *J Am Acad Orthop Surg*. 2009; 17(8): 482-493.

证据等级：Ⅰ

总结：本文就复发性肩关节不稳定的诊断和治疗进行了综述，重点讨论肩胛盂骨丢失的问题。它详细描述了初次和翻修手术方案的选择，还讨论了影响术前手术决定的其他方面。

文献：Bhatia S, Frank RM, Ghodadra NS, et al. The outcomes and surgical techniques of the Latarjet procedure. *Arthroscopy*. 2014; 30(2): 227-235.

证据等级：Ⅳ

总结：本研究是一项系统综述，包括10项研究对象为接受Latarjet手术的患者的回顾性研究。本研究对Latarjet手术技术进行了深入探讨，包括关节盂显露、锚钉放置、喙突放置等。本文还讨论了手术结果和各组的复发率。

（Salvatore Frangiamore, Angela K. Chang, Jake A. Fox, Colin P. Murphy, Anthony Sanchez, Liam Peebles, Matthew T. Provencher 著 宋庆法 译 陈 虹 校）

参考文献

扫描书末二维码获取。

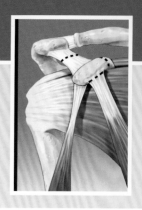

第44章

上盂唇自前向后撕裂

自从 20 世纪 80 年代中期以来，已确认肩关节上盂唇自前向后撕裂（superior labrum anterior to posterior，SLAP 损伤）是导致肩关节疼痛的原因之一[1]。自那以后，出现了有关盂唇的正常解剖变异与可以引起临床症状的真正病损之间的争议[2]。Snyder 等[3] 描述了 SLAP 损伤的 4 种病理类型及其对治疗的影响意义（图 44.1、44.2）。其他作者则描述了其他几种撕裂类型[4-6]。尽管 SLAP 损伤的真实发生率尚不清楚，但在 Snyder 等的初步研究中，SLAP 修复占整体手术病例的比例相当低（3.3%）。在 1995 年的一项后续研究中[7]，这一比例略微上升至 4.7%。这一比例在其他的研究中也很低，只是数字略有不同[4,8,9]。

虽然已发表的文献一致表明 SLAP 病变相对不常见，但对该诊断进行手术干预的热情却不成比例地高涨。一项对两个州范围内数据库的回顾发现[10]，SLAP 修复手术从 2002 年到 2009 年增加了 238%，从 2005 年到 2009 年增加了 20%，相比整体骨科病例数分别增加了 125% 和减少了 14%。这可能与 MRI 的假阳性率较高有关。Weber 和 Kauffman[11] 的一项研究表明，高达 35% 社区医院的 MRI 扫描结果解读为盂唇撕裂或"可能存在盂唇撕裂"。正如 Schwartzberg 等[12] 所证实的那样，中年和老年患者在 MRI 上诊断出的上盂唇撕裂实际上可能是与年龄相关的正常变化，在对无症状的 45~60 岁患者影像结果进行解读时，2 名受过训练的肌骨放射科医师报告存在盂唇撕裂的比例分别为 55% 和 72%。

检查 SLAP 损伤时，患者肩部的临床表现也不一致。虽然已经提出了许多测试和临床检查方法，但所有方法都难以验证（表 44.1）[5, 8, 13-26]。这些问题都给外科医生术前诊断 SLAP 损伤造成了困难。正确解读术中所见也同样困难，甚至对于有经验的外科医生，也很难区分哪些表现是正常变异，例如无需处理的盂唇下隐窝（图 44.3），而哪些表现又是病理性损伤[27]。

在选择手术治疗之前，要仔细询问病史、体格检查并认真解读影像学检查，通过综合评估后制订出针对患者的特定治疗方案。

病史

SLAP 病变可以是退行性或创伤性的。Maffett 等[4] 提出在手臂过顶或外展时受到牵拉是一种常见的损伤机制。Snyder 等[7] 描述了这种损伤是由于手臂外展时突然下落导致局部压迫所造成的。很多投掷者都存在上盂唇磨损。Burkhart 和 Morgan[14] 描述了"剥离"机制，即肩关节在外展外旋位时，后上盂唇和肱二头肌止点产生扭转撕脱力，导致肱二头肌腱止点的撕脱和 SLAP 撕裂。在肩水平以下范围内的过度活动通常不会引起盂唇病变，所以这部分患者的 MRI 扫描结果如果有阳性表现，应该保持审慎怀疑态度。随着年龄的增长盂唇会发生自然退变，其他肩关节病变也与患者年龄有关[15]，所以 SLAP 损伤很可能是偶然发生的。大多数 SLAP 损伤的患者会出现肩关节后方疼痛，通常是过顶运动疼痛[30]。夜间痛和休息痛的症状并不典型。如果存在机械性弹响、卡顿或摩擦音多提示盂唇存在不稳定瓣状撕裂。单纯的 SLAP 损伤并不常见[31]，因此很多这些症状可能被其他诊断所掩盖，例如撞击症、肱二头肌腱炎和肩锁关节疼痛。肩关节不稳的患者，盂唇撕裂常常会向上延伸扩展到上盂唇[4]，因此对这类患者高度怀疑是必要的。然而，在大多数情况下，病史是非特异性的，并且具有特定年龄段的人口分布比例特点，因此这也是 SLAP 损伤病史中的重要组成部分。

体格检查

在体格检查中识别有症状的 SLAP 损伤仍然具有挑战性，因为在对 SLAP 损伤患者的肩关节检查时，重要的临床表现是不一致的。体检可能提示 SLAP 撕裂，但很少能直接得出结论。O'Brien 主动加压试验

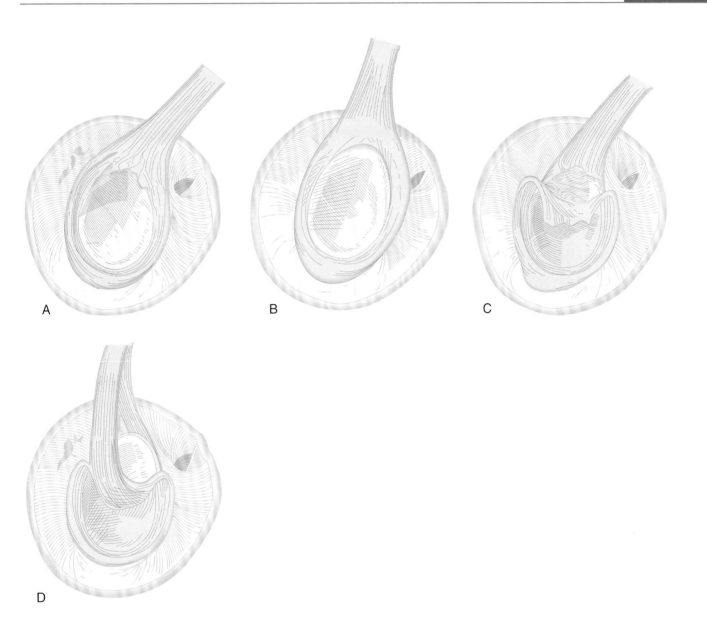

图 44.1 最初版本的 SLAP 损伤的 Snyder 分级。（A）Ⅰ型为损伤上盂唇有退行性改变，但肱二头肌腱附着良好；（B）Ⅱ型为肱二头肌肌腱长头止点与上盂唇连接处撕裂损伤；（C）Ⅲ型为桶柄样损伤，上盂唇呈半月板形，但肱二头肌腱止点保持完整；（D）Ⅳ型损伤为从上盂唇至肱二头肌腱的撕裂，只有部分肱二头肌腱止点保持完整（Modified from Snyder SJ, Karzel RP, Del Pizzo W, et al. SLAP lesions of the shoulder. *Arthroscopy*. 1990; 6: 274-279.）

是较常见的诱发动作之一[24]。在该试验中，肩关节处于前屈 90°，内旋和轻度水平内收的位置。当肩关节前屈抗阻时引起肩关节深部疼痛，而再检查这个位置外旋位前屈抗阻时疼痛缓解，则这个试验检查为阳性。尽管已经提出了许多其他试验和临床检查方法，但诊断效力都不高[5.8, 13-26]。唯一一个 Weber 和 Kauffman 认为应该具有很好敏感性的恐惧试验，效果依然很差[11]。由于其他外科医生无法再现最初进行这种试验的医生所描述的敏感性和特异性，Kim

和 McFarland 表示，"……我们的研究结果对 SLAP 损伤的临床评估的诊断价值提出了质疑。"[18] Snyder 等[7]继续提出这样的论点，"没有发现专门针对肩关节 SLAP 损伤的特定体格检查。"Walsworth 等指出[32]，即使将多种试验组合，也没有提高体格检查的诊断效力。与之前研究一致，其他损伤病理的存在可能使 SLAP 损伤的识别变得更加困难。SLAP 损伤在临床上很难诊断，因此必须根据临床病史结合特定的年龄段人口分布比例特点进行综合评估。

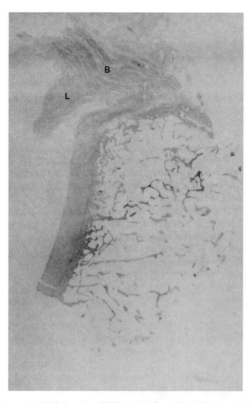

图 44.2   上盂唇（L）、肩胛盂和肱二头肌腱（B）的组织学切片。这张显微照片显示了，上盂唇在其插入盂上结节止点之前主要附着于肱二头肌腱上。注意，上盂唇与肩胛盂本身并没有牢固的连接

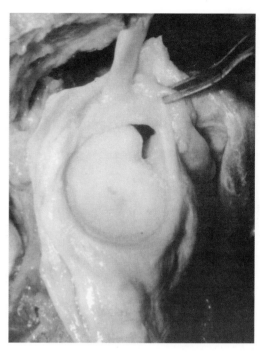

图 44.3   前上盂唇下裂孔。该尸体标本展示在前上盂唇下方的一个正常的裂孔解剖结构（From Cooper DE, Arnoczky SP, O'Brien SJ, et al. Anatomy, histology, and vascularity of the glenoid labrum: an anatomical study. *J Bone Joint Surg Am.* 1992; 74: 46-52. ）

影像学

　　影像学评估，包括真正的肩关节前后位（AP）（Grashey 位）、轴位和肩胛骨 Y 位，可用于辨别肩痛的其他潜在来源。MRI 是术前影像检查的主要手段。非对比 MRI 仍然是诊断盂唇损伤的最常用工具。然而，对这些研究的放射学解读仍然变化很大。Weber和 Kauffman[11] 的调查结果显示，高达 35％ 社区医院的 MRI 扫描结果解读为盂唇撕裂或"可能存在盂唇撕裂"，而其实际发病率只有 3％～5％，这是一个令人担忧的统计数据。显然，如果这项研究是有用的，骨科医生需要在解读盂唇 MRI 时更为准确。Higgins 和Weber 发现，在 64 例经手术证实的 SLAP 损伤患者中，只有 5 例在术前影像检查时被影像科医生准确解读并诊断[9]。但是，使用对比剂可以改善这些结果（图 44.4）。总体而言，Belanger 和 Green[13] 指出，"MRI 在识别 SLAP 损伤方面不具特异性"，而 Mileski和 Snyder 指出[22]，"诊断性关节镜检查仍然是诊断肩关节 SLAP 损伤唯一准确的方法。"在 MRI 上不太常见但十分重要的发现是盂唇旁囊肿，这通常提示盂唇存在撕裂损伤。后上盂唇撕裂形成的冈盂囊肿可压迫肩胛上神经并引起冈下肌疼痛性功能障碍（图 44.5）。

表 44.1 诊断 SLAP 损伤的临床检查，及随后验证原始作者结果的研究		
临床检查试验	结果不一致	未能验证
Snyder 肱二头肌挤压试验[2]		Weber and Higgins[9] Kim and McFarland[18]
Jobe 再复位试验	Weber and Higgins[9]，敏感性 70％ Guanche and Jones[28]，敏感性 73％	Mileski and Snyder[27]
Kibler 向前滑动试验[17]		Kim et al.[19]
Liu 曲杆试验[21]		Guanche and Jones[28] Stetson[25]
O'Brien 主动挤压试验	Guanche and Jones[28] Morgan and Burkhart[5]	Ottl et al.[29] Kim and McFarland[18]
Speed 试验	Holtby and Razmjou[16]	

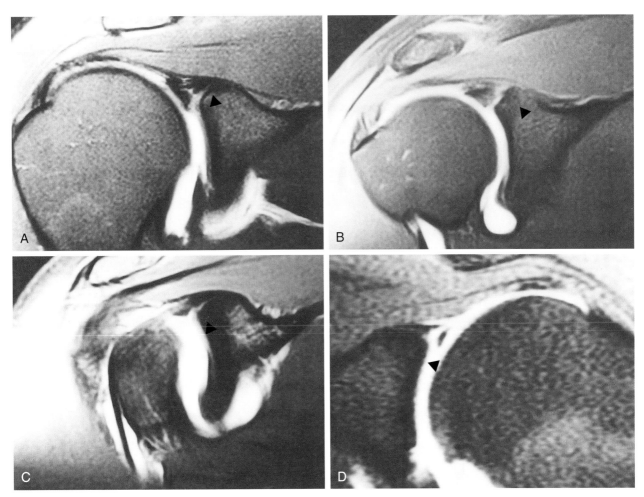

图 44.4　钆增强的 SLAP 损伤的 MRI。注意在四种不同的情况下（箭头处）肱二头肌腱下注射的造影剂的泄漏。（A）造影剂延伸到上盂唇的外侧，为上盂唇撕裂的经典表现。（B）造影剂延伸通过盂唇上方。（C）复合类型，造影剂向内侧和中间延伸，通过盂唇组织延伸到盂唇组织外侧。（D）造影剂向外侧延伸，将盂唇组织和剩余的不规则部分盂唇组织分开。这些影响均可以诊断为 II 型 SLAP 损伤

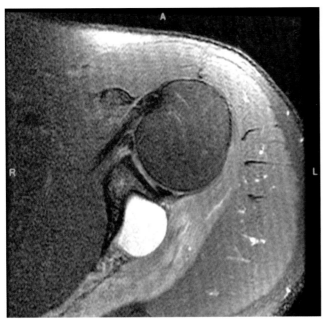

图 44.5　冈盂切迹囊肿

Moore 等 [33] 在一系列由冈盂囊肿引起的肩胛上神经卡压病例研究中发现，22 例冈盂囊肿中，有 20 例是术前 MRI 检查时便已被发现并诊断。在接受关节镜治疗的 11 例患者中，有 10 例伴有上盂唇损伤。显然，诊治肩关节问题的骨科医师在解读肩关节 MRI 时需更加熟练，许多正常的解剖变异（如盂唇下隐窝）会混淆对扫描结果的解释。尽管肩关节 MRI 的表现和解读方面有了很大进步，但外科医生仍需做好术中诊断和治疗 SLAP 损伤的准备。关节镜检查仍是诊断盂唇撕裂的金标准，外科医生应做好应对这些损伤的准备。

决策原则

对于可能存在 SLAP 损伤的患者制订治疗决策仍然很困难。如前所述，缺少明确的病史、体格检查及影像学检查用来进行明确诊断。从这些繁杂的临床信息中可以得出一个很直观结论：SLAP 损伤相对少见。

真实的发病率尚不清楚，但一些研究表明，SLAP 损伤占肩关节病例总数的比例仍然相当低。在 Snyder 等接收的肩关节患者中[3]，SLAP 损伤仅占 3%，在随后的随访研究中增加到 5.9%[7]。随后的研究表明，SLAP 损伤的比例从 2% 到 12% 不等[4, 8, 9]。美国骨外科学会（American Board of Orthopaedic Surgery, ABOS）Ⅱ部分 2003 年至 2008 年的数据回顾显示，参与者中进行 SLAP 修复的实际数量和百分比显著增加，占肩部病例的 10%[34]。然而，对 2003 年至 2010 年 ABOS 数据库的另一项回顾研究显示[10]，在进行至少一次 SLAP 修复的参与者中，进行 SLAP 修复的倾向性在统计学上并没有显著增加。正确评估每位外科医生的 SLAP 损伤手术例数的占比，可使人们能够更好地评估所选择的手术适应证。

影响治疗决策的另一个重要影响因素是患者年龄。许多作者认为，40 岁以上的患者接受关节镜下肱二头肌腱固定术可能比接受 SLAP 损伤修复术效果更好[13, 34-37]。原因可能是多方面的，但是再次说明，随着年龄的增长，盂唇退变更常见，年龄相关的肱二头肌腱改变可能使 SLAP 修复不切实际。Erickson 等[38]对年龄在 40 岁及以上的患者进行了一项关于 SLAP 修复的系统回顾，发现失败率显著高于 40 岁以下的患者。他们指出，随着年龄的增长，患者满意度下降，再手术率增加，术后僵硬发生率增加。

老年患者通常会合并多种损伤，对这些损伤的处理也会增加手术率。有许多对 SLAP 损伤合并肩袖撕裂的研究[39-42]。Franceschi 等进行了一项随机试验[39]，对 50 岁以上Ⅱ型 SLAP 损伤合并肩袖撕裂的患者行 SLAP 修复术与肱二头肌腱切断术进行了对比，结果显示 SLAP 修复在临床结果评分或关节活动度（ROM）上无优势。Abbot 和 Busconi[41]研究发现，对于 45 岁以上的患者，肩袖修复的同时仅仅对Ⅱ型 SLAP 损伤进行简单的清理就可以比修复 SLAP 获得更明显的疼痛缓解和临床评分的改善。Oh 等[42]在肩袖修复的同时，对单纯清理、肱二头肌腱切断和肱二头肌腱固定进行了对比研究，发现所有组的疼痛、活动度和临床评分均有改善。与肱二头肌腱固定组和清理组对比，肱二头肌腱切断组的肌间沟压痛明显减轻，但前臂旋后力量明显减低。单纯清理组的"Popeye"畸形最少。迄今为止的研究表明，对于单纯的 SLAP 损伤可以进行单纯清理术、肱二头肌腱切断术或肱二头肌腱固定术之中的任何一种选择，但对于肩袖修复合并有 SLAP 损伤的患者，并不建议行

SLAP 修复。对于所有怀疑存在 SLAP 损伤的患者来说，仍然首选非手术治疗。Blaine 等[43]认为这种方法的成功率很高。尽管难以确定究竟是 MRI 诊断假阳性还是 SLAP 损伤真的已经修复了，但成功率确实很高。Jang 等[44]发现存在过顶运动需求、有外伤史或存在机械症状预示其非手术治疗失败。鉴于 SLAP 损伤很少单独发生，通过仔细观察和局部注射加以鉴别，可以进一步确定可能需要的其他治疗方法[3, 4, 9]。显然，"可能存在 SLAP 损伤"的影像学报告并不能作为手术指征。假设患者的病史、体格检查、影像学检查结果和特定的年龄段人口分布比例特点均符合 SLAP 损伤的诊断，且非手术治疗失败，则可以进行诊断性关节镜检查，以确定是否是 SLAP 损伤导致了这些症状。

即使进行了诊断性关节镜检查，也很难做出决定。大量研究表明，即使是经验丰富的外科医生，在确定哪些损伤是病理性的方面也存在很大差异[27]。一些特殊的评估（例如 Mihata 等的 sulcus 评分）被证明可能是有用的，但在手术时对 SLAP 损伤的视诊仍存在争议。尽管对Ⅲ型和Ⅳ型损伤的诊断相对简单，但对Ⅰ型和Ⅱ型 SLAP 损伤的诊断仍然难以捉摸。Snyder 等[3]、Weber 和 Higgins[9]的研究表明，盂唇基部存在肉芽组织是 SLAP 损伤的特异性改变（图 44.6）。鉴于 SLAP 修复术的并发症发生率较高[15, 31, 34, 35, 46-51]，因此决定进行修复之前需多加考虑。正如前文所述，对于伴有肩袖撕裂的老年患者，更适合接受肱二头肌腱固定术或切断术。

冈盂囊肿压迫肩胛上神经而引起症状是 SLAP 损伤修复术的良好指征。Shon 等[52]发现，90% 接受关节内囊肿减压和上盂唇修复的患者，效果良好。所有

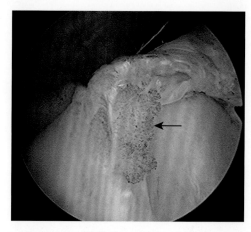

图 44.6　Ⅱ型 SLAP 损伤的上盂唇。注意后上方出现滑膜炎的区域，这是存在损伤的证据（箭头处）。肉芽组织的出现表明此处存在盂唇损伤，而并非正常变异

患者术后 6 个月接受 MRI 检查，均显示囊肿完全消失，神经源性的冈下肌水肿消失。Kim 等 [53] 研究表明，对冈盂囊肿患者行肩峰下减压术和 SLAP 修复术的效果相似。但是，尚不清楚在这种情况下是否需要进行囊肿减压。Kim 等 [54] 进行的一项前瞻性队列研究显示，有 28 例患者接受了 SLAP 修复合并囊肿减压或单纯进行 SLAP 修复，两组的结果和囊肿消失情况无显著性差异，28 例中有 25 例囊肿完全消失。这进一步表明 SLAP 修复术可有效治疗合并冈盂囊肿的 SLAP 撕裂。

治疗方法

针对有症状的 SLAP 损伤有多种治疗选择。如最初报道的那样 [1]，单纯清理对于运动员群体的失败率很高 [55]，但它通常适用于某些 I 型（图 44.7）和 III 型的 SLAP 损伤。肱二头肌腱切断术尽管可能出现挛缩畸形，并且需要术前与患者充分沟通，但仍然有推崇这种手术的拥护者 [15]，因为对于要求较低的患者，它仍然是一种简单、快捷的手术方法 [15]。在大多数情况下，治疗选择主要为修复术或肌腱固定术。如前所述，对于年龄较大的患者 [15, 34-37]、翻修或 IV 型 SLAP 损伤 [15, 35, 51]，肌腱固定术可能是更合适的选择（图 44.8）。也有人提出使用近端关节镜和远端胸肌下小切口技术。Kauffman 等 [37] 和 Sekiya 等 [56] 在近端肌腱固定技术方面取得了成功，即使在长期随访中，也显示出良好的效果，且翻修率较低 [37]。

对于年轻、喜爱运动的有症状的 SLAP 损伤患者，SLAP 修复是一种合理的治疗方法。尽管最初提出了使用平头钉的方法，但是由于并发症发生率较高，这些技术在很大程度上已经被淘汰了 [15, 35, 46-48, 50, 51]。目

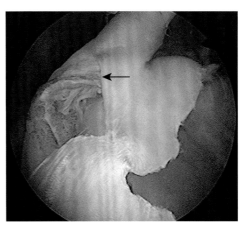

图 44.8　IV 型 SLAP 损伤。可见损伤延展到肱二头肌腱内（箭头）

前标准的手术方法是使用带线锚钉修复。生物力学研究表明 [57-60]，对简单缝合、褥式缝合以及各种形态的锚钉之间比较，载荷各不相同。一项生物力学研究表明 [61]，在肱二头肌前方植入带线锚钉会减少肩关节的外旋，这可能会影响过顶运动的运动员。目前还没有前瞻性的高水平的研究分析不同修复方法和所使用锚钉数量之间的关系。近来有关绳结"响声"的趣闻报道使得部分外科医生转而使用生物可吸收缝线进行修复，特别是由于绳结会引起关节软骨的损伤 [51]。无结锚钉可能具有某些技术优势，但 Sileo 等 [62] 的报道显示，与有结锚钉相比，在尸体模型上无结锚钉会降低缝合间隙的载荷。因为缺乏前瞻性对照研究，当前对于锚钉数量和形状、简单缝合或褥式缝合以及打结或无结锚钉的选择均取决于外科医生的偏好。

术后管理

SLAP 修复和肱二头肌腱固定术的术后管理方法相似。术后冰敷，并悬吊保护 4 周。术后第二天开始钟摆运动和被动外旋。术后第 2 周开始主动辅助和被动运动。术后第 4 周开始主动运动，以达到最大活动度为目标。渐进的力量训练从术后第 6 周开始，目标是肱二头肌腱固定术后 4 个月恢复运动，SLAP 修复术后 6 个月恢复运动。为了对术后恢复拥有信心，进行适当的术前康复咨询是有必要的。

结果

根据短期 IV 级研究 [1, 3-5, 7, 14, 63]，一般认为 SLAP 修复的结果良好。Provencher 等 [64] 的前瞻性分析显示，179 例单纯 II 型 SLAP 修复术后的临床评分显著

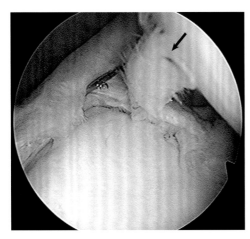

图 44.7　SLAP 瓣状损伤。从后入路观察，可见上盂唇后侧呈瓣状向上掀起（箭头）

作者首选技术

SLAP 损伤

作者使用的技术是基于偏好而非基于可靠的研究数据。根据之前所述，所有怀疑 SLAP 损伤的患者首先进行非手术治疗，但对于冈盂囊肿压迫肩胛上神经的，以及由不稳定瓣损伤（Ⅲ型）而引起机械症状的除外。当非手术治疗失败，怀疑临床症状是由 SLAP 损伤引起时，可以进行诊断性关节镜检查。根据临床、影像学和外科检查结果支持诊断单纯的、有症状的不稳定 Ⅱ 型 SLAP 损伤，且没有盂旁囊肿，则我们更愿意对年轻的、要求比较高的患者采用胸肌下肱二头肌腱固定术，而对年纪大的、要求比较低的患者采用肱二头肌腱切断术。当存在冈盂囊肿时，我们更倾向于进行 SLAP 修复和囊肿减压术，并在进行 SLAP 修复时对前盂唇和（或）后盂唇进行联合修复。我们倾向使用带 2 号聚乙烯缝合线的 2.9 mm 生物复合盂唇锚钉进行 SLAP 修复和肱二头肌腱固定术。

我们进行 SLAP 修复的步骤如下：

- 建立标准的后侧观察入路和前上操作入路。
- 刨刀从前方入路进入，对肩胛盂上方的骨床进行新鲜化处理（图 44.9）。
- 用腰穿针定位 Wilmington 入路，该入路位于肩峰后外角向前、向外各 1 cm 处[5]。锚钉导向器经皮穿过冈下肌的肌肉部分进入关节内。
- 依据损伤向后侧撕裂的范围，通过 Wilmington 入路将 1 枚或 2 枚带线锚钉放置在肱二头肌腱止点的后方。用过线器将一根缝线穿过上盂唇，使每枚锚钉的缝线进行一次简单缝合。
- 然后使用标准的打结技术将缝线打结固定（图 44.10）。

对于胸肌下肱二头肌腱固定术，我们使用与 Warner 医生描述的相同的技术。肱二头肌腱通过 1 枚双带线 2.9 mm 锚钉固定在胸大肌深部的骨骼上。

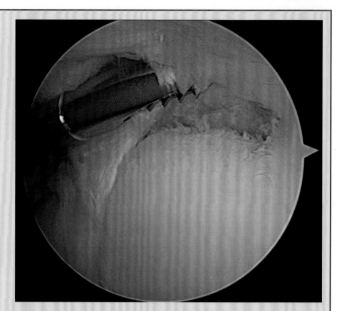

图 44.9　SLAP 损伤

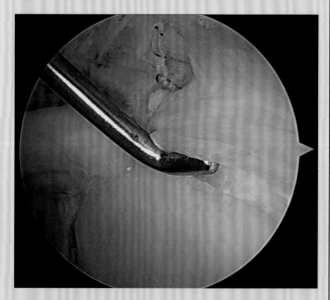

图 44.10　修复后表现

改善，但失败率达 37%，翻修率达 28%。他们将失败定义为平均 ASES 得分低于 70 分，无法重返运动或工作岗位，或接受翻修手术。年龄大于 36 岁是唯一与失败明显相关的因素（相对风险为 3.45）。Weber 等[34] 对 ABOS Ⅱ 部分参与者对接受这种手术的预后进行回顾分析，得出较为温和的结果，其中一半以上的患者年龄超过 40 岁，鉴于先前对 SLAP 损伤手术适应证的讨论，这是一个令人担忧的统计数字。随访时仅 26.3% 的患者无疼痛，而仅 13.1% 的患者功能恢复正常。只有 40.1% 的成员报告他们的患者在短期随访中有良好的效果。自我报告中，并发症发生率为 4.4%。

Burkhart 和 Morgan [65] 报告，在他们的研究中，SLAP 修复术后恢复运动的比例为 87%。其他专门针对重返运动（RTP）的后续研究发现，这一比例更低。在系统回顾研究中，Sayde 等 [66] 报告结果为"优良"的患者满意度为 83%。但是，总体而言，运动员恢复到以前运动水平的比例为 73%，而在从事过顶运动的运动员中这一比例仅为 63%。Fedoriw 等 [67] 研究发现，在 27 名职业棒球投手中，RTP 率为 48%，在 13 名位置球员中，RTP 率为 85%。根据统计数据，他们更仔细地分析了恢复到伤前运动水平的表现，发现只有 7% 的投手恢复到了伤前水平，而位置球员为 54%。尽管按标准肩关节结果评分来衡量，对肩关节功能要求较低的患者，SLAP 修复效果良好，但在仔细评估该参数的大多数研究中，恢复运动仍存在问题。

对于单纯 II 型 SLAP 损伤，进行盂唇修复或肱二头肌腱固定术一直存在争议，但越来越多的证据支持肌腱固定术。Ek 等 [68] 在一项回顾性队列研究中发现，SLAP 修复与肱二头肌腱固定术之间在 ASES 评分、患者满意度和恢复运动方面无差异。对其适应证的分析表明，年轻、爱运动、盂唇组织质量较好的患者通常选择修复术，而年龄较大、盂唇发生退变或磨损的患者则选择肱二头肌腱固定术。肌腱固定的患者可以更快地恢复运动，并且有更高的 RTP 率趋势。Boileau 等 [36] 也同样发现，肌腱固定术治疗 II 型 SLAP 损伤后，运动恢复率高于 SLAP 修复术。最近 Schroder 等 [69] 进行了一项盲法随机假手术对照试验，对 118 例单纯 II 型 SLAP 损伤的患者进行了手术。他们发现，在盂唇修复、肱二头肌腱固定术和假手术之间，Rowe 评分、西安大略肩不稳定指数、患者满意度和疼痛评分没有显著性差异。他们的结论是，他们的研究数据并不支持对患者进行盂唇修复或肱二头肌腱固定术。但是，他们研究中的患者平均年龄为 40 岁，并没有纳入足够多的患者按年龄分组进行分析。

并发症

与 SLAP 修复相关的并发症包括持续不适 [46]、内固定松动或固定失效 [30, 47]、穿腱入路处持续的肩袖缺损、关节软骨损伤 [35, 48]、僵硬 [51]、持续性滑膜炎 [48] 和肩胛上神经损伤 [70]。有两项研究专门研究了 SLAP 修复的并发症。Weber [51] 指出，24 例 SLAP 修复失败的患者中有 2 例出现了严重的关节炎，有 14 例存在关节软骨损伤。24 例患者中，术后僵硬 10 例，内固定松动 6 例，其中平头钉 4 例。平均 UCLA 评分仅为

29.2，这是较为可靠的结果，表明一旦 SLAP 修复手术失败，效果通常都会很差。Katz 等 [35] 进行了另一项评估 SLAP 修复并发症的研究。与 Weber [51] 的研究相似，术后僵硬很常见，78% 的患者会出现术后僵硬，19% 的患者会出现内固定松动或拔出，只有 68% 的患者对其翻修手术感到满意。在对一名外科医生 5 年肩关节镜检查患者进行的回顾性研究中，Byram 等 [71] 发现，在 18 例 SLAP 修复失败的病例中，有 13 例在肱二头肌腱的关节部分下方出现了肱骨头磨损。他们推测，这是由于肱二头肌 - 盂唇复合体张力过紧导致的肱二头肌 - 肱骨头接触压力增加所致。即使在短期随访中，ABOS II 部分参与者自我报告并发症的发生率为 4.4%，包括药物和手术并发症，例如植入物失败、感染、神经损伤、脱位、伤口裂开和肌腱损伤 [34]。

肱二头肌腱固定术后的并发症包括僵硬、感染、神经损伤和肱骨骨折。Nho 等 [72] 报告了 353 例胸肌下肌腱固定术的并发症发生率为 2%，包括 2 例持续性疼痛、2 例固定失效、1 例深层组织感染和 1 例肌皮神经病变。Rhee 等 [73] 报告了 4 例胸肌下肌腱固定术后出现臂丛神经损伤。Sears 等 [74] 报告了 2 例肌腱固定术后出现肱骨骨折。

未来展望

需要更多有关 SLAP 损伤治疗的研究。也许有关盂唇自然变化的研究是最有用的，因为当前即使是专家也常常对什么才是病理性的 SLAP 损伤存在分歧 [27]。还应进行更多高水平、前瞻性、随机对照研究，以确定在哪些患者群体中，哪种技术或治疗方法最有效。需要通过前瞻性研究来明确其他替代 SLAP 修复手术方法的作用，如肱二头肌腱切断术和肌腱固定术。在此之前，我们必须认识到 SLAP 损伤是真实存在的，但比较少见，并且必须对扩大手术指征持谨慎态度，并意识到可能出现的并发症。

选读文献

文献：Burns JP, Bank M, Snyder SJ. Superior labral tears: repair versus tenodesis. *J Shoulder Elbow Surg*. 2011; 20(2): S2-S8.

证据等级：IV

总结：本文通过总结专家意见，提供了有关 SLAP 损伤手术治疗的最新概念。

文献：Snyder SJ, Karzel RP, Delpizzo W, et al. SLAP lesions of the shoulder. *Arthroscopy*. 1990; 6: 274-279.

证据等级：IV

总结：这篇经典文章介绍了 SLAP 损伤的各种结构分型。

文献：Weber SC, Martin DF, Seiler JG, et al. Superior labral (SLAP) lesions of the shoulder: incidence rates, complications, and outcomes as reported by ABOS Part II candidates. *Am J Sports Med.* 2012; 10(7): 1538-1543.
证据等级：Ⅲ，横断面研究
总结：本文描述了美国骨外科学会Ⅱ部分参与者报道的经验，结果显示患者平均年龄为 40 岁，SLAP 损伤修复手术例数占肩关节手术的 10%。

文献：Schroder CP, Skare O, Reikeras O, et al. Sham surgery versus labral repair or biceps tenodesis for type Ⅱ SLAP lesions of the shoulder: a three-armed randomized clinical trial. *Br J Sports Med.* 2017; 0: 1-8.
证据等级：Ⅰ，随机对照临床试验
总结：作者发现盂唇修复、肱二头肌腱固定术和假手术的 Rowe 评分、西安大略肩关节不稳定指数、患者满意度及疼痛评分没有显著性差异。

文献：Sayde WM, Cohen SB, Ciccotti MG, et al. Return to play after type Ⅱ superior labral anterior-posterior lesion repairs in athletes: a systematic review. *Clin Orthop Relat Res.* 2012; 470(6): 1595-1600.
证据等级：Ⅳ
总结：本文是根据既往 14 篇论著做的系统性综述，这些论著主要是关于Ⅱ型 SLAP 损伤修复后 2 年恢复运动的随访数据。结果显示过顶运动的运动员重返运动的比例为 63%，低于一些先前的报道。

（ Sean J. Meredith, R. Frank Henn Ⅲ 著
张淑涵 译 罗 浩 校 ）

参考文献

扫描书末二维码获取。

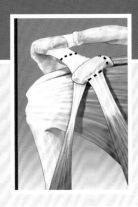

第45章

投掷肩

因其对盂肱关节及周围软组织结构要求极高，投掷肩相关问题是运动医学中一个非常独特且富有挑战性的课题。为方便讨论，我们将主要讨论与棒球选手相关的医学问题；当然，我们也十分清楚其他运动（排球、网球、手球）及场位（四分卫）中也会存在大量相同的受伤模式和医疗需求，并将借鉴这些文献进行科学解读。

通常来说，这些损伤都较为复杂，难以诊断或治疗。将棒球以超过 90 英里 / 小时的速度扔出是能量从下肢通过躯干、肩、肘到达手的复杂传递而产生的结果。在投掷过程中，运动链的各个环节会承受巨大应力并有可能导致这些结构的损伤。在投掷物体过程中，手臂反复加速及减速也会使肩关节处于极限位置并承受压力，有可能导致慢性过度使用性或急性肩关节损伤。

已证明职业投手能产生高达 92 Nm 的肱骨旋转扭矩，该扭矩大于尸体实验中的扭转破坏极限，因此投掷者的肩关节实际承受着超过生理极限的应力 [1]。肩关节在击发晚期承受近乎一半体重的应力，而在减速期，其角速度峰值可达 7250°/s [2-3]，肩关节经受着近乎等于体重的分离应力。若要完成如此超出生理极限的动作，肩关节会随着时间的推移发生许多适应性改变，我们会在后文进一步讨论。然而，这种施加在肩关节上的应力的大小及反复性可能会导致重要结构受损。

运动医学科的医生在接诊过顶运动的运动员时必须熟悉他们运动表现中的微小改变，以辨别其肩关节是否受伤。与普通人不同的是，投手们可能并不会感觉疼痛或力量减弱，但他们会主诉在投球时速度或准确性降低。需对投手肩部的解剖结构、适应性改变及投掷生理学具有充分的理解方能完成对此类复杂情况的诊疗。此外，在评价肩关节情况时，需要对致伤因素具有系统性的认识，因其可能是包含力学、技术、与训练相关或结构性问题在内的多因素结果。

投掷肩的适应性变化

长久以来，为了应对投掷动作对肩关节的压力，从事过头运动的运动员们出现了一系列不同的适应性改变。这些改变可能在运动员幼儿时期做投掷动作时便已经开始。在这种超出生理极限的情况下，过头运动的运动员们的软组织及骨性结构都发生了一些微小但必不可少的变化来达到高水平的功能要求。

投掷运动员肩关节出现的一个主要生理变化就是关节活动度（ROM）的改变。大多数投手投掷侧及非投掷侧的外旋（external rotation, ER）和内旋（internal rotation, IR）角度有差异，通常在其优势侧，外旋角度增加而内旋角度减少（图 45.1）[2]。内旋角度相对减少 20°~25° 的现象被称为盂肱关节内旋不足（glenohumeral internal rotation deficit, GIRD），但近期，人们就这一现象的病理学本质提出了质疑。

Brown 等 [4] 报道专业投手在上肢外展 90° 时平均肩关节外旋角度为 141°，相比其非优势侧大 9°，相比非投手球员也大 9°。尽管在优势侧和非优势侧，内旋和外旋的角度有差异，但总的关节活动度通常相似。Wilk 等 [5] 报道平均关节活动度为 176°（双侧），投掷侧与对侧的总活动范围相差不超过 7°。GIRD 通常被认为是一种不良适应，也有一些文献支持 GIRD 会增加受伤风险的说法 [6,7]。然而，关节活动度 [6-8]，尤其外旋不足 [9]，越来越被认为可能是损伤的重要危险因素。

显然，在整个过程中，无论是肩关节周围的静态稳定结构还是动态稳定结构都发生了适应性改变，而骨的适应性变化也有许多文献报道。几名学者报道，投掷运动员的优势侧相对于对侧的肱骨后倾角增加了 10°~17°，这可以增加外旋角度 [10-12]。Yamamoto 等 [13] 认为重复的投掷运动并不直接增加肱骨头的后倾，相反，这会在生长过程中限制肱骨头的生理回旋。尽管并不明确骨性改变会在什么年龄出现，但显然在整个成长过程中，骨都会进行适应性变化。

软组织的适应性改变也被认为是由于巨大的旋转和分离力作用于盂肱关节的结果，从而导致后关节囊紧而前关节囊松弛[14-17]。"微不稳定"一词已用于描述获得性关节囊松弛，这会使肱骨头移位与旋转增加。尽管存在各种各样的理论，肩关节微不稳的成因被认为是由于肩胛骨前伸或反复外旋引起的反复拉伸载荷，特别是与投掷动作的减速期有关[15-18]。与其他位置运动员相比，尽管投手的肩关节后方软组织受限，但整体的松弛度似乎更高。Bigliani 等[14] 发现有 61% 的专业投手优势侧出现凹陷征，而在其他位置的球员中这一比例仅为 47%。尽管可能存在先天性因素，使肩关节能够承受重复过顶运动的人被选出来，这些人关节囊的改变似乎是对投掷运动的必要适应（而非病理状况），因为在有症状及无症状的投手中肱骨头前后向的移动都有增加[15, 19]。

投掷的生物力学

为了充分了解损伤类型，必须了解投掷过程中肩

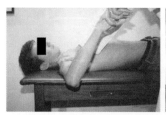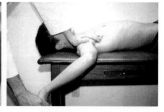

图 45.1　一位出现非对称性内旋角度减少的过顶投掷运动员。投掷侧肩关节外展活动度增大，使得双肩平均活动度相近（From Burkhart SS, Morgan CD, Kibler WB. The disabled throwing shoulder: spectrum of pathology I: pathoanatomy and biomechanics. *Arthroscopy*. 2003; 19:404-420.）

关节所承受的压力。过顶投掷运动可被分解为六个独立的阶段：挥臂阶段、击发前期、击发后期、加速期、减速期和随球期（图 45.2）[2, 17, 20, 21]。整个动作大概持续 2 秒，其中 75% 都处在加速前期[21-23]。

在投掷动作的第一个阶段（挥臂阶段），身体重心上提，肩关节处于轻度外展内旋位。在投掷动作的这一时期，没有压力施加在上肢上[24-26]。

击发前期是第二个阶段，此时手臂处于外展外旋位，向身体轴线后方旋转大约 15°。当手臂到达最大活动度时就再向后运动，便进入了击发后期。

第三个阶段是击发后期，此时期开始于前导向脚落地时，结束于上肢几乎接近 180° 的最大外旋角度时。在此时期内，肩胛骨后缩，为对抗肱骨头的挤压而保证肩胛盂面的稳定。上臂保持外展 90° ~ 100°，肘部与躯干平面保持一致。上臂继续增加外旋角度，肱骨头因前方结构逐渐变紧而向肩胛盂后方移位。冈下肌和小圆肌在击发后期最先激活，引导肱骨外旋运动。肩胛下肌在这个时期激活较晚，在开始内旋时才被激活。最终肩袖肌群作为一个整体发力，使肩胛盂与肱骨头之间产生极大的挤压力[2]。

加速期始于肱骨开始内旋时，结束于球脱手的一刻。尽管在这一时期，肩关节周围肌肉发力使其产生极大的角速度，但肩关节本身却几乎不受应力[27]。肱三头肌在加速前期最早被激活，随后胸大肌和背阔肌也被激活[28]。

第五个时期（减速期）始于球被释放的瞬间，在肱骨停止内旋时结束。此时期内，手臂急停导致肩袖肌肉产生巨大应力。由于肌肉需将投掷早期产生的动能快速消散释放，在肩袖后侧肌肉可产生高达 1000N 的偏心载荷[28-29]。

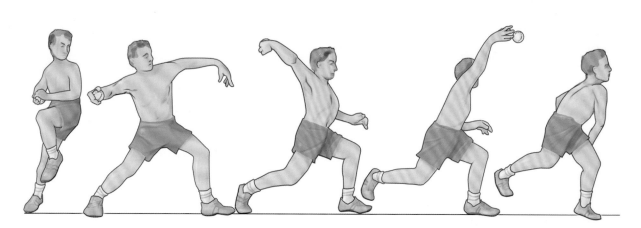

图 45.2　投掷动作的几个阶段

投掷动作的最后一个阶段是随球期。正是在这个时期，躯干重新恢复平衡与稳定性。肌肉停止发力，而盂肱关节的挤压力也大幅下降。

病理生理学

内撞击

1992 年，Walch 等 [30] 最先报道了网球运动员冈上肌腱与肩胛盂后上边缘之间的接触，并称之为"内撞击"。它表现为一系列的特征性损伤，即肩袖（冈上肌后部和冈下肌前部）及肩胛盂后上方及盂唇与肱骨大结节之间发生病理性接触，造成肩袖关节侧和后上盂唇的损伤（图 45.3）[31]。只有在投掷动作时，肩关节置于极度外旋、前移的超生理位才能出现这种接触。虽然内撞击的概念一直存在，但尚无明确的病因学支持，且存在多种理论学说。

微不稳理论是基于超大角度的概念——当肱骨轴向后移出肩胛骨平面时，肱骨头向前方薄弱区域移动并继发引起前关节囊拉长，从而引起肩关节前方微不稳 [32]。Jobe 和 Pink 认为，反复有力的过顶运动可导致前下关节囊逐渐拉伸，出现亚临床不稳和撞击 [33]。实际上，如前所述，投掷者通常存在关节过度松弛的因素，有些人认为内撞击是从松弛向不稳转变的催化剂 [34]。

Burkhart 和 Morgan 提出 [32]，这种病理改变是由于在较大的剪切应力下的超扭转机制导致肩袖和肱二头肌腱止点处盂唇的磨损撕裂。这些病变是由后下关节囊过紧导致的后上方不稳引起的，他们称其为拧拽机制。他们认为，在减速和随球阶段，后关节囊需要承受高达 750 N 的拉力。这些动作施加在肩关节向后

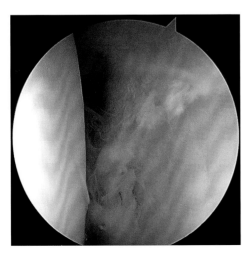

图 45.3　关节镜下观察到上盂唇与冈上肌后侧的接触。这些发现与内撞击理论一致

的拉力被冈下肌和后下关节囊（包括盂肱下韧带的后束）的离心收缩作用所抵消。后方收缩将肩关节的旋转中心向更后上方移位，导致肩关节外展和外旋时的不稳定。

肌肉疲劳和失衡也可能通过改变肩关节的力学而在内撞击中起作用。在击发晚期由于疲劳可以发生肱骨过度伸展，这是因为肩袖肌肉不能完全抵抗投掷所产生的巨大加速力 [35]。在随球期，猛烈的减速力使肩胛盂后侧和关节囊结构与肩袖组织逐渐分层，可导致肩胛盂后上方的肩袖磨损退变 [36]。无论是原因还是结果，肩胛骨运动障碍也常伴有内撞击 [37]。

尽管已经提出了一系列关于内撞击的病理生理学病因理论，但导致肩关节投掷时功能损害的原因很多，也需要多种方法进行治疗。

肩关节及肩胛骨的动态稳定性

在过顶运动员中，关节无力和肌肉失衡在肩痛的发展中尤其起着重要作用。许多研究表明，保持肩部力量（尤其是外旋力量）具有保护作用，可防止受伤 [6, 8, 38]。任何肌肉失衡都会改变前 - 后力偶而影响盂肱关节的稳定性并增加关节内的压力 [39, 40]。主动肌 - 拮抗肌的失衡会削弱投手投掷时加速和减速的精确协调能力。

肩胛骨虽然常被忽视，但它却是力从躯干向肱骨传递链中的关键环节 [41, 42]。肩胛骨提供了稳定的基础，在此基础上，肩袖肌肉的收缩使肩胛骨肱骨运动节律协调一致，肩胛骨和手臂之间的耦合运动才使上肢在各个方向的运动得以实现。肩胛骨的运动结合了三个运动（上下旋转、内外旋转和前后倾斜）和两个滑动平移（上下和前后）。通常认为肩胛骨位置不正确也可能是导致投掷者肩部疾病的原因之一 [27, 43]。

Kibler 和 Thomas [44] 将运动障碍描述为与上肢运动配合时肩胛骨静态或动态运动协调性发生改变。肌肉异常失衡引起肩胛骨长期向下旋转和向前倾斜 [45, 46]。被拉伸的肩胛骨对肩关节功能影响很大，因为它减少了肩峰下间隙和降低了肩袖的作用，同时增加了盂肱韧带和肩关节动态稳定装置的撞击和应力 [41, 47]。因此，治疗的目标大都集中在恢复功能性回缩上。肩胛骨运动障碍本身可能是投掷功能紊乱的根源，但它仅仅可能是潜在病变的非主要表现。这一点被医师承认才是关键，但是有见解的物理治疗师的高质量康复是治疗运动障碍的基础，如果病损有手术指征，则需要手术干预。

SICK 肩胛骨综合征最初是由 Burkhart 等于 2003 年提出，属于运动异常，与过顶运动员有特殊联系 [15]。它表现为肩胛骨位置不正、内下角突出、喙突疼痛和运动障碍。标志性特征是在投掷过程中肩胛骨不对称地低于非优势侧肩胛骨。这种静态不对称性是由运动员投掷时的动态运动障碍而引起的。体格检查包括立位静态肩胛骨测量、细致的喙突检查（因为盂唇损伤也可引起前部疼痛）和肩胛骨回缩时肩关节前屈无疼痛。肩胛骨位置的改变导致了前倾、内撞击、肩袖肌力下降以及前关节囊紧张，进而引起的外撞击 [2, 3, 18, 31, 46, 48-52]。肩胛骨稳定结构和肩袖后侧肌肉的过度使用以致肌力下降，导致了肩胛骨动、静态力学的改变 [53]。因此，SICK 肩胛骨综合征是一种无需手术治疗的疾病，通过康复训练即可改善；然而，能否成功取决于运动员的依从性和能否使肩胛骨与对侧保持在对称的位置上 [15]。

盂肱关节内旋不足

随着时间的推移，投手的骨骼和软组织产生了适应，与其对侧以及普通人群相比，外旋（ER）相对增加，内旋（IR）相对减少。如前文所讨论的，GIRD 状态是一种适应不良的表现，通常被认为会使受伤风险增高，但是最近有人对此提出了质疑。后关节囊紧张已被证明可导致多种运动学改变，例如肩关节的外旋角度增加但内旋、水平内收和前屈角度降低 [54, 55]。它与包括外（肩峰下）撞击、内撞击以及 SLAP 损伤在内的多种损伤有关 [6, 7, 16, 28, 37, 56]。最近，相对于 GIRD 的活动总弧度 [6-8]，以及外旋比内旋角度明显减少的重要性已经被确认 [9]，因为这些都存在损伤风险。进一步的研究有助于分析 GIRD 究竟是真正的病理性改变还是反复投掷的必然适应。

病史

肩关节受伤的原因最好通过仔细询问掷球运动员的病史来确定，因此既要熟悉这项运动，更要熟悉特定位置的要求。例如，投手经常描述动作笨拙／迟缓、僵硬、疲劳、虚弱和不能"给力"的感觉 [44]。这些主诉通常伴随有客观表现，如快球速度降低，破球移动不足以及准确性降低。尽管过顶投掷运动员的确会发生急性损伤，但过度使用和疲劳导致的损伤更为常见。应确定症状发作的时间、当前和先前的治疗方法以及肩关节的既往受伤史。还应向运动员询问与投球有关的具体问题，包括最近的力量变化、新的投球方法、投球计数增加、训练方案的变更、在投掷的哪个阶段发生疼痛以及是否有身体其他部位的损伤影响了投掷力量。髋部、核心肌群和腰椎的作用也很关键，因为这些部位受伤后可能导致通过增加肩关节的应力来补偿损失的投掷力量。

过顶投掷运动员疼痛的典型症状包括击发后期肩关节前上或后上部位痛。特别是盂唇损伤可能会导致机械症状，例如爆裂音、交锁或弹响。尽管不在本章讨论范围之内，但询问运动员是否存在颈椎或胸廓出口综合征等相关症状可帮助排除其他引起肩痛的疾病。

体格检查

对出现肩痛的所有投掷运动员应进行全面系统的体格检查。深入了解投掷动作的物理治疗师和（或）教练员可以为不熟悉动态力学的临床医生提供很大的帮助。检查不仅要关注上肢，还要关注整个运动链，包括下肢和躯干。运动员的自然姿势可以在其进入房间与记录病史时进行评估。必须对全身力线、肩高和位置、骨盆倾斜和旋转、下肢力线、头颈部的位置以及手臂的位置进行评估。应评估功能性运动，以确定臀部和躯干控制能力、肌肉失衡和灵活性，这可让患者单腿平衡直立和单腿蹲起来进行评估。在执行这些操作时，应观察患者的代偿运动，例如骨盆倾斜或旋转。可以通过让患者做一个脚跟着地、手臂举过头顶的深蹲来评估踝关节的柔韧性、腰椎和胸椎以及肩带的灵活性。可以通过让患者进行直腿俯身触摸脚趾来评估腘绳肌及胸腰椎的柔韧性。仰卧时，应评估双髋的活动度并确定是否存在髋关节撞击。

一旦完成了对动力链其余部分的全面检查，就可以对患肩进行集中评估。必须能够直接观察肩部。应要求男性患者脱下衬衫，女性运动员要求穿背心或运动内衣。首先，目视检查肩膀以评估肌肉萎缩或翼状肩胛。应注意肩胛骨静止时的位置，包括肩胛骨不对称性的倾斜、旋转、隆起或凹陷。目视检查后，系统地触诊肩部辨别疼痛部位。触诊所有骨性凸起，包括二头肌间沟、肱骨大结节、喙突和肩锁关节（AC）。

肩关节活动度，无论是主动的还是被动的，都应在站立和仰卧位进行评估，并特别注意盂肱关节和肩胛胸壁关节运动。在肩胛骨平面内，评估盂肱关节外展 90° 时的外旋和内旋角度，以及外展 45° 时的外旋角度。当患者仰卧位时，手臂体侧外旋角度增加提示肩袖间隙松弛。外展外旋位置的外旋角度增加反映了前下关节囊松弛和（或）肱骨后倾。除了外旋和内旋外，还需要记录前屈和外展的主被动角度。在活动度检查时，触诊肩部可发现摩擦音，这提示可能存在滑囊增厚、盂唇撕裂或肩袖损伤。应用 Hawkins-Kennedy 试验和 Neer 试验评估肩峰下撞击。

评估肩关节活动度后进行肌肉力量的检查。肌力检查应双侧仔细对比。

有很多试验可以帮助检查投掷运动员的盂唇问题。O'Brien 主动挤压试验常用来评估 SLAP 损伤[57]。一般人群的敏感性为 100%，特异性为 97%~99%，但运动员的可靠性显著降低（敏感性为 78%，特异性为 11%）[58]。牵拉试验是让患者仰卧位，肩关节前曲至 150°，前臂被动内旋以增加肱二头肌张力[59]。出现深度痛或被动旋前时有爆裂音提示上盂唇损伤。Speed 试验，常用于肱二头肌腱病的诊断，对 SLAP 损伤诊断的敏感性和特异性并不稳定[60, 61]。曲柄试验评估前盂唇损伤，但文献报道其敏感性为 13%~91%，变化范围较大[62, 63]。后盂唇损伤通过盂唇剪切试验、Jerk 试验和 Kim 试验进行评估。鉴别肱二头肌腱病特别具有挑战性。但是，Taylor 等提出，不管关节内的还是关节外的肱二头肌 - 盂唇复合体损伤，"三联"试验（O'Brien 征 + 投掷试验 + 二头肌沟触诊）的敏感性都很高[64]。凹陷征试验和前后盂唇完整性测试可用来评估肩关节不稳。

肩关节检查的一个重要但常被忽视的部分是对肩胛胸壁关节的评估。许多受伤的投掷者表现出肩胛骨的外旋、抬高和后倾控制功能丧失，表现为肩胛骨内缘的翼状突起[65]。双臂自然下垂时，观察双侧肩胛骨形态。注意不对称性的倾斜、旋转、抬高或凹陷。如前所述，SICK 病表现为肩胛骨静态"下坠"外观并伴有动态运动障碍[15]。双侧对比评估肩胛骨运动和肩肱肱骨节律是非常重要的。在评估运动障碍时，肩胛骨辅助试验（辅助向上旋转和后倾）和肩胛骨回缩试验（用手将肩胛骨固定在缩回位置）可以缓解疼痛、增加肩关节活动度和改善力量，具有诊断价值[42]。

综上所述，对于投掷性肩痛的检查必须系统、完整，因为这可能是由复杂、细微的损伤所引起的。检查者必须制定特定的检查程序以避免遗漏重要发现。此外，检查者应避免注意力仅集中在肩关节上，而应对整个运动链进行评估。精通过顶运动的理疗师和（或）教练员的参与也有巨大的帮助。

影像学

对过顶投掷运动员肩关节的完整评估应包括肩关节标准 X 线片，包括前后位、腋位和出口位。这些图像可以显示盂肱关节、肩峰形态和肩胛盂的下方。根据情况，还有 Stryker 槽位和西点位等投照方法。

在获得平片之后，下一步通常是做 MRI 检查。在过顶运动员中，最常见的病变是肩袖部分撕裂和盂唇损伤。磁共振关节造影（MRA）涉及关节内造影剂的使用，有助于勾勒出肩袖（尤其是部分撕裂）和盂唇损伤状况，一些研究表明，与普通 MRI 相比，MRI 准确性更高[66, 67]。但是，这一差异并不明显，因此我们通常反对常规使用 MRI，原因是向关节内添加大量液体，改变了正常的解剖结构，并可能分散对其他病理损伤的关注[67]。MRI 检查需要在高质量（3-T）扫描仪上使用最新流程，并需要与一组值得信赖的放射科医生合作，这样可获得更多发现。除了传统方法外，投掷运动员通常需要将手臂置于外展外旋位（ABER），以发现盂唇和肩袖关节侧的细微损伤（图 45.4）[68]。内撞击的 MRI 表现为冈上肌和冈下肌交界处的关节侧及后上盂唇的损伤与退变。由于反复撞击，肩胛盂后上方和肱骨也可见到骨皮质下囊肿和软骨损伤。

考虑到投掷运动是一种重复性的超生理运动，在解读投掷运动员的 MRI 时必须谨慎，因为无症状损伤的发生率很高。Connor 等[69]报告指出，在无症状的过顶投掷运动员中，有 40% 的优势侧（投掷侧）肩关节有部分或全层肩袖撕裂，而非优势侧则没有撕裂。同样，Halbrecht 等[70]在 ABER 位进行 MRI 检查时发现，与非优势侧相比，优势侧中 30% 有盂唇撕裂而 40% 有肩袖撕裂。由于 MRI 检查通常存在异常，特别是优秀运动员，因此病史和体格检查对明确损伤来源至关重要，必须与影像学结合使用。

计算机断层扫描（CT）很少用于肩痛的投掷运动员。但是，它仍然是评估骨性解剖结构、测量肱骨和肩胛盂的金标准[71]。

治疗原则

根据循证治疗学和已有的发现来制定投掷肩的治疗原则。通常，过顶运动员的肩关节损伤大多先选择

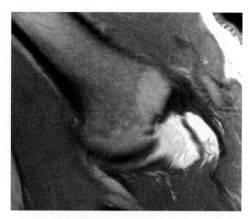

图 45.4   上臂外展外旋位时，冠状位 MRI 显示肩袖部分撕裂。除肩袖部分撕裂外，组织还存在明显分层

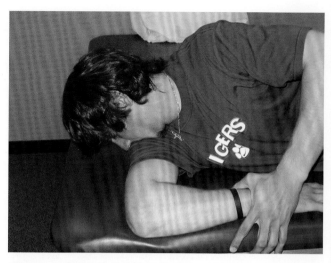

图 45.5   睡姿牵拉是患者取侧卧位，为了保持稳定，可将肩胛骨抵住墙面。肩关节和肘关节均屈曲 90°。对侧手协助患侧肩做内旋动作（From Kibler WB, Kuhn JE, Wilk K, et al. The disabled throwing shoulder: spectrum of pathology-10-year update. *Arthroscopy*. 2013; 29: 141-161.）

非手术治疗，包括一段时间的休息、调整运动量及康复。不仅针对肩关节，对全身运动链的异常也应该同时加以纠正。运动员越年轻，我们的选择就越保守，就越愿意让其完全停止运动一段时间。但是，优秀及专业运动员是一个独特的群体，在康复期间可以进行相对的休息和有针对性的治疗，以保持体能和特定技能。正如所讨论的，对运动员特定需求十分了解的理疗师固然重要，但患者、医师、治疗师和运动队之间的沟通也至关重要。

Wilk 等 [72] 认为过顶投掷运动员的肩痛康复训练分为几个阶段，包括急性期、中间期、强化期和重返运动期。在急性期，局部治疗的重点是减轻疼痛和炎症，有口服非甾体抗炎药、局部注射、冰敷和电离子透入等疗法。此期的关键是停止肩部所有运动，使肩部得以休息并巩固疗效。在这一阶段的康复治疗中，必须解决肩部运动问题。如睡姿牵拉等牵拉动作（图45.5）可用于治疗后关节囊紧缩。第一阶段的康复重点是改善力量和肌肉平衡。因此，重点放在恢复外旋肌、肩胛骨和下肢肌力上。

中间期的目标是加强并提高肩部灵活性。使用更积极的等张收缩训练，重点放在增强外旋、肩胛骨回缩、前伸和下压肌群上。Wilk 偏爱侧卧外旋并缓慢加大外旋角度。增加腰椎骨盆区和核心部位的肌力也是中间期的康复重点。慢跑和短跑也被整合到这个阶段，以改善下肢的力量和耐力。还要继续进行上肢伸展运动。

第三期的康复目标是增强力量和耐力，进行功能训练，并逐步开展投掷活动。此阶段将开始发力训练。这些训练用于增强动态稳定性，增强本体感觉并逐渐增加肩关节的功能性应力。同时进行动态稳定训练以增强本体感受和神经肌肉控制能力。在此阶段，开始启动间隔投掷训练计划。一旦运动员的临床检查结果满意、活动无疼痛、运动链可靠、等速运动测试满意以及其总体康复方案正在适当推进，便可以开始间隔投掷训练计划了。

"重返运动期"是康复训练方案的第四个阶段，也是最后一个阶段。此阶段通常涉及投掷训练的进一步推进。尽管已描述了一些用于此阶段的训练方法，但策略性进展是其重要的基本原则，通常需要 6～12 周以上的时间，在此过程中，运动员会从初始阶段开始，进行一定时期的短投球到长抛球，然后再进行特定位置和（或）垒位上的投掷。每个步骤均应谨慎进行，出现任何症状加重，患者都应短暂休息，并退至前一训练阶段，以缓解症状。一旦运动员完成了特定位置投掷训练的最后阶段，就可以决定重返比赛。决定重返比赛后，还应该通过认真观察现场活动、回合数、投掷次数和休息时间，以降低症状复发的风险。

对于非手术治疗失败和某些急性损伤的情况，应保留手术治疗方案。手术方案由肩关节损伤病理决定。但是，针对此类人群的治疗方法应因人而异。为了使运动员达到最佳康复状态，必须全面考虑所有病理损伤并合理安排所有手术方式，这可能需要进行一组手术治疗方案，例如 SLAP 损伤修复和关节侧肩袖损伤清理术（如存在顽固性内撞击时）。

治疗方法的选择

除急性、必须进行手术的损伤外，手术时机可能取决于赛季安排。当前处于赛季内的运动员可能会尝试保守治疗肩关节结构性损伤，以便在接受手术前度过整个赛季。这再次强调了与所有相关方进行沟通并允许运动员参与共同决策的重要性。治疗的时间和性质也取决于运动员的年龄及其运动水平。

内撞击

内撞击的挑战之一是区分正常的适应性改变和病理性退变。我们认为，在影像上甚至术中所见的许多变化，都是投掷者长期重复运动的正常适应性改变——为了获得投掷所必需的超生理运动和力量，撞击必然发生。因此，在肩袖下表面及上盂唇也出现了某种程度的变化，形成了所谓的"投掷者足迹"。从病理过程中分析典型的撞击表现是具有挑战性的，并再次强调了全面的非手术治疗的重要性。

内撞击与一系列病理状况有关，因此可以选择多种治疗方法[73]。处于早期撞击状态的患者通常局部疼痛较弱，并且可能伴有僵硬。在这种情况下，休息和服用非甾体类抗炎药是合理的。对于那些局限在肩后部疼痛的投掷者，应长期休息（4~6周），同时进行正规的物理治疗[35]。物理治疗具有急性治疗作用，并能预防将来受伤[5, 15, 28]。康复方案主要包括针对后关节囊的拉伸、纠正肩胛骨运动障碍和增强核心肌群力量。内撞击的发病机制之一是微不稳定学说，应避免拉伸前关节囊。还需评估投掷力学机制是否正确。

在接受一段时间的高质量非手术治疗无效后，才考虑手术治疗[74]。投掷者对肩关节的要求很高，通常应在手术前稍作停顿。然而，内撞击的诊断与手术治疗是特别具有挑战性的。与 Heyworth 和 Williams[75] 提出的说法类似，我们提倡采用以病理学为指导的方法。双肩麻醉下检查（exam under anesthesia, EUA）可提供一种不对称的松弛感，可通过盂唇修复 ± 关节囊缝合来解决。发生内撞击时的肩袖撕裂一般采用清理术，但严重撕裂除外，这将在下一节中讨论。同样地，后上盂唇撕裂需要根据病损的轻重选择清理或修复。

肩袖部分撕裂

肩袖部分撕裂的治疗取决于几个因素，包括撕裂的深度和位置、组织的质量以及运动员的年龄和比赛

时的位置。手术方法包括清理、转为全层撕裂后再全层修复、穿肌腱修复和腱内结构修复。但是，对投掷者肩袖的手术治疗绝对是最终手段。我们倾向于全面的非手术治疗，运动员在保守治疗后仍然出现持续性的投球能力下降，才考虑手术治疗。

在一般人群中，常规的经验是肌腱止点少于50%的撕裂采用清理术，而大于50%的撕裂更适合修复。这些准则最初由几位学者应用在过顶运动员群体中[76-79]。但是，Rudzki 和 Shaffer 认为[80]，过顶运动员的需求与普通人不同，他们担心修复后能否承受高强度训练并保持修复的完整性。因此，他们主张撕裂超过75%以上才做修复治疗。

关节侧的肩袖部分撕裂是投掷运动员中最常见的肩袖损伤，因此，手术方法大都是行简单的清理术以恢复健康、稳定的肌腱。对于少数涉及80%~90%厚度的撕裂，我们建议进行变成全层撕裂后进行解剖修复术。这普遍适用于涉及冈上肌前缘或后缘的撕裂，肩袖索止点的损伤就在这个部位。对于冈上肌中部的撕裂就没有这么担忧。

SLAP 损伤

过顶投掷运动员上盂唇损伤可以与其他的病理损伤合并出现，也可单独出现。了解上盂唇和肱二头肌腱止点的正常解剖变异对识别结构性的病理损伤至关重要。虽然 SLAP 损伤修复在普通人群的手术例数正在下降，但它在投掷运动员中仍具可行性。与肩袖部分撕裂的治疗类似，投掷运动员的 SLAP 损伤接受大量的非手术治疗后，依然不能恢复投掷功能时才考虑手术治疗。上盂唇确实出现病理损伤时，SLAP 的稳定性决定其治疗方式。Ⅰ型 SLAP 损伤的特征是盂唇中央磨损而肱二头肌止点完整，采用清理术。Ⅱ型损伤包括上盂唇止点合并肱二头肌止点方前（Ⅱ-A）、后（Ⅱ-B）或整个止点（Ⅱ-C）的脱离；由于认为这类损伤是不稳定的，因此通常会对其进行修复。Ⅲ型损伤是上盂唇呈桶柄状撕裂；对这类损伤应进行去除桶柄组织的清理术。Ⅳ型损伤包括上盂唇的桶柄状撕裂，撕裂向上延伸到肱二头肌腱内，治疗涉及 SLAP 修复术 ± 肱二头肌腱固定术（详见下一节）。

肱二头肌腱固定术

肱二头肌腱固定术的普及程度显著增加[81]。然而，在过顶运动员身上进行该术式一直让人感到恐惧[82]。一般而言，鉴于既往报道疗效较差，应尽可

能地避免对投手实施该手术。但是，通过严格把握手术适应证，在专业投手的治疗中也取得了较好的效果。Ⅳ型 SLAP 损伤涉及肱二头肌腱的很大一部分（>30%），因此存在不稳，是肌腱固定术的适应证。假设通过病史和体格检查证实了引起运动员症状的病因是肱二头肌腱导致的肱骨头软骨软化症，这也是肱二头肌腱固定术的另一个适应证[51, 83-85]。

后关节囊挛缩和盂肱关节内旋不足

后关节囊挛缩通常对保守治疗反应良好。"睡姿牵拉"通常是首选治疗方法，历史失败率极低，尤其对较年轻的投手[15, 28, 53]。但是，在最近的文献中有一些相互矛盾的报道。一项针对大学过顶运动员的随机对照试验发现，睡姿牵拉可以显著改善内旋和内收[86]。然而，一项系统综述认为睡姿牵拉没有益处，而发现极度内收更有效[87]。根据运动员的依从性，牵拉运动显然有局限性，只有了解限制肩关节活动的某些骨骼适应性改变时，才能克服软组织挛缩。尽管如此，非手术治疗仍然是后关节囊挛缩的首选治疗方法。

⚲ 作者首选技术

在讨论投掷运动员的优势肩时，应该将实施手术的门槛设置得很高，并且除了急性外伤以外，我们提倡运动员在接受手术之前要进行全面的保守治疗。必须强调的核心问题是，应根据每个运动员的临床病理损伤定制个性化的方案。当对投掷运动员进行手术时，重要的是要了解如上所述的常见损伤，并做好应对所有术中可能性的准备。我们发现，使用包括护理人员、外科技术人员、麻醉师在内的同一团队，可为这独特的患者群体提供高水平的治疗。

与传统方法相比，局部麻醉在肩关术中和术后具有巨大优势。特别是随着超声引导的出现，我们在整个实践过程中发现，肌间沟和锁骨上阻滞是安全有效的。虽然术后出现神经损伤和持续功能障碍的风险很小，但是毕竟涉及到职业运动员这种精英人群，因此通常避免使用神经阻滞麻醉。术前与团队以及患者进行讨论非常重要，以确保对计划有统一的理解。

患者采用更垂直的改良沙滩椅体位，使肩峰平行于地面。将一个豆袋放置在肩胛骨的内侧缘，这样可以支撑和抬高同侧躯干，保证消毒清洁范围最大化。在整个过程中，使用铰接式手臂固定器进行手臂定位。常规预防性使用抗生素。在术前一晚和术日早上用洗必泰（氯己定）清洗皮肤，并在铺巾前用洗必泰进行正式的手术消毒。

内撞击

如所讨论的那样，内撞击包括多种损伤（图 45.6），针对每种情况的治疗方法将在后续章节中详细介绍。对内撞击的理解还不完全；然而，我们发现前向微不稳理论有时很有说服力。在实践中，只有确认不稳是疼痛的主要原因时才进行前关节囊手术，这些患者的复位试验几乎普遍为阳性。治疗中的一项首要原则是要格外小心，以免过度紧缩折缝前方软组织，这会限制过顶投掷运动

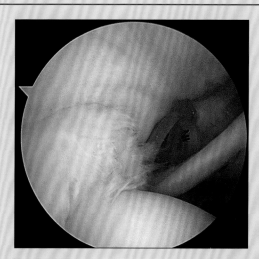

图 45.6　后入路进关节镜探查，手臂位于外展外旋位。可见肩袖侵占到了上盂唇的位置

员在竞赛中所需的外旋角度。

对于前关节囊折缝，我们更喜欢通过无结锚钉将关节囊和盂唇缝合修补成一体固定在肩胛盂上，而非囊对囊缝合。当从后方观察时，我们使用经过肩胛下肌上缘的低前方入路和贴近冈上肌边缘的高前外侧入路。将套管放置在两个入路中，以便于缝线通过并放置锚钉。将手臂前屈、内收，这能使盂肱分离，提供出色的视野和必要的工作空间以通过手术器械。

文献中介绍了许多修复技术，但我们对在对投掷运动员的处理中，更偏好使用无结水平褥式缝合。即使进行简单的缝合、将结打在远离关节面的地方，由于投掷者肩关节的极端运动和作用力，都有可能使其与肱骨头进行接触。用高强度、不可吸收的 2 号缝线水平褥式穿过前关节囊盂唇组织，因为这种病理不同于严重的创伤性不稳定，应注意避免缝合太多的关节囊组织。锚钉置于肩胛盂面上，将组织修复到其解剖位置，但在最终固

作者首选技术（续）

定之前，将手臂放置在击发晚期的位置（ABER），以避免缝合过紧。根据我们的经验，修复有症状的前方微不稳通常用2枚锚钉就足够了。

肩袖损伤

关节镜探查时，应特别注意肩袖的关节侧。如果是轻度或全层撕裂，则需要进行清理术或修复术。但是，如果不能轻易明确撕裂程度，可以通过腰穿针穿刺撕裂的部位，并将一根缝线从穿刺针中间带过通往肩峰下间隙，在肩峰下间隙观察分析此处的损伤情况。

事实上，绝大多数投掷者的肩袖撕裂是关节侧的部分撕裂（图45.7）。因此，大部分手术方式是用刨刀做简单的清理，恢复肌腱的健康和稳定。如果有可能，我们只行清理术，因为既往的研究显示投手的肩袖修补术结果很差。

对于那些撕裂范围超过肌腱厚度80%的撕裂，我们还是推荐将其变为全层撕裂，再进行肩袖撕裂的修补，恢复其天然解剖止点结构（图45.8）[84]。尽管存在腱内和穿腱修复技术，但我们发现这些技术对于过顶运动员的结果是不可预测的。尽管修复时将足印区增宽很重要，但止点过度内移会减低原始长度-张力关系，这可能会对高水平投掷者造成严重影响[90,91]。冈上肌的解剖非常清晰，它始于软骨缘并向外延伸，对于大多数运动医学手术医师来说这是非常熟悉的。但是，冈下肌的止点变化

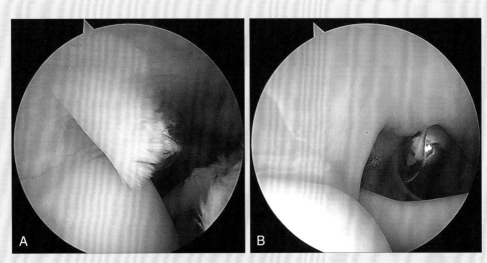

图45.7 （A）关节镜从后侧入路可见肩袖关节侧撕裂。肩袖后侧的下表面存在部分分层撕裂。（B）清理被磨损的组织，评估损伤的真实厚度

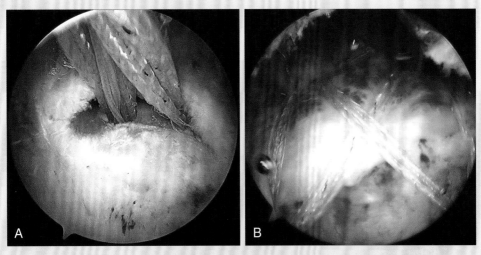

图45.8 （A）冈上肌全层新月形撕裂，将2枚双带线锚钉置于关节边缘。（B）使用2枚内排和2枚外排锚钉，用缝线桥技术修复全层撕裂

作者首选技术 (续)

更多样化，其上部分止点始于软骨缘，但下部分止点开始于软骨缘外侧 16 mm 以上的位置[92]。精准恢复外侧止点对投掷运动员尤其重要，对投掷人群的目标是重建"投掷者足印"，避免活动度或力量发生微小变化，这种变化可能会严重影响功能。

在肩袖修复之前，应进行彻底的肩峰下滑囊切除术以改善视野。仅在发现有病变的情况下才进行肩峰成形术，这在该人群中并不常见。在所需修复区域用刨刀轻度打磨大结节，以增强愈合能力。与穿骨修复技术一样，缝合桥技术也是双排结构修复。内排锚钉的植入位置非常讲究，解剖重建可以避免术后活动度丢失。冈上肌前部锚钉放置在紧贴软骨缘的位置，该位置是解剖重建肩袖索止点。在后面，冈下肌锚钉置于软骨缘外侧 10～15 mm 处。内排缝线永远不要打结，因为突出的线结会在投掷动作时引起刺激和机械感觉。然后将缝线以交叉的方式用外排锚钉固定于大结节缘外。锚钉的数量由撕裂的大小决定，通常 2 个内排锚钉和 2 个外排锚钉就足够了。然后，我们分别从肩峰下和盂肱关节再次探查，以确认重建原止点。

SLAP 撕裂

关节镜探查应特别注意后上唇与肩袖后方下表面之间的"对吻损伤"（图 45.9）。必须对盂唇做全面仔细的检查，但应特别注意 SLAP 区域（图 45.10）。有几种正常的解剖变异，如盂唇下孔，Buford 复合体和半月形盂唇，都应注意与真正的损伤进行鉴别。需要注意肱二头肌 - 盂唇复合体下方是否有出血或肉芽组织，这有助于鉴别损伤与正常的解剖变异。必须确定 SLAP 损伤的类型和位置，这将决定附加入路的位置及最终的修复方法。

Ⅱ -B 型（后侧）SLAP 型损伤在投掷者中最常见，可以在镜下用腰穿针穿刺模拟锚钉植入的方向，进而建立 Wilmington 入路。在盂唇手术中，经常忽视对盂唇和

关节盂的充分准备。虽然我们希望快速确认撕裂并进行修复，但准备不足的错误可能会影响这个薄弱区域的愈合潜力。用镜下剥离子分离松解盂唇时要非常小心。这要求向肩胛盂缘内侧剥离，但剥离方向又不能太向前方，否则会损伤到肱二头肌腱的止点，引起肌腱的不稳。肩胛盂骨床的准备至关重要，这需要去除软组织和瘢痕组织，露出渗血的松质骨面，促进愈合。我们喜欢用刨刀做此操作。在进行修复之前，我们将评估盂唇的活动度及其与锚钉植入部位的关系。

用高强度的不可吸收 2 号缝线对后盂唇做水平褥式缝合。抓住缝线两端，将其牵拉至预期固定的位置，确保锚钉植入位置和缝合张力都合适。然后，将锚钉放在肩胛盂面边缘，用无结方式固定盂唇。通常在肱二头肌后部用两枚锚钉，除非撕裂确实延伸到肱二头肌止点之前（Ⅱ -A/C 型），应避免将锚钉植入过于靠前，以免术后活动受限。如果撕裂向前部延伸，则以相同的方式进行修复，但要小心以避开盂肱中韧带。

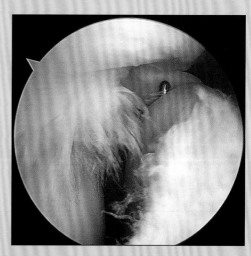

图 45.9　修复 SLAP 损伤的入路。常用高位肩袖间隙入路

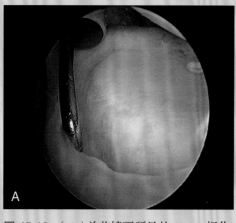
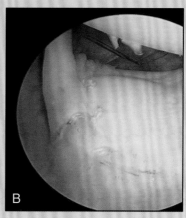

图 45.10　（A）关节镜下所见的 SLAP 损伤。（B）此为水平褥式无结修复方式

作者首选技术（续）

肱二头肌腱固定术

　　针对投掷者，肱二头肌腱固定术是万不得已的治疗手段，但是在具有上述适应证时，我们有限的经验是应该积极处理。我们主张通过微创胸肌下固定技术，尽可能减少对肱骨干的干扰。胸肌下肌腱固定术的优点是对肱二头肌间沟的关节内和关节外部分做到完全减压，并固定于皮质骨上。单皮质襻的出现是一项巨大的创新，因为它的循环载荷明显大于标准的界面螺钉固定术，并且 3.2 mm 的钻孔最大程度地减少了胸肌下肌腱固定术骨折的风险[93]。

　　关节镜下切断肌腱并完成必要的关节内病损探查后，我们转移到开放的胸肌下操作。沙滩椅的位置从近乎垂直改为倾斜接近 45°，并且将手臂放置在轻度外展和外旋位，以允许主刀医生站在患者腋位。从腋窝褶皱处，以

胸大肌腱下缘为中点，做一个小的纵切口。我们的切口比有时描述的更靠内侧一些，虽然更靠近臂丛，但无需使劲拉开肌腱或内侧软组织结构就可以轻松暴露肱骨。切皮后，用电刀尖精准切开锁胸筋膜。然后，我们用手指钝性分离胸肌下的软组织。用拉钩向外侧拉开，找到肱二头肌腱并将其拉出伤口；然后在腱腹交界处编织缝合。外侧拉钩拉开伤口，内侧拉钩拉开暴露肱骨干内缘。用 3.2 mm 钻头钻通单侧皮质，并通过单皮质金属纽扣将肌腱固定至肱骨干。然后将尾线在肌腱上方打结加强固定。

　　避免神经损伤的最重要技巧是采用正确的切口和手术层面，并避免长时间或暴力方向内侧牵拉。投手会产生巨大力量和扭矩作用于肱骨上，但过顶运动员和普通人群一样，都没有发生任何骨折，我们对此非常满意。但是，最重要的原则不是技术，而是非常严格地选择患者。

术后管理

　　根据术式制订明确且周到的康复计划是成功康复的关键。经验丰富的理疗师和运动教练扮演着至关重要的角色，因为他们与运动员的接触更为频繁，而各方之间的开放式沟通至关重要。我们发现，早期冷敷结合口服抗炎药可明显提高舒适感，并用最少的麻醉药物即可参与完成康复治疗。详细列出术后方案不切实际，但我们在下面列出了针对投掷者最常见病理损伤的解决方法。我们的方案遵循五个基本阶段：术后急性期，保护期，中度拉伸与强化，高阶拉伸与强化，重返比赛。

　　在对 SLAP 和肩袖撕裂进行清理后，我们启动了一个相当激进的方案（必须考虑撕裂的大小和位置）。在术后不久，我们专注于控制疼痛和炎症，同时保持被动活动和肩胛骨稳定性。我们通过加强力量开始早期主动运动。一旦运动员所有方向的活动度完全恢复，徒手肌力测试结果也良好，他就可以专注于提高功能性力量，并恢复正常的肩胛骨运动节律。开始进行本体感觉训练以及核心力量、躯干和下肢力量与耐力的训练。如果一切进展顺利，运动员在大约 6 周时可以准备开始投掷运动。表 45.1 和 45.2 详细介绍了我们重返投掷运动的训练计划。

　　在涉及 SLAP 和肩袖修复以及可能的关节囊折缝的情况下，康复方案会显著减慢以使组织愈合。在阶段 1 和阶段 2，除了进行治疗性运动外，运动员的上

肢都应悬吊在外展位。阶段 1（第 1～14 天）的目标是继续修复，最大程度地减少疼痛和炎症，逐渐增加被动活动并进行动态稳定练习以防止肌肉萎缩。在阶段 2 中（第 3～4 周），接受关节囊或盂唇手术的患者，可以开始强化性和本体感觉训练；对于肩袖修复患者，则应推迟到第 6 周开始。第 3 阶段的重点是被动活动度完全恢复正常，仰卧位主动运动的恢复以及肩关节动态稳定性的恢复。随着动态力量的提高，运动员进入第 4 阶段，开始重返投掷运动，并持续约 3 个月。通常在术后 5～6 个月开始进行过顶投掷。

　　重返比赛是在投掷训练完成后得以实现。我们通常使用 Kerlan Jobe 骨科临床肩肘评分，高于 85 分则可以考虑重返比赛。还对高水平投掷运动员进行正面和侧面的高速（每秒 240 帧）视频采集分析。最终，重返比赛的决定必须由运动员、教练员和治疗师共同做出。

结果

　　总体而言，过顶运动员的肩关节手术结果令人清醒，医生在考虑治疗计划时应更为谨慎。最近一项针对大学和专业投手接受各种肩关节手术的系统回顾发现，术后 1 年重返比赛的仅为 68%，尽管比术前状态有所改善，但大多数球员无法恢复先前的水平（RPP）[94]。毫无疑问，主要因素是高水平投掷运动员的盂肱关节和周围软组织结构之间产生巨大的力量。尤其是投手，需要对环境进行精准微调才能发挥

表 45.1　间歇投掷训练

距离（英尺）	投掷次数	休息（分钟）	距离（英尺）	投掷次数	休息（分钟）
阶段 1（最大能力 50%）			**阶段 9（75%）**		
30	20	5	90	20	5
30	20	10	90	20	10
45	10		120	10	
阶段 2（50%）			**阶段 10（75%）**		
30	20	5	90	20	5
30	20	10	90	20	10
45	20		120	20	
阶段 3（50%）			**阶段 11（100%）**		
45	20	5	120	20	10
45	20	10	120	20	
60	10				
阶段 4（50%）			**阶段 12（100%）**		
45	20	5	120	20	10
45	20	10	120	20	10
60	20		120	20	
阶段 5（50%）			**阶段 13*（选做）**		
60	20	5	150	20	5
60	20	10	150	20	
75	10				
阶段 6（50%）			**阶段 14*（选做）**		
60	20	5	150	20	10
60	20	10	150	20	10
75	20		150	20	
阶段 7（75%）			**阶段 15*（选做）**		
75	20	5	180	20	10
75	20	10	180	20	
90	10				
阶段 8（75%）			**阶段 16*（选做）**		
75	20	5	180	20	10
75	20	10	180	20	10
90	20		180	20	

* 我们的渐进式计划旨在最大程度地减少再受伤的风险，并且适合投手和其他位置球员。对于阶段 1～12，每 3 天仅推进 1 个阶段，每次锻炼后应休息 2 天。在阶段 12 之后，可以每隔一天前进 1 个阶段，中间要休息 1 天。只有在无痛的情况下才可以进阶；钝痛和酸痛经常会出现，但不会出现因剧烈疼痛无法完成投掷的情况。值得注意的是，运动员应继续同时完成其训练计划，以保持其灵活性、力量和耐力

出最佳水平，即使肩内平衡微小的改变也会导致功能明显恶化。外科医生应参照这些既往结果，作为与运动员讨论治疗预期的基础。

肩袖清理

对于撕裂厚度小于 80% 的患者，肩袖清理仍然是我们的首选术式，部分原因是修复术效果差；但

表 45.2 投掷训练

距离	投掷次数	休息（分钟）	投掷次数	休息（分钟）
阶段 1：平地正面投球（75%）			**阶段 9**	
60 英尺 6 英寸（18.44 米）（热身）	20	5	热身——20 快球，50% 强度	5
60 英尺 6 英寸	20	5	20 快球，75% 强度	5
60 英尺 6 英寸	20		20 快球，75% 强度	5
阶段 2（75%～100%）			20 快球，100% 强度	5
60 英尺 6 英寸（18.44 米）（热身）	20	5	15 快球，100% 强度	
60 英尺 6 英寸	20	5	**阶段 10**	
60 英尺 6 英寸	20	5	热身——20 快球，50% 强度	10
60 英尺 6 英寸	20		20 快球，100% 强度	10
投掷次数		**休息（分钟）**	15 变化球及变速球	10
阶段 3：高地投球（100%）			20 快球，100% 强度	10
热身——20 快球，50% 强度		5	15 快球，100% 强度	
20 快球，50% 强度			**阶段 11**	
阶段 4			热身——20 快球，75% 强度	5
热身——20 快球，50% 强度		5	20 快球，100% 强度	10
20 快球，50% 强度		5	6 变化球及变速球	10
20 快球，50% 强度			20 快球，100% 强度；6 变化球及变速球	
阶段 5			**阶段 12**	
热身——20 快球，50% 强度		5	热身——20 快球，75% 强度	5
20 快球，50% 强度		5	20 快球，100% 强度	
20 快球，50% 强度		5	10 变化球及变速球	10
20 快球，50% 强度			15 快球，100% 强度	
阶段 6			10 变化球及变速球	10
热身——20 快球，50% 强度		5	15 快球，100% 强度	
20 快球，50% 强度		5	10 变化球及变速球	
15 快球，75% 强度		5	**阶段 13**	
15 快球，75% 强度			热身——20 快球，75% 强度	
阶段 7			20 变化球及变速球	
热身——20 快球，50% 强度		5	击球训练——50～60 投球	
20 快球，50% 强度		5	**阶段 14**	
20 快球，75% 强度		5	热身——15 快球，75% 强度	
20 快球，75% 强度			15 变化球及变速球	
阶段 8			击球训练—70～80 次投球	
热身——20 快球，50% 强度		5	**阶段 15**	
20 快球，75% 强度		5	模拟比赛 [a]	
20 快球，75% 强度		5		
20 快球，75% 强度		5		
15 快球，100% 强度				

[a] 应专门为每位投手设计模拟比赛

在完成间歇投掷训练的阶段 16 之后，投手将进入该计划是，清理术并不能保证恢复到伤前水平。对运动员进行清理术的回顾研究表明，结果不尽相同（由作者定义），成功率从 50% 到 89% 不等，对高水平的棒球选手效果不佳[95]。Payne 等[96] 对 43 名关节侧的肩袖部分撕裂运动员进行了清理术和肩峰下减压治疗。在术后 2 年时，过顶运动员的满意率为 66%，伤前水平恢复率为 45%，明显低于非过顶运动员的 86% 满意率和 64% 伤前水平恢复率。亚组分析显示，清理术效果好的是那些只有肩袖损伤，而没有盂唇撕裂、不稳或肩峰下滑囊炎的运动员。Reynolds 等[95] 报道了 67 名专业投手，他们因小的部分撕裂接受了清理术，重返比赛率高达 76%，但伤前水平恢复率仅为 55%。最大投球速度也从 94.2 英里 / 小时降至 90.1 英里 / 小时。这些结果再次强调了对优秀的投掷运动员进行手术很难获得预期结果。

肩袖修复

过往来看，在过顶运动员群体中，肩袖修复的效果较差，这也是为部分撕裂患者进行清理术的原因之一。Tibone 等[97] 对过顶运动员进行了切开肩峰成形和修复手术，总体的重返比赛率为 41%。投手的重返比赛率为 40%，但没人能达到伤前水平。Mazoue 和 Andrews[98] 报道了一小部分职业棒球运动员的案例，他们接受了小切口修复全层撕裂手术。投手的表现很差，只有 8% 的人能够重返比赛；但是，非投手球员效果好得多，重返比赛率为 75%，特别是非优势侧手术时尤为如此。

尽管没有直接对比过顶运动员的穿腱修复技术与变为全层后再修复的区别，一项一般人群的随机试验显示，虽然变为全层修复组的力量有微弱增加，但两种技术之间并无统计学差异[99]。在相似的对比研究中，Shin[100] 发现每组满意度相同，但变为全层修复组的术后初期，运动恢复更快，疼痛更轻。

Ide[52] 最初报告了 6 个投掷者接受了穿腱技术，重返比赛率为 83%，但伤前水平恢复率只有 40%。Conway[101] 对 9 名职业棒球运动员进行了腱内修复手术，所有运动员都有 SLAP 损伤，一半存在前向不稳。他描述了非常出色的结果，术后 1 年时的伤前水平恢复率达到 89%。

我们对 6 位专业投手进行了单侧全层修复，经过至少一个赛季的时间，重返比赛率 100% 且伤前水平恢复率 83%[89]。我们认为，这是一种最佳技术，在遇到严重损伤时可以提供最大的治疗成功可能性。但

是，我们不应被如此高的重返比赛率冲昏头脑，因投球能力通常很难恢复到伤前水平。运动员术后的平均比赛时间为 3.3 个赛季，但投球的平均局数从 1806.5 下降至 183.7，并且三分之二运动员的表现（ERA）略有下降。

SLAP 损伤清理术

早期，在治疗投掷运动员 SLAP 损伤时，由于没有带线锚钉，清理术是唯一的选择，但是不稳定 SLAP 损伤的清理术效果差，并且随着时间的推移而恶化。Cordasco 等[102] 评估了 52 例接受盂唇清理术的患者，报告 1 年时疼痛缓解率达 78%，而 2 年时降至 63%。SLAP 损伤的投掷运动员接受清理术治疗后，只有 45% 能够恢复到伤前投掷水平。Altchek[103] 等对 40 例因不稳定 SLAP 损伤接受清理术的患者进行了随访。平均随访 43 个月，中度疼痛占 70%，重度疼痛占 23%。40 名投掷者中只有 1 名能够恢复到伤前投掷水平。然而，Tomlinson 和 Glousman[104] 报告说，有 75% 的职业棒球运动员在盂唇清理术后能够重返比赛，仅伴有轻度疼痛或无疼痛；但应该注意的是，他们的队列包括所有类型的盂唇损伤，而不只是 SLAP 损伤。这些结果强调了完整的上盂唇的重要性，需要仔细检查损伤类型及稳定性。

SLAP 损伤修复术

随着技术的改进和带线锚钉的使用，SLAP 修复成为可行的选择。但是，过去 15 年的结果并不一致，过顶运动员的预后通常最差。早些时候，Conway[101] 称一组棒球运动员在进行 SLAP 修复后 1 年的伤前水平恢复率为 89%。Ide[105] 等在更多的过顶运动员中进行 II 型 SLAP 修复，报告 3 年的重返比赛率为 90%。具体来说，投手的重返比赛率为 95%，但伤前水平恢复率仅为 63%。

最近对 II 型 SLAP 修复的系统回顾显示出了积极但不一致的结果。一份报告显示，在采用现代锚钉修复技术的过顶运动员中，优良率 88%，但重返比赛率仅为 63%[106]。另一项研究显示，优良率达到 40% 至 90% 不等[107]。他们发现，尽管投掷者的术后结果很一般，但棒球运动员的重返比赛率为 22% ~ 64%。

最后，Fedoriw 等最近报道了一职业棒球组织的一系列 SLAP 损伤病例，突显了这种伤害在投掷运动员尤其是投手中的治疗难度[108]。如果进行非手术治疗，投手的重返比赛率为 40%，伤前水平恢复率

为 22%，而相比之下，非投手球员的重返比赛率为 39%，伤前水平恢复率为 26%，结果相当相似。但是，在 SLAP 修复术后，非投手球员的重返比赛率可能更高，为 85%，伤前水平恢复率为 54%，而投手的重返比赛率为 48%，伤前水平恢复率为 7%。

肱二头肌腱固定术

尽管有讨论，但目前尚无文献报道单独针对过顶运动员肱二头肌腱固定术的结果[82]。

并发症

总体而言，肩关节镜手术非常安全，并发症发生率低。最近对超过 9000 例选择性病例的 30 天发病率的分析显示，并发症发生率为 0.99%，主要发病率占 0.54%[109]。最常见的事件是返回手术室（无特定原因），为 0.31%。尽管发生率极低，但确实有 0.16% 的浅表感染率和 0.01% 的深部感染率。血栓栓塞事件同样罕见，深静脉血栓发生率为 0.09%，肺栓塞发生率为 0.06%。周围神经损伤发生率仅为 0.01%。在多变量分析中，危险因素包括吸烟史、慢性阻塞性肺疾病、手术时间大于 1.5 小时以及美国麻醉学会评级 3~4 级。

幸运的是，过顶运动员群体通常年轻且健康，处于风险谱较低的位置。始终应注意尽量减少并发症，非常幸运，肩关节镜手术是相当安全的，并发症率极低。但是，从我们的角度来看，最大的风险不是如上所述的术后并发症，而是未能恢复到投掷所需的超生理功能水平。当对过顶运动员进行任何肩关节手术时，经常出现运动受限和运动力学的持续变化，即使变化看似很小，也可能对功能产生巨大影响。

总结与未来展望

过顶运动员是高需求但回报丰厚的患者群体，医生应以扎实的知识基础、切合实际的预期和严格的手术标准来进行治疗。与肘关节手术相反[110]，无论是我们的还是全国范围的临床经验，针对投掷运动员的肩关节手术比例正逐渐下降[111, 112]。如前所述，在多数情况下术后早期效果都较为一般，尽管结果持续改善，但在考虑手术之前应该更为谨慎。应该为该群体中出现肩关节问题的大多数人进行保守治疗，手术干预应为最后不得已的选择。

还存在许多问题尚未解答，如肱二头肌固定术在投掷运动员中的作用等，但这些问题早已引起世界范围内的注意。未来，肩关节领域会更加关注具体治疗指南、手术指征、针对投掷运动员的手术技术、循证康复训练方案及重返比赛准则。

选读文献

文献：Burkhart SS, Morgan CD, Kibler WB. The disabled throwing shoulder: spectrum of pathology part I: pathoanatomy and biomechanics. *Arthroscopy*. 2003; 19(4): 404-420.
证据等级：Ⅳ
总结：这篇由三部分组成的系列文章详细介绍了肩关节疾患的各方面的问题。

文献：Sewick A, Kelly JD, Rubin B. Physical examination of the overhead athlete's shoulder. Sports *Med Arthrosc Rev*. 2012; 20(1): 11-15.
证据等级：Ⅴ
总结：对过顶运动员进行肩关节检查的简要指南。

文献：Kibler BW, Sciascia A, Wilkes T. Scapular dyskinesis and its relation to shoulder injury. *J Am Acad Orthop Surg*. 2012; 20(6): 364-372.
证据等级：Ⅴ
总结：肩胛骨运动异常不仅常见于投掷运动员，普通人群也较常见，但未被充分认识理解。文章就此做了重点回顾。

文献：Kibler WB, Thomas SJ. Pathomechanics of the throwing shoulder. *Sports Med Arthrosc Rev*. 2012; 20(1): 22-29.
证据等级：Ⅴ
总结：本文分析了投掷肩产生的病理过程，全面评估了受伤状态下投掷力学是如何变化的。

文献：Corpus KT, Camp CL, Dines DM, et al. Evaluation and treatment of internal impingement of the shoulder in overhead athletes. *World J Orthop*. 2016; 7(12):776.
证据等级：Ⅳ
总结：有关内撞击的发病机制、评估及治疗的综述。

文献：Thorsness R, Alland JA, McCulloch CB, et al. Return to play after shoulder surgery in throwers. *Clin Sports Med*. 2016; 35(4): 563-575.
证据等级：Ⅴ
总结：本文关注投掷运动员重返比赛的相关数据及挑战。

（Matthew A. Tao, Christopher L. Camp, Terrance Sgroi, Joshua S. Dines, David W. Altchek 著
张淑涵 译 罗 浩 校）

参考文献

扫描书末二维码获取。

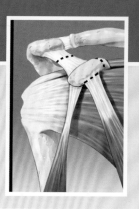

第46章

肱二头肌腱近端病变

引言

长期以来，人们一直认为肱二头肌长头腱（long head of the biceps tendon, LHBT）近端病变是造成肩部疼痛和功能障碍的原因[1-3]。一些学者称其为肱二头肌-盂唇复合体[4]，其肌腱近端起源于上盂唇，关节内肌腱沿着固定的滑道下行穿过肱二头肌沟，延续为肱二头肌肌腹。对于肱二头肌腱轻度异常（如肌腱病），保守治疗通常很成功。对于上盂唇病变、LHBT部分撕裂或不稳，如果保守治疗无效，可以选择手术干预。本章着重叙述通过全面的病史、体格检查以及影像学检查鉴别近端LHBT病变，选择适当的治疗方法。同时也综述了现有的各种手术技术。

病史

盂肱关节的结构特征使得诊断LHBT病变比较困难。其他肩部疾病，例如肩袖疾病、上盂唇前后撕裂（superior labral from anterior to posterior, SLAP）、盂肱关节炎、肩峰下撞击或肩锁（acromial clavicular, AC）关节病，会使鉴别诊断变得复杂。因此，正确诊断LHBT疾病需要全面了解病史和进行详细的体格检查。

疑似肱二头肌长头病变的患者会因长期过度使用而引发进行性前肩疼痛和功能减退。多数情况下，这是由反复的过头动作引起的。参加棒球、垒球或排球运动的患者会主诉在进行投掷或扣球动作时有持续的弹响或"咔嗒"声。或者在屈肘提重物时，离心力导致肌腱急性断裂。这通常被描述为"砰"地一声，出现上臂肿胀，皮肤瘀斑，伴有或不伴有外形改变，通常被称为"大力水手征"（Popeye sign）。最常出现肩关节前内侧、肱二头肌沟周围疼痛，有时疼痛也会放射至肱二头肌肌腹。老年患者常常伴有肩袖撕裂，肩关节前外侧部会有疼痛[5]。

体格检查

肱二头肌长头腱起于盂上结节和上盂唇，与肱二头肌短头腱共同止于桡骨的二头肌粗隆。该滑膜外肌腱在肩袖间隙（冈上肌腱前端和肩胛下肌腱上端之间）内横跨盂肱关节，走行于肱骨大、小结节之间的结节间沟内。骨性解剖和软组织结构特点有助于将肱二头肌长头腱稳定在结节间沟内。当肌腱穿出结节间沟后，它穿越胸大肌止点深方，最终与肱二头肌短头腱融合。肱二头肌长头腱主要血液供应来源于旋肱前动脉的分支[6]。

有超过180种体格检查方法用于诊断肩部疾病[7]。如前所述，由于许多检查方法并不仅仅针对肱二头肌腱功能障碍，因此很难通过体格检查来鉴别肱二头肌腱近端病变（表46.1）。"大力水手征"提示肱二头肌长头腱断裂，从而解决了诊断难题；然而，这种体征常常不表现出来，这就需要正确实施体格检查以诊断近端肌腱的其他病变。此外，合并肩袖撕裂会导致通过体检诊断肱二头肌腱病变更加困难[8]。最常见的体征之一是，肱骨近端结节间沟表面存在压痛，一些研究显示对于诊断肱二头肌长头腱病变的敏感性高达90%[9]。该检查过程中，患者手臂内旋10°，检查者在肩峰下方5~7 cm，沿肱骨近端对肱二头肌腱沟进行触诊，如果触诊过程中疼痛点随着持续触诊和手臂的外旋（ER）而向外侧移动，则更有可能诊断为肌腱病。正常的肱二头肌腱在深度触诊时也会出现压痛，因此要进行双侧对比。胸大肌近端深方的肱二头肌腱病变可以通过胸大肌下肱二头肌腱试验来检查，在胸大肌止点内侧触摸到位于深方的肱二头肌腱，然后使手臂抗阻内旋，如果出现疼痛即为阳性。同样，也要检查对侧正常肩关节。患侧疼痛更加剧烈也可以验证结果[10]。

还有其他几种传统的体检方法可用于检查肱二

表 46.1　肱二头肌长头腱的典型体格检查及病理

病理	检查名称	检查部位	检查方法	阳性
肱二头肌长头腱	肱二头肌腱稳定性[65]	肱二头肌长头腱及肌间沟	完全外展，外旋；触诊肱二头肌沟	明显的"咔嗒"声
	痛点按压[66]	肱二头肌长头腱及肌间沟	触诊肩峰下3~6 cm处的肱二头肌沟；向内旋转手臂10°	可再现的疼痛；动态评估显示凹槽侧面有压痛
	Speed 试验[67]	肱二头肌长头腱及肌间沟，SLAP	肘部伸直，前臂旋后，手臂抬高至90°	疼痛局限在肱二头肌沟内
	Yergason 试验[68]	肱二头肌长头腱	肘部弯曲，前臂旋前，检查者将手臂放在手腕处，患者主动旋前以抵抗阻力	肱二头肌沟痛
	Gerber's 抬离试验[65]	肩胛下肌、肱二头肌长头腱	患者站着，手放在背后，手背放在腰椎上；患者试图通过保持或增加肱骨的内旋和肩部的伸展来将他/她的手从背部抬起	无法将手背移离背部
并存肩袖损伤	压腹试验[65]	肩胛下肌	手放在腹部，试图向前移动	肘部向前移动有困难
	Neer 撞击试验[69]	肩锁关节	手臂最大程度被动向前抬高，肩胛骨稳定地向内旋转	肱二头肌区肩峰下间隙/边缘出现疼痛/无力
	Kennedy-Hawkins 撞击试验[58]	大结节和盂肱韧带撞击	手臂向前弯曲90°，然后快速向内旋转	三角肌或肩前方疼痛/无力
	空杯试验[70]	冈上肌	手臂前屈90°，全内旋90°；抵抗向下的阻力	肩膀深处的疼痛/无力
并存盂唇损伤	旋转挤压试验[71]	盂唇	患者仰卧；受影响的手臂抬高90°，并在施加轴向载荷的同时旋转手臂	肩膀深处疼痛或"咔哒"声
	O'Brien 主动挤压试验[72]	肩锁关节 上盂唇	患者站立时手臂内收15°，向前弯曲90°，肘部完全伸展；手臂最大限度地向内旋转和抬高，检查者按压肘部上方施加向下的力，嘱患者抗阻	肩锁关节疼痛，盂肱关节深部的弹响和疼痛
	前向滑动[73]	盂唇	患者站着，一只手放在患侧的髋关节，检查者沿着肱骨施加轴向载荷	疼痛或弹响

头肌长头。Speed 试验，肩关节前屈90°，前臂旋后，肘关节伸直，在该体位下肩部抗阻屈曲出现疼痛即为阳性。SLAP 损伤患者该试验也可以是阳性。Yergason 试验，屈肘90°，前臂抗阻旋后，沿着肱二头肌沟触诊，有疼痛即为阳性[5]。Speed 试验和 Yergason 试验敏感性都较低，为27%~40%，但特异性高，为80%~100%[9]。另一个特异性低但敏感性高的试验是 O'Brien 主动加压试验，可用于检查肱二头肌长头腱肌腱炎、SLAP 损伤或肩锁关节炎，检查时肩关节前屈90°，内收10°~15°，肘关节伸直，前臂旋前位，手臂抗阻前屈时疼痛提示 SLAP 损伤；但是，前臂旋前及旋后两个位置，手臂抗阻前屈时都疼痛则提示肩

锁关节病变[5]。还有新的检查方法用于评估肱二头肌长头腱损伤，例如"上切"试验[11]，将患侧肩置于中立位置，肘部弯曲90°，前臂旋后，患者握紧拳头，尝试以类似拳击的方式向前弯曲肩和肘部，拳头朝向下巴移动，检查者则握住患者的拳头进行对抗，在对抗过程中如果肩前侧出现疼痛即为阳性。三联检查也是评估肱二头肌近端病变的新方法（图46.1），包括主动加压试验（O'Brien 试验）、投掷抗阻试验和结节间沟触诊。与 Speed 试验、Yergason 试验、满杯试验和空杯试验等传统试验相比，三联检查灵敏度更高，但特异度较低[12]。

由冈上肌腱、喙肱韧带、盂肱上韧带和肩胛下

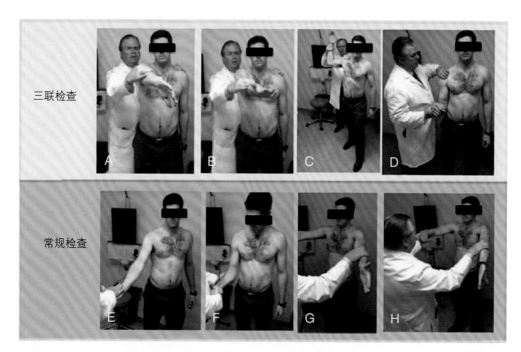

图 46.1   三联检查包括：（A）旋前位抗阻上抬，（B）旋后位抗阻上抬，（C）抗阻投掷动作，以及（D）结节间沟压痛。常规检查包括：（E）Speed 试验，（F）Yergason 试验，（G）满杯试验，以及（H）空杯试验（Modified from O'Brien's article: Taylor SA, Newman AM, Dawson C, et al. The "3-Pack" examination is critical for comprehensive evaluation of the biceps-labrum complex and the bicipital tunnel: a prospective study. *Arthroscopy*. 2017; 33[1]: 28-38.）

肌腱组成的腱韧带吊带或滑轮样结构将肱二头肌长头腱固定在肱二头肌沟内。当这种滑轮样结构遭到破坏时，会造成肱二头肌腱内侧半脱位或脱位，常合并肩胛下肌腱部分或完全撕裂。检查时，患肢完全外展外旋，检查者会触及弹响或触痛，从而确定存在肱二头肌腱内侧不稳。当肌腱完全脱位时，检查者可在肱骨小结节前方触摸到肌腱，感觉肌腱在手指下滚动，并诱发疼痛[5]。

肩部周围选择性注射是区分各种病损的好方法，可以用于治疗和诊断[13]。肩峰下间隙注射可减轻撞击性疼痛，肱二头肌腱沟注射后疼痛缓解提示肱二头肌长头腱肌腱炎[9]，盂肱关节内注射有助于评估潜在的 SLAP 损伤[5]。

影像学

诊断肱二头肌腱病变通常需要影像学检查辅助。首先应拍摄肩关节正、侧位及腋轴位 X 线片。尽管普通 X 线片通常无法显示肱二头肌腱病变，但可用于排除其他肩部病变，如盂肱关节退变或肩袖钙化性肌腱炎。Fisk 投照可以更清楚地显示肱二头肌沟，可以显示出肱二头肌沟骨赘或狭窄。检查时，患者仰卧，胳膊放于体侧，掌心朝上，暗盒置于患者肩部上方，X

射线从头侧沿着肱二头肌间沟向下投照[14]。对于无法进行 MRI 检查的患者，普通关节造影或 CT 造影都会有所帮助。这时，肌腱腱鞘轮廓清晰提示肱二头肌腱没有明显炎症；然而据报告，多达 30% 的肱二头肌腱病变关节造影检查为阴性[15, 16]。

MRI 是检查肱二头肌腱和周围其他软组织结构的主要方法（图 46.2）。MRI 可以观察肱二头肌腱、结节间沟、骨赘和液体。肱二头肌腱在轴位和斜矢状位最易观察。尽管比平扫更为敏感，MRI 关节造影仍与关节镜检查结果一致性差，仅为 34.9%[17]。肌腱近端完全断裂容易发现，但轻微损伤难以评估，如部分撕裂、肌腱炎和腱病。其他研究报道，以关节镜检查为标准，MRI 诊断肱二头肌腱部分撕裂的敏感性和特异性分别为 27% 和 86%[18]。MRI 关节造影可以提高肱二头肌病变诊断的敏感性和特异性，也是评估 SLAP 损伤的主要方法[19]。在 MRI 关节造影片子上，肱二头肌长头通常被造影剂包绕，并且在轴位上呈蚕豆形。如果怀疑有肩胛下肌腱部分或全层撕裂，应仔细观察轴位和斜矢状位片，以发现可能存在的肱二头肌长头腱半脱位或脱位[20]。

超声检查越来越多地被应用于诊断肌肉骨骼病变（图 46.3）。该检查虽然价格低廉，但非常依赖于检

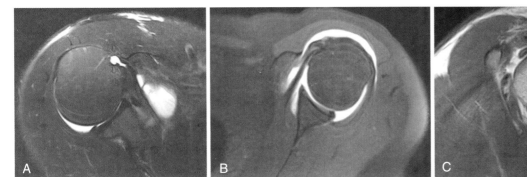
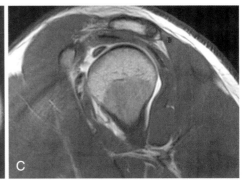

图 46.2 肱二头肌长头腱近端 MRI 影像。（A）结节间沟入口位置肱二头肌长头腱的高级别近完全撕裂（轴位）。（B）肱二头肌长头腱半脱位，进入肩胛下肌腱上 1/3 撕裂处（轴位）。（C）关节内肱二头肌长头腱近端的腱内退变（沙漏样病变）（矢状位）

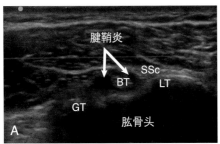
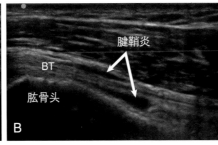
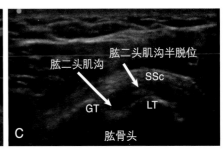

图 46.3 超声影像。（A）肱二头肌长头腱腱鞘炎轴位影像。（B）肱二头肌长头腱腱鞘炎的纵面超声影像。（C）轴位影像，半脱位的肱二头肌长头腱以及肩胛下肌腱撕裂。BT，肱二头肌长头腱，GT，大结节，LT，小结节，SSc，肩胛下肌腱

查者的技术。对于肩部，超声可以准确诊断全层肩袖撕裂、肱二头肌腱不稳和撕裂。但是，诊断肱二头肌腱部分撕裂灵敏度较低（49%），且无法评估肌腱炎症[21]。超声也已用于选择性肩部注射，以提高注射的准确性，特别是肱二头肌腱腱鞘注射[13]。

决策原则

任何疾病的治疗都应考虑患者因素，肱二头肌近端肌腱病也不例外。医师应考虑患者的年龄、活动水平、身体习惯/体重指数、职业、体育活动、合并症和总体功能期望。如前所述，肩部其他可能的疾患（如肩袖、肩锁关节、上盂唇和前关节囊）使得肱二头肌近端肌腱病的诊断和治疗更有挑战性。成功的治疗不仅需要正确诊断出肱二头肌近端肌腱病变，还要正确诊断出其他合并损伤。

对于经过包括休息、康复、物理治疗、非甾体类抗炎药和（或）选择性皮质类固醇注射等非手术治疗无效的患者，可以采取手术治疗。公认的手术指征包括肱二头肌长头腱部分撕裂和半脱位，伴有或不伴有肩胛下肌腱撕裂。相对性指征包括Ⅳ型 SLAP 损伤，

患者年龄在 35~40 岁以上的、有症状的Ⅱ型 SLAP 损伤，SLAP 损伤修复手术失败以及肱二头肌腱炎引起慢性前肩疼痛[22]。

肱二头肌腱固定术已被详尽描述，可以在关节镜下完成操作，或与切开手术相结合，也可以在小切口下完成。关于肌腱远端固定，有多种技术，包括使用骨道、锁孔、去皮质骨上缝合、挤压螺钉和缝合锚钉。与缝合锚钉相比，挤压螺钉的失败负荷最高[23, 24]。

肌腱的固定位置仍存在争议，包括在肱二头肌沟近端或内部，胸大肌腱上缘的上方（胸大肌上），或在胸大肌腱下缘上方的肌腱深方（图 46.4）。支持更远端固定（胸大肌上或胸大肌下）的学者认为，从肱二头肌沟中去除肌腱可以消除可能在肌腱腱鞘内继发的腱鞘炎[6, 25]。

治疗选择

非手术治疗

除非患者的肌腱完全断裂或是具有完全断裂高风险的部分撕裂，肱二头肌腱近端病变首先要采用至少 6~12 周的保守（非手术）治疗[26]。即使不能彻底解

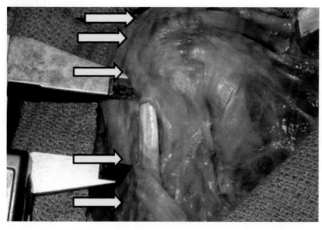

图 46.4　肱二头肌长头腱近端的不同固定部位（箭头）

痛，根据病变部位和医生的偏好，进行盂肱关节或肱二头肌腱鞘注射治疗（图 46.5）。上述任一位置，都必须使药物到达预期部位。透视检查和超声检查通常分别用于辅助盂肱关节和肱二头肌腱鞘内注射，可提高诊断和治疗的准确性，确保注射准确。据报道，肱二头肌腱鞘超声引导下注射的成功率为 87%，非引导下注射的成功率仅为 27%[27]。

手术治疗

适应证

　　手术治疗适用于保守治疗效果不佳的患者。多种手术可以有效治疗 LHBT 的各种不同损伤，包括 SLAP 损伤、肌腱撕裂大于 25%～50%、完全断裂、半脱位或悬吊结构损伤[22]。术中发现的需要手术治疗的其他肱二头肌腱损伤包括充血性腱鞘狭窄、肌腱肥大（沙漏样畸形）[28, 29]、肩胛下肌上部撕裂或肱骨头

决问题，休息、活动调整、口服抗炎药和物理疗法通常可以改善症状[10, 14, 26]。重要的是，物理疗法应着重于潜在的肩胛骨疾病及伴发的肩部病变。如果持续疼

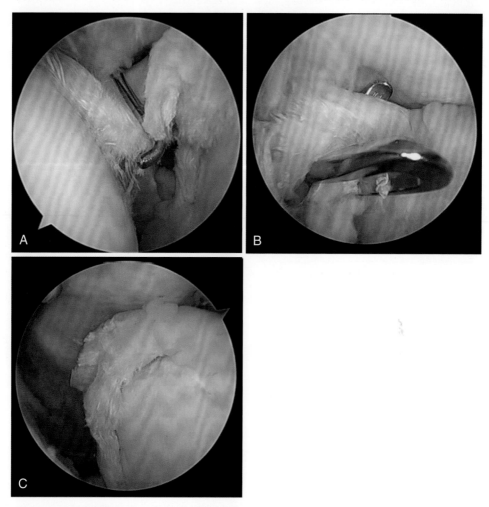

图 46.5　关节镜下肱二头肌长头腱离断。（A）72 岁老年男性，肱二头肌长头腱退变及高级别纵行撕裂。（B）使用篮钳于上盂唇肌腱附着处切断肱二头肌长头腱。（C）肱二头肌长头腱离断后

软骨软化症[30,31]。

LHBT病变的最佳手术方法仍存在争议，肱二头肌腱切断和固定术是最常用的两种方法。肱二头肌腱切断术的优点是容易操作，不需要术后制动或固定。缺点是因肌腹下移导致外观畸形（Popeye征）[32-34]、肌肉痉挛和反复使用时的疲劳不适[35-41]。对于体力劳动者、喜欢运动的患者、年轻的和介意外观的患者，医生会建议肌腱固定术[42]。肌腱固定术可以保留肌肉张力，防止肌腹向远端移位，从而保留肌肉轮廓，避免出现畸形[14,43,44]，也能保留正常的力量和功能，尤其是屈肘和前臂旋后的力量[44-47]。虽然也有报告在肌腱固定术后出现肌肉痉挛，但其发生率明显低于肌腱切断术[44,48]。相比肌腱切断术，肌腱固定术的缺点包括技术难度大，术后制动和康复时间长，以及固定失败的风险[49]。对年龄超过60岁的患者，传统的手术方式是肌腱切断术[50]，近期的研究则强调，手术方法要因人而异，依据患者对诸如外观、内固定物的需求和术后制动时间长短的要求，选择肌腱切断术或固定术[51]。

文献回顾未能证明，肱二头肌腱切断和固定术之间治疗效果存在差异[36,37,39,50,52]。可能的原因包括部分研究没有区分不同类型的肌腱固定术及选择患者入组没有随机化。也可能是由于手术解决了其他相关的肩部病变，例如肩袖撕裂或外撞击。

尽管缺乏证据证明肌腱固定比切断疗效更好，但肌腱固定手术的数量在逐渐增加。Werner等的最新研究显示，在美国，从2008年到2011年，肌腱固定手术数量比切断术增加了1.7倍，关节镜下肌腱固定手术例数不断增加，大大超过了切开固定手术增加的数量[53]。他们推测，肌腱固定术的整体增加说明SLAP损伤修复手术不成功，或者外科医生根据最近文献体现的趋势，更倾向于将肌腱固定术作为SLAP损伤的主要治疗方式[54-57]。此外，还可能是由于外科医生对这一新技术更加熟练，理解更加透彻。

诊断性关节镜和肱二头肌腱切断术

根据外科医生的喜好和需要进行其他的手术操作，手术可以选择侧卧位或沙滩椅位。关节镜通过常规后侧入路进入关节腔，在关节镜监视下，使用硬膜外针在肩袖间隙处确定合适的前入路。前入路建立后，插入探钩，对盂肱关节进行全面探查。

首先检查LHBT起始部位。用探钩挑起上盂唇，评估有无SLAP损伤，从此处逐渐向远端检查肱二头肌腱。评估有无撕裂和肌腱炎。用探钩尝试将肌腱从结节间沟和悬带中拉出，评估LHBT是否存在不稳定[58]。提示可能存在肱二头肌腱不稳定的特征包括肩胛下肌上部撕裂、冈上肌前部撕裂或肱骨头前上部分软骨软化[30,31]。继续用探钩将肱二头肌腱拉入关节内。肩部向前抬高和肘部弯曲可以使肱二头肌腱进一步滑动[59,60]，检查肌腱远端是否有炎症、撕裂或肥大（沙漏样畸形）[29]。检查肱二头肌腱滑车有无损伤，它是由部分喙肱韧带、盂肱上韧带和部分肩胛下肌和冈上肌腱纤维组成的关节囊韧带复合体，将LHBT稳定在近端结节间沟内。为了利于镜下评估，一些医师主张使用30°镜头从外侧入路或者70°镜头从后侧入路观察[61]。

关节镜检查完成后，可以切断肱二头肌腱。从后侧入路观察，经前侧入路使用篮钳或电刀将肌腱从其附着于上盂唇和盂上结节的部位切断（见图46.5），特别注意不要损伤盂唇，用刨刀切除残留的肌腱。伸直肘关节，可以观察到肌腱回缩。如果肌腱没有回缩到结节间沟内，可能是由于近端肌腱肥大所致，需要切除肥大的肌腱。如果仍然不能回缩，则需要根据关节镜检查时观察到的肌腱病变以及手术前患者的疼痛位置，行镜下肱二头肌腱腱鞘松解手术。

肱二头肌腱固定术

LHBT固定手术有多种术式，包括关节镜下[28,33,45,62,63]或切开[10,44,55,64]手术，肌腱固定位置包括紧邻软骨边缘的肱二头肌沟入口处[49,61,65]、胸大肌肌腱上方[42,44,45]、胸大肌肌腱止点深方或下方[10,44,55,64]，或者联合腱等软组织固定位置[26,66,67]。不论固定位置如何，人们越来越认识到，恢复LHBT的解剖长度-张力关系是肌腱固定手术的关键[42,63,68,69]。

关节镜下肱二头肌腱固定术

肱二头肌腱固定术可以完全在关节镜下进行，无需大切口手术。这可以将感染的风险降到最低，而术后感染正是采用接近腋窝的切口完成的胸大肌下肌腱固定术所担心的。与切开胸大肌下肌腱固定术相比，关节镜手术的一个缺点是发生术后僵硬的风险增加[70]。关节镜下肱二头肌腱固定手术可以在沙滩椅位或侧卧位进行。完成关节镜检查之后，在将其从上盂唇附着处切断之前，通常会先经皮肤将肌腱固定，以防止回缩，保持正常的长度-张力关系[42,44,68,69,71]。

关节镜下肌腱固定术的两个主要固定位置分别是临近软骨边缘的结节间沟入口处和胸大肌肌腱近端。

作者首选技术

关节镜下胸大肌上肱二头肌腱固定术

在关节镜下观察时，通过将一根脊柱穿刺针经皮插入前入路外侧并刺穿肱二头肌腱来标记肱二头肌腱（图46.6）。关节镜通过后入路置于肩峰下间隙。使用脊柱穿刺针和由外向内技术，建立一个标准的侧方入路。刨刀和射频消融仪的组合用于切除肩峰下滑囊，以改善视野。

关节镜然后被移至侧方入路。射频消融仪在前部入路时，手臂前屈约80°，并略微外旋，同时继续向前和向远侧解剖，以识别肩胛下肌腱远端边缘和胸大肌腱近端边缘之间的肱二头肌腱[25]。从外侧和内侧开始，肱二头肌腱从其鞘中剥离。一旦被移动，脊柱穿刺针被用来定位在肱二头肌腱正上方和胸大肌腱附近的远端前外侧入路。我们发现，确定一个与前方、侧方入路距离相等的远点，就形成了一个等边三角形，是前侧入路的典型位置。在针定位和建立前外侧入路后，放入套管。缝合器通过套管进行缝合，使用粗的不可吸收缝线，以 lugage-tag 形式打结。每次缝合都额外地穿过肌腱，第一针紧邻，另一针远离第一缝合通道。在肌腱缝合的部位，一个导向销垂直于肱骨放置在肱二头肌沟内。然后，根据肌腱的大小和所需的干扰螺钉，用空心开孔器将近皮质层铰至合适的直径。我们最常用的开孔尺寸与螺钉相同（线对线），螺钉的直径通常为 4.5～7 mm。确保扩孔深度足以容纳螺钉非常重要。射频消融仪用于在缝线附近切断肌腱。缝合器穿过叉形螺钉，肌腱被导入骨槽并拧入到位。注意不要在螺钉上钻埋头孔，因为这会导致固定力下降。缝线随后被缝在顶部以加强固定。关节镜重新插入盂肱关节，剩余的肱二头肌腱在其起点被切断，并用抓钳取出。

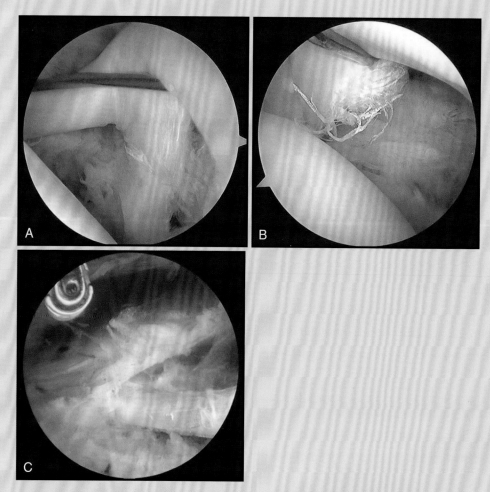

图46.6　关节镜下胸大肌上肱二头肌腱固定术。（A、B）一名56岁男性，2型SLAP损伤，肱二头肌长头腱（LHBT）在沟入路处撕裂。（C）胸大肌肌腱上缘寻找 LHBT（直接从侧入路观察，从低位"腱固定"入路进行操作）

🔖 作者首选技术（续）

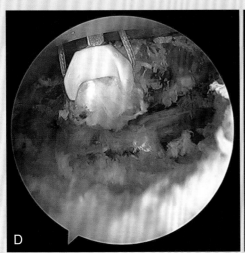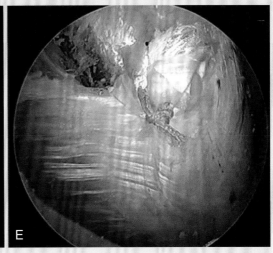

图 46.6 （续）(D) 缝线缝合肱二头肌长头腱，在预计位置切断，制备肱骨隧道，使用界面螺钉固定肱二头肌长头腱。(E) 肌腱固定于胸大肌腱上缘，并予以缝合加强固定

主张在结节间沟入口位置进行固定的医师发现可以在缝合肩袖时将挤压螺钉作为缝合锚钉使用，该手术通常与肱二头肌腱固定一起进行[61]。这也可以在胸大肌腱近端保留足够长度的肌腱，必要时便于在翻修手术中使用。一些研究表明，在该位置固定使得翻修率低至 0.4%，残留疼痛发生率低，且结果评分显著改善[65]。但是，一些人认为在此处进行肌腱固定无法处理肱二头肌沟内的病变，导致术后遗留肱二头肌沟处的疼痛，他们推荐在胸大肌腱上端固定肌腱[33, 63]。将肌腱固定于肱二头肌沟的远端，减少了肱二头肌沟作为肌腱固定后疼痛来源的担忧[62]。

不管在何处固定，关节镜下肌腱固定术可采用多种方法，最常用的是挤压螺钉[33, 45, 61, 72]或缝合锚钉[47, 73, 74]。Richards 和 Burkhart 的生物力学研究发现[75]，与相同术式双排缝合锚钉相比，挤压螺钉的固定强度更大。

开放式肱二头肌腱固定术

切开手术通常将肌腱固定于胸大肌腱下方。手术难度比关节镜手术低，并且切除结节间沟内大部分肌腱及腱鞘组织，可以消除引发术后疼痛的潜在原因[44, 60, 64]。在尸体标本的生物力学对照研究中，开放式胸大肌下肌腱固定术与使用挤压螺钉的关节镜下

胸大肌上方固定相比，具有更高的最终失败负荷[76]。该术式的缺点包括需要在腋窝附近做切口，可能存在切口愈合问题，并且切除大部分 LHBT 后，如果进行翻修手术，几乎没有多余的肌腱可用。

根据医生的习惯，可以采用侧卧位或沙滩椅位完成手术。首先进行诊断性关节镜检查，切断肌腱之前，通常将肱二头肌腱穿线缝合作为标志，以防止过度回缩并有助于识别肌腱。肌腱切断后，开始切开手术部分。在上臂前内侧临近腋窝褶皱附近，胸大肌腱下缘处做一 3 cm 长纵行切口，通过切口牵出肱二头肌腱并编织缝合。通常使用挤压螺钉[10]、皮质骨匙扣或骨隧道[32]进行固定。与用挤压螺钉的胸大肌上固定手术相比，在胸大肌下使用挤压螺钉固定会增加肱骨近端骨折的风险[77, 78]。

其他技术

如 Sekiya 等所述，软组织肌腱固定术是将肱二头肌腱缝合于肩袖间隙软组织[59]。术中，将硬膜外针经皮穿过肩袖间隙外端，于肱二头肌腱上盂唇起始部位远端 1~2 cm 处穿过肌腱，引入缝线，将缝线从前侧入路拉出。重复该步骤，缝线从之前缝合部位与结节间沟入口之间二次穿过肌腱。关节镜移至肩峰下间隙，将缝线从套管拉出并打结。然后切除固定部位近

端的肌腱。

锁孔技术首先由 Froimson 描述，于止点处切断肱二头肌腱[79]，从胸大肌上方切口中拉出远端肌腱，近端形成球状。在肱二头肌沟内建立一个带有远端槽（锁孔）的骨隧道。肌腱的球形末端插入骨隧道中。肌腱的远端管状部分在槽中向远侧滑动，球状的肌腱近端直径更大，嵌于锁孔近端，使得肌腱远端固定于骨隧道内[80, 81]。

另一种较少采用的方法是关节镜下将 LHBT 转移至联合肌腱[26, 67]。术中，将 LHBT 从起始处切断，转移至三角肌下间隙，用不可吸收缝线通过侧侧缝合将其与联合腱缝合固定。

开放式胸大肌下肱二头肌腱固定术

诊断性肩关节镜检查完成后，在关节镜监视下将 PDS 线穿过肱二头肌腱作为标记，切断肌腱（图46.7）。如 Mazzocca 等[10] 所述，通过在胸大肌下缘处的纵行切口完成胸大肌下肱二头肌腱固定术[10]。在腋窝皱襞的外侧做 3 cm 长的纵行切口，上方 1 cm 在胸大肌腱表面，下方 2 cm 位于肌腱下缘远端。切开皮肤，钝性分离肱二头肌腱表面的筋膜。可以触摸胸大肌腱，以确保入路沿其下方边界。小心地纵向切开筋膜。钝性分离定位 LHBT。这时可以牵拉 PDS 线，增加肌腱张力，以利于识别肌腱。用手指或直角钳将肌腱挑出切口。

从腱腹交界处开始，用粗的不可吸收线向近端编织缝合肱二头肌腱，长度 2 cm。切除多余的肌腱。缝线两端分别反向穿过两孔皮质骨纽扣的两个孔。牵拉缝线，以确保纽孔滑动自如。将尖头的霍曼拉钩放置在肱骨外缘，向外上方牵拉胸大肌腱。将钱德勒拉钩放置在肱骨内缘，向内侧牵拉喙肱肌和肱二头肌短头，同时保护神经血管结构。尸体研究报道，肌皮神经与肱二头肌长头腱腹交界处的平均距离为 2.6 cm。使用钱德勒拉钩时用力要轻柔，以防止损伤周围的神经。肱二头肌沟应能够看到并可以触摸。如果需要进一步牵开，可以使用 Sauerbruch 或 Army-Navy 拉钩将胸大肌腱下缘向上方牵拉。

用骨膜起子处理骨床。明确地钻出特定于皮质骨纽扣植入物的小铲形钻头，其中心位于胸大肌止点下缘上端 3 cm 凹槽处。纽扣放置在肱骨骨隧道内，并通过牵拉缝合线而翻转。检查肱二头肌的长度 - 张力关系。缝线一端穿过近端肌腱，然后打结。

术后管理

肱二头肌腱切断术后康复方案

肱二头肌腱切断术后康复的目标是在早期控制疼痛和炎症，同时尝试恢复关节活动度（ROM）和功能。术后将患肢舒适地悬吊于胸前，持续 1~2 周。术后立即开始进行肩袖等长训练和肩胛骨锻炼，对关节活动度没有任何限制。2 周后，患者可以开始肩袖等张训练和肩胛胸壁力量练习，在可耐受的情况下逐渐增加强度。术后 6 周，患者可以开始常规的固定器械力量练习，然后缓慢进阶到自由重量力量练习。如果患者没有疼痛并且已经达到基本力量和运动，则可以恢复运动或日常生活。

肱二头肌腱固定术后康复方案

无论是关节镜还是切开手术固定肱二头肌腱，康复方案都是相同的。必须保护肱二头肌腱以促进骨腱愈合[64, 82]。术后前 12 周肱二头肌腱不能承受负荷。20 周之前禁止投掷或过头运动。

第 1 阶段：保护阶段（第 1 天到第 6 周）

第 1 阶段的目标是控制疼痛、肿胀和炎症，并恢复活动角度。前 6 周将手臂悬吊固定。手术后，在物理治疗师的指导下立即开始被动和轻度主动辅助角度锻炼，在前 4 周内将屈曲角度限制在 90°，外旋限制在 30°，内旋（IR）限制在 45°。从第 5 周开始，增加活动角度，屈曲可以到正常，外旋增至 50°，内旋增至 60°。

第 2 阶段：中度保护阶段（第 7~12 周）

第 2 阶段的目标是开始主动运动并增加肌肉耐力。上肢去除固定。主动和被动活动角度争取在第 10 周达到正常，从第 10 周开始，进行肌肉非最大等长收缩和主动角度练习。患者还可以对肩袖和肩胛胸壁肌肉进行更积极的锻炼。

第 3 阶段：轻度保护阶段（第 13~20 周）

第 3 阶段的目标是获得正常、无痛的主被动活动角度，恢复肌肉力量、爆发力和耐力，并逐步开始功能活动。开始屈肘和前臂旋后等张训练以及轻度的肌肉增强训练。

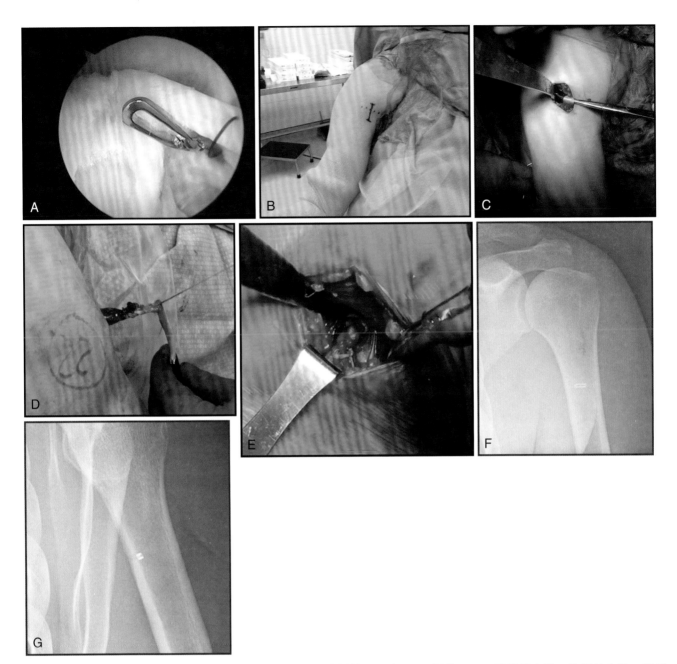

图 46.7　开放式胸大肌下肱二头肌长头腱固定。（ A ）43 岁男性，2 型 SLAP 损伤，PDS 缝线缝合肱二头肌长头腱，然后行腱切断。（ B ）开放式胸大肌下肱二头肌长头腱固定的常规切口，切口位于腋窝外侧，1/3 位于胸大肌肌腱下缘上方，2/3 位于下方。（ C ）于胸大肌下方拉出肱二头肌长头腱。（ D ）于腱腹交界近端牢固缝合肌腱，长度约 20 mm。（ E ）使用单皮质悬吊钛板将肌腱固定于肱骨前方。（ F、G ）开放式胸大肌下肱二头肌长头腱固定的术后 X 线片

第 4 阶段：强化训练阶段（第 21～26 周）

第 4 阶段的目标是增加功能性活动并恢复运动。从事包含过头动作运动项目的运动员可以慢慢开始其特定运动相关动作的练习。

结果

不论采用何种技术，大多数研究证明肱二头肌腱固定术后可以获得优良的结果，患者疼痛缓解、功能恢复（表 46.2 ）[22, 53, 60, 64, 83, 84]。

文献中有足够多的证据支持采用开放式胸大肌下肱二头肌腱固定术治疗肱二头肌腱病变。Mazzocca 等在开放式胸大肌下肱二头肌腱固定术中使用了挤压螺钉。他们对 41 例患者进行了平均 29 个月的随访，结果较好 [64]。在类似的手术中，Nho 等同时进行了关节镜下肩袖修复，所有 13 例患者术后 1 年的临床结

表 46.2 肱二头肌长头腱近端腱病的手术治疗结果

手术类型	作者	研究设计	患者	LHBT 状况	伴随手术
关节镜下 / 锚钉	Checchia 等 (2005)[46]	IV 级回顾性病例系列研究	n=15，平均年龄 62 岁；范围 41～80 岁	半脱位，13%(2/15)；脱位，40%(6/15)；撕裂前，47%(7/15)	肩袖缝合术，100%(15/15)；肩峰成形术，67%(10/15)；SLAP 损伤修复，7%(1/15)
关节镜 / 缝合锚钉穿过锁骨下动脉	Nord 等 (2005)[47]	IV 级前瞻性病例系列研究	n=10，平均年龄 60 岁；范围 41～77 岁	无报道	肩袖缝合术（所有关节内）和（或）盂唇撕裂 100%(10/10)；肩峰成形术 40%(4/10)；撞击综合征 100%(10/10)
关节镜下 / 缝合锚钉	Franceschi 等 (2007)[52]	IV 级回顾性病例系列研究	n=22，平均年龄 60 岁；范围 40～81 岁	半脱位，32%(7/22)；脱臼，32%(7/22)；撕裂前，36%(8/22)	肩袖缝合术 100%(22/22)；其他合并损伤修复没有报道
关节镜下 / 干预螺钉	Boileau 等 (2002)[45]	III 级前瞻性非随机病例系列研究	n=43，平均年龄 63 岁；范围 25～78 岁	半脱位，26%(11/43)；脱位，30%(13/43)；撕裂前，35%(15/43)；腱鞘炎，9%(4/43)	肩袖缝合术，86%(37/43)；SLAP 损伤，14%(6/43)
关节镜下 / 干预螺钉	Koh 等 (2010)[90]	II 级队列研究	n=43，平均年龄 61 岁；范围 55～77 岁	半脱位 / 脱位，9%(4/43)；撕裂前，12%(5/43)；严重腱鞘炎，7%(3/43)	肩袖缝合术，79%(34/43)；SLAP，44%(19/43)；肩峰下减压，5%(2/43)；锁骨远端切除术，12%(5/43)
切开手术 / 缝合锚钉	Warner 等 (2001)[91]	IV 级回顾性病例系列研究	n=19，平均年龄 58 岁；范围 36～72 岁	半脱位，100%(19/19)；撕裂前，74%(14/19)	肩袖缝合术，100%(19/19)；肩峰成形术，79%(15/19)
小切口 / 干预螺钉	Mazzocca 等 (2008)[64]	IV 级回顾性病例系列研究（单一外科医生）	n=41，平均年龄 50 岁；范围无报道	无报道	肩袖缝合术，59%(24/41)；Bankart w/ 前囊撕裂，5%(1/41)；肩峰下减压，20%(8/41)；锁骨远端切除术，10%(4/41)；肩峰成形术，5%(2/41)；SLAP，5%(2/41)；脂肪瘤切除术，5%(1/41)
切开手术 / 干预螺钉和缝合锚	Millett 等 (2008)[86]	IV 级回顾性病例系列研究（2 名外科医生）	n=88，干预螺钉：34，缝合锚：54；平均年龄 51 岁；范围 22～77 岁	半脱位（无报道）	肩袖缝合术，73%(64/88)；锁骨远端切除术，14%(12/88)；肩峰成形术，47%(41/88)；包膜重建，9%(8/88)
切开手术 / 干预螺钉	Nho 等 (2010)[85]	IV 级回顾性病例系列研究	n=13，平均年龄 52 岁；范围 32～65 岁	半脱位，100%(13/13)	肩袖缝合术，100%(13/13)；肩峰成形术，100%(13/13)；锁骨远端切除术，31%(4/13)

ASES, American S

（续表）

随访时间	结果测量	阳性结果（优良）	阴性结果（差）	总体结果
平均 32 个月；范围 20～67 个月	UCLA 评分；ROM	93%(14/15)；评分改善；ROM 改善	7%(1/15)；力弱和残余疼痛；MRI 显示严重萎缩的肌腱，但缝合和腱固定处完好无损	伴随手术显示满意的结果，没有明显的并发症
平均 24 个月；范围无报道	UCLA 评分	90%(9/10)；评分改善	10%(1/10)；1 例患者在 2 年随访时出现粘连性囊炎术后并发症	缝合锚放置在稍微靠近肱二头肌沟的位置对伴有肩袖撕裂的 LHBT 腱炎有效
平均 47 个月；范围 36～59 个月	UCLA 评分；ROM	100%(22/22) 评分改善；ROM 改善	0%	没有患者认为手术不成功；没有患者出现肱二头肌疼痛、大力水手征或日常活动受限
平均 17 个月；范围 12～34 个月	Constant 评分，ROM，力量	95%(41/43)；评分改善；肘部运动没有损失，肱二头肌力量是另一侧的 90%	5%(2/43)；腱断裂；MRI 显示肱二头肌腱在肱骨窝内固定紧密	单独的病理性肱二头肌腱或肩袖修复的临床结果良好；非常薄、脆弱、几乎断裂的肱二头肌腱是关节镜手术的限制因素
平均 28 个月；范围 24～35 个月	患者满意度；美国肩肘外科协会评分，Constant 评分	84%(36/43)；评分改善	16%(7/43)；2 例主诉屈曲抗阻时手臂疼痛；4 例有大力水手畸形	缝合锚钉的肱二头肌腱固定术与小于 10% 的大力水手畸形发生率相关
平均，40 个月；范围 24～75 个月	患者满意度，改良 Constant 评分	42%(8/19)；评分改善	58%(11/19)	虽然之前的手术与 Constant 评分没有直接关系，但超过 6 个月的症状延迟修复会导致负面结果；9/19 的患者之前有失败的肩袖撕裂手术，这可能导致不太有利的结果
术后至少 1 年完成随访（平均 29 个月；范围 12～49 个月）	ROWE 美国肩肘外科协会评分，简单肩部测试，Constant 评分，简单数值评估	100%(41/41)；评分改善	0%	所有临床结果测量（Rowe、ASES、SST、CM、SANE 评分）显示，与所有 41 名患者的术前评分相比，随访时有统计学意义的显著改善；1 例失败是由于肌腱从骨隧道中拔出，导致大力水手畸形；伴有肩袖损伤患者预后较差（ASES 评分较低）
平均 13 个月；范围 3～25 个月	患者满意度，美国肩肘外科协会评分，VAS 疼痛评分，Constant 评分	87%(48/55)（仅收集了 n=55 的主观结果）；平均分数改善（所有 n=88 的分数）	5%(4/88)；1 名患者术后肩部恶化，1 名患者未恢复正常活动	没有固定失败；术后无并发症；5 例患者报告有持续性肱二头肌沟压痛；2 名患者报告持续痉挛
平均 35 个月；范围 14～52 个月）	患者满意度，美国肩肘外科协会评分，简单肩部测试，VAS 疼痛评分	100%(13/13)；评分改善	0%	关节镜下开放肱二头肌腱修复前上肌腱膜撕裂显著改善了临床结果评分、疼痛缓解和肩关节功能

果评分均明显提高[85]。Millet 等对上述手术中使用挤压螺钉或缝合锚钉进行了对比研究。术后 13 个月时，两组患者的评分都有显著提高，但与挤压螺钉组相比，缝合锚钉组的肱二头肌沟疼痛发生率高[86]。

关节镜下肱二头肌腱固定术的临床结果没有切开胸大肌下肱二头肌腱固定术效果好。然而，相当数量的研究证实，临床结果改善且患者表示满意。Boileau 等报道了 43 例患者在关节镜下使用挤压螺钉进行肱二头肌腱固定，术后 Constant 评分有显著提高[45]。

目前的文献证明了关节镜下肱二头肌腱固定术与开放式胸大肌下肱二头肌腱固定术效果相同。在一项关节镜和开放式胸大肌下肱二头肌腱固定的对比研究中，Werner 等发现关节镜下肌腱固定术后僵硬发生率高[70]。然而，在一项 2 年随访研究中，两种术式的临床功能结果（包括关节活动度）没有显著差异。僵硬均得到缓解[87]。

并发症

肱二头肌腱固定术后并发症很少。包括血肿、皮下积液、伤口感染、肱骨骨折、肱二头肌沟部位持续疼痛、肩关节僵硬、内固定失败、畸形和神经血管损伤。神经血管损伤在关节镜手术中很少发生，而开放式手术中切口与神经血管结构非常接近[84, 88, 89]。一项研究中，对 353 例患者接受了开放式胸大肌下肱二头肌腱固定术，术中使用挤压螺钉固定肌腱。7 例出现并发症（2.0%），包括肱二头肌沟部位持续疼痛、固定失败、伤口感染、肌皮神经损伤、肱骨近端骨折和复杂的局部疼痛综合征[84]。

肱二头肌腱切断术并非没有并发症。包括肱二头肌沟部位持续疼痛、畸形、肌肉痉挛和重复使用引起的疲劳不适[35-41]。

未来展望

肌腱固定的理想位置，无论是在软骨边缘、胸大肌上还是胸大肌下，都是未来临床研究的重要领域。肱二头肌腱固定术经常与肩袖缝合同时进行，以至于手术效果常常被混淆。迄今为止，还没有前瞻性随机研究比较不同固定部位的临床结果。由于我们仍在致力于全面了解肱二头肌腱的功能以及它与盂肱关节力学相关性，我们将会针对肌腱病变开发出用于肌腱恢复的新技术。

选读文献

文献：Werner BC, Burrus MT, Miller MD, et al. Tenodesis of the long head of the biceps: a review of indications, techniques, and outcomes. *JBJS Rev*. 2014; 2(12).
证据等级：基础科学回顾，手术技术
总结：这篇文章给出了关节镜和开放式手术胸大肌下肱二头肌腱固定术的综述。对当前文献进行回顾并讨论了结果。

文献：Mazzocca AD, Cote MP, Arciero CL, et al. Clinical outcomes after subpectoral biceps tenodesis with an interference screw. *Am J Sports Med*. 2008; 36(10): 1922-1929.
证据等级：Ⅳ，回顾性病例系列研究
总结：在所有 41 例接受肱二头肌腱下切除术的患者中，临床结果为良好至优秀。合并肩袖损伤的患者预后不佳。

文献：Nho SJ, Reiff SN, Verma NN, et al. Complications associated with subpectoral biceps tenodesis: low rates of incidence following surgery. *J Shoulder Elbow Surg*. 2010; 19(5): 764-768.
证据等级：Ⅳ，治疗性病例系列研究
总结：在一个机构中，由 2 位共同培训的骨科医生对 373 名接受开放式肱二头肌腱下切除术的患者的临床结果。

文献：Nho SJ, Strauss EJ, Lenart BA, et al. Long head of the biceps tendinopathy: diagnosis and management. *J Am Acad Orthop Surg*. 2010; 18: 645-656.
证据等级：基础科学回顾，手术技术
总结：这篇文章提供了肱二头肌腱病的综合回顾，从解剖学、病理生理学和临床诊断讨论技术和研究结果。

文献：Brady PC, Narbona P, Adams CR, et al. Arthroscopic proximal biceps tenodesis at the articular margin: evaluation of outcomes, complications, and revision rate. *Arthroscopy*. 2015; 31: 470-476.
证据等级：Ⅳ级，治疗性病例系列研究
总结：这篇文章回顾了 1083 例关节镜下在关节内进行肱二头肌腱切除行干预螺钉固定术的患者的结果。

文献：Elser F, Braun S, Dewing CB, et al. Anatomy, function, injuries, and treatment of the long head of the biceps brachii tendon. *Arthroscopy*. 2011; 27(4): 581-592.
证据等级：Ⅴ
总结：对肱二头肌长头腱的解剖和生物力学特性的综述，以及目前肱二头肌腱疾病治疗策略的循证方法。

（Samuel R. H. Steiner, John T. Awowale, Stephen F. Brockmeier 著 杨 朋 译 肖 健 校）

参考文献

扫描书末二维码获取。

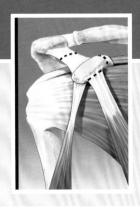

第47章

肩袖和撞击损伤

历史展望

对肩袖病变的描述最早见于 Edwin Smith 纸草文稿（约公元前 1500 年）中。随后，很多学者撰写了有关肩袖、肩袖疾病以及其非手术和手术治疗的文章。1788 年，Monro 在其所著 "*A Description of All the Bursae Mucosae of the Human Body*" 中报告了首例肩袖损伤现代病例，并对肩袖撕裂进行了阐述。John Gregory Smith 在给《伦敦医学公报》编辑的信中首次报告了一组肩袖撕裂病例，共有 7 例患者。Muller 于 1889 年描述了肩袖修复手术。然而，直到 1934 年，Ernest Amory Codman 出版了具有里程碑意义的著作 "*The Shoulder*"，才将肩袖及其病变和治疗引入主流医学话语和意识当中。Codman 是波士顿的一名全科医生，他将大量的精力、才华、技能和临床实践投入到肩关节及其疾病的研究当中。当今对肩袖疾病的治疗，甚至对一般外科患者的治疗原则都可以追溯到本书所述的内容。尽管 Codman 的著作和其他作者的工作都对肩袖病变有所阐明，仍然存在许多关于肩袖的治疗问题，这在运动员的肩袖损伤中更是如此。

在 Codman 的专著出版之后，许多作者，包括 Harrison McLaughlin、Carter Rowe 和 Charles Neer，对肩关节进行了深入研究。Charles Neer 的开创性工作为讨论如何更好地治疗肩袖损伤提供了平台。Neer 对 Meyer 在 1937 年首次提出的外撞击理论进行了拓展[1]。Neer 深入研究了肩峰下撞击，认为撞击是一系列疾病的基础，包括大多数涉及肩袖的疾病。

Neer 提出了撞击的三个阶段。首先，在第一阶段，肩袖组织有炎症和水肿；随之是第二阶段，出现纤维化和肌腱炎；最后，在第三阶段，肩袖出现部分或全部撕裂[2, 3]。Neer 最终认为绝大多数（即使不是全部）肩袖损伤是肩峰下撞击造成的。这一论点引起了其他外科医生的强烈反对，他们认为肩袖疾病是组织退变导致的。关于肩袖撕裂病因的外在撞击还是内在退变的争论一直持续至今。实际上，肩袖撕裂很可能是这两种因素综合作用的结果。

解剖

盂肱关节是人体活动度最大的关节，可以将手准确地放在任一位置。盂肱关节还是上肢活动的支点，在需要推进动作的活动中吸收大部分外力。肩袖与精度要求、推进和稳定性方面的动作密切相关。肩袖由冈上肌、冈下肌、肩胛下肌和小圆肌组成[4]，这些肌腱起始于肩胛骨的前、后部，并作为一个整体止于肱骨大结节和小结节。除下方腋囊以外，在关节的其他方向，肩袖都与关节囊融合在一起。

肱二头肌腱起始于盂上结节，横跨盂肱关节，是位于关节内的滑膜外结构。肱二头肌腱走行于冈上肌和肩胛下肌之间的间隙（"肩袖间隙"），进入结节间沟离开关节，上方被喙肱（CH）韧带固定，下方被肩胛下肌腱上端腱纤维和盂肱上韧带（SGHL）共同固定。这些韧带与肩胛下肌腱纤维一起在结节间沟入口处构成了肱二头肌腱滑车[5, 6]。结节间沟的形状和深度各不相同，沟上部的骨性结构与肱二头肌腱的退变损伤有关[7-10]。

肩袖间隙是冈上肌腱的下端和肩胛下肌腱的上端围成的解剖间隙[11-13]。肩袖间隙的顶部是喙肱韧带，底面是盂肱上韧带。肱二头肌腱进入肩关节后占据了这一间隙，喙肱韧带和盂肱上韧带共同形成肱二头肌腱滑车结构（图 47.1）。生物力学方面，肩袖间隙是肱骨头的悬吊结构。肩袖间隙的病变是导致肩痛的重要病因[4, 14]。

肱二头肌和肩袖的血供已被广泛研究[15-18]。解剖研究表明，肩袖血供来自腋动脉的六个分支，其中大部分来自肩胛上动脉和旋肱前、后动脉[18]。以前认为，存在一个血供相对较差的区域，称为"关键区"，

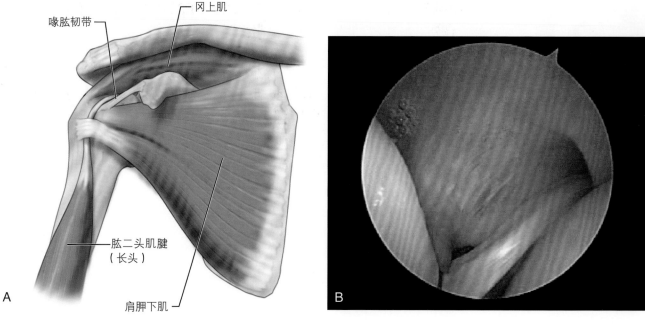

图 47.1　（A）肱二头肌腱进入肩袖间隙的前方结构；（B）盂肱关节内的镜下视野，可以看到肱二头肌腱进入关节

该区域位于冈上肌腱，紧邻其大结节止点[19]，是大多数退变和退变性撕裂发生的起始区域[20-22]。但最近的术中多普勒血流研究显示，虽然随着年龄的增长，肌腱的血供总体上有所减少[24]，但在正常冈上肌腱内未能发现这一血供减少的关键区[23]。肱二头肌腱关节内部分也有血供减少区域，这与解剖中立位时肌腱的张力和来自肱骨头的压力有关。手臂外展时，这些区域血管充盈[19]。

　　肩袖的表面是三角肌和喙肩（CA）弓。肩峰是肩胛冈的延伸，其形状和坡度各不相同，构成了喙肩弓的后外骨性顶部[25]。肩峰外缘是三角肌的起点，前、内侧与锁骨形成关节，其下表面为肱骨头上方的肩袖肌腱创造出一个特定空间。喙肩韧带起始于喙突外缘，逐渐增宽，止于肩峰的前内侧和下表面。喙肩韧带构成喙肩弓的前部，与肩峰前下缘和喙突一起，都和典型的肩袖外部撞击有关[26, 27]。一些学者认为，肩峰的形状和坡度可能与肩袖外部撞击病变有关[26, 27]。但是，肩峰形状的变化是肩袖退变的结果还是原因仍存在争议（图 47.2）[28]。

　　喙肩弓深面是肩峰下滑囊。它是一个滑膜囊袋，底部附着于大结节，顶部连接于肩峰和喙肩韧带的下表面[29]。滑囊上下表面的其余部分分别与三角肌和肩袖松散连接，滑囊顶部和底面由薄层滑液隔开，以减少肩袖与上方三角肌和喙肩弓之间的摩擦。

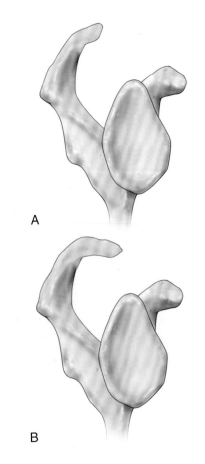

图 47.2　肩峰形态的变异。正常肩峰外面观（A），与撞击相关的钩形肩峰（B）

生物力学

肩部的生物力学涉及多个"关节"之间的复杂相互作用，包括肩胛胸壁关节、盂肱关节、肩锁关节和胸锁关节。与此最为相关的是肩胛胸壁关节和盂肱关节。

肩袖功能

由于盂肱关节缺乏固有的骨性结构稳定性，其稳定性和功能在很大程度上依赖于静态和动态软组织稳定结构[30,31]。肩袖肌肉有助于盂肱关节运动。但更重要的是，它们有助于使盂肱关节保持稳定的支点，以便围绕肩带的其他肌肉可以有效地发挥作用。

尽管以前认为冈上肌可以外展肩关节，但目前认为它主要起稳定盂肱关节的作用。它的走行方向与关节盂平面呈70°，为肱骨头和关节盂的对合提供了压力（图47.3）[32]。通过凹面挤压机制维持关节的正常对合，为肩带周围更强壮的肌肉提供了稳定的支点。例如，强大的三角肌需要肩胛关节的这种稳定机制才能有效发挥作用。失去了冈上肌的协同稳定作用，肱骨头会因三角肌收缩向上方移位，导致肩袖与肩峰下表面发生撞击[32,33]。

由于肌肉走行的原因，冈下肌和小圆肌具有外旋上肢和下压肱骨头的作用[33]，其中冈下肌起主要作用。肩胛下肌也具有下压肱骨头的作用，并可以内旋上肢。肩胛下肌和冈下肌作为一对"力偶"稳定盂肱

关节，特别是在离心收缩和手臂过头运动时[34]。肩袖通过离心收缩提供稳定性，而盂肱关节周围大的肌肉（如三角肌、斜方肌、背阔肌和胸大肌）通过其强大的向心收缩为肩关节的运动提供推动力。

当在一个方向由于肌肉向心性收缩产生关节运动时，在关节的相反方向会伴随有肌肉的离心收缩，提供稳定性。这些离心收缩是由肩袖肌肉提供的，对肩部稳定起着重要作用。例如，随着手臂的外旋，冈下肌向心收缩，而肩胛下肌离心收缩，表现出明显的肌电（EMG）活动[34-41]。在这种情况下，冈下肌在关节的一侧产生推进力，而肩胛下肌在关节的另一侧产生反向的稳定作用。这种平衡对于运动员肩关节动作的微细调节具有重要的生物力学意义。

肱二头肌功能

肱二头肌长头腱一直被认为具有下压肱骨头的作用，在大部分肩部运动中更像是被动的参与者（图47.4）[31,42]。Yamaguchi等[43]使用肌电图评估肱二头肌长头腱在肩关节运动中的作用。他们用支具将肘关节固定于屈曲100°及前臂旋转中立位。消除了肘部运动，他们证明肱二头肌长头腱在正常肩部相关活动中基本上没有作用。此外，肩袖撕裂也同样导致这种

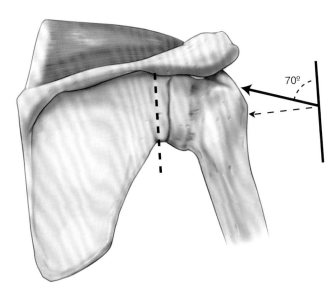

图47.3 冈上肌牵拉方向（实心箭头）；关节盂受压方向（虚线箭头）

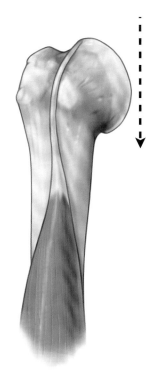

图47.4 由于肱二头肌腱的位置，它可以在正常抵抗失效时防止肱骨头上移

现象。Rodosky 等 [44] 在尸体模型中发现，肱二头肌的长头可能通过增加肩部处于外展外旋位置时对扭转的抵抗力而被动地发挥盂肱关节前向稳定作用 [44]。最近的研究表明，肩关节和肘关节（包括肱二头肌腱）之间存在复杂的相互作用。肱二头肌腱负荷和肘关节位置改变导致肩关节运动变化和肩关节肌肉募集 [45,46]。

静力稳定结构

肩关节的静力结构，例如盂肱韧带和盂唇，对关节稳定非常重要，但也可能与内撞击现象有关 [12]。例如，后方结构挛缩会导致肩关节前屈时肱骨头前移过多，造成继发性撞击 [47]。同样，肱骨头前向松弛和半脱位可能会导致肩峰下间隙变窄，导致典型的外撞击 [48]，或者可能导致肱骨头在外展/外旋位置的运动角度过大，与后上部关节盂发生"内"撞击 [49,50]。

肩胛骨功能

生物力学方面，肩胛骨与肩关节功能密切相关。它是肩袖肌群以及三角肌的起始部位，是盂肱关节运动的基础。多种病理情况，例如撞击和各种不稳，会导致肩胛骨在胸壁上运动时因肩胛骨功能失调出现细微的摆动，称为肩胛骨运动障碍。负责肩胛骨在胸壁表面旋转运动的肌肉的疲劳会导致肩胛骨无法正确旋转，并阻碍抬肩时肩峰脱离，这种情况称为肩胛骨迟滞，会导致继发性撞击 [51-53]。有关治疗肩胛骨运动障碍的最新研究表明，增加肩胛骨稳定性可以使肩袖的生物力学、肩峰肱骨距离和与撞击有关的症状均得到改善 [54-57]，突出了肩胛胸壁关节，特别是肩胛骨稳定肌肉结构对肩袖功能和肩峰下撞击的重要性。

病史

全面、精确的病史和体格检查仍然是诊断肩关节疾病的最重要组成部分。肩关节的治疗非常复杂；影像学研究，麻醉下检查（EUA）和关节镜检查有时可用于阐明临床情况并做出准确的诊断。但是，这些检查仅应作为病史采集和体格检查的补充。

病史采集从询问患者开始。您的肩膀有什么问题？它是如何开始困扰您的？什么时候开始的？您感觉疼痛吗？您的肩关节感到不稳定吗？有创伤史吗？哪些特定活动会加剧您的肩膀疼痛或功能障碍？如果在投掷运动或其他体育运动中感觉肩膀疼痛，那么疼痛在动作的哪个阶段出现？哪些特定的方式或活动会减轻或加重您的症状？以前接受过肩部手术吗？排除

其他诊断也非常重要，如神经根型颈椎病。源自颈椎的疼痛经常放射到肘部和手部，因此要向患者询问此类症状。这些问题加上标准的病史，会帮助外科医生做出诊断。

体格检查

肩关节疾病非常复杂，因此即使检查结果呈阳性，引起这些症状的特定体格检查都是特异的并且相当轻微。因此，把所有检查试验用于每个肩膀，这样诊断是低效的。就像问询病史一样，针对不同疾病，要选择一些特定的检查试验证实或否定假设的诊断。尽管如此，体格检查仍要有条理和全面地进行。

体格检查开始时，要对运动员的年龄、整体健康状况以及肩部问题造成困扰的程度有初步了解。视诊、触诊、关节活动度（ROM）测试、力量测试以及神经和血管评估依次进行 [35,36,52,53,58-70]。

视诊要观察身体两侧的对称性（要想到从事过头运动的运动员，其优势肩会有下垂）或有无畸形，例如陈旧性肩锁关节损伤和肌肉萎缩，肌肉萎缩通常位于冈下窝，并伴有肩袖撕裂（图47.5）。肱二头肌腱近端断裂的特征性表现为肌腹回缩，上臂远端隆起，称为"大力水手"征（图47.6）。

触诊时发现的压痛部位和程度会为确诊提供可靠的体征。肱二头肌沟（上肢处于中立位置，肩峰前缘远端2～5 cm，腋窝和外侧三角肌之间）压痛是肱二头肌腱炎的可靠体征（图47.7）。被动外旋上肢，该区域触诊压痛（在检查者手指下转动肱二头肌沟）是肱二头肌腱病变另一个可靠体征 [63]。肩关节后伸及内

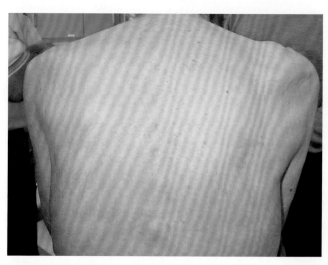

图 47.5　一名右肩冈下肌萎缩患者

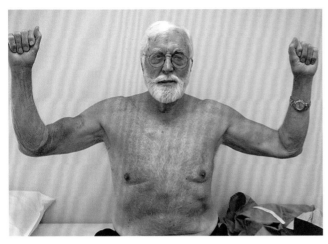

图47.6　患者右侧肱二头肌长头腱撕裂可见到右上臂瘀斑及"大力水手"征

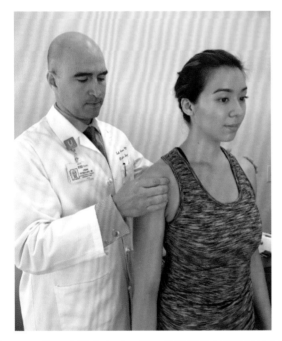

图47.7　肱二头肌病变时，肱二头肌腱的触诊可引起疼痛

旋时，在肩峰前内缘远端，三角肌深方，可以触诊冈上肌止点（Codman点）[21]。肩锁关节表面的明显压痛也提示着特定病变。

要记录各个平面的主动和被动活动范围。包括在肩胛骨平面上手臂抬高和体侧外旋，可以记录度数。对于运动员而言，测量外展90°时的外旋角度（特别是被动外旋）同样重要，该位置更能体现外旋功能[63]。内旋功能可以用拇指或示指能达到的椎体平面表示（图47.8）。

肌肉力量与活动范围可以同时测量。尽管评估肌

肉力量是神经检查的一部分，但对于肩袖损伤患者尤其重要。不能归因于疼痛或神经损伤的肌无力是肩袖损伤的显著特征。其余的神经检查有助于排除颈神经根、臂丛或周围神经损伤。

必须检查局部区域血供情况，并评估诸如胸廓出口综合征等疾病。

最后要做一些特殊检查。撞击征是肩袖肌腱炎和撕裂的特征。包括外展60°～120°之间的疼痛弧，肩关节前屈，大结节与肩峰前缘撞击诱发疼痛（Neer征），以及手臂前屈90°后内旋导致疼痛（Hawkins征，或撞击强化试验）（图47.9和47.10）[2, 71]。后者会导致肩袖前上部和肱二头肌与喙突和喙肩韧带发生撞击。Speed试验可以证实肱二头肌腱受累，肘关节伸直，上肢抗阻屈曲时可出现疼痛。Lift-off（抬离）试验用于评估肩胛下肌腱病变，将患者的手放在后腰部，掌心朝后，在此内旋位置无法将手抬离腰部，提示肩胛下肌腱病变（图47.11）。另一种单独检查肩胛下肌的方法是将患者手臂平放于胸前，测试内旋的力量（图47.12）。Jobe试验用于检查冈上肌无力和撞击，患者上肢外展90°，前屈30°（与肩胛骨平面一致），内旋至拇指指向地面（图47.13）。Jobe试验有疼痛提示冈上肌腱病，而整体无力可能表明冈上肌撕裂。然后，检查者在患者抬肩时向下按压手臂，出现疼痛或无力都表明冈上肌病变。上肢处于体侧中立位，测试外旋力量，可以评估冈下肌（图47.14）。Yergason试验是在屈肘90°，前臂旋前时[72]，检查者握住患者手腕并对抗患者主动旋后前臂，肱二头肌沟区域出现疼痛提示肱二头肌长头腱病变。即使没有SLAP损伤，肱二头肌长头腱存在病变时，主动加压试验（O'Brien试验，上肢前曲90°并内收10°～15°度时抗阻抬肩）也可能为阳性[73]。

将肩关节被动外展至80°～90°，内外旋上肢，如果在肱二头肌间沟区域发现有弹拨，提示肱二头肌腱不稳（内侧半脱位或脱位）[9, 74-77]这种情况不常见，通常表明肩胛下肌腱上部纤维和（或）盂肱上韧带有损伤。

撞击试验

如Neer所述，该试验涉及在Neer征阳性后向肩峰下区域注射局麻药物[2, 3, 78]。注射在无菌条件下进行，针头从前方、外侧或后方进入肩峰下间隙。注射后，如前所述寻找撞击征象。如果疼痛较前缓解或明显减轻，说明撞击至少是肩关节病变的一个组成部分。然而应该强调的是，这是一个非特异性试验，可

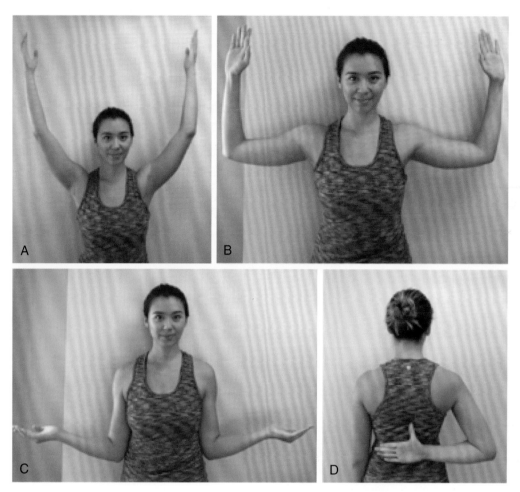

图 47.8 （A～D）主动活动范围测试关节的全角度活动及对称性

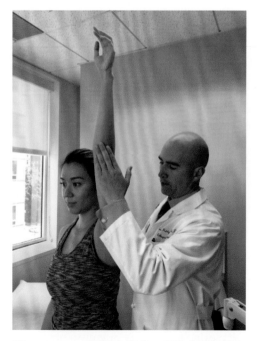

图 47.9 Neer 征引出疼痛，提示典型的撞击

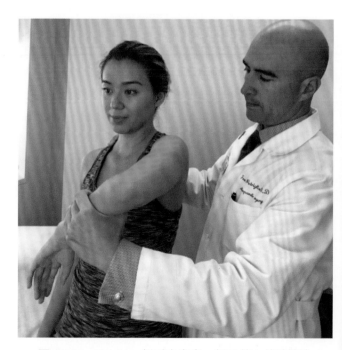

图 47.10 Hawkins 征引出疼痛，提示前上前袖撞击

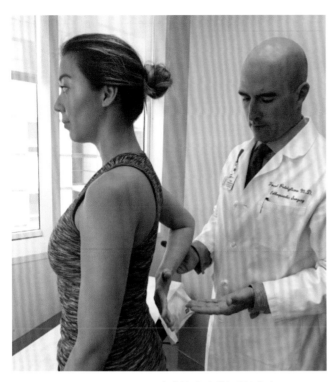

图 47.11 Lift-off 试验检查肩胛下肌病变

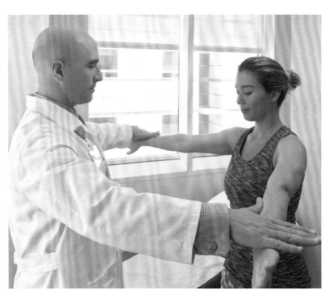

图 47.13 Jobe 试验检查冈上肌力弱或撞击

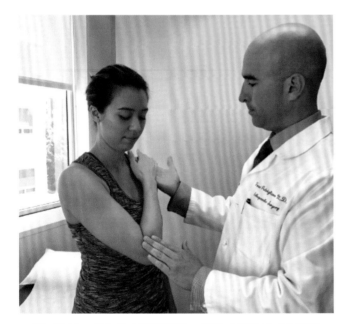

图 47.12 单独检查肩胛下肌、评估力弱和（或）疼痛

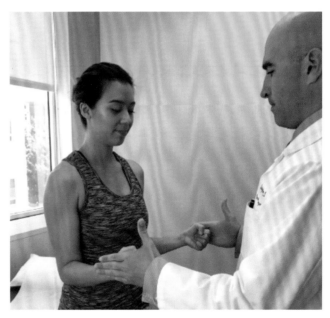

图 47.14 外旋加强测试评估冈下肌、小圆肌的力弱

能会产生误导，因为它在原发撞击和由于不稳导致的继发撞击患者中都可以呈阳性[79,80]。

尽管不是严格意义上的撞击试验，但是将局麻药注入肩锁关节或肱二头肌沟可以为寻找疼痛来源提供额外的信息。肩峰下间隙注射可以掩盖或减轻来自这两个区域的症状。临床检查对于选择注射部位和注射顺序至关重要。超声可以使局部注射更为精确，有益于诊断试验和治疗效果。

总之，准确的病史和体格检查对于明确诊断至关重要。此外，适当的诊断对于安排非手术和手术治疗计划十分必要，包括不仅要处理肩袖损伤，还要解决包括肱二头肌或肩锁关节疾病在内的相关病变。

影像学

近年来，肩袖损伤的影像学诊断取得了长足的进步。下面将详细介绍评估肩袖最常用的方法。

X 线

标准的 X 线片应包括与肩胛骨平面垂直的前后位片、肩胛骨平面的侧位片（投射角度倾斜 10° 以评估肩峰的形状和倾斜度）以及腋轴位片。轻度肩袖疾病，大结节内会有轻微囊变，周围会有小的骨赘。重度肩袖疾病的特征包括大结节骨质硬化和囊性变、肩峰骨赘形成以及肱骨头上移，这被称为肩峰的髋臼化和肱骨近端的股骨化。大结节和关节面之间会出现明显的凹陷，肩峰形状发生改变，存在巨大肩袖撕裂时，肩峰肱骨距离变窄，小于 6 mm。作为慢性肩袖疾病的一部分，肩锁关节下表面会形成骨赘。尽管平片通常表现为正常，但并不是没有价值，它有助于排除引发肩痛的其他疾病，如盂肱关节炎、钙化性肌腱炎，甚至肿瘤。

超声

超声是一种无创的肩袖检查方法[57, 81, 82]。可以与对侧进行比较，并能提供良好的解剖细节。当图像显示为肌腱缺失或局部变薄时，其敏感度和特异度可达 91%，阳性预测值 100%[83, 84]。据报道，它还有助于诊断肱二头肌病变，也适用于接受过肩袖修复手术的患者。但是，检查结果与操作者的经验有关，并且由于周围的骨骼结构，该技术具有固有的局限性。对于高度怀疑肩袖撕裂的患者，超声可能是最佳选择，而对于诊断一些合并损伤，如盂唇撕裂或轻度关节炎，超声的价值较低[85, 86]。

磁共振成像（MRI）

MRI 已成为评估肩袖病变的金标准，在大多数近期研究中，其敏感性和特异性均超过 90%（图 47.15）[57, 83, 84, 87-90]。MRI 可以显示肩袖损伤的大小、位置和特征——是全层撕裂、部分撕裂还是腱内撕裂。此外，MRI 可以评估肩袖肌肉萎缩、脂肪浸润以及伴随的病理情况，例如肩锁关节炎或肱二头肌腱腱鞘炎。评估肌肉质量十分重要，医生可以就肩袖的可修复性和预期结果为患者提供更准确的咨询[91-93]。但是，MRI 有其缺点，患者偶尔由于幽闭恐惧症不能完成检查，或无法在必要的时间内保持静止以获得有效

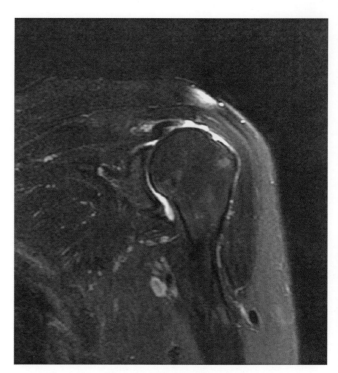

图 47.15   冠状位磁共振图像显示肩胛下肌撕裂

扫描。金属植入物的存在可能会干扰图像，而其他植入物（例如起搏器或最近放置的血管夹）可能会妨碍 MRI 检查。

决策原则

治疗肩袖损伤的关键原则是将患者的病史、体格检查、影像学检查以及必要时的术中发现进行合理的综合考量，从而准确诊断患者的病因。做出准确的诊断后，医生可以就治疗方案和患者进行正式讨论，确定最有效的方法，帮助患者实现治疗目标。

治疗任何肩袖损伤、撞击或肱二头肌病变的患者时，首要的是建立正确的诊断。我们着重强调仔细询问病史、全面的体格检查、X 线检查以及合理使用诊断性注射。进一步的检查（通常是 MRI）可用于临床表现不典型的患者、高龄患者、严重创伤患者以及可能需要手术的患者。

肩袖或肱二头肌损伤的诊断和治疗要以下文所述的病因为基础。病因分类决定了治疗方法。值得注意的是，大多数患者可采用非手术治疗。

肩峰下撞击和肱二头肌腱腱鞘炎

原发性撞击多见于年龄较大的患者。该诊断提示肩峰下间隙存在解剖性狭窄，部分病例伴有肩袖部分

撕裂、腱内损伤或者肱二头肌腱损伤。治疗重点是加强肩袖和肩胛骨周围肌肉力量。如果疼痛严重，可以考虑向肩峰下间隙或肱二头肌腱腱鞘内注射皮质类固醇激素。只有长时间非手术治疗失败后，才考虑进行手术治疗，通常包括滑囊切除、肩峰下减压和肱二头肌腱固定或切断术。大多数小的关节侧部分撕裂可以进行单纯清理治疗，但严重的关节侧部分撕裂或滑囊侧部分撕裂需要进行修复。

急性肩袖创伤

即使受到了急性创伤，年轻患者（小于 40 岁）的肩袖撕裂并不常见。离心负荷或对上肢的直接冲击会牵拉肩袖肌腱，这些损伤需要休息，直到症状消失，尽管有时疼痛较重，但应避免制动固定。抗炎药会有帮助，也要和有序的康复和物理治疗相结合，以增强肩袖和肩胛周围肌肉力量。对于年龄较大的患者（大于 40 岁），急性创伤更有可能导致肩袖断裂。最初应采取休息，以使组织充分愈合，然后进行 ROM 训练和康复。如果出现持续性疼痛或肌肉无力，无论多大年龄，都需要进行进一步检查，以排除肩袖全层撕裂。应尽早（2 个月内）进行手术修复，最大程度地减少这种损伤的长期影响。

慢性肩袖疾病

一般而言，肩痛和肩袖撕裂患者会受益于一系列非手术治疗。我们的手术指征包括年轻患者（小于 50 ~ 60 岁）的急性撕裂或大撕裂（大于 1 cm）。对于这些患者，应早期进行手术干预，防止撕裂加重并恢复伤前功能[94-97]。年轻患者的小撕裂可用超声或 MRI 监测其有无进展。如果症状没有减轻，就需要进行手术干预。

关于肱二头肌腱的治疗，对于年轻的、活跃的患者或从事体力劳动的患者，如果肌腱有明显磨损、退变，诊断性注射试验为阳性，我们通常采用肱二头肌腱固定术。对于喜欢久坐的老年患者，则首选肌腱切断术，技术简单，效果可靠[7, 98]。

治疗选择

对于大多数患者，肩袖或二头肌腱损伤可以进行保守治疗。要考虑三个重要因素，包括前面讨论过的病因、活动水平和运动参与度以及疾病严重程度。

治疗类型

治疗选择可分为三大类：①预防性治疗，②非手术治疗，③手术治疗。

预防性治疗

对于肩部疾病，运动医学医生、外科医生、训练师、治疗师或教练最关心的是预防伤病[16, 96, 99-115]。预防对于肩关节疾病尤为重要，许多伤病与过度使用有关，尤其是运动员。如果使用糟糕的技术或不适当的训练方法，高强度的训练和比赛会对运动员造成不良影响。预防的基本原则是运用常识。肌腱单位所能承受的是它已经准备好承受的负荷。预防的基础是准备活动[16]。涉及身体的整体状态、灵活性、力量和对技术的关注，同时要认识到训练和比赛所带来的压力。

肩部灵活性的影响已在游泳运动员中得到证实[116, 117]。研究证实，前肩部僵硬与肩部疼痛明显相关。因此，拉伸练习是一种重要的预防措施。拉伸运动的特定目的是尽量保持内旋和内收角度（图 47.16）。与对侧相比，不一定要刻意保持相同的内旋角度，重点是为了避免后关节囊挛缩和内旋、内收角度的不良下降。拉伸运动对于年龄大的运动员同样重要，他们出现僵硬的可能性更大。

强壮而又平衡的肩关节对于防止过劳损伤至关重要[18, 52, 53, 60, 62-64, 68]。这种平衡始于肩胛骨平台和肩胛周围负责稳定的肌肉。许多辅助工具可以增强肩胛周围稳定肌肉和肩袖的力量，例如自由重量器械、

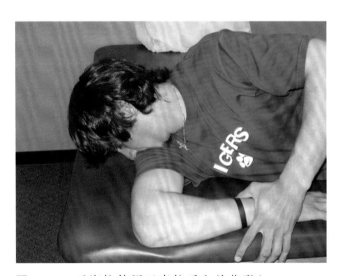

图 47.16 睡姿拉伸用于牵拉后方关节囊（From Kibler WB, Kuhn JE, Wilk K, et al. The disabled throwing shoulder: spectrum of pathology—10-year update. *Arthroscopy*. 2013; 29: 141-161. ）

弹力带等，推荐使用等速运动器械。任何力量训练都必须得到良好控制，尤其是对年轻运动员而言。另外，使用某些等速运动设备不允许有肌肉离心性收缩。考虑到离心负荷过大会造成肩袖损伤，这一点十分重要[118-122]。

非手术治疗

非手术治疗本质上是预防性治疗的扩展，增加了针对损伤的特定治疗方法[52, 68]。它可以分为四个部分：①调整活动；②局部和全身性措施减轻和消除症状；③拉伸和力量训练；④重新评估和维持治疗。

（1）调整活动。

对于症状较轻的患者，调整活动意味着减少引起疼痛的特定活动的频率和持续时间。它也包括改变运动方式，或有时称为主动性休息。在网球运动员中，要做的就是可以进行底线击球训练但停止发球训练。在棒球投手中，减少日常投球次数并降低速度可能会有所帮助。游泳运动员应减少游程或使用踢脚板。其他治疗方法涉及技术的特定变化，例如为投手投掷侧臂或增加自由泳运动员上肢入水角度。更换装备也会有帮助。对于不爱运动的患者，避免将重物举过头顶或睡眠时用枕头，以减少本已疼痛的肩部的应力。一段时间后这些患者通常会好转，但恢复运动是一个长期目标，可能需要更积极的治疗。

（2）局部和全身治疗。

尽管各种调整活动的方法可以使活动中出现疼痛的患者得到改善，但是大多数患者的病情更加复杂，需要进一步治疗。非甾体类抗炎药（NSAIDs）的使用十分广泛，确实可以缓解症状；但是，根本问题（无论是急性的还是源于过度使用）是组织损伤，而损伤的炎症反应是愈合机制的一个正常部分。也有证据表明，在一些慢性过度使用型损伤中，病变组织没有炎症反应。这些治疗可以减轻疼痛，使身体逐渐康复。冰敷疗法也是公认的局部治疗手段，可以减少充血、减轻疼痛并可能减轻肿胀和炎症反应。急性损伤后使用，效果尤为显著。通常建议在过度活动后进行冰敷，最大限度地减轻疼痛以及活动后立即出现的炎症反应。

超声治疗有助于治疗肩袖和肱二头肌肌腱病变，它可以增加受伤组织的局部血液供应[123]。帮助清除损伤产物，增加细胞修复物质的供给。其他方法还包括高压电刺激、经皮神经刺激、电磁场治疗和激光治疗。其中部分方法的特殊益处尚不清楚，但是很多患者在治疗后症状得到缓解并且副作用很少[124-129]。

局部注射皮质类固醇激素是一种侵入性的治疗。类固醇注射的危害性有据可查。对文献的批判性分析不能得出没有任何长期益处的结论，该疗法仍被推荐用于急性疼痛性损伤患者，以终止与过度使用相关的疼痛的恶性循环。这将促进早期康复[130]。不主张在局部重复或长期使用激素。

使用生物制品促进肩袖的愈合是一种逐渐成熟的非手术治疗方法。研究最广泛的是注射富血小板血浆（PRP）治疗肩袖部分撕裂，以及作为肩袖修复后的辅助治疗。目前，关于PRP能否减轻症状或降低肩袖修复术后再撕裂率存在争议，大多数荟萃分析显示并没有明显的优势，需要进行更多的研究[131-137]。其他生物制品，例如间充质干细胞、生长因子和生物支架在增强愈合和生物修复方面显示出令人鼓舞的前景。然而，需要更多的临床研究来真实评估这些干预措施的益处[138-140]。

（3）拉伸训练、力量训练和适应训练。

拉伸训练既是治疗手段，很明显又具有预防意义，并为维持治疗提供了基础[16, 68]。包括牵拉练习在内的热身运动可以帮助患者改善发力时序和控制，还可以使肌肉有效发挥功能。拉伸运动可增加肌肉的血液供应，增加收缩力。游泳选手肩部损伤发生率较高与灵活性不足有关。与内旋相比，外旋角度增加也与肩部问题有关，尤其是投掷运动员。治疗肩部疼痛患者，要特别注意这些因素[141]。拉伸运动是全方位的，但应着重于胸前位内旋和内收[142]以及背手内旋和后伸。除了常规动作外，这些练习也要在运动前完成。

肌肉训练是治疗大多数肩袖或肱二头肌腱疾病患者的核心手段[39, 68, 143-148]。无论损伤是由于急性直接暴力、离心超负荷还是慢性退行性变，留给患者的都是羸弱的肌腱组织。肌腱组织通常由于肌力不平衡出现原发性挛缩，或由于损伤导致继发性挛缩。很显然，肌腱完全断裂需要治疗或手术修复，才能恢复到伤前的活动水平。

肩袖力量训练应强调外旋力量训练[68]。在预防和治疗方面，使用橡胶棒既简单又有效。初期训练时，手臂要放在体侧，直到疼痛减轻。出现疼痛时，不要在外展90°位进行抗阻旋转力量练习。可以逐渐将手臂置于外展位置，先到45°，直到疼痛完全消失，然后再达到功能范围。大多数业余选手和非投掷项目运动员不需要在90°外展位进行力量训练。

如果肩胛骨运动障碍是肩关节功能障碍的主要原因，通过恢复和强化肩胛骨稳定机制的非手术物理治

疗是可以治愈的 [55, 149]。如果肩胛骨运动障碍是其他肩关节病变导致的，即使已经解决了原发病变，也仍然需要通过物理治疗使肩关节恢复正常。

除了肩关节力量训练这一特定部分，重要的是不能孤立地看待肩关节。Kibler 等 [150] 强调了"核心稳定性"和"运动链"对竞技运动的重要性。应同等关注相关的关节和肌肉，以确保在运动员的康复过程中应用合适的身体力学。

（4）重新评估和维持治疗。

在重新评估期间，治疗要和预防进一步损伤相结合。整个治疗过程中，患者、理疗师和医师是一个教育计划的组成部分。该教育涉及临床问题、病程和最终预后。如果是他们喜欢的活动，大多数患者愿意进行日常的常规锻炼。遗憾的是，这种依从性往往发生在伤后而不是伤前。

手术治疗

对于许多肩袖损伤患者，必须更加强调非手术治疗而不是手术治疗。绝大多数患者在接受手术之前通过调整自己的运动，甚至放弃引起疼痛的活动会痊愈，但是，对于年轻患者或长期非手术治疗失败的患者，通常需要手术治疗。

手术技术

肩峰下减压和肩袖修复。关节镜评估现在是肩袖和撞击损伤患者的标准方法。诊断性关节镜可以确诊，镜下可以看到关节内结构，并记录关节损伤的证据。应仔细检查肩袖的下表面。

由于撕裂扩大的概率很高，肩袖全层撕裂应在关节镜下进行修复，特别是运动需求较高的人群 [151]。检查并评估部分撕裂是否应予修复 [152]。Snyder 和 Ellman [153, 154] 均提出了肩袖撕裂的关节镜下分类。可以将硬膜外针和（或）标记缝合线穿过部分撕裂的关节侧，之后识别滑囊侧并进行评估。目前，大多数学者建议，如果肩袖撕裂小于止点内外宽度的 50%，可行肩袖清理和肩峰下减压 [94, 95, 155-159]。如果肩袖撕裂超过 50%，应进行肩袖缝合和减压 [94-97, 151, 152, 160, 161]。如果肱二头肌腱发生退变或查体试验总体呈阳性，建议行肱二头肌腱切断或固定术。

术后管理。术后，使用带小枕头的肩部固定器将上肢保持在外展 20°～30°，使缝合部位免受应力。术后 4～6 周内都要佩戴，除非淋浴及每天 2 次的家庭康复训练时可以去除。大多数患者术后要尽早开始被动辅助运动 [60, 163]。术后 1～2 周，指导患者用对侧手将患侧手臂被动抬高至 90°，以及被动外旋至中立位。加强手、腕和肘部的主动活动。为每一位患者提供详细的训练方案。根据撕裂的程度，患者会在约 6 周后开始主动运动 [66, 68, 164]。通常在 10 周时，主动运动与末端拉伸相结合，并根据每个人的进展情况增加抗阻运动 [65]。其余的术后治疗方案包括了非手术治疗部分叙述的内容。

结果。切开和关节镜下治疗肩袖和肱二头肌腱病变的结果总体良好 [29, 53, 102, 145, 153-156, 158, 165-177]。以往，治疗这些疾病的方法涉及不同形式的肩袖修复和通过不同切口进行的肱二头肌腱固定术，包括肩峰切除术。现在，针对一般患者，手术治疗肩峰下病变包括三个主要步骤：肩峰下间隙减压（或称为清理）、肩袖修复和肱二头肌腱固定术。导致修复失败的患者因素包括高龄、撕裂较大、肌肉质量差、骨质疏松、糖尿病和高胆固醇血症 [178, 179]。零间隔时间试验证明，双排修复的生物力学强度和肌腱愈合率比单排修复更高 [180]。切开或小切口修复与关节镜手术可以取得相同的结果 [173, 181-184]。

切开技术。大多数学者建议对有症状的全层肩袖撕裂进行早期手术修复 [49, 68, 94-96, 152, 185-188]。对肩袖撕裂自然病程的研究也支持这一观点 [151, 189]。根据目前的文献综述，不能预测运动员能否完全恢复至伤前运动水平 [190]。这警示我们不管使用哪种方法，都需要进行肩峰下减压和肩袖修复。如果不对有症状的全层撕裂采取手术治疗，预期效果不佳。对于较大的撕裂（大于 3 cm），即使采取手术治疗，效果也不好 [105, 166, 171, 187, 191]。

关节镜技术。关节镜下修复全层肩袖撕裂已被广泛接受；然而，是否同时进行肩峰成形术仍存在争议 [192]。

一项研究对 24 例确诊为原发性撞击的运动爱好者进行肩峰下间隙减压治疗，结果显示：87.5% 的患者恢复了正常运动 [185]，在另一个同类型研究中（病因与运动有关和无关），手术成功率为 88% [170]。

部分撕裂的手术技术仍存在争议。研究表明，将撕裂转为全层，然后采用各种缝合形式贯穿肌腱缝合，都能获得良好的效果 [159, 193-199]。既往的工作表明，部分撕裂很可能会进展为全层撕裂 [10]。因此，一些人主张修复所有部分撕裂，但这显然存在争议，尤其是对于运动人群。

研究显示关节镜手术的并发症相对较少 [200, 201]。

📌 作者首选技术

手术策略

　　手术的主要指征是经过适当的非手术治疗计划失败的患者。在考虑手术之前进行充分的非手术治疗，并保持良好的患者依从性，患者应至少随访 3~6 个月（取决于运动员和运动）。非手术方案失败的标准是需要干预的明显疼痛和功能障碍。

　　对于急性创伤性损伤，尤其是老年运动员，必须考虑肩袖全层撕裂的可能性。磁共振成像是在这种情况下提供诊断的金标准。如果肩袖出现全层撕裂，则进行手术修复。另一种可以考虑早期手术的情况是，由于肩峰过度生长或肩峰异常（通常在老年运动员中）而出现明显的原发性撞击。在这两种情况下，导致患者症状的明显解剖异常需要手术矫正。总的来说，外科手术的选择取决于许多因素，包括潜在的病因和异常的程度[161]。如果肩袖全层撕裂，可以进行开放或关节镜修复。成功修复的基本原则在开放和关节镜下肩袖修复中都是相同的，无论选择何种技术都不应妥协。如何实现这些基本原则由医生个人决定（无论是通过开放还是关节镜技术）。

肩袖部分撕裂和内撞击损伤

　　对于肩袖部分撕裂，如果撕裂涉及的肌腱少于 50%，我们目前只对肩袖进行清理。如果撕裂超过肌腱的 50%，我们考虑清理变性组织并将撕裂部分固定于骨床。无论哪种情况，都可以在关节镜下进行肩峰下减压。

　　术后立即开始被动辅助运动和拉伸。患者在耐受的情况下迅速进入主动和抗阻运动状态。非手术治疗主要是增强力量和恢复功能。

　　对于有内撞击的运动员，我们切除和（或）修复后上方的盂唇损伤和相应的肩袖损伤。我们使用体格检查和 EUA 来确定是否存在细微但病理性的前向松弛和后方挛缩，并进行适当的处理。应该再次强调，这是一个很难诊断和治疗的患者群体，医生在进行手术治疗前应当确定这是一个合适的选择，因为对于过头运动员可能导致术后无法恢复外旋。

肩袖全层撕裂关节镜手术技术
麻醉

　　我们倾向于在所有手术中使用留置神经周围导管进行区域臂丛神经阻滞，并在大多数肩袖修复中增加全身麻醉或镇静麻醉。这使得术中和术后疼痛控制非常好。此外，与在沙滩椅位病例中使用全身麻醉相比，区域麻醉可以改善低血压控制。这种血压控制的改善可能会降低术中低血压（降低脑灌注）或高血压（降低手术可视性）的可能性。

准备

　　我们首选的治疗技术是在 70°沙滩椅位进行关节镜修复。任何操作程序都应遵守定位注意事项，注意使用衬垫保护潜在的压迫区域。患者的头部和颈部处于中立屈曲位。监测血压以避免低血压。在铺单前在麻醉后常规检查评估关节活动度。如果发现轻微的粘连性关节囊炎，在麻醉下进行温和的手法松解。然后，对患者进行准备和铺单，并在整个手术过程中使用无菌铰接手臂固定器来帮助手臂定位（图 47.17）。手臂定位的重要性在于，手术时，可以方便地进入肩部的各个部分。因此，适当的手臂定位可以使技术要求已经很高的手术更加容易。反之，手臂定位不当会使难度增加很多。

手臂定位

　　虽然术中必须进行细微的调整以获得最佳的视野和通道，但应记住手臂定位的一些一般原则。这些原则看似显而易见，但在这里需要简要讨论，因为正确的手臂定位往往被忽视。

　　当在盂肱关节内工作时，手臂最好处于轻微外展、轻微屈曲和与肩胛骨平面一致的大约 30°外旋的位置。在这个位置，冈上肌的张力被消除，盂肱关节很容易牵开。当手臂被外展并向内旋转时，肩袖也被带到中间并进入视野。

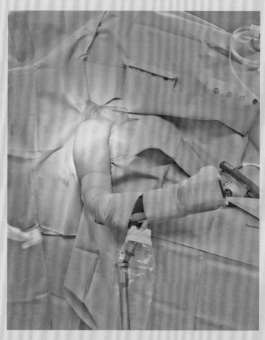

图 47.17　标准的沙滩椅位配合肩的"蜘蛛臂"

作者首选技术

手术策略（续）

在肩峰下间隙工作时，手臂的位置取决于要观察的结构。将手臂置于一个更内收的位置，可以对手臂施加牵引力，使肱骨头向下偏离肩峰。这有助于进入肩峰下间隙，这在关节镜下肩峰减压时可能是有用的。然而，与此同时，内收手臂会使肩胛下间隙塌陷，使肩袖的视野更加困难。为了使肩袖前方撕裂视野更好，有必要通过屈曲和外展手臂来放松三角肌，或者外旋手臂实现。

入路

最终，入路旨在提供安全的最佳视野和通道。三个经典入路为肩关节镜检查入路，即后入路、侧入路和前入路（图47.18）。这三个"标准"入路通常在不同情况下使用。值得注意的是，有效的肩袖视野和修复不应受到"标准"入路位置的限制。前外侧和后外侧入路根据具体情况按需制作。用肾上腺素局部麻醉以减少出血。后入路是在可触及的凹陷内建立的，该凹陷位于肩峰后外侧的正下方和肱骨头的上方，因为它向下和向内倾斜至关节盂。这导致皮肤上的进入点大约在肩峰后外侧角下方2 cm和中间2 cm处，但是为了最佳的肩袖视野，可能稍微更靠前和更靠外侧。在直接观察下，侧入路位于肩峰的"50码线"（50-yard-line）。前入路位于喙突和肩峰前外侧角之间的中点，这使它与肩锁关节大致一致。这个入路是通过肩袖间隙进入盂肱关节。为了帮助建立这个入路，可以首先放置一根脊柱穿刺针作为粗略的引导。一般来说，关

节镜放置在后入路、侧入路和前入路用作工作入路（图47.19）。

关节镜检查

关节镜通过后入路进入盂肱关节。手臂处于轻微外展、屈曲和外旋的位置。然后在直视下建立侧方入路，与全层撕裂前后方向的撕裂中点一致。然后进行常规诊断性关节镜检查。诊断性关节镜检查的目的是确定病理类型。肱二头肌腱及其结节间沟部分拉入关节进行评估。如果肱二头肌腱是次要因素，滑膜炎和部分撕裂可以进行镜下清理。如果情况严重，可以根据患者的需要进行关节镜下肱二头肌腱切除术或肱二头肌腱固定术。通过手臂的内外旋，可以很容易地看到肩袖。如果担心肩袖撕裂不容易从肩峰下间隙看到，可以通过放置脊柱穿刺针引入的标记缝线来标记肩袖撕裂的部分撕裂位置。仪器可以根据需要通过前套管引入。刨刀通常通过前入路或侧入路引入，盂唇损伤可以进行清理至稳定的边缘。

关节内手术完成后，通过后入路进入肩峰下间隙。通过先前建立的皮肤切口，关节镜套管触碰到肩峰的后边缘后在它下面滑入肩峰下间隙，然后前进到肩峰下间隙的前外侧。将套管从内侧和外侧扫过以清除滑囊组织，并引入摄像头，以使肩峰下间隙"形成空间并且可视化"。肩袖、冠状韧带和三角肌内筋膜应清晰可见。

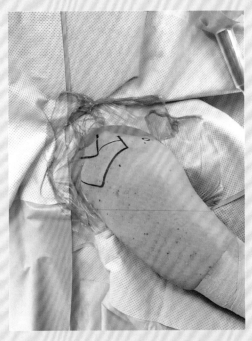

图47.18　标记了作者首选入路的右肩关节

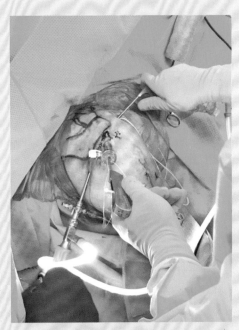

图47.19　肩袖缝合过程中，后入路为观察入路，外侧入路和前入路为操作入路

◢ 作者首选技术

手术策略（续）

滑囊切除术

然后用刨刀通过后入路进行滑囊切除术。注意切除后方肩袖与三角肌的任何粘连以及前方肩袖与喙突的任何粘连。这时从滑囊侧可以确定肩袖的撕裂。刨刀在中间和最后面操作时应该避免过度刨削引起小血管出血。我们更喜欢在这些区域使用射频，以减少医源性出血和视野的缺失。

肩袖修复术

关节镜放置在后入路，侧方入路放置一个直径8.5 mm的套管。对于大多数肩袖修复术，高后外侧入路是观察入路；前入路和侧入路是工作入路。然而，通过侧方入路的观察可用于确定撕裂、放置缝线锚钉或缝合肩袖。

肩袖修复的目标是重建正常的肩袖解剖结构。为此，已经提出了各种技术、仪器和缝线配置。肌腱边缘用刨刀或咬钳去除。骨床准备需要将增生的骨赘磨除以暴露出出血的骨面。通过松解肩袖与上关节盂以及与肩胛冈或喙突（包括喙肩韧带）的任何粘连后使肩袖移动自如。松解喙肩韧带，将2型或3型肩峰转化为1型肩峰。一般来说，前后延伸小于1 cm的小撕裂采用单排技术修复。前后向直径在1~3 cm、具有良好的活动性的中度至重度撕裂使用双排经骨等技术修复。大于3 cm且活动受限的撕裂通过单排技术拉回到内侧肩袖足印区，并根据需要进行边缘处理。

从前外侧插入脊柱穿刺针，以确定缝合锚钉放置的合适角度。通常在肩峰外侧做一个小切口，用锥子以45°角插入肩袖的骨床。对于双排技术，内排建立在关节边缘的外侧。然后将一个三重加载的缝合锚拧入骨中，插入器轻轻缩回，露出3对彩色的缝线。一对缝线通过侧入路取出，装载到顺行缝合装置上，并穿过肩袖后从肩袖内侧退出。在直视下，从前入路引入抓钳，在缝线穿过肩袖后，从前方取出缝线。接下来的两对缝线需要使用缝合装置从外侧入路以及抓钳从前侧入路辅助，以水平褥式方式缝合。为了使缝线以水平褥式的方式缝合，需要一股缝线在肩袖后内侧穿过，另一股缝线在更前内侧穿过。从侧方入路抓取缝线，然后用推结器打结。未缝缝线末端也从侧方入路取出，用标准的滑结技术打结。利用打结的缝线将肩袖组织向下压至其内侧的足印区。用无结压紧型锚钉装置将剩余的缝线固定到外侧大结节上。这一步有效地将肩袖横向拉至解剖学位置，具有出色的足迹加压的作用。

切开手术技术

如果在诊断性关节镜检查后选择开放肩袖修复术，在切开前要对肩部进行重新准备以降低感染风险。切口从肩锁关节的后部开始，延伸到肩锁关节的前外侧角，并向下延伸到三角肌下方几厘米。用电刀分离皮下组织，肩锁关节、肩峰和位于前、中三角肌之间的中缝。由于组织较厚需要用15号刀片斜着通过肩锁关节。这是一个延伸到肩峰前外侧角和三角肌中缝的单一切口。小心避免远侧延伸超过5 cm，否则可能损伤腋神经。用15号刀片切开骨膜露出肩峰前部。在完全暴露肩峰前方的过程中，从肩峰的下表面松解喙肩韧带。同样方式显露肩锁关节。重要的是将其保持为一个厚的单瓣，从骨上取下，以便在手术结束时进行坚固的修复。通过充分的暴露，可以很容易地进行锁骨远端切除和肩峰下减压。然后注意力转向肩袖。可以用Mayo剪刀和松解术进行滑囊切除术，包括松解喙肱韧带。就像关节镜手术一样，松解后肩袖应该可以移动自如。用磨钻成形足迹区，并且可以用与上述相同的锚钉和缝线装置进行肩袖修复。或者，中排锚钉可以与相同缝线的横向经骨通道结合，以实现袖带附件的生物力学上最强的修复[162]。然后使用可吸收缝线来修复骨膜瓣和三角肌中缝，并关闭皮肤。

并发症

肩袖撕裂修复术后的并发症包括僵硬、肩袖不愈合以及持续性疼痛[200, 202]。较少见的情况包括感染、神经损伤以及与手术体位（侧卧或沙滩椅位）相关的问题[200, 203, 204]。一般而言，关节镜下和切开肩袖修复非常安全[200]。

未来展望

自从Codman发表了具有里程碑意义的文章以来，对肩袖及其疾病的认知已经有了极大的深化和拓展，但仍有许多疑问还没有答案。遗留的问题包括：①肩袖撕裂的原因是什么？②肩袖撕裂发生，它自然病程是怎样的？③从肩袖撕裂的自然病程来看，哪些撕裂可以进行保守治疗，又有哪些撕裂需要手术修复？④对于需要手术治疗的撕裂，最佳的手术技术和修复方式是什么？⑤哪些生物学方法可用于提高肩袖修复的效果？上述每一个问题的答案都会是鸿篇巨著，但以下我们做一个简要的综述。

对于肩袖撕裂的病因和自然病程，还没有精确统一的描述，但现有的文献已经确定了一些原则。传统上，关于肩袖撕裂病因的争论集中在内在的退变[155, 205-207]与外在撞击/磨损[2, 27, 208, 209]。更准确的回答可能是多因素的，内在的退变、外部撞击/磨损以及肩袖的轻微损伤和严重创伤都扮演着部分角色。不管肩袖撕裂的病因是什么，最近的文献都在关注撕裂的好发人群。此外，尽管仍存在许多问题，对肩袖撕裂自然病程的描述愈发准确[151]。肩袖撕裂最常见于50岁及以上人群[210]，如果没有创伤，40岁以下人群中很少见[211]。不管是有症状的还是无症状的，肩袖撕裂的发生率会随着年龄增长而增加。此外，一侧肩关节出现有症状的肩袖撕裂，对侧肩关节很有可能存在无症状撕裂。同样，有症状的肩袖撕裂比无症状撕裂更有可能扩大[82, 85, 86, 191, 210, 212-216]。随着肩袖撕裂的进展，肌肉萎缩和脂肪浸润逐渐加重[217-221]。当脂肪浸润进展到一定程度，撕裂会变为不可修复性撕裂[222, 223]。如何确定撕裂的发展阶段并选择合适的保守治疗或手术治疗方法，外科医生面临挑战。

对于需要手术的肩袖撕裂，最近的文献中出现了关于最佳修复技术的讨论（切开、微切开与关节镜下）。传统上，切开修复已被视为治疗肩袖撕裂的金标准。但是，最新的关节镜下肩袖修复临床研究已证实，其效果与切开手术相同，从而平息了切开手术与关节镜手术孰好孰坏的争论。切开手术与关节镜的争论已经结束，关于关节镜下最佳修复技术的争论又开始了。当前面临的问题是哪个才是更好的修复方式：单排、双排还是经骨缝合？已证明双排缝合在生物力学上优于单排缝合[180, 224-231]。此外，经骨双排修复能够更准确地恢复肩袖的解剖止点[232-234]。尽管具有理论上和生物力学优势，临床结果尚未明确证明这些技术的优势。然而，学者们仍然主张在关节镜下肩袖修复中使用双排缝合技术[235]。

最近，许多研究评估了生物治疗在改善肩袖修复结果中的作用。这些生物制品包括间充质干细胞疗法、生长因子注射、上关节囊重建以及生物补片和支架。最受欢迎的生物制剂是PRP，理论上可以为肩袖提供必要的生长因子并促进愈合。目前，关于PRP的有效性存在相互矛盾的报道[131-137]。一种潜在的、更有前途的辅助治疗方法可能是间充质干细胞的衍生物，因其在注射前的预期再生特性，因此在减轻肌肉纤维化和退变方面可能具有更可预测的结果，从而使修复更加成功。动物实验表明，肩袖损伤后使用脂肪组织提取物来源的血管周干细胞治疗，可以减轻肌肉萎缩程度[139]。随着人们对肩袖组织自身细胞的特征有了更深入的了解，有望开发出针对肌肉萎缩和纤维化的更加有效的生物疗法。

生物支架被开发出来，作为间充质干细胞或生长因子的递送系统，以促进愈合[236]。生物诱导补片已被用于降低再撕裂率并改善巨大肩袖撕裂或组织质量差的撕裂的预后[237, 238]。增强补片可以释放具有再生特性的细胞，同时减少修复部位的张力[238]。支架和生物补片在促进愈合和增强生物修复方面前景广阔。然而，需要更多的临床研究来真正评估这些干预措施的益处[138-140, 239]。

选读文献

文献：Millett PJ, Warth RJ. Posterosuperior rotator cuff tears: classification, pattern recognition, and treatment. *J Am Acad Orthop Surg*. 2014; 22(8): 521-534.
证据等级：V
总结：这是针对肩袖撕裂分型、分类以及治疗策略非常有价值的一个全面系统性综述。

文献：Burkhart SS, Lo IK. Arthroscopic rotator cuff repair. *J Am Acad Orthop Surg*. 2006; 14(6): 333-346.
证据等级：V
总结：这是针对关节镜下肩袖修复的原则、技术以及生物力学的高质量综述。

文献：Depres-Tremblay G, Chevrier A, Snow M, et al. Rotator cuff repair: a review of surgical techniques, animal models, and new technologies under development. *J Shoulder Elbow Surg*. 2016; 25 (12): 2078-2085.
证据等级：V
总结：这是针对目前肩袖修复手术技巧及新技术的高质量综述。

（Gina M. Mosich, Kent T. Yamaguchi, Frank A. Petrigliano 著　杨　朋译　肖　健校）

参考文献

扫描书末二维码获取。

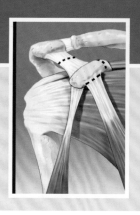

第48章

肩胛下肌损伤

肩胛下肌是肩袖的前方部分，是肩盂肱关节的重要稳定装置和内旋装置[1, 2]。第一例肩胛下肌撕裂的病案报道是由 Smith 于 1834 年发表[3, 4]，第一例对肩胛下肌撕裂进行修复的病例则是由 Hauser 在 1954 年报道[5]。尽管有一些报道，直到 Gerber 等于 1991 年报道了对 16 例单纯肩胛下肌撕裂患者的治疗之前[6]，针对肩胛下肌撕裂的手术治疗仍是相对被忽视。

肩胛下肌损伤可以是一种孤立的损伤，也可以合并其他肩袖肌腱损伤；也可能包括肱二头肌长头腱的损伤。肩胛下肌损伤若长期得不到适当的治疗可导致功能障碍，包括疼痛、力弱和功能不良[7]。最近的研究显示肩胛下肌损伤的发病率高于预期。Bennett 报告了 165 例接受肩关节镜手术治疗的患者，其中肩胛下肌损伤占 27%，在所有肩袖损伤患者中肩胛下肌损伤则占到了 35%[8]。其他一些研究也报道了相似甚至更高的发病率，最高可达 49%[9-11]。

不同年龄组肩胛下肌的损伤类型通常也不同。青少年运动员在运动时可能会损伤小结节（例如 Salter Ⅱ型骨折）或者肩胛下肌撕脱合并肱骨侧关节囊撕脱（HAGL 损伤）（图 48.1）[12-14]。附着肩胛下肌的结节移位在诊断和手术上都是难题。中年运动员可能患有创伤性单纯肩胛下肌撕裂或肩袖前上撕裂，其范围可以从关节侧部分撕裂合并二头肌长头腱脱位，到伴有疼痛和僵硬的大撕裂（图 48.2）[15-17]。老年患者可能出现巨大撕裂，通常是先前伴随轻微症状的慢性撕裂急性加剧的结果，从而导致不稳，和可能的肱骨头向前移位（图 48.3）[18]。许多患者已经找到了适应的冈上肌腱小撕裂的方法，但是当撕裂延伸到肩胛下肌和冈下肌时，肩袖的稳定作用会受到影响，从而导致严重的后果。在开放手术修复过程中，常常无法探及撕裂扩展程度，从而导致持续的症状[19]。

解剖学

肩胛下肌是肩袖四条肌肉中最大、最有力者。单独来看，它提供了肩袖大约 50% 的力量。肩胛下肌起源于肩胛骨的前面，通常分为上 2/3 和下 1/3。根据 Hinton 等报道其上 2/3 以腱性止点止于小结节处，而下 1/3 则为肌性止点止于肱骨干骺端[21]。研究还发现腱腹交界处位于距小结节约 2 cm 处。关节镜下可以探查到肌腱的上半部分。Wright 等在一项包括对 6 个肩关节的尸体研究中发现，肩胛下肌的上 44% 可以在关节镜下被探查到[22]。该研究还发现腋神经在肩胛下肌下缘穿过——大约距关节镜下可见的腱上缘 32.8 ± 6.0 mm。最近的尸体研究显示肩胛下肌腱止点宽度在 16~20 mm，长度从 25 mm 至 40 mm 不等[23, 24]。肩胛下肌腱的上半部分与冈上肌腱前方纤维参与形成了肩袖间隙结构以及肱横韧带。这个间隙对运动员的肩关节很重要，为做过顶运动的运动员提供了稳定性。关节腔内肌腱纤维交错形成滑车结构对于肱二头肌长头腱稳定起到了重要作用。关节外的肩袖间隙结构包括喙突和喙肱韧带。

肩胛下肌由肩胛上和肩胛下神经支配。大部分肌肉由起源于臂丛后束 C5-C6 神经根的肩胛上神经支配。肩胛下神经支配肩胛下肌的腋窝部分和大圆肌。在一种常见的神经变异中，腋神经可以发出一个或两个小分支，支配肩胛下肌的腋窝部分[25]。大部分血液供应来自于肩胛下动脉。作为腋动脉最大分支的肩胛下动脉自肩胛下肌下缘沿着肩胛下角向上走行。

几项尸体研究表明，小结节上的止点上部分是肩胛下肌腱最宽的部分[9, 24, 26-28]。止点呈梯形，最宽部分在上端，下端止点宽度逐渐变窄。基于这些研究，人们认为肩胛下肌腱上方的止点区域是强度最大的部

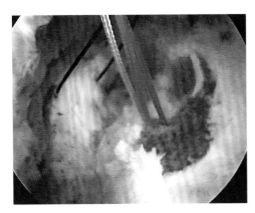

图48.1　滑囊侧视野下回缩的肩胛下肌及其撕脱

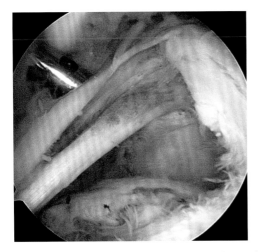

图48.2　前上型撕裂，包括肩胛下肌和冈上肌腱

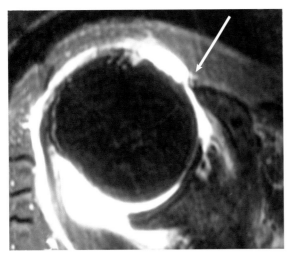

图48.3　MRI 显示由于巨大肩袖撕裂导致的肱骨头前向半脱位。箭头所指的是肩胛下肌肌腱从小结节撕裂并向内侧回缩

位，也是撕裂最先和最容易发生的部位[9,27]。

功能

肩胛下肌的主要功能是与胸大肌、背阔肌和大圆肌一起内旋肩关节。Favre 等[29]认为在上臂处于内收时肩胛下肌的中上部是肩关节的内旋装置。同时和后方的肩袖（冈下肌及小圆肌）共同组成了肩关节前后力偶[2,30]。同时，这些肌肉为盂肱关节的运动提供了一个稳定的支点，有助于盂肱关节所需的动态稳定性。肩胛下肌与三角肌的拮抗作用使得肱骨在冈上肌的作用下可以前屈和外展[2,18]。肩胛下肌位于肱骨盂肱关节的前方，所以也有助于维持肱骨头的前向稳定性，防止向前的半脱位/脱位[17,21]。

损伤机制

肩胛下肌损伤呈双峰分布。在创伤性损伤中，肩胛下肌典型的损伤通常发生在手臂过度伸展和外旋时[3-5]。Gerber 和 Krushnell 描述了 16 例单纯肩胛下肌腱撕裂患者均是在上肢处于被动内收和外旋位时导致的。Deutsch 等评估了 14 例肩胛下肌损伤的患者群[31]。除 3 名患者外，其余均因上肢在外展位过伸或外旋而受伤。患者的平均年龄为 39 岁，均为男性。

发生盂肱关节前脱位的老年患者与肩胛下肌功能不全也存在相关性[32,33]。Neviaser 研究了 11 例创伤性复发性肩关节前向不稳导致肩胛下肌功能不全的病例。患者的平均年龄为 62.7 岁，在所有病例中，通过对前关节囊和肩胛下肌的修复，稳定性均得以恢复。有研究显示在骨骼发育不成熟的患者中可能存在小结节撕脱[12,13]。因漏诊而未修复可能会导致严重的并发症（见图48.1）。

大多数急性肩胛下肌撕裂会伴随冈上肌撕裂同时发生，称为"肩袖前上型撕裂"。肩胛下肌的退行性撕裂越大，喙骨下撞击就越明显。Lo 和 Burkhart 描述了"滚动-挤压效应"，喙突-肱骨间隙小于 6 mm 时这种现象就可能会发生[34]，在这种现象中，喙突尖端撞击肩胛下肌腱，在关节侧表面产生张力，张力导致下表面纤维断裂（tensile undersurface fiber failure，TUFF）。前屈、内旋、水平内收可能会导致肩胛下肌腱在喙突尖和小结节之间受到撞击。

肩胛下肌损伤常见的伴随损伤是肱二头肌损伤。多项研究都阐述了肩胛下肌的损伤会导致肱二头肌腱向内半脱位或者直接撕裂[7,16,17,19,31,35]。Burkhart 等对这种伴随损伤进行了研究，并在关节镜下将其描述为

"逗号征"——指的是肱二头肌腱内侧断裂的吊索结构与撕裂的肩胛下肌腱之间形成的瘢痕[36]。Arai 等回顾了连续的 435 例关节镜手术病例，发现所有肱二头肌腱不稳定的病例都伴有肩胛下肌撕裂。事实上，肱二头肌腱的症状和病理常常可以引出肩胛下肌腱撕裂的诊断。这种联系的一种可能的解释是肩胛下肌腱的上缘是构成将肱二头肌长头腱稳定在结节间沟中的滑车（pulley）结构的一部分。

虽然这种情况不太常见，但肩胛下肌正常的病例中肱二头肌长头腱也可以发生脱位。这类病例中，外侧滑车结构被破坏，肱二头肌长头腱脱位到未受损伤的内侧滑车结构以及肩胛下肌腱表面。在这些病例中，外侧滑车结构和冈上肌腱撕裂可以导致这种类型的肱二头肌长头腱不稳定。

分型

关于肩胛下肌腱撕裂的类型已经有了一些分型方法。撕裂一般分为部分撕裂、全层撕裂无回缩、全层撕裂伴有回缩。Pfirrman 等[37] 将撕裂分为三个等级。Ⅰ级：上 25% 的肩胛下肌腱下表面受累，Ⅱ级：超过 25% 的肩胛下肌腱受累；Ⅲ级：整个肩胛下肌腱全层撕裂。LaFosse 等[10] 根据术中评估和术前 CT 扫描将肩胛下肌腱撕裂分为 5 型：Ⅰ型，上 1/3 肩胛下肌腱部分撕裂；Ⅱ型，上 1/3 肩胛下肌腱全层撕裂；Ⅲ型，上 2/3 肩胛下肌腱全层撕裂；Ⅳ型，整个肩胛下肌腱全层撕裂但肱骨头位置正常，脂肪浸润≤3 级；Ⅴ型，整个肩胛下肌腱全层撕裂，肱骨头向前偏移，喙突下撞击，并且脂肪浸润≥3 级。

最近，Yoo 等研究了肩胛下肌腱足印的三维解剖结构，描述了一种基于肌腱止点四个不同小面解剖结构的新的分型系统。然后他们使用关节镜在尸体上证实了他们的研究，并据此建立了一个分型系统，共分 5 型：Ⅰ型，肩胛下肌腱磨损或纵向劈裂；ⅡA 型，第一小面止点撕裂小于 50%；ⅡB，超过 50% 的撕裂，但外侧纤维未撕裂（大约为足印区 1/3）；Ⅲ型，第一小面全层撕裂（外侧纤维撕裂）；Ⅳ型，第一和第二小面止点全层撕裂并伴有肩胛下肌腱向内侧明显回缩（大约为足印区 2/3）；Ⅴ型，肩胛下肌腱全部全层撕裂并累及肌性部分[38]。

病史和体格检查

肩胛下肌断裂的临床表现多种多样，特别是急性损伤或创伤性损伤与退变性病变相比有很大的不同。年轻的急性创伤性损伤患者通常会出现剧烈的肩部疼痛以及活动受限。即使他们没有发生明显的脱位，其症状也可能与脱位相似。疼痛也可能与伴随的肱二头肌相关损伤有关。退行性肩胛下肌腱撕裂的典型表现与退变性上方、后方肩袖撕裂相似。患者有渐进的症状，通常出现在肩部前方。同样，在这种情况下，肱二头肌疼痛是很常见的，可以产生功能障碍。

在体格检查时，对双侧肩关节进行观察和对比很重要。肩关节前方肱二头肌沟和小结节区的压痛很常见。如果疼痛不明显，与对侧相比，患者的患侧肩关节可以表现出过度的被动外旋。内旋无力常见，但在慢性撕裂的病例中，患者经常使用其他内旋肌（背阔肌、胸大肌、大圆肌）来弥补肩胛下肌功能的缺失，这会影响体格检查的准确性。

有三种被广为接受的针对肩胛下肌的特殊检查方法（图 48.4）。Gerber 等描述了抬离试验（lift-off test）和压腹试验（belly press test），Barth 等后来又描述了

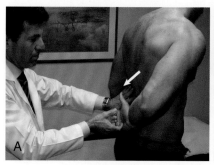
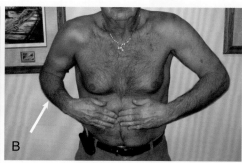
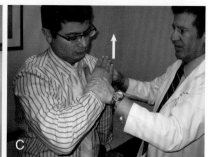

图 48.4 肩胛下肌损伤的临床体格检查。（A）抬离试验 (lift-off test)：将手臂从躯干移开，并要求患者保持抬离。阳性意味着患者无法维持这种姿势。注意患者试图将手从背部抬起的力矢量（箭头）。（B）腹压征 (belly press test)：患者双手按压腹部，肘部向前突出。内旋肌力下降或缺失迫使肘部靠向躯干（箭头）。（C）熊抱征（bear-hug sign）：让患者将手放在对侧前屈的肩关节上。检查者试着将患者的手抬离肩关节，而患者无法对抗检查者保持这种姿势。注意当检查者试图将患者的手从对面的肩关节上拉起来时所施加的力（箭头）

熊抱试验（bear-hug test），以更加精确地诊断肩胛下肌撕裂。进行抬离试验的先决条件是患者关节活动时疼痛轻微，并能够在不疼痛的情况下内旋肩关节。在这个测试中，患者首先内旋将手放在其背部，将手背贴于腰间区域。当患者无法举起或保持手远离背部时则为阳性。临床医生对这些体格检查的准确性和有效性进行了比较[41-43]。

与抬离试验相比，压腹试验对于运动受限、疼痛感更强的患者更适合。在这项检查中，患者将双手放在肚脐水平处，手腕保持中立。当患者为了保持肘部向前的位置而被迫屈曲手腕时，则为阳性，而这时肘部实际上是偏于后方的。与对侧相比，患者保持肘部向前方的能力下降也表明肩胛下肌无力。这项测试的先决条件是患者有正常的关节被动活动度（ROM）。被动内旋受限会导致假阳性。

熊抱试验要求患者将手掌放在对侧肩上，并将手指展开。然后，患者对抗外部试图以垂直的方式将手从肩上拉开的力量。当患者无法将手维持在另一侧的肩上，或与对侧相比表现出力弱时，则为阳性。

肌电图（EMG）测试表明，在抬离试验中，手位于腰中部水平，肩胛下肌的激活要大于手臂的其他内旋肌。此外，Tokish 等通过肌电图验证和比较，证明了压腹试验主要激活肩胛下肌上部，而抬离试验则激活肩胛下肌下部[42]。另一项肌电图研究评估了在进行熊抱、压腹和抬离试验时手臂的位置。他们的结论显示这三种试验对于肩胛下肌功能的评估都有很好的准确性和特异性，并且在手臂处于不同角度时对于肩胛下肌的激活没有显著差别。

影像学

最初的诊断检查包括肩部的 X 线片，包括外旋位的前后位片、肩胛出口位片（Y 位）和腋轴位片。可以观察肩胛盂肱关节、肩峰 - 肱骨间隙以及包括肩峰和肩峰锁骨关节在内的邻近结构的解剖。在急性肩胛下肌撕裂时，有时可以在 X 线片上看到小结节撕脱的小骨块。

评估软组织的其他影像学检查也是必要的，包括 MRI、CT 造影或超声。虽然超声依赖于操作者，但它可以动态成像观察。这些检查有助于评估撕裂回缩，但 MRI 和 CT 能够更好地评估肌肉萎缩和脂肪浸润情况。肌肉萎缩和广泛的脂肪浸润与肩袖术后愈合不良有关[44-46]。MRI 还能够对一些常见的伴随损伤进行评估，例如盂唇撕裂、肱二头肌腱损伤等（图 48.5）。

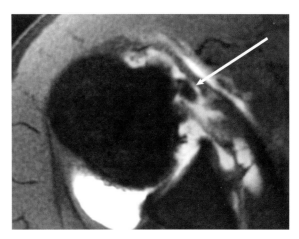

图 48.5 MRI 显示肩胛下肌腱撕裂，并伴有肱二头肌腱脱位（箭头）

MRI 对于肩胛下肌病变诊断的准确性在文献中受到质疑。Adams 等回顾性分析了 120 例接受关节镜下肩袖修复的患者，并将其关节镜下观察到的肩胛下肌撕裂的情况与 MRI 下的诊断进行了对比。术前 MRI 诊断为肩胛下肌撕裂的 16 例患者，均在关节镜检查中出现撕裂，其特异性为 100%。然而，只有这 16 个撕裂在 MRI 上被识别，而在关节镜检查时共发现 44 例撕裂，说明其敏感性仅为 36%。Foad 等最近进行的一项研究证实了上述结果，甚至 MRI 造影也是如此。在他们的研究中，40 个肩关节在关节镜检查时发现肩胛下肌撕裂，其中只有 15 例的术前 MRI 诊断为撕裂。有趣的是，对比 MRI 和 MRI 关节造影的敏感度分别为 40% 和 36%，这表明即使使用了关节造影，识别肩胛下肌撕裂的准确性也没有显著差异。

超声的动态特性是相比传统 MRI 检查的一大优势。Farin 等[49] 使用超声评价 17 例关节镜下确诊为肩胛下肌撕裂的患者。在他们的研究中，17 个撕裂中有14 个（82%）是术前超声准确诊断的。

治疗原则

在决定手术修复时，不同的情况推荐用不同的术式。在考虑关节镜下修复时，在制订手术计划时，应注意撕裂向后方扩展为多肌腱撕裂和肱二头肌 pulley 的不稳定性。关节镜下对于肩胛下肌的暴露是有限的，肿胀会使手术变得更加困难。所以应该先修复肩胛下肌腱，随后再修复邻近的其他结构。

肩袖撕裂包括肩胛下肌撕裂可以镜下修复也可以切开修复[16, 17, 50-54]。切开修复单纯的肩胛下肌撕裂可以通过三角肌入路进行。撕裂可能向后累及冈上肌和冈下肌，这可能需要一个额外的三角肌切口，以避免过度地牵拉三角肌。只需要一个皮肤切口即可以进入三角肌胸肌间隙，且可劈开三角肌向后方扩展。关节镜手术时生理盐水灌注液可沿胸壁和颈部基底部位扩散。应在术前告知麻醉医师，因为这可能会影响他们在插管、患者体位等方面的决定。

手术以及治疗不及时会造成预后不良[16, 39, 55, 56]。前上型肩袖撕裂通常是由创伤造成的，并且往往会导致关节僵硬[17]。这可能是由于肩袖间隙和肱二头肌腱相邻。术前就开始锻炼关节活动度，然后有计划地进行手术修复，可以达到较好的治疗效果。

肌腱松解是通过一系列的从关节侧到滑囊侧的松解来实现的。关节侧的松解包括盂肱中韧带的部分。滑囊侧的松解可沿喙突外侧缘进行，并可附加喙突成形术来减压。肩胛下肌的上缘有增厚的关节囊结构，构成了肱二头肌的内侧 pulley 以及喙肱韧带。保留这些结构将有助于复位冈上肌腱的前缘。可以在这些结构的内侧对肩袖间隙进行松解，有助于显露肩胛下肌上部并进行修复。

对于肩胛下肌的关节镜下修复有两种不同的观点，这涉及到不同的入路选择。有些人选择从后入路观察进行修复。上缘撕裂，无论是部分的还是完全的，都可以通过肩袖间隙的工作入路轻松进入。回缩明显而需要额外的滑囊侧松解的撕裂需要从滑囊侧观察。术者可以通过一个外侧入路或者前上入路来观察，对回缩的肌腱进行松解。对于相对复杂的回缩明显的撕裂，最好是两个入路都使用。

治疗方案

肩胛下肌损伤后，有几种治疗方法，从非手术治疗到手术治疗。由于肩关节内旋力量的重要性和发展为慢性前向不稳定的潜在风险，急性损伤通常建议进行手术修复。

非手术治疗的预后不确定。有极少数的体弱多病的病例对于肩胛下肌损伤未做处理，而没有产生不良的后果。某些患者先前接受过关节切开手术、Z 形延长或松解手术，导致肩胛下肌相对薄弱或功能减退。幸运的是，还有一些从胸廓延伸出来的肌肉可以帮助肱骨内旋。需要注意的是发生前方不稳的风险，其可造成程度不同的后果，从偶发的半脱位到固定的前方脱位（见图 48.3）。这些是尝试重建时遇到的复杂问题，因此建议绝大多数肩胛下肌撕裂的患者还是需要进行早期处理。

传统的手术修复撕裂的肩胛下肌腱是用切开手术。通过三角肌胸肌入路，不需要破坏肌肉止点。从滑囊开始暴露，肱二头肌和附着在喙突上的肱肌可以得到保护，肩关节可以适当地进行外旋，使小结节更容易显露出来。对于肩胛下肌腱回缩明显的患者，可以用手指触及并保护肌皮神经和腋神经，然后对回缩的肩胛下肌腱进行松解。在大多数情况下，在切开手术中肱二头肌腱通过不同的方法进行切断固定。切开手术的主要缺点包括对于后方以及上方的肩袖撕裂难以处理。通过内旋股骨头和伸展手臂，可以看到部分冈上肌腱前部；然而，这种姿势经常使冈上肌腱过度紧张，使得冈上肌腱的松解以及止点重建具有挑战性。在选择切开手术的病例中，在三角肌前三分之一和中三分之一交界处的后方额外劈开三角肌，可以更好地显露大结节止点，并且不会过度牵拉三角肌。

涉及肩胛下肌腱的前方肩袖巨大撕裂患者，肱骨头前上移位可导致前方力偶的丧失，从而造成严重的功能障碍。在这些病例中，如果在 MRI 上发现肩胛下肌有明显的脂肪浸润，则建议进行肌腱转位。胸大肌转移和背阔肌移位（+/- 大圆肌移位）均有文献描述。Elhassan 最近描述了通过三角肌胸肌入路进行背阔肌移位术来治疗不可修复的肩胛下肌撕裂。一旦确认了背阔肌，将其从肱骨上的止点处经骨膜下剥离后，进行 Krackow 编织缝合，并将肌腱转移并固定到小结节处，重建前方力偶。

近年来，关节镜下修复肩胛下肌和肩袖撕裂的方法越来越普遍。镜下修复的优点包括可以全面地探查关节腔内情况，可视下的关节及滑囊的松解，避免损伤三角肌，可以同时处理关节及滑囊的潜在伴随病变，以及减少某些并发症（例如感染，源于关节镜灌洗的先天优势）。

关节镜下修复肩胛下肌可以从关节腔内入路，也可以使用关节腔外滑囊侧入路。熟练掌握这两种技术可以让外科医生面对回缩明显的撕裂时可以有多种选择（图 48.6）。

当患者出现大或巨大撕裂时，关节镜下修复肩胛下肌腱常优先于冈上肌腱和冈下肌腱的修复。这样做有很多原因。首先，在时间较长的手术中灌注液外渗会影响手术视野。术区显露有限，需要在过度肿胀前处理。其次，先修复肩胛下肌腱由于恢复了邻近肩袖间隙的 pulley 结构，所以有助于冈上肌腱的修复。第三，在对回缩明显的撕裂进行松解和修复时，当从边缘处开始处理撕裂时，更容易判断组织张力，避免缝

关节镜下修复肩胛下肌撕裂（滑囊侧视野）

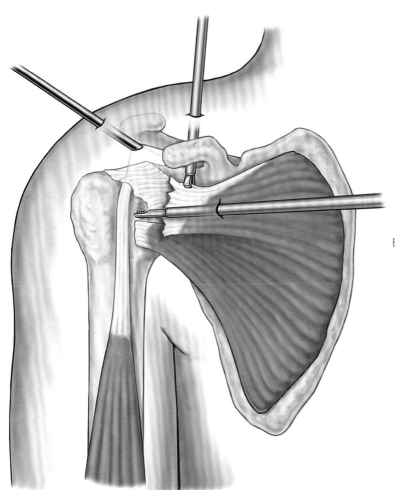

A 清理小结节骨床

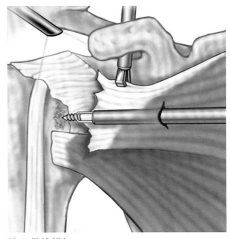

B 植入带线锚钉

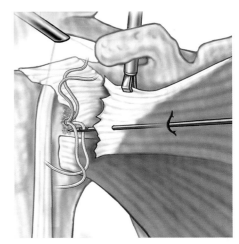

C 缝合钩

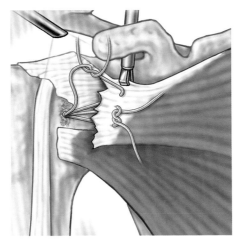

D 褥式缝合（黄），简单缝合（蓝色）

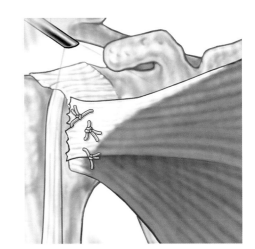

E 上下两枚锚钉完成修复肩胛下肌腱

图 48.6 关节镜下修复肩胛下肌撕裂。（A）入路的位置和方向。（B）从后方入路观察肩胛下肌。（C）沿小结节上缘植入缝合锚钉。（D）缝线以褥式或简单缝合的方式穿过撕裂的游离缘。（E）修复后的肩胛下肌腱

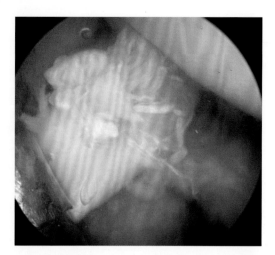

图48.7　肱二头肌腱半脱位，合并肩胛下肌腱撕裂

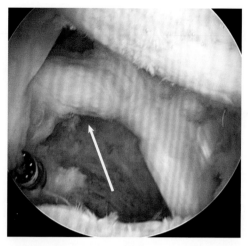

图48.8　肩胛下肌腱撕裂向内侧回缩伴内侧pulley撕裂——"逗号征"（箭头）

合后有"狗耳"畸形。

　　肩胛下肌腱止点应固定至小结节。关键是修复肩胛下肌腱的上部。上部边缘覆于肱二头肌的长头上方，作为内侧pulley的附着点。肱二头肌腱切断固定术通常用于肱二头肌内侧不稳定或肱二头肌损伤的患者。

　　关节镜下探查从肩胛下肌和肱二头肌腱的关节内部分开始（图48.7）。关节囊结构遮挡住了肩胛下肌腱的中下2/3。有些撕裂可以表现为肩胛下肌腱变薄。当观察这个结构时，轻柔地旋转肱骨头可以显示小结节止点处的损伤。这个组织的间接提示作用很重要，因为它能够反映这个结构失去了应有的张力。

　　对于肩胛下肌腱关节侧不太严重的撕裂的病例，最好通过关节后入路来观察。随着肱部的内旋，加上一个肱骨的后抽屉牵拉，肩胛下肌在小结节上的止点处损伤会显露地更清楚。刨刀清理残余组织有助于进一步评估。如果从滑囊侧来观察这种病例就可能漏诊，因为滑囊侧的肌腱纤维没有撕裂。这被认为是一种隐匿性损伤，与肩袖间隙有关的肩袖撕裂都应该进行此类评估。

　　肩胛下肌腱上缘是支撑肱二头肌长头内侧稳定的重要结构。肩胛下肌腱损伤会使肱二头肌腱不稳定，导致向内侧半脱位（图48.7）。肩胛下肌上缘是内侧pulley的腱性支撑结构。当肌腱止点撕裂时，肩胛下肌腱向内侧回缩会使得肩袖间隙中的腱性结构发生移位。这通常是由内pulley、喙肱韧带和肩袖间隙的关节囊组织组成。由此产生的弯曲组织带被称为"逗号征"（图48.8）。这一结构可作为修复缝合时的额外支持，并可作为肩胛下肌腱内上侧修复的标志。

　　打开位于这些结构内侧的肩袖间隙，即使从关节内入路观察，也可以看到滑囊侧情况。利用前方入路清理喙突和喙肱间隙，交替使用30°和70°的关节镜可以更好地观察肩胛下肌腱的上缘。通过这个间隙窗口入镜并将光纤调整至上方，可以很好地看到肩胛下肌的滑囊侧。一个轻柔的后抽屉牵拉会增加这个空间。结合少量的骨切除和软组织清理可以帮助松解以及修复时获得更好的视野。

　　修复时滑囊侧的视野可以通过前外侧入路来获得（见图48.1）。这样可以更好地观察到向内侧和下方回缩的肌腱。外侧的充分清理可以非常清楚地暴露小结节止点。选择内侧和外侧锚钉的外科医生（例如双排固定）更喜欢这种方法。注意肱二头肌腱和与喙突连接的联合腱。这些结构容易与修复肩胛下肌腱的缝线缠在一起。在整个手术过程中，轻微地旋转肱骨常常可以将肩袖与这些结构区分开。

　　滑囊侧入路修复肩胛下肌腱可以使喙肱韧带得到进一步的松解。这将有助于将冈上肌腱松解回到大结节止点。当肩胛下肌的上缘被修复时，肩袖间隙组织的复位常可以使向内侧回缩的冈上肌腱复位至止点位置。

术后康复

　　肩胛下肌腱修复的术后康复是在一个带小枕头的支具中开始的，这样可以减少肩关节内旋。允许患者进行肘关节屈伸、握力、耸肩和钟摆练习。1周后，检查皮肤切口，并指导患者被动外旋至20°。每天进行2~3次这样的锻炼，持续4周。在这个愈合关键期，避免前屈和内旋至后背。

作者首选技术

确定肩关节前屈或旋转受限情况，并用轻柔的手法来确定限制运动是由于软组织粘连还是因为潜在的关节退变。患者采取侧卧位，稍微偏向后倾。这可以最好地观察到肱骨前外侧。手臂位于约外展30°和前屈20°。手臂通常保持在内旋休息位，可以在整个手术过程中轻轻旋转。在皮肤上标记入路位置，在关节后方"软点"处置入一根腰穿针，用生理盐水使关节空间充盈。在距肩峰后部与肩胛冈交界处约2 cm处作一个小的切口。关节探查按顺序依次观察肱二头肌的入口、盂上止点、pulley 和肩胛下肌上外侧的止点。轻柔地内旋和后抽屉运动有助于发现肩胛下肌止点的细微撕裂。

在肩锁关节下方做前方入路。在关节囊上开窗，以更好地从关节侧和滑囊侧观察并显露肩胛下肌腱的上缘。如果向内侧回缩明显，则此入路可做在"逗号征"的外侧，打开肩袖间隙，在松解前先显露小结节。将关节镜置于前方入路以完成关节探查并观察横过肩胛盂颈部的肩胛下肌的内侧边界。随后对滑囊侧进行探查，并确定后方肩袖是否存在撕裂。

将关节镜放回后入路，评估肱二头肌腱。如果在冈上肌修复过程中需要进一步使用，可以对肱二头肌进行标记和松解。从前方入路对小结节止点进行清理和新鲜化。如果计划做喙突成形术，最好在缝合肩袖之前完成。小心清除喙突和肩胛下肌之间的软组织。

从关节侧开始进行组织松解。从前方入路放置一根交换棒，抬起回缩的"逗号征"附近组织，使肩胛下肌腱清晰可见。放置牵引线并经皮肤引出，在皮肤附近夹紧（图48.9）。通过前方入路，用刨刀或篮钳来分离关节囊上缘组织，使肌腱的下部分更清晰可见。然后将关节

镜向前通过肩袖间隙，清理喙突和联合腱外侧的软组织，进一步松解肌腱。

使用穿刺针来确定植入带线锚钉的最佳角度，并在皮肤上建立一个小的入口。先从撕裂的下方开始进行修复，外旋肱骨头，在止点的内侧植入带线锚钉（图48.10）。缝线通过撕裂的下半部分，可以使用顺行缝合器推动针头穿过，也可以使用逆行缝合器穿梭或直接抓起缝线末端并穿过肌腱。缝合可以用简单缝合，因为下方的组织经常是肌性的，只带有很短的腱性组织。

在小结节内侧的上缘放置带线锚钉。这部分肌腱强度很大，使用褥式缝合将肩胛下肌腱压紧至新鲜化后的小结节足印区。先在靠近肌腱上缘进行褥式缝合，第二针则穿过 pulley 内侧的肩袖间隙或"逗号征"组织。当这种缝合打结压紧时，肩胛下肌的上三分之一处将会很好地固定于小结节止点（图48.11、48.12）。如果选择使用

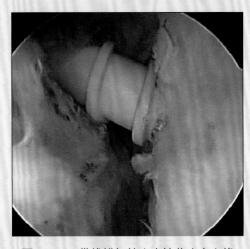

图 48.10　带线锚钉植入小结节止点上缘

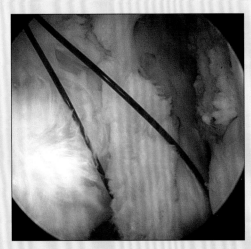

图 48.9　关节内视野：牵引线辅助复位回缩的肩胛下肌腱

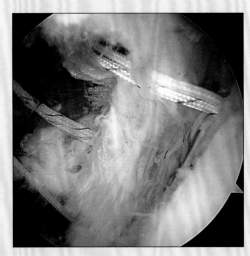

图 48.11　缝线穿过肩胛下肌的上缘，包括联合进行褥式缝合和简单缝合

作者首选技术（续）

外排固定，那就先不要剪断打结后的褥式缝合线。在冈上肌腱修复完成后，可以将这些缝线一起使用一枚无结外排钉在肩袖间隙外侧压紧固定（图48.13）。

将关节镜移至前外侧入路，修复冈下肌和冈上肌撕裂。松解粘连，同时旋转肱骨头观察肌腱修复情况。

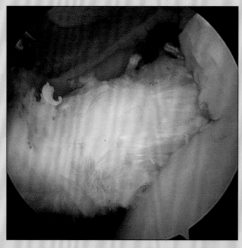

图 48.12　后入路穿过肩袖间隙观察修复固定后的肩胛下肌腱

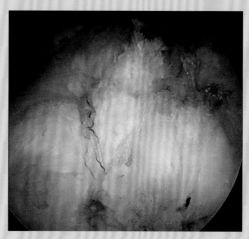

图 48.13　滑囊侧复查越过肱二头肌肌间沟双排缝合固定的冈上肌腱和肩胛下肌腱撕裂

第5周后，将支具取下并开始物理治疗。开始进行桌面滑动、仰卧被动前屈肩关节和肩胛骨稳定练习。轻柔地外旋拉伸增加到30°。可以开始进行胸前交叉拉伸，内旋拉伸通常在第8～9周开始。这些拉伸是循序渐进的，应该谨慎进行，因为肌腱可能与肩胛盂发生内撞击。

抗阻训练开始于第10～12周。肌腱的质量和修复的可靠性决定了什么时候从主动活动过渡到抗阻运动。需要额外关注的活动度锻炼包括前屈和外旋。重返运动的时间可在4～6个月。在参加体育活动之前，应先缓解疼痛、恢复正常的关节活动度和适度的肌力恢复。对于需要更大内旋力量的年轻运动员，应推迟重返运动的时间，直到确认肌力恢复到足够的程度。

结果

文献中有一些针对开放和关节镜下治疗肩胛下肌损伤患者的研究。单纯的肩胛下肌腱撕裂相对比较少见，冈上肌腱撕裂延伸至肩胛下肌腱撕裂则比较常见[62]。诊断不及时常会造成很多问题，这主要是由于对肩胛下肌腱撕裂的症状体征、相关的肌肉改变和回缩以及相应的影像学表现不熟悉导致的。随着对于这类问题的认识以及体格检查的逐渐重视和普及，早期诊断和早期修复对于缓解疼痛、增加肌力、改善功能以及提升患者满意度的作用已经被证实[6,31,54,55,63]。

Gerber的一项研究中16例开放手术修复病例中有13例取得了良好的效果[39]。三分之二的患者术后抬离试验变为阴性，许多人回到了工作岗位。Deutsch等有一个针对更年轻人群的研究，14个病例中的10例获得明显的疼痛缓解和肌力的改善，12例恢复运动和工作[31]。Edwards报道了一项大规模的多中心研究，涉及84名患者，年龄在23岁到77岁之间。他发现肱二头肌肌腱切断固定术或肌腱切断术可以减轻疼痛，改善功能[54]。与Warner的研究一样，他发现延误诊断和严重的脂肪浸润对预后有负面影响，切开手术的术后并发症并不少见。其中一些可以通过额外的治疗得到改善，而另一些则需要再次手术[16]。最近，Di Schino等报道了切开手术修复的长期随访结果，结果显示切开手术能够获得较为满意的功能改善，且术后4～10年的随访关节退变并不明显。在这项研究中，Constant评分从术前63分提高到术后76分[64]。

近年来关节镜下修复这些损伤越来越普及。Burkhart和Tehrany报道，他们92%的手术患者的

Constant 评分、UCLA 评分和良 - 优的结果都有显著提高 [52]。LaFosse 报道了 17 例单纯的肩胛下肌腱撕裂，疼痛和功能均得到改善，17 例中有 15 例术后影像学显示肌腱愈合良好。并且与其他人的切开修复研究对比，其术后关节僵硬发生显著较少 [10]。

近期一项 33 例单纯的肩胛下肌腱撕裂患者的病例系列研究显示关节镜下单锚钉修复，术后随访 2 年以上，患者疼痛减轻，满意度高。并且对于全层撕裂的效果比部分撕裂效果更好 [65]。针对单纯肩胛下肌腱撕裂的长期随访研究很少，Seppel 等最近报道了针对 17 例关节镜下修复的单纯肩胛下肌腱撕裂的患者，至少随访 8 年的结果。尽管在最终随访时肩胛下肌的力量下降明显，但是临床症状改善显著，并且 MRI 上肌腱的完整性都得到了恢复。尽管与健侧相比，患者力量减弱，但总体的满意度高于 88% [63]。

肩胛下肌腱修复术后总体疼痛缓解率为 43%～94%，患者满意度为 88%～94%。早期诊断和早期修复是恢复肌腱完整性、关节功能和肌力的关键。患者的年龄仍然是影响肩袖愈合的一个因素。当决定患者的治疗方案时，慢性撕裂的程度和肌腱的质量都可能会使得治疗面临挑战 [18]。

在一项同一术者的病例系列研究中（2009），包括单纯的肩胛下肌撕裂和合并其他肩袖撕裂的病例，结果显示能够缓解疼痛，增加力量，并重返运动和工作 [17]。8 例术前合并冻结肩的患者可以术中松解然后修复。所有患者均未出现前向不稳或前上移位，患者满意度为 89%。对于患者来说，一般不会将力弱当做一个主诉，但是一些对于术后结果满意的患者可以持续存在抬离试验（lift-off）和压腹试验（belly-press）阳性。

并发症

针对肩胛下肌损伤患者治疗的并发症包括漏诊、修复失败、邻近结构损伤或粘连。体格检查是诊断的一个非常重要的方面。有前向不稳定病史的年轻患者在合并内旋无力时应引起注意。影像学检查对于回缩的全层撕裂的诊断非常有帮助。在肩胛下肌损伤的患者中，肩胛下肌腱下部损伤、部分撕裂以及有手术史的病例比较难以辨别。

肩胛下肌修复后再撕裂或不愈合也是潜在的并发症。多根肌腱撕裂已经被研究证实为肩袖术后再撕裂的高危因素。危险因素还包括患者的年龄；然而，这种病例修复术后可以在内旋位固定以减少张力。其他

危险因素包括术后不配合制动和维生素 D 缺乏；骨质减少也会对修复过程造成不良影响。固定盂肱上韧带（即逗号征）有助于肩胛下肌腱与小结节止点的定位和固定。肌萎缩和脂肪浸润影响修复的效果以及肌腱的质量。肩胛下肌在盂肱关节前向稳定性中起作用，即使内旋强度下降，完整的肌腱固定术的效果仍然是有益的。撕裂病程过长在尝试修复时往往因组织回缩和肌肉改变等造成预后不良 [6, 16, 54]。如前所述，对于不可修复的患者可能需要用同种异体移植物移植修复撕裂肌腱，或用胸大肌或背阔肌进行肌腱转位。

相比切开手术，镜下修复术后发生关节僵硬的概率要小 [10, 17]。将带线锚钉靠小结节止点内侧植入，并将撕裂的肌腱完全固定至止点处可以最大程度地避免僵硬。术中需要沿肌腱的三个边进行全方位地松解，以获得足够的肌腱活动度来进行修复。与喙突、肱二头肌腱短头以及肱肌的粘连也会限制最终的旋转。相对于二期松解手术，在修复过程中同时进行松解更容易也更安全。那些需要松解的病例应该是已经有明确的愈合，并且在附加的松解手术后不需要再固定者。尽管存在一些变异，肌皮神经一般位于喙突尖远端约 2 cm 处。对这个区域的解剖，应该由上向下缓慢有序地进行。

肱二头肌相关的并发症在单纯的肩胛下肌损伤和合并肩袖前上撕裂的病例中均可能发生。肩胛下肌的内侧 pulley 和上缘结构撕裂。在很多情况下，肱二头肌腱是不稳定的，这种持续的不稳定可以造成修复后的肩胛下肌腱再次损伤。在对这样的病例进行手术时同时进行肱二头肌腱切断或切断固定术会更加安全。对于年轻患者，如果肱二头肌腱在腱沟内比较稳定，可以考虑修复内侧 pulley。大多数老年患者最好采用松解或肱二头肌腱固定术，以避免术后疼痛或迟发性的不稳定。

内植物相关并发症不常见，因为肩胛下肌止点区域范围较大。患有骨质疏松症的老年女性患者在修复慢性撕裂时，可能有锚钉移位的风险。当软组织和骨质情况较差时，最好采用内旋位固定和更保守的康复方案。将关节囊上的盂肱韧带与肩胛下肌腱进行加强缝合可以增加修复后的强度。

手术修复部位周围的神经结构。腋窝神经位于肩胛下肌的下缘，术中进行相应区域松解时要注意保护腋神经。钝性分离是最安全的，使用动力刨削和吸引装置可能会损伤到神经。肌皮神经在喙突下经过，在松解过程中有可能发生损伤。在组织松解过程中利用

钝性剥离来松解喙突尖端位置的肌腱是相对安全的。在这个区域使用射频要格外注意。在喙突内下进行松解时还会涉及其他的臂丛发出的结构以及腋动脉。幸运的是，对于大多数肩胛下肌撕裂的患者，肌腱边缘很少回缩到肩胛盂缘内侧。在撕裂肌腱边缘缝合一针作为牵引线，将肌腱轻柔地向外侧牵引的同时对肌腱进行松解比较安全（见图48.1）。关节侧和滑囊侧均可进行松解。

未来展望

　　早期识别和治疗肩胛下肌撕裂可改善手术预后。更年轻的患者、更轻的回缩程度以及更少的脂肪浸润对于患者术后获得更强的力量和功能都是有利的方面。生物补片对于复杂撕裂和病程较长的病例是一个选择。肌腱转位是不可修复撕裂的一个选择，但结果不会优于早期修复。胸大肌移位已经得到了推广，Elhassan最近又引进了用于晚期重建的背阔肌移位。在老年患者中，反肩置换已成为一种选择，但在中年患者或者更年轻患者中使用仍然存在问题。

　　康复早期应先保证愈合，然后循序渐进地活动，早期不需要锻炼肌力，而重点在于小结节止点处的愈合。过早主动刺激修复的肌腱可能会影响术后恢复和提高整体力量。肩胛下肌力弱可以出现在创伤性撕裂延迟治疗后，也可以在盂肱关节前入路时出现。尽量减少这些不良反应可能会改善患者的预后。

选读文献

Eduardo TB, Walch G, Nove-Josserand L, et al. Anterior superior rotator cuff tears: repairable and irreparable tears. In: Warner JJP, Ianotti JP, Flatow EL, eds. *Complex Revision Problems in Shoulder Surgery*. 2nd ed. Philadelphia: Lippincott, Williams, Wilkinson; 2005: 107-128.

Lyons RP, Green A. Subscapularis tendon tears. *J Am Acad Orthop Surg*. 2005; 13: 353-363.

Nove-Josserand L, Gerber C, Walch G. Lesions of the anterosuperior rotator cuff. In: Warner JJP, Ianotti JP, Gerber C, eds. *Complex and Revision Problems in Shoulder Surgery*. Philadelphia: Lippincott-Raven; 1997: 165-176.

Srikumaeran U, Monica JT, Kuye IO, et al. Subscapularis tears. In: Maffulli N, Furia JP, eds. *Rotator Cuff Disorders: Basic Science and Clinical Medicine*. London: JP Medical Publishers; 2012: 107-115, [chapter 12].

（William H. Rossy, Frederick S. Song, Jeffrey S. Abrams 著　邵振兴 译　程　序 校）

参考文献

扫描书末二维码获取。

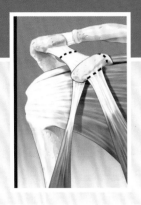

第49章

肩袖翻修修复术

初次肩袖修复术后患者满意度较好，疼痛缓解，功能改善，但愈合不良和再撕裂常有发生[1-5]。据报道，中、小肩袖损伤修复后的再撕裂率可达40%，而慢性巨大肩袖损伤修复后的再撕裂率则可高达94%[6,7]。尽管如此，多数患者在首次肩袖修复术后可获持久的疼痛缓解和功能改善[8]。相对于肩袖愈合的患者，未愈合患者的满意度、临床结果和功能通常较差[9,10]。术后再撕裂且症状持续不缓解、对手术效果不满意的患者，6%~8%需要肩袖翻修手术[11,12]。本章节将介绍如何对肩袖修复不满意的患者进行评估，并详细介绍这一难题的手术选择。

病史

详细的病史问诊对于分析肩袖修复失败的病因和了解患者的期望至关重要。肩袖修复失败后，患者通常表现为肩痛和无力。确定疼痛的发作、位置、特征、强度以及患者对工作和娱乐的要求程度很重要。此外，还有比较重要的是必须阐明是否有任何特定的运动或活动会引起疼痛。医生应询问初次手术后是否有一段时间的改善，或者术后症状是否继续存在。大多数肩袖翻修术的适应证是需要解决初次术后出现持续的疼痛和力弱问题[13,14]。决定翻修前，应详细了解患者所有的相关肩袖手术史；获得先前的医疗记录、手术报告、术前影像和术中镜下照片有助于决定是否进行翻修手术。

在考虑行翻修手术前，从病史中获得可能的失败原因至关重要，确切的原因往往是多因素的。导致肩袖修复术后不愈合或再撕裂的因素可分为三大类：生物学因素、技术因素和创伤因素。损伤的肌腱在肌腱-骨界面处形成纤维瘢痕，瘢痕不同于正常肌腱，其血管少，愈合潜力低[15]。较差生物学环境易使修复的肌腱再撕裂。

生物学因素

这一类危险因素既包括生物学因素，也包括肩袖撕裂本身的性质，以及患者本身的体质等总体因素。据报道，患者因素，如年龄增长、尼古丁使用量增加和糖尿病，都会导致治愈率下降和临床效果不佳[7,15-19]。与肩袖撕裂本身相关的术前因素，包括撕裂大小、回缩程度和肌肉萎缩，都被证明与失败率增加正相关[16,20]。随着肩袖的退变，撕裂持续的时间越长，肩袖肌肉减少、脂肪浸润程度增加越明显。研究表明，脂肪浸润和肌肉萎缩可导致修复时肩袖腱组织张力增加和失败率增加[21,22]。

感染导致的肩袖修复失败比较罕见，但一旦考虑修复失败必须排除感染。对于术后持续疼痛且无缓解、免疫系统受损、有发热史、红肿或切口问题的患者，应检查白细胞计数、红细胞沉降率、C-反应蛋白并进行关节穿刺查关节液细胞计数和关节液细菌培养。

技术因素

准备翻修手术时，分析潜在的技术错误并明确失败的原因非常重要。这些因素可能包括线结失效、对撕裂尺寸或模式的认识不足、锚钉固定或定位不当以及修复肌腱组织张力过大。肩袖修复最常见的失败原因之一是缝合的肌腱质量差[23,24]，缝合方式的选取，如双排、单排、经骨和与经骨修复等效的技术，均需要考虑肌腱质量。生物力学数据支持双排固定和（或）经骨等效修复[25-29]，但临床数据并没有显示上述技术比单排修复的疗效更优[30-32]。术者熟悉所选择的技术可能是最重要的，术者的手术量少已被证明是再次手术的独立危险因素。

如果没有找到术后肩关节疼痛的其他原因，将无助于解决持续疼痛和功能下降问题，这可能被错误地归因于修复失败。未能解决肱二头肌腱腱病、肩峰勾突改变或有症状的肩锁关节炎可导致肩袖修复后肩关节持续疼痛症状。其他的非肩袖撕裂性肩痛的病因见表49.1。

外伤

外伤引起的撕裂可分为早期（肌腱愈合前）或晚期（愈合后）。早期撕裂通常发生在术后6～26周[33]，可能是在恢复早期康复激进的后果。晚期外伤性再撕裂通常在肩部功能改善或恢复正常后，因有明确的外伤或损伤，导致新症状的出现。

体格检查

体格检查对于确定肩袖修复失败的原因以及患者是否适合再次手术至关重要。我们从颈椎开始评估。许多颈椎病患者同时也有肩痛。他们通常有颈椎活动度（ROM）受限，特别是过伸受限。重要的是要注意是否有特定区域的皮肤感觉减退。应进行Spurling检查以评估神经根刺激症状。

肩关节检查应先明确冈上肌或冈下肌有无萎缩。此外，需要观察之前的手术入路或切口，应观察愈合情况、有无挛缩或感染迹象。医生应触诊盂肱关节、肩袖止点、肱二头肌长头腱沟和肩锁关节。与对侧肩进行比较评估肩关节的主动和被动活动度。在肩袖撕裂的情况下，被动活动度通常大于主动活动度。患者

表 49.1　与肩袖撕裂无关的术后持续肩痛
外围源性疼痛
• 颈椎放射性疼痛
• 胸部内或腹腔内疾病的牵涉痛
• 肩胛上神经源性疼痛
内源性疼痛
• 肩峰骨
• 不稳定
• 肱二头肌长头腱腱病
• 肩镜关节疼痛
• 盂唇撕裂
• 冻结肩
• 肩峰下撞击
• 盂肱关节炎

如果主动被动活动度均受限（真正的肩关节僵硬）且无肌力减弱则可能有术后粘连、盂肱关节炎或关节囊挛缩。每一个肩袖组成肌的肌力都要系统评估。让患者内旋手臂并将其抬高90°在肩胛平面进行冈上肌抗阻力试验。0°外展和肘关节屈曲90°进行冈下肌的外旋抗阻试验。抬离试验（lift-off）和压腹试验（belly-press）试验评估肩胛下肌的肌力。肩胛下肌也可以通过熊抱（bear hug）试验进行评估，患者将手放在对侧肩上，肘部放在身体前方，然后患者抵抗检查者试图外旋前臂力量，如果患者不能将手放在肩上或发现力弱，则测试为阳性[34]。

Neer征和Hawkins征用于评估肩峰下撞击。吹号征是后肩袖（冈下肌和小圆肌）明显缺损的表现。这些患者通常当手臂在0°外展位试图将手放在脸上时必须外展手臂才能完成动作。交叉内收试验用于评估肩锁关节的病变。Yergason试验和Speed试验用于检查肱二头肌的病变。

当很难区分颈神经根病和真正的肩痛时，在肩峰下间隙进行诊断性封闭会有帮助。

影像学

肩关节的标准X线片应包括前后位片、肩胛Y位片及腋轴位片。在评估X线片时，评估肩关节退行性改变或肱骨头上移位的证据至关重要，因为这些改变通常是肩袖翻修的禁忌证。

磁共振成像（MRI）对于初次肩袖修复术后有症状患者可能是最重要的诊断检查方法。结果表明，MRI对复发性全层肩袖撕裂诊断准确，但对撕裂大小的评估并不准确[35]。MRI对所有撕裂的敏感性为85.5%，特异性为90.4%[36]。磁共振关节造影（MRA）与MR平扫相比是否更有优势存在争议[37-39]。此外，还有一个研究结果显示，当用MRA评估肩袖再撕裂时，有很高的假阳性率[40]。如果患者有磁共振检查的禁忌证，CT关节造影也可替代。

若超声技术人员经验丰富，在诊断和评估原发性肩袖撕裂的大小和回缩上，超声检查可与MRI媲美[41]。超声对术后肩袖撕裂的诊断灵敏度为91%，特异度86%，准确度为89%[42]。然而，MRI通常比超声更适用于外科医生，因为它可以在三个平面上评估肩部。在评估撕裂的可修复性时，重要的是要看冠状面上的肌腱回缩程度和矢状面上的肌肉萎缩程度。

决策原则

在确定这些患者的治疗方案时要考虑的因素包括撕裂大小、回缩程度及肩袖肌肉的质量，是否存在盂肱关节炎，以及患者的活动能力。当肌腱有 Goutallier 3 级或 4 级脂肪变性时，肩袖修复极可能失败[43]。大于 3 级的肌肉萎缩是翻修手术的相对禁忌证[44]。

在考虑翻修手术之前、应努力进行非手术治疗。因为很多情况下，即使影像学考虑修复失败，通过非手术治疗也可获得较好的临床效果和患者满意度[12]。

影像学复查发现再撕裂、但患者无症状的治疗有挑战性。Jost 等[45] 对 20 例 MRI 发现有再撕裂的患者进行了随访。这些患者平均在 3.2 年和 7.6 年后进行评估。尽管在 MRI 上可以看到再撕裂，但 Constant 评分无明显下降，在两个随访时间点之间撕裂的大小也没有明显增加。然而，脂肪浸润和肱骨头上移有显著进展。因此，一旦较长时间后出现问题需要手术治疗，手术难度会明显增加，成功率也会降低。因此需要进一步研究来找到哪些因素会导致有症状的再撕裂。

报道认为，能够接受肩袖翻修手术的理想患者是三角肌止点完好，即便有功能受限但能主动抬高 90°、前屈曲 120°，肌腱质量好，足印区骨组织无缺损或严重骨质疏松，肌腱末端不应缩回盂肱关节内侧。翻修手术时应除外活动性感染、盂肱关节炎或因肩袖撕裂导致的肩关节骨关节病（图 49.1）。

若考虑翻修手术，患者和手术医生应就翻修的原因和预期结果进行坦率的讨论以便达成共识（表 49.2）。

治疗方案

非手术治疗

如前一节所述，大多数患者在翻修手术前应进行理疗和非手术治疗。唯一的例外是年轻爱好运动患者因外伤导致再撕裂，应尽快翻修。强化肩胛周围肌肉训练和前三角肌训练可较好地代偿因肩袖修复失效引起的力量不足[46]。

单纯清理术

老年人，活动要求不高，长期疼痛，但活动度较好，可以考虑关节镜下肱二头肌长头腱切断术或肌腱止点固定术[1]。肱二头肌长头腱被认为是肩关节疼痛的主要来源，可以切除而不会损害肩关节功能。短期结果认为无明显关节炎的巨大肩袖撕裂行单纯清理术

表 49.2　肩袖翻修决策制订
患者是否适合翻修?
• 患者因素：
• 年龄
• 功能 / 需求水平
• 全身健康状况
• 手术史
• 疼痛水平
• 肩关节因素：
• 术前活动度
• 三角肌状态
• 脂肪浸润水平
• 肌腱回缩
• 其他致痛因素
• 关节炎
是否经过充分的非手术治疗？
• 治疗时间
• 是否配合非手术治疗
• 疗效如何（关注三角肌前束）
• 非甾体类抗炎药
患者是否有合理的预期和理解？
• 患者须知：
• 翻修主要是缓解疼痛
• 无法承诺功能改善
• 翻修术后再撕病很常见
• 可能无法恢复到一个"正常"的肩关节

可以成功缓解肩关节疼痛[47,48]。

翻修手术

一旦确定患者需要接受翻修手术，一定先认真评估第一次手术，尤其是明确因何失效。选择切开手术或关节镜手术可因术者的熟练程度和偏好而定，当然现在大部分会选择镜下翻修术。

现今肩袖修复术常用生物可吸收螺钉。如果第一次手术用的金属锚钉，一般不予以取出，除非松动突出，因为移除会导致骨质缺陷，削弱大结节部位的固定强度[1]。置入新的螺钉动作应轻柔，以防止被以前的内固定损坏。如果需要在之前的螺钉位置使用新锚钉，应选择大号，以免固定失效。另一种方法是选择经骨缝合，不使用锚钉[1]。

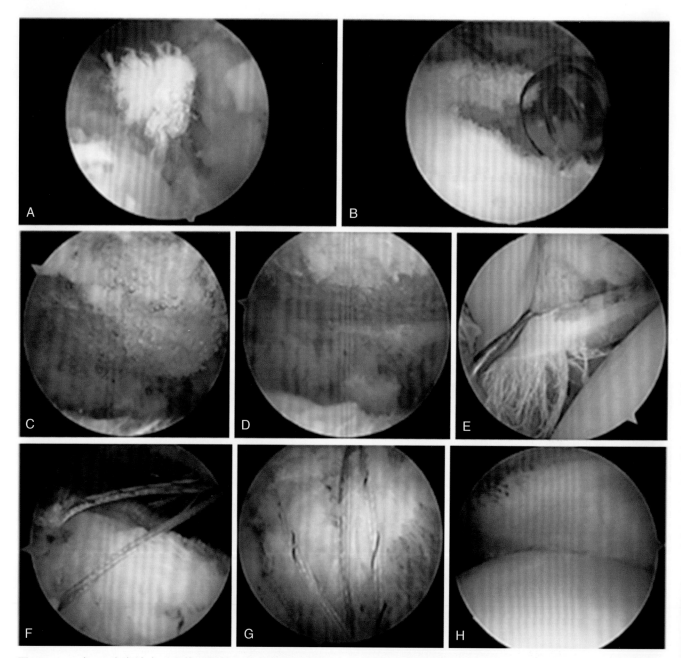

图 49.1 一名 55 岁肩袖术后翻修的男性患者术中镜下表现。(A)肩袖外侧残余缝线被取出;(B)清理残余缝线以及变性腱组织后冈上肌腱呈现 2 cm×2 cm 撕裂;(C)残余肩峰骨赘;(D)肩峰成形后形态;(E)肱二头肌长头腱撕裂以及严重磨损,需要进行肌腱切除固定术;(F)内排锚钉;(G)双排翻修术后肩峰视野;(H)肩袖完全修复后盂肱关节内视野 (Reproduced with permission from Johnson BC, Dunphy TR, Gamradt SC. Revision Rotator Cuff Repair. In: Gamradt SC, Sperling, JW, Galatz LM, eds. *Let's Discuss Revision Shoulder*. Rosemont, IL: AAOS; 2015: 23-41.)

肩袖翻修时,肌腱经常会回缩粘连,瘢痕组织较多,需要各种手术技巧和软组织松解,目的是达到无张力解剖修复。开放多间隙滑动技术的应用已十分成熟[9-54],并已应用于镜下手术。松解冈上肌和肩袖间隙,谓之前间隙滑动,可以拉回冈上肌腱 1~2 cm[55]。在冈上肌和冈下肌之间松解,谓之后间隙滑动,也可拉回 1~2 cm;然而,此技术有损伤肩胛上神经风险。

上述技术可达到双间隙滑动组合效果,能够实现高达 5 cm 的拉回效果,以获得无张力修复[55]。

当肌腱被松解后可拉回大结节,即可用带线锚钉修复。如前所述,在多个研究中,双排和经骨等修复的生物力学性能优于单排修复[25-29]。然而,上述优势未能在临床上得到证实[30-32]。对翻修手术尚无此研究。当然,翻修手术的肩袖质量一般都欠佳,理论上需要更坚强的固定修复。如果可能，应使用双排修复。

Burkhart[56]介绍了肩袖部分修复技术以应对肌腱不能完全拉回到大结节。此技术通过修复冈下肌下半部和整个肩胛下肌来试图重塑肩袖的力偶。此后，该技术多次被改良[57]。上述手术方法有高达41.7%的复发率。现如今，对于不可修复的巨大肩袖撕裂，较多医生会选择反式肩关节置换术或其他生物修复技术，如补片增强技术。

作者首选技术

我们的翻修手术仅针对MRI上组织质量可接受、无假性麻痹、三角肌功能正常、此前只接受过一次肩袖修复手术的患者。术前须让患者知晓再撕裂很常见，日常疼痛缓解和功能恢复未必完全实现，肩袖翻修的疗效可持续性和远期效果研究不充分。

我们只使用关节镜技术翻修肩袖。这避免了劈开三角肌的风险，或切开手术所需的其他三角肌离断。患者被固定在沙滩椅位，手臂放在气动臂架中，有助于上肢牵引显露肩峰下间隙，并允许肩关节旋转。关节镜灌注液每3000 ml生理盐水加入1∶1000肾上腺素1 ml，有助于止血并改善视野。

翻修手术入路不应迁就于首次手术入路。我们从后外侧肩峰下1 cm和内侧1 cm处的后入路开始（略高于标准位置）。这个入路不适合盂肱关节探查，但能更好地观察肩峰下间隙。在关节镜直视下依据肩袖修复部位制作前方和侧方入路。一般需要松解肩袖为无张力修复提供条件。关节侧主要使用射频松解肩袖和盂唇之间的粘连。这个松解不能超过肩胛盂往里2 cm，以免损伤肩胛上神经。滑囊侧松解可以向前推进到喙突，向后的范围按需决定，可到肩胛冈。翻修时行滑囊切除，瘢痕会使肩袖组织与滑囊的鉴别变得困难；从前方的正常组织开始向后进行切除，刨刀口朝向术者以保护正常肩袖肌腱。修复前上部分肩袖撕裂时，可行前间隙滑动松解术，打开肩胛下肌和冈上肌之间偏内侧的增厚连接，这样并不会增加失败率[70]。

后内侧松解时常遇到血管，出血会导致"视野变红"，使视野变得模糊。此时可将出血部位直接保持在视野中间，通过镜头入水的压力来减缓出血，然后用射频止血。

作者推荐用可吸收锚钉行双排翻修（图49.2）。

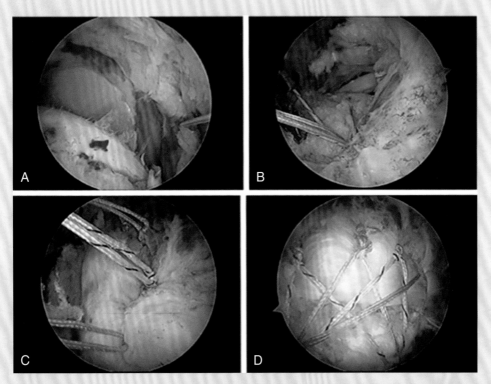

图49.2 一名62岁男性码头工人，肩袖修复手术后6个月伴随力弱，MRI显示肌肉2度萎缩，接受关节镜下肩袖翻修术。（A）进行组织松解前外侧入路镜下视野所见；（B）滑囊侧和关节侧充分松解后，后入路镜下视野所见；（C）内排锚钉；（D）双排锚钉完全修复（Reproduced with permission from Johnson BC, Dunphy TR, Gamradt SC. Revision Rotator Cuff Repair. In: Gamradt SC, Sperling, JW, Galatz LM, eds. *Let's Discuss Revision Shoulder.* Rosemont, IL: AAOS; 2015: 23-41.）

生物增强修复技术

肌肉萎缩、肌腱或骨骼质量差以及肌腱回缩这三个不良的生物学特点是患者初次肩袖修复术失败的常见原因。在翻修的相关研究中，医生常常用增强肩部的生物环境的技术促进愈合。生长因子、干细胞疗法、基因疗法和生物植入物的使用都已被报道过，但目前大多仅限于动物研究[58]。最常用的技术包括用微骨折技术开放肱骨头的骨髓，联合应用或不应用恢复组织完整性的生物补片。骨髓成分提供多形核细胞、巨噬细胞和纤维蛋白凝块（作为临时支架），以及生长因子和血小板，可促进肩袖愈合[59]。多种类型的补片已经见诸报道，包括可降解或不可降解的补片、合成补片、异种异体补片和基于细胞外基质的补片[60-64]。补片可用作质量差的肌腱的额外补充，并缝在肩袖及其止点处[64-65]。

Mihata等应用上关节囊重建技术来处理那些巨大的不可修复的肩袖撕裂[66]。此技术将一个移植物横跨固定在上关节盂到大结节之间。首次肩袖修复的早期应用结果表明，它可以有效减轻疼痛，并获得部分肩关节功能的恢复[67]。肩袖翻修的临床研究尚未有评估此技术的报道，但它或许是不愿意接受反式全肩置换术的轻度关节炎患者的另一种选择。

其他生物制剂可以成功促进肩袖修复也有所描述；然而并未有临床报道证实此类结果。

不可修复的肩袖损伤

翻修病例中，会遇到即便充分松解也无法将肩袖肌腱恢复到原位的巨大撕裂，最好采取其他技术。关节间隙良好但主动活动度受限的患者可考虑肌腱移位。背阔肌和斜方肌转移都被报道过[68-69]。这些手术可以成功地恢复关节运动，对于不愿意接受肩关节置换的年轻患者来说是一个合理的选择。不可修复肩袖撕裂的老年人若有较重的盂肱关节炎，应选择反式肩关节置换术。

术后管理

翻修术后肩关节的制动取决于撕裂的大小和质量。大的撕裂在术后4周内完全制动。较小的撕裂则允许肩膀耸肩，被动外旋转到中立位，被动前屈到90°。目前尚无大的研究评估肩袖翻修术后的最佳康复策略，主要是基于医生的偏好和经验。患者疼痛和功能改善可能需要1年或更长时间。

结果和并发症

肩袖翻修修复术可减少疼痛，改善肩关节功能和患者满意度[3]。多个研究支持这一点，见表49.3。虽然肩袖翻修修复术通常能减轻疼痛和改善功能，但其

表 49.3　肩袖翻修研究

作者	发表年份	肩关节数量	平均年龄（年）	平均随访时间（月）	巨大肩袖撕裂百分比	研究设计
A 结果						
Mora 等[72]	2017	51	60	25	59%	前瞻性数据的回顾性综述
Shamsudin 等[71]	2015	50	63	35	未报道	前瞻性数据的回顾性综述
Chuang 等[73]	2014	32	69	70	59%	回顾性病例系列研究
Parnes 等[2]	2013	94	58	未报道平均值，最小 12	54%	回顾性病例系列研究
Lädermann 等[74]	2012	74	61	59	72%	回顾性病例系列研究
Keener 等[13]	2010	21	56	36	未报道	回顾性病例系列研究
Piasecki 等[75]	2010	54	55	31	7%	回顾性病例系列研究
B 结果						
Mora 等[72]	135.6°	(39) CS: 69.1 (26.4) SST: 7.58 (3.6) VAS: 6.49 (3.2) 不满意率：27%			60%	15.7% 翻修率

（续表）

作者	发表年份	肩关节数量	平均年龄（年）	平均随访时间（月）	巨大肩袖撕裂百分比	研究设计
Shamsudin 等 [71]	NA (2)	外展肌力增加 4 N，抬高肌力改善			术后 2 年 40%	12% 翻修率
Chuang 等 [73]	156° (9)	ASES: 87（未报道） UCLA: 30 (14) VAS: 0.9 (3.7)			未报道	未报道
Parnes 等 [2]	未报道	未报道			未报道	不愈合：10.6% 僵硬：7.4% 感染：2.1% 神经损伤：1%
Lädermann 等 [74]	152° (16)	ASES: 77 (26) UCLA: 27 (9) VAS: 2 (3) 患者满意度：78%			未报道	8% 翻修率
Keener 等 [13]	146°（未报道）	ASES: 74 (NA) SST: 8.9 (3.5) VAS: 2.7 (NA)			52%	0% 手术相关并发症
Piasecki 等 [75]	136° (15)	ASES: 68 (24) SST: 7.5 (4) VAS: 2.7 (2.4)			未报道	11.1%

ASES, 美国肩肘外科医师协会评分；CS, constant 肩关节评分；SST, 简明肩关节功能测试；UCLA, 美国加州大学肩关节评分；VAS, 视觉模拟量表

并发症发生率和失效率确实高于初次肩袖修复术。据报道，在 2 年的随访中，翻修术后肩袖再撕裂率高达53%[44]。再撕裂一旦发生，患者的肩关节功能和疼痛缓解预后不良[71]。因此，选择合适的患者以及翻修术前充分谈话使患者知情同意至关重要。手术量的增加随之而来的就是并发症和失败率的增加，因此应极其谨慎地对待肩袖翻修手术。

未来展望

进一步研究生物增强方法对肩袖翻修术的发展具有重要意义。基因治疗和干细胞治疗可以在延缓肩关节退变上发挥巨大作用，有助于预防首次肩袖修复失效和改善翻修效果。

（Joseph D. Cooper, Anthony Essilfie, Seth C. Gamradt 著　代岭辉译　马　勇校）

参考文献

扫描书末二维码获取。

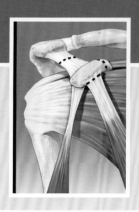

第50章

肩关节其他肌肉损伤

随着越来越多的人开始健身，开始业余及专业力量训练和举重训练，肩关节肌肉损伤在运动活跃人群当中日益常见，以扭伤、拉伤、肌肉撕裂为多见[1-3]。虽然此类损伤会造成明显的功能障碍及疼痛甚至使患者中止体育运动，但目前依然缺乏足够的研究和描述[1]。

胸大肌

胸大肌损伤多发于20～40岁男性，其中75%与体育运动相关[4]。据文献报道，约50%的胸大肌损伤与举重相关，其他另见于摔跤、柔术、美式橄榄球和体操[5-8]。虽然病例大多数为青年男性，女性病例亦有报道[9, 10]。其致伤机制多为剧烈的肌肉离心收缩[2]，相对于保守治疗，手术治疗对于恢复肌肉力量水平、重返伤前运动水平、改善临床效果具有明显优势[11]。

解剖

胸大肌覆盖前胸壁，由相互独立的锁骨头和胸骨头构成，可以内收、内旋及前屈肩关节。此肌肉起源于锁骨、胸骨、肋骨与外斜筋膜构成的广阔区域，随后两个头相互交织止于肱骨二头肌腱沟外侧长度约5 cm的区域[2]。有多种假说认为这两个头的腱纤维在到达止点前，相互扭转了90°[11]或180°[12]，或者也可能是简单的相互重叠[13]，导致下部的胸骨头肌腱止于肱骨止点的近端而上部的锁骨头肌腱反而止于肱骨止点的远端[2, 4]。据此，胸骨头腱纤维在上肢处于0°～30°后伸时受到更加明显的牵拉，典型的是在卧推过程中，导致腱纤维受到极度牵拉，使得撕裂的概率增加[4, 11, 14]。胸大肌受到起源于C5-T1神经根的胸内神经（下部的胸骨头肌纤维）及胸外神经（上部的锁骨头肌纤维）支配[15]。

机制

胸大肌损伤通常继发于肌肉极度牵拉状态下施加在肌腱远端的剧烈收缩[2]，直接创伤相对较少[6, 11, 16]。多个研究表明，最常见的受伤动作是卧推[3, 17, 18]，此时上肢在外展、后伸及外旋状态下进行离心收缩，使得胸大肌受到极度牵拉[24]。由于胸大肌肌腱远端的解剖学特点，大负荷状态下胸大肌下部的胸骨头肌腱纤维在生物力学上更薄弱，导致胸大肌胸骨侧肌腱纤维撕裂更为常见[11, 17]。虽然肌腱部分撕裂最为多见，但在肌腱完全断裂的情况下，有65%见于肱骨止点处，另有29%见于腱腹交界处[5, 6]。锁骨头和胸骨头肌腹部位的损伤较为少见，通常由直接暴力所致[1]。

其他损伤机制，例如美式橄榄球和英式橄榄球运动中受到的直接暴力[3]，马术、帆板冲浪、帆船、摔跤、曲棍球和艺术体操等运动中的快速剧烈的肩关节外展运动[19-23]，亦有报道。此外，摔倒过程中上肢撑地的保护性动作造成的胸大肌损伤也有文献报道[1, 2]。

滥用增强合成代谢的类固醇也会增加肌腱撕裂概率[24, 25]。Pochini等报道了60例胸大肌完全断裂的患者中，超过90%应用过合成代谢类固醇，Aarimaa等[19]的报道中，33例患者中36%有类似用药史。另一些研究者认为类固醇可以导致肌腱纤维强度和顺应性下降，进而导致腱病的发生[3, 19, 24]。类固醇导致肌肉质量和力量不成比例地增加[3, 6, 8, 9, 19]，而被削弱的肌腱不堪重负，导致在举重过程中，肌腱受到持续过度超负荷牵拉而发生断裂。

分类

胸大肌损伤的分类基本基于Tiejen等提出的分类系统[26]，仅描述损伤部位而不涉及严重程度（部分或全部撕裂），受伤时长（急性或慢性），或受累范围（胸骨头或锁骨头）[3, 4]。最近由 El Maraghy 和 Devereaux[5] 进行的 meta 分析提出了一个新的分类表，重点在于损伤急性程度（急性或慢性）、肌腱受损情况（部分或完全撕裂）和撕裂位置（肌肉、腱腹交界或肱骨止点）。

体格检查

除了详细的问诊，细致的体格检查对于与其他肩关节相关疾患相鉴别、准确诊断和采取正确的临床决策具有重要的意义。急性远端肌腱撕裂多表现为上肢近端和胸壁外侧的水肿、淤斑和血肿，而胸骨头或锁骨头起点部位的损伤征象多局限于前侧胸壁。患者多主诉在受伤时听到脆响或有撕裂感，同时于胸壁、腋窝和肱骨附近感到疼痛[4, 27]。查体可以发现上肢内收、内旋及前屈抗阻力弱不适，伴腋窝和肱骨止点附近压痛[1, 4, 28]。进一步检查可能发现因血肿或肌肉断端回缩造成的双侧腋窝形态不对称[4]。随着水肿的消退，腋窝前壁触诊可能发现凹陷，患者双手胸前合十相互对抗肌肉进行等长收缩时，可以发现肌肉凹陷加剧[8, 11]。在患者进行上肢前屈动作时，自上肢外侧观察也可以见到腋窝前壁短缩的肌肉断端，称为"S"征[4]。腋窝前壁肌性结构的缺损，通常被描述为腋窝前壁形态不对称[10]。虽然众多学者认为明确触及缺损或肌肉断端是鉴别胸大肌部分断裂和完全断裂的鉴别要点[4]，但未触及明确的肌性缺损也不是可靠的排除胸大肌完全断裂的依据[11]。部分陈旧性肌腱损伤的患者也可有连续的腋窝前壁即"纤维瘢痕"与三角肌远端止点相连[7, 11]。在这些病例中，肌腱和肌腹回缩导致的双侧不对称会更为明显。

影像学

在疑似胸大肌损伤的病例中，普通平片作用极其有限；其作用限于排查骨性异常及撕脱骨折，其发病率为 2%～5%[5, 6, 10]。此外普通平片还可以对盂肱关节进行评估，以除外合并的肩关节脱位[20]。MRI 是评估损伤位置（肌腹、肌腱或腱腹交界）以及损伤程度的合适选择[6, 12, 25, 30]，其中冠状位和腋窝斜位可以提供最佳评估影像[2]。急性损伤可以通过 T_2 加权像上腱腹交界处由于血肿和水肿、肌腱短缩和腱骨连接消失引发的高信号与陈旧性损伤鉴别[25, 30]。陈旧性撕裂处表现为低信号合并肌腱短缩，提示组织纤维化和瘢痕形成[30]。有研究表明，MRI 提示的损伤位置

和范围与术中探查情况一致性极好[4, 32]。但是，也有证据表明 MRI 尚不足以反映损伤涉及的肌肉和肌腱总量[12, 25]，应仅作为临床辅助检查手段。

治疗

胸大肌损伤的治疗需要考虑损伤的位置、范围和患者的运动需求。对于拉伤、淤伤、肌腹损伤和肌腱部分断裂或发生于低运动需求的久坐患者中的肌腱完全断裂可以采取保守治疗[4, 6]。保守治疗包括休息、冰敷、止痛和吊带制动上肢于内收内旋位[8, 33]。接受保守治疗的患者可获得满意疗效，能够完成日常生活活动且无明显障碍[11, 17, 34]。有报道的并发症包括血肿、脓肿形成、撕裂口完全断裂、骨化性肌炎，以及影响外观和力量丧失，尤其是年轻患者[33, 35]。

手术治疗多应用于年轻、活跃的肌腱完全断裂患者，包括那些涉及胸骨头止点 / 止点后叶的撕裂[9] 以及撕裂位于腱腹交界区、腱内或止点区的患者[4]。手术治疗可以恢复肌肉力量、使运动员恢复伤前运动水平[2, 6, 20]。急性期手术治疗有多种方式，包括在肱骨上钻孔植入锚钉[36]、螺钉垫片[7] 等内固定物，通过骨性固定将肌腱断端缝合固定于骨膜[17] 或肌腱残端上[16]（图 50.1）。有研究表明，对于年轻活跃患者，手术治疗具有更多术后功能评分优秀的患者[2, 6, 7]，在力量改善[11, 37]、患者满意程度[23]、外观、疼痛程度和重返运动等方面也优于保守治疗[3, 6, 7, 11, 27, 33, 37]。有报道的并发症包括术后僵硬、瘢痕增生、感染和复发性断裂[2, 11, 18, 38]。

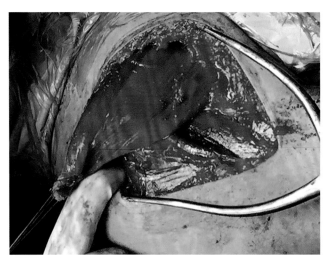

图 50.1 急性胸大肌腱损伤术中所见，以缝线将肌腱断端固定于远端肌腱

伤后到接受手术的时长会影响手术难易程度和预后，作者建议手术尽快进行[3]。目前，关于急性损伤的界定并无定论，多项研究分别采用 2 周[23]、3 周、6 周[19,39,40]、甚至 8 周[6] 的时间界定。相比陈旧损伤的手术效果，多名研究者均认为，伤后尽快手术效果更好[3,6,19,39]。原因在陈旧损伤由于肌肉的短缩和纤维化，导致手术显露范围扩大和组织切除增加[5]。此外，也可能由于直接修复过于困难或无法进行，需要应用自体或异体移植物进行重建手术[4]。重建手术中应用同种或异种补片，腘绳肌腱加强[7]、同种异体跟腱移植[41]、阔筋膜移植[42]、屈肌腱移植[43] 和自体骨-髌腱-骨移植[44] 均有报道。

背阔肌

背阔肌损伤少有报道，基本为个案报道、小宗病例研究和回顾性分析。撕裂见于棒球投手、高尔夫球选手、马术选手以及网球、摔跤、划水和攀岩[45-53]。完全断裂多会导致赛季"报销"，需要长时间康复治疗并可能遗留明显功能障碍[53]。

解剖

背阔肌是一块巨大三角形肌肉，起自 T7-T12 及腰椎骶椎的棘上韧带、腰椎筋膜、髂嵴后 1/3、4 根浮肋和肩胛骨内角。肌肉覆盖胸腰区域后部，移行成为厚筋膜组织形成肌腱，与大圆肌腱混合形成联合腱止于结节间沟底部[54]。背阔肌除在攀爬动作中可以向前上方抬举躯干外，主要起内收、后伸及内旋肱骨的作用。背阔肌由起源于臂丛神经后束的胸背神经支配，与胸背动脉伴行，自前内面进入肌肉，距离肌肉内缘约 2 cm[55]。Pearle 等报道，包含神经和动脉的胸背神经血管蒂（thoracodorsal pedicle）自肱骨止点内侧 13.1 cm（11.0~15.3 cm）进入背阔肌肌腹前方[56]。

机制

背阔肌的拉伤、撕裂和断裂，一般由作用于上肢和肩关节的突然后伸或极度外展暴力引起[49]。多数报道病例为棒球投手[45,53]，在投掷动作的诸多阶段，背阔肌均活跃参与，特别是在锁定后期和出球过程中[57]。这些动作均处于发力最多加速期。背阔肌在这些动作中会在肌腱附着位置施加强大的离心拉力，增加受伤和撕裂的发生概率[53]。部分投手表示在出手后的随挥阶段会感到损伤和剧烈疼痛，在此阶段背阔肌参与肢体减速过程[53]。在职业投手中，背阔肌

在投掷过程中的活跃程度较业余投手更高[58]。运动员会描述感到肩关节后部"啪"样声响或撕裂感，肩后持续加重的紧绷感和疲劳感也有报道[53]。

分类

由于此类损伤少见，损伤分类未见于文献报道。

体格检查

运动员多由于伴有肩部疼痛的力弱引发的运动障碍和过头动作障碍就诊，也有主诉肱三头肌上半部分烧灼样痛伴湿疹[52]。肩关节后伸动作力量显著减弱是最多报道的功能障碍[48]。此外，患者会同时伴有上肢等长内旋和内收力弱，但运动员可能由于周围肌肉代偿参与而不表现出明显的力量减退[52]。在胸壁和肩带肌肉的后外侧可能触及肿物，提示断裂回缩的背阔肌肌腹或血肿（图 50.2），在双手外展叉腰或双肩进行内收内旋抗阻时，双侧不对称更为明显[49,52]。多数患者不伴有神经症状。

影像学

无报道表明普通平片对于背阔肌损伤诊断有帮助，但可除外骨折和脱位。多项研究表明 MRI 对于诊断具有较高价值，同时还能判断损伤范围并除外合并的肩带肌损伤（图 50.3）[49,53,59,60]。也有报道认为由有经验医师施行的超声检查也可以诊断损伤[59,60]。

治疗

对于背阔肌损伤的治疗，手术及保守治疗均有成功的案例报道[49,54,61]。但是由于背阔肌损伤较少见于报道，对于此类损伤的治疗缺乏共识，手术治疗是否能够带来更大益处亦无定论。Nagda 等[53] 报道治疗了 10 例专业棒球投手的背阔肌损伤，其中 3 例伴有肌腱撕脱骨折，7 例肌肉拉伤，在休息 28 天同时进行有监督指导的投掷动作训练，除 1 人外均成功恢复到原有运动水平或更高级运动水平。据报道，遭遇肌肉拉伤的运动员可在 12 周后回归赛场，伴有撕脱骨折的运动员需要 16 周。作者指出，伴有撕脱骨折的背阔肌损伤基本会导致赛季报销，而且重新开始投掷训练时会感到明显的水平下降，导致回归时间的延长。手术治疗的支持者指出受伤超过 2 个月后[63]，通过手术使高水平运动员肌肉力量有效恢复至伤前水平会很有难度[48,51,62]。手术方式包括将肌腱通过骨道[47,51,63] 或铆钉[62,63] 固定于肱骨止点位置（图 50.4）。手术治

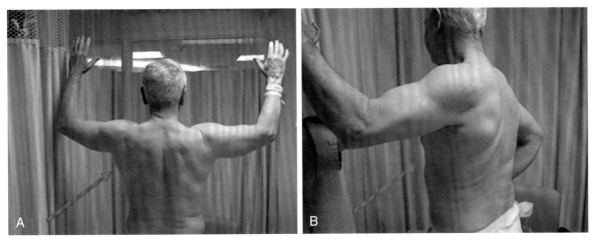

图50.2　体格检查可发现可触及的肿物（红色箭头）及肩关节后外侧观，提示断裂回缩的背阔肌损伤

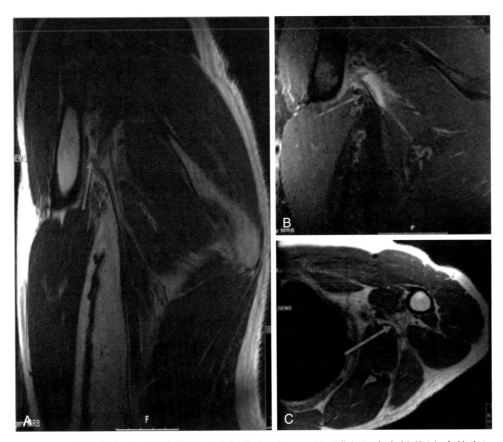

图50.3　矢状位（A）、冠状位（B）和轴位（C）MRI显示背阔肌完全断裂（红色箭头）

疗虽报道较少，但可以有效恢复运动员的力量和功能[46,49]，术后重返赛场据报道需5~6个月。

大圆肌损伤

大圆肌可以将物体拉近身体或在攀爬过程中将身体上抬。此肌肉体积较小，起自肩胛下角背侧，与背阔肌形成联合腱共同止于肱骨二头肌腱沟[54]。最大的病例系列研究来自Nagda等的报道[53]，包含了11名棒球投手，单纯大圆肌损伤6例（3例撕脱、3例拉伤），背阔肌/大圆肌联合腱撕脱1例，背阔肌/大圆肌联合腱拉伤4例。所有患者均接受了保守治疗，仅有1名患者在附加关节镜下SLAP修整术后未能回归

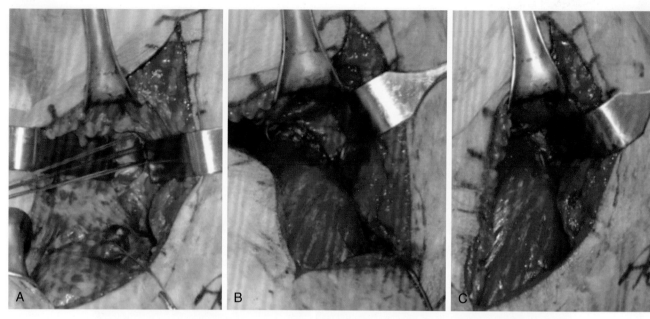

图50.4　术中照片显示：（A）向背阔肌撕裂远端止点置入铆钉；（B）用铆钉所带缝线恢复肌腱走行重建止点；（C）术毕

伤前水平。另有报道包括了1名棒球投手[64, 65]的大圆肌撕脱骨折和1名滑水选手由于被牵引绳暴力向前牵拉造成的单纯大圆肌撕裂[66]。虽然大圆肌在投掷过程中的作用与背阔肌类似，目前并无针对单纯大圆肌功能性的研究报道[53]。由于体格检查鉴别困难，MRI被用于鉴别大圆肌损伤和背阔肌损伤[65]。虽然对于治疗并无共识性意见，所有以棒球投手为对象的研究报道均显示，通过制动休息、康复训练和循序渐进的恢复性训练，所有患者均可以无并发症地回归赛场。

选读文献

de Castro Pochini A, Andreoli CV, Belangero PS, et al. Clinical considerations for the surgical treatment of pectoralis major muscle ruptures based on 60 cases: a prospective study and literature review. *Am J Sports Med*. 2014; 42: 95-102 .

Bak K, Cameron EA, Henderson IJ. Rupture of the pectoralis major: a meta-analysis of 112 cases. *Knee Surg Sports Traumatol Arthrosc*. 2000; 8:113-119 .

Petilon J, Carr DR, Sekiya JK, et al. Pectoralis major muscle injuries: evaluation and management. *J Am Acad Orthop Surg*. 2005; 13: 59-68.

Butterwick DJ, Mohtadi NG, Meeuwisse WH, et al. Rupture of latissimus dorsi in an athlete. *Clin J Sport Med*. 2003; 13:189-191 .

Nagda SH, Cohen SB, Noonan TJ, et al. Management and outcomes of latissimus dorsi and teres major injuries in professional baseball pitchers. *Am J Sports Med*. 2011; 39:2181-2186 .

（James E. Voos, Derrick M. Knapik 著
王佳宁 译　秦江辉 校）

参考文献

扫描书末二维码获取。

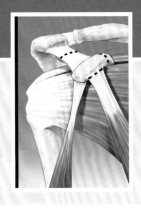

第51章

肩关节僵硬

盂肱关节的解剖结构特点为肩部提供了相当大的活动范围。骨和软组织结构提供了有限但足够的静态和动态约束，不仅满足日常生活活动，也满足高水平的运动需求。一旦超出肩关节正常活动范围之外则称为肩关节不稳，这是因肱骨头不能稳定在关节盂上而产生一系列的症状和病态表现。活动受限则称为肩关节僵硬。不论是创伤还是非创伤因素导致肩关节僵硬，已有大量的临床话题和鉴别诊断纷至沓来。

肩关节僵硬的患者会出现或短或长时间的肩关节活动受限。肩关节一般会表现为僵硬和（或）疼痛。主诊医生可能会第一个评估和治疗这些患者。然而，在看主诊医生之前，很多患者的临床医生已经数易其人，并经历了一些非手术治疗和手术治疗，这些治疗要么无效要么不理想。患者感觉不适和灰心失望并不罕见。同样常见的是，患者不知道自己患上肩关节僵硬，他们不适的第一感觉只是疼痛，对于肩关节活动受限的认知有限。因此，肩关节僵硬的诊断和治疗有挑战性。本章讨论肩关节僵硬患者的评估、治疗和效果。

病史

诊断正确的关键前提之一是获得准确的病史。后者不仅需要医生提出与主诉相关的具体问题，而且还需要倾听患者的回应并针对这些回应努力挖掘潜在的问题。主诊医生必须清楚，在无症状的患者中，一些影像学检查（X线片和MRI）也会发现问题。相反，MRI未必有问题的患者也可能有严重的临床问题，比如说冻结肩。因此，了解病史和体格检查来确定患者的主诉作为诊断和决定治疗策略的首要依据，不可以单纯用影像学检查来诊治病症（"治疗患者而非影像学异常"）。

肩关节僵硬评估需要影像学检查以除外其他疾患，但通常仅靠准确详细的病史即可诊断。与主诉相关的主要症状应描述7个方面[1]：位置、性质、严重程度、时间（即发病时间、持续时间和频繁程度）、疼痛特点、加重和缓解因素以及相关情况。患者所处的人群特点和流行病学特征也不容忽视，尤其是年龄和性别，因为这些因素在评估肩关节僵硬方面起着重要作用。超过2/3的冻结肩患者是女性[2]。肩袖撕裂与年龄相关，无论手术还是非手术均应考虑其有可能伴随肩关节僵硬[3]。

疼痛

患者通常主诉疼痛。患者较少告知医生有肩关节僵硬，尽管两种症状经常并存。欲知悉疼痛和僵硬如何影响患者的日常生活，必须根据患者所说的问题将疼痛分门别类进行询问和评估（专栏51.1）。疼痛很难精准或者客观定量，因为其完全是主观感觉，尽管有评估量表，但不同个体之间很难比较。医生常针对疼痛展开治疗。患者常因无法忍受疼痛就医，无论是疼痛程度还是持续时间（专栏51.2）。

创伤引起的疼痛在损伤发生后通常需要立即就医。潜在的鉴别诊断包括骨折、脱位、肩袖撕裂、肱二头肌腱（长头腱或远端止点/肘部）撕裂、胸大肌撕裂和盂唇撕裂。这些情形进一步查体即可确诊，影像学检查做不做均可。粘连性关节囊炎引起的疼痛通常在休息时很轻，但在肩关节活动受限时（冻结期）会严重影响生活。到了冻结期，疼痛通常逐渐缓解，只在肩关节活动到最大角度时出现，此期肩关节僵硬为主要表现。尽管疼痛缓解，但许多患者在此期因活动度改善不佳而灰心失望。关节内压力增高引起的间歇性剧烈疼痛常见于骨关节炎和钙化性肌腱炎（有时甚至被称为"肩肾结石"）。即便是创伤，如果疼痛轻微，患者也可能拖上数周数月不看医生。有些患者甚

专栏 51.1　疼痛的评估

- 位置（前部、后部、侧部、颈部、背部、手臂、胸壁或腋窝）
- 放射（颈部、手臂、肘部以下、手部）
- 性质（尖锐、迟钝、疼痛、悸动或刺痛）
- 严重程度（轻度、中度、重度或 1~10 级）
- 发病时间（急性、亚急性、慢性、慢性急性、隐匿性、创伤性或无创伤性）
- 持续时间（天、周、月、年）
- 频率（恒定、每天一次、每周一次、每月一次）
- 疼痛特点（休息、夜间、举过头顶时）
- 加重因素（活动、手臂位置、白天/晚上）
- 缓解因素（活动、手臂位置、白天/晚上、药物、治疗、注射、手术）
- 相关情况（虚弱、麻木/感觉异常、捻发音、不稳定）

专栏 51.2　特殊疼痛的描述

严重疼痛
创伤（骨折、脱位、肌腱撕裂）
粘连性关节囊炎
钙化性肌腱炎
术后
夜间疼痛
恶性肿瘤
感染
肩袖损伤/撞击综合征
粘连性关节囊炎
肩关节疾病（盂肱关节、肩锁关节）
后关节囊紧张/盂肱关节内旋转缺陷
慢性疼痛
粘连性关节囊炎
肩袖损伤/撞击综合征
肩关节炎
创伤后
颈椎
位置
外侧臂/三角肌止点（肩袖损伤/撞击综合征）
颈部/后肩胛周（颈椎、斜方肌、粘连性关节囊炎、肩胛骨运动障碍）
前部（肱二头肌长头腱）
"肩关节顶部"（肩锁关节、颈椎）
"肩部深处"（感染、关节病、缺血性坏死）
放射至肘部远端（颈神经根病）

至不记得有过什么外伤导致疼痛。因不重视，轻微的疼痛可能导致慢性失用或患侧上肢功能降低（肩关节的"假性固定"），并最终发展成更严重的外科疾患（如肩袖撕裂和撞击）。

夜间痛

患者常因夜间痛（痛醒）而寻医。鉴别诊断应考虑恶性肿瘤或感染，但更常见的是肩袖病变、撞击、粘连性关节囊炎、肩关节骨关节炎（盂肱或者肩锁关节）。患者不仅会痛醒而且也会因疼痛入睡困难。患者因粘连性关节囊炎而不能向患侧卧。健侧卧也可出现疼痛，一般是因为患侧上肢在身体前方，后关节囊受牵拉所致。

慢性疼痛

粘连性关节囊炎患者一般很难回忆起疼痛确切的起病时间，疼痛部位在关节线或三角肌止点周围；疼痛逐渐加重，肩关节僵硬悄然发生。只要疼痛和僵硬不影响日常活动（伸手到后口袋拿钱包、梳头、穿衣和系胸罩），患者一般不会寻求诊治。免疫系统疾病累及肩关节（如类风湿关节炎）的患者影像学上往往破坏较重，这些患者接受疼痛和肩关节功能治疗的时间一般较长，可能对疼痛等不适有所耐受，以至于他们对慢性疼痛程度的描述通常与其影像学表现不一致。因此，对临床医生来说，应因症施治而非忽略患者去治疗影像学的"病"，这非常重要。肩袖病变患者，如果没有急性撕裂，其疼痛通常为慢性、钝性、一触即发的钻心痛。通常，疼痛与过头活动有关，或是在伸直肘关节提重物（增加了上臂的上下活动度）时加重。

疼痛位置

明确疼痛部位是临床诊断的重要依据。但是在肩关节，患者感觉疼痛的位置往往并非实际病变部位，因此根据疼痛位置诊断有迷惑性。与颈部有关的疼痛（例如颈神经根病）可从耳朵、下颌或颈部近端开始，并沿斜方肌向下放射到后肩胛区。神经根受压病变引起的疼痛可从肩部放射至手臂的皮肤。肩关节部位的病变引起疼痛通常不涉及肘部远端。后肩胛部周围疼痛可出现在盂肱关节僵硬（如粘连性关节囊炎），因患者需要多使用肩胛胸臂关节。盂肱关节病变（如肩袖和肩峰下滑囊炎）的疼痛位于上臂周围的三角肌止点。疼痛部位不确定或感觉"肩关节深处"疼痛可归因于肩关节炎、类风湿关节炎、缺血性坏死、恶性肿瘤或感染。肩前痛可因长头肌腱沿着肌沟的病变所致。局限于"肩上"的疼痛通常与肩锁关节有关，向前方和（或）内侧有放射痛。

加重与缓解因素

加重疼痛的因素可为诊断提供线索。粘连性关节囊炎患者一般在活动范围的终点出现剧烈疼痛并突然加重。过头运动和伸展手臂加重疼痛与肩袖或肩峰下间隙病变（撞击）有关。在肩关节内旋转障碍（glenohumeral internal rotation deficit, GIRD）的投掷运动员中，内旋转运动的受限与赛季有关：赛季早期的动态 GIRD（主要是肌肉痉挛）可能在赛季后期发展为后下关节囊挛缩（由于从加速期到投掷的减速期重复性的微创伤）。这种病变表现为紧绷感、不适和速度的受限，并随赛季进程而加重。反复参赛或训练往往会加剧关节内病变（如关节炎）。缓解疼痛的因素包括活动度练习、药物和理疗等。某些病症（如粘连性关节囊炎）的患者可认为没有任何措施能减轻疼痛。肩袖病变的患者通常在夜间睡眠时会将手臂放在头上，以减轻肩袖张力。颈椎神经根病患者也可通过外展肩关节来缓解。局麻封闭注射也可有助于确定疼痛源，取决于注射后疼痛是否缓解。封闭试验对肩峰下间隙和肩锁关节病变的诊断有特效。应向患者告知，封闭缓解疼痛程度可预测外科手术治疗的效果。

其他发现（僵硬、力弱、摩擦感）

当疼痛较轻时，其他限制功能的因素通常是僵硬、力弱或肩部挤压／摩擦。力弱是肩袖撕裂和神经肌肉功能障碍患者的常见症状（例如脑血管病、颈椎病、Parsonage-Turner 综合征、烧灼／刺针样和重症肌无力）。手术后（尤其是肩袖修复术后）通常会出现摩擦感，并伴有肩袖肌腱炎、肩峰下滑囊炎、肩胛骨弹响（即肩胛胸臂滑囊炎、占位性肿块或运动障碍）、关节炎和不稳定。

诊断肩关节僵硬的主要目标之一是确定肩关节活动受限的发展。这样可以推断导致肩关节活动受限的病理位置，从而找到针对性的治疗方法。例如，主动和被动活动的全面受限可能是特发性粘连性关节囊炎。在发病早期，上臂内收时外旋受限是由于肩袖间隙挛缩所致[4]。投掷运动员的肩关节内旋受限可因手臂长期做外展后伸动作导致，此类运动员后关节囊有挛缩[5]。后两种情况仅是导致肩关节僵硬的许多肩关节和非肩关节相关疾病中的两种（专栏 51.3）。

原发性／特发性粘连性关节囊炎

1934 年，Codman[6] 描述了肩关节僵硬的临床症

状，他称之为"冻结肩"。"特发性粘连性关节囊炎"这个术语是由 Neviaser[7] 在 1945 年提出，用来描述僵硬的肩关节囊的病理表现。Neviaser 描述了纤维化、慢性炎症和关节囊挛缩的表现，这些是导致病理性活动受限的原因。冻结肩和粘连性关节囊炎这两个术语可以互换使用，导致文献中肩关节僵硬命名的混淆和模棱两可，因此病症的分类、诊断、分期和治疗不一致，文献报道的争议也很大。尽管粘连性关节囊炎通常被认为是自限性的，但真正的发病及自行缓解机制等尚不清楚[8]。粘连性关节囊炎可能影响多达 5% 的人群，其中女性占较大多数[9]。中年患者常见[10]。往往是非优势侧肩[2]，有轻微创伤（高达 30%）。也有报道粘连性关节囊炎和低体重指数以及阳性家族史之间有联系[11]。有大约 1/3 的患者对侧肩亦受累[9]。同一肩关节一旦好转，不再复发[2]。

粘连性关节囊炎与一些系统性疾病有关，这些疾病很难与肩关节联系在一起。最常见的是糖尿病[11-14]。Yian 等[15] 在对患有粘连性关节囊炎的糖尿病患者进行的大规模回顾性研究中，发现了粘连性关节囊炎与胰岛素或口服降糖药的使用之间的相关性，认为需要临床管控的糖尿病患者患粘连性关节囊炎的风险增加；然而，糖化血红蛋白（Hgb）A1c 本身并没有直接的相关性。尤其重要的是，粘连性关节囊炎和糖尿病患者往往更难治疗，临床改善较少，复发率较高，尤其是周围神经病变患者、糖尿病诊断后病程较长的患者和老年患者[16]。也有报道甲状腺功能亢进和甲状腺功能减退症可能与粘连性关节囊炎有关，并且高的促甲状腺激素（TSH）水平与双侧或更严重的病例具

专栏 51.3　导致肩关节僵硬的病理改变

原发性／特发性
特发性粘连性关节囊炎
1 型和 2 型糖尿病
内分泌疾病，包括甲状腺疾病
自身免疫性疾病

继发性／获得性
术后僵硬
创伤后
肩袖撕裂
盂肱关节炎
盂唇撕裂
骨折畸形愈合
投掷者肩（GIRD）

有独立相关性[18]。Dupuytren挛缩是一种手部遗传性疾病，其特征是指屈曲挛缩和粘连，也与粘连性关节囊炎有关[20]。尽管自身免疫性疾病被认为与粘连性关节囊炎相关[21]，但与自身免疫血清学检测结果的相关性不确定[10,22]。

粘连性关节囊炎的真正病因尚不清楚。然而，其进展过程（疼痛期、冻结期、缓解期）已经公认，并经常在文献中使用[23]。最初，纤维蛋白样血管增生、肥厚性滑膜炎导致关节囊瘢痕形成和腋囊缩小（疼痛期）。急性发作的原因可能与涉及炎症细胞因子的纤维化聚集反应有关，包括转化生长因子-β[24]、肿瘤坏死因子α、白细胞介素[25]、环氧合酶1或2[25]。这些细胞因子在粘连性关节囊炎患者肩峰下间隙和关节囊组织中明显升高[25]。

疼痛为中重度，多在夜间明显[23]。滑膜炎症消退后，增厚的关节囊内有大量细胞的胶原纤维增生，表现出明显的僵硬（冻结期）。疼痛缓解，一般只在活动度终末和夜间出现[23]。此期的主要特点是粘连和僵硬，严重程度和持续时间各异。疼痛最终会减轻或者完全缓解（缓解期）[10]。尽管明确的自然病史尚不清晰，Grey[26]随访2年发现，96%的患者在服用安慰剂和使用口服止痛药的情况下功能恢复正常。在4年的随访中，Miller等[14]报道，100%的患者在家康复，口服消炎止痛药可明显缓解疼痛，恢复正常功能。与上述较好的疗效相反的是，O'Kane等[27]报道，随访2年，40%的患者无法将8磅重的物体搬到架子上或不能拎起20磅重的物体。此外，Binder等[9]随访3年半发现有16例轻度到重度活动受限的患者，在随访更长时间（超过4年）后，一半的患者有残留的疼痛和肩关节活动受限[2,28]。

肩关节僵硬的继发/获得性因素

术后活动度受限是最常见的继发性肩关节僵硬。镜下和切开肩关节手术后僵硬的发生率差异较大，但无论选择哪一种手术方式，术前必须与患者告知这一风险。关节镜下肩关节内手术［如肩关节不稳定的盂唇修复或上盂唇前后部损伤（SLAP）修复］通常导致关节内粘连和关节囊挛缩，但不导致关节外挛缩[29]。肩袖修补（切开或镜下）和骨折固定可引起肩峰下粘连和关节囊挛缩[29]。Huberty等[30]报道，关节镜下肩袖修复术后，近500例患者有4.9%因僵硬而不满意。此外，有工作补偿状况的患者（9%）和小于50岁的患者（9%）更易因僵硬而不满意[30]。Denard等[31]系

统回顾了7篇Ⅰ～Ⅳ级研究关节镜下肩袖修复术后僵硬的结果，发现术后短期僵硬无须手术治疗和需要手术松解顽固僵硬的发生率分别为10%和3.3%。此外，需要手术松解的患者效果成功，其肩关节活动度改善度与不需要重复手术的患者相当。肩关节不稳术后的僵硬（前方不稳定[32-34]和后方不稳定[33,35]）也很常见，尤其是有外旋受限时。当然从某种意义上说，僵硬也可防止不稳定。肩关节不稳术后的康复需要把握一个平衡，就是如何在确保修复愈合和早期活动以防止肩关节僵硬上作出选择。然而，如果术后固定时间过长或术中关节囊紧缩过度，患者有僵硬的风险。SLAP损伤修复后，僵硬是导致疼痛和患者不满意的常见原因[32,36,37]。

肩关节病患者（如原发性关节炎或类风湿关节炎）也有僵硬的倾向。骨关节炎患者前方和肩袖间隙的关节囊增厚，出现活动受限，特别是外旋受限[38]。此外，原发性盂肱关节骨关节炎患者的早期表现包括后关节囊挛缩导致的内旋受限。在这些情况下，患者疼痛再加上僵硬，有雪上加霜的感觉。在4个随机临床试验中接受关节置换术（全肩和半肩关节置换术）的骨关节炎患者中，最终发现僵硬程度显著改善，在接受全肩关节置换术的患者中，活动度改善更大，尤其是向前抬高更好[38]。在关节置换术后肩关节僵硬的患者中，必须确定活动受限是由于粘连形成还是假体位置错误所致。对于假体位置错误的患者，必须解决假体位置的原因，单纯松解手术一般无济于事。

肩峰下撞击和肩锁关节炎手术治疗的患者也可有继发性肩关节僵硬[39]。Evans等[39]发现，单纯肩峰下减压术或镜下锁骨远端切除联合肩峰下减压的患者中，术后发生粘连性关节囊炎的风险约为5%。此外，对侧粘连性关节囊炎的病史和46～60岁是继发性肩关节僵硬的独立危险因素。

不合并肩袖损伤的肩峰下撞击的患者，其优势肩或有明显的后关节囊挛缩（引起内旋受限），而非优势肩可能有更广泛的关节囊挛缩（内旋和外旋受限）[40]。有内撞击的投掷运动员，也发现有明显的肩关节内旋障碍和后肩挛缩[41]。肩关节在长期反复的投掷活动中出现惊人的适应性，如活动度的外旋增加而内旋受限。这种现象被认为是由于骨（肱骨头后倾）和软组织（后关节囊和相关肌肉组织紧缩）适应所致[42]。此外，有肩关节内旋受限的投掷运动员肩关节损伤和需要手术的风险更高，因此需要早期发现轻微损伤，早防早治[42]。在接受物理治疗（后关节囊松动）的内撞

击患者中，症状缓解被认为与矫正后肩关节囊挛缩有关（通过交叉内收测量），而不是内旋受限矫正[43]。读者可以阅读第45章来了解此内容的更多信息，其主要阐述投掷伤害。

体格检查

肩关节僵硬患者的体格检查应与肩关节的所有体格检查一样全面、系统，这样既能保持一致性和可重复性，又能让临床医生对病因有全面的认识。与获取完整病史所涉及的提问一样，体格检查也应有针对性。当一个完整的病史表明一个患者肩关节僵硬、疼痛或力弱时，体格检查应该集中在这些主观症状上。任何关节的查体都需要裸露检查部位（男性脱去上衣，女性在其他部位有必要的遮挡）、触诊，进行活动度、力量和特殊检查（例如与不稳定、肩袖和二头肌腱有关的检查）。要确定受累肩部是否存在病变，临床医生还必须彻底检查对侧肩。肩部的体格检查可能需要检查颈椎、肘、腕和手。

肩关节僵硬的体格检查

区分粘连性关节囊炎和其他导致肩关节僵硬的原因的关键是明确有无肩关节主动、被动活动度均受限。如病史部分所述，外旋受限通常是由于肩关节前方僵硬（归因于前关节囊、肩袖间隙、前下关节囊和盂肱韧带）。最常见的与前肩关节囊挛缩相关的诊断包括粘连性关节囊炎、肩关节骨性关节炎、肩关节不稳术后僵硬和肩关节制动后（前方结构挛缩）。内旋受限一般有下列动作出现：手摸后背，摸裤子的后口袋或者摸对侧身体，会有内旋受限的僵硬感。这里的活动度受限可能归因于后关节囊，通常是整个关节囊。与后一种病变相关的最常见诊断包括粘连性关节囊炎、肩袖上表面撕裂、后关节囊挛缩和盂肱关节内旋受限。除了肩关节病变，僵硬还可能来自非肩关节病症，包括腋窝淋巴结清扫（特别是围术期放疗）、颈淋巴结清扫术、肘或上肢（特别是如果需要制动）和全身性疾病（例如糖尿病，甲状腺、心肺和神经肌肉疾病）。

检查

彻底检查肩部需要观察整个上肢、颈部和上胸部。两侧肩关节对比检查可以立刻发现一些创伤相关体征（如淤斑、擦伤、撕裂、畸形和骨突出）、肌萎缩（如三角肌或肩袖）（图51.1）、感染（如红肿）和先

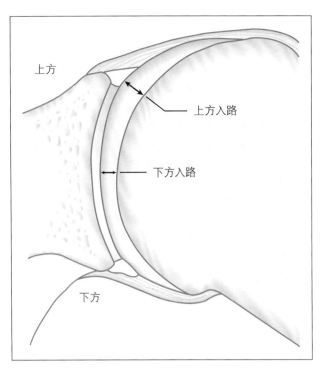

图51.1 与冈下肌萎缩相关的双侧冈下窝凹陷，后方观察（From Lippitt SB, Rockwood Jr CA, Matsen III FA, et al. *The Shoulder*. 4th ed. Vol 1. Philadelphia: Elsevier; 2009.）

前的手术切口。通常患者可能记不起上次手术的时间（某些特殊情况甚至不记得有无手术史），但观察三角肌前入路切口瘢痕可提示肩关节脱位曾行切开手术。此外，尽管患者可能不记得手术治疗的相关疾病，但肩上切口（与肩袖或肩锁关节有关）、腋窝切口（用于淋巴结清扫术）、颈椎切口（涉及第Ⅺ对脑神经或脊柱副神经损伤导致翼状肩胛）或胸壁切口（与导致肩胛内侧翼的长胸神经损伤有关）可能有助提示。肩锁关节突出可能提示关节病。上方积液的出现可能表明肩峰下滑囊积液，是慢性巨大肩袖撕裂的标志。静态或动态翼状肩胛可能提示神经损伤或功能性肌肉协调障碍。通常无外伤、无手术史的肩关节僵硬一般是特发性粘连性关节囊炎。

触诊

所有的关节、骨表面和突起以及软组织结构都需要触诊，有无压痛、摩擦音、畸形或任何不对称。检查胸锁关节、肩锁关节、肩锁关节前后线、肘关节和腕关节。触诊到的骨突包括颈椎棘突、锁骨、肩胛骨、肩峰、喙突、大小结节和肱骨。触诊到的软组织结构包括椎旁肌、斜方肌和肩胛周围肌、三角肌、棘上窝

和棘下窝、棘上肌止点、肱二头肌长头腱、手臂和前臂的肌肉和肌腱。虽然原发性粘连性关节囊炎可能表现为弥漫性、非特异性、局部触痛性差，但通过触诊很容易确定有无继发性/获得性病因。

活动度、肌力和特殊检查

评估肩关节活动度和力量需要检查双肩主动和被动活动。尽管每个临床医生可能有自己的习惯程序来查体，并尽量减少患者在坐姿、站立、仰卧和俯卧之间的移动，但重要的是执行并记录完整的检查结果。在检查患侧肩关节之前，检查"正常"的健侧肩关节也是很重要。此外，颈椎活动度（如屈伸、侧弯和轴向旋转）必须进行评估。评估的主要活动度平面包括肩胛平面（与身体冠状面成30°角）上举、0°外展位外旋和使用脊柱作为参考的后伸内旋。其他通常评估的平面包括矢状面上的高度、90°外展时的内外旋转以及冠状面上的外展。评估肩关节各方向的整体活动度是因为不可能单独评估各附属关节（盂肱关节、肩锁关节、胸锁关节和肩胛胸臂关节）。固定住肩胛骨有助于减少肩胛胸臂关节对肩部活动度的影响（患者仰卧在检查台上可有此效果），从而可以更有针对性地检查盂肱关节的活动度。如前所述，诊断原发性粘连性关节囊炎的关键体检发现（有时也是唯一发现）是主动和被动活动度均受限。这一基本特征有助于区分原发性粘连性关节囊炎和肩袖病变（如假性麻痹）。此外，粘连性关节囊炎患者紧缩的关节囊通常在活动度终末时给人以挂住的终末抵抗感，这与疼痛限制的活动度受限不同。

可使用一个通用的分级系统评估肌肉力量（专栏51.4）。三角肌测试应该分别在矢状面评估前束、冠状面外展位评估中间束和矢状面后伸评估后束。肩袖力量可以通过相关查体进行测试。原发性粘连性

专栏 51.4　肌肉力量分级系统

0级：完全瘫痪，没有收缩
1级：可见或可触知的收缩，不能对抗重力也不能抗阻力
2级：有肌肉收缩，可在没有重力的情况下移动关节，但不能克服重力移动关节
3级：足以克服重力移动关节，但不能克服阻力移动关节
4级：足以克服阻力移动关节，但力量小于对侧
5级：正常，力量等于对侧

关节囊炎患者肩袖力量通常正常，但可受疼痛的限制。类似地，肱二头肌长头腱和上盂唇的病变可以通过 Yergason 试验、Speed 试验和 O'Brien 试验来评估，当然粘连性关节囊炎的疼痛可能会影响这些检查。如果病史和体格检查提示肩胛骨运动障碍，也需要做特殊试验证实。这些查体包括简单的重复手臂后抬观察（寻找功能失调的肌肉，翼状肩胛显而易见）、肩胛骨辅助试验、肩胛骨稳定试验、直臂推手试验。盂肱关节僵硬的患者往往表现出相应的肩胛胸壁关节代偿运动增加，这可能导致肩胛骨活动度异常和弹响。颈椎的特殊试验包括 Spurling 试验和肩外展牵拉试验，以识别颈神经根性疾患。Adson 试验也可用于评估胸廓出口综合征。完整的神经血管测试需要评估双侧脉搏、反射和皮肤感觉。原发性粘连性关节囊炎患者的神经血管检查结果一般正常。

影像学

肩关节僵硬患者的影像学检查通常无助于诊断特发性冻结肩。尽管平片不能显示粘连性关节囊炎的病变，但它们有助于识别和排除导致肩关节僵硬的其他常见原因，如原发性盂肱节炎和肩锁关节骨关节炎、肩袖撕裂性关节炎、外伤后病变（如非手术性或手术性骨折）、脱位后关节病（如果片子显示关节盂有锚钉）、关节盂肱骨软骨溶解和钙化性肌腱炎。

其他成像方式包括 MRI 和超声。冻结肩患者有一些相应的 MRI 改变。腋囊水肿的存在可能与疼痛强度有关，在粘连性关节囊炎的早期阶段关节囊增厚明显 [44]。Carbone 等 [45] 发现在 T_2 加权像上显示肩胛下隐窝有高强度信号，对粘连性关节囊炎有高度的特异性（96%~98%）和敏感性（91%）。超声显示的粘连性关节囊炎患者关节囊增厚的相同位置也可在 MRI/磁共振关节造影（MRA）上得到验证，当然也助于鉴别其他可能导致肩关节僵硬的关节内和关节外原因（如肩袖撕裂或退行性变）。然而，有趣的是，在严重的全面活动度受限（<100° 前屈、<10° 外旋、低于 L5 内旋）的患者中，肩袖病变的风险非常低。Ueda 等发现此类患者没有全层肩袖撕裂 [46]。因此，对于典型的粘连性关节囊炎，只有非手术治疗失效的才考虑 MRI 检查。

虽然超声检查取决于 B 超医生水平，但在检查时可测量肩袖间隙的厚度（例如喙肱韧带）和下囊/腋囊

厚度，有助于提示粘连性关节囊炎。动态超声可用于诊断冈上肌腱在肩峰下活动有无受限，这与 MRA 的表现相关并提示关节内可容纳的最大注射量 [47]。

决策原则

一旦明确肩关节僵硬的病因，就要着手因症施治。由于诊断和自然病程有时难以说清楚，种种治疗方法疗效各异也就不足为奇了。处理原则包括评估患者疼痛、僵硬、功能受限的严重程度，以及对日常生活、工作和娱乐活动的影响。轻度僵硬和轻微疼痛除了口服消炎止痛药和简单的物理治疗改善疼痛及活动度外可能不需要其他治疗。患有严重慢性僵硬和疼痛或双侧受累的高危人群（如糖尿病患者）可能需要早期手术治疗 [48]。然而，大多数患者不需要这样激进的治疗。出现疼痛导致的睡眠障碍或唤醒痛往往是患者进一步求医的关键因素。治疗的最初可能涉及关节内注射皮质类固醇或透明质酸（有或无肩峰下注射）。此后，可口服消炎止痛药（甾体和非甾体）配合治疗。若数月无好转，可讨论手术治疗方案。手术治疗的风险、收益、备选方案和预期效果应使患者知情同意。

治疗方案

对于粘连性关节囊炎，现有证据支持积极治疗，而非"视而不见"。治疗方案包括物理治疗、口服药物（如非甾体消炎止痛药、类固醇和其他止痛药）、关节内和肩峰下注射、关节水扩张和关节囊离断、肩胛上神经阻滞、麻醉下按摩以及在关节镜下或切开行粘连松解术。刚开始应尝试非手术治疗，将物理治疗模式与口服药物和关节内注射相结合。非手术治疗一般有效，包括活动度改善、疼痛缓解和恢复功能 [28,49-51]。

Russell 等 [52] 比较了群体理疗、个体理疗和居家锻炼方案治疗粘连性关节囊炎的效果。前两者明显改善了疼痛和关节活动度，随访 12 个月，群体治疗效果更好。

口服消炎止痛药有一定的疗效，但单次皮质类固醇注射可获短期缓解 [53,54]。Shin 等 [54] 报道，肩峰下或关节内接受一次皮质类固醇注射的患者与不注射相比，短期缓解效果明显。其他治疗方法，如水扩张，也被用于治疗急性疼痛和改善关节活动度。在 Yoon 等 [55] 的一项前瞻性研究中，患者被随机分为肩峰下注射、关节内注射或水扩张组。与其他注射组相比，

水扩张组在 1 个月时疼痛得到改善，在 1 个月和 3 个月的随访中功能恢复更好。但在最后 6 个月的随访中，两组之间没有差异。Mun 等 [56] 提出了类似的结果，结果表明与单纯关节内注射相比，水扩张配合关节手法松解的患者的短期 ROM 和疼痛有所改善。但是这些早期优势到第 12 个月就消失了。Griesser 等 [49] 系统回顾 8 篇 409 个肩关节的 II 级研究，发现关节腔注射后与其他非手术治疗粘连性关节囊炎相比，肩关节功能评分、疼痛和活动度在早期明显改善（$P < 0.05$）。但只是暂时的，到了 1 年治疗效果差别不大。

最近报道了一种新的治疗手段，即注射组织溶解梭菌胶原酶 [57]。Badalamente 等 [57] 发现，连续注射 0.58 mg/1 ml 或 0.58 mg/2 ml 胶原酶比单独理疗有更好的疗效，并且可以在超声下引导注射。尽管早期疗效很好，但美国食品和药物管理局（FDA）尚未批准使用。上述非手术治疗有时缺乏持续有效性，随着粘连性关节囊炎病程延长，患者和主诊医生会采取更积极的治疗手段。对于不愿意手术的患者，麻醉下手法松解（MUA）已被证明有效，具有持久、长期的疼痛缓解和关节活动度改善 [58]。何时适合 MUA 尚不清楚，但 Vastamaki 等 [59] 发现在症状出现 6~9 个月后进行 MUA 时，疼痛和关节活动度得到改善。关节镜下松解可成功用于非手术治疗或 MUA 难治的粘连性关节囊炎（适应证和禁忌证见专栏 51.5）。关节镜下松解可视，并可处理关节内和关节外粘连，不会导致肩胛下肌腱撕脱。关节镜术后的长期随访发现疗效持久。Le Lievre 和 Murrell [60] 报告 43 例患者镜下松解术后平均 7 年（5~13 年），在疼痛、功能、僵硬和日常生活活动能力方面有显著改善。活动度恢复到与对侧肩相同的水平，无任何并发症或再次手术。值得注意的是，Grant 等 [61] 进行的大规模系统性回顾研究显示，麻醉下手法松解和关节镜下关节囊松解在治疗粘连性关节囊炎上无明显差异。

术后管理

我们预先止痛以维持松解后的活动范围。大多数患者接受一次长效局部麻醉阻滞或导管留置持续灌注麻醉以减轻术后疼痛。这使得在物理治疗期间可以更好地进行术后早期运动。关节内局部麻醉疼痛泵有时会引起关节盂肱软骨溶解。不建议关节内注射，因其会很快从关节中渗出而失效。我们建议

向患者展示术中的松解效果很重要。当然可以术中拍照展示已经获得的活动度，但在松解术后患者清醒的情况下（但当阻滞仍然有效）向患者展示最有效。这样会让患者引起重视：告之恢复活动度完全可能，而成功取决于早期的功能锻炼。关节镜治疗后，肩关节活动和负重没有任何限制。

对于术前肩关节活动度明显受限的患者，那些依从性不佳的患者，或保险不允许太多理疗的患者，我们使用肩部连续被动活动练习器。除了在家康复锻炼外，我们建议术后前两周每周至少到医院进行 3~4 次理疗。接下来的 4~6 周减为每周 2~3 次。健侧上肢用滑轮上提患侧上肢以及类似爬墙的定位标记等应坚持练习，以持续改善主动被动前屈和外旋。

结果

针对肩关节僵硬的治疗，最近有随机对照系统性研究（31 项研究）显示，很难说清楚到底哪种治疗方

📌 作者首选技术

在患者进入手术间之前，由训练有素的麻醉师进行肌间沟臂丛神经阻滞麻醉（或肌间沟置管）。臂丛阻滞或者置管成功后可便于患者术后很快地开始活动度练习。患者准备手术后，除了必要的麻醉剂外，应使用肌松剂来防止搬动或手法松解过程中过度的骨应力（降低医源性骨折的风险）是必不可少的。患者麻醉后可手法松解，松解时应予以必要的保护，比如在上臂近端用力达到缩短力臂的效果，以减少骨折的风险。肩关节僵硬松解时，关节囊挛缩其实有利于上肢的把持，但是松解一定要温和、逐渐加力。松解第一步是前屈，有助于"打开关节"。

麻醉下手法松解后，我们习惯用关节镜松解剩余的挛缩组织。肩关节标准入路即可。因为关节体积减小，关节囊厚且纤维化，镜下套管需要小心放置，以避免医源性损伤。前入路可稍高一些，因二头肌腱前方间隙最宽（图 51.2）。先松解肩袖间隙（图 51.3、51.4）和前关节囊（图 51.5），然后进行后关节囊松解（图 51.5、51.6 和 51.7）和下关节囊松解（图 51.8），这个松解顺序是在镜下而非手法松解。如果腋囊挛缩明显，后部和后下部松解应在前方松解之前。常规进行肩峰下间隙探查和肩峰下滑囊切除（图 51.9）。肩峰成形术可能增加肩峰下粘连复发的风险，应避免。关节囊松解后，可手法行旋转松解。外展肩关节，先外旋，后内旋。这些活动度的松解

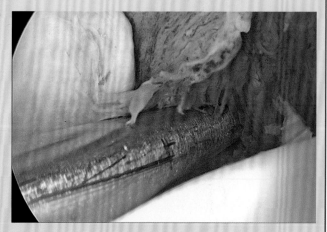

图 51.2　前入路稍高以便于进入关节间隙

可扩大至将上臂内收至胸前以及内旋至后背。

当然，松解顺序也可以先镜下松解，然后再手法松解。支持者认为，镜下松解后，剩余挛缩组织变少，附加在关节骨组织上的力矩也会降低，手法松解导致骨折的风险也减小。我们认为，镜下松解后关节囊后，医源性腋神经损伤的风险会降低。

先轻柔手法松解，后镜下松解，肩关节活动度可有效恢复，并发症也可降至最低 [12, 49, 62]。若无镜下或切开

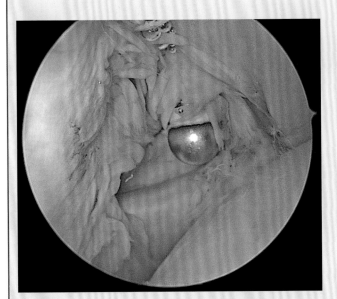

图 51.3　肩袖间隙变窄，伴滑膜炎和滑膜增厚

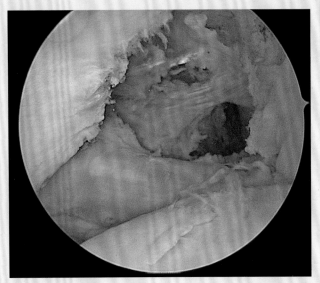

图 51.4　肩袖间隙松解后，三角肌、喙肩韧带和联合肌腱的纤维应该可见

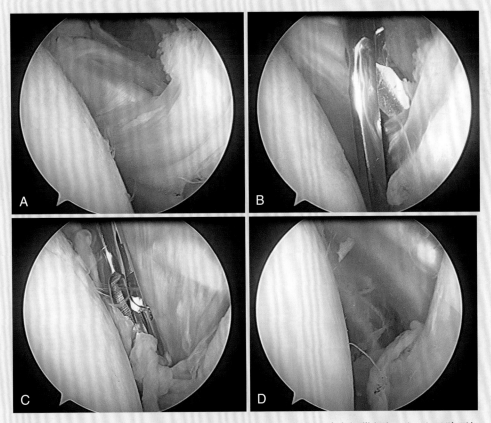

图 51.5　（A）盂肱中、盂肱下韧带的关节镜视图；（B）盂肱中韧带松解；（C）盂肱下韧带松解；（D）韧带松解后的状态，肩胛下肌腱和肌腹完全可见

📌 作者首选技术（续）

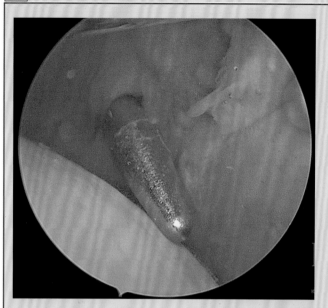

图 51.6　从前入路观察，可以很容易地看到增厚的后方关节囊。入路正好在盂唇的侧面，可以向四周安全地松解

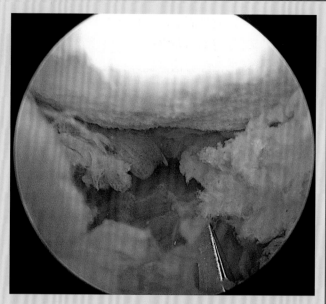

图 51.8　如果需要，可以使用较低的后方入路松解下方关节囊。使用关节镜剪刀可以将关节囊从下面的肌肉和腋神经上剥离

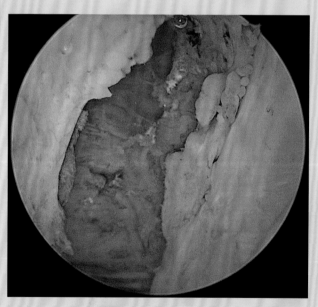

图 51.7　后方关节囊完全松解后，冈下肌的肌纤维可见

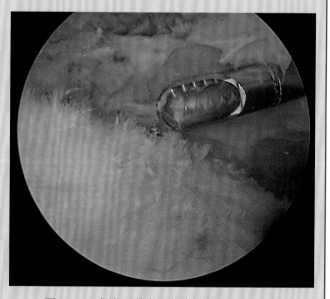

图 51.9　肩峰下滑囊切除术和粘连松解完成

松解的直视效果，可能有不完全松解残留。此外，暴力松解可能会导致骨折、脱位或意外的软组织或神经血管损伤。术后即刻康复包括主动和被动运动，以防止瘢痕组织卷土重来。

如此安全松解后，术后短期内（3~6 个月）所有平面的活动度可获改善[63]，疼痛、活动度和功能也可长期改善（长达 7.5 年）[64]。Ogilvie-Harris 等[12]比较了单纯手法松解与镜下松解术后的疼痛和活动度。两组关节活动度改善类似，但镜下术后疼痛和功能改善更优。关节镜下治疗肩关节僵硬技术上的进步使得效果不佳的切开松解的适应证逐渐变窄。然而，如果肩部解剖结构挛缩影响了镜下手术的安全性，则需要切开关节囊松解。成功切开关节囊松解的关键技术包括三角肌下粘连松解、肩袖间隙松解、肩胛下肌松解或延长，同时松解或不松解下关节囊[65-68]。

法确切有效。因患者群体差异、治疗方法各异以及评估手段不同，很难进行 meta 分析。根据这篇回顾的结果，关节内皮质类固醇注射联合物理疗法是唯一一种在短期疼痛缓解方面与安慰剂相比显示出统计学和临床显著疗效的治疗方法。此外，成本 - 效益分析发现，单用关节内类固醇注射可能比用类固醇治疗加物理治疗或单用物理治疗更节约。De Carli 等 [70] 比较了特发性粘连性关节囊炎患者手法松解加关节镜下松解术与关节内注射激素的疗效。这项随机试验的结果显示，两组患者的活动度改善都令人满意，并且在 Constant、UCLA、ASES 以及 SST 评分结果方面都有显著改善。唯一的区别是手术组的可以获得早期改善（6 周 vs 12 周）。未经关节镜检查的麻醉下手法松解结果显示疼痛、活动度和功能明显改善（见表51.1）[58, 71, 73]。关节镜下关节囊松解和粘连松解（有或无手法松解治疗）的结果见表51.1[60, 74-78]。对于术后僵硬，二次关节镜松解后可明显改善（基于疼痛、运动、主观肩关节值和Constant 评分），但临床效果不及特发性僵硬和创伤后僵硬患者 [78]。Wang 等也观察到上述差异 [73]。肱关节囊切开松解术在缓解疼痛、恢复活动度和改善功能上也获得可持续效果（见表51.1）[65, 79, 80]。尽管切开松解效果良好，但大多数外科医生选择关节镜松解是因为关节镜可以 360° 全面探查关节，避免切开手术带来的肩胛下肌离断以及避免大切口和皮下、关节囊切开和分离。

并发症

　　无论手术还是非手术，肩关节僵硬的治疗都可能有并发症，但可采取适当的措施避免。在非手术治疗中，皮质类固醇注射有可能升高血糖水平，可能加剧高血糖症，导致糖尿病酮症酸中毒。感染的风险虽然很低，但多次注射会增加感染概率。关节镜检查时，关节囊增厚使套管难以进入盂肱关节，可能增加医源性关节软骨或骨损伤的风险。此外，关节容积减小，关节镜器械在关节腔内活动困难，容易损伤关节软骨，直到松解后空间改善。如果射频装置不安装负压吸引以控制冲洗液的温度，有潜在引起软骨溶解的可能。镜下不容易看到腋神经，下关节囊的松解必须非常小心，尽可能接近下盂唇松解，以避免损伤腋神经。手法松解需要的力量可想而知，即使患者处在麻醉和肌松状态下，仍有肱骨骨折、肱骨头脱臼、肩袖和盂唇撕裂的可能，并可能造成暂时性的臂丛神经损伤。

　　尽管有上述风险，但实际报道的并发症并不多。

表 51.1　关节镜下开放松解术治疗粘连性囊炎的近期疗效

研究	结果
关节镜下	
De Carli 等 [70]	1 年随访，44 个肩，随机试验，运动和 Constant 评分、ASES、SST 和 UCLA 评分方面有显著改善，关节镜手术组比非手术组有早期改善（6 周对 12 周）
Le Lievre and Murrell[60]	7 年随访，49 肩，疼痛、功能、僵硬、日常生活能力明显改善
Lafosse 等 [74]	3.5 年随访，10 肩，Constant 评分、运动、疼痛、满意度明显改善
Jerosch[75]	2 年随访，28 肩，Constant 评分、运动明显改善
Diwan and Murrell[76]	2 年随访，40 肩，早期疼痛、运动明显改善
Snow 等 [77]	5 个月随访，48 肩，运动、满意度、Constant 评分显著改善
Elhassan 等 [78]	4 年随访，115 肩，疼痛、运动、Constant 评分、SSV 评分明显改善
切开手术	
Eid[79]	3 年随访，19 肩，疼痛、运动、Constant 评分明显改善
Omari and Bunker[80]	1.5 年随访，25 肩，疼痛、运动、功能明显改善
麻醉下手法松解	
Thomas 等 [71]	3.5 年随访，246 肩，+ 皮质类固醇注射，Oxford 肩关节评分显著提高
Ng 等 [72]	6 周随访，86 肩，疼痛、运动、DASH 评分明显改善
Wang 等 [73]	7 年随访，49 肩，疼痛、运动、Constant 评分明显改善

ADL, 日常生活活动 ; ASES, American Shoulder and Elbow Surgeons; DASH, Disability of the Arm, Shoulder, and Hand; SST, Simple Shoulder Test; SSV, subjective shoulder value; UCLA, University of California, Los Angeles.

Lafosse 等 [74] 报道 10 例非手术治疗无效的顽固性肩关节僵硬病例，接受关节镜下松解术，无腋神经损伤、骨折或感染等并发症发生。Jerosch[75] 在关节镜下对特发性粘连性关节囊炎进行 360° 松解术，未发现并发症。Diwan 和 Murrell 报道关节镜行标准 155° 前下关节囊松解，术后僵硬有复发 [76]。其后一个单独的受试者队列研究发现，65° 后关节囊松解术改善了活动度和功能，无复发。Snow 等 [77] 将关节镜下标准前、后松解组与后松解组的患者进行了比较，发现两组患者的运动、Constant 评分和满意度评分都有显著改善，两组之间没有差异，两组患者的僵硬都没有复发。Diwan 和 Murrell[76] 及 Snow 等 [77] 的两篇研究均表明，增加后关节囊松解也未发现并发症 [76, 77]。在治疗肩关节僵硬方面，小切口 [79] 或切开 [65, 80] 松解并发症无差异。尽管切开手术疗效好，但仍有感染、肩胛下肌横断和神经血管损伤（腋神经）的风险。

未来展望

　　在过去几年，治疗方法没有明显的发展，上述治疗方法仍居主流。当然，近来研究发现炎性细胞因子（IC、COX 和 MMPs）等标志物在粘连性关节囊炎患者浓度偏高。因此，我们将来可测量这些因子的血清学结果，有助于在活动度明显受限前早期诊断粘连性关节囊炎。此外，我们还可以用药物来抑制这些因素，防止粘连性关节囊炎的发生。最后，其他非手术选择也有望用于治疗粘连性关节囊炎患者，如胶原酶注射 [57]，透明质酸注射 [81]，和经导管血管栓塞术逆转肩袖间隙出现的异常新生血管 [82]。如果进一步研究明确其有效性，或在将来纳入治疗指南。

致谢

　　感谢 Gary M.Gartsman、Matthew D.Williams、Joshua Harris 和 Michael Griesser，他们是本章前几版本章的作者。

选读文献

文献：Miller MD, Wirth MA, Rockwood CA Jr. Thawing the frozen shoulder: the "patient" patient. *Orthopedics*. 1996; 19(10):849-853.
证据等级：Ⅳ
总结：在非手术和手术治疗后 4.4 年的平均随访中，对 269 例粘连性肩关节囊炎的回顾性研究表明，41% 的患者仍有症状（基于 Oxford 肩关节评分）。报告的症状通常是轻度疼痛；然而，发病时症状最严重者长期预后最差。

文献：Hand C, et al. Long-term outcome of frozen shoulder. *J Shoulder Elbow Surg*. 2008; 17(2):231-236.
证据等级：Ⅳ
总结：该研究回顾了 269 例接受保守或手术治疗的粘连性关节囊炎的肩关节，平均随访时间为 4.4 年，结果显示 41% 的患者仍有症状（基于牛津肩关节评分 OSS）。症状主要为轻度的疼痛，发病时症状越严重的患者长期随访的预后越差。

文献：Shaffer B, Tibone JE, Kerlan RK. Frozen shoulder. A long-term follow-up. *J Bone Joint Surg Am*. 1992; 74A(5): 738-746.
证据等级：Ⅳ
总结：68 例肩关节粘连性关节。囊炎非手术治疗 7 年后，随访的主观和客观结果显示，50% 的患者有疼痛、僵硬或两者兼有。功能限制和症状的出现之间有很强的联系。

文献：Griggs SM, Ahn A, Green A. Idiopathic adhesive capsulitis. A prospective functional outcome study of nonoperative treatment. *J Bone Joint Surg Am*. 2000; 82A(10):1398-1407.
证据等级：Ⅳ
总结：在 2 年的随访中，使用 DASH 简表 -36 评定发现，77 个肩关节粘连性关节囊炎非手术治疗后，90% 的患者通过系统性肩关节拉伸锻炼获得了满意的疗效。然而，患侧肩关节与健侧肩关节的疼痛和运动仍有显著差异。

文献：Harryman DT 2nd, Matsen FA 3rd, Sidles JA. Arthroscopic management of refractory shoulder stiffness. *Arthroscopy*. 1997; 13(2):133-147.
证据等级：Ⅳ
总结：30 个患有粘连性关节囊炎的肩关节非手术治疗失败后，关节镜下松解关节囊挛缩，在 3 年的随访中，平均运动范围能达到对侧的 93%，疼痛和功能（根据 ASES 评分）有显著改善。3 名患者术后出现复发性僵硬，无其他长期并发症。

（Jonathan Barlow, Andrew C. Mundy, Grant L. Jones 著　代岭辉 译　马　勇 校）

参考文献

扫描书末二维码获取。

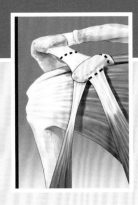

第52章

运动员的盂肱关节骨关节病

年轻运动员的肩关节骨关节病或肩关节退行性疾病（degenerative joint disease, DJD）具有致残性，并且多数情况下限制体育运动参与，治疗极具挑战性。肩关节骨关节病表现为肱骨头或肩关节盂软骨退化，为多因素致病，包括原发性和继发于创伤、医源性疾病和类风湿的骨关节病。虽然每一种不同分类均有自己独特的治疗路线和思路，其共同治疗目的都在于维持运动员的肩关节功能，控制肩关节疼痛症状以期能适应运动员终身的竞技及休闲运动需求，这一点在现役年轻运动员群体中尤为重要。

肩关节退行性疾病起病表现为由于肩关节内部和周围的疼痛和紧张造成的活动范围减退及功能丧失。最终在运动活跃人群中，造成无法完成休闲类体育运动。疾病的表现多种多样，从局部软骨面的软化到肩关节盂和肱骨头弥漫性的软骨全层损伤。

流行病学

在美国，盂肱关节慢性损伤的总体发病率和自然病程演进情况尚不清楚。多数损伤为在因其他疾病行关节镜手术时偶然发现。病因从特发到由特定原因致病不一而足，最终都导致骨关节病。软骨溶解是骨关节病的一种特殊类型，在全国性研究中发病率约为5.5/1千万人年。在糖尿病及接受过手术的人群中高发[1]。Nakagawa 等[2] 研究了除外类风湿以及肩袖关节病的原发性骨关节炎人群，发现患有骨科疾病人群中发病率为0.4%，而在患有肩关节病人群中则为4.6%。

原发性骨关节炎多见于年龄高于60岁的患者。虽然缺乏准确的数据报道，但在年轻健康的运动活跃人群中，发病率被认为较低。尸体研究发现，软骨损伤的发病率随肩袖断裂的发生而上升，肩袖损伤人群中32%表现出肩关节盂软骨损伤，36%表现出肱骨头软骨损伤，而在不伴随肩袖损伤的人群，其发病率仅为6%～7%[5]。

创伤后骨关节病，特别是肩关节脱位导致的，对于其软骨损伤的研究较多。1997年Taylor与Arciero[6]报道了63名患者中的57人在前脱位后出现了Hill-Sachs损伤，40%伴有软骨损伤，60%出现了骨软骨损伤。进一步的研究表明，212名患者在接受肩关节镜手术中被发现，单次脱位的23%伴有肩关节盂缺损，8%伴有肱骨头损伤，在两次及以上脱位者中显著增加，分别为27%和36%[7]。

分类

原发性骨关节炎

原发性骨关节炎在年轻运动员中较为少见，于60岁及以上人群较为多发，致病机制尚不完全明确。在肩袖完好的典型病例中，疾病初始表现为盂肱关节僵硬，伴有关节间隙狭窄和肱骨头及肩关节盂骨赘形成[8]。Samilson 和 Prieto[9] 于1983年最早描述了盂肱关节骨关节病的典型放射学表现。Guyette 等[10] 在2002年通过评估肱骨头及关节盂的骨性变化和关节间隙的消失，进一步完善了分型定义。

Walch 等[11] 进一步发现，肱骨头固定后向半脱位可能加快骨关节病的进程并可能是原发性骨关节炎的早期征象，Ropars 等发现，冈盂囊肿可能是更早期的盂肱关节退变表现。患者前方关节囊多有紧张，使得盂肱关节对位关系不良[12]。Kidder[13] 提出肱骨头半脱位指数超过55%，会造成进一步的退变出现，包括肩关节盂及肱骨头中部软骨进行性损失。

不稳定性关节病

虽然在肩关节有脱位病史和接受过脱位矫正手术的患者中，骨关节病发病率较高，但我们认为这些群体在发病过程中有很大重叠，但目前研究仍把两个群体分开讨论。

脱位骨关节病

脱位过程中发生的肱骨头周围的撞击和撕裂会造成关节内软骨损伤，回顾性研究表明软骨和骨软骨病变的发生率分别为47%和46%[6, 14]。此现象最初由 Neer 等于1982年报道，由 Samilson 和 Prieto[9, 15]在1983年分类和定义。此类骨关节病的发展，起始时间与年龄增长、脱位方向（后向脱位较前向影响更大）以及伴随的肱骨头骨折均相关[16-18]。但脱位次数和采取的固定手段与骨关节病发病关系不大[9]。有趣的是，Matsoukis 等[19]发现，骨关节病的严重程度与是否接受手术治疗关系不大，脱位后接受保守治疗的患者，总体骨关节病发病率在10%~20%[16-18]。最近一项由 Hovelius 和 Saeboe[20]进行的25年随访研究结果表明，257例复发性肩关节原发性脱位的患者中，仅有44%的患者在25年以上的随访过程中肩关节放射影像表现正常，骨关节病的进展与初次发作的年龄（>25岁）、反复发作的不稳和高强度体育运动致伤以及酒精滥用史有关。虽然接受保守治疗后无复发的患者中，中重度骨关节病发病率为18%而接受手术治疗的患者中为26%，手术治疗的患者中骨关节病的发病率要低于"长时间制动"患者，对于复发性不稳发作在骨关节病的发展中的地位提出了新的问题。

关节囊挛缩关节病

关节囊挛缩关节病由 Matsen 和 Wirth[21]提出，被定义为由于关节囊组织过度紧缩引发的肱骨头向紧张区域对侧移位。男性患者平均发病年龄45岁，与随访后时间长度、外旋牵拉训练量和初次创伤时间有关[16, 22]。对于肩关节的生物动力学检查一般会发现肱骨头移位改变[23-26]。此类移位导致非解剖状态的动力模式、不对称的软骨磨损，最终导致关节炎（图52.1）。

随着我们对于肩关节生物动力学效应的理解加深，手术方案也不断变化，目前可被分为解剖学方案和非解剖学方案。多数非解剖修复方案都已被弃用，例如 Putti-Platt 术[27]和 Magnuson-Stacks 术[28]，但像 Bristow-Latarjet 修复[29-30]（虽然已经较最初方案有改进）[31]，依然是肩关节不稳修复的主流术式之一。

与多数非解剖修复方案相反，解剖修复诸如 Bankart 手术[32]和关节囊紧缩术[33]成为了治疗主流，并且在关节镜技术加以应用后成为了当前治疗肩关节原发和复发不稳的主要手段。但是从开放手术到微创

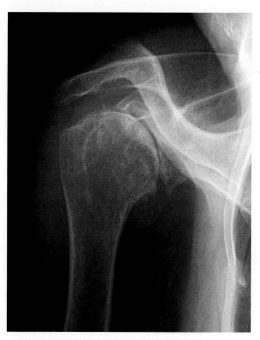

图 52.1　肩关节前方稳定性术后关节囊挛缩关节病的前后位放射影像

手术的潮流变化，留下了尚未回答的对于远期效果和骨关节病发生率差异的问题。

长期随访表明，Putti-Platt 术后肩关节骨关节病发病率在9~26年后为30%~61%[34-36]。这一数字直接导致术式的弃用但 Bristow-Latarjet 修复虽然有报道14年内的骨关节病发病率为49%，但目前仍为治疗关节不稳的主要术式[16, 37, 38]。手术过程中一些有争议的步骤如肩胛下肌转位等目前已不再采用。近期研究发现，虽然总体骨关节病发病率为34%，但中重度病变患者仅占6%，仅有轻度骨关节病的患者在 Bristow-Latarjet 修复术后也没有关节损伤的相关症状[38]。此类研究表明，移位骨块位置不当可能较其他因素更多地导致了骨关节病的发生[38, 39]。

软骨溶解

盂肱关节软骨溶解是灾难性的病变，被认为是肩关节医师面对的最难处理的诊断。可能的病因（虽都未经确认）较多，以数周到数月的肩关节活动能力丧失和疼痛为主诉，典型情况下继发于肩关节镜手术操作。盂肱关节软骨广泛溶解，并有关节间隙变窄、周围骨髓水肿和软骨下骨囊变，一般无异位骨化形成[40-43]。虽然此情况被认为与射频消融在关节内的应用和低毒力感染、关节内造影剂注射、可吸收铆

钉应用、术后镇痛泵使用相关，但多项研究均无法得出明确有意义的结论和明确真实的发病原因[41,44-46]。

最近，375 名由一名社区骨科医师进行了关节镜肩关节手术的患者接受了针对软骨溶解的评估[47]。研究发现在接受了关节内术后麻醉镇痛（布比卡因或利多卡因）的患者中，软骨溶解发病率为 13%，所有未接受术后关节内麻醉剂镇痛的患者均未发生软骨溶解，并与之后的关节内皮质醇激素注射无关[48]。Bankart 修复、关节镜清理、缝合锚定在肱骨头的植入和手术时间被发现均有一定的相关性。术后关节内镇痛与软骨溶解之间的关系，之后被近期针对 100 例软骨溶解病例的系统性回顾研究所证实，在涵盖的病例中，59% 接受过术后关节内镇痛[49]。

更进一步的发现表明，术后关节内镇痛导致的软骨溶解可能与麻醉剂量相关，这得到了一些基础研究的证实，并被临床队列研究确认[50,51]。当术后应用了高流量镇痛泵时，16 例软骨溶解发生于 32 例患者中，而应用低流量镇痛泵输注布比卡因和肾上腺素时，仅有 2 例发生于 12 例患者中[52]。

因低毒力感染也是可能的病因，由 Scheffel 等[49]进行的涵盖 100 例病例的系统回顾报道了 91 例患者进行了翻修手术，其中 41 例送取了微生物培养。仅有 3 例培养结果为阳性，均为乳酸痤疮杆菌，其余培养均为阴性[49]。

对生物可吸收缝合螺钉的潜在致病性在近期也进行了分析，Dhawan 等[53]在 2008 年对植入肩关节的 1 072 000 枚生物可吸收螺钉进行了分析。在这些病例中，10 例生物可吸收螺钉相关的并发症被上报至美国 FDA，均被认为是放置位置不当，造成了局部而非广泛的软骨破坏。虽然更多的并发症并未被上报，但正确放置的生物可吸收螺钉仍被认为是安全可靠的。

遗憾的是，目前对于软骨溶解并无确实有效的诊断和治疗手段。软骨溶解仍为排他性诊断，医师面对手术后的早发、进行性盂肱关节炎表现应有较高的警惕性。对于此类患者的治疗效果依然不佳，治疗极具挑战性。

类风湿关节炎

类风湿关节炎是累及大、小关节滑膜组织的炎性关节病变。虽然其他炎性关节病变也可能发生于年轻运动员（银屑病性关节炎、脊柱性关节病、反应性关节炎），更多发病的仍是类风湿关节炎。此类疾病的炎性表现会导致进一步的侵蚀性关节炎。虽然类风

湿关节炎主要累及小关节，但在 90% 的慢性患者中，肩关节累及亦有发现[54]。肩关节类风湿关节炎是进展性的，最初以疼痛肿胀和关节活动度减退为表现。随着疾病的进展，关节外结构被累及，包括肩峰下滑囊、肩锁关节和肩袖[55]。放射学典型表现为肱骨头相对关节盂由于关节面中心软骨侵蚀性病变发生的内移（图 52.2）。骨质多有疏松，肱骨头内侧及上方可见侵蚀表现。肩袖止点区域可见囊性改变，造成肩袖功能障碍、肱骨头上移和关节退变。类风湿关节炎晚期可导致疼痛性关节毁损、骨性缺损（重建手术的明确指征）、肩袖破坏和总体功能下降[55,56]。

对于肩关节类风湿关节炎术前患者，应行颈椎侧向屈伸位放射片评估，除外颈椎不稳及其对术后效果的影响。

骨坏死

骨坏死（缺血性坏死，AVN）也是一类在评估年轻肩关节骨性关节病运动员患者时可能发现的盂肱关节进展性疾病。骨坏死以关节周围骨性结构缺血坏死和软骨下骨及骨性塌陷造成畸形为主要特点。对此病的早期诊断包括镰状红细胞贫血的检查，特别是对于非裔美国人群。同时需要考虑的病因包括 C 蛋白和 S 蛋白缺乏、莱登 V 因子和高脂血症。

虽然骨坏死的病因被认为包括减压病、血红蛋白病、凝血功能异常、高雪氏病和结缔组织异常等，但

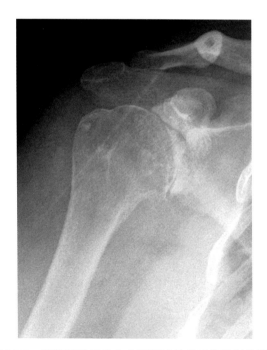

图 52.2 类风湿关节炎中央型侵蚀的前后位放射线影像

类固醇应用和酗酒仍为临床主要原因[57, 58]。当放射学检查发现月牙征和肱骨头塌陷，对侧肩关节也需进行检查以除外对称发病的病变，对于可能加重病情的因素应停止应用。肩关节面的塌陷继发于软骨下骨薄弱区域的骨折，疼痛多为常见主诉，特别是疼痛影响睡眠和日常活动。疼痛多见于肩关节固定于前屈外展位，因为在该体位下，肱骨头中心上移与关节盂接触。

　　肱骨头骨坏死的分类由 Cruess 提出（表 52.1）[59]。依据 X 线和 MRI 征象，骨坏死分为 6 个阶段，与 Arlet 和 Ficat[60] 提出的股骨头骨坏死分型相对应。确实，肱骨头骨坏死与股骨头骨坏死有相似之处，最初为仅在 MRI 上可见的骨髓水肿，之后发生硬化继而出现月牙征，进一步出现关节面塌陷并最终出现对应关节面的退变（图 52.3）。

表 52.1	肱骨头骨坏死分期（Cruess 分型）
分期	描述
I	正常影像表现，MRI 可见变化
II	硬化（楔形，斑驳），骨质疏松
III	月牙征，提示软骨下骨骨折
IV	扁平和塌陷
V	退行性变累及关节盂

From Cruess RL. Experience with steroid-induced avascular necrosis of the shoulder and etiologic considerations regarding osteonecrosis of the hip. *Clin Orthop Relat Res*. 1978; 130:86-93.

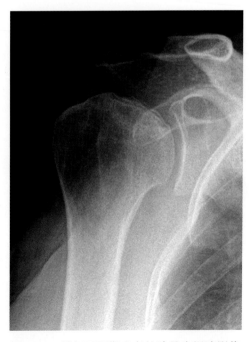

图 52.3　骨坏死 IV 期患者的肱骨头塌陷影像

患者评估

主诉与病史

　　盂肱关节骨关节病无明确特异性主诉，多以逐渐加重的肩关节旋转活动度减退和疼痛为主诉。部分患者诉肩关节异响、摩擦感、弹跳感。也可因肩关节面匹配度下降出现无脱位病史的不稳主诉。患者也可诉日间可改善的晨间僵硬以及睡眠时疼痛。

　　年轻患者（小于 50 岁）的原发盂肱关节骨关节病极为少见，并需详细除外可能的潜在原发病因。病史询问需包括之前的创伤史、用药史、家族史、外科操作史、休闲运动史和社会因素。患者自诉的功能等级也需要纳入考量范围。我们发现，对于预期功能的评估和告知对于获得满意预后尤为重要，特别是很多患者可能对于内植物和手术对于长期关节功能的影响并不完全知情时。

体格检查

　　对于肩关节的检查起始于颈椎评估，包括活动范围和引发疼痛动作的评估，如 Spurling 试验。颈椎起因的疼痛较为常见，伴有脊柱病变的患者在上肢处于过头位时会感到较为舒适。虽然对于颈椎疾病的诊断无法除外肩关节病变，疑似患有颈椎疾病的患者应先处理颈部病变并且进行鉴别性诊断。

　　肩关节检查起始于对于双肩对称性、肌萎缩和既往外科入路的视检。肩关节完全显露至关重要，包括整个肩胛骨区域，以确保翼状肩胛等潜在病变的诊断。之后对于后侧关节囊、肩锁关节、大结节和二头肌腱沟的检查有助于指向盂肱关节病变。进一步检查包括主动和被动活动度的检查并确定疼痛弧范围。活动范围评估包括前屈、内旋（控制肩胛胸壁关节活动）、外展 0° 和 90° 外旋试验、内旋以及后伸高度检查。检查发现需与对侧相对比（假定无病变）。旋转范围减退及活动过程中疼痛需警惕关节炎性病变，活动末期疼痛多半提示撞击和骨囊变以及关节囊挛缩。

　　关节力量测试和撞击征有助于评估肩袖病变。肩袖的每块组成肌肉都应当被独立评估。冈上肌常以空杯试验进行评估[61]，冈下肌以体侧外旋试验评估[62]。迟滞试验需尝试引出，吹号征（外展 90° 外旋试验）评估小圆肌[63]。我们发现对于肩胛下肌的评估很重要，特别是对于前向不稳开放手术后挛缩性关节囊病变的患者，肩胛下肌病变多发[64-66]。肩胛下肌断裂表现为不对称的外展状况下过度外旋，包括阳性的压腹试验（肩胛下肌上部）和 Lift-Off 试验（肩胛下肌下部）[67]。此类试验的重要性在于对于手术计划制订起到影响，例如，可能需要进行胸大肌转位治疗肩胛下肌功能缺陷。

对于既往手术记录和关节镜影像的评估

对于患者既往手术和影像资料以及关节镜下所见的评估需针对性进行，有助于区分新发及既往疾病。对于既往手术效果的评估有助于判断病变再发或病变新发。对于既往关节状况和处理手段的关节镜影像资料可以提供第一手资料。既往影像资料有助于区分既往和新发病变。对于手术操作的评估有助于医师判断潜在的影响预后效果的原因。患者常无法准确提供有助于进一步诊断的针对性病历材料。

对于既往手术的了解包括内植物、手术中发现和困难操作环节。之前的内植物可能造成本次入路困难，金属铆钉的直径也可能造成影响。之前内植物可能与新内植物造成摩擦引发内植物失效，甚至形成囊性结构导致无法进行软骨下骨内植物稳定固定。

影像学

所有对于关节炎性疾病的 X 线检查均应包括正位、外侧 45° 外展位和肩胛 Y 位（图 52.4）。此三类投照有助于判断肱骨头相对位置和盂的骨性缺损。有助于判断肱骨头后向半脱位，此为肩关节骨性关节病变在放射影像上的早期征象[11]。

进一步评估包括 CT 检查和 MRI。CT 关节扫描对评估关节特别是有内植物植入的情况有很大的帮助。关节盂形态、骨质量、软骨和肩袖情况可以通过 CT 进行较好的判断。关节盂可以通过 Friedman 等所述的手段加以进一步评估（图 52.5）[68]。Walch 等[11, 69] 进一步描述了在前后位像上的后方关节盂病变最好通过 CT 来进行评估（图 52.6）。MRI 对于评估软骨下骨和软组织病变很有帮助[70, 71]，但是对于软骨下骨病变的特异性判断不佳，Ⅳ级软骨损伤约有 45% 漏诊[72, 73]。1.5 或 3.0T MRI 将关节盂和肱骨头病变诊断准确率提高到了 84% 和 78%，但低级别病变仍常被漏诊[74]。

治疗选择

对于年轻运动员盂肱关节骨关节病的治疗目标为消除症状、恢复运动功能和活动度。但患者对于远期治疗效果的预期必须与采取的手段相互匹配。事实上，在 2008 年，McCarty 等[75] 研究表明，患者不断追寻进一步治疗的原因在于希望恢复到之前的体育运动级别。虽然肩关节置换在年纪较大的患者效果肯定[76]，但对年轻的肩关节骨关节病患者效果不佳，内植物寿命亦有限制。Neer 型全肩置换（total shoulder arthroplasty，TSA）15 年可靠率为 84%[77]，翻修技术复杂而且内植物限制极多。对于年轻患者，保守治疗应为第一选择并且无效后再考虑手术治疗。无论保守治疗或手术治疗，良好的治疗效果均有赖于患者教育、清晰地告知其疾病发展预期以及治疗的风险收益。

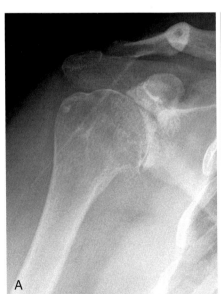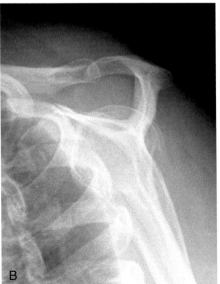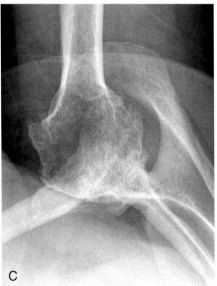

图 52.4 标准 X 线检查。（A）前后位，（B）肩胛 Y 位，（C）腋轴位

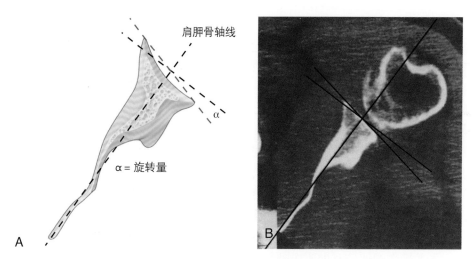

图 52.5 Friedman 等描述的关节盂评估方法（From Friedman RJ, Hawthorne KB, Genez BM. The use of computed tomography in the measurement of glenoid version. *J Bone Joint Surg Am*. 1992; 74: 1032-1037.）

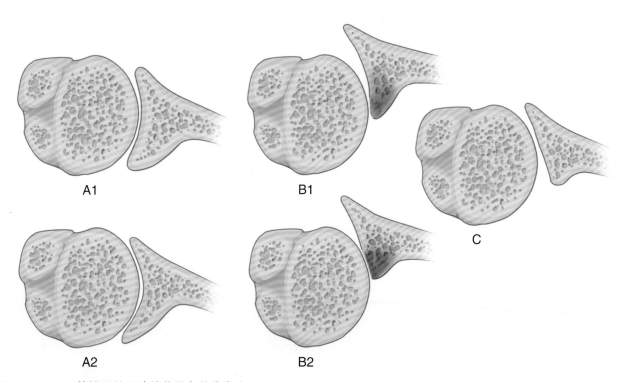

图 52.6 Walch 等描述的盂肱关节形态学分类（From Walch G, Badet R, Boulahia A, et al. Morphologic study of the glenoid in primary glenohumeral osteoarthritis. *J Arthroplasty*. 1999; 14[6]: 756-760.）

保守治疗

有症状的盂肱关节病变早期治疗包括运动模式调整、有监督的物理治疗和非甾体抗炎类药物口服。物理治疗应包括每日进行的肩胛周围力量训练、三角肌和肩袖肌群训练。牵拉和关节松动术有助于改善活动范围。引导下关节内注射糖皮质激素和利多卡因是良好的诊断和治疗手段。但是此类注射对于持续参加高水平竞技运动的患者可能无法提供远期缓解，因此类患者的症状多与重复性动作相关[78]。注射透明质酸也可能对于症状有部分缓解作用，但未得到统计学数据支持[80]。症状缓解往往还表现为疼痛总体上的缓解，以及夜间疼痛减轻有助于睡眠。

手术治疗

关节保存技术

关节镜下清理

除非放射学影像确认或者有确实证据，盂肱关节骨关节病的诊断多数于关节镜下处理其他肩关节病变时偶然做出[81-83]。但是关节镜技术为有症状接受保守治疗无效的患者提供了一种微创评估和治疗骨软骨病变的技术，有利于术后快速恢复运动水平[84]。遗憾的是，肩关节镜无法阻断骨关节病发展，但确实能够在相当长的术后时间段达成疼痛缓解和功能改善的目的[73,85-87]。

数名作者报道了对于 55 岁及以下年龄患者，关节镜下盂肱关节骨关节病清理和软骨损伤处理效果满意[73,86,88,89]。在年龄低于 50 岁的患者中[90]，清理效果可靠，并与病变时长相关。手术失败的危险因素包括：大于 2 cm^2 的软骨损伤，IV度以上对应关节面损伤，关节间隙小于 2 mm，巨大骨囊肿和 Walch B2、C 型关节盂[90]。Weinstein 等[86] 报道了术后 34 个月的随访中疼痛缓解有效率为 76%，在 Cameron 等[73] 的研究中 2 年内有效率为 88%。有研究表明 22% 的患者于关节镜清理术后 10.1 个月后需进行关节置换术[89]，另有研究发现 15% 的患者在术后 20 个月后需要关节置换术[88]。

在之前提到的研究中，关节镜下同时进行了一些附带操作，包括二头肌腱切断 / 固定、锁骨远端切除、肩峰下减压、微骨折、游离体或骨囊肿清理。我们发现关节囊松解效果显著，并建议若任意运动方向上受限超过 15°，即应行关节囊松解术[73]。术中应特别关注之前提到的可能的疼痛诱因，若术中无法明确发现症状对应的诱因，提示术后效果不佳[91-95]。

微骨折

在清理的基础上，我们建议全层软骨损伤依据膝关节处理原则进行微骨折处理（图 52.7）[96]。

Millett 等[97] 于 2009 年报道了 31 名（平均年龄 43 岁）盂肱关节全层软骨损伤患者微骨折术后效果。在平均随访 47 个月后，患者 VAS 评分、ASES 评分均明显提高，日常肩关节应用功能改善，恢复日常工作及生活功能并且可以进行体育运动，19% 的患者效果不良需要进一步处理。研究发现对于孤立小面积肱骨头软骨损伤患者效果较好，双侧关节面对应损伤效果较差。

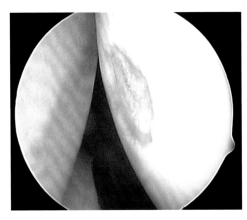

图 52.7　一名年轻患者接受盂唇修补术过程中偶然发现的孤立性肱骨头骨软骨损伤

近期，Frank 等[98] 发表了一个相似的研究，包含 14 名患者的 15 侧肩关节（平均年龄 37 岁），微骨折手术与之前研究效果接近。随访平均 28 个月后，VAS 和 ASES 评分显著提高，92% 的患者愿意再次接受同样的手术[98]。20% 的患者效果不理想，需要进行进一步手术处理。

肱骨头和骨关节囊成形术

在后侧半脱位和肱骨头后侧非中心性磨损的理念下，肱骨头成形术可以将肱骨头双腔形态恢复为单腔形态。理论上恢复成为单腔形态可以减少肱骨头后向半脱位并增加关节有效接触面积，恢复稳定性的同时减少关节压力。操作用磨钻进行，将肱骨头前侧成形至与后侧相平齐[99]。此技术推荐用于接触疼痛，但观察表明，活动范围中段疼痛患者术后效果不如活动范围末段疼痛、静息痛和无痛摩擦音患者。对于放射学发现双腔肱骨头形态伴有后向半脱位骨囊肿和游离体形成患者效果较好。禁忌证为肱骨头不具备双腔形态和活动范围中段严重疼痛患者。

骨关节囊成形术包括清理肱骨头骨囊肿和关节囊松解。松解应达到后内侧关节囊以获得良好的活动范围。在 Kelly 等[100] 进行的患者平均年龄 50 岁的研究中，手术 3 年后随访，85% 的患者疼痛和活动度均有改善。Elser 等[101] 报道了对于 27 名年轻患者进行的包括关节清理关节囊松解和肱骨头骨关节囊成形术（综合关节镜治疗，CAM）的效果。1 年后的随访发现，患者满意率 8.5/10 分，仅有一名患者需要关节置换术。在 Millet 进行的另一项研究中，CAM 有效率 5 年随访时为 76%，包括退变盂唇清理、二头肌腱固定、肱骨头骨囊肿清理和腋神经减压。SANE 评分提示疼痛和功能评分在日常工作生活和休息以及休闲体育运动时均有明显提高。

类风湿关节炎和骨坏死的关节镜处理

关节镜在早期类风湿关节炎和骨坏死疾病中手术效果肯定。类风湿关节炎肿胀的滑膜组织可以导致骨性破坏，滑膜全切有助于阻断疾病进程。滑膜全切在 80% 的患者中可以改善活动度并减轻疼痛，但仅在疾病早期有效，若出现放射学疾病证据，滑膜全切术效果不佳[102-105]。肩峰下减压和肩袖修复应同时进行，病变滑膜可能复发增生，需要重复手术处理。

骨坏死患者也可以从关节镜手术中获益，核心减压术依据肱骨头病变程度不同效果不一[106, 107]。此技术最初由 Mont 等[108]1993 年报道，对于 Ⅰ 级和 Ⅱ 级病变患者有效率分别为 94% 和 88%。对于 Ⅲ 级和 Ⅳ 级病变患者有效率下降至 70% 和 14%。对于 Ⅲ 级病变患者，核心减压术可以延缓关节置换术的需求时间，但是对于 Ⅳ 级和 Ⅴ 级患者此手术不适用。

关节面重塑技术

肱骨头关节面重塑：生物重塑和骨软骨移植

肱骨头或盂的关节面重塑，应用生物学材料和自体 / 异体移植物是备选治疗方案。此类技术依据关节面破坏范围和慢性程度而有选择地应用。病变导致的关节不稳定也需要纳入考虑。异体骨软骨移植物可以用于进行肩关节骨缺损的重建，特别是巨大 Hill-Sack 损伤患者（>45% 关节面）。在慢性病变中或肱骨头巨大骨缺损患者中，异体骨软骨移植物可以用于增加盂肱关节外旋活动中的接触面积[109]。肱骨头软骨缺损的治疗原则已被详细阐释[110]。对于缺损范围大于 45% 的大龄患者，需考虑异体骨软骨移植物（图 52.8）。

对于预后的报道基本基于个案报道，2 年以上随访效果良好[111, 112]。由于此类病例少见，每位患者都需要被紧密随访并提供个体化的治疗方案。关节盂异体移植物重建在随访 5~7 年内效果良好。

肱骨头表面重塑被认为是对于年轻活跃患者治疗的进一步方案。自 1979 年提出此概念以来，此项技术历经多次改变，包括 1993 年增加羟基磷灰石表面。目前的技术还包括了 "ream and run"，用以提高关节适配度，其最初由 Matsen 等[113] 提出，在犬模型中发现 6 个月后盂肱关节纤维软骨再生。这一手段之后被用于受试者，并在 2007 年[114] 报道了结果。3 年随访的肩关节客观评分与 TSA 基本一致。此技术重要的一点在于，关节盂形态需要正常，如果出现后向半脱位，医师不应行后向松解，盂肱下韧带需保存完好。

Bailie 等[115] 和 Tibone 等[116] 分别在 2008 年和 2015 年再次研究了关节表面重塑的临床效果，并发现患者普遍获得了评分改善。Bailie 等[115] 研究了 50 岁以下的患者分组，表明此技术对于较为年轻并且需要保存运动功能的患者效果良好。Levy 和 Copeland[117] 同样对于 50 岁以下患者进行了研究，发现术后随访 8.2 年时，关节活动度和 Constant 评分与 TSA 一致。这一研究结果给外科医师在处理年轻患者时提供了新的思路。

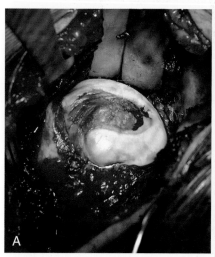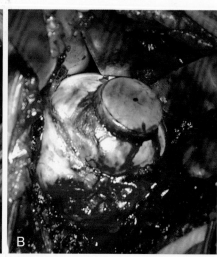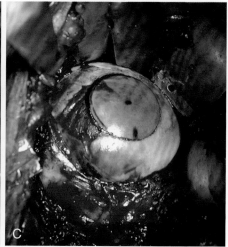

图 52.8 （A）年轻患者的巨大肱骨头骨软骨病变。（B）准备匹配的异体移植物。（C）异体骨软骨移植物安放完成

对于关节盂的生物表面重塑联合肱骨头成形和表面重塑，同样为提高关节盂和内植物使用年限提供了解决方案。多个关节盂表面重塑技术被提出和研究，包括阔筋膜张肌自体移植物、前方关节囊、异体跟腱移植物、异体半月板移植物和异种移植物（图52.9）[118-121]。但结果报道较为混杂。虽然早期 Nowinski 等[120] 的报道较为乐观，高达81%的患者术后效果良好，26名患者中的21人重返之前的运动程度（包括大重量抬举和手工劳动），但更多的近期研究显示了不同的结果。Krishnan 等[122] 进行的长时间随访显示在2~15年随访过程中，应用前方关节囊、阔筋膜张肌和异体跟腱的患者，50%效果良好，36%效果满意，14%效果不佳。研究者总结，前方关节囊的使用是此项技术的独立失败预测指标，并建议使用异体跟腱移植物。类似的，Wirth[123] 报道了27名应用异体外侧半月板移植物的患者疼痛和功能在3年随访时改善明显，70%可维持至术后8年[124]。但也发现关节进行性间隙变窄，需要引起重视。Elhassan[125]、Romeo[126, 127] 和 Gobezie 等[128] 的研究显示了与上述积极结果不同的结果。13名患者中的10名、21名患者中的12名、16名患者中的7名需要接受肩关节置换。这些研究表明，对于年轻而且运动水平较高的患者，术后可能可以恢复之前的运动水平，但远期结果有一定的不可预测性。

盂肱关节置换

由 Neer 于1950年代开创的肩关节置换术，随着设计和外科技术的进步，持续地给患者带来功能上的改善。原发性骨关节炎、创伤性关节炎、炎性关节炎、骨坏死、关节囊挛缩性关节病和脱位性关节病患者均可接受关节置换术治疗，得到关节活动度、力量和功能方面的改善。在与患者讨论手术方案和术后效果等细节时，软组织情况、骨性结构和潜在发病原因都需要纳入考量。

盂肱关节原发性关节病对于保守治疗和关节保存技术无效是对肩关节置换术的良好指征（图52.10）。Godeneche 等[129] 报道了268名患者的良好术后效果。术后效果改善基于 Constant 评分，获得了77%的良好结果，上举角度改善50°，主观评分满意率94%[129]。在一个涵盖600余名患者的大型多中心研究中，Edwards 等[3] 报道了患者接受全肩和半肩置换后，在 Constant 评分、活动度、运动能力和力量方面临床和统计学的广泛改善。Khan 等在对于 TSA 术后患者5年随访的研究中发现了 Constant 评分提高41分，并有前屈65°的改善。肱骨头假体生存率100%，关节盂92%[130]。Raiss 等[131] 评估了小于55岁的较年轻患者接受 TSA 手术后效果，随访至少5年，Constant 评分提高40分，满意率95%，假体生存率100%。这些结果与其他原发性骨关节炎关节置换术后效果研究基本一致，显示了各项评价指标的明显提高。

盂肱关节骨关节病的效果受术中和术前多种因素影响。术前因素包括潜在发病机制、肩袖撕裂、肩袖肌性结构脂肪样变和关节盂形态。肩袖肌性组织脂肪样变、肩胛下肌和小圆肌 Goutallier 2度以上脂肪浸

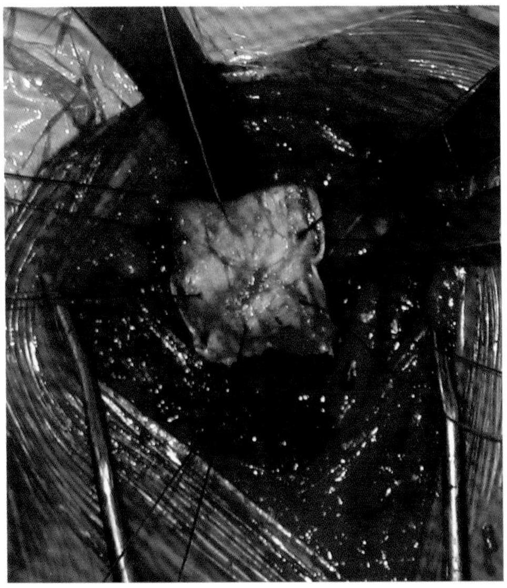

图 52.9　自体阔筋膜张肌移植物重塑关节盂表面

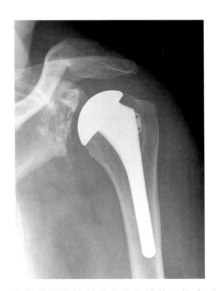

图 52.10　肩关节原发性骨关节炎肩关节置换术后前后位放射影像

润会导致术后效果不佳[129]。冈上肌小的撕裂在关节置换术后对功能影响较小[132]。较大的撕裂会负面影响关节活动度及力量，并对假体生物力学造成更大影响。较大的撕裂会造成肩袖组织无法维持旋转中心恒定，造成肱骨头较关节盂位置上移。在 TSA 过程中，这一现象可能对关节盂假体生存率造成潜在影响。由于关节盂假体的非对称接触，会造成其上方部分磨损过度，导致早期关节盂假体松动和失效[133]。

肱骨头后向半脱位和关节盂后方磨损与原发盂肱关节骨关节病相关，会造成关节盂形态学改变，必须在关节置换术中加以重视[8, 134]。无论假体选择如何，原生关节盂形态和盂肱关节骨关节病造成的形态学改变均可以影响手术决策和手术效果。Hoenecke 等[134]对关节盂形态进行了分类，包括中性、双腔、磨损、不成型、不对位和成角。在 Gerber[135] 及 Walch 等[136]的研究中，关节盂分类与肱骨头半脱位并无关系。肱骨头后向半脱位与双腔型关节盂相关，若想通过改变关节盂形态纠正肱骨头半脱位时需注意，需用关节囊松解后的软组织结构代替骨性结构对于假体进行稳固[137]。关节盂准备需在单独入路下进行，小心纠正关节盂畸形的同时，对骨性结构加以保留。

TSA 和半肩置换均可以提供疼痛缓解，但 TSA 效果更好。早期报道揭示了 TSA 较半肩置换效果更好，但在 Kirkley 等[138] 的 meta 分析以及 Edwards 等的多中心研究[3] 之前，均因为样本数量过小而无法体现统计学区别。TSA 在 Constant 评分、疼痛、活动、力量、前屈外展运动水平等各方面均较半肩置换效果更好。肱骨头单独置换较 TSA 效果报道要差，返修率高[139]。据 Mather 等[146] 报道，TSA 较肱骨头单独置换的医疗经济性更好。

虽然 TSA 和半肩置换在老年患者中的效果可以预测并且良好，但在部分报道中，在年轻患者中的效果欠佳。Sperling 等[77] 回顾了 78 例 Neer 半肩置换和 36 例 Neer 全肩置换 55 岁以下患者的术后效果，36 例半肩置换效果不满意（46%），14 例全肩置换效果不满意（38%）。但是 Rais 等[131] 报道了平均年龄 55 岁以下患者术后 5～9 年随访 95% 的满意率和零翻修。Burroughs 等[141] 发现中期随访，小于 50 岁的患者，因原发性骨关节炎以外的原因通常是挛缩性关节病进行关节置换术后满意率 86%，返修率 9%。Saltzman 等[142] 报道表明，年轻患者群体相关的病理性解剖会对外科手术、康复、肩关节置换术后效果造成影响。软骨溶解行关节置换术 2 年随访效果类似，翻修率

25%[143]。鉴于大多数文章明确了在年轻患者中施行关节置换术的难度，术前穷尽保守治疗手段和选择其他治疗手段是必要的。

鉴于年轻患者骨关节病的复杂发病机制和半肩置换、生物性关节面重建术和 TSA 手术后效果的不确定性，关节盂表面重建可能能够避免相关的并发症。此技术在重建关节盂表面同时保留盂唇结构，能够有效改善疼痛和功能[144]。Saltzman 等[142] 评估了此技术在 55 岁以下人群中的应用效果，发现效果明显，翻修率低。Clinton 等[145] 也确认了此技术的良好效果，认为同 TSA 手术效果相近，但康复时间较长。

炎性关节病关节置换

在炎性关节病导致的盂肱关节骨关节病患者中，全肩置换具有良好的缓解疼痛功能和改善生活质量的效果。多数研究认为全肩置换功能改善优于半肩置换，但此结果具有一定的争议性，数项研究表明结果并无差异[139, 146-151]。关节置换在具备完好或可修复肩袖组织以及合适关节盂骨量的炎性关节病患者中效果良好[152]。TSA 手术成功后因原发病变发生的肩袖撕裂并不罕见，这需要密切随访以监测和预防肩袖断裂造成的早期手术失败。

不稳定性关节病的关节置换

约 9% 的肩关节置换患者有肩关节不稳定病史[153]。Marx 等[154] 报道，肩关节不稳定人群的骨关节病发病率较正常人高 10 倍，接受手术治疗后可能性增加为 20 倍。Neer 等[15] 最早报道了对于肩关节不稳引起的骨关节病的关节置换治疗，效果良好。肩关节不稳定导致的骨关节病，经肩关节置换治疗后效果稳定，疼痛缓解率高，活动度特别是外展外旋活动度改善明显，生活质量提高明显，但是包括翻修率等在内的并发症概率也较原发骨关节病高[76, 155, 156]。并发症诸如持续性不稳、假体松动、活动度减退较原发性关节病高，有报道发生率约 40%，翻修率在 20%～40%[153]。

由于术后效果在这一患者群体中的不确定性，应用关节置换术治疗肩关节不稳引发的骨关节病需要特别谨慎。之前的手术会对解剖结构造成影响，例如非解剖稳定性操作可能造成内旋挛缩，需要进行前侧松解来改善外旋活动度。相比较原发性关节病，肩关节不稳接受的手术处理可能对于原生的盂肱关节生物力学造成影响进而造成关节置换效果不佳[153]。关节盂骨缺损可能需要植骨术恢复骨量，软组织平衡对于

减少肩关节的离心负荷避免过度摩擦和早期移植物失效至关重要。内旋挛缩是最常见的软组织异常，并需要前侧关节囊松解。重症病例需要考虑施行肩胛下肌延长术。但是肩胛下肌延长可能会造成内旋无力，最终导致肩胛下肌失效。对于怀疑存在关节盂骨缺损的患者，术前 CT 检查至关重要，当医师处理不稳定所致的骨关节病患者时，需要提高警惕。尽管存在较高的并发症概率和手术难度，肩关节不稳的患者和肩关节囊紧缩术后关节病患者[173]，接受肩关节置换后在疼痛和功能方面改善明显。

另一类 TSA 治疗软骨溶解的术后患者群体需要加以关注。Levy 等[41] 报道了 11 例患者中 10 例效果良好，Sperling 等[157] 报道了 25% 的 2 年内再手术率。这两项研究表明 TSA 术后有机会获得疼痛缓解和功能提高，但需要警惕关节盂透明样变的发生，也提示了对于此类患者治疗的困难和获得满意疗效的难度。

关节融合术

盂肱关节融合术是治疗肩关节疼痛、不稳过程中由于软组织修复或关节重建术无法施行的最终手段[158]。对于年轻患者，由于关节假体寿命所限，盂肱关节融合术不失为一个解决方案。在所有患者骨性融合均可实现，关节融合效果可靠。较为理想的融合角度是 20° 前屈，20° 外展，40° 内旋。多数患者均诉术后疼痛缓解，但极少人能够完全无痛[159, 160]。功能效果的表现较疼痛改善有所滞后。极少有患者能够进行过头动作，在融合角度，他们多数情况下能够触摸自己的嘴和头发、越过身体中线穿衣和使用术侧的后侧裤袋[161]。很明显，由于术后效果有限，返回体育运动受到极大限制，但在病变的挽救性阶段，此手术可作为选择并在日后技术条件允许时施行关节置换术[162]。但手术效果在年轻群体中，缺乏必要的研究。

治疗决策原则

总而言之，在我们的临床实践中，年轻体育运动活跃的盂肱关节骨关节病患者，其发病原因、病变严重程度、个人功能需求等多方面因素，需加以特别考虑。对于发病原因的判断极为重要，因为对于此类患者，对因治疗（感染、炎性关节炎或不稳）永远是第一位的选择。

最初，严格的保守治疗，包括有监督的物理治疗、运动方式改变、非甾体抗炎药物应用和关节内注射都是必要的。所有潜在病因都需要进行评估，并

进行针对性治疗，特别是潜在的二头肌和肩锁关节病变。我们较多地应用影像学指示下的关节穿刺，因为此类病变患者的解剖多有变异，常规穿刺难度大、成功率低。关节腔内类固醇激素注射可尝试使用，依据注射效果不同，决定继续注射或考虑增加盂肱关节软骨补充治疗。当保守治疗无效，我们会考虑进行手术治疗。

手术治疗的决策制订依据患者病理、疾病严重程度和功能需求。依据前文，选择性关节内注射是诊断治疗手段，特别是对于二头肌长头病变和肩锁关节病变。当患者对于此类治疗表现良好时，锁骨远端切除和二头肌腱处理（肌腱固定或切断）需加以考虑，胸小肌腱固定也需纳入考虑。在年轻的二头肌腱沟疼痛患者中，此类治疗施行较多，因为我们发现在联合腱上方进行肌腱切除或肌腱固定后的患者，容易遗留疼痛症状[163]。如果患者肱骨头和关节盂形态良好、关节间隙大于 2 mm，关节镜手术会首先加以试行。如果关节囊挛缩超过 15°，我们应用射频消融器械在直视下进行关节囊松解。软骨损伤首先考虑试行清理和微骨折处理。虽然对于软骨处理指征有明确的标准，但最终决策会综合多方面因素加以考虑。但对于广泛不局限的软骨损伤，双侧镜像损伤，不考虑微骨折处理。

若上述处理或清理术后，经过 6 个月康复效果不佳，肱骨头异体骨软骨移植物填充或局部金属表面再造需加以考虑。关节盂表面软骨损伤处理原则类似但表面重建选择有限。

继发于骨坏死、炎性关节病、关节囊挛缩性关节病的广泛软骨损伤或双侧关节面镜像损伤，可进行肱骨头表面再造或半肩置换，个体化处理肩关节盂。治疗决策的制订基于术中所见、骨支撑情况（如 AVN），特别是对于高龄患者。

对于切开关节囊紧缩和肩胛下肌功能障碍的患者，需要特别关注关节周围软组织情况。此类患者多由于外旋限制机制失效，而表现出过度外旋和拿破仑征阳性。对于此类患者基于 Fung 等[164] 的解剖学研究结果，我们多施行胸大肌腱转位，术后功能表现良好。

我们以 40 岁作为传统骨水泥关节盂假体 TSA 手术的施行年龄界限，对于更大年龄患者的术后效果，缺乏研究数据佐证。但是这个决定需个体化制定，特别是患者希望继续承重运动或早期关节盂假体松动可能性大时，关节盂假体需避免使用。

术后管理

术后康复

对于运动员肩关节骨关节病关节镜术后康复，重点在于恢复和维持关节功能活动度。术后 3~5 日，主动、主动 + 协助以及轻柔被动 ROM 训练即应开始。最初的目标是控制疼痛和水肿。在关节活动度恢复理想后进行力量训练。这一时间点的变化因患者疾病程度、术前活动度而异。在患者主观能动性较好，培训到位的情况下，可由理疗师协助居家进行。

支具的使用类型和时间长度依据所行外科操作（切开或微创）、移植物使用等决定。表 52.2 给出了常见的支具使用原则。

所有患者，无论手术类型如何，于术后第一日开始行肘、腕、手的活动度训练，每日进行。

关节置换术后康复

术后最初 6 周的康复目标在于控制疼痛和水肿，避免过度僵硬的发生，同时保护修复了的肩胛下肌腱。无论采用何种暴露技术及肩胛下肌腱修复手段，术后最初 6 周都必须佩戴悬吊式支具，只有在轻度案头工作、睡眠、洗浴等过程中可以去除。每日都需进行 2~3 次康复师指导下的康复训练。超过 20° 的外旋和主动内旋需避免以在最初 6 周保护肩胛下肌腱。

🔨 作者首选技术

盂肱关节骨关节病

对运动员盂肱关节骨关节病，手术技术的使用需要结合个体需求和疾病程度综合考虑。在表面软骨全层缺损的患者中，关节镜手术较为理想，主要包括微骨折、清理和关节囊松解（如果紧缩大于 15°），同时处理合并的肩锁关节和二头肌腱病变。关节镜治疗也是对于弥漫性病变的初期治疗，需要盂肱关节间隙大于 2mm，肱骨头形态和盂肱关节对位基本正常。对于弥漫性软骨病变，需要根据肱骨头和关节盂情况进行个体化治疗选择。如果表面重塑无法实施，需要施行关节置换术。图 52.11 和 52.12 提供了治疗技术的选择路径。

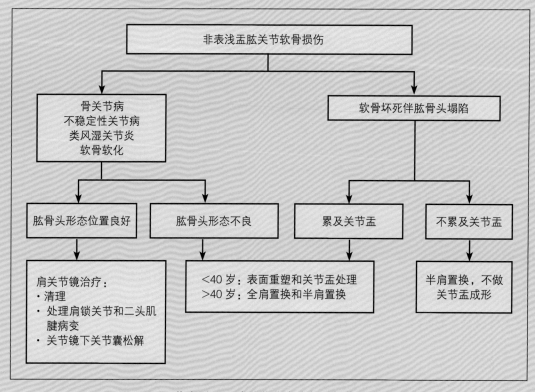

图 52.11　作者对于盂肱关节非表浅软骨损伤的治疗选择

作者首选技术

盂肱关节骨关节病（续）

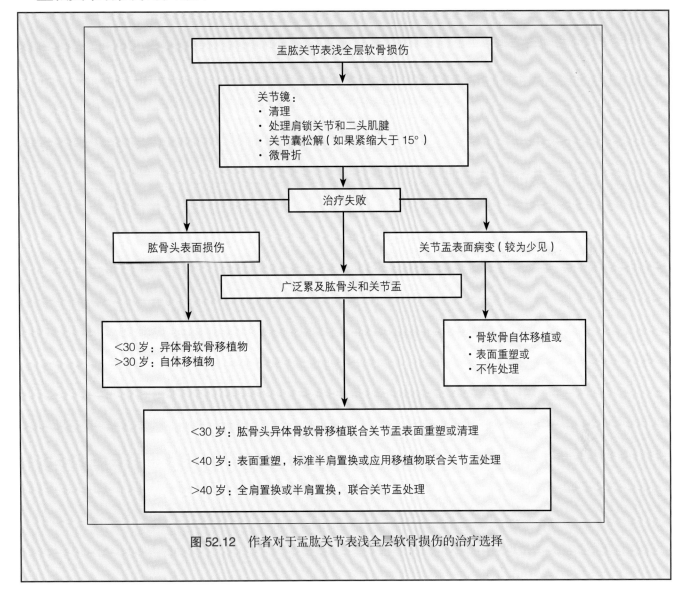

图 52.12 作者对于盂肱关节表浅全层软骨损伤的治疗选择

表 52.2 术后康复及时间		
治疗方案	支具	时间（周）
关节镜	三角巾	1~2 周（视需求）
半肩置换或全肩置换	三角巾	6
表面重塑	三角巾	6
骨软骨移植或部分表面重塑	三角巾	6
关节置换加后方关节囊松解	中立位护肩	6
反肩置换	护肩和外展支具	6

6 周后，悬吊可去除，患者可开始主动 ROM 练习并逐步恢复日常生活动作。在这一阶段，10 周内患者不应举、推或拉多于 1 磅的重量，之后可每周增加 2.5 磅的负荷。等长力量训练可在术后第 2 周开始，但应避免内旋。在患者康复过程中，上一阶段目标达成之前，不应进行至下一阶段。这不单单是指完成康复的步骤，而是在当前阶段实现功能恢复的最大化，因此向下一阶段进展的时机非常的个体化。

在悬吊去除后，在活动度明显改善、功能恢复后，可开始力量训练。但活动度改善应基于术前水平，多数情况下无法完全正常。

患者在术后 12～16 周可以依据疾病情况和进行的手术操作不同而逐步开始体育相关训练。

重返运动或工作

盂肱关节骨关节病手术治疗后 6 周可逐步恢复日常活动。应告知患者，需从力量、活动度和体力各方面自简单任务开始，循序渐进逐步恢复。对于运动员来说，需详细定义日常生活动作，以避免康复进度过快。

所有患者都应以恢复到术前的运动和体育水平为康复目标，但我们强烈建议患者在肩关节置换术后避免接触对抗性体育运动。在患者进行重返运动的康复训练前，我们建议患者先完成之前康复的各项目标，以利于重返运动的康复过程。在 McCarty 等[75] 进行的针对 75 例肩关节置换术后患者重返运动康复过程评估的研究中，平均部分恢复运动的时间为 3.6 个月，完全恢复运动时间为 5.8 个月。以维持肌肉功能为目的的抗阻训练应当鼓励，但力量推举训练应避免。对于运动频率、时长和强度的调整，应依据运动的类型、患者需求来进行。

重返运动的期望水平应依据个体情况、疾病类型、手术情况制订，以确保手术效果维持时间最大化，远期创伤最小化。多项研究表明，肩关节置换术后重返运动的比例高，个体功能改善好。Jensen 和 Rockwood[165] 报道了 96% 的业余高尔夫球选手肩关节置换术后可以重返运动。McCarty 等[75] 报道了术后 64% 的重返运动比例。游泳、网球和高尔夫球是患者术后最常参与的三项体育运动，71% 的患者功能改善并能参与运动，50% 的患者参加频率增加。但棒球、举重和保龄球重返运动的比例较低。半肩置换和全肩置换的重返运动的比例无明显差异。在术后 3.7 年的随访中，未发现重返运动与移植物失效需翻修手术相关[166]。

更进一步的，在康复过程中，无论在家或在体能机构，都应充分改善动力链。我们的很多患者，都可以恢复高尔夫球、网球、滑雪、登山、慢跑、骑行和许多体能要求较高的项目[75, 165, 166]。69% 的患者可在半肩置换后恢复运动，50% 可恢复强度较大的运动。对于上肢要求较高的体育项目中，患者移植物失效概率较大，如垒球、棒球和篮球[167]。在 Golotta 等的研究中，97% 的全肩置换患者可在术后 5 个月内恢复体育运动，65% 的半肩置换患者 2 年内可恢复体育运动。项目包括游泳、棒球、垒球和篮球[160]。

并发症

对于盂肱关节骨关节病的治疗并发症需将关节镜和开放手术分开看待。关节镜手术几乎无并发症报道，而切开手术并发症发生率据报道在 20%～40%。虽然许多问题可能存在，但术前精细的计划准备、细致的手术操作和术后观察可以降低发生概率。表 52.3 和 52.4 描述了并发症种类和处理对策。

表 52.3　常见术中并发症和处理

位置	并发症	处理
肱骨	肱骨干骨折	骨折复位内固定
肱骨	大结节骨折	缝合固定及术后康复调整
关节盂	关节盂骨折	边缘 - 无需处理，体部：植骨或重建
肩袖	冈上肌 / 冈下肌撕裂	缝合，若无法修复则反肩置换
神经血管损伤	腋神经和肌皮神经	避免过度牵拉
血管损伤		请血管外科医师修补

表 52.4　常见术后并发症及处理

位置 / 诊断	并发症	处理
损伤	血肿	冲洗，>7 天清理
	伤口裂开	伤口护理
肱骨	内植物松动	处理感染
	假体周围骨折	A 更长的翻修柄
		B 更长的翻修柄 + 同种异体骨移植 利用同种异体骨移植结合切开复位内固定重新固定松动的假体柄
		C 松动假体柄——加长柄以及配套组件 牢固固定松动柄——保守治疗
感染	<6 周	冲洗和清理 应用Ⅳ级抗生素 6 周
	>6 周	取出内置物 应用Ⅳ级抗生素 6 周
不稳	前向	胸大肌转位，反肩置换应用异体跟腱移植物翻修
不稳	后向	增加肱骨头厚度
关节盂	松动	应用骨移植物翻修

未来展望

一些创新性的技术和理念已经出现，并可能在未来应用于年轻体育运动活跃人群盂肱关节骨关节病的治疗中[169, 170]。血小板富集血浆的应用正日益引人关注[171]，并可能在治疗软骨溶解中获得良好的效果。据我们所知，富血小板血浆在肩关节损伤中的应用并未被研究。基于关节镜的关节表面再造技术的进步可能改变当前的治疗手段选择。基于设计理念对于移植物寿命的改善，特别是肩关节盂固定技术的进步，可能对患者的远期效果产生影响。另一项进展是基质诱导的自体骨软骨细胞移植（matrix-induced autologous chondrocyte implantation, MACI）技术在肩关节损伤中的应用。此技术在兔动物实验中表现出了较微骨折不足的效果[172]。

选读文献

文献：Edwards TB, et al. A comparison of hemiarthroplasty and total shoulder arthroplasty in the treatment of primary glenohumeral osteoarthritis: results of a multicenter study. *J Shoulder Elbow Surg*. 2003; 12(3): 207-213 .
证据等级：Ⅲ
总结：对比了 601 名接受全肩置换和 89 名接受半肩置换患者的疼痛、功能和活动能力，全肩置换对于治疗骨关节病更有优势。

文献：Samilson RL, Prieto V. Dislocation arthropathy of the shoulder. *J Bone Joint Surg Am* . 1983; 65A(4): 456-460.
证据等级：Ⅳ
总结：报道了肩关节不稳发生骨关节病的概率较高，诊断延迟、非手术治疗和后向不稳更为严重。

文献：Hovelius L, Saeboe M. Neer Award 2008: arthropathy after primary anterior shoulder dislocation—223 shoulders prospectively followed up for twenty-five years. *J Shoulder Elbow Surg*. 2009; 18(3): 339-347.
证据等级：Ⅳ
总结：此项对于肩关节原发前脱位患者的 25 年放射学随访表明脱位年龄、重复次数、剧烈运动参与和酒精滥用与骨关节病发生和严重程度相关。

文献：Warner JP, et al. Glenohumeral arthritis in the young patient . *J Shoulder Elbow Surg*. 2011; 20(6): s30-S40.
证据等级：Ⅳ
总结：此系统综述研究了关节镜和切开治疗对于早期盂肱关节骨关节病的效果。

文献：McCarty EC, et al. Sports participation after shoulder replacement surgery. *Am J Sports Med*. 2008; 36(8): 1577-1581.
证据等级：Ⅳ
总结：此研究报道了 75 名平均 65 岁患者随访 2 年的结果。64% 接受手术的原因为希望参加体育运动，71% 改善了运动能力，50% 报告了运动频率提高。进行最多的运动为游泳、网球、高尔夫球，垒球改善程度最低。重返运动的中位时间为 3.6 个月。

文献：Elser F, et al. Glenohumeral joint preservation: current options for managing articular cartilage lesions in young, active patients. *Arthroscopy*. 2010; 26(5): 685-696.
证据等级：Ⅴ
总结：此文献介绍了肩关节保存技术，包括对于关节镜、微骨折、自体骨软骨移植、异体移植物的外科手段选择。

文献：Levine WN, et al. Hemiarthroplasty for glenohumeral osteoarthritis: results correlated to degree of glenoid wear. *J Shoulder Elbow Surg*. 1997; 6(5): 449-454 .
证据等级：Ⅳ
总结：对于 31 名患者因盂肱关节骨关节病接受半肩置换的回顾性研究，显示了 74% 的患者效果良好，并与关节盂后方磨损相关。在Ⅰ型关节盂患者中，86% 效果良好，Ⅱ型为 63%，疼痛缓解程度类似。

文献：Saltzman MD, et al. Comparison of patients undergoing primary shoulder arthroplasty before and after the age of fifty. *J Bone Joint Surg Am*. 2013; 95A(1): 562-569.
证据等级：Ⅳ
总结：AAOS 的指导性课程回顾了可能的全肩置换并发症，并给出了处理方案和术中建议。

（ Jeffrey Brunelli, Jonathan T. Bravman, Kevin Caperton, Eric C. McCarty 著 王佳宁 译 秦江辉 校）

参考文献

扫描书末二维码获取。

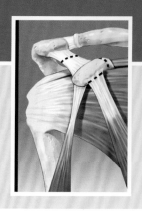

第53章

肩胛胸壁关节功能失调

肩胛骨连接上肢与胸壁，使之能完成复杂的运动。虽然与躯干之间几乎没有骨性联结，肩胛骨仍在上肢的动作模式特别是投掷运动中起到了重要的作用。以肩胛骨作为起止点，周围共有17块肌肉（表53.1[1]、图53.1），用以传递自躯干而来的力量至上肢。这些肌肉使肩关节具备离心、向心、稳定和旋转功能。肩胛骨在投掷动作中的向前延展和回缩时相中功能重要。由于在这些动作中，盂肱关节对位必须正确以确保发力效率，因而错误的发力时机常会有严重后果。

肩胛骨的生物力学改变可以对投掷发力肩造成危害。

肩胛胸壁关节（scapulothoracic, ST）功能失调可以分为三类：肩胛滑囊炎和摩擦音、翼状肩胛和肩胛动力性不稳（SICK 肩胛）。这些病变多数情况下并非单独发病，而是与肩胛位置不良和轨迹异常相伴随，也与肩关节结构损伤如盂唇损伤和肩袖损伤相关。对于肩关节疼痛的成功诊断和治疗，多数情况下有赖于对于肩胛功能失调的认识。本章节关注肩胛胸壁关节功能失调的快速诊断和有效处理。

表 53.1 肩胛骨肌肉附着			
区域	肌肉	肩胛骨附着	动作
肩袖	冈下肌	冈下窝	外旋上肢
	肩胛下肌	肩胛下窝内 2/3	内收内旋上肢
	冈上肌	冈上肌窝	外展上肢
	小圆肌	肩胛骨外缘上部	外旋上肢
肩胛肱骨	肱二头肌	短头 - 喙突	屈及旋后前臂
		长头 - 肩胛盂上结节	
	喙肱肌	喙突尖	前屈外展上肢
	三角肌	肩胛冈，肩峰，锁骨外侧 1/3	外展，内收，屈伸，旋转上肢
	大圆肌	肩胛下角背面	内收内旋上肢
	肱三头肌长头	肩胛盂下结节	于肘关节伸前臂，辅助上肢内收和伸直
肩胛胸壁	背阔肌	肩胛骨下角	外展和内旋上肢，退缩和下旋转肩胛骨
	肩胛提肌	肩胛骨内缘	上提旋转肩胛骨
	肩胛舌骨肌	下腹源自肩胛上切迹和肩胛上韧带	压缩舌骨与喉
	胸小肌	肩胛骨喙突（内侧缘和上表面）	降低并前伸肩胛骨；抬高肋骨
	大菱形肌	肩胛骨内缘	内收肩胛骨
	小菱形肌	肩胛冈根部	内收肩胛骨
	前锯肌	肩胛骨内侧缘肋面	牵引和旋转肩胛骨，维持内缘和下角相对胸壁的角度
	斜方肌	肩胛冈，肩峰	内收，旋转，抬高，压低肩胛骨

From Moore KL. *Clinically Oriented Anatomy* . 6th ed. Baltimore: Lippincott Williams & Wilkins; 2010.

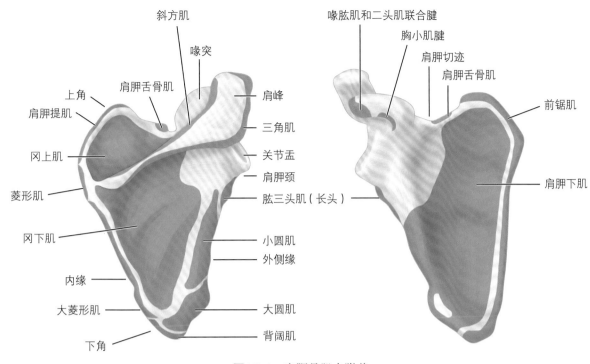

图 53.1 肩胛骨肌肉附着

肩胛滑囊炎及弹响

肩关节有三大滑囊和若干小滑囊（表 53.2、图 53.2），在不同个体间变异较多。有些小滑囊可同时缺如。"弹响肩胛"一词，被用于形容有症状的肩胛滑囊炎和摩擦音。症状来源可能很多（专栏 53.1）[2-6]。

翼状肩胛

翼状肩胛被定义为肩胛骨的异常活动，可能由一些解剖异常造成（表 53.3）[7-18]。原发性翼状肩胛是一类由肩胛骨稳定结构神经肌肉失调造成的疾病，分为内侧及外侧。内侧翼状肩胛是由于胸长神经病变造成的前锯肌功能失调引起。与之相对的，外侧翼状肩胛是由脊柱副神经（第XI对脑神经）功能失调引发的斜方肌功能障碍或者肩胛背侧神经（C5）功能失调引起的菱形肌功能失调引起（图 53.3）。继发性翼状肩胛伴发于盂肱关节病变，包括肩胛节律异常。治疗盂肱关节病变，针对肩胛节律异常进行康复治疗，通常可以有效处理继发性翼状肩胛。

肩胛动力性不稳（SICK 肩胛）

肩胛动力性不稳与"SICK 肩胛"同义，为 Burkhart 等[19] 于 2003 提出。此缩略语描述了一系列伴发的异常，包括肩胛骨位置不良（Scapular malposition），内下缘突出（Inferior medial border prominence），喙突压痛及位置不良（Coracoid pain and malposition），肩胛骨动力不良（dys-Kinesis of scapular movement）。在投掷障碍的患者，异常肌肉激活会导致肩胛骨静息位置异常，肩胛动力性不稳可能是关节内损伤的诱发因素。肩胛骨动力性不稳分为三型，每型均包括多种结构问题。I 型包括肩胛骨内下角突出，II 型包括内缘突出。I 型及 II 型均与盂唇病变相关。III 型包括内上缘突出并且与肩关节撞击及肩袖撕裂相关。

表 53.2	滑囊类型	
滑囊	位置	
大滑囊（解剖学）	前锯肌下	前锯肌与胸壁间
	前锯肌上	肩胛下肌和前锯肌之间
	肩胛斜方肌	肩胛骨内上角和斜方肌之间（包含副神经）
小滑囊（外源的）	前锯肌下（主要）	肩胛骨内上角
	前锯肌下（次要）	肩胛骨下角
	斜方肌	斜方肌下方肩胛冈内侧基底

图中标注（左图）：斜方肌、喙突、肩胛舌骨肌、肩峰、上角、肩胛提肌、三角肌、冈上肌、关节盂、肩胛颈、菱形肌、肱三头肌（长头）、冈下肌、小圆肌、外侧缘、内缘、大菱形肌、大圆肌、下角、背阔肌

图中标注（右图）：喙肱肌和二头肌联合腱、胸小肌腱、肩胛切迹、肩胛舌骨肌、前锯肌、肩胛下肌

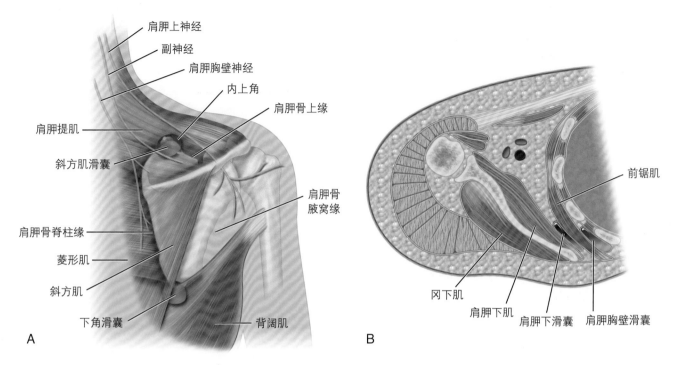

图 53.2 （A）内上角的斜方肌滑囊和下角滑囊。（B）肩胛下滑囊位于冈上肌前方

专栏 53.1　滑囊病变的病因及鉴别诊断

- 软组织损伤，如萎缩性肌肉 [2,3]
- 肌肉纤维化 [2,4]
- 异常肌肉止点 [2,3]
- 弹性纤维瘤的肿块（一种罕见的良性软组织肿瘤）或骨软骨瘤 [2]
- Luschka 结节（肩胛骨内上角过度增生）[2]
- 肩胛骨或肋骨愈合不良 [2,5]
- 反应性骨刺增生 [2,5]
- 关节的不协调导致生物力学的改变 [3,6]
- 排除无关的疾病，例如颈椎病和神经根病，盂肱骨病理和肩关节周围肌肉损伤 [3,6]

病史

　　肩胛胸壁关节功能失调常见于由于职业或运动需求经常进行过头动作的患者 [2,20]。对于此类症状的认知不足，常常会导致诊断和治疗的延误。反复微小损伤被认为可能造成肩胛骨下方的软组织慢性炎症，如果不加以控制，可能发展为慢性肩胛胸壁滑囊炎 [1,3]。瘢痕和纤维化组织占据了肩胛胸壁关节有限的空间后，会导致撞击和轨迹不良的发生。

　　肩胛胸壁关节功能失调多数隐匿起病，偶有在微小创伤因素后出现症状的情况 [3,21]。肩胛胸壁关节运动中出现明显的疼痛，过头动作加重此类症状。患者多描述肩关节后部摩擦感，可能伴有疼痛 [3,4]。患有 SICK 肩胛的投掷运动员多描述"上肢不受控制"。疼痛位置可能多变，可在肩胛骨前方、后方甚至外侧，并多向颈部和肢体放射。前方喙突旁疼痛是常见主诉。问诊时需询问既往手术史，包括胸长神经周围淋巴活检类的小操作。

体格检查

视检

　　好的体格检查从视检开始。患者需脱去衣物，使得双侧肩胛骨能够被对比检查，以发现各类运动中不对称的表现。肩胛骨内缘的上下角应对称，与脊柱连线的距离也应双侧一致（图 53.4）。检查应注意肩胛骨上下角及内侧缘是否突出。

　　双侧肩胛骨不对称也见于诸如脊柱侧弯、骨盆偏斜和翼状肩胛等不常见的因素。视检应包括肩部及髋部高度的测量以及脊柱侧弯的测量。通常，从后方观察受伤的肩部，由于肩胛骨向外前下方移位而显得更低（图 53.5）。假性翼状肩胛是由于肩胛骨周围滑囊炎而造成的生物力学代偿表现 [3,4]。

表53.3 翼状肩胛病因			
病因学	分类	损伤	原因
1度	内侧翼状肩胛	前锯肌失用（C5-7胸长神经）	内侧翼状肩胛的最常见原因 压力损伤或神经炎（炎症）对神经的损害 喙突下或肩胛下滑囊增大[7] 神经环绕前锯肌颈部而易于受损
	外侧翼状肩胛	斜方肌失用（C3-4副神经）	单独的斜方肌功能失用少见 最常见的原因是淋巴结或肿瘤清理造成的医源性损伤[8-12] 神经表浅是病因之一[8,12,13]
		菱形肌失用（C5肩胛背侧神经）	神经性原因常见 在斜角肌中部受压最常见[14] 肩关节前脱位[15] C5神经根病[16] 过顶运动肌肉拉伤[17]
2度	内侧合并外侧翼状肩胛	肩胛代偿机制不足	常见于过头投掷运动员，过头投掷动作引发肩胛骨运动异常 肩锁关节脱位或锁骨外侧1/3骨折引发CC韧带断裂
		肌肉病变，肩胛稳定结构失用	臂丛神经损伤 肌营养不良，FSHD多见 周围神经病变[18] Parsonage-Turner综合征（臂丛神经炎）

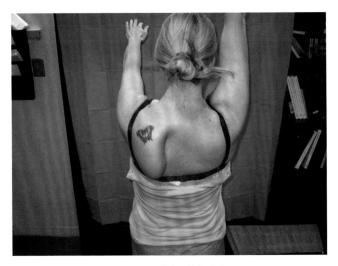

图53.3　外侧翼状肩胛

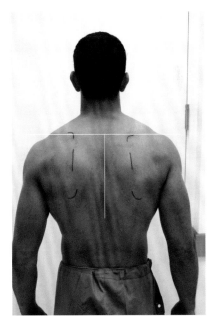

图53.4　患有左侧Ⅱ型肩胛骨运动异常的投掷运动员。注意双侧肩高度差异、肩胛骨内侧缘与中线的距离和角度以及肩胛骨突起的位置

触诊

　　肩胛骨全面触诊有助于发现有症状的区域和肿物。患者通常在肩胛骨内上角有触痛并偶尔可触及肿块[4]。内下角也是一个常见的压痛点。此处压痛阳性的患者，需高度怀疑盂唇病变，最常见的是SLAP损伤，应着重检查。在使患侧肢体进行ROM测试的过程中，触诊肩胛骨内侧，可发现捻发感。

　　同侧喙突压痛在SICK肩胛患者中常见。症状源自肩胛骨倾斜、喙突外移造成的胸小肌紧张。肩胛提肌止点位置触诊也可发现压痛，是由于肩胛骨倾斜造成的肌肉拉长所致。

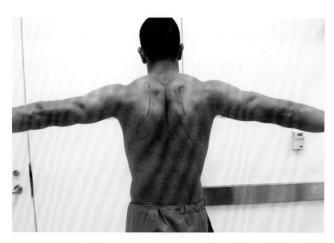

图 53.5　标记肩胛骨解剖标志有助于提高诊断准确率

活动度

体格检查多会发现肩关节活动度由于肩胛骨周围或肩峰下间隙疼痛而缩小。肩胛骨稳定肌由于肩峰下滑囊炎无法正常旋转肩胛骨，导致在过头动作中引发肩峰下撞击。

肩胛动力性失调的患者主动及被动前屈活动度多减退。通过肩胛骨手法复位，前屈活动度可得到改善。

进行肩胛骨活动度检查非常重要，而且检查者需要找寻在耸肩过程中双侧肩胛骨活动的不对称表现。标注肩胛骨内缘位置并且在运动中与对侧进行对比能够使此检查变得简单（见图 53.5）。在检查翼状肩胛的过程中，检查者需要站在患者身后并且要求患者缓慢地将双侧上肢抬过头。原发性翼状肩胛多由于神经源性异常导致，继发性翼状肩胛多由于斜方肌（外侧）和前锯肌（内侧）功能正常的情况下由于盂肱关节病变引起而非神经源性病变[4]。

力量

肩关节肌肉力量由于肩胛胸壁关节功能失调引起的减退程度与肩峰下症状严重程度相关。肌肉力量可完全无力或正常。患者应行抗阻耸肩动作以检查肩胛提肌力量。前后耸肩过程中，检查者可触诊肩胛骨内上角寻找捻发音，并在内下角重复检查。

测试
对墙俯卧撑

轻度的翼状肩胛可在患者进行对墙俯卧撑（推墙试验）的过程中被发现（图 53.6）。

肩胛骨外旋试验

在进行肩胛骨外旋试验过程中，检查者站在患者身后，进行被动活动度测试并对喙突进行触诊。阳性体征为喙突压痛伴前屈角度减小，在对肩胛骨向内下方向手法复位后，症状可改善并与对侧对称。

撞击检查

由于肩峰位置失常肩峰下间隙狭窄，撞击试验多数阳性。在前屈过程中，由于肩胛骨无法旋转让出空

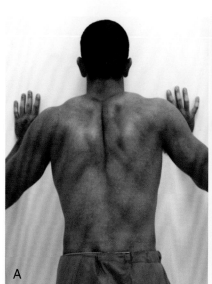
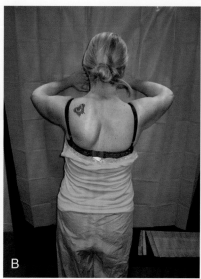
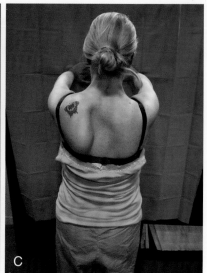

图 53.6　（A~C）患者被要求进行推墙试验以诱发潜在的翼状肩胛

间而导致肩袖撞击。由 Neer 及 Hawkins 提出的检查方法多用于撞击检查。空杯试验或 Jobe 试验也有帮助。此检查要求患者在肩胛骨平面将双上肢外展 90°，同时内旋上肢直到拇指指向地面。检查者于患者身后向前臂施加压力，引发肩关节疼痛即为阳性（图 53.7）。

影像学

放射影像

包含侧位的肩部放射学检查有助于除外肩胛骨的骨性和神经源性病变。虽然放射学检查对诊断并无实质上的意义，但对于诊疗过程的完整性有帮助[2,4]。

CT 扫描

CT 扫描应在普通放射学检查发现肩胛骨骨性异常时进行，肩胛骨形态复杂，普通放射学检查常无法准确评估病变情况。骨性病变，例如骨软骨瘤，可能是肩胛胸壁关节摩擦感与疼痛的原因，可通过 CT 扫描更好地进行检查和诊断。对于普通放射学检查正常的患者，CT 扫描可能并无益处[22,23]。

MRI

滑囊炎在 MRI 上可显示为高信号和积液量增加[2,4]。阅片应与有经验的肌肉骨骼系统放射医师共同进行，因为此处在常规肩关节 MRI 检查中并非扫描和阅片的重点。可触及的摩擦感即可诊断肩胛胸壁关节滑囊炎，MRI 特别是增强 MRI，应用于对于肿物的检查以除外新生物。由于继发性的肩胛胸壁关节病变多为肩关节本身病变所致，MRI 扫描可以更好地明确肩胛胸壁关节症状的起因。

肌电图

肌电图可以用于翼状肩胛患者，以评估胸长神经和副神经病变程度。

超声检查

超声检查可用于评估炎性滑囊组织（图 53.8 和 53.9）。将探头置于肩胛骨内侧缘，垂直或平行于内侧缘均可。滑囊组织可见于肩胛内侧缘下方，同时可行超声引导下注射治疗（图 53.10）。

决策原则

疼痛和（或）弹响

无疼痛摩擦感可被认为正常，见于 35% 无症状

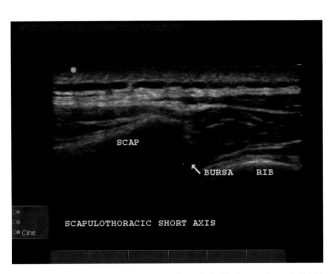

图 53.8　肩胛骨滑囊的超声影像（白色箭头），位于肩胛骨体（SCAP）下方

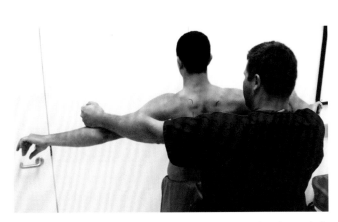

图 53.7　空杯试验。于肩关节外展 90° 时内旋双侧上肢直到拇指指向地面，同时对抗上方阻力，阳性表示肩峰下间隙存在炎症

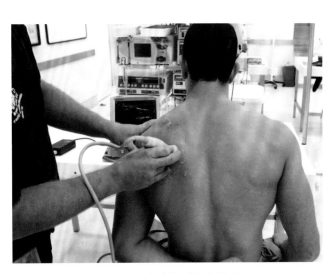

图 53.9　患者接受超声检查

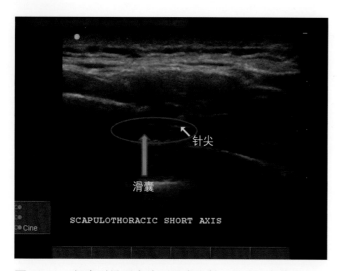

图 53.10　超声引导下肩峰下滑囊注射，针尖（白箭头）可见，可见液体进入滑囊的实时影像（Courtesy Alan Hirahara, MD.）

的肩关节[24]。手术应仅用于摩擦感伴疼痛、运动失常和翼状肩胛的患者。

首选治疗

手术治疗应仅限用于继发病变或接受了 6 个月严格手法治疗加肩胛骨稳定性训练无效的患者。未接受保守治疗的患者应首选保守治疗。

相关病变及疼痛位置

对于确诊合并肱骨头或肩袖病变以及骨性异常的患者应考虑手术治疗。肩胛骨动力不稳被认为是 SLAP 损伤的早期因素，及时纠正有助于避免盂唇损伤的发生。在结构性病变发生之前，应主要采取保守治疗，如肩胛骨周围肌肉康复训练、肩胛胸壁关节动力训练、盂肱关节节律训练及核心力量训练。

在决定进行手术干预时，疼痛位于肩胛骨上方及内上角的患者术后预后较好。相反的，对于疼痛位置不明确及合并神经损伤的患者，手术需慎重。

注射治疗

对于注射位置准确的局部麻醉及糖皮质激素封闭（图 53.11）反应不良的患者，清理性手术干预效果不佳。对于注射治疗反应良好的患者，包括局部麻醉后症状立即缓解的患者，关节镜下滑囊清理术后效果良好。

治疗方案

保守治疗

保守治疗包括休息、动作调整、对症治疗、非甾体抗炎药及物理治疗，应作为首选[2,4,20]。治疗目的在于改善肩胛骨位置，拉伸及强化肩胛下肌和前锯肌，将肩胛骨自胸壁上抬起[4,25]。前锯肌强化可以改善肩胛骨前旋，减少滑囊撞击[4]。

对于疼痛明显区域的糖皮质激素注射也可以有效地改善疼痛等症状。对于此区域的注射治疗基本安全，但要注意避免进针角度过大以免造成气胸。肩胛冈以及肩胛骨内缘上缘应该注射前进行标记，保证在肩胛骨体部前方进针。使患者处于俯卧位，肩关节完全内旋，手放置于下背部，与 lift-off 试验时姿态类似，使得肩胛骨以及胸壁之间间隙增大以利于治疗。局麻前建议标记穿刺位置（见图 53.11 黑色箭头）。超声引导有助于确定针头所处位置正确，提高穿刺有效率，避免误入胸腔。

对于肩胛骨动力性不稳患者，所有投掷动作均应禁止，并进行物理治疗（表 53.4）。患者症状完全消失、肩胛骨位置正常后可进行间歇投掷训练。对于进行每天 3 次物理治疗的患者，肩胛骨位置在 2 ~ 3 周内会有明显改善，3 个月内通常可以恢复正常。

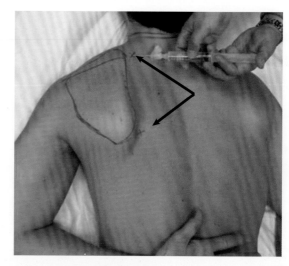

图 53.11　通过触诊摩擦感最明显的区域、标记肩胛骨和注射位置（箭头）进行局部封闭注射（Courtesy Reuben Gobezie, MD.）

分期	时间段	关注点	目标
I	0~3周	肩胛骨基底	启动软组织动员
			通过被动、主动辅助、主动和本体感受神经肌肉拉伸以改善内转、水平内收和肩胛骨姿态
			启动闭链肩胛骨运动练习以恢复肩胛力量和控制
			前伸
			回缩
			抬高和缩回
			下压和退缩
			内转和抬高
			外旋和压低
II	3~8周	肩袖	加强力量和灵活性练习
			恢复肌肉平衡
			通过开链练习以及前/侧弓步对角拉动开始肩袖力量训练
III	8~12周	运动专项训练	继续进行灵活性练习
			积极地加强力量和耐力
			进行性神经肌肉控制练习
			在短距离内发起轻掷活动，并逐步进行竞技性投掷活动
			通过运动链促进有效能量转移
			返回体育运动

表 53.4 肩胛骨动力失调康复指导

手术治疗

肩胛滑囊炎/弹响

开放手术 传统上采取肩胛骨内上切口进行开放肩胛骨内角及下极滑囊切除用于治疗慢性滑囊炎。其缺点在于切口大，对于肩胛内侧肌群破坏较大[4, 25-28]。

内上角入路手术时，患者采用俯卧位。行沿肩胛骨内缘外侧 Langer 线走行的切口，自上角至肩胛冈下方 3 cm。分离软组织直至肩胛冈（图 53.12），然后切开肩胛冈表面的骨膜，分离斜方肌和下方的肩胛骨。之后沿肩胛骨内缘分离冈上肌与菱形肌以及肩胛提肌。内侧肩胛胸壁肌肉自肩胛骨内缘离断，以骨锯切除肩胛骨内上角（图 53.14）。由于此操作自外向内进行，应注意避免伤及肩胛背侧动脉以及肩胛上神经。内上角切除完成后，将分离的肌肉复位，将冈上肌内缘与菱形肌-肩胛提肌肌瓣进行缝合修补。最后将肩胛冈钻孔，将骨膜与之缝合修复（图 53.15）。术后患者以吊带固定并立即开始被动活动。6 周后开始主动

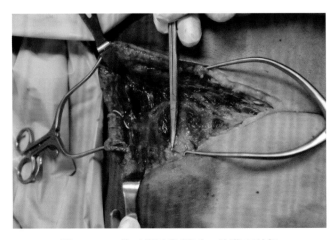

图 53.12 剪刀指示肩胛冈，骨膜已剥离

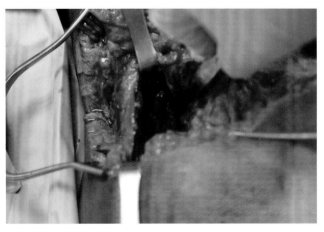

图 53.13 肩胛冈上附着的肌肉被剥离并显露内上角

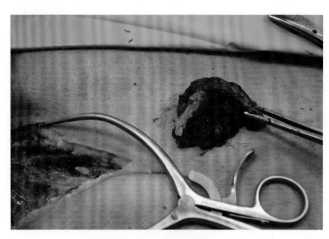

图 53.14   切除的肩胛骨内上角

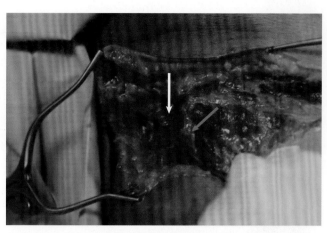

图 53.15   前面剥离的软组织（白箭头）通过骨面上打的 3 个孔（蓝箭头）重新缝合固定回肩胛冈

运动训练，8 ~ 12 周后开始抗阻训练。

肩胛部分切除的并发症包括气胸和术后血胸，年轻患者的骨切除部位可能再生，但基本无症状。

此疗法报道效果基本良好[17, 29-33]。需要注意的是，由于运动员多数不需手术治疗，所以研究对象基本不涵盖运动员人群。由于切除的骨性部分本身并无组织学病变，许多医师转而进行滑囊切除术以避免肩胛骨部分切除[31, 34]。

翼状肩胛

翼状肩胛多数情况下由于胸长神经病变引起。治疗多为保守治疗，以康复训练和减少运动障碍为主，效果良好。对于少数需要手术治疗的患者，胸大肌腱转位为首选，必要时可行肩胛胸壁关节融合。

肩胛骨动力性不稳

SICK 肩胛患者多数不需手术治疗，保守治疗效

📌 作者首选技术

关节镜下滑囊切除

目前的关节镜技术已经可以在不剥离肌肉止点的前提下安全完成滑囊切除，将手术并发症的概率降到最低。关节镜有助于早期康复和运动。关节镜检是患者保守治疗失败后的首选治疗。我们让患者俯卧，标记肩胛骨边界，有助于关节镜定位（图 53.16）。入路应位于肩胛骨内缘 2 ~ 3 cm，避开肩胛背侧神经和动脉（图 53.17）。内上角通常通过硬膜外针头标记，要注意避免插入胸腔。此外，经内而外的操作有助于避开血管神经。

首先制作中央入路，位于肩胛冈和下角之间。实际过程中，此入路位于肩胛冈下方 4 ~ 5 cm。制作入路之后，将硬膜外针头扎入胸壁和前锯肌间的滑囊并注入 30 ml 生理盐水以扩张空间（图 53.18）。只能通过切开皮肤和钝性分离来制造入路。穿刺角度要表浅并且紧贴肩胛骨。置入 4 mm 直径 30° 关节镜，之后在肩胛冈水平或下方制

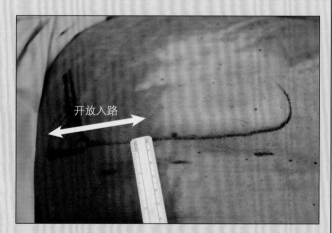

开放入路

图 53.16   右侧肩胛骨的开放和关节镜入路。内上角开放手术的切口位于肩胛骨内缘外侧并自上缘延长至脊柱远端 3 cm

作者首选技术

关节镜下滑囊切除（续）

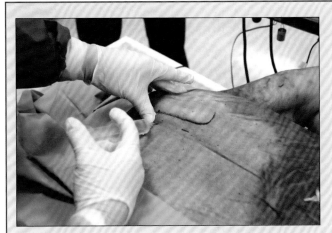

图 53.17　于肩胛冈下方 4～5 cm、内侧 2 cm 注入 30 ml 生理盐水来扩张滑囊

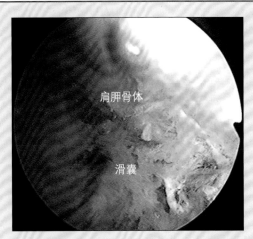

图 53.19　进入肩胛下滑囊所见，上方可见肩胛骨体，下方为滑囊

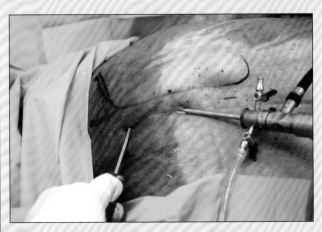

图 53.18　肩胛下肌滑囊初始入路

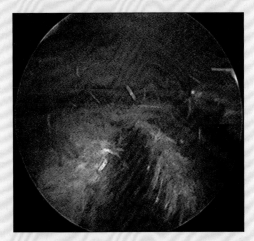

图 53.20　肋骨和肋间肌在切除前锯肌后可见（不推荐）

作上入路，用以刨削内上角（图 53.19）。肩胛冈上方入路会危及肩胛背侧神经和动脉，不建议使用。在下角制作入路有助于该区域的手术操作。

　　射频消融装置和磨钻有助于手术操作（图 53.20）。视角应位于肩胛骨体下方并随时确定器械位置（图 53.21）肌肉纤维应尽量少切除，泵压力应尽量降低（30 mmHg）。应时刻注意肩胛冈和内侧缘以避免血管神经损伤。有时也会应用 70° 关节镜用以观察。滑囊切除应暴露内上角，留置针头以作为定位。对于下角摩擦感和压痛的患者，滑囊切除可切除下角滑囊（图 53.22）。

　　滑囊切除完成后，可用射频装置止血。如果术中无法定位或针头脱落，可用无菌超声探头识别内上角。使用磨钻清理内上角，切除范围至少 2 cm×2 cm（图 53.23）。缝合切口，应用三角巾悬吊。

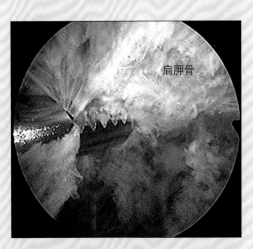

图 53.21　滑囊应由内而外、由下到上切除

🔖 作者首选技术

关节镜下滑囊切除（续）

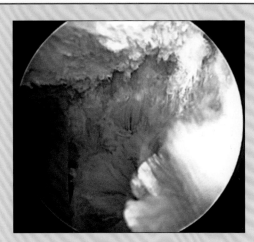

图 53.22　内下角和前锯肌止点用射频消融装置平整化

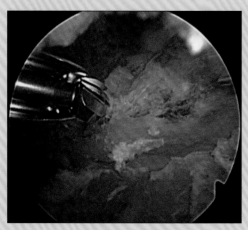

图 53.23　用磨钻清理内上角，推荐范围 2 cm × 2 cm，自外侧向内侧切除

果良好。手术治疗仅用于继发患者或严格保守治疗无效患者。Provencher 等进行的胸小肌腱松解，对于此类患者效果良好，46 例病例取得了与保守治疗基本接近的效果，无并发症发生，患者功能恢复良好 [35]。

术后管理

术后管理包括吊带制动悬吊和立即开始被动关节活动度训练 [26, 27]。4 周时开始主动及辅助关节活动训练，8 周开始抗阻训练，以肩胛周围肌群肌肉为主，直至肌肉力量恢复到与对侧大体一致。

重返运动

患者恢复完全的、稳定的、无痛的、与对侧对称的活动度后可安全重返运动。多数病例，需 3 ~ 4 个月时间。对投掷专项运动员，术后 8 ~ 12 周或肩胛骨动力模式以及力量恢复后可以开始投掷训练 [4]。重返运动后，每日间隔的力量训练必须加以坚持以维持肩胛骨周围力量。约 10% 的患者停止此类练习 3 个月后会有疼痛症状的反复 [19]。

结果

Pearse 等 [36] 报道了 13 例进行肩关节镜下滑囊切除以及肩胛骨内上角清理患者的手术效果，69% 术后有改善，但仅有 46% 恢复到伤前运动水平。

Lehtinen 等 [37] 报道了 16 例接受了开放或微创手术患者的术后效果，81% 3 年内效果满意。Nicholson 与 Duckworth[28] 报道了 17 例患者，2 年后效果良好。Burkhart 等 [19] 报道了 96 例 SICK 肩胛患者保守治疗随访 12 个月后的效果，均成功在 4 个月后恢复伤前投掷运动水平。

并发症

关节镜下以及开放滑囊切除术并发症极为少见但有报道。最常见的并发症是滑囊切除不足，造成症状改善不理想。其余并发症包括神经血管损伤、术后血肿、异位骨化形成和气胸。在 9 例患者切开手术的报道中，McCluskey 和 Bigliani[25] 报道了 89% 的效果良好，1 例出现副神经损伤需进行肌肉转位。术中需注意保持刨刀的方向，避免伤及肩胛骨深层或造成周围神经血管组织损伤。

未来展望

目前对于肩胛骨功能失调的认识仍有不足。SICK 肩胛可能是关节内病变起因，及时发现诊治尤为关键。随着对于肩胛骨位置异常以及关节内病变之间关系的进一步阐释，更多的研究会集中在早期诊断和治疗方面。

选读文献

文献: Burkhart SS, Morgan CD, Kibler WB. The disabled throwing shoulder: spectrum of pathology. Part III. The SICK scapula, scapular dyskinesis, the kinetic chain, and rehabilitation. *Arthroscopy*. 2003; 19(6): 641-661 .
证据等级: IV（回顾性研究）
总结: 对投掷肩的诊断和治疗，可以针对特定病生理因素采用适当的手术和保守治疗及康复。

文献: Kuhn JE, Plancher KP, Hawkins RJ. Scapular winging. *J Am Acad Orthop Surg*. 1995; 6:319-325.
证据等级: 综述
总结: 翼状肩胛由原发、继发或创伤因素引发，文章讨论了其评估和治疗方法。

文献: Kibler WB. The role of the scapula in athletic shoulder function. *Am J Sports Med*. 1998; 26(2):325-337.
证据等级: 综述

总结: 肩胛骨的确切作用被误读，常会造成肩关节问题的不完全评估和诊断。此综述讨论了肩胛骨在过头投掷中的正常和异常动作机制以及治疗和康复的手段。

文献: Kibler WB, McMullen J. Scapular dyskinesis and its relation to shoulder injury. *J Am Acad Orthop Surg*. 2012; 20 (6):364-372.
证据等级: 综述
总结: 肩胛骨运动障碍改变了肩胛骨的位置和运动，这与多数肩关节损伤有关，例如肩关节撞击、肩袖疾病、盂唇损伤、锁骨骨折、肩锁关节损伤和多向不稳应纳入考虑并给予相应处理。

（G. Keith Gill, Gehron Treme, Dustin Richter 著
王佳宁 译 秦江辉 校）

参考文献

扫描书末二维码获取。

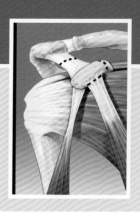

第54章

神经卡压

肩部神经卡压

肩关节相关神经卡压的发病率大多未知，但随着对这些疾病的解剖学和病理学进一步认知，诊断更早、更准确，治疗率更高。神经卡压发病隐匿，很考验医生诊断的敏锐性。由直接创伤（例如钝器或穿通伤）或重物牵拉引起的伤害可能会更加严重，并可能被其他合并创伤所掩盖。彻底认识神经血管解剖、常见损伤机制和某些高危人群可有助于早期临床诊断的可能。神经卡压不再只是排除性诊断，因此针对性的影像学检查和神经肌电检查越来越多地被用于此类诊断。循证医学原则用来指导手术和非手术治疗使运动员重返比赛。本章概述了几种常见的肩部压迫性神经病变。

肩胛上神经麻痹

解剖与生物力学

肩胛上神经起源于臂丛上干的 C5 和 C6 神经根。它深入斜方肌和肩胛舌骨肌，通过肩胛横韧带下的肩胛上切迹进入冈上窝（图 54.1）。肩胛上切迹最常见的是 U 形（48%～84%），但其形态多变，可从平坦无凹陷变为 U 形 [1, 2]。一项对 200 多个肩胛骨的研究描述了 6 种肩胛上切迹类型及其发生率：①缺失（8%），②浅 V 形（31%），③边缘平行的 U 形（48%），④深 V 形（3%），⑤肩胛横韧带部分骨化（6%），⑥韧带完全骨化 [2]，肩胛上切迹和上覆韧带共同构成肩胛上窝。肩胛上切迹距肩峰后外缘约 4.5 cm[3]，这个距离有助于肩胛上神经减压术的镜下定位。

肩胛上神经穿过冈上肌的深面，由两个运动分支支配。感觉分支支配着盂肱关节和肩锁关节，最近的解剖学研究显示，此神经还支配喙肱韧带、喙锁韧带、肩峰下滑囊和后关节囊 [4]。肩胛上神经没有皮肤感觉分布。到达肩胛冈侧缘后，神经穿过冈盂切迹后下降，进入冈下窝并支配冈下肌。

肩盂韧带从肩胛冈到肩胛盂颈和后关节囊，附着在后关节囊的止点导致肩关节在交叉内收、内旋时收紧此韧带。此韧带的出现率为 14%[5]～100%[6]。它可能是一条细纤维带，称为 I 型（60%），或是一条明显的韧带，称为 II 型（20%），也可能是缺失的（20%）[7]。有报道发现，肩盂韧带在男性中更常见（64%～36%）[8]，但另一报道男性和女性的比例相同 [6]。盂上结节的肩胛上切迹中神经的距离平均为 3 cm[9]。盂缘到冈盂切迹的距离为 1.8～2.1 cm[3, 9]。

肩胛上神经相对固定在臂丛的起始处和进入冈下肌的终支，使其面临牵引损伤和多个可预测的压迫风险 [10]。肩关节下压、回缩，或肩过头外展时神经与肩胛上韧带的压力会增加。肩胛骨活动度到最大时也使神经处于紧张状态 [11-13]。肩过头外展同时伴有冈下肌离心收缩可能导致肩胛上神经在冈盂切迹处受压 [14]。此类情形已有见于排球运动员的报道 [14-16]。冈上肌腱和冈下肌腱的汇聚处与肩胛冈外侧缘之间也会产生压迫导致神经损伤 [14]。

"运动压迫"，特别是在投掷或发球时，会使肩胛骨前后旋转，肩胛上神经在肩胛骨上切迹处受到压迫 [17]。在运动员中，此神经在绕过肩胛冈外侧进入冈盂切迹经常受到损伤，冈上肌功能受损。冈盂囊肿常压迫肩胛上神经导致症状。这些囊肿被认为是上盂唇撕裂导致，在从事过头运动的运动员中很常见，囊肿向后部扩展至肩胛区，无肌肉或肌腱覆盖。冈下支的压迫通常发生在神经穿过冈盂切迹时（图 54.2）[19]，当然肩胛上切迹的囊肿也有报道 [20]。此神经病变的其他病因更罕见，但也有报道。肩胛上神经麻痹见于锁骨远端骨折和锁骨远端切除后 [21, 22]。该神经位于锁骨后 1.5 cm 内和肩锁关节后方 2～3 cm 内（图 54.3）。

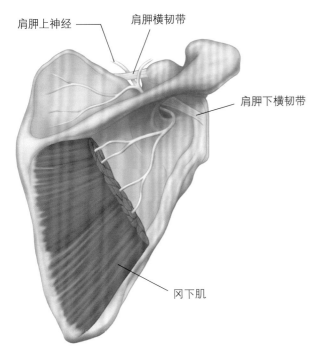

图 54.1 肩胛上神经的解剖（Modified from Black KP, Lombardo JA. Suprascapular nerve injuries with isolated paralysis of the infraspinatus. *J Sports Med*. 1990; 18(3): 225-228 ）

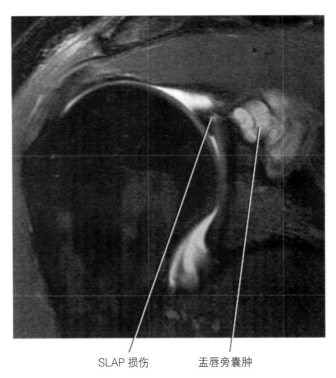

图 54.2 SLAP 撕裂伴邻近的盂唇旁囊肿。冠状位 T$_2$ 加权像显示囊肿压迫肩胛上神经

肩胛骨体部骨折也会导致肩胛上神经麻痹[23]。运动员腋动脉或肩胛上动脉损伤可导致滋养肩胛上神经的血管形成微栓子和微血管梗死[10]。肩胛上神经损伤曾见于一例自行车运动员的急性肩关节脱位[24]。

肩胛上神经病变与肩袖撕裂回缩是近年来研究的热点。尸体研究显示随着冈上肌的内侧回缩，肩胛上神经第一运动支的张力增加[25]。临床研究表明，巨大肩袖撕裂的情况下，主要的冈下脂肪变性可能继发于冈盂切迹处肩胛上神经受压[26]。在巨大肩袖撕裂的病例中，修复肩袖至适当的张力，可以在很大程度上逆转肩胛上神经症状[27]。

临床评估

肩胛上神经损伤可出现在特定的急性创伤后，但慢性损伤更常见。临床表现可能有疼痛弧或肩关节周围力弱或包括隐匿的无痛性肌肉萎缩。重复过头运动的运动员，如棒球运动员、排球运动员和游泳运动员，应重点考虑可能有压迫性神经病变[10, 15, 28]。在病史采集时，应注意询问所有最近的上肢和颈部损伤，无论是否与运动有关。直接的打击或过度牵拉肩胛骨可能导致神经在根部被牵拉伤或在肩胛上或冈盂切迹处

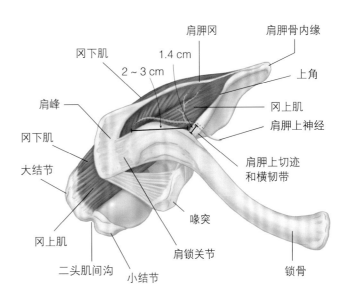

图 54.3 肩胛上神经的上方视图，显示其接近肩锁关节和锁骨后外侧

受损。

体格检查应该从肩关节和肩胛骨的全面检查开始，重点检查肌肉的对称性。应注意外伤或以前手术切口留下的瘢痕。检查主动、被动和抗阻下的关节活

动度，寻找引起症状、不稳定、力量受损和盂唇病变的活动。触诊可发现肩胛上切迹的压痛[30]。位于肩后并辐射到手臂的疼痛并不总是有，但肩内收会加重疼痛[30]。另一个体格检查，肩胛上神经压力试验，会加重肩胛上切迹处的压迫，此处有病变的患者会有肩后疼痛[31, 32]。双侧肩均有症状应考虑颈椎病，因此体格检查应包括颈椎。

当损伤发生在肩胛上切迹时，可能导致冈上肌和冈下肌的疼痛和运动无力。最常见的症状是逐渐出现模糊的后肩不适和无力。疼痛被认为是由肩锁关节和盂肱关节的神经分支引起的。

囊肿在冈盂切迹处压迫肩胛上神经是常见的临床疾病[33~37]。如果病变位于冈盂切迹，肩锁和盂肱支的远端，则表现为冈下肌无痛性萎缩和外旋乏力。后肩萎缩，特别是冈下窝萎缩，是重要提示（图 54.4），应与对侧比较。由于斜方肌覆盖其上，冈上肌萎缩难以观察。同样，冈上肌力弱也不像冈下肌那样容易诱发。临床症状提示盂唇撕裂和冈下肌萎缩的患者需要进一步的诊断检查，包括磁共振成像（MRI）和神经电生理检查。当诊断有问题时，冈盂切迹封闭有助于区分肩胛上神经病变和其他引起肩痛的原因。

诊断研究

影像学检查应包括常规的肩部检查，如果临床表现考虑有颈椎病变，还应检查颈椎系列影像。向头侧倾斜 30° 的 X 线片有助于观察肩胛上切迹，骨折患者更易诊断（图 54.5）。

MRI 可用于肩胛上神经麻痹患者的评估[38]。急性

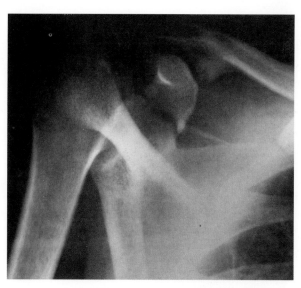

图 54.5　向头侧倾斜 30° X 线片示肩胛骨上切迹骨折

卡压可根据受影响的冈上肌和（或）冈下肌的信号增加，从 T$_2$ 加权图像上区分慢性损伤和急性卡压。随着临床和电生理检查提示恢复，受影响肌肉的高信号强度恢复正常[39]。慢性压迫表现为典型的去神经变化，包括肌肉的体积减少和脂肪浸润[40]。冈上窝腱鞘囊肿导致肩胛上神经受压，MRI 可清晰显示，同时也可以发现合并的疾患如上盂唇前方后方损伤（SLAP）和肩袖撕裂。肩胛上神经麻痹还有一些不常见的原因，如神经鞘瘤[41]和神经间囊肿[42]，也可在 MRI 上确认。

尽管超声可有效诊断盂唇旁囊肿和肩袖撕裂，但非常依赖操作者的技术[43]。这种方法还有助于超声引导下抽吸盂唇旁囊肿，一个系列研究显示 86% 的患者症状改善[44]。

电生理检查是确定肩胛上神经病变部位的金标准。适应证包括无法解释的持续性肩痛、萎缩和力弱但无肩袖撕裂，或 MRI 发现冈上肌或冈下肌萎缩但无明显肩袖病变[45]。完整的检查应包括整个肩带（包括椎旁肌）的针状肌电图（EMG），以及从 Erb 点（锁骨上 2.5 cm，代表 C5 和 C6 神经根的融合处）至冈上肌的神经传导速度（NCV）研究。正常传导潜伏期：冈上肌 1.7 ~ 3.7 ms，冈下肌 2.4 ~ 4.2 ms。肌电图异常也可出现在臂丛神经炎、颈神经根压迫、不完全臂丛神经病变。相反，即便临床上考虑肩胛上神经功能明显缺失，肌电图检查结果可能是正常的[46, 47]。提示需要进行神经传导检查。一项 79 例力弱患者的研究发

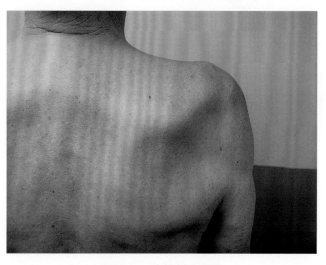

图 54.4　肩袖肌肉萎缩

现，肌电图和 NCV 检测肩胛上神经病变的准确率为 91%[48]。电生理检查的总体敏感性和特异性尚不清楚，取决于神经病变的病因。神经节压迫可能只涉及肩胛上神经的三个或四个分支中到冈下肌的一个分支，因此肌电图记录应在肌肉内的至少两处以上的位置进行。

决策原则

对于因重复过头运动引起的神经病变，大多患者可考虑保守治疗，包括运动改良和物理治疗。基于症状持续时间和病因，综合物理治疗方案可减少疼痛和改善功能。然而，一旦发生明显的萎缩，即使手术减压，肌肉体积也很难恢复[49]。患者病程较长（6~12个月）和萎缩明显且非手术治疗失败的患者需要手术探查和减压，急性肩胛骨骨折伴肩胛上切迹区肩胛上神经麻痹的患者也需要手术[23]。有机械压迫症状，如神经节囊肿，手术减压亦有效果[20,33–37]。

冈盂切迹压迫

冈盂囊肿引起的肩胛上神经麻痹可以使用关节镜技术治疗，同时清理或修复盂唇病变，减压盂唇旁囊肿[52]。可以通过盂唇撕裂部位在关节镜下对囊肿进行减压。但是，如果没有盂唇撕裂，则使用射频或刨刀进行关节囊切开术。后入路关节镜下可见囊肿。将钝探针放在盂唇裂口或切开的关节囊处，直到特征性的琥珀色囊液流出。通过将刨刀放入囊肿内并排空液体来实现减压。可以使用刨刀去除囊壁，但是必须小心，避免医源性损伤肩胛上神经。刨刀在切除过程中朝向关节盂颈部，并且切除囊肿不应超过肩胛盂的后盂唇附着处内侧 1 cm[37]。在减压的同时处理相关的盂唇病变。

如果需要对冈盂切迹处的神经进行切开减压，则采取关节盂后方切口。此入路需要切开盂肱关节后方的三角肌，有限剥离肩峰外侧的三角肌止点。确认冈下肌的上边缘，肌腱的上半部分被分离，留下肱骨端止点残端以便再缝合[53]。切口大小因 MRI 上囊肿位置和大小而定。

结果

非手术治疗

保守治疗结果总体良好，尤其是在没有肩袖撕裂或占位性病变的情况下。过头运动的运动员，经过休息可有帮助。恢复活动的时间取决于医生的判断，并

⚡ 作者首选技术

肩胛上切迹减压术

传统开放手术已经被应用到肩胛上切迹减压肩胛上神经。由于肩胛上神经细至 2 mm，通常开放手术很难暴露清楚：为了充分暴露，需要分离开斜方肌。随着对这个区域的解剖结构的认识不断深入，以及关节镜技术的进步，目前已经有多种关节镜手术的报道；全关节镜技术相比较传统的开放手术安全有效，目前也被认为是标准治疗方法[31,50,51]，我们更愿意在我们的机构中采用全关节镜技术。

患者采用标准沙滩椅体位。全关节镜下技术的流程已由 Lafosse 描述[31,51]。利用标准的肩峰后外侧入路进行观察；前外侧入路和肩胛上神经入路进行操作。肩胛上神经入路是直视下在肩峰外缘的内侧 7 cm，在锁骨和肩胛冈之间，在标准的前内入路内侧 2 cm 处。通过后方入路观察盂肱关节后进入肩峰下间隙，识别出喙肩韧带（CA），暴露，然后寻找它在喙突的止点。然后从喙肩韧带止点处向后和向内进行解剖可以确定喙锁韧带（CC）。肩胛上切迹横韧带的外缘紧挨喙锁韧带的内缘。刨刀和射频一起用于分离韧带，要注意避开韧带上方的肩峰上动脉。另一个入路在肩胛上神经入路外侧 1.5 cm，通过该入路使用咬钳将韧带切断。使用探针轻柔地探查神经就可以确定减压是否充分。如果韧带切断后仍然有张力，那么可以使用磨钻将切迹开口扩大成形。

取决于随访过程中的因素，包括最初瘫痪的程度、电生理检查的结果、症状以及肌肉检查显示治疗的改善程度。对于无囊肿的无痛性冈下肌麻痹患者，非手术治疗通常功能良好。无神经症状的神经节囊肿可不治疗[14,52,54]。

肌电图研究表明，投掷时只有冈下肌最大强度的 30%~40% 在发挥作用；因此，在部分神经损伤的情况下，或可重返投掷运动[18]。一个研究发现，96 名无症状排球运动员有 12 名在优势侧肩关节有明显的冈下肌部分麻痹。一些运动员只有电生理异常，另一些则显示肌肉萎缩。15%~30% 的有外旋力量的减弱，当然运动能力未发现问题[15]。可能的病因是在最大外旋和跟进过程中，将手臂外展后伸时，神经在冈盂切迹处紧张。在一项长期研究中，平均随访 5.5 年，患者被重新检查出了冈下肌萎缩症。这些人在萎缩程度未改变的情况下仍能进行高水平的排球运动。此人群

的肩峰下撞击发生率不高于普通排球运动员[14]。如果保守治疗3~6个月后仍未能改善，应进行局部手术探查。延迟手术超过6个月可能导致不可逆的萎缩或症状缓解不彻底。

肩胛上切迹减压术

大多数报道显示，手术指征正确，患者在切开减压术后功能恢复良好[55-57]。对42名患者平均18个月的回顾性研究显示，90%的患者运动强度有明显改善，冈上肌强度从0~2级提高到4级。32%的患者的冈下肌力从0~2级提高到3级或更好。疼痛症状改善基本一致[57]。近年来，关节镜肩胛上切迹减压术越来越流行，成为许多骨科运动外科医生首选的治疗方法[31, 58]。中短期随访结果令人鼓舞，即使没有肩袖疾病，也能恢复患者的功能和减轻疼痛[31, 51, 59]。

冈盂切迹减压术

有几位作者报道了在关节镜下囊肿减压术后囊肿的消退和神经功能的恢复[20, 33-37, 59]。也有报道在未尝试囊肿切除的情况下修复或复位相关的SLAP病变后，囊肿消退和神经功能恢复[60]。在一系列诊断为肩胛上神经压迫的患者中，65例发现有冈盂切迹神经节囊肿伴盂唇撕裂，行盂唇修补及开放性或关节镜下囊肿减压术的36例满意率最高（97%）。单独行盂唇修补术（67%）或囊肿针吸术（64%）和非手术治疗（53%）的患者满意度较低。

胸长神经麻痹

解剖学与生物力学

胸长神经起源于C5、C6和C7神经根腹侧支，它们在出椎间孔后不久分支。C5和C6的分支形成神经上干，穿过中斜角肌。然后，它从C7连接下干，C7通过中斜角肌的前部形成胸长神经。该运动神经平均长度为30 cm，走行于臂丛神经穿孔近端前锯肌筋膜（图54.6）[61]。神经支配单个肌肉——前锯肌，此肌肉覆盖大部分侧胸并与斜方肌作用以帮助肩胛骨抬高。前锯肌起源于上9根肋骨，沿着椎体边缘附着在肩胛骨的深表面。肌肉上部和中间部分的神经支配是由胸长神经的上半部分提供的，负责肩关节往后伸展；下半部分主要负责肩胛骨的稳定[62]。这些部分联动，将肩胛骨向前拉，并向上旋转其下角。前锯肌麻痹患者，由于肩胛骨旋转不足，肩关节活动受到严重限制。前锯肌也起到辅助吸气的作用，这一点在跑步

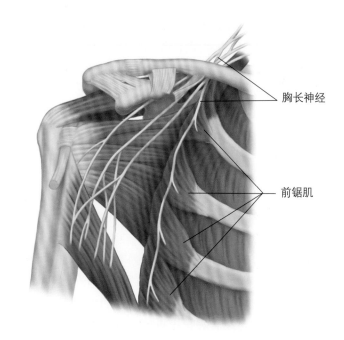

图54.6　臂丛神经（Modified from Haymaker W, Woodhall B. *Peripheral Nerve Injuries*. Philadelphia: WB Saunders; 1956）

胸长神经

前锯肌

者中可以看到，他们在比赛结束后通过双手支撑大腿调整呼吸来固定肩胛骨。

最常见的压迫部位是神经穿过第2肋骨上的中斜角肌或成角的部位[63]。在臂丛下段和第1肋骨上的中斜角肌止点之间发现了一条紧密的筋膜带[64]。肩关节外展外旋时胸长神经构成筋膜带上的"弓弦"。肩胛骨的向内和向上旋转进一步压迫神经。手臂和肩胛骨之间的不同步运动被认为是神经内牵拉损伤的原因[65]。

临床评估

单纯的前锯肌麻痹可由急性损伤、慢性刺激或臂丛神经炎引起。在胸部手术中，长时间的卧位或术中伸展也可能导致胸长神经麻痹。运动和重复的过头动作被认为是单纯前锯肌麻痹的原因。其机制为胸长神经的牵拉损伤（单一或重复性）[24, 61, 66]。在一个系列研究中，20例患者中5例损伤是由于网球和射箭时的重复性损伤。与此相关的其他运动包括游泳、篮球、足球、高尔夫、体操、芭蕾和摔跤等[67, 68]。职业伤害当然也有可能，从修剪树篱或洗车到建筑工作和铲土等家庭劳动都有报告。外伤性损伤通常是肩胛带突然下压引起的神经损伤。可能的创伤性机制包括锁骨和第2肋骨之间的神经压伤，强直性斜角肌中段肌肉收缩，颈椎屈曲或旋转和侧向倾斜，同侧臂抬高或向后

伸臂[61]。由于神经处于较深的位置，直接打击不太可能导致单纯麻痹。据报道，类风湿关节炎患者有前锯肌撕裂[29]，并且据报道损伤是局部麻醉过程中使用的肌间沟阻滞的并发症[70]。由于患者的医源性原因已被确定，因此应回顾患者过去的所有手术方法，包括淋巴结活检、锁骨切除以及在头/颈/肩交界处进行的任何其他手术。

胸长神经常受臂丛神经炎这一鲜为人知的综合征的影响。Parsonage 和 Turner[71] 创造了神经痛性肌萎缩（臂丛神经炎）这个术语，他们在 136 名军人中发现了这个问题，其中 30 人患有单纯前锯肌麻痹。检查者发现优势肩在右侧。在数天至数周的不定时间内持续出现明显的疼痛，逐渐使一条或多条肩带肌肉失去功能[72]。感觉丧失并不能排除这种综合征。

早期胸长神经麻痹的患者可能会出现运动能力的细微减弱，同时肩关节主动活动度降低和肩胛肱关节节律改变。起病可能比较痛，比如臂丛神经炎患者，也可能是更隐匿的，包括举重困难，或者在坐着的时候从椅子上感觉到对肩胛骨的压力。翼状肩胛可能直到急性损伤几周后才变得明显，这可能是因为斜方肌逐渐萎缩需要一定的时间[61]。

前锯肌麻痹导致翼状肩胛和肩胛骨稳定不良，若完全损伤，患者的主动肩关节前屈被限制在 110°[61]。胸长神经麻痹引起的肩胛骨摆动的特征是当肩胛骨向中线移动时，肩胛骨抬高并收缩，略高于中线[65]。抗阻手臂抬高或在双臂推墙时会加剧变形（图 54.7）。肩伸试验可以识别出影响上躯干的胸长神经损伤[62]。在该试验中，患者被置于仰卧位并要求肩关节前屈，可以正常前屈表明神经上干完整。有时会诱发胸长神经卡压出现 Tinel 征。

前锯肌麻痹导致上臂抬高的翼状肩胛与斜方肌麻痹导致的翼状肩胛不同。当前锯肌不起作用时，肩胛骨的下端被拉向内侧和后部。斜方肌麻痹时，肩胛骨保持原位，内侧缘变得更加突出，这是一种更微妙的畸形。

诊断研究

颈椎和肩部的平片可以鉴别关节病、骨折畸形愈合或副肋骨和骨软骨瘤的存在。MRI 通常适用于肩关节不稳或肩袖撕裂的患者，尽管脂肪饱和的 T_2 加权快速自旋像可能显示信号强度增加，与失神经水肿一致[74]。肌电图研究可以证实胸长神经麻痹的诊断。传导研究应该从 Erb 点到胸壁前外侧的前锯肌进行。每隔 3～6 个月对神经重复检查有助于监测病情的改善。

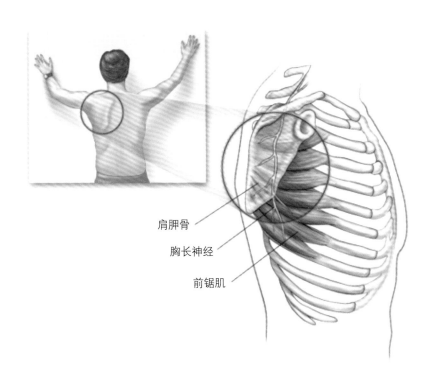

肩胛骨
胸长神经
前锯肌

图 54.7　翼状肩胛，通常在肩部力量训练时发现，可以在抬肩抗阻过程中出现肩胛骨内缘或下角突起，或在卧推时肩胛骨内缘或下角接触到地面。如果是因为举重的原因，应该停止，直到神经功能恢复。胸长神经麻痹患者重返运动取决于运动对上肢的要求（From Waldman S. *Atlas of Uncommon Pain Syndromes*. New York: Elsevier; 2014.）

决策原则

有症状的胸长神经麻痹患者，经过 1 ~ 2 年的非手术治疗，其电生理检查发现无改善，可能需要手术治疗。必须告知运动员，任何外科手术都不能使需要过头运动的竞技运动获得可靠的恢复[75]。

结果

非手术治疗

保守治疗对急性牵拉损伤的治疗效果通常较好，报道有自发性功能改善[2, 73]。17 例患者因各种因素出现胸长神经损伤，佩戴肩胛骨翼状支具进行治疗，平均观察 3 个月。研究者报告，使用支具时，运动等级增加[83]。6 名患者在最终的随访中不需要支具也可接近伤前功能。研究人员猜测该机制是本体感受反馈，可防止肌肉过度使用或失用，有对侧肩部力学的转移因素在起作用。Parsonage-Turner 臂丛神经炎自发恢复的预后良好；被诊断出患有这种综合征的患者中有 36% 在第一年年底之前康复，而在第二年年底之前75% 康复[84]。超过 2 年可能会进一步改善[24]。复发性胸长神经麻痹很少见[61]。

胸大肌转移术

尚无仅针对运动员的外科手术的系列报道，功能和返工的结果也未有精确统计。因肌腱长度不足，可使用自体肌腱游离移植来填补，称间接转移术。但一项系统回顾[82]认为，由于移植物逐渐变弱，此术式翼状肩胛复发的风险较高。间接转移术后平均 ROM 也减少了 12°，但功能评分与直接转移相比仍然相当。只有 46% 的患者能够恢复到以前的工作水平，尽管翼状肩胛可能已经解决，但由于潜在的神经病变或肩胛肱骨间动力学改变而引起的疼痛经常持续存在。一项临床研究发现，在胸长神经麻痹出现后平均 6 年，肌腱转移患者肩关节前屈有效恢复[79]。另一研究发现，11 例患者连续随访平均 41 个月，有 1 名患者翼状肩胛复发[85]。有学者对 15 例患者平均随访 64 个月，严格分析临床结果，所有患者均显示手术侧肩关节 ROM 不同程度受限[86]，7 人表现良好，13 人返工。通过肩关节外展 90° 尽可能拎起重物来检查有无翼状肩胛。只有一个患者有轻度以上的翼状肩胛，但没人可以拎起 25 磅以上的重物。

🔨 作者首选技术

胸长神经麻痹

停止可能引起伤害的活动很重要。因前锯肌和斜方肌之间存在既定力偶，肩部支具不能恢复肩胛骨的旋转平衡。然而，对于严重的翼状肩胛，支架可以防止斜方肌的进一步萎缩。

需要手术治疗的少。尽管有报道称胸小肌移位[76, 77]到肩胛骨外侧缘进行动态支撑，带胸大肌的胸骨头移位到肩胛骨下缘，无论是否有其他增强方式，是目前最受欢迎的重建方法，因其牵引方向、偏移方向与截面积均与前锯肌相似[73, 78, 79]。间接转移与直接转移功能相当。增加游离移植肌腱的优点是避免胸大肌过度张拉，过度牵拉将导致术后 ROM 受限[80]，间接转移也可减少牵拉对内侧和外侧胸肌神经损伤的风险。是否有最有效的手术技术？文献报道的争议很大。针对整个肌腱移位还是部分肌腱移位、直接与间接转移以及间接转移的移植物类型，最近的一项研究未能在受访的肩肘外科医生中达成共识[82]。

患者侧卧位。沿着下胸三角肌沟作 5 cm 切口。肩外展突出胸大肌的胸骨和锁骨头之间的间隔。胸骨头从肱骨止点锐性分离，并从锁骨头一侧钝性分离开。注意贴着胸壁中间操作，避免神经血管损伤。缝合线放置在肌腱中，以引导其穿过第二个切口。第二个切口在肩胛骨下角。冈下肌、肩胛下肌和前锯肌沿着骨膜分开，露出肩胛骨下内缘。一个长的血管钳放置在肩胛胸壁间隔，喙突和联合腱的内侧。然后通过钻孔将转移的胸肌腱固定在肩胛骨上，肩胛骨恢复解剖位置[79]。术后 6 周应使用吊带或肩胛胸矫形器固定。在这段时间内，允许进行轻微的肢体自身重力辅助摆锤练习和肌肉等长收缩。术后 6 周开始肩活动度练习。从 12 周开始恢复非接触性运动，手术后 6 个月可以举重超过 20 磅。

脊髓副神经麻痹

解剖与生物力学

脊柱副神经（第XI对脑神经）出颅底的颈静脉孔，在穿过颈后三角之前，它穿过并支配胸锁乳突肌的上 1/3。就是在这里这个神经非常表浅，容易受伤。神经进入斜方肌，是该肌肉的主要运动神经。C3 和 C4 的根纤维也支配着斜方肌，并可能与副神经融合，但它们的贡献可能只是本体感受性[87]。副神经是一条小的纯运动神经，直径仅为 1 ~ 3 mm。

肩胛骨的稳定和抬高是由于斜方肌和前锯肌之间的平衡。上斜方肌分别抬高和倾斜肩胛骨，抬高肩外侧和协助手臂抬高。下斜方肌与菱形肌共同收缩肩胛骨，平衡前锯肌的拉力。

临床评估

脊髓副神经损伤在运动中很少见。它们通常是直接暴力的结果，如用曲棍球棒或在摔跤中用交叉环抱的牵拉伤[89]。由于上肢远端牵拉和头部向对侧旋转引起的拉伸损伤已有报道[90]。医源性损伤也是脊柱副神经损伤的常见原因。因此，应该仔细检查患者有无接受相关部位的手术。

患者在休息时表现为肩下垂，手臂抬高不完全，耸肩无力（图 54.8）。也可以看到斜方肌萎缩。该症状可能是由于肌肉痉挛和臂丛神经牵拉性神经炎而引起的，或者可能是更轻微的疼痛、僵硬和力弱，尤其是伴随过头运动时。检查显示斜方肌萎缩发生后肩下垂和锁骨上窝变深。肩胛骨的翼状运动发生在手臂抬高受到阻力的情况下，并在抵抗阻力的情况下发生主动外旋[91]。肩胛上角相对下角向外侧移动，呈现典型的"外侧翼状肩胛"畸形。肩胛提肌是可触及的，在颈部可见其肌肉带；肩胛骨内收时也可触及菱形肌收缩。肩胛骨外展时外侧翼状肩胛畸形加重，上臂前屈时缓解，有别于前锯肌麻痹的内侧翼状肩胛畸形。外侧翼状肩胛畸形一般不太明显，斜方肌麻痹患者对肩关节功能的影响通常低于前锯肌麻痹患者。然而，副神经

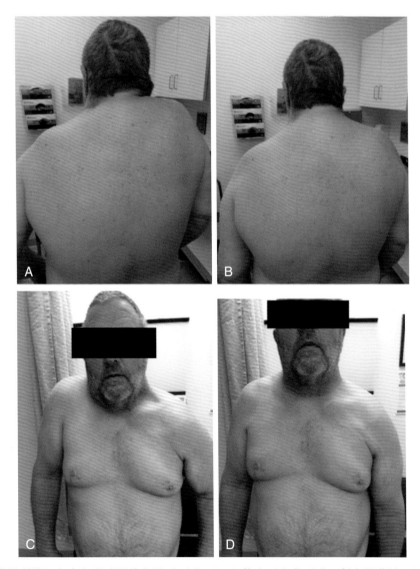

图 54.8 （A）左侧脊髓副神经麻痹患者试图耸肩的后面观。（B）休息时左肩下垂，斜方肌萎缩。（C 和 D）左脊髓副神经麻痹患者试图耸肩和休息时的前面观

麻痹运动员往往不适合从事对肩关节功能要求较高的比赛。

诊断研究

肌电图可用来明确诊断，但其在预测神经功能恢复中的作用受到质疑[92]。此外，在严重的脊髓副神经损伤的情况下，可能存在低振幅复合肌肉动作电位和自主运动单位电位，应考虑手术探查[93]。

决策原则

闭合性损伤的保守治疗结果各异[65, 92, 94, 95]，脊髓副神经麻痹似乎不像前锯肌麻痹那样对保守治疗敏感。在手术干预前可非手术治疗长达 1 年[94]。如果神经完全损伤，一般在颈后三角部位，病程在 1 年内应考虑显微手术神经重建。症状持续超过 1 年通常需要进行 Eden-Lange 转移手术。手术探查或者重建的指征包括上肢下垂、疼痛、麻木和主动抬肩受限，且邻近肌肉锻炼不能代偿瘫痪的斜方肌。

📌 作者首选技术

脊髓副神经麻痹

目前的脊髓副神经重建手术称为 Eden-Lange 手术，包括将肩胛提肌、小菱形肌和大菱形肌向外侧转移到功能上更有利的位置，以代替上、中、下斜方肌[95]。患者侧卧，手术台的头部升高 15°。在棘突和肩胛骨内侧缘之间作一纵向切口。确定斜方肌并在靠近肩胛骨内缘处剥离，注意不要伤害下方的菱形肌。肩胛提肌、小菱形和大菱形肌彼此分离，止点带着一薄条骨从肩胛骨上分离。然后小心地抬起这些肌肉，以避免损伤肩胛背神经和颈横动脉。每一块肌肉都用缝合线单独标记，然后将冈下肌从窝中分离。6 个纵向钻孔分别穿过肩胛骨，间隔 1.5 ~ 2 cm，最上面的孔在肩胛骨内缘外侧 4 ~ 5 cm，正好位于肩胛冈下方。用一枚大针，引过粗的尼龙缝线，注意不要穿透胸壁。小菱形肌固定在 2 个最高的孔上，大菱形肌固定在其余 4 个孔上。冈下肌覆盖在上述修复部位。第二个皮肤切口跨过肩胛冈在肩峰后尖内侧 3 cm，向内侧延伸 4 cm。斜方肌、三角肌和冈上肌从肩胛冈上分离，这样就可以在肩胛冈上钻三个孔。然后肩胛提肌顺着斜方肌的上部纤维穿过，固定在肩胛冈上。关闭伤口和覆盖敷料后，肩关节放置在外展支架中。

结果

在一项系列研究中，27 例斜方肌麻痹患者，20 例在损伤后平均 7 个月接受松解或副神经修复。其余 7 例患者在症状出现后平均 20 个月接受外侧肌转移治疗。前 20 例患者中，16 例有良好或极好的结果，肩外展平均约 125°。后 7 例，4 例效果良好。预后不良的因素是患者年龄大于 50 岁，以及因颈淋巴结清扫术、穿透性损伤或自发性脊髓副神经麻痹引起的神经病变[96]。另一系列包括 7 例患者，平均随访 39 个月，5 例恢复到完全前屈、轻度翼状肩胛和肩下垂，以及疼痛改善。其余 2 例均进行了分期重建，术后有疼痛、乏力[95]。

腋神经麻痹

解剖与生物力学

腋神经是臂丛后束的分支，含第 5 ~ 6 颈神经前支的纤维，自臂丛后束发起后，在靠近喙突的地方通过，然后在肩关节囊下方的后部走行。与旋肱后动脉伴行向后外穿过四边孔，外侧是肱骨，内侧是三头肌肌腱，上方是冈下肌和小圆肌，下方是大圆肌。腋神经分为前支和后支，分别支配三角肌的前部和后部。后支也支配小圆肌和覆盖三角肌止点的皮肤。后支因四边孔和三角肌的相对固定使其容易受伤[97]。肩关节脱位后，腋神经很容易受到牵拉伤[98]，钝器的直接暴力也容易损伤腋神经[65]。同样，因腋神经与肩关节下关节囊很近，肩关节骨关节病下方的骨赘有压迫该神经的风险[99]。最常见的是四边孔（或四边形）综合征，可压迫其内的旋肱后动脉和腋神经。小圆肌下缘纤维化带是最容易引起压迫的原因[100, 101]，当然任何占用四边孔空间的病变（例如囊肿、动脉瘤）或正常解剖结构的外伤都可能引起压迫。

临床评价

四边孔综合征是一种慢性压迫性神经病变，通常出现在投掷运动员身上；它是腋神经病变的最常见原因[102]。患者常出现隐匿性外展无力，三角肌止点处皮肤感觉减弱，最终三角肌萎缩和盂肱关节半脱位[65]。肩关节前屈和（或）外展外旋使症状加重[100]。在这种姿势下，肩关节内旋抗阻也会加重隐痛的症状[103]。在四边孔后间隙触诊时可发现点压痛，并可诱发 Tinel 征[100]。症状是因压迫腋神经而非动脉闭塞引起[104]。虽然四边孔综合征是压迫性腋神经病变最常见的原因，但其并非腋神经麻痹的唯一原因，因此必须详尽了解病史，重点关注以前的肩部和颈部的损伤和手术，以及症状的持续时间和特点。应进行完整的肌肉骨骼查体，包括上肢神经和血管检查。

诊断研究

MRI 可显示四边孔囊肿、下盂唇撕裂或小圆肌脂肪萎缩[104]。亚急性病例可发现小圆肌和（或）三角肌水肿[105]。电生理检查可显示小圆肌的神经传导速度潜伏期增加和肌电图的失神经模式[74,106]。阳性的锁骨下动脉造影可显示旋肱后动脉在肩部外展和外旋时闭塞[100]。可以考虑动脉造影检查，但非必须，因为它仅间接提示相关的症状性神经压迫[106]。

决策原则

保守治疗成功率高达90%。非手术治疗包括停止投掷和对症治疗。康复的重点是肩和躯干的灵活性、力量和训练正确的投掷动作[102]。如果没有占位性肿块或确定的损伤，保守治疗可行。

结果

非手术治疗

几个个案报道讨论了经常从事过头运动的运动员的非手术治疗。2 名排球运动员在停止运动（分别为 6 个月和 1 年）后运动力量和感觉障碍改善[16]。一名棒球投手将投球改良到四分之三的过头运动，成功重返赛场[103]。

🔖 作者首选技术

四边孔中的腋神经卡压

患者侧卧位行四边孔减压术。在肩后最大压痛处做一个 3.5 cm 长的纵向切口。后三角肌向上外侧剥离，露出四边孔内的脂肪。沿着肱骨颈确认腋神经和伴随旋肱后动脉，仔细分离纤维粘连。手臂处于最大外展和外旋状态，以确保神经滑动不受限，手指很容易通过四边孔进入腋窝，动脉脉搏可及。

为了术后舒适，肩膀被放置在一个吊带中，并指导患者立即使用肢体重力辅助钟摆练习。术后第 10 天开始主动 ROM 和轻度肌力训练。术后 4 周内避免完全外展外旋。6 周后开始运动疗法。

手术治疗

与其他神经卡压类似，腋神经麻痹的手术解决方案也取决于病因。对于不能主动肩外展的患者进行的臂丛神经或腋神经损伤的手术方法是转移三头肌分支的桡神经到腋神经的前支。系列病例研究表明，大多数患者的神经转移均成功，从而增加了肩关节外展力量并改善 ROM[108]。在最初出现四边孔综合征的患者中，有 18 例接受了后方减压。有 8 名患者完全缓解，8 名患者表现出改善，而 2 名患者则没有任何改善[100]。接下来有一篇报道 5 名患者经历了创伤事件（2 起牵拉伤和 3 起跌倒伤）。手术治疗后所有患者疼痛改善，上臂外侧皮肤感觉恢复，但 3 名患者由于肩关节受伤而导致主动活动度持续受限[106]。在一系列只是进行重复性上举动作的运动员中，尽管电生理检查结果正常，但 4 名患者仍表现为肩后部疼痛[109]。3 名患者的四边孔中发现纤维带束缚了腋神经，一位患者的静脉压缩性扩张。术后 12 周，四名患者均恢复了完全无痛不受限的活动。

选读文献

文献：Freehill MT, Shi LL, Tompson JD, et al. Suprascapular neuropathy: diagnosis and management. *Phys Sportsmed*. 2012; 40(1):72-83. doi: 10.3810/psm.2012.02.1953.
证据等级：Ⅴ
总结：作者报告了对病因、选择的诊断研究以及外科治疗的最新进展。

文献：Lafosse L, Piper K, Lanz U. Arthroscopic suprascapular nerve release: indications and technique. *J Shoulder Elbow Surg*. 2011; 20(2 suppl): S9-S13. doi: 10. 1016/j.jse.2010.12.003.
证据等级：Ⅶ
总结：作者介绍了他们自己的关节镜下在两个肩胛冈关节盂和肩胛上切迹进行肩胛上神经松解的适应证和技术。

文献：Chalmers PN, Saltzman BM, Feldheim TF, et al. A comprehensive analysis of pectoralis major transfer for long thoracic nerve palsy. *J Shoulder Elbow Surg*. 2015; 24(7): 1028-1035. doi: 10.1016/j.jse.2014.12.014.
证据等级：Ⅴ
总结：作者介绍了一项肩肘外科医生的调查结果，及时记录了他们在胸大肌转移治疗胸长神经麻痹方面的技术。并对技术差异的结果进行了系统回顾。

文献：Bigliani LU, Perez-Sanz JR, Wolfe IN. T reatment of trapezius paralysis. *J Bone Joint Surg Am*. 1985; 67(6):871-877.

证据等级：Ⅳ

总结：作者报道了一系列脊髓副神经损伤患者导致的斜方肌瘫痪。提出了外科决策、外科技术和功能结果的理论基础。

文献：McAdams TR, Dillingham MF. Surgical decompression of the quadrilateral space in overhead athletes. *Am J Sports Med*. 2008; 36(3): 528-532. doi: 10. 1177/0363546507309675.

证据等级：Ⅳ

总结：作者介绍了一个系列的 4 名运动员，他们进行重复的头顶运动，腋神经卡在四边孔内，导致三角肌麻痹。作者提出了一种改进的外科技术，并报告了功能结果。

（Daniel E. Hess, Kenneth F. Taylor, A. Bobby Chhabra 著　代岭辉 译　马　勇 校）

参考文献

扫描书末二维码获取。

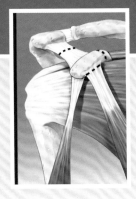

第55章

血管问题和胸廓出口综合征

肩部的血管问题相对少见，但是其可导致疼痛，严重影响运动员发挥，在某些罕见情况下还可能危及整个上肢。运动相关的急性血管损伤最常见于接触性运动，主要是钝性或穿透性创伤。由于骨折产生的骨碎片可能穿透血管，因此必须要通过体格检查、X线平片或者动脉造影来快速评估血管状态。慢性血管损伤的可能原因是胸廓出口受压或异常。锁骨下动脉、锁骨下静脉与臂丛神经均通过胸廓出口离开胸腔。由于局部空间的狭窄以及盂肱关节和肩胛胸壁关节的高度活动性，胸廓出口处的血管和神经很容易受伤。

胸廓出口综合征（thoracic outlet syndrome，TOS）是指臂丛神经或锁骨下动脉、锁骨下静脉从胸廓内穿出胸廓出口到达腋窝和上臂时，受到压迫所产生的症状[1]。为了能够准确地诊治TOS，确定受压迫的具体神经或血管是非常必要的。TOS症状的多变性给临床医生带来了很大的挑战，也进一步体现了详细询问病史和全面体格检查的重要性。正是由于其复杂的发病机制，TOS有各种各样不同的别称（专栏55.1）

1842年，德国解剖学家Hunald在历史上首次描述了颈肋及其所导致的相关症状[2]。X线出现以后，Thomas和Cushing在1903年描述了一种名为颈肋综合征的臂丛神经病变，并提出了相应的手术方法[3]。1921年，Astley Cooper指出，除了颈肋外，其他结构也可以压迫胸廓出口区域的血管神经[4]。1927年，Adson和Coffey[5]介绍斜角肌切开术来治疗颈肋综合征。在对胸廓出口区域各种不同类型的血管神经压迫进行分类时，Peet等[6]于1956年首次提出了胸廓出口综合征这一医学术语。随着1966年Ross[7]提出经腋路第1肋切除的手术方法，TOS的手术治疗进一步得到发展。1989年，Atasoy[8]提出经腋路第1肋切除联合经颈前路斜角肌切除术来治疗TOS。现如今，外科医生们采取各种不同的手术方式来解除软组织或骨性结构对血管神经的压迫。

专栏55.1 胸廓出口综合征的别称

- 肩-手综合征
- Paget-Schroetter综合征
- 颈肋综合征
- 第一胸肋综合征
- 前斜角肌综合征
- 头臂综合征
- 小斜角肌综合征
- 中斜角肌带综合征
- 肋锁综合征
- 肱骨头综合征
- 过度外展综合征
- 夜间感觉异常臂神经痛
- 锁骨骨折综合征
- 气锤综合征
- 颈臂神经血管压迫综合征
- 静脉血栓征
- 背囊性麻痹
- 胸小肌综合征
- 颈胸出口综合征
- 喙突下综合征
- 斜方肌中束综合征
- Naffziger综合征
- 肢端感觉异常

分类

目前TOS的分类主要基于受损的血管神经，而不是导致损伤的软组织或骨结构。1984年，Wilbourn[9]根据受损的血管神经结构制定了一种分类标准，将TOS分为真性神经型、动脉型、静脉型、创伤型和非特异型。神经型和血管型TOS的临床特征差别很大。神经型TOS所占的比例超过90%，而血管型TOS只占3%~4%[10]。大多数TOS见于20~50岁的成年人。血管型TOS在非运动员的男性和女性中发病率相同，而神经型TOS在女性中的发病率为男性的3~4倍。

在竞技性运动的运动员中，静脉型 TOS 主要见于 25 岁左右的男性运动员[11]。运动员肩部的其他神经血管病可以由四边孔综合征（quadrilateral space syndrome, QSS）、肩胛胸壁分离、肩关节脱位和胸锁关节脱位导致。

神经型 TOS 患者通常有颈部外伤史，如交通事故、体育比赛中的猛烈撞击或频繁抬举重物。患者主诉主要有手及手臂的感觉异常或无力，头部、颈部、肩部或背部的疼痛，以及灵巧性丧失、肌肉痉挛和上肢沉重感等其他症状。这些临床表现并不只是涉及 C8 和 T1 神经所负责区域的皮肤和组织的疼痛或无力，还有其他症状。患者还可因交感神经受刺激出现雷诺现象，表现为怕冷，手部苍白发冷。除此以外，还可能出现诸如头痛、耳鸣和眩晕等非特异性症状[12]。一般来说，真性神经型 TOS 患者通常有客观的运动或感觉缺陷，而非特异性神经型 TOS 患者通常表现为主观的上肢无力或麻木。虽然这两类患者有相同的临床表现，但治疗方案却不甚相同[13]。

静脉型 TOS 也称为 Paget-Schroetter 综合征，有很多临床表现。这种综合征常发生于过多上肢活动的青年健康男性，由锁骨下静脉或腋静脉的自发性血栓导致，这种血栓通常不是由于静脉受压而产生[14]。静脉血栓形成后，上肢会有肿胀、沉重感，甚至出现发绀的症状。患者还可能会有疼痛和感觉异常等神经症状，这种神经症状并非是由于神经本身受损，而是血管因素导致的。最容易导致运动员发生静脉型 TOS 的三个因素分别为：胸肌肥大，反复运动导致受损血管壁纤维化和增厚，以及静脉血管内膜损伤[15]。"奋力性血栓"（effort thrombosis）这一名词曾被用来描述这种疾病，在游泳、网球和举重等运动员中均有过相关报道[16]。

动脉型 TOS 最为罕见，但也是最危险的一种类型。其病因是由于前斜角肌（anterior scalene muscle, ASM）的压迫，或颈肋、第一胸肋畸形等骨性的异常，导致锁骨下动脉或腋动脉的血流受阻。这种动脉受压的后果包括血管损伤、血液湍流、动脉瘤形成及血栓形成，最终会导致手指端的栓塞和缺血[17]。值得注意的是，动脉瘤或血栓并不总是因受到邻近结构的直接压迫而形成的。Kee 等[18] 曾报道了一些职业棒球投手因腋动脉分支形成动脉瘤而导致投掷手发生缺血的病例，由于没有在这些运动员身体里发现任何直接压迫动脉的结构，因此最终将这类损伤归因于投掷运动对动脉的反复损伤[18]。Rohrer 等[19] 指出，运动员在做出投掷姿势时需要用力伸展手臂，此时锁骨下动脉或腋动脉会受到相当大的压迫，动脉血压会增加至少 20 mmHg。然而，由于这种疾病的症状与运动员的骨骼肌肉疲劳症状很相似，因此漏诊率很高[20]。相比成人的动脉型 TOS，儿童的动脉型 TOS 更为罕见，需要详细完备的检查才能做出明确的诊断[21]。

四边孔综合征（QSS）在运动员中最常见于棒球投手和排球运动员[22]。四边孔的上界为小圆肌，外侧界为肱骨干，下界为大圆肌，内侧界为肱三头肌，其内有腋神经和旋肱后动脉穿过，很容易受到周围结构的压迫。由肌肉构成的三个边界里，任一肌肉的肥大都可能挤压到神经血管束，导致 QSS。四边孔内的纤维带最常见于大圆肌和肱三头肌长头之间，也会缩窄四边孔间隙，造成压迫。除此之外，手臂在外展和旋转时，四边孔内的结构会发生缠绕，从而容易发生牵拉或伸展性损伤[23]。QSS 的症状并不明确，与其他疾病所产生的肩后方疼痛症状相似，如后盂唇损伤、肩袖撕裂及肩胛上神经卡压综合征等。一般体格检查难以发现运动或感觉障碍[24]。如果患者注射利多卡因后不再有触痛或运动性疼痛，则称为利多卡因阻滞阳性[25]。这种情况下，临床医生必须警惕 QSS，并在排除其他肩部疾病后做出明确诊断。

肩部的血管损伤极其危险，会威胁到患者的上肢甚至生命。对于遭受锁骨骨折、肱骨近端骨折、肩关节脱位或其他钝性、穿透性肩部创伤的运动员，应给予足够的重视。多数肩部的血管损伤是由于骨碎片或异物的穿透性损伤造成的。但也有少数例外情况，Carli 等[26] 曾报告了一例冰球运动员因钝性损伤而发生的孤立性腋动脉夹层。关节脱位造成的血管损伤也很少见，肩关节脱位后血管损伤的发生率约为 0.97%。肩关节脱位导致的腋动脉损伤，其症状体征非常隐匿，且进展缓慢，部分患者完全没有任何症状[27]。肩关节脱位后，93% 的患者腋动脉无搏动，但是由于存在广泛的侧支循环，肢体远端的搏动仍可存在。医生在体格检查中应注意疼痛、肿胀、腋窝肿块和神经功能缺陷等症状[28]。总之，在诊治运动员的肩部创伤时，一定要仔细评估腋动脉及其分支受伤的可能性。

解剖

为了能够更好地诊治肩部的潜在神经血管损伤，充分掌握上肢近端的血管解剖知识是至关重要的（图 55.1）。血流从心脏流入两侧的锁骨下动脉，右侧经无

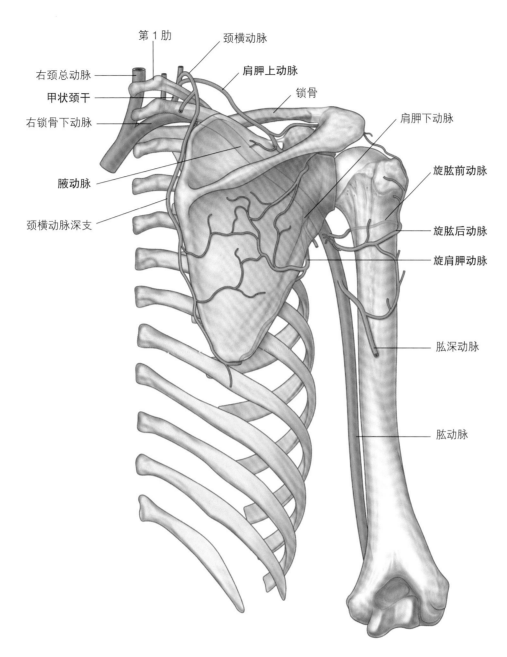

图 55.1　肩关节血管解剖 (From Drake RL, Vogl AW, Mitchell AWM. *Gray's Anatomy for Students* , Philadelphia: Elsevier; 2010.)

名动脉（头臂干）流入锁骨下动脉，而左锁骨下动脉直接来自主动脉弓。随后锁骨下动脉通过胸廓出口，也就是第 1 肋上缘、锁骨下缘及前、中斜角肌所围成的出口区域。锁骨下动脉从第 1 肋外缘穿出到达背阔肌下缘部分称为腋动脉。腋动脉以胸小肌为标志分为三段：第一段位于胸小肌上缘上方，向下发出胸上动脉；第二段位于胸小肌深部，发出胸外侧动脉和胸肩峰动脉，后者进一步发出锁骨支、肩峰支、三角肌支和胸支；第三段位于胸小肌下缘下方，发出肩胛下动脉和旋肱前、后动脉。肩胛下动脉进一步分为旋肩胛动脉和胸背动脉。旋肱前动脉的前外侧升支，即弓状动脉，主要负责向结节间沟附近的肱骨头提供大部分血供[29]。

　　贵要静脉主要收集来自手和前臂的尺侧、上臂内侧的静脉血，在背阔肌下缘延续为腋静脉，在第 1 肋的外侧缘延续为锁骨下静脉，随后向内侧注入头臂静脉。头静脉是手臂靠外侧的浅静脉，穿锁胸筋膜注入腋静脉。腋静脉和头静脉一同引流了肩部的大部分静脉血。肩部的淋巴管最终通向胸导管和右淋巴导管[29]。

从解剖学上来看，胸廓出口是指锁骨上窝至腋窝之间的整个区域，包括锁骨和第 1 肋骨之间的区域[17]。具体来说，胸廓出口共包括三个可发生压迫的区域：斜角肌三角间隙、肋锁间隙和胸小肌后间隙（图 55.2）。斜角肌三角间隙由前方前斜角肌、后方中斜角肌和底部第 1 肋骨内侧面构成[4, 13]。该间隙是 TOS 最常见的神经血管压迫部位[1]。臂丛和锁骨下动脉的主干通过斜角肌三角间隙，而锁骨下静脉经过了前斜角肌的前方（图 55.3）。肋锁间隙由后内侧的第 1 肋骨与后外侧的肩胛骨上缘构成。胸小肌后间隙位于喙突的下方。

一些骨性结构异常可能会压迫胸廓出口的结构并引起神经血管症状（图 55.4）。颈肋起源于第 7 颈椎，人群中的发生率大约为 1%，其中约有 10% 的人会表现出相关的症状[30]。颈肋有各种不同的形式：短骨条、有纤维带的不完整肋骨以及与第 1 肋、椎骨或胸骨连接的完整肋骨等[31]。此外，过度伸长的 C7 横突也可产生压迫。外生骨赘、肿瘤、骨痂、第 1 肋骨或锁骨骨折等也可产生压迫症状[32]。锁骨骨折的并发症，如骨折、骨质粉碎和胸骨后脱位会增加 TOS 的风险[13, 33-35]。

软组织异常如异常纤维带、斜角肌的解剖变异等也可造成胸廓出口受压的症状。Roos[36] 将胸廓出口区域的 10 种纤维带进行了分类，这些纤维带可以通过直接接触或缩窄胸廓出口间隙使神经血管受压。可能产生 TOS 症状的斜角肌变异包括：前斜角肌肥大，臂丛神经通过前斜角肌的肌实质，以及中斜角肌于第 1 肋的止点变宽[32]。如果在上肢抬高的过程中锁骨运动受限，特别是在肩锁关节或胸锁关节损伤时，也可导致神经组织的潜在受压[13]。臂丛下干和 C8-T1 脊神经根易受损伤，其重复性损伤在 TOS 的发病中有重要地位[1]。

病史

了解患者症状出现之前的病史对于诊断 TOS 非常重要。病史包括颈部损伤、锁骨骨折、颈肋畸形、异常的姿势体位或剧烈的头颈部运动[37]。患者主诉通

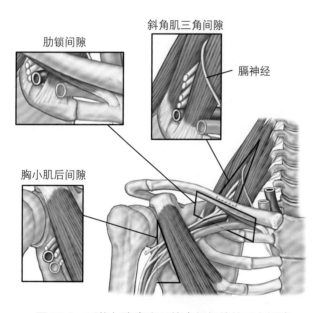

图 55.2　可能与胸廓出口综合征相关的三个间隙

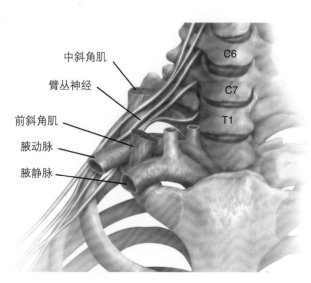

图 55.3　胸廓出口处的骨性解剖和神经血管关系

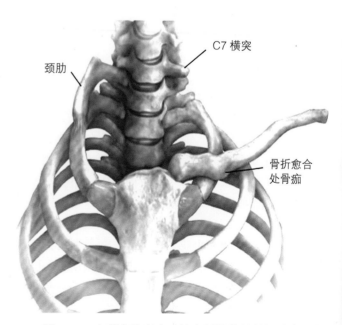

图 55.4　人群中胸廓出口综合征的常见骨性异常

常为从肩背部放射至上肢的疼痛，可伴有麻木、刺痛、无力、肿胀、寒冷和变色。有时疼痛会从背部放射到一侧颈部，并伴有同侧头痛[38]。以上这些症状通常会随着手臂抬高和肢体负重而加重。此外，即便采用物理、药物、注射、生理反馈和心理治疗等各种保守的治疗方式，这些症状仍会进展[39]。

TOS 的鉴别诊断包括所有造成颈部、肩部或手臂疼痛或无力的疾病，包括颈神经根病或关节炎、臂丛神经炎、肩关节病、周围神经压迫、肿瘤、血管炎或血栓性脉管炎、风湿病、多发性硬化或急性冠状动脉综合征[11]。大多数情况下，TOS 的诊断均为排除性诊断。对于真性神经型 TOS，首先要考虑所有涉及 C8 和 T1 节段感觉、运动神经纤维的疾病，包括前角细胞病变，臂丛神经病，神经根病，或正中神经、尺神经和桡神经的单一神经病变[17]。此外，还应该考虑锁骨骨折、锁骨畸形愈合 / 不愈合、颈椎损伤、肱骨头脱位等创伤性因素，以及肱骨主要动脉的动脉粥样硬化[40]。

TOS 可见于从事过顶运动的运动员，如棒球投手、网球运动员和游泳运动员。肌肉型运动员容易受到颈部、肩部或肩胛骨肌肉肥大的影响。接触性运动员的上肢和胸部可能会受到牵拉性损伤。肋骨骨折、横突骨折、锁骨骨折和肩部损伤等直接创伤可以导致 TOS。锁骨和第 1 肋之间的锁骨下静脉受压形成的血栓是年轻运动员中最常见的血管疾病[11]，前斜角肌肥大是导致这种压迫的原因之一。腋动脉的非创伤性损伤很少见，但是棒球投手可以发生明显的腋动脉损伤：在投掷运动的后期，肱骨头向前移动，会对腋动脉产生压迫或牵拉，导致动脉瘤或动脉阻塞[41]。

体格检查

在获得详细的病史并了解了症状的诱因、持续时间后，应仔细检查双上肢是否有肿胀、变色、温度变化或畏寒、溃疡、肌肉萎缩或甲床畸形等。应检查患者的活动度（ROM）、力量测试（包括手部固有肌肉）、手腕到肩部的脉搏[24, 42]。真性神经型 TOS 的典型症状是拇短展肌萎缩和骨间肌、小鱼际肌肉轻度萎缩，我们称为 Gilliatt-Sumner 手[43]。应检查血压，进行艾伦试验（Allen test）[44]。也应彻底检查颈椎、锁骨和肩胛骨，从而判断是否有颈椎间盘病、锁骨创伤、翼状肩胛及其他异常。感觉测试应分别检查动态和静态的两点辨别觉。应当触诊检查肌肉和骨骼，检查有无压痛及颈肋等解剖学异常。四肢也要仔细检查，查

看是否有远端神经受压，特别是腕管、旋前圆肌、肘窝和桡管等区域[42]。

借助症状、体格检查和诊断试验等，诊断血管型 TOS 并与神经型 TOS 相鉴别并不困难。动脉型 TOS 通常表现为前臂和手部的症状，但很少由斜角肌压迫、颈部旋转或头部倾斜所引发。动脉栓塞可以产生肢体远端的甲下淤血、手指缺血、苍白、寒冷、疼痛和手部感觉异常。动脉栓塞也可导致静息时桡动脉搏动消失，且无需外展手臂即可检查发现。静脉型 TOS 通常伴有手臂肿胀、发绀和浅静脉扩张，这些症状在动脉型和神经型 TOS 中并不常见（图 55.5）[10]。

尽管假阳性率较高，但神经型 TOS 通常可以利用一些激发试验检查[45]。如果试验能够增加疼痛、感觉异常或桡动脉搏动减弱等症状，则为阳性。其中斜角肌试验（Adson 试验）和锁骨上压迫试验能够更特异地描述斜角肌三角间隙的狭窄。肋锁挤压试验（Eden 试验）通过增加肋锁间隙的闭合程度来检查是否有压迫。肩外展试验（Wright 试验）可以压缩或拉伸胸后的结构。上臂抬高试验（Roos 试验）主要评估胸廓出口的神经损害。上肢张力试验（Elvey 试验）主要检查臂丛是否受压，受压位置可能在胸后间隙、斜角肌三角间隙或颈椎处。

Adson 试验应使患者手臂伸直并轻微外展，颈部向患侧倾斜，做深吸气。检查者在测试开始前和测试期间均应触摸被检查者桡动脉脉搏，从而判断是否有前斜角肌压迫锁骨下动脉而产生的动脉闭塞（图 55.6）。这一试验在正常人群中也可能是阳性，如果由于动脉栓塞，在测试前就没有搏动，那么动脉型 TOS

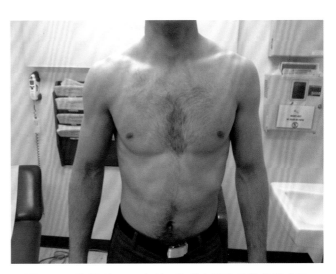

图 55.5 静脉型 TOS 患者，注意右侧胸壁浅静脉充盈

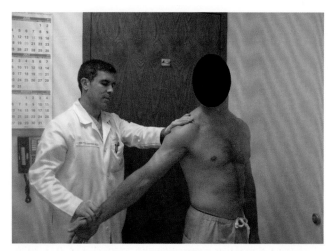

图 55.6　Adson 试验。让患者颈部向患侧倾斜，受影响的上肢伸直并轻微外展

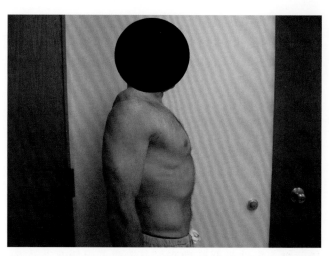

图 55.8　肋锁挤压试验中，应让患者向后下压肩，使锁骨更靠近第 1 肋，进而检查神经或血管症状

的诊断是不可靠的。让患者颈部向健侧倾斜，即反向 Adson 测试，是一种更加可靠的测试，阳性者可能会有手臂沉重感、肿胀、疼痛和指端麻木等症状[42]。锁骨上压迫试验是通过拇指压迫锁骨后间隙，从而达到压迫臂丛神经和血管的目的（图 55.7）。肋锁挤压试验中，应让患者向后下压肩，使得锁骨更靠近第 1 肋，进而检查是否有神经或血管症状（图 55.8）。Wright 试验中检查者应在外展并旋后患肢时观察有无脉搏的变化（图 55.9）。Roos 试验要外展并后旋双肩 90°，同时双手持续快速地伸直和握拳，检查应持续 3 分钟，如果患者感觉到疲劳、疼痛、感觉异常或麻木，则为阳性（图 55.10）。上肢张力试验对于颈椎、臂丛和上肢的神经病变是很敏感的筛查试验，但并不特异[13]。

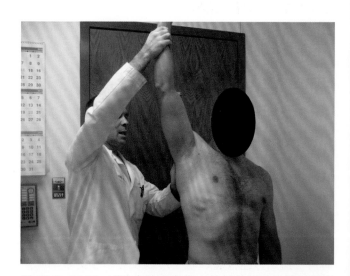

图 55.9　Wright 试验中检查者应在外展并旋后患肢时观察有无脉搏变化

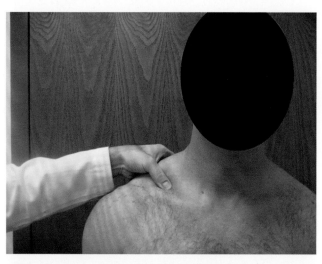

图 55.7　锁骨上压迫试验是通过拇指压迫锁骨后间隙，从而达到压迫臂丛神经和血管的目的

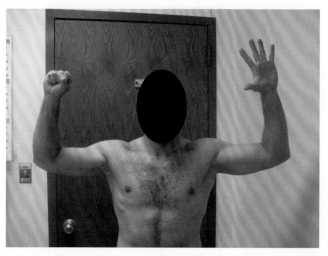

图 55.10　Roos 试验要外展并后旋双肩 90°，同时双手持续快速地伸直和握拳

包括以下三个步骤：①两臂外展90°，保持肘关节伸直，②背伸两侧腕关节，③向一侧倾斜头部到同侧耳朵到达肩部，再向对侧倾斜。同侧的症状见于步骤①和②，对侧症状见于步骤③。强阳性是指步骤①出现疼痛或感觉异常，步骤②和③症状加重[10]。

影像学

胸廓出口由3个间隙组成：斜角肌三角间隙、肋锁间隙和胸小肌后间隙。胸廓出口区域的解剖结构复杂，神经血管束在通过时容易受到压迫，这是导致TOS的主要原因。仅凭临床症状对TOS作出诊断比较困难，因此需要多种影像学手段来确定TOS的病变原因和位置[32]。患者初次就诊时，首先应进行颈椎、胸椎和肩关节的常规X线检查，以明确是否存在可导致TOS的异常结构，如脊柱退行性病变、颈肋变异（图55.11）、C7横突过长、病理性锁骨骨折和占位性病变等。

周围血管的脉搏、血压检查及多普勒超声可用于检查上肢动脉在胸廓出口的受压和闭塞情况。神经传导检测和肌电图检查可用于诊断可疑性TOS患者，这些检查通常有以下的结果：①尺神经感觉支动作电位波幅降低，②正中神经复合运动支动作电位波幅降低，③尺神经运动支电位正常或轻度降低，④正中神经感觉电位正常。由于臂丛神经下干（C8-T1）紧贴斜角肌和第1肋，因此起源于臂丛神经的正中神经和尺神经容易受压而产生损伤。其他的神经受压性疾病——如颈神经根病、腕管综合征和肘窝综合征——既可单独发生，也可与TOS一起发生。若与TOS同时出现，可称为双重神经受压（double-crush nerve compression），该疾病于1973年首次报道，诊断非常困难[46]。Wood和Bioni在1990年[47]的一项研究表明，44%的TOS患者同时存在神经远端受压，最常见的部位是腕管。对于TOS患者，医生必须考虑远端神经压迫性病变的可能[47]。

动脉造影、静脉造影等血管检查能够明确血管结构是否在胸廓出口处受到压迫。由于这些检查的患者舒适度和观测灵敏度较差，现在已经被侵入性更小的超声、计算机断层扫描（CT）和磁共振成像（MRI）等检查所取代。彩色双功能多普勒超声可以分析上肢不同外展角度时的上肢动脉横截面积，其诊断有效性已由Demondion等[48]所证实。他们发现，在所有不同的外展角度，受累患者和正常对照者之间的肋锁间隙狭窄程度均存在显著差异。另一项研究通过彩色双功能多普勒超声检查锁骨下动脉和腋动脉，证实了职业男性棒球投手的肩关节松弛与上肢血流量之间的关系。研究显示，与对照组相比，肩关节松弛组的上肢动脉血流量显著下降[49]。总之，彩色双功能多普勒超声可以以更加直接简单的方法进行动态研究。

CT血管造影在显示动脉受压方面效果较好（图55.12），并且只要同时结合胸廓出口区域的解剖结构，就可以评估TOS患者可能受压的部位。LeBan等指出，在外展-外旋位的CT血管造影影像上，超过50%的有TOS病史的患者有肋锁间隙狭窄[50]。另一

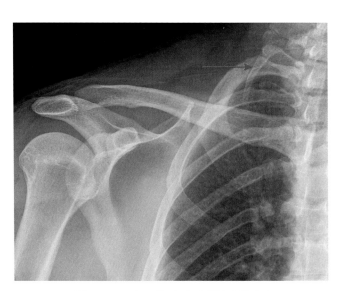

图 55.11　肩正位片显示颈肋（箭头）

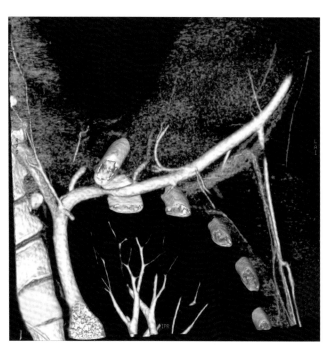

图 55.12　上臂外展位 CT 血管造影可以显示血管受压

项关于 CT 血管造影的研究显示，79 例患者改变体位前后，锁骨与第 1 肋骨之间的最大距离均存在显著差异[51]。CT 血管造影在显示血管受压方面有优势，但也存在一些局限性，如 CT 机架的大小会限制肩关节外展、视野局限、电离辐射和使用碘造影剂等。新的开放式 MRI 具有多种优点，如不使用造影剂和电离辐射，不受体位限制。此外，其分析臂丛神经和肌肉肥大、异常肌肉和结缔组织的效果较好[32]。Demirbag 等[52]指出，患者在中立位与外展位的 MRI 结果的几个解剖参数（如肋锁骨距离和胸小肌后距离）存在显著差异。中立位及外展位的 MRI 已成为可疑 TOS 患者的首选筛查试验。

磁共振神经成像（MR neurography，MRN）可以分辨周围神经组织独特的水性质，并定位受压部位[53, 54]。Baumer 等发现在一组可疑 TOS 患者的臂丛 MRN 结果中，一个相对神经受压区域存在 T_2W 信号增加[55]。除定位受压部位外，MRN 还可以识别导致该压迫的软组织解剖结构，识别结果与患者的术中所见相关。MRN 这项新兴技术可能有助于 TOS 患者的诊断和开发有针对性的手术治疗方式，但目前仍需要更多的研究证实其诊断价值。

前斜角肌（anterior scalene muscle，ASM）和胸小肌（pectoralis minor muscle，PMM）注射目前已经用于 TOS 的诊断和治疗。超声引导下肌肉注射布比卡因的疗法已经被证明安全有效，即使对于高水平运动员也是如此[56, 57]。此外，良好的注射反应往往提示 TOS 的手术治疗效果较好[57, 58]。最近一项研究发现肉毒杆菌毒素注射可以作为神经型 TOS 的一种非手术治疗手段。该研究在 CT 引导下将肉毒杆菌毒素单次注射至 ASM 后，患者的疼痛显著缓解了 3 个月。这种治疗不仅对非手术患者可能有价值，也可以作为手术效果的预测工具[59]。

决策原则

运动员肩部急性血管损伤较罕见。最常见的原因是交通事故等所致异物或骨碎片的穿透性创伤。已有报道在非运动员人群的机动车车祸损伤中，肱骨颈和肩胛颈骨折可导致腋动脉损伤[60-62]。在接触性运动和自行车运动项目运动员中锁骨骨折很常见，虽然其中大多数不会导致严重后果，但仍可能造成血管撕裂、假性动脉瘤或血栓[63]。因此关注血管状态，快速通过平片评估骨折类型很重要。若符合血管造影的指征，则立即进行血管造影。如果怀疑存在急性血管损伤，

应当快速评估患者并通过确定性治疗以尽量避免肢体缺血。其他造成急性血管损伤的原因还包括肩胛胸分离、盂肱关节脱位和胸锁关节后脱位。

肩胛胸分离是一种不常见但症状严重的肩胛带损伤疾病，通常会导致锁骨下血管、腋窝血管或臂丛神经损伤。肩胛胸分离最常发生在摩托车和其他机动车事故中，但也可能发生在高处坠落之后[64]。这些患者应进行四肢的外周血管检查，因为此类患者身上通常有多处外伤可能损伤血管，而肩部区域广泛的侧支循环网络可能使血管损伤不易被发现，因此患者四肢情况需格外注意[65]。肩胛胸分离的胸部 X 线片特征是肩胛骨向侧方移位[66]，通常可通过对比双侧的胸骨切迹与喙突或关节盂切迹的相对位置判断肩胛骨是否移位。CT 脊髓造影和 MRI 是确定神经损伤层面的主要检查。肌电图有助于评价损伤的严重程度，若神经系统受累较重，则患者可能需要截肢[67]。上肩悬吊复合体其他组成部分的轻微损伤可能也需要手术治疗。

盂肱关节脱位是一种常见的可伴发血管损伤的疾病[27]。其中腋动脉最容易受到损伤，因其分支旋肩胛动脉经过肱骨外围，当肱骨头向前移位时，其可能受胸小肌肌腱的挤压受损[68-70]。年轻人或从事体育运动的人群盂肱关节脱位较常见，但发生血管损伤的可能性较小[71]。直举性肱骨脱位（Luxatio erecta）是一种独特的盂肱关节脱位，脱位时肱骨头移位至关节盂下方，而肱骨干与肩胛冈平行，此时患者可出现血管闭塞或损伤[72, 73]。出现可疑外周血管搏动或肿胀的患者应及时行血管造影，必要时进行适当的血管重建。

胸锁关节损伤仅占肩部损伤的约 3%，其中前脱位远较后脱位常见。虽然胸锁关节后脱位较少见，但由于其邻近大血管、食管和气管，因此可以导致生命危险[74]。胸锁关节损伤的主要原因是交通事故，运动中损伤占所有原因中的 21%[75, 76]。患者通常有胸骨或肩胛胸部关节的外伤史，并且可能出现呼吸困难、吞咽困难、发音异常、锁骨头端疼痛或肿胀等临床症状。胸锁关节损伤的检查包括评估周围神经功能和移动上肢时是否出现症状[77]。此外，CT 可用于确诊该病。胸锁关节损伤的治疗可采用闭合复位法：患者需处于仰卧位，并在肩胛骨之间放置垫板，复位牵引方向与锁骨平齐，如有必要胸外科医生需在场。Spencer 和 Kuhn[78]描述了一种通过移植半腱肌重建胸锁关节"8"字结构的方法，这种结构很好地模拟了稳定的完整关节，能为那些锁骨内侧端持续不稳定的患者提供稳定性。

血管型 TOS 通常需要手术治疗。因此通过适当的影像学检查等及时诊断动脉型 TOS，进而快速制订治疗策略对于防止肢体远端缺血非常重要。肩外展位检查可以明确哪些结构压迫血管，之后在行血管治疗的同时可通过手术加固这些结构，以避免其压迫血管[41]。静脉型 TOS 确诊后，首先应采用抗凝剂和血栓预防治疗，之后通常也需要手术治疗，如腋静脉和锁骨下静脉周围的胸廓出口减压术，必要时还需进行静脉重建[11]。

神经型 TOS 可分为真性和假性。真性神经型 TOS 需要对受累的臂丛神经行手术减压。真性神经型 TOS 症状上相对无疼痛，并有异常的神经电生理诊断结果。假性神经型 TOS 有慢性疼痛，但只有少数可有明确的神经电生理诊断结果。真性神经型 TOS 患者的神经系统方面的临床表现通常与下丛有关。T1 前支相比 C8 前支张力更大，受压产生更多的症状，而 C8 前支对大鱼际肌的影响比其他神经更明显[17]。假性 TOS 大多数情况下采用保守治疗，在充分评估胸廓出口区手术的潜在风险和可能的并发症后，也可以选择

手术减压作为治疗手段[1]。图 55.13 所示流程图可能有助于指导治疗决策。

治疗选择

假性神经型 TOS 首次治疗应选择保守治疗。谨慎使用抗炎药物和肌肉松弛剂可缓解疼痛。选择性肌肉阻滞（ASM 或 PMM）可暂时缓解疼痛，并可协助诊断[57, 79]。有研究指出，在进行物理治疗时，可选用肉毒杆菌毒素 ASM 或 PMM 注射以暂时缓解疼痛[80]。在保守治疗缓解患者疼痛后，还应帮助患者了解疾病的症状和预后，以缓解患者焦虑并增加家庭锻炼计划的依从性。对患者的教育主要在调整活动方式上，如改善睡眠、工作和驾驶时的姿势。膈肌和斜角肌的肌肉松弛剂可以改善肋锁间隙的活动性。胸锁关节、肩锁关节和第 1 肋椎关节的活动也很重要。第 1 肋骨的活动和拉伸斜角肌有助于增宽后斜角肌三角。伸展胸大肌和胸小肌能增加胸后间隙的活动性[13, 17]。Vanti 等[81]对 13 项 TOS 保守治疗的结果进行回顾性研究，发现 76%～100% 的假性神经型 TOS 患者短期随访效

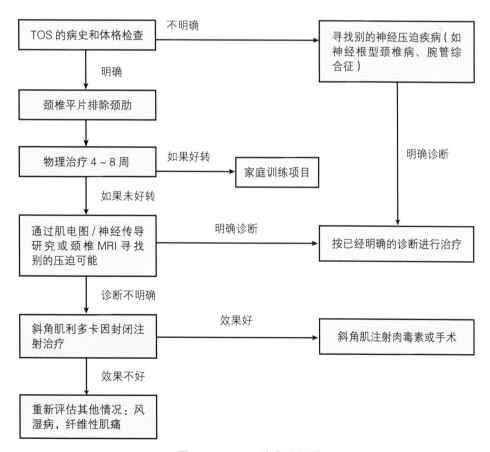

图 55.13 TOS 治疗流程图

果良好或非常好，59%~88% 至少 1 年后随访效果良好或非常好。Novak 等[82] 发现肥胖、工作劳损和累及腕管或肘管的双重挤压综合征常引起患者保守治疗效果不佳。

当真性神经型 TOS 患者和非特异性 TOS 患者的保守治疗失败时，需要行手术减压。TOS 的手术治疗方式目前存在争议，因为 TOS 的临床症状较复杂，将受压神经从该处解剖部位分离开来较困难。TOS 减压手术通常包括切除第 1 肋骨，松解或切除部分前、中斜角肌，切断胸小肌，锁骨上减压，合适时还可切除颈肋，目的是减轻胸廓出口处异常结构的压迫。1966 年 Roos[7] 首先阐述并由 Urschel[83] 推广了一种隐蔽切口第 1 肋骨切除术，这种术式通过腋下入路到达胸廓出口，要求患者取后仰侧卧位，上肢抬高至头顶上方[7, 84, 85]。该术式优点包括两点：术后只留下腋下的隐蔽切口和通向第 1 肋骨的入路不受神经血管结构阻挡。缺点是通向血管结构后方的神经结构、先天性束带和颈肋的入路受限。锁骨上入路是 TOS 减压的最常用入路，其可广泛显露锁骨上神经丛和第 1 肋骨的中三分之一段[86-89]。

最近内镜治疗被报道已用于 TOS。Lafosse 等[90] 描述了一种用于锁骨下和锁骨上臂丛神经的松解减压的全内镜技术。他随后对 21 名患者施行了该术式，在 6 个月后的随访时显示患者症状和功能评分得到改善，无并发症报告[91]。George 等[92] 描述了一种视频辅助胸腔镜手术（video-assisted thoracoscopic surgery，VATS），可用于切除 TOS 患者的第 1 肋骨。George 等指出行该手术的总共 10 例患者的症状均消退，仅 1 例患者出现一过性功能和感觉轻度丧失，术后 8 个月消退。这些新型内镜治疗技术要求外科医生具备专业的解剖知识和内镜技术。

QSS 的治疗方法与假性神经型 TOS 类似，首选保守治疗。首先消除患者疑虑、适当休息、改变患者运动方式和身体姿势并观察症状的变化，治疗还包括拉伸后关节囊和小圆肌在内的一系列治疗[93]。如果保守治疗措施失败，则进行手术减压。手术时持续动态检测，确保腋神经已完全松解，并通过旋肱后动脉供血维持桡动脉搏动[25]。

动脉型 TOS 的治疗包括解决脉管系统受压问题的外科治疗以及对血管本身的治疗。减压术通常包括三种：切除颈肋和第 1 肋、斜角肌切除术和缩窄带切除术[41, 94]。动脉型 TOS 发生急性缺血时可进行溶栓或球囊血管成形术[95]。若出现动脉变性、动脉瘤和内膜损伤则需要搭桥或动脉重建[41, 94]。

静脉型 TOS 的病生理和治疗的描述见图 55.14。治疗方面首先应进行抗凝和溶栓。之后根据手术指征可行第 1 肋切除术、锁骨内侧切除术和斜角肌切除术，以对受胸廓出口挤压的锁骨下静脉进行减压。最后根据静脉本身状态和手术时出现的症状选择是否进行静脉重建[96]。目前提倡综合手术处理：①早期诊断、溶栓、三级转诊；②锁骨周围胸廓出口减压并施行静脉重建；③术后短暂抗凝，必要时行辅助动静脉瘘[11]。

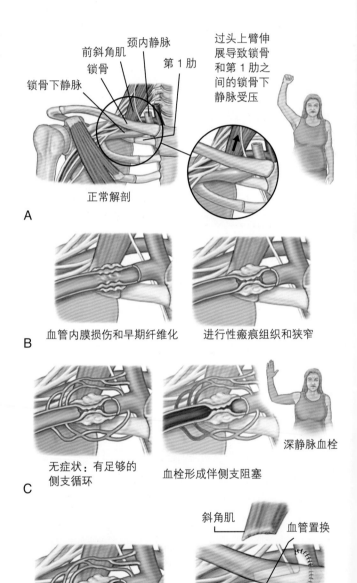

图 55.14 静脉型 TOS 病生理和治疗

结果

血管型 TOS 的手术治疗通常是成功有效的，与静脉型 TOS 相比，动脉型 TOS 的手术治疗效果较好。Davidovic 等[97] 指出在联合血管型 TOS 的治疗中，所有的动脉型 TOS 病例症状完全消退，但合并有腋-锁骨下静脉血栓形成的患者在接受一些手术后症状持续，这些手术包括：椎体/第1肋切除术、软组织成分完全减压和联合血管手术治疗[97]。对于从事过头运动的动脉型 TOS 患者，如职业棒球运动员，在治疗后恢复良好，可以恢复正常运动而不出现 TOS 的症状[20, 24]。静脉型 TOS 过去需要在长时间抗凝治疗后才能行延迟减压和确定性血管手术。现在其治疗手段进一步发展，可以在溶栓后更快速减压（如果在14天内确诊）[96, 98]。延迟减压和确定性血管手术在10例患者中仅获得 40% 的成功率，其中6例患者需要额外再进行一次手术以达到静脉通畅，而"溶栓后更快速减压"在5年随访时获得 83% 的初始成功率。Melby 等[111] 最近报告称：尽管 32 名有深静脉血栓形成的运动员中有7名患者接受了二次手术，但在术后第10个月时他们的静脉通畅率 100%[111]。

神经型 TOS 治疗后的长期效果难以估计，因为诊断不同、症状复杂、手术治疗差异大。Mingoli 等[99] 报告了采用经腋下腹膜外第1肋切除术和斜角肌切断术治疗 TOS 患者的长期结果，其中 81.4% 的患者为良好至优秀结局，15% 的患者需要再次手术。Atasoy[42] 也发现在经腋第1肋切除术和经颈斜角肌切除术联合治疗后的 102 名患者中，有 95 名患者的症状有所改善，60 名患者报告了良好至优秀的结果。一项回顾性研究报道，一家医疗机构接受锁骨上手术减压同时伴或不伴第1肋切除治疗的一组混合类型 TOS 患者，在其后至少3年的随访中，95% 的假性 TOS 患者症状得到了改善[100]。Vemuri 等比较了胸小肌肌腱切断术与肌腱切断术加锁骨上减压术、斜角肌切除术和第1肋切除术治疗患者的结局[101]。他们发现两组之间的结果无显著差异，但指出肌腱切断加减压组中有更多骨异常和有损伤史的患者。

最近一项关于 TOS 手术治疗结局的系统性综述发现，动脉型 TOS 和静脉型 TOS 患者的术后改善（90% 结果为优/良）相比神经型 TOS 患者更为可靠[102]。然而，也有 56%~89% 的神经型 TOS 患者报告其症状改善，并且其臂肩手部残疾评分（DASH 评分）平均改善 28.3 分。因此很难得出可靠结论，因为所有的研究都缺乏针对神经型 TOS 标准化的诊断和治疗以及术后效果评估。作者建议未来的研究应该集中在这三个改善方面。QSS 减压术相当有效，最近的一份报告指出，4 名运动员在行减压术3个月后，他们在做上肢过顶动作时可以正常活动而不出现症状[25]。

并发症

TOS 的手术并发症包括一般手术并发症，如伤口愈合不佳和感染，还包括胸廓出口区域解剖结构引发的并发症，包括血管损伤和可能的出血、臂丛神经损伤导致的重度感觉运动功能障碍和一些神经（如胸长神经、膈神经、肋间臂神经、锁骨上神经和皮神经）可能受损甚至断裂[17]。并发症偶尔会有心尖血肿、气胸（高达 33% 的患者可能出现）、血胸、乳糜胸和胸导管损伤。第1肋切除不彻底或未能切除缩窄性先天性束带皆可能导致手术失败和临床症状持续[103, 104]。尽管在大多数 TOS 患者中手术获得了良好程度的结果，但是并发症的凶险提示对 TOS 是否需要手术仍需要严格评估[105, 106]。手术可能造成严重损伤要求外科医生必须熟悉胸廓出口的解剖结构。

术后管理

TOS 患者的术后管理可难可易，这取决于患者潜在的病生理和采用的术式。手术切除范围从前斜角肌到第1胸肋。行胸廓出口减压时，同时需解决患者的血管病变，如动脉瘤或血栓栓塞。减压术后，通常要求患者在进行日常生活活动时，限制上肢活动 3~4 周。患者一般在术后第6周开始主动进行关节活动度（ROM）练习，术后 4~6 个月即可重返运动（RTP）[24]。如果患者在血管手术后需要抗凝治疗，术后早期活动不仅可以维持关节活动度，还可能减轻血栓后综合征等长期症状。完成抗凝治疗后，运动员可逐渐增加重返运动后训练的强度和持续时间[107]。Todd 等[108] 报道了1例专业投手在做了腋动脉的间置大隐静脉移植术后4个月即回到棒球联盟[108]。Bottros 等还报道了1例 MLB 投手在神经型 TOS 手术治疗后一个赛季即能够回到棒球联盟投球。Chang 等[109] 研究了神经型 TOS 手术减压后 Short Form-12 量表中躯体和精神部分的评分，得到了患者恢复正常生活质量的中位时间，其中躯体功能为 23 个月，精神功能为 12 个月；但只有 50% 的患者在最后一次随访时能恢复正常工作[109]。

总结

肩部的血管问题相对少见，但可导致肩部疼痛，因此对运动员的赛场表现影响较大。除了肩部，它们还有潜在的危及肢体的可能性。一般臂丛神经和（或）锁骨下血管在从颈部到腋窝和上臂近端的范围内受到任何压迫都称为 TOS。尽管这些情况较罕见，但当更常见的病都被排除了或者患者的病史提示 TOS 时，运动医学科医生应在鉴别诊断中考虑 TOS。

选读文献

文献：Melby SJ, Vedantham S, Narra VR, et al. Comprehensive surgical management of the competitive athlete with effort thrombosis of the subclavian vein (Paget-Schroetter syndrome). *J Vasc Surg*. 2008; 47: 809-821.

证据等级：Ⅳ

总结：从有症状到完全恢复运动的总体时间与静脉造影确诊到手术的时间相关，在转诊前有持续症状和血栓患者中，这个时间更长。静脉胸廓出口综合征的最佳预后取决于医生的早期识别和转诊，以及全面的围术期管理。

文献：Mingoli A, Feldhaus RJ, Farina C, et al. Long-term outcome after transaxillary approach for thoracic outlet syndrome. *Surgery*. 1995; 118: 840-844.

证据等级：Ⅳ

总结：在接受随访的 105 例患者中，效果从好到优异的有 96 例（81.4%），一般到差的有 22 例（18.6%）。没有发现重大并发症。从胸部 X 线上检测到第 1 肋较长是诊断该疾病的各种检查中比较关键的一个要素。研究结果表明第 1 肋的切除长度是影响胸廓出口综合征术后长期效果的关键要素。

文献：Ciampi P, Scotti C, Gerevini S, et al. Surgical treatment of thoracicoutlet syndrome in young adults: single centre experiencewith minimum three-year follow-up. *Int Orthop*. 2011; 35: 1179-1186.

证据等级：Ⅳ

总结：作者的方法是行锁骨上减压术，不需要常规的第 1 肋切除术。这个方法可以识别和去除许多病例中的解剖结构压缩，96.9% 的患者满意，并且并发症很低。

文献：Peek J, Vos CG, Ünlü Ç, et al. Outcome of surgical treatment forthoracic outlet syndrome: systematic review and meta-analysis. *Ann Vasc Surg*. 2017; 40: 303-326.

证据等级：Ⅲ

总结：作者回顾了近些年各种各样的胸廓出口综合征的治疗方法和效果。作者把该疾病细分为动脉型 TOS、静脉型 TOS 和神经型 TOS。这是一项关于许多回顾性研究的荟萃分析和系统综述。该文章建议更多的研究应该聚焦于该疾病的诊断标准。

文献：Hooper TL, Denton J, McGalliard MK, et al. Thoracic outlet syndrome: a controversial clinical examination. Part 1: Anatomy, and clinical examination/diagnosis. *J Man Manip Ther*. 2010; 18(2): 74-83.

证据等级：V

总结：作者提供了一种检查胸廓出口综合征（TOS）的简化方法。一个介绍 TOS 的分类系统，以及详细的临床检查技术。

文献：Ferrante MA. The thoracic outlet syndromes. *Muscle Nerve*. 2012; 45:780-795.

证据等级：V

总结：该研究概述了胸廓出口综合征（TOS）神经型和血管型的区别。特别对神经型 TOS 与上肢神经疾病的区别进行了描述。

文献：Thompson RW, Driskill M. Neurovascular problems in the athlete's shoulder. *Clin Sports Med*. 2008; 27:789-802.

证据等级：V

总结：作者描述了过头运动的运动员的神经型和血管型胸廓出口综合征的症状。特别关注了腋动脉和锁骨下静脉的血管问题及其治疗。

文献：Atasoy E. A hand surgeon's further experience with thoracic outlet compression syndrome. *J Hand Surg Am*. 2010; 35:1528-1538.

证据等级：Ⅲ

总结：作者概述了胸廓出口综合征的病因、症状、检查和治疗，并且展示了一个 20 年的回顾性研究结果。

文献：Hooper TL, Denton J, McGalliard MK, et al. Thoracic outlet syndrome: a controversial clinical condition. Part 2: Non-surgical and surgical management. *J Man Manip Ther*. 2010; 18: 132-138.

证据等级：V

总结：在第 1 部分总结了胸廓出口综合征的解剖、检查和诊断以后，作者重点介绍了该疾病的治疗，尤其是非特异性神经型 TOS 的非手术治疗。

（Matthew A. Posner, Christopher J. Roach, Adam M. Pickett, Brett D. Owens 著
史尉利 译　秦江辉 校）

参考文献

扫描书末二维码获取。

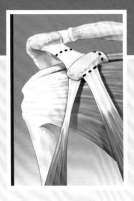

第 56 章

肩锁关节与胸锁关节损伤

肩锁（AC）关节损伤在运动损伤患者中十分常见，大约9%的肩关节损伤中都涉及肩锁关节损伤。而胸锁（SC）关节损伤不常见，占所有肩胛带损伤的3%。对于二者中任何一处的损伤都将导致严重的活动受限和疼痛，因此准确地识别并处理此类情况对于一名骨科医生至关重要。研究表明大多数肩锁关节损伤发生于年轻男性，并且通常是不完全损伤而不是完全损伤[25, 39, 64]。虽然胸锁关节损伤不常见，但此关节的损伤会累及临近胸骨深处的重要的气道和血管等结构，最终导致威胁生命的并发症。

和其他大关节一样，肩锁关节由其自身的关节囊构成，并且含有类似于半月板样的关节内结构。最终，这种半月板样的结构会随年龄增长而退化，据报道，在人40多岁的时候就完全退化到失去功能[97, 107]。关节的两个面都有关节软骨，然而，锁骨末端真正的软骨部分在位置和大小上都有差异[18]。除这些基础关节结构之外，肩锁关节的功能还依赖于肩锁（AC）韧带、喙锁（CC）韧带和喙肩（CA）韧带的协同活动（表56.1）。肩锁韧带对于肩锁关节的前后移位起到基础的限制作用[127]。喙锁韧带由独特的斜方韧带和锥状韧带构成[19]。喙锁韧带的两个主要

功能：一是通过将锁骨与肩胛骨紧密相连来调和肩胛骨肱骨的同步位移，二是为肩锁关节提供额外的强度。这两个功能最终通过防止锁骨的上下移位而增强了肩锁关节的垂直方向稳定性。虽然喙肩韧带并不发挥基础稳定作用，但是它对盂肱稳定性起到二级防护作用从而在长期严重的肩袖疾病中防止肱骨头的前上移位。研究表明，正常解剖结构的喙锁间距在1.1～1.3 cm（图56.1～56.3）[9]。

在正常肩关节的向前抬起和外展到180°的过程中，肩锁关节存在5°～8°的位移[25]。在上肢举过头顶的过程中锁骨旋转40°～50°。这个移动的同时伴随着肩胛骨的反向旋转。这种在上肢前举和外展过程中肩胛骨和锁骨的协同运动（在外展时肩胛骨后倾的同时锁骨向上旋转）被Codman[28]称为肩胛骨-锁骨协同旋转，它是由喙锁韧带协调的。医生们理解这种肩锁关节的移动在临床上十分重要，因为韧带抵抗形变的作用取决于位移的总量。举个例子，在少量位移时，肩锁韧带在防止锁骨向后上位移中起到最重要的作用；然而，在大量位移时，锥状韧带在防止锁骨向上位移中起到最重要的作用。无论在大量位移时还是少量位移时，斜方韧带在抗下压过程中起最主要作用

表56.1 肩锁关节的韧带

韧带	起自	止于	功能	备注
肩锁韧带：上方、后方、前方	肩峰前内侧缘	锁骨侧面	提供水平稳定性	连接肩锁关节囊上表面的扁平组织
斜方韧带（喙锁韧带）	上喙突	锁骨下的斜嵴	提供垂直稳定性（少于锥状韧带）	平整，薄，四边形；在锥状韧带外侧
锥状韧带（喙锁韧带）	喙突基部	下锁骨上的圆锥结节	提供垂直稳定性（多于斜方韧带）	致密，圆锥形；在斜方韧带内侧
喙肩韧带	喙突侧面	肩锁关节面前侧的肩峰前下表面	形成喙肩弓的一部分防止肱骨头向上移位	强硬、致密、三角形韧带

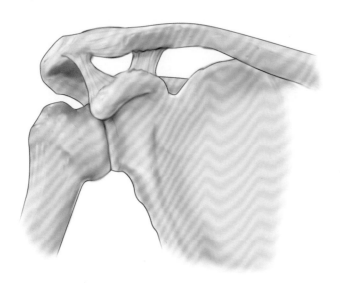

图 56.1　肩锁关节正常解剖（From Rockwood CA Jr, Williams GR Jr, Young DC. Disorders of the acromioclavicular joint. In: Rockwood CA Jr, Matsen FA III, Wirth MA, et al, eds. *The Shoulder*. 3rd ed. Philadelphia: Elsevier; 2004.）

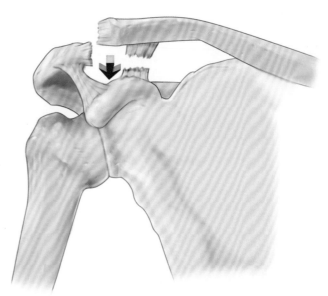

图 56.3　肩锁韧带的损伤常发生在肩锁关节的上表面，并导致肩胛肱骨复合体相对于锁骨向下移位。在这种情况下，需要注意的是由于胸锁关节悬吊使得锁骨保持在正常的解剖位置，肩胛肱骨复合体向下脱位

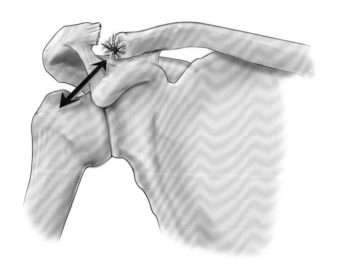

图 56.2　肩锁韧带切除或损伤导致水平不稳定，如果过度失稳将会导致极端情况下锁骨后方支点进入肩胛冈前方

（图 56.4）[41]。

　　肩锁关节脱位的病理过程包含一系列序贯的损伤，起初是肩锁韧带的损伤，接下来是喙锁韧带的损伤，最终会影响到三角肌和斜方肌及筋膜。在 1963年，Tossy 等[125]创建的经典的肩锁关节脱位分类方法包含 I 型、II 型和 III 型。在 1984 年，Rockwood[25]拓展了这种单纯以影像学分类的方式，新增了 IV 型 V 型和 VI 型（图 56.5）。Rockwood 分类系统的内容大致如

下：在 I 型损伤中包含肩锁韧带的扭伤，无影像学异常。在 II 型损伤中，肩锁韧带和关节囊被破坏，同时喙锁韧带扭伤但未撕裂，另外，锁骨远端有 50% 的垂直方向半脱位。在 III 型损伤中，肩锁韧带和关节囊以及喙锁韧带全部破坏，同时伴有 100% 的远端锁骨向上脱位。在 IV 型损伤中，锁骨向后方半脱位进入斜方肌。V 型损伤是更加严重的 III 型损伤，伴有 100%～300% 的锁骨向上脱位。在罕见的 VI 型损伤中，可见锁骨位于肩峰下或喙突下，并有反向喙锁间隙。

　　与肩锁关节不同，胸锁关节是肩带与中轴骨之间的唯一关节。锁骨的球状末端在胸骨的凹槽内形成一个鞍状关节[49,50]。这个关节起到一种"球 - 凹关节"的作用，因为它可以在各种方向上转动（可以上举 35°，前后移动 35°，沿锁骨长轴方向旋转 50°）[59, 66, 74, 104]。通常来说，胸锁关节只包含锁骨内侧与胸骨连接处，但大约 2.5% 的患者的锁骨内侧与第 1 肋上面形成关节[23]。

　　然而，胸锁关节周围的强大的韧带约束导致该关节的活动范围非常有限。胸锁关节的稳定性基本依赖于软组织的约束，包括肋锁韧带（菱形韧带）、胸锁关节囊韧带、锁骨间韧带、关节内软骨盘韧带。关节内软骨盘韧带起源于第 1 肋和胸骨的软骨连接，它穿过胸锁关节与锁骨内侧的上 / 后部分相连[49,50]。因此，

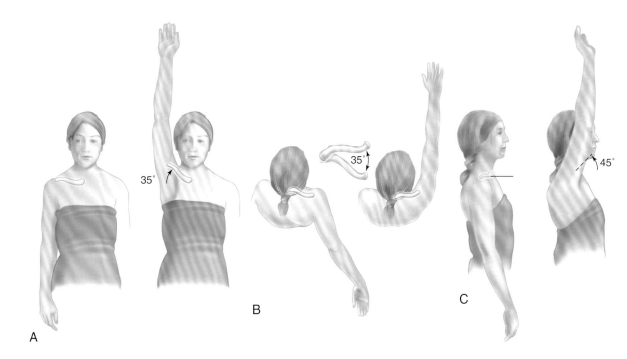

图 56.4　锁骨和胸锁关节的运动。（A）完全过顶上抬，锁骨升高 35°。（B）随着内收和后伸，锁骨向前和向后移位 35°。（C）当手臂抬高到过顶位时，锁骨沿长轴旋转 45°（From Rockwood CA, Green DP, eds. *Fractures in Adults.* 2nd ed. Philadelphia: JB Lippincott; 1984.）

关节内软骨盘韧带将关节分成两部分，形成一个防止锁骨内侧头向内移位的圆盘。肋锁韧带由前束和后束组成，也称为菱形韧带 [23, 33, 50]。前束起源于第 1 肋的前内侧表面并向上和外侧延伸，而后束出现在肋骨前纤维的外侧并向上和内侧延伸。锁骨间韧带横跨胸骨顶部，连接两个锁骨的内上面，这种功能可以帮助关节囊韧带支撑肩关节（亦称肩平衡）。关节囊韧带覆盖关节的前上侧和后方，形成关节囊增厚的部分；它是预防内侧锁骨向上移位最重要的结构。Spencer 等证实了关节囊韧带对后方稳定的重要性 [117]。在一项生物力学研究中，引起后脱位的力比引起前脱位的力大 50%。关节囊韧带也是 SC 关节中强度最大的韧带，当向下的力作用于肩外侧时，关节囊韧带为防止内侧锁骨向上位移提供了第一道防线 [10]。

　　胸锁关节脱位的类型可归为 I 型（胸锁和 / 或喙锁韧带不完全撕裂）、II 型（锁骨半脱位，胸锁韧带完全撕裂，喙锁韧带可能部分撕裂）和 III 型（胸锁和喙锁韧带完全撕裂）。过去胸锁关节脱位既可以用解剖方向来描述，也可以用脱位的原因来描述。在解剖学描述下，胸锁关节脱位是根据内侧锁骨相对于胸骨的方向来描述的。因此，解剖脱位分型分为前脱位和后脱位，前脱位是最常见的。除了解剖分型外，胸锁

关节脱位还根据脱位的原因分为以下几类：扭伤或半脱位、急性脱位、反复脱位、未复位脱位和非创伤性脱位。

　　很多的方法和大量的生物力学测试 [3, 7, 11-13, 18, 29, 34, 35, 37, 41, 42, 62, 68, 70, 74, 78, 80, 87, 117, 118] 被设计用于治疗肩锁和胸锁关节的损伤。这众多的研究及其各种相互矛盾的结果，造成了治疗选择的混乱。此外，根据功能损伤的评估和患者对损伤外观畸形的关注程度的评估，特别是在 III 型肩锁关节损伤的情况下，手术干预的适应证也有所不同。在这一章中，我们将重点介绍相关的病史、体格检查、临床相关的解剖学和影像学、决策原则、治疗方案以及文献报道的临床结果。请特别关注本章中作者首选的手术技术。

肩锁关节

病史

　　对于有潜在肩锁或胸锁关节损伤的患者来说，其病史的关键是损伤机制，通常与直接创伤相关。肩锁关节是一种复杂的骨性韧带结构，由于其位于皮下，缺乏对肌肉和脂肪组织的额外保护，容易受到创伤性损伤。通常是前臂内收时，跌倒或撞击产生的直接创伤作用于肩峰。在这种高能运动中，胸锁关节的固有

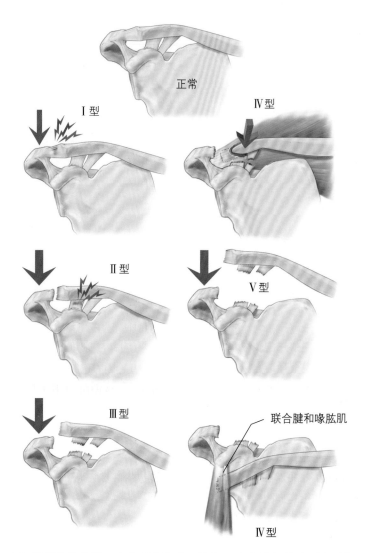

图 56.5　肩锁关节（AC）韧带损伤的分类。在 I 型损伤中，施加于肩点的轻微力不会破坏 AC 或 CC 韧带。在 II 型损伤中，施加于肩点的中到重的力会破坏 AC 韧带，但 CC 韧带保持完整。在 III 型损伤中，当一股强大的力量作用于肩点时，AC 韧带和 CC 韧带都被破坏。在 IV 型损伤中，不仅韧带断裂，而且锁骨远端向后移位进入或穿过斜方肌。在 V 型损伤中，施加于肩点的强力不仅会撕裂 AC 和 CC 韧带，还会破坏肌肉附着，并在锁骨和肩峰之间形成明显的分离。VI 型损伤是锁骨远端下脱位，锁骨位于喙突下方，在肱二头肌和喙肱肌肌腱后方。AC 和 CC 韧带也被破坏（From Rockwood CA Jr, Williams GR Jr, Young DC. Disorders of the acromioclavicular joint. In: Rockwood CA Jr, Matsen FA III, Wirth MA, et al, eds. *The Shoulder.* 3rd ed. Philadelphia: Elsevier; 2004.）

稳定性导致能量转移到肩锁和喙锁韧带，导致肩锁关节的脱位。肩锁关节也可能受到间接损伤，当跌倒时手或肘部张开，撞击导致肱骨上移位，使得肱骨头与肩峰的碰撞造成损伤。虽然肩锁关节的非外伤性损伤很少见，但可能是由于长期过度使用造成的，被称为肩锁关节病，通常是由于举重和重复的上举或投掷活动造成的（图 56.6）。

体格检查

　　完整的肩锁关节检查必须包括视诊、触诊、活动度（ROM）、力量、感觉和双肩的稳定性评估，之后才能进行专门针对肩锁关节的特殊测试。对邻近关节的神经、血管或其他损伤应进行检查。临床医生应注意并检查是否有任何颈椎和（或）盂肱关节疾病，如果存在，可能会混淆临床诊断。类似地，其他疾病包括痛风、假性痛风和软骨瘤病也应该考虑并排除。

　　对疑似肩锁关节损伤的患者的初次体格检查应包括观察患者站立或坐位的情况，使向下的手臂重量对肩锁关节产生压力，使畸形（锁骨远端上凸）更加明显。在检查疑似肩锁关节损伤的患者时，临床医生必

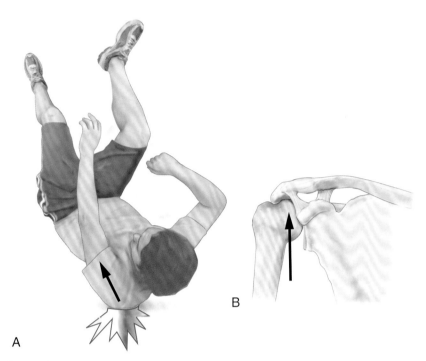

图 56.6　肩锁关节损伤的机制。（A）因手臂内收时跌倒或撞击肩峰而造成的直接创伤。（B）手臂内收伸直时摔倒造成的间接损伤，导致肱骨向上移位顶撞肩峰

须检查整个锁骨和肩锁关节，因为有可能发生双侧锁骨移位[36, 109]。

　　检查后，临床医生应尝试通过直接触诊来辨别患者的疼痛部位。肩锁关节的创伤性病理表现为疼痛、肿胀和点压痛。在肩锁关节损伤中，患者最常报告疼痛来自肩部的前上侧。然而，由于肩锁关节和盂肱关节的上部的神经支配特点，鉴别导致前上肩关节疼痛的组织结构在诊断上比较困难。胸外神经为肩关节的前侧面和周围结构提供神经支配，肩胛上神经为肩关节的后侧面和其他后方结构提供神经支配。Gerber 等[44] 评估了疼痛的模式，发现对肩锁关节的刺激会导致肩锁关节上方、前外侧颈部和前外侧三角肌区域的疼痛。肩峰下间隙的刺激在肩峰外侧区域和三角肌外侧区域产生疼痛，但在颈部和斜方肌区域不产生疼痛。如果单纯的肩锁关节损伤引起的疼痛超过预期，则应怀疑喙突骨折或是锁骨移位进入斜方肌筋膜的Ⅳ型损伤。

　　在Ⅲ型损伤中，肩锁和喙锁韧带均撕裂，三角肌或斜方筋膜未见明显损伤。上肢多处于内收位，肩峰和上肢的位置低于外侧锁骨。活动导致的严重疼痛甚至在受伤后 1~3 周仍会持续。患者在受伤后 3~6 周可以进行彻底的检查，这在急性期通常是不可能的，

因为会有明显的疼痛。因此，在初步检查后患者应转介给物理治疗师，以改善活动范围和重建肩胛动力。

　　有几种体格检查技术可用于鉴别肩锁关节疾病。肩锁关节的特征诊断试验：交臂内收试验、主动压缩试验、肩锁抗拉试验、Paxino 试验和 Hawkins-Kennedy 征。已有研究报道，交臂内收试验灵敏度为 77%，肩锁抗拉试验灵敏度为 72%，主动压缩试验灵敏度为 41%；然而，据报道，所有 3 种测试的结合有 95% 的高特异性[26]。值得注意的是，有几个肩锁关节特异性测试对肩锁关节病和锁骨远端骨溶解比不稳定肩锁关节病更有特异性。在某些情况下，在肩锁关节内注射局麻药可缓解肩锁关节的疼痛。应在注射前和注射后进行检查，以确定症状是否发生变化。同样，体格检查有助于区分不同类型的肩锁关节损伤（表 56.2）。例如，Ⅲ型损伤与Ⅴ型损伤通常可以通过患者耸肩来区分。Ⅲ型损伤可以通过耸肩减轻，因为三角斜方筋膜的完整性没有受到损害[63]。

　　交臂内收测试：此测试将手臂抬高至 90°，然后内收于胸前，肘部弯曲约 90°。所述的运动挤压整个肩锁关节，导致疼痛。值得注意的是，这种运动也可能导致肩后部与后关节囊紧张相关的疼痛，或肩背外

表 56.2　肩锁关节损伤的类型及相关表现

类型	肩锁韧带损伤	喙锁韧带损伤	三角斜方肌筋膜	临床表现	影像学表现
I	完整	完整	完整	肩锁关节压痛	正常
II	断裂	完整	完整	运动时疼痛；锁骨在水平面上不稳定	锁骨的外侧端略微升高；压力视图显示 <100% 的分离
IIIA，稳定	断裂	断裂	轻微受伤	锁骨在水平和垂直平面都不稳定，肩峰相对于锁骨降低；经过 3~6 周的非手术治疗患者的功能和疼痛均有明显改善	X 线片异常——100% 分离；III B 损伤时锁骨对肩峰的覆盖较少
IIIB，不稳定	断裂	断裂	轻微受伤	非手术治疗 3~6 周后肩胛持续异常活动、疼痛、虚弱、活动范围受限	跨体应力内收 X 线片显示肩峰上覆盖的锁骨
IV	断裂	断裂	由于锁骨向后移位而受伤	可能的皮肤松弛和后部丰满	锁骨在腋窝后方移位
V	断裂	断裂	由于锁骨向后移位而受伤	较严重的 III 型损伤，肩关节严重下垂；如果耸肩不能减轻疼痛，那就是 V 型损伤	锁骨至肩峰距离增加 100%~300%
VI	断裂	断裂	可能受伤	罕见下锁骨远端脱位；伴有有其他严重损伤；瞬态感觉异常	锁骨位于完好的联合肌腱后方

AC, Acromioclavicular; *CC*, coracoclavicular; *ROM*, range of motion.

侧与肩袖病变相关的疼痛（图 56.7A ）。

　　主动压缩试验（O'brien 试验）：患者上肢前屈 90°并且内收 10°~15°，保持肘部伸直，前臂极度内旋，然后抵抗检查者向下施加的力。此时的抗阻动作使肱骨大粗隆上抬下压的肩峰，造成了肩锁关节的"锁定负荷"。如肩上方出现症状，且经检查者触诊，可以确定肩锁关节损伤，而如果盂肱关节前方出现症状则提示盂唇或肱二头肌疾病。因此，本试验可用于鉴别肩锁关节疾病和关节内疾病（图 56.7B 和 C）。

　　肩锁抗阻试验：这项试验是在前臂前屈 90°和肘部弯曲 90°的情况下进行的。患者被要求后伸手臂以抵抗阻力，如果肩锁关节周围再次出现疼痛，试验结果为阳性。

　　Paxino 测试：为了进行这项测试，检查者将拇指压在肩锁关节后方，可以引起可重复的疼痛。

　　Hawkins-Kennedy 征：本试验最初用于诊断撞击综合征，即前臂内收内旋时强迫被动内旋导致肩后部疼痛。因为撞击综合征会导致肩锁关节受累，所以这种操作会产生肩锁关节相关的疼痛[53]。

　　肩锁关节损伤不仅影响肩关节功能，还可能对肩胛胸壁功能和盂肱关节动力学产生负面影响。锁骨是肩胛骨的前方支撑杆，肩锁和喙锁韧带的正常功能对肩胛的生理运动有重要作用[60, 75, 110]。肩锁关节不稳定可能使肩胛骨处于一种前拉、内旋的位置。既往研究报道，肩胛运动障碍可导致关节脱位，肩胛盂肱关节及肩外侧疼痛[67]。肩胛骨的临床评估可以确定肩胛骨位置或运动的改变是否存在，统称为"肩胛骨运动障碍"，可以帮助指导相关功能缺损的有效治疗。在急性损伤后 10 天内，当立即出现的症状消退后，可以进行可靠的检查。临床医生应站在患者身后，将患者的双臂放在身体两侧检查双侧肩胛骨，以评估肩胛骨的静息状态。评估肩胛骨内缘的不对称性非常重要，因为内缘突出表明肩胛骨内旋转过度和（或）前倾，这可能导致继发于肩胛运动障碍的肩袖力量和前臂屈伸、外展功能缺陷。当肩胛支撑因肩锁韧带的孤立损伤（ II 型）或肩锁和喙锁韧带的同时损伤（ III 型及以上）而受损时，可导致肩胛骨内侧缘突出。因此，任何导致肩胛骨运动障碍的肩锁关节分离都有可能在生理学和生物力学上影响肩关节的最大功能。在体格检查中表现出这些问题的患者应考虑修复或重建肩锁和喙锁韧带。

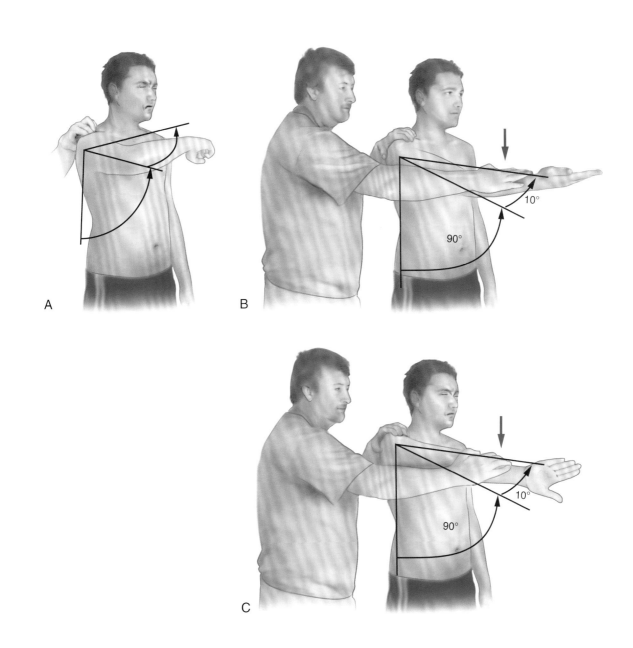

图 56.7 （A）交臂内收测试是将手臂前屈 90°，内收过躯干，肩锁关节（AC）部位疼痛。要注意，这项测试可能由于后关节囊紧张导致内旋受限产生关节后方疼痛，或由于盂肱关节炎导致盂肱关节疼痛。只有当交臂内收在 AC 关节处产生疼痛时，这项检查是阳性。（B 和 C）O'Brien 试验：上肢前屈 90°，肘部伸直，内收 10° ~ 15°，最大外旋向上抗阻，然后再最大内旋向上抗阻。这两种动作中的任何一种在 AC 关节处产生疼痛，或外旋时抗阻疼痛，提示可能是 AC 关节紊乱；而内旋时抗阻产生盂肱关节前方疼痛，症状更可能来自于上盂唇

总的来说，创伤后肩锁关节疾病的临床诊断可以通过三联征来确定：①肩锁关节触诊压痛，②交臂内收肩锁关节疼痛，③注射局麻药症状缓解。同时，因非创伤性或慢性过度使用而导致的肩锁关节病变的诊断通常可以通过交叉臂内收试验、主动压缩试验和肩锁抗阻试验来完成。Chronopoulos 等[26] 报道，肩锁抗阻试验联合交臂内收试验具有最大的敏感性，而主动

压缩试验对这些损伤的诊断具有最大的特异性和最高的总体准确性。

影像学

在肩锁关节损伤的情况下，特别是在严重肩锁关节脱位的情况下，应获得完整的、标准的肩关节 X 线片系列，因为合并的盂肱关节损伤很常见[124]。在

标准的前后位 X 线片上可以显示出肩锁关节的各种形态以及垂直的喙锁移位；然而，这种肩部视图并不是专门用于肩锁关节的。因此，X 线检查肩锁关节疾病应包括双侧 Zanca 视图，即在同一 X 线片盒上显示同侧和对侧肩锁关节，同时保持 X 线束在相同方向。该视图是通过 X 线束向头侧倾斜 10°～15° 获得的，并只使用 50% 的标准肩前后位照射强度。通过观察在同一片盒上的两个肩锁关节，可以比较两侧喙锁间隙距离，也可以比较术前和术后的检查结果。与标准的肩胛侧位片相比，投照强度降低可以避免肩锁关节的过度投照（颜色太深），这可能会导致对细微病变的误判。根据 Zanca 的测定[134]肩锁关节的正常宽度在 1～3 mm，这一宽度随着年龄的增长而减小（图 56.8）。同样，Bosworth[19] 证明正常的解剖性喙锁间

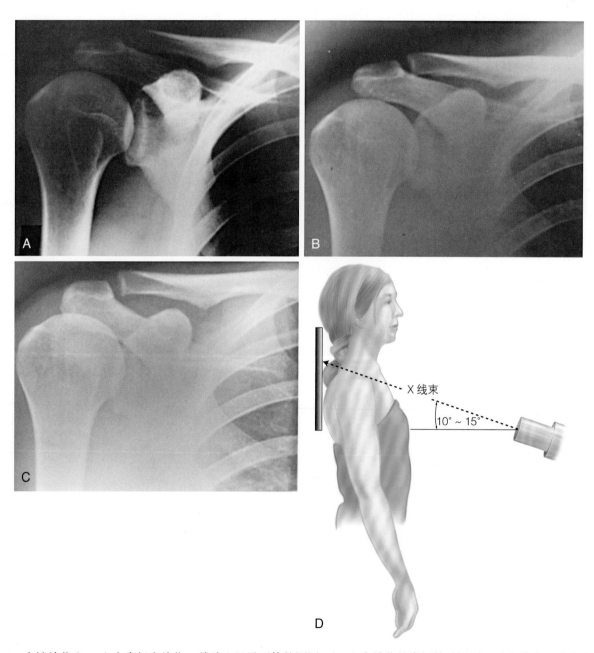

图 56.8　肩锁关节（AC）在常规肩关节 X 线片上显示不佳的原因。（A）肩关节的常规前后视图显示肩关节盂肱关节良好。然而 AC 关节很暗淡。（B）当肩部通常的曝光量减少 2/3 时，AC 关节显示效果良好。但此时 AC 关节的下角是叠加在肩峰上的。（C）将球管向头侧倾斜 15°，可以清楚地看到 AC 关节。（D）患者在 Zanca 视图中的位置：需要 X 线球管向头侧倾斜 10°～15°，以便观察 AC 关节（From Rockwood CA Jr, Williams GR Jr, Young DC. Disorders of the acromioclavicular joint. In: Rockwood CA Jr, Matsen FA III, Wirth MA, et al, eds. *The Shoulder*. 3rd ed. Philadelphia: Elsevier; 2004.）

隙为 1.1～1.3 cm，尽管这一距离存在变异。Bearden 等[20]证实在喙锁韧带完全断裂的情况下，喙锁间隙增大 25%～50%。

腋轴位有助于观察锁骨远端相对于肩峰的后方移位，这种移位发生在肩胛骨向前内侧移位的Ⅳ型肩锁关节损伤中。但是在这个视角上诊断锁骨远端后向移位时必须谨慎，因为最近的研究报道了在腋轴位片上鉴别锁骨后向移位很困难[99]。

据报道，可以用交叉内收 X 线片（所谓 Basamania 视图）来区分稳定和不稳定的肩锁关节[8]。如果在交叉内收时锁骨覆盖了肩峰，这表明除了肩锁关节损伤外，喙锁韧带也不稳定。在这种成像技术中，肩锁关节的交臂内收前后位片需要将上臂抬高至 90°，用于评估肩胛骨的前内侧移位后发生的肩峰锁骨重叠。1949 年，Alexander 描述了一种类似的用于评估肩锁关节不稳定的放射成像技术[2]。

肩锁关节的应力图像是通过在每只手提 5 磅重物时，拍摄双肩的前后位视图，主要用于区分Ⅱ型和Ⅲ型肩锁关节脱位[58]。然而，Ⅱ型和Ⅲ型损伤差异很小，这项检查无太大必要。而对于临床表现为明显的肩锁关节损伤和变形的完全脱位（Ⅲ型、Ⅳ型、Ⅴ型和Ⅵ型）患者，常规前后位图像上显示明显的喙锁间隙扩大，因此不需要应力图像（图 56.9）。

当临床怀疑肩锁关节脱位时而标准肩关节正位片显示喙锁间隙正常，应用 Stryker 切迹像对确定喙突骨折是有用的（图 56.10）。当 X 线片显示正常喙锁距离的肩锁关节脱位时，应考虑喙突骨折。这种图像需要患者仰卧，手掌（患侧）置于头部，X 线向头侧倾斜 10° 拍摄。

决策原则

肩锁关节损伤的治疗方案不断改进（表 56.3）。无论损伤的严重程度或治疗方法如何，最终目标是恢复完全的、稳定的、力量正常的无痛活动而且活动不受限制。患者对肩部的需求各不相同，在最初评估时应考虑这些需求，并确定患者的期望。对于所有不完全（Ⅰ型和Ⅱ型）关节损伤的患者应尝试非手术治疗，例如使用吊带、冰敷、镇痛药和固定[71]。虽然目前没有证据支持对Ⅰ型或Ⅱ型损伤进行手术干预的建议，但一些研究已表明，非手术治疗后多年可能仍会存在症状[84,88]。

对于完全的肩锁关节损伤患者（即Ⅳ、Ⅴ、Ⅵ型），由于关节持续脱位和严重的软组织破坏，因此通常采用手术治疗。在 12 例Ⅴ型肩锁关节脱位患者的随机对照试验中，Bannister 等[6]证明了喙锁螺钉联合肩锁关节固定的手术治疗效果优于非手术治疗。

Ⅲ型损伤的治疗仍存在争议，在大多数情况下，倾向于首先采取非手术治疗。考虑的因素包括活动水平、运动 / 工作类型、运动季节内受伤的时间以及对伤侧和对侧肩的投掷需求。ISAKOS 命名[15]建议对

表 56.3 治疗方案

治疗分类	修复要点	临床和手术注意事项	证据等级
肩锁韧带修复	用加强钉、螺钉或钢板修复肩锁韧带	植入物通常被移除	Ⅳ
动态肌转位	伴或不伴有喙肱肌的肱二头肌短头移位	结构的部分转位—可能改变肩部力学	Ⅳ
喙肩韧带转位	单独或配合其他手术转位喙肩韧带	保持喙肩韧带的长度	Ⅳ
喙锁韧带转位	传统上，博斯沃思螺钉技术 - 线，缝合环，和移植物已被描述	通常需要二次手术来移除固定物	Ⅳ
远端锁骨切除伴喙锁重建	传统上，切除远端锁骨，喙锁韧带用喙肩韧带重建	可以作为胸锁脱位后持续疼痛的补救措施	Ⅳ
远端锁骨切除不伴喙锁重建		（特别是第一类和第二类受伤）	Ⅳ
关节镜修复和重建	喙锁韧带肩峰下间隙视角下关节镜的修复或重建	技术报告对此过程的有效性进行了描述	Ⅳ
解剖重建喙锁韧带	应用软组织移植重建喙锁韧带重建锥状和斜方韧带	改进水平稳定性的潜在优势	Ⅳ

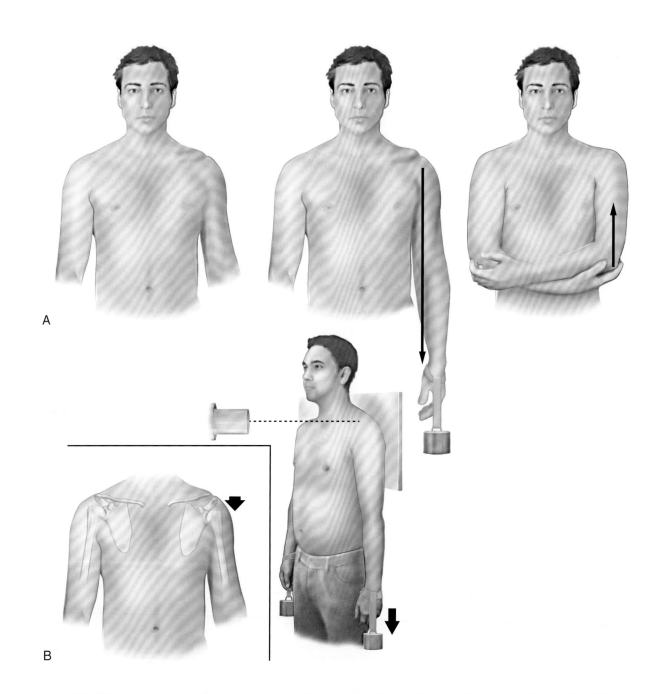

图 56.9   肩锁关节（AC）的应力 X 线片技术。（A）前后位 X 线片是通过在手腕上悬挂 10～15 磅重量时拍摄的。（B）测量喙突上侧面与锁骨下表面之间的距离，以确定喙锁韧带是否被破坏。体型较小的患者在同一片盒上显示双肩。对于体型较大的患者，最好使用两个水平放置的片盒，并分别拍摄两张胶片以获得测量结果，箭头表示肩胛肱骨复合体的下半脱位（From Rockwood CA Jr, Williams GR Jr, Young DC. Disorders of the acromioclavicular joint, In: Rockwood CA Jr, Matsen FA III, Wirth MA, et al, eds. *The Shoulder.* 3rd ed. Philadelphia: Elsevier; 2004.）

Rockwood 分类进行修订，将 Ⅲ 型关节损伤进一步细分为 ⅢA 型（稳定型）和 ⅢB 型（不稳定型）。这种亚分类主要是基于功能而不是解剖标准。ⅢA 型被定义为那些在交臂内收位 X 线片上没有锁骨肩峰重叠且明显肩胛功能障碍的患者，而 ⅢB 型被定义为针对肩胛障碍保守治疗 3～6 周后仍然无效且交臂内收位 X 线片存在锁骨肩峰重叠的患者。不稳定的 Ⅲ 型病变（ⅢB 型）可以持续引起疼痛（通常在肩峰前、肩袖和肩胛内侧区），体检时肩袖肌无力，前屈和外展活动度减少，以及肩胛运动障碍。

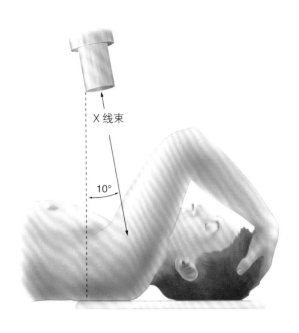

X 线束

10°

图 56.10 Stryker 切迹位

对Ⅲ型损伤的高水平运动员基本的治疗流程如下：如果运动员目前正在赛季中，就考虑在关节内注射利多卡因并继续竞技运动。如果运动员并不在赛季中，那么应该接受最长 3 个月的功能康复，然后要么完全恢复运动（如果无症状）要么考虑手术（如果有症状）。Phillips 等进行的一项荟萃分析报告支持对Ⅲ型肩锁关节脱位进行非手术治疗的证据，其中 88% 接受手术治疗的患者和 87% 接受非手术治疗的患者（共 1172 例患者）获得了满意的结果。并发症包括需要进一步的手术（手术治疗 vs. 非手术治疗 59% vs. 6%）、感染（6% vs. 1%）和畸形（3% vs. 37%）。无论选择何种治疗方法，疼痛和 ROM 均未受到显著影响。总的来说，根据现有的证据，作者不建议对年轻患者Ⅲ型肩锁关节损伤进行手术。同样，最近的一篇文章报道，70% 以上Ⅲ型肩锁关节损伤的患者成功接受了非手术治疗，平均随访时间为 3.5 年，预后评分良好。此外，Petri 等 [98] 也报道了非手术治疗失败再接受肩锁关节重建的患者与平均随访 3.3 年后成功完成非手术治疗的患者的结果评分相似。这些结果表明，非手术治疗的尝试是值得的，因为即使最终选择手术的患者也可能获得成功。然而，值得注意的是，没有进行肩锁关节重建的患者很难恢复到损伤前的运动水平，这表明尽管有良好的结果评分，但仍可能存在一定程度的肩关节功能障碍。

McFarland 等 [81] 发表了对美国职业棒球大联盟球队队医的调查结果，评估了投手Ⅲ型损伤的治疗方式。69% 的受访者表示，他们会选择非手术治疗。32 例Ⅲ型损伤患者中，非手术治疗 20 例，手术治疗 12 例。80% 的非手术治疗患者疼痛完全缓解，功能恢复正常，91% 的手术治疗患者疼痛恢复正常。美国骨科运动医学协会成员最近的一项调查显示，86% 的受访者更喜欢对Ⅲ型损伤患者采取非手术治疗 [90]。国际关节镜学会膝关节外科和骨科运动医学会（ISAKOS）最近发表的一份共识声明中，对所有Ⅲ度肩锁关节损伤患者进行了 3 ~ 6 周的非手术治疗试验。他们建议如果在这一时期以后，有持续的疼痛和异常的肩胛运动，应采取手术治疗。采用手术治疗的决定应该与当前手术后的高并发症率（高达 80%）进行权衡，包括喙突和锁骨骨折、固定物失效、复位丢失、移植物断裂、粘连性囊炎。

治疗方案

治疗的主要目标，无论手术或非手术，是使肩关节实现完全的活动度，无疼痛，力量无缺失，活动没有限制。肩部的需求因患者不同而不同，这些需求应在最初评估时加以考虑。如前所述，Ⅰ型和Ⅱ型关节分离通常是非手术治疗，对于Ⅲ型关节损伤采取非手术治疗是有价值的，应在保守治疗 3 ~ 6 周后决定手术治疗。患者应尽早接受物理治疗师的评估，尽可能多地恢复活动和肩胛骨控制，这对出现Ⅲ型损伤的患者尤为重要。Ⅲ型损伤的第二次评估应在损伤后 3 ~ 6 周进行，并在 3 个月内完成评估。手术的决定应根据具体情况而定，要考虑重体力劳动、体位 / 运动要求（如四分卫和投手）、对治疗无效的肩胛胸壁肌功能、对术后康复方案配合的能力以及再次受伤的风险。Ⅲ A 型和Ⅲ B 型病变的新分类有助于鉴别和更好地确定哪些患者将受益于手术干预。一些患者在 3 ~ 6 周的保守治疗后会有持续的疼痛和无法恢复运动或工作 [15]。尽管如此，随后的手术治疗仍可以达到与急性期手术处理相当的重返运动或工作能力 [98]。

Ⅳ型、Ⅴ型和Ⅵ型损伤患者一般采用手术治疗。一些文献支持在Ⅳ型、Ⅴ型和Ⅵ型损伤中进行锁骨复位，将其转化为Ⅲ型损伤，然后进行保守治疗 [92]。对于大于Ⅳ型的损伤，有许多外科治疗方案，然而没有一个被认为是金标准。类似的，在提供Ⅲ型损伤的金标准治疗流程之前，需要进行更高水平的研究 [24, 114]。然而，在手术治疗肩锁关节脱位时应采用特定的标准：①慢性情况下（损伤 3 周后）应采用生物加强治疗，即肌腱移植物；②应首选解剖外科重建技术[14]。

一般的非手术治疗包括使用吊带固定，同时冰敷并给予消炎药，以及持续 3～7 天短暂固定。建议使用吊带直至疼痛消退，一般 I 型损伤需要 1～2 周，II 型损伤需要 3 周以上。鼓励患者在受伤后的第 1 周内开始活动，以减少疼痛和炎症，从而降低相关的合并症[30]。在重返运动之前，Gladstone 等描述了一个四阶段的康复方案[46]。阶段 1 包括疼痛控制、使用吊带、即时保护下关节活动和等长肌肉运动。我们也加入了闭链肩胛练习。阶段 2 包括活动度训练，以恢复完全的活动能力，并通过增加等张肌肉运动逐步加强力量。阶段 3 包括不受约束的功能活动，以增加强度、力量、耐力和神经肌肉控制为目标。阶段 4 包括重返运动及专项运动功能训练（图 56.11～56.14）。完全康复应在 6～12 周内完成。

- 阶段 1：非手术治疗的第一阶段（图 56.11）是减轻疼痛，早期关节活动以营养软骨，维持最大的软组织功能。在这个阶段可以使用冰和一些短期固定来减少疼痛和减少炎症。主动辅助活动度训练应尽早开始，包括肩关节内外旋和肩胛骨平面上抬臂 - 落臂训练（30°～45° 外展和 30°～40° 前屈）。重要的是患者在避免触发疼痛情况下做最大限度关节活动，但不要超过这一点。外展时手臂抬高，使锁骨向上旋转，从而压迫肩锁关节韧带，增加疼痛和炎症，因此要告知运动员不要做这个动作。通过肌肉等长收缩减少肩周炎周围肌群萎缩，包括肩前屈、

内外旋转，这不会引起锁骨旋转。我们倾向于从受伤早期容易被耐受的闭链肩胛活动开始，允许患者在不引起症状增加的情况下锻炼肩胛力量和运动。

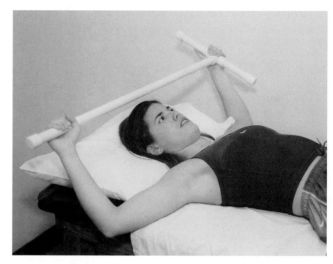

图 56.12　阶段 2：进入第 2 阶段的标准是：① 75% 的全关节活动度，②触诊肩锁关节时的疼痛和压痛较小，③前三角肌、中三角肌和上斜方肌的徒手肌力测试等级为 4 级（满分 5 级）。阶段 2 的主要目标是帮助患者进入完全无痛的 ROM，并通过主动辅助运动增强等张活动弧内的肌肉力量

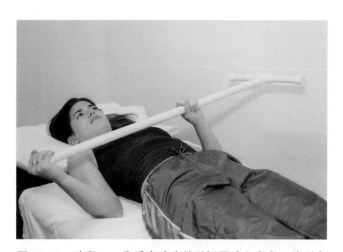

图 56.11　阶段 1：非手术治疗的目标是减少疼痛，从而允许早期活动，可使用冰敷和短期固定。主动辅助活动尽早开始，重要的是患者在避免触发疼痛情况下做最大限度关节活动，但不要超过这一点，避免在外展位抬臂以增加肩锁关节应力。等距肩关节活动可减少肌肉萎缩，闭链肩胛活动在伤后早期容易耐受

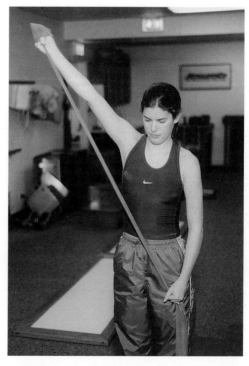

图 56.13　阶段 3：从阶段 2 进展到阶段 3 的标准是活动范围内无疼痛，触诊无疼痛或压痛，力量为对侧的 75%。阶段 3 的主要目标是增加肩部和肩胛骨稳定肌的力量和耐力。这一阶段的具体练习包括等张举哑铃前屈、外展、耸肩和卧推

当活动度和前屈活动无疼痛，或者是达到 140° 的屈曲和最大的外旋时疼痛轻微，患者可过渡到阶段 2。进入第二阶段的标准是：① 75% 的全关节活动度，②触诊胸锁关节时疼痛轻微，③前三角肌、中三角肌和上斜方肌的徒手肌力测试达到 4 级（满分 5 级）。

- 阶段 2：阶段 2 的主要目标（见图 56.12）是帮助患者达到完全无痛关节活动度，并增强肌肉等张收缩的力量。主动辅助运动练习，在肩外展 90° 时及手臂置于体侧时，达到最大前屈和内外旋。加强训练三角肌、斜方肌和肩袖力量。需要限制进行下压动作，如卧推或俯卧撑，因为会增加肩锁关节的压力。进入阶段 3 的标准是无痛关节活动，触诊无疼痛或压痛，力量达到对侧的 75%。
- 阶段 3：第三阶段的主要目标（见图 56.13）是增加整个肩部肌肉的力量。这一阶段的具体练习包括等张举哑铃前屈、外展、耸肩和卧推（见图 56.14）。
- 阶段 4：一旦患者达到①完全运动范围，②无疼痛或压痛，③临床检查无异常，④与对侧未受伤侧（如有）相比，等速运动强度接近 100%，活动度完

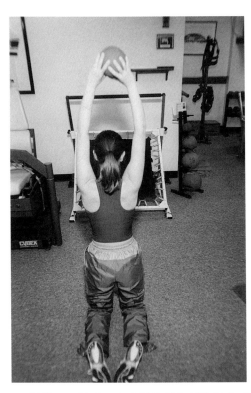

图 56.14　阶段 4：最后一个康复阶段包括恢复专项运动并允许投掷，患者要达到①全范围的运动，②无疼痛或压痛，③满意的临床检查结果，④与对侧未受伤侧（如有）相比，等速运动强度接近 100%，活动度完全恢复

全恢复，则允许过渡到阶段 4，包括专项体育运动。这些等速试验以每秒 180° 和每秒 300° 的速度进行（见图 56.14）。

尽管非手术治疗肩锁关节损伤普遍取得了成功，但更多的文献关注于手术治疗。通常推荐对Ⅳ型、Ⅴ型和Ⅵ型手术治疗，因为后遗症发病率与持续的锁骨远端明显移位有关[46]。应该尝试闭合手法复位，因为这种类型的脱位有时可以复位到类似Ⅲ型损伤的位置采取非手术治疗。

外科文献记载了完全肩锁脱位的超过 75 种不同的技术。大多数技术基于几种基本类型的手术，包括①用销钉、螺钉或棒进行一期关节固定；②喙肩韧带转位（Weavern-Dunn）± 远端锁骨切除；③解剖性喙锁韧带重建；④关节镜下缝合固定。几乎所有最近报道的"新"技术都涉及基本技术的组合或者这些技术的改良和（或）再改良[18]。

除了一期修复外，这些手术还包括用自体组织（喙肩韧带）重建增强，用可吸收和非吸收缝线和假体材料增强，以及用金属螺钉固定喙锁韧带。采用喙肩韧带转位的 Weaver-Dunn 技术是急慢性损伤中最常用的方法。最近的一些报告对这项技术进行了改进，取得了良好的效果。然而，在采用 Weaver-Dunn 为基础的手术后仍出现半脱位或脱位的患者中，也发现了较差的结果[123, 129]。Ammon 等[3]进行了一项生物力学研究，将 Bosworth 螺钉与聚乳酸生物可吸收螺钉进行比较，发现 Bosworth 螺钉具有更强的强度（天然韧带，340 N；聚乳酸螺钉，272 N；Bosworth 螺钉，367 N）。

目前已经从生物力学角度，阐明了喙锁韧带和肩锁韧带在控制肩锁关节向上和水平方向位移中的重要性[41, 62, 68]。事实上，目前的技术无法通过手术再现锥状、斜方和喙锁韧带的功能，这可能可以解释术后发生的反复不稳定和疼痛[62, 68]。一些作者主张使用独立的、可能更健壮的移植物来源来改善手术结果[71]。使用游离的自体或异体肌腱在生物力学上得到了进一步的支持[70]。其他的重建移植物，如联合腱的外侧部分也有使用[113]。与以前的手术方式相比，喙锁韧带的解剖重建在生物力学上更有优势。其他类型的固定已经进行了生物力学评估，包括界面螺钉固定、缝合环扎和缝合锚钉[29]。尽管这些技术都不能完全恢复肩锁关节的稳定性，但这些方法都优于 Weaver-Dunn 技术。因此，考虑到喙肩韧带移植的生物力学局限性[11, 18, 29, 35, 62, 78, 87]，较新的技术包括使用肌腱移植、缝合锚钉、螺钉或缝合环来增强喙锁韧带重建。

肩锁关节重建的主要手术选择总结如下：

- 一期肩锁关节修复包括肩锁韧带修复并利用关节半月板加强肩锁韧带上部。通常用光滑的或带螺纹的针、螺钉、缝合线或钢板（如肩锁关节钢板或钩板）来加强修复。这种技术的特点是外科创伤较小，但是有钉子移位的风险（图 56.15）。
- 不论是否进行远端锁骨切除，喙肩韧带转位（Weavern-Dunn 技术）涉及将喙肩韧带从肩峰转位到锁骨，以替代伴有或不伴有远端锁骨切除的喙锁韧带断裂（图 56.16）。
- 关于远端锁骨切除存在争议：
- 如果患者的情况非常严重，如果肩锁关节的情况很轻微，或者稳定性是最重要的考虑，可以考虑保留锁骨远端，特别是因为最近的生物力学证据表明，水平移位随着连续切除而增加[13]。
- 如果患者已经存在肩锁关节的慢性损伤，可以考虑切除。
- 改良 Weavern-Dunn 技术包括将联合腱转位到锁骨远端，用缝合环进行增强，并通过骨隧道用半腱肌自体移植物或胫骨前肌同种异体移植物进行增强，并使用界面螺钉固定。
- 解剖性喙锁韧带重建包括关节镜下锁骨远端切除，并用自体或异体移植物重建。在生物力学上[78]，这项技术已被证明可以更好地重建 CC 韧带复合体的强度，改善前后稳定性，在"作者首选技术"[16, 22]中对此进行了详细描述
- 关节镜下缝合固定包括关节镜下通过锁骨上的 4 个钻孔使用两个缝合锚钉，并将喙锁韧带转位来修复之。缝线系在锁骨的骨桥上，缝合锚钉固定在喙突

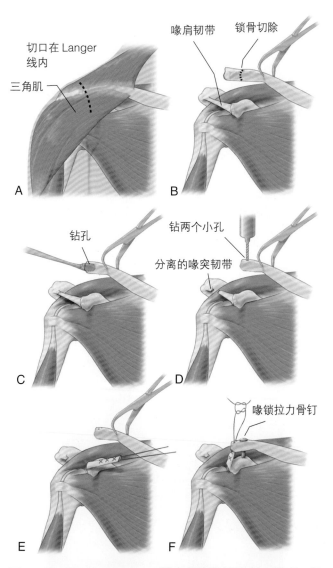

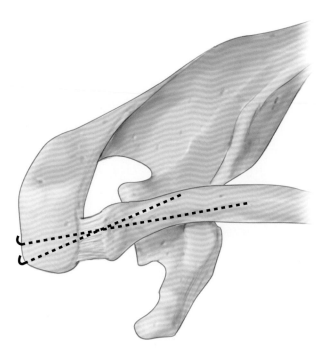

图 56.15　肩锁韧带修复。肩锁关节内用 2 根无螺纹克氏针固定。通常在手术后 8 周左右拔除（From Justis EJ Jr, Traumatic disorders. In: Canale ST, ed. *Campbell's Operative Orthopedics*. Vol 3. 7th ed. St Louis: Mosby; 1987.）

图 56.16　Charles-Rockwood 博士重建慢性Ⅲ型、Ⅳ型、Ⅴ型或Ⅵ型肩锁关节脱位的方法。（A）切口在 Langer 线内。（B）切除锁骨远端。（C）钻孔并切开以植入切开的喙肩韧带。（D）在锁骨远端上皮层钻两个小洞，小心地将喙肩韧带从喙突分离出来。（E）当喙肩韧带与肩峰分离时，用一根不可吸收缝线穿过该韧带做牵引。（F）缝线的末端通过锁骨远端两个小钻孔穿出。植入喙锁拉力螺钉，当锁骨复位到正常位置时，将牵引缝合线系紧（From Rockwood CA Jr, Williams GR Jr, Young DC. Disorders of the acromioclavicular joint, In: Rockwood CA Jr, Matsen FA III, Wirth MA, et al, eds. *The Shoulder*. 3rd ed. Philadelphia: Elsevier; 2004.）

上。类似的，tightrope 装置也被使用过，这种技术在关节镜下完成，包括两个穿过锁骨和喙突的隧道，然后用 tightrope 固定。

术后处理 / 重返运动

肩锁关节重建术后的管理取决于实施的手术类型。如果手术只包括远端锁骨切除，那么短的（1～3天）固定期之后即可关节活动。术后4～6周开始加强，3个月后开始恢复运动或举重训练。值得注意的是，力量运动员通常需要6～12个月的时间才能恢复到巅峰状态。

如果手术包括喙锁韧带重建，术侧上肢立即用

📌 作者首选技术

解剖性喙锁韧带重建

暴露

- 在离锁骨远端或肩锁关节约 3.5 cm 处，沿 Langer 线向喙突方向切开一个弧形中心切口（图 56.17 和 56.18）。
- 通过针尖电刀切开皮下组织至三角肌筋膜。
- 触及锁骨后，切开制作全层皮瓣。由于伤口愈合能力差，在制作皮瓣时必须小心。
- 小心地剥离锁骨前上和后上三角肌。
- 小心地游离喙突内侧的软组织，以方便移植物通过。
- 我们不做远端锁骨切除术，以防止肩锁关节不稳定[13]。

移植准备

- 移植物的选择取决于外科医生的偏好。我们更喜欢用新鲜冰冻的腓骨长肌腱（5 mm）或自体半腱肌腱移植。在移植物远端尾部（2～2.5 cm）使用 2 号 FiberWire 缝线（Arthrex 公司）以棒球缝合方式编织。理想的移植物外形呈子弹型，远端直径小于近端直径。可以在移植物末端额外多缝几针来实现（图 56.19）。

- 用标准的肌腱测量装置或测量手柄（Biotenodesis system, Arthrex Inc.）确定移植物的直径大小（见图 56.19）。
- 将移植物放在潮湿的纱布中，直到骨隧道准备好。

喙突准备

- 仔细解剖喙突，确保将所有软组织从外侧和内侧一直游离到基底部。

锁骨隧道放置

- 将 AC 关节解剖学复位，在锁骨上制作骨隧道。关键是要在解剖位置制作骨隧道以重建 CC 韧带（图 56.20），隧道之间至少要隔开 20 mm。
- 第一个隧道用来重建锥状韧带（内侧支）。隧道位于锁

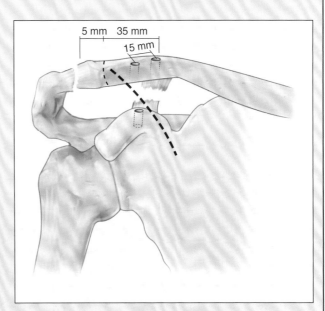

图 56.17 肩锁关节的初始暴露。皮肤切口从前向后与 Langer 线一致。一旦遇到三角斜方肌筋膜，直接切开，形成从内侧到外侧的全层筋膜瓣。在闭合过程中修复这一层是本技术的一个重要方面

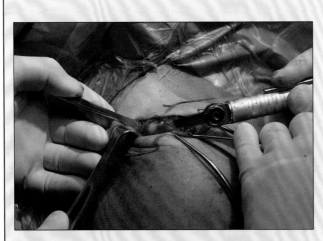

图 56.18 显示距离为远端锁骨切除和骨隧道的位置。锥状韧带骨隧道应该从肩锁关节内侧 45 mm 处开始，在锁骨的后 1/3 处。斜方韧带骨隧道应位于锥形骨隧道前内 15 mm 处

解剖性喙锁韧带重建（续）

骨远端外侧边缘约 45 mm，锁骨后半部分，由上往下钻。锥状韧带足印的位置非常靠后，位于锁骨的后边缘，这就是让这个骨隧道尽可能地靠后（即在锁骨的后半部分）的原因。

- 第二个隧道用来重建斜方韧带。位于距外侧边缘约 25 mm 的锁骨中央，这是由于在喙锁韧带足印区（距锁骨外侧端 20～50 mm）具有更好的骨密度。低骨密度已被证明可以导致失效负荷降低，所以必须小心不要在锁骨太外侧钻隧道[4]。
- 使用空心钻导针制作隧道。扩孔前先将两个导针放置好来确定隧道的准确位置。
- 对于锥状韧带隧道，导针与锁骨的垂直方向呈 45° 角，以重建韧带的斜向走行。
- 对于斜方韧带隧道，它比锥状韧带隧道更靠前和靠外，导针应钻在锁骨的中央，大约在肩锁关节内侧 25 mm。

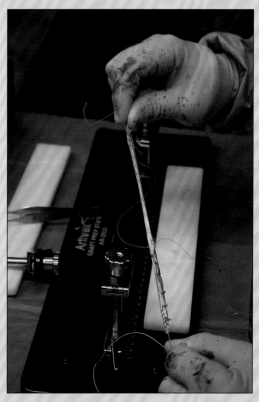

图 56.19 移植物的准备。此处使用同种异体胫骨前肌腱移植物，肌腱两端使用 2 号 FiberWire (Arthrex Inc.) 以 Krakow 式缝合。然后将移植物对折并使用 Biotenodesis System (Arthrex Inc.) 的移植物直径测量器进行测量。对折后的直径大小通常为 6～7 mm。如果较粗，应修剪移植物（特别是同种异体移植物）。然后将移植物预牵张，为移植做好准备

- 使用一个 5 mm 的钻头来创建每个隧道，并仔细观察，以确认锥状韧带隧道在锁骨尽可能靠后，但不会打穿后皮质边缘（图 56.21）。然后使用 5.5 mm 的丝攻扩孔。
- 隧道扩孔后，进行充分的冲洗以去除骨碎片。

环绕喙突放置移植物

- 肌腱移植物环绕在喙突的基底周围，可以使用弯曲的主动脉交叉钳（Satinsky 钳）和穿针装置。当移植物穿过后，用 2 号 FiberWire 或 Fibertape（Arthrex Inc.）也绕着喙突基底部穿过，作为非生物加强固定，帮助将锁骨复位靠近肩胛骨（图 56.22）。

在锁骨上用界面螺钉固定移植物

- 穿出锥状韧带隧道的肌腱移植物首先使用生物可吸收或惰性［聚醚醚酮（PEEK）］界面螺钉固定。我们根据锁骨厚度使用 3 种不同长度的 5.5 mm 直径螺丝（5.5 mm×8 mm、5.5 mm×10 mm、5.5 mm×12 mm）。
- 将穿出斜方韧带隧道的移植物另一端进行循环牵张以消除系统中的所有松弛，然后将大小相同的螺钉放入斜方韧带隧道中以固定移植物的这一端。
- 移植物的一支重建锥状韧带（图 56.23）。另一支重建斜方韧带。
- 将一根 2 号高强度缝线和移植物一起通过隧道（图 56.24 和图 56.25）。
- 向上托肩胛肱骨复合体减少肩锁关节压力以帮助复位。同样，在喙突和锁骨上放置点式复位钳可以进一步帮助复位，同时固定肌腱移植物。
- 当肩锁关节解剖复位，肌腱移植物足够紧绷时，在任意一个骨隧道中先放置一枚 5.5 mm PEEK 界面螺钉。
- 牵拉 2 号高强度缝线或 FiberTape（Arthrex Inc.），将第 2 枚 PEEK 界面螺钉放置在剩下的骨隧道中。
- 2 号高强缝线或 FiberTape（Arthrex Inc.）在锁骨上表面打结，形成非生物固定（图 56.26 和图 56.27）。

肩锁韧带重建（图 56.28）

- 将剩余的外侧斜方韧带移植物置于肩锁关节上方，加强肩锁关节囊的修复和重建。
- 用高强度不可吸收缝线将移植物缝入关节肩峰侧最后方的组织。
- 剩余的移植物在肩锁关节下穿梭，从后向前，再次缝合到关节肩峰侧并与自身缝合固定。
- 最后，缝合上肩锁关节囊。

📌 **作者首选技术**

解剖性喙锁韧带重建（续）

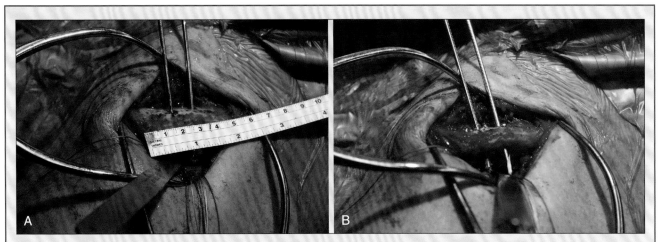

图 56.20　导针被放置到锁骨远端，位置接近于锥状韧带和斜方韧带的附着位置。与斜方韧带相比，锥状韧带的后内侧附着更多。第一个隧道大约在距离锁骨远端 45 mm，靠近锁骨后缘（A）。导针以大约前倾 45° 的角度钻透锁骨以重建韧带的斜向走行。使用 6 mm 或 7 mm 的空心钻来创建隧道，并仔细观察，以确保隧道尽可能位于锁骨后方，而不会破坏后皮质。在斜方韧带上重复同样的过程，斜方韧带比锥形韧带更靠前，通常位于锁骨的中心点，距离前面的隧道中心约 15 mm。使用两个导针确认隧道的准确位置（B）

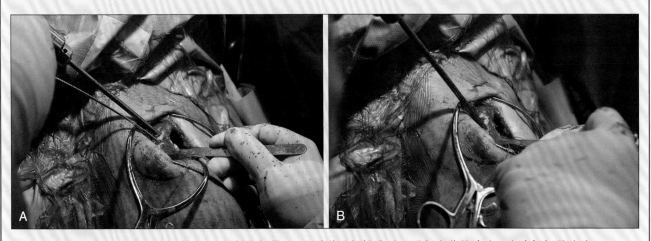

图 56.21　在对锥状韧带（A）和斜方韧带（B）隧道进行扩孔后，进行充分的冲洗以去除任何骨碎片

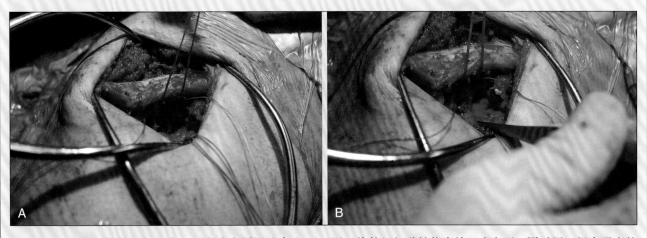

图 56.22　喙突下的软组织固定。可在喙突周围缝合（A），用于将软组织移植物穿梭于喙突下。同时用一根高强度的 2 号线缝合（FiberWire 或 FiberTape, Arthrex Inc.）进行非生物固定，待移植物穿过喙突下后固定（B）

作者首选技术

解剖性喙锁韧带重建（续）

- 这项技术包括在肩锁关节周围直接包裹和缝合剩余的移植物，已被证明在生物力学上优于其他重建肩锁韧带的方法，并且最接近地恢复了关节本身的生物力学。
- 另外，多余的移植残端可以合并到三角肌软组织和锁骨的斜方韧带中。

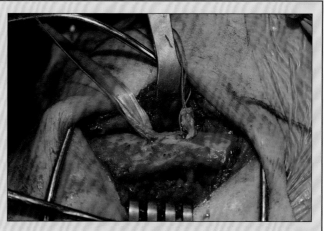

图 56.24　2 号 FiberWire (Arthrex Inc.) 的两端也通过软组织移植物从各自的骨隧道中取出。将肩胛肱骨复合体的向上托可辅助肩锁关节复位。同样，位于喙突和锁骨上的大点式复位钳可以进一步帮助复位，同时固定肌腱移植物。如果肩锁关节解剖复位且肌腱移植物足够紧，在任意一个隧道拧入 5.5 mm PEEK 界面螺钉。然后将 2 号高强度缝线或 FiberTape (Arthrex Inc.) 通过空心钉孔穿出，植入第二枚 PEEK 界面螺钉

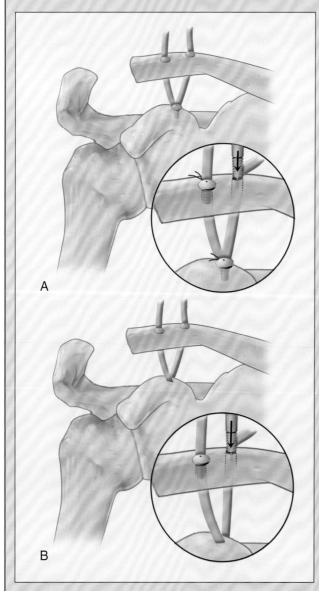

图 56.23　（A）采用生物肌腱固定术（Arthrex Inc.）将锥状韧带和斜方韧带的移植物固定到复位的锁骨上。取生物移植物的一端，通过后骨隧道放置重建锥状韧带，另一端通过前骨隧道，重建斜方韧带。（B）作为喙突螺钉的替代物，我们选择将移植物置于喙突基底部

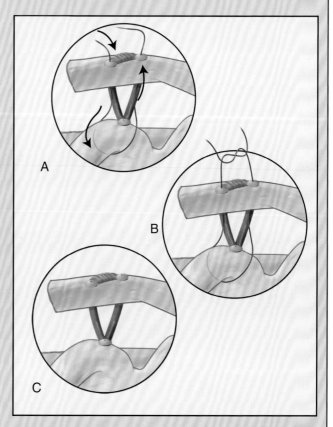

图 56.25　（A 和 B）两种植骨均采用界面螺钉固定，2 号 FiberWire（Arthrex 公司）系于锁骨顶部，成为过度缩小的肩锁关节的非生物固定。或者（C）我们选择只在喙突下使用移植物

作者首选技术

解剖性喙锁韧带重建（续）

关闭切口

- 肩锁或喙锁韧带重建最重要的步骤之一是关闭剥离的三角筋膜组织瓣。
- 将不可吸收缝线采用改良的 Mason-Allen 式缝合穿过三角肌筋膜。要用6根或7根缝线，在斜方肌的后部打结。
- 三角斜方肌筋膜的闭合应该完全覆盖移植物和锁骨。
- 如果筋膜修复有任何问题，可以通过锁骨前皮质钻孔修复三角肌。
- 真皮下皮肤用 2-0 或 3-0 可吸收缝线缝合，皮肤用 2-0 连续或间断尼龙缝线缝合，使皮肤边缘外翻。
- 加压包扎，将手臂放置在支具上，保持外旋0°。

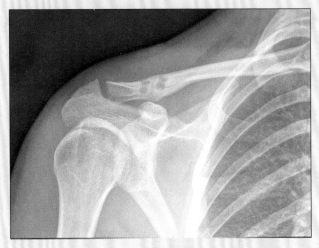

图 56.27　前后位 X 线片显示肩锁关节复位，以及2个 5.5 mm 锁骨隧道

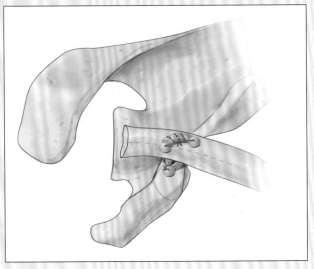

图 56.26　解剖性喙锁韧带重建。注意锁骨隧道相对于锁骨中线的位置，以及用非生物缝线加强的界面螺钉固定。2 号 FiberWire (Arthrex Inc.) 穿过界面螺钉的空心孔缝合

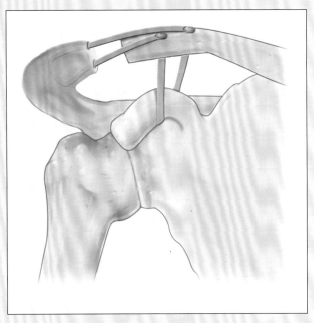

图 56.28　可将移植物末端（通常为外侧斜方韧带端）带至肩峰重建肩锁关节囊。这个移植物末端可以引入与锁骨相连的肩峰末端，然后从顶部拉出，回到锁骨。据报道，这种肩峰端关节囊重建技术能较好地重建天然关节结构，前、后、上移位明显较少[11]

吊带和支架固定。7~10 天后可以开始仰卧位的轻柔关节活动；然而，直立位无支撑上肢运动训练应该推迟，直到移植物达到早期生物稳定性。对于急性修复，这一过程通常需要 4~6 周的时间，在此期间需要佩戴支具。对于严重软组织损伤的慢性修复，达到稳定可能需要 6~12 周。患者可在术后 6 周开始关节运动。在第 12 周时，开始肩胛稳定肌强化训练。这些肌肉通过保持肩胛骨相对外旋的位置来减轻关节的负荷。

在开始力量训练后，负重训练通常可以在术后 3 ~ 4.5 个月开始。这一过程在慢性病例中需要推迟。

应禁止运动员在手术后至少 6 个月内重返接触性运动。在此之前，治疗师应与运动员进行专项运动训练，并确保 Cybex 上肢力量测试与对侧正常肢体差距在 10% ~ 15% 范围内。运动员和体力要求高的人康复时间最长。一般来说，这些患者需要 9 ~ 12 个月的时间来达到力量的顶峰，特别是俯卧撑或举重。

结果

如前所述，大多数作者同意对 Ⅰ 型和 Ⅱ 型损伤采取非手术治疗，对 Ⅳ 型和 Ⅵ 型损伤采取手术治疗。对 Ⅲ 型伤者的治疗历来存在争议；然而，越来越多的证据支持非手术治疗。ⅢA 型和ⅢB 型病变的新分类有助于鉴别和更好地确定哪些患者将受益于手术干预。一些患者在推荐的保守治疗 3 ~ 6 周后，会出现持续性疼痛和无法恢复运动或工作，因此需要手术干预 [16]。尽管如此，术后延迟稳定仍可使运动或工作恢复，其结果评分与急性 Ⅲ 型损伤的外科处理相当 [98]。

此外，在文献中描述的超过 75 种不同的固定方法中，目前还没有"金标准"。Tamaoki 等 [120] 在 2010 年发表的 Cochrane 综述中，三项试验（两项随机、一项准随机）比较了肩锁关节脱位损伤的非手术治疗和手术治疗，在功能结果或最终需要手术治疗的失败方面没有显著差异。由于缺乏高水平的对照研究，文献中的结果很难解释 [24, 144, 120]。

文献报道的结果样本见表 56.4。重要的是要了解，该表包含已发布数据的子集，但是数据仍不全面。数据中包括了 Ⅲ 型损伤的患者，虽然目前发现手术和非手术治疗效果相当（取决于患者的人群）；解剖性喙锁重建技术优于改良的 Weaver-Dunn 修复技术，但仍需要更大量的临床数据以获得确定性结论。

并发症

非手术治疗肩锁关节损伤后的并发症包括晚期进展为关节炎，持续不稳定，甚至锁骨远端骨溶解。手术并发症主要取决于手术过程。固定物移位和（或）失败是典型的并发症，可能会产生破坏性的后果，包括移行到肺、椎管和其他邻近的重要结构。由于这个原因，光滑的针基本上已经被放弃了。已经有针移入肺、椎管、锁骨下动脉和颈动脉鞘后的报道 [73, 77 91, 111]。另有报道的并发症包括复位丢失和复发性失稳，这通常与年轻患者不遵守制动和康复方案有关。

其他外科并发症 [106] 包括重复损伤后的锁骨骨折或因钻取移植物隧道继发的应力上升而导致的锁骨骨折；感染、对移植物的无菌性炎症反应、钙化、用于加强修复和重建的不可吸收材料对锁骨的侵蚀、喙突骨折、骨溶解 [21, 101, 106]、持续疼痛或活动度丧失。多方面报告的感染率从 0 ~ 9% 不等（平均为 6%）[48, 54, 55, 130]。

胸锁关节

病史

如同肩锁关节损伤一样，询问胸锁关节损伤患者病史的关键因素是损伤机制，这通常与直接创伤有关。胸锁关节有强大的韧带支持，它是身体最不常脱臼的关节之一。因此，几乎所有出现胸锁关节损伤的患者都有重大创伤事件史。胸锁损伤最常见的原因是机动车事故，其次是运动相关损伤 [89, 93]。在创伤事件中，通常是间接创伤最终导致胸锁关节的破坏 [83]。具体地说，力从肩关节的前外侧或后外侧作用于胸锁关节，导致胸锁关节向前或向后移位。当胸锁关节受到直接损伤时，通常力量直接作用于锁骨的前内侧，使其向后移动到胸骨后方。几乎所有由直接创伤导致的胸锁关节脱位都会导致后脱位，因为解剖约束阻止了直接力的作用下的前脱位 [51]。

体格检查

几种体格检查技术可用于鉴别和确定胸锁关节疾病。完整的检查必须包括视诊、触诊、活动度、力量、感觉，以及对两肩稳定性的评估。之后，可以对肩锁和胸锁关节进行特殊的测试。临床医生应注意并适当评估任何可能会混淆临床诊断的可疑的颈椎和（或）肩关节病理情况，包括痛风、假性痛风、感染和软骨瘤病等。

在发生胸锁关节损伤时，通常很容易观察到明显的畸形，尤其是前关节脱位或半脱位时。在这种情况下，患者可能会用头部向受伤一侧倾斜的方式来支撑受影响的肢体，以减少关节处的压力。对怀疑胸锁关节损伤的患者进行初步检查时，应评估肺门结构的继发性损伤。此外，还应评估臂丛神经和胸锁关节后移位引起的血管损伤。

视诊后，直接触诊胸锁关节损伤将引起关节周围孤立性的压痛，并因疼痛而限制 ROM 活动。此外，患者可能在胸锁连接处有明显的"台阶"。仔细检查也

表 56.4　肩锁关节损伤的非手术和手术治疗的临床结果

研究	损伤类型	患者数量	平均随访	治疗	结果
Larsen 等[69]	Ⅲ型	41 手术 43 非手术	13 个月	肩锁关节固定手术	手术组：97% 好 - 极好 非手术组：98% 好 - 极好
Taft 等[136]	Ⅲ型	63 手术 52 非手术	9.5 年	手术用 CC 螺钉或 AC 关节固定	手术组：94% 好 - 极好 非手术组：91% 好 - 极好
Bannister 等[6]	Ⅲ ᵃ型	27 手术 33 非手术	4 年	手术用 CC 螺钉	手术组：78% 好 - 极好 非手术组：88% 好 - 极好
Weinstein 等[129]	Ⅲ型	44[27 急性，17 慢性（>3 周）]	4 年	全部采用粗的不可吸收缝线进行外科 CC 固定；15/27 的急性修复中喙肩韧带转位；15/27 的慢性修复中喙肩韧带转位	89% 结果满意；早期修复效果更佳，20% 的患者有不同程度复位丢失
Phillips 等[137]	Ⅲ型	602 手术 231 非手术	Meta 分析	多种手术固定方法	手术组：88% 结果满意 非手术组：87% 结果满意 并发症（手术组 *vs.* 非手术组）：需要进一步手术 (59% *vs.* 6%)，感染（6% *vs.* 1%），畸形（3% *vs.* 37%） 结论：作者不推荐手术治疗Ⅲ型 AC 损伤
Mouhsine 等[88]	Ⅰ / Ⅱ型	17 Ⅰ型 16 Ⅱ型	6.3 年	非手术	27% 在受伤后平均 26 个月需要手术；52% 保持无症状
Nicholas 等[138]	Ⅴ型	9	至少 1 年（1~4 年）	半腱肌移植重建喙锁韧带	无强度缺失 ASES：96 SST：11.6 整体满意度：89% 无放射减影损失
Mikek[84]	Ⅰ / Ⅱ型	23	10.2 年	非手术	轻度症状者占 52%；无严重症状者
Gstettner 等[139]	Ⅲ型	24 手术 17 非手术	34 个月	肩锁关节内固定：HP 手术内固定	Constant 评分：80.7（非手术）*vs.* 90.4(手术) 喙锁关节平均距离：19.9 mm（非手术）vs. 12.1 mm（手术） 术后 32 天发现内固定穿透肩峰而发生失效
Tomlinson 等[140]	高级别	10	5 个月（最少 3 个月）	关节镜辅助肩峰下入路，在喙侯周围通过缝线和肌腱移植物来复位	术后 32 天肩峰出现 100% 的主观疼痛和功能改善
Murena 等[141]	Ⅲ ~ Ⅴ型	16	31 个月	关节镜下喙锁双线袢复位固定	Constant 评分：97；由于线袢的远端移位而导致影像学上 25% 复位失败
Shin 等[142]	Ⅴ型	29	28 个月	CC 重建采用 2 个 3.5 mm 双荷重缝合锚钉，2 个锁骨钻孔，锁骨上缝合，均采用 CA 韧带转位	Constant 评分：97 术后 3 个月 24/29 影像学上有解剖复位
Huang 等[143]	完全喙锁韧带断裂	10	35 个月（最少 14 个月）	CC 间期修复用 2 个 5 号 Ethibond 缝线穿过锁骨上的钻孔，环绕在喙骨周围	12 个月末随访无减少：UCLA，33.8；WOSI，93.4

（续表）

表 56.4 肩锁关节损伤的非手术和手术治疗的临床结果

研究	损伤类型	患者数量	平均随访	治疗	结果
Tauber 等[144]	Ⅲ～Ⅴ型	24（12 例改良 WD 技术，12 例 ACCR）	35 个月	改良 WD 技术（n=12）自体半腱肌移植（n=12）	ASES：WD，74～86；ACCR，74～96 Constant 评分：WD，70～81 分；71～93 平均 CC 距离：WD，12.3 mm（应力载荷下 14.9 mm）；ACCR，11.4 mm（应力加载下 11.8 mm；P=0.27） 结论：ACCR 具有良好的临床和影像学效果
Yoo 等[145]	Ⅳ、Ⅴ型，或慢性Ⅲ型（16）锁骨远端骨折不愈合伴喙锁分离（5）	21	33 个月（最少 18 个月）	喙锁间隙修复采用 3 根 5 号 Ethibond 缝线，并用半腱肌自体移植物，穿过锁骨的单个隧道钻孔，环绕喙骨	48% 极好，42% 好 Constant 评分 84.7 UCLA 评分：30 81% 可以维持复位
Salzman 等[146]	Ⅲ型(3)，Ⅳ型(3)，Ⅴ型(17)	23	31 个月（最少 24 个月）	关节镜下使用两个翻转微孔钢板解剖重建 AC	Constant 评分：34～94 VAS 评分：4.5～0.25 35% 的患者平片发现复位再次移位，但临床结局无差异
DeBerar-dino 等[147]	Ⅳ～Ⅵ型	10	6 个月	肩锁 GraftRope 系统：肩峰下关节镜入路，用不可吸收缝线将喙突下微孔钢板固定在锁骨垫片上，中间使用软组织移植物进行加强	100% 恢复到受伤前活动水平；没有并发症；X 线片未见复位后移位
Carofino 和 Mazzocca[22]	Ⅲ型或Ⅴ型（保守治疗失败）	16（另有 1 例因失败未纳入随访统计）	21 个月（最少 6 个月）	应用同种异体双束半腱肌移植和 PEEK 界面螺钉经钻孔固定锁骨，2 例行远端锁骨切除（其中 1 例接受 SAD）	ASES 评分：52～92 Constant 评分：67～95 SST：7～12 SANE：94 3 例失效（均非由骨质侵蚀引起），其中 2 例翻修
Cohen 等[148]	Ⅲ型或Ⅳ型	16	12 个月	内镜辅助 AC 重建联合人工韧带修复	Constant 评分：91（60～100），2 例行翻修手术，3 例平片显示复位再移位
Von Heideken 等[149]	Ⅴ型	37（22 例急性损伤行 HP 手术，15 例慢性损伤行改良 WP 手术并用钩板加强）	1～8 年	肩锁关节固定：改良 WD 技术与 HP 技术	Constant 评分：91 (HP) vs. 85（改良 WD） HP 组在休息和运动时的疼痛较轻 肩锁关节复位在放射学上无差异

ª 60 例患者中有 12 例出现严重的 AC 脱位（Ⅴ型损伤），这些患者手术治疗比非手术治疗效果更好。

AC, 肩锁关节；ACCR, 解剖喙锁韧带重建；ASES, 美国肩肘外科学会；CC, 喙锁关节；HP, 钩板；mWD, 改良 Weaver-Dunn；PEEK, 聚醚醚酮；SAD, 肩峰下减压术；SANE, 简明评估数字量表；SST, 简单肩部检测；VAS, 视觉模拟评分；WD, Weaver-Dunn；WOSI, 西安大略肩不稳指数有助于区分不同类型的胸锁关节损伤。在 I 型（轻度扭伤）损伤中，患者的典型症状是随着手臂的运动而产生轻微的疼痛，胸锁关节本身可能会肿胀，触诊时略有压痛。在 II 型损伤中，患者也有类似的发现，但在徒手压力测试中，由于韧带的部分断裂，也可能出现可触及的胸锁关节半脱位。在 III 型损伤中，患者常将患肢内收，头向受伤一侧倾斜。这些患者任何的运动都会引起严重的疼痛，通常不能耐受仰卧在检查台上。掌握胸锁关节解剖对于更好地理解这些损伤的病理和进行准确的检查是很重要的（图 56.29 ~ 56.35）。

影像学

如果不采用特殊的投照角度，对胸锁关节的 X 线图像评价很难进行。可采用的投照角度包括胸部的标

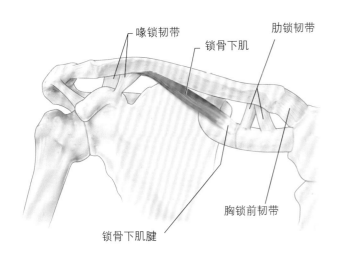

图 56.29　胸锁关节和肩锁关节周围的正常解剖。注意，锁骨下肌的肌腱起源于第一肋骨的肋间锁骨韧带附近并有一条很长腱性组织（Modified from Rockwood CA, Green DP, eds. *Fractures*. 2nd ed. Philadelphia: JB Lippincott; 1984. ）

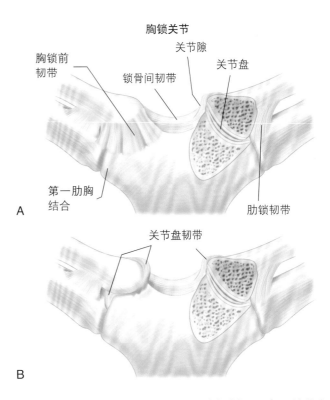

图 56.31　（A）胸锁关节周围的正常解剖。注意，关节盘韧带将胸锁关节腔分成两个独立的空间，延伸到内侧锁骨的上后方。（B）关节盘韧带作为防止锁骨向近端内侧移位的阻拦索（Modified from Rockwood CA, Matsen FA, eds. *The Shoulder*. 2nd ed. Philadelphia: WB Saunders; 1998. ）

图 56.30　尸体解剖显示了关节内的关节盘韧带（钳子夹住）如何将关节分成两个独立的关节间隙结构

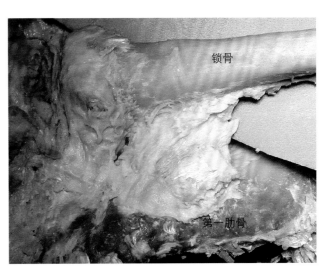

图 56.32　尸体解剖显示胸锁韧带连接第一肋骨的上表面和锁骨内侧端的下表面

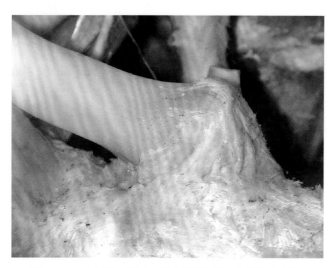

图 56.33   尸体解剖显示胸锁关节囊韧带的前方纤维

准前后位、Heinig 位、Hobbs 位和 serendipity 位。

计算机断层扫描（CT）通常用于这些病例，以评估细微的两侧差异。虽然前后位不能提供观察胸锁关节最理想的角度，但有助于识别锁骨的不对称，而且也可以帮助诊断胸锁关节脱位导致的气胸。

胸锁关节的 Heinig 和 Hobbs 位片比标准的前后位片更有用。Heinig 位片拍摄时需要患者仰卧，X 线源与关节正切，平行于另一侧锁骨。Hobbs 位片拍摄时患者身体前倾在在 X 线片盒上，X 线从上向下拍摄（图 56.36、56.37）[56]。

考虑到解剖学上的限制，不可能获得胸锁关节真正的 90° 头尾侧位的理想图像。因此，为诊断胸锁关节疾病而开发的最佳图像是 serendipity 位片，即 Rockwood 首次描述的 40° 头侧倾斜片（图 56.38）。在阅读 serendipity 位片时，关键是锁骨内侧与锁骨间线的关系。当发生前脱位时，锁骨内侧位于锁骨间线之上，而后脱位位于锁骨间线之下（图 56.39、56.40）。

CT 是评价胸锁关节损伤的首选方法，它可以部分克服普通胶片的缺点。它能够区分骨折和脱位，以及轻微的关节半脱位（图 56.41）。

决策原则

胸锁关节损伤的治疗方案在不断发展。尽管其发生率肯定低于肩锁关节损伤，但破坏关节的强大韧带约束并导致脱位所需要的巨大能量，可能会引发严重的疼痛、畸形和危及生命的并发损伤。

轻度扭伤和半脱位（Ⅰ型和Ⅱ型损伤）通常用冰敷、止痛剂和锁骨带 / 绷带制动进行非手术治疗。固定时间一般为 6 周。如果锁骨像Ⅱ型损伤中那样半脱位，可以给肩关节向后内方施加一个轻柔的力，尝试复位胸锁关节，然后用 8 字形绷带固定。

急性胸锁关节前脱位（Ⅲ型）（图 56.42）较后脱位更为常见，需要立即在局部麻醉或全麻下进行闭合性复位。成功复位后，患肢应以 8 字形绷带固定至少 6 周。值得注意的是，大多数前肩锁脱位损伤是不稳定的，因此复位后可能再次脱位；然而，很少需要手术。

在急性胸锁关节后脱位的情况下，临床医生必须评估局部血管、心脏和（或）肺组织的伴随损伤。虽然过去治疗这种损伤会选择切开复位，但目前闭合复位是初始治疗第一选择，因为后脱位的胸锁关节复位后通常保持稳定 [18, 20, 38, 52, 61, 82, 83, 86, 96, 106, 119]。任何复位的尝试必须在受控环境中（如手术室），在全麻下施行。此外，在复位时应有心胸外科医生，以防脱位和（或）复位本身引起的神经血管损害。与前脱位复位相似，闭合复位后患者应戴 8 字形绷带 4~6 周，以促进韧带愈合。考虑到闭合性复位后关节的稳定性，很少需要手术治疗。

保守治疗是标准治疗，应尽可能避免手术治疗，因为手术的潜在风险大于手术的好处 [17, 51, 57]。外伤性胸锁关节损伤的手术治疗存在很大的风险，包括感染、复发、愈合不良、神经血管损伤和固定物移位。因此，只有当患者经过一段时间的非手术治疗后出现慢性症状性不稳定时，才应考虑手术治疗 [121]。

治疗选择

如上节所述，大多数外伤性胸锁关节损伤可以通过非手术治疗得到有效治疗。以下是最常见的非手术治疗方法。

轻度和中度扭伤（Ⅰ型和Ⅱ型损伤）

- 轻度扭伤可通过冰敷、镇痛剂和用吊带固定来治疗，并根据患者的耐受性和舒适度逐步恢复活动。
- 中度扭伤或半脱位（Ⅱ型损伤）可采用冰敷、镇痛剂和锁骨带、吊带及绷带固定，或 8 字形绷带固定 1 周，然后再用吊带固定 4~6 周。
- 如果存在半脱位，可以在诊室和（或）急诊给肩关节向后内方施加一个轻柔的力，加温和的力量，引导肩关节向后内，尝试复位。

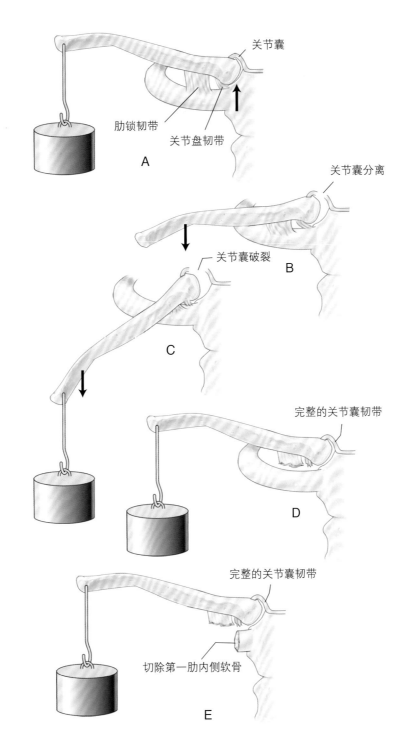

图 56.34　胸锁关节周围的各种韧带对保持正常肩部平衡的重要性。（A）锁骨外侧端通过 SC 韧带保持向上翘起。箭头表示支点。（B）当关节囊完全分开时，锁骨的外侧端在没有任何负荷的情况下因为自身重力作用下降，此时锁骨受到关节内的软骨盘韧带的支撑。（C）关节囊韧带分离之后，不到 5 磅的重量足以将关节内的软骨盘韧带从第一肋软骨附着处撕脱。支点向外侧移位，锁骨内侧端铰接在第一肋骨附近的肋锁韧带处。（D）肋锁韧带和关节盘韧带撕裂后，只要关节囊韧带完整，锁骨外侧端就不能被压低。（E）切除第一肋内侧软骨以及肋锁韧带，只要关节囊韧带完好，对锁骨外侧端平衡无影响（Modified from Beam JG. Direct observation on the function of the capsule of the sternoclavicular joint in clavicular support. *J Anat*. 1967; 101: 159-170.）

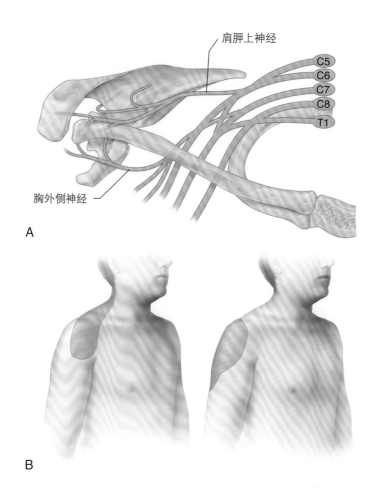

图 56.35 （A）肩锁关节在肩关节上侧面的神经支配由两条神经提供。胸外侧神经为肩的前部提供感觉。肩胛上神经支配肩锁关节后部以及后方相关结构。（B）由肩锁关节刺激和肩峰下间隙刺激产生的表面疼痛模式（From Gerber CR, Galantay R, Hersche O. The pattern of pain produced by irritation of the acromioclavicular joint and the subacromial space. *J Shoulder Elbow Surg*. 1998; 7[4]: 352-355.）

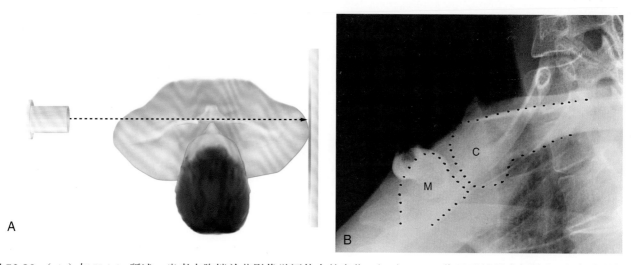

图 56.36 （A）如 Heinig 所述，患者在胸锁关节影像学评估中的定位。（B）Heinig 位显示锁骨内侧端（*C*）与胸骨柄之间 的 正 常 关 系（*M*）（Modified from Rockwood CA, Green DP, Bucholz RW, et al, eds. *Fractures in the Adult*. Philadelphia: JB Lippincott; 1996.）

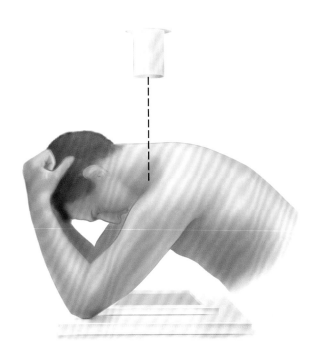

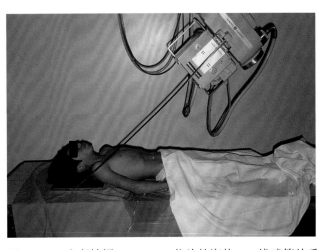

图 56.38　患者拍摄 serendipity 位片的姿势。X 线球管从垂直位置倾斜 40°，直接对准胸骨柄。片盒应该足够大，以接收到双侧内 1/2 锁骨投射的图像。对于儿童，球管距患者应 45 英寸；对于胸部较厚的成年人，距离应为 60 英寸

图 56.37　Hobbs 位患者在胸锁关节 X 线检查中的体位（Modified from Hobbs DW. The sternoclavicular joint: a new axial radiographic view. *Radiology*. 1968; 90:801. ）

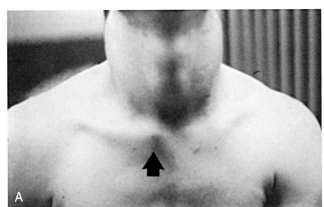

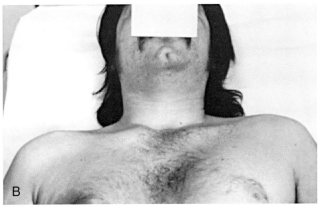

图 56.39　（A）在临床上，左胸锁关节前脱位明显（箭头所指）。（B）当从患者脚侧观察锁骨时，右侧锁骨明显向前分离（From Rockwood CA, Green DP, eds. *Fractures*. 2nd ed. Philadelphia: JB Lippincott; 1984. ）

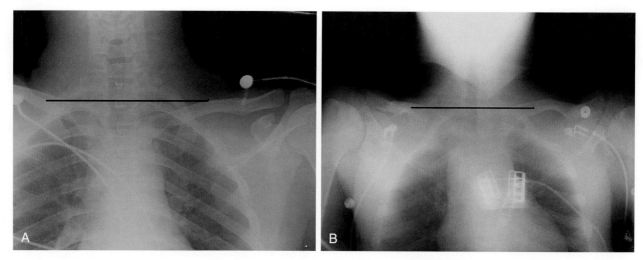

图 56.40　胸锁关节的头侧位片。(A)在左侧胸锁关节后脱位的患者中，左侧锁骨的内侧半部分被投射到一条与正常左侧锁骨上侧面相切的水平线以下。(B)在同一例患者行手动复位后，两锁骨内侧出现在同一水平线上

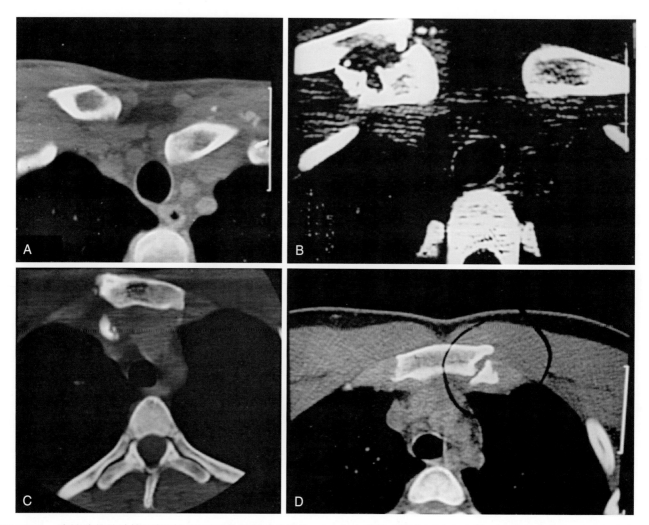

图 56.41　胸锁关节的计算机断层扫描显示各种类型的损伤。(A)左锁骨后脱位压迫大血管，造成左臂肿胀。(B)内侧锁骨的骨折，但不涉及关节面。(C)一块骨折块向后移位进入大血管。(D)内侧锁骨骨折块进入胸锁关节

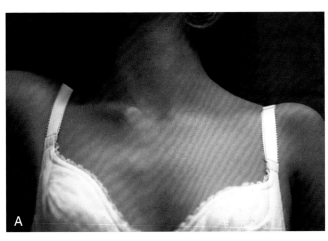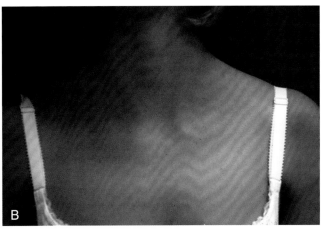

图 56.42　胸锁关节自发前半脱位。（A）右臂在头部以上，右锁骨内侧端自发前半脱位，无损伤。（B）当手臂移回一侧时，锁骨内侧端会自发复位，这通常无明显不适

脱位（Ⅲ型损伤）

- 对于前脱位，可在局麻或全麻下进行闭合复位。患者仰卧，在两肩之间放置一块 3 ~ 4 英寸的衬垫，使肩胛骨呈外旋位，向外侧拉动锁骨。然后在前内侧锁骨上轻轻施加后向力。术后护理包括使用锁骨带、吊带、绷带或 8 字形绷带至少 6 周，在保护上肢 2 周才能进行剧烈活动。

- 对于后脱位，在全身麻醉下，通过外展 - 牵引技术在手术室进行闭合复位。患者仰卧位，在肩膀之间放置 3 ~ 4 英寸的衬垫，侧方牵引外展的手臂，同时缓慢地使其伸展。如果关节不容易复位，用外科医生的手指和（或）用巾钳夹住锁骨可以帮助操作（图 56.43；另见图 56.44）[33, 38, 86, 102, 108]。术后护理包括使用锁骨带、吊带和绷带，或 8 字绷带 4 ~ 6 周。

- 心胸外科医生应在复位时做好准备，以防脱位和（或）复位造成神经血管损害（图 56.45）[132, 133]。邻近的危险结构包括气管、头臂静脉、头臂干、锁骨下动脉和颈总动脉 [17]。

考虑到潜在的风险，只有在复发的症状性胸锁关节不稳定的情况下，才应手术干预。有许多外科手术技术可供选择。对于外伤性关节炎，以锁骨内侧切除为主，而对于不稳定的关节，以关节重建为主 [65]。不同的胸锁关节重建技术包括半腱肌腱重建 [40, 98, 112, 118] 或掌长肌腱 8 字重建 [31]、锁骨下肌腱重建 [4]、缝合锚定肌腱重建 [5] 和钢板固定 [135]。关于重建的选择，8字肌腱重建技术显示了优越的生物力学性能 [118]。

在进行手术治疗时，正确的患者体位和手术暴露是至关重要的。可通过腘绳肌腱自体移植物或同种异体移植物 8 字重建，或内侧锁骨切除来稳定胸锁关节。无论采用何种技术，都不应该使用克氏针或任何其他类型的金属针来稳定关节。由于克氏针的移动导致的死亡或接近死亡，虽然罕见，但已在文献中报道 [27, 45, 72, 89, 95, 100, 108, 115, 117, 132]。更常见的并发症是由完整或断裂钢丝移位引起的血管损伤。

开放胸锁关节复位

- 患者仰卧位，肩胛骨之间垫高。
- 铺单应保持所涉及的肢体自由活动，以方便牵引。
- 通过平行于内侧锁骨上缘的 5 ~ 7 cm 切口暴露，切口延伸至胸骨（图 56.46）。
- 必须尽可能多地保存前关节囊。
- 复位通过牵引 / 反牵引和向前拉动锁骨进行。

8 字重建

- 如果使用自体移植，先通过标准技术获得半腱肌腱或掌长肌腱。
- 如前所述暴露胸锁关节（见图 56.46）。
- 在锁骨内侧和胸骨柄上钻两个孔。

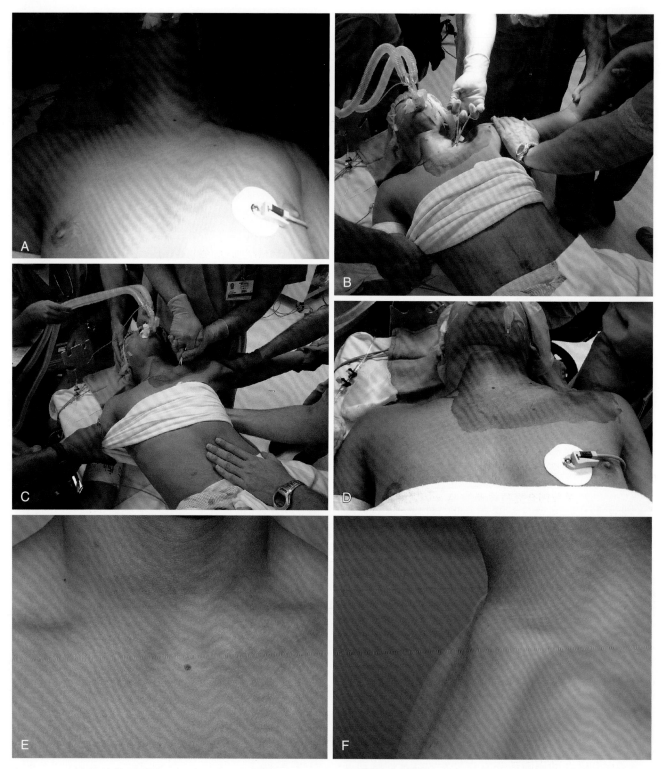

图 56.43　左胸锁关节后脱位。（A）一名 19 岁男性，左内锁骨后移位 24 小时，发生于前胸壁直接损伤，伤后立即出现吞咽困难和声音嘶哑。注意，左侧锁骨内侧突出部分丢失。（B）在全麻诱导闭合复位失败后，在用聚维酮碘准备该区域后，经皮将无菌的巾钳放置在左侧锁骨内侧周围。（C）当助手对躯干和同侧肢体进行反牵引时，外科医生用巾钳对锁骨向外侧和前侧牵引。当左胸锁关节复位时，这个动作会发出一声"啪"的声音。（D）复位后，可见左侧锁骨内侧突起。（E、F）复位后 4 个月的临床照片显示左侧胸锁关节稳定、愈合，患者无症状，活动度和力量正常

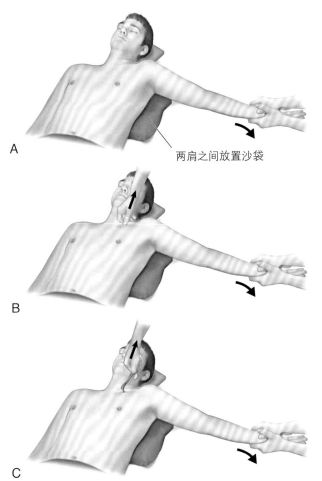

A

两肩之间放置沙袋

B

C

图 56.44　胸锁关节闭合复位技术。（A）患者仰卧位，两肩之间放置沙袋。然后，在稳住躯干的对抗力下，以稍微外展的姿势将牵引力施加于手臂。在前脱位时，对锁骨内侧末端的直接压迫可复位关节。（B）在后脱位时，除了牵引外，可能还需要用手指抓住锁骨内侧末端将锁骨从胸骨柄后方的位置脱出。（C）对顽固性后脱位病例，可能需要对锁骨内侧端进行消毒，并用巾钳夹住锁骨内侧，将其拉回原位向前（Modified from Rockwood CA, Green DP, eds. *Fractures*. 2nd ed. Philadelphia: JB Lippincott; 1984.）

- 移植物以 8 字形编织穿过孔洞。

内侧锁骨切除

- 患者显露如前所述。
- 进行内侧锁骨骨膜下显露。
- 必须尽可能多地保留前关节囊。
- 进行内侧锁骨切除术。
- 必须注意保护后方的血管结构。
- 关节内的椎间盘和关节囊韧带通过钻孔并导入缝线固定于锁骨的髓腔。
- 将重建到锁骨的韧带用缝线来固定。
- 将骨膜袖闭合固定，通过多重缝合对肋 - 锁骨韧带和（或）第一肋骨骨膜进行修复。
- 如果必要，使用前面描述的 8 字重建方法对修复进行增强。

术后管理 / 重返运动

　　胸锁关节稳定术后的处理取决于外科医生选择的手术固定方法。通常情况下，患者在术后 4 周内佩戴 8 字形绷带，然后再使用吊带 6 ~ 8 周。在这一早期康复阶段，患者被限制在最小限度地使用所涉及的肢体。患者术后 12 ~ 14 周可逐渐恢复力量锻炼和接触运动，以便有足够的时间重塑和加强内侧锁骨。

结果

　　考虑到骨科界对几乎所有损伤的非手术处理的普遍共识，胸锁关节损伤的非手术治疗和手术治疗后的结果更容易解释。手术和非手术治疗均有良好或极好的结果[17, 32, 51, 89, 104, 108, 116, 131, 133]。在最近的一次系统回

📌 作者首选技术

半腱肌移植重建

- 患者仰卧位，肩胛骨之间垫高。
- 铺单应保持所涉及的肢体自由活动，以方便牵引。
- 通过平行于内侧锁骨上缘的 5 ~ 7 cm 切口暴露，切口延伸至胸骨（见图 56.46）。
- 必须尽可能多地保留前关节囊。
- 复位通过牵引 / 反向牵引和向前拉动锁骨进行。
- 在锁骨内侧和胸骨柄上，由前向后钻两个 4 mm 的孔。
- 游离半腱肌同种异体移植物以 8 字形穿过小孔，使肌腱束在关节后方相互平行，并在关节前方交叉。

- 肌腱打方结，用标准的高强度不可吸收缝线固定。
- 用 2-0 或 3-0 可吸收缝线封闭真皮深层，用 2-0 连续或间断尼龙缝线封闭皮肤本身，使皮肤边缘外翻。
- 加压包扎，吊带固定上肢。

替代的方法

- 在胸骨和锁骨钻孔，使用三角形结构固定。
- 确保任何时候都要小心保护后方肺门结构。

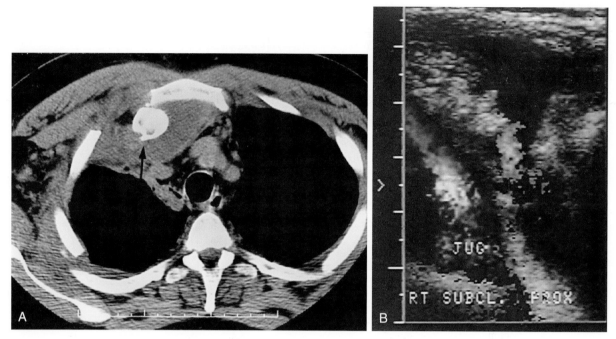

图 56.45 （A）CT 显示胸锁关节后骨折脱位（箭头），伴有明显的软组织肿胀和肺门结构的破坏。（B）双声像图显示右侧锁骨下动脉有一个大的假性动脉瘤。注意，假性动脉瘤直径约 1 cm（From Rockwood CA, Green DP, Bucholz RW, et al, eds. *Fractures in the Adult.* Philadelphia: JB Lippincott; 1996.）

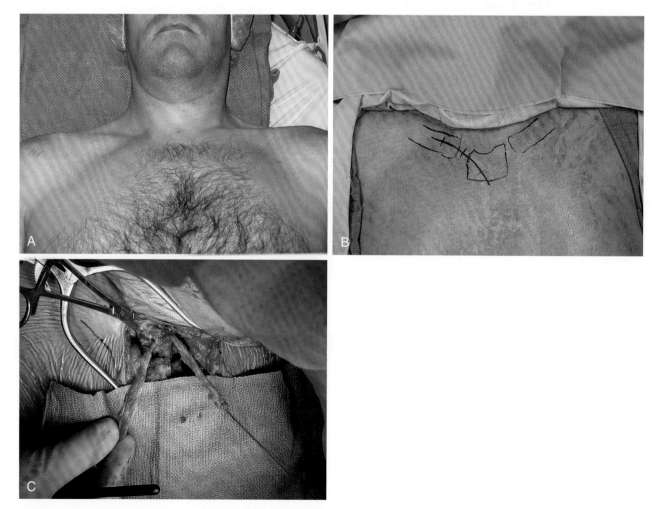

图 56.46 （A）右侧慢性后胸骨锁骨对称性脱位。（B）患者消毒铺单后标记皮肤切口。（C）术中照片显示半腱肌移植物正用于 8 字重建

顾中，Glass 等 [47] 在 24 项不同的研究中一共发现了 251 例胸锁关节脱位，并且在非手术和手术治疗后都得到了满意的结果。关于前向胸锁关节脱位，作者报道 69% 的非手术治疗患者有良好的结果，85% 的患者采用闭合复位，80% 的患者在闭合复位失败后采用开放复位，75% 的患者采用开放复位。关于后向胸锁关节脱位，作者报道 100% 的闭合复位患者、88% 的闭合复位失败后的开放复位患者以及 91% 的开放复位患者有良好或极好的结果。与未尝试闭合复位的患者相比，尝试在切开复位前进行闭合复位不会导致更糟糕的结果。在后向脱位病例中，30% 的患者（80 例中有 24 例）出现纵隔压迫症状，其中 23 例仍取得了良好或极好的预后。总的来说，作者报道了急性脱位患者与慢性脱位患者均有较好的功能恢复结果 [47]。另一项最近的系统综述报道，慢性胸锁关节脱位结果最好的治疗方法是用 8 字肌腱编织技术，而急性胸锁关节脱位仅通过关节囊的修复就可以实现复位 [122]。

关于锁骨切除治疗胸锁关节脱位，Rockwood 等 [105] 回顾了接受初次关节成形术并保留胸锁联合肋锁韧带的患者（n = 8）或胸锁关节翻修术（切除失败后没有保留肋锁韧带）与肋锁韧带重建（n = 7）的患者。在平均 7.7 年的手术后，第一组的所有 8 名患者都获得了更好的结果，作者建议所有接受内侧锁骨切除术的患者保留或重建喙锁韧带 [105]。然而，目前的建议是，对于慢性、有疼痛的创伤后骨关节炎和胸锁关节退行性疾病，无论是否存在不稳定性或胸锁关节重建失败，都应进行切除关节成形术 [76, 94]。此外，保留或重建肋锁韧带，维持锁骨内侧部分与第一肋骨之间的稳定性，这在关节成形术切除时是必不可少的。

并发症

急性胸锁关节损伤后最常见的并发症与非手术处理后胸锁关节内侧突出导致的恢复不良有关。最严重的并发症与后脱位有关，因为与肺门结构很近。这些并发症包括急性气胸、大血管撕裂或闭塞、食管破裂、臂丛损伤或压迫、喉返神经损伤导致声音改变。晚期并发症也会出现，可能是毁灭性的，包括气管食管瘘、声嘶和吞咽困难。如前所述，手术并发症包括感染、复位损伤、创伤后关节炎和神经血管损伤（医源性损伤、移行性损伤或金属件断裂）。

未来展望

对于肩锁和胸锁关节损伤，目标仍然是通过双

盲、随机、对照试验确定金标准治疗方法。大多数文献局限于 IV 级和 V 级证据，因此仍然需要为临床医生提供明确的建议。对于 III 型肩锁关节损伤或胸锁关节前脱位的患者，尽管有较新的数据有助于指导这些损伤治疗策略的制订，但何时进行手术仍存在争议。这需要进行前瞻性随机研究，使用有效的结果来确定治疗肩锁和胸锁关节损伤的最佳手术方法。

选读文献

文献：Beitzel K, Cote MP, Apostolakos J, et al. Current concepts in the treatment of acromioclavicular joint dislocations. *Arthroscopy*. 2013; 29(2):387-397.

证据等级：V

小结：在这篇优秀的综述文章中，作者描述了肩锁关节损伤的解剖学、病理生理学和治疗。特别注意了最近的发展、技术和成果。

文献：Martetschlager F, Warth RJ, Millett PJ. Instability and degenerative arthritis of the sternoclavicular joint: a current concepts review. *Am J Sports Med*. 2014; 42(4):999-1007.

证据等级：V

小结：在这篇优秀的综述文章中，作者描述了胸锁关节损伤的解剖学、病理生理学、检查和处理。他们还描述了最新的手术技术，并讨论了现有文献资料中的患者结局数据。

文献：Bontempo NA, Mazzocca AD. Biomechanics and treatment of acromioclavicular and sternoclavicular joint injuries. *Br J Sports Med*. 2010; 44(5):361-369.

证据等级：V

小结：在这篇优秀的综述文章中，作者描述了肩锁和胸锁关节损伤的生物力学和处理方法。这篇文章特别有助于理解这些关节的潜在解剖特征，以指导治疗决策。

文献：Beitzel K, Mazzocca AD, Bak K, et al. ISAKOS upper extremity committee consensus statement on the need for diversification of the Rockwood classification for acromioclavicular joint injuries. *Arthroscopy*. 2014; 30(2): 271-278.

证据等级：V

小结：在这篇优秀的综述文章中，作者描述了肩锁关节损伤的影像学和临床评估，并讨论了指导这些损伤的最新分类和治疗流程，特别是关于 III 型关节脱位。

文献：Beitzel K, Obopilwe E, Apostolakos J, et al. Rotational and translational stability of different methods for direct acromioclavicular ligament repair in anatomic acromioclavicular joint reconstruction. *Am J Sports Med*. 2014; 42(9):2141-2148.

证据等级：尸体研究

小结：本尸体生物力学研究除了解剖性喙锁重建用于水平和垂直平移，以及前后旋转外，还分析了不同的肩锁

韧带直接重建技术。结果表明，在肩锁关节周围直接包裹和缝合剩余的移植物重建肩锁韧带是最稳定的方法，也是唯一一种能够使得肩锁关节在术后向前旋转最接近正常的一种术式。

文献： Spencer EE Jr, Kuhn JE. Biomechanical analysis of reconstructions for sternoclavicular joint instability. *J Bone Joint Surg Am.* 2004; 86A(l):98-105.

证据等级： 尸体研究

小结： 在这项基础科学研究中，作者分析了多种 SC 关节修复结构，包括髓内韧带重建、锁骨下肌腱重建和半腱肌 8 字重建。结果表明，应用半腱肌移植重建胸锁关节不稳定具有良好的生物力学性能；然而，需要注意的是这在多大程度上能够反映活体的真实情况相关性。

（Connor G. Ziegler, Samuel J. Laurencin, Rachel M. Frank, Matthew T. Provencher, Anthony A. Romeo, Augustus D. Mazzocca 著
李明昊 译　秦江辉 校）

参考文献

扫描书末二维码获取。

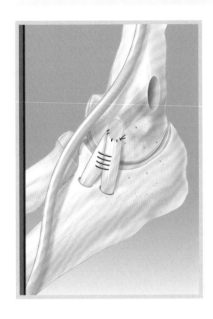

第五篇

肘关节、腕关节和手

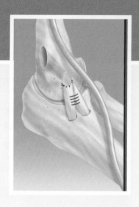

第57章

肘关节解剖与生物力学

肘关节解剖结构复杂，但了解其复杂的结构组成对理解这一区域的运动损伤至关重要。为运动员提供医疗服务的医生，特别是为参加过头投掷类运动的运动员提供医疗服务的医生，必须有能力准确诊断和治疗各种形式的肘部伤病。这就需要我们对肘关节解剖和功能之间的关系有全面的掌握[1]。

解剖学

肘关节的稳定性由静态和动态约束结构共同提供[1, 2]。主要的静态约束结构包括尺肱关节、尺侧副韧带（ulnar collateral ligament, UCL）前束，外侧副韧带（lateral collateral ligament, LCL）复合体。次要的静态约束结构包括伸肌腱和旋前屈肌腱起点、关节囊和肱桡关节[2, 3]。动态稳定性是由肘关节周围的肌肉组织在主动收缩时产生的。包括肱肌、肱二头肌、肱三头肌、旋前屈肌、肱桡肌、桡侧腕短伸肌和桡侧腕长伸肌。

骨性解剖

肘关节的关节面包括肱骨远端、桡骨头和尺骨近端。该关节为滑车关节，包括尺肱关节（铰链关节或屈戌关节）和肱桡关节（滑车关节）[3, 4]。

尺骨鹰嘴与鹰嘴窝的完美契合是完全伸肘和屈肘超过120°时肘关节依然稳定的关键[1, 5]。在最大屈肘角度时，冠突和桡骨头被锁定在肱骨远端各自的窝中，从而具有最大的稳定性[6]。肱骨干远端有内侧和外侧髁上柱，以及内外侧髁。内侧为线轴状滑车，外侧为球形小头。桡骨头的关节面与肱骨小头相连。而桡骨头与尺骨近端的乙状切迹相连[7]。肱二头肌腱远端止于关节外的桡骨粗隆。肱三头肌腱则止于鹰嘴尖后方。

前臂相对于上臂的正常外翻角度随年龄和性别的变化而变化。儿童角度较小，女性的角度常比男性平均高出3°～4°[8, 9]。当肘关节完全伸展时，从前往后看，前臂的角度代表了前臂相对于肱骨的方向[10]。它是由旋转轴的外翻倾斜（肱骨关节处）和尺骨干相对于鹰嘴的外翻角度所引起的[11-13]。正常的提携角的角度大小不一，男性平均约10°，女性约13°（图57.1）。

关节囊韧带结构

肘关节的关节囊包裹着所有3个骨性关节，在内侧和外侧有增厚，这有助于形成基本的韧带稳定性[7]。在成人中，扩张的关节囊可容纳约30ml液体。当肘关节完全伸展时，关节囊的大部分稳定作用来自其前部[15]。从这一角度看，前关节囊抵抗肘关节过伸、外翻应力和关节脱位。相对的，后囊可以抵抗关节过度屈曲和向后的应力。

UCL复合体，也称为内侧副韧带，包括前束和后束以及存在变异的横韧带（Cooper韧带）[16-18]（图57.2）。UCL的前束（aUCL）是肘关节抵抗外翻应力的主要稳定韧带。它起源于内上髁的前下方，并止于内侧冠突的升结节上（New[19]）。aUCL又分为前带和后带，且由于韧带的起点略在屈伸轴的后方，故两者带有凸轮效应。aUCL的前束在伸展时绷紧，在屈曲时放松。而屈肘时，后束变得更紧。UCL的后束是关节囊的增厚，边界不太清楚[20]。横束对关节的稳定性作用不大[17]。

LCL复合体由多个结构组成，包括桡侧副韧带（radial collateral ligament, RCL）、外侧尺侧副韧带（lateral ulnar collateral ligament, LUCL）、环状韧带和副外侧副韧带（图57.3）。LCL复合体是抵抗内翻应力和后外不稳定的关键稳定结构。RCL和LUCL起源于外上髁下方的等距点。RCL汇入环状韧带并稳定桡骨头，而LUCL附着在尺骨近端的旋后肌嵴上，抵抗内翻和后外侧不稳定。环状韧带在桡骨头周围形成一环状结构，并止于桡骨头切迹的前、后两面。

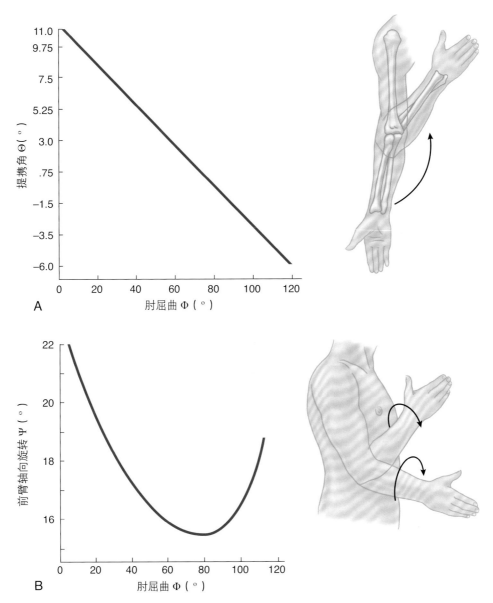

图 57.1 （A）在肘部屈曲期间，前臂呈现从外翻到中立再到内翻的过程，提携角呈呈线性变化。（B）尺骨在屈伸过程中略有轴向旋转 (Courtesy the Mayo Foundation.)

肘关节肌肉

　　肘关节周围的肌肉用于控制前臂的运动，并提供动态稳定，以协助静态结构。作用于关节的主要肌群包括肘屈肌（二头肌、肱肌）、肘伸肌（三头肌）、旋前圆肌（抵抗外翻力）以及肱桡肌、桡侧腕长伸肌和桡侧腕短伸肌（抵抗内翻力）。肘部肌肉在肘关节的伸展中可能只起到很小的作用，但更重要的是其对内翻应力和后伸旋转应力起到了抵抗作用 [6]。

肘关节生物力学

关节运动

屈伸

　　屈肘时的正常运动弧度从 0°（完全伸展）到大约 140°。屈肘时的旋转轴线（图 57.4）即滑车沟底与肱骨小头的连线。

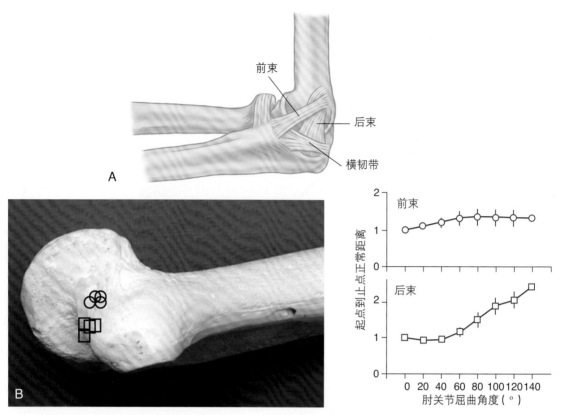

图57.2 （A）内侧副韧带复合体的解剖结构分布。（B）内侧副韧带前束止点位于旋转轴的位置。但是，其后束止点不位于旋转轴，因此随着肘屈曲角度的变化，可以看到后束长度的一些变化 (Courtesy the Mayo Foundation.)

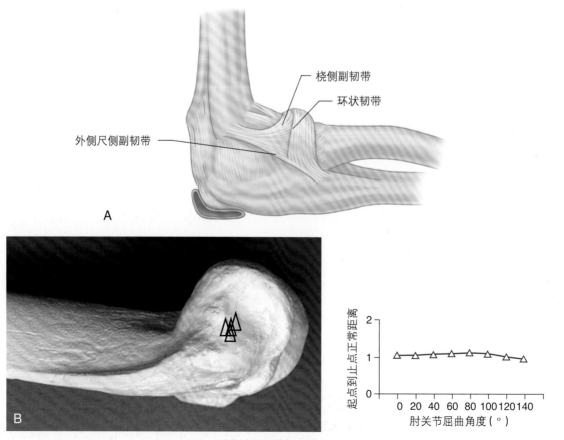

图57.3 （A）外侧副韧带复合体不仅包括桡侧副韧带，还包括尺骨外侧副韧带。（B）屈曲时，桡侧副韧带复合体的长度未发生变化，这表明其止点位于旋转轴上 (Courtesy the Mayo Foundation.)

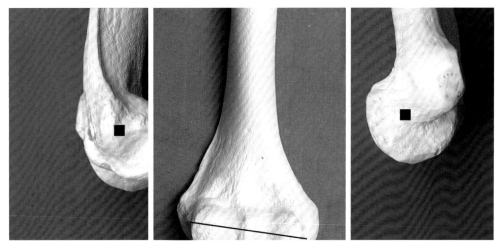

图 57.4　肘关节的旋转轴线近似于一条穿过外侧上髁中部和滑车中心的线，穿过内侧上髁的前下侧面

旋前旋后

前臂的旋转弧度平均为 180°，其中旋前为 80°～85°，旋后为 85°～90°。前臂的旋转轴线从桡骨头的中心到尺骨头的中心凹[22, 23]。韧带的缺失在一定程度上会因为前臂的位置而发生偏移或改变；旋后可以提高 UCL 功能不足的肘关节的稳定性，而旋前可以增加 LCL 功能不足的肘关节的稳定性。

运动障碍

造成肘关节僵硬的原因有很多。桡骨头或冠突撞击各自的关节窝、前关节囊游离体、后关节囊紧张均可能导致屈曲功能障碍[7]。虽然轻微的屈肌挛缩是许多运动员投掷臂的正常适应性变化的优势，但后方骨赘撞击或前关节囊紧张可能限制伸直动作。许多研究调查了"功能性活动度"的问题[27]。Morrey 等[28] 注意到大多数日常生活活动，例如梳洗、吃饭和洗澡，可以在屈肘弧度为 100°（30°～130°）、前臂旋转弧度为 100°（旋前和旋后各为 50°）的情况下进行。最近，Sardelli 等[29] 注意到使用手机需要更多的屈肘动作，而使用电脑键盘需要更多的前臂旋前动作。

关节稳定性

关节骨性稳定性

肱骨远端关节解剖。肱骨远端由两个关节面组成，分别为肱骨小头和肱骨滑车。肱骨小头在关节外侧与桡骨头相连。肱骨小头呈半球形，与桡骨头的凹椭圆形相适应。滑车常被描述为线轴状。当与冠状面接触时，滑车略微向后倾斜，以减少后移[30]。

冠突。尺骨近端的冠突对肘关节的稳定性至关重要。它由前内侧和前外侧关节突、体部和尖端组成。由于冠状骨的顶端没有软组织附着点，骨折通常继发于剪切和（或）轴向外力[3, 32]。位于前内侧面的凸起结节是尺侧副韧带的前束止点。研究表明，冠突骨折累及冠突的 50% 以上（图 57.5）与肘关节伸直时的不稳定性增加有关[3, 33, 34]。此外，冠突和桡骨头对于肱骨后外侧稳定性是很重要的[35]。30%～40% 的冠突可被切除而无肱骨不稳；进一步切除冠突，尤其是在合并桡骨头骨折时，会持续导致后脱位[36]。对于内翻稳定和完整的外侧副韧带复合体来说，冠状结构也很重要[37]。

桡骨头。桡骨头是肘关节的一个重要的二级稳定结构，特别是在外翻的情况下[16, 38]。在这方面，其重要性在 UCL 不足的情况下会增加（图 57.6）[39]。单

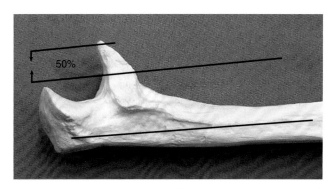

图 57.5　通过从鹰嘴尖到冠状软骨消失处画一条线来估计 50% 的冠突缺失。这条线与尺骨干平行

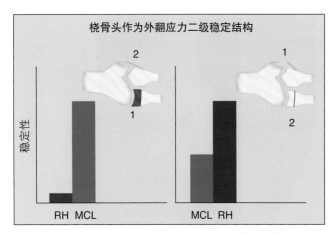

图 57.6　左图，取下桡骨头（RH）（1）但内侧副韧带（MCL）完好无损（2），不会导致外翻稳定性发生改变。右图，首先移除 MCL（1）后，观察到 RH 可提供一定的抵抗外翻应力的能力。当两个约束力都解除时（2），肘部非常不稳定 (Courtesy the Mayo Foundation.)

纯桡骨头切除术后可出现后外侧旋转不稳，很可能是因为 LCL 复合体的张力减小或 LCL 本身同时受到损伤[40]。此外，桡骨头缺失合并骨间膜破裂可能导致纵向不稳定，表现为近端桡骨头移位、尺骨正变异和腕部尺侧疼痛（Essex-Lopresti 损伤）。

　　鹰嘴突。尺骨鹰嘴在肘关节伸直时与肱骨后方的鹰嘴窝相接触，有助于肘关节的稳定。因此，关节接触压力会随着尺骨鹰嘴病变的进展而增加[41]。鹰嘴部分切除可使关节在冠状面（内翻/外翻）上发生松弛（图 57.7）。一般建议切除尺骨鹰嘴不超过 50%。虽然最近的一项体外研究表明，直到达到 87% 以上的切除

水平，才会发生严重的不稳定。过头投掷运动员不能承受大于 3 mm 的尺骨鹰嘴切除，因为尺骨鹰嘴切除后，随肘关节屈曲角度加大，UCL 的应力会增高[43]。

软组织稳定性

　　尺侧副韧带。aUCL 是肘关节外翻应力的主要限制因素[16, 44, 45]。尺侧副韧带前束是屈肘 30°~90° 之间外翻负荷的主要约束结构。后束和前束在 120° 时共同起主要约束作用[46]。aUCL 的前束和后束之间也有一条中央束，在整个屈肘过程中，该中央束基本上是等长的。随着 aUCL 的完全松解，屈肘 70° 时肘外翻最大且不稳定[3, 47]。UCL 在肘关节完全伸直时，提供了外翻稳定性的 1/3，而屈曲 90° 时提供了 50% 的稳定性[30]。

　　如前文所述，在肘关节运动过程中，尺侧副韧带具有凸轮效应，这是因为韧带复合体起源于旋转中心的后方，因此在整个运动过程中韧带张力会发生变化，特别是当肘关节从完全伸直到屈曲至最大角度时，韧带长度会增加[17]。

　　在 MCL 完整的情况下，桡骨头切除并不会导致肘关节外翻不稳。如果伴随 MCL 损伤，关节就会变得不稳定。

　　MCL 后束的孤立损伤可导致后内侧旋转不稳。

　　外侧副韧带。与内侧副韧带结构的功能类似，LCL 复合体是抵抗内翻应力和外旋的主要结构。与 UCL 不同，旋转中心通过 LCL 的止点，确保等距并避免凸轮效应[17]。关于环状韧带，其前部在旋后时是绷紧的，而后部在旋前时是绷紧的。O'Driscoll[2] 等指出，LCL 损伤是肘关节脱位时最先发生的损伤。

　　LCL 的各个解剖结构可能作为一个复合体共同发挥作用。在环状韧带完好时，LUCL 和 RCL 均需切断，才能造成肉眼所见的冠状平面不稳或后外侧旋转不稳。单独切断环状韧带或 LUCL 只会产生轻微的松弛[49]。合并桡骨头缺损和 LCL 复合体缺损的复合伤，伴有更加明显的内翻和外旋的不稳定性。桡骨头置换可恢复部分稳定性，但是在这种情况下，韧带复合体的同期修复或重建也是必要的（图 57.8）[50]。在后外侧旋转不稳定的情况下，对屈曲旋后的肘关节施加应力可导致桡骨头后半脱位、肘关节外侧疼痛和机械性症状[51]。

　　体外实验数据提示关节面提供约 50% 的肘关节稳定性，侧副韧带提供其余 50%，当肘关节完全伸直时，前关节囊提供约 15% 的抗内外翻应力的能力。

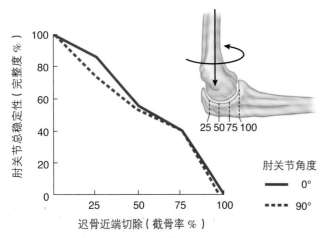

图 57.7　随着鹰嘴切除的增加，可观察到尺肱骨关节稳定性呈现线性下降。注意：切除 50% 的鹰嘴，关节稳定性会下降 50% (Courtesy the Mayo Foundation.)

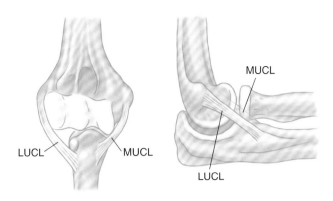

图 57.8　尺肱关节稳定由内侧和外侧约束结构所提供，与桡骨头无关。LUCL，尺侧副韧带外侧；MUCL，尺侧副韧带内侧 (Courtesy the Mayo Foundation.)

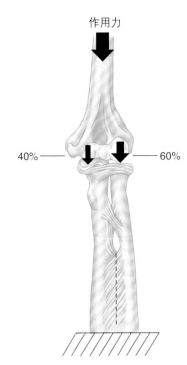

图 57.9　肘部完全伸展且手腕承受轴向载荷时的分配力表明，大约 60% 的力作用于肱桡关节，而 40% 作用于肱尺关节。这不会改变骨间膜的截面 (Courtesy the Mayo Foundation.)

　　肌肉的贡献和关节反作用力。肘关节周围的肌肉是动态稳定结构，与相应的关节反作用力有关[7]。例如，在投掷动作中，旋前屈肌始终处于活跃状态，对肘关节的动态稳定性起着重要作用，特别是静态约束结构已经出现损伤的情况下[11]。在尸体断层研究中证实了肌肉维持动态稳定性的相对贡献。其中 UCL 所能承受的极限拉伸力（约 260 N）小于投掷过程中肘部内侧所承受的拉力[44, 52]。因此，激活这些肌肉可以保护静止的软组织。尺侧腕屈肌和指浅屈肌的部分，直接位于 UCL 前束的上方[53]。当手臂相对伸直时，大约有 40% 的轴向力作用在肱尺关节上，大约 60% 的力通过肱桡关节传递（图 57.9）[54]。力量在桡骨头上的传递在 0°～30° 的范围内最大，并且在前臂旋前时更大。桡骨头的缺失会导致尺骨上部更大的力，在侧副韧带功能不全的情况下应力会进一步增加。

　　投掷周期。对投掷周期的认识有助于医生评估和治疗投掷运动员肘部病理学。过顶投掷动作可分为六个阶段：①提膝转体，②上举早期，③上举后期，④加速期，⑤减速期，⑥跟随[1, 55-57]。肘部的内侧拉力和外侧压力产生于上举后期和加速阶段。而减速则会引起较高的剪应力，尤其是在后侧间室。生物力学测试评估，在上举早期和最初的加速阶段，肘部的外翻力高达 64 N/m，且当肘关节从大约屈曲 110° 活动到 20° 的过程中，外侧肱桡关节承受 500 N 的压力，角速度高达每秒 3000°。这么大的外翻负荷与肘部的快速屈伸相结合，对关节内侧的软组织约束结构（UCL、屈肌 - 旋前肌群、内上髁、尺神经）产生强大的拉力，对外侧的结构产生强大的压力（肱桡关节），并对关节后间室（鹰嘴后内侧尖端、滑车和鹰嘴窝）产生剪切力。这种现象被称为外翻伸直超负荷综合征，是解释大多数投掷运动员肘部损伤的基本病理生理模型。

　　最近，肩部和肘部力学之间的联系变得更加清晰，因为它与投掷运动员有关。在投掷运动员中，需要手术治疗的肘部损伤与肩部的旋转及前屈功能障碍有关[58]。此外，Anandet 等发现，相对屈曲期（如出球后期或加速早期）以及相对背伸期（减速期），UCL 的功能障碍与接触面积、接触压力和外翻松弛有关[59]。

　　UCL 的前束是肘关节屈曲 20°～12° 时外翻应力的主要约束力量，并在投掷动作的加速期接近断裂。反复载荷作用下，UCL 前束会发生微损伤，最终导致韧带松弛或断裂。持续的外翻和伸直加上轻微的松弛是投掷者肘关节损伤进一步恶化的因素。

选读文献

文献：Cain EL Jr, Dugas JR. History and examination of the thrower's elbow. *Clin Sports Med*. 2004; 23(4): 553-566.
证据级别：V
总结：这篇优秀的综述着重介绍了投掷运动员肘关节的基本病史和发展变化。

文献：O'Driscoll SW, Jupiter JB, King GJ, et al. The unstable elbow. *Instr Course Lect*. 2001; 50: 89-102.

证据级别：V

总结：这篇全面的综述涵盖了肘关节急性损伤的诊断和治疗。

文献：Morrey BF. Applied anatomy and biomechanics of the elbow joint. *Instr Course Lect.* 1986; 35: 59-68.

证据级别：V

总结：这篇综述全面地介绍了肘关节的生物力学和解剖学。

文献：Morrey BF, An KN. Articular and ligamentous contributions to the stability of the elbow joint. *Am J Sports Med.* 1983; 11(5): 315-319.

证据级别：V

总结：本文介绍了有关肘关节韧带稳定性的基础研究。

（Marshall A. Kuremsky, E. Lyle Cain Jr., Jeffrey R. Dugas, James R. Andrews, Lucas R. King 著

丁国成 译 刘 平 校）

参考文献

扫描书末二维码获取。

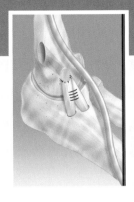

第58章

肘关节的诊断与决策

病理综述

诊断肘关节损伤的关键是对肘关节进行全面的病史采集和体格检查。此外，为了排除牵涉痛，也应检查颈椎、肩、腕和手等周围区域。本章讨论了完整的肘关节病史采集和体格检查的要素，包括视诊、触诊、活动度（ROM）检查、力量、神经学评估、关节稳定性测试，以及各种各样的抗阻检查来帮助识别和诊断运动员肘关节相关疾病。

由于肘关节病变的种类繁多，有必要对其进行系统的诊断，将肘关节分为外、内、前、后四个解剖区域是一种有效的策略，使检查者能够缩小鉴别诊断的范围。此外，了解患者的运动史和受伤前的各种情况也有助于治疗决策的制订。

肘关节外侧的疾病包括肱骨外上髁炎、桡神经压迫、肱骨小头剥脱性骨软骨炎（OCD）、后外侧旋转不稳定和肱桡关节炎。肘关节内侧的疾病包括肱骨内上髁炎、肘管综合征、屈肌旋前受限和内侧（尺骨）副韧带损伤。肘关节前部疼痛的鉴别诊断包括正中神经压迫性病变、肱二头肌远端腱性病变、肱二头肌腱远端部分或完全断裂，以及过伸性损伤引起的前关节囊拉伤。肘关节后部的症状包括鹰嘴滑囊炎、鹰嘴应力性骨折、后内侧撞击综合征（如运动员投掷过程中前臂过度外翻）、三头肌腱病或三头肌断裂。

病史

运动员通常会出现疼痛、机械性症状和运动能力下降。疼痛可因运动而加剧，休息时减轻，也可能因日常活动而持续。因此，将运动员的症状定位到前面描述的四个解剖区域之一是有帮助的。

肘关节外侧

肘外侧症状通常与肱骨外上髁炎、桡神经卡压性

神经病、肱骨小头剥脱性骨软骨炎、后外侧旋转不稳和（或）肱桡关节炎有关。

肱骨外上髁炎，通常称为网球肘，是由桡侧腕短伸肌（ECRB）起始处的腱病和炎症引起的。患者常表现为"烧灼样"疼痛，从肱骨外上髁沿前臂的伸肌群向远端放射。这种疼痛在肘关节伸直、腕关节背伸抗阻和紧握时加剧。在这些组合动作中的偏心负荷，如同网球反手击球过晚或高尔夫球挥杆时"fat"（在击球前打到了地面），可能会引发与外上髁炎相关的症状。

肘关节外侧的锐痛伴关节交锁或卡顿，可由肱桡关节游离体或肱骨小头OCD症状引起。OCD患者包括年轻的掷球运动员和体操运动员。年轻的投掷者在投掷的最后阶段，增加的压力和剪切力可导致过度使用性损伤，从而发展为OCD。肱桡关节也要承受60%的肘关节轴向负荷，这可使重复负荷训练的体操运动员患OCD。这些患者常报告有肘关节活动受限，尤其是伸肘受限[2]。肘关节的机械性症状常见于肱桡关节炎患者，最严重的症状出现在肘关节伸直的终末阶段。

桡神经卡压综合征包括累及骨间后神经（posterior interosseous nerve，PIN）的卡压性神经病和桡神经管综合征（radial tunnel syndrome，RTS）。PIN综合征的特征是单纯的拇指和其他手指的伸直功能丧失。在运动员的桡骨颈区域没有肿块的情况下，或没有长时间的压迫如"周六夜麻痹"（Saturday night palsy），或者是Parsonage-Turner综合征时，这种情况很少见。RTS也很少见，其特点是疼痛随活动而加剧，常位于伸肌活动区和前臂近端外侧。投掷运动员可能会在跟随期出现这种疼痛。后外侧旋转不稳的症状通常是由于运动员的肘关节脱位引起的。主诉包括肘关节外侧疼痛、弹响、交锁、主观不稳定和复发性肘关节脱位。

肘关节内侧

定位于肘关节内侧的主诉不适可能由肘管综合征、内上髁炎和内侧（尺侧）副韧带损伤引起。

肘管综合征的典型症状是沿前臂内侧放射至环指和小指的感觉异常，患者症状常夜间加重或因长时间屈肘而加重，尺神经移位后尺神经半脱位或肱三头肌内侧头脱位可引起肘内侧部弹响。

肱骨内上髁炎，也称为"高尔夫肘"，也出现在其他球拍类运动或棒球运动中。它与前臂旋前反复用力或腕关节屈曲的病史有关。在高尔夫球手中，该疾患通常涉及主发力的手臂。单一的"fat"撞击会导致旋前肌群的偏心负荷或肘关节的重复负荷，从而导致屈肌的断裂，伴有缺血和血管成纤维细胞增生。在60%的病例中肱骨内上髁炎与尺神经症状有关[4]。

运动员在投掷过程中，如果发生了急性的内侧副韧带损伤，通常会出现剧烈的疼痛，以及无法继续投球。投掷运动员肘关节内侧隐痛伴速度和控制功能障碍是慢性内侧副韧带损伤的表现。肘关节急性损伤时肘内侧部不适可能与肘内侧副韧带的损伤有关。这些患者通常伴有相关的损伤，如桡骨头骨折、肱骨小头骨折或脱位。投掷运动员旋前圆肌劳损的病史与内侧副韧带损伤的病史相似。

肘关节前方

运动员肘关节前方疼痛的原因有很多，包括肱二头肌远端部分或完全断裂、肱二头肌远端肌腱断裂、正中神经压迫性神经病变如旋前神经或骨间前神经（anterior interosseous nerve, AIN）综合征，以及前关节囊拉伤。

肱二头肌远端肌腱断裂是最常报告的创伤事件，涉及意外的拉伸力量作用于弯曲的手臂，可出现在举重、橄榄球或足球运动中。有类固醇药物服用史的患者对诊断是有帮助的，因为这是肌腱断裂的一个重要危险因素，尤其是在上肢。肱二头肌远端断裂通常伴随着上肢的疼痛和无力。剧烈的疼痛迅速消退，就像最初的屈肘无力一样。患者通常前臂后伸无力，很少出现手臂抽筋。肱二头肌远端肌腱病与肘关节前部疼痛有关，这种疼痛在前臂反复旋后和屈肘时更为明显。

旋前综合征是一种罕见的疾病，最常见的原因是正中神经在两个旋前圆肌两头之间受到压迫。还有其他可能压迫的位置；本章后面将介绍这些位置。患者

表现为前臂近端掌侧疼痛和感觉异常，并向手的桡侧放射，即拇指到无名指的桡侧边界。反复的前臂旋转也会使症状加重。AIN综合征是一种纯粹的运动麻痹，症状出现在手的远端。然而，在肘关节前方正中神经压迫的水平，患者可能会有模糊的疼痛不适。

肘关节后方

运动员可能会因为鹰嘴滑囊炎、应力性骨折、后内侧撞击综合征（例如，外翻背伸超负荷综合征）、三头肌腱炎和三头肌腱断裂产生肘后疼痛。尺骨鹰嘴滑囊炎通常继发于肘关节创伤，或肘关节尖端受到重复的压力或剪切力。鹰嘴应力性骨折最常见于体操运动员、投掷运动员和举重运动员（图58.1）。这些运动员常报告肘关节后方疼痛，肘关节不能完全伸直，并在某些情况下肘部叩击痛或抓取痛。

后内侧撞击综合征（如外翻背伸超负荷综合征）几乎只见于投掷运动员，这些运动员在肘关节完全伸直时主诉肘关节后内侧疼痛，这通常继发于肘关节伸直时，后尺骨鹰嘴骨赘撞击后窝的情况。

患有三头肌腱病的患者在伸肘时会感到疼痛，

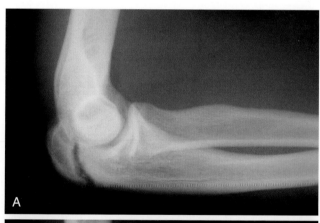
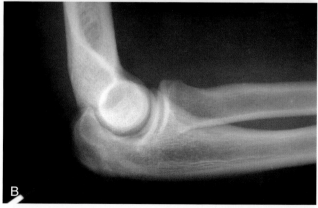

图 58.1 鹰嘴应力性骨折。一位后肘疼痛的大学体操运动员的X线片。（A）有症状的一侧；（B）对侧肢体

特别是在抵抗伸肘时。患有远端三头肌腱断裂的运动员通常会回忆起在抵抗伸肘时发生的特定创伤事件，随后会感到剧烈疼痛和明显的无力感[6]。使用类固醇激素的患者在创伤很小的情况下就可能发生肌腱的断裂[5]。

总的来说，肘部损伤最常见于投掷类运动员。美国骨科医师学会（AAOS）报道，50%～75%的青少年棒球运动员在比赛中会感到肘部疼痛。在对运动员采集病史的时候，特别是对一个投掷运动员采集病史的时候，了解疼痛发生在投掷时的哪个阶段是很重要的。与肘关节后部症状相比，内侧症状常发生在加速后期和出球阶段，而前者的症状通常发生在减速期和跟随期。

体格检查

为了使诊断试验具有临床应用价值，它必须易于操作、可靠、重复性好、灵敏性和特异性高，在评价肘关节损伤时，结合检查、触诊、关节活动度、力量、稳定性、神经功能评估和其他激发动作将有助于诊断。

视诊

视诊是肘关节查体的第一步，如有可能，应包括伤侧与健侧的比较。在检查过程中，医生应评估皮肤和周围软组织是否有急性损伤的迹象，如瘀斑、肿胀、畸形、肌肉轮廓异常和慢性变化，如肌肉肥大或萎缩。

在检查过程中，特别是对投掷运动员来说，测量提携角是非常有用的。肘关节的提携角是指肘关节伸展时肱骨轴线与前臂轴线之间在前臂最大旋后位（解剖位）的冠状面上的夹角。典型的角度是外翻7°～13°[7]。Paraskevas等[8]发现一般人群的平均提携角度约是13°，男性平均少2°，女性多2°。与男性相比，女性角度的增加被归因于女性的关节较松弛。提携角的变化可能是由于以前的创伤、损伤、发育异常或对重复应力的适应性变化所致[8,9]。在职业投掷运动员中，通常会看到超过15°的角度。Fick提出了"肌肉理论"，该理论解释了运动员投掷时更大的提携角度。这一理论假设强壮的肱桡肌和桡侧腕长伸肌在运动员投掷时将导致更大的压力，产生更大的径向偏差延伸，从而拥有更大的提携角。也有人假设，运动员投掷时肘关节承受的压力增加，可能会导致关节松弛，这也有助于提携角增大。

当评估患者手臂或前臂肌肉是否萎缩或肥大时可进行周长测量，并与对侧相比较。前臂肌肉肥大可出现在多种项目运动员的优势肢体。由于慢性不适或潜在的神经紊乱，上臂和前臂肌肉也可能出现失用性萎缩。

触诊

重要的是首先要对无症状的区域进行触诊，同时逐渐向有症状的区域移动。此外，医生必须了解这部分检查在定性方面的意义，并在触诊时使用相应检查手法，以了解哪些动作会加重或减轻症状。

肘关节外侧

从肘关节外侧开始，触诊骨性突起，包括肱骨外上髁、桡骨小头和尺骨鹰嘴突。还应触诊肱桡关节线是否有压痛。根据病史，外伤时肱骨外上髁压痛可提示外侧副韧带断裂。

由肱骨外上髁炎引起的压痛可以在肱骨外上髁的远端偏前方的桡侧伸腕短肌（ECRB）起点触及，并且可以沿伸肌总腱放射到外上髁远端数厘米。与肱骨外上髁炎相关的疼痛，通常因肘部伸直、伸腕抗阻和握紧拳头而加重。另外，患肢的握力下降，特别是伸肘时握力下降，是诊断肱骨外上髁炎的少数客观指标之一。Dorf描述了在肘关节弯曲和伸展时检查握力，如果屈曲和伸直时的握力相差8%，诊断肱骨外上髁炎的准确率为83%[11]。

在肱桡关节处的压痛，特别是当中度屈肘，施加轴向负荷并旋前旋后前臂时出现（例如，肱桡关节主动压缩试验），常提示肱桡关节病变[12]。中年患者肘关节后外侧压痛点多为肱桡关节炎，虽然在青少年患者中，它很可能撞击OCD。这些患者通常在肱桡关节处有积液。

接下来，在尺骨鹰嘴、外上髁和桡骨头之间的三角区域的中心可以触摸到肘肌上的"软点"。该区域的积液可以表现为软点上的积液，应怀疑其存在潜在损伤。

前臂近端外侧的局部模糊压痛，特别是沿PIN走行的压痛，更符合RTS与PIN综合征的诊断，在本章后面会有更详细的解释。

肘关节内侧

肘关节内侧的触诊从内上髁开始。与肱骨内上髁炎相关的压痛通常位于肱骨内上髁的前内侧面，旋前圆肌和桡侧腕屈肌的起点。可以在前臂抗阻旋前时，通过触诊内上髁的近侧 1/3 来区分旋前圆肌起点的病变。尺侧腕屈肌的起点是通过触诊内上髁的远端 1/3 来发现的。

当肘关节屈曲到 50°~70° 时，最容易触诊内侧（尺侧）副韧带，此时内侧肌肉向前平移。与内侧副韧带撕裂相关的压痛将沿着韧带的走行，要么位于内上髁的起始点，要么位于尺骨近端的隆起结节的附着点。尺神经可在内上髁的正下方触及（如本章后面所述）。

肘关节前方

肘关节前方的触诊开始于肘前窝，可以触诊到多种软组织结构：肱二头肌腱远端、肱桡肌、二头肌纤维束、肱肌和旋前圆肌。肱二头肌腱远端病变是运动员肘关节前方疼痛最常见的原因。肘关节旋后时，肘前窝内的肌腱很容易触及。可以进行钩子（hook）试验或肱二头肌挤压试验，以协助诊断肱二头肌远端肌腱断裂；本章后面将详细介绍这些检查[13]。肌腱完整，抗阻旋后时肌腱远端压痛，提示远端肱二头肌腱病。

正中神经压迫病变，特别是旋前肌综合征，触诊可引起前肘和前臂疼痛。深触诊或肘前窝正中神经 Tinel 试验可以引起前臂和肘关节近端的疼痛，但正中神经症状也可能出现在手的远端（如本章后面讨论的）。

肘关节后方

肘关节后方的触诊包括触诊肱三头肌腱和尺骨鹰嘴突。当肘关节弯曲到大约 30° 时，肱三头肌是放松的，更易触诊到关节后间室的内侧和外侧沟。这些区域的饱胀感与关节内炎症过程相对应。滑车内侧或外侧的压痛与肱骨远端后方的骨刺相关。肘关节完全伸直时，尺骨鹰嘴突尖端骨刺可引起疼痛。拳击手在肘击时可能会出现鹰嘴突尖端骨折，特别是在非优势肘部。这种类型的骨折在尺骨鹰嘴突顶端有轻微的压痛，伴肘关节轻微弯曲。

过头投掷运动员尺骨鹰嘴后内侧疼痛应立即进行尺骨鹰嘴后内侧的撞击综合征检查[1]。仔细评估内侧副韧带的完整性也很重要，因为韧带损伤和后内侧撞击综合征之间存在着关联。可以使用伸直撞击和臂杆测试等敏感度较高的物理检查（如本章后面讨论的）。

仅在尺骨鹰嘴顶端近端的三头肌可触摸到的缺损提示三头肌肌腱断裂。完全的断裂通常涉及肌腱后方的浅部，涉及肱三头肌长头和外侧头。这使得肱三头肌内侧头组成的肌腱的前方深部完好。

动诊

肘关节正常屈伸弧度范围为 0~140°，±10°。运动员肘关节不能完全伸直的情况很常见。旋前-旋后角度的变化比屈伸大，大约 75° 的旋前和 85° 的旋后是在正常范围内。日常活动所需的活动度为 30°~130° 的屈伸和 50° 的旋前-旋后[16]。根据运动特点，肘关节伸直功能障碍可能会造成严重后果。值得注意的是，在哪一点有压痛，哪一个角度有疼痛或机械症状，都要留心，因为这一信息可能提供诊断线索。

神经功能评估

神经检查包括评估皮肤外观和纹理、肌肉体积、力量、感觉、反射和神经压迫的刺激动作。皮肤纹理的丧失和指垫上异常的汗液是感觉神经丧失的标志。同样，肌肉体积的减小是在运动神经障碍或肢体失用之后。

屈肘力量最好的测试方法是屈肘 90°，前臂保持中立位旋转。与肱二头肌相比，肱肌对屈肘力量的贡献是不成比例的。肱肌止于冠突的前表面，这使得手或腕无论在什么位置上它的力线保持不变。这与肱二头肌相反，肱二头肌附着在桡骨粗隆上，负责屈曲与旋后。此外，肱肌的位置更接近肘关节的轴线，与二头肌相比，前者的机械优势更明显。

肱三头肌的力量是通过有或无重力的情况下伸肘运动，然后对抗不断增加的阻力来表现。为了消除重力的影响，患者在仰卧位时，手臂前屈至 90°，肘关节屈曲 90°（图 58.2）。肱三头肌强度是通过肘关节屈曲 100° 时，开始抗阻力伸肘来评估的。它将评估肱三头肌的外侧头和中间头。要区分肱三头肌内侧头，检查者应让患者将其受影响的手放在受检者的肩上，肘部伸直，然后检查者将手放在患者的肘窝上，并试图弯曲患者的肘部，使患者抗拒移动，这将区分出肱三头肌的内侧头。

当肘关节屈曲 90°，前臂开始中位旋转时，评价旋前和旋后效果最好。虽然不是一个绝对的规则，但已证明主导地位的肢体比非主导地位的肢体强大约 10%[17, 18]。

可以通过轻触手和前臂的皮节或周围神经分布来测试感觉。轻触感觉的任何减弱或与对侧的差异都应引起对神经损害的怀疑。

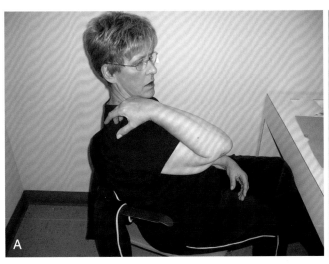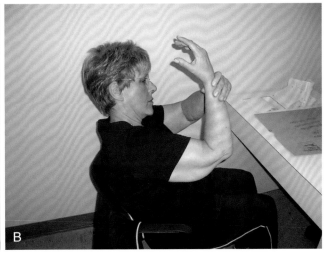

图 58.2　肱三头肌功能不全。肱三头肌功能可以首先通过让患者尝试克服重力伸肘来证明。在肘关节伸展过程中，患者坐着并保持肱骨垂直于躯干的情况下进行该操作。可被动伸肘（B），但无法主动伸肘（A），提示肱三头肌功能不全

肘关节压迫性神经病

当基于病史和症状描述，临床上高度怀疑该疾病时，也应进行检测以发现潜在的压迫性神经病。

尺神经卡压（肘管综合征）

肘管综合征是上肢最常见的压迫性神经病变之一，发生率为 1.8%[19]。体格检查可以帮助诊断。Tinel 试验是敲击可疑压迫或受损区域的神经（混合性外周神经或皮神经）来进行的（图 58.3）。如果神经所支配的区域产生感觉异常，则该试验为阳性。

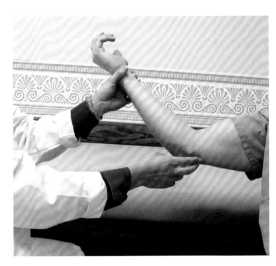

图 58.3　通过敲打可疑压迫或受损区域的神经来进行 Tinel 试验。如果该试验在神经的典型分布区域产生感觉异常，则为阳性

当尺神经通过肘管并进入尺侧腕屈肌远侧时，可在肱骨内上髁后方触诊到尺神经。在屈肘过程中，有两种情况会产生疼痛的弹跳感：尺神经半脱位和肱三头肌内侧头半脱位。后者通常发生在尺神经转位后。然而，尺神经过度活动在一般人群中的比例高达三分之一。但这些人中的绝大多数都没有症状[20]。

除 Tinel 试验外，肘关节长时间最大角度屈曲、肘管直接压迫或两者的组合（肘关节屈曲压迫试验），可引起尺神经激惹表现。多项研究对这些操作的敏感性、特异性、阳性预测值（PPV）和阴性预测值（NPV）进行了评估[21-23]。肘部 Tinel 试验的敏感性、特异性、PPV 和 NPV 分别为 54%～70%、53%～99%、77%～97% 和 30%～98%[21-23]。肘关节屈曲压迫试验的敏感性、特异性、PPV 和 NPV 分别为 46%～98%、40%～99%、72%～96% 和 29%～99%[21-23]。

划痕塌陷试验也被证明是诊断肘管综合征的一种敏感而准确的方法。在这个测试中，检查者在患者神经受压的区域轻轻抓挠两侧皮肤，同时患者双肩持续外旋抗阻，由于神经相关的痛觉异常，会引起短暂的肌肉抵抗丧失。这种检查不依赖于患者的主诉症状，而是提供了一个比大多数其他检查更客观的评价。划痕塌陷试验的敏感性（69%）显著高于 Tinel 试验（54%）和屈肘压迫试验（46%），对肘管综合征的诊断总准确率接近 90%[23]。

总体而言，诱发试验是辅助诊断肘管综合征的重要临床工具，但检查者仍应意识到，在一组屈肘和 Tinel 征阳性的无症状个体中，假阳性率可高

达 34%[24]。

慢性尺神经压迫可导致内在肌无力和萎缩（常见于背侧第一指间隙）。慢性尺神经压迫的许多特征可以在手的远端找到，包括"爪形手"和 Wartenberg 征、Froment 征、Masse 征和 Jeanne 征。最显著的慢性症状是爪形手。它与内在肌收缩位（intrinsic minus position）和 Duchenne 征同义（图 58.4）。虽然如此，所有这些描述蚓状肌和骨间肌麻痹的描述性同源词，都表明伸肌和屈肌之间的不平衡。指间关节内肌功能丧失，指间关节伸肌在掌指关节处没有了对抗，导致关节的伸直。另外，指浅屈肌和指深屈肌不再被指内肌拮抗，导致近端和远端指间关节屈曲。通常仅限于环指和小指，并伴有尺神经的损伤，而该损伤常累及第四指和第五指的远端。指深屈肌至第四和第五指，由于正中神经对示指和中指的蚓部肌肉的也有支配作用，因此示指和中指的爪形是不常见的。Masse 征是指小鱼际肌麻痹导致掌弓变平，掌横肌纹消失。Wartenberg 征表现为小指静止时固定向尺侧偏斜和背伸，主动内收功能减弱，常继发于缺乏对侧的指伸肌拮抗或第三掌骨间肌功能障碍。Froment 征为指间关节长屈肌在因短内收肌无力而引起的夹捏时，手指的代偿性屈曲。如果伴有拇指掌指关节过度背伸伴拇指内收无力，则称为 Jeanne 征[25]。

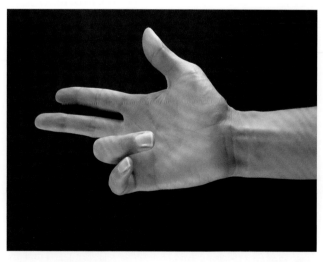

图 58.4　畸形挛缩或爪形手。这种情况是由于尺神经受压导致手尺骨间肌和蚓状肌麻痹所致。在掌指（MCP）关节处，伸指肌（EDC）失去了对抗，从而导致 MCP 关节背伸。指浅屈肌（FDS）和指深屈肌（FDP）也失去了对抗，导致近端指间关节（PIP）和远端指间关节（DIP）屈曲。尺神经受压引起的爪形手通常仅限于环指和小指，因为第一和第二蚓状肌被正中神经支配

桡神经卡压性神经病

发生在肘关节周围的桡神经压迫神经病变包括 PIN 综合征和 RTS。

桡神经浅层感觉支近端受压，又称 Wartenberg 综合征，发生在桡神经浅支沿肱桡肌由深向浅穿行时。患者通常表现为手背和前臂疼痛，除肘部外，其他部位均有感觉丧失。

在评估 PIN 压迫综合征时，医生必须了解 PIN 综合征和 RTS 之间的临床差异。RTS 的症状是位于前臂近端外侧的疼痛，而 PIN 综合征表现为单纯的运动麻痹。尽管它们在临床上有所不同，但这两种综合征都涉及 PIN 压迫和其他常见的压迫部位。

桡神经管综合征

Roles 和 Maudsley[26] 描述了 36 例 RTS 患者中引起疼痛的动作，这些患者均有"顽固性"网球肘。其最常发生的症状是抗阻旋后、伸腕和伸中指等动作困难。可以通过前臂旋前和屈腕以最大限度地牵拉桡神经。桡骨神经管位于肱骨外上髁下 3～5 cm 处，触诊可引起疼痛。这可以通过使用 Loh[27] 所描述的九格测试来进行检查。其包括在前臂近端的前部上绘制正方形（图 58.5）测量肘部完全伸直和完全旋后时肘部折痕的宽度。这个测量的宽度也将作为远端的宽度。然后将正方形进一步细分为 3×3 的 9 个小正方形。然后，在外侧、中间和内侧列中，从近端到远端将这 9 个小正方形分别编号为 1～3。作者发现，在所有研究的标本上，桡神经都位于外侧柱近端的两个小正方形里。因此，触诊时外侧小正方形上的压痛提示 RTS。其他的区域则作为对照，没有压痛。

为了帮助鉴别 RTS 和肱骨外上髁炎，在前臂近端，距外上髁 3～5 cm 处，局部麻醉或者注射糖皮质激素进行鉴别。RTS 的疼痛较肱骨外上髁炎相关的疼痛更靠近远端。尽管有争议，我们还是建议给予足够的利多卡因来进行一个暂时的 PIN 运动阻滞，来确认注射的正确位置。

Sarhadi 等[28] 报告了 25 例可疑 RTS 患者，其中 16 例在注射 1% 利多卡因后 2 年内疼痛缓解（所有患者最初症状均消失），且 40 mg 的曲安奈德注射可用于控制长期疼痛。尽管如此，我们不常规在骨间后神经附近注射麻醉剂或激素来进行诊断或治疗。对于棒球投手，可以进行加强 PIN 张力的刺激性动作练习，包括肘部伸展、前臂旋前和腕关节屈曲。这些动作发

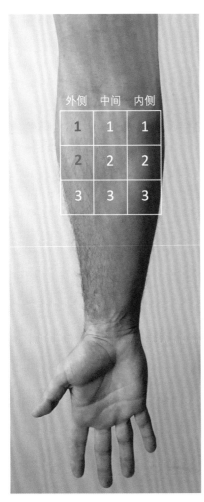

图 58.5 桡神经管综合征的九宫格检查。前臂分为九个小正方形。外侧、中间和内侧列分为从近到远编号的 3 个小正方形。对于桡神经管综合征患者，前臂近端的外侧柱的第 1 和第 2 个小正方形可有压痛，其他区域则可作为对照

生在掷球结束时。因此，在门诊中，该位置再次出现前臂近端外侧的疼痛可能有助于 RTS 的诊断，特别是如果没有活动受限的话。

骨间后神经综合征

PIN 综合征与 RTS 不同，PIN 综合征患者有明显的运动障碍。这包括示指和拇指背伸障碍和伸腕时桡侧偏障碍，因为尺侧腕伸肌受 PIN 控制（桡侧腕长伸肌通常由桡神经支配）。这种情况可能是由于不典型的（深部）脂肪瘤、炎性滑膜炎或外伤引起的局部血肿所致。在骨折固定和 RTS 减压时，PIN 暴露过久可能出现暂时性甚至永久性的功能障碍。PIN 麻痹也是公认的二头肌腱远端断裂的术后并发症，单切口入路发生率为 2.7%，双切口入路发生率为 0.2%[30]。

也有可能出现部分或完全的 PIN 功能障碍，与臂神经炎或 Parsonage-Turner 综合征有关。部分病变可能仅累及 PIN 的内侧支，导致尺侧腕伸肌、小指拇长伸肌和指伸肌受累，而拇外侧支受累可导致拇长展肌、拇短伸肌、拇长伸肌和固有伸肌的无力。临床表现多变，因此，彻底和准确的检查以定位病变是必要的。

肘部正中神经卡压
旋前综合征

旋前综合征临床上非常罕见，是由于正中神经在穿过旋前圆肌的两个头或前臂近端指浅屈肌的近侧时受压所致。患者表现为前臂近端掌侧疼痛、前 3 指和示指桡侧半感觉异常。这些症状可因重复的体力活动而加重。旋前综合征和腕管综合征的鉴别相当重要，而且也要考虑到解剖上掌皮支位于腕横切带近端 4 ~ 5 cm 处[32]。与真正的腕管压迫相比，正中神经近端受压病变的患者，会出现鱼际麻木，前者表现为前 3 指和环指桡侧半的症状，而大鱼际区感觉正常。骨间前神经综合征仅有运动症状，可与腕管综合征和旋前综合征相鉴别，它主要是示指的拇长屈肌和指深屈肌的运动障碍，没有感觉丧失。

旋前综合征的诱发手法各不相同。当肘关节从屈曲到伸直时，前臂的抗阻旋前动作可诱发旋前圆肌水平的神经刺激[33, 34]。其他手法包括：在中指屈曲时，指浅屈肌腱会做抵抗动作；在前臂几乎完全屈曲和完全旋后时，同样会出现抵抗动作；这分别是由于指浅屈肌头和二头肌腱膜之间的纤维弓压迫导致[33-35]。此外，在近端正中神经病变的患者中，抓挠塌陷试验和 Tinel 试验阳性。旋前肌综合征的诊断是非常罕见的，这些诱发动作的准确性更多地基于专家意见，而不是证据。

骨间前神经综合征

AIN 压迫是一种运动性瘫痪，伴有前臂近端隐约的疼痛，拇长屈肌、示指和中指的指深屈肌以及旋前方肌明显的运动障碍。让患者做一个"OK"的手势，同时特别注意患者是否在屈曲拇指指间关节，这样做可以很快评估 AIN。单独检查旋前方肌功能要困难很多，因为旋前圆肌的功能包括了其单独的功能。最大限度地屈肘可以防止旋前圆肌的肱骨端对前臂的旋前造成影响，这仍然无法完全孤立旋前方肌功能。

关节稳定性试验

外侧副韧带

　　大多数由于既往外伤史（如肘关节脱位或骨折脱位）或外科手术（如网球肘手术）导致的复发性肘关节不稳患者，也可因外侧副韧带复合体功能缺陷而导致后外侧旋转不稳。患者主诉日常动作关节不稳和可能的关节脱位。

　　内翻应力测试可以用来直接评估肘关节在30°屈曲时外侧的稳定性。然而，评估后外侧旋转不稳定性最常用的试验是侧方轴移试验。O'Driscoll[36]首先描述了这项试验，在患者放松仰卧位时进行。检查者在患者的头侧，患者前臂旋后，将外翻应力与轴向负荷施加到患者肘关节，然后肘关节从完全屈曲缓慢伸直。当在大约40°时发生桡骨头后外侧半脱位，则该试验阳性。从该点继续屈肘会复位半脱位的桡骨头。这种操作在清醒患者中的阳性率只有38%。因此，对于有关节不稳病史的患者在全麻下做该项检查时，会有87.5%～100%的阳性率[37,38]。

　　在清醒的患者中，伸肘和前臂旋后相结合可能会引起恐惧感。在一项对8例后外侧旋转不稳患者的研究中，地面或椅子俯卧撑试验与横向轴移试验进行了比较。俯卧撑试验是一种可以在地面或坐着时进行的动作，检查时患者前臂旋后，肘关节弯曲到90°且双手之间的距离大于肩宽。肘关节伸直时，患者保护肘关节或发现脱位则为阳性。虽然这些测试比清醒患者的侧方轴移试验更敏感，但与阴性对照组没有可比性。因此，如果疼痛是唯一的并发症，做俯卧撑试验可能会使医生对肘部疼痛和不稳定的其他潜在原因感到困惑。

内侧（尺侧）副韧带

　　内侧（尺侧）副韧带不稳定可通过多种测试来评估，包括外翻应力测试、"挤奶动作"和动态外翻压力测试。

　　外翻应力测试是在肩关节外展和外旋时进行的。检查者稳定患者上臂，屈肘至30°，打开肱尺关节，然后在肘部施加外翻压力。如果患者有疼痛，恐惧，或内侧严重松弛，则试验为阳性。敏感性和特异性的不同取决于患者手法测试的时候是否有疼痛。检查时出现疼痛的敏感性（65%）高于松弛（19%），但特异性（50%）却低于松弛（100%）[39]。

　　挤奶试验是通过伸直和外旋肱骨来限制盂肱关节

的活动，然后前臂旋后，通过拉伸拇指施加外翻压力，同时肘关节屈曲90°。这项检查可以由患者或检查者来做。在施加压力的过程中，触诊韧带，如果有疼痛、恐惧或明显的内侧松弛，试验为阳性（图58.6）。应注意棒球投手，因为他们的优势手臂内侧副韧带比其他人的会更松弛[40]。因此，对这些运动员来说，内侧副韧带松弛实际上是假阳性结果，或者这就是正常的变异。

　　动态外翻压力试验，由O'Driscoll开发，是一个动态挤奶试验，解决了肘关节位置影响静态外翻负荷测试、关节镜外翻应力测试和MRI的敏感度问题。患者的手臂被放置在与挤奶试验相同的位置，但肘关节在移动过程中会受到持续的外翻压力（图58.7）。根据分析，动态外翻应力试验对尺侧副韧带损伤具有较高的敏感性（100%）和特异性（75%）。如果患者在70°～120°的范围内重复出现症状，则被认为是阳性。患者产生最大疼痛的平均角度为90°[39]。

其他刺激性检查

肱二头肌腱远端断裂

　　对于肱二头肌腱远端断裂，具体的物理检查操作可以帮助评估肌腱止点的完整性。Odriscoll等[13]描述了钩子试验，Ruland等[14]报告了肱二头肌腱挤压试验的应用。

　　钩子试验（hook试验）是检查者从外侧将示指勾在患者完整的肱二头肌肌腱下，同时患者使前臂完

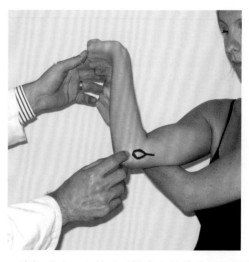

图58.6　挤奶试验。这是通过伸直和外旋肱骨以限制盂肱运动进行的。然后将前臂放平，并在肘关节屈曲90°的情况下牵拉伸出的拇指，以施加外翻应力。如果测试引起疼痛，则认为该试验为阳性

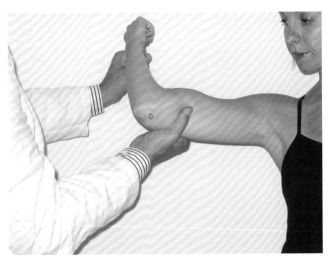

图 58.7　动态外翻压力试验。在肩关节外展和外旋的情况下进行。检查者稳定患者手臂，并屈伸肘关节。如果内侧肘关节尺侧副韧带疼痛，则认为该测试为阳性

旋后，肘关节弯曲到 90°。在进行测试时，让患者在仰卧时做"拇指朝上"的手势，并最好使手臂外展近90°。检查者也可以从纤维韧带下内侧接近肌腱。这比较困难，因为手指不能远距离钩在下面。如果检查者能用手指钩住肌腱，则认为其是完整的。肌腱撕脱时，则手指无法钩住肌腱下。在 O'Driscoll 等 [13] 的研究中，肱二头肌远端肌腱断裂患者的钩子试验与 MRI 和术中所见进行比较。钩子试验的敏感性和特异性均为 100%，而 MRI 仅为 92% 和 85%。

肱二头肌挤压试验类似于跟腱断裂的 Thompson 试验。用一只手挤压肱二头肌的肌腹，而另一只手触摸肌腱连接处。患者的手臂保持大约 60°~80° 的弯曲。当挤压肌腹和肌腱连接处时，正常人前臂会有旋后。阳性测试结果则为前臂不能旋后。基于一组患者的调查发现，该试验的敏感性为 95%，且所有手术患者术后该试验结果均显示前臂旋后功能恢复 [14]。

后内侧撞击综合征

伸直撞击试验和臂杆试验有助于评价运动员后内侧撞击综合征的后侧撞击。伸直撞击试验是，患者的肘部从接近完全伸直（20°~30°）到迅速伸直到最大程度，并持续施加外翻应力，同时触诊尺骨鹰嘴后内侧。这个动作的目的是为了重现投掷运动员中出现的外翻过载的终末阶段。外翻压力是必要的，这是为了确定疼痛主要是后内侧撞击引起，而不是因为不稳定或其他因素。这项检查也可以在没有外翻或内翻的情况下进行，并且可以进行适当的比较。

臂杆试验是患者手臂完全内旋，屈曲 90° 时，手放在检查者的肩膀上进行的。患者的尺骨鹰嘴 / 肱骨远端被拉下以重建完全伸展。阳性测试结果是，患者肘关节后内侧出现疼痛，该试验比伸直撞击试验更敏感。因此，恢复阶段的投手，臂杆试验阳性但伸直撞击试验阴性并不罕见 [42]。

结论

肘关节是一个复杂的关节，运动员中它可能会受到多种相关疾病的影响。因此，对肘关节的外侧、内侧、前部和后部进行有针对性的病史采集和体格检查，可以帮助医生做出诊断，并指导治疗决策，使患者能够及时、安全地重返赛场。

致谢

作者和编辑感谢前几版作者的贡献：Aakash Chauhan、Jeffrey Cunningham、Rishi Bhatnagar、Caroline Baratz 和 Mark E.Baratz。

选读文献

文献：Cheng C, Mackinnon-Patterson B, Beck JL, et al. Scratch collapse test for evaluation of carpal and cubital tunnel syndrome. *J Hand Surg Am.* 2008; 33A: 1518-1524.
证据级别：II
总结：本研究评估了一种新的诊断腕管综合征和肘管综合征的有效性的体格检查方法。与 Tinel 试验（32%）和屈腕 / 压迫试验（44%）相比，该试验具有更高的敏感性（62%）。在诊断腕管综合征方面，该试验的敏感性（69%）也高于 Tinel 试验（54%）和屈腕 / 压迫试验（46%）。结论是该检查方法对诊断腕、肘管综合征具有较高的敏感性和实用性。

文献：Rosenthal EA. Examination of hand and forearm: claw hand deformity & thumb deformity with ulnar palsy. In: Peimer CA, ed. *Surgery of the Hand and Upper Extremity*. New York: McGraw-Hill; 1996: 83-87.
证据级别：V
总结：本书详细描述了各种神经麻痹的特征，以及它们在手部的表现。

文献：O'Driscoll SW, Lawton RL, Smith AM. The "moving valgus stress test" for medial collateral ligament tears of the elbow. *Am J Sports Med*. 2005; 33: 231-239.
证据级别：II
总结：本研究对肘关节内侧副韧带（MCL）损伤的体格检查方法进行了评估，与其他诊断标准相比，动态外翻负荷试验在评估 MCL 损伤引起的肘关节内侧疼痛方面具有 100% 的敏感性和 75% 的特异性，动态外翻负荷试验是另一种高度敏感的体格检查方法，可以帮助临床医

生缩小肘关节内侧疼痛的鉴别诊断范围，特别是 MCL 损伤。

文献：O'Driscoll SW, Goncalves LB, Dietz P. The hook test for distal biceps tendon avulsion. *Am J Sports Med*. 2007; 35(11): 1865-1869.

证据级别：

总结：本研究评价了钩子试验评估潜在的肱二头肌腱远端断裂的有效性，发现 hook 试验对肱二头肌腱远端断裂的敏感性和特异性均为 100%，高于磁共振成像（分别为 92% 和 85%）。

（Nicholas J. Clark, Bassem T. Elhassan 著
丁国成 译 刘 平 校）

参考文献

扫描书末二维码获取。

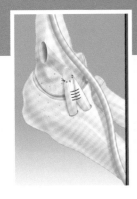

第59章

肘关节影像学

　　肘关节是一个受多种病理条件影响的复杂关节。利用计算机断层扫描（CT）、磁共振成像（MRI）、MR 关节造影和超声（US）对肘部进行高级成像，为诊断提供了强有力的工具；但是，了解各自的效用和局限性是选择最佳的成像方式回应每个临床问题的必要条件。尽管有先进的成像技术，传统的 X 线片仍然是肘关节成像的主要部分。在评估肘关节时，重要的是不要忽视传统的 X 线片。在考虑使用先进的成像技术之前，建议所有患者都进行 X 线片检查。本章回顾了这些成像方法，并探讨了如何最好地利用这些模式来评估和治疗常见肘关节病变。

成像方法

常规 X 线片

　　肘的影像学评估通常从常规的 X 线片开始。标准的肘 X 线片包括前后位（AP）、侧位、斜位（图59.1）。在肘关节伸直和前臂旋后的情况下获得前后位和斜位，可显示近侧桡尺关节、尺肱关节、内上髁、外上髁和滑车。在外翻解剖休息位肘关节的提携角度通常测量为 12°~15°。肘关节屈曲 90°，前臂处于中立位置获得的影像图，可以评估肱桡关节、尺骨关节、肱骨远端、尺骨鹰嘴和冠突。获得合适的肘外侧位 X 线片可以清楚地显示最小骨性结构重叠的尺骨关节。侧位片上的这个尺骨滑车间隙可以被少量的旋转所遮挡。因此，在获取肘侧位图像时应特别注意。解剖位置下的桡骨头与肱骨小头共线。通常在肱骨远端前方可见一个暗色透亮区，代表前脂肪垫。同样，后脂肪垫征是肱骨远端干骺端后方界限清楚的透亮区。它的出现往往提示一种病理过程[2]。这些脂肪垫的移位，由关节内积液或关节内积血引起。类似于帆船上的大三角帆，被称为帆征[3]。

　　对于肘关节的初始评估，传统的 X 线影像通常是令人满意的；但是，对于在标准前后位、侧位和斜位片上难以评估的结构，可以使用附加投影。桡骨头骨折很常见，但当桡骨头没有移位时很难发现。特定的桡骨头（放射头）位可以更好地显示骨折，描述骨折

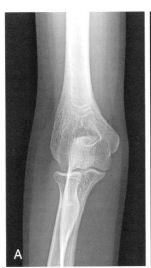
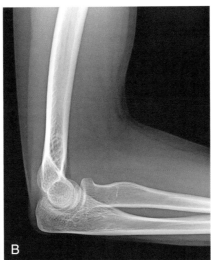
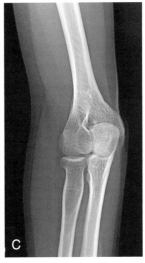

图 59.1　肘部常规 X 线片：（A）前后位，（B）侧位，（C）斜位

类型，并有助于分类。当肘关节屈曲 90°时，X 线束从侧位转向前 45°[1]。这个投影提供了桡骨头的无障碍视图，而不会与尺骨近端重叠。其他常见的骨折包括累及上髁（特别是骨骼发育不成熟患者的内上髁）、肱骨远端和尺骨鹰嘴等部位的骨折。"恐怖三联症"包括桡骨头和冠突骨折，以及肘关节脱位。常规 X 线片通常足以证实闭合操作后肘关节的复位。

任何出现非活动性疼痛或肘部肿块的患者，应首先进行常规 X 线检查。X 线片提供了大量的信息，有助于指导进一步的成像检查。

肘部创伤常伴有骨和软组织损伤。当常规的 X 线片没有显示问题或提供不完整的信息时，选择额外的检查是以病史和体格检查为指导。这些额外的检查可能包括 CT、MRI、MR 关节造影、透视和骨扫描。本章重点介绍了一些相关的损伤及其影像学表现，为骨科医生或运动医学专家提供帮助。

计算机断层扫描

现代 CT 扫描仪可以快速采集图像、具有高空间分辨率和等体积数据集，这些数据集可以提供图像的多平面重新格式化。这些特性使得对骨骼的描述非常出色；它们对于检测细微骨折、骨膜反应和细微的骨损伤非常有用，而这些在常规的 X 线片上可能难以识别。皮质骨的高衰减使人们只需要很少的人工后处理

就可以分割和生成三维体绘制图像。这些图像为复杂骨折修复的规划提供了重要的视觉信息。随着剂量减少、金属减少技术和定量技术的发展，CT 技术不断改进。例如，双能 CT（DECT）可用于肌肉骨骼系统中痛风尿酸晶体的检测[4]。这种 DECT 技术最常用于足部和脚踝的成像，但也可用于诊断肘关节的复杂病例（图 59.2）。

磁共振成像

MRI 提供了良好的软组织对比，是评估软组织肿块、韧带损伤、肌腱损伤、神经相关症状和关节软骨的首选方法。也是评估常规 X 线片无法解释的临床相关的非特异性肘关节疼痛的首选方法。肘部没有单一的磁共振成像方案，磁共振成像技术应根据具体的临床问题进行调整，以提供最佳的诊断信息。T_1 加权、质子密度和流体敏感序列通常足以评估肘关节。T_1WI 能更好地显示骨性病变，在评估软组织肿块和神经时更为可取。用质子密度序列可更好地显示韧带、肌腱和软骨。"流体敏感序列"是一种磁共振成像序列，该序列上流体 / 水肿中的质子是亮的，而脂肪中的质子则为暗。流体敏感序列的例子包括化学脂肪饱和的 T_2 加权图像、化学脂肪饱和的中间质子密度加权图像、短 τ 反转恢复（STIR）序列和 Dixon 水 / 脂肪分离序列。静脉注射钆在肘部 MRI 通常不需要，但常用于评估

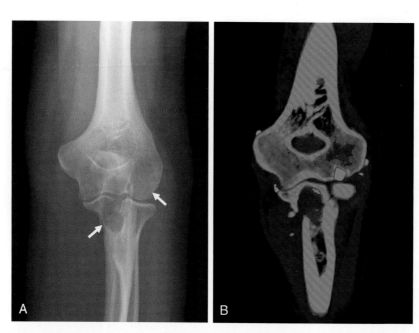

图 59.2 （A）肘部正后位 X 线片显示尺骨和桡骨小头近端（箭头）的溶骨性病变。尺骨溶解性病变的活检结果排除恶性病变，显示为炎症。随后的双能量计算机断层扫描检查（B）证实肘部存在大量尿酸晶体沉积，如后处理的冠状图像上的绿色编码像素所示，从而确认痛风的诊断

软组织肿块、神经病变或滑膜炎。

磁共振关节造影

MR 关节造影可提高对交锁、活动度受限和尺侧副韧带（UCL）损伤的 MRI 评价，但标准 MRI 和 MR 关节造影对这些诊断的选择不同。根据操作的舒适性和有效性，可以通过超声或透视引导将稀释的钆造影剂注入肘部。患者最常见的姿势是俯卧，肘部高于头部，但也可以在患者坐在透视台旁边，手臂放在透视台上的情况下进行注射。肘关节屈曲 90°，摆放在侧位 X 线片相同的位置。在肱桡关节内置入一根 22 号针头，并用一个小的碘对比试验来确定关节内的位置。在间歇性透视下注入稀释的钆造影剂，以确保在关节内。MR 关节造影序列不同，因为检查主要依赖于 T_1 加权脂肪饱和图像。该序列可以检测到可能延伸到韧带撕裂或渗透过韧带撕裂的钆对比剂，如 UCL 撕裂时。

超声

超声擅长于肘关节的动态软组织评估，能为外科植入物周围的成像提供一种替代方法。由于包绕和旋转的复杂机制，静态成像可能无法检测到动态病变。超声的好处是高分辨率动态图像，无电离辐射，并允许与患者直接沟通和"实时"检查。超声是一个强大的工具，但依赖于操作者，需要详细的解剖知识并基本了解超声原理，操作者要选择正确的传感器，并意识到成像伪影和陷阱。可以通过使用高频线性阵列传感器（10～20 MHz）、利用标准化的成像采集平面和获取存储的影像片段以供后续审查来优化图像解读。

超声在肘关节评估中的应用越来越广泛，目前最常用于评估肘关节的动态疼痛 / 弹响评价、肌腱病变、关节积液、周围神经评价以及指导肘关节的经皮操作。

创伤

骨折

肘关节具有复杂的三维解剖结构和重叠的结构，这使得在常规 X 线片上难以检测细微骨折。对于骨骼发育不全的创伤患者的肘关节 X 线片，需要医生了解骨化中心知识、骨化中心发育的时间线和生长板闭合的顺序。记忆口诀 CRITOE 可以帮助记忆骨化和闭合的顺序（C，小头；R，桡骨头；I，内 / 内上髁；T，滑车；O，尺骨鹰嘴；E，外 / 外上髁）。撕脱骨折是儿童肘关节常见的损伤，对生长板闭合模式的了解有助于鉴别。

CT 或 MRI 有助于发现细微骨折。鉴于 CT 的可用性和较低的成本，CT 通常是首选；然而，MRI 也有助于检测无移位骨折。在复杂肘关节骨折的术前计划中，多平面重建 CT 是首选[5]。因此，肱骨远端和内侧冠状小关节的复杂骨折通常通过 CT 片来进行术前计划。

骨折脱位

肘关节脱位在常规 X 线片上很明显，其特点是桡骨 / 尺骨相对于肱骨的位置改变。通常这些损伤在 X 线片上很明显，但是畸形和体位摆放困难限制了骨折的检测和分类。X 线片可能有助于确定骨折类型，但由于相关的疼痛，并非所有患者都能耐受。CT 能更好地显示复杂的骨折脱位，并有助于骨折类型的描述、发现骨折块移位程度、关节面受累程度和（或）相关关节内骨折碎片，这些碎片可能会阻碍复位，并导致关节持续半脱位。如果不能识别骨性稳定结构的骨折，如冠状骨或桡骨头，可能导致不良的功能结果[6]。对于这些复杂的肘关节骨折，通常根据 CT 数据进行骨性三维重建，以最好地显示骨折碎片，制订手术计划。最后，MRI 是确定急性不稳定损伤或诉主观不稳定患者（可能需要副韧带修复或重建）的软组织损伤情况的最佳选择。

隐匿性骨折

在某些病例中，尽管常规影像学检查结果为阴性，但疑似损伤部位仍有持续的压痛可能是需要进一步评估的指征。在 75% 以上的患者中，创伤后的后脂肪垫征提示隐匿性骨折[7, 8]。桡骨头是隐匿性骨折最常见的部位[8]。冠突骨折在定位良好的侧位 X 线片上易显示；然而，斜位片也可有助于检测和表征。CT 或 MRI 能更好地发现临床高度怀疑骨折、但 X 线片阴性或无移位性骨折。流体敏感性（脂肪抑制的 T_2 加权或反转恢复）序列是放射影像学中检测隐匿性骨折最敏感的序列。骨折呈线状信号改变，T_1 加权像信号减少，T_2 加权像信号增加（图 59.3A 和 B）。质子密度图像通常用于检查肘部，但 T_1 图像更好地显示骨折的线性信号异常（见图 59.3A）。相反，骨挫伤在没有离散骨折线的 T_2 加权图像上产生非特异性弥漫性信号增强（见图 59.3C）。

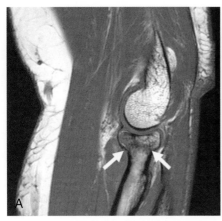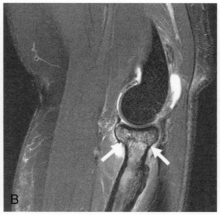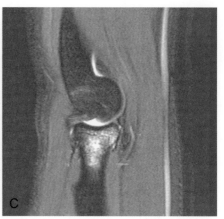

图 59.3　创伤后肘部的矢状位 T_1（A）和 T_2 加权脂肪饱和（B）磁共振图像显示桡骨头颈部的放射学隐匿性急性骨折。注意骨折在 T_1 和 T_2 加权序列（箭头）上的线状信号异常，以及周围的骨髓水肿。另一位患者外伤后的放射头关节（C）矢状位 T_2 加权脂肪饱和图像显示骨挫伤伴无定形骨髓水肿，没有离散的线性信号异常

应力性骨折

尺骨鹰嘴是最常发生应力性骨折的部位，这种情况在棒球运动员中最常见。当病史和体格检查提示有此情况时，CT、MRI 或骨扫描可能是诊断依据。CT 扫描通常显示尺骨鹰嘴有一条细微的骨折线，常伴有线性硬化区。MRI 表现与先前所描述的隐匿性骨折相似。骨扫描显示受重复应力部位的放射性示踪剂摄取异常。

退行性关节炎和游离体

与肘关节退行性关节炎相关的疼痛和关节活动受限可能相当影响功能。既往创伤可加速退行性关节炎的发展，手术治疗可有助于恢复功能和减轻疼痛。影像学的目的是帮助确定潜在的疼痛发生部位和（或）限制 ROM 的结构原因。传统的 X 线片可以检测到冠突或鹰嘴窝中的关节内游离体和限制屈曲范围的骨赘。屈伸位 X 线片可能有助于说明结构异常是如何影响关节运动的。附加的斜位或轴位片可能有助于区分关节内和关节外钙化，特别是在严重的异位骨化病例中。在不明确的情况下，CT 是进一步获取信息的首选方法。Singson 等 [11] 比较了双对比 CT 关节造影和常规 X 线片在疼痛、交锁和肘关节活动受限患者中的应用。他们发现，双对比 CT 关节造影成功地诊断出 100% 的游离体，并提供了有关病灶大小、数目和位置的准确信息。相比之下，传统的 X 线检查只发现 50% 的关节内游离体。Zubler 等 [12] 得出同样的结论，

用 CT 比用常规 X 线片可以更准确地检测游离体，尤其是在后关节窝中。

另一方面，并不是所有的研究者都认为 CT 对于游离体检测是必要的。Patterley 等 [13] 发现 CT 和 MRI 在检测游离体方面并不比常规 X 线摄影更有效。Quinn 等 [14] 建议使用 MRI 对肘关节内的游离体进行准确评估。目前标准的 CT 和 MRI 技术通常足以检测关节内游离体而无需关节造影。使用 MRI 的一个优点是它能够发现与剥脱性骨软骨炎相关的软骨或骨软骨碎片。而在年轻运动员中，这些碎片可能无法通过常规 X 线片或 CT 进行定性。此外，MRI 可区分骨赘和滑膜肥大，后者常类似游离体形成。

侧副韧带损伤

传统的 X 线片通常不足以发现肘关节侧副韧带损伤，但可以确定软组织水肿或血肿。在标准 X 线片上，韧带功能不全可能影响肘关节对位。在常规 X 线片上，后外侧旋转不稳，这是肘关节不稳最常见的类型，可改变肱桡关节的正常对线。严重的后外侧旋转不稳可能改变桡骨头后外侧半脱位的常规 X 线片上的桡骨头位置。肘关节侧副韧带的不稳定可以通过包括 X 线片和超声在内的应力成像进行评估。由侧副韧带损伤或内翻/外翻应力引起的肘关节不稳定可用于显示关节不对称扩大 [17, 18]。超声具有动态可视化的优点，并能够将图像与对侧肘的图像进行比较（图 59.4）。其他检查，如 CT 关节造影、MRI 和 MR 关节造影，也通过直接显示韧带提供额外的信息。

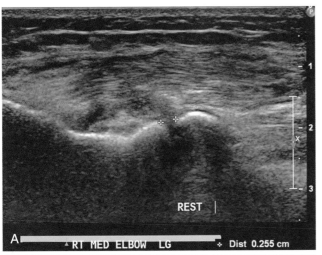

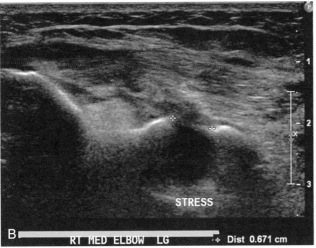

图 59.4 右肘内侧的纵向超声图像分别在静息状态（A）和外翻应力状态（B）下进行。本检查显示一例尺侧副韧带完全撕裂的患者，在外翻应力下内侧关节间隙增宽 4 mm

尺侧副韧带损伤

尺侧副韧带（UCL）是重要的肘关节外翻稳定结构，在运动涉及投掷的运动员（如棒球投手和标枪投手）中尤其容易受伤[19]。运动员外翻应力 X 线片的解释可能具有挑战性。一些研究结果已经显示无症状运动员的优势侧肘关节外翻松弛度增加[17, 20, 21]。当临床怀疑 UCL 损伤的可能较高时，MRI 可提供重要的附加信息。UCL 是一垂直排列的结构，位于内上髁和冠突之间，信号强度低，在冠状位 MRI 上显示最好。UCL 由前束、后束和横束组成，其中前束起到最大的肘外翻稳定作用。MRI 可以检测到前束的全层撕裂，在脂肪抑制的 T_2 加权像上，由于水肿和（或）出血，不连续韧带内和邻近韧带的信号强度增加（图 59.5A）[7, 22]。MRI 检测部分撕裂的可靠性较低。Timmerman 等[23]发现 MRI 对全层撕裂 100% 敏感，但对部分撕裂仅 14% 敏感。关节内对比剂的应用提高了检测 UCL 部分撕裂的敏感性（见图 59.5B）[7, 22-24]。Schwartz 等[25]分别报告了 MR 关节造影诊断 UCL 部分撕裂的敏感性和特异性分别为 86% 和 100%。然而，前束止点的变异使 MRI 对部分撕裂的解释复杂化。前束的远侧尺侧附着点可位于冠突关节缘的 1 mm 到尺骨结节远端 3 mm 之间的任何地方。这一特征可在 MR 关节造影上沿冠突内侧边缘形成一个小的隐窝。UCL 远端止点的部分撕裂可通过延伸到止点深方的关节内钆诊断，称为 "T 字征"（见图 59.5B）。区分正常解剖结构和远端韧带附着处的病理性下表面部分撕裂

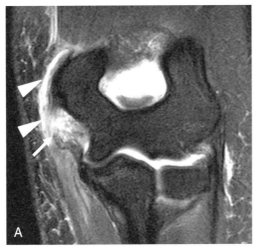

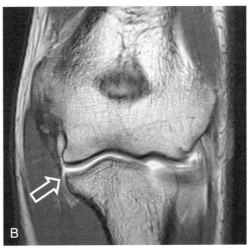

图 59.5 尺侧副韧带（UCL）撕裂。（A）冠状面 T_2 脂肪饱和磁共振图像显示肘部近端 UCL 急性全层撕裂（箭头）和周围水肿（箭头）。（B）冠状位 T_1 加权肘关节造影图像显示，在高耸结节的附着点下表面可见 UCL 部分撕裂（空心箭头）。UCL 远端的下表面部分撕裂称为 "T 字征"，关节内钆对比显示为水平的 T 字形

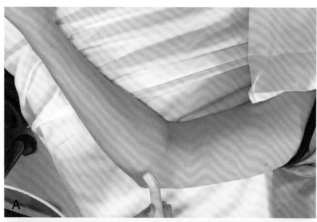
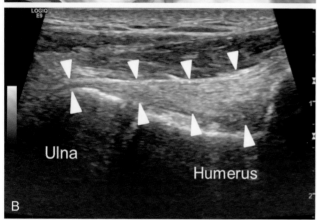

图 59.6　尺侧副韧带（UCL）的超声成像。照片（A）显示了评估肘关节屈曲 70° 的 UCL 的超声探头位置。使用 Logiq E9 US 系统（GE Healthcare），宽带高频探头（8 ~ 18 MHz）获得纵向超声图像（B）。该图像显示了 UCL 的正常外观（箭头）

可能是一个挑战；因此，与临床表现相结合至关重要。

超声检查 UCL 可帮助诊断撕裂，并可评估外翻应力下的不稳定性。UCL 最好在 70° 屈曲时进行观察，探头纵向放置在韧带的长轴上（图 59.6）[28]。在这个位置，UCL 的前束应该是绷紧的，若伴有断裂，则表现为局灶性低回声和纤维断裂[29]。可以在外翻应力下动态评估内侧关节缘和 UCL，以确定松弛/缺损，与对侧肘关节相比，大于 2 mm 的增宽被认为是 UCL 前束的异常[30]。由于投手普遍存在 UCL 增厚、不规则和松弛使超声对投手 UCL 的评估复杂化，而这些异常往往随着时间的推移而进展[31]。

外侧副韧带损伤

外侧尺侧副韧带（LUCL）、桡侧副韧带（RCL）和环状韧带构成外侧副韧带复合体。LUCL 位于关节后方，起自肱骨外侧髁，止于尺骨旋后肌嵴。RCL 起自肱骨外上髁，深至伸肌腱，并与桡骨头周围的环状

韧带融合。在 MRI 上，RCL 和 LUCL 在连续冠状位图像上表现最好，图层厚度 ≤2 mm。环状韧带在轴向 MRI 上表现最好。LUCL 是主要的肘内翻稳定结构。外侧副韧带复合体的撕裂在急性肘关节脱位患者中是常见的。急性 LUCL 和 RCL 撕裂的 MRI 表现包括冠状位和（或）轴位图像上的韧带信号衰减、冗余和不连续[22, 33]；最常见于韧带肱骨起始处（图 59.7）[32]。LUCL 的慢性功能不全，可导致后外侧旋转不稳，在 MRI 上很难识别[34, 35]。Terada 等[36]发现无症状者的 MRI 显示 LUCL 内信号不均或无法识别韧带结构。相反，Potter 等发现，与无症状对照组相比，具有后外侧旋转不稳定的人，通过三维梯度回波和快速自旋回波 MRI 可以可靠地检测到 LUCL 的异常。在这种情况下，MR 关节造影的作用尚不清楚；它目前不被认为是一种显示这种韧带复合体损伤更好的方法。

RLC 与伸肌总腱起源密切相关。根据对肱骨足迹的了解，可以从伸肌腱的共同起源处描绘出独立的 RCL 结构。LUCL 起源于 RCL，但不易与 RCL 近端区分。中、远端 LUCL 的斜行使我们的评估特别具有挑战性。对于怀疑后外侧旋转不稳的患者，可以通过使用动态 US 来量化肱骨后外侧的松弛度。

肱骨内、外上髁炎

肱骨外上髁炎，或称"网球肘"，是肘关节最常见的过度使用症。在患有肱骨外上髁炎的患者中，传统的 X 线平片很少显示任何阳性发现。Pomerance 只在 294 例肱骨外上髁炎患者中发现了 16% 的影像学异常；最常见的表现是在桡侧腕短伸肌起始部有轻微的钙化沉积（图 59.8A）。MRI 对肱骨外上髁炎的诊断敏感性为 90% ~ 100%，特异性为 83% ~ 100%。然而，它在病情不确定或病情顽固的情况下，可以排除伴随的或其他原因导致的肘关节疼痛，如退行性关节病、骨软骨病变、桡神经炎、后外侧旋转不稳，隐匿性骨折和（或）游离体实现的。常见 MRI 表现为伸肌腱增厚伴或不伴邻近结构 T_2 加权像及 STIR 序列高信号（图 59.8B、C）。

肱骨内上髁炎，或称"高尔夫肘"，是第二常见的肘关节过度使用疾病。虽然传统的 X 线片在患有退变性腱病的中年患者中通常无明显异常，但伴随的内侧尺骨滑车关节骨赘可能出现在这一年龄组，因此对整体治疗计划有影响。MRI 仅对难治性内上髁炎有效，主要用于排除其他原因引起的疼痛，如 UCL 损伤或尺神经炎。在 T_1 加权序列上可以看到增厚的屈肌

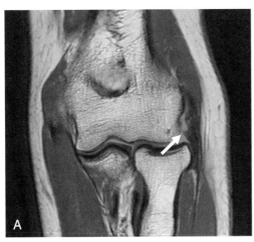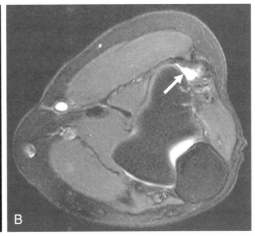

图 59.7　桡侧副韧带撕脱。（A）冠状位质子密度加权磁共振图像显示桡侧副韧带完全撕脱（箭头）。（B）轴位 T₂ 加权脂肪饱和图像证实桡侧副韧带起点完全撕脱（箭头）。请注意，上面的伸肌总腱仍然完好无损。麻醉下检查后外侧旋转不稳定呈阳性，随后手术确认和重建

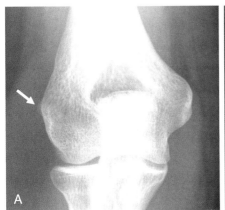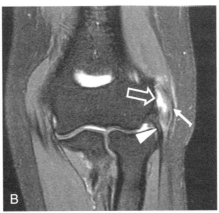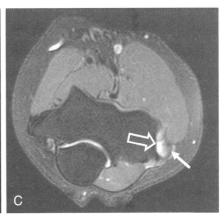

图 59.8　肱骨外上髁炎。（A）肘部正位 X 线片显示共同伸肌腱起始处有微弱的异位骨化（箭头）。（B）冠状位和（C）轴位 T₂ 加权饱和脂肪磁共振成像（MRI）显示外上髁炎的 MRI 表现。伸肌总腱表现为明显增厚和实质内信号增强（箭头）。伸肌总腱的部分撕裂表现为液性裂隙（开放箭头）。注意完整的桡侧副韧带（箭头）

总腱。T₂ 加权像显示内上髁周围软组织水肿。退行性肌腱炎通常局限于桡侧腕屈肌和旋前圆肌的起始处。

　　异常的肌腱低回声、增厚和纤维回声结构减少是内、外上髁炎的超声特征。撕裂表现为线状无回声，伴有纤维断裂[44]。

肱二头肌远端肌腱

　　常规 X 线片对肱二头肌远端肌腱断裂的诊断是有限的，因为骨撕脱性损伤来自桡骨结节是罕见的。MRI 可区分退行性腱鞘炎和急性损伤，并可鉴别肌腱部分撕裂和完全撕裂。Fitzgerald 等[45] 报道 MRI 对肱二头肌远端肌腱断裂的诊断准确率为 100%。在轴位图像上，完全断裂的特征是桡结节处低信号强度肌腱插入中断，并伴有大量高信号强度液体和（或）T₂ 加权图像上所见的前肘窝出血（图 59.9）。肌腱牵拉程度最好在矢状位图像上进行评估。在标准的肘关节 MRI 平面上很难诊断和鉴别部分撕裂或无牵拉的远端撕脱伤。肱二头肌远端肌腱走行至桡骨内侧插入桡骨粗隆，可能限制对止点性损伤的评估。肱二头肌的桡侧止点在肘关节屈曲 90°、肩关节外展、前臂旋后的情况下显示良好。这个姿势通常被称为 FABS 姿势，用于屈肘、肩外展和前臂旋后。在 FABS 位置垂直于桡骨干近端长轴采集图像，允许在有限的切面上评估远端肱二头肌肌腱的长段（见图 59.9B 和 C）[46]。纤维撕裂伤（肱二头肌腱膜）可防止完全远端断裂后的近端肌腱收缩。肱二头肌腱的部分撕裂通常是反复的

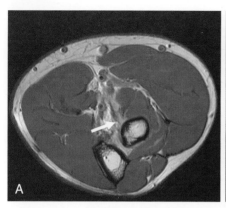
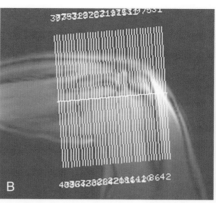
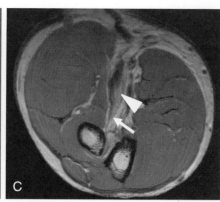

图59.9　肱二头肌远端肌腱撕脱。(A)肘部的轴向质子密度图像显示桡骨粗隆附着点的远端肱二头肌肌腱完全撕脱(箭头)。为了更好地确定远端肱二头肌肌腱的撕裂和质量，患者被放置在FABS位置(肘关节屈曲、肩部外展和前臂旋后)。(B)FABS位的侦察图像显示采集平面垂直于桡骨近端的长轴。(C)质子密度轴向FABS图像显示肱二头肌远端撕脱(箭头)和肱二头肌腱残端(箭头)增厚和信号增强

微创伤和肌腱变性的结果。在T_1加权像和质子密度像上常可见肱二头肌腱远端增厚。在T_2加权序列上表现为腱性病变的腱内信号增强。个别短头肌腱和长头肌腱之间的间隔不应被误认为是撕裂[47]。在T_2加权像上，部分撕裂也可引起桡骨结节处的骨髓水肿或肱二头肌桡骨囊内液体增多[37,48]。

　　超声可诊断肱二头肌远端肌腱完全撕裂和部分撕裂。完全撕裂表现为肱二头肌远端肌腱纤维缺失，常伴有间质血肿和邻近水肿。由于肱二头肌粗隆插入处的倾斜度很高，很难诊断肱二头肌放射起点的部分撕裂；然而，使用旋前窗入路等超声技术可以提高可视化程度[49]。

尺神经病变

　　肘管的尺神经病变是肘部最常见的神经病变，影响40%的肘关节外翻不稳运动员，60%的内上髁炎投掷运动员。常规X线片可能揭示的尺神经病变的原因包括撞击骨赘、异位骨化骨折、骨折不愈合和外翻不稳[51]。虽然病史和体格检查与电诊断研究相结合是诊断的主要依据，当非手术治疗或手术干预失败时，MRI可辅助评估顽固性病例。Vucic等[52]提出，MRI对肘部尺神经病变的诊断可能比神经传导研究更为敏感。Britz等[53]比较了电诊断研究和MRI对尺神经病变的诊断效果。虽然这两种方法对严重病例的诊断价值相当，但研究人员发现，当结果按神经病变严重程度分层时，MRI和电诊断对轻度病例的敏感性分别为91%和74%。压迫性神经病的MRI表现包括解剖结构狭窄、神经增粗、神经水肿或在T_1加权序列

上的邻近占位性病变(图59.10A)[7]。在没有结构性证据的肘管综合征中，可能很难有把握地诊断神经卡压。尺神经在通过肘管时通常表现为T_2加权信号增强，但60%的患者无症状。相邻软组织的网状外观或周围液体聚集可代表T_2加权序列上的炎症改变（见图59.10B）。慢性神经病变伴肌肉失神经支配可导致T_1加权像上的肌肉萎缩和脂肪浸润，或T_2加权像上的肌肉水肿[55]。超声可用于评估动态神经不稳定或是否存在多余的滑车上肘肌[56]。

结论

　　对肘部病变的透彻了解和对常见影像学表现的熟悉，可确保运动员肘部损伤的及时诊断、适当治疗和迅速重返运动。

致谢

　　感谢本章前几版作者 :Ashvin K.Dewan、A.Bobby Chhabra 和 Lance M.Brunton。

选读文献

文献：Chen AL, Youm T, Ong BC, et al. Imaging of the elbow in the overhead throwing athlete. *Am J Sports Med*. 2003; 31(3): 466-473.
证据级别：Ⅲ
总结：本文对投掷运动员肘关节的病理和影像学进行了综述。

文献：Norell HG. Roentgenologic visualization of the extracapsular fat; its importance in the diagnosis of traumatic injuries to the elbow. *Acta Radiol*. 1954; 42(3): 205-210.

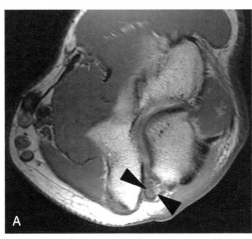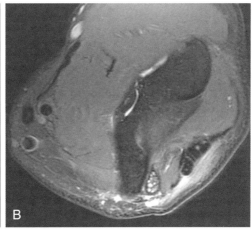

图 59.10　肘管内尺神经炎。（A）肘管的轴位 T_1 加权 MRI 显示尺神经受压，神经周围脂肪减少（箭头）。（B）肘管近端轴位 T_2 加权像显示明显的神经增粗和高信号，伴筋膜扩张，与神经水肿 / 炎症相一致

证据级别：VI
总结：本文回顾性分析了 156 例肘关节骨折的影像学表现。本文是对后脂肪垫征的原始描述。

文献：Ring D, Jupiter JB, Zilberfarb J. Posterior dislocation of the elbow with fractures of the radial head and coronoid. *J Bone Joint Surg Am*. 2002; 84(4): 547-551.
证据级别：IV
总结：本文报告了 11 例肘关节后脱位后桡骨头、冠状韧带和（或）外侧副韧带损伤的临床资料。文章强调了认识"恐怖三联征"的重要性及先进成像的相关作用。

文献：Zubler V, Saupe N, Jost B, et al. Elbow stiffness: effectiveness of conventional radiography and CT to explain osseous causes. *AJR Am J Roentgenol*. 2010; 194(6): W515-W520.
证据级别：III
摘要：本文对 94 例连续的肘关节僵硬患者的 CT 和 X 线平片结果进行了回顾性研究。作者发现 CT 有助于游离体的诊断。研究人群与 Dubberley 等的研究不同（见下一条文献）。

文献：Dubberley JH, Faber KJ, Patterson SD, et al. The detection of loose bodies in the elbow: The value of MRI and CT arthrography. *J Bone Joint Surg Br*. 2005; 87(5): 684-686.
证据级别：III
摘要：在这一回顾性队列研究中，对 26 例有肘部机械性症状的患者进行了磁共振成像、计算机断层扫描和传统影像学检查，并与关节镜检查结果进行了比较。作者发现，先进的影像学检查没有带来任何好处。请注意本研究与 Zubler 等的研究之间的差异（见上一条的文献）。

文献：Timmerman LA, Schwartz ML, Andrews JR. Preoperative evaluation of the ulnar collateral ligament by magnetic resonance imaging and computed tomography arthrography. Evaluation in 25 baseball players with surgical confirmation. *Am J Sports Med*. 1994; 22(1): 26-32.
证据级别：II
摘要：在这个前瞻性队列研究中，使用计算机断层扫描和磁共振成像对棒球运动员肘关节内侧疼痛进行了评估。文章描述了尺侧副韧带部分撕裂的"T"征。

文献：O'Driscoll SW, Bell DF, Morrey BF. Posterolateral rotatory instability of the elbow. *J Bone Joint Surg Am*. 1991; 73(3): 440-446.
证据级别：IV
摘要：本文首次报道了肘关节后外侧旋转不稳的临床表现及尺侧副韧带在维持肘关节稳定中的作用。

（Benjamin M. Howe, Michael R. Moynagh 著
　　　　　熊士凯译　刘平校）

参考文献

扫描书末二维码获取。

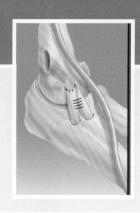

第60章

肘关节镜

关节镜和内镜技术在 20 世纪 20 年代初首次被应用，从此给医学治疗带来了革命性的变化，特别是在矫形外科领域[1]。关节镜技术在肩关节和膝关节已得到广泛应用，但其在肘关节的应用较缓慢。肘关节本身由于其空间高度受限的性质和邻近的神经血管结构而呈现出独特的挑战。器械的进步和对外科解剖学认识的提高扩大了肘关节镜的适应证。最初，肘关节镜仅限于游离体切除和软骨成形术[2]。目前文献支持使用肘关节镜治疗外上髁炎、剥脱性骨软骨炎（osteochondritis dissecans, OCD）、肘关节不稳、骨折复位、异位骨化（heterotopic ossification, HO）切除、挛缩松解和化脓性关节炎。本章将讨论肘关节镜的基础知识，以及作者的手术技术，包括游离体切除、剥脱性骨软骨炎、外上髁炎和肘关节不稳定。

历史

治疗应从详细的病史和体格检查开始。对患者的评估应包括症状持续时间、损伤机制、夜间症状的出现和神经受累情况。对于运动员特别关注的是诱发活动、存在的机械症状和减小的关节活动度（ROM）。应评估运动类型和患者的相关活动，以阐明过度使用损伤。这在年轻棒球投手和体操运动员中尤其常见，他们的肘关节承受着重复的负荷。他们可能会出现肘关节疼痛和僵硬，随着休息而改善。他们也可能出现卡压或交锁症状，表明游离体形成。以前的治疗应记录在案，包括药物的使用，活动的改变或限制，以及正规治疗的过程。

体格检查

完整的体格检查包括对颈椎、肩、肘和腕关节的全面评估。肘关节的提携角和活动度应与健侧相比较。精确的检查有助于区分肱骨小头、桡骨头、伸肌总腱止点、肱骨内上髁、旋前屈肌群和后内侧/外侧肱骨

关节的疼痛。评估肘关节的冠状面稳定性和进行详细的神经功能评估也很重要。术前尺神经位置的评估对避免门静脉置管时医源性损伤和防止病情加重至关重要。术前评估尺神经的位置是至关重要，以避免门静脉置管时医源性损伤，并防止先前存在的轻度神经病变出现恶化。

具体的诊断有某些相关的发现。例如，剥脱性骨软骨炎（OCD）患者常常会出现终末伸肌受限，外翻应力常会在肘关节外侧产生疼痛[3]。活动范围的终末角度受限并伴有疼痛表明骨关节引起的骨赘撞击。伸肌起点触诊有压痛和腕关节伸肌无力引起的疼痛常见于患有外上髁炎的患者[4]。

影像学

所有患者均应获得肘关节的标准前后位、侧位和斜位 X 线片。为便于比较，可包括对侧 X 线片。如果怀疑有 OCD 患者的肱骨小头病变，45°屈曲位可以提供更好的视野[5]。X 线片可能对渗出液、游离体和（或）软骨下呈阳性反应。超声也可被用于辅助诊断（即外上髁炎），但仍主要取决于操作者[6]。计算机断层扫描（CT）被用于评估骨骼解剖，并可能显示游离体、碎片和（或）晚期 OCD 病变的塌陷。这也可能有助于肘关节炎患者术前制订手术计划。

如果需要高级成像，则应获得有对比度和无对比度的磁共振成像（MRI）。MRI 提供了韧带、软骨和滑膜病理学的详细图像，是评估 OCD 的标准。Bowen 对这些病变的诊断具有较高的敏感性和特异性，而特定的软骨成像序列可能有助于分期[5, 7]。最后，MRI 关节造影可能有助于发现不明显的游离体。

决策原则和治疗方案

与开放手术相比，关节镜下治疗肘关节病变的理论优势包括：更好的可视性和更少的组织损伤。外

科医生能够通过小的入口到达整个肘关节，包括桡骨颈、内外侧沟、前室和后室。相反，通过开放的方法获得这样的暴露需要更广泛的解剖。尽管如此，考虑到邻近神经血管结构受损的风险，外科医生需精通肘关节镜检查技术。

麻醉

肘关节镜检查可采用局部麻醉或非去极化全身麻醉。作者倾向于使用镇静的局部麻醉。因为它通常比非去极化全身麻醉更安全，并提供更好的术后疼痛控制。然而，全身麻醉有利于体位调整和术后神经状态的即时评估。如有可能，应避免使用麻痹剂，以提高术中安全性[2, 8, 9]。使用麻痹药后，术中无法通过刺激来辨别神经位置，也无法观察神经被触碰和刺激时的反应。

体位

肘关节镜检查可在患者仰卧位或侧卧位时进行。在我们的实践中，我们更倾向于仰卧位并使用肢体定位装置，特别是 McConnell 手臂支架。McConnell 臂架允许在术中移动肢体，以便更好地进入前后间室（图 60.1）。仰卧位模仿关节空间的自然方位，使它更容易辨认周围解剖。此外，仰卧位提供了必要时转换为开放手术的选择。

1989 年 Poehling 等[11]首次提出俯卧位，但由于进入前间室受限和使用局部麻醉的耐受性差，现已基本被放弃。侧卧位是经常使用的，因为它提供了关节的完整可视化和四肢的充分稳定性[9, 11, 12]。患者侧卧位，术肢在上并在垫在垫枕上屈曲90°。

流体管理和器械

体液管理在肘关节镜检查中至关重要。关节囊和皮肤之间的距离很短，使用传统的开窗式套管会导致液体快速外渗[9, 13]。因此，使用无侧通口的特殊套管有助于防止这种情况发生（图 60.2）。此外，在较高的流入压力（>35 mmHg）下，可视化程度更高，代价是明显肿胀和工作时间明显减少（最多 30～45 分钟）。保持 25～30 mmHg 的较低压力，并使用适当放置的牵开器，可延长工作时间并提高可视化程度。一旦建立了入口，使用交换棒就可以最大限度地减少通过组织的次数，并降低神经血管损伤的风险。应使用止血带，以减少出血。这可能最终有助于避免较高的流入压力，并允许更长的工作时间。

合适的器械包括多个钝性和锐性套管针及成对套管、非开窗套管（以防止液体外渗）、软组织刨刀（3.5 mm 和 4.5 mm）、射频消融器以及 2.7 mm 和4.0 mm 的关节镜。通常，70°关节镜有助于从远端后外侧通路观察肱骨冠状动脉基底部和肱骨前表面。成人尺寸（3.5 mm 或 4.0 mm）的关节镜更常用于 3 岁及以上的患者，而腕关节镜则用于较年幼的儿童。这可能因个体解剖结构和手术类型而异。

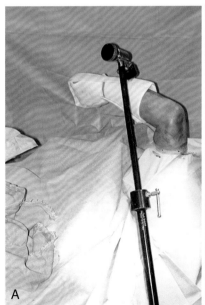
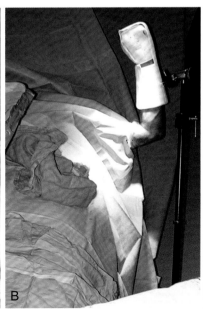
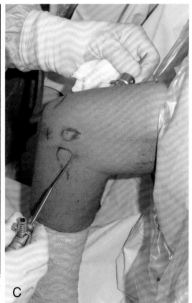

图 60.1　肘关节镜的体位选择。（A）仰卧位，使用 McConnell 臂架（作者首选）以进入后间室。（B）进入前间室的体位。（C）侧卧位

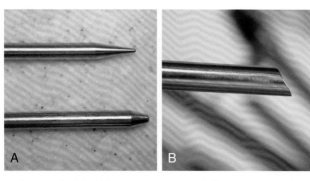

图 60.2　成对穿刺头（A）和无侧孔套管（B）可以帮助进入关节，减少软组织损伤

然后通过皮下组织和肌肉组织钝性分离直到关节囊水平。一般来说，钝头套管是首选，尽管在有瘢痕或严重挛缩的情况下，尖头的套管可能会有助于穿透关节囊。

标准前内侧入路

标准的前内侧入路位于内上髁远端 2 cm，前方 2 cm（图 60.3）。关节镜瞄准关节中心，通过屈肌总腱起点，深入正中神经和肱动脉所在的层次[2, 16, 19]。关节镜能很好地观察关节前间室，特别是肱桡关节、中外侧冠突和滑车。桡尺近侧关节可能被冠突阻碍，肱尺关节内侧通常很难看到。内旋和外旋可以看到桡骨头 260° 的范围[18]。

最危险的结构是前臂内侧皮神经（medial antebrachial cutaneous nerve, MABC）[9]。距穿刺套管的平均距离为 1mm，其分支和位置有很大的差异[18]。钝性分离皮下组织是重要的，正中神经位于入路旁平均 7 ~ 14 mm 的范围内[16, 18, 20]。考虑到以前的解剖学研究，Verhaar 等主张在距内上髁前方 1 cm 处放置前内侧入路，将安全距离提高到 18 mm。无论哪种方式，神经都会因为其走行与入路方面的相对位置而面临更大的风险[23]。此外，肱动脉平均位于神经外侧 8 ~ 17 mm[16, 18-20]。

入路位置和注意事项

多个解剖学研究（表 60.1 和表 60.2）详细说明了关键神经血管结构的位置。开始时用 8 ~ 10 ml 的生理盐水通过后方肱桡关节"软点"处注入肘关节，可以使重要的结构避开器械损伤。尽管对肘关节僵硬患者的益处可能很小[17]。通过在肘关节屈曲 90° 时建立所有入口，进一步将风险降至最低[16, 18-20]。这些入口应该靠近关节囊在髁上嵴的附着处，因为入路和肱骨之间的组织减少了关节体积并影响暴露[17, 21]。

标准技术仅用 15 号刀片在皮肤上做一个小切口，

表 60.1　前方入路及与神经血管结构的平均距离 (mm)				
	前方入路			
神经血管结构	标准前内侧入路	近端前内侧入路	标准前外侧入路	近端前外侧入路
前臂内侧皮神经	1	6	—	—
正中神经	7	12	—	—
肱动脉	8	18	—	—
尺神经	—	12	—	—
前臂外侧皮神经	—	—	—	6
前臂后侧皮神经	—	—	13	—
桡神经	—	—	1	10

表 60.2　后方入路及与神经血管结构的平均距离 (mm)			
	后方入路		
神经血管结构	后桡骨小头入路	经三头肌入路	近端后外入路
前臂内侧皮神经	—	—	25
尺神经	—	19	25
前臂外侧皮神经	10	—	—
前臂后侧皮神经	7	23	25

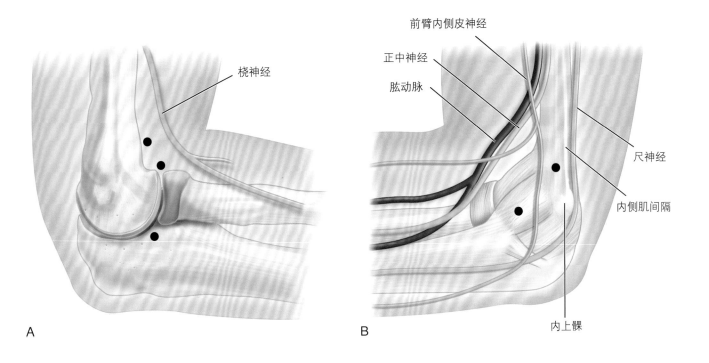

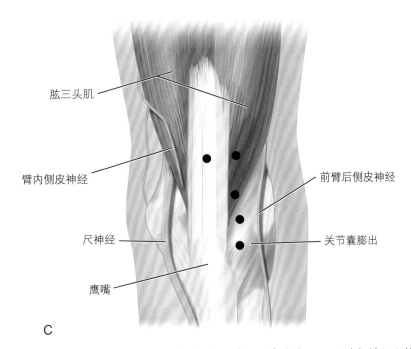

图 60.3 常用的外侧（A）、内侧（B）和后方（C）入路。可参考表 60.1 入路与神经血管结构的距离

近端前内侧入路

许多外科医生主张先做近端前内侧入路，因为它比较安全，并提供了前间室的良好视野[24]。如 Poehling 等所述此入路建立在肱骨内上髁近端 2 cm 处，紧靠肌间隔前方，以避免对尺神经造成损伤（见

图 60.3）。根据我们的经验，再把入路移 1 cm，可以减少肱骨的髁上嵴干扰镜子的活动范围[18, 20]。钝性套管应贴肱骨前表面滑动，同时对准冠状窝。如果尺神经趋向于半脱位，必须注意摸到它并将其保持在内上髁后方的正常位置，然后建立近端前内侧入路。

当建立这个入路时，MABC 神经仍然是最容易受伤的。解剖研究表明，它平均离套管 6 mm，但分支的变异可能会将这一距离缩小到 2 mm 以内[18-20]。如果采用上述技术，正中神经相对安全，平均距离为 12～22 mm[18-20, 23]。肱肌提供额外的保护层，以防止正中神经被穿透[25]。将穿刺套管附着平行于正中神经方面对准正中神经可以增加其安全性[23]。

距离较远且风险较小的是肱动脉，平均距离为 18 mm[19, 20]。尺神经的平均距离为 12～25 mm，只要套管针保持在肌间隔的前面，就被认为是安全的[18, 20-23]。然而，一项病例报告显示，如果入路移动到离内侧上髁 2 cm 远的近端，则间隔提供的保护可能被会被抵消[26]。在放置入口之前，外科医生必须知道是否存在尺神经移位或前半脱位。

从历史上看，由于潜在的神经损伤，尺神经移位史被认为是前内侧入路的禁忌证[23]。较近期的研究认为，通过全面的术前检查和适当的预防措施，尽管有尺神经前移位，仍可安全放置[29]。Sahajpal 等[23] 在 2010 年详细描述了一种建立近端内侧入路的系统方法。在一些病例中，特别是那些有尺神经肌肉移位者，推荐采用小型开放手术。

总之，作者认为内侧入路是皮下尺神经移位术后的相对禁忌证，近端前内侧入路是肌下尺神经移位术后的绝对禁忌证。

标准前外侧入路

Andrews 和 Carson 最初将标准的前外侧入路描述为在外上髁远端 3 cm 和前方 1 cm（见图 60.3）[2]。此入路的价值已受到质疑，因为近端前外侧入路提供了同样的可视性，但风险较小[19, 21]。前臂后皮神经（PABC）平均距入路 13 mm。桡神经平均距此入路 1～7 mm，与近端入路（10～14 mm）相比，其风险也更高[16, 19, 20, 28]。

近端前外侧入路

近端前外侧入路位于外上髁前方 1～2 cm 处（见图 60.3），与标准前外侧入路相比，近端前外侧入路能更好地显示桡腕关节[19, 28]。套管应朝向关节中心，穿刺头与肱骨前部接触。穿过肱桡肌和桡侧腕长伸肌之后穿破关节囊。

前臂外侧皮神经（LABC）的后支平均距此入路 6 mm。桡神经在肘关节屈曲的情况下，位于距离此入路约 10～14 mm。肘关节镜检查时，该入路被认为是一个安全的起点，因为它提供了与标准前外侧入路相似的视觉效果，但与桡神经的距离较安全。

后桡骨小头（"软点"）入路

后桡骨小头入路位于外上髁、尺骨鹰嘴和桡骨头结合的解剖三角的中心（见图 60.3）。该入路可进入后肱桡关节和近端桡尺关节，且与 LABC 神经（10 mm）和 PABC 神经（7 mm）的距离相对安全[8, 20]。使用该入路时，必须确保皮肤适当愈合。这个区域的关节囊上没有皮下组织覆盖，这使得这个入路易受到液体外渗和窦道形成的影响。

直后（经三头肌）入路

直后入路位于尺骨鹰嘴尖中线近端 3 cm 处，位于内上髁和外上髁之间（见图 60-3）[29]。穿刺套管穿过肱三头肌腱中央，进入鹰嘴窝。这个入路可以显示整个后间室，包括内侧和外侧沟。与其他入路相比，经三头肌入路距尺神经平均 19～25 mm，距 PABC 神经平均 23～29 mm，相对安全。

近侧后外侧入路

近端后外侧入路通常位于鹰嘴尖近端 4 cm 处，正好位于三头肌腱可触及边缘的外侧（见图 60.3）[30]。穿刺套管再次向鹰嘴窝推进，通过腱外侧并穿过后外侧关节囊。尺神经和 PABC 神经都距套管约 25 mm，这样在肘关节镜检查时可将风险降至最低。

辅助入路

远端后外侧入路常与三头肌入路相结合，以显示后间室，包括外侧沟、后桡尺关节、近侧桡尺关节和内侧沟。该入路观察，可将刨刀或镊子经三头肌入路放入关节。

另一个有用的辅助入路是桡腕关节前入路，就在关节的前面和近侧。因为它离桡神经最近，所以只能从内侧入路直接观察。在这里插入穿刺套管时要特别小心，因为沿关节囊向前偏将使桡神经处于危险状态[15]。

Van den Ende 等[31] 描述远端尺侧入路可以增强后桡尺关节的可视性，并提供更好的内固定路径，该入路位于肱桡关节后侧远端 3 cm，尺骨缘外侧。

入路建立顺序

作者倾向于从后间室开始，但可能会根据患者的病情进行调整改变。对于前间室，我们倾向于从近端前内侧入路开始，因为它对神经血管结构的风险较小，而神经血管结构位于肱肌前方。另外，正确建立外侧入路也是必要的，特别是在需要牵开器的情况下。通过首先建立内侧入路，可以在直视下精确地定位外侧入路。无论何种情况，最初的入口应该允许以安全和可控的方式轻松进入关节。

📌 作者首选技术

关节镜诊断与游离体取出术

患者仰卧于手术台上，手臂按标准方式准备/铺单。在手臂上放置止血带，并使用 McConnell 肢体定位器将肢体置于头顶上方。标记表面标志，包括内外上髁、尺骨鹰嘴、尺骨近端、桡骨头和桡尺关节。在关节扩张之前绘制拟定的入路（图 60.4）。触诊尺神经并定位其位置。在手术开始前应注意尺神经的半脱位。

然后驱血，止血带充气。向肱骨远端刺入皮肤建立经三头肌入路。然后插入一个 30° 的关节镜。使用液体泵，并将压力设置为 25~30 mmHg，以最大限度地减少液体外渗。如果需要识别和控制出血，只能短暂增加压力。近端或远端后外侧入路以类似的方式建立为工作入路，并将刨刀引入后侧间室。脂肪垫清理是建立观察空间所必需的，然后进行解剖，以确定鹰嘴尖端和侧沟（图 60.5），术中肘关节的屈伸可以确定关节的位置。然后将关节镜沿着鹰嘴的尖端向内侧推进，以观察内侧沟和内侧柱。

沿着肱骨远端外侧沟通过关节镜，直到冠突和桡骨头的底部进入视野（见图 60.5），可以看到后肱桡关节。在桡骨后端"软点"入路置入一个 3.5 mm 的刨刀，有助于治疗任何局限性滑膜炎。游离体可以用抓钳或刨刀切除。较大的游离体可以用抓钳引导，然后通过套管退出关节。

向患者的方向重新摆放手臂，肘关节屈曲约 90°，以进入前间室。近端前内侧入路首先建立为观察入路。然后在直视下建立近端前外侧入路，并用于工作入路。前间室检查包括前肱桡关节、近侧桡尺关节、冠突和冠状窝（图 60.6）。通过切换观察入口，可以对关节的其余部分进行全面检查。

在遇到游离体时，应将其取出，以防止它们"隐藏"或"逃脱"。可将游离体固定在一个表面上，并用适当大小的抓钳牢牢抓住。通常关节镜抓钳就足够了，但偶尔也需要止血钳。在拉出游离体时，可以用关节镜来推动它。切口要足够大，以免游离体在皮下组织中"丢失"。

一旦手术完成，术野用不可吸收缝线间断地紧密缝合以防止渗出和滑膜瘘。术后处理取决于手术干预的程度和潜在的诊断。

结果

游离体取出术的效果非常好，可靠地缓解了疼痛和卡顿或交锁症状[32-35]。在滑膜软骨瘤病患者中，Flury

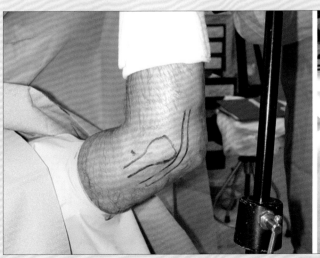
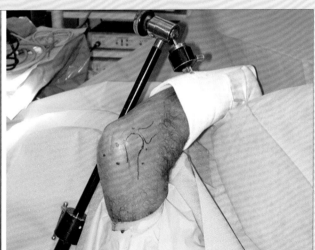

图 60.4 术中照片示骨性标志、常用入路和尺神经位置

作者首选技术

关节镜诊断与游离体取出术（续）

等[36]在开放式和关节镜下游离体取出术中均取得良好效果。在关节镜队列中，有一种缩短康复时间和提高患者满意度的趋势。在关节镜治疗有游离体和（或）撞击骨赘的运动患者中，结果是相似的[35]。

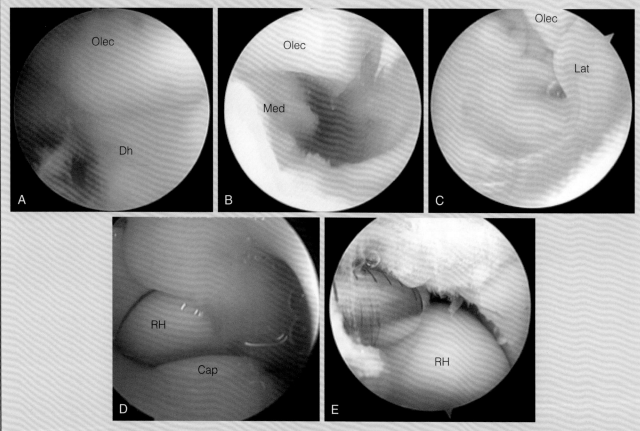

图60.5　后间室关节镜下观。（A）鹰嘴和后关节面。（B）内侧沟。（C）外侧沟。（D）肱桡关节后面观，关节镜经三头肌入路观察。（E）桡骨头以及从软点入路置入的器械。Cap，肱骨小头；Dh，肱骨远端；Lat，外侧滑车嵴；Med，内侧滑车嵴；Olec，鹰嘴；RH，桡骨头

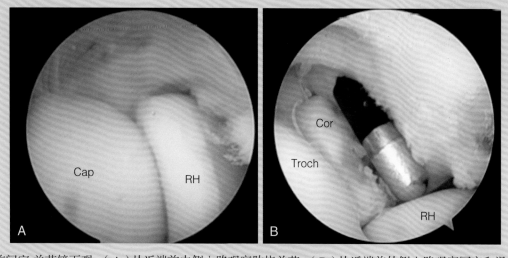

图60.6　前间室 关节镜下观。（A）从近端前内侧入路观察肱桡关节。（B）从近端前外侧入路观察冠突和滑车，器械从前内侧入路进入。Cap，肱骨小头；Cor，冠突；RH，桡骨头 Troch，滑车

作者首选技术

剥脱性骨软骨炎清理

肘关节镜已越来越多地用于剥脱性骨软骨炎的治疗。对于非手术治疗失败的患者或病变不稳定的患者，可以在关节镜下进行清理、微骨折、关节置换和（或）骨软骨碎片固定。对于晚期肱骨小头病变，也可以在关节镜辅助下使用自体股外侧髁进行骨软骨移植[37]。

原发病变最好从远端后外侧入路进入肱桡关节后方，器械从"软点"入路置入（图 60.7）。在特定情况下，70°关节镜可以改善可视性。对于钻孔，我们倾向于使用导针在外侧柱上"倒钻"，而不是通过关节内途径破坏关节软骨。从肱骨的后外侧指向前方，将导丝钻向病变部位。

在直视下，导丝向病变推进，注意不要使病变移位或穿透关节面。如有必要，可以使用 Freer 起子防止病变移位。也可用透视适当地引导导丝方向和确认导丝位置。导丝向前推进，在关节镜下看到关节面被顶起时停止。多根导丝或单根导丝的重新定位可能允许额外的钻孔位置。

结果

辅助入路在关节镜下治疗剥脱性骨软骨炎病变中的应用已有报道。Baumgarten 等[38]主张软点入路是观察病变的关键。此外他们还报道了在涉及磨损软骨成形术的

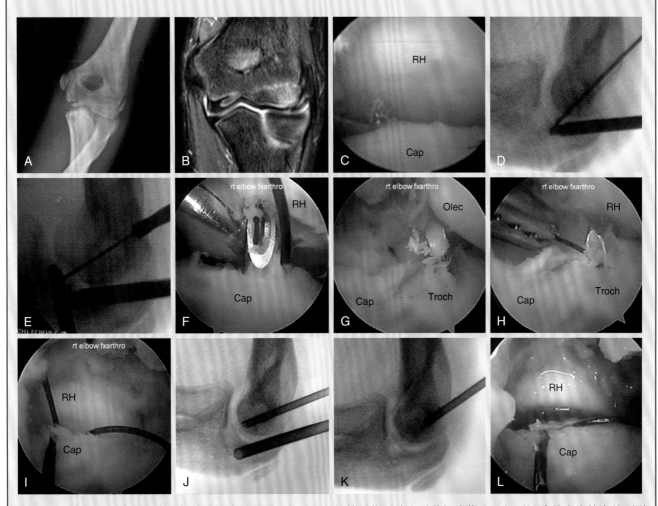

图 60.7 关节镜下肱骨小头骨折缝线固定及植骨。（A 和 B）前后位平片和磁共振成像（T₂）可见肱骨小头较大的剥脱性骨软骨炎碎片。（C）关节镜从肱桡关节后方入路观察，导针钻入病损中央，荧光造影确认位置正确（D）。（E）荧光造影图像示从后到前在病损处钻孔，使用关节镜抓钳固定住导针的位置。（F）用脊髓穿刺针将 PDS 线穿入针道，从辅助入路将线拉出。（G）从病损内侧钻第二个固定点。（H）用 Prolene 线将 PDS 线过到后方。（I）选择数个固定点保证病损的稳定。（J）OCD 固定后，钻取骨隧道达到软骨下骨表面。（K）钻取的隧道可以置入套管，并通过套管填塞移植骨支撑 OCD 碎片。在关节后方打结，确认固定良好（L）。Cap，肱骨小头；Olec，鹰嘴；RH，桡骨头；Troch，外侧滑车

⚲ 作者首选技术

剥脱性骨软骨炎清理（续）

病例中，在远端 1 cm 处放置第二个直接外侧入路。Davis 等[39] 发现，78% 的肱骨小头可以通过这两个侧方入路进入。然而，为了避免近距离的入口和器械干扰，Van den Ende 等[31] 描述了一个位于肱桡关节后方 3 cm 远的远端尺骨入口，紧邻尺骨后皮质的外侧。作者报告了一个更为一致的视图，使用这个入路可以更容易地协调移动。Arai 等[40] 通过经桡骨头软骨下钻孔显示了良好的效果

他们描述了一种通过桡骨头放置钻头并进入肱骨头剥脱性骨软骨炎病灶的技术。通过前臂和肘关节的旋前、旋后、屈曲和伸展，实现了多层次的钻孔。尽管这种方法在治疗肱骨头剥脱性骨软骨炎病变方面是有效的，但是否损伤正常桡骨头关节面的长期后果仍然未知。

关节镜下剥脱性骨软骨炎清理术的报道仅限于回顾性的中短期研究。此外，由于各种原因，报告的结果很难进行比较，包括患者群体的差异、病变的严重程度和手术技术的执行。不过，不同文献均发现疼痛缓解和肘关节活动度的改善。恢复运动的情况变化很大，如 Baumgarten 等[38]、Brownlow 等[41] 和 Rahusen 等[42] 报告了大多数接受治疗的患者完全康复；然而，Byrd 和 Jones[43]、Ruch 等[44] 和 Jackson 等[45] 的研究报告完全恢复运动的患者所占的百分比较低。一般来说，剥脱性骨软骨炎病变的大小已被证明会影响预后，对病变较大的患者，预后更为谨慎。

⚲ 作者首选技术

剥脱性骨软骨炎缝线固定及植骨术

这是一个类似的方法，可以治疗大型、不稳定的剥脱性骨软骨炎病变，其增加了病变的稳定性。如前所述，肘部弯曲 90° 并保持在患者身体上方，以允许进入后间室。建立后外侧入路，并插入关节镜以识别内侧和外侧沟。关节镜沿着外侧沟小心地向肱骨远端推进，直到到达后肱桡关节。然后建立后肱桡或"软点"入路，并用 3.5 mm 刨刀清理滑膜炎。对病变进行探查，以评价其完整性和稳定性。对于位置更靠前的病变，可以用 70° 的关节镜来改进可视性。

如果需要固定病变，沿外侧柱后侧，观察入路近端 2 cm 做一个 3 cm 切口。切口向下分离到骨，在三头肌的外侧形成一个平面。然后，在关节镜下将导针穿过后柱，从肱骨小头病变的中心穿出（图 60.7）。透视也可以用来确认导丝的正确轨迹和位置。通过后肱桡关节工作入路用抓钳可稳定 OCD 病变，防止移位。

通过"软点"入路插入的关节镜下抓钳可用于在钻孔过程中稳定导丝并压住损伤。这也可防止导针前进或无意中被抽出。使用直径分别为 2.5 mm、3.0 mm 和 3.5 mm 的较大空心钻，在肱骨上钻一个隧道，直到软骨下骨的正下方。取出导针，将一根 18 号的脊椎穿刺针穿过隧道插入关节。一根 0- 聚二氧环己酮缝合线（PDS；Ethicon, Somerville, NJ）通过针头进入关节，并通过"软点"入路拉出关节。根据所需缝线（通常为 3 条）的数量，重复此过程。

在关节镜直视下，通过后外侧柱钻入另一根单独的导丝，从肱骨外侧滑车病损的内侧穿出做为另一个固定点。一根 18 号脊椎穿刺针通过这个孔插入关节，送入一根 2-0 Prolene 缝线（Ethicon）。通过工作入路拉出关节，并固定在一根 PDS 缝线后面将 PDS 线拉到后方。另一个固定点可以建立在病变的后缘，用一根 18 号脊椎穿刺针直接沿着肱骨远端后缘通过尺侧副韧带（LUCL）进入关节。同样使用一根 2-0 Prolene 缝线将一根 PDS 线拉出。弯曲脊椎针，绕过肱骨外侧，将剩余的缝线向后穿出，建立缺损近端和侧方的固定点。这就形成了一个固定的"保护伞"，用褥式缝线固定不稳定的碎片。

所有 PDS 线过线完成，汇合于后外侧切口后，则使用环钻从髂骨嵴经皮获取自体骨移植块。套管从后外侧切口置入肱骨隧道，伸入缺损软骨卜骨卜方。这是在关节镜下进行的，以确保骨缺损下方的空间被牢固和致密的移植骨填充，所以当探查时，病灶感觉稳定。必须保持耐心，避免堵塞后入路附近的隧道。此外，植骨填塞应在较少或无液体流入的情况下进行，以避免骨髓从后骨孔流出。遗憾的是，为了充分的可视化，在这一步通常需要一些注水。一边填塞移植骨，一边慢慢地抽出套管，以便尽可能地填满隧道。

植骨完成后，用关节镜下推结器将褥式缝线沿着后侧柱分别打结固定。最后，在没有注水的情况下对关节进行检查，以避免冲刷已填满的隧道。为了确保骨块的稳定固定和合适的缝合位置，对骨块进行探查。入路用尼龙线紧密间断封闭，以防止渗出和滑膜瘘管的形成。

作者首选技术

剥脱性骨软骨炎缝合固定植骨术（续）

然后将患肢置于长臂石膏中，前臂保持中立位置，肘关节屈曲至90°。

结果

各种固定技术已经被描述用于剥脱性骨软骨炎病变，包括螺钉、拔出钢丝、骨钉和可吸收针。这些技术的结果是非常成功的，可靠的愈合率接近100%，重返运动（RTP）大于90%[47-51]。Nobuta等[51]警告说，病变厚度大于9 mm的结果明显较差。

关节镜下治疗剥脱性骨软骨炎的文献报道较少。Hardy等[52]发表了一篇关节镜下螺钉内固定治疗Ⅰ型肱骨头骨折的病例报告，在2个月内成功愈合，并在最后的随访中残余15°伸展不足。Takeda等[47]报道了一系列4名患有剥脱性骨软骨炎的男性运动员在关节镜下使用生物可吸收钉固定治疗剥脱性骨软骨炎。3名患者的CT扫描显示愈合明显，另一名患者的X线表现有所改善。RTP未见报道，但所有患者的ROM均有明显改善。

我们之前已经发表了4名年龄在13~15岁的患者连续使用关节镜下缝合固定和骨移植的研究结果，随访时间超过2年。这些患者都是参加国内或国际比赛的精英运动员：两名体操运动员、一名棒球投手和一名曲棍球运动员。所有患者均表现为肘关节外侧疼痛、活动受限、活动和（或）投掷动作困难。术前末端伸展度的丧失范围为10°~60°，其中1例末端屈曲度丧失30°。术后平均3个月行一次MRI检查证实骨折愈合。平均伸展损失为2°，屈曲损失为153°，平均Mayo肘关节评分为88分（SD 7）。平均治疗时间为4个月，所有患者均恢复到优秀水平。

在我们的实践中发现，上述技术可以使骨块可靠愈合，改善运动，恢复到受伤前的活动和比赛水平。尽管术后需要固定，但我们的患者没有人需要后续松解关节挛缩，注意应该在术前讨论发生该并发症的可能性。值得注意的是，同样的技术可以应用于治疗Ⅱ型Kocher-Lorenz肱骨小头骨折，因为骨软骨"壳"碎片不能支持螺钉固定。

作者首选技术

肱骨外上髁炎清理

关节镜下治疗肱骨外上髁炎由Kuklo等[54]于1999年首次报道，并发展成为一种松解桡侧腕短伸肌（ECRB）肌腱的方法。虽然确切的病理生理机制尚不清楚，但外上髁炎通常被定义为重复性微损伤和ECRB腱变性引起的过度使用损伤。作者认为，病理生理学还包括导致桡骨头局部磨损和反应性滑膜炎的关节囊增厚或皱襞。

该手术首先通过经肱三头肌后入路对肘关节进行标准的关节镜诊断性评估。然后建立肱桡关节入路，用咬钳切除位于肱桡关节后方的退行性组织（图60.8）。下一步，通过近端前内侧入路检查前间室，这样可以精确定位外侧入路。高位近端的前外侧入路可以进入前外侧囊而不受桡骨头的阻碍，并且可以进行前外侧囊切除术来"减压"桡骨头。在某些情况下，这个手术可能需要切除与环状韧带融合的深层ECRB纤维，但应避免完全切除伸肌腱起点。在后路和前路手术中都要注意保护LUCL。LUCL起源于肱骨外上髁，受到严密保护，切除范围不超过桡骨头的赤道线。

术后，患者的肘关节在吊带中固定1~2天，并鼓励早期活动手臂。术后疼痛在几周内逐渐缓解。患者在可耐受的范围内活动手臂。

结果

Bunata等[65]进行了一项尸体研究，以评估肱骨外上髁炎的发病机制。在检查了85具尸体的肘部后，作者认为，ECRB腱在肘关节运动过程中易与肱骨小头外侧缘发生接触和摩擦[56]。ECRB腱起源的解剖变异可能是某些患者的易患因素。Sasaki等[57]通过对顽固性外上髁炎患者软骨损伤的回顾性检查进一步强化了这一概念。病变多位于桡骨头和肱骨头的外侧，无ECRB撕裂时软骨损伤更易发生。

在外上髁炎患者中，超声显示肌腱厚度增加，这进一步提示直接撞击可能参与了其病理过程。

许多关于关节镜治疗外上髁炎的报道已经发表。研究表明，70%~85%的患者在症状缓解和恢复到损伤前活动水平方面取得了良好至极好的结果[55, 58-65]。此外，Baker报告长期随访中患者症状没有恶化[66]。虽然关节镜手术与开放手术的结果相似，两组中都有一定比例的患者可能会因过度使用和过早返回工作而继续出现疼痛[56, 62, 63]。

作者首选技术

肱骨外上髁炎清理（续）

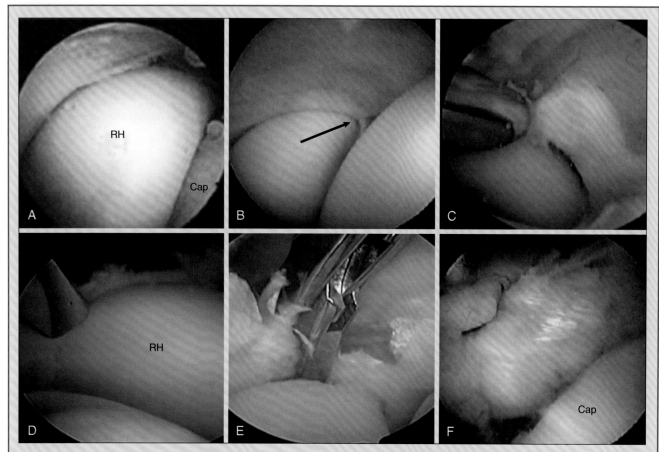

图 60.8 （A）正常肱桡关节的前外侧囊形态。（B）肱骨外上髁炎患者的关节囊卡压（箭头）伴桡骨头磨损。（C 和 D）用 3.5 mm 刨刀从肱桡关节后入路清理。（E）从近端前外侧入路切除增厚的前外侧关节囊。（F）关节囊切除后，可见正常的桡侧腕短伸肌腱。Cap，肱骨小头；RH，桡骨头

作者首选技术

肘关节不稳定的诊断与治疗

创伤后肘关节内侧和（或）外侧副韧带复合体的亚急性损伤常导致持续性症状，很难诊断[67]。Timmerman 和 Andrews[68] 提出了一种关节镜下外翻不稳定负荷试验，以评估内侧副韧带（MCL）的不稳定性。通过前外侧入路，作者能够看到尺肱关节的前内侧，并沿着肱尺关节寻找间隙。鉴于在肘关节镜检查时只能看到 MCL 前束的一部分，这被用来作为 MCL 损伤的间接测量。在一个正常的肘关节完整的 MCL 中，肘关节在屈肘 70° 时，肘关节的间隙小于 1 mm。相比之下，完全切断 MCL 的前束，可使尺肱关节出现 3～5 mm 的间隙。研究人员得出结论，尽管不能直接确定 MCL 的结构完整性，但关节镜下的应力测试可以提供对 MCL 功能的可靠、可重复、间接的评估[68, 69]。

关节镜下治疗肘关节后外侧旋转不稳最初由 Smith 等[70] 于 2001 年描述，2010 年由 Savoie 等[71] 进一步扩展。在这两项研究中，作者提供了一种关节镜下诊断后外侧旋转不稳的方法。在通过近端前内侧入路显示前间室的过程中，进行轴移试验。阳性结果被描述为尺骨和桡骨头在不稳定的情况下持续地向后外侧半脱位。此外，不稳定肘关节存在"穿通征"（即关节镜进入尺肱关节的能力），但通过适当的不稳定治疗得到纠正[71]。作者还描述了 LUCL 在后外侧旋转不稳定情况下的缝合技术。与开放手术相比，关节镜手术有较高的成功率。作者指出，关节镜下减薄韧带复位除了能直接显示后外侧半脱位外，还为关节稳定提供了一种有效的替代方法。

术后管理

重返运动

无痛、充分活动是所有肘关节镜手术的首要目标，并应作为运动活动的先决条件。随着时间的推移，力量训练逐渐增加，在临床和（或）影像学证实完全愈合的证据之前，应避免充分参与运动，尤其是接触性运动。

并发症

文献报道成人的并发症发生率为 2%～15%，包括入路窦道、重要神经损伤、一过性神经麻痹、关节感染、骨筋膜室综合征、关节炎、血栓栓塞和复杂区域疼痛综合征。持续的入路渗出和瘘管形成是肘关节镜手术后最常见的问题，但是，如果小心、严密地关闭入路，这是可以避免的。如果需要引流管，我们经常在引流管周围放置一个水平的褥式缝合线，这样在引流管移除后，就可以关闭残余孔。

神经损伤

肘关节镜术后三大神经（正中神经、桡神经和尺神经）均有损伤的报道。虽然文献报道的损伤发生率为 0～14%，但确切的发生率尚不清楚，而且可能报道不足。大多数损伤是随着时间的推移而消退的神经麻痹[73]，但有报道神经完全横断[80]。神经损伤可能由局部注射、继发于严重肿胀的压迫、关节镜下器械挤压、套管针插入造成的直接创伤，或使用刨刀造成的损伤。

最大限度地减少这类风险需要手术经验和对解剖的了解。涉及肘关节挛缩、类风湿关节炎和 HO 的病例应特别考虑。任何损伤，甚至皮神经损伤，都可能导致慢性疼痛和残疾。

感染

肘关节镜检查后的感染很少见，可表面注射结合口服抗生素治疗。值得注意的是，在手术结束时接受关节内类固醇注射的患者中，化脓性关节炎的发生率增加。因此，应避免在肘关节镜检查后常规使用关节内类固醇注射。但是我们发现类固醇注射和（或）术后类固醇方案对需要骨创口清理或挛缩松解的患者有益。

异位骨化

虽然这是一个罕见的并发症，但在肘关节镜手术后异位骨化（HO）的形成已在文献中有报道，并与手术的广泛性有关[83, 84]。HO 甚至在关节镜清除游离体后也有报道。因此，许多外科医生常规推荐使用吲哚美辛或术前放疗预防 HO[84-86]。目前，除了提醒患者潜在的并发症外，我们不对常规的关节镜手术采取任何额外的预防措施。在挛缩松解术后，我们给予吲哚美辛 25 mg，每天 3 次，为期 6 周。如果发生 HO 并引起症状，治疗包括在病变成熟后切除[84, 87]。

未来展望

在有经验的手术医生，关节镜治疗肘关节疾病是安全和有效的。如前所述，关节镜可用于有游离体、OCD 病变、不稳定、HO 以及骨折固定术和挛缩松解术。这些技术的改进和新方法的应用为治疗肘部疾病提供了巨大的可能性。进一步了解伤口愈合、软骨损伤形成、瘢痕增生的生物学可能有助于这类患者的治疗选择。

选读文献

文献：Takahara M, Mura N, Sasaki J, et al. Classification, treatment, and outcome of osteochondritis dissecans of the humeral capitellum: surgical technique. *J Bone Joint Surg Am*. 2008; 90A: 47-62.
证据级别：Ⅱ
总结：本文对 106 例剥脱性骨软骨炎患者的临床资料进行了回顾性分析，对稳定和不稳定的病变进行了分类，并提出了相应的治疗方法，包括关节镜下处理这些病变的手术方法。

文献：O'Driscoll SW, Morrey BF. Arthroscopy of the elbow: diagnostic and therapeutic benefits and hazards. *J Bone Joint Surg Am*. 1992; 74A: 84-94.
证据级别：Ⅱ
总结：本文对 71 例肘关节镜手术的临床价值和功能结果进行了回顾性分析，并对手术技巧进行了详细讨论。

文献：Lynch GJ, Meyer JF, Whipple TL, et al. Neurovascular anatomy and elbow arthroscopy: inherent risks. *Arthroscopy*. 1986; 2: 190-197.
证据级别：Ⅳ
总结：在这一尸体研究中，作者研究了重要的神经血管结构与常用关节镜下入路的解剖关系，强调了适当的入路技术以降低风险。

文献：Sahajpal DT, Blonna D, O'Driscoll SW. Anteromedial elbow arthroscopy portals in patients with prior ulnar nerve transposition or subluxation. *Arthroscopy*. 2010; 26: 1045-1052
证据级别：Ⅳ

总结：本文报告 59 例肘关节镜术中尺神经半脱位或移位的病例，讨论了在这些情况下保护尺神经的方法。

文献：Kelly EW, Morrey BF, O'Driscoll SW. Complications of elbow arthroscopy. *J Bone Joint Surg Am*. 2001; 83A: 25-34.
证据级别：Ⅲ
总结：本文回顾了 473 例肘关节镜手术，详细介绍了与手术相关的最常见的并发症。大多数并发症是一过性的；永久性残疾在手术后是不常见的。

文献：Mullett H, Sprague M, Brown G, et al. Arthroscopic treatment of lateral epicondylitis: clinical and cadaveric studies. *Clin Orthop Relat Res*. 2005; 439: 123-128.
证据级别：Ⅳ
总结：本文通过一系列病例和尸体研究，详细阐述了肱骨外上髁炎的病因，作者发现在难治性肱骨外上髁炎患者中存在多余的关节囊复合体，导致肱骨外上髁炎的发生，并根据在尸体肘部观察到的解剖变异设计了一个分类系统。

文献：Bunata RE, Brown DS, Capelo R. Anatomic factors related to the cause of tennis elbow. *J Bone Joint Surg Am*. 2007; 89A: 1955-1963.
证据级别：Ⅳ
总结：本研究详细描述了桡侧腕短伸肌起点的解剖变异及其对肱骨小头动态磨损的作用，并对肱骨外上髁炎的发病机制进行了讨论。

文献：Peart RE, Strickler SS, Schweitzer KM Jr. Lateral epicondylitis: a comparative study of open and arthroscopic lateral release. *Am J Orthop*. 2004; 33: 565-567
证据级别：Ⅱ
总结：本文回顾性研究了 75 例肱骨外上髁炎患者在关节镜下松解与开放松解的疗效。

文献：Hardy P, Menguy F, Guillot S. Arthroscopic treatment of capitellum fracture of the humerus. *Arthroscopy*. 2002; 18: 422-426.
证据级别：Ⅳ
总结：本文记录了关节镜下固定肱骨小头骨折的技术，并回顾了相关文献。

文献：Takeda J, Takahashi T, Hino K, et al. Arthroscopic technique for fragment fixation using absorbable pins for osteochondritis dissecans of the humeral capitellum: a report of 4 cases. *Knee Surg Sports Traumatol Arthrosc*. 2010; 18: 831-835.
证据级别：Ⅳ
总结：本文介绍了关节镜下应用可吸收钉固定不稳定剥脱性骨软骨炎病变碎片的技术，并对其近期疗效进行了评价。

文献：Savoie FH 3rd, O'Brien MJ, Field LD, et al. Arthroscopic and open radial ulnohumeral ligament reconstruction for posterolateral rotatory instability of the elbow. *Clin Sports Med*. 2010; 29: 611-618.
证据级别：Ⅳ
总结：本文提供了后外侧旋转不稳定的临床测试总结及相关的关节镜检查结果，并描述了一种新的关节镜下修复或恢复不稳定肘关节的技术。

（Todd A. Rubin, Shawn M. Kutnik, Michael R. Hausman 著　熊士凯译　刘　平　校）

参考文献

扫描书末二维码获取。

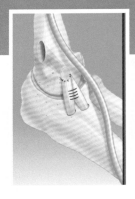

第 61 章

肘关节肌腱病和滑囊炎

肱骨外上髁炎和肱骨内上髁炎是常见的肘部肌腱病变，多发生于中年人。他们都是典型的自限性疾病，并有着很多的保守和手术治疗选择。相比之下，肱二头肌腱炎和肱三头肌腱炎是止点性腱病。最后，鹰嘴滑囊炎是一种肘关节背侧滑囊的炎症。本章将评估有关文献以及当前诊断和治疗的证据，以便运动医学医生能够有效治疗这些患者。

肱骨外上髁炎

病史

该病最初描述是继发于草坪网球运动之后[1]，大约3%的人在他们的生活中某些时间点受到肱骨外上髁炎影响[2,3]，其远比内上髁炎常见，比例为（3~6）∶1[4]。肱骨外上髁炎和肱骨内上髁炎患者主诉为肘关节疼痛。肱骨外上髁炎也称为网球肘（外侧），肱骨内上髁炎也称为高尔夫肘（内侧），目前最常见的人群在 30~50 岁[5]，男性和女性受影响的程度相同，非运动员的发生率较高[6]。

尽管有些患者在外伤后出现症状，但该病的典型表现为发病隐匿。肱骨外上髁炎的病理生理已被证实涉及桡侧腕短伸肌（ECRB）的起点，伴肌腱内血管芽浸润和成纤维细胞增生，称为血管成纤维细胞增生[7]。另一项组织学检查显示血管增生和透明变性，无炎症反应[8]。指总伸肌和桡侧腕长伸肌偶尔也可受累。最常见的主诉是提举时疼痛。由于日常的许多活动时前臂处于旋转中立位，在这个位置上举需要轻微的腕关节伸展。这可能会导致过度使用或 ECRB 肌腱起点的微撕裂，形成疼痛来源[9]。Nirschl 等将肱骨外上髁炎分为病理期和疼痛期，以此指导疾病严重程度的划分（表61.1）[10]。

肱骨内上髁炎不太常见，人们对其了解不多。患者主诉肘关节内侧隐痛发作。内上髁炎的危险因素与外上髁炎相似，包括重复过度使用和肥胖。在手术中，Gabel 和 Morrey 发现了位于旋前圆肌和桡侧腕屈肌上的肉芽组织[11]。他们注意到该现象经常与尺神经压迫症状重叠。

体格检查

在网球肘患者的检查中，患者通常在肱骨外上髁处或肱骨外上髁远端处触诊有压痛。最具特征性的检查手法是患者握拳，腕关节抗阻伸直，前臂旋前，肘部完全伸直时（图61.1）于肘外侧激发疼痛[12]。Cozen

---

表 61.1　网球肘的 Nirschl 病理和疼痛分级	
病理分期评分	**疼痛分期评分**
I. 暂时性刺激	1. 仅在运动后出现疼痛，消退前持续时间小于 24 h
	2. 运动后疼痛，持续时间 >48 h，热身后疼痛消失
II. 永久性腱病 <50% 横截面积	3. 疼痛但不影响活动的方式
III. 永久性腱病 >50% 横截面积	4. 运动引起的疼痛可改变体育活动方式
	5. 日常生活活动（ADLs）过度引起的疼痛
	6. 休息时间歇性疼痛，轻度 ADLs 疼痛
IV. 部分或完全 ECRB 肌腱撕裂	7. 休息时持续疼痛，患者可从睡眠中痛醒

Modified from Nirschl RP, Ashman ES. Elbow tendinopathy: tennis elbow. *Clin Sports Med*. 2003; 22(4): 813-836.

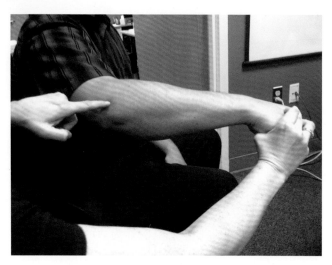

图 61.1　肱骨外上髁炎的伸腕抗阻试验

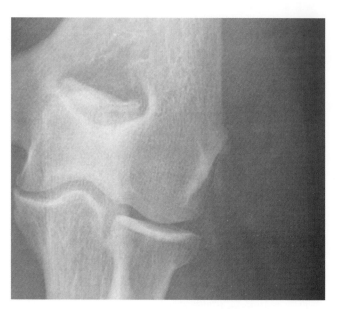

图 61.2　X 线片上外上髁附近的模糊钙化

试验是一个类似的检查方法，检查者需要抓住患者肘部以稳定其肘关节，同时要求患者握紧拳抵抗阻力伸直。为了排除外侧尺侧副韧带损伤引起的后外侧旋转不稳，需进行后外侧旋转抽屉试验。这是在患者仰卧状态下完成的，患者手臂高举并保持外旋，检查者用一只手稳定肱骨，抓住其前臂并尝试向后推压桡骨来施加后外侧旋转应力[13]。

　　在肘内侧，患者在内上髁的旋前屈肌处有压痛。疼痛伴前臂旋前功能障碍被认为是检测内上髁炎最敏感的指标。同时腕关节屈曲性疼痛也具有提示性。由于肱骨内上髁炎与尺神经压迫重叠，应进行内上髁后方尺神经的 Tinels 试验。Gabel 和 Morrey 根据尺神经受累程度对肱骨内上髁炎进行分类。Ⅰ A 型无尺神经压迫症状，Ⅰ B 型尺神经症状轻微；Ⅱ 型有中、重度尺神经卡压，伴有肱骨内上髁炎[11]。应在肘关节屈曲 30° 时行外翻负荷试验排除内侧副韧带存在不稳定。

　　这些疾病的鉴别诊断包括桡管综合征，其特征为前臂近端至外上髁远端的疼痛，伴有许多刺激试验阳性，内侧肱三头肌腱炎或弹响，外侧和内侧副韧带损伤或扭伤。此外，神经症状，如旋前圆肌综合征和肘管综合征，以及肘关节病变如皱襞、骨软骨缺损和关节退变等也需要考虑。

影像学

　　网球肘和高尔夫肘主要是临床诊断，而影像学检查的作用是排除肘部的其他情况。X 线平片通常正常，偶尔可在肌腱起始处见轻度钙化（图 61.2）。

Pomerance 评估了 294 例被诊断为肱骨外上髁炎的患者的 X 线片，注意到 7% 的患者有此发现；然而，放射线检查结果只改变了 2 例患者的治疗方案，他们被发现患有剥脱性骨软骨炎，接受了手术治疗[15]。

　　超声已被用来评估肌腱起点，发现有低回声和腱周软组织增厚。ECRB 深部纤维的异常也可观察到[16]。最近对 15 项诊断性研究的系统回顾证实了灰阶超声在鉴别外上髁低回声及其骨改变方面的应用（图 61.3）[17]。Heiles 等报告了一项放射医师单盲的病例对照研究，该研究对患有肱骨外上髁炎的患者进行超声检查。结果显示灰阶和能量多普勒显像联合应用的敏感度为 90%，特异度为 47%[18]。磁共振成像（MRI）在 T_1 加权像上可显示 ECRB 起点的信号改变，在 T_2 像上肌腱起始处可见液体或变薄，可解释为肌腱端病或部分撕裂（图 61.4）[19]。Van Kollenburg 等注意到患有肱骨外上髁炎的患者比对照组更容易在

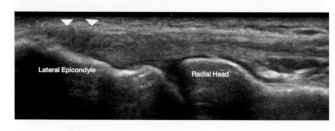

图 61.3　肱骨外上髁炎的超声表现。箭头显示与腱病相关的近端伸肌总腱的增粗和低回声区（黑色区域）(Courtesy Leonardo Oliveira, MD.)

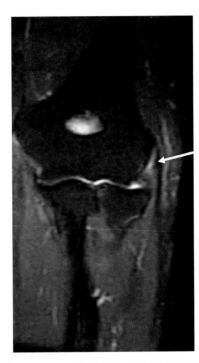

图 61.4　MRI 上伸肌腱起点的典型改变

MRI 上出现被解释为 ECRB 腱病的信号改变。但两组在外侧副韧带的信号变化和部分 ECRB 缺损的表现相似[19]。同一小组还评估了 3374 名患者的 MRI 报告，注意到 ECRB 的信号改变在有症状和无症状的患者中都很常见，而且随着年龄的增长，信号改变的发生率逐渐增加。最近的一项研究表明，MRI 的作用不是用于诊断或预后，而是排除不明确或顽固性肱骨上髁炎病例的病因[21]。

决策原则

因为肱骨上髁炎的治疗主要是非手术治疗，决策主要基于与患者讨论各种治疗方案有关证据后得出。重要的是患者要知道，无论选择何种治疗方法，肱骨上髁炎往往需要很长时间才能解决。鉴于在这些情况下没有一种特定的治疗方法被遍接受或被认为优于另一种，患者通常在非手术治疗的初期，应对个人的职业和业余活动给予特别的考虑。停止可加重症状的活动可能是治疗的开始。其余的治疗方法是为了减轻或缓解症状，尽管效果可能不会立即显现或治愈。手术治疗肱骨上髁炎被认为是其他治疗失败后的最后手段。虽然许多回顾性研究报告了手术的良好结果，但最近的荟萃分析还不能支持手术治疗肱骨上髁炎的确

切作用，因为结果可能是不可预测的[22]。

治疗方案

越来越多的证据表明，肱骨外上髁炎和肱骨内上髁炎都是自限性疾病，随着时间的推移会自行消退。在荷兰的 185 名患者中进行了一项随机对照试验，比较了皮质类固醇注射、理疗或观察。1 年后，注射的成功率为 69%，理疗的成功率为 91%，观察的成功率为 83%。在治疗和观察之间没有显著差异（图 61.2）[23]。Szabo 建议继续使用手臂不会损害或导致腱病恶化，强调肱骨外上髁炎或肱骨内上髁炎具有自限性[24]。

夹板

前臂支撑带或网球肘固定带被提议用来减少 ECRB 肌腱起始处的应力。在一项尸体研究中发现，在 ECRB 起始处，增加束带压力能够减小作用在止点上的力。其他人指出，佩戴支撑带会增加腕伸肌的疲劳率，建议不要使用[26]。最近一项比较前臂带和伸肌强化训练的随机试验表明，两组均随时间延长而改善，他们之间没有区别[27]。

腕关节夹板的使用也被描述，其理论假设为减少伸展和 ECRB 的使用。Van de Streek 在一项随机试验中对 43 名患者的前臂夹板和肘关节束带治疗进行了比较，并注意到 6 年后在握力和疼痛方面没有差异。得出的结论是两者都显示出了一定效果[28]。另一项随机试验在 42 名患者中比较了腕部伸直夹板和反作用力束带的疼痛缓解效果，结果显示两者在功能评价上没有区别，包括 Mayo 肘部表现评分或美国肩肘协会（American Shoulder and Elbow Society, ASES）评分[29]。

理疗

运用深层按摩、离心运动、强化、超声波和离子导入都被提议作为上髁炎治疗干预的一部分；然而，仅有很有限的证据支持其中哪一个是更好的。在 Smidt 的研究中，比较了治疗、注射和观察，发现物理疗法在 1 年内有最高的成功率[25]。Cyriax 描述了摩擦按摩的方式可以减轻疼痛和增加血液流量[30]。最近的一项随机试验显示，与 Cyriax 物理疗法治疗网球肘相比，有监督的锻炼计划具有更好的效果。尽管两组在疼痛和功能方面都有所改善[31]。对运动治疗肱骨外上髁炎的 Meta 分析表明，抗阻运动可改善网球肘症

状，其中偏心拉伸是研究最多的[32]。一项比较离心运动和向心运动的随机试验表明，当离心收缩和向心收缩同时进行等长练习时，疼痛的减轻最大[33]。

超声被认为可以通过对组织进行深度加热来提供益处。Binder 等注意到与安慰剂治疗相比，超声治疗的肱骨外上髁炎患者有显著差异[34]；然而后来的随机试验显示，超声治疗组和假超声治疗组之间没有差异[35, 36]。最近的一项随机试验在 49 名受试者中对运动和治疗性超声与皮质类固醇注射进行了比较，结果显示 12 周时运动组的疼痛和功能恢复情况有明显改善[37]。

通过电流、离子导入疗法可通过皮肤导入水溶性药物，如地塞米松或生理盐水。Stefanou 等在一项随机研究中注意到了地塞米松离子导入的短期益处，并与注射地塞米松进行了比较[38]。然而在一个双盲研究中，Runeson 和 Haker 发现 64 名随机接受离子导入或安慰剂治疗的患者没有明显差异[39]。

注射

多种类型的注射方法已用于治疗肱骨上髁炎。最常见的是皮质类固醇注射。它在系统综述中被证明对疼痛缓解有 6 周的短期效果[40]。鉴于肱骨上髁炎是一种非炎症性疾病，类固醇注射的作用机制尚不明确。随机试验和最近对网球肘注射皮质类固醇与安慰剂的 Meta 分析表明，无论是以手臂、肩和手的残疾（Disabilities of the Arm, Shoulder, and Hand, DASH）还是疼痛评分米衡量，结果都没有差异[41, 42]。

最近人们对注射全血和富血小板血浆（PRP）产生了兴趣，其机制可能是通过体液介质和生长因子刺激血管成纤维细胞实现腱病的逆转[43]。全血或自体血含有这些因子，通讨离心分离血液成分以注射血浆浓缩溶液。Edwards 和 Calandruccio 最初描述了在一项回顾性研究中用 1~2 次自体血液注射，慢性肱骨外上髁炎治疗组中 2/3 患者的疼痛缓解和功能改善[41]。PRP 在肱骨外上髁炎中的研究显示了不同的结果，一些随机试验显示，与皮质类固醇相比，PRP 的效果明显更好[45, 46]，而另一些试验显示，PRP、皮质类固醇或盐水安慰剂之间没有差异[47, 48]。最近的一项系统回顾和网络分析比较了注射自体血液和 PRP，显示了相似的结果。两种注射方式都优于类固醇注射，自体血注射的并发症风险更高[49]。

较少使用的注射包括肉毒杆菌毒素和促性腺激素

疗法。肉毒杆菌通过引起伸肌的暂时性麻痹起作用，有限的研究表明肉毒杆菌能有效地减轻疼痛。一项随机多中心试验显示，与应用 18 周的安慰剂相比，注射肉毒杆菌的结果明显更好，虽然中指的伸展被肉毒杆菌暂时削弱[50]。另一种不同的治疗方法，增生注射疗法，是将高渗葡萄糖或生理盐水注入 ECRB 起始处，以硬化病理性新生血管，并对肉芽组织产生毒性作用[51]。虽然证据有限，但最近的一项比较增生疗法和皮质类固醇激素治疗的随机试验显示，两组均有改善，但两组间无显著差异[52]。

手术治疗

对于肱骨上髁炎有几种手术治疗方法，通常是为那些广泛的非手术治疗失败的患者保留的。其中包括开放或关节镜下清理术、伸肌松解或修补术、伸肌修补术和去神经术。传统的外上髁炎手术方法被称为"Nirschl 手术"，包括对 ECRB 起点所有可见的肉芽和（或）纤维组织进行开放性清理，然后将外上髁去皮质或钻孔，以改善血液供应（图 61.5）。闭合桡侧腕长伸肌和指总伸肌的筋膜边缘。

其他作者描述了经皮[53]或开放[54]松解伸肌起点直至肘关节的关节囊。在此之后，伸肌可以拉向远端。由于伸肌起源于周围筋膜带和下方关节囊的多个点，因此在这个过程中没有观察到伸肌无力。最近描

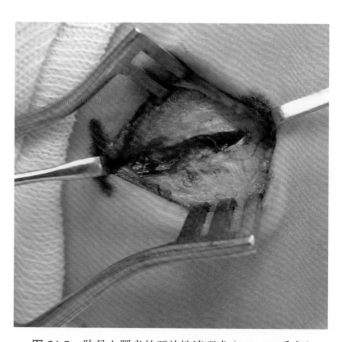

图 61.5 肱骨上髁炎的开放性清理术（Nirschl 手术）

述的替代方法是使用超声引导器械在肌腱起点进行显微切除和肌腱切断术。一项回顾性评估的队列研究显示，20 例患者在 3 年随访时疼痛明显减轻，功能明显改善[55]。

另一种方法是清除失活组织，用带线锚钉[56]或骨隧道[57]将 ECRB 修复到外上髁上。另外，Kaplan 等[59, 60]描述了肘外侧的去神经支配，仔细地解剖和分割多个皮肤桡神经分支，同时保留骨间后神经（PIN）。

关节镜下治疗肱骨外上髁炎已经得到证实，方法是清理和松解 ECRB 的下缘。关节镜的优点是微创，并且能够处理伴随的关节内病变，多达 1/3 的患者采用这种方式[61]。仅需进入肘前间室，通过使用由内向外技术建立的改良前外侧入路，其位于外侧上髁近端和前方 2 ~ 3 cm[62]。确定肌腱的起点和外侧关节囊处的滑膜炎，用刨刀清理。然后使用单极热切割器或刨刀松解 ECRB，注意将松解限制在桡腕关节中线前方，以保护外侧副韧带。一些外科医生会钻上髁，或者用关节镜磨钻清除暴露的下方。

在肱骨内上髁处，首先要识别和保护尺神经。神经通常通过一个小切口在原位减压，用切割器对屈肌前屈起点的下方进行有限的清理。在清理过程中，尺神经被内侧牵回以保护它。

术后处理

术后患者用夹板固定 2 周，然后开始力量治疗 4 ~ 6 周，以 5 磅为限，6 周后开始加强，3 个月后恢复负重和剧烈运动。

重返运动

手术治疗肱骨外上髁炎或肱骨内上髁炎后，运动的恢复依赖于运动项目。3 个月时，如果患者已能忍受康复的加强阶段，则允许进行剧烈或接触性运动。提前进行运动，通常在术后 6 周，个人运动是被允许的，如高尔夫，滑雪和游泳。必要时可用胶带固定或支撑肘部。对于接受非手术治疗的患者，在他们能够耐受的情况下，可以恢复运动，但需要证他们了解到肘关节可能会因某些动作或过度使用而疼痛。

结果

开放性手术治疗肱骨外上髁炎

Dunn 等在一项回顾性研究中报道了对 139 例患者采用 Nirschl Open 清理技术的 10 ~ 14 年随访。作者注意到疼痛评分降低，美国肩肘外科医生评分提高。结合其他两个功能量表的优良率为 84%，93% 的患者能够恢复运动[63]。一项前瞻性随机对照研究显示经皮和开放 ECRB 松解在两组均有改善。但是，经皮松解组的 DASH 得分明显更高，运动表现有所改善，并且更早地回到工作岗位[64]。Ruch 等在 57 例患者比较了开放清理术中带和不带肘肌瓣旋转的情况，发现治疗组的 DASH 评分明显优于对照组，但在之后 7 个月的随访中，肘关节旋转无明显差异[65]。最近 Cochrane 对外科治疗的现有证据的回顾总结认为，没有足够的

作者首选技术

笔者对肱骨外上髁炎或肱骨内上髁炎的治疗，首先与患者讨论支持和反对各种治疗方案的证据。笔者会强调疾病具有典型的自限性，并警告说，除了一小部分人，这种腱病可能有长达 1 ~ 2 年的症状。笔者也向患者说明，他们不会因为使用手臂而受到伤害，也不会造成关节不稳或组织损伤而导致残疾。对于每个患者，笔者演示针对腱病的离心拉伸练习[32]，并讨论这种对症治疗本身就足以治疗肱骨上髁炎。

笔者也会提供转诊治疗和讨论注射的选择。笔者总是强调注射类固醇的疼痛缓解过程是有限的，大约 6 周的时间。但会在患者的要求下给予治疗。对于症状持续超过 6 个月的患者，尤其是慢性肱骨上髁炎患者，笔者将提供自体血液注射，因为笔者的经验表明，这是治疗效果最好的患者群体。

对于肱骨外上髁炎的外科治疗，笔者采用 Nirschl 术式，在 ECRB 起始部进行开放性清理。这通常是在 Bier 阻滞麻醉下进行的，在外上髁和 ECRB 起始处做纵向切口。切开筋膜，牵开桡侧腕长伸肌和指总伸肌。显露深部的 ECRB 起始处任何灰色、有光泽的组织，以留下健康的肌腱。笔者通常不打开肘关节。笔者使用咬骨钳或骨刀去除外侧上髁的突出部分。注意不要太向下走，以保护外侧副韧带的起点。指总伸肌下表面有时也可发生退行性改变，同样给予清理，因为不这样做可能导致不理想的结果。冲洗后，桡侧腕长伸肌（ECRL）和指总伸肌（EDC）筋膜用 2-0 可吸收缝线缝合，然后用可吸收的单角质皮下缝线缝合皮肤。

对于肱骨内上髁炎，笔者采用旋前肌 - 旋后肌的开放性切口，重点在旋前圆肌和桡侧腕屈肌与肱骨内上髁之间的间隙。虽然不能像 Gabel 和 Morrey 所主张的那样清楚地看到异常组织的畸形核，但笔者会在创口切除所有坏死组织，并用咬骨钳去除肱骨内上髁的皮质。闭合和其他处理方法与治疗肱骨外上髁炎的方法类似。

证据支持使用外科手术治疗肱骨外上髁炎，或者一种手术方法较其他方法有优势[66]。

关节镜下松解治疗肱骨外上髁炎

Lattermann 等通过对 36 例关节镜手术患者的回顾性研究，发现疼痛和功能评分均有改善。虽然 31% 的人可感到剧烈活动引起的轻微疼痛。其他作者也注意到类似的阳性发现，尽管重体力劳动者和有劳动补偿者的结果总体上更差[67]。Szabo 等对 109 例患者的开放、关节镜和经皮松解 ECRB 进行了比较，平均随访47.8 个月[68]。作者注意到 Andrews-Carson 评分从术前到术后都有明显的改善，组间比较无差异，并总结到三种方法治疗肱骨外上髁炎均有效。最近对关节镜和 ECRB 开放清理的回顾性比较显示两组有相似的改善。但在艰苦或重体力劳动时与关节镜组相比，开放手术队列的疼痛视觉模拟评分（VAS）明显更好[69]。

肱骨内上髁炎的外科治疗

大多数关于肱骨内上髁炎治疗的报道都涉及对肱骨内上髁炎长时间保守治疗失败的患者进行旋前屈肌的开放性清理。Gabel 和 Morrey 回顾了 26 例肘部内上髁炎患者的治疗结果，在没有伴尺神经卡压性神经疾病的患者中，结果明显更好[11]。最近一项对 55 例采用开放清理、内上髁切除术治疗的患者进行回顾性评估。在至少 5 年的随访中，尺神经松解术在疼痛、握力、DASH 和 Mayo 评分方面显示出明显的改善[70]。Zonno 等进行了一项尸体研究，以评估关节镜下肱骨内上髁炎开放清理术的安全性。但是这项技术还没有在临床研究中被报道过[71]。

并发症

非手术治疗的一个显著并发症是注射皮质类固醇后的软组织萎缩、皮肤变薄和色素减退。在用这种方法治疗患者时，这是一个应该注意的风险[72]。皮下注射应避免，以尽量减少这一并发症，反复注射增加了萎缩的风险。

手术并发症包括外侧副韧带损伤后外侧旋转不稳。Kalainov 等在 3 例肘部注射皮质类固醇后患者中注意到了这一并发症[74]。在手术入路中，注意不要在外侧上髁后方太远的位置解剖，这样可以将这种并发症的风险降到最低。其他报告的并发症也很少见，包括滑膜瘘[75]和一过性感觉异常[76]。

未来展望

短期证据支持对症治疗肱骨上髁炎，应当向患者说明，这种自限性疾病会随时间的推移而缓解。然而，也有一部分患者并不能解决他们的症状，最终需要手术治疗。对这一群体的识别是继续研究的重点。目前保守治疗内、外上髁炎的证据很充分，但应为那些多种治疗失败的患者保留手术治疗。未来考虑包括完善生物治疗，如自体血液和 PRP，以及探讨慢性肱骨上髁炎患者的神经功能贡献。

肱二头肌和肱三头肌远端肌腱炎

病史

肱二头肌和肱三头肌肌腱炎准确地称为止点型腱病。类似于肱骨上髁炎和跟腱病，它们往往出现在中年且发病隐匿，表明老化肌腱的慢性退行性改变，对过度使用反应不佳[77]。虽然患者可能会回忆起创伤性事件，但仔细询问病史往往会发现有前驱疼痛。

肱二头肌肌腱炎患者表现为肘关节前部疼痛。需要用力旋后的活动（如施加扭矩）会使情况恶化。鉴别诊断包括旋前综合征、PIN 受压或肱静脉的静脉炎。肱三头肌腱炎是比较罕见的，患者主诉后肘关节酸痛，推门时疼痛，或其他需要激活肱三头肌但重力不参与激活的活动。

体格检查

在肱二头肌腱炎患者中，最重要的操作是排除肱二头肌完全撕裂。最有效的识别方法是做肱二头肌hook 试验。检查者将肩关节外展，将患者的前臂置于旋后位置，肘关节屈曲 90°，然后用手指从外向内钩起肱二头肌腱并向前轻抬（图 61.6）。O'Driscoll 等注

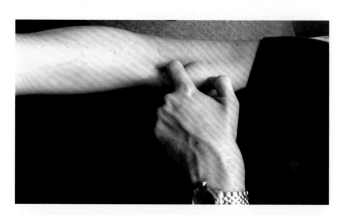

图 61.6　图示为 O'Driscoll 描述的"hook 试验"

意到在一系列手术治疗的个体中，hook 试验对肱二头肌撕裂比 MRI 更敏感和特异。一旦肱二头肌腱被确定是完整的，对肌腱的触诊可能在腱病患者中引起疼痛，并且在 hook 试验时拉伸肌腱应该重现症状。此外，肘窝疼痛伴前臂旋后阻力大于屈肘，提示肱二头肌远端肌腱炎。肱三头肌腱炎患者的肱三头肌远端可能有触痛，并常有无力、疼痛与抗拒伸展。文献仅限于此，包括肌腱部分撕裂，也表现为可触及的肱三头肌附着处明显缺陷。

影像学

　　X 线平片没有诊断价值，只有在骨质病变引起症状的情况下才会查平片。MRI 最常用于评估肱二头肌腱和肱三头肌腱的完整性。肱二头肌腱的最佳成像，FABS 位置（屈肘、外展肩、旋后前臂）产生肌腱在纵向平面内的真实视图。腱病的特征是 T2 加权序列上肌腱内的异常信号强度，以及肌腱增厚、异常轮廓或肿胀（图 61.7）。肱三头肌腱在矢状位 MRI 上显示最佳，伴有充满液体的缺损，信号不均匀，以及其他和肱二头肌腱病附着病变的相似发现。

　　超声也被用来诊断肘关节止点肌腱病变。肱二头肌腱炎可以通过远端肌腱内异常的液体信号来鉴别。肱三头肌腱在超声上也可显示异常，其完整性和厚度可以用来评价其与正常肌腱的病理区别。

决策原则

　　肱二头肌和肱三头肌腱病的治疗具有挑战性。因为患者往往有症状，但很难改变其肘关节的使用。这些止点型腱病相当罕见，在讨论治疗方法时，应将其视为与外上髁炎和跟腱炎相类似的典型肌腱病变。因此，非手术治疗的试验总是被推荐的，并向患者说明手术并非总是必要的。在保守治疗失败的患者中，手术治疗在缓解症状方面相当成功。

治疗方案和结果
保守治疗

　　肱二头肌或肱三头肌腱病的非手术治疗首先应尽可能改变加重患者症状的活动。可以考虑在大负荷活动时间歇使用夹板，固定肘关节在 45°～90°；但是，由于存在关节僵硬的风险，不建议全时佩戴[80]。其他描述的保守措施包括非甾体抗炎药（NSAIDs）和物理治疗[85]。最近，有超声引导下 PRP 治疗腱性病变的报道。Sanli 报告了 12 例应用超声单次 PRP 注射治疗远端肱二头肌腱炎的患者，并在 47 个月的随访中发现疼痛 VAS、肱二头肌强度和功能明显改善[86]。

> ### 📌 作者首选技术
>
> 　　最初，笔者保守治疗肱二头肌或肱三头肌附着点的腱病或部分撕裂。并与患者讨论这类似于其他发生于中年的末端病，通常无需手术治疗即可解决。笔者使用间歇性夹板固定治疗，并调整会加重症状的活动。笔者不建议使用皮质类固醇注射，因为这会增加肌腱变性撕裂的风险。类固醇注射后肱二头肌或肱三头肌止点肌腱撕裂的影响比注射后类似的情况更值得关注。在肱骨外上髁炎的共同伸肌或屈肌起始部，医源性骨折后功能障碍较轻。对于 PRP 注射治疗这类疾病，笔者目前没有经验。
>
> 　　当患者保守治疗 6～12 个月失败时，笔者建议手术治疗。对于肱二头肌腱炎，笔者倾向于双切口技术，清理肌腱并将解剖附着点分离。然后用不可吸收缝线按照 Krackow 锁边技术编织肌腱。用一把弯钳从尺侧绕过二头肌粗隆（桡骨粗隆）到前臂后方，触摸着钳子尖作为参考，做后方切口。用磨钻在粗隆上制作一个容纳肌腱的槽，然后从后向前钻孔将肌腱牵引线从钻孔中拉出。屈肘 90°，完全旋前，拉紧缝线并打结。对于肱三头肌腱病，笔者在关节镜下为一名患者进行了清理术，患者报告疼痛部分缓解。操作只在后间室完成，使用 3.5 mm 刨刀对急性炎症区增厚退变的组织进行清理。虽然笔者没有做过肱三头肌腱病的手术，但这可以通过直接后方入路完成。类似的，用不可吸收缝线按照 Krackow 锁边技术编织肌腱。在尺骨鹰嘴和尺骨近端斜向钻孔用于穿过缝线，然后屈肘 45° 将缝线在尺骨背面打结固定。

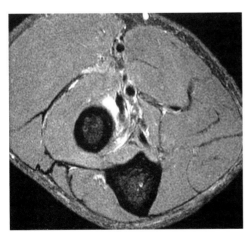

图 61.7　肱二头肌腱的 T2 加权 MRI 示肱二头肌腱腱鞘积液及周围高信号（Courtesy George Athwal, MD, FRCSC.）

保守治疗的关键是给予肌腱病足够的时间，正如肱骨上髁炎能自我恢复一样。Mair 等注意到，在 10 名职业足球运动员中，有 6 人的肱三头肌部分撕裂得到了愈合，他们在比赛结束后应用了一段时间的休息，并在重返赛场时应用了保护性支撑；其中一人在佩戴夹板的过程中完全撕裂，另外 3 人因持续疼痛和力弱而接受了延迟手术[80]。Durr 等报告 4 例肱二头肌腱部分撕裂，3 例经保守治疗成功[87]。总的来说，非手术治疗似乎取得了一定的成功。可能与腱病的严重程度和运动员或患者的要求有关。

手术治疗

手术治疗肱二头肌和肱三头肌腱病是当非手术治疗失败时采用。保守治疗的推荐时间是有争议的，在 8 周[88] 和 1 年[77] 之间不等。退行性肱二头肌腱通过前切口清理，然后使用带线锚钉在同一切口[89] 或做第二个后方切口通过骨隧道[90] 进行修复。Kelly 等描述了全部通过单一后切口开放切开再接术[88]。在一份回顾性报告中，Rokito 等对肱二头肌腱进行了清理和复位，并且有良好的主观结果和力量恢复[78]。Vardakas 等对 7 例平均 9.5 个月非手术治疗失败的患者进行了评估，这些患者接受了肱二头肌腱清理，并通过使用带缝合锚钉的前切口进行了再附着[85]。所有对象在 6 个月时主观满意，恢复到伤前活动和运动水平。强度测试表明，在所有情况下，比健侧的强度更大。另一项研究评估了部分肱二头肌撕裂手术清理和修复后 32 个月时的力量，结果显示肘关节的等距

和动态屈曲力量比健侧大，尽管前臂的仰卧力量要弱 10%[91]。

肱三头肌撕裂通过尺骨鹰嘴内的骨隧道修复，通常采用自体掌长肌腱[92] 或腘绳肌腱移植（图 61.8）[93]。Van Riet 等报告 23 例肱三头肌修复重建术后 88 个月随访结果，注意到肱三头肌的平均力量是未受影响的手臂力量的 82%[92]。

术后处理

肱二头肌腱止点重建后，使用夹板固定，肘关节屈曲 90°，前臂旋后，以减少修复的张力。术后 2～3 天允许分级主动伸展和被动屈曲，在术后立即使用的夹板的相同位置佩戴可拆卸夹板，并在锻炼间隔时佩戴至术后 4～6 周。术后 4 周开始主动屈肘和前臂旋后，术后 3 个月才开始强化。

在肱三头肌腱手术后，患者在肘关节屈曲 45° 时被放置夹板。在 1 周内开始分级主动屈曲和被动伸展。屈曲度每周缓慢增加 10°～20°。主动伸展开始于 4～6 周，类似于肱二头肌，加强推迟到术后 3 个月。

在所有患者中，口服吲哚美辛 1 个月以防止异位骨化，除非有其他并发症的禁忌证。笔者更喜欢每天 3 次的剂量，每次 25 mg，而不是缓释，因为患者似乎更能耐受这个剂量。

重返运动

在最初的夹板保护开始力量训练后可以重返运动。特别是在接触性运动中，关键是要推迟充分参与，

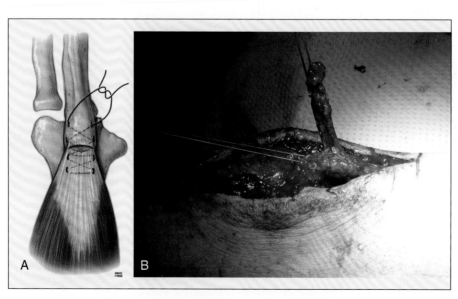

图 61.8　肱三头肌腱修复与锁定 Krackow 缝合

直到肌腱修复完全愈合到足以耐受大量使用后。

并发症

肱二头肌修复的手术并发症包括异位骨化、神经损伤（正中神经、前臂外侧神经和 PIN 神经）和再次撕裂。异位骨化多发生于两个切口的修补[95]，但两种技术中均可见到。最坏的情况是出现限制肘关节活动的异位骨化或桡尺关节滑脱，均需二次手术。虽然异位骨化是典型的非桥接性骨化，但口服吲哚美辛被认为是一种预防措施。报告了 34 例肱二头肌完全性撕裂患者的双切口修复和吲哚美辛预防治疗的结果[96]。在平均 22 个月时，作者注意到没有异位骨化、皮疹或滑膜炎。虽然他们承认没有空白对照组相对比。

肱二头肌修复过程中的神经损伤涉及到前臂外侧皮神经（LABC）或 PIN，两者均与前路或单切口入路过度牵拉有关。损伤的 LABC 是典型的神经麻痹，患者可有前臂前外侧的短暂麻木。Grewal 等发现单切口肱二头肌修复术的 47 例患者中有 19 例出现 LABC 神经功能缺失，而双切口修复术的 43 例患者中有 3 例出现 LABC 神经功能缺失，认为是由于单切口技术需要更长的牵拉时间[90]。PIN 损伤，虽然也是一种典型的神经牵拉机制，但也是一种可怕的并发症，导致手腕下垂，可能需要 4 ~ 5 个月才能恢复。为了降低这种并发症的风险，前肘分离时，前臂最大限度旋后，使神经尽可能向外侧移动[97]。

最后，再次撕裂最常见于患者的不依从，但也可能是由于固定方法不适当[98]。最好的预防方法是用适当的抓持缝线固定肌腱，使用上位腱骨固定技术，并在术前对患者进行准备和和术后康复进行特殊限制。

肱三头肌修复的并发症包括尺神经麻痹和再撕裂。Van Riet 提到一个尺神经麻痹的病例，认为可能是由于尺骨鹰嘴撕脱伤用张力带钢丝修复所致，一期修复后又有三次再撕裂[92]。

未来展望

文献对肱二头肌和肱三头肌腱病的自然病史还没有明确，需要对这些罕见的问题进行进一步的前瞻性研究。前瞻性研究可以阐明支持更早和更积极的干预的证据。许多外科医生指出，与上髁疾病引起的功能缺陷相比，缺少肘部伸展和（或）前臂旋转能力可能会使运动员和体力劳动者更加虚弱。此外，对一些人的长期保守治疗可能会适得其反，导致不必要的长时间休息，长时间避免竞争性的体育活动，以及患者和护理人员的整体沮丧，因为几乎没有迹象表明这些情况有可靠的自限性。特别是对变性或部分撕裂的肱二头肌远端肌腱的分离和再附着，可能揭示更多可预测的主观和客观临床结果，特别是对需求较高的患者。

鹰嘴滑囊炎

鹰嘴滑囊炎不同于本章所描述的其他疾病，它主要是炎症性的。鹰嘴滑囊是肘背的解剖"衬垫"，垫在鹰嘴突出的尖端（图 61.9）。当皮下滑囊因压力或外伤而发炎时，衬里滑膜细胞产生更多的液体，然后扩张滑囊。由于滑囊在解剖学上与肘关节并不相连，炎症通常局限于肘关节后部。鹰嘴滑囊炎可表现为急性疼痛，如果因开放伤口被污染，可能会造成感染。本节将重点放在评估和治疗非感染性鹰嘴滑囊炎上。

病史

尺骨鹰嘴滑囊炎经常出现在一次诱发事件后，例如跌倒时肘关节后部着地，其他创伤或机械性过度使用，或肘部背侧的重复压力。患者可能会主诉由于外伤引起的疼痛，但通常在短时间内症状变得很轻。他们注意到在肘关节后部有一个大的、软的囊状物（见图 61.9）。这些患者可能出现急性或慢性的症状，并且除就诊骨科或运动医学专家之外，还可能就诊于不同类型的医疗机构。所有这些共病均可表现为鹰嘴滑囊肿胀和炎症，虽然其更有可能为孤立的，但往往是多个肌肉骨骼受累。

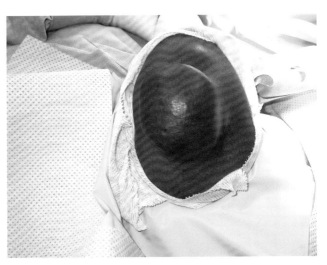

图 61.9　鹰嘴滑囊炎，肘背有大肿块

体格检查

在检查中，大多数患者肘后部有肿胀感。急性期有时检查者可观察到液体波动。在慢性表现中，滑囊充盈常显得有些坚实或增厚，这体现了炎症组织的纤维增生和滑膜炎。当有小囊存在时，检查者应触诊鹰嘴尖端以评估是否有骨刺形成。

感染过程更常表现为斑片状红斑和滑囊上的剧痛。由于许多患者会有伴随的病理改变，例如骨关节炎，并且患者对发炎或肿胀的软组织的伸展有不同的耐受性，肘关节活动丧失是感染的一个不太可靠的预测因素。感染的风险在急性症状、相关的囊上开放性伤口和糖尿病患者中最高。然而，类似的表现也可能伴随着晶体沉积疾病，无论病变部位如何，该疾病通常被认为需要与感染相鉴别。在这种情况下，关节腔穿刺吸引可以区分这两种诊断，并对自然病程和有效治疗有指导作用。

影像学

肘部 X 线平片可用于评估尺骨鹰嘴骨刺（骨赘），以及滑囊内钙化。Saini 和 Canoso 比较了 28 例创伤性尺骨鹰嘴滑囊炎患者患侧肘和健侧肘的 X 线片。发现与对照组相比（28 例中的 4 例），鹰嘴骨刺和无定形钙沉积在滑囊炎患者中出现的比例较高（28 例中的 16 例）[99]。鹰嘴骨刺的存在值得重视，因为如果需要手术治疗，应该同时处理它（见图 61.10）。

决策原则

在非感染性鹰嘴滑囊炎，选择保守或手术治疗都是可行的。然而，本文作者并不推荐滑囊的穿刺抽吸，因为此做法有使非化脓性疾病转变为化脓性鹰嘴滑囊炎，导致必须使用抗生素和不可避免外科治疗的风险。这一观点与许多急诊科和初级保健医生的观点相悖。其他伴随的症状和体征可能导致临床上对感染或晶体沉积病的高度怀疑，此时抽吸用以鉴别这两种疾病是更合理的。抽吸的结果可以指导使用抗炎药物并等待足够的时间还是积极的外科治疗，以防止感染进展到肘关节。在极少数需要抽吸的病例中，应该避免使用直接后方入路。相反，针应该从前外侧起始，通过肘肌或伸肌，以避免形成窦道。

治疗方案

鹰嘴滑囊炎的初始治疗是支持性治疗，在急性期，采用加压包扎或肘夹板将肘关节固定于屈曲 90°。即使是慢性的鹰嘴黏液囊炎加压包也是有效的。患者应该被告知加压包扎或通常需要持续 1~2 个月才能有效。此外，可以考虑使用抗炎药物，特别是对于有痛风病史的患者[101]。

正如上面所提到的，使用抽吸和皮质类固醇注射到滑囊是被提倡的。Weinstein 等报告了 47 例非感染性滑囊炎患者中单纯抽吸与抽吸加皮质类固醇注射的比较，并发现皮质类固醇的加入能更快地解决积液问题[102]。然而，在 25 例接受皮质类固醇治疗的患者中，有 15 例出现感染、皮肤萎缩和慢性疼痛等并发

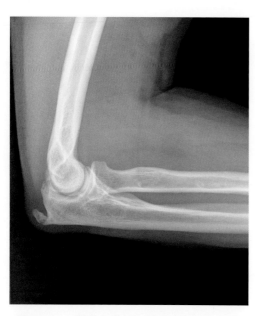

图 61.10　鹰嘴大骨刺与滑囊内软组织肿胀

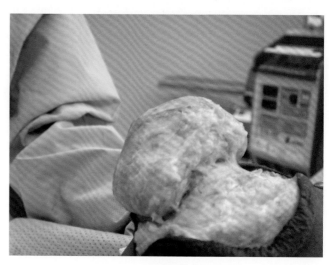

图 61.11　滑囊从皮肤上剥离

作者首选技术

当患者出现非感染性鹰嘴滑囊炎时，笔者首先考虑非手术治疗。主要是持续加压包扎，使用 Ace 包或氯丁橡胶套筒。也可以加用非甾体抗炎药。但笔者相信主要的治疗目标是加压，让身体自然吸收囊内液体。笔者强调，应尽可能使用加压绷带，但可能需要使用1~2个月的时间。如上所述，笔者不建议对化脓性或非化脓性滑囊炎进行抽吸。如果滑囊炎持续存在，这是手术切除的指征，而不是连续的抽吸。

笔者按照"治疗"部分所述的定位进行开放手术切除，使用后方直切口在切除滑囊后，释放止血带并仔细止血，以便在缝合前留下干燥的组织床。笔者会提醒患者常见的液体再积聚，笔者也会修剪皮肤，让皮肤平滑闭合而不会多余。然后，笔者用加压绷带和夹板将患者患肢固定于90°。通常，术后一段时间需要加压包扎。

症。皮质类固醇注射对肱三头肌的潜在影响也应该被考虑。van Riet 等指出，他们研究的肱三头肌撕裂患者中有一位曾因鹰嘴滑囊炎接受类固醇注射治疗[92]。

在加压治疗失败或有感染性病因时，可以考虑手术切除滑囊。开放式切除包括彻底去除滑囊和鹰嘴骨刺，以防止复发，并告知患者鹰嘴仅剩余极少的软组织包膜。该手术可在全身麻醉或区域阻滞下进行，患者平卧位，同侧肩部下垫垫子，肘部放在胸前的枕头上。此外，使用无菌毯也很有帮助。

采用后侧切口，略弯曲以避开鹰嘴尖端，仔细分离滑囊，使其与皮肤分离，小心地保留皮下脂肪。滑囊通常与其下面的肱三头肌紧密粘连，需要通过锐性分离将其剥离。当滑囊被移除后，视病理性滑囊的大小，决定可能需要修剪皮肤边缘以减轻缝合时的皮肤松弛。

关节镜下切除也有报道，在肘关节后镜下用切割器刮除滑囊[103, 104]。Rhyou 等报告了30例经关节镜手术治疗无菌性和化脓性鹰嘴滑囊炎的病例，没有出现复发，患者的疼痛和快速 DASH 评分得到改善[105]。

术后护理

通常，患者在前臂中立、屈肘90°、腕关节自由的情况下，用夹板固定1~2周。随后，在接下来的2~4周内，建议在伤口进一步愈合的同时进行加压包扎。接触性运动和负重可能在6~8周后恢复。

结果

关于滑囊切除术的资料有限。Stewart 等回顾性报告了16例在梅奥诊所接受手术治疗的患者，15例效果良好，无复发[106]。其他作者指出，在一系列37名接受法氏囊切除治疗的患者中，有8名患者（22%）出现复发，10例出现伤口愈合问题（27%）[107]。关节镜下切除显示了很好的效果，在一组9名患者的报道中，肘关节活动完全恢复且无复发。

并发症

手术并发症包括复发、血肿和伤口愈合问题。复发在现有的少数研究中定义不明确，这可能指的是软组织中液体的再积聚。因为切除滑囊不应出现真正的复发。Degreef 和 De Smet 发现37例患者中有8例（22%）复发[107]。Stewart 注意到1例患者术后出现血肿，需要手术引流[106]。

伤口愈合问题也有报道。Degreef 和 De Smet 注意到在37例患者中，有10例出现瘘管形成、持续的伤口引流或皮肤缺损需要皮瓣覆盖[107]。这些患者中有一些接受慢性抗凝治疗，并且该队列包括感染囊肿的切除手术，其中一些患者术前有开放性伤口引流。为了减少这些并发症的风险，需要对软组织进行仔细的管理。

未来展望

尽管尺骨鹰嘴滑囊炎是一种常见的疾病，但有关其治疗和临床结果的文献却很少。进一步的前瞻性评估将增加我们目前对这一疾病的了解。

选读文献

文献：Nirschl RP, Ashman ES. Elbow tendinopathy: tennis elbow. *Clin Sports Med*. 2003; 22: 813-836.
证据级别：Ⅴ，专家意见
摘要：这篇文章提供了外上髁炎病史背景和许多病因的基础，以及保守和手术治疗方案。

文献：Smidt N, van der Windt DA, Assendelft WJ, et al. Corticosteroid injections, physiotherapy, or a wait-and-see policy for lateral epicondylitis: a randomised controlled trial. *Lancet*. 2002; 359: 657-662.
证据级别：Ⅱ
摘要：这是对肱骨上髁炎作为一种自限性疾病的保守治疗的决定性支持，也显示了类固醇的短期效果以及对治疗的可能影响。

文献：Pierce TP, Issa K, Gilbert BT, et al. A systematic review of tennis elbow surgery: open versus arthroscopic versus percutaneous release of the common extensor origin. *Arthroscopy*. 2017; S0749-8063(epub ahead of print).

证据级别：系统评价

摘要：本文总结了 30 篇文献的数据，显示开放和关节镜技术与经皮松解术相比可获得更好的手臂、肩和手的功能障碍评分，关节镜和经皮技术的疼痛评分更低。三种技术的满意度总体上没有差异。

文献：Hobbs MC, Koch J, Bamberger HB. Distal biceps tendinosis: evidence-based review. *J Hand Surg Am*. 2009；34: 1124-1126.

证据级别：综述，有一些 V 级专家意见

摘要：这篇文章提供了对现有文献关于肱二头肌腱病和包括非手术治疗方案的客观评价。

文献：Sayegh ET, Strauch RJ. Treatment of olecranon bursitis: a systematic review. *Atch Orthop Trauma Surg*. 2014; 124(111): 1517-1536 .

证据水平：系统综述

摘要：本综述包括 29 个主要使用Ⅳ级证据的研究。表明非手术治疗在解决鹰嘴滑囊炎方面明显比手术更有效，并且无菌性滑囊炎比化脓性滑囊炎更难治疗。

（Jennifer Moriatis Wolf 著
刘振龙 译　陈依民 校）

参考文献

扫描书末二维码获取。

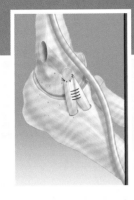

第62章

肱二头肌和肱三头肌肌腱远端断裂

肱二头肌腱远端断裂

　　1941 年，Dobbie 第一个报道了肱二头肌腱远端再附着手术结果。他建议对肱二头肌进行常规肌腱固定术，因为这种手术与周围的神经血管结构修复有关。改良的外科技术和对肱二头肌腱远端解剖和生物力学的更深刻理解改变了这一观点。许多骨科医生现在提倡对年轻、活跃的患者进行早期的肱二头肌腱远端解剖性手术修复。

　　关于肱二头肌腱远端断裂的最佳治疗方法仍存在争议。许多争议集中在患者的选择、桡骨结节的处理方法和肌腱固定技术。本章前半部分将回顾肱二头肌腱远端断裂的相关病理解剖、检查和治疗，后半部分主要讲述肱三头肌腱的断裂和修复。

流行病学

　　根据最近的流行病学分析，肱二头肌腱远端断裂的发生率已从每年 1.2 例 /10 万人[1,2]上升至 2.55 例 /10 万人[1,2]。肱二头肌腱远端断裂仅占肱二头肌腱损伤的 3%[1,3]。损伤最常见于人生的第 4 ～ 6 个十年，患者平均年龄约为 50 岁（范围：18 ～ 72 岁）[1,3-7]。一些患者因素与肱二头肌腱远端断裂有关，其中最重要的因素是男性。86% 的肱二头肌远端肌腱断裂发生在优势肢，而且通常发生在高度活跃的人群中。通常伴随着体重指数的升高[1,2,8]。Poisson 回归分析显示，吸烟者肱二头肌远端肌腱断裂的风险增加 7.5 倍[1,4]。使用尼古丁和合成代谢类固醇的中年男性发生双侧损伤的概率较高[4]。

解剖学

　　肱二头肌位于臂的前部，由两个头组成。长头起源于肩关节内的盂上结节，短头起源于喙突。两个头在三角肌粗隆水平汇合，在通过前肘窝并附着于桡骨

粗隆之前，远侧肌腱形成腱膜（肱二头肌腱膜）。对肌腱远端的解剖研究显示有两个不同的附着点，平均长度为 92 mm，平均宽度为 2.9 ～ 6.1 mm[9]。短头肌腱更多地附着于粗隆的远侧，生物力学上起屈肌的作用（图 62.1）[10,11]。长头肌腱从前臂的旋转轴进一步插入，并充当强有力的旋后肌。腱膜沿尺侧方向展开，并与前臂筋膜融合，最终附着至尺骨的皮下边缘（图 62.2），该腱膜可为远端肌腱提供稳定性。

　　肱二头肌的神经支配是通过肌皮神经，肌皮神经是臂丛神经的外侧束的分支。它平均在肩峰下 134 mm 处穿透肱二头肌[12]，并在穿透前在肱二头肌和肱肌之间穿行。其穿出臂深筋膜，形成前臂外侧皮神经，为前臂的掌侧提供感觉。

　　肱二头肌靠近许多重要的神经血管结构。肱动脉、肱静脉和正中神经正好位于肱二头肌腱的内侧，腱膜的正下方。肱动脉在桡骨头水平分为桡动脉和尺

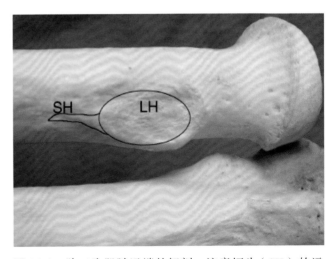

图 62.1　肱二头肌腱远端的解剖。注意短头（SH）的远端附着点较多，起到强屈肌的作用。长头（LH）的附着点距离旋转轴较远，起到强旋后肌的作用 (From Eames MH, Bain GI, Fogg QA, et al. Distal biceps tendon anatomy: a cadaveric study. *J Bone Joint Surg Am*. 2007; 89: 1044-1049.)

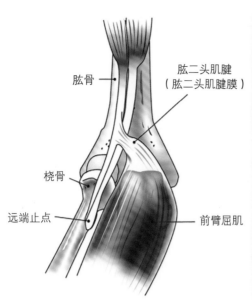
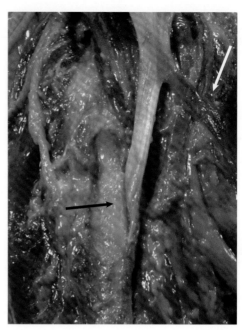

图 62.2　肱二头肌腱远端的解剖。黑色箭头表示肱二头肌腱远端的止点；白色箭头表示肱二头肌腱腱膜 (From Miyamoto RG, Elser F, Millett PJ. Distal biceps tendon injuries. *J Bone Joint Surg Am*. 2010; 92[11]: 2128-2138.)

动脉。桡侧返动脉起于桡动脉，经肘前窝向外侧穿出。位于典型的手术区域内（图 62.3）。在肱二头肌腱外侧，桡神经进入肱肌和肱桡肌之间的前臂近端。桡神经在肱骨外侧髁前方分为深、浅支。

生物力学

　　由于它在桡骨粗隆上的双重插入，肱二头肌为前臂旋后提供力量和耐力，并协助肱肌屈肘。肱二头肌对屈肘的贡献程度与前臂的位置有关。随着前臂的旋后，作用越来越大。此外，肘关节在屈曲 90° 时肱二头肌能够发挥最大的旋后力量。

　　Morrey 等[13] 对 10 例患者进行了生物力学研究，以评估保守治疗与手术复位治疗肱二头肌腱远端断裂之间的差异。立即手术固定肌腱至其止点，最终可恢复正常的肘关节屈曲和前臂旋后力量。保守治疗组平均丧失 40% 的旋后肌力和 30% 的屈曲肌力[13]。Baker 和 Bierwagen[14] 指出，在保守治疗的患者中，旋后耐力下降了 86%。在肱二头肌远端损伤的手术治疗中，手术入路和固定方法都有很大的不同。Prudhomme-Foster 等研究表明，与单切口相比，双切口可以获得更好的解剖修复。在他们的尸体研究中证明，与通过单切口进行非解剖学修复相比，通过两个切口进行解剖学修复的患者，在中立旋后中，增加了 15% 的旋后力矩。在 45° 旋后时的旋后力矩增加了 40%。

分类

　　远端肱二头肌腱断裂的分类是基于时间长短、断裂程度（部分与完全）和回缩程度。Ramsey 分类使用这三个特征来预测远端肱二头肌腱与桡骨粗隆重新连接的能力，以帮助指导治疗（专栏 62.1）[7]。

专栏 62.1　肱二头肌腱远端断裂的分类
部分断裂
• 止点处
• 实质内部（拉长）
完全断裂
• 急性（不到 4 周）
• 慢性（>4 周）
• 腱膜完整
• 腱膜破裂

病史

　　损伤的机制几乎都是肱二头肌有力的离心收缩。这种机制的例子包括举重运动员在二头肌弯举时重量过大，以及橄榄球运动员在试图拦截时强行伸直肘关节。最初的疼痛最常见的描述和定位是在肘窝有一种突然强烈的断裂感，可听到"砰"的一声。患者可能会报告突然和持续的力弱，特别是前臂旋后和屈肘无

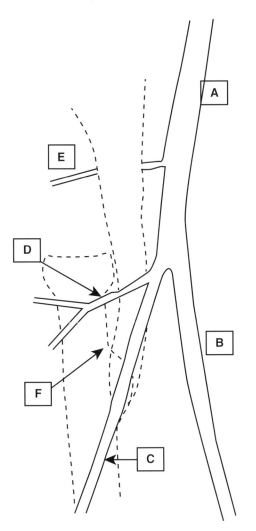

图 62.3　肱二头肌远端止点周围的血管解剖。桡骨近端和肱二头肌腱用虚线表示。A，肱动脉；B，尺动脉；C，桡动脉；D，桡侧返动脉；E，桡侧返动脉；F，桡骨结节的近端 (From Zeltser DW, Strauch, RJ. Vascular anatomy relevant to distal biceps tendon repair. *J Shoulder Elbow Surg*. 2016; 25[2]: 238238.)

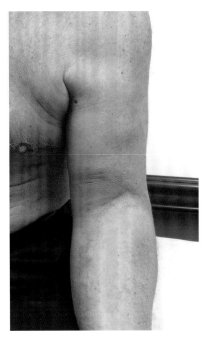

图 62.4　急性肱二头肌腱远端断裂伴近端肌肉回缩和瘀斑的检查

力。随着时间的推移，肿胀逐渐消失，患者可能会注意到肱二头肌向近端收缩时手臂的外观畸形。许多患者报告说，随着时间的推移，肘部血肿内的皮肤变色逐渐向腕部转移。对于肱二头肌部分断裂的患者，诊断不是很明确。他们可能会抱怨前肘区域有一种类似疼痛的不适，这种疼痛会随着前臂旋后而加重。

体格检查

　　检查肘部经常会发现畸形和肱二头肌向近端收缩，称为"大力水手征"。前肘窝和前臂内侧肿胀和瘀斑（图 62.4）。与对侧臂相比，触诊可在肘前窝和肌腱缺损处发现压痛。在肱二头肌腱膜完整的患者中，畸形可能不太明显。与对侧相比，在完全断裂的患者

中进行前臂抗阻旋后时普遍观察到无力和疼痛。

　　其他专门针对肱二头肌远端肌腱断裂的试验包括 hook 试验和肱二头肌挤压试验。Hook 试验最初由 O'Driscoll 等[16]描述，首先将患者的手臂弯曲 90°，之后检查者用示指从外侧向内侧勾起肘窝内肱二头肌肌腱的外侧缘，阳性结果为可见完整的条索状肱二头肌远端肌腱。据报道，该试验具有 100% 的敏感性和 85%～92% 的特异性。检查者需要确定他们感觉到远端的肱二头肌腱，当触诊时，检查者有时可能会被肱二头肌腱膜完整的断裂迷惑。肱二头肌挤压试验与跟腱断裂的 Thompson 试验相似。检查者挤压肱二头肌，对于远端肌腱完整的患者，前臂应旋后。当旋前前臂时，在桡骨粗隆后外侧触诊时的疼痛提示肱二头肌远端肌腱病。

影像学

　　应获得标准的肘关节平片（即前后、侧方和斜位）以评估肘关节前有疼痛的其他原因。平片一般没有急性骨损伤的迹象，但可以注意到前部软组织肿胀。在极少数情况下，可能发生桡骨粗隆的撕脱骨折，在 X 线片上应该可以看到。

　　MRI 是评估肱二头肌远端肌腱完整性的极好方法。但对做出明确诊断来说并不总是有必要的[18]。MRI 对不明确完全断裂与部分断裂的鉴别诊断有一定

价值，如肥胖患者和二头肌腱膜完整的人。将手臂置于 MR 中，使肘关节屈曲，肩关节外展，前臂旋后，这就是所谓的 FABS 视图。该位置允许对远端肱二头肌腱进行完整的成像，通常可显示在一张图像上（图 62.5）[19]。

治疗方案

可以考虑非手术治疗，尤其是对老年人、活动需求低的和那些肌腱部分断裂并希望避免手术的患者。典型的非手术治疗包括短暂的制动、镇痛和物理治疗。物理治疗的目标是恢复关节活动度（ROM），逐渐使肘关节屈曲，加强前臂旋后。选择非手术治疗的患者必须接受与活动相关的慢性疼痛、疲劳、40%~60% 的旋后力量丧失、30% 的屈曲力量和耐力丧失风险的咨询 [13, 14, 20, 21]。患者还必须了解延迟手术修复（>4 周）的结果可能不如急性期修复，并可能需要肌腱移植或被视为无法修复。

一旦决定采取手术治疗肱二头肌远端肌腱断裂，在采取行动之前，必须认真考虑几个因素。这些包括患者的因素，如职业和功能，使用合成类固醇的病史，从受伤到现在已经过去了多少时间，如何显露桡骨粗隆（一个或者两个切口）和如何最好地固定肌腱。到目前为止，还没有一种手术方案显示出明显的优越性。手术治疗必须根据患者的具体情况和外科医生的熟练程度而定。

损伤的时间长短可能是外科医生要考虑的最重要的因素。早期诊断可防止肌腱回缩，使肱二头肌更容易重新附着于桡骨粗隆，而不管二头肌腱膜是否完整。完整的二头肌腱膜可使肌腱回缩最小化。同时发生的二头肌腱膜断裂会导致肌腱向近端回缩，形成附着于邻近肱肌的瘢痕组织。延迟手术常常需要广泛的瘢痕剥离，以松解迂曲的肌腱，恢复一期再附着的临界长度。

慢性损伤患者可能无法进行一期修复，自体肌腱移植 / 异体肌腱移植重建可作为非手术治疗的替代方案。最常用的自体移植物是半腱肌和阔筋膜，而标准的异体移植物是跟腱。与早期解剖修复原始肌腱相比，使用肌腱移植物的延迟重建的效果无法准确预测。力量和耐力的提高是有可能的，但延迟重建主要用于有严重残疾的有症状患者。

非解剖修复或肱肌远端肱二头肌肌腱固定术是为了减少与解剖复位相关的并发症而首次提出的。几项研究评估了非解剖修复的效果，发现屈曲力量有很好的恢复，但可以预见的是，前臂仰卧力量几乎没有改善 [22, 23]。随着现代解剖复位技术的发展，并发症的发生率降低，非解剖复位技术已不再受青睐。一个例外是慢性病患者无法修复的断裂，其主诉与活动有关的疼痛和痉挛，而不是虚弱和失去耐力。

对于是采用单切口还是双切口修复技术，存在着很大的争议。讨论的重点是解剖上将肱二头肌肌腱重新附着到桡骨粗隆附着位置的能力以及与每种入路相关的并发症。最初的手术是采用单切口技术，通过肘前窝暴露桡骨粗隆。鉴于神经损伤的相对高发生率，Boyd 和 Anderson[24] 开发了一种双切口技术，通过附加的后外侧入路暴露附着区。肱二头肌腱通过后外侧入路可以更好地解剖重建桡骨粗隆，并且要求更少的

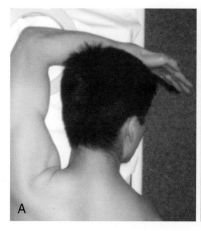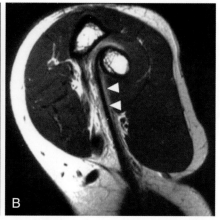

图 62.5　在磁共振成像过程中弯曲的、外展的旋后 "FABS 视图" 的利用，用于检测肱二头肌远端损伤。（A）"FABS 视图" 的患者位置：患者是俯卧在磁共振台上，屈肘，肩外展，手旋后。MR 密度加权成像（TR/TE3，000/34）在 "FABS" 位置用一张图像显示了肌腱的完整。白色箭头，肌腱内有异常信号，提示部分断裂

前暴露，理论上降低了医源性神经损伤的风险。此外，Hasan 等证明，通过单切口入路，只有 9.7% 的修复部位在原来的附着区范围内，而双切口为 73.4%[25]。这种双切口入路的批评者指出了桡尺关节骨连结的独特风险。针对这一缺陷，Failla 等 [26] 报告了 4 例桡尺关节骨连结患者，他们接受了改良 Boyd 和 Anderson 手术治疗，这种手术在伸肌群和旋后肌之间分离肌肉。这种改良可以暴露桡骨粗隆而不侵犯尺骨骨膜，并降低桡尺骨连结的风险 [26]。随后的研究显示，如果后外侧切口在尺骨的皮下边界上而不是在伸肌群上，则桡尺关节骨连结的发生率会增加 [27]。

目前有四种固定技术被用于将肱二头肌腱远端与桡骨粗隆重新连接：骨隧道、缝合锚钉、界面螺钉和皮质固定纽扣（或组合使用）。多个生物力学研究比较了不同固定技术的固定强度和刚度 [28-33]。一般来说，与完整肌腱相比，所有固定方法都能提供足够的固定强度，使用皮质固定纽扣可获得最高的失效负荷（表62.1）[15, 34]。

决策原则

对于需要肘部屈曲和前臂旋后力量和耐力的患者，可以提供远端二头肌的急性期手术固定。完全断裂的非手术治疗将导致 12%～40% 的旋后力量损失，高达 86% 的旋后耐力损失，并持续降低手臂、肩和手残疾（DASH）评分和欧洲肩肘外科学会评分。反过来，肱二头肌远端的早期解剖重建可以恢复屈肘和旋后肌力及耐力，具有较高的临床应用价值和功能结果 [13, 14, 20, 21, 35]。在考虑非手术治疗时，医生需要考虑患者的功能状态，并需要告知患者如果他们继续进行这一选择的后遗症。

术后处理

康复治疗方案因手术技术和患者的依从性而不同。在术后早期，通常需要一段时间的固定或保护性夹板。温和的被动 ROM 活动在最初的几周内是允许的。一些外科医生最初使用铰链式支架来阻止肘关节终末伸直，这是为了保护愈合的肌腱不受高张力的影响。术后 3 周，患者可开始辅助下的主动 ROM 练习，术后 6～8 周达到完全活动。抗阻运动在手术后 8 周内是有限制的。这时，可谨慎采用一个渐进的方法来加强肱二头肌练习，以避免肌腱再次断裂。尽管许多患者更喜欢居家运动疗法，在这一阶段，明智的做法可能是将不符合要求的患者转给物理或职业治疗师进行指导和监督。大多数患者术后 3～6 个月可恢复 ROM 和所需强度。

Cheung 等 [37] 评估了早期自我管理的被动 ROM 练习。手术后，立即应用锁定在屈曲 90° 的铰链式肘支具。术后第一天，打开支具，允许从 60° 到完全屈曲、前臂完全旋转的被动 ROM 练习。肘关节伸直限制在 2 周时降至 40°，4 周时降至 20°，6 周时完全伸展。8 周时开始力量训练。在此方案下，肱二头肌腱远端修复术后立即进行肘关节运动，未观察到对愈合或强度的有害影响。

在肱二头肌远端肌腱断裂后重返运动还没有专门的研究。普遍的共识是，患者可在术后 16～20 周恢复无限制的活动。参加接触运动的运动员，如足球和橄榄球运动员，可能需要整整 20 周的时间来使肌腱成熟并防止再次断裂。

结果

一些研究已经评估了单切口和双切口对远端肱二头肌腱修复的结果。这两种技术都能提高 DASH 评分和屈肘及前臂旋后力量 [27, 38-43]。

Karunakar 等 [38] 报道了 21 例经改良的 Boyd 和 Anderson 技术用于骨隧道的患者。44 个月时，所有患者的疗效从良好到极好。与未受伤的手臂相比，仰

表 62.1 　肱二头肌远端肌腱修复方法：固定强度研究				
	负荷加载至失效（N）			
研究	完整肌腱	骨隧道	缝合锚钉	界面螺钉	皮质固定纽扣
Berlet et al[28]		307（± 142）	220（± 54）		
Lemos et al[31]		203	263		
Idler et al[32]	204（± 76）	125（± 23）		178（± 54）	
Greenberg et al[29]		177			584
Mazzocca et al[33]		310	381	232	440

🔨 作者首选技术

肱二头肌腱远端断裂

　　我们的首选技术是使用固定纽扣和界面螺钉的组合进行远端肱二头肌腱的单切口解剖修复。为了实施该技术，在桡骨粗隆的前面做一个横切口，手臂伸直，通常在屈肘横纹的远端 3~4 cm 处。另一种手术入路是在桡骨粗隆上做纵行切口，比横切口更具延展性。肘前静脉被结扎或游离。前臂外侧皮神经位于肱二头肌外侧，应小心保护以避免牵拉损伤。为了暴露桡骨粗隆的足印区，桡返动脉被膜识别并结扎。此外，撕裂的肌腱可位于原位（二头肌腱膜完整）或缩回近端（腱膜断裂）需要向近端继续游离。沿着肌腱的原始路线，经常发现大的血肿，予以清除。随着损伤的时间延长，带假鞘的纤维瘢痕组织可能类似实际的肌腱。通常这种假鞘必须被仔细清理，以显露出埋藏在其内的肌腱末端。一旦取出，许多外科医生在肌腱末端放置一个钳子（例如，Allis 钳），手动松解近端粘连，甚至用力牵拉肌腱，以最大程度拉长肌腱。为了协助这一步骤，止血带可能需要放气，因为止血带可能会束缚肱二头肌。应用较粗的不可吸收缝线（如 2 号线、Ticron、Ethibond）在肱二头肌腱从近到远端编织，留下两根线尾从断端出去。

　　显露桡骨粗隆，肘关节完全伸直，最大限度被动旋后，以保护骨间后神经。牵开器可以通过粗隆的径向放置，但必须注意避免过度的侧方牵拉，以免损伤骨间后神经。然后用一个 3.2 mm 的导针通过桡骨粗隆钻透两层皮质。一个橡子形的铰刀穿过导销，形成一个单皮质的隧道。编织线穿过固定纽扣，纽扣穿过桡骨粗隆。将肌腱拉进隧道 1 cm，并将缝线系好，将肱二头肌腱固定在桡骨粗隆内（图 62.6）。将一枚界面螺钉置入隧道，使肌腱向远侧和尺侧移位，以更好地重建解剖附着点。

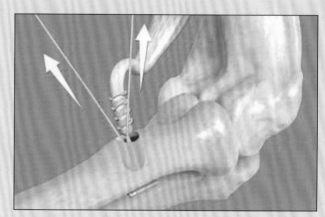

图 62.6　肱二头肌腱远端的解剖修复 (From Sethi P, Cunningham J, Miller S, et al. Anatomical repair of the distal biceps tendon using the tension-slide technique. *Techniques Shoulder Elbow Surg*. 2008; 9[4]: 182-187.)

卧位的耐力下降 38%，屈曲位下降 33%，异位骨化发生率为 15%。

　　McKee 等[42]以未受伤的手臂作为对照，比较了应用两个缝合锚钉的单切口修复。在最后一次随访中，DASH 评分与健侧无差异，屈肌力量为 96%，旋肌力量为 93%。未观察到 ROM 存在差异。

　　在一项评价 EndoButton（Smith and Nephew, Andover, MA）固定结果的研究中，Peeters 等[44]报道梅奥肘部表现平均得分为 94 分。等速测试显示屈肌力恢复 80%，旋后肌力恢复 91%。26 例患者中，2例出现无症状异位骨化，3 例出现无症状 EndoButton脱离。

　　Grewal 等直接比较使用缝线锚定的单切口修复和使用骨隧道的改良 Boyd 和 Anderson 方法。他们发现术后 2 年患者报告的疼痛和功能结果没有差异。单切口队列在屈曲度方面有更大的改善（142.8° vs.

131.1°）。但总的并发症发生率较高，主要为前臂外侧皮神经麻痹。同样，Shields 等发现单切口修复术后前臂外侧皮神经损伤发生率较高，但在强度、ROM和同等患者报告的结果方面没有发现差异。Schmidt等[47]研究了决定肱二头肌远端复位后力量恢复的因素，发现双切口比单切口更能恢复力量，而两组间前臂运动无明显差异。

　　可以采用几种固定方法将肌腱固定在桡骨粗隆上。表 62.1 回顾了固定技术和相应的失效载荷。增加失效负荷的技术可能允许患者手术后早期康复。

　　发生时间 >6 周者可能需要肌腱移植。Darlis 等[48]回顾性分析 7 例慢性肱二头肌腱远端断裂患者的临床资料。这些研究者将同种异体跟腱移植到剩余的肱二头肌腱远端，并用两个锚钉将其固定在桡骨粗隆上。平均屈肘 145°，平均旋前 170°，平均旋后力量为对侧臂的 87%。Wiley 等[49]比较了慢性远端肱二头肌腱断裂的非手术治疗和手术固定。术后随访 3 个月，术组屈伸功能恢复正常。非手术组恢复到正常的 20%。两组患者的耐受力均正常。

并发症

一项系统的文献回顾评估单切口和双切口远端肱二头肌腱修复，显示单切口手术的并发症发生率为 18%，双切口手术的并发症发生率为 16%。单切口修复后并发症以神经损伤为主（13%），双切口修复后主要为旋转和旋后力量丧失[38, 41]。异位骨化在双切口修复后更为常见[50]。最近，一项随机对照试验和荟萃分析显示，采用单切口入路后，前臂外侧皮神经的神经失用率显著升高。虽然每种技术似乎都有某些并发症的轻微倾向，重要的是要认识到没有一种技术可以完全消除任何一种并发症的风险。

肱三头肌腱远端断裂

屈肘通常被认为是肘关节最基本的功能，因为重力可以帮助伸直。然而，缺乏主动的伸肘功能甚至会影响最基本的日常生活活动，如从座位上将身体推起。伸肘力量的丧失对从事各种运动的运动员来说是最具破坏性的。因此，及时识别和治疗远端肱三头肌腱断裂是必要的。

流行病学

肱三头肌腱远端断裂是一种相对少见的损伤。然而由于高水平运动员训练强度和使用提高成绩的药物增加，过去 20 年其发生率有所上升。

肱三头肌腱远端断裂主要发生在一部分高危人群中，在一般人群中极为少见。剧烈活动、使用类固醇和代谢性疾病可使人易患这种疾病（专栏 62.2）[52-56]。橄榄球运动员，特别是前锋，以及举重运动员，由于他们运动的性质和训练的强度，而面临更大的风险[57]。甲状旁腺功能亢进，可因慢性肾疾病引起，也与肌腱断裂有关。甲状旁腺功能亢进改变了所有肌腱止点的状态。损伤的机制还不完全清楚，但很可能是由于破骨细胞过度刺激的结果。导致肌腱附着处的钙流失。因此，肌腱止点被削弱，容易发生微骨折和撕脱伤。

解剖学和生物力学

肱三头肌是一块大肌肉，包绕整个上臂后部。其完全由桡神经支配（C6-8）。这块肌肉由三个头组成：

专栏 62.2　与肱三头肌腱远端断裂相关的因素

活动
- 橄榄球
- 举重

类固醇使用
- 合成代谢类固醇
- 局部注射皮质类固醇

代谢性疾病
- 糖尿病（1 型）
- 慢性肾疾病
- 肾性骨营养不良
- 甲状旁腺功能亢进
-

其他
- 鹰嘴滑囊炎
- 马方综合征
- 成骨不全
- 系统性红斑狼疮
- 风湿性关节炎

外侧头、长头和内侧头。内、外侧头起源于肱骨后部和肌间隔，主要起伸尺肱关节的作用。长头起源于盂下结节，也可参与肩关节的内收和后伸。

Keener[58] 评估了肱三头肌的附着位置解剖，并描述了尺骨鹰嘴上宽阔的附着区域，宽达 466 mm^2。肱三头肌止点可分为肱三头肌止点本身和肱三头肌外侧点。在内侧，肱三头肌直接附着在尺骨鹰嘴上，形成肱三头肌腱的内侧边界。在外侧，肱三头肌腱向外扩张，延伸至鹰嘴肌，并与前筋膜相连，并向远端附着于近端尺骨的桡侧（图 62.7）。

分类

在对肱三头肌腱远端断裂进行分类时，必须评估三个特征。首先，肌腱断裂的程度是决策的重要因素。完全断裂和超过一定程度的部分断裂患者可行手术治疗，而断裂程度较低的部分断裂患者通常对保守治疗有反应。其次，断裂的解剖位置会影响手术技术的选择和固定的强度，肌腹和腱腹交界处的修复不如肌腱坚固。最后，断裂的时间是决定手术可行性和术前计划的重要因素（例如移植物增强；见专栏 62.3）。

病史

肱三头肌腱远端断裂的诊断可能并不简单，因此

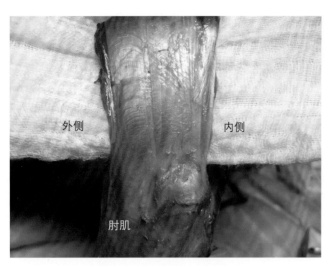

外侧　　　内侧

肘肌

图 62.7　肱三头肌腱远端的止点解剖 (From Keener JD, Chafik D, Kim HM, et al: Insertional anatomy of the triceps brachii tendon. *J Shoulder Elbow Surg*. 2010; 19[3]: 399-405.)

专栏 62.3　肱三头肌腱远端断裂的分类

断裂程度
- 部分
  - <50%
  - >50%
- 完全
  - 侧方组织完整
  - 侧方组织断裂

断裂位置
- 肌腹
- 腱腹交界处
- 止点
- 尺骨鹰嘴撕脱骨折

断裂时间
- 急性（<3 周）
- 慢性（>3 周）

获得一个完整的病史是必要的。因为肱三头肌腱断裂在一般人群中很少见，既往有剧烈伸肘活动史，使用类固醇，患有代谢紊乱应为诊断提供线索。最常见的受伤机制是在参加运动、举重或跌倒时伸出的手臂着地时，肱三头肌强烈地离心收缩。

　　肱三头肌远端疼痛和肿胀是最常见的症状。当疼痛减轻后，患者常诉肘部无力和功能丧失。年轻的患者可能会说他们不能在健身房做推举运动。而年龄较大的患者可能会失去从座位上将身体撑起的能力。

体格检查

　　在急性损伤阶段，体格检查发现肱三头肌附着点附近有肿胀、瘀斑和压痛。在慢性损伤中，与对侧相比，患侧伸肘无力同时可触及肌腱缺损。肘关节主动伸展对抗重力可以帮助确定肌腱断裂的程度。但重要的是要认识到，完全断裂的患者由于完整的外侧肌腱延伸，可能保留了肘关节的伸直功能。此外，彻底检查皮肤、手臂和前臂间室并确定远端神经血管状态对于排除肌腱断裂、间室综合征和尺神经病变是很重要的，所有这些都与肱三头肌远端肌腱断裂有关。

影像学

　　标准的肘部 X 线片（即前后、外侧和斜位片）可评估骨刺、骨撕脱伤和相关的损伤。MRI 是评估肱三头肌腱远端完整性的良好方法，特别是在确定断裂范围时。MRI 可以帮助区分部分断裂和完全断裂，并确定完全断裂损伤的牵拉程度。最近超声检查被证实能准确地鉴别远端肱三头肌的部分断裂，并可靠地将其与完全损伤区分开。

决策原则

　　决定手术或非手术治疗肱三头肌腱远端断裂基于三个因素：①断裂的特点，②患者的医疗状况，③患者的功能期望。

　　断裂特点可使用专栏 62.3 中的信息进行分类。部分断裂，涉及不到 50% 的肌腱，主动伸肘功能尚完好，往往可采用保守治疗。保守治疗部分断裂超过 50% 的肌腱和完全断裂通常会产生不满意的结果，尤其是年轻的、活跃的患者。在这种情况下，早期一期修复是必要的[59]。断裂的位置也是一个重要的考虑因素。与腱腹交界或肌腹断裂相比，止点部位断裂允许更可靠的手术固定。在近端断裂类型中，更保守的治疗策略可能是合适的。所有患者都应确定断裂时间。有手术指征的患者，应在伤后 3 周内尝试修复肱三头肌[59]。据报道，在受伤后的 8 个月内，一期修复是成功的[62]。完整的侧方肌腱延伸可以通过防止近端回缩和广泛粘连的形成来延长一期修复的时间。

　　患者的一般健康状况和功能期望也将指导治疗决定。两个不同的患者群体有肱三头肌腱远端断裂的风险：第一，年轻、高运动能力的运动员，第二，患有代谢性疾病的虚弱患者。年轻运动员的手术门槛应该更低。上了年纪的身体虚弱的患者，只要他们能保持一定程度的主动伸直功能，并有足够的力量从坐姿起来，通常对保守治疗反应良好。

治疗方案

非手术治疗

肱三头肌腱远端断裂的非手术治疗包括 4 周的夹板固定，屈肘 30°。4 周后开始进行 ROM 练习，8 周后增加力量练习。保守治疗的结果没有很好的文献记载。缺乏证据指导非手术治疗，而且结果差异很大。肌腱回缩是非手术治疗的一个重要因素。生物力学研究表明，2 cm 的分离可导致 40% 的伸直力量损失[63]。因此，观察到明显分离的患者中，非手术治疗可能会导致更大的力量和耐力损失[64-66]，应该只考虑那些久坐不动的患者和不能接受手术的老年人。肌腹断裂是一个独特的情况，通过瘢痕组织愈合。虽然高水平运动员中有手术固定的报道，但手术治疗不会改变结果[67]。

手术治疗

手术治疗的主要目的是减少肱三头肌远端和尺骨鹰嘴之间的间隙，使愈合发生。恢复肘部正常的力量和耐力。一期修复是最理想的，可以在受伤后 3 周内完成[59]。此时间窗口之后进行一期修复也是可能的，但应提供重建作为备选项。

一期修复应用较粗的不可吸收缝线穿过三头肌腱进行 Bunnell 或 Krackow 锁边缝合。最常见的固定方法是将缝线穿过尺骨鹰嘴上的钻孔，并将缝线固定在骨桥上（图 62.8）。或者可以使用无结带线锚钉将肌腱固定在骨面上。最近的一项生物力学研究发现，当

使用无结式缝线锚钉代替传统的穿骨头手工打结固定时，在附着处施加周期性载荷后，位移更小[68]。

慢性肌腱断裂经常需要重建，文献中描述了几种选择。当有足够的组织体积和质量时，肘肌旋转瓣是一个很好的选择。然而，在一项研究中发现，由于局部组织质量的原因，这种技术只在 9 个病例中的 1 个中可行[59]。第二种选择是自体或异体移植物加强肱三头肌。最常用的移植物是掌长肌腱和半腱肌腱[59, 69]。组织加强是通过将移植物编织成束状穿过肱三头肌肌腱（通常采用 Bunnell 方式），然后通过钻孔将其固定在鹰嘴上来实现的（图 62.9）。

术后处理

文献中尚未建立标准化的术后方案。术后肘关节常在 30°～40° 屈曲的夹板中固定 2 周。在术后 2 周时，如果认为修复稳定，则开始主动辅助 ROM 练习。一些外科医生最初使用铰链式支架来阻止末端屈肘，这是为了保护愈合的肌腱不受高张力的影响。从术后 6 周开始进行 5 磅限制重量的轻度强化训练和渐进式抗阻训练。最好在理疗师的指导下进行，可以从术后 8～10 周开始。在修复完成后的 4～6 个月内，通常禁止重返竞技运动或举重。

结果

Van Riet 等[59] 对 23 例患者进行了评估，包括 13 例通过骨隧道进行的一期修复和 9 例使用各种技术进行的重建。一期修复后关节活动度平均为 8°～138°，重建后平均为 13°～133°。所有患者经手法肌力测试均恢复到 4/5 或 5/5 的肌力。一期修复者平均峰值强度为健肢的 92%，二期修复者为 66%。这些研究人员

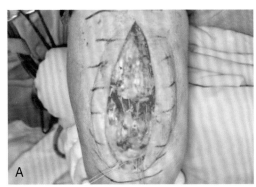
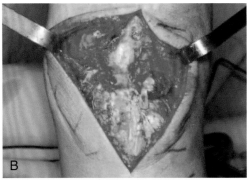

图 62.8 采用 Krackow 缝合技术，通过 3 个钻孔将缝线固定在尺骨鹰嘴上，然后将缝线固定在骨桥上。（A）照片显示固定前的缝合位置。（B）线尾跨过骨桥缝合后的照片 (From Sierra RJ, Weiss NG, Shrader MW, et al. Acute triceps ruptures: case report and retrospective chart review. *J Shoulder Elbow Surg* . 2006; 15[1]: 130-134.)

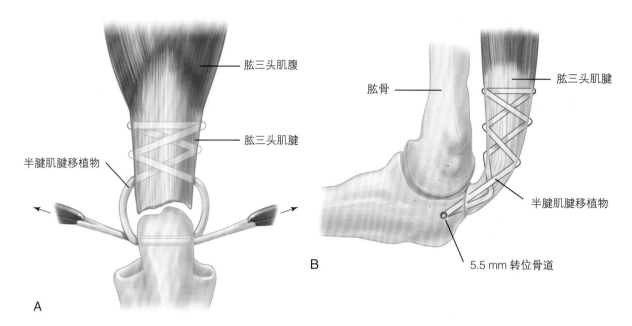

图 62.9　一种利用肌腱移植物穿过剩余的肱三头肌腱编织（A）并通过鹰嘴钻孔固定（B）的重建技术 (From Yeh PC, Dodds SD, Smart LR, et al. Distal triceps rupture. *J Am Acad Orthop Surg*. 2010; 18[1]: 31-40.)

作者首选技术

肱三头肌腱远端断裂

　　最近的研究描绘了肱三头肌远端的解剖结构，并描述了鹰嘴上的肌肉附着处，其类似于肩袖附着点。附着区经测量为 466 mm²。从这些解剖研究中获得的信息产生了一种新的修复技术，称为缝合桥。为了完成这项技术，需通过断裂的肱三头肌腱进行一个 Krackow 锁边缝合。从距离肌腱远端附着点 2 cm 处进入并穿出肌腱。随后识别并切除尺骨鹰嘴的肌肉附着区。在近内侧和外侧的附着区上放置 2 个带线锚钉进行褥式缝合。然后距离肌腱边缘 2 cm 进行打结。将来自水平褥式缝合和来自 Krackow 缝合的缝合线配置形成一个缝合桥，并在附着点远端进行两次压力平衡缝合（图 62.10），注意确保所有的锚都不会穿透尺骨关节。缝合处的手臂保持在 35°～40° 屈曲。

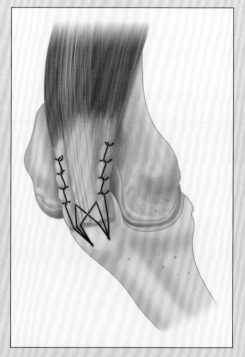

图 62.10　缝合桥技术 (From Yeh PC, Dodds SD, Smart LR, et al Distal triceps rupture. *J Am Acad Orthop Surg*. 2010; 18[1]: 31-40.)

得出结论，早期手术修复（即 3 周内）是治疗肱三头肌腱远端断裂的最佳方法 [59]。Yeh 等 [57] 进行了生物力学研究，评估三种修复技术：交叉修复、缝合锚钉修复和解剖修复（我们的首选技术）。各试验组屈服负荷与峰值负荷相似；然而，解剖修复技术最准确地重建了解剖附着区，并证明在承受周期性负荷后，具有最小位移量。最近的数据表明，在高需求个体中取得了出色的结果。Balazs 等 [72] 的研究表明，有 94% 的人在军队中恢复了现役。Finstein 等 [57] 的研究表明，在国家橄榄球联盟的现役球员中，回归运动的比率为 100%，平均时间为 165 天。

并发症

在 Van Riet 等 [59] 对 23 例肱三头肌腱远端修复术的研究中，并发症包括：1 例尺神经病变，已解决；1 例植入物突出需要切除；3 例肌腱再次断裂。Balazs 等 [22] 的研究显示，军人的再断裂率为 12.5%，所有这些并发症都发生在术后的前 4 个月内。其他潜在的并发症包括鹰嘴滑囊炎和屈肘挛缩。

未来展望

治疗肱二头肌和肱三头肌肌腱远端断裂已取得相当大的进展。随着我们对解剖学和生物力学的理解的深入，外科技术也得到了改进。有了更强的固定方法可改善结果，减少并发症。对于不希望限制活动或失去手臂力量的健康、活跃的患者，早期解剖修复是可行的。在某些病例中，保守治疗可能是适当的，当不需要最大肘关节和前臂力量时，可能产生满意的或者想要的结果。因为这些大的肌腱损伤以后恢复的时间比较长，未来的研究可能会集中在预防策略和方法，以减少损伤发生后的肌腱 - 骨愈合时间。生物增强技术促进肌腱最佳愈合的领域仍在不断扩大，转化研究将有助于阐明这些物质在损伤或外科治疗后的作用。

选读文献

文献：Morrey BF, Askew LJ, An KN, et al. Rupture of the distal tendon of the biceps brachii: a biomechanical study. *J Bone Joint Surg Am*. 1985; 67: 418-421 .

证据级别：Ⅲ

总结：这篇经典文章介绍了即刻复位与保守治疗肱二头肌腱远端断裂的生物力学结果，在 1 年的随访中，所有患者经即刻复位都恢复了肘关节的正常力量，保守治疗的患者平均丧失了 40% 的前臂旋后力量和 30% 的肘关节屈曲力量。

文献：Baker BE, Bierwagen D. Rupture of the distal tendon of the biceps brachii: operative versus non-operative treatment. *J Bone Joint Surg Am*. 1985; 67: 414-417.

证据级别：Ⅲ

总结：Baker 和 Bierwagen 进行了一项病例对照研究，比较了肱二头肌腱远端断裂后接受手术治疗的患者和接受保守治疗的患者。与接受手术的患者相比，使用 Cybex 等速测力仪，确定接受保守治疗的患者前臂旋后力量下降 40%，旋后耐力下降 79%，屈肘力量和耐力下降 30%。

文献：van Riet RP, Morrey BF, Ho E, et al. Surgical treatment of distal triceps ruptures. *J Bone Joint Surg Am*. 2003; 85:1961-1967.

证据级别：Ⅳ

结论：肱三头肌腱远端断裂的早期修复可在 3 周内完成，修复后患肢的等速肌力峰值为健肢的 82%，平均耐力为健肢的 99%，早期修复效果优于晚期重建。

（ James Bradley, Fotios P. Tjoumakaris, Gregory T. Lichtman, Luke S. Austin 著

刘振龙 译 陈依民 校）

参考文献

扫描书末二维码获取。

第 63 章

臂、肘和前臂的卡压性神经病

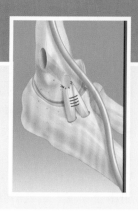

卡压性神经病

卡压性神经病是一种由于挤压或外部压力作用于神经，导致神经功能改变的疾病。其存在多种潜在病因，包括占位性病变、炎症、水肿或解剖结构压迫。病变可以表现为急性或慢性。如果不治疗，长时间压迫会导致永久性的功能损害。

腕部的正中神经是上肢最常被卡压的神经，但臂、肘部和前臂其他部位的正中神经、桡神经、尺神经也会出现卡压，并对运动员造成麻烦。任何病理过程导致的神经卡压都可进展为神经损伤和功能障碍。最初，神经受到压迫后会出现水肿，尽管这一过程在临床上可能是静息性的或间歇性的。通常感觉神经首先受到影响，这是由于保护它们的髓鞘较少，直径更小，导致它们的损伤阈值较低。长时间的压迫会导致炎症反应、微血管改变和施万细胞变性[1]。更大程度的压迫可以进展到运动功能障碍，最终可能导致不可逆的改变。

双卡压现象是指损伤部位远端的轴突由于轴突运输受到影响，以及髓鞘或施万细胞损伤，导致进一步的损伤风险增加的情况。患者的恢复和症状的缓解依赖于受影响神经行程中所有被压部位的减压。

病史

卡压性神经病患者可表现为运动功能障碍（无力）、感觉功能障碍（麻木）或两者兼而有之，其具体模式取决于神经和受压的部位。鉴于受影响神经的解剖分布，症状通常遵循典型模式，症状从间歇性到持续性不等，严重程度可能各不相同。症状的持续时间和严重程度不同可能导致不同的术后转归。

体格检查

在评估与神经相关的症状时，为评估颈椎疾病或上述双卡压现象等混淆因素，体格检查应从近端开始。一般来说，孤立的运动神经病，如骨间前神经或骨间后神经（AIN；PIN）综合征，会出现相关运动肌肉的无力或瘫痪。感觉异常的出现遵循解剖分布，表现为感觉减弱或改变。轻触敏感度（用 Semmes-Weinstein 单丝测定）的改变是早期表现，而两点辨别觉的改变是晚期表现。卡压也使受伤的神经易于受到手动刺激或诱发感觉症状，可通过叩诊受累区域神经出现 Tinel 征阳性或远端感觉异常可靠地识别。

影像学

影像学检查在评估神经卡压方面的作用有限。例如在异位骨化（HO）的情况下，或创伤后肘部疾病中，可能存在骨性解剖异常，导致神经卡压。超声检查是一种相对较新的检查方法，前景看好，但目前关于其作用的资料有限[2-5]。它可用于肘管综合征的诊断和分型。尺神经在肘部受压时，其横截面积发生变化，也可见神经半脱位[6]。超声检查在腕管疾病中也有诊断和治疗的作用[7]。

磁共振成像提供有关软组织解剖的信息，有时在压迫性神经病变方面也很有价值，对异常解剖结构、占位性病变的评价有一定帮助。囊肿或肿瘤，如脂肪瘤，可导致神经受压。其尤其有助于桡神经的评估。MRI 也可用于创伤后神经完整性的评估。它还可以为运动功能障碍提供有价值的信息，因为肌肉的退行性变化可以提示损伤程度或累及程度[8]。

电生理测试

通过电生理评估可获得进一步的诊断信息。神经压迫导致沿神经走行方向的脱髓鞘，向远侧进展，损害传导速度。更严重的卡压可进展为异步传导，甚至传导阻滞，导致力弱，萎缩，并最终瘫痪[9]。

电诊断检查有两个组成部分：神经传导速度

（NCV）和肌电图（EMG）。神经传导速度的研究可以潜在地确定减慢的部位，这可以帮助诊断潜在的"双卡压"损伤。脱髓鞘引起传导潜伏期延长。由于感觉神经的损伤阈值较低，髓鞘含量较低，在疾病过程早期就表现出变化。传导脉冲的幅度与功能轴突的横截面积成正比。增长的运动潜伏期和降低的幅度表明压迫加重。肌电图可描述肌肉对刺激的反应，包括运动募集。在卡压性神经病中，肌电图或运动改变滞后于神经传导速度改变，提示病情更严重。此外，重复检查为监测干预后的神经恢复情况提供了有用的信息，在运动功能方面最有用的是 AIN 和 PIN 等神经[10]。早期轴索失神经支配在神经损伤后 1～4 周出现锐波和纤颤电位。慢性损伤也可显示这些模式，但波幅降低。再生/愈合的神经在肌电图上有多相运动单位和新生的低幅度电位[11]。

这些检查是在肢体处于休息位时进行的。有些运动员只在激惹时出现症状，如投掷运动员出现尺神经刺激。特殊情况，如与其他主要神经的交通或连接，如异常的 Martin-Gruber 连接，使得临床和电生理发现难以匹配。Martin-Gruber 连接是正中神经和尺神经之间的运动神经连接，可使神经远端的支配区域保持功能[12]。此外，由于肌肉内液体分布的相应变化，接受评估的肢体的温度可以影响结果，特别是肌电振幅[13-16]。因此，这些结果应在临床背景下加以解释。

决策原则

早期表现，应试用非手术治疗，一般持续 3～6 个月，此后症状持续或加重，应手术治疗[17-19]。严重的卡压或与创伤有关的症状最好早期行神经减压术治疗。

治疗方案

非手术治疗应包括活动的改变，避免引起不适的姿势或运动，并使用矫形器。抗炎药物可以缓解轻度或中度症状。皮质类固醇注射对许多上肢神经病变的作用有限，但在腕管综合征中有效。非手术治疗失败或症状持续或恶化需要手术干预。

术后处理

术后，患者应恢复完全活动，具体时间取决于手术方式和运动/姿势。这通常比骨性损伤或韧带损伤的持续时间短得多，后者可能长达 6 个月[20-23]。运动员必须证明有能力安全地通过必要的关节活动度（ROM）和必要的力量和控制来恢复运动（RTP）。

并发症

未经治疗的卡压性神经病最终可进展为慢性变性，并伴有永久性神经功能障碍和肌肉萎缩。手术干预有风险，包括伤口并发症、医源性神经损伤、手术减压不充分或不完全，症状复发。一种罕见但严重的并发症是发展为复杂局部疼痛综合征（CRPS），表现为慢性疼痛、早期血管舒缩改变、僵硬和功能丧失。它可能与慢性神经卡压有关，这种卡压可发生于神经压迫、特定神经损伤或肢体创伤[24, 25]。

正中神经

正中神经位于臂的前方，最初位于肱动脉的外侧，到达前肘窝时会向中间移动。大约 1% 的人有一个异常的肱骨髁上突，其上有一纤维带，附着在内上髁，又称 Struthers 韧带。正中神经在此结构下方走行[26-28]，并穿过肘前窝。肘前窝的边界分别为肱动脉（外侧）、肱肌（后方）、旋前圆肌（内侧）和肱二头肌腱膜（前方）[29]。然后神经穿过旋前圆肌的几个头之间进入前臂的前骨筋膜间室[30]。正中神经在指浅屈肌（FDS）和指深屈肌（FDP）之间向远侧走行。AIN 在前臂近端的不同位置分支。正中神经变得更加浅表，在 FDS 和拇长屈肌（FPL）之间，发出掌皮神经分支，然后在腕部进入腕管。正中神经支配前臂的 FDS、桡侧腕屈肌（FCR）和掌长肌（PL）（图 63.1）。

AIN 可以从正中神经在旋前圆肌的水平发出，一般行向桡侧。它与正中神经一起通过 FDS 弓，向远侧掌侧行进到 FDP 和 FPL 之间的骨间膜。AIN 终止于旋前方肌（PQ），支配 FPL、FDP 的桡侧部分和 PQ 肌。

值得注意的是，大约 22% 的人可以在 AIN 或正中神经和尺神经之间建立连接，也就是 Martin-Gruber 连接[31]。一个潜在的异常占位是 Gantzer 肌，它是 FPL 肌的副头，在 68% 的患者中可以出现。

臂和前臂正中神经受压通常与高压力、肘部反复屈肌和重复的用力旋前有关。依赖这些运动的运动项目包括射箭、棒球和赛车[33]。

旋前圆肌综合征

旋前圆肌综合征主要是由于前臂旋前圆肌的两个头之间压迫正中神经引起的。其他的卡压部位包括 FDS 的近端、Struthers 韧带异常或前肘窝的肱二头肌腱膜[34, 35]。潜在的外部压迫来源包括肿瘤和异常的 Gantzer 肌[32]。旋前圆肌综合征在正中动脉存在时也

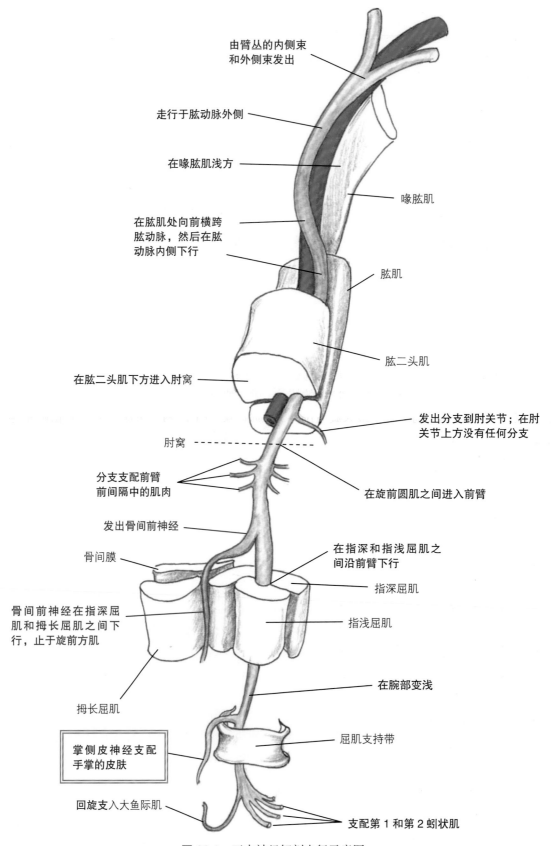

由臂丛的内侧束和外侧束发出

走行于肱动脉外侧

在喙肱肌浅方

喙肱肌

在肱肌处向前横跨肱动脉，然后在肱动脉内侧下行

肱肌

肱二头肌

在肱二头肌下方进入肘窝

发出分支到肘关节；在肘关节上方没有任何分支

肘窝

分支支配前臂前间隔中的肌肉

在旋前圆肌之间进入前臂

发出骨间前神经

在指深和指浅屈肌之间沿前臂下行

骨间膜

指深屈肌

骨间前神经在指深屈肌和拇长屈肌之间下行，止于旋前方肌

指浅屈肌

在腕部变浅

拇长屈肌

掌侧皮神经支配手掌的皮肤

屈肌支持带

回旋支入大鱼际肌

支配第 1 和第 2 蚓状肌

图 63.1　正中神经解剖走行示意图

有描述。正中神经卡压最常见的部位是在 PT 的深头、FDS 弓和肱二头肌腱膜[38]。有些外科医生认为这实际上是肱二头肌腱膜的卡压，在这个平面进行单独减压可以缓解症状[39]。

病史

旋前圆肌综合征主要表现为前臂疼痛，尤其是在近端前方，伴有轻微的力弱或感觉异常。与腕管综合征的一个显著的鉴别因素是没有夜间症状[34, 35]。如果存在感觉障碍，可表现为鱼际隆起的麻木或感觉异常，在正中神经掌皮支的分布区，以及拇指掌侧、示指、中指和桡侧的环指，遵循典型的正中神经支配[39]。

体格检查

与其他卡压性神经病一样，激发试验可以帮助确定压迫的部位。当肘部伸直时，前臂抗阻旋前出现相同症状，提示在 PT 水平存在压迫。当压迫部位为 FDS 的纤维弓时，中指近端指间关节（PIP）的抗阻屈曲会引起前臂掌侧疼痛。前臂处于最大旋后位时抗阻屈肘发生疼痛与正中神经在肱二头肌腱膜下受压有关[41]。屈肘 120°~130° 时，抗阻屈肘疼痛，提示 Struthers 韧带下受压[30]。患者还可能表现为示指的 FPL 和 FDP 力量减弱，与 AIN 神经病变相似。Gainor 试验是休息时直接压迫双侧上肢 PT。试验阳性可表明 PT 压迫，定义为仅在患肢激发出症状。Scratch-collapse 试验是当刺激作用于神经受压部位时，出现同侧急性肩关节外旋无力，与其他检查方法的敏感性和特异性相似。检查者在患者面前，双臂肘关节屈曲，前臂位于旋转中立位。检查者试图把双手合在一起，嘱患者对抗，然后抓挠可能受损的神经，检查者再次试图把手放在一起。当患者暂时不能抵抗检查者的压力，而肢体因压力而塌陷时，就会出现阳性结果。然而，研究发现这种检查是与不同的诊断结果有关的。虽然它可以提供一个用于辅助肌电图或其他检查的结果，但它不是独立的诊断[43-45]。

决策原则

前臂前方隐痛是最主要和最可靠的症状。然而，病史和检查操作并不像其他神经病变那样具有特异性。电生理诊断检查通常是正常的[46]。X 线片上可见到与 Struthers 韧带有关的异常肱骨髁上突，影像学可提供一定的信息。进一步的成像如 MRI 或超声，可能需要临床关注占位性病变，如囊肿或肿瘤，或评估异常解剖。

最初的治疗应该是非手术治疗，包括改变活动、避免不适当的活动、固定和抗炎药物可使 50%~70% 的病例症状消失[40, 48]。

治疗方案

传统的外科治疗需要暴露肘前窝以处理所有可能压迫正中神经的部位。皮肤切口通常从肘关节近端 5 cm 开始，向远侧延伸至前臂中部[49]。切口可以遵循 Lazy-S（低弯度 S 形）模式或横向切口[50, 51]。纵向切口导致更明显的瘢痕。内镜辅助减压也已报道[41]。

最常见的手术入路是经 Lazy-S 切口，从臂中部开始，沿着肱二头肌的内侧切开，向髁上内侧弯曲，再向远端越过旋前圆肌至前臂中部。分离时应保留皮神经分支。如果有临床或影像学上的指征，应进行肱骨髁上暴露，同时松解 Struthers 韧带。辨认并追踪正中神经以确定潜在的压迫部位，分离并松解肱二头肌腱膜。PT 的两个头应该分开并松解粘连。远端的 FDS 弓应该被松解，小心保护 AIN，因为 AIN 可能在近端分支。任何占位性肿块均应切除并送病理检查。

首选技术（图 63.2）

我们倾向于从肱二头肌腱膜到 FDS 的纤维弓将正中神经完全减压，如前文所述。

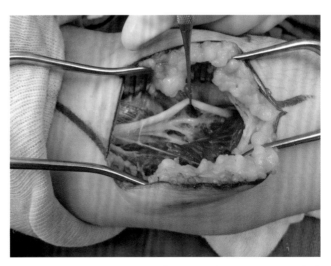

图 63.2 正中神经减压的临床图片。减压后可见骨间前神经和肌支

术后管理及重返运动

活动应在术后 1 周内进行，针对神经滑动、活动度和肌力进行治疗。RTP 在大多数运动中通常为 6～8 周，依赖于充分的愈合、活动度和握力的恢复，但也可能长达 6 个月。内镜手术或在特定点的单独减压将导致更小的切口和更短的恢复时间。

结果

手术松解已被证明可以可靠地缓解症状，60%～80% 的病例效果良好或极好[38, 46, 52]。这是有客观的评价指标支持的，如 DASH 评分和一些研究显示 60% 的患者症状接近或完全消失[49]。手术结果也不确定，因为 Olehnik 等报告了 39 名患者中 25% 依然有持续症状[53]。

并发症

并发症很少见，包括松解不完全、医源性神经损伤和瘢痕伴复发的症状。一过性骨间前神经麻痹也有报道[51]。

骨间前神经综合征

AIN 综合征是一种孤立的运动神经功能障碍，常无相关创伤或损伤。没有任何具体的活动模式或运动项目与这种疾病有关。它通常是特发性的，尽管卡压是可能的病因[54]。其他潜在的病因包括外伤、占位性病变和异常血管结构。如果压迫是 AIN 麻痹的病因，那么最常见的压迫部位是 FDS 弓下[55]。其他可能的压迫部位与旋前圆肌综合征的压迫部位相似[56]。

病史

临床表现常有前臂掌侧隐痛或钝痛[57]。诊断结果为 AIN 分布区的运动功能障碍，无感觉障碍[54, 58]。在这些患者中排除 Parsonage-Turner 综合征或臂丛神经炎是很重要的。Parsonage-Turner 综合征是病毒性疾病的前驱类似症状，然后出现肩痛，几天到几周后出现肌肉无力提示 AIN 功能障碍。这些患者通常对非手术治疗反应较好。此外，感觉障碍可能与 Parsonage-Turner 综合征或腕管综合征有关，这有助于诊断和鉴别[54, 59]。

体格检查

AIN 分布区域的运动功能障碍是 AIN 综合征的特征。患者常表现为拇指指间关节（IP）屈曲丧失（继发于 FPL 功能障碍）和示指远端指间关节屈曲丧失（FDP 功能丧失）。这会导致示指和拇指之间的对指消失（当拇指的指尖和示指的指尖相对时，不能摆出"O"形）。单个肌腱的功能障碍必须进行评估以排除肌腱断裂，尤其是在有炎性关节病的患者中[60]。这可以通过肌腱固定法或评估肌腱的静息被动张力来实现，它可以识别肌腱断裂。当手腕弯曲时，手指应该由于手指伸肌的张力而伸展。当手腕伸展时，手指应该弯曲，尺侧的手指弯曲程度更大一些，以维持正常的手指递进外观。

决策原则

AIN 综合征的诊断主要靠临床表现。然而需要进一步的检查以确定真正的特发性 AIN 病理来自于可能从手术干预中获益的卡压性神经病。电生理诊断研究在特发性病例中通常是正常的，但确实提供了关于 AIN 综合征中神经压迫严重程度的信息[61, 62]。先进的成像如磁共振成像，可用于排除占位性病变，也可用于评估神经支配肌群的潜在萎缩。PQ 信号增强是诊断 AIN 综合征最可靠的 MRI 表现[8]。

非手术治疗是主要的治疗方法。休息、制动和抗炎药物镇痛是早期治疗的支柱。避免不适的动作，特别是用力抓握和重复的内旋。使用矫形器或吊带使肘关节屈曲以保持休息，减轻 AIN 上的张力。症状的自发消退往往需要长达 9 个月[63]。手术适用于非手术治疗失败的电诊断检查结果为压迫性的患者。可以定义为 3～6 个月，无论是在临床上或通过肌电图研究都没有改善的患者[55, 64-66]。

治疗方案

鉴于压迫部位与旋前圆肌综合征相似，手术治疗遵循相同的方法。臂远端、前肘窝和前臂近端的暴露是获得所有受压部位的必要条件。在切口近侧做更广泛的解剖有助于暴露 AIN 的起源，通过松解和显露旋前圆肌肱骨端来显露 AIN。切开肱二头肌腱膜及远端 FDS 弓松解减压。如有 Gantzer 肌存在，应予以松解，保留 AIN 至 FPL 和 FDP 的神经支配支。发现血管异常和肿块病变后应适当切除或结扎。

首选技术

我们应用的技术与旋前圆肌综合征相似，因为我们更倾向于松解所有潜在的压迫部位，除非在电生理诊断检查中证实有局部压迫点，在这种情况下，我们将只对该部位进行减压。

术后管理及重返运动

继发于压迫性病因的 AIN 综合征常常会有术后功能的逐渐恢复[68]。RTP 取决于受影响的运动肌肉力量的恢复，与旋前圆肌综合征类似，通常为6周，但取决于运动、姿势和比赛水平[49]。研究表明，力量在6~12个月内恢复[55]。

结果

不同研究结果差异很大，其中一项由 Werner 等进行的研究回顾了69例患者，报告仅有14例确诊为压迫性病变[69]。有一些较小的研究报告，60%~90%的病例发现有压迫[55]。

Park 等的一项研究表明，55例手术后结果显示功能恢复率很高。在12个月内，11例手术病例中有10例运动功能恢复到4/5以上[55,70]。多项研究表明，70%~90%的患者效果良好[64,70,71]。然而，由于非手术治疗的功能恢复率高，手术干预的作用仍不清楚。一个由 Sood 和 Burke 对16例患者进行的对照研究表明，手术和非手术治疗的结果在功能上没有差别，虽然作者建议如果没有改善症状可在6个月后手术干预[66]。

并发症

由于 AIN 综合征症状的潜在的特发性病因，神经卡压的误诊是一种风险。与旋前圆肌综合征类似，瘢痕形成和持续或反复的症状也可能发生[51,57]。由于达到减压所需的解剖程度很大，可发生医源性神经损伤进一步或永久性地改变运动功能。

尺神经

尺神经从前臂的前室向后臂的后室走行，穿过肌间隔。在三头肌内侧头前方下降（图63.3）。在80%的个体中，内上髁近端约8 cm，该神经在 Struthers 弓下走行，Struthers 弓是从肱三头肌内侧头到肌间隔的一条腱膜带[72]。神经在肘部向后走行至肱骨内上髁，在此通过肘管。

肘管从内上髁延伸至尺骨鹰嘴。边界包括 Osborne 韧带或尺侧腕屈肌（FCU）的两个头部腱膜作为顶部，基底由肘关节内侧副韧带（MCL）的后束和横束构成。肘管的壁由鹰嘴和内上髁形成。在肘部远端，神经发出运动支至 FDP 和 FCU 尺侧半。然后穿过 FCU 的两个头，在被称为弓状韧带的腱膜之下[73]。在腕部进入 Guyon 管之前，神经在 FCU 下通过前臂远端。在腕和 Guyon 管的近端，背侧感觉支在豌豆骨近端约5~8 cm 处从主神经分出[74]。由尺神经支配的肌肉包括尺侧腕屈肌、指深屈肌的尺侧半、手的内在肌和小鱼际肌以及拇指的拇内收肌。

潜在的解剖异常包括肘后肌，约有10%的患者有此现象。它从尺骨鹰嘴内侧缘向内上髁运动，可压迫尺神经[75]。创伤后肘部畸形也可引起尺神经病变，这是由于肘部缺乏软组织和肘关节的浅表病变所致。这包括外髁损伤导致的外翻畸形，这与迟发性尺神经麻痹有关[76]。

反复的投掷动作是肘部尺神经病变的原因之一。由于尺神经的位置邻近尺侧副韧带（UCL）[77]，过头投掷运动导致 UCL 上的显著拉伸载荷，随后可导致刺激、炎症并撞击邻近的尺神经[78]。在过头抛球的后期，肘管内的压力增加了6倍[79]。投掷的加速期增加了对尺神经的压力，达到了尺神经的弹性和血管完整性的极限[80]。在体解剖研究证实尺神经前移并变平，在最屈肘的投掷阶段表现最明显[81]。UCL 不稳定常见于棒球投手，这是由于重复投球所产生的慢性外翻力所致。这会导致后天性外翻畸形和相关的尺神经紧张[83]。

肘管综合征

肘管综合征是由肘部尺神经的卡压引起的，最常发生在肘管的 Osborne 韧带下[17]。其他常见的卡压部位包括上臂 Struther 弓、内上髁和弓状韧带或腱膜[84]。卡压性神经病变也可能与脂肪瘤或其他肿物以及解剖异常有关（如肘后肌）。特别是运动员中，另外一个潜在的压迫部位是在 FCU 下方，因为肌肉肥大可以直接增加尺神经的压力[85]。

肘部尺神经压迫的这些症状常见于棒球运动中，由于前面所述的反复投掷的原因。导致神经张力增加或肘管受压的类似运动包括：骑自行车、举重、越野滑雪、摔跤和武术[33]。

病史

早期临床表现为感觉异常，主要表现为小指和环指尺侧半的感觉异常。这些症状通常发生在夜间，因为睡觉时肘部会弯曲。慢性或严重的卡压导致神经支配的肌肉无力，由于尺神经运动神经的分布特点，FCU 和 FDP 往往得以不受影响[86,87]。在运动员中，

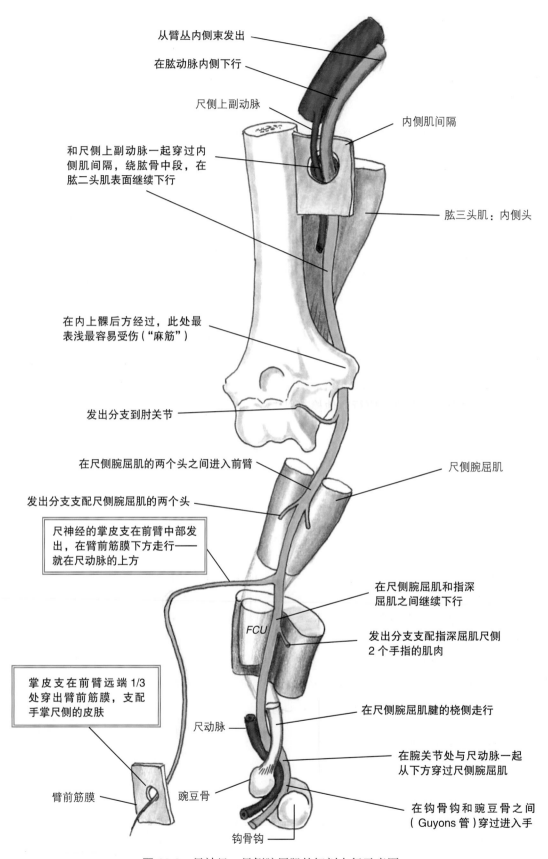

从臂丛内侧束发出

在肱动脉内侧下行

尺侧上副动脉

内侧肌间隔

和尺侧上副动脉一起穿过内侧肌间隔，绕肱骨中段，在肱二头肌表面继续下行

肱三头肌：内侧头

在内上髁后方经过，此处最表浅最容易受伤（"麻筋"）

发出分支到肘关节

在尺侧腕屈肌的两个头之间进入前臂

尺侧腕屈肌

发出分支支配尺侧腕屈肌的两个头

尺神经的掌皮支在前臂中部发出，在臂前筋膜下方走行——就在尺动脉的上方

在尺侧腕屈肌和指深屈肌之间继续下行

FCU

发出分支支配指深屈肌尺侧2个手指的肌肉

掌皮支在前臂远端 1/3 处穿出臂前筋膜，支配手掌尺侧的皮肤

在尺侧腕屈肌腱的桡侧走行

尺动脉

在腕关节处与尺动脉一起从下方穿过尺侧腕屈肌

臂前筋膜

豌豆骨

在钩骨钩和豌豆骨之间（Guyons 管）穿过进入手

钩骨钩

图 63.3　尺神经、尺侧腕屈肌的解剖走行示意图

肘管综合征初始表现为肘内侧痛，投掷或屈肘时疼痛加重。鉴别诊断包括外翻延长超负荷综合征、内上髁炎、屈 - 旋肌劳损和 UCL 损伤。

体格检查

由投掷性动作导致的环指和小指的反复麻木高度怀疑肘管综合征的存在。屈肘伸腕 1 分钟对肘管综合征的诊断有很高的准确性。此外，Tinel 征阳性常可被诱发，长时间的卡压可发展为肌肉无力，并有许多临床症状，包括 Wartenberg 征（第三掌骨间肌无力导致小指外展）、Froment 征（由于拇内收肌无力，拇指示指对指时 FPL 进行代偿），以及晚期爪形手（因丧失内存肌功能而畸形）[17]。运动员最常注意到的肌肉无力是握力下降。小指和环指背侧感觉的丧失特别重要，因为它意味着尺神经分出背侧感觉支近端的压迫。尺神经病变的患者通常较晚就诊，表现为肌无力和肌肉萎缩。但这是一般人群，并不是运动员特有的[88]。值得注意的是，在屈肘时，Osborne 韧带功能不全会引起尺神经的弹响或弹出感。应行其他检查以评估肘关节不稳定或肱骨内上髁炎等情况。

决策原则

与其他卡压性神经病相似，诊断主要基于临床病史和检查。电生理诊断是有帮助的，可以检查出压迫的严重程度和压迫的具体部位。一篇回顾了 50 篇发表的系列文章指出，有肘管症状的患者中有 56% 对非手术治疗有反应。症状缓解可能需要长达 6 个月的时间，这可能不是高水平运动员所能接受的；但是，这一成功率表明非手术治疗是值得尝试的[89]。超声提供了一些诊断信息，因为神经可以动态地显示出来，可以对肘部卡压和稳定性进行评估。Van Den Berg 等已经证明，尺神经病变患者的半脱位发生率与正常人相比没有显著差异，但这可能对决定是否在手术中转位神经有影响[5]。非手术治疗包括停止肱三头肌的力量训练，避免对肘关节内侧施加直接压力，限制肘关节屈曲 50° 以减少对尺神经的张力。使用夜间矫形器防止睡觉时肘关节过度屈曲[17]。可以进行旨在拉伸和促进神经滑动的神经滑动练习。这些动作包括伸肘、前臂旋前、屈伸手腕，然后屈肘，同时保持手腕伸展。伸展肘部和腕部，同时充分旋前旋后前臂，也将允许神经的拉伸和滑动。但尚无足够的数据证明该疗法对尺神经卡压病变具有独立疗效[17,90]。

运动专项康复计划可加速运动员的 RTP[91]。皮质类固醇注射不能证明对尺神经卡压症状有可靠的改善，并有引起皮肤色素减退和皮下组织萎缩的危险[92]。

早期手术干预适用于较严重的症状，包括感觉改变或肌肉萎缩。因为随着时间的推移，神经恢复的预期会下降[17,93]。手术干预也能加快恢复活动；手术后 RTP 约需 3 个月[22]。

治疗方案

许多手术技术可用于尺神经减压，其适应证略有不同，但结果相似。治疗选择包括开放或镜下原位减压、前后转位（皮下、肌内或肌下）。在所有的选择中，患者往往恢复良好，症状改善 80%～90%。Gervasio 等证明，对于严重的神经病患者，单纯减压和肌肉下转位术之间没有区别，尽管最近的文献表明，对于电生理学研究中出现的轻微变化，在原位减压后的翻修率更高[94,95]。最近的证据表明，开放与内镜下原位减压术、内上髁切除与神经转位术、单纯减压与神经转位术之间无显著差异[96]。有文献提示对于病情严重的患者不应行内上髁切除术，其整体预后较差[97]。

原位减压（图 63.4）

开放手术和镜下手术都被用于原位减压，结果没有差别[98]。Cochrane 数据库回顾表明，在缓解尺神经病变症状方面，神经转位具有同等疗效[96]。然而，UCL 功能不全或肘关节不稳定的运动员可能需要的不仅仅是简单的减压，因为潜在的病变改变的生物力学会对神经造成额外的压力。

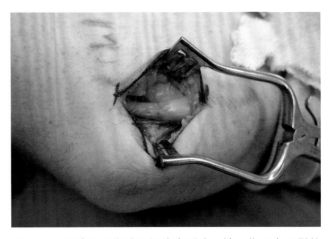

图 63.4 尺神经原位减压的临床图片。神经位于内上髁的边缘，但无脱位

开放减压是沿尺神经走行切开皮肤。长度可变，可短至 2~3 cm，也可长达 14 cm。应沿着神经前面松解，因为这已被证明可以减少屈肘时半脱位的机会。在内上髁上进行有限的开放性切口，但这通常只能松解肘管本身和 FCU 头部减压。一种更广泛的手术方式包括显露神经和松解压迫部位，即 Osborne 韧带。但也可从近端 Struthers 弓直至远端 FCU 腱膜。更彻底地松解软组织会带来尺神经不稳定，这可能会增加半脱位的风险。目前没有足够的数据来证明哪一种方法是更好的。

镜下减压术采用 2 cm 皮肤切口，软组织分离较少，但可以使神经减压到内侧上髁近端和远端 10 cm。研究结果显示，开放减压的结果与之相似[98, 99]。

神经前置术：皮下（图 63.5）

皮下转位需要构建一个皮下空间，松解部分 FCU 肌肉，以允许神经顺畅移动，并且不影响屈肌 - 旋前

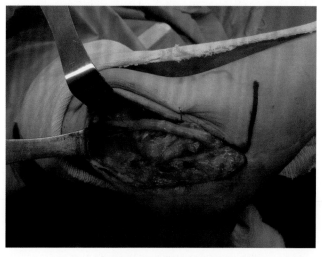

图 63.5　尺神经皮下前置术后的临床图片

肌的起点。这在治疗运动员时是有益的，因为保护屈肌 - 旋前肌的完整性被认为可以减少康复训练和更快地重返运动[23]。

该手术包括前面描述的完整切口，暴露范围从内上髁近端 8 cm 向下至内上髁远端 6 cm。切口沿肘管内神经走行。必须注意保护前臂内侧皮神经（MABCN）的分支，因为这可能是术后疼痛的来源。尺神经应该位于肘管的近端，通过松解 Osborne 韧带和 FCU 几个头之间的腱膜来减压肘管。必须松解神经以进行转位，并牺牲肘关节近端的关节支。应注意保护 FCU 的运动支。

近端分离包括松解 Struthers 弓和切除肌间隔以防止转位后新的压迫部位。在转位之前需要松解深筋膜，这需要轻柔地牵拉神经，可以用血管带来完成。然后将神经移至内上髁前方，置于屈肌 - 旋前肌的顶部。各种技术可以用来保持神经向前，包括制作一个筋膜吊带、关闭肘管或将真皮与上髁缝合。肘关节通过充分的屈伸活动，以确保任何部位的神经都不会扭结。当闭合皮肤时，保护前置的神经。

神经前置术：肌内（图 63.6）

肌内转位是一种公认的替代方法，1989 年由 Kleinman 和 Bishop 进行了全面的描述[100, 101]。此手术包括与皮下转位术相同的切口、减压和神经松解。然而，当神经处于无张力的位置，置于屈肌 - 旋前肌的上方时，在此处的肌肉做出一个凹槽。沿着神经预计的走行路径做出一个大约 5 mm 的槽，并且神经置于其中。筋膜带可能是刺激神经的来源，必须去除。当前臂处于旋前和 90° 屈曲状态时，屈肌 - 旋前肌筋膜可以保持开放或闭合，以确保正确的位置。该筋膜可通过创建相对的矩形皮瓣来延长，以减少对转位神经

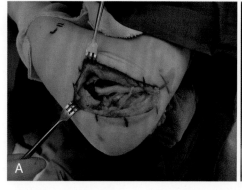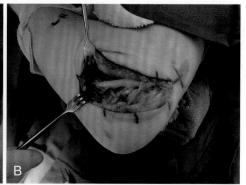

图 63.6　尺神经肌内转位术的临床图片。松解筋膜并在肌肉中做出一个槽以确保神经的直线路径。（A）注意在远端尺侧腕屈肌（FCU）肌肉内的扭结。（B）切除部分 FCU 组织以允许神经顺畅移动后的外观

的局部压迫。这种手术的优点包括高度血管化的组织床，软组织块可以为转位后的神经提供保护。然而，这需要破坏旋前圆肌，可能延迟 RTP。此外，当位于肌肉床上时，神经可能受到张应力和损伤。

神经前置术：肌下（图 63.7）

如 Learmonth 在 1942 年所描述的，肌下转位将神经置于屈肌-旋前肌之下[104]。取同样的切口，神经减压和松解如前所述进行。然而，在神经转位术之前，将屈肌-旋前肌从内上髁向上抬起。暴露起始部，将肌肉从上髁分离，留下 1 cm 的肌肉袖，以便后面修复。通过钝性分离，将屈肌-旋前肌与 FDS 之间的间隙扩大。翻转屈肌-旋前肌后，将尺神经转位，使其与正中神经相邻且位于正中神经内侧。它必须处于无张力状态，不受任何部位的压迫。然后前臂屈曲到 60° 并完全旋前来修复屈肌-旋前肌，必要时可以延长[105]。

Del Pizzo 等认为，肌下转位对神经提供了更好的保护，可能对运动员有好处[106]。此外，该手术将神经置于血管床中，可能不会留下瘢痕，并为神经提供最通畅的转位。那些反对肌下转位的人认为，这是一种对屈肌-旋前肌群的破坏，可能导致长时间的康复治疗和重返运动时间延长[22]。它还会对肌肉组织造成医源性损伤，由于这些原因，肌下移位不建议作为投掷运动员的主要手术[107]。

内上髁切除术

这种手术通常适用于尺神经明显不稳定的患者。它需要一个更固定的皮肤切口，位于肘管内上髁的后方。向内侧松解屈肌-旋前肌起点的一部分，暴露内侧髁。最初的手术包括切除沿滑车内侧边缘的髁上嵴，以此松解肘管。这种手术可能会造成肘关节的不

稳定。研究发现在保留 UCL 前束的起点的同时，只有 20% 的内侧上髁前部可以切除。更多的可以在不影响肘关节稳定性的情况下从后方切除。因此，我们发明了一种改良的斜位技术，改善了术后外翻不稳定[108, 109]。

由于最小限度地直接解剖和处理神经，这种技术是有益的。通过切除解剖约束减压，神经掉向前方。该手术的支持者认为内上髁切除和神经转位的结果没有显著差异。然而，这种方法不推荐用于运动员，特别是投掷运动员，因为最初的手术有可能干扰屈旋功能，从而限制了恢复和 RTP。改良斜上髁切除术包括切除了与 UCL 密切相关的骨，UCL 是肘部稳定性的重要结构，在投掷动作中会受到压力。因此，如果出于对医源性不稳定性的考虑，该技术并不被推荐。

首选技术

对于肘部的原发性尺神经病变，我们首选的技术是通过小切口（3~4 cm）原位减压，切开、松解肘管及距内上髁 7~8 cm 的任何近端或远端受压部位。松解后，屈伸肘关节。如果神经位于内上髁前方但未半脱位，则将其留在原位。如果肱三头肌很大，而且似乎向前推挤神经，我们将切除一部分肱三头肌内侧肌肉。如果神经在内上髁前半脱位，我们将通过扩大切除将其转位。我们进行肌肉内转位，使神经位于一条直线上，当它进入 FCU 时不会向远端扭结。当患者既往有尺神经手术，且症状持续或加重，需要进行翻修手术时，我们最常行肌肉下前置术。

术后管理及重返运动

早期活动是关键，在内镜手术中可以早在术后第 2 天开始[111]。这与更快地返回工作有关[112]。活动取决于切口大小和手术类型，越广泛的解剖松解需要术

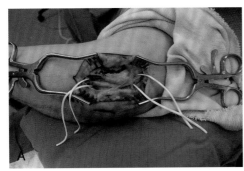
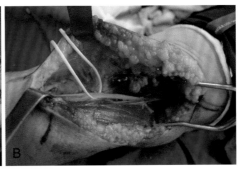

图 63.7 （A）原位减压后，在筋膜松解和屈肌-旋前肌上提之前（注意保留了前臂内侧皮神经），尺神经的临床表现；（B）在筋膜和肌肉在神经上闭合之前，前置的尺神经的外观

后更长时间的固定。

一旦患者感到舒适，术后康复应尽早开始，应用原位技术可以更早开始康复。术后第一个月内力量训练逐渐加量[113]。重要的是要开始针对具体运动项目的康复训练，以便迅速恢复活动。无论是投掷类运动员还是非投掷类运动员，术后 4 ~ 12 周内进行 RTP 是合理的。取决于手术方式（4 周原位松解，12 周肌下转位）[22, 114]。RTP 依然受到运动员表现出的力量和控制力的限制。

结果

上述手术方式的成功率在 78% ~ 90%[115, 116]。多项研究表明，不同的干预措施在症状或功能恢复方面有 80% 或更多的改善，进一步的文献分析表明，干预措施之间的结果没有差别[76, 111, 117, 118]。随着压迫加重，预后恶化，恢复变得不可预测[119]。

并发症

并发症包括一般并发症和手术特有的并发症。正如所有的神经外科手术一样，医源性神经损伤是可能的，无论是尺神经，或其运动分支，还是 MABCN。肘管松解手术失败最常见的原因是减压不彻底，或者神经扭曲造成新的医源性压迫。术后慢性半脱位症状也有可能复发。原位减压术后症状持续存在是一种风险。镜下减压术有高达 4% 的血肿形成风险。肌肉内转位可引起瘢痕和症状复发。肌下转位侵犯了屈肌-旋前肌群，可导致无力、术后撕裂，并可能导致肘关节挛缩。

桡神经

桡神经沿着臂的后筋膜室走行，深入到三头肌的外侧头。然后沿着肱骨桡神经沟走行，直到外上髁近端 10 cm 处。然后进入肌间隔（图 63.8）。然后，桡神经经肱肌和肱桡肌之间进入前肘部。神经在肱骨小头的中点跨过关节囊，向远侧发出运动支至三头肌和前臂桡侧肌肉，皮肤分支到手臂。

在前臂，在桡肱关节线水平，桡神经分为终末支 PIN 和较浅的感觉支。它们一起穿过桡管。桡管边界包括内侧的肱二头肌腱和肱肌，以及外侧的肱桡肌、桡侧腕短伸肌、桡侧腕长伸肌。其后壁由肘关节囊形成。当 PIN 沿着桡管移动时，它从旋后肌近端边缘即 Frohse 弓下方穿过。然后沿着桡侧腕短伸肌（ECRB）的纤维边缘运动。与包括 Henry 带在内的桡侧返血管相邻，并与旋后肌浅层的下缘接触。然后沿着前臂，在指总伸肌（EDC）之下，拇长展肌（APL）和拇短伸肌（EPB）之上走行。然后潜入长伸肌腱（EPL）下，并沿第四伸肌间室底部进入腕关节囊。运动神经支配如下：桡神经支配肱三头肌、肘肌、肱桡肌、桡侧腕长伸肌（ECRL）。PIN 支配前臂的 ECRB、旋后肌和其余的伸肌。

桡神经浅支沿前臂远侧走行，直接位于肱桡肌下方。并在肱桡肌和 ECRL 的肌腱之间向远侧显露，为手的桡侧提供感觉。

在臂部，在没有以前的肱骨创伤的情况下，桡神经的压迫是罕见的。压迫的部位包括三头肌头间的纤维束带或肌间隔[127, 128]。这些症状可以通过非手术治疗得到改善，在手术干预前进行了 3 个月的活动调整和休息试验[121]。非手术治疗应着重于减少肱三头肌挛缩。

从肘部到腕部，在肘部伸展、前臂内旋和腕部屈曲时，肘桡神经及其分支受压最严重。涉及到手腕或前臂的有力旋转的运动，包括棒球、划船、田径或者网球运动，可使桡神经压力增加。

桡管综合征

桡管综合征与压迫有关，最常见的是 Frohse 弓[131]。其他压迫部位包括 ECRB 的纤维边缘或旋后肌远端的纤维带[132]。在与桡返血管密切相关的病例中可以看到动态压迫。桡管压迫的其他潜在病因包括脂肪瘤或其他肿块病变，以及解剖或血管异常。

病史

桡管综合征患者的主诉是前臂背侧疼痛，尽管 PIN 是运动神经。该疼痛有部分为放射痛，位于前臂近端的背侧，在外上髁的前方和远端几厘米处，与肱骨外上髁炎相关的疼痛部位不一致。肱骨外上髁炎更为常见，发病率为每年 1% ~ 3%，而桡管综合征的发病率为每年 0.003%[134]。这些诊断可以是伴随的或相关的，因为以前的研究已经将桡神经卡压描述为难治性肱骨外上髁炎的相关表现[135]。运动员往往会对伸肘或旋肘动作有较高的要求，从而加重疼痛主诉[33]。无力症状是轻度的，不是主要主诉，与疼痛抑制有关，常导致容易疲劳和手指指伸展无力[136]。

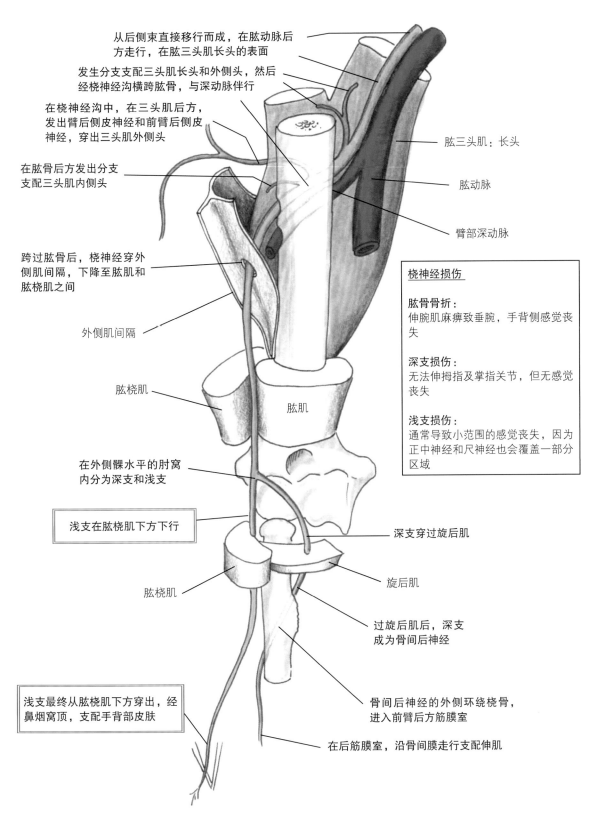

从后侧束直接移行而成，在肱动脉后方走行，在肱三头肌长头的表面

发生分支支配三头肌长头和外侧头，然后经桡神经沟横跨肱骨，与深动脉伴行

在桡神经沟中，在三头肌后方，发出臂后侧皮神经和前臂后侧皮神经，穿出三头肌外侧头

在肱骨后方发出分支支配三头肌内侧头

跨过肱骨后，桡神经穿外侧肌间隔，下降至肱肌和肱桡肌之间

外侧肌间隔

肱桡肌

肱肌

在外侧髁水平的肘窝内分为深支和浅支

浅支在肱桡肌下方下行

肱桡肌

浅支最终从肱桡肌下方穿出，经鼻烟窝顶，支配手背部皮肤

肱三头肌：长头

肱动脉

臂部深动脉

桡神经损伤

肱骨骨折：
伸腕肌麻痹致垂腕，手背侧感觉丧失

深支损伤：
无法伸拇指及掌指关节，但无感觉丧失

浅支损伤：
通常导致小范围的感觉丧失，因为正中神经和尺神经也会覆盖一部分区域

深支穿过旋后肌

旋后肌

过旋后肌后，深支成为骨间后神经

骨间后神经的外侧环绕桡骨，进入前臂后方筋膜室

在后筋膜室，沿骨间膜走行支配伸肌

图 63.8　示桡神经的解剖走行

体格检查

诊断性检查的关键是定位，PIN 触诊局部疼痛。这是通过直接触诊前臂外侧距外上髁远端 3～5 cm 处完成的，这有助于与外侧髁炎的表现进行区分[137, 138]。与其他卡压性神经病一样，通过检查手法使症状加重可协助诊断。前臂旋后或中指伸展时疼痛是一种暗示性的发现，尽管中指伸展并不敏感[166, 177]。伸腕肌无力是一种不常见的表现[140]。并发的肱骨外上髁炎使得诊断具有挑战性，尽管其症状表现为外上髁局部压痛和疼痛。

决策原则

桡管综合征的诊断主要是根据临床表现，常规 X 线检查不能作为诊断依据。MRI 可以显示 PIN 走行路径中的水肿，尽管这些不是特异性的[141]。用超声评价桡管的资料较少。但是一个有经验的超声检查者应该能够识别引起神经压迫的肿块。因为肌电图和神经传导速度的研究通常是正常的，所以电诊断研究的作用很小。尽管一些研究证实了改良 NCV 检查的结果，但它仍然是一种临床诊断。

与前臂其他卡压性神经病一样，保守治疗是主要的治疗方法。休息和避免剧烈性动作是必要的[139, 144]。前臂应保持在旋后，腕关节轻度伸展状态。其他干预措施，如超声波，并没有显示出效果[145]。在症状出现 6～12 周后，类固醇注射可能具有诊断和治疗作用[139]。建议在考虑手术干预之前至少进行 3～6 个月的非手术治疗[136, 139]。

治疗方案

外科干预的目的是减压，处理任何病变或神经全长上的压迫部位。不同的手术入路提供了不同程度的桡管暴露，因此可以通过压迫部位来显示。

后路手术

在后方的外上髁处做切口，向远侧延伸 6～8 cm。前臂外侧皮神经应受到保护。ECRL 和 EDC 之间有一个间隔，显示旋后肌深部。在 Frohse 弓辨别 PIN 是必要的，因为之后旋后肌筋膜需在 PIN 的走行区切开。这只能解决局限于 Frohse 弓和旋后肌的压迫，但减少了医源性创伤。它也可以扩大暴露范围，以治疗同时发生的肱骨外上髁炎。

前外侧入路（图 63.9）

前外侧切口长约 5 cm，呈曲线形，肱桡肌和肱二头肌腱之间的间隙从肱骨外上髁的近端向远端延伸。深层解剖需要从外侧牵开肱桡肌，并在肱桡肌和桡神经之间的间隙内识别桡神经近端。然后向远端追踪桡神经，定位所有受压部位，包括 ECRB 的纤维边缘。然后旋前和屈曲腕关节。如有指征，应松解 ECRB 起始部。其次，Henry 带或放射状桡返血管应该被结扎和分离。识别 PIN 并追踪其进入桡管，旋后肌筋膜沿着 PIN 的范围被松解。这种方法允许松解与桡管综合征相关的所有潜在的压迫部位。

首选技术

一般来说，我们不会用手术来治疗这种情况。在缺乏运动无力（PIN 综合征）或 NCV/EMG 改变的临床表现的情况下，我们认为手术对疼痛的缓解是不可预测的。我们向患者说明，还没有发现可以预测的手术结果，并推荐非手术治疗。在极少数需要手术治疗的病例，我们从 EDC 和 ECRL 之间进行后路手术。

术后处理及重返运动

手术后，建议手腕保持中立，夹板固定，以保护切口，促使其初步愈合。治疗应侧重于前臂和肘部的伸肌群伸展和前臂运动。在第 3～4 周应进展到专项运动进行强化。充分活动需要 6～12 周，取决于足够的力量和控制能力的恢复。

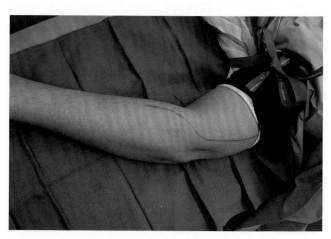

图 63.9　前外侧显露桡神经减压术切口轮廓。旋后肌松解前确认 SBRN 和 PIN 以行桡神经减压

结果

在 Huisstede 等的一项系统评价中发现，手术减压治疗桡管综合征的有效率为 67%～92%。多个系列报告了 80%～90% 的病例术后成功和疼痛缓解，尽管在伴有外侧上髁炎的患者中这一情况有所减少。

并发症

由于桡神经的解剖走行和结构，桡神经浅支减压存在一定的风险，多达 31% 的病例出现感觉异常。其他潜在的并发症包括医源性 PIN 损伤、症状持续、减压不完全、瘢痕组织和相关的肘部挛缩以及前臂外侧皮神经（LABCN）损伤。

骨间后神经综合征

PIN 综合征是 PIN 在导致桡管综合征的相同部位受到压迫造成的。最常见的压迫部位是在 Frohse 弓或 ECRB 的纤维边缘。外伤累及桡骨头或颈部、占位性病变（如神经节囊肿），或桡腕关节不稳定，以及类风湿滑膜增生，同样可引起 PIN 的压迫。该神经支配的肌肉包括旋后肌、伸肌、尺侧腕伸肌（ECU）、固有伸肌（EIP）、小指伸肌（EDM）、APL、EPB 和 EPL。

病史

最显著的临床表现是运动功能障碍，可将这些症状与桡管综合征加以区分。PIN 综合征患者以无力为主要症状，并可能由于保留 ECRB 和 AN 而出现腕关节的桡侧偏斜。疼痛和感觉缺失并不常见。PIN 症状也可能与臂神经炎或 Parsonage-Turner 综合征有关。因此，有必要对上肢的所有主要运动神经进行一次彻底的检查。

体格检查

手法刺激检查的作用有限。评估 PIN 综合征的重点是测试 PIN 所支配肌肉的力量。具体的评估动作包括手指伸展、拇指伸展和腕关节伸展。应该检查静息腕关节位置和主动伸展的运动轨迹。体格检查对于鉴别单纯性肌腱断裂至关重要。

决策原则

PIN 综合征的诊断主要根据临床表现，手指、拇指或腕关节伸展无力。应拍摄 X 线片，以确保没有潜在的骨质异常。电生理研究可用于诊断和客观评价受累肌肉的失神经支配程度。常规获得 MRI 以评估潜在压迫软组织肿块，虽然超声可用于浅表病变的初步评估。

非手术治疗适用于无占位性病变的卡压性神经病。休息和避免加重活动，无论是否固定在伸腕的位置，都应该通过被动 ROM 来预防挛缩。在可耐受的情况下进展到有针对性的加强方案。如果症状持续 3 个月以上，或出现严重的肢体无力或伸展性丧失，则需要手术治疗。研究表明，早期神经切除术效果极佳。肌肉纤维化可在 18 个月时发生，这可能需要肌腱转移。

治疗方案

手术入路与上述处理桡管综合征的方法相同，关键是彻底减压所有部位的神经，切除任何占位病变，小心分离软组织以防止医源性损伤。

首选技术

我们倾向于从肘部上方通过旋后肌解压桡神经，除非有明确的压迫部位，如 MRI 上可识别的肿块。在这种情况下，我们使用肱骨远端经旋后肌的前入路。

术后管理和重返运动

先在伸腕位进行固定，然后进行拉伸练习。采用肌筋膜松解和软组织松解技术，运动专项训练和强化应在第 2～3 周开始。全面 RTP 可在 5～6 周时进行[152]。

结果

在早期诊断和干预的情况下，患者的症状得到更大程度的缓解，功能得到更大程度的恢复[139]。占位性病变的手术减压是缓解症状的可靠手段。一项横跨 20 年的大型单中心回顾性研究发现 15 例患者中，有 9 例效果优秀，完全回归运动[150]。

并发症

潜在的并发症包括 PIN、桡神经浅支或 LABCN 的医源性损伤，以及和类似桡管综合征手术的瘢痕形成、症状持续、不完全减压以及可能的肘关节挛缩。

桡神经感觉支卡压

桡神经感觉支（RSN）卡压（Wartenberg 综合征）在普通人群中并不常见，与运动或运动员的关系也不密切。RSN 深入肱桡肌，并在前臂中部的肱桡肌和

ECRL 之间位于皮下。在肱桡肌和 ECRL 之间可会发生 RSN 压迫，并伴有反复的内翻和尺侧偏移，这使得 RSN 卡压在网球等运动中更容易发生。

De Quervain 腱鞘炎更为常见，但可与 Wartenberg 综合征并存。电生理研究很少有帮助，但 Tinel 征经常出现在有 RSN 卡压时。Finkelstein 试验，通过患者在尺侧偏腕时保持拇指屈曲，对 De Quervain 腱鞘炎的诊断有高达 80% 的敏感性，并可通过牵拉神经引起 Wartenberg 综合征的桡神经症状[153]。最初的治疗是调整活动，避免重复的前臂旋转。在罕见的情况下，手术治疗是必要的，神经通过沿前臂桡侧的纵向或曲线切口显露（图 63.10）。部分肱桡肌肌腱可以被切除，神经近端和远端可得到减压。前臂旋转及神经可视化，可确保在运动情况下神经的完全减压。随着伤口的愈合，即可恢复运动和活动。

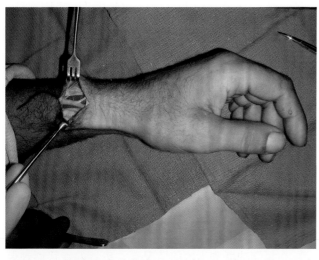

图 63.10　桡神经感觉支减压后的外观。神经松解已经完成，由于局部瘢痕，肱桡肌腱没有部分切除

选读文献

文献：Boone S, Gelberman RH, Calfee RP. The management of cubital tunnel syndrome. *J Hand Surg Am*. 2015; 40(9): 1897-1904.
证据级别：Ⅳ
摘要：这篇关于肘管综合征的综述对其病因、表现和处理提供了一个简明、透彻的分析。

文献：Caliandro P, La Torre G, Padua R, et al. Treatment for ulnar neuropathy at the elbow. *Cochrane Database Syst Rev*. 2016; (11): CD006839.
证据级别：Ⅰ
摘要：这篇综述文章探讨了治疗肘部尺神经病变这一运动员常见的问题的多种可供选择的手术方法，并提供了手术适应证和结果的比较。

文献：Naam NH, Nemani S. Radial tunnel syndrome. *Orthop Clin North Am*. 2012; 43(4): 529-536.
证据级别：综述文章
摘要：提供了关于上肢桡神经病变的讨论，可作为解决桡神经卡压的解剖、病理和处理方法的宝贵资源。

文献：Krogue JD, Aleem AW, Osei DA, et al. Predictors of surgical revision after in situ decompression of the ulnar nerve. *J Shoulder Elbow Surg*. 2015; 24(4): 634-639.
证据级别：Ⅲ
摘要：本病例对照研究分析了尺神经原位减压术后影响手术翻修的因素，并对手术适应证、手术方式和潜在的并发症进行了全面的讨论。

（Wajeeh Bakhsh, Warren C. Hammert 著
刘振龙 译　陈依民 校）

参考文献

扫描书末二维码获取。

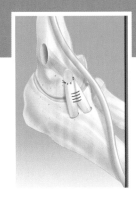

第64章

肘投掷伤

投掷项目运动员中的肘部损伤通常是由于在投掷过程中肘部的过度外翻和过伸应力造成的。该动作向内侧结构施加拉应力，向外侧结构施加压应力，向后内侧施加剪应力。要对该病做出适当诊疗需要准确的病史、完善的体格检查以及适当的辅助检查。运动员肘内侧疼痛的常见诊断包括尺神经炎、尺侧副韧带（UCL）功能不全或撕裂（外翻不稳定）、屈肌旋前肌劳损或腱病，以及内上髁突炎或撕脱（特别是骨骼未发育成熟的运动员）。肘关节外侧疼痛可能是由于肱骨小头剥脱性骨软骨炎、游离体、肱骨外上髁炎或桡神经卡压引起的。后方疼痛可能提示外翻伸直过载综合征（valgus extension overload, VEO）伴后内侧尺骨肱骨骨赘、滑车软骨软化、鹰嘴应力性骨折或肱三头肌腱远端病变。

对肘关节的解剖和功能以及投掷生物力学的全面理解对临床医生诊疗过顶运动员来说至关重要。本章回顾了此类运动员的肘部损伤，重点是骨骼成熟的成年人，在适当的部分重点介绍了相关的解剖学和生物力学[1]。

病史

仔细询问病史是对所有肘关节疾病进行诊疗的基石。通常，通过对投掷者的损伤或症状发展的清晰描述，可以迅速得出诊断和治疗的基础。重要特征包括症状持续时间、疼痛位置、症状出现在投掷动作的哪个阶段、既往创伤史以及相关症状[1-4]。

应首先注意症状出现的时间，可能是急性发作也可能是慢性发作。症状发作相关的细微变化都可能是诊断线索，比如：训练方案或强度改变；姿势改变；升入新的联盟、比赛强度升级或进入更高级球队。耐力、手臂力量、速度或控球的变化都是有意义的病史。有肩部受伤或疼痛史会提醒临床医生患者的投掷技巧或肌肉力量的变化可能是肘关节新发疼痛的原因。因此，投掷者在接受肩部问题治疗后出现肘部症状是很常见的，反之亦然。

投掷者肘部疼痛往往表现为慢性或亚急性过度使用损伤的基础上发生急性加重。大约一半的UCL损伤患者会在急性发作后就医。检查者应掌握如何诊断UCL损伤和外翻不稳定；通常，这些运动员会主诉有腱病或尺神经炎的病史，表现为内侧疼痛或持续性后方疼痛，无法通过关节镜下单纯后方减压得到缓解[3,5,6]。症状的部位也是至关重要的，与查体密切相关。

对投掷动作的六个阶段的认识对于临床医生来说是必须掌握的，因为运动员的不同损伤往往反复出现在特定的阶段（图64.1）[4,7,8]。肘关节内侧不稳定（UCL功能不全）的运动员，近85%的人会在投掷的加速阶段感到疼痛，而只有不到25%的人会在减速阶段感到疼痛。加速晚期和提膝转体时的疼痛通常是由于内侧张应力引起的（例如，UCL功能不全、肱骨内上髁炎、屈肌-旋前肌劳损或尺神经炎），而减速阶段和跟随阶段的疼痛通常意味着肘关节后方的病理改变（例如，VEO、尺骨肱骨骨赘形成、游离体或肱三头肌腱病）[1-3,10-12]。

其他较少见的以神经血管为病因的症状也可能发生在过顶投掷运动员身上，如怕冷、手或指尖感觉异常、精细运动技能和协调能力下降。尽管在这一人群中尺神经的病变风险最大，但应注意桡神经或正中神经的压迫性病变[7]。

投掷强度也可能影响症状轻重，UCL功能不全的投掷者在低强度投掷时通常没有症状，但在超过75%的投掷力时会有疼痛。其他投掷者可以高速投出120英尺的远球，但在投手丘上投球时就会出现明显疼痛[1]。

大多数UCL急性损伤发生在常规赛中，而由于不当的动作或训练造成的损伤，如旋前屈肌腱病或肌

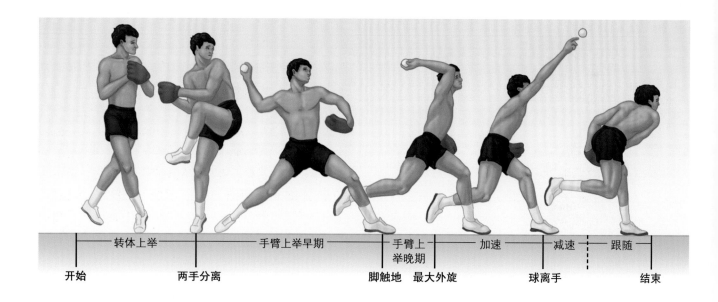

转体上举　　　　　手臂上举早期　　　　手臂上举晚期　　加速　　减速　跟随

开始　　　　　两手分离　　　　　脚触地　最大外旋　　　球离手　　　结束

图 64.1　过顶投掷运动的六个阶段（From Meister K. Injuries to the shoulder in the throwing athlete. *Am J Sports Med*. 2000; 28[2]: 265-275. ）

肉拉伤，经常在赛季前准备或春季训练时出现[6]。临床医生应该特别询问热身、赛季前准备、投球动作和是否有过多的投球次数。因为所有这些因素都与肘部损伤有关[4, 13, 14]。在比赛中，当一名位置球员在没有充分热身或准备的情况下开始投球时也会发生软组织急性损伤。在选拔或"展示"赛中，运动员投掷动作过大或是试图打破最大速度，都可能诱发损伤。年轻投掷手在没有充分休息和恢复的情况下进行全年无休的投掷运动，肘部损伤（特别是 UCL）的发生率增加[3]。许多作者对预防或减少 UCL 肘部损伤的策略进行了评论，特别是青少年运动员[15]。策略包括控制投球数量和极限，避免全年投掷或参加投掷运动，注重正确的投掷技术和技巧[15]。

体格检查

肘部的检查包括视诊、触诊、活动度（ROM）和排除特定损伤的特殊检查。

首先在肘关节休息位视诊提携角，提携角是肱骨和前臂的长轴在肘关节完全伸直时所成的角度，正常值为外翻11°～13°[16]。然而，在过顶投掷运动员的肘部中，为了适应重复应力外翻角变大。

检查肱骨小头、桡骨头和尺骨鹰嘴之间的外侧"软点"的软组织充盈和肿胀，这可能表明存在关节积液。在这种情况下，患者会经常保持肘关节在70°～80°的屈曲，最大限度地增加关节囊容积。

肘关节的正常活动度是从完全伸直（可能有轻微的过伸）到屈曲140°或稍大于140°。运动应该与对侧对称。在过顶投掷运动员中，肘关节伸直受限可能是发育性的或病理性的，屈曲挛缩高达15°或20°并不罕见。

应评估主动和被动活动。在最大屈曲时硬性阻挡可能是由于冠状窝内的骨赘撞击，而在伸直终末时的硬性阻挡可能是由于鹰嘴顶端或鹰嘴窝内的后方骨赘。在任何一种情况下骨赘阻挡都是硬性的，进一步被动活动将引起明显疼痛。较柔软的终末点可能是软组织肿胀、关节囊挛缩或关节积液的结果。

对每个解剖结构的触诊应按顺序进行，以确定最常见的潜在病变部位。过顶投掷运动员肘部的一个关键稳定结构是 UCL（图 64.2）。对该结构的触诊是在肘关节屈曲50°～70°之间进行的，这将使屈肌旋前肌群移至 UCL 之前。

沿韧带走行的压痛，从内上髁到尺骨近端结节阳性提示可能是 UCL 损伤。在腕关节被动屈曲、前臂前翻时，可以消除屈肌和旋前肌群的张力，此时进行外翻应力试验，可以鉴别 UCL 损伤和肱骨内上髁炎。肘关节内侧疼痛的增加可能提示 UCL 损伤，而不是内上髁炎或肌肉劳损[17]。

需要检查的外侧结构包括桡骨头、肱骨小头、外上髁和伸肌群。肱桡关节的响声可能提示软骨损伤或游离体。肱桡关节挤压试验可以用来诊断肱桡关节软

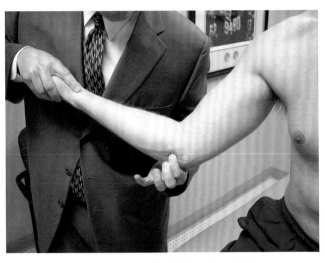

图 64.2 尺侧副韧带的触诊和鉴别

骨退变，检查时对肱桡关节施加轴向负荷，腕中立位，反复旋前和旋后以诱发症状[18]。患有肱骨外上髁炎的患者，伸腕或伸指抗阻时会出现疼痛。患有桡管综合征的人，经常在触诊前臂中、远端时感到深方的疼痛[1]。

肘关节前方需要检查肱二头肌腱远端、肱肌和前关节囊。后方要检查尺骨鹰嘴和肱三头肌腱远端，尺骨鹰嘴后内侧的压痛通常提示 VEO 伴有骨赘形成，而尺骨鹰嘴后外侧压痛可能与尺骨鹰嘴应力性骨折有关。

在肱骨内上髁的近端触诊到尺神经，其走行于肘管，并向远端进入尺侧腕屈肌群。正常时轻轻敲击神经不应导致疼痛不适。Tinel 征可表现为向远端放射到环指和小指的症状。如果神经存在不稳定，当肘关节最大屈曲时，神经可能从肱骨内上髁向前半脱位或脱位[19, 20]。肱三头肌远端的异常肌束被认为是尺神经卡压的原因，并可能导致"弹响"的感觉。

可以对投掷者的肘部进行某些特殊检查以评估常见的投掷性损伤[2, 3, 10]。要评估的最重要的结构仍然是 UCL。外翻应力试验用来评估 UCL 前束的损伤。虽然尸体切断研究表明屈肘 70°~90° 是分离 UCL 的最佳位置，有利于测试外翻稳定性，但是该位置很难控制肱骨旋转和施加外翻应力的角度；因此，检查最好在前臂旋前、屈肘 20°~30° 时进行。当患者坐位、仰卧和（或）俯卧时，均可以进行外翻应力测试。Norwood 等[21]描述了前臂旋后，肘关节屈曲 15°~20° 时进行外翻应力试验，此时鹰嘴从鹰嘴窝中移出。现在认识到，前臂旋前用于外翻压力测试，可以消除细微的后外侧不稳定引起的内侧松弛，是外翻应力测试

的首选方法[22]。

在坐位或仰卧位进行右肘关节外翻不稳试验，检查者用左手在肱骨髁上方稳定肱骨，右手抓握前臂使前臂旋前，并施加外翻力矩（图 64.3）。在俯卧位，患者肩关节外展 90°，检查者用右手在肱骨髁上稳定肱骨，屈肘 20°~30°，用左手使患者前臂旋前并施加外翻应力，比较对侧肘关节内侧开口与疼痛情况。在过顶投掷运动员中，有时尽管韧带严重损伤，但由于相对较轻的内侧松弛，不稳定的检测通常非常轻微。Field 等[23, 24]已经证明，完全切断 UCL 的前束只会使内侧开口增加 1~2 mm。

"挤奶试验"（图 64.4）也是一种评价外翻稳定性的

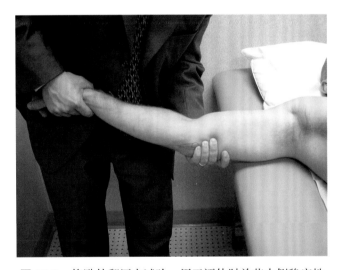

图 64.3 仰卧外翻压力试验，用于评估肘关节内侧稳定性

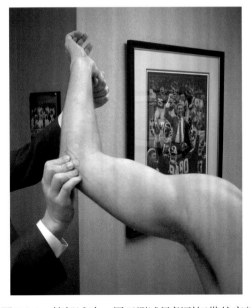

图 64.4 挤奶试验，用于测试尺侧副韧带的完整性

方法[2, 3, 10]。患者取坐位，检查者抓住投掷者的拇指，手臂上翘（肩外展 90°，屈肘 90°），并通过向下拉拇指施加外翻应力。本试验的一个变式是检查者从挤奶动作的位置开始，缓慢地将肘部从 90° 开始伸展并施加外翻应力（即：拇指向地板方向拉）。

VEO 试验可用于检查尺骨鹰嘴后内侧骨赘或尺骨鹰嘴窝过度生长（图 64.5）。检查者一只手稳定肱骨，另一只手旋前手臂并施加外翻应力，同时快速且最大限度地伸展肘部。当尺骨鹰嘴骨赘接触尺骨鹰嘴窝时，VEO 试验阳性将引起尺骨鹰嘴后内侧疼痛[2, 3, 10]。

影像学

投掷者肘部的标准 X 线系列包括患肢前后位（AP）、侧位、轴位及两个斜位像。屈肘 110° 的斜轴位像可有助于显示后内侧鹰嘴骨赘[2, 12]。如果怀疑内侧不稳，可以使用外翻应力 X 线机（Telos，Weiterstadt，德国）照射应力前后位 X 线片。我们通常获得肘关节 25° 屈曲时，分别施加 0、5、10 和 15 N 外翻应力时的照片。与未损伤侧相比，随着应力的增

加，内侧关节开口增加，提示 UCL 损伤，但是还没有明确建立正常、健康肘关节的参考值（图 64.6）[25]。阅读 X 线片判断是否存在尺骨鹰嘴骨赘、UCL 内是否有钙化（可能提示既往损伤）[2]。骨扫描和（或）计算机断层扫描（CT）可用于检查鹰嘴应力性骨折。

磁共振关节造影（MRA）随着关节内造影剂或盐水增强的使用，已成为评估投掷运动员肘关节内病变的首选影像学方法。Schwartz 等[26, 27]报道了盐水增强 MRA 诊断 UCL 撕裂的敏感性为 92%，特异性为100%，对完全撕裂的准确诊断敏感性大于部分撕裂（图 64.7）。外侧软点是注入生理盐水的入口，透过UCL 外渗可诊断为全层损伤。MRA 的其他优点包括评估可能的骨软骨游离体、骨软骨碎片和骨髓水肿，其可能提示应激反应或骨折[2, 26]。

其他作者提倡使用肌肉骨骼超声来评估 UCL 的正常和异常解剖结构，具有能够静态或动态地研究韧带和周围解剖结构的优势，为无创性检查，并且可以通过在同一设备的检查与对侧对比[28, 29]。

决策原则

正确诊断是成功治疗过顶投掷运动员肘部疼痛的基础。病史和体格检查是确定可能病变的基础。影像学检查或其他检查用来确诊和评估病变程度。

病变确诊后，便可以遵循一些核心原则以帮助指导临床医生的治疗。首先，非投掷者在日常生活活动中可耐受 UCL 的全层撕裂和许多较大的部分撕裂。但是，由于肘关节内侧的高张力和外翻力，在过顶投掷运动员中，他们的耐受性往往很差。这一组患者如果希望继续过顶投掷，通常需要手术来减轻症状和疼痛。其次，大多数其他损伤，当然还有许多部分 UCL 撕裂或拉伤，可以通过非手术方式治疗；因此，一个正式的康复计划，对过顶投掷运动员的管理和预后是至关重要的。本章后面将详细介绍我们为绝大多数患者实施的重返运动（RTP）投掷计划。

治疗决策中的最后一个问题与患者的竞技水平和赛季内（或非赛季）的时间点有关。大多数 UCL 受伤发生在常规赛季的比赛中，而与不正确的器械或训练有关的损伤（例如：屈肌旋前肌劳损或腱病）常在早期准备或春季训练时出现[3, 6]。考虑到 UCL 重建后距离 RTP 还有很长的时间，职业投手必须考虑合同的问题，而且临床医生诊疗策略的制定中应该明智地考虑来自家庭成员、教练、训练员、代理人以及在评估和治疗过程中的其他辅助人员的意见。

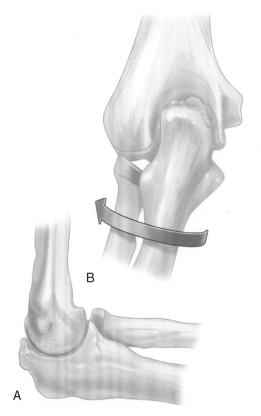

图 64.5 外翻过伸超载试验（A）和损伤应力说明（B）

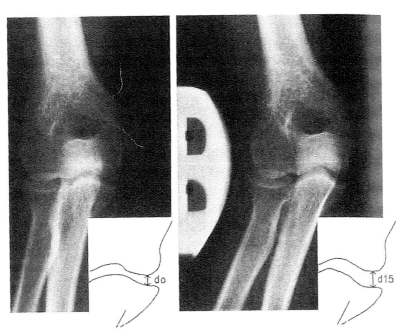

图64.6　肘关节X线平片和示意图（左）与应力位X线片（右）比较；注意内侧关节间隙的扩大显示尺侧副韧带松弛/功能不全（From Ellenbecker TS, Mattalino AJ, Elam EA, et al. Medial elbow joint laxity in professional baseball pitchers: a bilateral comparison using stress radiography. *Am J Sports Med*. 1998; 26: 420-424. ）

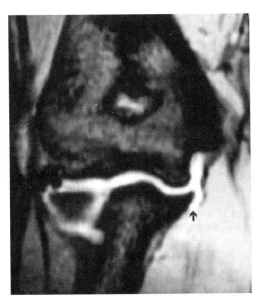

图64.7　肘关节磁共振造影显示尺侧副韧带远端完全撕裂（From Timmerman LA,Schwartz ML, Andrews JR. Preoperative evaluation of the ulnar collateral ligament by magnetic resonance imaging and computed tomography arthrography. Evaluation in 25 baseball players with surgical confirmation. *Am J Sports Med*. 1994; 22(1): 26-31. ）

治疗方案

肌腱病

　　肘关节周围的肌腱损伤既有轻微的退变也有屈肌-旋前肌的完全断裂[21, 30, 31]。旋前屈肌腱病在投掷运动员中很常见，因为在提膝转体和手臂加速产生外翻力矩的过程中，肌肉的动力有助于肘关节的稳定[21, 32]。尺侧腕屈肌是对抗外翻应力的主要动力稳定装置。在腱病的病例中，患者紧靠肱骨内上髁屈肌总腱的远端有压痛，施加外翻应力时疼痛加重。仔细识别疼痛的位置可以区分腱性病变和UCL损伤，UCL损伤的压痛点通常更靠远端和后方。与UCL损伤相比，肌腱病患者更容易在前臂旋前抗阻、屈腕抗阻时出现疼痛。在投掷运动员中，由于在加速阶段需要快速伸肘，也会出现肱三头肌远端腱病。在这些病例中，疼痛经常由鹰嘴末端的肱三头肌腱止点病变引起。此外，肘关节伸直抗阻也可能会加重症状。

　　与其他部位腱病治疗相同，治疗包括休息、避免剧烈运动和使用消炎镇痛药。其次是拉伸和加强训练。理疗和偶尔的皮质类固醇注射也有些效果。一般来说，皮质类固醇注射仅用于复发或顽固性病例。通过逐渐拉伸和加强损伤的肌腱结构（通常是肌腱的起点或止点），很多球员经过1~3周的治疗后就可以重返赛场。在慢性或复发的病例中，所需的休息和治疗时间可能会延长。在少数保守措施未能带来改善的情况下，可通过开放入路进行屈肌旋前肌起点或三头肌止点清理。同样，对于慢性退变性腱病，我们倾向于开放行旋前屈肌腱清理和修复。在这些病例中，我们使用带线锚钉将健康的肌腱重新连接到肱骨内上髁。虽然手术治疗的效果很好，但大多数病例并不需要这种类型的治疗。事实上，如果非手术方法失败而考虑行手术治疗，则必须要考虑到 UCL 损伤的可能性。

尺侧副韧带损伤

UCL 损伤的治疗选择包括保守治疗、直接修复韧带或使用游离肌腱移植重建。

UCL 损伤的保守治疗通常适用于非投掷运动员或非优势肘损伤；在功能需求较低的人群中，保守治疗效果尚可[11, 33]。在需要投掷和对肘部需求较高的运动中，UCL 损伤的运动员对保守治疗的反应不是很好[6, 34]。

UCL 损伤的患者首先应该休息。在受伤后最初的 2～6 周内，患者应该停止投掷、冷敷、运动康复、加强腕屈肌和肘部屈肌旋前肌的力量。投掷肩的力量不足可能会增加投掷时肘部的压力。因此，任何肘部损伤的康复必须包括肩带肌、肩袖和肩胛骨稳定装置的加强。当盂肱关节内旋明显受限时，应通过后关节囊牵拉来改善内旋。随着疼痛的消失，应该开始加强前臂的屈肌 - 旋前肌[2,3,10]。

一旦炎症消退，就要开始详细的肘关节康复计划——包括功能锻炼、多项拉伸运动以及运动专项练习，包括间歇投掷训练等[6,12]。在完成整个项目后，如果运动员没有疼痛，可以考虑重返运动。富血小板血浆（PRP）等治疗方法的使用和研究日益增多。对于部分 UCL 损伤运动员或骨骼未成熟的年轻运动员，PRP 治疗取得了一些成功[35]，是一个正在发展的研究领域。

如果通过病史、体格检查和影像学检查，确诊过顶投掷运动员的 UCL 前束完全撕裂，且运动员存在症状，可以采用手术治疗（图 64.8）。一般情况下，如果运动员希望重新参加投掷比赛，手术是必要的。经过正规的康复计划，治疗效果欠佳、对肘部要求很高的投手——比如棒球投手、四分卫或者标枪运动员，即使损伤较小，也更有可能需要 UCL 重建[2,34]。

人们报道了过顶投掷运动员的 UCL 直接一期修复的病例系列，但总体效果不如重建手术[21]。Conway 等[9] 描述了用修复或重建治疗过顶投掷运动员 UCL 功能不全的方法。在随访检查中，接受 UCL 修复的患者中有 50%（14 例中的 7 例）恢复到伤前相同的运动水平，而在 56 例 UCL 重建的患者中有 68%（38 例）恢复到相同的运动水平。总体而言，80% 的

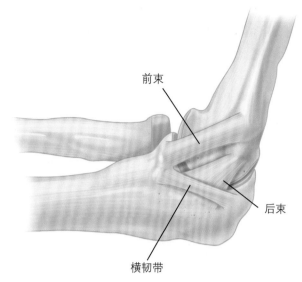

前束

后束

横韧带

图 64.8 尺侧副韧带解剖

重建组患者预后良好，71% 的一期修复组患者预后良好，表明重建组效果优于修复组。

Timmerman 等[36, 37] 也记录了在一组职业棒球运动员中重建比修复有更好的结局。在这组患者中，两位接受直接 UCL 修复的患者都不能达到 RTP，而 14 位接受重建的患者中有 12 位（86%）达到了 RTP。

Azar 等[6] 报道了对运动员 UCL 不全进行重建或修复的治疗方法。在接受一期修复的 8 名患者中，5 名（63%）能够重返伤前相同水平或更高水平的比赛，而在重建组中为 81%（48/59）。作者得出结论，UCL 重建在过顶投掷运动员中优于修复。由于这些原因，我们不采用对 UCL 损伤进行单纯直接一期修复。

Jobe 等[38] 首先描述了使用游离肌腱移植物 8 字形穿过骨隧道重建 UCL 的技术，最终把移植物与自身缝合。将屈肌 - 旋前肌与肱骨内上髁剥离，将尺神经转位至肌肉下方。后来许多术者对 Jobe 的方法做了几次改良[9]。Andrews 改进了手术方法，无须将屈肌 - 旋肌从内上髁分离，只需要将肌肉拉起，将尺神经转位至皮下[6]。其他术者劈开肌肉，将尺神经留在原位。Rohrbough 等[39] 通过单个肱骨隧道固定肌腱移植物，称之为"对接技术"。该手术技术需将移植物穿过尺骨（在作者首选技术中进一步描述）。内上髁用 3 mm 的圆钻钻孔，但不打透内上髁近端。然后用一个牙科钻在内上髁做两个较小的会聚隧道，与粗骨道相接，移植物的两个尾端由远到近通过两个隧道，并在髁的表面打结[40-42]。比起 Jobe 等首先提出的技术，该项技术通常不需要尺神经移位，而且涉及较少的软组织分离

（图 64.9 和图 64.10）。另一种技术 [43] 需要在内上髁和高耸结节各打一骨道，使用软组织生物可吸收螺钉实现移植物固定。

外翻伸直过载和游离体

UCL 损伤并不是造成过顶投掷运动员肘关节内侧疼痛的唯一原因。VEO 是肘关节投掷力引起的尺骨鹰嘴后内侧撞击尺骨鹰嘴窝内侧壁处的一种病症。随着反复的撞击，会出现骨赘增生，通常是向后或后内

侧增生。尺骨鹰嘴骨赘可以骨折并产生游离体，游离体可以迁移到任何关节腔内。肱骨远端鹰嘴窝内的骨赘也很常见。疼痛和肿胀的其他症状可能是由于同一区域的局部滑膜肥厚所致。投掷者通常在加速阶段开始时出现肘关节后内侧疼痛，症状也可能在减速和跟随阶段出现 [12]。这种情况和 UCL 损伤之间难以区别，通常可以通过仔细确定疼痛位置来鉴别。对于 VEO，触诊最疼痛的位置通常是尺骨鹰嘴后内侧末端结构。VEO 激发试验是 VEO 的查体方法，这也是诊断的一

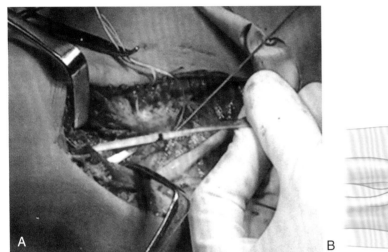
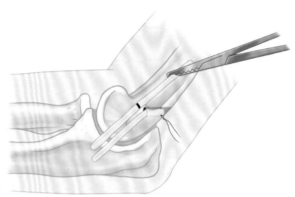

图 64.9 对接技术重建尺侧副韧带——评估移植物的长度和张力。图 A 和图 B 显示固定移植物前的张力评估。用标记笔在肌腱移植物上标记出移植物应该进入骨道的部分；肌腱拉进骨道时到画线处即可以停下（From Dodson CC, Thomas A, Dines JS, et al. Medial ulnar collateral ligament reconstruction of the elbow in throwing athletes. *Am J Sports Med*. 2006; 34(12): 1926-1932.）

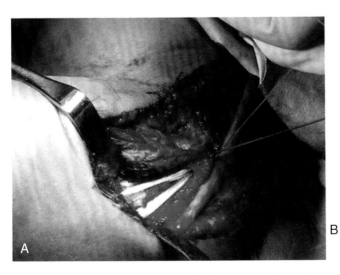
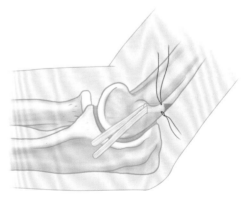

图 64.10 最后用对接技术对移植物进行拉伸和缝合。图 A 和图 B 显示移植肌腱和缝合位置的张力合适。注意，图 64.9 中在肌腱上的标记线现在刚好在骨隧道内，表明医生已经设置了合适的张力。在骨道的远端将移植物现与自身缝合（From Dodson CC, Thomas A, Dines JS, et al. Medial ulnar collateral ligament reconstruction of the elbow in throwing athletes. *Am J Sports Med*. 2006; 34(12): 1926-1932.）

个重要方面。在 UCL 损伤的情况下，VEO 激发试验也可能引起疼痛，疼痛通常位于韧带附着区的远端。

一旦确诊为 VEO，应采用与上述类似的保守治疗方案，包括积极的休息和康复，避免投掷的肩肘运动。一旦症状消失，可允许恢复到渐进性间歇投掷。

当保守治疗不能解决问题时，就进行开放或关节镜下的骨赘清理术和相关的游离体清除术，然后进行适当的康复治疗。Park 等报道了一组青少年棒球运动员接受关节镜下鹰嘴尖切除，至少随访 2 年，结果良好[44]。

鹰嘴应力性骨折

虽然创伤性肘关节骨折在儿童人群中可能发生，但尺骨鹰嘴应力性骨折在成人投掷者中更为常见。鹰嘴突是棒球运动员最常见的应力性骨折部位[45]。这些过度使用的损伤通常在投掷的加速阶段表现为疼痛，位于尺骨鹰嘴关节面水平的尺骨后缘，有时也位于尺骨外侧缘。在这些情况下，体格检查不太可能诱发外翻疼痛。相反，这些投掷者伤处会有明显触痛。在慢性病例中，这些应力性骨折在 X 线平片上很明显（图 64.11），显示为局灶性硬化反应。当平片阴性，又高度怀疑损伤时，CT 或 MRI 是可行的检查方式（图 64.12）。通过影像学诊断的早期轻度病变通常可以保守治疗。慢性期出现硬化改变的损伤非手术治疗效果欠佳，可以考虑手术治疗[1]。

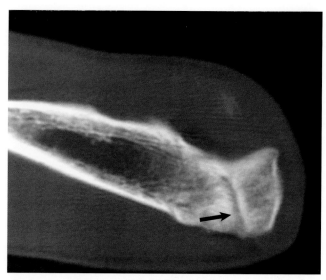

图 64.12　如图 64.11 所示肘关节的 CT 扫描。扫描显示该投掷者的鹰嘴应力性骨折（箭头）

目前还没有大样本量的临床研究来指导这种过度使用损伤的治疗。一些报道显示保守和手术治疗都有一定的疗效[46-48]。在我们的临床诊疗中，对尺骨鹰嘴应力性骨折首先严格制动，停止投掷。体格检查患处没有压痛时，可以开始肩袖力量练习，并逐渐增强三头肌和二头肌力量练习。骨生长刺激可用于加速愈合。一旦临床症状消失，X 线检查证实骨折愈合，康复治疗可以进展为间歇投球治疗。如果症状持续存在，则可以考虑手术治疗。在这些病例中，我们使用一颗 6.5 mm 或 7.3 mm 空心螺钉纵向插入远端三头肌腱（图 64.13）。术后早期进行 ROM 训练，在骨折明显愈合时加强和恢复投掷训练。一般是在术后 6 周左

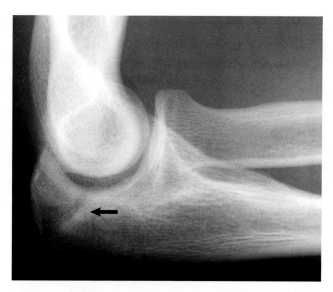

图 64.11　投掷运动员肘部后方疼痛，肘部侧位平片。箭头显示了近端鹰嘴骨折线影，符合应力性骨折。通常情况下，这些类型的损伤会引起肘部快速伸展的疼痛，如投掷运动员。此外，应力性骨折部位的触痛是典型表现

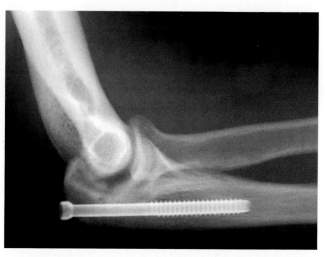

图 64.13　保守治疗失败后，置入经皮空心螺钉

右。只有在患者内固定有明显症状且已确认骨折愈合的情况下，才允许拔除螺钉。并不是所有的投掷者都需要拔除螺钉[1,2]。

尺神经炎

在有肘关节内侧不稳的过顶投掷运动员中已经发现由于肘部反复的外翻应力引起的尺神经激惹或损伤[9]。在投掷动作过程中，尺神经受到很大的压力。Aoki 等[49] 进行的一项研究发现，在投掷加速阶段，尺神经的应变接近弹性和循环极限。除传递的拉应力外，影响神经的其他因素包括摩擦、局部粘连、局部骨赘或肌肉肥大，或肘管上方存在肘上肌[19,20]。有症状的投掷者可表现为前臂内侧间歇性感觉异常，向环指和小指放射，有时有肘关节或前臂内侧疼痛不适。患者可能会表现出神经受压部分的轻微症状或 Tinel 征阳性[50-52]。尽管患者患侧的尺神经半脱位可能与健侧相同，也可能本身无症状，但尺神经不稳定可使病情加重[53,54]。非手术治疗包括肘关节伸直夹板固定或使用肘垫以减少肘关节的外部压力[2]。如果短期休息、使用抗炎药物和物理治疗后尺神经炎症状没有改善，可以考虑尺神经减压和转位[2]。

我们目前治疗顽固性尺神经炎或尺神经病的首选手术方法是尺神经皮下前置术（图 64.14）。在肘关

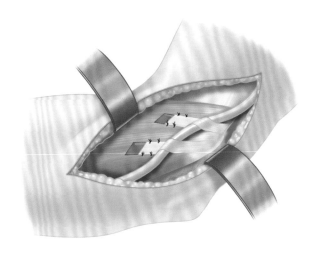

图 64.14　尺神经皮下前置术

节以内上髁为中心做 4 ~ 5 cm 的切口。确定并保护横行的前臂内侧皮神经后支，仔细解剖尺神经、肘管。应从近端的 Struthers 弓开始彻底松解，向近端延伸 2 ~ 3 cm 到尺侧腕屈肌。取一片内侧肌间隔用于后续转位，闭合屈肌旋前肌筋膜。将尺神经移位到肱骨内上髁前方的皮下，并将游离的内侧肌间隔缝合到屈肌筋膜上松弛地固定尺神经。操作必须小心，以确保缝合后筋膜与神经不产生撞击。然后将肱三头肌后筋膜

🔖 作者首选技术

同侧掌长肌腱自体移植重建尺侧副韧带

我们推荐的 UCL 重建方法是对 Jobe 等[38] 技术的改良手术方式。这些改变包括向上牵开屈肌旋前肌而不分离，以及尺神经移位至皮下而不是肌肉下[2,6]。

该手术要求患者仰卧，手臂放在手架上。全身麻醉诱导后，将未消毒的止血带充气至 250 mmHg。切口从肱骨内上髁上 4 cm 至肱骨内上髁下 6 cm，保护皮神经分支。在肱骨内上髁的上方和下方分离尺神经，并用血管带进行标记。尺神经的松解必须延续到近侧的 Struthers 弓和远侧的尺侧腕屈肌。切除内侧肌间隔，以防止神经移位时受牵拉。接下来，将屈肌旋前肌群抬离下方的关节囊，直到完全显露 UCL 复合体。旋前屈肌腱与肱骨内上髁保持连接。在高耸结节找到 UCL 前束远端附着点。沿原有韧带纤维走行劈开韧带，以显露肱尺关节，并能看到韧带深部的潜在病变。撕裂或退变的韧带组织可以在此时进行清理，不过清理并不是必须的（图 64.15）。

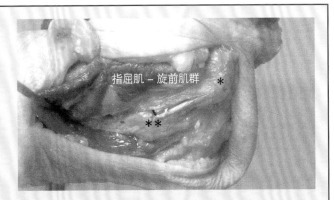

图 64.15　纵向劈开尺侧副韧带，用以诊断损伤组织和关节的情况。*尺侧副韧带起点；**尺侧副韧带止点（From Dugas JR, Walters BL, Beason DP, et al. Biomechanical comparison of ulnar collateral ligament repair with internal bracing versus Modified Jobe reconstruction. *Am J Sports Med*. 2016; 44(3): 735-741. ）

📌 作者首选技术

同侧掌长肌腱自体移植重建尺侧副韧带（续）

如果怀疑伴有外翻伸直过载综合征，在 UCL 后束纤维的近端垂直切开后关节囊，以显露可能位于鹰嘴尖的骨赘。如果存在骨赘，可以用小骨刀或高速磨钻去除。此时还应检查后间室是否有游离体或关节软骨表面的损伤，检查滑车潜在的"对吻损伤"。然后用可吸收缝线缝合关节囊[18]。

下一步，取移植物。同侧掌长肌腱是我们目前选择的移植物，其次是对侧掌长肌、股薄肌、跖肌或者趾伸肌腱。取掌长肌腱时需在前臂掌侧做 3 个小切口，第一个切口位于腕近侧皱襞。必须小心确保掌长肌腱而不是外观相似的桡侧腕屈肌腱被切除。正中神经位于掌长肌腱的深部，在切取过程中应避免在前臂筋膜下进行深层解剖，以保护正中神经。UCL 重建所需的最小移植物长度为 12 cm。

然后使用 9/64 钻头在尺骨近端的高耸结节上钻两个相互连接的孔，一个从内侧到外侧，一个从前方到后方，留出足够的骨桥（图 64.16）。如有必要，可使用弯刮匙连通两个孔。用同样大小的钻头在内上髁上开两个相互汇合的孔，一个从近端向远端，一个从内侧向远端。这两个孔的出口应该位于 UCL 在内上髁的起点。必要时可以用直刮匙贯通这两个孔。然后用过线器将缝线环拉过这些隧道。使用不可吸收缝线对原有韧带远端的损伤进行侧侧修复以增加稳定性，而保留最近端的韧带不予修复。通过关闭原有韧带，关节面也被覆盖，从而保护移植物免受磨损。此时近端韧带不需要修复，这样就可以看到内上髁隧道的入口。如果原有韧带在止点处撕裂，可以在韧带的前缘放置缝线，以便通过移植物隧道进行修复。以 Bunnell 或 Krackow 方式在移植物两端使用不可吸收编织缝线进行编织。然后用过线器将移植物穿过隧道，并在肘关节屈曲 30° 位，内翻复位时缝合（图 64.17）。移植物用多根不可吸收缝线进行侧侧加固。我们常规在 UCL 重建时进行尺神经皮下转位。尺神经悬吊固定在屈肌旋前肌筋膜或肌间隔筋膜上，并与内上髁相连。悬吊组织

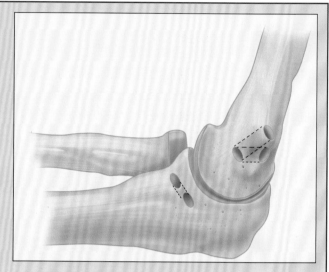

图 64.16　尺侧副韧带重建时的骨道

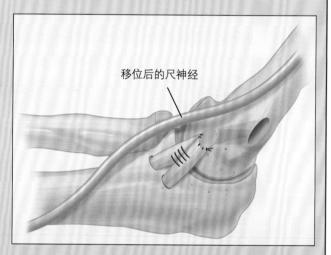

移位后的尺神经

图 64.17　移植物穿过骨道并缝合到位

的张力放松，以防止任何过度的肘关节运动造成尺神经压迫。皮肤用皮下缝线缝合，术后第 1 周内肘关节 90° 屈曲固定，以使软组织愈合。随后进行有监督的四阶段术后康复计划（见后）[2,6]。

📌 作者首选技术

肘关节镜检查伴或不伴后方减压

肘关节镜下清理可采用仰卧、俯卧或侧卧位。我们倾向于仰卧位，手臂外展 90°，肘关节屈曲 90°，用悬吊架固定。止血带通常加压 250 mmHg。使用压力感应关节镜泵有助于视野清晰并防止关节过度扩张。正如 Andrews 和 Carson 所描述的[55]，开始时所有的骨性标志和入路位置都用亚甲蓝笔标记，通过外侧软点（图 64.18）向肘部

作者首选技术

肘关节镜检查伴或不伴后方减压（续）

注射 30 ml 生理盐水。对肘部解剖的详细了解对构建入路至关重要。建立前外侧入路，通过该入路对前间室进行关节镜检查。建立前内侧入路，使用穿刺针来协助定位正确的位置；然而，在过顶投掷运动员，如果前外侧入路进镜时未见明显病变，则无须建立前内侧入路。在前间室彻底评估：①游离体；②冠突、肱骨头或桡骨头是否存在软骨损伤；③冠窝有无骨赘形成。因为来自后间室或外侧间室的游离体常常向前方迁移，反之亦然。所有间室必须仔细检查。

在关节镜下进行屈肘 70° 外翻应力测试，以评估尺侧副韧带的稳定性，内侧开口大于 1～2 mm 提示 UCL 功能不全[24]。然后在最初注射肘关节的部位建立一个外侧软点入路，进 2.7 mm 关节镜。第二个外侧入路可以放置在第一个外侧入口的远端约 1 cm 处，用于外侧室的器械操作或游离体取出。

建立后外侧入路以放置 4.0 mm 关节镜进行检查，然后通过肱三头肌腱建立一个辅助直接后侧入路。小心避开肘管内的尺神经。关节镜在后外侧入路，通过后方辅助入路（直接入路）放入刨刀清理鹰嘴附近和鹰嘴窝内的滑膜和软组织，充分显露骨性结构边缘，探查有无游离体。在内侧尺骨滑车关节处的对吻损伤也相应清理。然后用锋利的骨刀和磨钻切除鹰嘴骨赘。可安全切除的尺骨鹰嘴骨赘数量不详（图 64.19）。我们只切除足够的骨（3～5 mm），使肘关节可以完全伸展，且没有骨性撞击[57]。然后术中拍摄侧位 X 线片，以确保切除足够的骨块，并且 X 线片上没有残留的骨碎片。术后对肘部周围的软组织加压包扎，手臂冰敷抬高。早期康复，重点是术后早期开始康复训练。

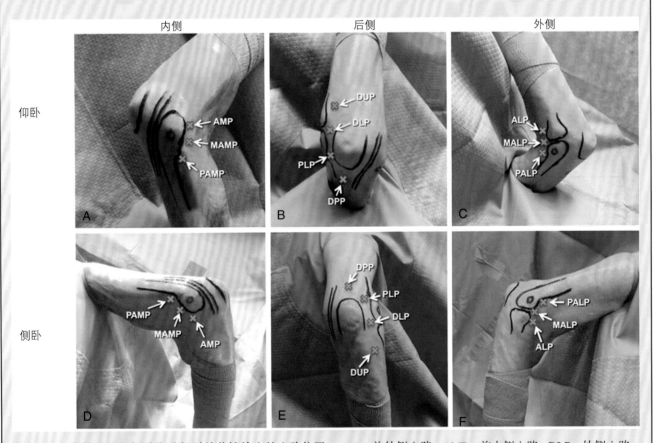

图 64.18　在仰卧位和侧卧位进行肘关节镜检查的入路位置。ALP，前外侧入路；AMP，前内侧入路；DLP，外侧入路；DPP，后方入路；DUP，尺侧远端入路；MALP 前外中间入路；MAMP 前内中间入路；PAMP，前外近端入路；PLP，后外侧入路（From Camp CL, Degen RM, Sanchez-Sotelo J, et al. Basics of elbow arthroscopy part 1: surface anatomy, portals, and structures at risk. *Arthrosc Tech*. 2016; 5(6): e1339-e1343.）

🔖 作者首选技术

肘关节镜检查伴或不伴后方减压（续）

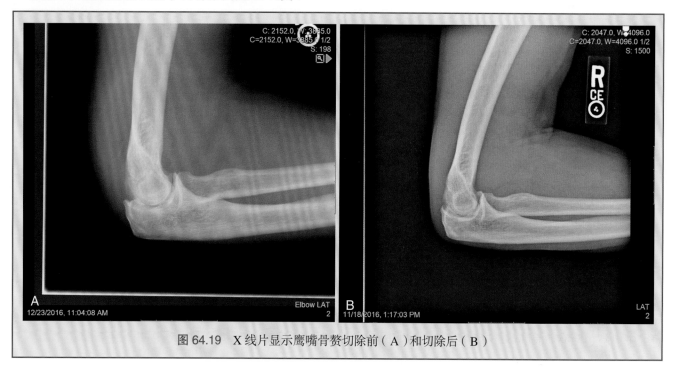

图 64.19　X 线片显示鹰嘴骨赘切除前（A）和切除后（B）

与肱骨内上髁缝合以关闭肘管。劈开的尺侧腕屈肌筋膜松弛地对合。缝合伤口，放置引流管。术后第 1 周肘关节以 90° 屈肘固定，使软组织愈合，然后再开始逐步运动和康复[2]。

术后处理和重返运动

　　UCL 重建需要最长、最精细的术后康复疗程。Wilk 等描述了术后进行的标准化四阶段康复计划[58-61]。第一阶段术后立即开始，并持续 3 周。在手术中，对患者肘关节加压包扎，并使用后夹板将肘关节固定在屈曲 90° 位。持续固定 1 周，使软组织愈合。在第 1 周，患者进行腕关节和手指关节活动度及抓握练习。手术后 8 天，应用铰链式肘关节 ROM 支具，将活动范围调整为 30°~100°。在手术后第 3 周，支具调整为允许 15°~110° 的活动范围；此后每周活动范围增加 5°~10° 的伸直和 10° 的屈曲。佩戴支具时允许前臂旋后旋前。目标是在手术后第 5~6 周恢复完全活动范围。肘关节 ROM 支架在第 8 周结束时停止佩戴。在第一阶段（第 2 周），对肩部、肩胛骨和手臂的肌肉组织进行次最大等长训练。在第 3 周，允许进行肩关节和手臂的主动活动训练。在第二阶段（第 4~10 周），恢复完全的 ROM，对过顶投掷运动员，则增加训练

项目，包括渐进的等张力量训练和"投掷运动员的 10 个训练项目"[62-64]。在第 10~16 周的后期强化阶段（第三阶段），开始实施专项运动训练和康复方案。第四阶段，即恢复活动阶段（第 16 周及以后），其特点是开始间隔投掷计划。目前大部分的复健方案都是围绕棒球来设计的，但这些方案可以外推，以满足其他项目运动员的要求和需求[58, 65-67]。一般来说，UCL 重建后恢复投掷需要 9~12 个月，运动员及其家人、教练、训练师应该意识到这一漫长的过程。

　　在肘关节镜、尺神经转位等手术后，一般可以遵循术后康复的框架。这个框架包括早期肩关节的活动和加强，包括肩胛骨的稳定和肩胛周围肌肉的激活。一旦手术伤口愈合，应开始轻柔的早期肘关节活动度训练。前臂和肘部肌肉的逐渐加强应该开始，随后是增强式和专项运动活动。最后，间歇投掷训练是最后最终的训练方式，适用于大多数过顶投掷运动员。

　　合理的预期是，当运动员活动和行使功能没有疼痛，并且完成了专门的康复方案后（必要时需完成间歇投掷计划），可以重返运动。这一过程的时间进程不仅取决于个人，而且取决于所进行的具体外科手术和所处理的病变。

结果

尺侧副韧带损伤

Dugas 等报道了一些直接修复 UCL 的令人鼓舞的结果。报道中的"内部支撑"使用的是高强度胶原蛋白涂层带（FiberTape, Arthrex, Naples, Florida），使用不可吸收缝线带线锚钉将其固定在韧带的解剖附着点，可以直接修复部分损伤或韧带质量良好的撕脱型损伤。尸体标本与改良 Jobe 重建术的生物力学比较表明，这两种技术具有相似的术后即刻强度和极限失效载荷[68, 69]。

迄今为止关于 UCL 重建结果的最大病例系列是由 Cain 等[58]发表的。系列中共 1266 名运动员接受了 UCL 重建及皮下尺神经移位。在至少 2 年的随访中，83% 的受访者（n=743）与术前水平相比，恢复到相同或更高水平。平均恢复到投掷项目训练的时间为 4.4 个月，恢复完全竞赛的平均时间为 11.6 个月。这些研究结果已由同一研究组在对同一患者群体进行的最新研究中更新，已有改良 Jobe 法重建 UCL 至少 10 年的随访结果[70]。大多数棒球运动员术后满意度高；他们能够在不到 1 年的时间内回到相同或更高水平的比赛，职业生涯寿命也可以接受。

在 Jobe 等最初的报道中[38]，16 名过顶投掷运动员中有 10 人（63%）能够恢复到以前的比赛水平。在 Conway 报道的 70 名患者中，只有 50% 的运动员在接受了韧带修复手术后重返运动，而 68%（56 人中有 45 人）进行过 UCL 重建的患者可以重返运动[9]。之后，Andrews 和 Timmerman[5]报道了 72 名患有肘部疾病的职业棒球运动员，其中 14 人接受了 UCL 重建，其中有 12 名球员（86%）回到他们以前的竞争水平。Azar 等报道了 67 例接受 UCL 重建的患者中，81%（59 例中的 48 例）恢复到以前相同或更高水平的比赛将需要大约 1 年的时间[6]。Thompson 等[71]报道，33 例患者中 93% 的 UCL 重建效果良好。在 Paletta 和 Wright 的研究中[72]，25 位职业与大学棒球选手中，有 92% 的人能恢复到受伤前的比赛水平。Dodson 等评估的 100 名患者中，有 90% 的人能够恢复到相同或更高的水平[73]。

最近的几项研究比较了各种改良的 UCL 重建技术[74-78]。Armstrong 等[77]报道，"对接技术"和带祥钢板技术比界面螺钉或"8"字技术更牢固，所有四项技术重建的韧带与完整韧带相比，失效载荷峰值都更低。Langer 等的一篇详细的文献综述[78]指出减

少屈肌旋前肌的离断和尺神经的处理可以改善术后效果。Paletta 等[76]发现对接技术和"8"字技术都不能重现自然 UCL 的生物力学特征。但他们确实认为，对接重建的初始生物力学优势超过"8"字技术。McAdams 等[75]进行的一项研究比较了循环外翻载荷对对接技术和界面螺钉技术的影响。在对接组，在 10 个和 100 个循环后，外翻角度随着次数增加而变宽，但在 1000 个循环时两种技术没有差异。最后，Large 等[74]从生物力学角度比较了"8"字技术和界面螺钉重建技术。他们的研究表明，失效强度以及初始和整体刚度"8"字技术优于界面螺钉固定。

UCL 起于肱骨内上髁的远端，止于尺骨内侧近端的高耸结节。许多成年投掷者的高耸结节有一沿韧带向近端延伸的骨赘，或者韧带内部有一个或多个小骨块（图 64.20）。在大多数病例中，韧带内碎骨块代表的是陈旧性撕脱骨折，很可能发生在儿童或青少年时期。高耸结节骨赘的产生也可能是这个原因，但这一发现的确切原因尚不确定。这些骨性异常对于治疗投掷者的肘关节不稳是至关重要的。由于骨在受压时比受拉时更强，这些异常有可能在内侧稳定结构中形成一个薄弱环节。碎骨块和骨赘实际上都在 UCL 的实

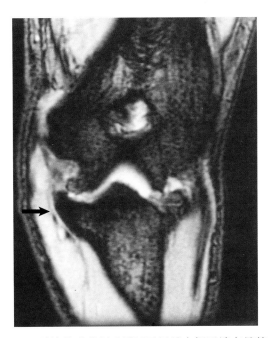

图 64.20 肘关节磁共振造影显示尺骨内侧近端有骨赘。在这种情况下，尺侧副韧带附着在骨赘的尖端。骨处于有张力状态，这使修复韧带有可能失败。如果有骨赘的患者重建尺侧副韧带，如图箭头所示，因为移除骨赘后远端韧带缺损，可能引起韧带长度不足，找到替代生理韧带的移植物很重要

质内。在尺骨止点产生骨块的情况下，UCL 的末端远端纤维实际上止于异常骨性突起上。这些骨质增生的存在可进一步确定进行 UCL 重建的必要。如果决定在这些患者中进行 UCL 重建，由于清理骨块会引起软组织和韧带的缺失，应当使用更大的移植物。在没有骨赘和碎骨块的情况下，行 UCL 重建时，原有韧带可以留在原位或在重新固定在断裂部位同时行掌长肌腱重建 UCL，进而加强 UCL 强度。事实上，原有韧带通常放置在肌腱移植物的下方，以保护韧带重建不受关节面的磨损。如果不能保留原有韧带或其质量欠佳，应使用厚度更大的移植物重建韧带。在这种情况下，我们倾向于使用股薄肌腱 [79]。

其他作者报道了从事棒球以外运动的运动员（如标枪运动员）的 UCL 重建 [80]，以及许多其他有关尺侧副韧带重建的基础科学和临床研究 [58,80-85]。

外翻伸直过载

当投掷康复项目完成后，运动员可以重返赛场，整个过程通常需要 3～4 个月。Andrews 和 Timmerman[5] 报道了 56 名职业棒球运动员，他们接受了单纯尺骨鹰嘴后内侧骨赘切除手术，或同时进行了 UCL 重建。在他们的报道中，68% 的人至少回归赛场打了一个赛季的比赛；然而，41% 的人需要二次手术。作者的结论是，关节镜下清理术优于开放手术，但警告不要过度切除，否则会导致内侧不稳定。最后，Reddy 等 [86] 报道了 187 例肘关节镜检查，发现尺骨鹰嘴后方撞击是最常见的诊断（51%）。在他们报道的 55 名职业运动员中，有 47 名（85%）恢复了以前的竞技水平。这些研究人员也注意到，有游离体或外翻伸直过载的球员往往比有肘关节退化性疾病的球员有更好的结果。

尺神经炎

过顶投掷运动员的尺神经转位术效果通常良好 [2]。Rettig 和 Ebben[87] 报道了 20 名非手术治疗失败的运动员，行尺神经前皮下前置术后效果显著，平均随访 19 个月，95% 的患者无症状，没有任何干扰体育活动的症状，平均重返运动时间为 12.6 周 [87]。

Andrews 和 Timmerman[5] 报道了 8 名职业棒球运动员在尺神经皮下前置术后的情况，其中 6 名患者还接受了尺骨鹰嘴后内侧骨赘切除术。在这 8 名运动员中，7 人（88%）至少在职业水平上打了一个赛季的比赛 [5]。

在伴有尺侧副韧带功能不全的情况下，人们普遍认识到，除非同时解决韧带功能不全的问题，否则单独治疗尺神经炎将会失败 [88]。然而，重建尺侧副韧带的技术本身也可能面临使尺神经损伤的危险。Jobe 等 [38] 和 Conway 等 [9] 报道，即便只有一名患者未行尺神经肌肉下转位，UCL 重建术后尺神经功能障碍发生率分别为 31% 和 21%。根据这一经验，Jobe 和其他研究者推荐仅在术前有症状或需要探查后侧间室的情况下进行神经转位 [89-92]。

Azar 等 [6] 报道了 10 例患者中有 9 例在进行皮下尺神经转位和尺侧副韧带重建时，尺神经症状消失，根据这些和其他研究结果，皮下转位术在尺侧副韧带重建中比肌肉下转位术的致残率低。在我们机构，我们目前更推荐尺神前皮下前置术。

复发性尺神经半脱位在人群中的发病率为 16%，可能导致过顶投掷运动员出现尺神经炎 [92]。在 Rettig 和 Ebben 的一项研究中 [87]，20 例患者中有 16 例成功地进行了尺神经皮下前置术，术前均发现有尺神经半脱位。

并发症

在肘关节损伤的非手术治疗中主要的缺点是如果最初的保守治疗不成功，就会耽误竞技时间。在某些情况下，伤停时间会对运动员的职业生涯产生重大影响，特别是在职业选手。相反，手术治疗的潜在并发症较多，包括医源性神经或血管损伤的风险，UCL 再撕裂，复发性尺神经炎，伤口并发症，关节镜入路持续渗液。重建后的 UCL 不能像原有韧带那样恢复到伤前的水平 [93]。持续的入路渗液可能是最常见的并发症。但神经损伤或功能障碍是肘关节镜最严重和最可怕的并发症。UCL 重建失败的翻修手术具有较高的并发症率，和较低的恢复伤前竞争水平的概率 [58]。UCL 重建术后尺神经炎的发生率近年来有所下降，这也许是因为皮下（而不是肌肉下）转位术以及使用来自内侧肌间隔的筋膜，这可以减少对移位神经的约束和压迫 [58]。

未来展望

未来的研究可能会提高我们对肘部损伤预防的认识，特别是青少年过顶投掷运动员。注意适当的投球技巧，并根据年龄遵循投球数量和投球类型的指导方针，可能有助于降低发病率。尺侧副韧带重建的手术固定方法将不断发展和完善。重点是优化尺侧副韧带损伤患者的康复。目前，手术重建后的平均 RTP 时间接近 12 个月。通过改进的手术技术或术后方案来缩短恢复时间，这可能具有挑战性，但可能会有益于运动员、运动队、学校或相关组织。

选读文献

文献：McCall BR, Cain EL Jr. Diagnosis, treatment, and rehabilitation of the thrower's elbow. *Curr Sports Med Rep*. 2005; 4(5): 249-254.
证据等级：综述
总结：本文对投掷性肘关节损伤的诊断、治疗及康复进行了综述，并从病史、体格检查等方面总结了临床常见情况及体会。

文献：Cain EL Jr, Dugas JR, Wolf RS, et al. Elbow injuries in throwing athletes: a current concepts review. *Am J Sports Med*.2003; 31(4): 621-635.
证据等级：综述
总结：本文对运动员肘关节损伤的手术技术、病史、体格检查和诊断，包括关节镜和重建手术进行了综述。

文献：Cain EL Jr, Dugas JR. History and examination of the thrower's elbow. *Clin Sports Med*. 2004; 23(4): 553-566.
证据等级：综述
总结：本文概述了投掷周期以及急性和慢性损伤的过顶投掷运动员的病史和体格检查。

文献：Azar FM, Andrews JR, Wilk KE, et al. Operative treatment of ulnarcollateral ligament injuries of the elbow in athletes. *Am J Sports Med*. 2000; 28(1): 16-23.
证据等级：Ⅲ，治疗研究
总结：这项研究对 90 多名接受 UCL 重建和尺神经转位术的患者进行了 3 年随访，结果显示，恢复竞争性投掷的平均时间为 10 个月，大约 80% 的患者恢复到以前的竞争水平。

（Marshall A. Kuremsky, E. Lyle Cain Jr., Jeffrey R. Dugas, James R. Andrews, Christopher A. Looze 著 刘振龙 译 刘 强 校）

参考文献

扫描书末二维码获取。

第65章

肘关节活动丧失

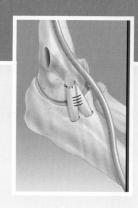

急性和慢性肘关节疾病经常发生于业余和专业运动员，特别是参加投掷运动的运动员。虽然临床医生最常见到参加投掷运动的运动员肘关节存在过度使用造成的损伤，包括尺侧副韧带损伤、外翻伸直过载综合征和肱骨上髁炎，但是急性肘关节创伤可影响所有项目的运动员。肘关节最常见的急性损伤包括摔倒时伸手撑地引起的肘关节骨折和脱位。受伤可能发生在摔跤运动中，当运动员被摔向垫子时手臂可能受到压力和扭矩的共同作用而受伤；也见于举重运动中，由于较大重量导致自发性脱臼。肘关节骨性关节炎几乎只见于中年肌肉发达的男性，且参与重复性的剧烈运动，尤其是拳击和举重。

活动度丧失是肘关节损伤后最常见的并发症。肘关节易患创伤后挛缩的原因有几个因素，包括肱尺关节的内在适配性，在同一个滑膜被覆的关节腔内有三个关节，以及关节与关节内韧带和关节外肌肉的密切关系[1-3]。几位作者研究了完成日常活动所必需的肘关节活动的程度。他们的结论是肘关节需要100°（30°~130°）的屈伸功能弧，前臂旋转需要100°（旋前和旋后各50°）[4]。创伤后肘关节不能达到这种程度的灵活性，可能导致上肢功能的实质性损害。对于保守治疗无效的肘关节挛缩患者，外科清理和肘关节松解可恢复关节的功能性活动。虽然开放手术是创伤后肘关节挛缩的手术治疗方法，但关节镜技术最近成为一种具有相似疗效的微创替代方法用于治疗肘关节僵硬，尤其是继发于先天性挛缩的关节僵硬。

尽管有多位作者尝试制定分类方案来对肘关节僵硬的严重程度进行分级，但Morrey设计的系统[5]最准确地解释了造成活动度丧失的骨和软组织病变。Morrey将肘关节僵硬的病因分为内在因素和外在因素。内在因素包括关节内粘连和游离体、关节对线不良和关节软骨损伤。外源性因素包括关节囊挛缩、韧带挛缩、异位骨化（HO）、关节外畸形愈合，尺神经病变和烧伤后浅层软组织挛缩。对于出现肘部僵硬的患者，应考虑并单独处理所有这些可能导致活动度丧失的原因。

病史

评估活动障碍

对于医生来说，确定肘关节活动度丧失对患者功能的影响程度是非常必要的。在治疗创伤后肘关节挛缩症时，患者功能受限的程度将最终指导治疗决策，而不是活动度受限的绝对值。在这方面，患者主诉往往与功能丧失有关，而不是疼痛、肿胀、畸形或者是其他先前创伤的表现。从日常生活活动的角度来看，屈曲受限会限制手触及头面部的能力。这对扣衣服、吃饭、洗脸和洗头发都是一个挑战。在日常生活活动方面，丧失伸直功能并不是那么重要，因为大多数患者都能通过靠近物体来适应这种功能缺失，但是它会影响触及头顶上方空间的能力。在现代社会中，旋前受限经常被报道，因为它可以导致书写和打字困难。然而，增大肩关节外展满足需求有助于弥补这一缺陷。旋后受限是一个不太常见的问题，虽然它可能会导致一些活动出现困难，如两只手拿东西，拿碗/盘子，或使用驾车窗口，主要是因为缺乏有效的代偿动作可以弥补旋后受限。

当参加体育运动时，即使只有轻微的伸直受限，也往往比日常生活活动受扰的后果更严重。对称性很重要的双手重量训练（如卧推）对所有的运动员都有影响，而篮球运动员和投掷运动员在动作的跟随阶段尤其困难。体操运动员的动作和助力能力也会受到肘关节伸直功能受限的影响。除了四分卫，足球、曲棍球和长曲棍球运动员往往能很好地适应轻度甚至中度的肘关节屈曲挛缩。

内在原因

病史中的几个要素可以帮助医生确定肘关节僵硬是否与内在病理有关。当患者有关节内骨折史时，尤其是创伤比较救久远时，应仔细检查 X 线片或首选计算机断层（CT）扫描，寻找存在关节内畸形愈合或合并骨性关节炎的证据。在畸形愈合的情况下，无法实现全范围活动可能提示真性骨性撞击。而活动度在数年内逐渐下降则更多地提示僵硬的原因是创伤后关节炎。应确定患者病史是否有机械症状，如交锁或卡顿，提示关节内游离体，可以通过 CT 扫描、磁共振成像或 CT 联合关节摄影来确诊。

肘关节骨性关节炎引起的僵硬表现为活动度丧失在数月至数年内逐渐进展，伴有屈伸终末疼痛，在病程晚期，肘关节活动中段的疼痛也较轻。这些患者通常在肱二头肌和肱二头肌力量训练需要用力屈伸时感到疼痛，常阵发性发作疼痛和肿胀，肘关节使用越多，疼痛和肿胀的严重程度越高。

外部原因

当评估患者肘关节僵硬的外在原因时，确定急性损伤后制动时间的长短是很重要的，因为肘关节损伤后制动时间超过 7 ~ 14 天，易导致关节囊挛缩。除非在极少数情况下，即便进行手术干预仍存在持续不稳定。急性肘关节骨折和脱位具有固有稳定性，可以在 7 ~ 14 天内开始 ROM 训练，否则应该从骨性和（或）软组织的角度对肘部进行手术固定，以便在该时间段内进行活动。如果发生异位骨化，通常在受伤后几周内开始出现，并在数月内持续进展并成熟。有症状的异位骨化患者最初表现为关节活动度的适当进展，然后随着异位骨化的进展，他们的病情恶化，创伤后的异位骨化的手术治疗应在影像学表现骨化成熟后进行，通常需要 3 ~ 6 个月。

医生应特别询问尺神经病变的任何相关症状，因为尺神经病变除了可伴随屈肘功能丧失出现外，还可能在一次相对无害的肘关节创伤后导致屈曲功能丧失。皮肤和软组织的烧伤、脱套伤或感染的病史可能提示软组织引起挛缩，尽管这种情况并不常见。

前臂挛缩

前臂旋转丧失的僵硬有几个原因。尽管必须考虑肘关节的内在原因，如桡骨头骨折畸形愈合和影响肱骨和近端桡尺骨关节的异位骨化，但其他损伤如孟氏骨折、盖氏骨折和尺桡骨骨折是单纯性前臂挛缩较常见的情况。即使经过适当的治疗，这些损伤后前臂失去 10° ~ 20° 的旋转活动度也并不少见。在这种情况下进行矫正性截骨术在技术上是具有挑战性的，结果的重复性也比较差，因此矫正性截骨术只适用于挛缩较严重的患者。

肱二头肌腱远端修补术的一种独特的并发症是在桡骨粗隆水平的异位骨化，尤其是双切口技术，它会限制前臂的旋转。这种情况可以通过切除异位骨化得到非常成功的治疗，与其他前臂创伤相关的异位骨化切除相比，关节活动度和肱二头肌腱强度可以得到很好的恢复，预后更好[7]。

既往治疗

如果以前进行过手术治疗，获得所有手术和复查的文件和关节镜图像尤为重要，特别是在考虑进一步手术治疗的情况下。与初始治疗相关的并发症，包括感染或神经功能缺损，可能会导致创伤后僵硬，这些应进行研究。医生还应确定已经进行的物理治疗的持续时间。已使用的夹板（例如静态的、渐进的或动态的）类型，以及进展在多大程度上趋于平稳。

体格检查

体格检查从视诊整个上肢开始，特别是评估软组织挛缩、畸形、肿胀和肌肉萎缩，同时注意任何先前关节镜的入路或手术切口的位置，这些都会影响进一步的手术计划。

ROM 评估应包括手、腕、前臂和肘，并与健侧未受影响的肢体进行比较。如有游离体或骨软骨损伤，可出现摩擦音、交锁和机械性症状。极度活动时出现疼痛并伴有机械阻挡可能是由于骨赘形成并在屈曲终末撞击冠突窝，或在伸直终末撞击鹰嘴窝造成的。年轻运动员在活动过程中的疼痛通常是由于骨软骨损伤引起的。检查者应同时测试主动和被动活动，并在活动极限位置检查终末点的性质。初始主动 ROM 受限然后可以逐渐被动拉伸提示残余的肌静力性挛缩，通常可以随着时间的推移而缓解。内翻、外翻应力试验，尤其是后外侧抽屉试验是必须进行的，这是因为创伤后后外侧旋转不稳定常以僵硬而不是轻微不稳为主诉。

进行仔细的神经检查是必要的。尺神经在通过毗邻内侧关节囊的肘管时，可能会被卡压在创伤后肘关节内侧的瘢痕组织中，导致创伤后尺神经病变。肘关节牵引性尺神经炎可表现为肘关节内侧压痛和尺神经分布区的主观感觉异常（前臂内侧到小指和无名指尺侧缘），尤其是屈肘时。创伤后尺神经病变的患者可能仅仅表现为屈肘功能丧失和肘关节内侧疼痛，而没有明显的尺神经症状。应记录两点分辨能力、握捏力量和内在肌肉功能。

影像学

　　照射肘关节的标准 X 线平片，包括正位、侧位和斜位像。X 线片可显示肱骨远端、桡骨头 / 颈或尺骨近端骨折畸形愈合的证据，以及骨性游离体和尺肱关节或桡肱关节的退行性改变。异位骨化在 X 线片上很容易辨认，从不成熟时轮廓不清的蓬松状外观逐渐发展为成熟时形状清晰、边界清楚的形态（图 65.1）。

　　CT 扫描可以帮助定位异位骨化、关节内游离体以及当考虑外科干预时肘部内的退行性关节疾病（图 65.2）。虽然 X 线平片通常足以对这些情况作出诊断，但它们往往低估了病情。因此，二维和三维 CT 重建有助于进一步显示骨骼和关节解剖。CT 关节造影可以显示骨性和非骨性游离体周围的充盈缺损，以及由于尺骨鹰嘴或冠突窝及冠突尖过度生长所致的骨性撞击区。

　　对于创伤后异位骨化，我们倾向于标准 CT 成像，不做关节造影，因为关节内游离体较少出现，而且没有关节内造影剂模糊的情况下，能更好地识别异位骨化。如果考虑进行矫形截骨术，CT 的使用较少，但也有利于评价关节内畸形愈合，我们发现磁共振成像在评价肘关节僵硬方面的作用有限。

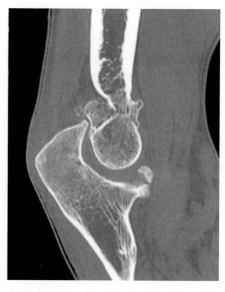

图 65.2　矢状位 CT 图像显示尺骨鹰嘴和冠突窝处有复杂骨赘

决策原则和治疗方案

　　只要肘关节和任何内固定被认为足够稳定，能够承受，非手术治疗仍然是治疗和预防急性损伤后肘关节挛缩的最初手段，主要包括早期关节活动度训练和监督下康复治疗。只要通过手术或非手术方法使损伤稳定，通常在肘关节创伤后 2～3 周内就开始活动。在大多数情况下，主动活动或主动辅助活动开始于被动运动之前。当确诊创伤后异位骨化时，患者通常继续接受监督下康复治疗，直到他们的活动度稳定且异位骨化在影像学上成熟。

　　对于骨关节炎和游离体引起的肘关节僵硬，由

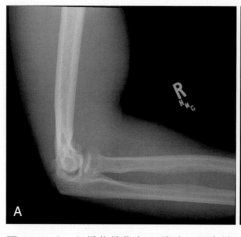
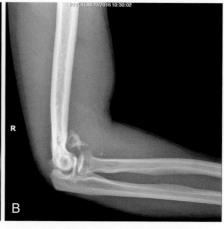

图 65.1　（A）异位骨化在 X 线片上很容易识别，未成熟时表现为"蓬松状外观"，逐渐进展到（B）成熟时形状清晰、边界清楚

于疾病主要是机械性阻碍，所以物理治疗通常不起作用，不过对于希望打满赛季的运动员来说，注射可的松在短期内是安全有效的。

急性损伤后 6~8 周，一旦骨性或韧带愈合充分，就可以使用静态渐进式或动态夹板对软组织进行被动牵拉作为物理治疗的有效辅助手段。这些夹板也可应用于长期制动出现挛缩的患者，并可用于治疗前臂旋转挛缩或肘部屈曲/伸直挛缩。静态渐进式夹板由患者自行调节，可以对软组织施加恒定的张力；这些夹板一般锁在一个特定位置，使用时不允许肘关节的活动。动态夹板的工作原理是基于弹性机制施加恒定张力，但允许关节活动；它们通常需要更长的使用时间，一般为 4~6 小时。在我们的临床实践中，我们倾向于使用静态夹板，因为患者的依从性比动态夹板要好，因为静态夹板通常每天只穿大约 30 分钟（图 65.3 ）。

无论原发疾病需要使用的夹板是屈曲或伸直的，在伤后 3~6 个月内使用最有效，特别是对于那些由于关节外软组织挛缩而僵硬的患者，以及那些在影像学上没有表现出骨性畸形、关节病或骨赘撞击的影像学证据的患者。最近的一级证据表明，静态渐进式夹板和动态夹板在受伤后 12 个月仍有相同的效果 [8, 9]。无论挛缩的原因是什么，这些结果都得到了证实 [9]。我们通常每个月对患者进行复查，记录他们的夹板疗法的持续改善情况，在连续访问中没有出现改善的情况下会停止使用夹板，特别考虑到其花费和时间的投入较大。

手术治疗适用于活动度持续性严重丧失，并因此导致上肢功能障碍伴日常活动或运动受限的患者。虽然屈曲挛缩至少 25°~30° 和（或）主动屈曲小于 110°~115° 被认为是肘关节挛缩松解术的指征，但对于有特殊生活方式、职业或运动等对活动度有更高需求的患者，也可以进行手术治疗。最重要的是，患者必须愿意接受漫长的术后治疗，因为手术结果取决于是否积极进行结构化康复计划。对于青少年来说，漫长的术后治疗的依从性尤其重要，因为与其他需要依赖于最大功能恢复来维持生计的患者相比，青少年对改善肘关节活动度的动力不足。

在肘部创伤后急性僵硬的情况下，通常需要 4~6 个月的时间才能使肿胀和炎症充分减轻，以达到"组织平衡"，对于使用上述非手术方法无法取得进展的患者，建议进行手术治疗。

虽然前方或后方骨赘撞击导致退行性疾病的患者适合于进行清理，但对于弥漫性关节间隙狭窄和全活动范围内疼痛的患者更适合于挽救型（ salvage-type ）手术，如间置式关节置换术或全肘关节置换术 [10]。

骨关节炎的清理手术时机是灵活的，许多运动员选择在赛季中通过关节内注射类固醇来控制病情，然后在休赛期进行手术，预计 4~6 个月后才能重返运动。

治疗僵硬但不稳定的肘关节是特别具有挑战性的。肘关节骨折脱位后，轻微的肘关节不稳可能同时伴有运动功能障碍。因此，应特别注意通过稳定性测试或应力位 X 线片来评估肘关节的稳定性。如果在某

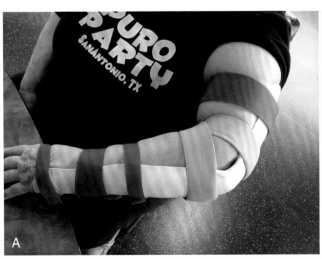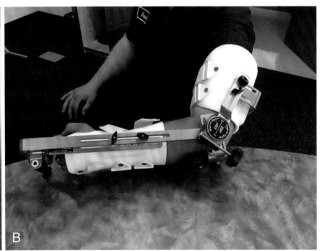

图 65.3 （A）在我们的实践中，我们倾向于使用静态夹板，因为患者的依从性优于（B）动态夹板，因为静态夹板通常每天只佩戴大约 30 分钟

些患者中存在不稳定，韧带重建可与关节囊松解同期进行[11, 12]，虽然大多数病例应采用分期手术治疗。最重要的是恢复稳定，然后恢复活动，必要时进行肘关节松解。

手术技术

开放和关节镜技术适用于肘关节挛缩的治疗。尽管通过后方、外侧、内侧和联合入路进行开放松解的手术已获得成功，但目前最常用的是单独内侧或外侧松解。入路的选择依既往肘关节手术而定，也可依原发病变的部位或者仅仅是外科医生的偏好、操作的舒适程度或经验而定。从内侧或外侧入路可以充分暴露肱尺关节前方和后方关节面及关节囊组织，并进行清理。然而，肱桡关节的显著受累需要从外侧暴露。而后内侧骨赘和相关的尺神经病变需要内侧入路。虽然联合入路可以通过一个通用的后方切口进行，但有证据表明，这种技术对关节活动度增加并不显著[13]。因此，我们建议使用分开的内侧和（或）外侧切口。

关节镜技术是一种微创的恢复关节活动度的方法，特别是对关节内因性挛缩。尽管这种技术在技术上要求很高，但手术器械和关节镜设备的进步使得关节镜下肘关节松解术的适应证不断扩大。尽管关节镜下松解术在理论上具有并发症少和功能恢复快的优点，但这些优点还没有在文献中得到令人信服的证明。

在 2013 年的一篇系统综述中，作者一共介绍了三种不同的可以用来治疗肘关节僵硬的治疗方案，纳入 27 个回顾性病例系列。作者观察到关节镜下松解有最低的并发症总发生率，在纳入的研究中为 5%[14]。总的来说，他们推荐采用尽可能微创的方法来降低并发症的发生率。Cohen 等报道了一项前瞻性、非随机研究，比较了 Outerbridge-Kashiwagi（O-K）手术与关节镜下尺骨鹰嘴窝清理术治疗轻度肘关节骨关节炎的疗效。作者发现 O-K 手术能明显改善关节活动度，而关节镜手术能有效缓解疼痛[15]。

关节镜下肘关节松解的相对禁忌证包括最严重的肘关节挛缩，既往尺神经移位手术史，存在明显的异位骨化，桡骨头手术史，这可能使桡神经易受到医源性损伤。有这些情况的患者行开放手术松解更可靠，可以直接暴露并保护神经血管结构。考虑关节镜下肘关节松解术的外科医生应该询问患者既往尺神经移位史，并获得记录以确认确切的神经位置。

在与相应的治疗组进行比较研究之前，对于开放性或关节镜下肘关节松解术的优越性尚无定论。考虑

到复杂肘关节镜手术有神经损伤的风险，外科医生仍然必须选择最安全和最有效的手术方式。尽管一些外科医生可以在几乎所有的病例中进行关节镜下松解，最具重复性的关节镜下松解是那些继发于轻度或中度肘关节骨关节炎的僵硬病例，这些病例中骨赘的边缘和正常的骨轮廓很容易识别。没有手术史和轻度异位骨化创伤后挛缩和轻微的异位骨化通常也不太具有挑战性。如果存在肘关节既往手术史或广泛异位骨化，靠近血管神经结构或影响正常的骨性解剖，手术会变得非常困难。

关节镜下松解

关节镜下肘关节松解术是一项要求很高的手术，需要掌握肘关节内解剖和肘关节镜的高级技能。手术需要多个入路，液体管理也很重要，因为关节囊切除会导致不可靠的关节扩张。使用关节牵开器可以提高可视性，并有助于对挛缩或撞击结构进行适当的手术清理[16-20]。

从力学的观点来看，后方清理可改善肘关节的伸展，前方清理可改善肘关节的屈曲。然而，只有考虑关节整体而不是只考虑主要的运动缺陷和原发病变时，才可能获得最佳的结果。为了增加伸直范围，必须在鹰嘴尖端和鹰嘴窝之间切除任何导致后方撞击的病变。鹰嘴窝可能需要加深以达到肘关节终末伸展。前关节囊和肱肌与肱骨远端之间的粘连也必须松解。为了增加屈曲，必须在冠突窝和桡骨窝区域消除任何引起前方撞击的原因。为了实现完全弯曲，必须恢复冠突窝凹陷，以容纳冠突的中部和桡骨头的侧面（图 65.4）。后内侧关节囊和关节囊以及肱三头肌与肱骨远端之间的粘连也必须松解。

麻醉与定位

如可行，首选使用区域阻滞而不是全身麻醉。将患者置于侧卧位，患肢置于支架上，所有骨性突起均被充分保护。为了防止手术过程中手臂滑落，将患者稍稍向医生的方向多旋转一些是很有帮助的。肩关节 90° 外展并适当后伸，以保持肘部抬高，并允许足够的空间来进行最大的被动活动（图 65.5A）。在对肢体进行消毒并铺单至腋窝后，用弹性绷带包裹手和前臂以限制液体外渗，并在手臂尽可能靠近端的位置缠绕无菌充气止血带。

然后标记主要体表标志和入路，包括鹰嘴末端、内上髁和外上髁以及尺神经的走行（图 65.5B）。用压

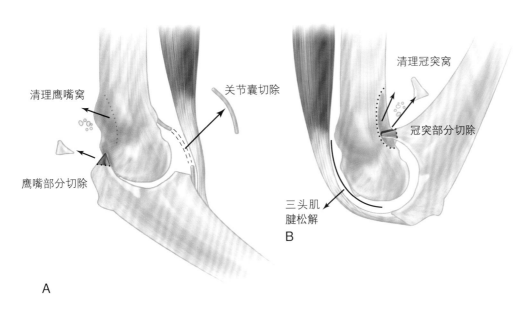

图 65.4 （A）改善肘关节伸直需要去除后侧骨撞击和松解前关节囊。（B）改善屈曲需要松解后侧软组织，移除任何软组织或前部骨撞击（Courtesy Hill Hastings, MD, Indiana Hand Center, Indianapolis, IN.）

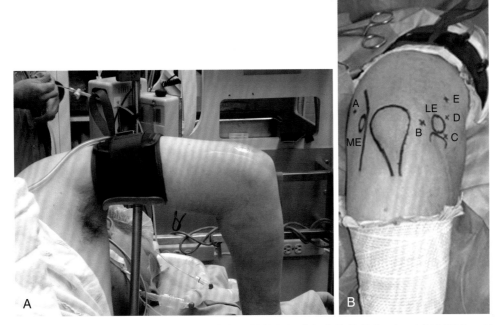

图 65.5 （A）手臂放置在支架上，允许有足够的空间进行充分的弯曲。（B）解剖标志：外上髁（*LE*）、内上髁（*ME*）、近端前内侧入路（*A*）、软点入路（*B*）、标准前外侧入路（*C*）、改良前外侧入路（*D*）、近端前外侧入路（*E*）。还描述了尺神经的预期位置

缩弹性绷带驱血，并充气止血带。

外科标志、切口和入路

首先通过外侧髁、桡骨头、鹰嘴尖围出的软点向肘关节内注入 30 ml 无菌生理盐水，方便进入关节镜（图 65.6）。

前内侧入路。在内上髁前方 2 cm 和近侧 2 cm 处仅刺破皮肤，此为前内侧近端入路，紧贴内侧肌间隔的前方。用止血钳分离皮下组织（图 65.7A），然后插入钝头穿刺器，从内侧直向外侧瞄准。医生应该能够感觉到穿刺杆沿着肌间隔可以从后到前来回拨动，确保入路在肌间隔的前方以保护尺神经。应该指出的

是，进入关节的过程可能是困难的，特别是创伤后僵硬与关节囊挛缩的病例。必须小心地沿着肱骨前皮质通过，因为关节囊可能附着紧密，会将器械推到关节外面。

然后将穿刺套管的尖端朝向桡骨头横向穿过关腔前间室（图 65.7B）。然后将穿刺套管慢慢前进穿过关节囊，并换成标准的 4.0 mm、30° 关节镜（如果肘关节较小，也可以换为 2.7 mm、30° 关节镜）。建立无菌生理盐水重力灌注，以充盈肘关节囊。尖端附近没有孔的特殊套管（图 65.8）更有帮助，因为标准套管在观察关节时可能会无意中导致液体进入软组织。

该内侧入路可以很好地检查外侧关节，包括桡骨头、肱骨小头和外侧关节囊。先检查肘关节前间室，以评估游离体、滑膜炎和软骨损伤。然后将关节镜朝向外侧，旋转镜头，在水平面上观察肱桡关节。如果观察很困难，可通过近端前外侧入路放入牵开器或 Freer 剥离子（下一节中描述）。通过向关节囊施加向前的张力，可以改善外侧关节囊和软组织的视野。

前外侧入路。通过内侧入路对肘关节前方进行诊断性关节镜检查后，在内侧入路直视下，使用交换棒由内向外技术或使用穿刺针直接定位，创建一个改良的前外侧"工作"入路。

该入路通常位于肱骨小头近端 1 cm、前方 1 cm 处。任何外侧滑膜炎均可通过此入路清理（图 65.9）。

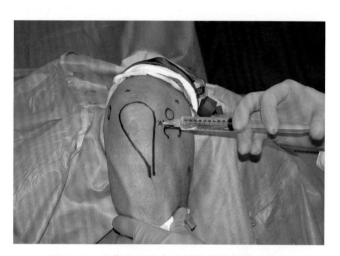

图 65.6 无菌生理盐水从肘关节外侧软点注入

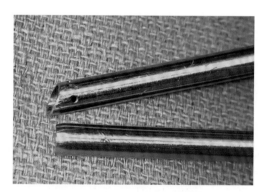

图 65.8 用于肘关节的关节镜套管的近景图。传统的用于大关节的套管（上）通常有一个斜的末端，在末端附近有孔，以促进流动。专门用于肘管的套管（下）没有流出孔。这种区别很重要，因为在肘部套管尖端和关节囊之间的距离可能非常小，使液体不经意地溢出到软组织。在关节镜下进行肘关节松解术时，液体管理很重要

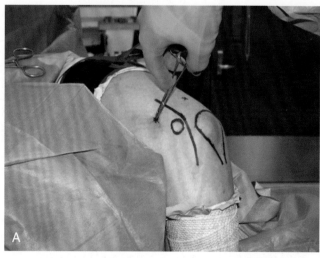
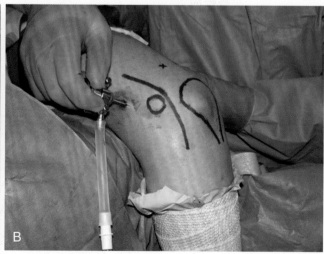

图 65.7 （A）建前内侧入路时，首先用止血钳将皮下组织撑开。（B）然后插入穿刺套管，穿刺方向为通过肘关节前关节囊向外下指向桡骨头

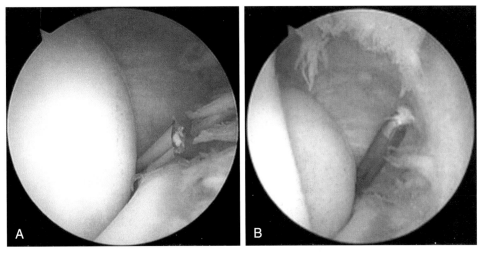

图 65.9 关节镜下肘关节视图，从内侧入路观察，使用 18 号套管针定位前外侧入路（A），然后通过关节放置钝头套管（B）

在工作入路进行切割或使用高温器械时，最重要的是要了解骨间后神经位于肱桡关节中线前方，以避免医源性损伤。

前方松解。建立前内侧和前外侧入路后，清除关节前方的所有滑膜炎或粘连。关节镜通常通过前内侧入路观察，而用于清理的器械先放到前外侧入路。机械器械（如刨刀）通常用于清理，尽管高温器械可能更容易清除软组织。如果医生选择使用高温器械，则应逐渐增加液体灌注，以避免关节内产生热量。将冠突窝和桡骨窝中的所有纤维组织清理，露出骨床，以便在肘关节屈曲时分别看到冠突和桡骨头与肱骨远端的关节。一旦明确识别出骨性撞击的位置，用高速磨钻将其切除，直到形成一个正常的凹陷，使冠突和桡骨在屈曲时没有骨性撞击（图 65.10 和图 65.11）。在清理术中，关节镜和手术器械必须快速有效地从内侧交换到外侧。

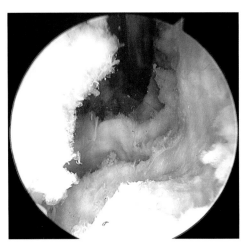

图 65.10 已清除冠突和桡骨窝内任何可能导致屈曲时撞击的组织；在关节面上方清理出凹陷

在对冠突窝和桡骨窝进行清理后，接下来要注意的是前关节囊。特别注意桡神经，它位于关节囊正前方，靠近桡腕关节中线。因此，直接从肱骨近端向滑车清理前关节囊比从远端清理更安全。进行关节囊切开术时，从前外侧入路观察，通常使用宽口鸭嘴式篮钳从内侧向外侧切开。这个方向的解剖在技术上更容易，因为在内侧，关节囊和肱肌之间的分界更清晰。然后更换入路，从内侧观察，并从外侧入路放入手术器械，继续剥离前关节囊在肱骨的附着点。用刀将关节囊继续向下剥离至侧副韧带水平，即完成关节囊切开术。关节囊的肱骨远端附着点应切除到内侧和外侧

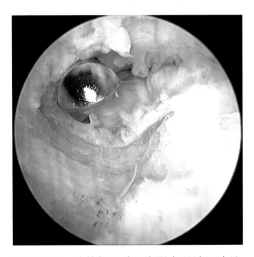

图 65.11 从外侧入路观察滑车近端凹陷处

髁上嵴。

　　然后进行关节囊切除术。在靠关节远端的地方进行清理必须非常谨慎，以避免造成桡神经医源性损伤。关节囊切除术应在内侧进行，从近端向远端切除。然后再切除外侧关节囊的近端和远端。这是前方松解术中最危险的部分，因为桡神经就位于关节囊前方，桡骨头的前方，肱肌和桡侧腕伸肌短肌腱起点之间，容易受损。如果术中对组织层次有明显的怀疑，并且担心行关节囊切除术会使桡神经处于危险状态，只进行单纯肱骨侧关节囊切开术通常可以恢复活动（图65.12）。

　　在前关节囊切除术中使用牵开器是被大力提倡的，因为它们可以极大地帮助观察，并可以避免增加液体压力，帮助液体管理，尤其可以解决关节囊切除开始后液体充盈较差，而且液体会更快地渗出到关节周围的软组织中这些问题。关节囊切除术后应减少对骨质的处理，因为大量液体外渗后在肘关节内操作要困难得多。牵开入路，包括内侧和外侧牵开入路，通常位于已描述的内侧和外侧入路近端2cm处。

　　后方松解。前方松解后，我们建议在后路松解的过程中在关节前方保留一根套管，在余下的手术过程中作为流出通道。然后可以建立后方的入路。后外侧入路位于尺骨鹰嘴尖端至外上髁连线中点的近端约1cm处。后方入路在鹰嘴中线上方3～4cm处建立。肘部伸直以保护后滑车，用钝性剥离子手感剥离和清理鹰嘴窝，并利用触觉反馈剥离后关节囊。

　　关节镜在后外侧入路，刨刀在后入路，通过清理鹰嘴窝，开阔视野（图65.13）。最初的视野可能不清楚，所有的清理操作都应从中线外侧开始，以避免无意中损伤尺神经。一旦视野清楚，就可以使用刨刀或射频消融装置来清理致密的瘢痕组织和滑膜。注意保护关节囊，以便以后更容易进行关节囊切开术。如有必要，用刨刀或骨膜剥离子将后关节囊从肱骨近端部分剥离，并可部分切除以改善视野。一般情况下，后关节囊肥厚不如前关节囊严重。将牵开器放置在距后外侧入路近端1～2cm处，有助于保持该间隙。

　　然后在尺骨鹰嘴窝内、内侧角和外侧角，尤其是尺骨鹰嘴尖端附近，用高速磨钻清理骨赘（图65.14）。在内侧操作时必须特别小心，要么充分辨认内侧沟并保护尺神经，要么通过一个小的、开放内侧入路进行清理，特别是当遇到严重的后内侧骨赘或预期进行广泛清理时。在完成骨性和滑膜清理后，切除后关节囊。通过后外侧入路用刨刀或射频消融装置最容易进行关节囊切除。最先切除后外侧关节囊，在屈曲明显丧失的病例中（屈曲小于90°～110°），松解后内侧关节囊。

　　后内侧关节囊切除及尺神经减压。尺神经在肘管内沿内侧关节囊走行，创伤后可被瘢痕组织包裹，并与软组织粘连。我们建议在所有病例中，如果术前存在静息症状、体位诱发性症状或阳性体征（即Tinel征阳性或屈肘试验阳性）时，尺神经均应减压和（或）转位。如果术前存在明显的屈曲丧失，而术后恢复关节屈曲可能诱发尺神经症状，也建议进行此手术。一般建议术前肘关节屈曲受限（小于90°～110°）时考虑尺神经减压[21]。

　　如考虑做后内侧囊切除，任何沿肱尺关节内侧

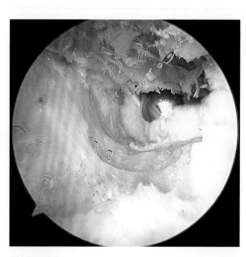

图65.12　切除前方关节囊，显示肱肌下表面。关节囊切除术在关节线近端进行；桡神经走行在肱桡关节线关节囊正前方，因此在肱桡关节远端的关节囊清理要小心

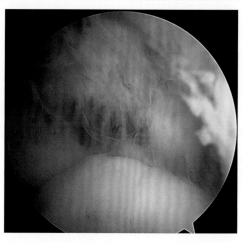

图65.13　后关节腔镜下观，包括鹰嘴窝内的纤维组织

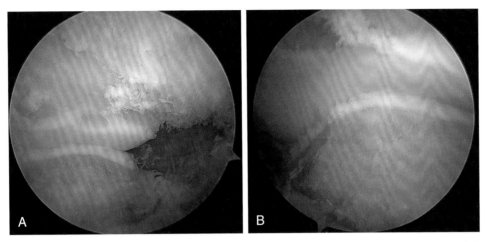

图 65.14　鹰嘴外侧（A）和内侧（B）观，鹰嘴窝和鹰嘴尖已清除瘢痕和骨赘，从而清除了任何导致撞击和阻止伸直的结构

和尺神经沟使用的机械或高温器械都会使尺神经容易受到损伤。刨刀和磨钻附带的吸引更加危险。尽管后内侧关节囊切除术可以在关节镜下进行，我们倾向于在关节镜下肘关节松解前，首先通过小切口开放入路识别尺神经并对其减压，特别是在预期进行后内侧关节囊松解的病例中。如果选择小切口开放入路处理神经，在关节镜下关节松解术前进行要容易得多，因为液体外溢会导致软组织肿胀模糊组织平面和局部解剖，使神经解剖更加困难。

尺神经减压后，后内侧关节囊切除术会更安全。在后内侧松解过程中，重要的是要了解尺神经比鹰嘴尖端更靠近上髁，因此沿鹰嘴松解关节囊更安全。在近端后外侧入路，甚至在近端后入路放置牵开器（有时使用两个牵开器）对手术操作是非常有价值的。

前方和后方松解后，不管软组织是否肿胀，术中肘关节的被动活动度有望达到接近完全的末端屈曲和伸展。如果尺神经被减压，它可以保留在肘管内（即原位减压）或前置，这取决于手术医生的偏好。

闭合。为了防止滑膜瘘管的形成，我们倾向于通过另加一个引流口而不是直接通过手术入路放置引流。闭合入路和尺神经切口。用柔软的加压敷料包裹肘关节；在我们的实践中，我们更喜欢切除前方的（肘窝）一些敷料，以允许术后屈曲角度更大，因为我们术后会立即开始持续被动活动（CPM）。

开放松解

如果肘关节挛缩严重、关节活动度较小、存在既往尺神经移位手术史，或存在明显异位骨化破坏了正常骨性解剖，应考虑开放清理术。对于许多外科医生来说，这些患者更可靠的治疗方法是广泛的开放清理，而不是关节镜清理，以达到有效和安全地恢复活动。

可以从内侧或外侧进行暴露，不过对于简单的挛缩，我们倾向于使用外侧入路治疗，因为外侧切口简单，可以顾及肱桡关节、肱尺关节和桡尺近端关节。外侧入路向后使用肘肌和尺侧腕伸肌之间的神经间Kocher间隙，从肱骨髁上嵴向后反折肱三头肌的同时向后反折肘肌。此时可进行三头肌肌腱松解术。切开位于外侧副韧带和环状韧带复合体近端的肘关节囊，进行更深层次的关节显露。可以同时看到肱桡关节和肱尺关节后方，切除该处的骨赘，清理桡骨和鹰嘴窝内任何可能导致撞击的组织。从近端的肱骨髁上嵴向下分离肱肌，打开桡侧腕长伸肌与远端腕短伸肌之间的间隙，可以显露关节前方和前关节囊。可以进行肱肌肌腱松解术；然后从肱骨上切断关节囊，并清除桡骨和冠突窝任何导致前方撞击的纤维组织或骨性组织。后关节囊和前关节囊分别通过向后暴露和向前暴露切除。

当关节从外侧入路松解但仍有明显挛缩，或尺神经需要显露和减压时，可考虑采用内侧入路。仔细分离皮下组织，保留前臂内侧皮神经的所有分支。在关节的近端和远端暴露尺神经，并向前翻起。然后将肱三头肌从肌间隔向后翻起，使用与外侧入路相同的技术对肱尺关节后方进行清理。关节的前方通过从髁上嵴翻起肱肌暴露，然后在屈曲旋前肌起点的中后1/3交界处切开。暴露前关节囊，然后按外侧入路清理的方法进行清理。我们倾向于在关节清理后将尺神经前置在皮下。

术后处理

随访

外科医生在术后对这些患者进行认真的随访是非常必要的。患者通常在手术后 10～14 天在门诊拆线。虽然大部分肘关节活动在术后前 6～8 周内恢复，但患者在术后几个月内仍可继续获得肘关节终末屈伸功能的改善。这种现象在术前挛缩最严重的患者中可能会更明显 [13]。另一方面，轻微挛缩（即术前活动度＞90°）的患者在松解后反而可能丧失活动能力 [13]。患者的选择显然是重要的，对于术前轻微挛缩的患者应该密切监测。

康复治疗

我们通常倾向于在恢复室立即开始 CPM，并持续一夜直到第二天出院。正式的治疗通常在术后第 1 天开始，这时脱去敷料，使用水肿套袖或运动绷带包扎来控制肿胀。立即开始负重拉伸和不受限制的主动和被动肘关节活动。出院后患者使用 CPM，每天进行 2～3 次渐进性静态肘关节支具拉伸。屈曲和伸展的交替根据术前的活动度缺陷和肘关节的早期进展情况而定。CPM 应在家中持续使用 3～4 周，同时进行正式的康复监督计划。

非甾体类抗炎药（NSAID）（例如吲哚美辛）通常在术后几周内作为预防异位骨化的处方药。在康复期间使用这种制剂也有助于限制关节周围软组织的炎症。手术后 48 小时内给予单剂量放射治疗（XRT），通常 5～7 Gy，可用于某些广泛异位骨化，且通常需要开放关节囊松解和大量骨切除术的病例。XRT 已被证明可以有效预防肘关节放松后异位骨化的复发，甚至对高危异位骨化患者也是如此。然而，使用 XRT 患者有发生伤口并发症的风险 [22]。因此我们建议尽可能使用非甾体抗炎药。

重返运动

患者被强烈建议，在软组织达到平衡且术后 ROM 达到最大改善之前，不要开始力量训练，通常在术后 2.5～3 个月开始。根据特定运动的具体需求，手术后 4～6 个月通常会考虑重返运动。然而，手术和重返运动之间的时间是很灵活的，这是基于确切的病理表现和手术过程。游离体取出后出现轻度僵硬的患者通常可在数周内恢复运动，而异位骨化出现严重僵硬且必须进行开放性松解手术的患者，术后可能需要 6 个月以上才能恢复运动比赛。

结果

如果患者选择和手术指征把握得当，一般可以达到肘关节正常功能性活动度和疼痛明显缓解等效果。一些研究报道了关节镜和开放肘关节挛缩松解术的疗效（表 65.1）[18, 23-25]。据广泛报道，患者在任一治疗后都能恢复约 50% 丧失的活动度。一项荟萃分析表明，90%～95% 的患者恢复了失去的活动（定义为运动弧至少增加 10°），约 80% 的患者获得功能性运动弧线（定义为 30°～130°），另外 5%～10% 在此功能范围的两端的活动受限控制在 5°～10° 以内。

CPM 的使用仍然存在争议。早期研究表明 CPM 改善了术后关节活动度，并且发现术后 CPM 的使用改善了创伤后屈曲挛缩患者前囊切除术后的全关节活动度 [26]。然而，最近的一系列回顾性研究表明，CPM 在开放挛缩松解后没有临床益处 [27]。

并发症

随着结构性、即刻性的监督下康复锻炼的发展，挛缩松解后的病理性异位骨化变得非常罕见。药物预防的使用也减少了异位骨化的发生。虽然关于术后 XRT 或非甾体类抗炎药作为术后预防异位骨化的有效性的报道有限，在髋关节手术后应用这些方法可以有效地预防髋关节异位骨化的形成 [28]。我们的研究机构最近发表了一项回顾性研究，证明联合应用 XRT 和吲哚美辛在肘关节周围异位骨化切除术后，以及其他发生异位骨化风险较高的手术后具有一定疗效。我们通常在术后 2 周给予每天两次口服 75 mg 吲哚美辛的处方 [29]。然而，积极的 X 线随访是监测这些患者这一并发症发展的最佳方法。

在对肘关节镜手术治疗各种骨科疾病的回顾性研究中，Kelly 等 [18, 19] 例报告 4 例深部感染，33 例入路长时间渗出或浅表感染。短暂性神经麻痹 12 例（尺神经 5 例，桡神经 4 例，骨间后神经 1 例，前臂内侧皮神经 1 例，骨间前神经 1 例）。其他一些尸体研究仔细描述了神经血管结构与入路部位和套管位置之间的关系。这些作者的工作提高了对肘部解剖的认识，强调了良好的入路位置的重要性 [30, 31]。

一些作者认为关节镜下松解与开放松解相比，神经损伤的风险可能更高。这可能归因于几个因素，包括外科医生的经验和手术的复杂性。大多数医源性神经损伤发生在开展关节镜下松解挛缩的早期 [15, 16, 32, 33]。

表 65.1 肘关节挛缩关节镜松解后结局

作者	方法	结果
Savoie 等[19].	24 名患者，关节镜清理冠突、鹰嘴、鹰嘴窝 18 名患者，接受桡骨头切除	平均活动弧度 131°，改善 81°；VAS 疼痛评分显著降低（术前 8.2；术后 2.2）
Ball 等[14].	14 名患者，关节镜挛缩松解	VAS 满意度 8.4/10，VAS 疼痛评分 4.6/10；屈曲从 117.5° 提高到 133°；伸直从 35.4° 提高到 9.3°；自我报告功能能力评分 28.3/30
Nguyen 等[30].	22 名患者，关节镜挛缩松解	屈曲从平均 122° 提高到 141°($P<0.001$)。伸直从 38° 提高到 19°($P<0.001$)；平均活动度提高 38°($P<0.001$)；ASES-e 平均分 31/36
Kelly 等[16].	25 例肘关节，关节镜清理	24 例术后为"改善"或"明显改善"，21 名患者报告没有疼痛或疼痛轻微；屈曲伸直活动度增加 21°

根据我们的经验，我们相信，通过积极使用牵开器，大多数术中神经损伤可以避免。避免在神经附近抽吸，使用刨刀而不使用磨钻，以避免磨钻带入软组织并将神经拉入其中的"动力输出（power-takeoff）"效应。对神经的位置要有透彻的认识和理解，并 / 或真正地将其暴露并牵开。然而，最重要的是，外科医生可以通过认识到关节镜技术的局限性，并在难以或不能安全实施挛缩松解的情况下转向开放手术，从而避免大部分并发症。

选读文献

文献：Morrey BF. The posttraumatic stiff elbow. *Clin Orthop Relat Res*. 2005; 431: 26-35.
证据等级：Ⅳ
总结：本文就肘关节创伤后挛缩的外科治疗进行了综述，包括开放手术和关节镜下松解，并讨论了肘关节成形术和全肘关节置换等挽救性手术。

文献：Jupiter JB, O'Driscoll SW, Cohen MS. The assessment and management of the stiff elbow. *Instr Course Lect*. 2003; 52: 93-111.
证据等级：Ⅳ
总结：本文介绍了对肘关节创伤后挛缩患者的评估，并讨论了恢复肘关节活动的非手术和手术治疗。

文献：Cohen AP, Redden JF, Stanley D. Treatment of osteoarthritis of the elbow: a comparison of open and arthroscopic debridement. *Arthroscopy*. 2000; 16(7): 701-706.

证据等级：Ⅱ
总结：这一前瞻性、非随机的系列研究比较了 Outerbridge-Kashiwagi（O-K）手术和关节镜下尺骨鹰嘴窝清理术治疗肘关节轻度骨性关节炎的疗效。作者发现 O-K 手术明显改善了关节活动，而关节镜手术提供了适当的疼痛缓解。

文献：Savoie FH 3rd, Nunley PD, Field LD. Arthroscopic management of the arthritic elbow: indications, technique, and results. *J Shoulder Elbow Surg*. 1999; 8(3): 214-219.
证据等级：Ⅱ
总结：作者报告了 24 例患者的结果，这些患者在关节镜下对 Outerbridge-Kashiwagi 手术进行了改良，以治疗由于关节疾病引起的肘关节僵硬。平均的活动度为 131°，较术前改善 81°。

文献：Marshall PD, Fairclough JA, Johnson SR, et al. Avoiding nerve damage during elbow arthroscopy. *J Bone Joint Surg Br*. 1993; 75B(1): 129-131.
证据等级：Ⅲ
总结：作者解剖了 20 例肘关节标本，观察了关节镜入路的位置与肘部运动神经和感觉神经的关系，并报告了桡神经、正中神经和尺神经的相对位置。

（Timothy J. Luchetti, Debdut Biswas, Robert W. Wysocki 著 刘振龙 译 刘 强 校）

参考文献

扫描书末二维码获取。

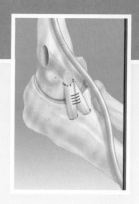

第66章

手和腕的解剖与生物力学

手

　　手的触觉对运动员的运动至关重要。手通过手柄、手杖、手套甚至是裸露的手指与每一项运动联系在一起。你可以说运动员有很好的手眼协调能力或很好的控球技巧，或者手的动作非常迅速，但在所有的运动中，运动和运动员的手之间的关系是都是显而易见的。手部解剖和生物力学是理解人类用身体最复杂的解剖结构进行抓握、松手、握杯、展开、弯曲、伸直甚至击打能力的基础。手腕是前臂和手之间的连接，将在本章的后面讨论，因为腕部的解剖允许将手放置在多种位置上，并且是产生如投掷、抓、扭或手所能做的无数动作中的任何一种动作的相互作用的组成部分。

皮肤

　　手部皮肤的特殊之处在于可以让我们进行许多习以为常的活动。手部的皮纹，也称为"指纹"，对每个人都是独一无二的，它可以让我们抓住光滑的物体。

这与跑鞋上带纹鞋底的功能类似，可以让我们抓住篮球场光滑的表面[1]。甚至我们指尖上的水分也被调节到有利于手的最佳握力的程度[1]。

　　手掌表面的皮肤与深层组织和韧带结构由称为Legueu 和 Juvara 隔的特殊结构相连接。这种结构最大限度地减少了皮肤在脂肪和筋膜下滑动的自然趋势[2]，从而形成紧密抓取的坚固表面，增强抓取功能。这与手背皮肤形成了鲜明的对比，手背皮肤很容易被拉伸（图 66.1）。手掌较深的纹路不仅允许手指弯曲，还可以控制手掌上皮肤的"塌陷"。大鱼际纹、掌近横纹和掌远横纹在未受伤的手上明显可见（图 66.2A）。指掌侧的皱褶，即掌指横纹、近指间关节（PIP）横纹和远指间关节横纹也适应手掌和手指上的特殊皮肤，同时允许充分的屈曲和伸展（图 66.2B）。手掌和手指的横纹也辅助手部解剖位置的沟通。例如"手掌近横纹水平与中指列相交处 1 cm 横向裂伤"表明了确切位置。手掌上的横纹往往为下层的结构提供框架，这有助于设计手术切口。

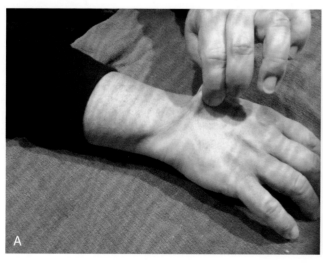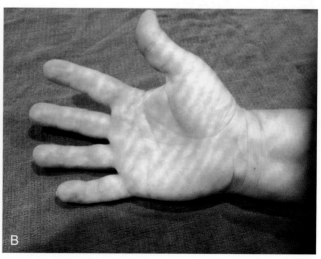

图 66.1 （A）手背面的皮肤相对光滑而有弹性，使得皮肤容易滑动或拉伸。（B）手掌面皮肤有褶皱、指纹，并固定在下面的组织上，以实现最佳的对手中物体的抓握力和触觉

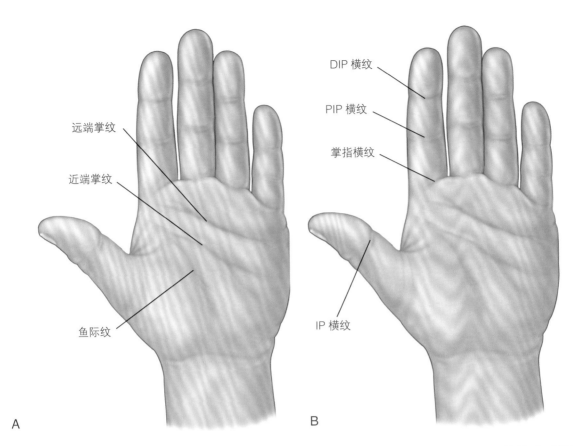

图 66.2　（A）近端掌纹、远端掌纹和鱼际纹是大多数手上常见的正常褶皱。偶尔会发生变化。（B）显示拇指和手指的横纹，包括掌指横纹、近指间（PIP）横纹和远指间（DIP）横纹。如图所示，拇指只有一个指间横纹

神经

　　手部感觉神经是桡神经、尺神经和正中神经的终末分支。指尖的精细触觉来自正中神经和尺神经的终末分支。虽然存在解剖变异，但正中神经支配拇指掌侧、示指、中指和环指桡侧半。而环指的尺侧半和小指则由尺神经的终末支支配。手指内的主要神经分支称为指固有神经，并进一步分支为桡侧支和尺侧支（图 66.3）。桡神经为手背和手指背提供感觉，但其终末分支理论上不能到达手指的末端。尽管存在一些个体差异，皮节图描绘了单支神经根支配的实际区域（手部主要来自 C6-C8）。手部精细触觉使我们能够"感觉"物体表面。例如，很容易感觉到 25 分硬币的边缘和镍币的边缘之间的差别。正常的两点辨别力，即我们能够区分指尖上两个不同的接触点，通常被认为是 5 mm（图 66.4A 和 B）

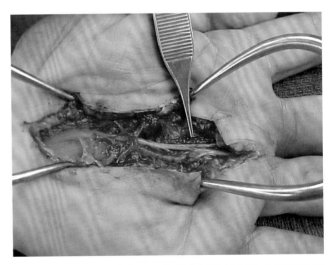

图 66.3　可以看到中指和环指的指固有神经分出环指的桡侧支和中指的尺侧支

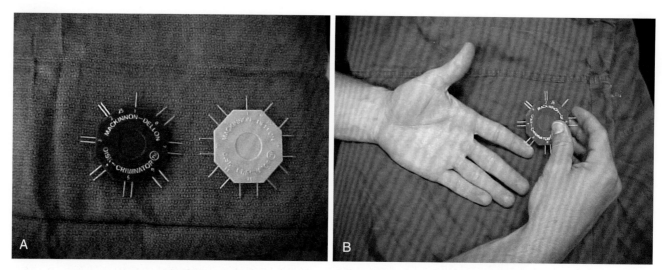

图 66.4 （A）两点鉴别器，如图所示，是进行指尖感觉评估的重要工具。（B）正常的两点辨别力为 5 mm 或更小，当两个金属尖相距 5 mm 时，患者应能够感觉到两个金属尖是独立的刺激。如果患者在两个尖端分开 15 mm 时仍无法感觉到两个点，则该区域完全没有感觉

肌肉和肌腱

手的肌肉和肌腱是"发动机"和链接的关系，二者相互作用使得关节可以在日常生活的几乎每一项任务中发挥作用，手流畅而似乎毫不费力地发生屈曲、伸展、外展、内收和对掌。肌肉被分为手的内在肌和外在肌，手内在肌起止于手内部，外在肌更多地起源于前臂近端，终止于手。手内在肌为蚓状肌、背侧骨间肌、掌侧骨间肌、大鱼际肌和小鱼际肌。大鱼际肌为拇短展肌、拇短屈肌和拇对掌肌的总称。同样，小鱼际肌也分为小指展肌、小指屈肌和小指对掌肌。4

个背侧骨间肌用于外展手指，而 3 个掌侧骨间肌用于内收手指。所有的骨间肌都由尺神经支配，蚓状肌被戏称为"伸肌装置的老黄牛"[3]。蚓状肌走行于掌骨桡侧，经桡侧侧腱束与伸肌装置汇合。蚓状肌及其肌腱在掌指（MCP）关节旋转轴的掌侧，但位于 PIP 和 DIP 关节的背侧。因此，当蚓状肌收缩时，MCP 关节发生屈曲，PIP 和 DIP 关节发生伸展（图 66.5A 和 B）。蚓状肌起自腕管远端指深屈肌腱（FDP），然后经桡侧侧腱束与伸肌装置汇合。FDP 与蚓状肌的作用是相互拮抗的；因此，这种独特的安排使得一块肌肉收缩时，另一块肌肉得以最大限度地放松。

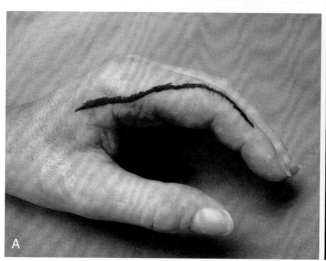
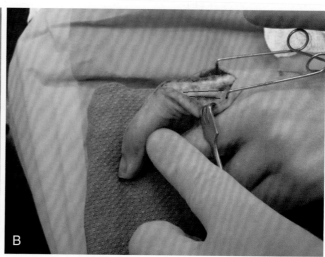

图 66.5 （A）蚓状肌腱在掌指（MCP）关节处的旋转轴的掌侧走行，然后在近端指间关节和远端指间关节处向旋转轴的背侧走行。（B）这个手术案例中展示了伸肌的外侧带。请注意它在 MCP 关节处位于掌侧，然后在向远端走行时变为背侧

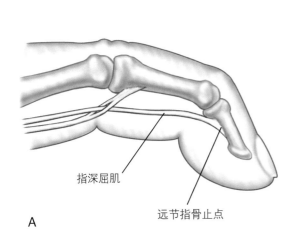
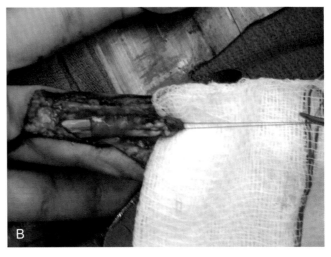

图 66.6 （A）此示意图展示了指深屈肌腱插入远端指骨的掌面，当肌腹收缩时导致远端指间关节（DIP）屈曲。（B）该术中图像展示了断裂后尚未重建的真实 FDP 肌腱。通过手术重建肌腱可以恢复屈曲 DIP 关节的能力

手部外在屈肌是拇长屈肌，负责拇指指间关节的屈曲。指浅屈肌和指深屈肌（FDP）分别使手指的近指间关节和远指间关节屈曲（图 66.6）。指浅屈肌腱和 FDP 肌腱都穿过腕管，穿过手部，进入手指。手的外在伸肌在腕关节章节讨论，是因为所有这些肌肉都穿过腕关节，但是在腕、手指或拇指发挥作用。

关节

手的应力关节主要是铰链关节或屈戌关节，但也允许一些平移和旋转。这种机制在 MCP 关节上尤其适用；它使手指能够展开，轻微地旋转，并精确地抓住大小物体。

手指掌指关节

MCP 关节的骨性结构允许显著的运动，包括矢状面的过伸和屈曲，冠状面的内收 / 外展和近节指骨（P-1）基底的旋转运动。掌骨头的软骨面呈梯形，掌面较宽。MCP 关节的稳定性依赖于周围的侧副韧带、副侧副韧带、掌板、关节囊和外在屈伸肌腱[4]。侧副韧带和副侧副韧带提供侧方静态稳定性。侧副韧带起源于掌骨头运动轴线的背侧，止于 P-1 两侧的结节。副侧副韧带起源于固有侧副韧带的掌侧，止于 P-1 掌侧基底和掌板[2]。由于侧副韧带起源于掌骨背侧，掌骨头在矢状面上呈凸轮形状，导致此韧带在伸直时松弛，屈曲时绷紧。这一特点是建议大多数手外伤在夹板固定时采用 MCP 关节充分屈曲位的基础，此位置也称"安全位置"[5]。指间关节的安全位置是在伸直位，因为 PIP 和 DIP 与掌骨处的解剖结构不同[6]。副

侧副韧带与骨间肌和蚓状肌一起提供额外的侧方（内收 / 外展）稳定性。掌板提供了过伸的阻挡，并构成了解剖盒的第三边，提供了静态 MCP 关节的稳定性。掌板远端与 P-1 的连接较宽而牢固，与掌骨颈的连接呈膜状疏松。侧副韧带在伸直位的松弛使掌板在 MCP 关节过伸位有断裂的危险（通常在近侧）。背侧关节囊相对松弛，外源性伸肌腱跨过 MCP 关节，通过矢状束与 P-1 基底和掌板相连[3]。

近指间关节

PIP 关节是高度协调的铰链关节，由指骨间匹配的关节面、肥厚的掌板和粗壮的侧副韧带的结合提供稳定性。相对的关节轮廓的紧密配合增加了稳定性，特别是当 PIP 关节承受轴向载荷时[3]。侧副韧带粗大，由固有韧带和副韧带组成。固有韧带止于中节指骨的基底（P-2）和掌板，而副韧带仅止于掌板。掌板在远侧很厚，止于 P-2 的掌侧边缘。在近端变薄，并有两个近端的延续，连接到 P-1，称为缰韧带。这种结构允许 PIP 接头弯曲超过 110°。P-1 头部的髁突不是凸轮形状的，因此 PIP 关节不会像手部其他关节一样变得僵硬。相对来说，当短期固定在完全伸直位时，侧副韧带为收紧状态。相反，PIP 关节由于受伤或固定在屈曲位置时，掌板会缩短，PIP 关节有发生屈曲挛缩的倾向。PIP 关节屈曲挛缩在环指和小指创伤后最为明显。Eaton 将 PIP 关节的软组织约束描述为一个盒子的三边；当这个盒子的至少两边被破坏时，就会发生不稳定[4]。伸肌装置的中央束止于 P-2 的背侧骨骺上，在过屈损伤造成的掌侧 PIP 脱位时经常撕脱。

PIP 关节因关节内外伤导致的损伤和不良的治疗结果，经常导致顽固的关节僵硬。

远指间关节

和 PIP 关节一样，DIP 关节也起到铰链的作用。可以屈曲和伸展，但骨性和韧带解剖结构有效地消除了侧方运动，最大限度地减少了旋转。手指的屈曲是通过 FDP 的收缩来完成的，而伸直则是通过侧束并结合位于远节指骨背侧骨骺的伸肌总腱共同完成。涉及 DIP 关节的常见运动损伤是"锤状指"，是伸肌总腱的撕脱伤；以及"球衣指"，是 FDP 肌腱在其止点处的断裂（图 66.7）

拇指

人类的拇指是独一无二的，能够环转并对掌，提供了卓越的抓、捏和对掌功能。运动员和医生均应熟悉拇指在体育活动中的重要功能。不管运动员是拿球、球杆、球棍还是缰绳，在体育竞争环境中，拇指的功能是不可缺少的。

大物体（圆柱形）抓取、侧面（力量型）夹取和尖端（精密型）捏取的功能依赖于拇指的稳定性、灵活性、灵敏度和长度。拇指经常受伤是因为它处于手掌平面外的"危险"位置，并总参与要求最高的任务。

由于拇指的特殊骨骼构造，以及特殊的基底关节和其危险位置，拇指的损伤模式是独特的。例如，MCP 关节比相应的手指关节暴露更多，导致拇指侧副韧带撕裂的发生率更高。拇指的损伤需要特别注意，因为拇指的功能是独特的，高度依赖韧带、骨骼和肌腱完整性。

手腕

手和手腕是紧密相连的。因此，应当将手和腕视为一个功能单位进行解剖学和生物力学研究。尽管腕关节中每个单独关节的生物力学是独特的，并且独立于每个手指的生物力学，但手和手腕的混合动作在所有运动中都是必不可少的。例如，投掷棒球涉及手指弯曲、抓握和伸腕、桡偏动作相结合；其后是屈腕和尺偏，以达到定向准确投球的目的[7]。几乎所有的运动——从棒球、篮球、足球、游泳甚至乒乓球——都依赖于手和手腕的复杂互动来获得成功的表现[8]。本节重点介绍手与前臂的整体连接。

成年运动员的手腕极复杂。对腕部解剖学和运动学的理解有助于解释为什么这种由骨骼、韧带、肌腱和神经血管组成的复杂结构易受运动损伤。在下面的段落中，将会概述手腕部的解剖学、运动学和一些相关的体格检查。将在其他章节讨论各种具体的损伤、诊断、治疗选择和作者的首选技术。同时，强调患者的运动员身份，以重返运动为目标。

腕关节解剖与生物力学

腕或腕骨的骨性解剖包括 8 块腕骨及其之间的关节，以及其与桡骨、尺骨和掌骨之间的关节（图 66.8）。舟骨、月骨、三角骨、钩骨、头状骨、大多角骨、小多角骨和豌豆骨形成了一个独特的在任意平面都有活动的关节。例如投掷飞镖的动作体现了手腕几乎毫不费力地从相对伸展和桡偏到屈曲和尺偏的动作[8-10]。投镖的简单动作涵盖了手腕的肌肉动作、肌腱滑动和腕骨运动，以及与此同时发生在手的握持和释放。大部分的自然运动不是通过桡腕关节，而是通过腕中关节。显然，这不仅对损伤的初步认识有意义，而且对非手术治疗和手术后的康复方法也有指导意义。

基本的腕骨解剖和运动学近似为一个椭圆环[6,11]、近排和远排[12,14]和三个柱[15]以及这些部分

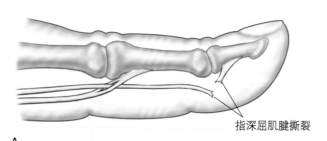

指深屈肌腱撕裂

A

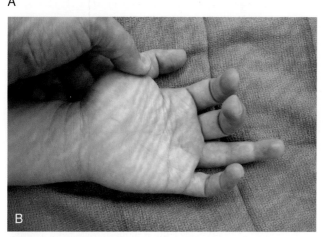

B

图 66.7　球衣指是指指深屈肌腱从其附着点处撕裂（A）。导致手指正常屈曲丧失，休息位时损伤手指仍保持伸直（B）

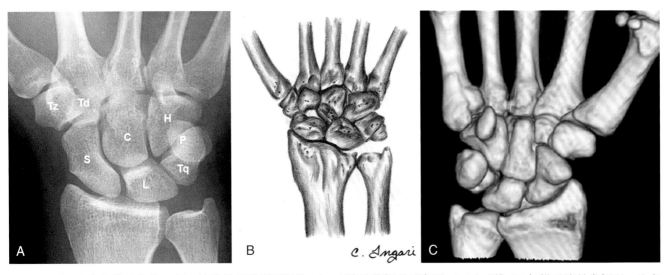

图66.8 （A）腕骨前后位像，每一块腕骨都进行了标注。（B）腕骨背侧观示意图。（C）三维CT扫描示腕骨掌侧观。注意钩骨钩向掌侧突出。C，头状骨；H，钩骨；L，月骨；P，豌豆骨；S，舟骨；Td，小多角骨；Tq，三角骨；Tz，大多角骨

的组合。除了头月关节外，每一个腕骨均与同一排的邻近腕骨有韧带附着。这些附着是腕骨间内在韧带。如舟月韧带和月三角韧带将近排相邻的骨连接起来。舟月韧带背侧部分更强韧，而月三角韧带在掌侧强韧。相反，外在韧带，提供腕骨近端与桡尺骨之间以及远端与掌骨之间的连接。外在韧带包括桡腕韧带和腕掌韧带。桡腕韧带在掌侧比在背侧更结实，通常在腕关节镜下最容易见到。在关节镜下，桡掌侧的外在韧带为桡舟头韧带，向尺侧方向是长桡月韧带、桡舟月韧带（RSL）。RSL韧带在关节镜下与舟骨和月骨之间的关节成一直线，也就是众所周知的Testut韧带。它主要是一个血管结构，几乎没有支持作用。紧靠RSL韧带的尺侧是短桡月韧带。继续向尺侧的是尺月韧带，然后是尺三角韧带。两个主要的背侧桡腕外在韧带是背侧桡三角韧带（桡腕）和背侧腕骨间韧带。所有的腕关节外在韧带都是关节囊的增厚，这突显了在提供稳定性的同时又允许自由活动的复杂性。这些韧带的病理变化，无论是内在的还是外在的，都可能导致疼痛、活动受限并最终导致腕骨关节炎和腕关节塌陷[15]。

腕和手的伸肌腱

对腕部解剖的深入讨论必须包括跨过腕部的伸肌腱。腕的6个背侧间室按数字顺序从桡侧到尺侧排列，每个间室容纳一个或多个腕、手或指的伸肌（图66.9）。从桡侧开始，第一背侧间室包括拇长展肌（APL）和拇短伸肌腱。APL止于拇指掌骨基底，外

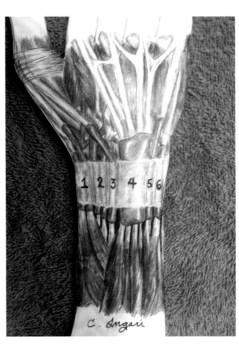

图66.9 示意图示腕关节伸肌间室。从桡侧到尺侧分别为：1.拇长展肌和拇短伸肌；2.桡侧腕长伸肌和桡侧腕短伸肌；3.拇长伸肌；4.指总伸肌和示指伸肌；5.小指伸肌；6.尺侧腕伸肌

展拇指。拇短伸肌是一根较小的肌，位于APL的背侧，止于拇指近节指骨基底部。其作用是伸直拇指MCP关节。这些肌腱可能位于第一背侧间室内的相同或不同鞘内。第二背侧间室由桡侧腕长伸肌腱和桡侧腕短伸肌腱组成。这些腕伸肌分别止于示指和中指掌骨基底部的背侧。第三背侧间室只有一个单一的肌

腱，拇长伸肌腱。肌腱绕 Lister 结节的尺侧向桡侧旋转 40°，然后斜行穿过腕骨，止于拇指远节指骨基底部的背侧。它的主要作用是伸直拇指指间关节，但也可内收拇指（图 66.10）。第四背侧间室内有指总伸肌腱和示指伸肌腱。这些肌腱，通过伸肌装置的中央束，止于从示指至小指的中节指骨基底部的背侧。这些肌腱的主要功能是通过矢状束伸直 MCP 关节，还参与一套复杂的机制，结合蚓状肌和骨间肌，伸直指间关节。示指固有伸肌允许示指在其余手指屈曲时独立伸直（图 66.11）。位于下尺桡关节表面的第五背侧间室包含小指伸肌腱。该肌腱允许小指通过其在小指中节指骨背侧的止点进行独立的伸直。第六背侧间室，紧

贴在尺骨头的尺背侧，包括尺侧腕伸肌腱。该肌腱通过它在小指掌骨基部的止点，允许腕关节同时伸展和尺侧偏斜。

腕屈肌

3 个主要的腕屈肌跨过腕部，分别有各自的肌腹，位于前臂的近端，包括桡侧腕屈肌（FCR）、尺侧腕屈肌（FCU）和掌长肌（PL）。FCR 在舟大多角骨关节附近走行，并止于第二掌骨基底部。FCU 在掌尺侧腕部止于豆骨。有趣的是，13%～15% 的正常成年人没有 PL，尽管实际数字因研究人群的不同而不同。在上肢重建手术中，PL 常被用作肌腱移植物，以替代肌腱缺损或增强韧带的稳定性。

血管解剖

腕和手的血管供应来自丰富的血管交通网络，主要来源于桡动脉、尺动脉和骨间动脉（图 66.12）。Gelberman 经典的尸体研究 [17, 18] 描绘了 3 个背弓和 3 个掌弓，其外侧由桡动脉，内侧由尺动脉分别纵向供应 [17]。这些弓，以及一些返支，构成了腕部和手的丰富的血管交通网络。在掌侧，最远端的弓是掌浅弓，由尺动脉延续而成，在大多数手上与桡动脉吻合。掌深弓位于近侧，由桡动脉与尺动脉深支吻合而成。掌浅弓位于腕横韧带远端边缘以远。Gelberman 等 [17, 18] 还描述了腕骨本身的动脉解剖，并特别指出了单支血管供应的舟骨、头状骨以及 87% 的月骨，

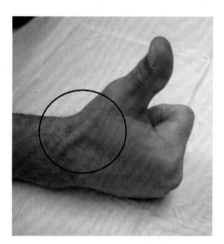

图 66.10　拇长伸肌腱，斜过腕背部和手背，可以伸拇指指间关节

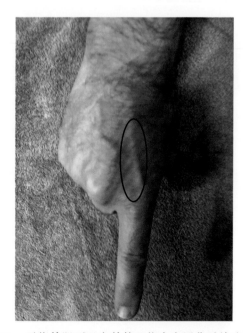

图 66.11　示指伸肌可以在其他四指完全屈曲时单独伸示指

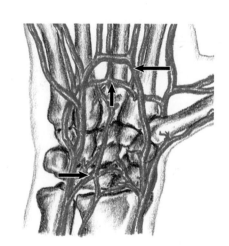

图 66.12　腕血管解剖。近端和远端掌弓是吻合众多的腕关节血供系统的一部分。下箭头，桡掌弓；中箭头，掌深弓；上箭头，掌浅弓

这就解释了为什么这三块骨在骨折或者其他创伤时有血运受限的风险。Botte 等[19] 重复研究了腕部的血管解剖以及腕骨骨坏死的风险，证实了 Gelberman 的工作。

总结

　　手和手腕由一系列复杂的肌腱、肌肉、神经以及骨组成，不仅在解剖学上而且在功能上结合在一起，使运动员可以毫不费力地投掷棒球或飞镖，挥动网球拍或棒球棒，在体育活动中几乎可以向任何方向移动。手和腕的动作是密切协调的，任何受伤的手或手腕可能会导致功能丢失以及疼痛，损害参与几乎所有的运动的能力。本章概述了腕和手的解剖学和生物力学，为读者提供了关于其结构和功能的基本知识，以及医生诊疗工作中的非常重要的一些基础病史、检查描述和放射学检查。

选读文献

文献：Garcia-Elias M. Carpal instabilities and dislocations. In: Green DP, Hotchkiss RN, Pederson WC, eds. *Green's Operative Hand Surgery*. Vol 1. 5th ed. New York: Elsevier; 2005.
证据级别：I
总结：这一全面的教科书描述了腕部的解剖和生物力学以及腕部的病理损伤，是目前关于腕部生物力学和相关病理学的最重要的著作。

文献：Wolfe SW, Crisco JJ, Orr CM, et al. The dart-throwing motion of the wrist: is it unique to humans? *J Hand Surg Am*. 2006; 31: 1429-1437.
证据级别：V
总结：本文对"掷镖"运动中从背桡关节到掌尺关节的标准运动进行了研究，并对掷镖运动的演变进行了讨论。

文献：Pappas AM, Morgan WJ, Schulz LA, et al. Wrist kinematics during pitching. A preliminary report. *Am J Sports Med*. 1995; 23: 312-315.
证据级别：V
总结：对棒球投球时腕关节运动的生物力学进行了深入的讨论，讨论了独特的投球动作和腕关节的生物力学。

文献：Smith RJ. Intrinsic muscles of the fingers: function, dysfunction and surgical reconstruction. *AAOS Instr Course Lect*. 1975; 200-220.
证据级别：I
总结：这篇由 Richard Smith 讲授的教学课程被认为是手部解剖和生物力学方面的经典著作。不参考 Smith 对手内在肌的精彩评估，手或腕部的解剖学研究是不完整的。

（Raj M. Amin, John V. Ingari 著
刘振龙 译 刘 畅 校）

参考文献

扫描书末二维码获取。

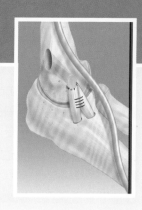

第67章

手和腕关节的诊断与决策

概述

体育运动经常会为手部和腕部带来损伤的风险，导致扭伤、骨折和关节脱位。文献表明，3%~25%的运动损伤涉及手部和腕部[1-4]。另外，在比赛和训练中过度使用可导致肌腱病和肌腱断裂。某些损伤在特定运动和不同的竞技姿势中更为常见。例如，棒球运动员在接球和击球时手掌受到反复钝性创伤，因此钩骨钩骨折在鉴别诊断中很常见。对于自行车运动员，握车把可导致腕部的尺神经受压[5]。某些运动对手部和腕部的要求极高。例如，据报道体操运动员在职业生涯中腕部损伤的发生率为49%~87%[6-7]。

因此，主诊医生必须熟悉影响运动员手部和腕部的疾病谱，进行全面、有序的病史采集和体格检查，缩小鉴别诊断范围。由于腕部病变很多，我们建议用四象限法来描述手部和腕部的解剖结构。这些象限是指：**桡侧象限**定义为桡侧腕屈肌（FCR）和桡侧腕长伸肌（ECRL）之间的区域；**背侧象限**定义为ECRL和尺侧腕伸肌（ECU）之间的区域；**尺侧象限**定义为ECU和尺侧腕屈肌（FCU）之间的区域；**掌侧象限**定义为FCU和FCR之间的区域。本章讨论每个象限中遇到的具体疾病，以便对受伤运动员可能的诊断进行分区化的鉴别（表67.1）。在检查运动员的手部和腕部时，这种鉴别诊断至关重要。

表 67.1　基于腕部象限定位的鉴别诊断

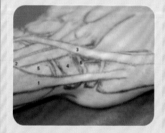 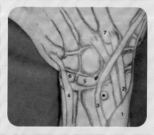 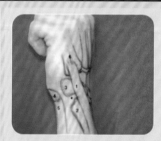 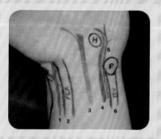

桡侧象限	背侧象限	尺侧象限	掌侧象限
• 桡骨茎突（De Quervain）腱鞘炎	• 腕关节不稳（SL韧带撕裂、腕骨间关节不稳）	• ECU肌腱病	• 豌豆骨
• 腕交叉综合征	• 月骨周围损伤	• TFCC撕裂	• 关节炎
• FCR肌腱病	• 伸肌肌腱病	• DRUJ关节炎	• 骨折
• 舟骨骨折	• 腕骨隆突	• FCU肌腱炎	• FCU止点肌腱炎
• CMC骨折/脱位	• 桡骨远端骨折	• 尺骨撞击	• 钩骨钩骨折
• 大多角骨骨嵴骨折	• 头状骨和月骨骨折	• LT韧带撕裂	• 尺神经和动脉损伤/压迫
• CMC滑膜炎	• Kienbock病		• 正中神经损伤/压迫
• 掌腕腱鞘囊肿	• 背侧腱鞘囊肿		
• 桡神经浅支卡压			
• CMC或STT关节炎			

CMC，腕掌骨；ECU，尺侧腕伸肌；FCR，桡侧腕屈肌；FCU，尺侧腕屈肌；LT，月三角骨；SL，舟月骨；STT，舟骨大小多角骨

病史和体格检查

与接诊任何患者一样，首先应收集所有患者的一般信息，包括患者年龄、运动项目、主攻位置、优势手、任何患侧手部/腕部既往疼痛或损伤、加重或减轻因素，以及相关的病况[8]。在采集病史时，应询问患者的病程时长、损伤机制、初步治疗、主观无力以及任何相关的意识丧失。对于运动员来说，重要的是要知道球员的运动项目和主攻位置，以及赛季时间，以准确了解手部和腕部的具体压力。这不仅对损伤的诊断很重要，而且对指导恰当的重返运动（RTP）时机也很重要。同一损伤，四分卫投球侧手部损伤与防守线卫的手部损伤，在治疗上有很大区别。

在检查患者腕部和前臂时，检查者应该坐在患者对面，将患者的肘部放在检查台上，手掌朝向天花板，前臂处于旋转中立位（图67.1）。一般检查应包括局部肿胀、瘀斑、积液、开放性伤口或裂伤，以及任何手指或关节的力线不正。嘱患者指出压痛最严重的位点，并最后评估。这不仅对有效地排除相关病变非常重要，而且可以使患者尽可能舒适并获得他/她的信任。

接下来，使用角度计评估主动和被动活动度（ROM）。应对手指、拇指和腕部的所有相关关节进行评估。具体而言，腕关节的主动和被动活动包括屈伸、桡尺侧偏以及旋前和旋后。在主动或被动活动过程中，应记录交锁或弹响的任何疼痛或机械症状。对于明确的腕关节损伤，腕关节屈曲受限很常见。正常腕关节主动 ROM 大约为屈曲80°，背伸70°，尺偏30°，桡偏20°，旋前和旋后均为90°。总是需要与对侧 ROM 进行比较。

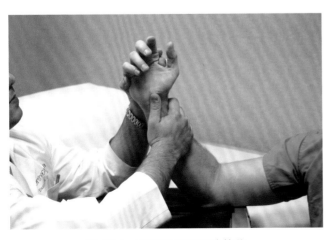

图 67.1　腕部检查的正确体位

随后，使用测力计测量握力，并与健侧比较。握力减弱是腕和手部疼痛一个非常敏感的全面评估指标，可用于随访改善情况，也可用于辅助 RTP 决策（许多医生在 RTP 决策中使用85%的握力作为相对指标）。

要想正确诊断手部和腕部损伤，最有效的方法是了解手部和腕部的体表解剖结构。一旦检查者知道确切部位，大部分手部和腕部的结构可以直接触诊。压痛最严重的点是对于正确诊断手部和腕部损伤来说最关键的体格检查。

最后，进行详细的神经血管检查，才算是完整的体格检查。所有患者都应记录桡动脉和尺动脉搏动以及所有指尖的毛细血管再充盈情况。假如担心血管损伤，应进行 Allen 试验。这点在本章的体格检查部分有详细介绍。正中神经、尺神经和桡神经感觉检查最好采用两点鉴别器，正常值小于 5 mm。应记录内在肌和外在肌的肌力，以及任何相关的肌肉萎缩。运动特有的神经血管病变，例如自行车运动员的尺神经尺管（Guyon 管）卡压[9, 10]，保龄球运动员的尺侧指神经损伤，棒球接球手的小鱼际锤击综合征[11]，都有助于检查者侧重这些检查。

腕关节查体时，也应对肘关节进行评估，因为可能会发生肘关节伴随损伤，这在手部或腕部损伤时容易忽视。肘关节查体会在另外章节进行讨论。最后，腕部的体格检查应系统进行。每位检查者都有自己的方法，但一般来说，推荐四象限法联合压痛最严重点。本章的其余部分专门探讨手部和腕部体格检查，并讨论相关的疾病改变。

桡侧象限

桡侧象限定义为从 FCR 到 ECRL 的区域（图67.2）。桡侧象限的常见疾病包括 FCR 肌腱病、舟骨或大多角骨骨嵴骨折、桡骨茎突（De Quervain）腱鞘炎、腕交叉综合征、拇指腕掌关节（CMC）滑膜炎、骨折或脱位、腕掌侧腱鞘囊肿、桡神经浅支卡压和舟骨大小多角骨关节（STT）炎或拇指 CMC 关节炎。

检查时，FCR 肌腱位于皮下，从腱腹连接处直至在 STT 关节处进入纤维 - 骨性 FCR 隧道，均可触诊到完整的 FCR 肌腱，其最后穿入第二掌骨基底部。使腕关节屈曲，稍桡偏，并令患者抗阻行腕关节屈曲，可以更容易地看到 FCR。在 FCR 肌腱病或 FCR 鞘管综合征中，沿 FCR 肌腱远端有压痛，腕关节屈曲抵抗会加剧压痛。腕关节远端屈曲横纹与 FCR 走行相交处，是舟骨远极的骨性突出（掌侧结节或舟骨结节）。

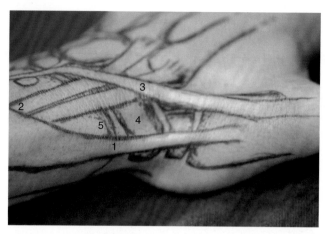

图 67.2　桡侧间室解剖的体表示意图。1. 第一背侧间室（APL 和 EPB）和桡骨茎突（De Quervain）腱鞘炎的疼痛部位。2.ECRB 紧邻 ECRL，二者在 APL 和 EPB 下方交叉，是腕交叉综合征的疼痛部位。3.EPL。4. 舟骨腰部，位于解剖学鼻烟窝。5. 桡骨茎突

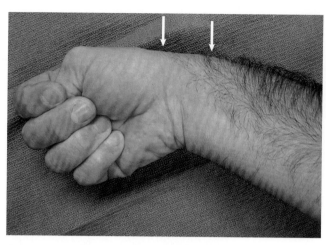

图 67.3　Finkelstein 试验：拇指握于掌心，腕关节尺偏。肘关节应处于伸直位

这是可以可靠地触诊的关键结构。腕关节桡偏和屈曲会使舟骨结节变得更加突出，尺偏和伸展时则较难触及。这一解剖标志对于腕部检查和进行 Watson 舟骨轴移试验至关重要，本章后面将对此进行介绍。舟骨远端骨折，甚至舟骨腰部骨折和舟月（SL）韧带撕裂，向掌侧结节施加背侧应力时，会产生疼痛。

摔伤后大多角骨骨嵴骨折会出现鱼际区疼痛。大多角骨骨嵴是腕横韧带的桡侧附着点，撕脱骨折时可能撕下相当大的骨块。腕管位 X 线片或 CT 有助于诊断这一容易被忽视的骨折。

向 FCR 桡侧稍稍偏斜，很容易触及桡动脉。应记录脉搏和 Allen 试验情况。桡动脉浅支在舟骨结节近端，斜穿腕关节桡掌侧时容易触及。桡动脉深支潜入第一背侧间室的下方，进入解剖学鼻烟窝的近侧。

移向背侧和桡侧，下一个可触及的结构是桡骨茎突和第一背侧间室（拇长展肌［APL］和拇短伸肌［EPB］）。桡骨茎突尖端很容易触及，指示着第一背侧间室腱鞘的远端边缘。此处压痛常提示在急性损伤中发生了桡骨茎突骨折或桡腕韧带扭伤，更为常见的是亚急性或隐匿性桡骨茎突（De Quervain）腱鞘炎。在运动员群体中，桡骨茎突腱鞘炎是最常见的腕部肌腱炎，尤其是球拍类运动员和赛艇运动员。Finkelstein 试验对于桡骨茎突腱鞘炎是非常可靠且敏感的（尽管并非总是具有特异性）[12-14]。Finkelstein 试验是由检查者被动屈曲患者拇指并评估疼痛，而 Eichoff 试验则是让患者将拇指握于拳头内并将其腕关节尺偏（图 67.3）。阻抗拇指外展和背伸也可引起疼痛。腕交叉

综合征会导致类似的疼痛，位于桡骨茎突近端约 4 ~ 5 cm 处，稍偏尺侧。腕交叉综合征由第一和第二伸肌间室炎症所致，分别包含 APL、EPB 和 ECRL、桡侧腕短伸肌（ECRB）。在这个特定的部位，腕交叉综合征时常可听到摩擦音或触及摩擦感，Finkelstein 试验可呈阳性[13]。常见于赛艇运动员、举重运动员、橄榄球边锋和滑雪运动员，因为这些运动项目需要反复的腕关节背伸和桡偏[16-19]。

第一伸肌间室背侧是解剖学鼻烟窝（以第一伸肌间室掌侧、拇长伸肌［EPL］背侧和桡骨茎突近端为界）。舟骨腰部与解剖学鼻烟窝相关。正常情况下呈凹陷形态，此部位饱满和压痛应高度怀疑舟骨骨折。

在运动中碰撞或跌倒后发生骨折是很常见的，表现为即刻疼痛、肿胀和压痛。舟骨骨折是最常见的腕骨骨折，约占所有腕骨骨折的 2/3，因此，应始终保持高度疑诊的态度。受伤的典型机制是上肢伸直位时摔倒。舟骨骨折在篮球、滑雪、单板滑雪和滑板运动等项目中非常常见[20-24]。所有腕部桡侧疼痛的运动员，均应考虑舟骨骨折，除非有其他证据除外；所有鼻烟窝压痛的患者，应行 X 线检查以排除可能的舟骨骨折[25, 26]。较少见、容易漏诊的是大多角骨骨嵴骨折。损伤机制通常与舟骨骨折相同，但疼痛位于大鱼际区。曾有报告指出，漏诊后的大多角骨骨嵴骨折畸形愈合导致一名职业棒球运动员 FCR 肌腱炎。我们见过一例职业橄榄球运动员此种损伤后出现 FCR 断裂的案例（图 67.4）[27]。

退行性疾病，如 STT 和 CMC 关节炎，在年龄较

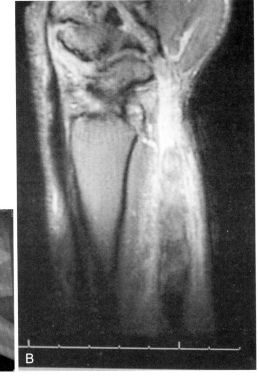

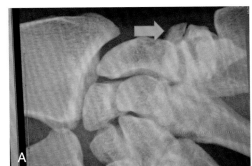

图 67.4 （A）腕关节后前位 X 线片显示错位的大多角骨骨嵴骨折（蓝色箭头）。（B）MRI 显示错位的大多角骨骨嵴骨折导致桡侧腕屈肌断裂

大的运动员中很常见，通常是隐匿性的；然而急性受伤会加剧原本轻微的疼痛。传统上，CMC 关节炎通过 CMC 轴向研磨试验来评估[28]。但最近 Gelberman 等描述了拇指内收和伸直位的激发试验，比研磨试验更敏感[29]。在试验中检查者一手固定患者的大多角骨（位于解剖学鼻烟窝的远端边缘），轴向施压拇指，同时另一只手使拇指被动旋转活动。在此试验中出现疼痛和摩擦音是 CMC 关节炎的特征。创伤后拇指 CMC 关节压痛应高度关注拇指掌骨基底骨折，包括关节外干骺端骨折、Bennett 骨折和 Rolando 骨折。拇指 CMC 关节在鼻烟窝远端拇指掌骨桡侧最易触及，而 STT 关节更易在掌侧，舟骨远极的远端触及。

Wartenberg 综合征是桡侧象限疼痛的原因之一。肱桡肌下桡神经浅支卡压引起疼痛、感觉异常、感觉减退和（或）桡骨茎突近端 1～2 cm 处的 Tinel 征阳性。也可出现 Finkelstein 试验假阳性。

桡侧象限是腱鞘囊肿第二常见的部位（邻近 SL 韧带背侧最常见）[30]。腕掌侧腱鞘囊肿通常与邻近 FCR 肌腱的桡动脉关系密切，是桡侧象限最常见的肿物。其通常起源于 FCR 腱鞘或桡舟关节，是桡侧象

限疼痛的原因之一。此部位腱鞘囊肿的鉴别诊断是外膜囊肿，起源于桡动脉分支。

背侧象限

背侧象限的腕部病变包括腕关节不稳（SL 韧带撕裂、腕中关节不稳、月骨周围损伤）；伸肌肌腱病和腕骨隆突；桡骨远端、头状骨和月骨骨折、Kienbock 病；背侧腱鞘囊肿。Lister 结节是鉴别背侧象限病变的关键标志（图 67.5）。其源于桡骨远端背侧，将第二间室（ECRL 和 ECRB）与第三间室（EPL）分隔开。在腕关节活动范围内，此骨凸保持不动。

与桡侧象限一样，肌腱病引起的疼痛最常见于过度使用和反复运动损伤。伸肌肌腱炎有时会表现为 Lister 结节桡侧腕伸肌或尺侧指总伸肌止点的明显肿胀和疼痛。腕骨隆突，一种骨性突起，可能存在于桡侧腕伸肌止点。尽管通常在临床上无不适，但过度使用或持续直接损伤该区域后，可能会出现症状。挤压第二和第三掌骨头，使之向掌侧和背侧相反活动，可导致腕骨隆突的疼痛[30]。从 Lister 结节向中指方向往远端移动 1 cm，检查者手指可落入桡腕关节的凹陷

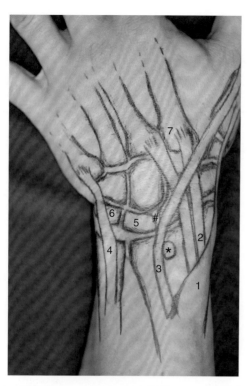

图 67.5　背侧象限解剖的体表示意图。* Lister 结节。# 舟
月骨间隙。1. 第一背侧间室（APL 和 EPB）。2. 第二背侧
间室（ECRL 和 ECRB），以及腕交叉综合征的部位。3. 第
三背侧间室（EPL）；为了清晰显示，将第四和第五背侧
间室略去。4. 第六背侧间室（ECU）。5. 月骨。6. 三角骨。
7. ECRL 和 ECRB 止点，以及腕骨隆突的部位

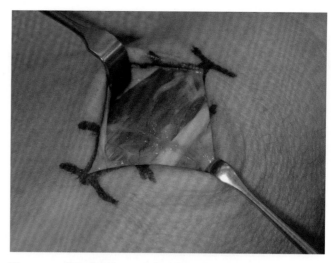

图 67.6　手部背侧切口显露异位肌肉——指短伸肌。桡侧
为中指的指总伸肌腱

处。该点直接位于背侧 SL 韧带上方，称为 SL 间隙。
腕关节屈曲时，该点桡侧可触及舟骨近极，尺侧为月
骨。舟骨近极压痛表明舟骨骨折或舟骨撞击。舟骨撞
击常见于体操运动员和举重运动员，反复腕部过伸，
导致舟骨撞击桡骨背侧缘；腕关节背伸时出现疼痛，
并可能形成骨赘[31]。

　　SL 间隙是背侧腱鞘囊肿最典型的部位。除 SL 韧
带损伤外，隐匿性背侧腱鞘囊肿会在触诊该部位时产
生疼痛。较少见的是，异位肌肉，如指短伸肌可位于
此处，形成软组织肿块，并伴有类似腱鞘囊肿的疼痛
（图 67.6）[32]。假如不确定肿块是否为腱鞘囊肿，可
通过简单的透光试验或穿刺区分腱鞘囊肿、异位肌肉
或实性肿瘤。沿 SL 间隙尺侧缘可触及月骨，尤其是
腕关节屈曲时。此处压痛，可能提示 SL 韧带撕裂、
月骨骨折、月三角骨间韧带（LT）撕裂或 Kienbock 病。

　　对于任何考虑腕部疾病的患者来说，SL 韧带稳
定性测试是一项至关重要的检查。腕关节不稳涵盖广
泛的韧带缺失，包括创伤和非创伤原因引起的急性和
慢性病变。在运动员中，腕关节不稳最常见的原因

是 SL 韧带损伤，尤其是在急性创伤后。这些是接触
性运动最常见的损伤，检查者应始终高度警惕，一旦
漏诊会导致慢性腕关节炎，也称为舟月骨进行性塌陷
（scapholunate advanced collapse，SLAC）。

　　Watson 描述了经典的舟骨轴移试验，是测试 SL
稳定性最重要的激发试验[33, 34]。试验从患者腕关节伸
展和尺偏开始。检查者将自己的拇指置于患者舟骨远
端，其余手指包住患者手部的尺侧进行稳定。然后使
患者的手部被动屈曲并桡偏，同时向舟骨远端施加背
侧应力，抗阻其向掌侧偏移（图 67.7）。在 SL 韧带
明显断裂的情况下，舟骨近端将被暂时地推到桡骨背
侧缘上，撤去应力后又会弹回舟骨窝。试验结果稳定
性和试验时引起的疼痛均应与对侧对比。在无腕部外
伤史，尤其是全身韧带松弛的患者中，进行舟骨轴移
试验时无疼痛或仅出现轻微疼痛的弹跳很常见[35, 36]。
Easterling 发现 32% 无外伤史的无症状患者会出现双
侧无痛的"弹跳"，14% 会出现单侧无痛的弹跳。不对
称的疼痛和不稳，结合相应的损伤机制，与 SL 韧带
撕裂诊断最为一致。当舟骨轴移试验仅产生疼痛时，
鉴别诊断包括腕背隐匿性腱鞘囊肿、舟骨撞击、桡舟
骨或 STT 软骨软化症[34]。检查 SL 稳定性的其他试验
包括舟骨抬举试验和舟骨推挤试验，但这些都不便用
于描述和实践[37, 38]。这两种试验都是为了了解动态应
力试验中的异常腕关节活动。慢性 SL 不稳将遵循退
行性改变，即 SLAC 腕的进展，进而引起疼痛。

　　腕中关节不稳可由弹响试验再现[39]。此试验开始
时患者处于前臂旋前和腕关节桡偏。然后嘱患者使腕

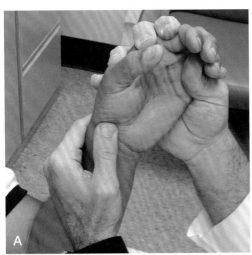
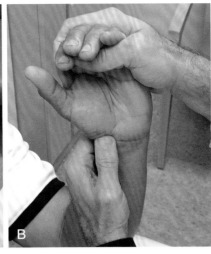
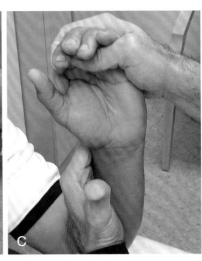

图 67.7　Watson 舟骨轴移试验。（A）检查者将拇指放于患者舟骨远端，其余手指包住患者尺侧以稳定关节。（B）患者手部被动屈曲并桡偏，检查者向舟骨远端背侧施以应力，抗阻掌侧位移。（C）一旦松开，舟骨会弹回舟骨窝，为试验阳性

关节由桡偏（此过程中近排屈曲，远排相对掌倾）变为尺偏（背伸近排，使远排背侧平移）。此试验中途在腕中关节不稳时，当远排突然发生背侧平移，近排背伸时可以看到和听到弹响。在桡腕关节不稳的情况下，近排背侧平移（而不像腕中关节不稳中那样背伸），可能会发生同样的弹响，因此该试验缺乏特异性[39, 40]。Lichtman 等[39]报道了检查腕中关节不稳的另一种方法是腕中关节轴移试验。患者前臂旋前，腕关节固定于中立位，向头状骨背侧施加指向掌侧的应力，记录腕骨间关节位移程度，并与另一侧腕关节进行比较。然后施加轴向应力，腕关节被动尺偏，记录是否有弹响或疼痛。现已建立了 1~4 级的分级系统，与所测量的位移程度相关[41]。

　　单纯头状骨损伤少见，更常见于包含在大弧形损伤中，包括舟骨腰部和头状骨颈部骨折，被称为"舟头综合征"[42-44]。头状骨应力性骨折亦见于球拍类运动运动员。在 SL 韧带远端可触及头状骨头部，尤其是腕关节轻度屈曲时。

　　最后，患者出现无法解释的腕部背侧疼痛必须考虑 Kienbock 病。轻微隐匿的症状，即无明显外伤史的广泛疼痛、僵硬或无力，应进一步检查除外 Kienbock 病。检查可能大部分是非特异性的，与对侧相比，会出现月骨压痛、轻度活动受限和握力下降。

尺侧象限

　　从历史上看，尺侧象限是腕部病变所知甚少的象限，被 Kleinman 等称为"黑匣子"。尺侧腕部疼痛可以说是最常见的运动性腕部不适，即使是最有经验的专家在诊断时也面临着挑战[43, 46]。对尺侧腕部疼痛研究的最新进展已极大地改善了对这些损伤的诊断和治疗。区分尺桡间、尺腕、腕骨间关节与关节外病变是有用的，因为这些紧密相邻的结构容易遭受外伤、炎症或退行性损伤。病变包括 ECU 肌腱病、三角纤维软骨复合体（TFCC）损伤、下尺桡关节（DRUJ）不稳和 FCU 肌腱炎、尺骨撞击以及 LT 韧带撕裂。

　　腕部尺侧象限的背侧大部分是 ECU 肌腱，位于第六伸肌间室内（图 67.8）。体格检查时通常会在 ECU 肌腱走行中出现压痛和肿胀（图 67.9）。腕关节抗阻背伸和尺偏通常可诱发疼痛[47]。ECU 肌腱病在运动员中极为常见，发病率仅次于桡骨茎突（De Quervain）腱鞘炎[48-50]。好发于棒球、曲棍球、高尔夫球和球拍类运动，典型特点是反手击球时引起疼痛[51]。当前臂旋前且腕关节处于中立位时，ECU 肌腱会直行穿过腱鞘止于第五掌骨基底。但是，当腕关节处于旋后位、尺偏和腕关节背伸时，该角度会增加。腕关节过伸以及快速屈曲、尺偏和旋后可能会导致肌腱病，或导致 ECU 腱鞘下磨损或创伤性撕裂从而引起疼痛性肌腱半脱位或脱位，通常脱位感强烈[51]。

　　遗憾的是，第六间室触诊压痛并无特异性，因为邻近有许多潜在的疼痛来源。为了减少混淆，Ruland 等描述了"ECU 协同试验"：肘关节屈曲 90°，前臂完全旋后，检查者抓住患者拇指和中指，让患者拇指

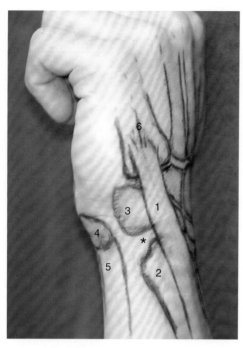

图67.8 尺侧象限解剖的体表示意图。*尺骨隐窝。
1. ECU 肌腱。2. 尺骨远端和茎突。3. 三角骨。4. 豌豆骨。
5. FCU 肌腱。6. 第五掌骨基底

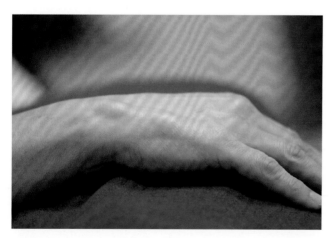

图67.9 图片显示明显的尺侧腕伸肌肌腱炎。注意肿胀弥漫在整个第六间室走行

桡偏，同时予以阻抗，ECU 等长收缩并诱发疼痛[52]。ECU 肌腱不稳可由 "FUSS 动作" 引出——屈曲、尺偏和旋后导致半脱位（flexion, ulnar deviation, and supination leading to subluxation）。这种 "冰淇淋勺" 动作[53]可导致肌腱出现可见或可触及的半脱位，再现疼痛（图 67.10）。

遭受高能量或反复轴向或扭转应力的体育运动可能会导致尺骨撞击综合征、TFCC 撕裂以及 DRUJ 不

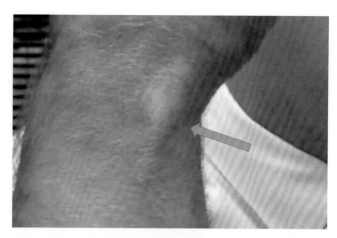

图67.10 显示尺侧腕伸肌腱在屈曲、尺偏和旋后动作中不稳。蓝色箭头指向半脱位的尺侧腕伸肌腱

稳。尺骨正向变异的人发生尺骨撞击的风险较高。尽管不知道运动员尺骨正向变异的发生率，但已发现由于慢性桡骨远端骨骺负荷和过早闭合，橄榄球边锋和体操运动员发展为尺骨正向变异的风险更高[54, 55]。

TFCC 位于 ECU 和 FCU 之间的 "薄弱处" 即尺骨隐窝。尺骨隐窝压痛对 TFCC 撕裂具有较高的敏感性和特异性（95% 和 87%）[56]。Nakamura 尺骨撞击试验向 TFCC 加压，会因撞击或撕裂引起疼痛[57]。固定患者前臂，检查者握住患者手部维持尺偏，向近端施加轴向应力的同时，使之尽可能旋后和旋前[57]。尺骨茎突 - 三角骨撞击（ulnar styloid-triquetral impaction, USTI）发生于旋后动作时，因为此时尺骨茎突最靠近腕骨。典型病史包括握曲棍球杆时腕关节旋后引起疼痛[58]。腕关节背伸位时由旋前转为旋后出现疼痛即为 USTI 试验阳性[59]。"应力试验"，即患者腕关节置于同样姿势，撑着椅子由坐位站起。据研究，这种简单的试验对 TFCC 撕裂具有 100% 的敏感性[60]。应注意，尽管上述试验敏感性高，这些尺腕负荷试验对于 TFCC 病变并不特异，因为负荷同样可作用于邻近的腕骨间关节[61]。

检测 DRUJ 稳定性也就完成了最终对 TFCC 的评估。影响该关节稳定性的损伤可能是孤立的，也可能与其他损伤相关，从伴有机械性旋转受限的直接创伤性脱位，至旋前旋后时的轻微慢性疼痛和功能障碍等。体格检查时，将尺骨压向桡骨，会对 DRUJ 施压。前臂旋转时进而出现疼痛则提示 DRUJ 病变[62]。桡骨相对于尺骨前后位移增加提示关节不稳[63]。本试验有多个改良版本。在桡尺不稳定试验中，检查者于

中立位、旋前位和旋后位对尺骨头施加掌侧和背侧应力，注意相对于桡骨的位移[47]。一项尸体研究表明，TFCC完全切除后用不稳定试验检测DRUJ不稳的准确性具有统计学意义[64]，但这些试验在不完全撕裂或临床实践中的表现尚不清楚。

在腕关节尺背侧向远侧移动，可以检查腕中关节和CMC关节。LT韧带损伤可发生于摔倒，尤其是在腕关节过伸和扭转时，尽管确切机制仍存在争议[33]。有几种试验可以特异性引起关节不稳和疼痛。首先，在距离DRUJ远端约一指宽的位置，直接触诊腕部背侧的韧带，可诱发疼痛。检查者施加尺侧向桡侧的应力，使三角骨压向月骨，可重现症状，一些学者推荐使用此法，因为具有最高的敏感性和特异性[61]。这类似于TFCC尺骨隐窝试验，但解剖部位是紧靠豌豆骨背侧，而不是紧靠尺骨茎突远端。其他试验包括Regan提出的LT"不稳定试验"[33, 65]或Kleinman提出的LT"剪切试验"[66]。这两种试验都是用一只手稳定月骨，另一只手稳定豌豆骨三角骨，同时施加相反方向的应力。

第五掌骨基底CMC骨折常见于手部尺侧钝性损伤或撞击。三角骨背侧骨折亦常见于运动摔伤，当三角骨背侧有局部疼痛时应引起注意。有时需要行旋前斜位X线片以发现这种小的撕脱骨折。解剖学上，这更多的是一种外在的韧带撕脱骨折，而不是真正的腕骨骨折。

由于尺侧象限病变紧密相邻，区分各种诊断并不容易。例如ECU肌腱病和TFCC损伤常重叠出现。诊断性利多卡因注射试验有助于鉴别，明确主要受累区域后可行激素治疗。选择第一个注射部位，注射少量麻醉剂（通常为0.05 ml）。几分钟后，记录疼痛改善程度。重要的是要让患者在加重疼痛的腕部姿势或过度负荷的操作时再现疼痛。在第二个（甚至第三个）部位再次注射，与第一次注射比较疼痛改善的反应[40]。假如恰当、耐心地施以试验，此方法具有有效的辅助诊断和更精准治疗的潜力。

掌侧象限

掌侧象限包含手部和腕部最重要的神经血管结构（图67.11）。尺动脉和尺神经在FCU肌腱的深部、桡侧走行，在Guyon管处进入腕部。在此部位尺动脉相对较表浅，可能被压向下方的钩骨。反复钝性创伤可导致局部动脉闭塞或动脉瘤样扩张。这可能进一步导致远端栓塞或挤压附近的尺神经[67]。这些临床表现称

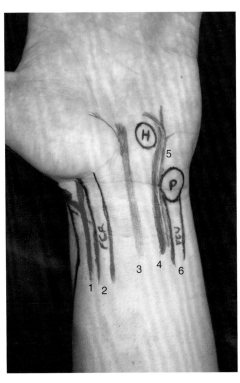

图67.11 掌侧象限解剖的体表示意图。1.桡动脉。2.桡侧腕屈肌腱。3.正中神经。4.尺动脉。5.尺神经。6.尺侧腕屈肌腱。H.钩骨。P.豌豆骨

为小鱼际撞击综合征，常见于棒球捕球手，以及一些网球运动员和高尔夫球运动员[68]。通常表现为感觉障碍或环、小指的低温不耐受[69]。

尺神经受压在肘部更常见，尤其常见于投掷运动员，然而在腕部，也可以发生于Guyon管内。可能是由于外在占位效应，如腱鞘囊肿、脂肪瘤或尺动脉动脉瘤性扩张，以及局部长时间压迫。最新的群体病例报告见于自行车运动员[9]。

正中神经与指屈肌腱一起，在称为腕管的纤维骨鞘中跨过腕部。正中神经在此鞘中受压是最常见的周围神经卡压性病变，但在运动员群体中并不是特别常见。尽管如此，还是见于一些运动中，例如在需要用力或长时间抓握的运动，如自行车运动[9]和攀岩[70]；或对背伸的腕关节施以反复的直接的掌侧应力的运动，例如抓着轮椅边缘推进[71]。另外，震动与腕管综合征的风险相关，例如赛车运动员[72,73]。

从骨性结构的角度来看，豌豆骨和钩骨钩需重点关注，因为它们在运动中更容易受伤。豌豆骨是位于FCU肌腱内一个可活动的籽骨，FCU肌腱延续止于钩骨和第五掌骨基底。钩骨钩突出于钩骨体，是肌肉和韧带附着点。这些尺侧腕骨的损伤相对少见，但对

于使用球拍、球棒或棍棒的运动员应考虑到这一点，因为异常应力会直接传递到非优势侧的手掌小鱼际区。如有棒球运动中"挥棒受阻"或高尔夫运动中"铲地皮球"的发生史，应进一步提高怀疑。手部伸展时跌倒受伤也可能是造成这些结构骨折的原因。随着体育运动的参与度上升，急性尺侧腕骨骨折和慢性应力性骨折的发病率也增加[74, 75]。另外，豌豆骨和三角骨之间存在着关节，也可能会发生骨性关节炎。

止于豌豆骨的 FCU 是腕部掌侧疼痛的原因之一。球拍类运动中发生的反复轻微创伤可导致肌腱炎[76]。偶尔也会发生急性钙化性肌腱炎，这种情况下会出现突发红斑和剧烈疼痛，可能会被误诊为感染或痛风[77, 78]。

在掌侧象限，体格检查时首先检查豌豆骨凸起的骨性压痛，然后检查钩骨钩。豌豆骨位于皮下，在腕横纹处很容易定位，但钩骨钩深达小鱼际肌。检查者将拇指指间横纹置于患者豌豆骨上，拇指指尖朝向桡侧，并指向患者中指，即可定位，但这需要深触诊。除直接压痛外，钩骨钩骨折常伴有小指和环指抗阻屈曲时疼痛。肌腱穿过腕管时钩骨起到滑轮作用。迟发性屈肌腱损伤中有 17% 的病例合并钩骨钩骨折[79]。应注意钩骨钩骨折可能与正中神经或尺神经病变有关[80]，因为钩骨钩位于腕管和 Guyon 管之间，因此同时进行神经和血管检查最为重要。豌豆骨三角骨研磨试验可提示关节内是否有关节炎，试验时在腕关节屈伸活动中将豌豆骨压向三角骨，或向内、外侧推移豌豆骨。最后，由于这些腕骨的三维形态与其他腕骨重叠，普通 X 线片上难以识别这些腕骨损伤。旋后斜位腕关节 X 线片能清楚显示豌豆骨的侧貌。腕管位片可确定钩骨钩骨折，但对不明确的病例有时需行 CT 检查以明确诊断。

再往近端，检查 FCU 肌腱。体格检查的典型表现是豌豆骨近端沿肌腱的压痛以及腕关节屈曲和旋前时疼痛[76]。

假如没有评估神经和血管结构的状态，腕部掌尺侧的体格检查是不完善的。血管检查包括检查手指远端的灌注情况。颜色改变、体温降低、组织欠饱满、毛细血管回流缓慢，甚至指间的溃疡或坏疽，都提示严重缺血。接下来应该确定尺动脉搏动存在。手持式多普勒检查是一种可靠的评估闭塞范围、灌注途径甚至血流质量的方法。Allen 试验可以确定桡动脉和尺动脉的通畅性以及连接它们的掌浅弓的状态。在这项试验中用手压迫患者的桡动脉和尺动脉，

让患者伸拳、握拳数次，使手部排空血。此时松开一侧动脉，正常情况下（掌浅弓完整）全手应在 3 秒内完全灌注。同样的动作再检测另一侧动脉，记录血流情况（图 67.12）。

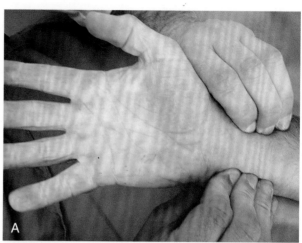

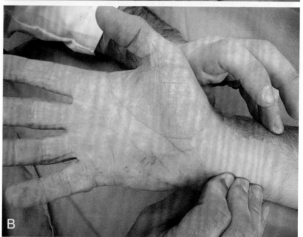

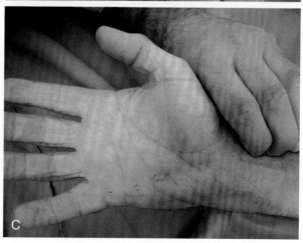

图 67.12　评估手部血供的 Allen 试验。（A）用手压迫桡动脉和尺动脉，嘱患者伸拳、握拳数次，使手部排空血。（B）松开一侧动脉，正常情况下（掌浅弓完整）全手应在 3 秒内完全灌注。（C）同样的动作再检查另一侧动脉，记录血流灌注结果

尺神经功能检查可通过测定小指两点间灵敏度来评估。应同时检查内在肌体积、张力和功能。Froment征评估拇内收肌的捏握力，由尺神经终末运动支支配。嘱患者用力捏住一张纸，检查者尝试把纸抽出。假如患者拇内收肌无力，拇长屈肌（FPL）将会代偿，指间关节将处于屈曲状态（图 67.13）。

腕部掌侧检查的最后步骤是对正中神经进行评估。病史包括在腕关节过度活动时出现桡侧手指麻木。腕管的体格检查已有充分的描述了。Durkan 按压试验，即按压腕管 30 秒，有研究称其是具有最高敏感性和特异性的激发试验[81]。应检查拇指和示指掌侧的两点辨别觉。检查大鱼际肌有无萎缩。患者拇指外展，检查者进行抗阻试验，检查拇短展肌的活动功能。

手部和手指

手部和手指在参加体育活动时尤其容易受伤，事实上也是骨折最常见的部位，占所有高中体育运动相关骨折的 32%[82]。指骨和掌骨骨折在体育运动中极为常见，指骨骨折占所有运动相关手部骨折的一半以上[83]。另外，某些韧带和肌腱损伤的发生频率非常高，以至于疾病的名字来源于此项运动，如"滑雪者

拇"或"拳击手关节"。

病史采集时应重点关注运动项目和受伤机制，以及急性或慢性的主诉。相对暴力的受伤机制，突然出现的疼痛，伴有肿胀、瘀斑和骨擦音，应高度怀疑骨折。手部外伤后，必须拍摄 X 线片以排除骨折或关节错位。注意成角和旋转畸形。强调对神经和血管状态的检查，评估相对应的皮肤状态。

远指间关节

指尖挤压伤在运动中极为常见，可导致远节指骨骨折和甲床损伤。远节指骨骨折是最常见的手部骨折。在骨骼发育不成熟的运动员中，有一种向背侧移位的特殊远节指骨骨折，称为 Seymour 骨折，骨折部位可伴有甲床嵌顿（图 67.14）。手指末端的轴向负荷可导致肌腱止点断裂，导致远指间关节（DIP）无法伸展，即所谓"锤状指"或"棒球指"[84]。这种损伤在棒球、橄榄球和篮球中特别常见，是运动员最常见的闭合性肌腱损伤[85]。在手指的另一侧，屈指深肌（FDP）止点撕脱见于暴力伸直原本用力屈曲的手指。常见于美式橄榄球或英式橄榄球比赛中抓住对手球衣时，因此

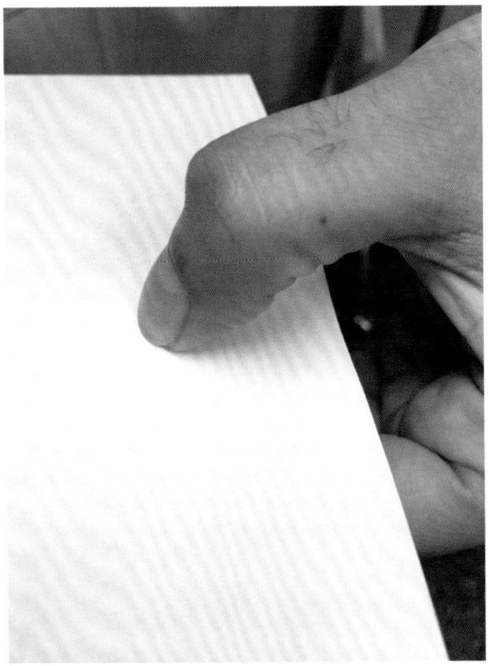

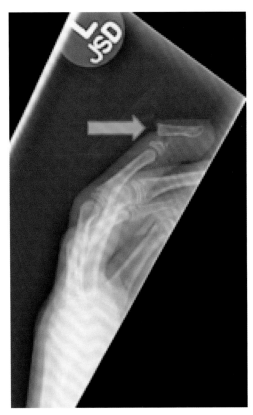

图 67.13　Froment 征。Froment 征评估尺神经终末运动支支配的拇内收肌的侧握力和功能。嘱患者用力捏住一张纸，检查者尝试把纸抽出。假如患者内收肌无力，FPL 将会代偿，指间关节将处于屈曲状态

图 67.14　X 线片显示经骺型远节指骨骨折的移位（蓝色箭头），称为 Seymour 骨折，在骨折处可合并相应的甲床嵌顿

通常被称为"球衣指"。尽管所有手指都有这种损伤的报道，但环指占这些病例的百分比超过了75%[85]。现已形成共识，及时修复指屈肌肌腱可以改善治疗效果，尤其是当指屈肌肌腱挛缩回掌内时[86,87]。

体格检查首先要观察肌腱张力检查时患指的休息体位。FDP撕脱时DIP关节异常，位于伸直位，尤其是腕关节被动背伸时。这种情况下，患者无法屈曲DIP关节，但能屈曲近端指间（PIP）关节，因为FDS通常不会同时受累。固定PIP和MCP关节活动，检查DIP关节主动屈曲，同时如此检查相邻手指。撕裂的FDP肌腱残端留在屈肌鞘内，阻碍患指FDS肌腱滑动，PIP关节屈曲可能因此减弱。

伸指时受到冲击可使肌腱止点断裂，因为伸肌装置止于远节指骨背侧骨骺部分。检查这些"锤状指"可见DIP关节处于屈曲位，不能主动完全伸直。通常DIP关节可以被动完全伸直，背侧有压痛。PIP关节可处于过伸位，或出现鹅颈畸形，尤其是在慢性锤状指或掌板松弛的患者。X线检查可区分骨性或单纯腱性损伤，并评估关节的匹配性。

近指间关节

接下来讲一下PIP关节。根据Rettig的观点，PIP关节是运动员手部损伤中最常见的结构[88]。这个高度限制性的铰链关节中可能会发生伸肌装置、侧副韧带和（或）掌板断裂。通常为部分损伤，被称为"戳伤指"，程度可以从轻微扭伤至开放骨折/脱位。一篇为期10年的国家橄榄球联盟数据库综述发现，PIP背侧脱位是最常见的手部损伤[89]。脱位时表现为严重对位不良，通常在"场上"由运动员或训练员手法牵引复位。闭合复位后，施以轻柔的成角应力对关节进行临床评估，明确是否为稳定、匹配的ROM。还应行X线检查以排除相关骨折并确认完全复位。应力位X线检查有助于发现细微的不稳定。

在PIP关节水平，背侧伸肌装置的止点为中央束。中央束撕裂会导致纽孔状畸形，及时识别这种损伤最为重要。

该关节处的伸肌装置损伤可类似于锤状指，但应力集中于中节指骨而不是远节指骨。这会导致中央束撕裂，即伸肌装置在中节指骨背侧基底的止点撕裂。急性期患者可伸直PIP关节，但随着时间的推移可出现伸直受限和纽孔状畸形[88]。这指的是PIP关节处于屈曲位并且DIP关节处于过伸位，以及由于侧副韧带掌侧半脱位而无法启动PIP关节屈曲。在急性期，

Elson试验有助于在尚未发生纽孔状畸形时诊断中央束撕裂。此试验中，让患者利用桌面边缘，使患指PIP关节屈曲90°。检查者通过反压中节指骨背侧阻挡PIP关节主动伸直。正常情况下，DIP关节处于柔软的被动屈曲的状态，但在急性中央束撕裂的情况下，应力传递到肌腱末端使DIP关节处于强直伸展位（图67.15）。

假性纽孔状畸形是指PIP关节孤立性屈曲挛缩，不伴DIP关节过伸。这种畸形继发于掌板扭伤或断裂后的瘢痕挛缩。发生于中节指骨基底掌板止点小的骨性撕脱，关节被错误地固定很长时间的情况下。检查者必须明确掌板压痛大于背侧中央束压痛，同时Elson试验阴性[90]。

掌指关节

在MCP关节，运动创伤后背侧疼痛很常见。原因包括侧副韧带损伤、矢状束断裂、背侧关节囊破裂以及骨折。这一区域的损伤通常与击打有关，被称为"拳击手骨折"（第五掌骨颈骨折）和"拳击手关节"。拳击手关节通常是指MP关节背侧关节囊破裂，也有一些学者认为是指闭合性矢状束断裂[73]。此关

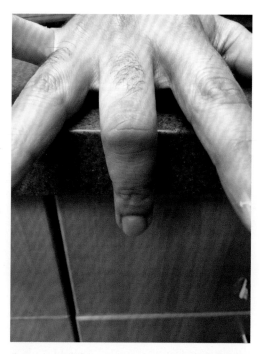

图67.15　Elson试验。此试验中，让患者利用桌面边缘，使患指近指间关节（PIP）屈曲90°。然后检查者通过按压中节指骨背侧阻挡PIP关节主动伸直。正常情况下，DIP关节处于柔软的被动屈曲状态，但在急性中央束撕裂的情况下，应力传递到肌腱末端使PIP关节处于强直伸展位

节掌侧疼痛可由掌板损伤、籽骨骨折或普通扳机指引起。

伸肌总腱在背侧MCP关节囊表面滑行。由邻近指矢状束平衡维持在此部位。关节囊韧带装置被称为"背侧腱帽"。此复合体损伤常发生于此部位的反复钝性损伤，有时也被称为拳击手关节。背侧MCP关节囊破裂或伸肌装置部分损伤可仅表现为肿胀和疼痛，但矢状束完全断裂可导致掌骨头上的伸肌总腱冠状面半脱位[91]。在后一种情况下，运动员表现为MCP关节不能从屈曲位开始至完全伸直，但一旦检查者将患指置于完全伸直位，伸肌装置再次中置后，可保持主动伸直位。矢状束损伤也被称为"跳蚤传球"损伤，揭示了一种可能的受伤机制：屈曲的MCP关节遇到阻抗突然伸直。

拇指尺侧副韧带

尽管所有手指都会因运动创伤出现侧副韧带损伤，但由于拇指的侧副韧带在运动员稳定握拍中的重要作用，有必要对其进行进一步讨论。尽管这种急性损伤得名于高山滑雪（"滑雪者拇"），尺侧副韧带（UCL）损伤非常常见，见于球拍类运动、球类运动、曲棍球运动等。急性拇指UCL损伤患者会出现疼痛、肿胀以及拇指MCP关节处瘀伤，并使患侧拇指外翻。UCL压痛，并可触及肿块，被称为Stener损伤，表示远端撕脱后撕裂的UCL位于内收肌腱膜表面，需要手术复位（图67.16）。在对关节施加应力之前，应拍摄X线片以排除近节指骨或掌骨骨折。假如X线片无阳性发现，应于伸直位和30°屈曲位应力检查MCP关节（两种体位分别评估副侧副韧带和固有侧副韧带）。角度大于30°或与对侧相比开口大于15°提示韧带撕裂。假如疼痛难忍以至于无法完成可靠的查体，局部麻醉手指阻滞可使患者在应力试验时处于舒适的状态。桡侧副韧带损伤虽然不像UCL损伤那么常见，但评估方法类似；当伴有背侧MCP关节囊损伤时，可显示为近节指骨相对于掌骨头出现掌侧半脱位。

屈肌滑车损伤

最后一种不常见但重要的运动性手部损伤是屈肌滑车断裂[92]。指屈肌肌腱由环形滑车和交叉滑车系统所稳定，A2和A4滑车分别覆盖在近节指骨和中节指骨上。这两个滑车是防止指屈肌肌腱弓弦样改变的最重要滑车。手指持续的抗阻屈指可导致急性滑车断裂。最常见于攀岩运动员屈曲位抓持。单纯A4断裂亦有报道见于职业棒球投手[93]。我们在日常进行手指引体向上的运动员身上也可看到。当出现受累滑车直接压痛，尤其是合并触诊指屈肌肌腱时弓弦样改变从而导致活动受限时，应对这一类少见疾病提高认识。

█ 总结

手部和腕部损伤在运动员中非常常见。最重要的是要对手部和腕部的解剖结构以及这类结构的体格检查有充分的了解。以解剖象限为指导，系统地完成检查，将有助于临床医生有效地进行检查，并解释影响运动员手部和腕部的许多可能情况。

选读文献

文献：*Hand Clin*. 2017 Feb; 33(1): 1-228.
证据等级：V
总结：*Hand Clinic* 2017年2月刊致力于优化运动员上肢损伤的治疗。本期杂志关注整个上肢，重点关注运动员手部和腕部的治疗和重返运动。

文献：Goldfarb CA, Puri SK, Carlson MG. Diagnosis, treatment and return to play for four common sports injuries of the hand and wrist. *J Am Acad Orthop Surg*. 2016; 24: 853-862.
证据等级：V
总结：一篇关于屈指深肌撕脱、屈肌滑车断裂、尺侧腕伸肌脱位和拇指尺侧副韧带损伤诊断和治疗的综述文章。

文献：*Sports Med Arthrosc Rev*. 2014 Mar; 22(1): 1-70.
证据等级：V

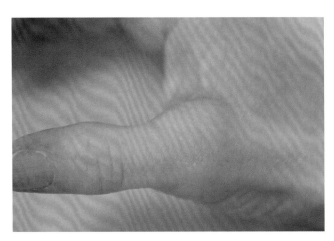

图67.16 Stener损伤。该损伤表现为远端撕脱后撕裂的尺侧副韧带位于内收肌腱膜表面，需要手术复位

总结：《运动医学与关节镜评论》2014 年 3 月刊致力于运动医学中手部和腕部损伤的诊断和治疗。一些综述文章描述了在运动员中许多常见疾病的治疗。

文献：*Hand Clin.* 2012 Aug; 28(3): 253-452.
证据等级：V
总结：*Hand Clinic* 杂志 2012 年 8 月刊专门报道了优秀运动员的手部和腕部损伤。该杂志关注运动员各种运动特有的手部和腕部损伤的治疗。这期杂志是由一组经过挑选的手外科医生撰写的，他们都是专业运动队的顾问。

文献：Kleinman WB. Stability of the distal radioulna joint: biomechanics, pathophysiology, physical diagnosis, and restoration of function what we have learned in 25 years. *J Hand Surg.* 2007; 32(7): 1086-1106.
证据等级：V
总结：Kleinman 博士讨论了 DRUJ 的解剖学、病理生理学和损伤后的治疗。可能是关于这个复杂主题的最好文章。

（ Patrick G. Marinello, R. Glenn Gaston, Eliott
P. Robinson, Gary M. Lourie 著
孟庆阳 译 刘 畅 校）

参考文献

扫描书末二维码获取。

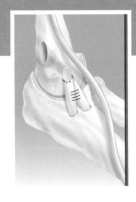

第68章

腕和手的影像学

运动员手和腕关节损伤的影像学评估应从常规 X 线片开始。X 线片对于发现骨损伤或由于韧带断裂所致骨结构排列不齐非常有用。标准的腕关节 X 线片包括前后位（PA）、侧位和斜位片（图 68.1）。

标准的前后位 X 线片拍摄时肩部外展，肘关节屈曲 90°，前臂处于中立位（见图 68.1A）。评估首先检查远端桡骨和尺骨。骨骼成熟患者的任何皮质断裂都提示骨折。检查的标准参数包括桡侧掌倾角、桡骨高度和尺骨变异。桡侧掌倾角是指桡骨远端关节面与桡骨长轴的角度，通常为 23°（16°～30°）[1]。桡骨高度是指垂直于桡骨干的两条平行线之间的距离，一条横穿桡骨茎突顶端，另一条横穿尺骨远端表面。桡骨高度平均为 11 mm（10～13 mm）[1]。这些指标偏差提示有潜在异常。

尺骨变异是尺骨远端和桡骨关节面的相对高度差。腕关节尺骨中性变异时，尺骨远端和桡骨远端关节面在交接处形成一条连线。尺骨头远端超出邻近桡骨远端关节面称为正向变异，相反，尺骨头远端在桡骨远端关节面近端以内，称为负向变异。前臂旋前或旋后会改变尺骨变异。因此，为获取准确图像，必须将前臂置于中立位，并与对侧腕关节比较。注意下桡尺关节（DRUJ）间的关系很重要。DRUJ 处桡骨和尺骨分离可能是病理性的。腕骨沿近排腕骨近端关节缘、近排腕骨远端关节缘、远排腕骨的近端关节缘形成三个相邻、平滑、平行的弧面。这些"Gilula 线"的任何破坏都意味着腕骨排列的破坏[2]。最后，应

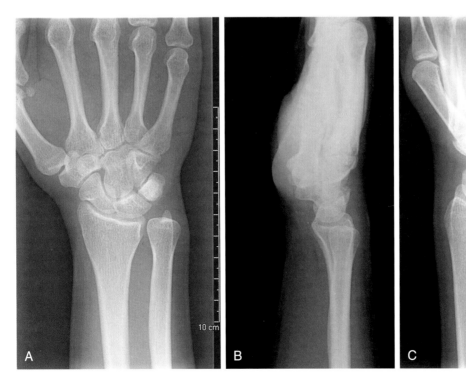

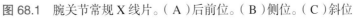

图 68.1　腕关节常规 X 线片。（A）后前位。（B）侧位。（C）斜位

分别仔细检查每个腕骨间关节和腕掌关节间距是否一致。

在腕中立位标准侧位 X 线片（图 68.1B）上，桡骨、月骨、头状骨和第三掌骨的长轴应在一条线上。在恰当照射的腕侧位 X 线片上，豌豆骨掌侧缘位于舟骨远端和头状骨头掌侧面之间，豌豆骨恰好被头状骨掌侧皮质平分为二。舟月角是舟骨长轴平行线与月骨长轴平行线之间的夹角。正常舟月角是 45°（范围为 30°~60°）[3]。掌倾角是桡骨远端关节面相对于桡骨长轴垂线的夹角，正常为 0°~20°，平均 12°[1]。出现任何程度的背倾都是异常的。

评估手的 X 线片标准系列还包括前后位（PA）、侧位和斜位 X 线片。当损伤或疾病单纯发生于拇指或其他手指时，最好单独行手指 X 线片。获取恰当的手侧位片，需手指依次展开，以显示指骨和指间关节。手损伤通常不明显，为评估掌指（MCP）和腕掌关节，常需要额外行旋转位 X 线片。

腕或手休息时出现疼痛或有"肿物"的任何患者，应首先用常规 X 线片进行评估。少数情况下，X 线片可作为 Kienböck 病或 Madelung 畸形等疾病的诊断依据。不典型的影像学表现，如钙化性软组织肿块或溶骨性病变，常提示需要上肢或骨科肿瘤专家进一步评估。

许多腕和手损伤是骨和软组织结构的复合损伤，当常规 X 线片不能显示或无法提供完整信息时，可以根据病史和体格检查来选择额外的检查，检查包括计算机断层扫描（CT）、磁共振成像（MRI）、磁共振关节造影、实时透视或骨扫描[4]。较新的组合模式，如正电子发射断层扫描（PET）与 CT 或 MRI 相结合，

极少数情况下会采用。相关损伤及其经典影像学检查结果在本章重点介绍，以帮助骨科医生或运动医学专家正确诊断。

腕关节损伤
桡骨远端骨折

腕关节标准 X 线片是必需的，通常情况下足以辨别关节外和简单的关节内骨折。在牵引下获取相同的标准 X 线片，利用韧带的趋向性，可以更好地对齐骨折片，解压压缩和（或）粉碎部位。尽管不同患者中，对于桡骨远端骨折复位后的"正常"X 线参数尚有一些争论，美国骨科医师协会在已发表的临床实践指南中提供了建议。对于桡骨短缩超过 3 mm，背倾角超过 10°，关节内错位超过 2 mm 者，建议行手术固定[5]。CT 扫描可以更好地显示复杂的关节内骨折类型，特别是当拟行手术但不确定内固定的最佳方式时。Katz 等[6] 研究表明，CT 在处理复杂桡骨远端骨折时可以增加观察者间信度。尽管 MRI 有助于评估桡骨远端骨折相关韧带损伤，或骨折嵌塞导致尺骨撞击症状，但在桡骨远端骨折的治疗中很少需要。

腕骨骨折
舟骨骨折

除了腕标准 X 线片外，还需要特殊 X 线片来识别舟骨骨折。拍摄"舟骨位"X 线片时，腕轻度背伸并最大程度尺偏；45° 半旋前位 X 线片是观察舟骨轮廓的最好方法（图 68.2）。当这些初始 X 线片未显示骨折，且临床上高度怀疑有隐匿性骨折时，MRI 是诊断 X 线片"隐匿性"舟骨骨折的金标准[7, 8]，其敏感

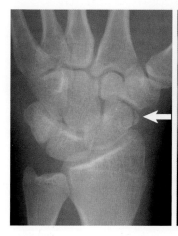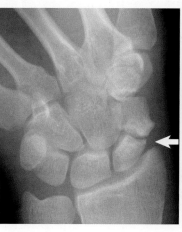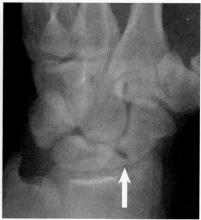

图 68.2　舟骨骨折（箭头）。从左至右，X 线片示舟骨远端粗隆骨折、腰部骨折和近极骨折。骨折位置影响愈合和治疗选择

性和特异性接近 100%。附加或延迟 X 线片很少提供有用信息，即便在有经验的临床医生和放射科医生之间，观察者间信度差，预测值低[9]。Yin 等最近对 30 项研究进行荟萃分析表明，CT 可能是有用的，但其敏感性和特异性低于 MRI，与 X 线片和其他方法相比，CT 的敏感性更低[8]。对运动员来说，早期发现骨折至关重要，因为治疗决定往往取决于他们能多快恢复运动，也取决于不必要治疗或延迟治疗相关的节省费用，特别是在考虑非住院费用的情况下[7, 10]。多项研究表明，MRI 是早期发现隐匿性舟骨骨折的最佳方法，美国放射学会推荐 MRI 为首选[4, 7, 8, 11, 12]。当 X 线片阴性（图 68.3A 和 B）且存在骨折时，T_1 加权像显示骨折为一条明显的低信号线，周围环绕高信号的骨髓脂肪（图 68.3C）。T_2 脂肪抑制加权像显示骨折线

周围高信号骨髓水肿（图 68.3D）。MRI 也有助于区分真正骨折和不完全骨折或挫伤，后者可表现为水肿，但没有不连续的低信号线。遵守本标准将有助于区分真正骨折与挫伤或可自愈的骨小梁骨折。如果初始 X 线片可见舟骨骨折，应进一步行 CT 评估，以确定粉碎和移位的程度，这在平片上很难确定。

大多角骨骨折

在常规腕部 X 线片上很容易看到大多角骨体部的移位骨折；然而大多角骨骨嵴的更细微骨折常被忽略[13]。特定拇指 X 线片，包括专用前后位、侧位片和 Roberts 位片，能更好地发现这些损伤并确定移位情况[14]。Roberts 位片实质上是第一 MCP 关节的标准正位片，将手极度旋前，拇指背靠在放射线盒上。腕

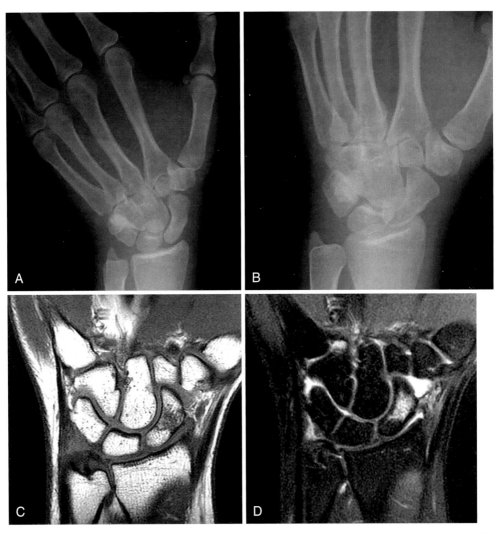

图 68.3 隐匿性舟骨骨折。前后位（A）和尺偏位（B）X 线片显示正常，未见明显骨折线。（B）由于临床怀疑，行磁共振成像扫描，显示舟骨腰部骨折。注意 T_1 像上的低信号线（C）和 T_2 抑脂像上骨折线周围的骨髓水肿和液体（D）

管位 X 线片也可帮助确定大多角骨骨嵴骨折[15]。为了获取更多的骨质信息或进行手术安排，最好行 CT 扫描（图 68.4）。

头状骨骨折

头状骨移位骨折通常导致头状骨近端骨折块翻转，在常规 X 线片很容易发现。附加 X 线片有助于观察骨折情况，包括半旋前 45° 斜位片和握拳前后位片。常规 X 线片很难发现无移位头状骨骨折。如果常规 X 线片阴性但临床怀疑此部位损伤，则需行 CT 和 MRI 等其他检查[16, 17]。这些损伤作为月骨周围脱位的一部分比单独发生更常见。如果根据 X 线片或 CT 怀疑有缺血性坏死（AVN），首选 MRI 检查。

钩骨骨折

常规 X 线检查通常不足以发现钩骨骨折[18]。腕管位或半旋后斜位 X 线片可更容易显示钩骨侧面及其掌侧弓形凸钩[19, 20]。对于初始 X 线片阴性但临床医生高度怀疑钩骨损伤的病例，可选 CT 检查[19-21]。慢性钩骨不连的病例，MRI 可显示腕管内屈肌肌腱损伤或尺神经通过 Guyon 管时受到的外在压迫。

月骨周围脱位

对于机敏的观察者，标准腕关节 X 线片足以识别月骨周围脱位。然而，单从前后位片上可能看起来正常，初次报告时有高达 25% 的损伤漏诊[22]。侧位片上，头状骨可能移位到月骨背侧，也可能留在桡

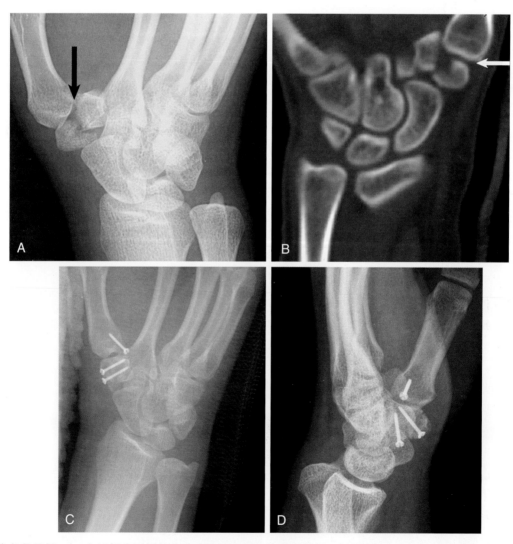

图 68.4　大多角骨骨折。（A）近侧和远侧关节内受累的大多角骨垂直骨折。（B）拟行手术治疗时 CT 可帮助确定主要骨折碎片。斜位片（C）和侧位片（D）示切开复位和骨折内固定后腕关节 X 线片已恢复关节匹配。此外拇指掌骨基底部骨折也得到了固定

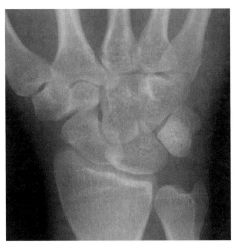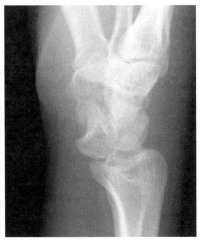

图 68.5　月骨周围脱位的前后位（左）和侧位（右）X 线片。注意仅在前后位片上评估脱位是困难的。侧位片上月骨完全脱位

骨远端的月骨窝中（Mayfield 分型 Ⅲ 型）或掌侧移位（Mayfield 分型 Ⅳ 型，图 68.5）[22]。由于难以达到稳定的闭合复位，而且急性腕管综合征的发病率很高，急诊情况下通常无法做更多的影像学检查研究 [23]。这些创伤无一例外最后都需要手术治疗。

尺骨撞击综合征

尺骨撞击综合征是月骨和（或）三角骨与尺骨远端突出的关节面的慢性撞击。尺骨正向变异常见，同时伴有软骨下骨硬化和（或）尺骨远端和腕骨近端囊肿形成。MRI 评估尺骨撞击综合征的特点是合并退行性中央型三角纤维软骨复合体（TFCC）穿孔、关节软骨变薄、月三角韧带可能撕裂、腕骨和尺骨远端受累区域的局灶性信号改变 [25]。尺骨和腕骨处的软骨下囊肿常见。T$_2$ 加权像月骨内信号增强为局限性而非弥漫性，这有助于与 Kienböck 病相鉴别。

Kienböck 病

Kienböck 病是一种特发性月骨坏死，常伴有尺骨负向变异。疾病进展以影像学表现和进行性疼痛和功能障碍为特征。疾病早期，常规 X 线片是正常的，但 T$_1$ 加权 MRI 序列显示整个月骨弥漫性低信号。T$_2$ 加权 MRI 序列与预后相关，信号强度增加与月骨血管化程度成正比。在第二阶段，硬化在常规 X 线片上变得明显，但有时与反应性水肿而不是真性坏死相关骨质密度增加相混淆，这就使 MRI 在这个阶段成为一个更好的选择 [26]。到了第三阶段，月骨裂解成碎片并塌陷，随后出现腕骨排列不齐。在第四阶段，出现明显

泛腕关节炎 [27]。早期 MRI 诊断至关重要，因为早期外科干预，如带血管蒂骨移植，可延缓疾病进展，预防月骨塌陷进展为关节炎，提高患者生活质量。虽然动态对比增强 MRI 更多地应用于舟骨，一些医疗中心用它来显示月骨血管是否存留，但结果并不一致，可能与应用的技术和分析不一致有关 [28-30]。最近一项对疑似 Kienböck 病的前瞻性研究显示，常规 MRI 和薄层 CT 提供的临床信息诊断准确率最高，而 3T MRI 和增强扫描均无额外的价值 [30]。创伤在月骨 AVN 演变中的作用尚有争议。月骨垂直骨折常见于较晚期的病例中，但目前尚不清楚这是否是月骨坏死发展过程中的后遗症或诱发事件。

腕骨固有韧带损伤

舟月韧带和月三角韧带是腕关节最重要的固有韧带，也是最易损伤的韧带。对于舟月骨分离，标准前后位片上值得注意的发现包括舟骨短缩、舟月骨间距增宽（通常为 2～3 mm）[31]、月骨伸展位呈三角形。前后位片可显示 "皮质环征"，即异常屈曲的舟骨，其远极和腰部重叠 [3]。月三角韧带断裂可能会在月骨或三角骨近端关节面处产生 Gilula 弧偏移或月三角间隔增宽，但这些征象比与舟月间距相关的病变更少见。在腕部侧位 X 光片上，舟月夹角超过 60° 表明背侧镶嵌不稳定（DISI）和舟月分离（图 68.6）[3]。反过来，舟月夹角小于 30° 提示掌侧镶嵌不稳定（VISI）和月三角韧带撕裂可能 [3]。腕中立位，在矢状面，月骨的相对位置提示不稳定类型（图 68.7）。怀疑舟月分离的特殊 X 线片还包括半旋前 45° 斜位片、握拳前后位

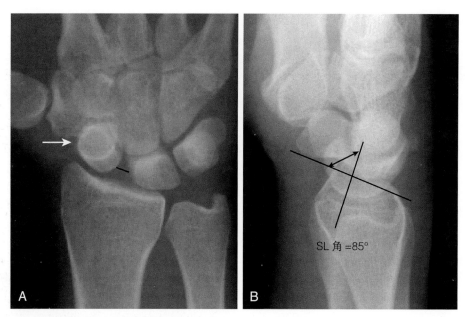

图 68.6　舟月（SL）韧带损伤。（A）SL 韧带损伤的前后位 X 线片。注意舟骨短缩，皮质环征（箭头），以及 SL 间距增宽（黑线）。（B）SL 韧带断裂的腕关节侧位 X 线片。注意月骨背屈姿势和 SL 角增大

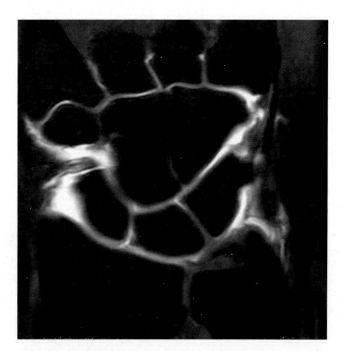

图 68.7　磁共振关节造影的冠状位 T_1 抑脂加权像显示，桡腕关节注射造影剂后，舟月韧带完全撕裂后白色对比剂与腕中关节相连通

是一种辅助检查，可以显示在某些腕关节位置或施加压力时腕关节的不同步运动。与腕关节镜相比，X 线造影检测舟月韧带撕裂的特异性和敏感性分别为 95% 和 86%[32]。

诊断腕固有韧带断裂，MRI 通常比应力位 X 线和腕关节造影更有优势[33]。Hobby 等[34]对用 0.5T 和 1.5T MRI 检测固有韧带撕裂的研究进行了荟萃分析。对 159 例患者进行的 6 项舟月韧带撕裂检测研究表明，与关节镜检查相比，MRI 检查的敏感性、特异性和准确性分别为 70%、90% 和 85%[34]。与此类似，对 142 例患者进行的 6 项月三角韧带撕裂检测研究显示，与关节镜检查相比，MRI 检查的敏感性、特异性和准确性分别为 56%、91% 和 82%[34]。3.0 T MRI 的应用，将诊断舟月韧带和月三角韧带撕裂的敏感性分别提高到 89% 和 82%[35]。Anderson 等[36]的研究表明，与 1.5 T MRI 相比，3.0 T MRI 对舟月韧带撕裂的敏感性有提高的趋势。但差异无统计学意义。

除检测完全性撕裂外，MRI 还能发现累及舟月韧带掌侧或背侧的部分撕裂，并能显示微小的腱鞘囊肿，从而有助于诊断。如果诊断仍不明确，可行磁共振关节造影，以提高敏感性和特异性[37,38]。通常行单一间室直接钆关节造影，但在注射时，常规关节造影能更好地显示间室间的连通。其可以显示细微的连通[37]，与无增强 MRI 相比，敏感性和特异性均有提高。重要的是要认识到，对于腕关节造影，

片、腕舟骨为中心的尺偏位 PA 片。尺偏使舟月韧带受力，加重舟月间距增宽。双腕都需要进行检查，因为韧带松弛是常见的，与无症状一侧对比且结合临床表现至关重要。只有在生理负荷条件下才能引起腕关节运动异常，而静态 X 线片可能漏诊病变。动态透视

13%～47% 的无症状患者在关节造影时有桡腕间室与其他间室之间的连通[35]。

肌腱损伤

除钙化性肌腱炎外，对于肌腱病变常规 X 线片通常无阳性发现。过度使用导致的肌腱病在运动员中很常见。反复肌腱刺激可导致手和腕中屈肌肌腱或伸肌肌腱的无菌性腱鞘炎，T$_2$ 加权 MRI 显示腱鞘内充满高信号液体[25]。例如，桡骨茎突狭窄性腱鞘炎是一种过度使用第一背侧伸肌间室的肌腱病，常见于高尔夫球运动员和球拍运动员（图 68.8）[39]。除了前面描述的腱鞘扩张外，Jackson 等还发现，对需要手术松解的腕关节轴位 MRI 研究，有隔膜分隔第一伸肌间室（拇长展肌和拇短伸肌）的发生率为 70%[26]。交叉综合征是第二伸肌间室和第一伸肌间室于前臂远端交叉处的肌腱病[40]。交叉处距离桡腕关节近端约 4～8 cm，比常规腕 MRI 拍摄的位置更靠近近端。为获得合适的 MRI，科室间沟通这一临床考虑很重要。MRI 对诊断桡骨茎突腱鞘炎或交叉综合征并非必要。肌腱病是一种慢性变性过程，没有腱鞘炎的炎症成分。肌腱病可引起梭形局灶性肌腱增厚，在 MRI 上可清晰显示。晚期变性和（或）部分撕裂的典型表现是在 T$_1$ 加权像上可出现内部信号增强，T$_2$ 像上高信号[40]。

尺侧腕伸肌肌腱（ECU）的慢性、反复应力损伤常见于网球和其他类型的球拍运动中。包括慢性肌腱病、部分撕裂、尺侧 TFCC 处 ECU 鞘下止点撕裂相关的尺神经沟处半脱位甚至完全脱位。MRI 可以显示肌腱的状态，但旋前位和旋后位的 ECU 动态成像可使用超声（US），并与实时症状相关联[41]。

创伤性肌腱断裂在 MRI 上表现为肌腱连续性中断，肌腱断端分离，撕裂缘有积液（图 68.9）。间隙距离可能用于指导一期修复还是移植重建。屈肌肌腱损伤通常按损伤的解剖部位分类。"球衣指"是位于 1 区的远端撕脱，指深屈肌腱从其远节指骨止点撕脱[42]。除非撕裂处有小的骨性撕脱，常规 X 线片对

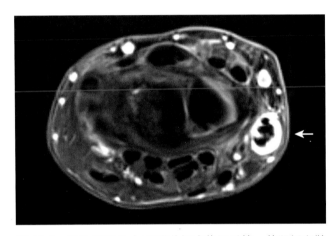

图 68.9　轴位抑脂 T$_2$ 加权磁共振成像显示第一伸肌间室鞘内充满高信号液体，拇长展肌和拇短伸肌腱增厚（箭头），与桡骨茎突腱鞘炎相符

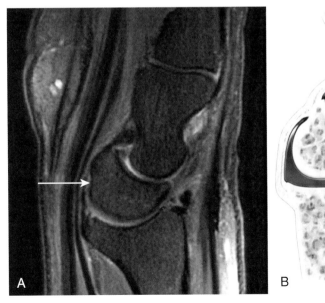

图 68.8　背侧镶嵌不稳定。（A）舟月骨分离患者的矢状位 MRI 上可见月骨背侧镶嵌不稳定（DISI）。（B）DISI 机制示意图

确定回缩程度没有帮助。MRI 可用于评估肌腱断裂和回缩，但必须注意向近端扩大成像，直至可以看到撕裂和回缩的肌腱，在屈肌肌腱损伤的情况下，断端通常在手掌内。超声检查越来越多地用于手和腕肌腱损伤，或作为 MRI 的辅助。肌肉骨骼超声专业性的提高，改善了可信度和一致性，但这种检查依赖于操作者的经验，因此仍然具有挑战性。

诊断远端伸肌肌腱损伤，如锤状指或钮孔状指时，很少需要辅助影像。然而，MRI 有助于发现MCP 关节的伸肌和侧副韧带损伤。握拳位 MRI 可更好地评估侧副韧带损伤，作为常规检查的辅助手段。MCP 关节矢状束和（或）背侧关节囊的创伤性损伤，也称为"拳击手关节"，表现为疼痛性肿胀、伸肌肌腱半脱位，偶有关节不稳 [25]。在轴位 MRI 上，矢状束损伤表现为中央腱到掌板周围分布的细小、低信号强度、线性结构的中断 [43]。关节囊深部破裂，可伴有明显关节滑液外渗。超声可作为侧副韧带、矢状束和伸肌腱帽的影像学检查。评估肌腱时，注意"魔角"（magic angle）现象很重要。这种现象影响所有胶原含量高的结构，如肌腱和韧带。在图像采集过程中，由于磁场的定向作用，腕指屈肌腱和伸指肌腱会出现内部信号无症状性或假性改变。在相对于静态磁场大约55° 的位置，成像序列可显示人为增加的腱内信号强度，在重 T_2 加权序列上消失 [27]。最常受累的肌腱为 ECU、桡侧腕长伸肌腱、拇长伸肌腱、桡侧腕屈肌和尺侧腕屈肌腱。

如果 MRI 上腱内信号增加持续不确定，可行技术调整，特别是增加回波时间（TE）。

三角纤维软骨复合体损伤（TFCC 损伤）

常规 X 线片通常不能显示 TFCC 损伤，尽管TFCC 损伤可能与桡骨骨折和 DRUJ 不稳定有关 [44]。MRI 可用于评估 TFCC 的主要组成部分——纤维软骨关节盘、背侧和掌侧桡尺韧带、尺月韧带、尺三角韧带和 ECU 腱鞘深层 [24, 27, 33]。MRI 对 TFCC 结构的成像具有较高的敏感性和特异性 [35, 36, 45]。TFCC 改变传统上分为退变性或创伤性，但很少能诊断出 TFCC 急性损伤（图 68.10）。与临床更相关的评估方法是评估损伤在桡侧或中央撕裂，还是尺侧附着点损伤，这通常与关节不稳定有关。尺腕关节疼痛是一个具有挑战性的临床问题，TFCC 尺侧附着点尤其是尺三角和尺骨隐窝附着点的 MR 成像，需要密切注意细节。评估技术具有挑战性，需要专用腕关节线圈在三个平面成像和高场技术进行优化。一些研究表明，与 1.5T MRI 相比，3.0 T MRI 的灵敏度更高 [35, 36]，总体而言，与低强度场成像相比，3T MRI 更适合于腕关节成像。旋前轴位 MRI 图像上显示 DRUJ 背侧移位，与临床表现如"尺骨隐窝征"相对应，可提高对伴有不稳定的尺三角韧带和尺骨隐窝撕裂的诊断 [46, 47]。也可在阻抗下旋前诱发 DRUJ 不稳时行 CT 检查 [48]。关节盘桡

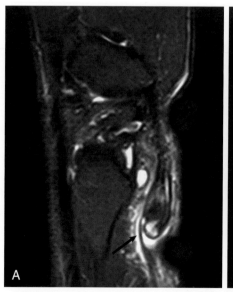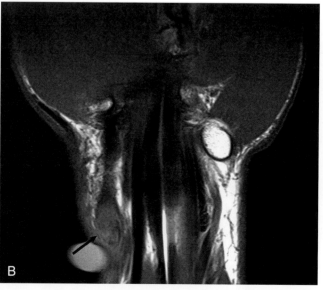

图 68.10 （A）腕关节矢状位 T_2 加权磁共振成像显示桡侧腕屈肌腱完全断裂，撕裂边缘增厚，充满异常信号（箭头）。肌腱近端被牵拉至视野之外。（B）同一患者的腕关节冠状位 T_1 加权磁共振成像显示桡侧腕屈肌腱完全断裂，撕裂边缘增厚，充满异常信号（箭头）

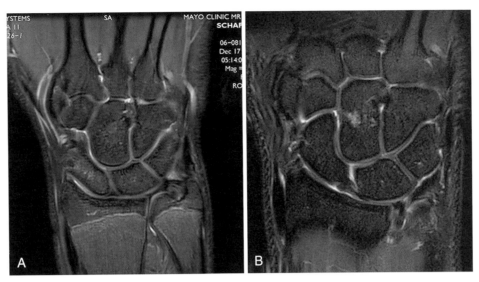

图 68.11 两个不同患者的腕关节抑脂 T$_2$ 加权冠状位图像显示正常的三角纤维软骨复合体（A）和中央盘及桡侧附着点的牵拉撕裂（B）

侧撕裂和中央穿孔常见，在常规 MRI 上一般都能很好地观察到（图 68.11A 和 B）。

现有的诊断工具中，腕关节镜仍然是金标准，成像检查均与它比较准确性[27, 33]。一项对 410 例患者行 0.5 ~ 1.5 T MRI 检测 TFCC 撕裂的荟萃分析显示，与关节镜检查相比，其敏感性、特异性和准确性分别为 83%、80% 和 81%[34]。更新、更有效的 3.0 T MRI 提高了 TFCC 撕裂的检测，灵敏度和特异性分别接近 86% 和 100%[35]。腕关节磁共振三腔造影术通常不用于 TFCC 撕裂，因为 7% ~ 35% 的人群中存在微穿孔，有大量假阳性结果[35]。

手外伤

滑车损伤

滑车损伤通常发生在攀岩者身上。手指正常屈曲需要滑车系统完整[40]。MRI 横断面上直接显示滑车断裂，或矢状面上未见滑车，可得出诊断[40]。滑车断裂导致指骨和屈肌腱之间的距离增加，称为"弓弦征"。超声可直接显示滑车结构，但不像 MRI 和 CT 那样可以显示骨与肌腱的相对关系。任何屈肌腱距离骨超过 1 mm 为病理性改变。与骨距离增宽 1 ~ 4 mm 与 A2 滑车完全断裂有关。A2 和 A3 滑车合并断裂时距离可增加到 7 mm。临床高度疑诊时，获取受累手指最大屈曲位的图像可增强这些发现[40]。

拇指尺侧副韧带损伤

拇指尺侧副韧带（UCL），主要功能是限制 MCP

关节过度外展，滑雪者更易损伤。急性拇指 UCL 损伤的诊断主要依据病史和体格检查[49]。当怀疑 UCL 损伤时，应在应力位 X 线片之前行常规 X 线片，以防止相应撕脱骨折的潜在移位[37]。一旦排除骨折，拇指外展应力位片有助于比较关节稳定性的侧方差异，有助于手术决策[50]。应力试验不确定时，可行 MRI 区分部分和完全韧带损伤，特别是在对最初非手术治疗没有效果的情况下（图 68.12A ~ C）[51]。远端撕裂的 UCL 移位到拇内收肌腱膜浅层称为 Stener 病变[27]。MRI 可发现冠状面上与侧副韧带平面平行的 Stener 病变。超声也有实用性，尤其是急性损伤时，动态运动和应力位成像可以显示撕裂肌腱的游离边缘。发现 Stener 损伤很重要，因为大多数这种 UCL 完全撕裂的运动员需要手术治疗[33]。

掌骨骨折

常规 X 线片很容易观察到掌骨骨折。如果在常规 X 线片上观察到皮质细微中断，可行 30° 旋前侧位片或 30° 旋后侧位片，分别显示示指、中指、环指和小指掌骨。如果怀疑掌骨头骨折，手旋后置于放射线盒上、MCP 关节屈曲 40° 的 Brewerton 位片有助于诊断[52]。为排除隐匿性关节内损伤有必要行 CT 检查。因相邻掌骨之间有坚固的骨间韧带，邻近掌骨骨折并不少见。

拇指腕掌关节骨折需要特别注意。拇指相对于其他手指呈相反方向，需要特殊成像以便更好地观察。Robert 位片提供了标准的拇指前后位投影。腕掌关节

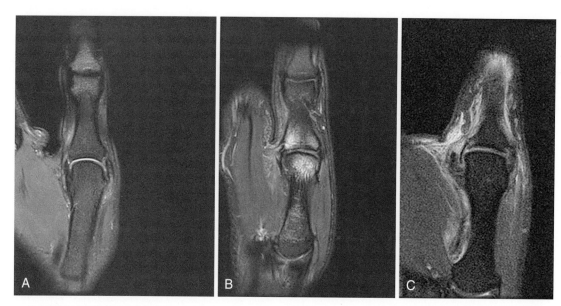

图 68.12　3 个不同患者的拇指抑脂冠状位 T$_2$ 加权 3T 磁共振图像显示：（A）尺侧副韧带部分撕裂；（B）尺侧副韧带完全撕裂，拇内收肌肌腱的断端正好在腱膜上；（C）尺侧副韧带完全撕裂，肌腱完全位于腱膜浅层，代表 Stener 病变

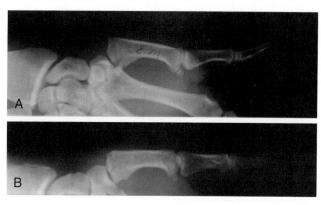

图 68.13　拇指基底部的标准侧位 X 线片显示拇指腕掌关节 Bennett 骨折半脱位复位前（A）和复位后（B）

标准侧位片摄片时前臂平放在桌子上，手旋前 20°，拇指平放在放射线盒上，从远向近与垂线呈 10° 投照拍摄。这些图像可评估掌骨移位，测量关节内骨折碎片的数量、大小和位置。拇指关节内基底部骨折可分为部分型[53]和完全型[54]。Bennett 骨折在拇指掌骨的尺侧基底部产生关节内斜形掌唇撕脱骨折块（图 68.13）[53]。相反，Rolando 骨折关节内侵犯更复杂，为潜在粉碎性。区分骨折类型对治疗和预后有重要意义。

总结

　　对手和腕部病变的充分理解和对常见影像学检查结果的熟悉确保患病运动员及时诊断、恰当治疗和快速重返运动。

致谢

　　感谢 Ashvin K.Dewan 博士、Avneesh Chhabra 博士和 Lance M.Brunton 博士在本书第 4 版中关于这一主题的精彩文章。

选读文献

文献：Potter HG, Asnis-Ernberg L, Weiland AJ, et al. The utility of high-resolution magnetic resonance imaging in the evaluation of the triangular fibrocartilage complex of the wrist. *J Bone Joint Surg Am.* 1997; 79(11): 1675-1684.
证据级别：Ⅱ
总结：本文对 77 例因腕关节疼痛接受关节镜检查的患者进行了腕部高分辨率磁共振成像的前瞻性评价，以关节镜检查为金标准对敏感性、特异性和准确性进行了比较。

文献：Pliefke J, Stengel D, Rademacher G, et al. Diagnostic accuracy of plain radiographs and cineradiography in diagnosing traumatic scapholunate dissociation. *Skeletal Radiol.* 2008; 37(2): 139-145.
证据级别：Ⅲ
总结：在这项回顾性研究中，102 例腕关节过伸性损伤患者，通过磁共振成像和关节镜检查评估了诊断舟月骨韧带撕裂的准确性。

文献：Karl JW, Swart E, Strauch RJ. Diagnosis of occult scaphoid fractures:a cost-effectiveness analysis. *J Bone Joint Surg Am.*2015; 97(22): 1860-1868.
证据级别：Ⅳ
总结：这是一项非常高质量的研究，使用正式的成本-

效益测量模型评估临床场景：患者临床怀疑舟骨骨折但X线片阴性。成本最重要的决定因素（包括总体处理事件和对质量调整生存年数的影响）是在急诊情况下使用先进的成像技术。磁共振成像的成本-效益略高于CT，但作者的结论是二者均可接受，这取决于当地的体制因素如获取机会。

文献：Yin ZG, Zhang JB, Kan SL, et al. Diagnostic accuracy of imaging modalities for suspected scaphoid fractures: meta-analysis combined with latent class analysis. *J Bone Joint Surg Br*. 2012; 94(8): 1077-1085.

证据级别：Ⅳ

总结：本研究对30项研究进行了荟萃分析，比较了X线片、磁共振成像（MRI）、计算机断层扫描和骨扫描在诊断可疑舟骨骨折中的敏感性和特异性，结论支持MRI是首选的二线诊断工具。

文献：Bennett EH. Fractures of the metacarpal bones. *Dublin J Med Sci*.1882; 73: 72-75.

证据级别：Ⅳ

总结：这篇文章的特点是对Bennett骨折的原始描述。

文献：Rolando S. Fracture of the base of the first metacarpal and a variation that has not yet been described: 1910 (translated by Roy Meals). *Clin Orthop Relat Res*. 2006; 445: 15-18.

证据级别：Ⅳ

总结：这篇文章的特点是对Rolando骨折的原始描述。

文献：Lichtman DM, Bindra RR, Boyer MI, et al. American Academy of Orthopaedic Surgeons clinical practice guideline on the treatment of distal radius fractures. *J Bone Joint Surg Am*. 2011; 93(8): 775-778.

证据级别：Ⅴ

总结：本文提供了美国骨科医师协会关于桡骨远端骨折治疗的循证指南和共识建议。

（Kimberly K. Amrami 著

孟庆阳 译 刘 畅 校）

参考文献

扫描书末二维码获取。

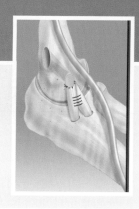

第69章

腕关节镜

关节镜能够在放大和光亮条件下检查和治疗关节内异常，彻底改变了骨科操作。腕关节镜是关节镜成功应用于其他大关节之后的自然发展结果。腕关节本身如迷宫一般，由8块腕骨、多个关节面、内外韧带和三角纤维软骨复合体（TFCC）组成，这些所有均在5 cm的间隙内。自Whipple等率先报道他们开发的技术以来，腕关节镜已经有了长足发展。这个复杂的关节，因其一系列的潜在诊断、疾病和治疗选择，持续向临床医生发出挑战。

随着新技术和器械的不断发展和完善，腕关节镜的适应证范围不断扩大。诊断性腕关节镜的指征包括评估骨间韧带，可能发现一系列损伤，以及评估发生在腕尺侧尤其是TFCC的一系列病理变化[2-4]。腕关节镜在治疗骨折方面的应用继续增多，现已成功用于治疗桡骨远端骨折和舟骨骨折[5,6]。腕关节镜对桡腕关节和腕中关节软骨缺损的诊断极为敏感，而这单靠影像学检查往往难以评估。这些软骨缺损可能是病因不明慢性腕关节疼痛的来源。

本章目的是介绍各种腕关节镜技术，阐述如何在腕关节的一系列病理情况中应用。

腕关节镜的常规准备

器械

在腕关节镜中，必须使用为小关节量身定做的器械[8]。为大关节关节镜研制的器械不适用于腕部小关节。一般使用2.7 mm或更小的30°或70°关节镜。使用小关节篮钳和抓钳，特别用于处理TFCC关节盘撕裂。关节腔清理时3.5 mm或更小的刨刀必不可少。

术中为清晰显露有必要进行牵引[9]。可使用商用牵引吊塔，稳定前臂，并在两个或更多手指上戴指套并施加纵向牵引力。牵引力可通过齿轮装置调节。现在的牵引吊塔是在前臂一侧而不是中间安装牵引杆，

有利于使用透视，扩大了腕关节镜在腕关节不稳定和骨折治疗中的适应证。使用牵引吊塔的一个优点是，在腕微屈位对腕提供持续牵引。腕微屈位更容易插入腕关节镜等器械。视野改进和新型牵引吊塔下使用器械能力的增加，继续扩大了腕关节镜治疗各种腕部病变的适应证（图69.1）。

如果没有牵引吊塔，可在头顶处使用肩托来支撑腕关节。在手臂周围放置一个反向牵引带。将腕水平置于手台上，通过连接在手台上、重物悬于手台末端的滑轮来稳定腕关节（图69.2）。一些外科医生更喜欢水平位置进行腕关节镜检查。通常施加约10磅（4.5 kg）的牵引力。

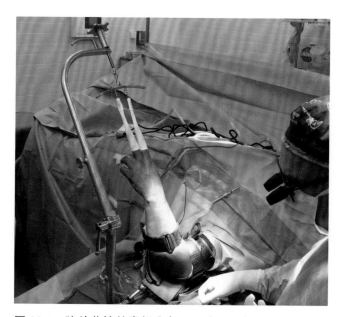

图69.1 腕关节镜的常规准备。上臂用尼龙捆扎带固定到牵引吊塔上。前臂通过掌侧支架固定，允许不同程度的腕关节屈曲。所有与牵引吊塔的接触面都被无菌铺巾覆盖。对示指和中指施加约10磅的牵引力

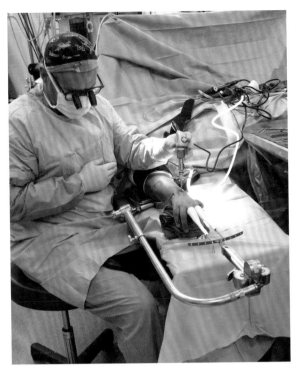

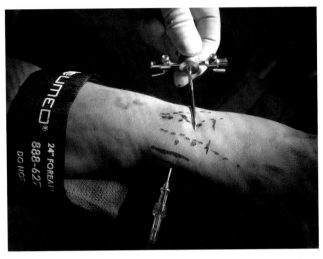

图 69.3　牵引腕部后，在皮肤上画出入路。可见灌洗液流入针置入 6-U 入路。水平线代表中指掌骨和环指掌骨基底部。流入针旁边的实线为尺侧腕伸肌腱（ECU）。6-R 入路由 ECU 肌腱桡侧近心点标记。在 3-4 入路和 4-5 入路远端约 1 cm 处可以看到两个腕中入路

图 69.2　水平位牵引吊塔。也可用手臂反向牵引带和附于手台末端的滑轮来完成牵引

入路位置

　　由于腕关节的可用空间很小，正确的入路位置在腕关节镜检查中至关重要[10, 11]。正确的入路应从触诊解剖标志开始，首先标记示指、中指和环指基底部。接下来，确定并标记尺侧腕伸肌（ECU）肌腱的桡侧和尺侧边界。外科医生拇指在桡骨背侧缘上滚动，用指甲留下印记来触诊并标记桡腕关节间隙。触诊拇长伸肌腱和指总伸肌腱并标记，除非它们因急性损伤所致肿胀而变得模糊不清。

　　施加牵引力后，应该于切开前在皮肤上画出所有入路（图 69.3）。这些入路是根据它们相对于背侧（伸肌腱）肌腱间室的位置命名的。3-4 入路是最常用的观察入口，在第三和第四背侧间室之间通过。定位时触诊 Lister 结节，然后向远端移动手指约 1 cm，直到在穿行肌腱之间感觉到一个软点。此外，3-4 入路与中指的桡侧边界一致。4-5 入路位于第四、五背侧间室，是主要的操作入路。此入路定位时先触诊第四间室尺侧面，然后确定在 3-4 入路相对侧的软点。一般情况下，由于桡骨远端正常的桡骨倾斜角，4-5 入路比 3-4 入路稍偏近端，并与环指长轴成一条直线。1-2 入路位于桡骨茎突远端的第一和第二伸肌间室之间。使用

此入路时，注意邻近神经血管结构很重要。一项研究显示，桡动脉位于入路桡侧 3 mm，入路桡侧 3 mm 和尺侧 5 mm 范围内有桡神经背侧感觉支的分支[12]。6-R 和 6-U 入路是根据其相对于 ECU 肌腱的位置命名的，6-R 入路为桡侧入路，6-U 入路为尺侧入路。6-R 入路通常为操作入路，6-U 入路通常为灌注入路。正常情况下，通过建立在 6-U 入路的灌注管向桡腕间隙注入 3～5 ml 灌注液。向腕关节充入灌注液时，3-4 入路的背侧会凸起，有助于进一步正确定位 3-4 入路。含有反馈机制的加压泵可以向关节提供均匀的灌注水流。没有加压泵时，灌注液的重力水流足以进行腕关节镜检查。液体从关节镜套管流出。

　　腕关节微屈位悬吊在牵引吊塔上。这种体位有利于关节镜和其他器械的插入。进入入路之前，应将 22 号针头放置在正确的入路位置，并确保针头可以顺利进入关节腔而不影响桡骨远端、尺骨或腕骨。入路切口可以纵行也可以横行。横行切口美观性更好，但损伤下方桡神经或尺神经背侧神经支的风险稍增高。为避免损伤这些皮神经，外科医生用其拇指沿切口方向将皮肤拉向 11 号手术刀刀片的尖端（图 69.4）。用止血钳在关节囊水平进行钝性分离。与前臂长轴成约 10° 角放置关节镜套管与钝头内芯，从而平行于桡骨远端正常掌倾角进入桡腕关节（图 69.5）。

　　桡侧和尺侧腕中入路分别位于 3-4 入路和 4-5 入路远端约 1 cm 处[13]。腕中间隙较桡腕间隙窄，钝头

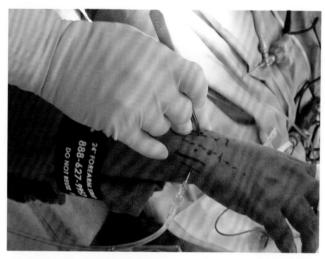

图 69.4   垂直皮肤切口以减少浅表感觉神经损伤的风险，用左手拇指将皮肤置于张力下，用 11 号刀片仅切开皮肤，然后用止血钳直接分离软组织

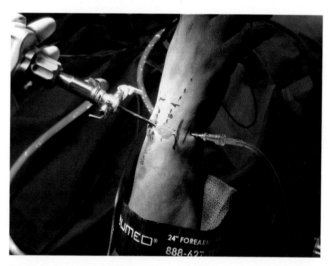

图 69.5   2.7 mm 关节镜经 3-4 入路放入。注意关节镜倾斜 10° 以适应桡骨远端正常掌倾角。首先在关节镜直视下用 18 号针头定位 6-R 入路

内芯穿刺时应小心。在切开皮肤之前，总是先用针确定腕中入路的准确位置。桡侧腕中入路的空间比尺侧腕中入路稍小。如果术者难以进入桡侧腕中入路，可先将关节镜置于尺侧腕中入路，直至有更多的空间可进入关节。例如这种情况可见于舟月韧带损伤伴有腕骨复位不良的患者。通过关节镜套筒提供水流，使用针头在腕中间隙引出水流可改善可视性。

掌侧桡腕（VR）入路位于桡舟头韧带和长桡月韧带之间。可通过 3-4 入路观察掌侧外源性韧带，很容易在此间隙直接放置关节镜。然后将钝头内芯针插入套管，轻轻穿过掌侧关节囊，照亮腕关节掌侧皮肤。

切开皮肤，在关节镜套管上可放置第二个稍大的套管，或通过关节镜穿入导丝。采用这种由内而外的技术将套筒插入腕掌侧面，注意保护邻近结构——即桡动脉（位于入路桡侧）、桡侧腕屈肌腱和正中神经。掌尺侧（VU）入路由 Slutsky[14] 描述，沿着指屈肌腱的尺侧边缘在腕横纹的近侧做一个 2 cm 的纵行或 Z 形切口。将尺侧腕屈肌（FCU）和尺神经血管束牵向尺侧，屈指总肌腱牵向桡侧。用 22 号针于旋前方肌远端定位桡腕关节间隙，钝性打开关节囊，插入内芯 / 套管。VU 入路也可使用这种由内而外的技术建立。关节镜位于 3-4 入路，钝穿刺头置于 6-U 入路，向掌侧推进穿过尺月韧带和三角韧带之间的尺腕关节复合体，从指屈肌腱底部出关节。应注意，尺侧神经血管束一般位于套管尺侧约 5 mm；正中神经由屈肌腱保护。

干关节镜

干关节镜是一种替代技术，只通过手指牵引保持一个合适的关节空间供观察[15]。在需要较大套管孔径或小开放切口切开时非常有用，可避免湿关节镜下正常组织平面破坏和骨筋膜室综合征的潜在风险[2, 15]。保持套管上侧阀门打开很重要，这样吸引器就不会使关节囊塌陷。吸引器应尽量少用。在骨折的情况下，通过附着在关节镜套筒侧阀门上的注射器注入 10～20 ml 液体冲洗关节，可清理血肿或碎片。腕关节镜可以通过一个单独入路插入小手术纱垫保持干燥。提示：为提高可视性，将关节镜尖端浸入温水中防止冷凝。如使用电凝或激光等产热设备时，应禁用干关节镜。

关节镜解剖

桡腕间隙的关节镜评估，从关节镜 3-4 入路开始，从桡侧到尺侧系统进行。桡骨茎突和桡骨远端舟骨关节面与舟骨近侧面形成关节，检查这一部位任何软骨软化或滑膜炎的迹象，其见于退行性关节炎的患者。然后对掌侧外在韧带进行评估。桡舟头韧带是最重要的桡侧外侧韧带[16]。长桡月韧带正好在桡舟头韧带尺侧，宽度是桡舟头韧带的 2～3 倍（图 69.6）[13, 17]。长桡月韧带尺侧是短桡月韧带，以及桡舟月变异韧带（Testut 韧带），其是在舟月间隙之间通过的神经血管结构。

舟骨和月骨之间的舟月骨间韧带有正常的凹陷（图 69.7）。检查桡骨远端月骨关节面和腕骨近排关节

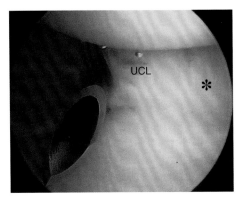

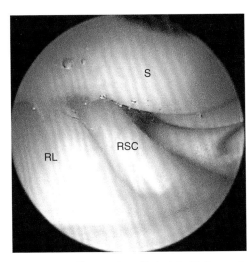

图 69.6　长桡月韧带（RL）和桡舟头韧带（RSC）的关节镜图像。值得注意的是，RL 韧带宽度是 RSC 韧带宽度的 2～3 倍。可清晰地看到舟骨（S）

图 69.8　经 4-5 入路关节镜下观察，可见穿刺针穿入茎突前隐窝。穿刺针右侧可见尺侧副韧带（UCL）和背侧尺腕韧带（星号）

和月三角骨间韧带效果最好。尺月韧带和尺三角韧带是增厚的关节囊，是 TFCC 的一部分。月三角骨间韧带在月骨和三角骨之间应有正常的凹陷，与舟月骨间韧带非常相似。

接下来评估腕中间隙[19]。关节镜通常放置在腕中间隙尺侧，然而如果在一个较小的腕关节中，在尺侧腕中入路行关节镜检查可能更容易。一旦在桡侧腕中入路置入关节镜，即可首先识别头状骨头部和舟月间隙（图 69.9）。关节镜移向尺侧可观察钩骨近端和月三角间隙（图 69.10）。然后在舟骨和头状骨之间将关节镜向桡侧和远端移动，以观察舟骨和头状骨之间的舟骨大小多角骨关节。相应的，前面为大多角骨，背面为小多角骨。

下尺桡关节镜检查

下尺桡关节镜可用于评估尺骨头和桡骨乙状切迹的关节软骨和无法从桡腕间隙看到的软组织病变[20]。适应证包括关节盘深方的撕裂清理、游离体

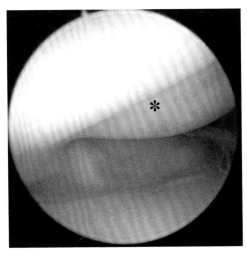

图 69.7　经 4-5 入路舟月骨间韧带（星号）的关节镜图像，背景中可见短桡月韧带、长桡月韧带和桡舟头韧带

面是否有软骨软化区。TFCC 关节盘与桡骨远端中央尺侧缘相邻。可直观看到掌侧和背侧桡尺韧带有正常增厚。

将金属探子插入 4-5 或 6-R 入路，探查 TFCC 关节盘。在这一区域可以感觉关节盘质地，均匀绷紧，有弹性。此外，Greene 和 Kakar 描述了可用于确定 TFCC 关节盘内张力的抽吸试验[18]。由 4-5 或 6-R 入路将 2.5 mm 或 3.5 mm 刨削头置入，刨削头的吸力有助于明确 TFCC 稳定性。茎突前隐窝位于尺腕韧带背侧（图 69.8）。茎突前隐窝是正常解剖结构，不要与 TFCC 周缘撕裂混淆。传统上 6-U 入路冲洗管通过这个隐窝放置。4-5 和 6-R 入路观察外侧掌侧尺腕韧带

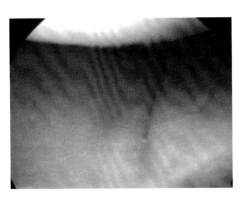

图 69.9　腕中间隙的关节镜图像。舟月间隙未见较大间隙或间隔分离。头状骨头位于图像顶部

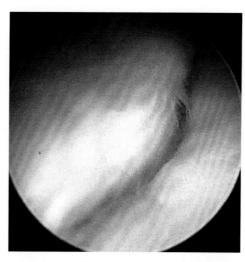

图 69.10　腕中间隙所见月三角间隙的关节镜图像。注意有 1 mm 的分离，这是正常的月三角间隙，相反在舟月间隙不能看到分离

取出、TFCC 尺骨隐窝止点的检查、桡骨乙状切迹关节炎的诊断和评估、关节纤维化的关节囊缝合术和 TFCC Ⅱ度退行性病变尺骨头清理 / 切除术。有 4 个入路，其中两个背侧入路，一个掌侧入路，一个尺骨隐窝入路。推荐使用更小的 1.9 mm 关节镜，减少牵引以减轻关节囊张力，提高可视性。

腕关节不稳

怀疑腕关节不稳时，应在关节镜下评估桡腕间隙和腕中间隙。腕关节不稳的关节镜治疗关键是在观察腕骨骨间韧带和腕骨整体排列完整性时知道什么是正常的，什么是病理性的。在最终撕裂前，骨间韧带可能会明显拉伸和变形。因此，在真正的腕骨分离之前，可能会出现骨间韧带膨出和腕骨旋转。外在韧带也有助于腕关节的稳定性。固有和外在韧带的联合病变均可导致腕骨排列不良和临床不稳定。从桡腕间隙看，舟月韧带和月三角骨间韧带应有正常的凹形外观。在

3-4 入路置入关节镜可更好地观察舟月骨间韧带，4-5 或 6-R 入路可更好地观察月三角骨间韧带。从腕中间隙观察，舟月间隙应匹配合适，腕骨之间无明显台阶。月三角间隙也应该是一致的，但腕骨之间有 1 mm 的台阶是属正常。月三角间隙可有小幅运动，不应被误认为不稳定。

术中关节灌注可用来评估腕骨不稳。操作时在桡侧或尺侧腕中入路插入导针，当造影液在桡腕间隙流通时高度怀疑骨间韧带撕裂，然后拔针。

骨间韧带损伤可有不同表现。韧带可由退变进展为直接撕裂。Geissler 等[21]基于对桡骨远端骨折相关舟月和月三角骨间韧带损伤的观察，设计了腕骨不稳的关节镜分类（表 69.1）。

Ⅰ度损伤：腕骨之间失去正常的凹形外观。在桡腕间隙关节镜下可见骨间韧带呈凸形隆起。腕中间隙评估显示腕骨间对位良好，没有台阶。Ⅱ度损伤：在桡腕间隙关节镜下可见骨间韧带凸出。从腕中间隙看，腕骨不再匹配（图 69.11）。舟月不稳早期，可见舟骨屈曲，背侧缘在月骨远端；然而间隙很小。大多数情况下月三角关节轻微运动不是病理性的，应该与

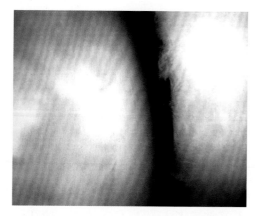

图 69.11　腕中间隙所见舟月间隙的关节镜图像。异常间隙提示舟月骨间韧带Ⅱ段损伤

表 69.1　腕关节不稳的分类		
分级	描述	治疗
Ⅰ 度	桡腕间隙可见骨间韧带变薄或出血。腕中间隙内腕骨排列对位良好	石膏固定
Ⅱ 度	桡腕间隙可见骨间韧带变薄或出血。腕中间隙可见腕骨排列不一致或台阶样改变，腕骨之间可能有微小间隙（小于探针宽度）	关节镜下穿刺
Ⅲ 度	桡腕和腕中间隙可见腕骨排列不一致或台阶样改变。探针可穿过腕骨间隙	关节镜下穿刺 / 切开修复
Ⅳ 度	桡腕和腕中间隙可见腕骨排列不一致或台阶样改变。操作时有明显不稳。2.7 mm 关节镜可以通过腕骨之间的间隙	开放手术

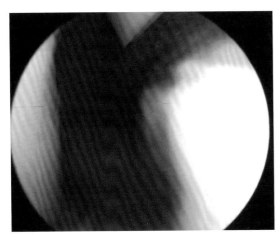

图 69.12 舟月骨间韧带Ⅲ度损伤的关节镜图像，从腕中间隙可以看到明显的间隙

韧带完整性和分离程度相关。Ⅲ度损伤：骨间韧带撕裂，从桡腕间隙和腕中间隙可看到腕骨之间有较大的间隙（图 69.12）。Ⅳ度损伤：骨间韧带完全分离，从桡腕间隙到腕中间隙关节镜在受累间隙可自由通过，是特有的"穿通征"。"穿通征"常与舟月间隙（或月三角间隙）过度增宽相对应。腕关节前后位 X 线片上的间隙提示腕骨间分离。

舟月骨不稳的另一个关节镜分类是欧洲腕关节镜学会（EWAS）分类，由 Messina 等[22]介绍。对舟月骨间韧带撕裂的特定位置进行描述，明确是完全撕裂还是部分撕裂，是否有外在韧带受累。关节镜下分级越高，意味着损伤更严重。

Geissler Ⅰ度损伤是腕轻微扭伤，通常保守治疗即可治愈。如在评估和治疗其他腕关节损伤时术中发现，可对部分损伤的骨间韧带行关节镜下清理术。急性舟月或月三角骨间韧带 Geissler Ⅱ度（和一些Ⅲ度）撕裂导致腕中关节不匹配，可在关节镜下复位并临时固定以提供稳定性。在 X 线透视下，将 2 根或 3 根 0.045（英寸）克氏针于桡骨茎突远端置入舟骨。应将导针穿过保护套筒或置于往复模式，以避免损伤穿过的皮神经支。然后将腕关节悬吊在牵引吊塔中，从尺侧腕中入路置入关节镜。月骨中置入一根操纵杆克氏针以帮助控制旋转。从腕中间隙观察，舟月间隙达到解剖学复位，再将克氏针穿过舟月间隙。经常可见脂肪滴从舟月间隙流出。留置克氏针约 8 周。前臂石膏固定腕关节。由外科医生决定是否将克氏针从皮肤上穿出。鼓励手指关节活动度（ROM）锻炼。8 周后拔除克氏针，腕关节继续固定 4 周。3 个月后开始门诊 ROM 和强化治疗。

Gaissler Ⅱ度或Ⅲ度月三角骨间韧带急性撕裂的处理基本相同，不同之处是关节镜放置在桡侧腕中间隙，因为克氏针在月三角间隙从尺侧到桡侧打入。再次采取保护措施以防止医源性皮神经损伤。有人认为月三角间隙复位通常比舟月间隙复位更容易。

对于 Geissler Ⅳ度骨间韧带分离的患者，单纯关节镜下处理可能不足以恢复对线和稳定性，建议采用切开手术。克氏针可以有效地起到稳定作用，但是由于克氏针刺激和潜在针道感染问题，克氏针只能放置一小段时间（6~8 周）。克氏针也会限制康复。须注意的是，骨间韧带可能需要更长的时间才能愈合，超过克氏针安全留置的时间。

舟月 - 腕间 - 腕骨（scapholunate-intercarpal-carpal，SLIC）螺钉（Acumed, Hillsboro, OR）是专门为急性腕关节不稳而设计的螺钉（图 69.13）。SLIC 螺钉可在其中部旋转，有大约 20° 的角度，可放置较长时间（6~9 个月），在韧带愈合时允许舟骨和月骨在矢状面上旋转。后期空心螺钉可以移除。

Whipple[23] 对随访 1~3 年的舟月不稳患者的关节镜治疗结果进行了回顾性研究。患者分为两组，每组 40 例，分别根据症状持续时间和舟月之间的间隙进行分类。83% 舟月不稳 3 个月或时间更短，舟月间隙为 3 mm 或更短的患者症状缓解。相比之下，只有 21 例（63%）的患者症状持续时间超过 3 个月且间隙超过 3mm 缓解症状。研究结论是，关节镜下穿针治疗适用于急性损伤患者而不适用于慢性、完全撕裂的患者。

Osterman 和 Seidman[24] 回顾了他们在关节镜下治疗 20 例无掌侧镶嵌不稳定的急性月三角不稳患者的结果。平均随访 32 个月，16 例疼痛缓解良好或极好。18 例握力改善。

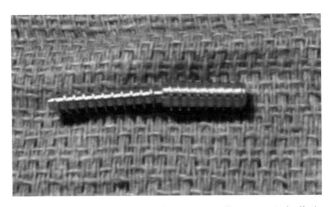

图 69.13 桡骨茎突骨折与舟月骨间韧带（SLIL）损伤密切相关。关节镜下评估证实 SLIL 完全撕裂，用 SLIC 螺钉（Acumed，Hillsboro, OR）固定

Weiss 等回顾了他们对骨间韧带撕裂行关节镜下清理术的结果，术后平均随访 27 个月[25]。在本研究的 36 例舟月骨间韧带部分撕裂的患者中，31 例症状完全缓解或减轻，21 例舟月骨间韧带完全撕裂的患者中则有 19 例症状完全缓解或减轻。月三角骨间韧带部分撕裂的所有 42 例患者，和 33 例月三角骨间韧带完全撕裂患者中的 21 例患者，症状完全缓解或减轻。在这项研究中，握力平均提高了 23%。研究人员得出结论，与舟骨骨间韧带损伤相比，月三角骨间韧带撕裂的清理术效果更好。此外，与完全撕脱相比，部分撕脱清理术的效果更好。

虽然韧带热皱缩术在其他地方没有显示出一致的效果，这项技术可能在治疗腕关节骨间韧带慢性部分撕裂中发挥作用。热皱缩术原理是胶原蛋白加热和变性，进而纤维收缩。对于 I 度或 II 度骨间韧带部分损伤可能疗效最好。清理撕裂的韧带边缘后，用电热探头使韧带未损伤部分收缩。可使用单极或双极探头。已证实单极探头比双极探头有更深的热穿透能力。另一方面，双极探针产生更高的表面温度，可能具有升高灌注液温度的不良效果。重要的是不要加热整个组织，而是在收缩区域之间点状加热并留下活组织（图 69.14）。探头主要指向骨间韧带膜部，但操作时背侧和掌侧腕关节囊也可能包括在内。增加进入腕关节的灌注液流量，最大限度使探头散热。就这一点而言，通过 6-U 入路建立单独灌注水流。应监测流出腕关节的灌注液温度，以防止皮肤烧伤。

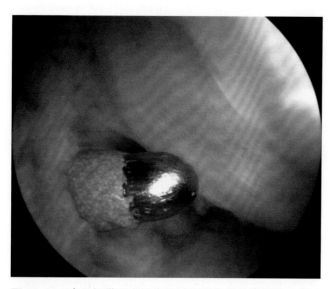

图 69.14 舟月韧带 II 度损伤热皱缩后的关节镜图像，此时韧带已恢复为凹形，舟月韧带膜部点状热缩

目前还没有制订出指导热皱缩术后处理的方案，同时使用克氏针固定尚有争议。腕关节一般固定 8 周，然后在可拆卸支具上再固定 4 周后开始治疗练习。理论上，长时间的术后固定腕关节可以使收缩的胶原蛋白成熟。

Geissler 和 Savoie[5] 回顾了 19 例热皱缩术治疗慢性单纯性骨间韧带撕裂患者的结果。慢性损伤的定义是症状出现超过 6 个月。作者指出，舟月和月三角骨间韧带 II 度撕裂比 III 度撕裂的治疗效果好。在这项研究中，舟月和月三角骨间韧带撕裂之间没有发现真正的区别。

腕关节镜也可以作为骨间韧带慢性损伤热皱缩术的一个有价值的辅助治疗。腕关节镜检查可用来评价创伤性舟月分离腕关节进行性塌陷的关节软骨退变程度和范围。特别是，关节镜下对头状骨的评估有助于确定近排腕骨切除（头状骨正常）和舟骨切除四角融合（头状骨异常）最合适的挽救性治疗。在一些舟月分离腕关节进行性塌陷改变局限于腕舟关节内的早期患者中，关节镜下桡骨茎突切除术是可行的选择。在此过程中，在 3-4 入路置入关节镜，在 1-2 入路小心置入高速磨钻。可切除约 4 mm 的桡骨茎突顶端，保留桡骨茎突韧带起始部，避免出现腕关节尺侧移位。桡骨茎突顶端软骨软化程度决定了术中尺骨切除的范围。对于任何形式的关节病患者，也可考虑行全关节清理术和（或）局部滑膜切除术，以暂时缓解症状。

腕关节镜检查在治疗腕中间隙软骨缺损方面是有价值的。例如，钩骨软骨缺损被越来越多地认为是尺侧腕关节疼痛的来源[26]。钩骨近端部分切除，治疗钩骨关节病月三角关节不稳定（Hamate Arthrosis Lunotriquetral Joint instability, HALT），在关节镜下进行，关节镜置于桡侧腕中入路，高速磨钻置于尺侧腕中入路。

骨折治疗

舟骨骨折

舟骨骨折是最常见的腕骨骨折，占所有腕骨骨折的 60%～70%。大多数舟骨骨折是低能量损伤，见于运动伤，或摔倒时腕关节背伸并桡偏。众所周知，大多数舟骨骨折发生于年轻成年男性。腕骨排成两排，形成相匹配的凹面和凸面，舟骨连接这两排腕骨。大约 80% 的舟骨表面覆盖关节软骨，逆行性血供使得在受伤处理不当时容易发生骨不连和骨坏死。

许多无移位舟骨骨折可通过石膏固定得到有效

治疗，预期愈合率为 85% ~ 95%。然而，长时间固定的风险包括腕关节僵硬、肌肉萎缩、失用性骨量减少，以及年轻运动员需较长时间返回赛场。已证明早期内固定具有成本效益，骨折愈合时间更短，并发症少[27]。有几种可用的手术方法，包括经皮、小切口和关节镜固定。这里只讨论关节镜技术，因为有单独的一章专门讨论舟骨和其他腕骨损伤。

关节镜下治疗舟骨不连

Geissler 和 Slade[29] 制定了舟骨不连的分类（表69.2），在 15 例 I ～ Ⅲ型舟骨不连患者中，Geissler[30] 采用 Slade 背侧经皮固定技术[31]，取得了很好的效果。使用无头空心螺钉进行治疗，不需要骨移植。平均 3 个月均达到愈合。

在 Ⅳ型囊状舟骨骨折不连的患者中，Geissler 和 Slade[29] 介绍了一种关节镜下在骨不连部位经皮固定脱钙骨基质（DBM）浆的技术。使用此技术时，如前面所述在关节镜下放置导针。用空心钻扩开舟骨内骨道。骨活检针沿导针置入，填充 DBM 浆，进入舟骨囊性骨不连部位。然后将导针向远侧移动，但仍保留

表 69.2　舟骨不连分类	
Slade 和 Geissler 法	
I 型	4 ~ 12 周延迟出现
Ⅱ 型	纤维连接，骨折线小
Ⅲ 型	轻度硬化，<1 mm
Ⅳ 型	囊性形成，1 ~ 5 mm
Ⅴ 型	驼背畸形，囊性变 >5 mm
Ⅳ 型	腕关节病

From Geissler WB. *Wrist Arthroscopy*. New York: Springer-Verlag; 2004.

在舟骨远极。通过骨活检针将 DBM 浆直接注射到事先已刨削好的舟骨中部骨不连部位。DBM 浆注射完成后导针通过骨活检针从腕掌侧向背部推进。以这种方式，导针穿过舟骨近端的原始针道并从软组织中穿出。将一枚无头空心螺钉插入穿过舟骨不连部位的导针上。如前所述，在关节镜下重新评估桡腕关节和腕中关节间隙，明确螺钉位置和舟骨骨折的复位情况。

📌 作者首选技术

关节镜下复位

关节镜固定技术可用于治疗舟骨的急性骨折和某些骨不连[28]。直视下可以在最佳进针点插入导针，复位骨折，确保将无头加压螺钉埋入关节软骨下。对于有经验的医生，这种方法证明比单纯依靠透视引导经皮正确放置内植物更简单。开始时腕关节置于牵引吊塔中，由 3-4 入路放置关节镜，评估任何相关的软组织损伤。然后将关节镜转移到 6-R 入路，腕关节部分屈曲约 30°。将一根 14 号针由 3-4 入路插入，用来确定近极中央 1/3 处舟月韧带起点附近的理想背侧起点。然后将针推进并刺入舟骨近端（图 69.15）。如果在一系列透视图像中进针点是准确的，可进一步推进，最终用导针替代。最佳位置在舟骨中央 1/3，止于远极的软骨下骨。将第二根导针抵靠舟骨近端放置，螺钉长度由两根导针之间的差值确定。对于大多数骨折，建议使用比两根导针之间所测值短 4 mm 的无头加压螺钉。

将关节镜置于腕中间隙，评估骨折复位情况（图69.16）。最好在尺侧腕中入路关节镜下观察近极部骨折，在桡侧腕中入路关节镜下能最好地显示腰部骨折。如果骨折达到解剖复位，则将导针推进至腕掌侧。如果复位

不理想，将导针单独置入一个骨折块，使用操纵杆技术来操纵复位；这项技术在几个方位需要额外手动操作来

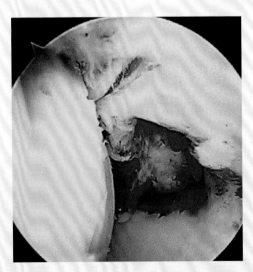

图 69.15 从 6-R 或 4-5 入路关节镜下观察舟骨骨折螺钉固定的起始点。14 号针从 3-4 入路插入，距舟月韧带桡侧缘 1 ~ 2 mm

📌 作者首选技术

关节镜下复位（续）

复位。关节镜下确认复位满意后，安全起见，可将导针穿过骨折平面。此时，应将导针从腕关节掌侧和背侧穿出。如果导针断裂，这样很容易取出。通过套筒对舟骨进行扩髓，以保护伸肌腱和皮神经。将一枚空心无头螺钉置于导针上，在多方位透视引导下评估螺钉的位置。关节镜下从腕中间隙和桡腕间隙对腕关节进行探查。从腕中间隙对舟骨骨折复位和加压进行评估。在桡腕间隙，必须确认无头空心螺钉已深埋至关节软骨面（图 69.17）。与依靠透视确定螺钉是否突出的经皮技术相比，该技术具有优势。

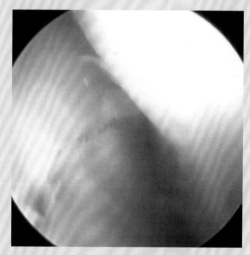

图 69.16　放置导针后，从桡侧腕中入路可以更好地显示舟骨复位

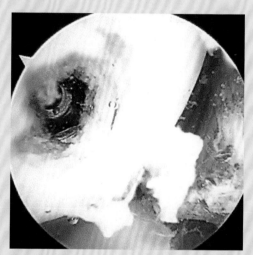

图 69.17　置入空心螺钉后，关节镜检查证实软骨下置钉。由于透视图像可能具有欺骗性，必须在关节镜下确认螺钉置入深度，以避免螺钉头突出

Geissler 和 Slade[29] 报道了此技术治疗无驼背畸形的囊性舟骨骨折不连（Ⅳ型）患者，15 例中 14 例成功愈合，根据改良 Mayo 腕关节评分，所有患者的疗效均为优或良。

经舟骨月骨周围骨折 – 脱位

经舟骨月骨周围骨折 - 脱位是一种少见的高能量损伤，传统上采用切开手术治疗。本章主要作者描述了一种治疗这些损伤的关节镜技术（图 69.18）[32]。应用该技术，首先在关节镜下评估腕部以确认月三角骨间韧带撕裂。一旦确认，使用克氏针或 SLIC 螺钉（Acumed, Hillsboro, OR）经皮插入导针，来稳定月三角间隙。然后将腕悬吊在牵引吊塔上，然后如前所述在关节镜下固定舟骨（图 69.19）[28]。用此技术治疗 7 例患者，所有骨折均在 3 个月内愈合，腕关节屈伸弧度为 70°～120°。7 例患者中 5 例无疼痛。无克氏针固定使患者能够在早期进行物理治疗，术后 3 个月复查 ROM 良好[32]。

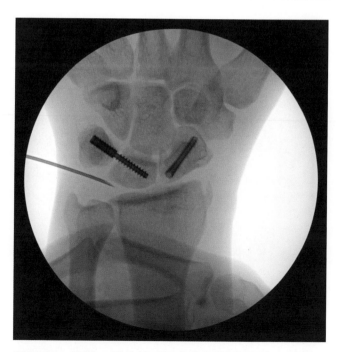

图 69.18　透视 X 线片显示经舟骨月骨周围骨折 - 脱位达到解剖复位和稳定。在月三角间隙放置经皮舟月 - 腕间 - 腕骨螺钉（Acumed，Hillsboro，OR），并经舟骨骨折处置入无头加压螺钉

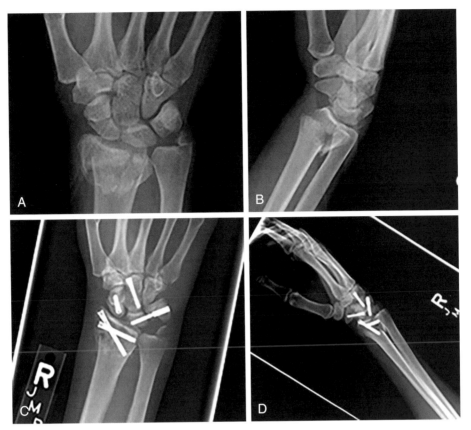

图69.19 完全用关节镜和经皮技术治疗大弧形月骨周围脱位的术前（A 和 B）和术后（C 和 D）图像

桡骨远端骨折

桡骨远端关节内骨折通常是高能量损伤的结果，传统闭合复位和石膏固定并不适用。这种损伤的预后取决于能否恢复原始长度、关节倾斜、桡腕关节和下尺桡关节的匹配性 [33–36]。目前普遍建议可以接受 2 mm 及以内的移位，作为桡骨远端关节匹配的临床阈值 [19]。其他研究表明，为避免让人不能接受的高比率创伤后骨关节病发生，需将移位控制在 1 mm 以内 [37–41]。

关节镜辅助下桡骨远端关节内骨折固定使得能在光照和放大条件下复位关节面。该技术可以冲洗血肿和多个关节碎片，能同时治疗此种骨折相关的合并软组织损伤。

关节镜辅助固定可用于骨折块较大且边界清楚的简单关节内骨折，如桡骨茎突骨折、月骨窝压缩骨折和 Barton 型骨折。腕关节镜可辅助治疗三部分和四部分干骺端粉碎性关节内骨折。桡骨远端关节内和关节外骨折并发韧带损伤的发生率都很高。在这种情况

下，TFCC 损伤最常见 [42]，如果这些损伤得不到恰当治疗会导致骨折愈合后持续性尺侧腕关节疼痛。最近一项研究表明，桡骨远端骨折并发舟月韧带撕裂的发生率高于预期 [43,44]。

手术技术

移位、不稳定的桡骨远端关节内骨折伤后约10天内行手术治疗。延迟至少48小时有助于最大限度地减少骨折出血和关节镜检查时术野不清晰 [43]。骨折超过10天可能很难用微创方法复位。手术室应可以同时进行透视和关节镜检查。在标准牵引吊塔中用10磅的牵引力悬吊腕关节。建立标准的 3-4、6-R 和 6-U 入路。在置入关节镜前，灌洗关节清除骨折碎片和血肿有助于治疗。通过 6-U 入路和 3-4 入路关节镜套管引入灌注液进行冲洗。灌洗完成后，将关节镜放入 3-4 入路，刨削头放入 6-R 入路，以清除任何骨折碎片。然后进行常规诊断性腕关节镜操作。

桡骨茎突骨折非常适合关节镜下处理。在透视下，在移位的桡骨茎突骨片顶端放置一根或两根导

针，不跨越骨折部位。关节镜放置在 6-R 入路中，以最佳方式观察桡骨茎突骨折线。桡骨茎突骨块内置入导针，3-4 入路置入内芯，桡骨茎突碎片可操纵和解剖复位（图 69.20）。然后将导针穿过骨折部位，进行临时固定。透视证实复位，辅助导针控制碎片旋转。一个或两个无头空心螺钉放置在导丝上，允许骨折块加压和早期腕关节活动。如果使用湿关节镜，在操作过程中必须注意防止前臂内液体外渗，这可能会引起骨筋膜室综合征。

无干骺端粉碎的桡骨远端三部分关节内骨折，桡骨茎突骨折块可在透视下手法复位并用克氏针临时固定，这是将月骨面抬高至解剖位置的稳定基础。然后将腕关节悬吊在牵引吊塔中，直接观察关节面。如前所述，将无头空心螺钉置入桡骨茎突骨折块。由 3-4 入路放入关节镜确定月骨面骨折块，然后经皮将导针置于骨折块上。这一标志可将斯氏针精确置入近端 2 cm 以抬升凹陷的关节面碎块（图 69.21）。一旦骨折块抬升，确认达到解剖复位，则在关节面下置入导针以稳定骨折块。重要的是腕关节旋前和旋后时确保导针不影响下尺桡关节，将一根无头空心螺钉沿导针横向放置以支撑月骨面骨折块。

腕掌侧入路是目前桡骨远端骨折切开复位内固定的常用入路，但关节复位必须在透视下进行，因为该入路无法直接检查关节面。干关节镜或常规腕关节镜检查可用来证实对于复杂关节内骨折且用掌侧接骨板固定患者的充分关节复位。此外，仅使用透视可能会严重低估远端锁定螺钉穿透关节的可能[45]。同时并发的软组织损伤可以得到相应的诊断和治疗。

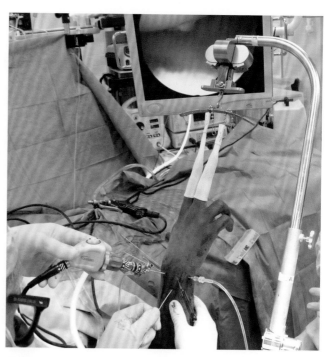

图 69.21 清除月骨面碎块后在关节镜下观察，使用斯氏针将骨折块撬起，使其与桡骨茎突碎片达到适当复位

三角纤维软骨复合体

外科解剖

TFCC 在腕尺侧有复杂的软组织支撑。TFCC 作为桡骨远端关节面的延伸来支撑近排腕骨，并稳定下尺桡关节。Palmer[46]将其组成描述为纤维软骨关节盘、背侧和掌侧桡尺韧带、尺月和尺三角韧带、关节盘同系物和 ECU 腱鞘下结构。

关节盘掌侧面有两束，一束位于尺骨茎突浅面，另一束深入到尺骨远端尺骨隐窝。掌侧和背侧桡尺韧带的近端束在尺骨隐窝处连在一起，正好位于尺骨茎突桡侧。这一结构被称为亚表层韧带。深层韧带是 TFCC 强大的稳定结构，但在关节镜下不能从桡腕关节直接看到。相反，掌侧和背侧桡尺韧带的远侧浅表部分在尺骨茎突附着处更容易显示。TFCC 浅层和深层可能彼此独立，尽管在不同的旋前旋后位姿势，哪种张力更大尚有争议。背侧 TFCC 与 ECU 腱鞘下汇合，是关节盘周围型分离的常见区域。腱鞘下结构是粗大的纤维结构，非常适合关节镜下由外向内的缝线固定。研究表明，TFCC 最丰富的血液供应位于外周，意味着此区域最易固定和可靠愈合[47,48]。

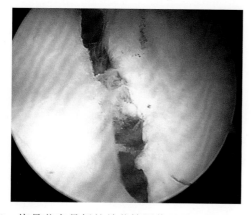

图 69.20 桡骨茎突骨折的关节镜图像显示 1～2 mm 关节面台阶。可将克氏针置于桡骨茎突骨块中，作为骨折复位的操纵杆以达到解剖对齐。关节内解剖复位后，可置入空心螺钉、骨块专用钢板或小型锁定钢板以稳定远端骨块

临床特征

TFCC 损伤通常发生于伸手摔落伤或暴力扭伤。

常见于球拍运动和球棒运动的运动员。患者诉腕尺侧深层弥漫性疼痛，尤其是在抬起或转动时。他们经常诉抓握时乏力，前臂旋转时可触及或可听到撞击。在下桡尺关节背侧或正好位于茎突掌侧的尺骨隐窝可有压痛，前臂极度旋转时加重。与对侧腕关节相比，TFCC 巨大撕裂可导致广泛下尺桡不稳定。慢性不适建议治疗干预，对所有怀疑 TFCC 病变的患者，应从 X 线平片上确定尺骨变异。

Palmer[46] 提出 TFCC 损伤分类，将损伤分为 I 类（创伤性损伤）和 II 类（退化性损伤；表 69.3）。在 I 类损伤中，根据撕裂的解剖位置进一步对撕裂进行分类，决定了关节镜治疗的难易程度。II 类退行性病变是尺骨撞击综合征的结果，通常在尺骨短缩截骨术后行关节镜下清理术。

创伤性 I 类损伤的关节镜治疗

I A 类损伤是关节盘穿孔，通常宽 1~2 mm，位于桡骨远端缘尺侧 2~3 mm 处（图 69.22）。建议在关节镜下行清理术。由 3-4 入路置入关节镜，由 6-R 入路插入香蕉式刀片。用香蕉式刀片清理不稳定撕裂瓣的边缘，抓钳清除游离的关节盘碎片。换由 6-R 入路置入关节镜，由 3-4 入路置入抓钳进一步清理绝大部分的尺骨面撕裂。然后用小关节刨削头磨平关节盘剩余部分，清理任何相关局部滑膜炎。切除大约 2/3 的关节盘不会引起下尺桡关节不稳定（图 69.23）。从这方面考虑，保留 2 mm 左右的周缘是足够的。应注意避免背侧和掌侧桡尺韧带医源性损伤。

I B 类损伤是 TFCC 尺骨止点的创伤性撕脱伤。文献中描述了几种修复技术。Whipple[49] 描述了一种由外向内技术，即纵向放置缝线将关节盘重新连接到 ECU 肌腱底部。用这种方法，于 3-4 入路置入关节

表 69.3 创伤性 TFCC 损伤	
亚类	**描述**
创伤性损伤 - I 类	
I A 类	TFCC 水平部分撕裂或穿孔 通常宽 1~2 mm 背掌向裂缝位于乙状切迹桡侧附着处内侧 2~3 mm
I B 类	TFCC 尺骨远端止点创伤性撕脱 可伴有尺骨茎突基底部骨折 常伴有远端桡腕关节不稳定
I C 类	TFCC 撕裂，导致腕关节不稳，如 TFCC 从月骨或三角骨远端附着处撕脱
I D 类	TFCC 乙状切迹远端创伤性撕脱
退行性病变 - II 类	
II A 类	TFCC 水平部分远端、近端或两者均有磨损，无穿孔 可能有尺骨相关综合征
II B 类	TFCC 水平部分磨损和月骨和（或）尺骨软骨软化
II C 类	TFCC 穿孔和月骨和（或）尺骨软骨软化
II D 类	TFCC 穿孔和月骨和（或）尺骨软骨软化 月三角韧带穿孔
II E 类	TFCC 穿孔和月骨和（或）尺骨软骨软化 月三角韧带穿孔 尺腕关节炎

TFCC，三角纤维软骨复合体

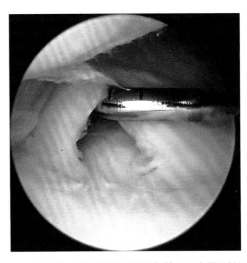

图 69.22　中央型三角纤维软骨复合体 I A 类撕裂的关节镜图像。探针将撕裂处抬起，尺骨头位于下方

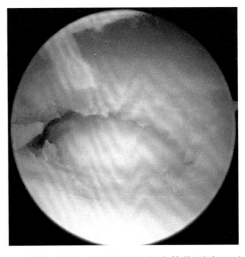

图 69.23　在中央型三角纤维软骨复合体撕裂清理后，应至少保留 2 mm 边缘以防止下尺桡关节不稳定

镜，用小电动刨削头清理边缘处的撕裂，以帮助进一步确定止点。然后将 6-R 入路延长至约 1.5 cm，打开 ECU 腱鞘支持带。注意辨认和保护尺神经背侧感觉支的分支。将肌腱拉向尺侧，显露 ECU 腱鞘下结构。然后将一根 18 号针头尽可能垂直地穿过鞘膜下结构，插入关节盘。用 2-0 聚二氧环己酮缝线（PDS）通过针头进入关节间隙。使用取线器对周缘撕裂行褥式修复，所有缝线都从腱鞘下浅出。此过程可重复，取决于分离程度和需要修复的质量。当缝线在外部打结时，松开牵引，腕处于轻微旋后位。滑节有助于通过这样的小切口将关节盘恰当地拉伸至止点。分开关闭支持带结构（图 69.24）。

Ekman 和 Poehling[9] 描述了一种修复关节盘尺侧缘撕裂的 Tuohy 针（硬膜外穿刺针）缝合技术。关节镜由 4-5 入路置入，用 20 号麻醉穿刺针经 1-2 或 3-4 入路进入桡腕间隙。穿刺针穿过腕关节，到达尺骨茎突上方关节盘撕裂边缘，从皮肤穿出。抓钳有助于引导穿刺针穿过腕关节，穿透关节盘。用 1 根 2-0 可吸收缝线经穿刺针穿出皮肤。用止血钳夹住穿出皮肤的缝线。穿刺针退入桡腕间隙，再穿过关节盘边缘，穿出皮肤，放置一针褥式缝线。线圈穿出穿刺针，然后从腕尺侧拉出。此操作可重复两三次，形成水平褥式缝合。在这个过程中进行钝性分离并将缝线系于关节囊上。确保打结时尺神经背侧感觉支分支不压在缝线下非常重要。

最近，Geissler[6] 描述了一种全关节镜下不打结技术修复尺侧缘撕裂。在该技术中，建立标准 3-4 和 6-R 入路。辅助 6-R 入路位于标准 6-R 入路远端约 1.5cm。将腕关节屈曲 20°~30°，更容易进入尺骨远端。通过辅助 6-R 入路将缝线套索插入关节间隙。将弯曲的缝线套索轻轻扭转后由近端至远端穿过关节盘。通过缝线套索插入 Nitrol 过线器，用取线器经 6-R 入路取线。一根 2-0 FiberWire 缝线经过过线器，将缝线套索通过扶手从远端拉出。在初次穿刺点前面或后面重新将缝线套索再次从关节盘中穿出，以便放置水平褥式缝线。当缝线套索第二次穿过关节盘时，形成了一个缝

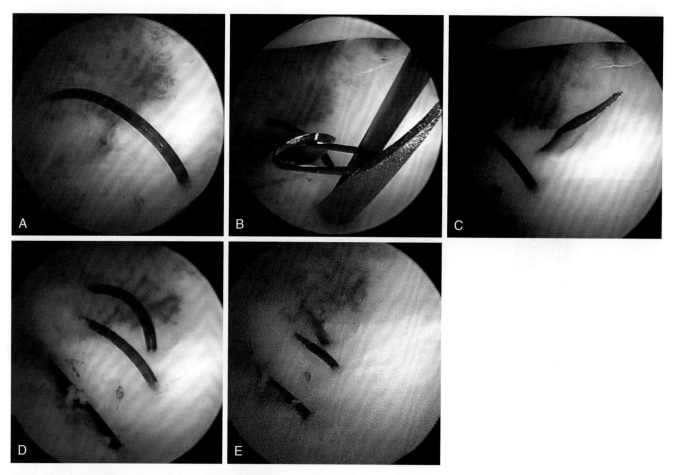

图 69.24 （A）一根 2-0 PDS 线穿过三角纤维软骨复合体撕裂处。（B）第二条线穿过周缘裂处。用一根 18 号针刺入关节盘，缝线穿过针孔，用缝线套索取出。（C）放置第三根线。（D）所有缝线放置完毕，未打结。（E）拉紧缝线，撕裂处闭合。将缝线固定在尺侧腕伸肌腱底部之前，撤去关节镜，腕关节也松开牵引

线环，用取线器将缝线环通过 6-R 入路取出。在此过程中，两条缝线均未退出 6-R 入路。

通过辅助 6-R 入路将套管插入关节间隙。用探钩经辅助 6-R 入路内套管从远端取出缝线。将套管直接推进到骨头上并保持位置，将两根缝线从套管槽中拉出，避免因尺骨钻孔而扭曲。通过套管插入钻头，将套管牢固抵住插入位置，在尺骨基底钻孔。将两根缝线穿过挤压式锁定式锚钉，再经套管将锚钉插入预钻孔内。锚钉攻入尺骨头时，使缝线保持张力。锚定后，通过手柄施加适度张力以确保锚钉和缝线不会被拉出。如有阻力，说明锚钉位置正确。锚钉有滑出尺骨掌侧的倾向。如发生这种情况，通过手柄施加很小的张力即可轻易拉出锚钉。一旦安全固定后，用咬钳剪断缝线（图 69.25）。

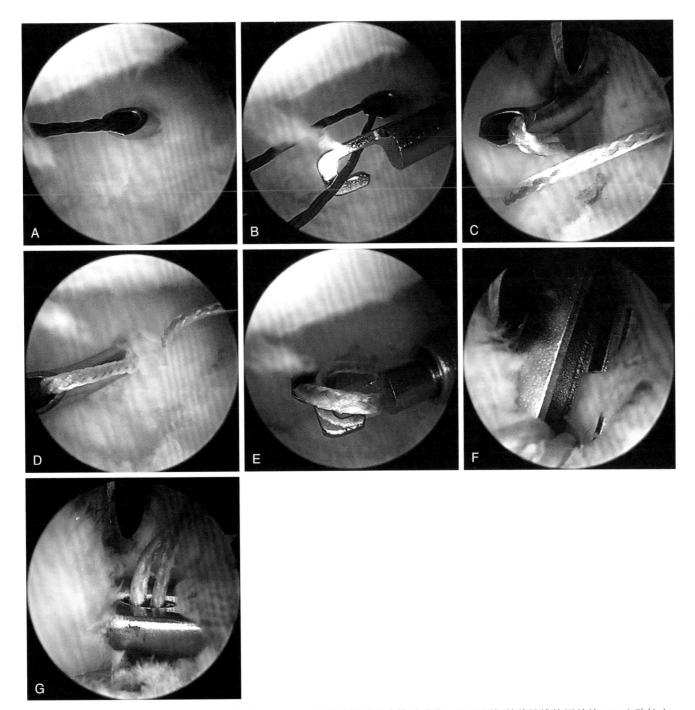

图 69.25 （A）缝线套索由辅助 6-R 入路进入，穿过三角纤维软骨复合体关节盘。（B）用探钩将缝线钩回并从 6-R 入路拉出。将一根 2-0 FiberWire 缝线套入缝合线环中，穿过关节盘将缝线引出，并从缝线套索中拉出。（C）将缝线套索从关节盘中穿出，用 FiberWire 缝线形成一个环。（D）再将缝线套索从关节盘中穿出。（E）用探钩从 6-R 入路取出 FiberWire 缝线环。（F）于辅助 6-R 入路经套管取出缝线，钻取固定部位，在尺骨内插入一枚 PushLock 锚钉固定修补。（G）用剪线器剪断缝线

术后患者腕关节用肘上支具保护，部分患者可立即开始轻柔腕关节屈伸活动，但在术后至少 4 周内限制旋前旋后活动。术后 7 周开始加强握力和 ROM 锻炼。

ⅠC 类撕裂是一种罕见损伤，累及关节盘于掌侧外在腕尺韧带的远端止点。这种撕裂可导致尺腕关节不稳或腕骨尺侧偏移。Trumble 等[50]主张关节镜下缝合修复这些损伤，取得良好效果。其他治疗方法包括关节镜下清理和热皱缩术，可恢复尺腕韧带张力。ⅠD 类 TFCC 损伤是关节盘于桡骨远端乙状切迹附着处的创伤性撕脱，通常包括掌侧和（或）背侧桡尺韧带。Sagerman 和 Short[51]介绍了桡侧 TFCC 撕裂的关节镜治疗。在该技术中，经 6-U 入路放置套管，3-4 入路放置关节镜。将 0.062 英寸克氏针穿过套管，由乙状切迹的止点开始，横穿桡骨远端，从桡侧皮肤穿出，钻 3 个孔。长半月板修复针经 6-U 入路穿过关节盘，依次穿过 3 个钻孔。于 6-R 入路用抓钳帮助翻转关节盘，使半月盘修复针顺利穿过。将 2-0 不可吸收缝线水平褥式缝合固定，通过一个小的桡侧腕入路固定在骨表面，减少医源性皮神经损伤。

退变性Ⅱ类损伤的关节镜治疗

退变性 TFCC 撕裂的特点是关节盘变薄或大小不一的中央穿孔，如治疗不及时，可导致近排腕骨软骨软化。潜在的病变是尺骨正向变异，可能由多种病因引起，同期处理可解决腕关节尺侧疼痛症状。无穿孔的Ⅱ A 和Ⅱ B 类病变通常采用关节镜下清理术和尺骨短缩截骨术治疗[52, 53]。中央穿孔型 TFCC Ⅱ C 类病变，可在关节镜下切除部分突出的远端尺骨头，来取代开放性尺骨短缩术。正常情况下，用高速磨钻切除 3 ~ 4 mm 骨。由于关节镜放大后很难判断切除的量，因此强烈建议在透视下监测切除量。不可伤及尺骨头和乙状切迹的关节面。Wnorowski 等研究表明，尺骨短缩 3 mm 可使尺骨受力减少 50%[54]。Ⅱ D 和Ⅱ E 类病变涉及其他软组织和关节软骨的退变，仅靠关节镜治疗不足以完全解决问题。

关节镜下腱鞘囊肿切除术

Osterman 和 Rafael[26]推广了关节镜下背侧腱鞘囊肿切除术，初步报告效果良好。开放下背侧腱鞘囊肿切除不是一种温和的操作，患者偶尔会主诉屈曲时出现腕关节僵硬。关节镜手术瘢痕小，美观，恢复运动快。复发率极低，与开放性手术相当[53]。开始时经 4-5

和 6-R 入路放入关节镜，由 6-U 入路引入灌注液。用穿刺针穿过腱鞘囊肿，进入桡腕间隙。腱鞘囊肿的囊通常位于 3-4 入路远端，需将穿刺针斜向推入关节。穿刺针一般在舟月骨间韧带水平背侧关节囊上方进入关节。在针道附近建立入路，插入小刨削头。刨削头可在舟月韧带汇合处在背侧关节囊全层刨出约 1 cm 厚的空隙。明确囊肿根部并清理。显露背侧伸肌腱可确保腱鞘充分减压（图 69.26）。在切除关节囊时，同时进行腱鞘囊肿外部触诊，当囊肿和囊肿根部已经清理干净时，会突然皮肤透光而发红。偶尔用小关节咬钳可帮助行关节囊切除术。即便小关节刨削头和咬钳很小，损伤表面覆盖的伸肌腱虽不常见，但也并非不可能。鼓励患者术后第一天开始 ROM 练习；通常不需要接受常规的理疗。与开放性切除相比，患者能更早地恢复 ROM。

Kienböck 病

腕关节镜已成为一种可靠的方法，可直视桡腕和腕中关节受累关节面，以判断 Kienböck 病程度。Bain 和 Begg 在 2006 年介绍了他们提出的关节镜分级（表 69.4）[55]。分级系统基于无功能关节面的数量。正常关节面定义是外观白润，探诊正常坚硬软骨下骨时可有轻微纤颤。无功能关节面定义为广泛纤维化、裂隙、局部或广泛软骨缺损、关节面浮动或骨折（图 69.27）。分级为 0 ~ 4 级，其中 2 级又分为 2A 和 2B 级。

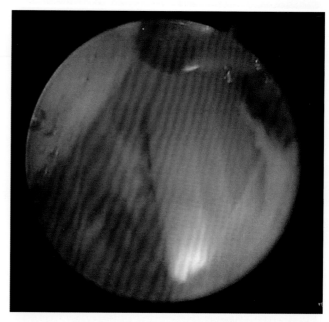

图 69.26　从 6-R 入路观察背侧腱鞘囊肿清理后的关节镜图像，可见关节囊全层清理，显露下方伸肌腱

表 69.4	Bain 和 Begg 关节镜分级
分级	描述
0	所有功能关节表面都正常
I	一个无功能的关节面——通常是月骨近端关节面
II	两个无功能的关节面，又分为 A 型和 B 型
IIA	桡骨远端月骨关节面
IIB	月骨近端和月骨远端关节面
III	三个无功能的关节面——桡骨月骨关节面、月骨近端和月骨远端关节面，头状骨头关节面正常
IV	所有功能表面都是非功能性的

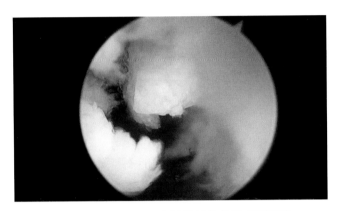

图 69.27　Kienböck 病坏死月骨的关节镜图像

无功能关节面的数量决定分级。在 Bain 和 Begg 的系列研究中，他们发现月骨内的改变具有一定的模式，改变总是最初发生于月骨近侧关节面。

Bain 和 Durrant 制订了基于关节镜分级的治疗策略[56]。治疗基础是在保持 ROM 情况下只切除无功能关节面。0 级时，所有关节面都有功能。行关节镜下滑膜切除术，进一步治疗包括转移负重的操作、血运重建、关节镜或切开髓芯减压或植骨。关节镜下髓芯减压只推荐用于中性或尺骨正向变异的患者[56]。

I 级 Kienböck 病的特征是月骨近端关节面无功能。治疗措施包括近排腕骨切除或桡舟月关节融合术。II A 级时，月骨近端关节面和月骨窝均无功能。在这种情况下，建议行桡舟月关节融合术，以维持正常的腕中关节的生物力学。II B 级时，月骨近端和远端关节面无功能。Bain 和 Begg 认为，如果桡骨的月骨关节面完整，近排腕骨切除术是首选治疗方法。

III 级 Kienböck 病，三个关节面无功能，头状骨

关节面通常保留。在这种情况下，Bain 和 Begg 建议采用挽救性治疗，如全腕融合或关节置换术。第三种选择是桡骨远端关节面半置换术，并和头状骨头成关节。IV 级 Kienböck 病四个关节面均无功能，建议行全腕融合术或关节置换术。

Tatebe 等对 57 例 Kienböck 病患者进行关节镜检查，使用 Bain 和 Begg 分类法对受累程度进行分类[57]。他们发现，受累关节面数量与 Lichtman X 线分期或从发病到手术的持续时间并无相关性。此外他们发现，除 2 名患者外，所有患者月骨近端关节面都有软骨损伤，额外的关节面缺损与患者年龄相关。

并发症

腕关节镜的并发症相对较少，通常可以预防[49]。应使用针头确定精确的入路位置，因为几毫米的定位偏差可能会在不经意间增加手术的技术难度。针头应该很容易进入关节而不刺穿骨性结构。钝头内芯可防止套管插入时医源性软骨损伤。应尽量减少反复进入关节间隙。将灌注液入口和出口分开可减少软组织液体外渗。骨筋膜室综合征风险通过使用容易吸收的生理溶液（如乳酸林格液）、精心包扎、术后抬高患肢而降低。在进行骨折或腕骨不稳手术时，置入克氏针时应使用软组织保护器或往复钻，以避免对腕周感觉神经分支的任何潜在损伤。

未来展望

腕关节镜在腕关节复杂疾病的诊断和治疗中作为一种有价值的辅助手段，日益受到人们的欢迎。腕关节镜在照亮和放大条件下评估关节内结构，创伤性极低。随着更多的外科医生接触腕关节镜技术和更好器械的发展，将会进一步扩大适应证范围。

选读文献

文献： Whipple TL. The role of arthroscopy in the treatment of scapholunate instability. *Hand Clin*. 1995; 11: 37-40.
证据级别： IV
总结： 在这篇经典文章中，Whipple 医生明确了关节镜在治疗腕骨不稳中的作用。他指出，关节镜治疗急性腕骨不稳的结果比治疗慢性腕关节不稳的结果好。

文献： Viegas SF. Midcarpal arthroscopy: anatomy and portals. *Hand Clin*.1994; 10: 577-587.
证据级别： IV
总结： 这篇经典文章描述了腕中关节镜的作用，侧重腕中间隙的解剖变异和常用入路。

文献：Geissler WB, Hammit MD. Arthroscopic aided fixation of scaphoid fractures. *Hand Clin*. 2001; 17: 575-588.

证据级别：Ⅳ

总结：本文首次定义了关节镜下舟骨骨折的固定方法。阐明了关节镜下治疗舟骨骨折相对于经皮复位的优势。

文献：Geissler WB. Arthroscopic knotless peripheral ulnar-sided TFCC repair. *Hand Clin*. 2011; 27: 273-279.

证据级别：Ⅳ

总结：本文介绍了一种关节镜下不打结修复三角纤维软骨复合体尺侧缘撕裂的新技术。与以前打结法引起症状的技术相比，该技术具有直接修复关节盘的优势。

文献：Slade JF, Geissler WB, Gutow AP, et al. Percutaneous internal fixation of selected scaphoid nonunions with an arthroscopically assisted dorsal approach. *J Bone Joint Surg Am*. 2003; 85A: 20-32.

证据级别：Ⅳ

总结：在这篇经典的文章中，我们注意到经皮固定舟骨纤维骨不连可以不用植骨就成功治疗。文章展示了经皮技术在 ROM 方面的良好结果，并表明不是所有舟骨不连都需要植骨。

（William B.Geissler, David A.Rush, Christopher A. Keen 著　孟庆阳 译　刘　畅 校）

参考文献

扫描书末二维码获取。

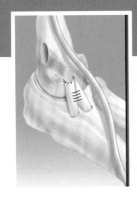

第70章

腕骨损伤

腕骨损伤占所有运动相关损伤的 3%~9%，其中腕骨骨折占手部损伤的 8%~19%[1]。腕骨骨折、韧带损伤和不稳定可以发生于急性损伤或过度使用时[2]。接触性运动，如橄榄球，腕骨损伤发生率最高。尽管任何体育运动员都有损伤可能，但这些伤害更经常出现在体操运动员、综合格斗运动员和拳击运动员[2,3]。这些损伤可能威胁到高水平运动员的职业生涯，因此及时诊断至关重要。诊疗中的一个主要挑战是在适当的情况下早期重返运动（RTP），同时尽量减少再损伤风险、后期的疼痛和残疾，减少因治疗过于激进导致的伤害。治疗应是个性化的，根据受伤的严重程度、伴随损伤、运动要求和职业目标而定。运动员、家人、教练以及医生之间的公开交流是最重要的。本章回顾了腕骨的解剖和运动学、受伤模式和运动员需求相关的诊疗选择。

解剖和运动学

腕关节是由 8 个腕骨排列成两排的可动关节。腕骨的形状及其附着允许腕关节在两个主要平面上运动：屈曲-伸直和桡偏-尺偏。腕关节屈伸弧是通过桡腕关节和腕骨间关节完成的，二者所占比重大致相同。桡尺偏运动在两个关节中的占比也近似，桡腕关节占 40%，腕中关节占 60%[4]。同时，腕关节的轴向负荷 80% 通过桡腕关节，20% 通过尺腕关节[5]。

有几种理论被用来解释腕骨的运动学和功能。Navarro[6] 提出腕骨排列成三个刚性的、垂直的柱。1984 年，Weber[7] 引入了纵柱理论。纵柱理论提供了一个用来解释从手到前臂的轴向负荷传递的模型，但不能解释近列腕骨和远列腕骨之间的耦合运动以及腕骨之间微小但重要的独立运动[8]。

横列理论是在 20 世纪 80 年代提出的，其认为近列和远列腕骨是独立的功能单元[4,8,9]。骨间韧带和关节几何形状允许腕骨在腕关节运动中进行协调运动。

Linscheid 和 Dobyns[10] 注意到，随着腕关节桡偏，舟骨和近列腕骨屈曲。他们认为舟骨的屈曲是由于大小多角骨施加的应力所致。Weber[7] 认为当腕关节桡偏时，三角钩关节的螺旋形关节面促使远列腕骨向掌侧移位，从而对近列腕骨形成了屈曲力矩。相反的，当腕关节尺偏时，远列腕骨向背侧移位，从而使近列腕骨背伸。

不同的运动学理论对腕骨之间的协调运动以及系统故障时的异常运动提供了更好的理解。鉴于没有一种理论能充分描述腕骨运动的复杂性，大多数研究者认为腕骨运动学可以用这些理论的组合来得到最好的解释。很明显，在完整的腕关节运动中，腕骨之间和腕骨各列之间存在着复杂的同步性。

腕关节的内在韧带和外在韧带连接并稳定腕骨。内在韧带也称为骨间韧带，起到连接腕骨的作用。外在韧带连接腕骨到桡骨和尺骨，往往比内在韧带更强韧。除了豌豆骨，肌腱不直接止于腕骨，但其收缩有助于稳定腕骨运动。腕关节的运动是由远端的腕骨和掌骨作为一个整体来启动的。桡尺偏运动主要通过腕中关节进行。腕关节桡偏导致远列腕骨向桡侧倾斜、背伸并旋后，而近列腕骨则保持屈曲，且移位很小。相反，在腕关节尺偏时，远列腕骨向尺侧倾斜、屈曲并旋前，而近列腕骨背伸且移位很小[11]。

腕骨骨折

舟骨

病史

舟骨是最常损伤的腕骨，约占腕骨骨折的 70%[12]。舟骨骨折往往发生在跌倒后腕关节背伸、旋前和尺偏位时，直接打击或间接损伤也可以出现[13]。损伤类型包括腰部（最常见）、远端或近端的骨折。任何出现桡侧腕关节疼痛的运动员在完全排除前，都应怀疑是否存在腕舟骨骨折[14]。

体格检查

舟骨骨折通常表现为鼻烟窝肿胀和压痛。对掌侧腕舟骨结节的触诊以及拇指和腕骨间的轴向负荷对腕舟骨的压迫也可能引起疼痛[13, 15]。Duckworth 等[16] 发现，对运动损伤相关的男性舟骨骨折而言，鼻烟窝压痛合并腕尺偏疼痛具有 91% 的特异性。

影像学检查

X 线片包括后前位（PA）、侧位、斜位以及舟骨位即前臂旋前、腕关节尺偏 45°。损伤最初的平片的假阴性结果估计高达 25%[17]。急性损伤的运动员需行平片外的其他检查以明确伤情。MRI 是诊断隐匿性舟骨骨折的金标准，可以帮助提供骨折的细节[18, 19]。CT 对评估骨折的细节具有很大帮助，扫描应该沿舟骨纵轴，层厚 1 mm。

决策原则

舟骨远端骨折和腰部无移位骨折被认为是稳定的，保守治疗愈合率高。非技术位置的球员（例如，不需要持球的橄榄球运动员）的大多数无移位骨折，可以用带衬垫的短臂拇指人字形石膏进行固定。但要注意的是，这可能会增加不愈合的风险[20, 21]。需要手腕运动的运动员（例如橄榄球中的四分卫、跑卫或外接手）可以通过早期内固定更早地重返运动[22-25]。

近端骨折需要较长的时间才能愈合，而且由于背侧血管完整性及骨内逆行血供的中断，骨不连的发生率较高。因此，对于无移位的近端骨折，可推荐早期内固定[26]。最终，由于长时间的固定而导致的力量减弱和僵硬对运动员来说是重大的挫折。因此，应考虑对运动员腕舟骨骨折进行早期手术治疗。

治疗方案

非手术治疗采用石膏固定 6 ~ 12 周[13, 27, 28]。是否使用长臂、短臂或拇指人字形石膏一直存在争议[28-30]。然而，对于任何有依从性问题的患者，考虑使用长臂石膏是合理的。手术技术包括经皮、开放或关节镜辅助下用无头加压螺钉固定。

术后处理

患手在手术后被置于拇指人字形夹板中，并在他们 2 周的门诊随访中更换一个短臂石膏。在这个时候，非接触运动员可以考虑运动用石膏。接触型运动员，如果术后 6 周愈合可去除石膏。对于近端骨折或骨折愈合不完全的患者，术后可以继续使用石膏长达 12 周。如果早期 RTP 的需求强烈，应每隔 6 周进行 CT 扫描以评估骨折愈合情况。一旦骨折已经达到至少 50% 的骨桥接，并且患者没有疼痛，同时握力至少达到术前的 80% 且运动功能良好，此时可以考虑 RTP[15]。这些建议是严格的指导方针，当然最合适的术后计划应该是针对每一个运动员的个性化方案。

结果

与非手术治疗相比，手术固定腕舟骨骨折可获得极好的骨折愈合率，固定时间更短，强度和活动度增加更快。尤其是经皮技术是否可有比非手术治疗更短的骨折愈合时间仍存在争议[31-34]。然而手术治疗发生并发症的风险明显增加[35]。

并发症

舟骨骨折的并发症包括缺血性坏死（高达 40%）、畸形愈合（移位骨折高达 50%）、不愈合（非移位骨折 5%，移位骨折 55%）、腕骨不稳、创伤后关节炎或舟骨骨折不愈合进行性塌陷[13]。手术并发症包括无移位骨折移位、桡动脉损伤、钻孔过多或过少，这可能会分别导致螺钉抓持不足或骨折部位分离[36]。

三角骨
病史

三角骨是第二常见的腕骨损伤部位，占所有腕骨骨折的 18%[37-39]。骨折类型包括背侧皮质撕脱骨折、贯穿体部的骨折和掌侧皮质骨折。背侧皮质撕脱骨折最为常见，占所有三角骨骨折的 93%[38]。背侧皮质骨折的损伤机制主要包括掌屈和桡偏[39, 40] 或腕关节背屈和尺偏[41-43]。腕关节过度屈曲时，背外侧韧带（附着于三角骨）会导致三角骨背侧皮质撕脱。在腕关节背屈和尺侧偏斜时，尺骨茎突进入三角区，导致背侧"切削"。三角骨体部骨折多发生于腕关节伸直和尺偏位。体部骨折通常因高能量损伤机制导致，临床医生需排除其他的合并损伤。12% ~ 25% 的体部骨折伴有月骨周围脱位[44]。最后，掌侧皮质损伤罕见，可以提示月三角韧带撕脱伤。

体格检查

三角骨骨折表现为腕尺侧疼痛，合并软组织肿胀时应考虑韧带损伤的可能。由于三角骨骨折常合并周

作者首选技术

对于无移位的舟骨骨折，我们倾向于采用微创的方法，使用空心无头加压螺钉。这种方法的优点是最大限度地减少软组织破坏和对血液供应的损害，优化了实现骨折愈合和最大活动度（ROM）的条件。然而，对于移位的骨折，解剖复位需要通过开放手术直视下进行。对于近端骨折，可通过背侧入路实现（图 70.1）。远端骨折可通过掌侧入路解决，其可提供优越的可视性。腰部骨折可从任一入路处理。

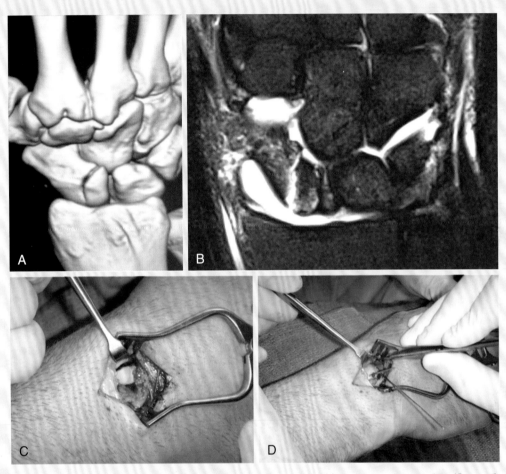

图 70.1 一名美国职业棒球大联盟球员舟骨近端 1/3 移位骨折。（A、B）MRI 和三维 CT 重建可帮助确定骨折类型。（C）采用 1～2 cm 的背部小切口开放式入路。（D）用克氏针作为操纵杆复位骨折，并用空心螺钉固定在舟骨的中轴线上

围结构的损伤，尤其是腕尺侧区域如三角纤维软骨复合体损伤，因此准确地触及压痛点往往较为困难。三角骨背侧撕脱骨折往往表现为腕关节活动时腕背疼痛且存在背侧压痛点。

影像学检查

X 线片（包括前后位、侧位片和斜位片）通常足以诊断三角骨骨折。CT 扫描可以提供骨折类型的更多细节。在出现明显软组织肿胀或恢复不明显以及怀疑舟月韧带或月三角韧带撕裂的情况下，可以进行 MRI 检查。

决策原则

背侧皮质骨折和无移位的三角骨体部骨折通常被认为是稳定的，可以接受非手术治疗。显著的软组织肿胀应怀疑韧带损伤，并需要较长时间的制动[37]。运动员应该考虑有骨折纤维性骨不连的问题，这种情况常见，但潜在后果不严重。手术治疗适用于有症状的骨不连。虽然体部移位性骨折，以及伴有韧带损伤的体部或掌侧皮质骨折很少见，但它们本质上是不稳定的，需要手术治疗。

治疗方案

三角骨背侧皮质骨折和无移位的体部骨折可以根据软组织的情况用支具或短臂石膏治疗 3～6 周或更长时间（图 70.2）[45, 46]。如果出现有症状的纤维性不愈合，可以进行手术切除骨片，并将外部韧带重新附着在剩余的三角骨上。

移位的体部骨折可以通过切开复位和手术固定来治疗。手术可以通过沿尺侧腕伸肌腱（ECU）背侧的入路进行，使用无头加压螺钉固定。伴有韧带损伤的体部或掌侧皮质骨折的治疗重点是周围腕骨间关节的手术固定。在症状性畸形愈合、骨不连和豆三角关节炎的病例中，切除豌豆骨可以充分缓解症状 [47-49]。

📌 作者首选技术

对于急性背侧皮质骨折伴轻度至中度肿胀，应用石膏或夹板固定 2～4 周，每周复查一次，直到患者症状消失并准备好无限制地参加比赛。当三角骨体部骨折伴有月骨周围脱位时，我们的做法是用钉棒将月三角关节与舟月关节和腕中关节一起固定，并同时跨过三角骨骨折从而予以固定。

术后处理

三角骨损伤术后应制动，克氏针应留在原位至少 4 周。

结果

多数三角骨背侧皮质骨折会继续发展为无症状的纤维性不愈合。不稳定型骨折结果更不确定，及时识别和积极治疗可获得最好的效果 [50]。

并发症

三角骨骨折后最常见的并发症是延迟诊断，这可能导致慢性不稳定，原因是未经治疗的相关三角纤维软骨复合体、月骨周围韧带或月三角韧带损伤，伴有相关的疼痛、僵硬和豆三角关节炎 [37]。

大多角骨

病史

腕骨骨折中有 4%～5% 涉及大多角骨 [51-53]。骨折可累及体部或腕横韧带附着处的掌侧嵴。体部骨折最常见，可分为矢状劈裂、水平劈裂、跨关节骨折、桡背侧结节骨折和粉碎性骨折。多角骨掌侧嵴骨折又可分为基底部骨折（Ⅰ型）和尖部撕脱骨折（Ⅱ型）。

损伤的机制包括腕关节背屈时受到轴向负荷，从而第一掌骨被压入大多角骨。其他的机制包括腕关节桡偏时受到应力，拇指外展、过伸，使桡骨茎突挤压大多角骨。大多数损伤是由于高能机动车碰撞或摔倒时伸出手撑地造成的 [46, 54]。

体格检查

体格检查显示，在拇指掌侧基底部舟骨结节的远

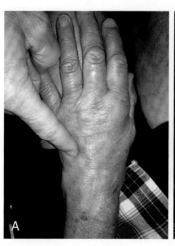
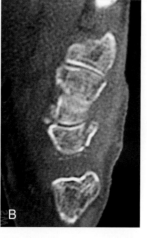

图 70.2 （A）患者发现在三角骨处有压痛。（B）CT 扫描显示三角骨背侧皮质骨折，患者接受非手术治疗，短臂石膏固定 6 周。患者应知晓骨折可能发展为无症状的纤维连结

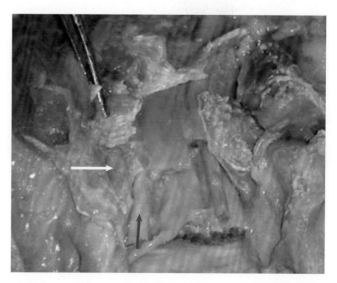

图 70.3 解剖显示多角骨嵴（白色箭头）与桡侧腕屈肌腱（绿色箭头）的毗邻关系

端有压痛点。疼痛或无力可发生在对掌运动中，并且由于桡侧腕屈肌（FCR）肌腱与多角骨嵴接近，在屈腕时疼痛可能加重（图 70.3）。临床医生必须评估桡骨远端、舟骨、钩骨和第一掌骨的常见相关损伤。

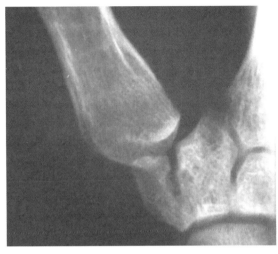

图 70.4　腕关节斜位（旋前位）片显示多角骨体的纵行骨折

影像学

应拍摄 X 线片（包括正位片、侧位片和斜位片），可显示多角骨骨折（图 70.4）。Bett 位是腕部旋前位正位片，可以更好地显示多角骨掌骨关节。腕管位片可以更好地显示掌侧多角骨嵴。CT 也有助于显示骨折的细节和识别邻近骨同时发生的骨折。

决策原则

非手术治疗适用于无移位的多角骨骨折。由于腕横韧带的牵拉，移位的掌侧多角骨嵴骨折有不愈合的风险。移位超过 2 mm 或腕掌（CMC）半脱位的多角骨体部骨折需要复位和手术固定[54]。

治疗方案

非手术治疗包括拇指人字形石膏固定 4~6 周。导致症状性骨不连的多角骨嵴骨折可以通过切除骨折块来治疗（图 70.5）。对于体部移位的骨折，可以进

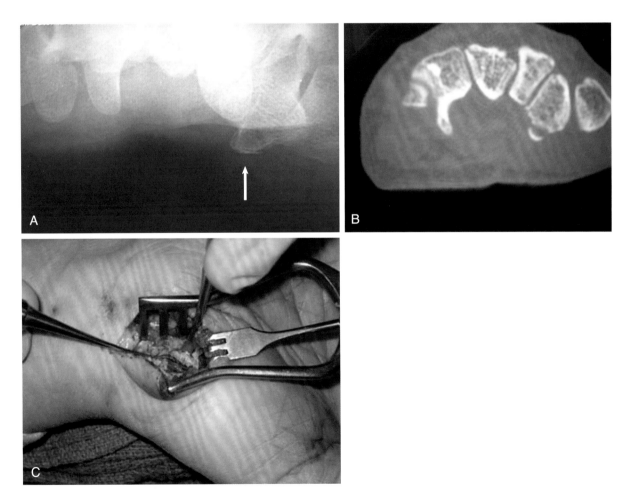

图 70.5　（A）腕管位片显示多角骨嵴骨折（箭头）。（B）CT 扫描显示多角骨脊骨折。（C）靠近大鱼际隆起底部的切口，同时切除断裂的多角骨嵴

行切开复位和克氏针或螺钉内固定（图 70.6）。粉碎性骨折可以进行外固定或斜向动态牵引夹板固定以进行早期活动[17,54]。

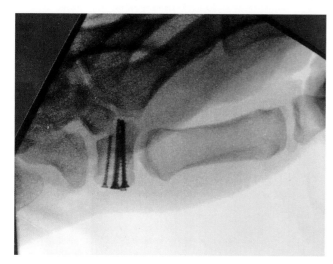

图 70.6 切开复位螺钉内固定治疗移位的多角骨骨折

作者首选技术

当选择手术治疗时，我们倾向于采用掌侧 Wagner 入路而不是多角骨入路。皮肤切口位于手掌平滑皮肤与腕部背侧皮肤交界处的鱼际隆起处，沿掌侧弯曲。沿鱼际肌下进行解剖。注意保护桡神经和桡动脉的分支（图 70.7）。采用克氏针或微型螺钉，在直视下复位固定。

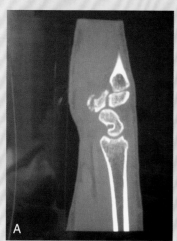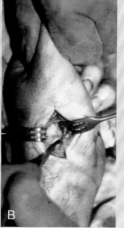

图 70.7 （A）矢状位 CT 扫描图像显示贯穿多角骨体部的冠状骨折。（B）Wagner 入路治疗多角骨骨体骨折的皮肤切口是沿着腕关节掌侧和背侧之间没有毛发的皮肤交界切开，这一入路有损伤桡动脉和桡神经的分支的危险

术后处理

多角骨骨折术后应该制动，克氏针应该留在原位至少 4 周。

结果

文献中的研究仅限于较小的病例系列。总体而言，由于 CMC 关节不匹配，单独使用石膏固定对移位或粉碎性骨折的效果不佳。手术治疗结合关节面修复可获得良好的功能结果[54]。

并发症

多角骨骨折的并发症包括骨不愈合、FCR 肌腱炎或断裂、腕管综合征、CMC 关节僵硬、创伤后关节炎和对掌力量丧失[37,49,56]。

钩骨
病史

钩骨骨折占所有腕骨骨折的近 2%[12]。钩骨与周围的神经血管结构非常接近。它构成 Guyon 管的桡侧界，并且是腕管尺侧缘腕横韧带的附着点。因此，钩骨损伤可能导致尺神经或正中神经分布的感觉异常和运动功能障碍（图 70.8）。

钩骨钩骨折的损伤机制包括在手腕强力扭转过程中来自邻近肌腱的直接压力或剪切力。钩骨的浅表位置使其容易受到手掌压迫性创伤的伤害。最常见的相关活动包括棒球和高尔夫球（影响非优势手），以及各种与壁球有关的运动，主要影响优势手。钩骨体部

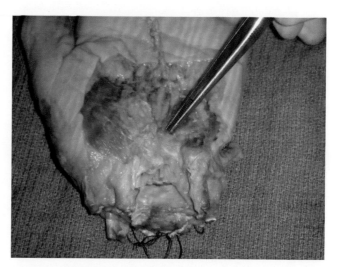

图 70.8 腕横韧带形成腕管顶，附着于钩骨钩上。大鱼际肌经腕横韧带牵拉可使钩骨钩移位。损伤可导致尺神经和正中神经分布区麻痹

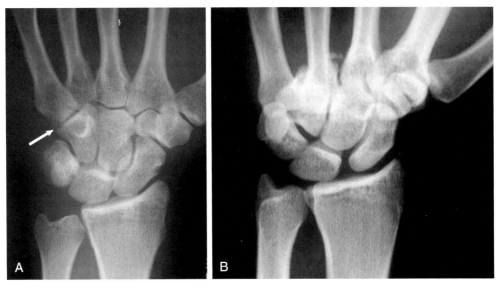

图 70.9 （A）腕关节前后位 X 线片显示第五掌骨基底部和钩骨之间的关节间隙（箭头）。（B）Ⅲ～Ⅴ型腕掌关节骨折脱位患者的关节间隙消失

骨折罕见，但可能是第四和第五掌骨高能量负荷的结果。这些骨折可分为冠状骨折和横断骨折[58]。小指 CMC 脱位可伴有这些损伤（图 70.9）[45, 59]。临床诊断可能很困难，这些骨折常常被漏诊，因此需要高度怀疑[60, 61]。

体格检查

　　钩骨骨折表现为尺侧手掌或腕部疼痛，随着握力的增加疼痛可能加重[62]。钩部常有压痛。钩骨牵拉试验中行环指和小指的屈曲抗阻，钩骨骨折移位时环指和小指的屈曲抗阻均呈阳性（图 70.10）[57, 63]。全面的运动和感觉检查很重要。骨折刺激邻近的尺神经和正中神经可导致感觉异常。邻近的屈肌腱与断裂钩骨的摩擦可能导致腱病或屈肌腱断裂（图 70.11）。体部骨

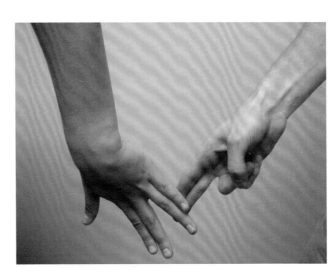

图 70.10　屈腕和尺偏抵抗引起疼痛；抗阻试验评估钩骨的损伤

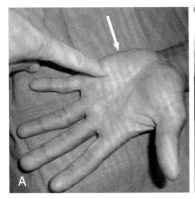
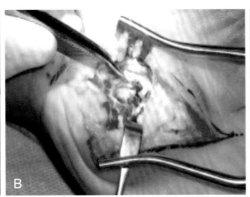
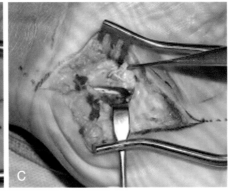

图 70.11 （A）在一名患有屈肌腱炎和尺侧手掌疼痛的棒球运动员的小鱼际隆起上发现一个骨痂（箭头）。（B）在腕掌关节的钩骨远端边缘发现有骨折。钩骨钩没有骨折。（C）由于骨折的钩骨磨损，屈肌腱部分撕裂

折常伴有明显的肿胀并伴 CMC 关节脱位。

影像学检查

标准的 X 线片通常不足以发现钩骨骨折。脱位时 CMC 关节的斜位关节间隙变小。前后位片上钩骨钩正对着观察者，显示为一环形皮质影，在损伤时可能消失。当影像显示骨环周围硬化增加时，应考虑无移位的骨不连。CT 扫描可用来确认诊断，辨别骨折模式，并区分隐匿性骨折和钩骨的解剖变异（图70.12）[65, 66]。特殊体位的 X 线片可以帮助诊断，包括：①腕管位片（图 70.13）[67]，②腕背屈旋后斜位片[68, 69]，③拇指外展过第一指蹼的侧位片。

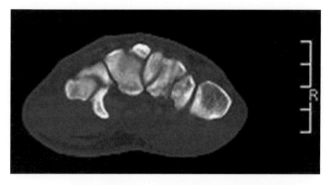

图 70.12　腕管层面的 CT 扫描显示钩骨钩骨折

决策原则

无移位的钩骨骨折被认为是稳定的，如果在受伤后 1 周内治疗，具有良好的愈合潜力[71]。然而，它们确实需要长时间的固定（长达 11 周）。对于运动员来说，这种长时间的制动和相关的屈肌腱断裂的风险使得非手术治疗变得不太现实。此外，钩骨的血供不足导致钩骨远端骨折后发生骨不连或缺血性坏死的风险很高。一般来说，早期手术治疗钩骨骨折可允许更快的 RTP，因此应优先考虑。

治疗方案

非手术治疗包括早期石膏固定，腕关节轻度屈曲，第四和第五掌指关节最大程度屈曲，以尽可能地减少屈肌腱对钩骨的剪切力。固定拇指可能有助于减少腕横韧带牵拉产生的移位力。手术治疗主要是通过掌侧或外侧入路切除骨折块。然而，切开复位和用克氏针或螺钉内固定也有报道。

术后处理

术后腕关节夹板固定 3～5 天。检查伤口，如果伤口是非开放的，则使用软敷料，并允许运动员进行手腕运动和有氧训练。回归比赛是运动员特有的。在 2～3 周的时间里，棒球、网球和壁球运动员被允许带

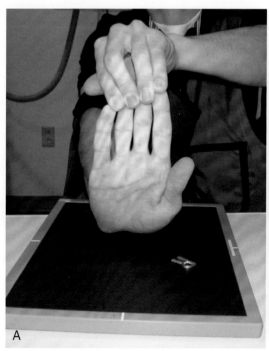

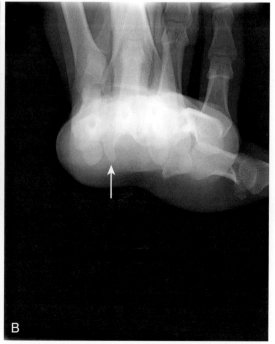

图 70.13　（A）手最大限度地伸展以获得腕管切面。（B）腕管位片显示钩骨钩（箭头）

作者首选技术

对于急性骨折和骨不连，我们更倾向于钩骨钩切除。当接近钩骨时，应特别注意尺神经深运动支的位置。S形切口以钩骨钩为中心，不要跨过腕横纹以减少瘢痕刺激，有利于RTP。从近端向着远端的钩骨钩解剖尺神经和尺动脉。尺神经运动支从尺神经主干的尺背侧发出，沿钩骨钩尺侧绕过后向桡侧和深面继续走行[74]。将神经游离并牵开后显露钩骨钩，剥离骨膜以显露骨皮质（图70.14）。应去除整个钩部，以避免残余骨刺激邻近的屈肌腱。

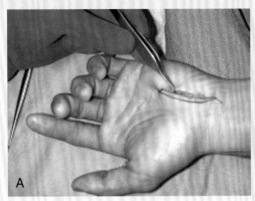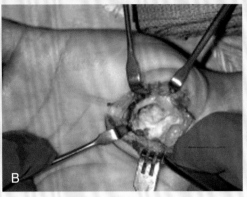

图70.14 （A）通过手掌的曲线切口以显露钩状钩。（B）显露钩骨钩

着填充手套进行"干式挥杆"；高尔夫球手被允许推杆和切球。棒球的发球、网拍运动中的轻截击、高尔夫球中的半挥拍，都可以在3周后开始。4～6周后逐渐恢复正常。运动员可以预期瘢痕敏感性会随着时间的推移而改善，但应注意，在手术后4～6个月内可能不会完全缓解。

结果

虽然尸体研究表明钩骨切除后有握力丢失，但临床研究表明对高水平运动员的功能表现没有影响[73, 75-77]。切开复位内固定术疗效的研究仅限于小部分病例，可能有较高比例的不愈合。

并发症

钩骨骨折的并发症包括小指或环指屈指肌腱的断裂，其发生率高达14%。骨坏死和钩骨体或钩部的不愈合也有报道[78-81]。手术后，患者应意识到有3%的并发症风险，其中神经损伤是最常见的不良事件[82]。

头状骨

病史

头状骨骨折占腕骨骨折的1%～2%[12]。分为极部横行骨折、体部横行骨折、冠状型骨折和矢状旁型骨折4种类型。体部横行骨折最常见。

头状骨骨折可在腕关节屈曲时轴向负荷作用在第三掌骨上时发生[83]。其他机制包括腕过伸尺偏，导致桡骨远端的背侧撞击头状骨腰部。孤立的头状骨损伤罕见，更常见的是发生在腕关节"大弧损伤"中，其中暴力通过骨和韧带复合体，包括舟骨，造成损伤。腕过伸桡偏可导致经舟骨或经头状骨的月骨周围脱位。舟头骨折综合征是一种高能量的月骨周围损伤，暴力通过舟骨腰部和头状骨颈部，导致近端骨折碎片180°旋转。

体格检查

与其他腕骨损伤一样，患者经常表现为手肿胀和腕关节疼痛。如果手特别肿胀，并可在背侧触及腕骨，则可能发生了月骨周围损伤。对于少见的孤立性头状骨骨折，则可在头状骨背侧触及压痛[37]。

影像学检查

虽然移位的头状骨骨折在X线平片上可能很明显，但这些骨折可能很难观察到。CT或MRI可以帮助识别骨折和骨折移位，特别是发生在冠状面的骨折。MRI还有一个额外的优点，可以详细显示任何相关的韧带损伤以及近端骨折的血液供应[37]。

决策原则

由于存在逆行血供，头状骨骨折有发生缺血性坏死和骨不愈合的危险。非移位性骨折可以行非手术治疗并密切观察。当愈合有问题时，CT 扫描可以识别愈合部位的骨小梁。移位的骨折应手术治疗，以减少骨折不愈合的风险，并允许早期 RTP。在运动员中，应考虑对所有的头状骨骨折进行早期手术治疗，以减少与长时间固定有关的损伤，并加快 RTP 进程。

治疗方案

非手术治疗采用短臂石膏固定 4~8 周。手术治疗采用切开复位，克氏针或无头加压螺钉内固定。

术后处理

根据合并损伤的程度，患者可在螺钉固定后 2 周开始进行 ROM 训练，对于合并舟骨或月骨周围病变的患者，应进行至少 6 周的固定，然后去除克氏针。

结果

预后取决于骨骼和软组织损伤的严重程度。运动员应该知晓这种损伤可能会结束他们的赛季运动甚至职业生涯。

并发症

头状骨骨折后最常见的并发症是不愈合，可能发

作者首选技术

我们主张用无头加压螺钉固定头状骨骨折。该手术通过中指桡侧第三和第四伸肌间室之间的背侧入路完成。

该入路可以固定头状骨、舟骨和伴有舟头骨折综合征的韧带损伤（图 70.15）。

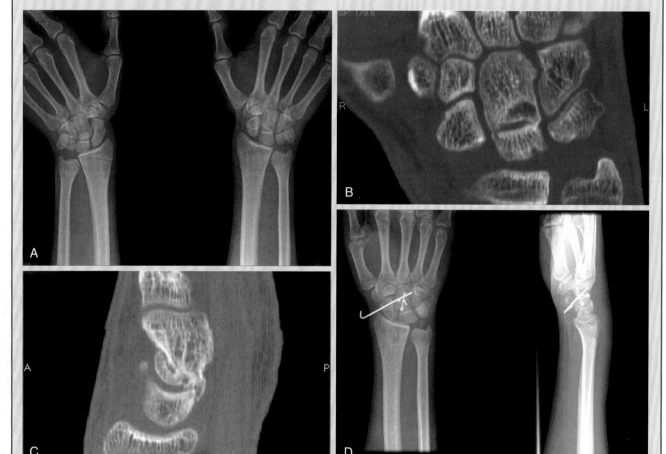

图 70.15　一位 17 岁男性，在拳击树木 7 周后，在 X 线片（A）、冠状面（B）和矢状面（C）CT 上，可见其头状骨有一孤立的骨折。（D）切开复位无头加压螺钉内固定术后 X 线片

生在 50% 的孤立损伤中 [44]。其他并发症包括缺血性坏死和腕骨不稳。在月骨周围脱位的情况下，僵硬和腕骨关节炎是常见的后遗症。

小多角骨
病史

小多角骨骨折占腕骨骨折的比例不到 1%[60]。小多角骨是一种背侧长度为掌侧长度 2 倍的拱石状骨。小多角骨骨折可发生在背缘或体部，常常合并附近其他骨的骨折。小多角骨由周围的掌骨、腕骨和强大的掌侧韧带所保护。由于这些韧带的保护，背侧骨折移位或脱位的可能性更大，但掌侧脱位也已有报道 [37, 84, 85]。骨折和（或）脱位通常发生在高能轴向负荷通过第二掌骨传递到小多角骨上时。

体格检查

检查可发现腕骨底部有压痛。掌骨的轻微运动可引起疼痛。如果存在畸形，小多角骨可能存在背侧移位或脱位。

影像学检查

小多角骨骨折是最常见的漏诊骨折，这是由于相邻的结构覆盖遮挡造成的。然而，标准的 X 线片，包括前后位、侧位和斜位，可能足以诊断小多角骨骨折。前后位图像不仅显示骨折，还可能显示第二掌骨近端移位，提示小多角骨脱位。CT 或 MRI 有助于鉴别隐匿性骨折，对 X 线平片正常但报告有局限性骨折的患者应行 CT 或 MRI 检查 [86]。

决策原则

无移位的小多角骨骨折可以接受非手术治疗。小多角骨 70% 的血液供应在背侧，使移位的骨折易于发生缺血坏死 [37]。因此，有移位的骨折应该手术治疗，CMC 关节不协调的骨折也应该手术治疗。

脱位的处理应首先闭合复位，闭合复位手法包括轻柔牵拉第二掌骨，然后屈腕，同时将压力直接施加在小多角骨的背侧 [84, 87]。如果小多角骨不稳定并继续向背侧半脱位，则需要手术治疗。

治疗方案

非手术治疗采用短臂石膏固定 4~6 周。移位骨折的切开复位内固定可采用克氏针或加压螺钉 [88]。对

于孤立性小多角骨脱位，闭合复位成功后单纯经皮穿针固定即可。高度粉碎性骨折或导致症状性畸形愈合或不愈合的骨折可采用 CMC 关节融合术 [37, 44]。

术后处理

根据合并损伤的程度，运动员可以在螺钉固定后的 2 周内开始关节活动。如果使用克氏针固定相关韧带损伤，则克氏针保留 6~8 周，也无法进行早期关节活动的方案。术后 12 周恢复完全的 RTP。

结果

关于这些罕见损伤后的结果的文献很少。小型的病例系列研究报道了闭合治疗非移位小多角骨骨折和手术治疗移位的小多角骨骨折的良好愈合率和功能结果 [89]。

并发症

小多角骨骨折后的并发症包括缺血性坏死、骨不愈合和创伤后关节炎。

月骨
病史

月骨骨折占所有腕骨骨折的比例不到 1%[90]。可观察到 5 种骨折类型：掌侧极骨折、背侧极骨折、体部横行骨折、体部矢状骨折和骨软骨 / 碎片骨折。月骨掌极骨折是最常见的骨折，其损伤机制主要是腕关节过伸和尺偏。伸手跌倒以及直接打击可以导致骨折 [91]。这些骨折最常见于上肢负重运动，如体操和举重 [2]。

体格检查

体格检查发现月骨背侧有压痛，疼痛可随腕关节活动而加重。

影像学检查

X线平片（包括 PA 位片、侧位片和斜位片）通常足以诊断月骨骨折。可以安排 CT 扫描以确认或提供损伤的细节（图 70.16）。MRI 可以帮助鉴别陈旧性背侧切线骨折和急性骨间韧带撕脱，并识别先前存在的缺血性坏死，如 Kienbock 病。

决策原则

月骨缺乏软组织附着点，20% 的人仅有单一的掌侧营养血管供应。因此，掌极骨折后容易发生缺血性坏死。孤立的、无移位的背部粉碎性骨折可以接受非手术治疗。影像学检查应密切关注韧带损伤伴有掌侧或背侧嵌体不稳定的证据。月骨掌侧碎片骨折和有移位的体部骨折应手术治疗，以减少缺血性坏死的风险，并解决相关的韧带不稳定问题。伴有韧带损伤的背极骨折也需要手术治疗[37]。

治疗方案

非手术治疗采用支具或短臂石膏固定 4~6 周或更长时间，视相关韧带损伤情况而定。手术治疗采用

> **⚑ 作者首选技术**
>
> 对于无移位的背部骨折，应用石膏或夹板 1 周，每周复查一次，以避免遗漏伴随的损伤，并监测稳定的改善。对于需要手术固定的月骨掌侧骨折，我们倾向于通过锯齿形切口的扩大腕管入路，并用无头加压螺钉固定。小的有韧带损伤的骨性撕脱伤，可以用缝线锚钉。舟月韧带和月三角韧带可能需要用克氏针固定。克氏针稳定舟骨和头状骨，避免了头状骨的近端移位和月骨的压迫。背侧骨折和通过关节内延伸到月骨体的骨折通过第三和第四伸肌间背侧入路显露。组合式手动螺钉或松质骨移植可用于粉碎性骨折[92]。

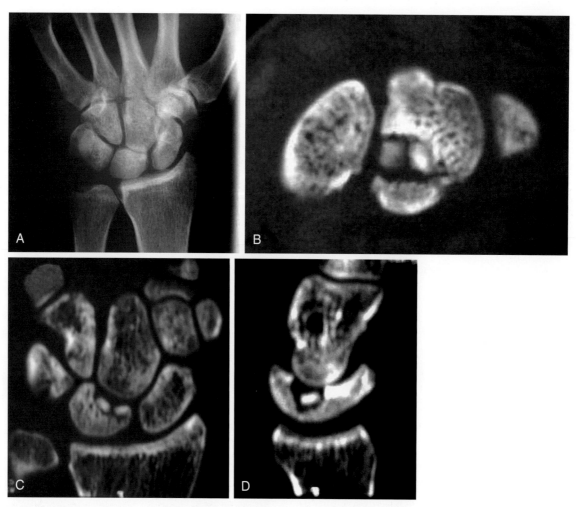

图 70.16 （A）在标准 X 线片上，月骨表面的曲线和近列腕骨的位置可以模糊月骨体骨折。计算机断层扫描清楚地显示了月骨体骨折的轴位（B）、冠状位（C）和矢状位（D）视图

掌侧或背侧入路，视损伤类型而定，并用克氏针或加压螺钉固定。已发展为创伤后关节炎或严重粉碎性骨折的慢性损伤可采用挽救性手术，如有限关节融合术或近端腕骨截骨术[44]。

术后处理

月骨损伤术后应制动，克氏针应放置至少 6 周。

结果

早期诊断和治疗是获得良好临床结果的最好机会。月骨骨折和 Kienbock 病之间的因果关系还不是很清楚。一些长期的数据未能显示月骨急性骨折后发生缺血性坏死[91]。尽管如此，运动员应该明白月骨骨折相关的并发症可能导致职业生涯的终结。

并发症

月骨骨折的并发症包括缺血性坏死、骨不愈合、慢性不稳定和创伤后关节炎。

豌豆骨

病史

豌豆骨骨折占腕骨骨折的 1%～2%[60]。豌豆骨背侧与三角骨相关节，并作为尺侧腕屈肌、豆钩韧带、豆三角韧带、小指展肌和腕横韧带的止点。它形成了 Guyon 管的尺侧缘，使尺动脉和神经在骨折时处于危险之中。豌豆骨骨折的类型包括横行骨折、矢状窦旁骨折、粉碎性骨折和嵌塞骨折[93]。豌豆骨骨折中有 50% 伴有其他腕骨损伤[44]。

受伤的机制通常涉及直接打击，如跌倒、球拍运动[94]或发射手枪时[46]。在抗阻过伸过程中，尺侧腕屈肌腱的用力收缩可导致横向骨性撕脱。当豌豆骨移位骨折时，尺侧腕屈肌腱可能伴随断裂[95]。直接打击或摔倒时手伸出撑地也可发生脱位[96,97]。

体格检查

豌豆骨骨折患者会主诉掌侧和尺侧腕关节疼痛。豌豆骨顶点会有压痛，由于尺侧腕屈肌的牵拉，腕屈肌的抗阻力活动可以引起疼痛[50]。应评估和记录尺神经功能。

影像学检查

对于豌豆骨骨折的诊断，X 线片，包括正位和侧位片可能是不够的。反斜位，腕关节 45° 旋后伸直，可以显示豌豆形的剖面（图 70.17）。如果豌豆骨表面与关节面成 20° 以上或骨与骨之间的距离大于 3 mm，则应考虑豌豆骨 - 三角骨关节损伤[98]。关节间隙增宽大于 4 mm 时应怀疑脱位[95]。CT 扫描对确诊有帮助。

决策原则

无移位的豌豆骨骨折可以接受非手术治疗，通常导致无症状的纤维性不愈合。有移位的骨折或伴有尺侧腕屈肌功能障碍、严重粉碎或持续性尺神经麻痹的骨折需要手术治疗。考虑到固定带来的负面影响，临床医生选择豌豆骨骨折的治疗时应降低手术的门槛，要考虑到快速 RTP 的需求。

治疗方案

非手术治疗采用短臂石膏固定 4～6 周。移位骨折或症状性骨不愈合的手术干预是通过掌侧或外侧入路进行豌豆骨切除[1,37]。

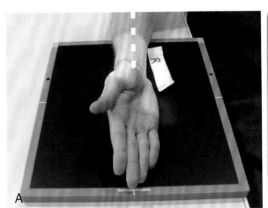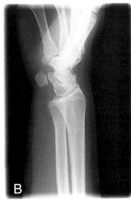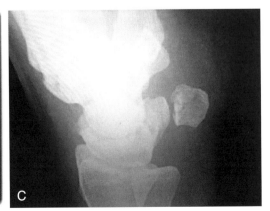

图 70.17 前臂 45° 旋后，手呈反斜位（A），30° 旋后位可用于显示豆三角关节（B）和评价豌豆骨骨折（C）

🔖 作者首选技术

我们倾向于早期经掌侧入路切除豌豆骨。此入路可避免盲目松解豌豆骨的桡侧附着点，附着点就位于尺神经附近。在掌侧入路中，于近端识别尺神经并向桡侧牵拉。在切除过程中，巾钳是一种有用的工具，可以在豌豆骨结构上提供牵引。豌豆骨的形状类似于大礼帽的形状，解剖应该从帽子的顶部，也就是顶点开始。在保护尺神经的同时在帽子的边缘操作。

术后处理

豌豆骨切除后的 RTP 与钩骨钩部切除后的 RTP 几乎相同。我们用夹板固定手腕 3～5 天。检查伤口，如果伤口已经封闭，就用软敷料包扎，允许运动员进行手腕运动和有氧训练。重返赛场根据专项运动情况。在第 2～3 周时，运动员佩戴有衬垫的手套进行轻微接触运动，4～6 周时恢复正常。

结果

许多研究报道豌豆骨切除术后疼痛消失，腕功能完全恢复[99-101]。

并发症

豌豆骨损伤后的一个常见并发症是尺神经麻痹[102]。大多数神经麻痹通过简单的随访观察就可以自行缓解。如果尺神经功能障碍持续超过 12 周，应行神经探查联合豌豆骨切除术。在手术分离过程中，尺神经也可能被牵拉。如果术中神经可视性好，损害可以观察到，大部分可以解决。如手术时神经显示不清，且患者两点辨别能力大于 15 mm 或有明显的内在肌障碍，则应根据需要进行进一步的神经探查和治疗。

腕骨韧带损伤和不稳定

病史

最常见的腕关节韧带损伤是舟月骨间韧带（SLIL）和月三角骨间韧带（LTIL）。SLIL 损伤约为 LTIL 损伤的 6 倍[2]。SLIL 最厚的区域是背侧，而 LTIL 最厚的区域是掌侧。损伤这些结构和邻近的外在韧带会导致腕关节力学改变，称为**分离性腕关节不稳定**。而影响近列和远列腕骨之间或桡骨远端和近列腕骨之间的运动称为**非分离性腕关节不稳定**。行内和行间多韧带断裂被称为**腕骨不稳综合征**[103]。

腕部韧带损伤最常与腕部过度背伸有关[104]。这些患者常表现为腕部背侧疼痛和肿胀，同时腕部活动和握力减弱。

体格检查

体格检查可发现腕骨上方压痛，于舟骨近极处可触及凸起，桡舟关节上或可发现类似滑膜炎的体征，以及舟月韧带上有压痛，该韧带位于 Lister 结节的远端。舟月骨不稳定可以通过 Watson 试验来评估。检查者将拇指置于舟骨结节上以阻止舟骨屈曲，当腕关节从尺偏到桡偏时，检查者其余四指可在舟骨窝背侧触及因舟骨近极向背侧半脱位而产生的挫动感；反之，当腕关节从桡偏至尺偏时，可触及半脱位的舟骨近极复位回舟骨窝内[105]。月三角不稳定可以通过 Reagan 冲击试验或 Kleinman 剪切试验来测试，即稳定住月骨，将三角骨向背侧和掌侧平移，疼痛、捻发音或可察觉的咔哒声提示有月三角韧带损伤[106, 107]。

影像学

如果担心有细微的异常，标准 X 线片（包括前后位、侧位片和斜位片）应与对侧一起拍摄。X 线片应仔细检查 Gilula 线的完整性（图 70.18）、腕骨间距和腕骨之间的角度关系。正常情况下，桡骨、月骨、头状骨和第三掌骨的轴线应在同一条直线上（图 70.19）。舟月角度（30°～60°）、桡骨-月骨角度（<15°）和腕骨高度比（>0.5）的异常值提供了损伤的客观证据。标准正位和侧位片可以显示静态不稳定。静态不稳定定义为可以通过标准的 X 线片观察到的腕骨不稳定。

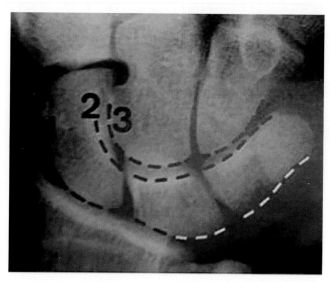

图 70.18 前后位 X 线平片

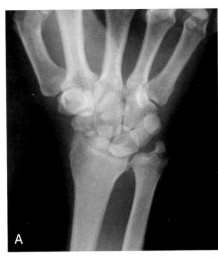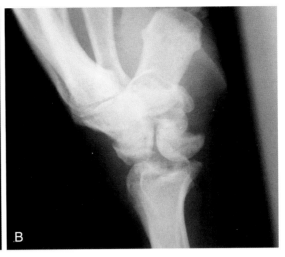

图70.19 经舟骨月骨周围脱位的前后位和侧位X线片。(A)前后位像显示腕弧消失，月骨呈三角形。(B)侧位像显示桡骨、月骨和头状骨共线排列的改变

前后位显示的皮质环征提示舟骨掌屈，此时舟骨远极皮质重叠形成环形影。这一发现提示临床医生考虑有SLIL损伤。舟月分离可表现为舟月间隙大于3 mm，并可导致中间体背伸不稳定，侧位片上表现为舟月角大于70°。月三角韧带损伤在X线片上可表现为舟月角减小（<30°），头月角增大（>15°），或三角骨向近端移位。有时可见Gilula线的细微断裂。继发性外在韧带（桡腕背侧韧带、腕骨间背侧韧带和掌侧的尺腕韧带）如果受伤，月骨可能会变得更加屈曲，并在前后位像上呈三角形。此时可出现腕关节掌侧嵌体不稳定，侧位片上表现为舟月角小于30°。

动态不稳定需要特殊的视角（即轴向负荷位、尺偏位、握拳位和牵引位）来阐明腕骨排列不良。还应通过影像学检查识别损伤的慢性程度。桡骨茎突、桡舟关节和腕中关节的关节炎或腕骨塌陷表明损伤不是急性或亚急性的。透视、CT扫描和MRI都是X线平片的有用辅助手段。

决策原则

SLIL撕裂主要影响近列腕骨的生物力学。若合并次级稳定结构损伤，如桡腕韧带损伤，会导致舟骨可以独立屈曲，而月骨跟随三角骨一起背伸。这种情况被称为**舟月分离**[108, 109]。根据损伤的严重程度，SLIL损伤可有动态不稳定到静态脱位伴DISI。观察性研究表明，如果不治疗这些损伤，就会出现可预测的腕骨破坏。从桡腕关节开始，一直延伸到头月关节，这就是所谓的舟月分离腕骨进行性塌陷（SLAC）的关节炎

进展[110, 111]。LTIL撕裂通常伴有桡腕背侧韧带撕裂[112]以及尺头韧带损伤[113]。LTIL损伤也破坏了近列腕骨的同步性，允许月骨跟随舟骨进入屈曲状态，而三角骨保持伸展状态。这种模式也被称为腕关节掌侧嵌体不稳定（volar intercalated segmental instability, VISI）。

治疗SLIL或LTIL的部分撕裂通常开始于非手术措施，如夹板和专门的治疗［对于SLIL损伤加强FCR和桡侧腕短伸肌（ECRB）锻炼，而对于LTIL损伤则需加强ECU锻炼］。急性（受伤后不到3周）和慢性完全性撕裂伤可以手术治疗。外科手术可以解决完全损伤，以改善疼痛和功能，同时防止潜在的延误引起腕关节炎。现有的文献表明手术治疗可能有帮助，但结果可能是不可预测的[114, 115]。这种类型的损伤使优秀运动员处于困难的境地。治疗意味着赛季报销，很少能完全恢复力量和运动。运动员经常在"扭伤"手腕后不以为然，几周到几个月后才就诊。延迟治疗会导致更差的最终结果，但即使治疗也不能保证避免创伤后关节炎。

最难做出治疗决策的情况是运动员在受伤3个月后就诊，但几乎没有活动受限和不适。应与患者坦率讨论治疗计划，包括当前不进行治疗但未来需行重建手术的可能性。最后，运动员腕部韧带损伤的治疗计划应是个性化的，与运动员、训练组和经纪人讨论，并考量他们的运动需求、赛季时间安排和职业目标。

治疗方案

腕部韧带损伤的非手术治疗包括短臂石膏固定4

周，之后如果症状消失，可以逐渐恢复完全活动。关节镜下清理术，伴或不伴韧带收缩术，已被证明是对固定治疗无效的部分损伤的满意选择[116-118]。

对于急性损伤，一期韧带修复联合克氏针固定，同时可行关节囊固定来维持腕骨的排列[119-121]。克氏针被插入腕骨作为操纵杆，以帮助复位舟月或月三角关节。一旦复位，用缝线锚钉修复 SLIL，然后用 0.045 英寸（1.143 mm）克氏针固定腕骨。一项生物力学研究评估了 5 种不同的舟月骨分离克氏针配置后的载荷，发现舟月钉结合舟头固定获得了最大的腕骨固定[122]。

最近介绍了另外一种技术，即在一期 SLIL 修复的同时使用舟月骨间腕骨螺钉。该螺钉允许在舟月骨间的中段自由旋转和拨动，以模拟解剖运动。作者允许他们的患者在术后 1~2 周使用可拆卸的腕夹板进行 RTP。该技术的结果尚未报道[104]。

背侧关节囊固定术可以用来加强初次韧带修复。对于 SLIL 损伤，可以使用 Blatt 技术、改良的 Berger 技术或 Szabo 技术，这需要用到以桡侧为蒂或以三角骨侧为蒂的关节囊瓣，并将关节囊固定在舟骨或月骨上[123-125]。对于 LTIL 损伤，则将桡腕背侧韧带瓣固定在月骨上[126]。

对于慢性（受伤后 6 个月以上）完全性腕骨韧带损伤，伴有可复位的近列腕骨半脱位且尚未出现关节

炎者，则需要选择韧带重建手术。韧带重建的第一种技术是取第三伸肌间隙的骨 - 支持带 - 骨移植物，并将其植入舟骨和月骨[127]。改良的 Brunelli 重建，或称三韧带肌腱固定术，使用 FCR 肌腱，保留其在第二掌骨的止点，通过舟骨骨隧道固定在月骨背侧以重建舟月韧带。舟骨和月骨的复位和连结手术（RASL）利用螺钉穿过舟月关节固定，可通过开放技术[130]或关节镜技术[131]完成。LTIL 的重建是通过将 ECU 肌腱穿过三角骨和月骨，然后将其固定在自身上来完成的[132]。

当舟月关节或月三角关节不能复位或有创伤性关节炎时，可选择的方法仅限于挽救性手术，包括近列舟骨切除或舟骨切除合并头月融合，在融合块中合并或不合并钩骨和三角骨，如四角融合术。

对于 SLIL 韧带的重建，我们倾向于舟月轴法（scapholunate axis method, SLAM）（图 70.20）。在这

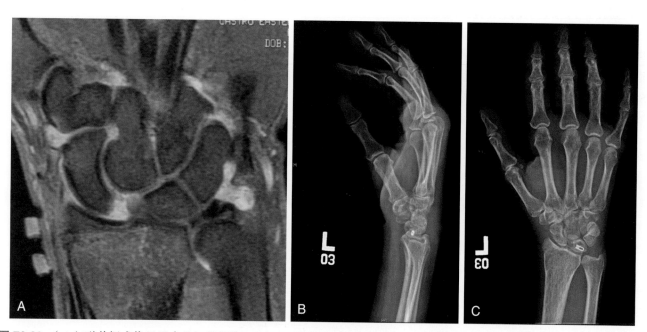

图 70.20　（A）磁共振成像显示舟月韧带损伤。（B，C）采用舟月轴法技术治疗后随访 4 年的前后位（B）和侧位（C）X线平片

种技术中，切口位于鼻烟窝处，沿舟骨和月骨长轴做骨隧道以允许移植的肌腱通过。将移植物固定在月骨的近尺侧角，并用一枚螺钉将其固定在舟骨上[133]。肌腱移植的多平面固定允许舟骨背伸、舟骨旋前和舟月骨间隔的恢复。更重要的是，中轴线重建可以更平衡地稳定舟月关节，而不是像早期技术那样只重建背侧韧带。也有小样本研究报道了利用类似的中轴重建技术重建月三角关节，包括固定舟骨、月骨及三角骨[134]。

最后，对于那些对手腕有很高要求的运动员，如果他们患有致残性关节炎，我们会提供舟骨切除和头骨-月骨-三角骨-钩骨融合术。这可以在赛季之间或者运动员职业生涯结束时进行。

术后处理

在一期修复或重建韧带后，短臂石膏固定6~8周。然后去除石膏和克氏针，再过渡到可移动夹板4周，同时开始轻柔的ROM锻炼，术后4~6个月进行RTP。

结果

在最近的一项研究中，腕部韧带损伤后超过6周进行一期修复治疗，失败率增加，影像学结果更差。强调患者选择的时机的重要性[135]。虽然在专业篮球运动员中，用关节囊固定法修复急性舟月韧带损伤的短期效果很好，但一些人认为结果可能会随着时间的推移而恶化，尤其是对于高功能需求者[136, 137]。已有证据表明，韧带重建技术的短期效果不稳定，虽然大部分可以缓解疼痛，但往往以牺牲ROM为代价[136, 138]。最近一项对职业运动员的研究报道了在改良的Brunelli SLIL重建术后4个月，有79%的人重返运动，但只有64%的人能够恢复到受伤前的比赛水平[139]。

并发症

相关并发症包括针孔感染、桡神经浅支损伤、持续不稳定和创伤性关节炎。

月骨周围不稳定

病史

月骨周围不稳定描述了一种腕骨解剖结构可预见的破坏，占腕骨损伤总数的7%。月骨周围损伤的主要特点是月骨与头状骨分离，绝大多数（约97%）为月骨周围背侧脱位（即头状骨相对于纵轴发生背侧

移位）。

Mafield等描述了腕关节在背伸、尺偏、旋后位的轴向负荷下月骨周围腕骨分离的特征性发展过程[140]。在Ⅰ期，舟月韧带断裂，桡舟月韧带撕裂。然后力量被传递到头月关节，导致Ⅱ期病变，头骨脱位，并伴有桡舟头韧带、腕骨间背侧韧带和桡侧副韧带损伤。在Ⅲ期，能量传播到月三角关节，撕裂月三角韧带，导致三角骨分离，但月骨仍然与桡骨在同一轴线上。最后，在Ⅳ期，由于尺三角韧带和桡背侧韧带撕裂，月骨移位。月骨不再停留在桡骨的月骨窝内，而是向掌侧脱位。掌侧外侧韧带通常保持完整，导致月骨旋转进入腕管。

月骨周围不稳定可以因为韧带损伤单独发生，也可以合并骨折发生。Johnson[141]将孤立的月骨周围脱位描述为小弧损伤，而月骨周围骨折脱位则称为大弧损伤。Bain等对Johnson的分类进行了补充，并描述第三种损伤类型，即经月骨骨折脱位（图70.21）。常见的月骨周围损伤包括经舟骨或经桡骨茎突月骨周围脱位。较少见的损伤类型包括经三角骨和经头骨月骨周围脱位。损伤机制通常是高能量的。

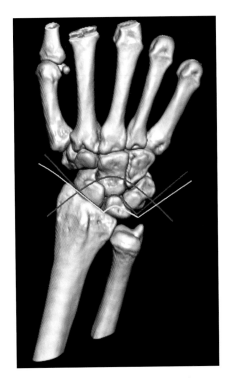

图70.21 腕关节的CT图像显示了Bain对Johnson最初的月骨周围损伤分类的修正。红线表示月骨周围的大弧损伤，包括桡骨茎突、舟骨、头状骨、钩骨和三角骨。蓝色线描绘了小弧损伤，代表月骨周围的韧带断裂。黄线描绘了通过月骨发生的第三种损伤模式

体格检查

体格检查时可发现向背侧脱位的、可触及的头状骨。在急性损伤中，软组织肿胀可导致骨骼标志模糊不清。如果月骨错位，它可侵犯腕管并引起与正中神经压迫相一致的症状。伴月骨周围损伤的急性腕管综合征的发生率为 16%～46%[143]。

影像学

标准的 X 线片——包括前后位、侧位和斜位——在仔细检查时会发现异常。然而，多达 25% 的月骨周围损伤在首次就诊时被漏诊，这强调了高能损伤中应提高对月骨周围腕骨脱位的认识和怀疑的重要性[144]。前后位片可显示腕 Gilula 线消失[145]。影像学表现可能与 SLIL 或 LTIL 损伤相似。月骨可能呈三角形，并根据损伤能量的大小发生不同程度的移位（图 70.22）。关节对线的丢失、腕骨的重叠和骨折也可能存在。侧位片将显示桡骨、月骨和头状骨共线排列的改变。头状骨通常向背侧移位，而月骨则呈掌侧移位。月骨可以旋转 90° 或 180°，类似于"溢出的茶杯"[146]。CT 扫描可以显示可能存在的细微骨折线。

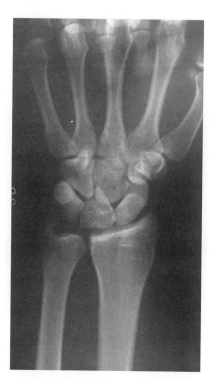

图 70.22　月骨周围损伤的前后位 X 线平片显示月骨呈三角形

决策原则

最初的闭合复位可减轻正中神经的压力，应在手术开始时立即进行。闭合复位后持续的和进一步发展的腕管症状需要紧急手术干预以对腕管进行减压。开放性损伤或不能达到闭合复位也是适宜的开放性治疗的指征。如果复位可以接受，且正中神经症状轻微或无进展，则可在不紧急的基础上进行手术治疗。月骨周围损伤是一种不稳定的损伤类型，伴有明显的骨软骨损伤和韧带断裂。早期手术治疗有更好的效果[147, 148]。

治疗方案

多年来，月骨周围损伤的治疗方法不断发展。早期的治疗包括闭合复位和经皮固定[149, 150]，后期逐渐出现了多种解剖修复的外科技术，包括带内固定或不带内固定的外固定、切开复位手术固定、月骨切除、近列腕骨切除、四角融合术[144, 152-156]。固定技术各不相同，但可包括克氏针、无头加压螺钉和拉力螺钉（图 70.23）。

背侧中线入路、掌侧入路[155, 153]或联合入路可能是必要的，通常根据外科医生的经验选择。关节镜检查可作为辅助检查。背侧入路为腕骨复位、骨间韧带修复和骨折固定提供了良好的可视性。掌侧入路允许腕管减压和掌侧关节囊修复。经舟骨月骨周围脱位切开复位内固定后，重要的是要评估 SLIL 和 LTIL 的完整性。Garcia-Elias 等[158]发现，经舟骨模式伴有 SLIL 完全断裂的发生率为 3.8%。克氏针可以用作操纵杆，以获得更好的舟月和月三角关节复位。舟月韧带经常从舟骨上撕裂，可以用编织的聚酯线或缝线锚钉修复（图 70.24）。尽管 LTIL 最强的纤维位于腹侧，有些人仍主张通过背侧入路固定月三角关节，而无需修复韧带[159, 160]。在韧带修复后，腕骨间克氏针或螺钉应保持在原位以稳定复位（图 70.25）。

作者首选技术

月骨周围损伤是复杂的，我们倾向于采用个体化的治疗方法，最重要的技术原则是获得解剖复位和稳定腕骨的机会。我们倾向于仅采用背侧入路，但当需要松解腕管，修复掌侧关节囊，提供充分的可视性和确保解剖稳定时，则应毫不犹豫地选择联合入路。

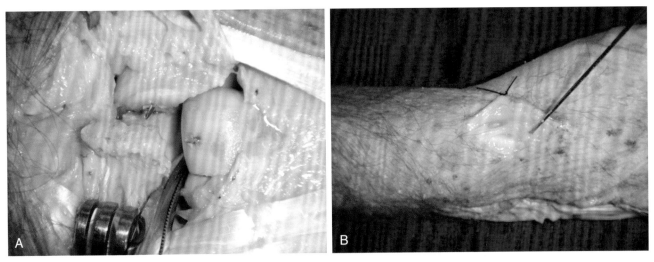

图 70.23　月骨周围损伤固定技术的演示。克氏针从舟月骨关节开始逆行穿过舟骨（A），另一根克氏针进入头状骨头部并向前延伸，使其从桡侧腕伸肌和手指伸肌之间的区域穿出。在腕部桡侧做一个反向切口以显示和保护桡侧感觉神经（B）

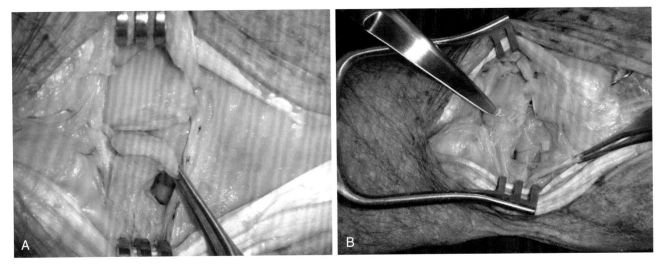

图 70.24　（A，B）舟月骨间韧带的背侧纤维常在舟骨的附着处撕裂，可采用编织的聚酯缝线或缝线锚钉进行修复

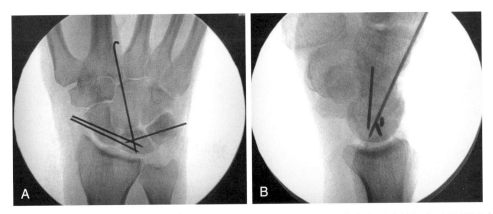

图 70.25　（A，B）前后位和侧位 X 线片显示月骨周围脱位复位和韧带稳定后腕骨间克氏针的适当位置

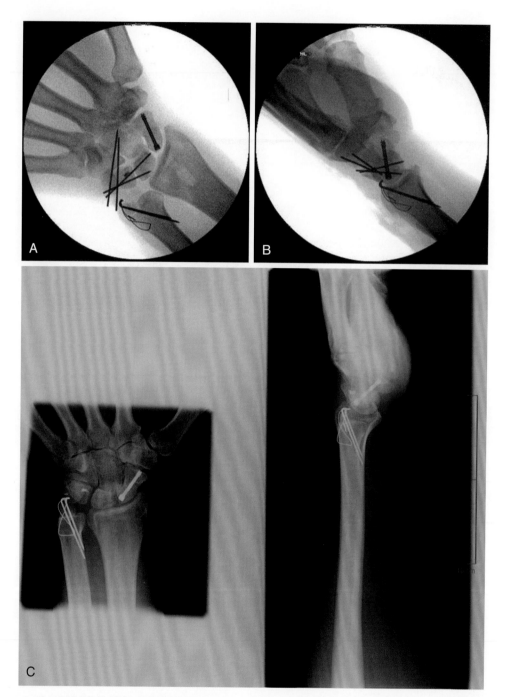

图 70.26 （A，B）月骨周围脱位修复后的前后位和侧位 X 线片。舟骨骨折用空心螺钉固定，月三角韧带用缝合锚修复。月三角关节和豆钩关节分别用 0.045 英寸克氏针固定，尺骨茎突用张力带固定。修复后 10 个月，患者有了功能性活动范围。2 年的影像学随访显示腕骨力线得以保留（C）

在手术过程中应记录软骨损伤的程度。舟骨骨折应用无头加压螺钉或克氏针固定，如果伴有 SLIL 或 LTIL 损伤，则应进行修复（图 70.26）。在经月骨骨折中，可以用螺钉或克氏针固定月骨（图 70.27）。

术后处理

神经血管检查应作为术后方案的一部分。石膏通常使用 6 ~ 8 周，然后用可拆卸夹板再使用 4 周。如

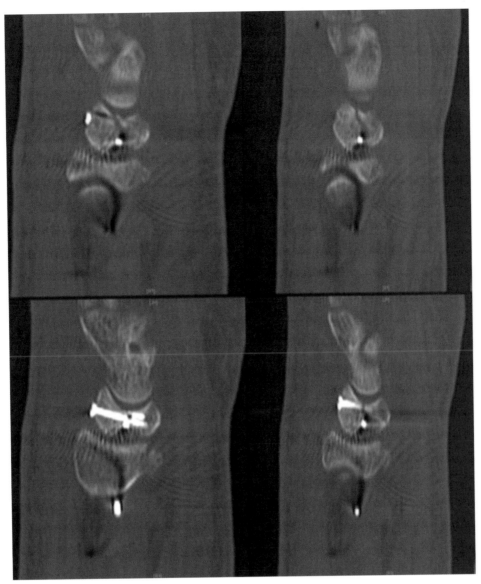

图 70.27　矢状位 CT 图像显示月骨冠状面骨折予以切开复位内固定

果使用克氏针固定，通常在术后 12 周拆除。

结果

治疗结果取决于初始损伤的严重程度、诊断的准确性和及时性以及复位的质量。患者应该被告知，即使面对适当的治疗，失去运动能力和握力减弱也是常见的后果。创伤后关节炎的发展可能发生在高达 70% 的患者中。虽然这些放射线检查结果并未发现与临床结果相关，但症状性关节炎仍是常见的后遗症。运动员应该明白，这次受伤可能会结束他们的职业生涯[161]。

并发症

月骨周围损伤后的并发症包括延迟诊断、僵硬、持续不稳定和创伤后关节炎。手术并发症包括急性腕管综合征和钉道感染。

未来展望

治疗腕骨不稳有多种选择，缺乏共识表明，最佳诊疗方案还不清楚。我们最大的挑战是开发一种可靠的技术来处理舟月骨分离，特别是对于在受伤后以延迟方式出现的患者。

创伤后关节炎是腕骨骨折和月骨周围损伤后功能障碍的主要原因。目前，外科医生对此无能为力，今后的研究应试图为这一不可避免的问题提供解决办法。长期、大规模的前瞻性研究可能有助于确定创伤后关节炎的预测因素。如果可以发现某些特殊类型的损伤（不论是骨性损伤还是单纯韧带损伤）与退行性疾病相关，那么这些信息将为制订优秀运动员的治疗决策和制订新的管理方案提供帮助。

致谢

作者感谢医学博士 Prasad J.Sawardeker 和医学博士 Mark E.Baratz 对本章的贡献。

选读文献

文献：Kuo CE, Wolfe SW. Scapholunate instability: current concepts in diagnosis and management. *J Hand Surg Am*. 2008; 33(6): 998-1013.
证据等级：文献综述
总结：本文综述了解剖学、运动学以及舟骨月骨关节的生物力学特性，并提出了一种基于损伤严重程度、韧带损伤和是否伴发关节炎的处理方法。作者设计了一个具有治疗意义的分类方案，将疾病分为几种状态：静态与动态不稳定，可修复与不可修复的韧带，可复位与不可复位的畸形，以及联合冠状面和矢状面的病理情况。

文献：Kremer T, Wendt M, Riedel K, et al. Open reduction for perilunate injuries—clinical outcome and patient satisfaction. *J Hand Surg Am*. 2010; 35(10): 1599-1606.
证据等级：IV
总结：本文提供了 39 例月骨周围脱位患者（Mayfield 分期 3 或 4 期）的术后 X 线结果、关节活动度、疼痛、敏感性、握力的回顾性分析，平均随访 65.5 个月。作者发现，尽管对月骨周围损伤进行了充分的治疗，但随访常见复位失效、握力下降、运动功能丧失和创伤后关节病；然而，影像学结果与功能预后无关。

文献：Herzberg G, Comtet JJ, Linscheid RL, et al. Perilunate dislocations and fracture-dislocations: a multicenter study. *J Hand Surg Am*. 1993; 18: 768-779.
证据等级：III
总结：本文作者回顾了来自 7 个专业机构的 166 例月骨周围脱位患者，并评估了患者的人口统计学特征、机制、相关损伤、模式和治疗结果。最初有 25% 的损伤漏诊。尽管早期治疗，还是有 56% 的创伤后关节炎发生率。开放性损伤和治疗延误对结果有不利影响。

文献：Geissler W, Slade JF. Fractures of the carpal bones. In: Wolfe SW, Hotchkiss RN, Pederson WC, et al, eds. *Green's Operative Hand Surgery*. 6th ed. Philadelphia: Churchill Livingstone; 2010: 639-707.
证据等级：文献综述
总结：本章对腕骨骨折、功能解剖和相关损伤进行了全面的综述。

文献：Garcia RM, Ruch DS. Management of scaphoid fractures in the athlete: open and percutaneous fixation. *Sports Med Arthrosc Rev*. 2014; 22 (1): 22-28.
证据等级：文献综述
总结：本文就腕舟骨骨折的诊断和治疗进行了综述，包括对非手术和手术治疗策略的讨论，包括石膏管型、经皮固定、开放固定和关节镜辅助手术等。

文献：Ibrahim T, Qureshi A, Sutton AJ, et al. Surgical versus nonsurgical treatment of acute minimally displaced and undisplaced scaphoid waist fractures: pairwise and network meta-analyses of randomized controlled trials. *J Hand Surg Am*. 2011; 36(11): 1759-1768.e1.
证据等级：I
总结：本文对随机对照试验进行 Meta 分析，以比较对最小移位腕舟骨腰部骨折手术干预和非手术治疗的效果。有 6 项研究符合纳入条件，对 363 例最小移位舟骨腰部骨折患者的结果进行了比较。作者发现，虽然手术治疗在骨折愈合方面是有利的，但并没有达到统计学意义；相反，手术与并发症的风险增加有关。

文献：Walsh JJ, Bishop AT. Diagnosis and management of hamate hook fractures. *Hand Clin*. 2000; 16(3): 397-403.
证据等级：文献综述
总结：本文对钩骨骨折做了综述。作者描述了如何通过对功能解剖的详细理解、临床表现和适当的影像学检查来帮助建立诊断和指导治疗。

文献：Urch EY, Lee SK. Carpal fractures other than scaphoid. *Clin Sports Med*. 2015; 34: 51-67.
证据等级：文献综述
总结：本文就除舟骨外的腕骨骨折的诊断和治疗作了综述，包括对相关解剖、影像学和治疗选择的最新讨论。

文献：Slade JF, Milewski MD. Management of carpal instability in athletes. *Hand Clin*. 2009; 25: 395-408.
证据等级：文献综述
总结：本文包括了对腕骨骨折以及运动员韧带和月骨周围损伤的简要综述，提出了回归比赛的指导原则，包括了在各个专项运动中舟骨骨折固定后回归比赛的时机。

（Gabrielle M. Paci, Jeffrey Yao 著

吴 菲 译 王志新 校）

参考文献

扫描书末二维码获取。

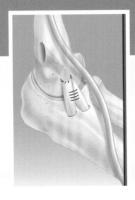

第71章

腕关节肌腱病

肌腱病在运动员中极为常见。任何需要重复动作的运动均可以引起肌腱病，如网球发球或截击、篮球罚球、高尔夫球或棒球挥杆结束时的翻腕动作都增加了运动员肌腱炎症、不稳定、退变甚至断裂的风险[1,2]。此外，娱乐性的攀岩也与腕部肌腱病有关，常引起屈肌滑车断裂[3,4]。游泳、保龄球、体操、举重、自行车和滑雪等其他运动也与重复运动导致的肌腱病有关[5]。

Montalvan 等[6] 对 28 名优秀网球运动员进行了尺侧腕伸肌（extensor carpi ulnaris, ECU）腱病的分类。作者将 ECU 损伤分为三类：肌腱病、不稳定或断裂。Allende 和 LeViet[7] 报道了 1990 年至 2002 年间 28 例因 ECU 肌腱病接受手术治疗的患者。28 例患者中有 17 例报告运动后出现症状。28 例患者中，15 例有腱鞘炎或肌腱变性，5 例有肌腱脱位，4 例有半脱位，4 例有肌腱断裂[7]。术后平均 23 个月的随访中，28 例患者中有 22 例恢复到原来的活动水平。

第一背侧间室包含拇长展肌（abductor pollicis longus, APL）和拇短伸肌（extensor pollicis brevis, EPB）肌腱，该部位容易发生腱病，特别是腱鞘炎，尤其是参加球拍类运动的人[8]。

Soejima 等[9] 报道了 1 例职业棒球运动员的桡侧腕屈肌（fl exor carpi radialis, FCR）肌腱病与多角骨嵴骨折畸形愈合有关。该患者成功地切除了多角骨嵴。Buterbaugh 等[10] 对 7 名曲棍球或棒球职业运动员的腕关节尺侧疼痛进行了评估，指出急性尺侧腕屈肌（flexor carpi ulnaris, FCU）钙化性肌腱炎是其中一个诱因。一些需要重复伸腕和桡偏的运动，如划船和滑雪，与交叉综合征有关[5,8,11]。

伸肌支持带，即在桡骨远端和腕骨背侧形成的穹顶状软组织鞘，也是运动员腕部疼痛可能的来源。伸肌支持带的增厚和弥漫性增生可能是某些运动项目中过度伸展活动导致的，这种特殊情况被称为伸肌支持带撞击[12]。

对于运动相关的肌腱病，应早期诊断，并给予非手术治疗，如使用夹板或支具，使用非甾体抗炎药。本章将以重返运动为最终目标，讨论与运动相关的常见肌腱病的病史、体格检查以及治疗方案。

病史

病史是做出正确诊断的关键因素。肌腱是连接肌腹和骨骼的结构，并连接关节两端使肢体产生运动。因此，任何手腕或手的重复运动引起的疼痛应怀疑存在肌腱病。如果主动屈腕引起疼痛，那么屈肌腱可能发炎。同样，如果主动背伸疼痛，那么伸肌腱可能损伤。而被动牵拉受刺激的肌腱也会引起疼痛，这可能是肌腱受累的线索。

疼痛的部位是非常重要的。一般情况下，运动员指出受累部位时，常常用手沿着肌腱纵向滑动，这是关键的诊断线索。骨折往往是在一个特定的部位疼痛，而肌腱损伤的疼痛往往是沿着肌腱走行。在这一点上，重要的是要注意，"疼痛"是一个主观主诉。而"压痛"是体格检查的一部分，是检查者通过触诊或按压引起疼痛。

其次，损伤发生的时机也很重要。病理改变是重复性活动的结果，还是发生在一次特定的损伤事件之后？例如，肌腱断裂通常发生在单次损伤事件之后，而肌腱病往往是由于手或手腕的重复运动引起的，如乒乓球、网球或涉及投掷的运动。在肌腱病中，疼痛往往在某些特定活动中出现，如屈曲、伸展、桡偏或尺偏，或手腕旋前和旋后。所有这些问题都应该包括在病史中，从而帮助做出正确诊断。还应查明哪些因素会导致疼痛加重和缓解。当手腕处于某一位置或者做某种活动时疼痛加重，这也可以作为诊断的线索。包含细节的治疗史也非常重要。如果已经开始治疗（这在高水平运动员中很常见），区分哪些治疗有效，哪些治疗有害非常有重要。例如，在肌腱损伤恢复前进行拉伸可能会使肌腱病的症状加重，这能够帮助检查者做出正确的诊断。

体格检查

评估腕关节功能应始终从视诊开始。和健侧相比，任何可见的肿胀或异常都是非常重要的体征，在诊断腕部肌腱病时非常重要。在累及第一背侧间室的 de Quervain 腱鞘炎病例中，桡骨茎突肿胀相当常见，当手腕并排同时检查双侧时，这种不对称肿胀通常十分明显。

急性钙化性肌腱炎患者体格检查的特点是沿肌腱走行区触诊有严重压痛。而骨折的压痛发生在骨折处，与肌腱病相关的压痛通常沿受累肌腱广泛存在。例外情况可能是肌腱末端病，此时，压痛最明显的位置出现在受累肌腱在骨面上的止点处。被动牵拉受累肌腱可使疼痛加剧，进一步帮助诊断。相反，关节炎疼痛往往会随着整个关节的压迫而加重，而被动牵拉则可以减轻与关节炎或关节病变有关的疼痛。

与肌腱病相关的体格检查测试如下。Finkelstein 试验，即检查者抓住患者的拇指并将腕关节向尺侧偏斜被动牵拉 APL 和 EPB 肌腱（即第一背侧间室内的肌腱），有助于诊断 de Quervain 腱鞘炎。该试验会在大多数患者中产生疼痛。

其他的触诊方法包括在腕关节活动时发现肌腱弹响或肌腱弹跳。例如，当腕关节伸直，从旋前位主动旋转至旋后位时，ECU 肌腱可能在尺骨茎突上发出弹响。检查者的示指轻轻放在尺骨茎突上，嘱患者做旋后活动，可感觉到肌腱弹响，可以帮助确认肌腱半脱位或完全脱位。

某些肌腱病会导致活动度下降，如在腕屈肌腱病变的激惹下，腕关节背伸的活动范围会减小。为了全面评估患者的活动度，应该要求患者屈伸、桡尺偏，并按顺序旋前和旋后腕关节。在阻力下重复这些运动可能会揭示肌腱的病变。由于正常解剖变异的存在，当评估活动度变化时必须与健侧相对比。

除了肌腱炎之外，应判断骨骼、关节、韧带、神经、血管结构是否同时受伤，取决于检查者是否能够将病史线索与重要的体征综合考虑。正确的判断可以帮助医生避免将所有运动性腕关节疾病都归类为肌腱疾病，并引导患者进行适当的影像学检查。

影像学

腕部肌腱病不是一种骨性病变，但 X 线平片和进一步的影像学检查有助于准确诊断和评估[13]。影像学检查可以排除或支持骨折、腕骨不稳定和 Kienböck 病的诊断，这些诊断都是运动员腕部疼痛的鉴别诊断（图 71.1）。

影像学检查应至少包括两个正交位平片：腕关节后前位（PA）和侧位。舟骨 45° 半旋前斜位和尺偏正位可以最大限度显示舟骨，是检查舟骨的有效方法[14]。握拳前后位是一种应力位，可能提示舟月韧带损伤和潜在的腕关节不稳定。当有疑问时，可以拍摄对侧腕关节的 X 线片，比如舟月骨间隔变宽就可能是双侧的改变，并不提示具体的损伤。此外，门诊超声成像可能是有益的。超声动态评估对于诊断包括 ECU 不稳定在内的肌腱病方面比 X 线片更有优势，但是高度取决于操作者水平[15, 16]。

其他检查应该根据病史和体检结果进行，并且应该用来确认或排除可疑损伤的存在，而不能不假思索地作为诊疗的"常规检查"进行。关节内注射钆前后的 MRI 可用于评估固有韧带或三角纤维软骨复合体（TFCC）的损伤。若存在严重的韧带损伤，注射到桡腕关节的钆可漏入腕中关节或桡尺远端关节。磁共振关节造影（MRA）是一个非常有用的工具，当与相关的病史、体格检查、平片检查结果结合时可以明确具体的损伤。然而，就像任何成像方式一样，MRA 并不是 100% 敏感，在肌腱损伤时其结果可能为阴性。因此，在进行临床诊断时，影像学检查必须与体格检查结合起来考虑。

核医学研究，如骨显像（骨扫描）可以作为急性

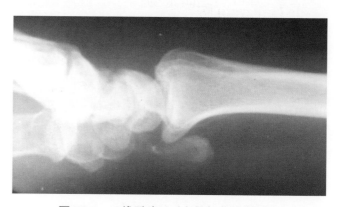

图 71.1　X 线平片显示急性钙化性肌腱炎

损伤诊断的敏感指标，如隐匿性舟骨骨折，但若用于确诊可能缺乏特异性[19]。骨扫描应在受伤后 24～48 小时内进行，以排除假阴性结果。实际上，鉴于 MRI 的广泛应用，骨骼扫描已经不再是腕关节病的首选影像检查方法。

常见腕部肌腱病

de Quervain 腱鞘炎

第一伸肌间室的肌腱病累及 APL 和 EPB 肌腱。该病在女性中比在男性中更常见，与怀孕和产后期相关，也见于某些运动，尤其是赛艇和球拍类运动[20-24]。在排球运动员中也发现了 de Quervain 腱鞘炎，任何需要进行重复抗阻的手腕动作的运动员均可能罹患该病[25]。位于桡骨茎突上的伸肌支持带深部可能肿胀并有明显压痛。当进行 Finkelstein 试验时，检查者将患者的拇指握住，然后检查者将患者腕关节向尺侧偏转。这种检查方法会使 de Quervain 腱鞘炎患者产生疼痛。Eichhoff 试验要求患者四指弯曲，拇指扣在其中，然后向尺侧偏斜手腕（图 71.2）。手指按压桡骨茎突区域时，可引起压痛。

影像学检查有助于诊断 de Quervain 滑膜炎。X 线平片可显示第一背侧间室底部的骨刺。MRI 可显示肌腱内在病理改变和外在炎症表现（图 71.3）。超声可提示肌腱和腱鞘的增厚以及不稳定[16]。

治疗方案

治疗 de Quervain 腱鞘炎的方法是将拇指使用夹

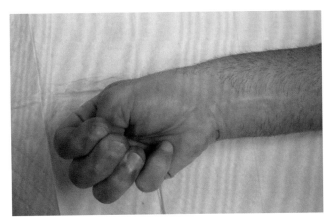

图 71.2 Eichhoff 试验：拇指扣于掌心，腕部尺偏产生疼痛（试验阳性）

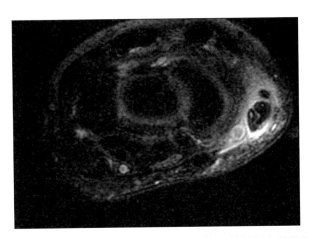

图 71.3 磁共振成像 T_2 加权扫描显示第一伸肌间室的肌腱周围的信号强度增加，提示 de Quervain 腱炎

⚒ 作者首选技术

de Quervain 腱鞘炎

对于 de Quervain 腱鞘炎患者，我们倾向于阶梯式治疗。诊断很大程度上取决于病史和体检结果。正如前面所提到的，X 线片可以帮助鉴别拇指、腕掌关节、舟骨有关的损伤。我们最初的治疗是口服非甾体抗炎药，联合使用拇指人字形夹板或石膏限制活动。若患者 4～6 周夹板固定后症状持续，可注射皮质类固醇。我们使用 1 ml 地塞米松（10 mg/ml）混合 1 ml 1% 的利多卡因，不加肾上腺素。

如果 3 个月的非手术治疗后患者疼痛持续，可选择性松解第一伸肌间室（图 71.4）。我们倾向于以桡骨茎突近端约 1 cm 为中心做一个 2 cm 的横切口，以识别和保护桡神经浅支的分支或前臂外侧皮神经，这在皮下分离的过程中是不可避免的。在直视下从远端到近端切开第一间室，切口略偏背侧，以防止腕关节屈曲时肌腱向掌侧脱位。我们用一个小的拉钩来拉住肌腱，以确保肌腱完全松解，要确保 APL 和 EPB 肌腱都已松解。根据相应的肌腱被牵拉时拇指掌骨和近节指骨的被动伸展，来确认两个肌腱都已松解。我们认为这一步很重要，因为 APL 可能有多个"迷走腱"，且第一伸肌间室内可能有垂直间隔将较小的 EPB 肌腱分离在独立的"腔"内。这种解剖提示该类患者容易发生这种情况。

📌 作者首选技术

de Quervain 腱鞘炎（续）

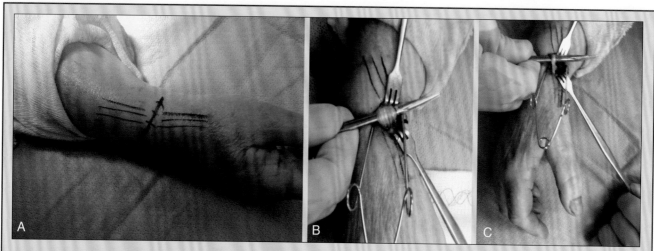

图 71.4 （A）手术松解 de Quervain 腱鞘炎第一伸肌间室的切口设计。（B）切开肌腱上覆的支持带后，可在切口中看到拇长展肌（APL）肌腱。注意，在本例中可看到 3 个独立的腱性部分（迷走腱）。（C）拇短伸肌腱小于 APL，但也必须松解。牵拉肌腱应引起拇指近节指骨伸展

板或石膏固定。非甾体抗炎药也是有用的。另一种选择是向第一伸肌间室内注射皮质类固醇，但如果注射位置过浅，患者应警惕皮肤色素减退和皮下脂肪萎缩的风险。Avci 等 [21] 比较了注射可的松和夹板固定在孕妇和哺乳期妇女中的疗效，发现注射可的松在缓解症状上的疗效更好。最后，当这些治疗无效时，可以手术松解第一伸肌间室，术中必须注意根据肌腱活动来识别 APL 和 EPB。

术后管理与重返运动

手术治疗 de Quervain 腱鞘炎后，立即用人字形石膏夹板固定拇指。手术后 10 ~ 14 天拆除缝线，更换一个可拆卸的拇指人字形夹板。运动员手术减压治疗顽固性 de Quervain 腱鞘炎通常需要戴 6 周夹板限制活动。一旦拇指的活动度和力量恢复，就可以重返运动。对于不需要手术的运动员，在训练时可以使用功能性支具或石膏。在篮球或体操等需要手腕自由活动的运动中，使用功能性支架或石膏几乎是不可能的。症状消失，且运动功能和力量恢复时，可以允许运动员重返运动。

交叉综合征

交叉综合征（intersection syndrome）与反复伸腕和桡偏的运动有关，例如滑雪、举重、赛艇和球拍类运动等 [5, 8, 11, 22]。腕桡背侧疼痛是其标志性症状。与 de Quervain 腱鞘炎相比，其疼痛更接近近端（图 71.5）[26]。

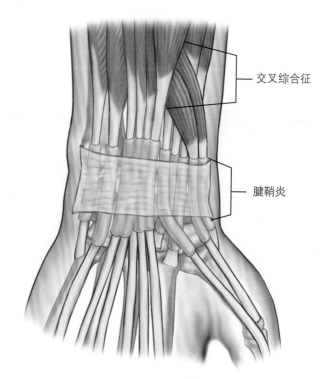

交叉综合征

腱鞘炎

图 71.5 如解剖图所示，典型的交叉综合征患者的特定压痛区域比 de Quervain 腱鞘炎患者的压痛区域更偏向近端

在运动员中，可将交叉综合征称为"交叉肌腱炎"，因为病变位于前臂远端第一背侧间室与第二背侧间室（桡侧腕长伸肌和短伸肌）的肌腱相交部位[5]。炎症病灶位于第二背侧间室内。临床表现包括局部压痛，严重的病例还会在伸腕时于腕关节近端约 4 cm 处，即肌腱交叉点出现摩擦音。抗阻伸腕时，可能存在"湿皮革征"（wet leather sign），即摩擦潮湿的皮革时发出的声音。MRI 在诊断方面是一个有用的辅助手段，在受累部位的 T_2 加权图像上，腱周信号明显增加。

治疗方案

治疗使用拇指人字形型石膏或支具固定拇指使受累肌腱休息，口服非甾体抗炎药并避免使症状加重的活动。Grundberg 和 Reagan[28] 证明该病的病理解剖是桡侧腕长伸肌腱和桡侧腕短伸肌腱周围腱鞘的狭窄性腱鞘炎。难治性病例可能需要松解第二背侧间室的狭窄性腱鞘，并对相关的肌腱病和肥厚的腱鞘膜进行清理[28]。

📌 作者首选技术

交叉综合征

> 休息、冰敷和前臂拇指人字形夹板是治疗的基础。也要给予 NSAIDs 类药物。皮质类固醇注射不是必要的治疗。使用保守治疗而不是手术，是大多数腕关节专家治疗此病的经验。虽然我们从来没有做过交叉综合征的手术，我们赞同《格林手外科学》中[20]，采用 Grundberg 和 Reagan 的手术方法来治疗交叉综合征。该方法是从肿胀的区域远端至桡侧腕伸肌做纵向切口，松解第二背侧间室的深筋膜，对腱鞘炎部位进行清创。

重返运动

一旦症状消失，运动员就可以重返赛场，训练时可以考虑戴上拇指支架或夹板。

尺侧腕伸肌腱病

ECU 肌腱位于腕部尺侧第六背侧间室，常因运动而受损。高尔夫球运动员、网球运动员和其他球拍类运动的运动员发生 ECU 损伤的风险较高[6, 7, 29, 30]。ECU 肌腱损伤可能表现为炎症性肌腱炎、退变性肌腱病、不稳定（半脱位或脱位）或断裂[7]。急性钙化性肌腱炎是一种特殊的肌腱病，表现为肌腱受累区域的剧烈疼痛，其与退化性肌腱病的区别目前尚不清楚[20]。

解剖学上，ECU 与尺骨茎突相邻，当肌腱从背侧到掌侧脱位或半脱位时，腕关节伸直并旋转可导致疼痛伴弹响[1, 21]。因为 ECU 腱鞘底部被认为是 TFCC 的一部分，在某些情况下，肌腱病可以与 TFCC 损伤并存[29]。鉴于上述尺侧腕关节疼痛复杂的、多方面的潜在病因，可用"四叶草"方法来指导治疗。该方法包括四个问题：ECU 是否不稳定，是否伴有 TFCC 损伤，是否存在软骨缺损，是否存在骨骼畸形。外科医生可使用这种方法解决所有尺侧腕关节疼痛因素。如果对以上四个问题的答案均为是，则需要逐一处理每一种损伤[31]。

分类

区分 ECU 的三种类型的肌腱病变对于指导治疗是有用的。如前所述，Montalvan 等[6] 将 ECU 肌腱病分为三类：急性不稳定、内在肌腱病和断裂。作者指出，治疗不同的肌腱损伤的方法不同，因此分类非常重要。对于任何出现急性发作的尺侧腕关节疼痛的运动员，ECU 肌腱病是重要的鉴别诊断之一。因为它可能与其他的病变共存，例如 TFCC 损伤。医生可以用前面提到的"四叶草"方法来确定病因。

如果 ECU 腱鞘肿胀，主动伸腕尺偏会引起疼痛。医生应询问有无弹响，尤其是与腕关节扭转运动相关的弹响。任何突然的运动功能丧失，尤其是伸直和尺偏受限，都可能是肌腱断裂的证据。

特殊检查

腕关节环转运动或腕关节伸直旋前和旋后时尺骨头有压痛，提示 ECU 肌腱病。查体可发现沿 ECU 肌腱走行区域的压痛。若任何肌腱的不稳定，如在体格检查部分所提到的，也应该进行检查。检查者可能会感到 ECU 在腕关节的抗阻屈腕尺偏和旋后过程中变得不稳定。疼痛伴弹拨感提示不稳定。另外，前臂完全旋后，腕关节中立位，拇指和中指抗阻外展时疼痛为 ECU 协同试验（ECU synergy test），是诊断 ECU 肌腱炎的高度敏感和特异的方法。并有助于区分其他病因的疼痛，包括 TFCC 撕裂[32]。最后，不能伸腕和尺侧偏腕关节提示断裂。

治疗方案

对于急性肌腱炎或无不稳定的退变性肌腱病患者，应使用短臂石膏、夹板或支具固定，同时给予

作者首选技术

尺侧腕伸肌腱病

对于 ECU 肌腱病病例，我们会选择使用短臂支具或石膏将肌腱固定 4 周，同时口服非甾体抗炎药。这种方法对早期肌腱变性或急性钙化性肌腱炎通常是有效的。如果夹板和药物治疗无效，可以选择注射皮质类固醇，然后再加上一段时间的夹板保护。我们倾向于使用 1 ml（10 mg/ml）地塞米松与 1 ml 不含肾上腺素的 1% 利多卡因混合。注射类固醇前会告知患者肌腱断裂的可能性，患者可以拒绝这种治疗。除非存在持续性不稳定，否则对顽固性病例才采取手术方法。手术松解狭窄性腱鞘炎可获得较好的缓解[7]。我们使用的切口位于尺神经背侧感觉支表面，这样就可以识别和保护尺神经背侧感觉支。从近端到远端切开 ECU 上方的伸肌支持带。手术松解 ECU 腱鞘后，没有发生后期不稳定的病例[20]。

在急性不稳定的病例中，先用旋前长臂夹板固定 6 周，在初次夹板固定无效或反复发作的症状性脱位的病例中，首选手术重建带伸肌支持带的 ECU 腱鞘（图 71.6），术后肌腱在旋前长臂夹板中固定 6 周，然后进行一段时间的活动恢复和渐进的力量训练。

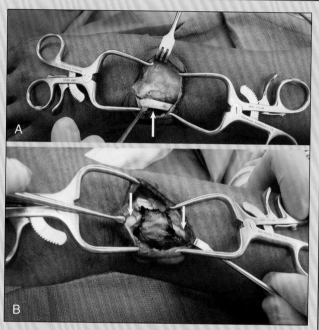

图 71.6 （A）不稳定的尺侧腕伸肌腱可见位于正常腱鞘之外（箭头）。（B）利用残留的伸肌支持带重建尺侧腕伸肌腱腱鞘。注意肌腱应置于尺骨头桡侧（箭头）

口服非甾体抗炎药。对于对夹板和口服药物无效的患者，可选择使用皮质类固醇注射，但需要提醒患者注意肌腱断裂风险。

肌腱不稳定的早期固定包括使用长臂夹板或石膏，手腕固定于旋前、伸展和轻微的桡偏位，因为当从伸腕变为尺偏和屈曲时，旋后的腕关节可能会出现弹响伴疼痛[20]。如果夹板固定不能减轻主观和客观不稳定，可通过手术重建 ECU 腱鞘并将肌腱固定于尺骨头的桡背侧[30]。对于竞技类运动员的肌腱断裂，一期修复可能需要重新平衡伸腕功能并最大限度恢复功能。

重返运动的标准

非手术治疗后，需要根据症状的缓解情况重返运动，可能需要 1 周、2 周甚至 3 个月的时间。手术松解时，在 ECU 腱鞘上做一个简单的 Z 形切口来松解间室，然后是腱鞘松弛的对合以防止不稳定。术后用夹板固定 2 周，然后早期恢复患者的运动和力量训练。当患者恢复到与对侧相似的完全无痛运动和足够的力量时，允许患者在术后 6 周恢复运动。

在 ECU 腱鞘重建术后应使用长臂夹板 6 周，然后进行 6 周的康复治疗（ROM、强化和本体感觉训练），之后运动员才能重返运动。疼痛和不稳定的缓解，加上接近正常的力量（与对侧相比 >80%）和运动功能，是安全重返运动的标准。每个人的恢复时间都不一样。与乒乓球相比，棒球运动员达到挥棒时无疼痛可能需要更长的时间。这样的恢复时间可以短至 6 周，长至 3 个月。如果可行，我们鼓励间断使用保护性短臂腕托，直到腕力恢复。

桡侧腕屈肌腱病

桡侧腕屈肌腱（FCR）的腱病以腕桡掌侧受累为特征，腕关节屈曲抗阻和桡偏抗阻可以使症状加重[34]。FCR 肌腱与舟状骨、大多角骨和小多角骨关系密切。FCR 止于第二、三掌骨基底部，走行于腕关节掌侧的纤维骨性通道，与舟骨、多角骨关系密切，尤其是大多角骨嵴，因此容易出现退行性变[35,36]。舟骨、大多角骨或小多角骨之间的关节情况可导致 FCR 肌腱变性甚至断裂。Soejima 等[9] 报道了一个职业棒球运动员的 FCR 肌腱病，该肌腱病与多角骨嵴骨折畸形愈合有关。治疗方式为切除畸形愈合的大多角骨脊。通常重复的腕关节运动，特别是屈曲伴桡偏可导致 FCR 的腱病[34]。治疗方法因病因而异，但初期可使用非甾体类抗炎药治疗。保守治疗包括运动方式改变，夹板固定。而非甾体类药物在治疗原发性 FCR 腱性病变上较为成功。这类患者通常不需要注射皮质类固醇，也不需要使用拇指夹板。如果病例较为特殊，对保守治疗没有反应，以谨慎设计的手术方法松解 FCR 通道，同时处理其他病变，如多角骨嵴畸形愈合，是有效果的[34]。

尺侧腕屈肌腱病

当运动员出现尺侧腕关节疼痛，鉴别诊断时应考虑到尺侧腕屈肌腱（FCU）的腱性病变。临床表现为腕关节掌尺侧疼痛，主动屈曲和尺偏可加剧。其他可能的病因包括 TFCC 撕裂、钩骨钩或豌豆骨骨折、月三角韧带损伤甚至 ECU 肌腱炎等。MRI 对于诊断可能有帮助，但必须与病史和体格检查相结合，因为常有伴随损伤[38]。患者有反复用力屈腕尺偏的病史，加上临床检查发现 FCU 腱压痛，抵抗时疼痛加剧，被动伸腕诱发疼痛可诊断为 FCU 腱病。非甾体抗炎药的试验性治疗，夹板或支具固定，限制活动，具有治疗效果（图 71.7）。对于更严重的病例可尝试皮质类固醇注射（图 71.8）。如果简单的保守措施没有效果，那么辅助检查，如 MRI，可能有助于鉴别 FCU 腱性病变和其他来源的尺侧腕关节疼痛[10]。很少需要手术干预来减轻症状。

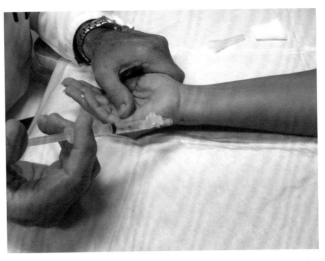

图 71.8 注射皮质类固醇作为尺侧腕屈肌腱病的辅助治疗。必须注意避开尺神经血管束

结果

肌腱病的治疗结果通常是相当不错的。通过非手术治疗，症状有望在 3 个月内完全消失。可以允许某些运动员在治疗过程中佩戴保护夹板或石膏进行运动，要告知有造成进一步损伤甚至肌腱断裂的风险（图 71.9）。如果需要手术，医生和运动员都必须认识到足够的康复时间，以及术后康复是安全重返比赛的必要因素。再次受伤可能会发生，特别是过早重返运动，那么愈合及康复时间则需要重新计算。

并发症

在腕部肌腱病的治疗过程中，尽管给予了治疗，延长了愈合时间，但依然会出现并发症，常见的并发

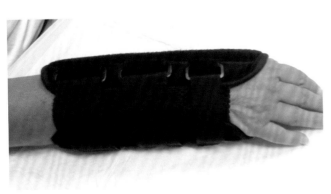

图 71.7 一种可用于多种类型腕部肌腱病的标准商用腕部支具，这种腕部支具是非手术治疗的主要手段

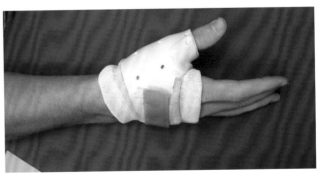

图 71.9 在肌腱愈合过程中，定制的夹板可以加速恢复运动。这些夹板是专门为保护参与运动的肌腱而制造的

症是持续的疼痛。外科医生认为因为运动员通常很难避免参加会加重损伤的活动，所以这种持续的疼痛较为顽固，对经典治疗方法没有反应。但是最受关注的并发症是肌腱断裂。类固醇注射的过度使用与潜在的肌腱断裂有关。而且无论何时使用注射，都应该告知运动员肌腱断裂的可能性[39]。有文献报道曲棍球守门员注射类固醇后双侧拇长伸肌腱断裂[40]。注射类固醇本身也有其可能的副作用，其中包括类固醇影响下的皮下脂肪萎缩和皮肤色素减退。

保守治疗失败可能仅仅表现为持续性疼痛，或者表现为肌腱增厚或腱鞘炎，想要达到最佳效果可能需要外科清理术。有文献报道肌腱松解手术后也会发生受累肌腱的断裂，这部分风险提示应该包含在肌腱手术前的知情同意书中[41]。

未来展望

肌腱病治疗的未来已经显现，特别对于运动员群体，富含血小板血浆（PRP）注射虽然具有争议，但是在加速肌腱损伤恢复中的效果明确。研究结果有差异，一些研究显示 PRP 有益，其他研究显示与安慰剂相比，PRP 在肌腱愈合时间上没有差异[42-44]。运动员可能会积极寻求注射 PRP，因其近年已成为一项受欢迎的运动医学伤病治疗手段。但这种治疗方法尚未被证明优于其他方法。注射其他生长因子也能加速愈合，但得出确切的治疗效果之前，需要谨慎设计的对照研究去进行证实[45]。

选读文献

文献：Wolfe SW. Tendinopathy. In: Wolfe SW, Hotchkiss RN, Pederson WC, et al, eds. *Green's Operative Hand Surgery*. 2nd vol. 6th ed. Philadelphia: Churchill Livingstone; 2010: 2067-2088.
证据级别：V
总结：在这本全面的手外科教科书中，关于肌腱病的这一章包括解剖学、病理生理学和作者的首选治疗方案。

本章纳入了目前可获得的多个 I 级研究的综述。

文献：Van Heest AE, Luger NM, House JH, et al. Extensor retinaculum impingement in the athlete: a new diagnosis. *Am J Sports Med*. 2007; 35: 2126-2130.
证据级别：V
总结：在这篇文章中，专家们讨论了一种新诊断的腕部撞击症，它累及伸肌支持带并伴有腕部伸展，虽然不是一种真正的腱性病变，但对于患有腕背部疼痛的运动员来说，伸肌支持带撞击症是一种有效的考虑。

文献：Banks KP, Ly JQ, Beall DP, et al. Overuse injuries of the upper extremity in the competitive athlete: magnetic resonance imaging findings associated with repetitive trauma. *Curr Probl Diagn Radiol*. 2005; 34: 127-142.
证据级别：V
总结：这篇文章包括了对重复性创伤，包括肌腱病患者的磁共振成像结果的解剖学讨论。

文献：Allende C, Le Viet D. Extensor carpi ulnaris problems at the wrist—classification, surgical treatment and results. *J Hand Surg[Br]*. 2005; 30B: 265-272.
证据级别：V
总结：本文提供了尺侧腕伸肌腱炎的专家意见、分类和手术治疗。它提供了关于尺侧腕伸肌腱炎（包括半脱位和脱位）的一个很好的综述。

文献：Rossi C, Cellocco P, Margaritondo E, et al. De Quervain disease in volleyball players. *Am J Sports Med*. 2005; 33: 424-427.
证据级别：Ⅲ，回顾性队列研究
总结：本文描述了在排球运动员中发生的 de Quervain 腱鞘炎，特别是关于运动中手和手腕的姿势导致的拇长展肌和拇短伸肌肌腱炎。

（Raj M. Amin，John V. Ingari 著
吴　菲译　王志新校）

参考文献

扫描书末二维码获取。

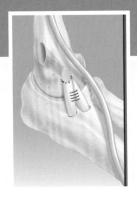

第72章

桡尺远端关节疾病

桡尺远端关节（distal radioulnar joint, DRUJ）的疾病包括疼痛、不稳定或两者同时存在。此外，还应考虑退化性和创伤性病变。三角纤维软骨复合体的损伤可导致疼痛或不稳定，可能是创伤性或者退行性损伤。运动员，特别是那些从事反复轴向负荷、桡偏或尺偏、前臂旋转活动的运动员可能较容易发生该疾病，比如高尔夫球运动员或棍棒、球拍类运动[1-7]。DRUJ 的其他病变还可能有关节炎，本章不予讨论。

三角纤维软骨复合体（triangular fibrocartilage complex, TFCC）是一种韧带复合体，作为尺腕关节的悬吊结构，具有承重和分担载荷的功能，并能够稳定 DRUJ，其损伤可导致疼痛和功能障碍。

伴有 TFCC 病变的患者可表现为腕关节尺侧疼痛，伴或不伴 DRUJ 不稳定。在对怀疑 TFCC 损伤的患者进行评估时应排除其他的损伤，如月三角韧带撕裂、豌豆骨病变（不稳定、关节炎、骨折）、三角骨骨折、钩骨骨折、HALT（hamate arthritis lunotriquetral tear, 钩骨关节炎月三角撕裂）综合征、ECU 病变、DRUJ 不稳定或关节炎、全身性关节炎、Kienböck 病、血管闭塞性疾病、尺神经在 Guyon 管和其他部位的压迫。

解剖学

DRUJ 的作用是使前臂旋转，尺骨是前臂的固定单位，桡骨在乙状切迹处旋转[8]。考虑到乙状切迹和尺骨头的曲率半径不同，该关节的运动不仅包括旋转，还包括背侧和掌侧移位。此外，缺乏骨性连接也意味着 DRUJ 在很大程度上依赖于软组织来保持稳定性。TFCC 由中央关节盘、桡尺背侧和掌侧韧带、尺月韧带、尺三角韧带、半月板类似结构以及 ECU 腱鞘基底组成（图 72.1）。这些结构起着分担和承重的作用，并提供软组织的稳定。桡骨乙状切迹和尺骨远端的曲率半径明显不同；因此，DRUJ 的骨性结构对于稳定性的贡献很小，稳定性在很大程度上依赖于软

组织，包括肌肉的动态稳定系统和远端骨间膜，以及 TFCC 的韧带结构[8,9]。

DRUJ 的主要静态软组织稳定系统包括背侧和掌侧桡尺韧带。这些韧带形成 TFCC 的背侧和掌侧边缘，并止于尺骨；浅层纤维止于尺骨茎突顶端，而深层纤维，也就是我们通常所说的深层韧带，止于尺骨茎突的基底，即尺骨小凹（图 72.2）。桡尺背侧韧带和掌侧韧带起源于桡骨远端的尺背侧和尺掌侧角。从远近端观察，这些韧带与桡骨乙状切迹呈三角形排列，因此命名为 TFCC。背侧和掌侧桡尺韧带的深浅纤维起不同的作用以提供稳定性，类似于驾驭马的缰绳。目前已知，韧带的背侧浅层纤维和掌侧深层纤维在旋前时会绷紧以稳定 DRUJ，旋后时掌侧浅层纤维和背侧深层纤维绷紧，以稳定 DRUJ[8-13]。

中央关节盘主要由纤维软骨组成，其界限为背侧和掌侧的桡尺韧带以及桡骨远端乙状切迹，起着从尺腕关节传递载荷的作用，但其本身并不能使 DRUJ 稳定，因此，中央关节盘撕裂时通常可以简单地清理或不予治疗，但不会引起 DRUJ 不稳定。

尺月韧带和尺三角韧带是关节囊增厚的外部结构。虽然韧带名称提示它从尺骨起始，分别附着在月骨和三角骨上，但组织学研究表明并非如此。这些韧带来自掌侧桡尺韧带的掌侧部分和中央关节盘，而不是直接来自尺骨。它们增加了 DRUJ 的背侧稳定性，并防止尺骨远端相对于腕骨的过度背侧移位。

半月板类似物指的是从中央关节盘到尺骨茎突、周围的关节囊在桡尺方向上的广泛延伸组织。它由疏松结缔组织组成，本身并不是 TFCC 结构完整性的主要贡献者。半月板附近的尺侧裂孔被称为茎突前隐窝，它容易被误认为是周围性裂孔。滑膜炎出现在茎突前隐窝区域并不少见，有时这种情况难以鉴别。

第六伸肌间室是 ECU 的腱鞘，其基底与桡尺背侧韧带和半月板类似结构相连续[14]。

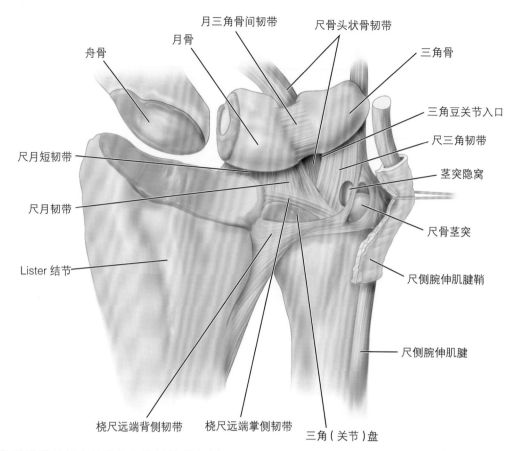

图 72.1　三角纤维软骨复合体及其相关结构的解剖 (From Kovachevich R, Elhassan BT. Arthroscopic and open repair of the TFCC. *Hand Clin*. 2010; 26[4]: 485-494.)

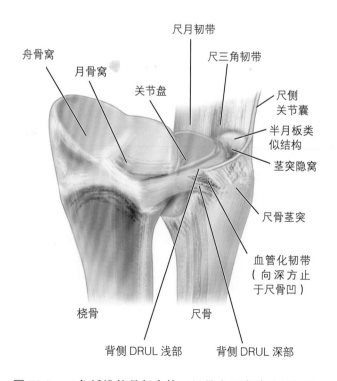

图 72.2　三角纤维软骨复合体于尺骨小凹附着处的解剖。DRUL，桡尺远端韧带 (From Ko JH, Wiedrich TA. Triangular fibrocartilage complex injuries in the elite athlete. *Hand Clin*. 2012; 28[3]: 307-321.)

血液供应

TFCC 的血供来自骨间前、后动脉的终末分支，与膝关节半月板相似，TFCC 边缘附着于关节囊部位血供良好，但靠近中央和桡侧 TFCC 血供较差，因此仅有在 TFCC 边缘 10%～30% 部位有血供，这使边缘 TFCC 愈合相比中央区域的愈合潜力要高 [15, 16]。

三角纤维软骨复合体损伤

TFCC 撕裂可导致尺侧腕关节疼痛和潜在的腕关节不稳定，TFCC 撕裂在尺骨正向变异或中性变异的患者中较尺骨负向变异的患者多见，且关节盘较厚。

Palmar 分型 [17] 将 TFCC 损伤分为创伤性与退变性（Ⅰ型与Ⅱ型），再根据部位（ⅠA～D）与进展程度（ⅡA～E）进行分类（表 72.1）。

Ⅰ型损伤（创伤性）

创伤性撕裂的发生机制为轴向负荷作用于腕关节的伸展力矩和旋前力矩，但撕裂也可发生于过度旋

表 72.1	三角纤维软骨复合体损伤的 Palmer 分型
类型	描述
I	创伤性
I A	关节盘中央穿孔
I B	尺侧止点撕脱，伴或不伴茎突骨折
I C	尺腕韧带撕裂（尺月韧带和尺三角韧带）
I D	桡侧止点撕脱
II	退变性
II A	TFCC 中央磨损
II B	月骨或尺骨头软骨磨损变性
II C	TFCC 穿孔伴软骨变性
II D	TFCC 穿孔伴软骨变性，LT 韧带磨损或撕裂
II E	TFCC 穿孔伴软骨变性，LT 韧带磨损或撕裂，伴尺腕关节炎

LT 韧带，月三角韧带；TFCC，三角纤维软骨复合体（From Kovachevich R, Elhassan BT. Arthroscopic and open repair of the TFCC. Hand Clin. 2010; 26(4): 485-494.）

后。创伤性撕裂常发生于桡骨远端移位骨折[18]。

I 型损伤根据位置（A、B、C、D）进一步细分。I A 类撕裂代表 TFCC 中央关节盘的中央穿孔，不会导致 DRUJ 不稳定。I B 类撕裂代表 TFCC 的尺侧撕脱，可能伴有尺骨茎突骨折。因远端桡尺韧带受累程度不同，患者可能出现 DRUJ 不稳定。I C 类撕裂包含尺腕韧带损伤，而非常罕见的 I D 类撕裂为 TFCC 的桡侧止点撕脱。

II 型损伤（退行性）

II 型损伤为尺腕撞击的结果，进一步细分为 A ~ E 级：II A 级 TFCC 病变为 TFCC 磨损或变薄，II B 级病变为 2A 级病变加上尺腕撞击伴月骨或尺骨软骨软化，II C 级病变为 II B+TFCC 穿孔，II D 级病变为 II C 级损伤加上月三角韧带损伤。最后，II E 级病变为尺腕关节炎。

病史

TFCC 损伤的患者最常表现为尺侧腕关节疼痛。但是尺侧腕关节疼痛的鉴别诊断必须排除其他许多损伤（表 72.2）。

患者可能主诉急性损伤，或者是隐匿性发作的尺侧腕关节不适。虽然 II 型损伤为退变性损伤，患者可有尺腕撞击，但可能无症状或症状轻微，在此基础上发生创伤可加重患者疼痛、不适的症状。疼痛随着旋前、扭转、抓握、尺偏而加重。如果存在 DRUJ 不稳，患者主诉为前臂旋转不稳定或有"咔嗒"声。具体询问疼痛的部位、发作、缓解和活动加重情况。任何先前治疗的结果都应该纳入病史采集中。

DRUJ 不稳定的患者通常主诉遭受一次创伤后出现损伤，不过这种损伤也可能会随着时间在无意间出现。患者主诉为关节半脱位、前臂旋转时发出"咯咯"声和疼痛。此外，患者可能出现轴向负荷（如从椅子上站起来）时疼痛和不稳定加剧，以及前臂旋转受限。

体格检查

体格检查从检查皮肤是否有损伤、营养变化、瘢痕或畸形开始，并评估皮肤感觉。关节活动度（ROM）检查屈伸、桡尺偏和旋前旋后平面的关节活动度，并与对侧相比较。将测力计设为 1、3、5 三档，使用它测量两侧的握力并进行两侧比较。使用三档测力计时，正常的握力曲线为钟形。通常非优势侧（在正常患者中）是优势侧力量的 80%。握力对评估治疗的成功以及确定康复程度和检查的依从性是有用的。

触诊腕部以确定压痛的部位。TFCC 损伤患者通常在尺侧鼻烟窝有压痛[19]，或可伴有月三角区（LT）、尺侧腕伸肌腱（ECU）和 DRUJ 的压痛。重要的是要区分其他原因导致的尺侧腕关节疼痛，如钩骨骨折（钩骨上方压痛）；尺侧腕屈肌（FCU）不稳定伴或不

表 72.2	腕关节尺侧疼痛鉴别诊断			
尺骨受伤	豆状骨病变（不稳定、关节炎、骨折）	ECU 不稳定		血管阻塞性疾病
TFCC 撕裂	三角骨骨折	DRUJ 不稳定		DRUJ 关节炎
月三角韧带撕裂	月骨骨折	尺管综合征		系统性或晶体性关节病
炎症性关节炎	ECU 肌腱变性	HALT 综合征（钩骨关节炎，月三角韧带撕裂）		Kienböck 病

DRUJ，桡尺远端关节疾病；ECU，尺侧腕伸肌；TFCC，三角纤维软骨复合体

伴继发 FCR 损伤的关节炎（FCU 肌腱压痛、FCU 疼痛和屈腕功能受限）（pisotriquetral grind 试验）；ECU 肌腱炎（ECU 协同试验[20]）或 ECU 半脱位（ECU 不稳定，特别是伴有矢状面移位）；DRUJ 不稳定（钢琴键试验、半脱位或旋前旋后不稳定）；DRUJ 关节炎（前臂旋转时的"咯咯"作响和疼痛，DRUJ 受压时的疼痛）。TFCC 负荷试验[21]，是在手腕尺偏旋前时给予轴向负荷，在 TFCC 撕裂时可能为阳性，但不特异，因为在 LT 撕裂时也可能为阳性。可嘱患者手撑椅子站起（前臂旋前并承受轴向负荷），疼痛可提示 TFCC 病变。

作为诊断性和治疗性的手段，局部麻醉和（或）皮质类固醇注射进一步明确病变部位和评估患者对该部位治疗后的反应是有益的。

影像学

X 线片

腕关节尺侧疼痛的经典 X 线检查，包括后前位、侧位、斜位片。如果怀疑有类风湿关节炎或钩骨骨折，可做半旋后斜位和（或）腕管切线位。如果怀疑 TFCC 撕裂，可行握拳后前位平片以评估尺骨变异的动态变化，并与对侧做对比。需要注意的是，双手需分别用单独的胶片盒做投照，否则会因前臂旋转而影响测量精度。评估尺骨损伤变化的合适体位包括肩外展、屈肘和前臂中立位（图 72.3）。侧位 X 线检查是为了评

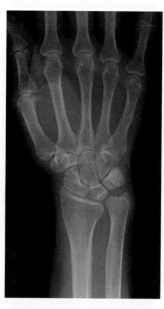

图 72.3　显示尺骨阳性变异的腕骨后前位片。可见尺骨远端关节面位于桡骨远端月骨窝以远 (From Sammer DM, Rizzo M. Ulnar impaction. *Hand Clin*. 2010; 26[4]: 549-557.)

估远端尺桡关节是否存在脱位。

计算机断层扫描

计算机断层扫描（CT）对于评估 DRUJ 的关节匹配性较有价值，尤其在前臂旋前、旋后、中立位获得的轴向切面。此外，对于一些病例，在以同样前臂旋转的位置对对侧腕关节进行成像是有必要的。当 DRUJ 不稳定发生在例如桡骨远端骨折之后时，CT 扫描有助于确定桡骨远端骨折畸形愈合或 DRUJ 改变等骨性原因是否是不稳定的主要原因，而排除软组织问题，如 TFCC 撕裂或桡尺远端韧带断裂。CT 关节造影是曾经的检查手段，目前已经基本被磁共振成像（MRI）和 MRA 取代，对于一些无法进行 MRI 检查的偶发病例，可以使用。

磁共振成像

除了关节镜检查外，MRI 是评价 TFCC 病变最敏感和特异的影像学方法（图 72.4）。首选方法是在 3.0T 或更好的扫描仪中使用专用的手腕线圈，尽管使用 1.5T 扫描仪也能够获得满意的图像。Aderson 等[23]的研究显示 3.0T MRI 的敏感性可达 94%，而 1.5T MRI 为 85%。但是，虽然 MRI 在检测损伤上具有高敏感性和高特异性，但 TFCC 的 MR 检测中异常比例较高，这些异常往往临床意义不大，且随着年龄的增长，无症状的 TFCC 损伤的发生率增加[24]。因此，影像学检查必须结合临床检查和病史来为诊断提供信息[25-27]。

MRI 关节造影的使用具有争议，一台配有专用手腕线圈的高分辨率机器足以检测大多数病变，且不会有关节造影的风险[28]。

治疗

在急性 DRUJ 不稳定的情况下，非手术治疗可能有一定作用。在急性 DRUJ 脱位的病例中，闭合复位后利用夹板进行固定。对于背侧脱位，使用前臂夹板以旋后位固定 6 周；对于掌侧脱位，旋前位固定。手术指征为 TFCC 撕裂伴 DRUJ 不稳定构成的慢性损伤。如果 TFCC 可修复，则可通过开放手术或关节镜手术将 TFCC 修复到中心凹；如果 TFCC 不可修复，则行 DRUJ 重建手术。

如果不存在 DRUJ 不稳定，非手术疗法初期治疗 TFCC 撕裂较为合理。这种方法对于在伴有桡骨远端骨折的已知或可疑 TFCC 病变，可以使其在 6 ~ 12

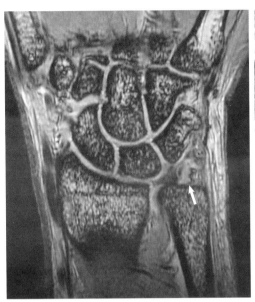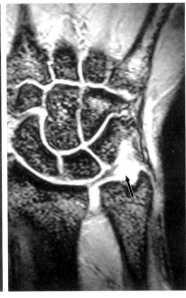

图 72.4　磁共振成像切面显示ⅠB 类三角纤维软骨复合体（TFCC）撕裂。注意左图中心凹附着处的 TFCC 低信号（白色箭头）丢失，伴中心凹区域的高信号（黑色箭头）(From Nakamura T, Sato K, Okazaki M, et al. Repair of foveal detachment of the triangular fibrocartilage complex: open and arthroscopic transosseous techniques. *Hand Clin*. 2011; 27[3]: 281-290.)

个月内自行消退。患者可以考虑夹板以求舒适、能够活动，症状护理（非甾体抗炎药、冰、多种治疗方法组合），或注射皮质类固醇。虽然固定是常用的方法，但是对于全天固定和间歇夹板固定、长臂固定和短臂固定以及固定时长带来的益处并没有一致的看法[29]。

非手术治疗失败的患者可以考虑手术。手术选择包括开放手术和关节镜手术。笔者倾向于对伴有 DRUJ 不稳定的 TFCC 撕裂行开放手术。

关节镜手术先从 3、4 和 6R 入路检查桡腕关节。直视下检查 TFCC，用探钩行 trampoline 试验评估松弛度。笔者倾向于不充气止血带以更好地观测滑膜炎。从 3、4 和 6R 入路可观察 TFCC，以及月三角韧带和关节，评估尺骨撞击。在桡侧和尺侧腕骨中点的位置可以观察月三角区和头钩区，评估尺骨撞击或其他病变情况。关节镜诊断性检查之后，可按照第 69 章腕关节镜中所介绍的对 TFCC 和滑膜炎进行修复和清理（Palmar ⅠA、ⅠD 和Ⅱ型病变）。简单地说，关节镜下治疗ⅠB 型撕裂的技术包括使用带线锚钉或使用空心针头从外到内缝合。将 TFCC 与关节囊缝合修复是有效的。一般来说，使用 2-0 PDS 缝线，在尺骨侧做一个小切口，在关节囊上打结，并避开尺骨背侧感觉支。或者可以将缝合锚钉放置在中心凹中，以获得更好的解剖修复。关节镜下 TFCC 修复效果较好[23, 30-33]。

对于存在 DRUJ 不稳定的病例，笔者倾向于

TFCC 开放修复。在这种情况下，关节镜检查可以作为一种诊断工具，但探查后需要做一个开放切口（图 72.5），纵行切开第五伸肌室，打开并松解。平行于桡尺背侧韧带水平切开关节囊，笔者用的是可缓慢吸收的编织缝线，或者 Prolene 或 PDS 穿过 TFCC，然后钻孔穿入中央凹区域并固定在尺骨干骺端。使用小针持把 Keith 针穿过骨质可以带过缝线。另一种选择是在开放手术或者关节镜手术中使用带线锚钉。一般来说，笔者不修复ⅠD 型撕裂，因为简单的关节镜下清理效果更好，并发症更少。

对于Ⅱ型 TFCC 病变，治疗方案可以包括单独的 TFCC 清理，也可以包括联合矫正术，如关节镜或开放手术或尺骨短缩截骨术。关节矫形手术，如尺骨短缩截骨术，可能会导致术后初期的疼痛。石膏或夹板固定有不能愈合的风险。如果患者存在尺腕撞击，可以同时进行 TFCC 清理与尺骨短缩术，但是风险增加，需要恢复时间。或者，如果患者希望单独进行 TFCC 清理，应告知患者术后症状残留或复发风险更高，虽然有的患者行小手术的效果也不错。

在没有 DRUJ 关节炎的情况下，在 TFCC 撕裂无法修复的情况下，慢性 DRUJ 不稳定是 DRUJ 重建的指征。手术过程有许多技术可以使用，包括利用以远端为基底的一束 ECU 肌腱穿过 TFCC 进行固定[34]。更常见的是使用掌长肌腱（PL）移植物［如果没有 PL，

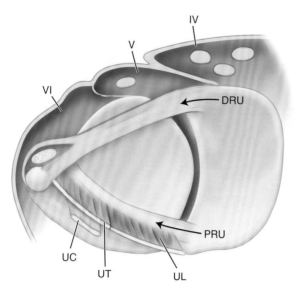

图 72.5　腕关节尺侧横截面图。开放修复三角纤维软骨复合体的手术入路可通过第四（Ⅳ）、第五（Ⅴ）间室之间进入，也可以通过第五、第六间室之间，或通过第六间室，并切开尺侧伸腕肌腱鞘的底部。DRU，桡尺背侧韧带；PRU，尺桡韧带；UC，尺头韧带；UL，尺月韧带；UT，尺三角韧带 (From Tay SC, Berger RA, Parker WL. Longitudinal split tears of the ulnotriquetral ligament. *Hand Clin*. 2010; 26[4]: 495-501.)

则使用尺侧腕屈肌（FCU）的一条〕重建桡尺远端韧带[35]。在第五伸肌间室做纵形切口，打开第五伸肌间室，显露并牵开小指伸肌（EDM）。L 形切开关节囊，近端切口平行于桡尺背侧韧带，纵行切口则沿着乙状切迹。清理覆盖中央凹的组织，尽可能保留 TFCC 的功能。沿乙状切迹的背侧边缘显露第四伸肌间室的骨质，使桡尺关节近端的区域为 5 mm，显露乙状切迹 5 mm 的桡骨，这将是一个通过肌腱移植物的钻孔位置。从背侧到掌侧放置克氏针，用 3.5 mm 空心钻头钻孔。在尺侧神经血管束的桡侧做纵行掌侧切口，暴露掌侧钻孔。在指屈肌和尺神经血管束之间进行深层解剖。第二个隧道点位于尺骨茎突底部的中央凹到尺骨颈干骺端。这可以通过屈腕，从肘窝向外或从近尺侧向外或从近尺侧向桡骨远端放置克氏针来实现。用 3.5~4.0 mm 空心钻头在该部位钻孔，注意避免医源性骨折。将肌腱移植物从掌侧移植到背侧并取回（图 72.6）。止血器从背侧到掌侧通过尺骨头部和 TFCC 残端的近端。通过掌侧 DRUJ 囊取出肌腱，并将肌腱移植到背侧伤口。然后，肌腱移植物的两肢通过尺骨隧道，在前臂的尺骨边缘拉出。将两肢交叉，绕尺骨颈向另一侧交叉，将背侧的一肢置于 ECU 下方。将 DRUJ 压实，维持旋转中立位，拉紧移植物，相互捆

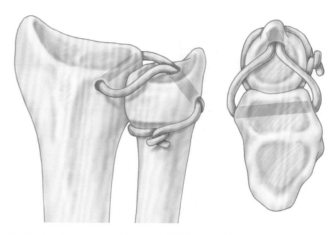

图 72.6　肌腱移植重建以稳定下尺桡关节 (From Lawler E, Adams BD. Reconstruction for DRUJ Instability. *HAND*. 2007; 2: 123-126. Copyright American Association for Hand Surgery 2007.)

绑，缝合，并剪断。DRUJ 关节囊用不可吸收的编织线缝合，EDM 留在支持带鞘外[36-39]。

术后处理

在 TFCC 修复后，大多数外科医生将患者固定约 6 周。尽管在使用长臂与短臂夹板石膏方面没有一致意见（图 72.7），无论用何种方法修复 TFCC 后，笔者通常用夹板或石膏将患者固定 6 周。在此时间段之后，患者开始一个渐进的 ROM 和加强计划，预计术后 3 个月恢复无限制的完全活动。在这一点上，回归运动是被普遍允许的，但可能要评估活动度和握力，以及活动方式和具体运动要求。对于肌腱移植的 DRUJ 重建，患者再次制动约 6 周。前 3~4 周用糖钳或 Muenster 石膏或夹板固定，其余时间用 Muenster 石膏或短臂石膏固定。

并发症

手术治疗 TFCC 撕裂或 DRUJ 不稳定的并发症包括持续的腕关节疼痛（尤其是对尺腕撞击进行单纯清理时）。对于已知或怀疑有尺腕撞击的患者，选择 TFCC 清理手术。笔者在手术前为他们提供咨询，并给他们提供两种选择之一：TFCC 清理，同时进行尺骨短缩截骨，而不是仅仅进行 TFCC 清理。单纯 TFCC 清理恢复时间短，没有不愈合风险，但是复发和残留风险升高。如果对患者有效，或可避免更大的手术。如果他们选择此选项，患者应了解复发或残留疼痛的风险，并做好将来手术的可能。与手术相关的其他风险包括开放手术或腕关节镜手术固有的风险，

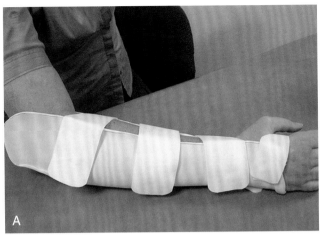

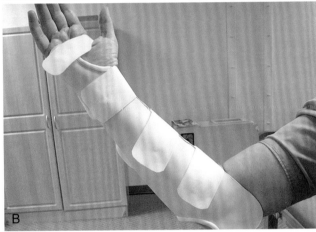

图 72.7 Muenster 支具 (From Kaiser GL. Functional outcomes after arthroplasty of the distal radioulnar joint and hand therapy: a case series. *J Hand Ther*. 2008; 21[4]: 398-409.)

以及尺神经背侧感觉神经炎的风险，特别是软组织或关节囊的修复。DRUJ 重建的风险包括持续性或复发性不稳定、关节炎的恶化、关节僵硬。如果隧道的位置不正确，可能会出现骨性隧道骨折或肌腱进入关节困难。

致谢

作者希望感谢 Corey A Pacek 和 Glenn Buterbaugh 医生对上一版 TFCC 损伤一章的贡献。

选读文献

文献：Elite athlete's hand and wrist injury. *Hand Clin*. 2012; 28(3).
证据级别：Ⅰ 多篇文章为Ⅳ和Ⅴ级
总结：本期《手部临床》关注的是优秀运动员手部和腕部的多个问题。有几篇文章专门关注三角纤维软骨复合体（TFCC）损伤。一些文章提供了关于特定 TFCC 损伤

治疗的专家意见，而另一些文章则是关于 TFCC 损伤的一般综述文章，并进一步讨论了解剖、诊断、治疗和随后的结果。

文献：Sachar K. Ulnar-sided wrist pain: evaluation and treatment of triangular fibrocartilage complex tears, ulnocarpal impaction syndrome, and lunotriquetral ligament tears. *J Hand Surg Am*. 2012; 37A: 1489-1500.
证据级别：Ⅳ和Ⅴ级（综述）
总结：这篇综述文章讨论了三角纤维软骨复合体相关的基本解剖、体格检查、诊断、治疗和结果。被引用的许多文章包括各种层次的证据，主要是Ⅳ级和Ⅴ级，并侧重于系列病例、专家意见和技术。

文献：Kovachevich R，Elhassan BT. Arthroscopic and open repair of the TFCC. *Hand Clin*. 2010; 26 (4): 485-494.
证据级别：Ⅳ
总结：这篇综述文章比较了关节镜和开放修复 TFCC 损伤，描述了多种修复技术及其效果。大多数文章是Ⅳ级，有一些Ⅲ级的证据。关节镜和开放修复都没有看到明显的好处。

文献：Geissler WB. Arthroscopic knotless peripheral ulnar-sided TFCC repair. *Hand Clin*. 2011; 27(3): 273-279.
证据级别：Ⅳ
总结：本文介绍了一种关节镜下无结节技术修复周围三角纤维软骨复合伤的方法，详细介绍了该方法，并提供了详细的图片。

文献：McAdams TR, Swan J, Yao J. Arthroscopic treatment of triangular fibrocartilage wrist injuries in the athlete. *Am J Sports Med*. 2009; 37(2): 291-297.
证据级别：Ⅳ
总结：本病例系列检查了 16 名三角纤维软骨复合体损伤的优秀运动员。所有的运动员都在关节镜下接受了清理治疗（其中 5 名运动员为稳定性撕裂）或修复（11 名运动员有不稳定撕裂）。平均恢复比赛时间为 3.3 个月（3~7 个月）。只有 2 名患者在 3 个月后没有回到赛场。2 人都有相关症状（尺腕撞击综合征和尺侧腕伸肌病变）。作者得出结论，关节镜处理对于运动员重返赛场效果可靠，但出现相关损伤时，重返赛场时间会延迟。

文献：Anderson ML, et al. Clinical comparison of arthroscopic versus open repair of triangular fibrocartilage complex tears. *J Hand Surg Am*. 2008; 33A(5): 675-682.
证据级别：Ⅲ
总结：这项回顾性研究比较了同一机构 10 年间所有三角纤维软骨复合体的修复情况（共 75 例，关节镜手术 36 例，开放手术 39 例），并评估了活动度、握力、术前和术后 Mayo 改良腕关节评分、手臂、肩部和手部残疾评分以及视觉模拟评分。术后随访 43 ± 11 个月，1 例失访，两组间无统计学差异，开放修补组有尺神经浅支疼痛加重的趋势，但无统计学意义，再手术率与性别有关，但与修复方式无关。

文献：Iordache SD, et al. Prevalence of triangular fibrocartilage complex abnormalities on MRI scans of asymptomatic wrists. *J Hand Surg Am*. 2012; 37A(1): 98-103.

证据级别：Ⅲ

总结：在这项研究中，对 103 名健康、无症状的志愿者进行了手腕的磁共振成像扫描。所有研究均由 3 名观察员（两名肌肉骨骼放射科医生和一名骨科医生）独立评估。39 个异常扫描被发现，年龄的增长与三角纤维软骨复合体的异常有显著的统计学相关性。作者得出结论，鉴于无症状异常的高发病率，尤其在 50 岁以上的患者中，异常结果应结合病史和体格检查评判。

文献：Smith TO, et al. Diagnostic accuracy of magnetic resonance imaging and magnetic resonance arthrography for triangular fibrocartilaginous complex injury: a systematic review and meta-analysis. *J Bone Joint Surg Am*. 2012; 94A (9): 824-832.

证据级别：Ⅲ

总结：本篇 Meta 分析旨在评价 MRI 与磁共振关节造影（MRA）对三角纤维软骨复合体损伤的敏感性和特异性。共有 982 项腕关节研究表明，MRI 的敏感性和特异性分别为 0.75 和 0.81。MRA 的敏感性和特异性分别为 0.84 和 0.95。作者建议，在选择适当的检测方法以进一步对尺侧副韧带损伤患者进行诊断评估时，应使用这一信息。

文献：Kleinman WB. Stability of the distal radioulna joint biomechanics, pathophysiology, physical diagnosis, and restoration of function what we have learned in 25 years. *J Hand Surg*. 2007; 32(7): 1086-1106.

证据级别：Ⅳ

总结：这篇全面而经典的文章阐述了对 DRUJ 和 TFCC 的了解。精美的图片和文字清晰地说明了手腕 TFCC 的复杂性。

文献：Adams B, Lawler E. Surgical techniques: chronic instability of the DRUJ. *JAAOS*. 2007; 14: 571-575.

证据级别：Ⅳ

总结：本文就远端尺桡韧带重建或乙状切迹成形术治疗慢性尺桡关节不稳的疗效进行了综述。

文献：Pang EQ, Yao J. Ulnar sided wrist pain in the athlete. *Curr Rev Musculoskelet Med*. 2017; 10(1): 53-61.

证据级别：Ⅳ

总结：这篇关于运动员尺侧腕关节疼痛原因的综述探讨了腕关节病变的各种表现、评估和治疗。

（Julie E. Adams 著　吴　菲 译　王志新 校）

参考文献

扫描书末二维码获取。

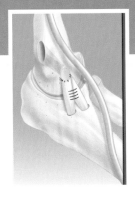

第73章

手的肌腱损伤

虽然不是每位队医都需要成为专业的"手外科医生"，但体育活动引起的频发的手和手腕损伤需要专业的知识来诊断和评估。无论是何种运动，手部受伤的运动员都会直观地认识到手部受伤对功能和竞技力的影响。在各项运动中经常发生的手部损伤通常具有明显的特征，因为大多数运动需要持续的、不断重复的动作，这对运动员的手部提出了特定要求。因此，某些特定类型的运动员更容易受到伤害[1-4]。

治疗运动员伤病需要了解他们的喜好，包括对各种治疗方法利弊的权衡。作为治疗医生，外科医生需要了解患者的愿望、风险承受能力和期望之间的细微差别，以共同决定治疗方案。这些损伤之后，恢复运动员的独特技能带来了专业挑战，往往需要咨询手部和上肢疾病方面的专家。

Mirabello 等提出了四种导致运动性手部损伤的机制[5]：投掷、承重、扭转和撞击。通常的手部损伤是这些因素的组合。Werner 和 Plancher[6] 根据运动类型对损伤的可能性进行了分类。机制包括与球或竞争对手的碰撞；与球拍或球杆接触；以及外部接触，如体操、攀岩和举重项目。虽然几乎任何损伤都可以在任何运动员身上看到，但某些特定的运动损伤模式已经被确认。例如，指间（IP）关节骨折/脱位在排球和篮球等球类运动中经常发生。钩骨骨折通常在高尔夫球运动员、羽毛球运动员和网球运动员中被诊断出来。众所周知，有些伤害很容易被遗漏，例如足球或橄榄球运动员的指深屈肌腱（FDP）撕脱。由于诊断错误的余地很小，而且大多数推荐的干预措施都是临时性的，所以忽视和（或）错误的治疗策略肯定会导致较差的结果。对最坏的情况保持高度的怀疑可能是评估运动员手损伤的第一步。

一般而言，为运动员提供医疗服务，尤其是精英运动员，可能相当具有挑战性，因为期望和时间相当重要。教练、经理、代理人和父母都可能对伤病和重返运动（RTP）有着不同的期望和不同的理解。有时，这些不当的治疗目标可能适得其反。我们最初的目标是做出准确的诊断，提出全面的选择，有效沟通，并为共同决策创造环境。Green 和 Strickland[7] 提出的患者管理问题为治疗策略创建了一个坚实的框架：

1. 预期治疗方法是否能提供最佳的长期效果？
2. 我们会在非运动员中以类似的方式管理这种伤病吗？
3. 我选择的治疗的潜在并发症是否明显大于更保守的治疗方法？
4. 治疗是否能够让运动员重返运动，并且再次受伤的风险很小？
5. 如果再次受伤会不会对预后不利，能不能获得满意的康复？

这些问题指导适用于整个运动医学的范围。保密、专注的沟通和以患者为中心的态度对于获得运动员的信任和最大化预后都至关重要。

本章主要讨论普通骨科医生或运动医学专家作为第一反应者最常遇到的肌腱损伤问题。因此，这里仅介绍病史和体格检查中最相关的因素，其次是关键的影像学结果和治疗方案。临床注意事项、决策原则和作者首选技术散布在文本中。鉴于大多数运动都需要大量使用双手，屈肌腱和伸肌腱的开放性和闭合性损伤经常发生。对于开放性损伤，可以方便地进行损伤结构的检查、探查和修复。手部闭合性肌腱损伤可能是细微的并容易被忽视，但它们可以引起严重的功能障碍，值得特别关注。在远端指间关节（DIP）、近端指间关节（PIP）和掌指关节（MCP）水平可能存在伸肌装置损伤，每种损伤都产生特定的结果，必须由治疗医师进行诊断。在屈肌侧，FDP 撕脱伤或"球衣指"（Jersey finger）是一种严重且经常被忽视的损伤，如果不进行治疗，将会损害手指的复合屈曲（图 73.1）。

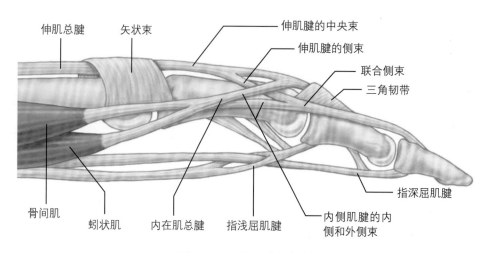

图 73.1   屈伸肌腱的解剖

槌状指

手指背部的解剖结构相当复杂[8-10]。附着于远节指骨背侧基底部的末端伸肌腱的断裂被称为槌状指。这种损伤的同义词是棒球指和垂状指，在球类运动中俗称"戳手"。远指间关节（DIP）的轴向负荷和强制屈曲可以拉伸末端肌腱，撕裂肌腱附着，或者引起远端指骨背侧骨骺脊的骨撕脱。Warren 等[11] 将末端腱血管供应不足的区域描述为易损部位。查体可见 DIP 关节屈曲位，不能主动完全伸直关节。背部肿胀和压痛的程度各异。运动员也可能在受伤后表现为 DIP 伸直受限并由于 PIP 关节掌板松弛而伴有明显的 PIP 过伸，即所谓的天鹅颈畸形。X 线片检查可明确骨的损伤，同时密切关注与 DIP 关节掌侧半脱位相关的巨大撕脱骨折。更常见的是较小的撕脱骨折，但没有明显的关节错位。

伸直支具是几乎所有槌状指损伤的首选治疗方法[12-16]。放置舒适的 DIP 关节伸直夹板；避免过度伸直，因为过度伸直可能导致背部皮肤坏死，并且保持 PIP 关节自由活动以避免不必要的近端关节僵硬。使用背侧、掌侧或定制热塑性夹板均能产生相同的结果[17]。24 小时夹板要佩戴 6 周，要小心使用以避免皮肤破损。传统观念认为，6 周之后可使用夜间夹板；然而，最近的一项随机对照试验发现，这是不必要的[18]。有趣的是，只要 DIP 关节可以完全被动伸直，在损伤后 3 个月依然可以非手术治疗并且结果良好。

罕见的 DIP 关节不稳定性骨折 / 脱位可能需要手术治疗（图 73.2）。当有超过 1/3 的关节面受累时，有些人主张进行手术干预[19, 20]；但是，在没有高度关

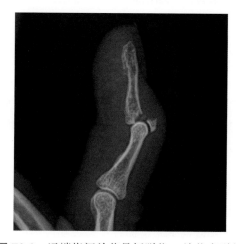

图 73.2   远端指间关节骨折脱位、关节半脱位

节半脱位的情况下，伸直阻挡针固定并不优于夹板固定。相反，当脱位程度较大，即侧位片上远节指骨背侧皮质向掌侧脱位并超过中节指骨头中线时，作者推荐进行手术治疗[21]。先前已观察到手术治疗的并发症发生率在 41%。最常见的并发症是远端指骨的边缘性皮肤坏死，但我们也观察到了复发性屈曲畸形、永久性指甲畸形、针道感染、吐针或吐线、背侧突出和骨髓炎。

除了少数特殊的锤状指损伤外，我们一般都采取非手术治疗。首选使用舒适的背侧热塑性 DIP 伸直夹板。夹板可以用 0.5 英寸的胶带或 Coban wrap 进一步固定。可以提供第二夹板在淋浴期间使用，并且应该在能够支撑关节完全伸直的硬桌面上进行更换。夹板固定持续 6 周。如果运动员过早或无意中取出夹板并弯曲了 DIP 关节，则必须重新计时。因此，在开始治

疗前，运动员必须同意固定整个疗程。我们可以向想要在固定期间运动的相关运动项目的运动员同时提供掌侧和背侧夹板或手指伸直夹板，但这增加了浸渍、固定失败和对其他关节伤害的风险。在运动期间应考虑将整个手指与相邻手指缠绕固定，以提供额外的稳定性并保护相邻的关节[23]。

对于那些希望接受治疗但不能耐受外部夹板的患者，以前曾使用斜形克氏针埋在皮肤下固定 DIP 关节；然而，这确实会使运动员在比赛中面临着克氏针移位或断裂的风险[23, 25]。对于那些充分伸直 DIP 关节不能有效地进行运动的人，例如在投球运动中，可以选择在使用夹板 6 周后立即恢复运动，在赛季结束后延迟使用夹板，或不进行治疗。对于许多运动员来说，延迟或不治疗可能是首选的治疗方法，并且通常具有良好的耐受性，可以在疼痛症状得到缓解后立即恢复运动[25]。如果选择延迟或放弃治疗，运动员应该意识到天鹅颈样畸形或功能性 / 美容性损失的风险。

在被漏诊的病例或那些接受延迟治疗的病例中，夹板治疗需要更长的时间，直到取得满意的临床结果。结果通常是可接受的；然而，即使采用适当的治疗，约 1/3 的患者仍存在 20° 或 20° 以上的残余伸直缺损（extension lag），伸直缺损越大，预示着最终的功能越差。幸运的是，这与患者对治疗或畸形的满意度无关[18]。患有 PIP 掌板松弛的患者可配 8 字形夹板以阻止 PIP 过度伸展。慢性槌状指损伤可导致天鹅颈样畸形，而慢性硬性畸形或有症状性 DIP 不稳定的患者可以参考手部专家的意见来评估肌腱皮肤融合或 DIP 融合的可行性。

与其他 4 指槌状指损伤相比，拇指槌状指损伤较少见，它是拇长伸肌（EPL）在远节指骨基底止点的撕脱伤。拇指的远节指骨比其他 4 指的远节指骨更长、更厚、更宽。此外，EPL 肌腱在拇指远节指骨背侧骺端的止点较其余 4 指更宽、更厚。拇指的指间关节在其运动弧度上具有可变性。完全伸直可达 0° ~ 60° 的过伸。

如果患者延迟就诊，医生获得实际受伤日期是很重要的。与槌状指损伤一样，拇指指间关节的主动伸展明显少于未损伤一侧。远节指骨基底背侧的压痛通常出现在孤立的锤状指损伤中，有助于排除近端 EPL 肌腱损伤。如存在轴向负荷或损伤为接触性损伤，则可能伴有骨折、指间关节侧副韧带损伤和拇指近端损伤，应仔细检查。应获得 X 线片，并在侧位像上的拇指指间关节处标出指骨之间的关系。

大多数已发表的关于这种损伤的治疗报告仅有小规模病例系列。一些研究者推荐手术治疗[26 28]；然而，在保守治疗中也有相同的结果。有些运动员可能选择手术修复以减少固定时间。末节指骨撕脱骨折的固定与槌状指的手术治疗具有相似的并发症，应当注意。

无论治疗方案如何，特别是在对抗性运动中，运动员最好至少停止 6 周的比赛。在保证能够满足竞技要求的拇指功能的同时，固定拇指的指间关节几乎是不可能的。出于这个原因，一些运动员选择推迟治疗，直到休赛期才进行治疗。

闭合性纽孔样畸形（中央束断裂）

伸指肌腱在经过手指的近端指间关节（PIP 关节）时分为三个部分。中央束在骨骺处插入中节指骨的背侧基底，两个侧束在 PIP 关节附近与中央束分开，并接受来自手内在肌肉的肌腱，成为中节指骨水平的联合侧束。后者与斜形支持带结合从而完成 PIP 和 DIP 关节的共轭伸直动作。在闭合性损伤中，随着 PIP 关节的强迫屈曲，中央束可能从其止点处断裂。同时损伤的三角韧带允许侧腱束向 PIP 关节旋转轴的掌侧半脱位。由此产生的 PIP 关节的屈曲力矩和 DIP 关节的过伸力矩（图 73.3）决定了纽孔样畸形的形态。中央束止点的撕脱骨折也可引起这种畸形。纽孔样畸形可分为急性或慢性，柔软或僵硬。

Elson 试验已被证明能够最准确地诊断中央束断裂（图 73.4）。受影响的手指在桌子边缘弯曲 90°，患者被要求主动伸展 PIP 关节以抵抗阻力。如果中央束完好，则 DIP 关节保持柔软。如果中央束断裂，则 DIP 关节保持僵硬。这项测试不会诊断出中央束的部分损伤，并且可能会因为疼痛或缺乏患者的配合而受

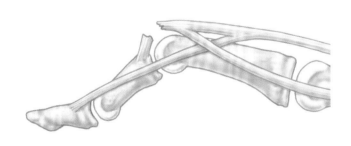

图 73.3　由于中央束断裂引起远端指间关节过度伸直导致的纽孔样畸形

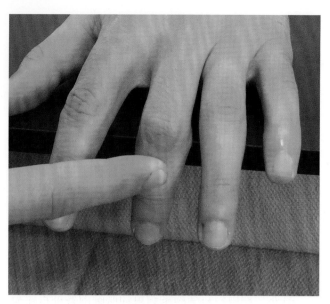

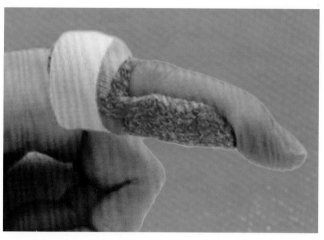

图 73.5　近端指间关节伸直夹板，允许远端指间关节屈曲，用于治疗纽孔样畸形

图 73.4　Elson 测试评估中央束断裂

到影响。作为一个验证性测试，PIP 关节被动伸直，运动员被要求弯曲 DIP 关节。不能弯曲 DIP 关节表明中央束撕裂。

　　中央束的急性开放性裂伤可以通过用动态伸直夹板对 PIP 关节进行 6 周固定来修复。尽管已报道闭合性纽孔畸形可以手术修复，但大多数此类畸形的首选治疗方法是 PIP 伸直夹板，允许 DIP 关节自由活动（图 73.5）[37, 38] 应该鼓励 DIP 关节屈曲，因为它可以向背侧牵拉侧腱束，从而促进 PIP 关节的伸展力 [39-41]。应在治疗师的监督下严格使用夹板，不能间断。如果依从性是一个问题，经皮克氏针固定 PIP 关节也是一种选择，在 3 周内拔针，并使用伸直夹板保护 2 ~ 4 周。

非专业运动员可在 6 周后恢复运动。在精英运动员中，我们需要权衡许多因素以达到对个人的最佳治疗。考虑到非手术或手术治疗可能产生的僵硬，一些运动中的某些运动员会选择接受畸形，一旦疼痛减退就重新运动。

　　对于出现严重 DIP 关节过度伸直（指中央束显著挛缩）的运动员，可以选择使用缝合锚钉（图 73.6）和关节针固定 2 ~ 3 周，对中央束进行手术修复。对于被漏诊的或慢性的纽孔样畸形，PIP 关节挛缩可以是松弛的或僵硬的。如果 PIP 关节被动伸直已经达到最大程度，可以尝试夹板固定，除非运动员无法花费 6 ~ 8 周来进行保守治疗。如果 PIP 关节挛缩是固定的，可以通过活动夹板或连续管型来实现完全的 PIP 关节伸直。一旦达到完全被动伸直，我们就用静

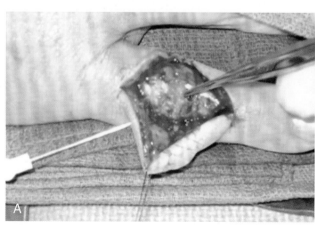

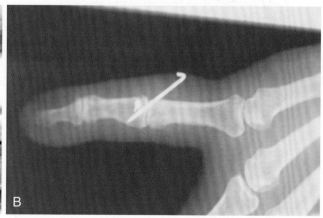

图 73.6　（A）用于固定近端指间（PIP）关节的中央束断裂的背侧入路。（B）用缝合锚钉和 PIP 关节针修复中央束断裂

态 PIP 夹板保持 6 周。极少数情况下，我们通过切断位于掌板附近的"缰绳韧带"来松解肌腱，这与中央束的开放性重建和侧束的复位或者分阶段重建相关联[43]。

应该强调的是，由于过度背伸导致的韧带损伤会出现"假纽孔样畸形"，导致掌板瘢痕和挛缩。这种机制使 PIP 关节屈曲，类似纽孔样的畸形[44, 45]。然而，过度伸直损伤的机制和随后的检查可以很容易地区分真正的纽孔样畸形与假纽孔样畸形。后者，经常在中节指骨的掌唇附近处看到一个撕脱骨折碎片（图 73.7）[46]。此外，假纽孔样畸形的压痛几乎完全在 PIP 关节的掌侧，DIP 动作基本上是正常的。假纽孔样畸形的治疗是针对 PIP 掌板的逐渐拉伸，必要时引入动态夹板。

矢状束撕裂

MCP 关节的背侧由相邻的横向纤维构成背侧吊索，称为矢状束，来维持伸肌腱位于掌骨头背侧顶端（图 73.8）。矢状束在 MCP 关节水平上起到系绳的作用，防止桡侧或尺侧半脱位。矢状束包裹伸肌腱，穿过掌侧和背侧，最终与掌板融合[47]。桡侧矢状束断裂可发生于手指做剧烈背伸动作（"flea-flicker"损伤）或直接击打时（例如拳击手）或承受尺偏应力时[48]。尽管有尺侧矢状束断裂的报道，但中指的桡侧矢状束断裂最常见[49]。可能会出现疼痛，仔细检查还会看到肌腱半脱位或脱位。临床上，MCP 关节的被动伸直是可能的，然后患者通常可以将手指保持在伸直位置，使伸肌腱居中；然而，患者无法从完全屈曲获得

MCP 关节伸展。在 MCP 关节屈曲活动时，出现肌腱半脱位。

急性矢状束撕裂可采用静态 MCP 伸直夹板、相对运动伸直夹板或矢状束桥来治疗[50-52]。优选的是位于掌侧的 MCP 伸直夹板或相对运动伸直夹板，持续约 4～6 周或者直到 MCP 关节上的中心伸肌腱回位时才能主动握拳。这种情况的治疗是一种罕见的情况下，其中 MCP 被固定在伸直位，与手的"安全"位置相反，"安全位"上 MCP 关节最大程度地弯曲以防止在背伸位上形成副韧带瘢痕。对于慢性病例，可尝试进行非手术治疗；然而，伸肌腱有持续脱位症状的患者，可能需要修复。一种选择是包括通过松解对侧的矢状束以及伸肌腱的重新排列来对撕裂的矢状束进行一期修复。另外，利用相邻结构来约束伸肌腱的各种重建技术都已经有所报道。这些技术包括使用周围软组织、异常肌腱（如固有伸肌或指间伸肌）、自体掌长肌移植或受损伸肌腱远端翻瓣以限制肌腱半脱位[57-62]。

通过一个弯曲的背部切口暴露矢状束，主要修复撕裂的纤维。如果存在冗余组织，例如在慢性情况下呈叠瓦状的，对侧的矢状束和关节需要松解以允许肌腱的回位。尺侧副韧带可以翻转并缝合到掌骨深韧带的掌桡侧矢状束的残余部位，为尺侧半脱位提供额外的约束[59]。当然，EDC 的尺侧半可以向近端切开，保留其远侧止点，绕伸肌腱及桡侧副韧带走行缝合。在修复后，可以利用相对运动夹板来促进早期关节活

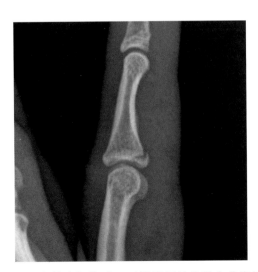

图 73.7 过度伸直损伤后，近端指间关节的中节指骨处的撕脱骨折

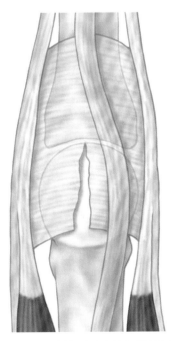

图 73.8 桡侧矢状束撕裂导致伸肌腱尺侧半脱位

动（ROM）[63, 64]。RTP 应在术后延迟 8~12 周，以保证足够的软组织愈合。

很少有运动员可以舒适地在急性期继续参加比赛。这种情况，可能进一步损伤伸肌腱鞘或潜在的造成背侧关节囊重复性创伤，因此在大多数情况下需要提供及时治疗。没有半脱位的轻度损伤可能只需要短时间停止运动，并且在重返运动时使用绑带，而较严重的损伤可能会让运动员几个月都不能参加比赛。当运动员（如棒球或篮球运动员）在赛季剩下的时间里继续以高水平竞技而等待赛季后的手术时，我们还没有更好的办法能够安全有效地处理这种疾病。矫形器限制了功能性 RTP，使手处于进一步损伤的危险中。

虽然拳击手的手都可能遭受多种损伤，但是"拳击手指关节"（boxer's knuckle）特指 MCP 关节背部的解剖结构的慢性磨损性破坏。这种破坏可能累及中央伸肌腱、矢状束和（或）背侧关节囊[53, 65]。一个大的关节囊撕裂可能导致掌骨头突出和滑膜液从关节腔持续流入皮下组织。也可能存在掌骨头骨软骨缺损。如果采取适当的保护和监督措施，出现早期症状的运动员可继续比赛。手术治疗可与矢状束修复相媲美，同时还可以对背侧关节囊进行修复、重建或清理术[53, 58, 65]。由于背侧关节囊的修复可能会导致 MCP 关节屈曲丧失，当背侧关节囊出现撕裂时，最好对其进行切除性清理，使其保持开放状态[66]。术后短暂固定（2~3 周），MCP 关节屈曲 60°，以最大程度减少关节屈曲的损失。包裹上减震衬垫和手套可以减少进一步的伤害，但是竞赛规则可能限制运动员使用这些设备。

球衣指

"球衣指"（Jersey finger）是指深屈肌腱（FDP）从远端指骨止点的撕脱（图 73.9）。这种损伤通常发生在运动员（如足球或橄榄球运动员）手指弯曲用力抓住对手的球衣的时候，对手用力挣脱。现在很多理论解释了为什么环指最易受伤，而不是中指[67]。环指的 FDP 附着处的强度明显小于相邻手指的强度[68]。抓握时，由于环指腕掌骨（CMC）关节的活动度增加，环指的远端部分伸出得更远、更加突出[69]。

Leddy 和 Packer[70] 基于以下因素将损伤分为三种类型：①X 线片上是否显示存在骨碎片，②肌腱回缩的程度，③撕裂肌腱的血供状态。肌腱的撕脱可伴或不伴骨碎片。侧位 X 线片上显示的骨碎片水平不能很好地展示肌腱回缩的水平，因为肌腱末端和骨碎片会存在分离[71]。在 I 型损伤中，肌腱回缩到手掌中，没

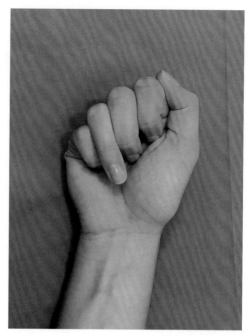

图 73.9　球衣指损伤导致远指间关节屈曲丧失

有骨碎片。这种损伤需要在 1 周内修复，因为肌腱回缩到手掌和血液供应不足会导致萎缩。II 型损伤通常伴有小的骨碎片并且肌腱仅回缩到近指间关节（PIP）的水平，并且长腱钮仍然可以是完整的。由于肌腱长度得以维持，因此这种损伤在发生后 6 周内可以成功修复。III 型损伤伴有大的骨碎片，并被 A4 滑车向远侧约束（图 73.10）。这些损伤也可以在损伤持续几周后成功修复。经过 Leddy 和 Packer 在 1977 年最初的三型分类之后，第四种类型被添加到了分类中。第四种类型涉及远端指骨的关节内骨折和肌腱与骨折碎片的分离（见图 73.10）[72]。

孤立性远指间（DIP）关节屈曲的丧失是该损伤的必要条件。通过在伸直位时固定近指间关节进行测试，同时检查屈指深肌功能（图 73.11A）。中指、环指和小指深肌腱连接到前臂的共用肌腹，而示指通常具有其自己的单独肌腹。体格检查可知断裂肌腱末端所在的突出部位。例如，A1 滑车区域的饱满和压痛可能提示 I 型损伤，且回缩到手掌水平。X 线片很重要，有助于确定是否存在骨折或撕脱。超声检查和磁共振成像（MRI）在模棱两可的病例中会是有用的两种手段，其中手术的时间要由损伤的类型来决定（图 73.12）。

手术修复最好在受伤后 1 周内进行，特别是指深屈肌腱（FDP）回缩手掌的 I 型损伤，进一步的延迟

都可能限制 FDP 修复到远端指骨上止点的能力。由于仅仅通过查体无法确定撕脱肌腱末端的确切位置，因此对运动员的所有球衣指进行急性修复是合理的[73]。

指深屈肌腱远端止点通过 Bruner 切口或使用正中入路暴露。如果肌腱近端回缩到手掌中，则必须最大程度地保留滑车结构和纤维骨道。肌腱可以通过儿科

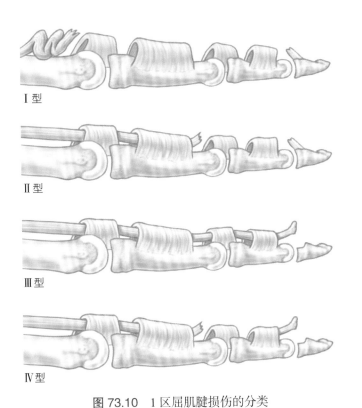

Ⅰ型

Ⅱ型

Ⅲ型

Ⅳ型

图 73.10　1 区屈肌腱损伤的分类

图 73.12　中指损伤后的 T₂ 加权矢状位图像显示指深屈肌腱断裂，收缩至 A2 滑车处

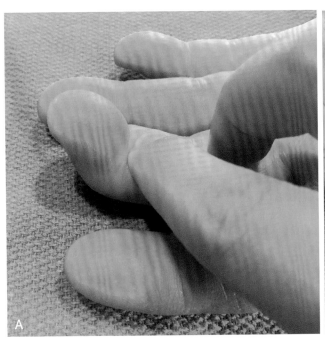
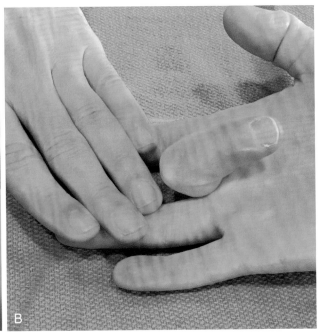

图 73.11　（A）屈指深肌和（B）屈指浅肌腱的检查

喂食管作为导向器向远侧牵引，或者用平镊子，从靠近 A1 滑车的手掌侧向远侧"挤压"肌腱。尽管使用缝线锚钉固定术已广为人知，但远端止点修复术历来都是采用拉出式缝合术（pullout suture）进行的[74]。最近出现了一种全内技术，用两根 3-0 不可吸收缝线穿过指骨并将 FDP 肌腱捆绑在骨上[75]。所述技术存在很大差异，但没有一种有绝对优越性[76]。如果有额外的骨折碎片，则在肌腱修复前用迷你螺钉固定（图 73.13B）。运用患者清醒的局部麻醉——无止血带技术可以在术中评估修复，有助于更早地应用早期 ROM 方案[77]。修复后，提供保护性背侧夹板，并在最初的 4 ~ 6 周内在治疗师的监督下启动被动 Duran 屈肌腱方案。鼓励从开始的位置逐步屈曲，并保持 2 ~ 3 周。抵抗性抓握和恢复运动要延迟到修复后的 10 ~ 12 周。

由于多种原因，球员可能不会立即治疗 FDP 撕脱伤。他们可能认为这是一个可以在赛季结束后进行治疗的轻微伤病，或者他们可能不想错过他们赛季的大部分比赛。我们有必要告知运动员忽视这种损伤而出现的长期后果。治疗被忽略的 FDP 撕脱伤无法像初次修复一样令人满意，并且临床结果功能较差。对于被忽略的 FDP 撕脱，可以考虑以下治疗选择：

1. 晚期止点重建：如果肌腱回缩很多并且受伤时间超过 6 周，则不可能再次重建。

2. 使用肌腱移植物进行急性一期重建：该技术潜在的并发症较多，包括额外 ROM 丧失（在 PIP 关节中）、瘢痕形成和 FDP 功能恶化。

3. 两期屈肌腱重建：这种方法需要患者、外科医生和治疗师的大量努力，并且可能被认为过于激进而无法重新获得 DIP 关节小范围屈曲。第一期包括放置硅胶棒以重建屈肌腱鞘，然后在至少 3 个月后更换肌腱移植物。在该治疗过程中也可能进行第三次屈肌腱手术。

4. 通过融合或囊鞘固定来稳定 DIP 关节：仔细考虑风险和益处，稳定通常是患者最可接受的选择。

5. 切除：如果回缩的肌腱变成了手掌中压痛的肿块，单独切除近端肌腱瘢痕可以缓解抓握活动带来的不适。

6. 非手术治疗：有些球员在权衡上述可能性的利弊后选择保守治疗，并且避免可能对 PIP 关节功能构成威胁的措施并非完全不合适。

腱鞘滑车损伤

1977 年 Doyle 和 Blythe[78] 很好地描述了手指的纤维骨管和滑车系统（图 73.14）。

在生物力学上，A2 和 A4 滑车对于正常的屈肌腱功能和防止"弓弦指"是至关重要的[79,80]。A2 滑车覆盖近节指骨的近侧端，而 A4 滑车位于中节指骨的水平。手指滑车的松弛或单纯断裂最常发生在攀岩者和

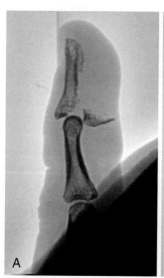 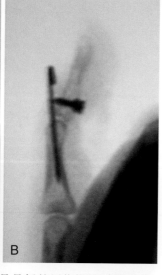

图 73.13 （A）合并远端指骨骨折的屈指深肌腱撕脱伤。（B）远指间关节半脱位骨折和螺钉固定

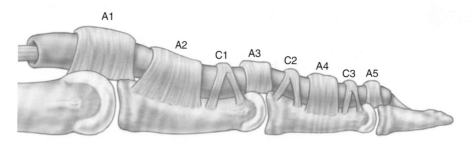

图 73.14 正常屈肌滑车系统的解剖，标有相关的环形（A）和十字形（C）滑车

棒球投手中[81-83]，这是由于为了对抗大于生理负荷的力，滑车受到急性或者慢性的指深屈肌腱（FDP）的强力收缩。在"自由"攀岩者中，弯曲的远指间关节（DIP）长时间重复支撑体重。"手指蜷曲"的攀岩手势尤其对 A2 滑车的远端部分施加了很大的应力，并且可以导致滑车断裂[84]。拇指滑车系统的损伤非常罕见。拇指解剖结构与其他四指不同，三个环形滑车将其分成四部分，即 A1 位于掌指（MCP）关节上、A2 连接到指间（IP）关节掌侧和多形性环形滑车。在多行性和远端环形滑车之间，有斜行滑车覆盖在近节指骨上[85]。如果 A1 和斜行滑车都破裂，就会发生弓弦指[86]。

当滑车断裂时，运动员通常会听到响声或有撕裂的感觉。在临床检查中，患者主诉屈肌鞘疼痛。可能存在滑车的肿胀，并且可能会出现远端指间（DIP）弯曲障碍。手指屈曲时经常会出现不适。运动员可能会感觉到无力，投手球速会减慢。损伤的范围从滑车的部分损伤到有屈肌腱明显弓形改变的多个滑车的完全破裂。很少有 A2 和 A4 滑车同时失去功能。MRI 可以帮助诊断，获得的图像可以显示屈肌腱鞘和肌腱内的水肿（图 73.15）[87]。超声也可用于评估滑车断裂，并可动态评估屈肌腱系统[88]。

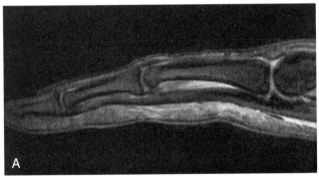
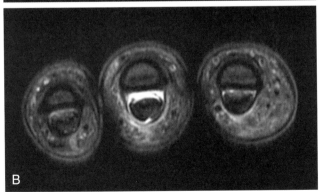

图 73.15　（A）矢状位质子压脂像、（B）轴向 T$_2$ 加权磁共振图像显示 A2 滑车的断裂，骨骼与肌腱距离增加

当下已经有了可用于滑车损伤的分级系统，并且可以帮助指导治疗[89]。1 级损伤是滑车拉伤，并且不需要固定。4 周后可允许恢复运动，最初可采用冰敷和抗炎药物治疗来缓解症状。完全断裂的 A4，或 A2 或 A3 的部分损伤代表 2 级损伤，可短暂固定，症状管理与 1 级损伤相同，可用滑车支撑胶带和小幅度的 ROM 治疗有助于减缓水肿。避免使用皮质类固醇注射，因为它可能会导致滑车断裂并延迟愈合。4 周后允许开始简单的活动[90]。完全断裂的 A2 和 A3 滑车属 3 级损伤，治疗师可以设计外部滑车环，除了用于支撑带以外还能减轻滑车系统的压力。6 周后允许重返运动，除了滑车环外还要手指包扎以防止皮肤皱缩并减少滑车环的移位[23,42]。完全 ROM 的恢复经常会延后。近指间关节（PIP）屈曲挛缩可能使伤后病程复杂化。

对于 4 级伤害的整个滑车系统断裂会出现明显的运动障碍和弓弦指。如果有症状，可能需要手术重建 A2 和（或）A4 滑车。重建的原则是将屈肌腱保持在近指间关节（PIP）和远指间关节（DIP）旋转中心附近。重建的滑车必须足够坚固以便早期活动。自体肌腱（例如掌长肌、跖肌或指浅屈肌腱）或背侧手腕支持带可用于重建滑车[91,92]。这些可以是环绕或非环绕的重建，环状环绕重建在机械动力上更有优越性。大多数情况下，我们会利用自体掌长肌移植进行环状重建。切除肌腱后面的所有瘢痕。在 A2 滑车水平移植物放置在伸肌下方；然后，在 A4 水平移植物放置在伸肌装置上，形成两个独立的环。术中紧张度很重要，因为过度牵拉会导致屈曲障碍和僵硬，而张力过大可能导致运动功能无法改善。利用无止血带的局部麻醉技术[95]，可以产生适当的张力，术中可以观察到肌腱的主动运动。术后，使用改变关节位置并保持的被动肌腱牵引方案，并且环形夹板有助于最大程度上降低重建的滑车的应力。重建后完全恢复运动要延迟到 3~6 个月，滑车环或滑车带可能需要长达 6 个月[92]。据报道，滑车重建后的再次手术率为 6%，最常见的是肌腱松解[96]。其他报道的并发症包括僵硬、屈曲挛缩、滑膜炎、术后指骨缺血导致骨折以及滑车再断裂[97,98]。

肌腱损伤并发症

一般来说，在把握好治疗原则、细致手术和适当的术后康复的情况下，手部手术后的并发症可达到最小化。在所有手部损伤中，小关节僵硬是一个普遍存在的问题[99]，因此通常不建议长时间固定。除了特定的闭合性伸肌机制破坏外，大多数损伤应提倡启动早期运动恢复。肌腱修复可因粘连形成、肌腱再断裂、关节挛缩或肌萎缩而变得复杂。随着局麻下的屈肌腱手术普及以及修复后的张力动态评估的进行，其中的一些并发症发生率会降低[77]。

一些被忽略的损伤会带来不良后果。例如，一旦发现钩骨钩的慢性不愈合，可能仅需要简单的切除，疼痛缓解和 RTP 通常是快速且可预测的。另一方面，断端对相邻尺侧指屈肌腱的机械磨损可能导致肌腱断裂，有时需要手术重建，这对早期制动、康复时间和抓握强度的整体恢复有巨大影响。当发现肌腱近端接近于其止点而不是回缩手掌中时，暂不处理球衣指损伤也没有太大问题。

门诊手术后的术后感染很少见。在对近 9000 例门诊手外科病例的回顾性研究中，整体手术部位感染率为 0.35%[100]。仅在长期病例或使用植入物时才使用预防性术前抗生素。如有伤口愈合不良的风险因素，例如糖尿病或重度吸烟，也需要给予抗生素。

熟悉正常和异常解剖学，以及仔细的手术解剖是必要的，以避免手部皮肤神经分支的损伤，这些损伤可能导致感觉迟钝、神经瘤形成、康复失败，顽固性病例可能需要进行第二次手术。例如，需要在伸肌腱修复期间进行细致的背侧切除以防止皮神经对穿支的损伤。根据我们的经验，这种对细节的忽略可能会导致僵硬、疼痛，导致继发性神经瘤切除和腱鞘溶解，而在骨折愈合后，手部几乎立即恢复全 ROM，而不伴有疼痛，并迅速恢复到运动状态。

未来展望

与运动员有关的手外科手术的未来可能会继续优化诊断、治疗和康复的技术，来使运动员最快和最安全地重返运动。外科医生在办公室使用超声技术有可能促进闭合性肌腱损伤的诊断，从而避免使用昂贵的 MRI 扫描，并且在某些情况下可能会改变治疗计划。新兴技术将继续推动外科手术固定方法的发展，其中一些方法可能会提供一定程度的强度，使早期活动和更快重返运动成为可能。广泛使用全清醒手术将可以在术中动态评估肌腱修复情况，并立即纠正观察到的裂口。更好的治疗方法与随后的康复方案同样重要，创建能够安全加快 RTP 进程的策略对外科医生和治疗师来说是一个不小的挑战。

致谢

作者和编辑感谢上版作者 Lance M. Brunton、Thomas J. Graham 和 Robert E. Atkinson 的贡献。

选读文献

以下文章代表了一些关于运动员肌腱损伤的最全面和最好的专家评论。

文献：Netscher DT, Pham DT, Staines KG. Finger injuries in ball sports. *Hand Clin*. 2017; 33: 119-139.
证据等级：V

文献：Freilich AM. Evaluation and treatment of jersey finger and pulley injuries in athletes. *Clin Sports Med*. 2015; 34: 151-166.
证据等级：V

文献：Marino JT, Lourie GM. Boutonnière and pulley rupture in elite athletes. *Hand Clin*. 2012; 28: 437-445.
证据等级：V

文献：McMurtry JT, Isaacs J. Extensor tendons injuries. *Clin Sports Med*. 2015; 34: 167-180 .
证据等级：V

（ Robin N. Kamal, Jacob D. Gire 著
熊士凯 译　王志新 校）

参考文献

扫描书末二维码获取。

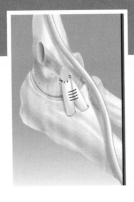

第74章

指骨骨折与脱位

手指骨折和脱位包括轻微的、可自行修复的简单近指间关节（PIP）脱位到整形外科中一些最复杂和最困难的损伤。从橄榄球到自行车，它们是各种运动中最常见的损伤[1, 2]。运动员出于各种目的极度依赖他们的手会导致这些损伤的治疗和康复具有独特挑战。从根本上说，手指骨折和脱位在平衡愈合和运动两者关系上具有挑战性。稳定性和关节活动度（ROM）对于最佳手部功能都很重要，平衡外科干预和早期重返运动（RTP）有时会使两者都无法获得最佳结果。

本章重点介绍运动防护师，普通骨科医生或运动医学专家最常遇到的骨性和软组织损伤，他们是损伤的第一反应者。因此，本章介绍了病史和体格检查中最相关的因素，其次是关键的影像结果和治疗方案。临床要点、决策原则和我们首选的手术技术穿插在一起，与这本教科书的格式保持一致。

韧带损伤和脱位

腕掌（CMC）、掌指（MCP）或指间（IP）关节的脱位是经常遇到的运动损伤。手部是第二常见的脱位损伤部位，仅次于肩部。跌倒、与对手接触或与运动器械缠绕可发生许多此类事件。脱位可能由过度伸直或过度弯曲引起，通常会合并扭转和（或）轴向应力，其结果决定了最大位移的方向。IP关节脱位倾向于闭合性复位（近端IP关节旋转脱位除外），而MCP和CMC脱位更多的是不可复位并且需要手术治疗。

掌指关节

四指的副韧带损伤远不如拇指掌指关节（MCP关节）发生的韧带损伤常见（参见本章后面的拇指损伤部分）。当手指弯曲并且韧带拉紧时，过度外展拉伤通常发生在尺骨侧，因此尺侧三个手指的桡侧副韧带（RCL）受损的风险最大[3]。大多数过度外展损伤是部分损伤（I级或者Ⅱ级拉伤），可以通过早期主动活动并与相邻手指捆绑固定来缓解症状。对于所有可疑的副韧带损伤，需拍摄X线片以评估是否存在撕脱性骨折。在全层（Ⅲ级）撕裂中，撕脱性骨折可能是明显的，并且关节在冠状面上通常是不稳定的。在掌指（MCP）关节屈曲位时对受累的副韧带进行检查，因为该位置侧副韧带处于最大张力。如果关节存在机械性不稳定或者撕脱骨片累及了大部分关节面，则优选开放手术来修复。在单纯韧带损伤或骨块极小的撕脱性骨折中，可用带缝线锚钉固定。如果骨折片足够大，我们更喜欢使用克氏针或微型碎片螺钉固定（图74.1）。撕裂的碎片位于近节指骨的掌侧半，但我们更喜欢背侧入路，因为该入路对整个关节面的可视化程度很好。屈曲时的关节固定（固有位或"安全"位）可防止伸直挛缩的发生。对于出现延迟疼痛和关节不稳定的慢性撕裂，MCP关节可能需要2~3周的屈曲位固定之后开始活动。受伤后适当的诊断和治疗很重要，因为有证据表明慢性Ⅲ级撕裂的外科手术修复效果较差[4]。

尽管五指的掌指关节都可能出现脱位，但示指和小指最易受到损伤。掌侧MCP脱位相对罕见[5]。背侧MCP脱位分类为简单型（容易复位）和复杂型（不易闭合复位）。MCP简单脱位时，关节位于70°~90°的过度背伸位（图74.2）。复位操作需要轻微的屈曲、轻微的牵引并在近节指骨基底部施加朝向掌侧的压力（图74.3）。复杂的脱位通常表现为掌板嵌入关节面之间，导致其不能闭合复位（图74.4）。蚓状肌围绕在掌骨头的桡侧，屈肌腱围绕其尺侧。简单的牵引只会收紧这些结构而不能复位关节。若关节周围的掌侧皮肤凹陷则提示复位困难。籽骨也可插入示指或小指的掌指关节[6]。前后位X线片可能显示关节间隙变窄甚至出现刺刀样畸形。Brewerton位片采用前臂旋后位，MCP关节对准X线束，能显示出可能存在的掌骨头骨折[7]。

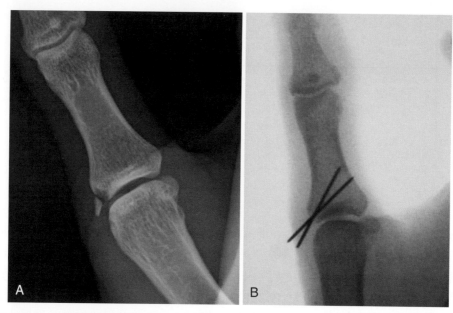

图 74.1 一名 31 岁的患者，摔倒时拇指桡侧着地。（A）其拇指前后位 X 线片，示撕脱性骨折伴脱位。（B）用开放的方法复位骨折片段，并用交叉克氏针固定

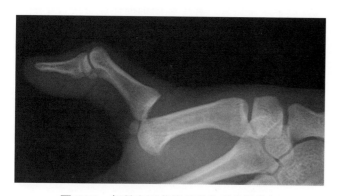

图 74.2 籽骨和近节指骨移位到掌骨背侧

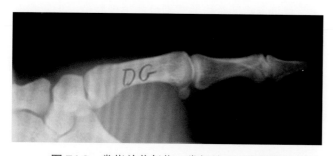

图 74.3 掌指关节复位，掌板处于正常位置

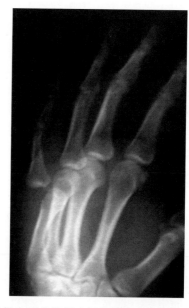

图 74.4 掌骨和近节指骨（复杂掌指关节脱位）的平行排列

对于脱位的 MCP 关节，每个运动员都应该尝试闭合复位。尽管损伤现场立即进行复位很诱人，但最好在充分麻醉和患者舒适的情况下进行该操作。纵向牵引或过度背伸畸形的过度尝试，有可能使掌板嵌在掌骨头和近节指骨基底之间，将可复的脱位转变为不

可复的脱位。若近节指骨屈曲位时，施加朝向掌侧压力成功地使关节复位，则可以使用背侧夹板，以防止过度背伸。在治疗师的指导下，于 1 周内开始进行早期主动运动。

当尝试进行闭合复位失败时，我们更喜欢采用背侧入路进行切开复位[8]。这种方法背侧关节囊被打开，再将嵌插的掌板沿其中线纵向分开以实现复位。背侧入路还为固定可能出现的掌骨头骨软骨剪切骨折

提供了极好的通道。掌侧入路也是合理的，但是在解剖移位的指神经时需要保持警惕。特别是桡侧指神经因 MCP 关节脱位而向中央和表面移位，尺侧指神经因 MCP 关节小幅脱位而移位。如果选择该方法，在切开皮肤后必须保持警惕。另外，已经报道了经皮进行复杂脱位的复位方法[9]。重返运动是由关节活动度（ROM）的恢复情况和舒适度的改善来决定的，因为关节不太可能出现慢性不稳定。若损伤获得适当的治疗，那么复杂 MCP 关节脱位的长期随访的预后将非常好[10]。邻指固定、定制保护性矫形器有助于参加接触运动项目的运动员早日重返运动（1~2 周内）。

近指间关节

许多运动员在其职业生涯中，近指间关节（PIP）软组织稳定性会受到不同程度的伤害。单纯的过度背伸力会造成掌板损伤，而过度屈曲可能会破坏伸肌腱导致中央束止点撕脱。副韧带则容易受到扭转和侧向应力的作用（图 74.5）[11]。运动员经常会出现"卡顿"手指的病史。当手指受到额外的能量时，简单的扭伤可能会升级为复杂的骨折 / 脱位甚至致残。

运动员描述损伤情况时会口头告诉医生"手指往哪扭"。若损伤方式比较明确的话，几乎可以立即确定病理解剖。当患者无法回忆起导致受伤的情形时，查体至关重要。在放射线图像评估后，检查者必须设法辨别最大程度的压痛区域——背侧、掌侧、桡侧或尺侧，这些是轻度损伤最容易发生的部位。随着严重程度的增加，损伤变得更加不具有特征，尤其是在急性期时肿胀和对检查的敏感性提高时。还要注意在静

止位置的任何畸形，避免受到再次伤害。通常首先出现的是关节活动度（ROM）因疼痛而受限，但不能以此判断病情。

所有存在背侧疼痛的 PIP 关节损伤的运动员，均应怀疑其是否存在中央束损伤或撕脱。可以进行三项测试，以确保中央束仍附着在中节指骨的背侧基底部。首先，在 MCP 关节完全屈曲的情况下，检查 PIP 关节的"固定背伸功能"。PIP 应被动伸直至完全伸展的 15° 以内。接下来，被动地伸直 PIP 关节，并要求患者弯曲远端指间（DIP）关节。无法弯曲该关节意味着中央束断裂，因为伸指力通过侧束全集中在了 DIP 关节上。最后将 PIP 关节弯曲 90° 来执行 Elson 测试。如果随着手指主动伸展，DIP 关节变得僵硬，中央束断裂，DIP 关节会通过侧束出现伸直动作[12, 13]。尽管因疼痛明显，很难在受伤后早期进行查体，但我们更喜欢用 Elson 测试来诊断这些伸肌腱是否撕脱。

轻度的 PIP 关节过度伸直损伤会导致掌板部分损伤，主动和被动伸直检查均稳定。治疗包括邻指固定 3~4 周，并在晚上使用 Coban 弹性包裹膜以减少水肿。必须指导患者如何安全使用 Coban 带，以防止因过度紧压继发的血流受损。单纯副韧带扭伤的治疗方法与此相似。在轻度过伸损伤合并中节指骨基底掌板小块撕脱伤后会造成屈曲挛缩，这在手指的完整侧位 X 线片上最为明显（图 74.6）。这些挛缩被称为假纽孔样畸形，在这种情况下，PIP 关节出现屈曲畸形可能被误认为是中央束损伤后的畸形[14]。但是，仔细检查并不能发现 DIP 关节过伸（限制了 DIP 关节被动屈曲）伴随中央束的破坏，而 Elson 检查为阴性。因此，

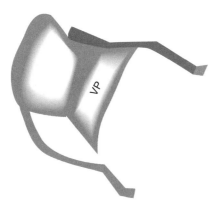

图 74.5 Eaton 的近指间关节的三边方框图。VP，掌板

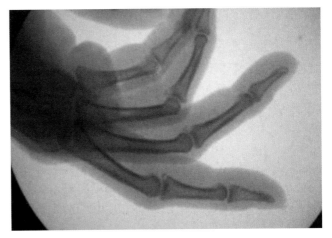

图 74.6 一位站立位跌倒的 41 岁女性的示指、中指和环指的侧位 X 线片，显示掌板撕脱性骨折

积极的早期运动恢复是治疗 PIP 关节掌侧扭伤的主要手段。在顽固性 PIP 关节屈曲挛缩的情况下，可能需要静态渐进夹板或动态伸直夹板。应告知患者持续的不适和肿胀等看似无害的症状会持续 9 个月以上，而且通常会遗留一定程度的活动丧失。

　　PIP 脱位通常是患者自行诊断和自行治疗的。自行复位后，经常会出现一些延迟的表现，因为许多运动员直到事发后数周甚至数月，关节持续疼痛和肿胀之后才引起注意。大多数 PIP 脱位是闭合性损伤，但是开放性脱位也并不少见，且需要适当的冲洗和清理术。足球守门员、垒球运动员和武术运动员中都发生过开放性 PIP 关节脱位 [15]。

　　当发生 PIP 关节背侧脱位时，掌板和侧副韧带受到损伤，但在复位时，关节的表面仍保持全接触。稳定性的丧失可使用邻指固定支具和通过早期 ROM 处理。当关节有过度伸直的趋势时（可能是基底 PIP 掌板松弛的结果），可以将夹板固定在背侧，保持关节部分弯曲（即背侧夹板）。在关节不稳定的情况下，我们建议在制作矫形器之前确定必要的屈曲度，以使关节维持复位，通常固定时关节的屈曲度比关节半脱位的屈曲度大 10°～20°（图 74.7）。即使是简单的脱白也很痛苦，并且运动员将需要与其教练或治疗师不断进行配合，在受伤后的前 3 周内要完全屈曲。在第 3 周时 PIP 关节完全伸直位，使用休息/夜间夹板，一定要主动伸直避免屈曲挛缩。如果受伤后 5 周仍保持屈曲挛缩，应开具动态 PIP 伸直夹板。根据疼痛、肿胀和手指运动的改善以及特定运动的预期需求，在 7～14 天内可以重返某些运动。

　　复杂的 PIP 脱位可能伴随关节表面移位和指骨的刺刀样畸形（图 74.8）。掌侧皮肤的破裂可能是由内而外发生的，且术后僵硬更为常见 [16]。在没有大的骨折的情况下，可尝试缓慢地从手指区进行麻醉，来进行闭合复位，将中节指骨（P-2）推到近节指骨（P-1）的关节表面上。有时软组织可能会嵌入，需要通过背侧入路进行切开复位。通过背侧手术入路切开中央束滑移部和侧副韧带之间的区域。清除任何嵌入的组织并复位关节。复位后检查其稳定性，并用上阻挡终末伸直的夹板 2～3 周，PIP 关节保持在屈曲 20°～30° 状态。术后屈曲挛缩是一个问题，术后 3 周必须强调主动伸展。由于这些较严重的伤害，重返运动（尤其是预计有接触性动作）会延迟 3～4 周。建议在各自的运动过程中应用邻指支具或保护性矫形器，直到受伤后 6 周或几乎达到完全运动为止。

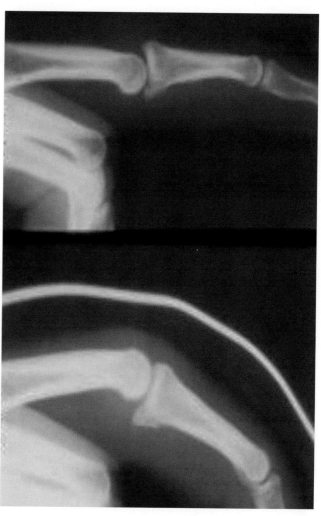

图 74.7　侧位 X 线片显示脱位复位后的背侧半脱位（上图）和屈曲度增加后复位的近指间关节（下图）

　　P-2 底部严重的掌侧骨折相关的脱位很棘手。许多作者对这些损伤进行了分类，从简单的碎片较大的掌侧骨折到累及 P-2 整个关节面的复杂粉碎性掌侧骨折伤，可能存在多种骨折形态（图 74.9）[17]。最初，根据所涉及的关节表面对这些损伤进行分类。关节面受累率低于 30% 的骨折通常在复位后即可稳定，可以用背侧伸直阻挡夹板，或在透视下用钻入在 P-1 头部的克氏针背侧阻挡钉来治疗，以阻止最后 30° 的伸直。理想情况下，克氏针稍微偏心地放在中央束部和横韧带之间。在 3～6 周时拔出螺钉，鼓励在手术后立即开始屈曲活动 [18]。根据我们的经验，在使用克氏针固定患者中，运动量差异很大。涉及关节表面 30%～50% 的"灰色区域"的损伤可能不稳定，并且需要根据不稳定性的程度来进行处理。占关节表面 50% 以上的骨折始终不稳定，需要进行手术干预。这些关节不

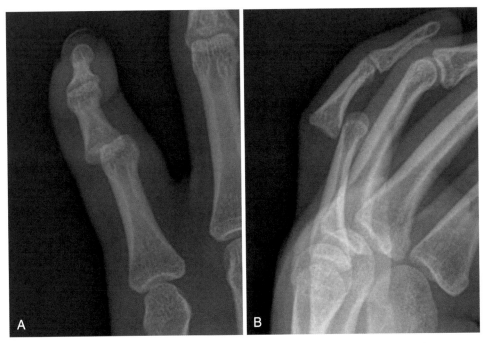

图 74.8 前后位 X 线片（A）和侧位 X 线片（B）示指骨刺刀样畸形

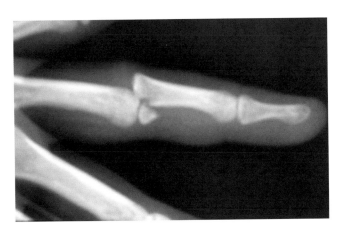

图 74.9 近指间关节背侧半脱位，中节指骨（P-2）基底部骨折

会因为带夹板而复位，因为关节失去了掌骨支撑，所有副韧带止点均在骨折片上。一般而言，如果 45° 屈曲不能获得稳定的闭合复位，则应进行手术固定。

如果掌侧碎块较大，则可以通过正规的掌侧入路尝试用微型螺钉（图 74.10）或克氏针（图 74.11）直接固定[19]。对于开放式入路，行 Bruner 切口或曲线切口，然后屈肌腱鞘在 A-2 和 A-4 滑车之间打开，牵开肌腱以暴露关节。复位掌骨碎片，并用 1.3 mm 或 1.5 mm 螺钉固定（图 74.12）。该过程在技术上要求很高，并且大多数患者将具有一定程度的永久性

PIP 僵硬。最近在一个小病例系列中描述了一种经皮技术[20]。如果将掌骨碎块粉碎，则可以通过静态或动态牵引来进行外固定，无需切开复位[21]。Badia 等[22] 描述了一种改良的牵引技术，原始技术由 Gaul 和 Rosenberg 报道（图 74.13）[23]。一旦应用了固定器，就可以通过正中有限切口进行复位，抬高任何未被牵引装置复位的关节碎片。

令人好奇的是，到底有多少运动员会忽略 PIP 关节损伤而出现僵硬。当 PIP 骨折 / 半脱位或骨折 / 脱位为慢性（即大于 4 周）时，重建手术可能是改善 PIP 功能的唯一选择。尽管详细的描述超出了本章的范围，但对于重建 P-2 基底的掌板成形术[24, 25] 和半钩骨置换术都是有效的选择[26]。半钩骨置换术尤其适用于有被忽略的 PIP 骨折 / 脱位的年轻、活跃的患者，因为它最能恢复正常的解剖结构（图 74.14）。掌板成形术是将掌板推进到中节指骨底部的关节缺损处，可有效地用作限制点，以避免背侧 PIP 关节不稳。它可能会导致屈曲挛缩的风险增加，因此不是我们的首选方案[27]。

PIP 关节向掌侧脱位很少见，但也不能遗漏[28, 29]，因为延迟治疗会导致功能欠佳。中央束支点处撕裂常发生于掌侧脱位。大多数急性掌侧脱位可以成功地闭合复位，PIP 关节完全伸展的情况下，中央束撕脱愈合约 6 周。在此阶段，DIP 关节保持自由状态来维持

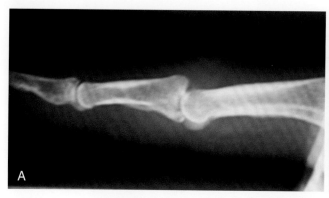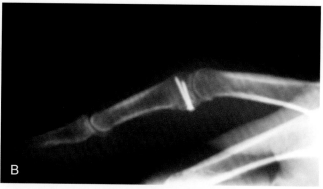

图 74.10 （A）近指间关节（PIP）关节面压缩合并关节脱位。（B）PIP 关节对齐复位并用 1 mm 螺钉固定掌侧关节碎片

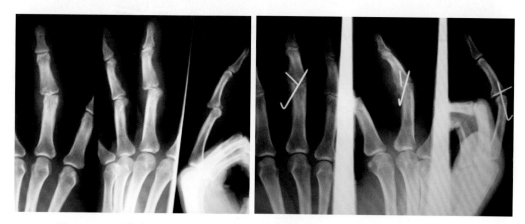

图 74.11 用静态针法治疗近指间关节骨折 / 半脱位（左），并恢复关节面（右）

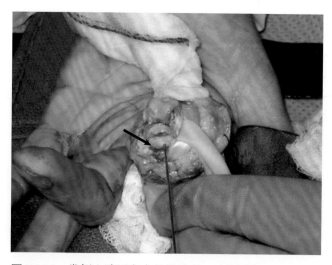

图 74.12 掌侧入路固定中节指骨（P-2）掌侧和 pilon 骨折。箭头指向手掌碎片

主动屈曲。鼓励 DIP 关节屈曲可使 DIP 关节运动最大化，但更重要的是，在固定 PIP 关节时，可以使中央束向远侧拉动并使侧束维持在背侧。6 周后，开始主

动 PIP 关节屈曲，并使用夜间静态 PIP 关节伸直夹板和（或）白天动态伸直夹板固定 6 周。

开放背侧入路，可用于修复具有中央束附着点或中央束撕裂的 PIP 掌侧脱位合并撕脱骨折。张力带技术要用到 26 号金属丝、微型碎片（1.0 mm 或 1.3 mm）螺钉或缝合锚钉（图 74.15）。我们通常会在 6 周内应用穿关节针来加固中央束的修复。康复需要至少 6 周的时间来保护背部中央腱束的嵌入。损伤后重返运动的情况不一。如果运动项目只需要很小的手指力或动作，那么就可以带支具早日恢复活动。屈曲手指则需要在 6 周后再进行，且运动员努力恢复运动的时间可能会长达 3 个月。

远指间关节或拇指指间关节

手指的 DIP 关节和拇指的 IP 关节脱位不如 PIP 关节脱位常见。原因有远节指骨的杆臂力臂短、高度吻合的关节面以及远端指骨基底的侧方结节处有侧副韧带止点的紧密附着（手指的 P-3 和拇指的 P-2）。末

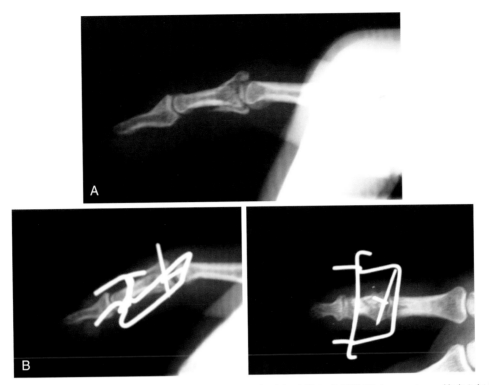

图 74.13 （A）粉碎的近指间关节 pilon 骨折。（B）用克氏针和牵引装置（Rosenburg 技术）复位

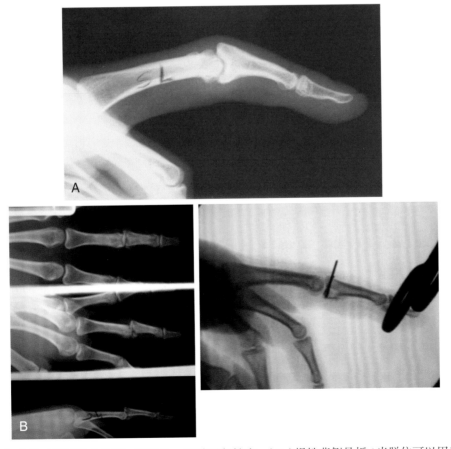

图 74.14 （A）被忽略的近指间关节骨折/半脱位，导致退行性变。（B）慢性背侧骨折/半脱位可以用半钩骨置换术治疗

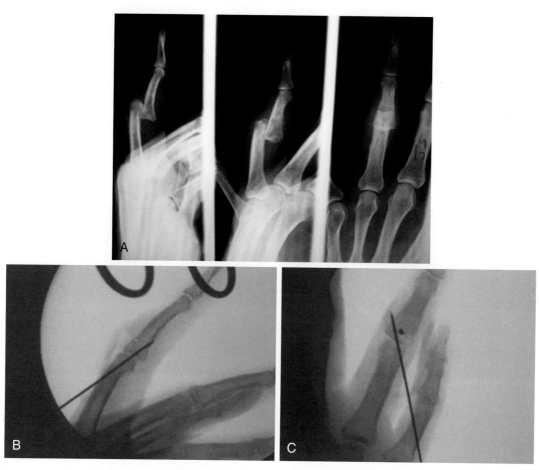

图 74.15 （A）一种罕见的近指间（PIP）关节掌侧脱位。（B）掌侧 PIP 关节脱位的复位。（C）用缝合锚钉固定的中央束止点撕裂

节指骨脱位发生在背侧或侧向，常与开放性伤口相关。必须考虑伴随的骨折和屈伸肌腱止点的损伤。

若 X 线片检查显示伴有骨折，就可以在手指神经阻滞麻醉下进行闭合性脱位的复位。复位是通过牵引进行的，在 P-3（或拇指的 P-2）背侧施加由手背至手掌的压力。复位后检查稳定性，手指稍屈曲位夹板固定。主动运动可以在 5～7 天后开始，并将伸直角度限制到 20°[28]。可以在 3 周内完全取消背侧阻滞夹板。开放性损伤需要在无菌环境中进行冲洗和清理术。已报道了无法复位的脱位，但很少见[30, 31]。也很少报道在同一手指上同时发生两个 IP 关节脱位[32]。闭合复位后，检查屈肌和伸肌腱功能至关重要。低位夹板和（或）邻指包扎下，可允许提早恢复运动。

指骨骨折

指骨的开放性骨折比掌骨的开放性骨折更为常见。神经血管束和肌腱的相关损伤以及软组织的状况对指骨骨折后患者的最终康复有很大影响[33]。尽管有

时可以安全有效地回归早期运动，但指骨骨折可能会导致休赛时间延长，特别是在一些需要双手达到最佳功能的球类运动中[34, 35]。一项研究中，伴随肌腱损伤的指骨骨折患者中发现运动性能恢复很差[36]。该信息可帮助医师指导指骨开放性骨折或伴随肌腱断裂的骨折运动员。一般而言，受伤的组织类型（例如：骨骼，肌腱，神经，动脉，皮肤）越多，术后结局越差。P-1 骨折旋转畸形很常见，需要进行切开复位内固定（ORIF）来改善手指的"错位"或"分离"。粉碎性骨折最好采用经皮钉（图 74.16），甚至很少使用的外固定来治疗。

伸指结构组织均紧密贴在 P-1 和 P-2 的背面和侧面。不论是该滑动结构的损伤还是短缩都可能导致 IP 关节运动功能丧失。指骨近端骨折的短缩相对延长了伸直结构，并在 IP 关节处引起主动伸指功能障碍，但不影响被动伸直[37]。PIP 关节在矢状面呈球形，在 PIP 关节的每一侧都有侧副韧带，并不会随着 PIP 关节运动而缩短。与 MCP 关节相反，PIP 关节固定的最

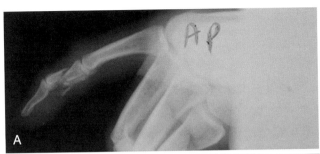

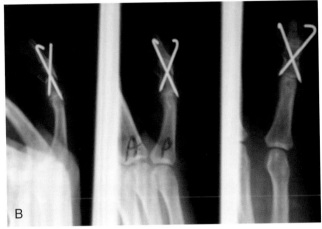

图74.16　（A）中节指骨（P-2）粉碎性骨折。（B）P-2骨折的克氏针固定，近指间关节正常

佳位置应是完全背伸位。掌板对损伤、固定和创伤后水肿也很敏感。掌板的挛缩会导致PIP关节僵硬和屈曲挛缩。

由于指骨骨折常伴有软组织损伤，因此准确查体评估非常重要。手术固定骨折同时注意修复受损的结构，并相应地调整术后治疗方案。相邻指甲在屈曲和伸直位均平行说明手指没有旋转畸形，其旋转不正在手指屈伸过程中通常会更容易表现出来。尽管有众多指骨骨折类型，本章将讨论螺旋骨折和不稳定的干骺端骨折的具体治疗方法。

扭转型损伤在所有运动中都很常见，通常会导致P-1的斜形骨折（图74.17A）。移位、短缩和旋转畸形的斜形骨折都是手术固定的指征。微创技术具有极大的固定强度，非常适合那些需要进行手术复位且需求高的骨折运动员，有利于其早期重返运动（RTP）[38]。当骨折线长度大于指骨直径的2倍时，建议使用拉力螺钉进行切开复位内固定（ORIF）。最大程度减少伸指结构的损伤至关重要，可加快术后恢复。有时需要切除侧束的一个"支"以进行复位和固定。根据骨折长度和形态，使用直径为1.3 mm、1.5 mm或2.0 mm的拉力螺钉（见图74.17B）。如果存在骨质流失或粉碎，则应考虑使用钢板[39,40]。手术过程中需进行透视检查以明确复位情况和适当的螺钉长度。使用微型荧光透视仪对受伤的手进行增强扫描时具有减少辐射暴露的优点，是大多数手外科专家的首选。

近节指骨的横形干骺端骨折是相当不稳定的，特别是在平片上都能看到明显移位（图74.18A）。粉碎和复杂的损伤可能需要微型钢板固定（见图74.18B）或外部固定。优先侧面放置钢板（1.5 mm或2.0 mm）可能会减少伸肌腱的粘连，并可能使关节活动度（ROM）最大化地恢复[41,42]。如果可能的话，应关闭骨膜以覆盖内固定物。简单的成角骨折（图74.19A、B）可以通过闭合复位和经皮固定来治疗，方法是从近节指骨基部的侧方结节穿过两个交叉克氏针

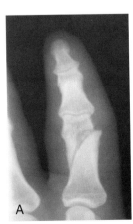
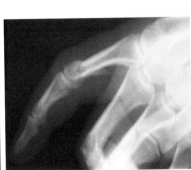
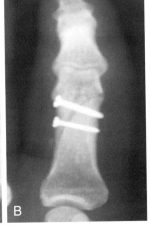
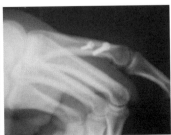

图74.17　（A）近节指骨（P-1）斜形骨折。（B）用拉力螺钉P-1骨折的切开复位内固定

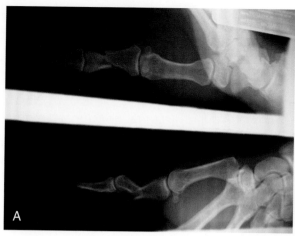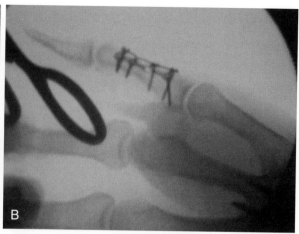

图 74.18 （A）拇指近节指骨（P-1）骨折成角畸形。（B）用 1.5 mm 梯板对 P-1 骨折行切开复位内固定

（0.045 英寸），横穿骨折部位 [43]。这种固定方法并不妨碍 PIP 关节和 MCP 关节（见图 74.19C）。克氏针在 3 周后拔出，取决于患者的舒适度、依从性和软组织包裹，在拔出克氏针之前可以先进行一些 MCP 关节和 PIP 关节运动计划。最近一些术者已经成功地用微创的空心无头加压螺钉治疗指骨的横向骨折 [44]。

通常，许多运动员可以在稳定的掌骨或指骨骨折保守治疗 1 个月后恢复运动。Morse 等记录了美国国家篮球协会（NBA）手部受伤的运动员恢复 RTP，并显示指骨骨折保守治疗的平均休息时间为 33 天，而掌骨骨折的术后恢复时间是手部骨折中最长的，平均为 57 天 [35]。在对敏捷度要求不如篮球的运动中，支具和邻指绷带包扎可以允许较早的 RTP。经验丰富的手部治疗师可以设计定制的矫形器，以充分保护手部损伤，可以让运动员们更快地恢复并参与到特定的活动。显然，某些活动（例如举重或肢体接触性运动）可能需要更长的保护时间以防止再次受伤。

拇指骨性或软组织损伤

运动员和医生都知道，在日常和体育活动中，拇指起到至关重要的作用。无论是操纵球、撑竿跳高、操纵棍棒还是缰绳等，竞争环境相当激烈的情况下，拇指的功能对于运动员来说是必不可少的。手指对于大物体（圆柱形）的抓握、按动和捏合的基本功能取决于拇指的稳定性、活动度、敏感性和长度。拇指经常会受伤，原因在于其位于手掌平面之外并且参与了最艰巨的任务。与其他涉及球棍和手套的运动相比，男子曲棍球运动中拇指损伤尤为普遍 [45]。

腕掌（CMC）和掌指（MCP）关节处的拇指稳定性，对于拇指的捏紧和抓握动作至关重要。腕掌（CMC）关节的背侧、掌侧韧带粗壮，与掌指（MCP）关节处的侧副韧带一同维持正常稳定性 [46]。拇指独特的骨质结构，加上专门的基底关节以及危险的位置，会导致独特的损伤。掌指（MCP）关节特别容易受到伤害，并且侧副韧带经常受损。韧带撕裂或慢性功能不全损伤都会导致无力、关节退行性病变和疼痛性功能障碍。在本节中，我们将回顾拇指的受伤情况。

掌指关节脱位

拇指的掌指关节（MCP 关节）是一个椭圆形关节，近节指骨的椭圆形关节面在掌骨头上方移动。拇指掌骨头的形态与指骨的形状不同，背侧较宽，在冠状面上较平。不同的人拇指 MCP 关节的活动度（ROM）差异很大，这是由于个体之间掌骨头的曲率差异所致。掌骨球形头与很多的运动（更大的屈曲）有关。因此，屈曲角度可以在 10°～90° 之间。掌骨头的三个侧面均包绕了强力的韧带。尺侧和桡侧副韧带（RCL）提供侧向支撑，掌板可防止过度背伸。最常见的拇指掌指关节脱位发生在背侧。过度背伸的力量会导致掌板的破坏，而副韧带可能会在扭转力的作用下断裂。根据我们的经验，拇指 MCP 关节脱位很少出现完全的副韧带断裂。这些错位可以是简单的（可闭合复位），也可以是复杂的（不可复位）。在简单脱位中，第一指骨（P-1）的基底部与掌骨头仍有部分接触。类似于其他手指的简单掌指 MCP 关节脱位，在侧位 X 线片上可以看到拇指的过度背伸位。无法复位

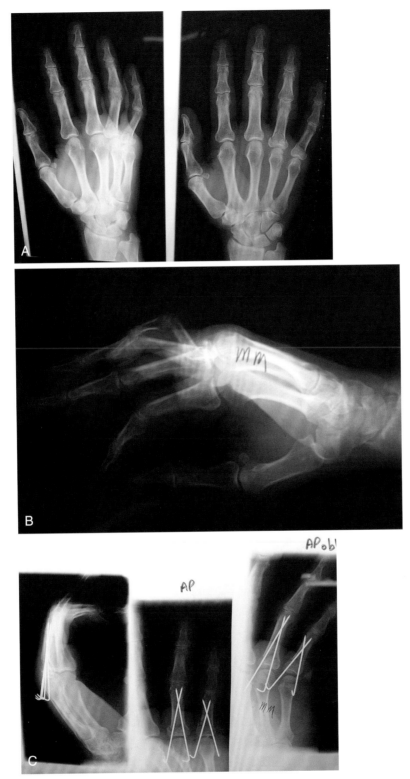

图 74.19 （A）环指和小指的 P-1 干骺端成角骨折。（B）掌侧成角畸形。（C）复位、经皮固定

的 MCP 关节脱位通常是由于掌板和（或）籽骨陷于 P-1 的基部和掌骨头之间 [47, 48]。在复杂脱位中，近节指骨通常与掌骨平行。掌板破裂发生在 MCP 关节脱位时，

通常发生在近端掌骨颈部区域。

简单脱位的闭合复位采用腕部阻滞，并在 MCP 关节区增加局部阻滞。复位的关键是避免牵引，而应

将 P-1 轻轻推到掌骨头部上。不当的轴向牵引可能使掌板嵌入掌骨头和指骨基底之间，使简单脱位转变成不可复位的复杂脱位。适当的阻滞，患者放松甚至有意识的镇静，都可以协助将 P-1 轻轻复位到掌骨头。在掌骨颈部施加反向压力可能有助于复位。如果 P-1 不滑动，则应避免进行激烈的复位尝试，因为这可能会嵌插入软组织。简单的 MCP 脱位通常在复位后保持关节稳定。复位后拇指可以固定 2～3 周，并保持 MCP 关节处弯曲约 20°。

复杂的脱位需要通过背侧或掌侧入路进行切开复位术[49]。我们更喜欢使用背侧入路，这种方式已被证明安全有效[50]。掌侧入路可能会伤及掌骨头上方的指神经。可以使用剥离子或其他工具，从背部有利位置松解有风险的结构，或者可以在掌板上做纵向切口，以松开其束缚力。近节指骨被拉到复位的位置，且不需要做软组织修复。在复杂的脱位进行切开复位后，将 MCP 关节轻轻弯曲固定 2～3 周，然后开始主动 ROM，并提供手部固定的矫形器。

很少发生背侧直接外伤导致的拇指 MCP 掌侧脱位。这种脱位导致背侧关节囊撕裂，并且常导致一侧或两侧副韧带撕裂。此外，拇短伸肌可能从近节指骨的根部撕裂。这些损伤经常需要对侧副韧带进行切开复位并进行压力测试，并根据需要进行侧副韧带修复[51]。由于此种脱位极有可能发展为骨关节炎，并且慢性关节脱位复位后的运动弧通常很小，所以推荐 MCP 融合治疗。

对于这种受伤的运动员，重返运动的时间取决于治疗（封闭与开放）以及 ROM 和力量的恢复。建议在重新进行接触性运动或需要大量使用双手的运动时，进行贴扎治疗和静态矫形。精英和职业运动员可能会更早地参加运动，尤其是在闭合复位之后。

掌指关节侧副韧带损伤

拇指的活动不与手掌在同一平面，经常参与圆柱形抓握动作。MCP 关节上的桡侧和尺侧的偏斜应力主要由侧副韧带和掌板来抵抗。尺侧副韧带（UCL）损伤比桡侧副韧带（RCL）损伤更常见。毫无疑问，UCL 完整性对于指尖动作（精密动作）和抓握力（肌腱）相当重要[52]。尽管在断裂的 UCL 和其止点之间，嵌插拇收肌的情况（Stener 病变）是唯一的绝对手术指征，但大多数完整撕裂的 UCL 都可以进行手术修复或重建，特别是对双手有很高要求的运动员（图 74.20A 和 B）。RCL 完全撕裂（尽管不常见）可能会

导致 MCP 关节的尺侧半脱位，从而导致掌指关节疼痛、不稳定和力量减弱。当背侧关节囊同时被撕裂或拉伸时，上述症状尤其明显。RCL 的完全撕裂虽然更具争议性，但通常也需要通过手术治疗[53,54]。

正常的 UCL 具有固定的走行，即从掌骨背侧到近节指骨（P-1）基底部掌侧[55]。副侧副韧带的纤维在 UCL 和掌板之间混合。绝大部分 UCL 撕裂（>80%）发生在其远端止点。内收肌腱膜是很薄的筋膜组织，位于 UCL 的表面。该结构插入到拇长伸肌（EPL）肌腱上。Stener[56] 描述了内收肌腱膜可嵌入到 UCL 撕裂的远端和 P-1 基底部之间。这种嵌入方式使得撕裂的韧带边缘无法完全愈合到其远端止点的解剖位置上，并且在临床上被认为是手术治疗的绝对指征。经仔细检查可发现，Stener 病变是指掌骨头尺侧的关节线近侧和背侧附近的软组织增厚。

"UCL 断裂""滑雪者拇指"和"猎场看守人拇指"都指的是 MCP 关节处的 UCL 失去连续性，其中"猎场看守人拇指"指损伤的慢性过程。损伤的机制是由于拇指的过度外展和过度背伸的合力导致的，P-1 在掌骨头上向桡侧偏离。若 MCP 关节尺侧可触及饱满感则提示 Stener 病变，被认为是 UCL 完全断裂的最可靠信号[57]，建议对 Stener 病变进行手术干预。虽然我们尚无任何体格检查来确诊移位 UCL 撕脱骨折的病例，但通常建议在 X 线片检查排除无移位性指骨近端基底部撕脱骨折后再进行应力检查，因为无移位性骨折可行非手术治疗。移位的撕脱骨折可通过手术治疗。在没有骨折的情况下，应在 MCP 关节弯曲大约 30° 时，施加桡偏应力以减少掌板和韧带侧支对 MCP 稳定性的影响。缺乏牢固的终末感表明 UCL 存在严重的撕裂（图 74.21）。如果发现左右手关节打开角度的差异小于 10°，则可能存在局部撕裂，对这些病变进行闭合性治疗可能会产生令人满意的结果。应力位 X 线片（图 74.22）可能有助于测量左右手的差异，并有助于决定是否进行手术。与对侧相比，大于 15°～30° 的关节开放度一直被认为是手术修复的门槛。尸体研究表明，与完全撕裂时近节指骨的真性移位相比，应力位 X 线片显示的 UCL 不完全撕裂会产生铰链样改变[58]。当应力测试模棱两可时，MRI 或超声可以更好地评估损伤程度[59,60]。或者可以在指神经局部麻醉后进行应力检查以消除疼痛抑制。

拇指 UCL 的部分损伤可用石膏、夹板或支具固定以阻止拇指外展，并在 4～6 周后重新评估损伤。在夹板与石膏的比较研究中，发现固定的类型不会导

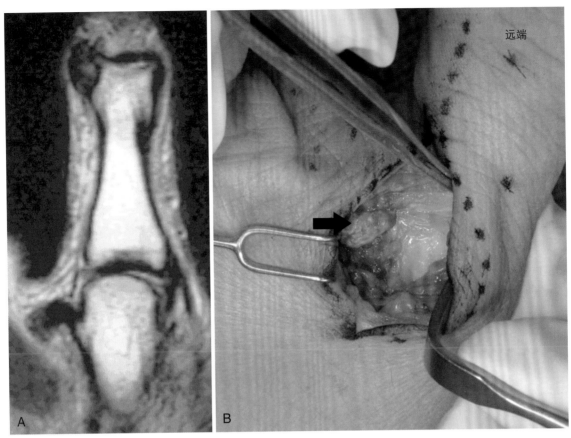

图 74.20　伴随近节指骨撕脱的 Stener 病变的 MRI（A）和术中照片（B，UCL 用箭头标记），照片显示 UCL 向内收肌侧移位

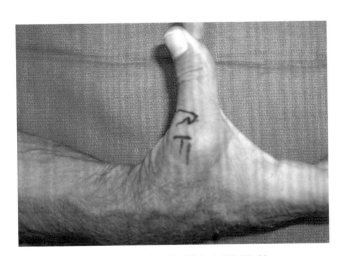

图 74.21　尺侧副韧带应力测试阳性

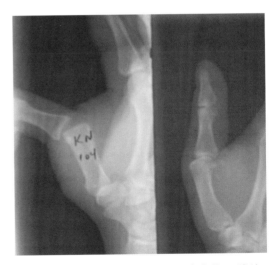

图 74.22　尺侧副韧带断裂的正应力位 X 线片

致功能结果或握力的差异[61]。虽然当患者不依从治疗要求时必须使用石膏，但大多数运动员都会使用定制型夹板，这样既可以进行柔和的关节活动，也可以保持卫生。对于大多数运动员而言，在受伤后迅速

恢复运动是一项挑战。建议重返运动的标准是拇指不疼，即在施加桡侧偏移应力时能保持稳定，并且恢复至少 80% 的 ROM 和抓握力。在能够完全参加运动之前，恢复 8~12 周的时间并不罕见，尤其是对于那些

涉及使用球棍或从事接触性运动的运动员。Werner 等表明，在大学橄榄球运动员中，高水平运动员的 RTP 时间（平均 7 周）比低水平运动员（4 周）更长，但在 UCL 缝合锚钉修复后，他们都能恢复良好的运动并且具有不错的长期结果[62]。

UCL 韧带完全撕脱以及移位的撕脱骨折需要手术治疗[63, 64]。功能效果通常良好，手术修复后 MCP 关节的 ROM 有所下降。但是下降程度通常是可以接受的。适当的康复后，抓握强度几乎达到了未受伤侧的强度。只要能识别并保护尺骨背侧感觉神经分支，手术方法本身可以将术后并发症的发生率降至最低。尽管目前主要使用小型的缝合锚钉，但其他固定技术也已经发展起来[65]。

对于急性完全撕裂（"滑雪者拇指"），我们更喜欢使用适当大小的带缝线锚钉修复，而不是通过骨隧道拉出（pullout）缝线修复。在拇指 MCP 关节的尺侧做一个弧线切口，以 P-1 的中轴为基点，远端指骨略微向掌侧偏移以匹配 UCL 的位置。保护背侧感觉神经，平行于拇长伸肌（EPL）肌腱切开内收肌腱膜并向掌侧反折。尽管绝大多数损伤是远端止点受到破坏，但近端的损伤和中间部断裂也是会出现的。挑出撕裂的副韧带并用刮匙来清理止点。检查关节是否有少见的软骨缺损，然后进行冲洗。在韧带止点的远端钻入缝合锚钉，不能对准 P-1 的关节面。钻入点在近节指骨的掌侧半。大多数情况下，锚钉应带有 2-0 或 3-0 不可吸收的缝合线。根据外科医生的意愿，用 0.045 英寸的克氏针临时固定复位的 MCP 关节。尽管我们会根据具体情况确定在最初 2～4 周的康复治疗中是否继续使用克氏针，但在手术时我们经常用克氏针固定关节以简化韧带修复并确保适当的张力。挑出韧带撕裂的边缘，并绑扎到锚钉插入处。内收肌腱膜需单独修复，盖在下面韧带修复的线结上。最后闭合切口并佩带夹板。

如前所述，术后完全固定时间为 2～4 周，然后进行渐进式 ROM 运动和采用保护性夹板。运动员可以在保护下开始较早地 ROM 活动，但应禁止抓握活动 4～6 周以免对修复的韧带造成压力[66]。完全重返某些高要求的运动可能需要 3～6 个月，应根据所涉及的特定活动，运动员的球场位置以及临床检查结果而定。参与运动通常取决于 RTP 早期的拇指保护能力。

如果存在较大的撕脱性骨折，可将其复位并固定；对于更大的骨折，使用微型碎片螺钉，可最大程度地稳定骨折。通常需要对关节表面旋转不全的损伤进行手术治疗。开放损伤通常会涉及比预期更多的关节表面，但仍然小到需要克氏针来固定。6 周时或 X 线片表明已愈合时，将克氏针移除。理论上讲，骨损伤比其软组织损伤愈合得更快更牢靠，这对康复和恢复运动的考虑具有明显意义。可以切除微小的撕脱碎片，并用锚钉将撕裂的韧带重建，见前文。

慢性 UCL 松弛（"猎场看守人拇指"）易于辨认，韧带重建术治疗在很大程度上是有效的[67]。Glickel 等[68] 描述了 UCL 重建术，采用掌长肌腱自体移植。肌腱移植物通过近节指骨中的骨隧道放置（图 74.23）。已发现顶点近端三角形结构是生物力学上最强的位置[69]。肌腱移植物缝合至副韧带近侧残端，或者掌骨中的锚钉也可帮助固定移植物。对于慢性 UCL 松弛可进行重建，而 MCP 融合用于退行性关节改变的情况。然而对于对侧正常拇指掌指关节活动度本身就较小的患者，我们更倾向于 MCP 关节融合术，因为它提供了最快速、可靠、稳定、无痛的拇指 MCP 关节。

RCL 撕裂的发生率较低，但 MCP 关节损伤后出现异常的拇指桡侧疼痛的运动员仍需被高度怀疑。病史可能是拇指屈曲、过度内收时跌倒或受到撞击。UCL 侧的内收肌内收时，其桡侧没有对应结构。诊断查体和诊断标准与 UCL 撕裂的诊断和标准相似。大多数损伤是不完全的，但可能包括背侧关节囊与 RCL 融合部分的损伤。用石膏或功能性夹板治疗局部损伤直至愈合。解决症状的时间通常比非手术治疗所期望的时间长。所有情况均必须使用射线照相，并且应特别注意两平面中 MCP 关节的整体对称。建议与对侧比较，因为未受伤、无症状的拇指，近节指骨相对于掌骨有一些掌侧移位。伤侧出现明显的掌侧或尺侧关

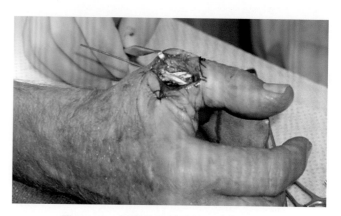

图 74.23　用掌长肌腱移植重建侧副韧带

节半脱位可能表明背桡侧束完全断裂（Ⅲ型），在这种情况下需要进行韧带重建术。一些外科医生报告说只有在慢性 RCL 不稳定的情况下，RCL 软组织袖状缝合术才能获得可接受的结果，但我们对此技术没有任何亲身经验[70]。其他外科医生更倾向于使用自体肌腱移植的重建手术治疗严重的不稳定 RCL 损伤[71]。被忽略的合并关节半脱位的损伤理论上会导致 MCP 关节创伤性骨关节炎，有症状和致残时需要进行关节固定术。

选读文献

文献：Kodama N, Takemura Y, Ueba H, et al. Operative treatment of metacarpal and phalangeal fractures in athletes: early return to play. *J Orthop Sci*. 2014; 19: 729-736.

证据等级：Ⅴ

总结：本文回顾了 105 位掌骨或指骨骨折的运动员，并证明在某些临床情况下早期恢复运动可以取得良好的效果。

文献：Kozin SH, Thoder JJ, Lieberman G. Operative treatment of metacarpal and phalangeal shaft fractures. *J Am Acad Orthop Surg*. 2000; 8: 111-121.

证据等级：Ⅴ

总结：本文简要回顾了掌骨和指骨干骨折的手术适应证。

文献：Lee AT, Carlson MG. Thumb metacarpophalangeal joint collateral ligament injury management. *Hand Clin*. 2012; 28: 361-370.

证据等级：Ⅴ

总结：本文是对 UCL 和 RCL 损伤的综述，重点综述了相关的解剖学、手术评估和手术技术。

文献：Singletary S, Geissler WB. Bracing and rehabilitation for wrist and hand injuries in collegiate athletes. *Hand Clin*. 2009; 25: 443-448.

证据等级：Ⅴ

总结：这篇文章是一位治疗师对手和手指受伤后的运动员的康复和保护夹板的描述，是一篇很不错的综述。

（Christopher L. Stockburger, Ryan P. Calfee 著

熊士凯 译　王志新 校）

参考文献

扫描书末二维码获取。

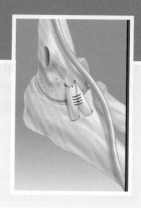

第 75 章

腕和手的神经病

虽然各个级别的运动员可能都会遇到与普通人相同的卡压性神经病，但是一些运动特异性的手腕和手部外周神经问题应该特别考虑。神经病变可能由于在运动活动期间经历的慢性重复运动或急性单纯创伤而产生。正如可能对运动产生影响或受运动影响的其他病症一样，治疗的方式和时机将根据病情的严重程度和"运动季"等因素而有所不同。尽管一些重复性创伤性损伤可以"带痛比赛"，但手和腕神经疾病通常需要仔细和及时的治疗以防止不可逆的损伤。虽然有很多潜在的上肢神经病变，但本章重点介绍最典型的和大家最关注的手腕和手部疾病。

手腕和手部神经病变在某些运动活动中更常见。手腕正中神经病变可能是由于：①长时间直接压迫（如自行车或轮椅运动），②振动刺激诱发（如摩托车越野赛），③需要重复握力等活动引起的，例如举重和冰球 [1-4]。除了类似的手腕尺神经损伤机制外，继发压迫等外在原因占主导地位，例如在某些运动中，使用球棍易导致钩骨骨折的高发，棒球、武术等易造成腕部反复低暴力创伤而引起尺动脉动脉瘤/栓塞，即所谓的小鱼际锤击综合征 [5-7]。位置表浅的桡神经感觉支易受钝性创伤的直接影响，最常见的是橄榄球、曲棍球和冰球运动，或重复牵引力，例如专业攀岩者和举重运动员经常遇到的。此外，一些需要使用球拍的运动员，若长时间使用压缩腕带或运动胶带，可能会引起手腕桡神经的局部刺激 [9]。拇指的尺侧指神经在保龄球运动中很容易受到损伤，示指的桡侧指神经可能会在网球和壁球运动中受到影响 [10, 11]。

病史

与运动相关的腕部和手部神经病变的症状，可能包括主观感觉异常和受影响神经分布区域的感觉减弱、协调性丧失和不同程度的疼痛。根据运动员所述的症状分布，进一步问诊应侧重于运动员的运动内容可能引起的潜在神经压迫或潜在的重复损伤区域。直接询问运动员也会明确症状是否在某些位置上发生恶化或改善或是否在运动员睡眠时发生。确定神经症状的发作、频率和强度有助于确定采取何种类型的方法进行进一步的检查和治疗。应询问既往治疗的效果。医生还应该明白，虽然腕和手上可能存在症状和体征，但真正的病理部位可能更靠近侧，因此应该对近侧可能产生的症状进行仔细检查。

与大多数疾病一样，患者的病史通常会指导诊断。避免询问患者指向性问题非常重要。相反，让运动员他们自己描述症状，加剧和缓解因素，以及先前的治疗通常会有利于正确的诊断并确定进一步的治疗方案。

体格检查

运动员的主观描述是指导体格检查的重点。然而，采用系统的方法进行上肢神经检查是有帮助的。查体包括视诊，全面的感觉和功能性运动检查。对每位患者进行这些测试可以让医生获得有关患者症状原因的微妙线索。

进入检查室时，重要的是对患者进行视诊。在病史采集期间，患者是否表现出因疼痛而出现的被动姿势，比如是否向一侧偏斜，四肢是否保持在强迫体位。两侧肩部的高度或肩部、上臂、前臂和手的肌肉体积是否存在明显差异？单侧萎缩是一个重要的迹象，表明存在更近端的损伤或病变，或者由于远端的神经压迫/神经病变而出现的代偿改变。例如，如果患者手部缺乏灵活性并且由于尺神经病变而难以进行抓握动作则可能存在前臂萎缩，这可能是病变晚期的征象，在体格检查时可以发现。

在评估手部或腕部神经疾病时，完整的感觉检查非常重要。相对于无症状的手腕和手，在有症状的神经分布区域检查轻触觉是快速、简单和有帮助的。这种轻触觉的测定应该包括尺神经的背侧感觉分支、正中神经的掌皮支和桡神经的背侧感觉分支（图75.1）。这些末端皮肤神经成分的受累情况，有助于确认外周神经受压或疾病的部位。例如，若手背尺侧的感觉检查正常，存在其他尺神经症状通常表示尺神经病变在腕或手部而不是在肘部。手掌中央部感觉的变化则表明正中神经的病变在腕管近端，受累的是正中神经的掌皮支。对于指神经病变，例如投球手的拇指可出现感觉改变，并且可能存在可触及的肿块。

另一种快速且容易理解的评估浅触觉的方法是Strauch 10-10检查[12, 13]。患者评定受伤区域的浅触觉水平，范围为0~10，0=无感觉，10=正常感觉，与未受影响的对侧手相比（注意：原始量表为1~10，

但我们发现患者能更好地理解0=无感觉）。更进一步的触觉检查，例如静止和活动时两点辨别、振动感和Semmes-Weinstein单丝测试，提供了良好的客观和标准化的数据，用于监测神经病变的恶化或好转。

在所有疑似存在神经疾病的患者中，进行全面的运动检查非常重要。可以通过让运动员做出"OK"手势（正中神经）、示指和中指交叉（尺神经）、伸直示指和拇指（桡神经）来对外周神经运动功能进行快速评估。做"OK"手势时，患者用拇指和示指形成圆形是很重要的；圆形变成椭圆形是一种异常现象，表明骨间前神经近端的病变（图75.2）。其他特异性神经检查包括：让运动员将拇指对准小指的基底部（正中神经和尺神经远端支配的鱼际肌肉）；在拇指和屈曲的示指之间夹一张纸（Froment征：尺侧拇内收肌的失神经萎缩导致拇指需要屈曲才能夹住纸）（图75.3）；

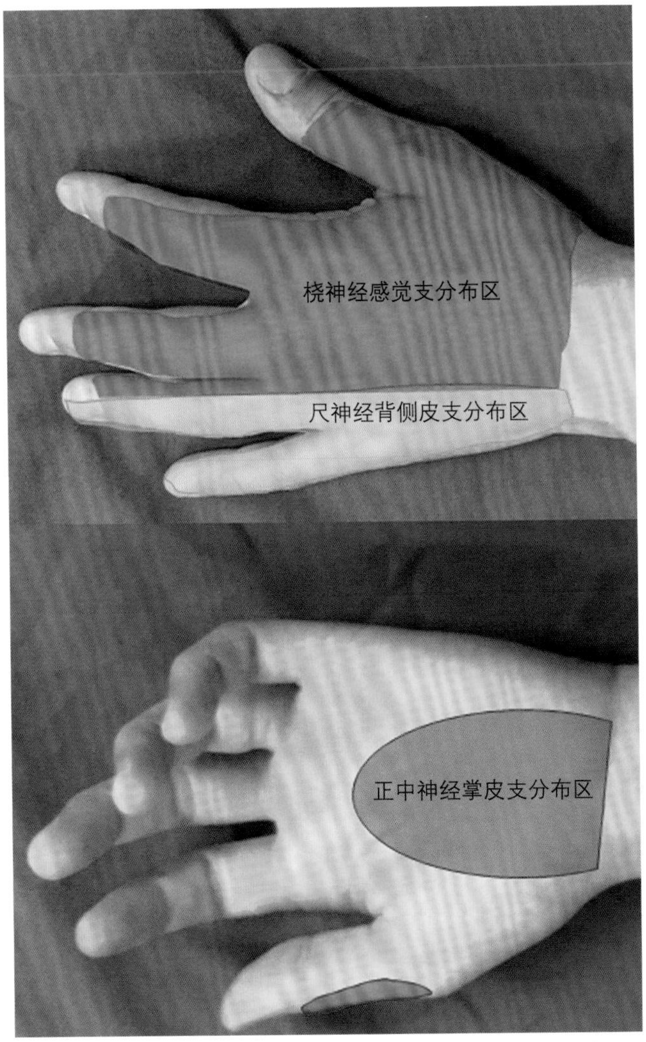

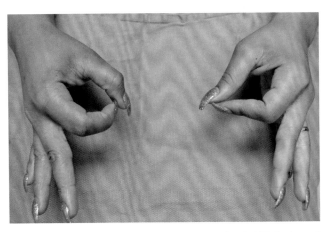

图75.2　骨间前神经病变可以通过让患者用手做出"OK"征来进行检查。当拇长屈肌和示指的指深屈肌不起作用时，OK征看起来更像椭圆形，而不是圆形，如患者左手所示

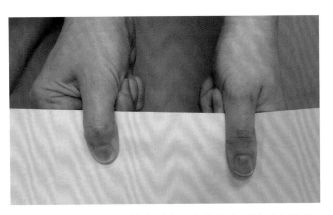

图75.3　Froment征阳性表示在内收肌失去尺神经支配后，拇指和握紧的四指之间夹纸时，拇长屈肌代偿屈曲。图中右手有尺神经近端受压

图75.1　手臂重要的感觉神经分布：正中神经掌皮支分布区域的麻木表明腕管近端的病变。同样，尺神经背侧皮支的感觉异常表明Guyon管近端的病变。在没有运动障碍的情况下，桡神经感觉支分布区的疼痛或麻木则提示在桡侧腕伸肌和肱桡肌之间浅表神经的压迫

（图75.1左上图标注）桡神经感觉支分布区　尺神经背侧皮支分布区

（图75.1左下图标注）正中神经掌皮支分布区

将小指外展抵抗阻力（尺神经支配的小指外展肌）。环指和小指的爪形手，表明前臂的指屈肌的远端有明显的尺神经病变。可使用测力计进行手指尖端抓持力的测量，并可观察到随时间变化的客观结果。

对外周神经进行 Tinel 试验，可以帮助我们确定慢性损伤或压迫性神经病变的特定部位。轻微地进行该检查可以帮助我们判断神经的超敏感性或者反应性的情况。Finkelstein 检查（即检查者将运动员拇指握于手掌中，同时使手腕尺偏）可能导致背侧桡神经感觉神经症状。通过检查是否有神经症状和桡骨茎突近端 Tinel 征是否阳性，可以将这些症状与 de Quervain 第一伸肌腱鞘炎（即桡骨茎突疼痛）引起的症状区别开来，因为肱桡肌（BR）和桡侧腕伸肌（ECRL）正是在这一位置相遇，且桡神经的背侧感觉支也于此穿出。

Tinel 试验的局限性在于它依赖于患者来报告是否可以引出症状。搔刮塌陷试验（scratch collapse）是一种被认为基于脊髓抑制的动作，当受压部位被刺激时，患者不能肩外旋抵抗阻力[14]。简而言之，患者坐位，肩外旋，肘部弯曲至 90°，双手伸直，手腕保持中立。检查者对患者的前臂施加双侧内收和内旋压力，当患者保持手臂稳定时，检查者刮擦压迫点并施加相同压力，如果患者上肢无法抵抗内收阻力，则被认为是试验阳性，表明检查部位的神经受压。分层搔刮塌陷试验（hierarchical scratch couapsctest）可以通过用氯乙烷"冻结"压迫点来定位次要压迫点。多项前瞻性研究证明了这项试验在腕管综合征中的可靠性，发现敏感性相对较低，为 24%～33%，特异性为 60%～61%[16-18]。相反，Cheng 等报告敏感性和特异性分别为 64% 和 99%[14]。我们通常会发现，评估某一项试验是否可靠之前，需要操作者对该项试验完成一定的学习曲线，这被认为是全面评估一项试验的必要

条件。

沿着受累神经的走行直接压迫和弯曲/伸直试验也可能有助于定位压迫部位。这些试验通常持续 30～60 秒，或直到症状出现，以最先出现的症状为准。检查腕管/正中神经受压的 Phalen 试验要求将手腕置于完全屈曲状态，并保持 60 秒。对于腕部和手部的尺神经症状，医生还应考虑检查血管，因为可能与尺动脉瘤和（或）血栓形成相关，应检查因缺血引起的溃疡或皮肤破裂，尤其是在指间掌侧。也可以进行 Allen 试验来确定是否有完整的掌弓循环。

如前所述，考虑到其他症状位于远端的手和腕部的近端神经疾病很重要。症状和体征决定了是否应该仔细检查颈椎、臂丛、胸廓出口、手臂或前臂近端以找出问题的根源。颈神经根病、胸廓出口综合征和臂丛神经病变在参加接触性运动的运动员中并不少见。

影像学

一般来说，特殊状况可能促使检查者进行影像学检查，但平片和高级影像学检查对于手部和腕部神经病变的评估不是必需的。例如手掌尺侧长期损伤的运动员的尺神经症状可能是钩骨骨折或血管损伤的迹象，如小鱼际锤击综合征（图 75.4）。推荐首先拍摄 X 线平片。虽然腕管切面是一种经常被用来评估钩骨的特殊切面，但另一种切面更容易重复执行，特别是使用荧光成像检查时。要达到这一切面，首先手腕桡偏，拇指外展，就像患者拿着一个杯子一样。然后将手腕从侧位 X 线透视位置稍微旋转后以产生一个轻微倾斜的切面。在这个位置上，X 射线束是指向拇指和手指掌骨之间的，而钩骨钩部是掌侧突出。对于有近端正中神经压迫症状和体征的运动员，肘部或肱骨 X 线片可显示髁上突。在没有髁上突的情况下，可利用磁共振成像（MRI）对隐匿性前臂肿块压迫正中神经等

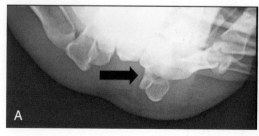
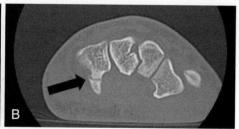

图 75.4　钩骨骨折在没有特殊视图的情况下很难在 X 线片上显示，如此处所示的腕管视图（A）。尽管计算机断层扫描仍然被大多数人认为是评估钩骨骨折的"金标准"，但当临床怀疑有此类骨折时，磁共振成像也可以提供良好的可视化效果（B）(Photos courtesy of Dr. Mark Vitale MD.)

情况进行评估。

超声（US）也可作为一种影像学手段用于评估神经压迫、腱鞘囊肿或导致神经压迫的肿块。它价格低廉，作为一种诊断工具正逐渐被接受。此外，超声还可评估血管异常，如动脉瘤、假性动脉瘤和动静脉瘘，从而为有麻木或疼痛模糊表现的患者提供重要信息。

MRI 不常用于评估压迫性神经病变，但当局部压迫可能重叠了近端或全身性神经系疾病时，MRI 对于评估导致压迫的肿块以及不能耐受电生理诊断的患者有使用价值。神经鞘瘤和其他较罕见的肿瘤也可能表现出神经的压迫性症状，尽管这种情况并不常见。任何可触及的肿块都应通过 MRI 进行诊断并制订手术计划。对于"投球手拇指"这类病例，MRI 是术前区分结节性神经瘤与周围神经纤维化的唯一方法，二者的临床表现十分类似。

决策原则

与其他运动损伤一样，决策是基于病变的性质和程度，以及对运动员的运动相关问题的考虑。患者的病史、肌肉萎缩、电生理诊断有助于描述神经损伤的程度和不同干预措施成功的可能性。虽然对腕管或肘管综合征的诊断被认为是"临床性"的，但我们通常进行电生理检查，包括神经传导速度（NCVs）和肌电图（EMG）。NCV 值显示神经的完整性：传导速度反映髓鞘的完整性和神经压迫，而振幅则反映神经内传导轴突的数目。肌电图直接检测肌肉纤维，运动单位电位（MUPs）的存在表明脊髓与肌肉以 MUPs 的形式连接。这些试验明确了诊断和疾病严重程度，并可准确预测恢复情况，它们通常可以区分缺血性损伤、髓鞘损伤和轴索损伤（表 75.1）。缺血性改变通常是动态的，与体位相关，脊髓和肌肉之间的联系没有中断。肌电图是正常的，CV 值也是正常的，因为髓鞘

是完整的。进行性压迫时，髓鞘丢失，传导阻滞，神经传导速度降低，但肌电图仍正常。轴突缺失时，肌电图的 NCV 幅值降低，MUPs 丢失。

在近期出现症状或在明显的刺激下神经传导不减慢的情况下，保守和非手术治疗策略是合理的。当症状出现时间较长，神经传导和（或）肌电图有变化时，外科治疗是预防永久性后遗症最合理的方法。因为已经有了不可逆转的变化，在出现明显的爪形或内在肌萎缩的情况下，立即进行全面检查和手术干预是至关重要的。就运动员而言，提供治疗方案通常是有帮助的，因为它们与运动员的赛季、职业以及职业生涯有关，这有助于运动员正确看待不同的选择。

治疗方案

不同的周围神经病变的治疗方案取决于所涉及的特定神经、受累的严重程度以及患者运动的类型和时间。一般来说，夜间采用手腕中立位支架，白天和（或）运动中尽量采用手腕中立位支架。需要注意的是大多数可买到的手腕支架都是轻度的手腕背伸，而腕关节需被固定于中立位才最有帮助，因为屈腕和伸腕都会增加腕管的压力，并可能导致持续的症状。口服抗炎药与支架一起使用可能是有益的，但单独使用药物并没有被证明有效。调整使症状恶化的活动是有帮助的，治疗师和运动教练可能也会帮助改善症状。越来越多的证据表明，睡眠姿势可能会导致腕管综合征，仰卧时手腕和肘部伸直可以减少压迫症状。在重新评估症状之前，进行 6～8 周的夹板试验和活动方式调整是合理的。

如果夹板治疗后症状和体征无明显改善或更严重，则行手术减压。手术通常是根据患者当时的、短期的和长期的运动计划进行的。例如，如果是非赛季，运动员可以选择外科手术作为最有效的治疗，这样在

表格 75.1　电生理诊断研究在患者治疗和康复中的解读和应用

神经变化	体征和症状	电诊断	治疗方案	恢复
动态缺血性改变	间歇性疼痛和感觉异常	NCV：正常 肌电图：正常	夜间夹板，皮质类固醇注射	可以期待完全恢复
脱髓鞘损伤	疼痛和感觉异常可能是间歇性的或持续的；神经传导速度降低	NCV：速度降低 肌电图：正常	手术减压	可以预期在 3～4 个月内完全恢复
轴索损伤	持续的疼痛和感觉异常，无力和手部精细动作笨拙，肌肉萎缩	NCV：速度降低 肌电图：纤颤，慢性和严重的患者可能有 MUP 的损失	手术减压	以每月 1 英寸的速度达到完全或部分恢复

EMG，肌电图；MUP，运动单位电位；NCV，神经传导速度

赛季期间就不会有症状持续或恶化的问题。如果运动员正在进行季后赛或类似的比赛，并且不可能休假做手术，那么除了夜间使用夹板外，注射皮质类固醇可在几个星期至几个月里对改善症状有很大帮助。

对于腕和手的尺神经病变，调整活动方式和间歇佩戴支具可能是有帮助的。腕部尺神经病变影响运动时治疗应不同。由继发病理性引起的内在肌无力或萎缩，如钩骨骨折、尺动脉血栓形成或其他肿块，促使外科医生尽早处理压迫的来源，而不能推迟。如果没有继发性病变，6~8周的观察和活动调整是合理的治疗。典型的情况是单次急性创伤（如直接重击）或几次直接压迫（如自行车运动）可导致尺神经麻痹。如果临床症状稳定好转，则只需继续观察，无需重复进行神经检查，许多神经麻痹患者仅通过调整活动方式就可以完全缓解。对于观察期后仍未能解决的病例，在手术干预之前需进行神经诊断性试验。在接受过腕管减压手术的患者中，查体评估尺神经深部运动支受压情况是很重要的，因为一旦到手术台，在已经操作的区域中对腕尺管进行减压，由于瘢痕组织存在会增加减压手术的风险。

虽然桡神经近端病变可能导致运动和感觉丧失，但在腕关节和手水平则是纯感觉性的。原发于肱桡肌和桡侧腕长伸肌之间的特发性神经病称为 Wartenberg 综合征，或称感觉异常性手痛（桡神经感觉卡压）。治疗这种疾病的主要目标是改善症状，防止病情恶化，这可能导致复杂区域疼痛综合征 II 型，也称为灼烧性神经痛。手腕部桡神经病变最常见的非手术治疗是去除任何加压的外部装置、绷带或束带。避免用力旋前旋后和采用夹板的好处有限；37% 的桡神经感觉卡压患者可通过非手术治疗获得成功[27]。对于腕部桡侧感觉神经障碍的顽固性病例，为了诊断而不是治疗目的，可尝试注射局部麻醉剂。在几个月的保守治疗（通常至少 6 个月）或在局部麻醉剂的诊断性注射之后，如果症状持续，可以提供手术治疗。桡神经感觉支减压术是通过中心离桡骨茎突约 9 cm 的背侧切口进行的。在桡侧腕长伸肌和肱桡肌之间找到桡神经浅支，如果需要可松开连接桡侧腕长伸肌和肱桡肌的筋膜，并行肱桡肌肌腱全切术。或者切除桡侧腕长伸肌和肱桡肌的压迫部分，以确保充分的神经减压。

由保龄球、棒球或网球运动引起的指神经病变通常会对非手术治疗（如握力调整、衬垫或其他设备）有反应。在考虑手术前，几个月的非手术治疗是必要的。"投球手拇指"是最值得注意的，它是由于拇指

的尺侧重复性创伤，并由此产生的皮下和周围神经纤维化。严重时可发展为真正的指神经瘤。大多数情况下休息和应用拇指塑料保护套就足够了。虽然手术治疗指神经病并不常见，但在慢性压迫和疼痛的非手术治疗失败的病例中也描述了神经松解术、纤维滑膜切除术或神经转位等相关手术方法。例如，尺侧指神经可以转位到拇内收肌背侧，以防止持续的局部机械损伤。很少有药物可以减轻神经源性疼痛和感觉异常的严重程度。如果神经源性疼痛很严重，那么必须采取多学科的治疗方法，其中包括初级保健医师、疼痛管理专家和职业治疗师。治疗神经疼痛的药物作用集中，具有常见的副作用，因此很少被用于治疗运动员的压迫综合征。

术后管理及重返运动

腕管松解后立即鼓励手指运动，但需告知患者在 2 周内不能举起任何比笔或纸更重的东西。5 天后取下敷料，可允许患者淋浴。皮肤通常在术后 2 周内愈合，如果运动范围完全或接近完全，运动员可以根据疼痛程度和软组织的情况开始逐渐增加他们的活动。力量训练和负重训练通常在 4 周后开始。疼痛、肿胀和其他术后症状通常会随着活动的进行加重或减轻，据此决定运动员康复进展的速度。一旦皮肤愈合，如果时间紧迫而且运动员的体能允许参加高水平的比赛，他们就可以重返运动（RTP）。这个决定通常取决于他们的疼痛耐受力、强度和整体协调。如果早期回归赛场不那么重要，一种更慎重的方法是一旦力量达到未受影响的对侧力量的 50%~75% 就逐渐恢复运动，这对于其他涉及手腕和手的神经相关手术来说是很好的术后经验。

结果

如果腕管综合征的诊断是正确的，并且进行了手术松解，术后效果应该是满意的。大多数作者报告 90% 以上的患者病情可以得到改善[34]。然而，很难预测患者病情改善的程度。如果运动员出现夜间症状或体位性加重，这些症状往往会首先得到改善，而且有可能立即得到改善。白天的疼痛和感觉异常的恢复存在一定的不确定性，甚至有些患者最终不会缓解[35]。肌力通常是最不容易改善的，且力量的恢复通常是不完全的[36]。术前鱼际萎缩术后都会一直存在。运动员手腕部尺神经、桡神经和指神经手术的结果是不可预测的，除非手术消除了次要的外部诱因[37]。目前这种

🔖 作者首选技术

腕管松解术和 Guyon 管松解术

内镜下腕管松解术已被证明是安全有效的，尽管不优于传统的开放手术。对大多数运动员来说，早期 RTP 理论上是可能的，通常被认为是这项技术的早期短暂优势（从返工数据推断）[32, 33]。在安全性方面，尽管在一项研究中神经损伤的风险在内镜下松解时更高，但正中神经损伤在这两种技术中都非常罕见。最后，我们建议外科医生使用他们最喜欢的技术：该技术应是最安全的。在我们机构更倾向于开放的技术。如果存在腕部尺神经卡压，我们也会进行 Guyon 管松解术。

根据术者的选择进行麻醉诱导，并对患者上肢进行无菌皮肤准备和覆盖。如果需要，可以在前臂近端放置止血带。切口在大鱼际皮纹尺侧并与之近似平行，长约 3 cm 并延伸到腕横纹远端（图 75.5A）。切口偏尺侧是为了保护正中神经掌侧皮支，同时避免对穿腕横韧带的鱼际支造成损伤，尽管这种解剖变异并不常见。在腕部远端褶皱处做 Bruner 切口，必要时可以充分松解前臂筋膜（图 75.5B）。掌侧筋膜沿皮肤切口纵行切开。解剖显露腕横韧带，松解远端边缘，此处鱼际肌和小鱼际肌汇合形成一个"V"形区。腕横韧带从腕关节远端掌侧皱襞完全松解到"V"形区。掌浅弓和指总神经分支的脂肪垫被暴露和保护。为确保完全松解前臂筋膜，术者应移至手术台末端。筋膜可在直视下松解。在运动员的前臂肌肉中，该筋膜很紧密，并可延伸至近掌侧腕部褶皱处。如果需要的话，不要犹豫将切口延伸到腕部的近端，以避免松解不完全。

如果患者同时需要 Guyon 管松解，则应在腕管松解之前松解 Guyon 管。分开掌短肌和掌腱膜，小心地避开尺神经感觉支（大的分支一个通常位于手腕折痕远端的 2.5 cm 处，另一个距尺鱼际皱褶 1 cm 处）。用钝性牵开器确定并检查神经血管束。触诊钩骨，确定小鱼际肌前缘。松解小鱼际肌筋膜后显示出尺神经的运动支。松解小鱼际肌筋膜后可达到运动支减压的目的。一旦 Guyon 管松解，将软组织从桡侧剥离，如上所述确定并松解腕横韧带。

一旦通过直接观察确定松解完全，则释放止血带（如果使用的话）并止血。缝合方式和用于闭合皮肤的技术由外科医生决定，但在皮肤边缘使用 4-0 尼龙线行水平褥式外翻是标准方法。采用大块敷料，并鼓励患者经常活动他们的手指。

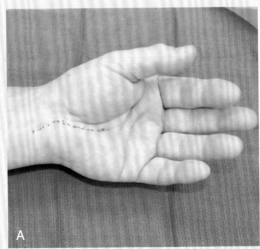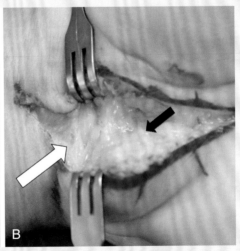

图 75.5　腕管及 Guyon 管松解：（A）腕管及 Guyon 管松解的典型切口，仅限于尺侧至大鱼际皱襞。（B）黑色箭头表示在分离时应保护尺神经感觉支。白色箭头表示前臂筋膜增厚并受压

不可预测性的主要原因之一包括针对这些非腕管综合征的神经病变发表的研究结果相对较少，尤其是特发性的。大多数关于这些神经综合征的文献都是针对周围神经疾病的特殊原因的小病例系列或病例报告。

并发症

幸运的是，腕管松解术后的主要并发症比较少见。然而，已有文献报道了正中神经、尺神经、尺动

脉/浅弓和指屈肌腱等医源性损伤[38]。外科医生在手术过程中应该小心以避免这些严重的并发症。更常见的并发症是持续性或复发性腕管综合征。持续性腕管综合征是指手术后原有症状不变或恶化，作为术后自然病程的一部分，与病情稳定改善的患者形成对比。真正的复发是指手术后症状明显缓解，随后症状又复发。复发相对少见，通常是直到术后晚期发生（通常是手术后数年）。在腕管松解术患者中，复发率在1%～10%[39-41]。

腕管松解术后正中神经症状的严重和急性恶化可能是由于直接正中神经损伤、血肿或感染所致。如果这些正中神经损伤的早期原因很明确，强烈建议紧急再次手术。

腕管松解后的感染是罕见的，术前不必常规使用抗生素[42]。对于吸烟或糖尿病患者以及手术可能持续2小时以上的患者，也可以考虑术前使用抗生素。然而，即使对于这些高危患者术前使用抗生素是潜在适应证，但目前仍不清楚抗生素的使用是否确实有助于预防感染[47, 49]。浅表感染行口服抗生素和局部伤口护理，深部感染或非手术治疗无效则行手术治疗。伤口裂开比伤口感染更常见，经过由湿到干的换药和一段时间可以可靠地愈合。术后几周至几个月，患者通常会感觉到腕管走行方向和尺骨边缘的"柱形痛"，这通常被认为是手术结果而不是手术并发症。

未来展望

在运动员中，手和手腕的神经压迫不是一个新概念，但需要考虑一些新的诊断和治疗方法。在诊断方面，神经超声正取得进展。多项研究将正中神经的横截面积与神经传导进行比较，以准确诊断腕管综合征[45-47]。在这个领域，超声可能会成为更有价值的诊断工具，甚至可能取代电生理诊断检测。磁共振神经造影在临床上作为神经相关病理研究的辅助手段也变得更加有效[48, 49]。

关于治疗进展，外科技术和术中辅助治疗继续发展并被评估。如前所述，内镜和开放技术的比较证实了两种手术的有效性和安全性，将来的研究将需要确定成本效益。最近的研究表明，内镜手术的总费用略高。但对额外成本来源的全面分析即将开始[50, 51]。作为标准技术的辅助手段，电刺激显示出了良好的前景[52]。在一项初步的随机对照临床研究中，腕管松解术后1小时的电刺激会加速运动和感觉传导速度，并且可以改善大鱼际肌神经再支配。然而这些改善与临床功能结果指标并不相关，包括 Semmes-Weinstein 测试、Purdue 钉板测试和 Levine 腕管综合征调查问卷[53]。

无论病因是什么，早期识别和对症处理可能仍然是预防永久性恶化最佳的方法。未来的研究还应着力于为运动员、其他高需求患者乃至普通患者寻求尽可能最快康复和最好功能结局的治疗方案，同时为压迫性神经疾病制订最具成本效益和时间效益的评估及管理方案。

选读文献

文献：Ashworth NL. Carpal tunnel syndrome. *Clin Evid*. 2011; 1114.

证据等级：Ⅱ

总结：本文列出了目前腕管综合征非手术和手术干预措施的安全性和有效性的最佳证据，包括针灸、皮质类固醇和其他药物、治疗模式、开放和内镜松解术。

文献：Ono S, Clapham PJ, Chung KC. Optimal management of carpal tunnel syndrome. *Int J Gen Med*. 2010; 3:255-261.

证据等级：Ⅰ

总结：这篇文章是对 2009—2010 年美国骨科医师学会出版的关于腕管综合征评估和管理的临床指南的更新。显著的变化包括，即使没有正中神经去神经支配的证据，当前的趋势建议早期手术干预，尽管最终的建议还没有被提出。目前公认的四种基于最佳证据的腕管综合征治疗方法是夹板、皮质类固醇、超声波和手术松解，超声波有最低水平的证据支持其使用。

文献：Keith MW, Masear V, Chung KC, et al. American Academy of Orthopaedic Surgeons Clinical Practice Guideline on diagnosis of carpal tunnel syndrome. *J Bone Joint Surg Am*. 2009; 91A(10): 2478-2479.

证据等级：Ⅰ～Ⅴ

总结：本文旨在根据现有的最佳证据，为腕管综合征的诊断提供初步的实践指南。要点包括有关腕管综合征诊断的高水平证据相对有限，以及推荐术前使用电诊断测试。

文献：Keith MW, Masear V, Chung KC, et al. American Academy of Orthopaedic Surgeons clinical practice guideline on the treatment of carpal tunnel syndrome. *J Bone Joint Surg Am*. 2010; 92A(1): 218-219.

证据等级：Ⅰ～Ⅴ

总结：高水平证据的推荐包括在考虑手术前进行腕管综合征的非手术治疗试验，如果进行手术松解，屈肌支持带完全分离，以及避免在腕管松解术（如神经外膜切开术或皮肤神经保留术）期间进行额外的手术操作。作者还建议避免在腕管松解术后固定。

文献：Tang D, Barbour J, Davidge K, et al. Nerve

entrapment: update. *Plast Reconstr Surg*. 2015; 135: 199e.

证据等级：Ⅰ ~ Ⅴ

总结：本文回顾性研究上肢压迫性神经疾病，包括全面的患者检查、神经诊断测试和手术方法。特别将重点放在搔刮塌陷试验、胸廓出口压迫综合征和神经转位治疗尺神经源性的内在肌萎缩。

文献：Scholten RJ, Mink van der Molen A, Uitdehaag BM, et al. Surgical treatment options for carpal tunnel syndrome (review). *Cochrane Database Syst Rev*. 2007; (4): CD003905.

证据等级：Ⅰ

总结：本文综合比较了 33 例内镜下腕管松解术与开放性腕管松解术的临床资料，回顾了症状缓解时间、恢复时间、并发症等。作者认为，两种方法的长期和短期结果相似，主要并发症也无差异，但需注意的是"问题"腕管常常不予内镜治疗。内镜治疗后恢复时间平均减少了6 天。

（Gwendolyn Hoben, Amy M. Moore 著

熊士凯 译 王志新 校）

参考文献

扫描书末二维码获取。

扫描二维码获取参考文献

S01u